WALLACH

诊断性实验解释
临床诊断的实验选择

WALLACH'S INTERPRETATION OF DIAGNOSTIC TESTS
Pathways to Arriving at a Clinical Diagnosis

（第 10 版）

主　编　Mary A. Williamson　　L. Michael Snyder

总　译　王成彬（中国人民解放军总医院）
　　　　王培昌（首都医科大学宣武医院）

主　译　（以姓氏笔画为序）
　　　　关秀茹（哈尔滨医科大学附属第一医院）
　　　　陈　瑜（浙江大学医学院附属第一医院）
　　　　郑　磊（南方医科大学南方医院）
　　　　段　勇（昆明医科大学第一附属医院）
　　　　黄　山（贵州省人民医院临床检验中心）

副主译　（以姓氏笔画为序）
　　　　王海滨（中国人民解放军总医院第一附属医院）
　　　　王述莲（北京市武警总队第三医院）
　　　　陈保德（浙江大学医学院附属第一医院）
　　　　宋贵波（昆明医科大学第一附属医院）
　　　　张　华（贵州省人民医院检验科）
　　　　金英玉（哈尔滨医科大学附属第一医院）
　　　　蔡　贞（南方医科大学南方医院）

人民卫生出版社
PEOPLE'S MEDICAL PUBLISHING HOUSE

Mary A. Williamson

美国临床病理学学会医疗技术专家,博士

ACM 医学实验室(罗切斯特,纽约)科研事务和实验室管理副主任

马萨诸塞大学医学院(伍斯特,马萨诸塞州)病理科,前助理教授

L. Michael Snyder 医学博士

马萨诸塞大学医学院,美国麻省大学医疗中心(伍斯特,马萨诸塞州),医学与病理学系教授

Quest 诊断实验室(马尔伯勒,马萨诸塞州)首席医疗顾问

Mary A. Williamson, L. Michael Snyder: Wallach's interpretation of diagnostic tests.-Tenth edition,ISBN: 978-1-4511-9176-9

本书提供了药物的适应证、副作用和剂量疗程,可能根据实际情况进行调整。读者须阅读药品包括盒内的使用说明书,并遵照医嘱使用。本书的作者、编辑、出版者或发行者对因使用本书信息所造成的错误、疏忽或任何后果不承担责任,对出版物的内容不做明示的或隐含的保证。作者、编辑、出版者或发行者对由本书引起的任何人身伤害或财产损害不承担任何责任。

图书在版编目（CIP）数据

WALLACH 诊断性实验解释：临床诊断的实验选择 /（美）玛丽·A. 威廉姆森（Mary A. Williamson）主编；王成彬，王培昌总译 . —北京：人民卫生出版社，2019

ISBN 978-7-117-29137-8

Ⅰ.①W… Ⅱ.①玛…②王…③王… Ⅲ.①实验室诊断 Ⅳ.①R446

中国版本图书馆 CIP 数据核字（2019）第 230487 号

人卫智网	www.ipmph.com	医学教育、学术、考试、健康，购书智慧智能综合服务平台
人卫官网	www.pmph.com	人卫官方资讯发布平台

版权所有，侵权必究！

图字：01-2017-5557

WALLACH 诊断性实验解释：临床诊断的实验选择

总　　译：王成彬　王培昌
出版发行：人民卫生出版社（中继线 010-59780011）
地　　址：北京市朝阳区潘家园南里 19 号
邮　　编：100021
E - mail：pmph @ pmph.com
购书热线：010-59787592　010-59787584　010-65264830
印　　刷：人卫印务（北京）有限公司
经　　销：新华书店
开　　本：787×1092　1/16　印张：75　插页：4
字　　数：1825 千字
版　　次：2019 年 12 月第 1 版　2019 年 12 月第 1 版第 1 次印刷
标准书号：ISBN 978-7-117-29137-8
定　　价：328.00 元
打击盗版举报电话：010 59787491　E-mail：WQ @ pmph.com
质量问题联系电话：010-59787234　E-mail：zhiliang @ pmph.com

译 者 名 单

总　译　王成彬(中国人民解放军总医院)

　　　　王培昌(首都医科大学宣武医院)

主　译　(以姓氏笔画为序)

　　　　关秀茹(哈尔滨医科大学附属第一医院)

　　　　陈　瑜(浙江大学医学院附属第一医院)

　　　　郑　磊(南方医科大学南方医院)

　　　　段　勇(昆明医科大学第一附属医院)

　　　　黄　山(贵州省人民医院临床检验中心)

副主译　(以姓氏笔画为序)

　　　　王海滨(中国人民解放军总医院第一附属医院)

　　　　王述莲(北京市武警总队第三医院)

　　　　陈保德(浙江大学医学院附属第一医院)

　　　　宋贵波(昆明医科大学第一附属医院)

　　　　张　华(贵州省人民医院检验科)

　　　　金英玉(哈尔滨医科大学附属第一医院)

　　　　蔡　贞(南方医科大学南方医院)

译　者　(以姓氏笔画为序)

　　　　马晓波(昆明医科大学第一附属医院)

　　　　马丽菊(昆明医科大学第一附属医院)

　　　　王　超(哈尔滨医科大学附属第一医院)

　　　　王盛姣(哈尔滨医科大学附属第一医院)

　　　　王景秀(昆明医科大学第一附属医院)

　　　　王晓琳(首都医科大学宣武医院)

　　　　王海芳(南方医科大学南方医院)

孔海深(浙江大学医学院附属第一医院)

白晶玲(哈尔滨医科大学附属第一医院)

田德全(首都医科大学宣武医院)

向　丽(贵州医科大学检验学院)

刘　丹(哈尔滨医科大学附属第一医院)

刘　新(首都医科大学附属北京佑安医院)

刘改霞(中国人民解放军总医院)

朱　静(中国人民解放军总医院第一附属医院)

张维贞(贵州医科大学检验学院)

张晓敏(首都医科大学宣武医院)

张冬青(中国人民解放军总医院第一附属医院)

李　欢(昆明医科大学第一附属医院)

李启亮(首都医科大学附属北京儿童医院)

李雪芬(浙江大学医学院附属第一医院)

宋　乔(首都医科大学宣武医院)

宋文琪(首都医科大学附属北京儿童医院)

陈　晓(浙江大学医学院附属第一医院)

余　斐(浙江大学医学院附属第一医院)

杨　青(浙江大学医学院附属第一医院)

周海舟(哈尔滨医科大学附属第一医院)

祝丽丽(贵州医科大学附属医院)

娄金丽(首都医科大学附属北京佑安医院)

赵晶晶(南方医科大学南方医院)

顾春瑜(中国人民解放军总医院第一附属医院)

黄　海(贵州医科大学检验学院)

黄芄铖(南方医科大学第一临床医学院)

黄宪章(广州中医药大学第二附属医院)

康慧媛(中国人民解放军总医院)

曹顺旺(南方医科大学南方医院)

梁恩瑜(广州中医药大学第二附属医院)

鲍渝霞(昆明医科大学第一附属医院)

潘玉玲(中国人民解放军总医院)

秘　书　王晓琳

总 译 简 介

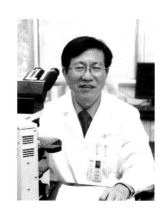

王成彬，现任中国人民解放军总医院医学检验中心主任，主任医师、教授、博士研究生导师。兼任中华医学会检验医学分会主任委员、北京医学会检验医学分会主任委员，中国质谱学会临床质谱专委会主任委员，中华医学杂志编委，中华检验医学杂志副总主编等学术职务。先后承担国家科技支撑、军队重大专项、军队重点专项、国家自然科学基金等课题及国家 863、仪器重大专项等分课题研究。获全国多媒体教材一等奖 1 项、省部级二等奖 5 项。在国内、外期刊发表学术论文 300 余篇，主编、主译专著 5 部。

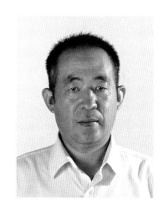

王培昌，博士、教授、博士生导师，首都医科大学宣武医院检验科主任，兼任中华医学会检验医学分会常委、临床化学组组长，北京医学会检验医学分会候任主委等；任《检验医学》副主编，《中华检验医学杂志》等 8 本中英文期刊编委。入选北京市医管局"登峰"人才培养计划、"215"人才培养计划；主持国家自然科学基金及省部级基金资助课题 15 项，发表学术论文 210 篇，SCI 收录论文 35 篇，主编、主译、副主编著作 10 部。

译 者 前 言

检验医学在现代医学中占据了极其重要的地位,其发展日新月异,短短几十年时间内,我国的医学检验实验室就从落后的手工实验室发展至目前的能实现全自动化的现代医学实验室。近些年来,医学实验室数量飞速增长,检测项目不断增加,新的检测技术得到广泛应用。尤其是随着精准医学概念的提出,个体化的疾病诊疗越来越依赖于新一代测序、芯片、数字 PCR、质谱等前沿技术。随着检验项目在临床实验室应用的持续增加,要求临床医生及实验室医技人员及时掌握其临床应用意义与适用性评价,从而保证疾病诊疗过程中对临床检验项目选择的适宜性,防止过度检验。1970 年,美国纽约州立大学 Jacques Wallach 教授主编了一本内容丰富、简明扼要、便于临床和实验室医技人员查询检验项目类型、临床意义、生物参考区间等内容的《诊断试验临床解读》一书。随着基础医学、临床医学、检验医学及相关学科的发展,该书被不断再版。我们曾经与人民军医出版社合作,组织团队在 2012 年完成该书第 8 版的翻译工作,取得了不错的效果,受到广泛好评。2018 年,我们与人民卫生出版社取得共识,重新组织精兵强将,开始着手对该书第 10 版翻译成中文的出版工作。经过分工翻译、交叉复核、负责主译自校、不同主译及总译间互校等流程,在本团队人员和负责该书出版社编辑人员的共同努力下,终于顺利完成了该书的翻译出版工作。

《WALLACH 诊断性实验解释:临床诊断的实验选择(第 10 版)》新增了泌尿生殖和血液系统疾病相关章节,更新和修正了呼吸、心血管、神经等系统疾病及分子生物学、细胞遗传学等方法学内容。英文原著正文为 1313 页,以器官系统疾病编排方式分别进行检验项目的选择、生物参考范围、临床意义、药物等因素影响、鉴别诊断中的应用等内容。我们的翻译团队由从事检验医学多年的全国知名专家、中青年专家及具有一定专业基础和良好英语翻译能力的相关专业博士、硕士研究生组成,在翻译的过程中尽可能最大程度地忠实原著,而对少数罕见检验项目(项目名称仅是一些英文代号),我们尊重原文不加以臆测、注解,编排上也尊重原文顺序。本书作者的目的是向读者提供包含大量信息的手册性质参考书,因此相关内容描述不可能太尽详细,很多甚至是条目性的。为使全文内容层次清楚,读者阅读过程更加方便和具条理性,更快捷地查找到所需要阅读的内容,我们将全书内容规划为 17 章,并对各章下层次标题增加了阿拉伯数字连续序码。希望我们的努力能为广大读者在使用此书过程中提供更多的帮助。

由于原书涉及临床疾病和临床检验知识的诸多方面,信息量巨大,翻译工作高度复杂,再加上译者受到英语、专业能力和中文文字功底等方面的局限,翻译中难免出现一些不合理甚至错误的地方,敬请各位读者批评指正。

最后,感谢人民卫生出版社的信任,将此高水平的专业巨著的翻译工作交给我们团队完成。感谢参与本书翻译工作的编者和尽管没有直接参与翻译工作但为本书顺利出版在文字校对及其他保障方面做出贡献的幕后人员。

愿本书能成为临床实验室工作人员和临床各科医师的日常工作中有用的参考书,为检验质量和疾病诊疗水平的提高提供支持和帮助。

王成彬

中国人民解放军总医院医学检验中心主任

中华医学会检验医学分会主任委员

2019 年 8 月于北京

向 Jacques Wallach 致敬

Jacques Wallach,病理学家,教育家,本书作者。于2010年8月10日与世长辞,享年84岁。40年前,他出版了本书的第一版,当时被经验丰富的科研工作者和临床工作者所普遍接受和认可。这多亏于他作为一名优秀的临床病理学家的丰富经验,以及他对医学知识的渴望与对教学的热情。从这本书刚出版的那时起,他就孜孜不倦地对这本书进行了长达七次的反复修正。因此,这本书也被翻译成多种语言流通于全球各地。记得我第一次接触这本书还是在20世纪80年代中期的一个早会。当时我还是一位内科住院医师,在正式报告之前,同事们都会急着翻阅昨晚接诊的病例记录,准备向主任做汇报。即便如此,接下来的几个小时总有那么几个人会因为未能正确诊断病人或者没有给予正确的治疗而让主任非常生气。为了避免类似的事情再发生,我们每个人都会往我们的工作服有限的口袋里塞入这本书,这使我们每个人的口袋看上去都会很鼓,就是为了方便在正式汇报之前能快速翻看。多年以后,我目睹了很多学生和科室人员在我的监督下也这么干,经常互相帮忙查阅,谁翻到了对应的页面就告诉没有找到的同伴,以此获得对方的认可。

在那之后的几年里,我得知这本书从第三版到第四版,到第五版……还在一直修订下去。而我却从未真正感激过 Jacques 为本书修订所做的贡献。然而,就像我们中的许多人一样,我非常欣赏每一次的修订,他们在我收集的临床书籍中具有特殊地位,我总是把它放到我个人医学"图书馆"里很容易拿到的地方,却一尘不染。

我第一次见到 Jacques,就对他为医学教育事业的奉献精神留下了深刻印象。他在爱因斯坦医学院、罗格斯大学和纽约州立大学教授病理学。还为山区儿童专科医院、South Amboy 纪念医院、Kings County 医院以及 Bronx 动物园作医学咨询服务。他还著有《风湿性心脏病(1962)》和《儿科试验解读(1983)》两本著作,并且还是40本医学杂志的审稿专家。他同时还是美国医师学会、美国临床病理医师学会、美国病理学家学会和纽约医学院成员。从1975年到1985年,他把自己的时间和专业知识全部奉献给了世界各地的实验室。他的办公室里塞满了他在研究时做的无数笔记,在数十本医学书籍和杂志内还有他用来做笔记的小纸片。好像他也已经意识到世界各地的临床医生和病人都依赖他来解开医学之谜,所以他并没有轻视自己所肩负的责任。最近,Jacques 邀请我加入他的少数杰出贡献者名单,并让我在自己的专业领域提供一些帮助。能以这样一种微不足道的方式为他所热爱的事业出一份力是我的至高荣誉。

对 Jacques 而言，作为一名教师，没有什么能够比他把自己努力积累的智慧传授给学生们更有意义了。第 9 版和所有后续版本，均命名为"WALLACH 诊断性实验解释"，医生们每天都用他的指导来照顾和治疗病人，这就足以说明这本书是他宝贵的遗产以及他送给世上所有医生的礼物。我相信除了为病理学付出一切，这世上没有其他任何事能让他更加开心了。

G. Auteri，医学博士

前　言

在本书的第十版中,编者们继续根据读者的反馈来修改内容和组织架构,并试着跟上快速变化的医疗卫生保健环境。由于教科书的主要焦点是强调怎样能最有效地使用临床实验室的各种测试,所以我们对本书进行了改版,第一部分专门介绍疾病;将病人主诉和症状的陈述扩展到其他章节,如肺、心脏和神经系统症状疾病。此外,还增加了关于 HLA、输血医学和妇产管理的章节,并更新了关于分子诊断学和心脏病学的章节。

本书第二部分按照字母顺序列出各个临床实验室的检测项目,强调检测结果在临床决策过程中的整合。在适当的时候,我们会在测试项目部分列出该项目的灵敏度、特异性以及阳性阴性结果。传染病和以前一样单独列出。在这一版我们增强了索引功能,使读者能更容易地找到感兴趣的主题。另外,本书还附有内容丰富的电子版本。点击疾病部分中提到的某个检测项目的"超文本链接"可以看到此检测项目的具体介绍。本书未包括病理生理学或治疗的参考资料,而主要探讨了针对某一具体的临床表现怎样选择适宜的检测项目,及这些检测项目的缺陷和局限性。

和以前的版本一样,这本书主要面向初级护理医师、专科医生、助理医师、护士以及临床医学和护理专业的学生。第十版并不是一本详尽的疾病谱,而是一本实用指南。我们很感激读者们对修订的反馈,也欢迎读者朋友们继续提出宝贵意见以便完善修订。

L. Michael Snyder,医学博士

Gary Lapidas

Mary A. Williamson,MT(ASCP),博士

第一版前言

实验室检测结果可能有助于：

发现未知的疾病

防止一些严重疾病的发生（例如苯丙酮尿症）

出现症状时或症状出现后的早期诊断

对各种可能疾病的鉴别诊断

确定疾病的发展阶段

评估疾病的进展

监测疾病的复发

监测治疗效果

家族遗传性疾病咨询

辅助法律问题的判断，比如亲子鉴定

本书的目的是帮助医生尽量地避免：

重复的检测内容

浪费病人的钱

对实验室设施和人员造成过度负担

医生时间的浪费

避免因检测项目的数量、种类和复杂性而导致的混乱。例如其中一些测试并非必需，但却被列为常规筛查实验或者入院筛查项目之一

为了快速提供参考及最大限度可用性及实用性，这本书做成手册大小，并且注重：

简明的表格式和图解式的表达方式

强调在疾病连续变化不同阶段过程中实验结果的不同

去除了很少执行的、无关的、深奥的、过时的实验室测试

未纳入生理机制、代谢途径、临床特征和非实验室疾病方面的讨论

只讨论医生会遇到的、应该能诊断的重要疾病

本书不是：

一本临床病理学百科全书

一本技术手册

临床诊断和医学基础知识的替代品

本书省略了：

技术操作过程和流程

组织学图片和插图（如血细胞、核型、同位素扫描）

质量控制的讨论

参考实验室选择

床旁检测

参考文献，除外最常见的内科学、血液学和临床病理学上参考文献以及最近一些对特殊情况的参考文献

由于以下原因，目前对于这种风格、组织和内容的书籍的需求已大大提高：

在大型商业化实验室和临床病理科室，通常缺乏针对患者个人的帮助、建议和咨询，出具的检验结果往往过于专业化、碎片化

临床诊断和讨论对医生时间的需求增加

许多新测试项目的开发

很多老师和管理人员认为在这一重要的医学领域，我们可以像20年前那样"直观地"进行学习，而不需要正规的培训。这种态度忽略了目前可用的检测项目数量和种类的变化，以及它们在疾病诊断方面中的价值和意义。

本书的内容是为了回答医生在需要病理学家帮助时最常提出的问题。除本书外，目前没有其他书籍以这种单一的、充分的信息来源的方式来呈现。从我收到的许多评论来看，这本书不仅满足了执业医师和医学生的需要，而且还满足了病理学家、技术人员和其他医务人员的需要。它已被许多护理学校、医师助理培训机构和医学院作为参考书目。广泛的好评证实了我写这本书的初衷是对的，是令人满意的。

仔细浏览目录和索引，可快速知晓实验室检测、器官系统或其他类别项目实施所需的材料。为了保持简明的格式，没有为新生儿、儿科和老年性或原发性精神病或皮肤病等类别组织单独的章节。

显然，这些数据并非原创，而是由多年来积累改编和调整的。本书只有关于内容的选择、组织、表达呈现方式和强调的内容是原创的。作为临床医生和病理学家，我在40年的时间里见证了实验室诊断在临床诊断中变得越来越重要，我感到非常自豪，但对实验室的不充分使用深感遗憾。

希望本书可以提高实验室利用率，让医生更容易地选择最有效的实验室检测方法来解决他们的临床问题。

J.W.

M. Rabie Al-Turkmani, BPharm, PhD
Assistant Professor
Department of Pathology
University of Massachusetts Medical School
Associate Director, Immunology,
    Immunoassay & Hematology
    Laboratories
UMass Memorial Medical Center
Worcester, Massachusetts
Scientific Director,
Quest Diagnostics MA, LLC
Marlborough, Massachusetts

Vishesh Chhibber
Medical Director, Transfusion Medicine
North Shore University Hospital
Hofstra North Shore-LIJ School of Medicine
    North Shore-LIJ Health System
Manhasset, New York

Marzena M. Galdzicka, PhD,
MP(ASCP)^{CM}, DABCC
Clinical Assistant Professor
Department of Pathology
University of Massachusetts Medical School
Shrewsbury, Massachusetts
Scientific Director,
Quest Diagnostics MA, LLC
Marlborough, Massachusetts

Edward I. Ginns, MD, PhD, DABCC
Professor of Neurology, Pathology, Pediatrics
    and Psychiatry
Director, Lysosomal Disorders Treatment and
    Research Program
University of Massachusetts Medical School
Shrewsbury, Massachusetts
Scientific Director,
Quest Diagnostics MA, LLC
Marlborough, Massachusetts

Amanda J. Jenkins, PhD
Associate Professor
Department of Pathology
University of Massachusetts Medical School
Director, Toxicology
UMass Memorial Medical Center
Worcester, Massachusetts
Scientific Director,
Quest Diagnostics MA, LLC
Marlborough, Massachusetts

Charles R. Kiefer, PhD
Associate Professor
Department of Pathology
University of Massachusetts Medical School
Director, Andrology Laboratory
Director, Clinical Assay Research
UMass Memorial Medical Center
Worcester, Massachusetts

Patricia Minehart Miron, PhD
Clinical Associate Professor of Pathology and
    Pediatrics
University of Massachusetts Medical School
Director, Cytogenetics
UMass Memorial Medical Center
Worcester, Massachusetts
Scientific Director,
Quest Diagnostics MA, LLC
Marlborough, Massachusetts

Michael J. Mitchell, MD
Clinical Associate Professor
Department of Pathology
University of Massachusetts Medical School
Director, Microbiology
UMass Memorial Medical Center
Worcester, Massachusetts
Scientific Director,
Quest Diagnostics MA, LLC
Marlborough, Massachusetts

Liberto Pechet, MD
Professor Emeritus
Departments of Pathology and Medicine
University of Massachusetts Medical School
Worcester, Massachusetts

Lokinendi V. Rao, PhD
Clinical Associate Professor
Department of Pathology
University of Massachusetts Medical School
Laboratory Director, UMass Memorial
    Clinical Laboratories
UMass Memorial Medical Center
Worcester, Massachusetts
Scientific Director,
Quest Diagnostics MA, LLC
Marlborough, Massachusetts

Craig S. Smith, MD
Assistant Professor
Department of Medicine
University of Massachusetts Medical School
Director, Cardiac Intensive Care
Division of Cardiology
UMass Memorial Medical Center
Worcester, Massachusetts

L. Michael Snyder, MD
Professor
Department of Medicine and Pathology
University of Massachusetts Medical School
UMass Memorial Medical Center
Worcester, Massachusetts
Chief Medical Officer,
Quest Diagnostics MA, LLC
Marlborough, Massachusetts

Juliana G. Szakacs, MD, MSW
Director of Pathology and Laboratory
    Medicine
Harvard Vanguard Medical Associates
Boston, Massachusetts

Mary A. Williamson, MT (ASCP), PhD
Vice President, Scientific Affairs &
    Laboratory Operations
ACM Medical Laboratory
Rochester, New York
Former Assistant Professor
Department of Pathology
University of Massachusetts Medical School
Worcester, Massachusetts

Hongbo Yu, MD, PhD
Associate Professor
Department of Pathology
University of Massachusetts Medical School
Director, Hematopathology and
    Hematopathology Fellowship Program
Director, Flow Cytometry Laboratory
UMass Memorial Medical Center
Worcester, Massachusetts

我对我的父母 Priscilla 和 Thomas Williamson 无私的爱表示由衷的感激。

衷心感谢 Joanne Saksa 对 Brenda DeMay 的热情款待,

感谢她无私的爱,并不断鼓励我挑战自己。

非常感谢 L. Michael Snyder 博士,说他是良师益友并不为过,

他告诉我任何事情都有可能,即使波士顿红袜队能够赢得世界大赛!

感谢所有的作者们的辛勤工作和承诺,

尤其是 Liberto Pechet,他确实是一位值得赞扬的绅士。

Mary A. Williamson,美国临床病理学学会医疗技术专家,博士

感谢我的妻子 Barbara 和孩子们 Cathe、Lizzy 和 John,

他们一如既往地理解和支持我。

感谢我的助手 Suzanne O'Brien 的无私奉献和帮助。

感谢 Mary Williamson 博士,如果没有她的许诺、奉献和努力,

我们将无法在第十版截止日期前完稿。

L. Michael Snyder,医学博士

目　录

引　言

第一章

实验室检测的影响因素

实验室检测是现代医学实践中不可或缺的一部分。在美国，虽然临床实验室检验在年度医疗费用中只占 2.3%，但其对医生、护士及其他医务工作者做出正确临床决策发挥了重要作用，从而更好地综合管理疾病进程。目前，临床开展的检验项目已超过 4 000 种，常规开展的大约有 500 种。通过临床实验室改进修正案（Clinical Laboratory Improvement Amendments，CLIA）认证的实验室已超过 200 000 家。医学检验科由病理学家、拥有博士学位的科学家、技术专家和技术员组成，他们在医疗系统中发挥着至关重要的作用。

医疗系统越来越依赖于检验科提供的可靠的检验结果。然而，作为医疗系统的一部分，检验结果存在误差是不可避免的。"检验医学"的含义已不仅仅限于用化学品和试剂去做各种分析，更为临床诊断提供依据。内源性和外源性因素的干扰在检验分析中很常见。这些因素对检测结果的正确分析非常重要。一旦对结果产生影响，不仅不利于患者治疗，还会增加医疗费用。当然，这不能简单地总结为每个可变因素一定会产生特定效应，还取决于个体差异、该因素作用时间、初始应力间隔时间、样本收集和暴露的程度。我们还应当意识到许多干扰因素是发生在实验室之外的，源于患者的因素如采集标本前、标本运送甚至标本采集后都可能影响试验结果。而医生具有丰富的临床经验，检验科和医生之间有流畅沟通时，可使这些干扰因素造成的影响最小化。

第一节　哪些因素可导致检测结果异常 （疾病本身除外）？

整个检验过程分为分析前、分析中、分析后三个阶段，其作为设计和实施干预及限制条件的基础，可用于减少或消除误差出现的可能性。在过去几年里，错误率已经显著降低，尤其是分析中的错误率降低更加明显。最近的研究表明，发生在分析前和分析后这两个阶段的误差在整个实验室误差中占了很高的比例。分析前误差(61.9%)和分析后误差(23.1%)比分析中误差(15%)更常出现,其中大约四分之一的误差可延迟患者检验结果及时发出,甚至会危及患者生命。

1. 分析前误差

分析前影响因素来源于患者自身和标本分析之前。这些因素可以进一步划分为体内因素(生物或生理因素)和体外因素(样本处理和干扰因素)。

1.1 生理因素

一些生理因素不可控,如年龄、性别、种族等,但可以通过设定适当的参考范围来界定。结果分析时,其他因素如饮食、饥饿、运动、体位变化、昼夜节律、季节变化、月经周期、妊娠也是必须要考虑的。年龄对一些实验结果有明显的影响,所以必须设定适当的参考区间。新生儿的血液成分会受到胎儿出生时发育成熟度的影响;胎儿出生时红细胞数量和血红蛋白水平会高于成年人,这是由于子宫内低氧环境导致的。红细胞数量和血红蛋白水平逐渐减少,大约在 15 岁达到成年人水平。成年人检验结果通常可作为老年人和青少年的对照参考。女性从青春期到更年期,男性从青春期到中年这段时间内,多数血液成分的浓度保持不变,但其中一些成分会在更年期后上升。年龄增长会影响激素水平,但年龄所致激素水平变化比某个内分泌器官应激反应所产生的影响要小得多。实验室数据表明直到青春期,男孩和女孩之间激素水平才略有差异。青春期之后,性激素特异性变化才会更明显。

除了我们熟知的月经周期激素变化,在排卵期之前,醛固酮和肾素的浓度也会增加。女性处于排卵期时,血清胆固醇水平低于月经周期的其他任何阶段。妊娠时所产生的稀释性效应,是由于平均血浆体积增加所致。正常妊娠特征是:广泛的生理性适应使母体血液生化值和血液学相关检验值产生变化。此外,一些分析物含量会随时间变化而波动。许多物质如皮质醇、促甲状腺素(thyrotropin,TSH)、生长激素、钾、葡萄糖、铁和促炎症细胞因子呈现昼夜变化。一些激素如促黄体激素(luteinizing hormone,LH)、卵泡刺激激素(follicle-stimulating hormone,FSH)和睾酮的释放呈现为 2 分钟的短脉冲现象,这必定会影响结果的准确性。季节变化也会影响某些分析物检验值,比如维生素 D(夏季高)、胆固醇和甲状腺激素(冬季高)。血液中某些成分在海平面处和高海拔处检测所得值不同。血细胞比容、血红蛋白和 C 反应蛋白(C-reactive protein,CRP)的测量值在高海拔处更高,血浆肾素、转铁蛋白、尿肌酐、肌酐清除率和雌三醇水平随海拔增高而降低。

饮食对实验室检测结果影响十分复杂,不能简单将患者状态分为"空腹"和"非空腹"两种。规律进食使一些常规测试产生显著变化,检验时需要仔细考虑被检测者的空腹时间,以防止产生虚假结果。临床观察发现,就甘油三酯、白蛋白、丙氨酸氨基转移酶(alanine aminotransferase,ALT)、钙、铁、乳酸脱氢酶(lactate dehydrogenase,LDH)、磷、镁、淋巴细胞、红细胞、血红蛋白、红细胞比容等指标而言,进食后 1~4 小时内与未进食时相比,具有显著差异。饮食类型(高脂肪、低脂肪、素食、营养不良)、最近一次就餐的时间和特定实验相关的饮食都会影响一些检验结果。食用咖啡因、麸皮、5-羟色胺(食用水果和蔬菜,如香蕉、鳄梨和洋葱)、中草药制剂(如芦荟、中国大黄、番泻叶、奎宁和奎尼丁)、毒品、酒精乙醇、烟草会对人体产生短期和长期影响,从而改变一些分析物的结果。从社会经济情况来辨别种族影响是困难的,黑色人种和白色人种之间碳水化合物和脂质代谢是不同的。黑色人种、波利尼西亚人、美国土著的葡萄糖耐量要低于白种人。

生理应激和心理应激会影响许多血浆成分的浓度,包括皮质醇、醛固酮、催乳激素、TSH、胆固醇、葡萄糖、胰岛素和乳酸。失明时下丘脑垂体轴所受的正常刺激减少,因此可能检测到下丘脑和肾上腺功能减退的某些特征。不是所有盲人都会出现皮质醇正常的昼夜变化。发热会引发许多如同休克和创伤样的激素应答反应。手术应激可使无甲状腺疾病的患者血清碘塞罗宁(triiodothyronine, T_3)水平降低 50%。

输血和输液也可显著影响某些检验值的浓度。对正在输液的患者而言,采集血样不应接近输液部位,而应从对侧手臂上采集。对输注脂肪乳的患者,至少在 8 个小时以后才能采集血样。输血的患者一旦发生溶血,随溶血程度逐渐增加,钾、乳酸脱氢酶(LDH)和游离血红蛋白也随之增加。

如果在样本采集前一晚锻炼身体,如跑步、上下几层楼甚至是进行更为剧烈的运动如在体育馆健身或是进行马拉松赛跑,都会影响部分检验结果。因此为减少分析前误差,通常要求受试者在采集标本前一晚避免如上述长距离步行、跑步或者爬楼梯等剧烈活动。此外,与手术创伤有关的肌肉损伤会使骨骼肌来源的血清酶活性升高,并且可能会持续一段时间。

患者卧床休养期间,血浆和细胞外液体积减少。如果卧床时间过久,可能产生体液潴留现象。血浆总蛋白和白蛋白水平分别平均减少 0.5g/dl 和 0.3g/dl,造成结合蛋白浓度下降。采集血样时体位的改变也会影响部分血清或血浆中检验项目的浓度。例如,从仰卧的姿势改变为直立或坐位会导致体液从血管内移入血管间隙,不可滤过的大分子物质浓度增加。患者有水肿倾向时这种影响会更加显著,如心血管功能不全和肝硬化。

1.2　标本处理相关因素

在所有可控的分析前影响因素中,样本采集至关重要。样本被拒收通常有以下几个原因:标识错误,未达到检测需要量,抗凝剂与全血比例错误以及样本质量不合格(溶血、凝块、污染、用错误的容器放置),这些是多数分析前误差产生的原因。溶血、乳糜血和黄疸标本会影响检验结果,这是由测试方法和被测物本身性质造成的。制备血清、血浆、细胞分离液时,标本储存和处理步骤所需时间和温度也会产生分析前误差。

许多医院使用各种长度的气压输送系统向实验室运输采血管。当采血管通过气压管运输系统运送时,血浆中的 LDH 水平有显著改变,但血清中不会出现这种差异。此外,止血带的使用也可能影响实验结果。其作用原理是通过使压力降低到低于收缩压来维持有效的毛细血管滤过压,因此小分子物质和体液从血管内转移到血管间隙。止血带使用超过 1 分钟时,大分子物质无法透过毛细管壁导致血液浓缩。为了使止血带使用时间这一影响因素效果最小化,采血针刺入静脉后应尽快松开止血带,血液流出时避免拳头过度紧握,止血带使用时间控制在 1 分钟之内。

各种肝素盐、乙二胺四乙酸和枸橼酸钠广泛应用于临床实验室检验。肝素是检测血液中电解质水平和其他血液常规项目的首选抗凝剂。测定某些分析物时,经肝素抗凝的血清检验结果会有明显变化,这与凝血过程中血浆纤维蛋白原的消耗和细胞组分的溶解有关。乙二胺四乙酸(edetic acid, EDTA)是血常规检验常用的抗凝剂,通过螯合凝血过程中所需的钙离子来实现抗凝目的。凝血功能实验如凝血酶原时间(prothrombin time, PT)和部分凝血活酶时间(partial thromboplastin time, PTT)使用的抗凝剂是枸橼酸。如果一个实验室对接受口服抗凝剂治疗的患者做 PT 试验,柠檬酸的使用浓度一直为 3.2% 或 3.8%,那么就不应该轻易改变此浓度。一旦改变就会影响 PT 结果——国际标准化比率（international normalized ratios，INRs）值。氟化钠和锂碘乙酸常单独使用或者联合如草酸钾、EDTA、柠檬酸、肝素锂等抗凝剂使用。如果未添加糖酵解抑制剂，新生儿血液采集后在室温下储存 1 小时，葡萄糖水平就会下降 24%，和健康个体下降 5% 形成鲜明对比。抗凝剂与血液的比例对于一些实验室检测是至关重要的。一般来说，血液标本采集量少于规定的体积会增加实际抗凝剂的摩尔浓度，引发渗透效应从而影响细胞形态。此外，分析物相互间作用也会影响检验结果。钙离子和镁离子与肝素结合时，肝素作用效果增强，使普通肝素有效浓度超过血液中的正常值 14.3U/ml。此外，当血浆储存时，与血清管相比，血浆（肝素锂）中各种分析物稳定性显著降低，但这种血浆不是经凝胶分离再离心获得的。

几乎所有药物都可能影响临床实验室测试结果，包括体内影响（药物因素）和体外影响（干扰因素和方法学因素）。药物干扰因素是复杂的，医生通常都知道药物的主要疗效，但容易忽略其副作用。苯妥英钠和巴比妥类药物会使肝素酶增加，口服避孕药后纤维蛋白原、转铁蛋白、淀粉酶等增加，而钆这类造影剂会使血钙水平降低。

凝血试验中，检验知识和了解患者病史是必要的。许多药物，如抗凝治疗药物（华法林、肝素和直接凝血酶抑制剂）、血液制品、成分输血和凝血因子替代治疗都会影响凝血试验结果。非处方药（阿司匹林）可延长血小板功能实验的结果。此外，患者的生理状态也起着一定作用。

运送至微生物实验室的标本质量对于评估标本是否为最佳取材至关重要。建立样本采集和处理技术规程的目的是使微生物产量最大化，尽可能从身体不同部位获得的标本中分离出相关病原体，获取标本前应由临床实验室进行核查。此外，只有当确定获取的样本适合临床检测时，才能对微生物培养结果做出有效解释。因此，必须慎重采集可能培养出病原体的标本，避免定植菌群或污染物。标本来源不同，采集具体操作规则也有所不同，但有几个通用原则。快速将标本运送到微生物实验室是关键，可提高培养出的微生物产量并更好地诠释实验结果。标本运送中时间延迟会使一些微生物过度生长或使需要严格生长条件的微生物死亡。理想状态下，细菌培养的样本应在采集后 1 小时 ~2 小时内送至实验室。如果不能及时送达，多数样本送达前必须冷藏（除了血液，还有脑脊液、关节腔积液和需要培养淋病奈瑟氏菌的标本）。

2. 分析中误差

长期以来临床实验室一直把重点放在质控方法、质量评估程序，从而更好地对检验结果进行分析处理。总体分析误差（或测量误差）指来源于实验过程所有相关数据可能产生的分析误差。有些误差是可以预期的，因为测定体系中各成分并不完全相同。目前主要有四种类型的分析误差：随机误差（不可预测），系统误差（结果向一个方向偏离），总体误差（包括随机误差和系统误差）和特异性误差（非方法学误差）。

随着时代进步，分析中误差已显著减少。但有证据表明，干扰现象还是会对检验结果产生较大影响，特别是免疫法测定。检测过程中副蛋白形成的沉淀会干扰化学物质测量。嗜异性抗体是人源性抗体，可以结合动物抗体，可导致免疫测定问题，尤其是免疫测定方法，它们在夺获和检测抗体之间形成桥梁，导致分析物缺失或存在的情况下均产生假阳性结果，从而使测量浓度假性增高。极少数情况下，嗜异性抗体也会导致结果假阴性或偏低。

激素水平过高也会干扰免疫测定体系,导致分析物检测值较低,这归因于"钩状效应",即过量抗原会抑制免疫复合物的形成。众所周知部分蛋白质可以与免疫球蛋白或高分子量蛋白质形成聚集体,临床相关蛋白可有"巨大"形式存在,使用某些临床测试方法可使结果偏高,这些蛋白包括淀粉酶、肌酸激酶、LDH 和催乳素,但患者并未患有与该分析物浓度升高有关的疾病。

免疫分析法干扰不是分析物特有的,并且在时间上是可变的。对一些患者而言,此种干扰可能会持续一段时间或可在短时间内消失。这种干扰会影响很多检验项目,但并不会影响全部的检验结果。此外,不同厂家的试剂盒与不同干扰的物质会产生交叉反应,测试结果也会因实验室的不同而各不相同。

大量生物学上普遍存在的现象也是导致分析误差的原因。包括冷凝集、红细胞缗钱状排列、基质渗透效应、血小板凝集、巨型血小板、未裂解红细胞、有核红细胞、巨核细胞、红细胞包涵体、冷沉淀蛋白、循环粘蛋白、白细胞增多、体外溶血、小红细胞增多症,胆红素血症,脂血症等。

3. 检验诊断的价值

在常规使用某种方法前,方法学评估必须确保检验程序符合已确定的标准,例如实验方法的准确度、精确度和稳定性要满足患者检验的需要。四项指标最常用于评估临床检验方法,其中准确度和精确度反映测试方法在实验室日常运用的情况如何;灵敏度和特异性则反映检验方法区分患病和未患病人群的能力。

每种检验方法都具备其特定的准确度和精确度,并由临床实验室通过日常质控来监测。灵敏度和特异性数据由研究性学习和临床试验来确定。尽管每种检验方法都有其自身的衡量指标和适当的用途,但仍要尽可能设计具备更佳的精确度、准确度、敏感度和特异性。

4. 准确度与精确度

"准确度"(真实性)是指真实的检测能力,还可定义为所有正确检测结果的比例(所有阴性和阳性)。精确度(可重复性)是指对同一患者或样本重复测试时出现相同结果的能力。这两个概念虽然相关,但却不同。例如,一个检验方法可能是精确的,但不准确。例如三次检验所得结果大致相同,但与参考标准所规定的实际值差别很大,那该方法就是不准确的。

灵敏度是指正确检测出疾病的能力。是将患病的阳性受试者数量除以所有患病总人数。灵敏度高的检验方法几乎不会出现假阴性结果。特异性是指试验正确检测出未患病的能力,是将未患病的阴性受试者数量除以所有未患病的总人数。特异性高的检验方法假阳性结果很少。具有高特异性的检验方法几乎不会出现假阳性结果。灵敏度和特异性是筛选普通人群评估试验最有用的指标。当然这些指标之间也是相互依赖的(图 1-1):灵敏度增加必然伴随着特异性降低,反之亦然。

在患者个体层面,预测值对于临床使用测试有效性的评估是很重要的。阳性预测值(positive predictive value,PPV)是预测患者阳性结果的正确率。相反,阴性预测值(negative predictive value,NPV)是指临床诊断实验检测出的全部阴性例数中,真正没有患本病的例数所占的比例。

PPV 和灵敏度是对检测结果真阳性率的补充。假设检验结果阳性,PPV 是指患病的概疾病真的存在吗?

	是	否
是 试验表明疾病存在吗?	真阳性 A	假阳性 B
否	假阴性 C	真阴性 D

灵敏度 =A/(A+C)
特异性 =D/(B+D)
阳性预测值 =A/(A+B)
阴性预测值 =D/(C+D)

图 1-1 临床测试灵敏度、特异性和预测值

率,与灵敏度相反,灵敏度是指假设疾病存在,检验结果阳性的可能性。同样的,NPV 和特异性是对结果的真阴性率的补充。假设检验结果阴性,NPV 是指未患病的概率,与特异性相反,假设未患病,检验结果阴性的可能性(详见图 1-1)。预测值取决于人群中某一疾病的患病率,具有一定灵敏度和特异性的检验方法可在不同患者群体中具有不同的预测值。如果检验方法用于高患病率的人群,PPV 值较高;用于低患病率的人群,同样检验方法的 PPV 较低。

似然比(*likelihood ratios*,LRs)是另外一种评估临床检验准确性的方法。这种方法也不受疾病流行的影响。LR 表示诊断试验结果提高或降低与患病可能性相关的患病概率的程度。每个测试以两种 LR 为特征:阳性 LR(positive LR,PLR)和阴性 LR(negative LR,NLR)。PLR 表明如果检测结果为阳性时患病的可能性;NLR 表明如果检测结果为阴性时患病的可能性。

$$PLR= 灵敏度 /(1- 特异性)$$
$$NLR=(1- 灵敏度)/ 特异性$$

LR>1 指患有某一疾病的可能性会增加,LR 越高,增加的概率就会越大。反之,LR<1 患者患有某种疾病的概率就会减少。

5. 接受者操作特性(ROC)曲线

ROC(receiver operating characteristic)曲线确定截止值,使假阳性和假阴性最小化。ROC 曲线以灵敏度为纵坐标,以特异性为横坐标。将多种截止值应用于相同的参考群体就会生成该曲线。理想的测试都有一个截止值,该值可以将患病和未患病人群精确的区分(如该截止值具有 100% 的灵敏度和 100% 的特异性)。它将在最左上角(x=0,y=1)与轴形成一个直角。可是,这种情况是非常罕见的。多数情况下,在 ROC 曲线上从左向右移动时,灵敏度增加,而特异性降低。

计算 ROC 曲线下的面积可以比较不同的检验方法。理想的测试曲线下面积(area

under the curve, AUC)等于 1。因此,AUC 越接近 1,检验方法越好。同样,如果想知道假阳性和假阴性均最小化的测试截止值(灵敏度和特异性会最大化),那么就可以选择 ROC 曲线上最左上角的点(x=0,y=1)。

然而,当在最佳的灵敏度和特异性之间寻找最佳平衡点时,可能不能同时使所有情况下的假阳性率和假阴性率达到最小值。例如,当筛查一种可治愈的致命性疾病时,可能会希望实验结果有更高的假阳性率(较低的特异性),当然随之假阴性率会较低(较高的灵敏度)。ROC 曲线对检验方法和潜在的截止值全面评估,但无法决定最终如何设定灵敏度和特异性。

6. 分析后误差

大约有 70%~80% 患者的检验单或病历都为实验室检验结果。分析后误差依赖于程序和规程的设计和开发,这将确保这些测试结果有正确的参考范围,能够做出合理解释,并且能够准确及时地反映在患者的医疗记录中。不赞成手写和电话报告检验结果,因为这样可能错误地转达信息。医院计算机录入系统的引进已经消除了一些误差,但仍然存在着患者与检验结果错配的风险。

第二节　参 考 区 间

"参考值"基本上代替了过去常用的"正常值"。医务人员对受试者进行健康状况评估、做出医学诊断或制定治疗策略之前,通常将检验结果与参考值范围进行横向或是纵向比较。横向比较是将某位患者的检验结果与健康群体的检验结果区间进行比较,称为"基于人群"的参考区间。横向比较还可将患者检验结果与定值或临界值进行比较。基于人群的参考区间有两种,最常见类型是从健康人(或与健康相关)参考样本中得出的,另一种类型的参考区间被称为"基于决策",通过制定特定医疗决策,更好地限定临床医生对患者诊断或处理。纵向比较是将患者最近的一次检测值与同种分析样本的先前检测值进行比较,由此能够对健康状况的变化进行监测。

患者检验结果还可与基于人群的参考区间进行比较,或与临界值相比较来诊断或筛选疾病。通过观察参考值范围在一段时间内的变化来监测患者病情。正常参考值范围和疾病相关参考值范围对于解释实验室检验结果都是重要的。不同实验室可能参考值范围不同。因为分析前处理程序、健康人群的数量、个体内在随机生物变异、分析平台或者是分析的不准确性都可影响参考值范围的确定。

如何采用最佳方式界定受试者是"患者"还是"健康人"很困难。大多数疾病病变程度不一,从轻度到重度连续分布。各类统计工具和模型已经开发使医疗决策过程更加正式严格,但多数模型中并不包括实验室检验值的方法学差异。正常参考值范围的主要作用是使临床医生可以对某一特定患者的检验值进行粗略评估,而这些值对于健康人评估通常是困难的。医疗决策指南使用了标准的 95% 作为参考区间。通过定义为正常参考区间,包括中心 95% 相匹配的健康受试者,匹配正常样本中处于参考区间之外的概率小于 1/20。通常,共同接受临界值基于总体均数 ±2 标准偏差(standard deviation, SD),因为这个范围中大约包含了 95% 的观察结果是"正常的"。按照这个规定,必须记住 5%(通常偏低 2.5%,偏高

2.5%)的结果可能会超出 ±2*SD* 这个范围,即使是"正常"健康人群。最好的说明是应用多能涡流法检验仪化学检查来筛选未患病人群。任何检测项目出现异常结果的概率约为2%~5%,筛查检验异常患病的概率一般较低(0~15%)。单次检验异常的概率为 1.5%(白蛋白)至 5.9%(葡萄糖),钠离子的检验异常概率高达 16.6%。基于统计学期望,多相健康计划当执行 8 个检验项目的组合时,有 25% 的患者会出现一个或多个异常检验结果;当组合包括 20个检验项目时,55% 的患者有一个或多个检验结果是异常的。

　　在定性检验的报告中(例如:阴性、阳性),可以通过分析 ROC 曲线来确定最佳范围的方案(界值)。如果假阳性标记导致更危险的后果,则应将判定界值从 ROC 最佳值向使假阳性诊断最小化的方向移动。同样,如果假阴性标记危险度更高,则应将判定界值向使假阴性诊断最小化的方向移动。虽然与从实验室检测中获得的具有诊断价值的参考值相比,人为确定的参考范围更贴切,但不可避免仍然存在一些缺点。首先,人为确定参考值范围不能解决检验结果高于或低于某个范围的偏差程度。稍高于范围的检验结果将会和远高于参考范围的值一样被认为是阳性,结果略低于参考值的检验结果将会被报告为阴性。

正确原因正确时间进行正确检验

　　与结果的绝对值一样,检验结果或结果的连续变化必须基于患者近期临床表现、患者医疗处理变化及历史结果参考进行解释。过多重复检验浪费资源,而且多余的负担会增加实验室误差的可能性。检验项目之间适当的时间间隔应由患者临床状况决定。阴性检验值(或任何其他类型的检验)不一定能排除临床诊断。只有在可能改变患者诊断、预后、治疗或管理的情况下,才能进行检验。不正确的检验值或单独的个体差异可能会导致尤利西斯综合征,导致时间损失、经济损失,以及患者的非平静心态。

　　　　　　　　　　　　　　　　　　　　　　　　　　　　(康慧媛　译)

第一部分

各系统疾病

第二章

自身免疫性疾病

　　本章主要讲述了关于系统性自身免疫性疾病诊断的最新内容,每一节都对某种疾病进行了简单的定义,并列举了相关的临床表现和实验室检查。本章还列举了一些常见的器官特异性自身免疫性疾病,并指明了本书中重点讨论这些疾病的相应章节。

　　自身免疫性疾病是机体自身免疫反应的病理结果,即免疫系统攻击人体的健康组织。自身免疫反应是不明原因的 T 细胞或 B 细胞甚至两种细胞都过分激活造成的。B 淋巴细胞可以产生自身抗体,这些自身抗体可以干扰细胞功能(例如 Graves 病、重症肌无力)或者造成组织破坏,也可以直接或者形成免疫复合物后沉积于组织或者血管。T 淋巴细胞可以在多个组织(或者一个组织)中聚集并对其造成破坏。

　　自身免疫性疾病有 80 多种,而且同一患者可患有多种自身免疫性疾病。这些自身免疫性疾病可以分为系统性的——影响多个器官或者组织(例如,结缔组织自身免疫性疾病如系统性红斑狼疮、干燥综合征和硬皮病);器官特异性的——针对某一特定的器官。

　　多种因素可导致自身免疫性疾病的发展:

1. 遗传易感性,主要由于特有的 HLA 分子连锁;

2. 环境诱因(例如药物、化学物品);

3. 传染性病原体(例如肺炎支原体、HIV);

4. 调节性 T 细胞不足;

5. 细胞因子生成缺陷。

第一节　器官特异性自身免疫性疾病

器官特异性自身免疫性疾病涉及人体的特定的器官或者组织，在这些器官中我们可以发现自身靶抗原。这些自身免疫性疾病和靶器官如下：

肾上腺（如自身免疫性肾上腺功能不全）。见于第六章，内分泌系统疾病。

胆道（如原发性胆汁性肝硬化）。见于第五章，消化系统疾病。

血细胞：红细胞（如自身免疫性溶血性贫血）、白细胞（如自身免疫性中性粒细胞减少症）、血小板（如免疫性血小板减少性紫癜）。见于第九章，血液系统疾病。

血管（如自身免疫性血管炎）。见于本章及第三章，心血管疾病。

胃肠道（如乳糜泻、克罗恩病、溃疡性结肠炎）。见于第五章，消化系统疾病。

肾脏（如抗肾小球基底膜抗体病）。见于第十二章，肾脏疾病。

肝脏（如自身免疫性肝炎）。见于第五章，消化系统疾病。

神经系统[如重症肌无力（一种神经肌肉接头疾病）、多发性硬化症、格林 - 巴利综合征、自身免疫性自主神经功能衰竭]。见于第四章，中枢神经系统疾病。

胰腺 1 型糖尿病（见于第六章，内分泌疾病）；自身免疫性胰腺炎（见于第五章，消化系统疾病）。

甲状腺（如桥本甲状腺炎、Graves 病）。见于第六章，内分泌系统疾病。

系统性自身免疫性疾病

1. 费尔蒂综合征

1.1 定义

费尔蒂综合征表现为长期存在侵袭性类风湿性关节炎、中性粒细胞减少和脾肿大"三联征"。少数的类风湿关节炎患者可发展为本病（<1%）。

1.2 临床表现

患者通常表现为全身不适、疲劳、食欲缺乏以及体重减轻。由于中性粒细胞减少，有些患者可出现反复的呼吸道或皮肤感染。该病常见于 30 岁以上的女性以及有类风湿性关节炎家族史的患者。

1.3 实验室检查

（1）可出现中性粒细胞减少（粒细胞 $<2.0 \times 10^9/L$）。白细胞计数通常 $<2.5 \times 10^9/L$；

（2）类风湿因子（RF）和抗环瓜氨酸肽（抗 CCP）抗体水平增高（高滴度）；

（3）超过 2/3 的患者体内存在抗核抗体（antinuclear antibodies，ANA）、抗组蛋白抗体和抗中性粒细胞胞浆抗体（antineutrophil cytoplasmic antibodies，ANCA）；

（4）大多数患者的抗葡萄糖 -6- 磷酸异构酶抗体滴度增高；

（5）脾肿大（脾功能亢进）可使贫血和血小板减少的症状进展或恶化；

（6）红细胞沉降率（erythrocyte sedimentation rate，ESR）和 C 反应蛋白（C-reactive protein，CRP）水平明显升高；

2

（7）该病患者体内的循环免疫复合物和免疫球蛋白水平高于 RA 患者；

（8）通过外周血涂片和骨髓穿刺或者活检能排除其他原因引起的中性粒细胞减少。

2. 混合性结缔组织病

2.1 定义

混合性结缔组织病（mixed connective tissue disease，MCTD）是一种以系统性红斑狼疮（systemic lupus erythematosus，SLE）、系统性硬化症和多发性肌炎为特征的重叠综合征。该病严重时可出现肾脏、心血管、胃肠道以及中枢神经系统的相应临床表现，累及肺脏时死亡率最高。

2.2 临床表现

患者通常表现出非特异性的症状，例如疲劳、肌痛、关节痛和低热。在疾病的早期阶段，90% 的 MCTD 患者会出现雷诺现象，即关节痛、手肿胀、"香肠样"手指和肌无力。

其他常见的症状包括：逐渐进展的关节肿胀、食管功能障碍、指端硬化和钙质沉着。

MCTD 通常于 20~30 岁发病，女性多于男性。

2.3 实验室检查

（1）用间接免疫荧光抗体试验（indirect fluorescent antibody test，IFA）检测 ANA 阳性，呈高滴度斑点型（>1∶1 000，常 >1∶10 000）；

（2）患者体内存在高滴度的抗 U1 核糖核蛋白抗体（抗 U1-RNP），特别是抗 68kDa 蛋白的抗体高度提示为 MCTD，并把它作为一种独立的疾病；

（3）抗 SSA/Ro 抗体、抗单链 DNA（ssDNA）抗体、抗 Smith（Sm）抗体以及抗双链 DNA（dsDNA）抗体也可被检测到，但对 MCTD 患者来说并不特异；

（4）据报道，与 SLE 患者比较，MCTD 患者中出现抗磷脂抗体的概率较低。大约 15% 的 MCTD 患者体内存在抗心磷脂抗体（anticardiolipin antibodies，ACA）；

（5）ESR 和 CRP 水平增高；

（6）约有 50% 的患者出现 RF 和抗 CCP 抗体阳性；

（7）患者可能出现贫血、白细胞减少和高丙种球蛋白血症。

参考文献

Ortega-Hernandez OD, Shoenfeld Y. Mixed connective tissue disease: an overview of clinical manifestations, diagnosis and treatment. *Best Pract Res Clin Rheumatol.* 2012;26(1):61-72.

3. 风湿性多肌痛

3.1 定义

风湿性多肌痛（polymyalgia rheumatica，PMR）是一种炎性风湿性疾病，以肩部、颈部、背部、髋部和大腿肌肉的晨僵和疼痛为特征。2012 年欧洲抗风湿病联盟（European League Against Rheumatism，EULAR）/美国风湿病学会（American College of Rheumatology，ACR）将一种评分算法作为 PMR 的分类标准，该算法适用于年龄超过 50 岁，同时伴有新发的双肩疼痛（不能用别的诊断更好地解释）以及 CRP/ESR 增高的患者。该算法包括的要点如下：

（1）晨僵超过 45min（2 分）

（2）髋部疼痛 / 活动范围受限（1 分）

（3）类风湿因子和（或）抗瓜氨酸化蛋白抗体阴性（2 分）

（4）无外周关节疼痛（1 分）

评分为 4 分或 4 分以上对于 PMR 患者的鉴别诊断具有 68% 的敏感性和 78% 的特异性。通过超声检查发现双肩畸形或者单侧肩关节以及髋部畸形，可显著提高诊断的敏感性和特异性。

3.2 临床表现

该病的患者几乎全部是 50 岁以上的人群。患者通常表现为全身不适、疲劳以及肩部、骨盆带、颈部、腰背部和膝盖的疼痛与晨僵。食欲缺乏、体重减轻和抑郁也是常见表现。近 50% 的巨细胞动脉炎（giant cell arteritis，GCA）患者可发展为 PMR，而 15%~30% 的 PMR 患者最终也可能发展为 GCA。

3.3 实验室检查

实验室检查都是非特异的。

（1）ESR 显著增加（>40mm/h，但是 >100mm/h 的情况也存在）。然而，病情轻微的患者 ESR 只有轻度上升。

（2）CRP 升高被认为是比 ESR 更敏感的指标。

（3）血清学检测如 RF、ANA 和抗 CCP 抗体通常是阴性的。

参考文献

Dasgupta B, Cimmino MA, et al. 2012 provisional classification criteria for polymyalgia rheumatica: a European League Against Rheumatism/American College of Rheumatology collaborative initiative. *Ann Rheum Dis.* 2012;71(4):484–492.

4. 多肌炎、皮肌炎和包涵体肌炎

4.1 定义

多肌炎（polymyositis，PM）、皮肌炎（dermatomyositis，DM）和包涵体肌炎（inclusion body myositis，IBM）是具有共同特征的彼此相关的炎性肌病，这些特征包括肌无力以及在肌肉活检时发现炎症浸润。

PM 和皮肌炎以亚急性起病的对称性近端肌无力为特征，常有其他器官，如肺和皮肤的共同受累，与自身抗体的存在密切相关，并对免疫抑制剂有反应。普遍认为两者都以自身免疫为基础。皮肤病变是区分皮肌炎和 PM 最主要的临床特征。

与 PM 和皮肌炎相比，IBM 患者通常为缓慢进展的近端和远端肌无力，肌肉外组织很少累及，自身抗体也少见，对免疫抑制剂的治疗通常没有反应。肌肉活检中发现典型的包涵体是 IBM 的诊断依据。

4.2 临床表现

PM 和皮肌炎患者通常表现为渐进性的近端肌无力和明显的肌肉炎症。可伴有全身症状以及其他器官受累的表现（如间质性肺疾病、多发性关节炎）。皮肌炎患者可以通过典型的皮肤侵犯征象如 Gottron 丘疹或"向阳性出疹"来区分。与 PM 和皮肌炎患者相比，IBM

患者通常起病更隐秘,远端肌无力更突出。

PM 和皮肌炎任何年龄均可发病,最常见于 40~50 岁的人群,而 IBM 主要见于 50 岁以上的人群。

4.3 实验室检查

这三种疾病的诊断主要依据临床表现、血清肌酶、自身抗体、肌电图检查和肌肉活检。肌肉活检是诊断 IBM 的确证实验,也是在 PM 或皮肌炎患者的临床表现不典型时或者实验室检查结果不明确时的确诊实验。

(1) 肌酶

① PM 和皮肌炎患者的肌酸激酶(CK)水平明显增高(通常超过正常值上限的 10 倍,也可能高于正常值上限的 50 倍),而 IBM 患者肌酸激酶水平升高幅度较小。

② 其他肌酶包括乳酸脱氢酶(LDH)、醛缩酶、天门冬氨酸氨基转移酶(AST)和丙氨酸氨基转移酶(ALT)也都增高。与 CK 相同,这些酶在 IBM 患者中的升高程度都较 PM 或者皮肌炎患者低。

(2) 超过 80% 的 PM 或皮肌炎患者 ANA 检测为阳性。

(3) 30% 的 PM 或皮肌炎患者的肌炎特异性抗体为阳性。最常见的抗体是抗组氨酰 -tRNA 合成酶(抗 -Jo-1)的抗体,这些抗体的效价与疾病活动度有关。其他的肌炎特异性抗体包括抗 Mi-2 抗体和抗信号识别颗粒(抗 SRP)抗体。当其他类型的自身抗体阳性时表明存在与肌炎相关的其他疾病(如抗 SSA/Ro、抗 SSB/La、抗 Sm 或抗 RNP)。

(4) ESR 正常或轻微升高。

(5) 血清和尿液的肌红蛋白增高。

参考文献

Mammen AL. Dermatomyositis and polymyositis: clinical presentation, autoantibodies, and pathogenesis. *Ann N Y Acad Sci.* 2010;1184:134–153.

5. 银屑病性关节炎

5.1 定义

银屑病性关节炎(psoriatic arthritis,PsA)是一种关节的炎症病变,大约发生在 15% 的银屑病患者身上。它可使身体的任何关节出现疼痛、肿胀和僵硬。CD8+T 细胞和 T 细胞衍生的细胞因子在 PsA 的发病机制中起着重要的作用。

银屑病性关节炎的分类标准(the Classification Criteria for Psoriatic Arthritis,CASPAR)要求具有关节、脊柱或者肌腱炎症病变表现加上以下 5 项中得分至少为 3 分(98.7% 的敏感性,91.4% 的特异性):

(1) 现发银屑病(2 分);具有银屑病个人史或家族史(1 分)

(2) 典型的银屑病指甲营养不良(1 分)

(3) 类风湿因子为阴性(1 分)

(4) 现发指(趾)炎或有指(趾)炎史(1 分)

(5) 手足平片显示关节旁新骨形成(1 分)

5.2 临床表现

大多数发展为 PsA 的患者首先出现的是银屑病皮肤表现(红斑丘疹和有银色鳞屑的斑块),随后出现关节症状,其特征为关节和背部的疼痛、压痛及僵硬。几种 HLA 类型被证实与 PsA 有关,这表明该病具有遗传易感性,高达 40% 的患者中有银屑病和银屑病性关节炎家族史也证实了该说法。

5.3 实验室检查

实验室检查是非特异的。

(1) 约有 50% 的患者 ESR 和 CRP 增高,升高水平与受累关节数量相关;

(2) RF 阴性;

(3) 炎症性贫血、伴随 IgA 水平升高的高丙种球蛋白血症和低白蛋白血症在某些病例中也有报道;

(4) 约有 20% 的患者出现高尿酸血症,其与皮肤细胞更替或代谢缺陷有关;

(5) HLA 检测很有帮助:HLA Cw6 是早发性银屑病易感性的最重要的等位基因,HLA-B17 可能与更严重的表型有关。

参考文献

Cantini F, Niccoli L, Nannini C, et al. Psoriatic arthritis: a systematic review. *Int J Rheum Dis.* 2010;13(4):300–317.

6. 反应性关节炎

6.1 定义

反应性关节炎,原名:赖特综合征,是一种自身免疫性脊椎关节病,是由身体其他部位发生病原体感染 1~4 周后发展而来的。最常见的致病病原体是来自泌尿生殖道(如衣原体)或肠道(如弯曲杆菌、沙门菌、志贺菌或鼠疫耶尔森菌)的病原体。

6.2 临床表现

患者多为年轻人(20~40 岁),可有感染后不对称少骨关节炎(最常影响膝盖、脚踝和足跟)、肌腱端炎、指(趾)炎和腰背痛。另外患者可出现关节外症状包括泌尿生殖系统(男性可出现尿道炎、龟头炎、排尿困难和前列腺炎,女性可出现宫颈炎、输卵管炎及阴道炎),眼部(结膜炎和前葡萄膜炎)和(或)全身(不适、发热、体重减轻)的症状。

6.3 实验室检查

诊断主要依靠临床表现。

(1) 细菌培养和血清学检测只对一小部分病例确定其传染性病因有帮助,可能与病原体在关节炎发展过程中难以获取有关。尽管如此,也应该尝试通过粪便或者尿液培养,甚至在某些病例中通过血清学检测来鉴定以下病原体:

① 衣原体,尤其是沙眼衣原体和肺炎衣原体。尿衣原体 DNA 的 PCR 检测具有较高的灵敏度

② 小肠结肠炎耶尔森菌和假结核耶尔森菌

③ 各种血清型的沙门菌

④ 志贺菌,尤其是弗氏志贺菌和痢疾志贺菌

⑤ 弯曲杆菌,尤其是空肠弯曲菌

⑥ 艰难梭菌

⑦ 其他可能导致该病的病原体(如 HIV、大肠杆菌、生殖器支原体)

(2) 约半数患者 *HLA-B*27 是阳性的,它可能与疾病起始症状较突然和严重性相关,也可能与存在慢性(持久的)疾病有关;

(3) 该病急性期 ESR 和 CRP 升高;

(4) RF 为阴性;

(5) 滑膜液分析显示 WBC 计数增加,以中性粒细胞为主,可用于区分反应性关节炎和其他类型的关节炎。

7. 腹膜后纤维化

7.1 定义

腹膜后纤维化是一种以腹膜后组织纤维化为特征的罕见疾病,常导致输尿管狭窄,较少累及血管和淋巴管。约 2/3 的病例是特发性的,其余的病例是由多种原因导致的,包括药物(如 β 受体阻滞剂、甲基多巴、肼屈嗪、镇痛药),肿瘤(如霍奇金病、非霍奇金淋巴瘤、肉瘤、癌),感染(如结核、组织胞浆菌病、放线菌病),辐射或者手术。特发性腹膜后纤维化是慢性主动脉周围炎疾病谱的一部分,以主动脉和髂动脉周围的炎症和纤维化为特征。也有人认为,特发性腹膜后纤维化是一种系统性自身免疫性疾病或者是与 IgG4 相关的一种疾病。

7.2 临床表现

大多数患者伴有腹部、下背部或腰部的疼痛,此外,多达一半的患者有发热、体重减轻、疲劳和盗汗等症状。40% 以上的患者由于输尿管阻塞导致肾功衰竭,据报道,大约 1/3 的患者会出现新发高血压。特发性腹膜后纤维化高发年龄在 40~60 岁,男性发病率是女性的 2~3 倍。

7.3 实验室检查

诊断主要依靠影像学检查

(1) 约有 1/2 到 2/3 患者的 ESR 和 CRP 升高;

(2) 患者常出现慢性炎症性贫血(正细胞正色素性贫血),也可能与肾脏功能不全有关;

(3) 部分患者可出现白细胞增多、嗜酸性粒细胞增多、高铁蛋白血症或高丙种球蛋白血症;

(4) ANA 检测阳性率高达 60%;

(5) IgG4 相关性疾病患者的血清 IgG4 水平常升高;

(6) 血尿素氮(blood urea nitrogen,BUN)和肌酐水平可升高,其升高的程度取决于是否存在尿路梗阻及梗阻的严重程度。尿沉渣镜检结果多正常。

参考文献

Pipitone N, Vaglio A, Salvarani C. Retroperitoneal fibrosis. *Best Pract Res Clin Rheumatol.* 2012;26(4):439–448.

8. 类风湿性关节炎

8.1 定义

类风湿性关节炎(rheumatoid arthritis,RA)是一种以进行性、对称性关节肿胀、压痛和破坏为特点的慢性炎症性关节炎,可导致部分患者重度残疾或过早死亡。本病的特征表现为滑膜炎导致的软骨损伤和骨侵蚀。除关节外,RA 还可影响许多其他组织和器官(如肺、胸膜、心包、巩膜等),但通常对关节影响最严重。

由于自身抗体 D 的存在,RA 被认为是一种自身免疫性疾病,也是最常见的一种自身免疫性关节炎。由于存在自身免疫和全身多系统及关节炎症,进而导致该病的破坏性进展。

根据 2010 年美国风湿病学会和欧洲抗风湿病联盟(ACR/EULAR)发布的《2010 类风湿关节炎分类标准》(classification of RA),至少 1 个关节有明确的临床滑膜炎,而且关节炎症难以用其他疾病进行合理解释,并在以下 4 项中得分达到 6 分或以上(总分为 10 分)者可诊断 RA。

(1) 受累关节的数量和大小(评分范围 0~5 分);

(2) 血清学异常,包括血清 RF 和抗瓜氨酸蛋白抗体(评分范围 0~3 分);

(3) 急性期反应物的升高,包括 CRP 和 ESR(评分范围为 0~1 分);

(4) 症状持续时间(<6 周或≥6 周,评分 0~1 分)。

8.2 临床表现

有疲劳、虚弱、厌食以及缓慢进行性关节疼痛和肿胀表现者可怀疑此病,尤其当手或足的小关节受累时应高度怀疑 RA,RA 早期症状还包括乏力、肌肉疼痛、低热、消瘦、手部麻木和刺痛。

RA 的发病年龄多在 40~60 岁,但也可见于儿童(青少年类风湿性关节炎)及老人。女性发病率约是男性的 3 倍。

欧洲人群中 RA 患者有 60%~70% 携带 HLA-DR4 基因,而普通人群该基因携带率仅为30%,表明其具有遗传易感性。

8.3 实验室检查

目前并没有完全针对 RA 的确证试验,检测 RA 的试验也可用于血色素沉着症、系统性红斑狼疮、硬皮病、结节病等。

(1) 大约 80% 的患者在患病一年内 RF 检测为阳性,但在关节炎发病时阳性率仅为30%。RF 阴性的患者(15%~20%),被称为血清反应阴性的 RA;

(2) 相对于 RF 检测,抗瓜氨酸蛋白抗体(抗 CCP 抗体或抗突变型瓜氨酸波形蛋白抗体)对于 RA 患者的特异性更高。60%~70% 的 RA 患者中可检测到抗 CCP 抗体,其特异性约为95%;

(3) 25%~50% 患者的 ANA 为阳性;

(4) 滑膜液分析提示有炎症反应,白细胞计数增加(在受累的关节中白细胞数为$2.0 \times 10^9/L \sim 50.0 \times 10^9/L$),以中性粒细胞为主。总补体 C3 和 C4 明显减少;

(5) ESR 和 CRP 升高。

参考文献

Aletaha D, Neogi T, Silman AJ, et al. 2010 rheumatoid arthritis classification criteria: an American College of Rheumatology/European League Against Rheumatism collaborative initiative. *Arthritis Rheum.* 2010;62(9):2569–2581.

9. 干燥综合征

9.1 定义

干燥综合征(sjögren syndrome, SjS)是一种炎症性自身免疫性疾病,主要表现为外分泌腺(唾液腺和泪腺)受到免疫细胞的攻击和破坏。

该综合征分为原发性干燥综合征(未合并其他疾病)和继发性干燥综合征。继发性干燥综合征与其他自身免疫性疾病相关,主要为 RA(最常见)或系统性红斑狼疮。在原发性和继发性的干燥综合征中,外分泌腺功能下降导致"干燥综合征",具体表现包括口干(口干症)和眼干(干燥性角结膜炎)。

2002 年美国和欧洲专家小组对于干燥综合征分类标准达成专家共识。在 2012 年,由美国风湿病协会和干燥综合征国际合作临床联盟提出了新的标准。对于体征 / 症状表现提示为干燥综合征的患者,新的分类标准需至少满足以下 3 个特征之中的 2 个。

(1)血清抗 SSA/Ro 和(或)抗 SSB/La 抗体阳性或类风湿因子阳性和 ANA 滴度 ≥1∶320;

(2)唇涎腺活检提示有局灶性淋巴细胞性涎腺炎,每 $4mm^2$ 不少于一个病灶;

(3)干性角膜结膜炎眼染色评分≥3(假设患者目前没有每日使用滴眼液治疗青光眼,并且过去 5 年没有做过角膜手术或眼睑美容手术)。

9.2 临床表现

SjS 患者通常表现为眼部症状,如持续眼干 3 个月以上,以及口腔干燥症状(例如需要喝水才能吞咽食物)。这可能是与疲劳、肌肉酸痛等表现相关。

SjS 可在任何年龄阶段发病,但以 45 岁 ~55 岁多见。女性患病率是男性的 10 倍。约半数的 SjS 患者也可患有类风湿性关节炎或其他结缔组织疾病,如系统性红斑狼疮。

SjS 有时也可累及其他组织或器官,出现腺体以外的症状,包括关节疼痛和僵硬,甚至在未患有类风湿性关节炎或红斑狼疮的患者中,出现与血管炎相关的手臂和腿部的皮疹,或肺、肝和肾脏部位的炎症。

9.3 实验室检查

(1)2/3 的 SjS 患者 ANA 呈高滴度阳性和细斑点型;

(2)SjS 患者血清中通常可以检测到抗 SSA/Ro 或 SSB/La 抗体,其为疾病诊断提供了依据;这些抗体在 SLE 患者中也可被检测到;

(3)患者 RF 常呈阳性,这可能是由于 SjS 与 RA 存在一定的相关性;

(4)CRP 和 ESR 通常升高;

(5)其他实验室检查能够评价全身和腺体外受累情况,检查项目包括血清电解质、抗心磷脂抗体,狼疮抗凝物、冷球蛋白、肝功能检查和尿液分析;

(6)影像学检查及特异性腺体诊断试验有助于诊断。常用的检测手段包括测量泪液分泌的 Schirmer 试验、评估角膜和结膜上皮细胞损伤的玫瑰红试验和用于测量泪腺总体功能的泪膜破裂时间测定。

参考文献

Shiboski SC, Shiboski CH, Criswell L, et al. American College of Rheumatology classification criteria for Sjögren's syndrome: a data-driven, expert consensus approach in the Sjögren's International Collaborative Clinical Alliance cohort. *Arthritis Care Res*. 2012;64(4):475–487.

10. 系统性红斑狼疮

10.1 定义

系统性红斑狼疮(systemic lupus erythematosus, SLE)是一种慢性自身免疫性疾病,临床病程多变,可累及多个系统。SLE 的一个显著特征是会产生大量的抗核抗体,自身抗体和免疫复合物与各种组织结合,造成机体损伤。

根据 ACR 对 SLE 的分类标准,如果患者在任何时间间隔内连续或同时出现以下 11 项诊断标准中的任何 4 项或 4 项以上,可诊断为 SLE。

(1)颊部红斑;

(2)盘状红斑;

(3)光过敏;

(4)口腔溃疡;

(5)非侵蚀性关节炎,累及两个或更多的外周关节;

(6)胸膜炎或心包炎;

(7)肾功能损伤,表现为持续性蛋白尿或细胞管型尿;

(8)神经系统疾病:癫痫或精神病;

(9)血液系统疾病:溶血性贫血、白细胞减少、淋巴细胞减少,或血小板减少症;

(10)免疫系统疾病:抗 dsDNA 抗体阳性、抗 Sm 抗体阳性,或抗磷脂抗体阳性;

(11)在未用药物的情况下,任意时间检查抗核抗体均为阳性。

10.2 临床表现

患者可有全身症状(疲劳、发热、体重减轻),与多系统受累有关。某些病例中,仅有单一器官受累。多器官受累的特征表现包括皮疹、光过敏、关节痛或关节炎、贫血、浆膜炎、肾炎、轻度周围组织水肿、神经系统症状(如癫痫、精神病)或外周性肾病。

该病女性的发病率是男性的 10 倍,起病年龄常见于 20~40 岁。

药物性红斑狼疮即药物诱发的狼疮,是指服用普鲁卡因胺、肼屈嗪、氯丙嗪、奎尼丁和抗肿瘤坏死因子 α 等药物后引起的狼疮。患者通常具有皮肤和关节表现,但很少有肾脏或神经系统特征。大部分药物性狼疮的症状是自限性的,一旦停用致病药物,症状也会随之消失。

10.3 实验室检查

实验室检查为诊断提供了必要的支持。

(1)超过 98% 的 SLE 患者 ANA 检测呈阳性且为高滴度(1:160 甚至更高),ANA 荧光核型可以是均质型(普通)、核周型(特异)、斑点型或核仁型。除 SLE 外的类风湿性疾病 ANA 也可能为阳性,但通常 ANA 抗体滴度较低(如干燥综合征、硬皮病、类风湿性关节炎)。

如果 ANA 反复检测均为阴性,则绝大多数怀疑是 SLE 患者可以被排除。

① SLE 患者抗双链 DNA(dsDNA)抗体具有高度特异性,70% 的 SLE 患者抗 dsDNA 抗体阳性,而健康人群或其他自身免疫性疾病患者阳性率低于 0.5%。研究发现抗 dsDNA 抗体与肾脏受累(狼疮性肾炎)有关,其抗体滴度随 SLE 的活动而波动,与病程的进展相关。

② 抗 Sm 抗体对诊断 SLE 有很高的特异性(96%),但敏感性较低(25%)。抗 Sm 抗体与肾脏疾病有关,与白种人相比,非裔美国人和亚洲的 SLE 患者抗 Sm 抗体阳性率更高。

③ SLE 患者体内可同时存在抗 RNP 抗体和抗 Sm 抗体,但抗 RNP 抗体对 SLE 的诊断缺乏特异性。这些抗体与肌炎、雷诺现象及轻度的狼疮有关,也可存在于混合性结缔组织病和系统性硬化症。

④ 抗 SSA/Ro 和抗 SSB/La 抗体在 SLE 患者中很少能被检测到,但这些抗体经常在干燥综合征患者中被检测到。SLE 患者抗 SSA/Ro 抗体的存在与淋巴细胞减少、光过敏、补体缺陷以及亚急性皮肤红斑有关。此外,在怀孕期间抗 SSB/La 抗体阳性,会导致 1%~2% 的后代出现先天性心脏病。

⑤ 据报道抗核糖体 P 蛋白(anti-Ribo-P)抗体阳性的 SLE 患者可出现神经精神症状。

⑥ 在药物性狼疮患者中抗组蛋白抗体阳性率达到 95%,尤其是与普鲁卡因胺、肼屈嗪、氯丙嗪、奎尼丁治疗的疾病相关,而其他自身抗体并不常见。多达 80% 的特发性 SLE 患者也存在抗组蛋白抗体。

⑦ 见图 2-1。

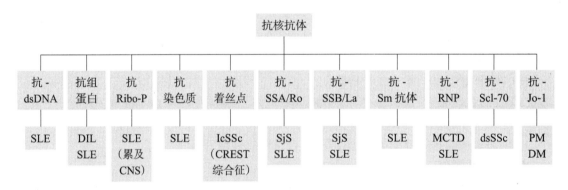

图 2-1　抗核抗体在结缔组织疾病诊断中的作用

dsDNA:双链 DNA;Ribo-P:核糖体 P 蛋白;Sm:史密斯抗体;RNP:U1 核糖核蛋白;SLE:系统性红斑狼疮;DIL:药物性红斑狼疮;CNS:中枢神经系统;IcSSc:局限性皮肤硬皮病;SjS:干燥综合征;MCTD:混合性结缔组织病;dsSSc:弥漫性皮肤硬皮病;PM:多发性肌炎;DM:皮肌炎。

(2) 在 SLE 患者中,与抗磷脂综合征相关的抗体(抗心磷脂抗体、抗 β2 糖蛋白 1 抗体阳性)和狼疮抗凝物相关的抗体为阳性,并且这些抗体与静脉或动脉血栓形成有关。约 1/3 的抗磷脂综合征患者同时患有 SLE;

(3) 虽然 RF 对 SLE 并不特异,但它的存在与活动性关节炎相关;

(4) 贫血可能是由慢性炎症或自身免疫性溶血导致的;

(5) 血小板减少、中性粒细胞或淋巴细胞减少,通常是由免疫因素介导;

(6) 血清补体 C3 和 C4 水平降低与病情活动性相一致;

（7）ESR 和 CRP 升高往往提示疾病处于活动期；

（8）肾功能检测可以用于评估肾脏损害程度；

（9）研究表明冷球蛋白的存在可能与疾病的活动性相关。

参考文献

Rahman A, Isenberg DA. Systemic lupus erythematosus. *N Engl J Med*. 2008;358:929–939.

11. 系统性硬化症（硬皮病）

11.1 定义

系统性硬化症（systemic sclerosis, SSc）是一种复杂的、进行性疾病，以皮肤广泛纤维化、血管改变和多系统受累为特征。

根据皮肤受累程度，硬皮病可分为两个不同的亚型。

（1）局限性皮肤硬皮病（limited cutaneous scleroderma, lcSSc）：纤维化主要局限于手、手臂和面部。患者通常表现为 CREST 综合征特征（钙质沉着、雷诺现象、食管运动功能障碍、指端硬化、毛细血管扩张）。

（2）弥漫性皮肤硬皮病（diffuse cutaneous scleroderma, dsSSc）：快速进展、大面积的皮肤以及一个或多个内部器官受累。硬化的皮肤可累及胸部、腹部、上臂或肩部。

硬皮病患者合并系统性红斑狼疮、类风湿性关节炎、多肌炎或干燥综合征的表现可考虑为重叠综合征。

11.2 临床表现

无论是局限性还是弥漫性，硬皮病患者通常表现为疲劳、乏力、关节痛及皮肤紧绷增厚，也可具有雷诺现象和多脏器受累的体征。

皮肤外器官受累可导致几乎所有内脏器官功能障碍或衰竭，包括肌肉骨骼系统（例如关节痛、肌痛）、肺（如肺纤维化、间质性肺疾病）、肾（如蛋白尿、肾小球滤过率下降、硬皮病肾危象、高血压）、心（如心功能不全）、胃肠道（如吞咽困难、胃灼热感）和神经系统（如头痛、癫痫发作）。肺脏受累是硬皮病患者死亡的主要原因。

女性患硬皮病的风险高于男性，发病比例≥3∶1。

11.3 实验室检查

硬皮病的诊断基于临床表现，并可以由血清学检查得到证实（但不可排除）。

（1）自身抗体水平与疾病的严重程度相关，抗体滴度随疾病活动而波动。超过 95% 的硬皮病患者至少具有一种自身抗体。

① 60%~90% 的患者 ANA 检测呈低滴度阳性，IFA 检测呈核仁或斑点型。CREST 综合征通常与着丝点核型有关。

② 30%~70% 的 dcSSc 患者可出现抗 Scl-70 抗体，且具有很高的特异性，但该抗体一般在疾病后期出现。抗 Scl-70 抗体阳性时，高度提示严重的间质性肺病、心脏或肾脏受累。

③ 中等滴度的抗着丝点抗体对 SSc 的诊断具有高度的特异性，但其敏感性不高。其通常与 lcSSc 相关并可见于大多数 CREST 综合征患者。

④ 抗 RNA 聚合酶Ⅲ抗体是 SSc 的特异性抗体并且中度敏感。这个抗体与弥漫性皮肤受损和硬皮病肾危象相关。

⑤ 抗 β2- 糖蛋白 1 抗体和抗心磷脂抗体可能阳性。抗 β2- 糖蛋白 1 抗体在 SSc 患者的大血管病变和死亡率上有独立的相关性。

⑥ dcSSc 患者中能检测到抗 U3-RNP 抗体(核仁纤维蛋白抗体),并与肺动脉高压,硬皮病肾病和骨骼肌受累的患病风险的增加有关。

⑦ 抗 PM/Scl 自身抗体提示与肌炎相关。

⑧ SSc 和 SLE 患者体内还可检测到抗 RNA 聚合酶 II 抗体。

⑨ 30% 的 SSc 患者 RF 呈现阳性。当 RF 呈现高滴度时,提示可能同时存在多种疾病。

(2) 血清及尿液蛋白电泳可以排除有对称皮肤硬结而未发生雷诺现象的单克隆丙种球蛋白病患者;

(3) 患者嗜酸性粒细胞增多症较常见;

(4) ESR 可正常、轻度升高或显著升高;

(5) 皮肤活检不是必要检查。

参考文献

Gabrielli A, Avvedimento EV, Krieg T. Scleroderma. *N Engl J Med.* 2009;360(19):1989–2003.

第二节　自身免疫性血管炎

见血管炎(第三章,心血管疾病)。

1. 嗜酸性肉芽肿性血管炎(Churg-Strauss 综合征)

1.1 定义

嗜酸性肉芽肿性血管炎(eosinophilic granulomatosis with polyangiitis,EGPA),也定义为 Churg-Strauss 综合征(Churg-Strauss syndrome,CSS)或变应性肉芽肿血管炎。它是一种主要累及中、小血管的多系统性血管炎,并以哮喘、过敏性鼻炎和鼻窦炎、嗜酸性粒细胞增多性炎症以及外周血嗜酸性粒细胞增多为特点。

EGPA 有 3 个阶段。

(1) 前驱期(过敏期):以呼吸道炎症为特征(哮喘和过敏性鼻炎);

(2) 嗜酸性粒细胞期:外周血嗜酸性粒细胞增多以及多器官嗜酸性粒细胞浸润,尤其是肺和胃肠道;

(3) 血管炎期:可能会危及生命的系统性血管炎,并经常与血管及血管外肉芽肿相关;见表 2-1。

1.2 临床表现

高危人群主要包括控制不佳的哮喘患者以及有坏死性嗜酸粒细胞血管炎的患者。除肺部和鼻窦受累外,EGPA 常累及的器官包括皮肤、肾脏、周围神经系统、胃肠道和心血管系统,心脏受累约占 EGPA 死亡原因的一半。

EGPA 常发生于 40~60 岁的患者。

1.3 实验室检查

诊断需结合组织活检(嗜酸性粒细胞浸润、坏死以及嗜酸性巨细胞血管炎)和实验室

表 2-1 美国风湿病学会 1990 年血管炎分类标准

嗜酸性肉芽肿性血管炎(Churg-Strauss 综合征)	巨细胞(颞)动脉炎	肉芽肿性血管炎(韦格纳肉芽肿)	过敏性紫癜	过敏性血管炎	结节性多动脉炎	多发性大动脉炎
符合 6 条标准中 4 条或 4 条以上者(敏感性为 85%,特异性为 99.7%)	符合 5 条标准中 3 条或 3 条以上者(敏感性为 94%,特异性为 91%)	符合 4 条标准中 2 条或 2 条以上者(敏感性为 88%,特异性为 92%)	符合 4 条标准中 2 条或 2 条以上者(敏感性为 87%,特异性为 88%)	符合 5 条标准中 3 条以上者(敏感性为 71%,特异性为 84%)	符合 10 条标准中 3 条或 3 条以上者(敏感性为 82%,特异性为 87%)	符合 6 条标准中 3 条或 3 条以上者(敏感性为 91%,特异性为 98%)
1) 哮喘 2) 嗜酸性粒细胞增多 >10% 3) 单发或多发神经病变 4) 非固定性肺浸润 5) 鼻窦病变 6) 血管外嗜酸性粒细胞浸润	1) 发病年龄≥50 岁 2) 新近发生头痛 3) 颞动脉触诊压痛或搏动减少 4) 红细胞沉降率升高(≥50mm/h,由魏氏方法测得) 5) 动脉活检存在异常,表现为以单核细胞浸润或肉芽肿为主的血管炎,通常伴随多核巨细胞	1) 鼻腔或口腔炎症(如口腔溃疡场,脓性或血性鼻腔分泌物) 2) 胸片异常,显示为结节,固定的浸润或空洞 3) 尿沉渣显示镜下血尿(红细胞 >5 个/高倍视野)或出现红细胞管型 4) 病理显示在动脉壁、血管或血管外区域(动脉或微动脉)存在肉芽肿性炎症	1) 可触性紫癜(与血小板减少无关) 2) 发病年龄≤20 岁 3) 弥漫性腹痛,餐后加重,或肠缺血性诊断,常包括血性腹泻 4) 病理学表现为小动脉或小静脉壁内有粒细胞浸润	1) 发病年龄 >16 岁 2) 服用药物可能为疾病诱发因素 3) 可触性紫癜(压迫不褪色,与血小板减少小无关) 4) 斑丘疹 5) 活检显示小动脉和小静脉周围有粒细胞浸润	1) 体重下降≥4kg 2) 网状青斑 3) 睾丸疼痛或压痛 4) 肌痛,乏力或下肢疼痛 5) 多发性单神经炎或多神经炎 6) 舒张压 >90mm Hg 7) 血清尿素氮 >40mg/dl 或肌酐 >1.5mg/dl 8) 既往乙肝感染史 9) 动脉造影异常 10) 中小动脉活检发现中性粒细胞浸润	1) 发病年龄 <40 岁 2) 四肢运动障碍(尤其上肢) 3) 肱动脉搏动减弱 4) 两臂间血压差 >10mmHg 5) 锁骨下动脉或主动脉杂音 6) 在肢体近端的大动脉或其主要分支有动脉狭窄或动脉闭塞(改变一般是局灶性或阶段性)

检查。

（1）约 90% 的 EGPA 患者可出现外周血嗜酸性粒细胞增多（嗜酸性粒细胞 >1.5×10^9/L；通常为 5.0×10^9/L~9.0×10^9/L）。但有时由于诊断前嗜酸性粒细胞自身波动或皮质类固醇的使用，某些患者嗜酸性粒细胞可能不增高；

（2）40%~60% 的 EGPA 患者体内存在循环性 ANCA。多数 ANCA 阳性患者有抗髓过氧化物酶（myeloperoxidase，MPO）抗体，并以核周型（p-ANCA）多见；

（3）EGPA 患者血清 IgE 水平在血管炎期可升高；

（4）EGPA 患者可表现为高丙种球蛋白血症，并且 ESR 和 CRP 明显升高；

（5）EGPA 患者体内补体成分（C3、C4、CH50）可能正常或升高；

（6）EGPA 患者可出现正细胞正色素性贫血；

（7）EGPA 患者还可出现蛋白尿或镜下血尿。

2. 巨细胞动脉炎

2.1 定义

巨细胞动脉炎（颞动脉炎）是慢性系统性血管炎，主要累及大中型血管，特别是起源于主动脉弓的颅支动脉。视觉障碍是本病的主要并发症，并且如果不能及时做出诊断，将导致视力不可逆损伤。见表 2-1。

2.2 临床表现

患者有严重双侧颞部头痛、视觉障碍（主要是部分暂时性单眼视力丧失）、跛行及风湿性多肌痛症状（30%~50% 的患者可出现）。全身性炎症的其他常见表现还包括疲劳、全身不适、发热、厌食、体重减轻和盗汗。这种疾病主要在 50 岁以后发病，极少在年轻患者中出现。发病率随年龄增加而显著升高，80 岁时达高峰。

2.3 实验室检查

诊断主要依据临床表现，实验室检查有一定相关性，但不具有特异性。

（1）巨细胞动脉炎患者 ESR 增高（≥50mm/h，平均为 88mm/h）；

（2）患者可出现血小板增多症，血小板计数 >400×10^9/L；CRP>2.45mg/dl，二者是颞动脉活检阳性最好的实验室预测指标；

（3）患者的 IgG 和补体水平增高；

（4）约 50% 的患者有轻至中度的正细胞正色素性贫血；

（5）患者可出现轻度肝功能异常，特别是接近三分之一的患者可有天门冬氨酸氨基转移酶（aspartate aminotransferase，AST）和碱性磷酸酶（alkaline phosphatase，ALP）水平升高；

（6）患者白细胞介素 -6（IL-6）水平升高，并与疾病活动相关；

（7）受累动脉段（通常是颞动脉）的活检和影像学检查可有助于巨细胞动脉炎的诊断。

参考文献

Borchers AT, Gershwin ME. Giant cell arteritis: a review of classification, pathophysiology, geoepidemiology and treatment. *Autoimmun Rev.* 2012;11(6–7):A544–A554.

3. 肉芽肿性血管炎（韦格纳肉芽肿）

3.1 定义

肉芽肿性血管炎（granulomatosis with polyangiitis，GPA），也叫作韦格纳肉芽肿（Wegener granulomatosis，WG），是以肉芽肿性炎症和中小血管炎为特征的多系统自身免疫疾病。此疾病常与 ANCA 的存在相关，常侵犯上、下呼吸道和肾脏。显微镜下多血管炎是另一种与 ANCA 相关的血管炎，它与 GPA 极为相似，可以通过是否有肉芽肿的形成进行区分。见表 2-1。

3.2 临床表现

患者常有全身症状（如发热、萎靡不振、关节痛、体重减轻）和较严重的上呼吸道表现，包括鼻窦炎、持续流鼻涕、脓性或血性鼻分泌物、鼻溃疡、咳嗽、呼吸困难和咯血。在 GPA 患者中，肾脏疾病也很常见，并以无症状血尿为特征。其他受累器官包括皮肤（50% 患者），眼（如结膜炎、角膜溃疡、视网膜血管炎），神经系统或其他内脏器官。GPA 患者还易形成深静脉血栓。男女患病率相等，以白种人多见。

3.3 实验室检查

（1）约 90% 活动期的患者 ANCA 阳性，大多数为胞质型（c-ANCA）。在大多数病例中，与这种核型相关的抗体是针对中性粒细胞嗜天青颗粒中的蛋白酶 3（PR3）。GPA 患者几乎检测不到抗 MPO 抗体，这种抗体通常与核周型 ANCA（p-ANCA）相关。这种 MPO-ANCA 核型主要与显微镜下多血管炎和嗜酸性肉芽肿血管炎（Churg-Strauss 综合征）有关；

（2）GPA 患者常出现 RF 阳性（低滴度），ANA 阴性，以及轻度高丙种球蛋白血症，特别是 IgA 类；

（3）患者尿液和血清肌酐的水平反映了肾脏损伤程度，镜下血尿和蛋白尿较常见；

（4）GPA 患者的 CRP 和 ESR 升高；

（5）近一半患者可有轻度正细胞正色素性贫血；

（6）GPA 必须通过肺（最优）、上呼吸道或肾的活检来确诊。

4. 过敏性紫癜

（1）见第三章，心血管疾病；也可见第十二章，肾脏疾病。

（2）见表 2-1。

5. 过敏性血管炎

5.1 定义

过敏性血管炎（hypersensitivity vasculitis，HS）是一种皮肤小血管炎，可以是原发的，也可继发于药物治疗或感染，见表 2-1。

5.2 临床表现

HS 患者在感染（如伴冷球蛋白血症的丙型肝炎感染）后或进行药物治疗时可出现皮肤病变，包括可触及的紫癜和（或）瘀斑，其他症状包括发热、荨麻疹和关节痛。内脏器官受累少见。

5.3 实验室检查

诊断主要依据临床表现,药物治疗史或感染史。

(1) HS 患者皮肤活检通常可见白细胞破裂性血管炎;

(2) 患者补体水平降低,ESR 升高;

(3) 在慢性丙型肝炎病毒感染者的血清中可发现混合型冷球蛋白。

6. 结节性多动脉炎

6.1 定义

结节性多动脉炎是一种主要累及中动脉,偶尔累及小动脉的全身性坏死性动脉炎,见表 2-1。

6.2 临床表现

患者多为中、老年人,表现为疲劳、关节痛、无力或发热等非特异症状。这些症状可以与多系统受累相关,如高血压、肾功能不全、神经功能不全、皮肤损害、肌肉受累或腹部疼痛。该病男性比女性更常见,患者在此之前可能感染过乙肝或丙肝病毒。

6.3 实验室检查

诊断主要依据临床表现,确诊主要通过受累器官的活检。实验室检查不能作为诊断依据。

(1) 患者 ESR 和 CRP 上升;

(2) 血清学检查有助于排除其他自身免疫疾病,缩小鉴别诊断范围。ANCA 检查在结节性多动脉炎患者中常为阴性。

7. 多发性大动脉炎

(1) 见第三章心血管疾病。

(2) 见表 2-1。

(周海舟 译,关秀茹 校)

第三章

心血管疾病

　　本章主要讲述了心血管疾病的常见临床表现和病因,以及评估患者时所需要考虑的鉴别诊断内容。主要讨论胸痛、呼吸困难、晕厥和心搏骤停、高血压、血脂异常,并通过临床表现和诊断方法把这些疾病进一步区分。

第一节　胸　痛

1. 胸痛：急性冠脉综合征

1.1 定义

在美国,每年因胸痛在急诊科就诊的患者有 600 万之多,其中 300 万需要住院治疗。胸痛的鉴别诊断范围很宽,包括从良性肌肉骨骼疾病到威胁生命的急症。

根据就诊科室的不同,胸痛病因发生率有很大的不同。以急性冠脉综合征就诊的胸痛患者低于门诊病例的 2%,而占急诊病例的 15%。评价胸痛患者至关重要的是要有一个详尽的病史和体格检查(包含辅助检查),这样才能决定是否需要进行紧急处置。

胸痛是否危及生命是初步临床评估的焦点,包括急性冠脉综合征、主动脉夹层、肺栓塞、张力性气胸、心包压塞、纵隔炎(食管破裂)。

评估胸痛患者应区别其病因是否为心源性的。急性冠脉综合征(acute coronary syndrome, ACS)是一组由急性心肌缺血引起的临床综合征,通常是由于动脉粥样硬化不稳定斑块破裂或糜烂、伴有表面不同程度的血栓形成、血管痉挛所引起的。ACS 主要包括不稳定型心绞痛(unstable angina, UA)、急性非 ST 段抬高型心肌梗死(myocardial infarction without ST-segment elevation, NSTEMI)以及急性 ST 段抬高型心肌梗死(myocardial infarction with ST-segment elevation, STEMI)。

NSTEMI 和不稳定型心绞痛约占 ACS 的 2/3。

对于有胸痛症状的患者,快速识别 ACS 十分重要,因为正确的诊断有助于确定疾病的分级和治疗方案。

出于谨慎考虑,应设置较低的诊断 ACS 的阈值,诊断是根据发病时的临床特征、心电图变化、是否存在心肌坏死(心肌标志物水平升高来反映)综合而定的。这些诊断工具也能提供风险评估,因其可以指导治疗、制定管理策略、决定是否需要放置支架。

与不稳定型心绞痛(发生急性并发症的较低)和 STEMI 患者(发生急性并发症的风险较高)相比,NSTEMI 患者发生急性并发症的风险中等,30 天死亡率接近 5%。

1.2 病因学

(1) 心源性原因：

① 缺血性心脏病 / 冠心病——急性冠脉综合征(STEMI, NSTEMI, UA),稳定型心绞痛;

② 缺血性 / 非动脉粥样硬化性——主动脉瓣狭窄,肥厚型心肌病,严重的系统性高血压,右心室性高血压,主动脉瓣反流,严重贫血,冠脉血管痉挛,解剖异常;

③ 炎性——心包炎,感染性和自身免疫性血管炎;

④ 高肾上腺素状态——应激,严重高血压,嗜铬细胞瘤;

⑤ 胸痛综合征——二尖瓣脱垂,精神心理压力。

(2) 非心源性原因：胃肠疾病(胃食管反流疾病,食管破裂,食管炎,食管运动功能失弛缓症,牵涉痛,胆绞痛,阑尾炎),肺脏疾病(肺炎,肺栓塞,肺动脉高压,结节病,积液,气胸,胸膜炎,浆膜炎),主动脉综合征,肌肉骨骼综合征,精神心理压力。

1.3 急性冠脉综合征的临床表现

预先评估合并冠心病的概率，可影响 ACS 的诊断。

ACS 是一个初步的诊断，需要不断地重新进行评估。

UA 和 NSTEMI 密切相关，二者病理生理相似，但是严重程度不同。NSTEMI 的特点在于休息时发生缺血性胸痛，12- 导联心电图显示 ST 段不抬高，但心肌坏死标志物阳性。

由于 12h 之内心肌坏死标志物升高不明显，UA 和 NSTEMI 发病之初难以分辨。但两者的鉴别对于早期急性管理至关重要，对于 NSTEMI 患者，越来越多的证据支持早期积极的抗凝治疗和机械的血运重建优于保守的药物治疗。

UA 的临床表现可分为三种：休息时即感觉缺血性不适（持续大约 20 分钟）；最近 6 周内轻度的体力活动即可引起初发性不适；或者原来稳定型心绞痛进展成普通的体育活动就可以轻易诱发的心绞痛或者疼痛严重程度增加（加拿大心血管病学会Ⅲ级）。

UA 需要与稳定型心绞痛加以鉴别。尽管两者性质相似，但是稳定型心绞痛是由心脏较高需氧状态诱发的短暂胸部不适，这种不适可通过休息缓解，不存在上述症状逐渐加剧的情况。

由于缺乏客观的诊断依据，不稳定型心绞痛是 ACS 最主观的诊断。然而，可以借助病史、体格检查、心电图和即时检测的心肌坏死标志物来排除 ACS 诊断的可能性。

老年人、糖尿病和女性患者更容易出现除胸痛以外 ACS 的其他症状。这些症状包括呼吸困难、出汗、呕吐、低血压。

虽然 ACS 是通过血小板活化介导的，但目前不推荐使用血小板聚集试验（P2Y12 等）和观察未成熟血小板形态来诊断 ACS。CRP、血清淀粉样蛋白 A、IL-6 等炎症标志物和介质已被证实与 UA 和 NSTEMI 危险分层相关，但目前并不推荐将这些指标用于 ACS 患者的常规临床诊断或指导治疗。

1.4 心肌梗死的临床表现

NSTEMI 的诊断提示心肌严重缺血导致心肌损伤，这种损伤可由心肌坏死标志物得以证实。尽管心肌损伤标志物的存在使 MI 的诊断错误率低于 UA 的诊断，但是异常值的解释必须结合临床，以免出现假阳性的判断。

由于新一代心肌坏死标志物的敏感性越来越高，在 2007 年国际上对心肌梗死有了统一的定义，并且指出在临床上符合以下标准中的一条即可诊断心肌缺血：

（1）当心脏标志物（尤其肌钙蛋白）至少有一次增高超过参考上限的第 99 百分位，同时至少具有以下心肌缺血证据之一：

① 缺血症状。

② 心电图提示有新的缺血变化（即新的 ST-T 改变或者左束支传导阻滞）。

③ 心电图中出现病理性 Q 波。

④ 影像学提示有存活心肌的新近丧失或新出现的区域性室壁运动异常。

（2）突发的或未预料的因心脏病死亡，常伴有心肌缺血的症状、新发的 ST 段抬高或左束支传导阻滞，冠脉造影或尸检时发现新形成的血栓。但在未取得血标本之前或心脏标志物未进入血液之前即发生死亡。

（3）对于肌钙蛋白正常并接受经皮冠脉介入术（percutaneous coronary intervention，PCI）的患者而言，心脏标志物升高超过正常上限第 99 百分位的 3 倍（3× 第 99 百分位数值）被认为是 PCI 相关的心肌梗死。值得注意的是用于评估 PCI 术后 NSTEMI 的阈值要高于自发性的 NSTEMI（3 倍）。这是由于高达 50% 的 PCI 患者肌钙蛋白达到了参考上限的第 99 百分位，但其预后与胸痛患者并不相同。事实上 CK-MB 增高 5 倍 ~8 倍的患者远期预后差。

（4）对于做过冠状动脉旁路移植术并且肌钙蛋白正常的患者来说，心脏标志物升高超过正常上限的 5 倍并发生新的病理性 Q 波、新的左束支传导阻滞，或冠状动脉造影证实新移植的或自身的冠状动脉闭塞，或有存活的心肌丧失的影像学证据，可定为存在与行冠状动脉搭桥术相关的心肌梗死。

（5）AMI 的病理学改变。

一旦出现 MI，就需要对 MI 进行临床分级用以区分不同心肌坏死的病因，每一种病因的短期和长期死亡率是不同的，分类如下：

①1 型 MI：与原发性冠状动脉事件（如动脉粥样硬化斑块糜烂、破裂或剥离伴血栓形成）相关的缺血导致的自发性心肌梗死。

②2 型 MI：心肌缺血 / 坏死与氧气需求增加或供应不足有关，比如冠状动脉痉挛、栓塞、贫血、心律失常、高血压、低血压。

③3 型 MI：符合如上所述标准的心脏性猝死。

④4 型 MI：与 PCI 相关的 MI，进一步分类为 4a 型或 4b 型。

4a 型 MI：与手术直接相关的 MI。

4b 型 MI：通过血管造影或尸检报告显示为支架血栓形成所导致的 MI。

⑤5 型 MI：冠状动脉旁路移植术相关的心肌梗死。

1 型、3 型和 4b 型 MI 的短期和长期死亡率最高，根据当时表现必须及时筛选出来并进行侵入性治疗。而 2 型、4a 型和 5 型的预后普遍较好。

MI 主要是根据临床背景来进行分类的，必要时还需要影像学或尸检报告的支持。另外值得注意的是血小板检测（见第 16 章：血小板功能检测）。新近植入支架的患者在接受血小板治疗后血小板反应性增高，提示该患者抗血小板治疗效果不佳或者有遗传性血小板治疗抵抗，这就在很大程度上增加了支架内血栓形成的风险（4b 型 MI）。

根据缺血损伤的严重程度，任何类型的 MI 都可以表现为 STEMI 或 NSTEMI。

1.5　诊断

ACS 的诊断主要依赖于冠状动脉硬化的可能性、胸痛的症状、心电图异常以及心脏损伤的血清标志物的水平。快速评估胸痛患者的病情（图 3-1）对启动适当的、可能挽救生命的治疗十分重要，并且需要反复检查，直到最终确诊。

对单纯性 ACS 患者进行体格检查通常得出的是阴性结果，但其目的是评估诱发因素（顽固性高血压、贫血、甲状腺功能亢进、败血症），评价血流动力学对 ACS 的影响（充血性心力衰竭、第三心音、新出现的二尖瓣反流性杂音、休克），有助于寻找影响治疗决策的合并症（恶性肿瘤），同时排除其他可能引起胸痛的病因。有针对性的初筛检查应该评估两侧肢体搏动不均、主动脉瓣关闭不全（主动脉夹层）、心包摩擦音（心包炎）、奇脉（心脏压塞），或者触诊时反复出现的胸痛（肌肉骨骼综合征）。

心电图的变化对疾病的诊断和预后判断有很好的价值，因此患者应在首次接诊后 10 分钟内首先进行心电图检查以发现是否发生缺血。心电图的变化的意义如下：

（1）ST 段的改变（抬高或压低）是心肌缺血最明显的标志。

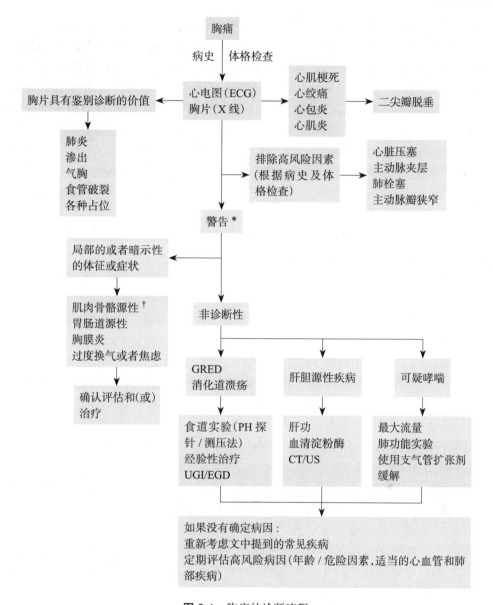

图 3-1　胸痛的诊断流程

* 这个流程主要用于指导病因未明的胸痛患者的检查。

† 有许多胸痛患者经过详细的病史和体格检查被诊断为肌肉骨骼综合征。肌肉骨骼综合征具体包括过度使用综合征、肋软骨炎、肩带综合征和剑突痛。CT：计算机断层扫描；ECG：心电图；EGD：上消化道内镜检查；GERD：胃食管反流病；UGI：上消化道造影；US：超声。

（2）T 波改变是心肌缺血最敏感的标志。

　　由于 STEMI 的短期预后不良，因此如果持续出现两个连续的胸前区导联或两个相邻的肢体导联中 ST 段抬高 >1mm，同时伴有 ACS 症状（持续时间大于 30 分钟）时，就应该考虑立即进行机械或者药物溶栓治疗。该类型还可能出现的心电图变化包括超急性的 T 波、新出现的左束支传导阻滞或后壁心梗（可能需要背部导联心电图检查做出明确诊断）。

　　如果排除 STEMI（或同类疾病），应考虑 ST 段压低和异常 T 波的存在。

3

（1）水平性或下斜性压低≥0.05mV是心肌持续缺血的重要指标。

（2）T波倒置或"假性正态化"有助于诊断,尤其是有症状时,但是对缺血的敏感性较低。

ACS患者心电图是动态变化的,因此当患者首次心电图检查结果是阴性的但仍有症状,则应进行连续心电图监测（每20min~30min）和临床再评估。

所有接受住院治疗的UA/NSTEMI患者应持续进行心电图监测,以观察心律失常和持续的局部缺血情况。

心脏生物学标志物和心电图仍然是诊断心肌梗死的基础。由于肌钙蛋白Ⅰ和肌钙蛋白T具有心肌特异性,是首选的心脏标志物。CK-MB也是一种较好的心脏标志物,心肌缺血时,CK-MB比肌钙蛋白释放速度更快,但与肌钙蛋白相比,CK-MB缺乏一定的组织特异性（见第十六章,肌钙蛋白局限性部分）。

大多数NSTEMI患者在症状出现后4h~6h内都有肌钙蛋白升高的现象。生物学标志物初期检测为阴性的患者应在症状出现后8h~12h内重新检测。

新的"高敏肌钙蛋白"检测方法敏感性增加的同时特异性降低了,尤其对低危患者而言,必须结合临床背景予以解释。

与肌钙蛋白不升高的患者相比,肌钙蛋白超过正常参考值的第99百分位的患者即使没有ACS,预后也不佳。

急性心肌梗死的概念中强调了心脏影像学的意义,这有利于诊断临床不确定病例。超声心动图因其广泛的实用性和灵活性,常被用来区分心肌缺血和非缺血性胸痛的病因。室壁运动异常有助于鉴别缺血与心包炎、瓣膜病、心肌病、肺栓塞或升主动脉夹层等疾病。室壁的厚度（或壁厚度缺失）可能有助于确定MI是急性还是亚急性/陈旧的。虽然MRI也可应用在这些方面,但从它的实用性、成本和时效性来看,其对急性胸痛评估的效率较低。

1.6 实验室和其他检查

MI的诊断在一定程度上依赖于实验室检查,心脏生物学标志物检测和辅助性的影像学检查可用于该病的危险分层和基于患者风险的成本效益的评估。

STEMI的诊断需要结合临床病史、心电图改变以及必要的心脏影像学检查。考虑到高危人群再灌注治疗的疗效具有时间依赖性,其诊断不应依赖于心脏生物学标志物的检测结果。STEMI的患者建议使用肾功能和血细胞计数来评估贫血和基线血小板水平,同时应考虑患者是否有使用过可卡因或者吸毒史。

高达25%的入院治疗患者是由于出现与ACS一致的症状而被收治入院,但是这些患者中高达85%最终诊断并非为ACS。分子标志物检查和负荷试验有助于区分低危和中危患者,此类患者出院后可门诊随访进行心血管评估。进行风险评估应基于病史、体格检查、心电图和实验室检查。缺血性症状、低血压、动态心电图变化、心力衰竭或高龄均是ACS的高危因素,这些患者有的以NSTEMI（生物学标志物阳性）,有的以高危的UA（生物学标志物阴性）被收治入院。

区别NSTEMI和UA取决于是否可以检测到心肌坏死标志物。肌钙蛋白作为心肌坏死的"金标准"被普遍认可,它在缺血症状发生4h后出现在血清中,8h~12h达到峰值。在症状出现后6h内生物学标志物检测为阴性的患者,应在症状出现8h~12h后进行第二次检测。

用两种生物标志物评估后（出现症状后观察8h~24h）可以做出入院（标志物阳性）或采取非侵入性刺激性检测（标志物正常同时没有高危的临床特征）的决定（见图3-2）。

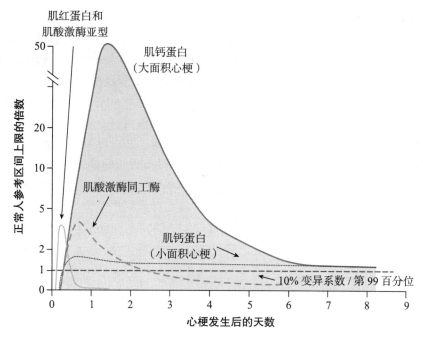

图 3-2　心脏标志物的时间表达曲线

Anderson JL，Adams CD，Antman EM，等．ACC/AHA 2007 年不稳定型心绞痛或非 ST 段抬高型心肌梗死患者的管理指南：美国心脏病学会或美国心脏协会实践指南工作组的报告(编写委员会修订了 2002 年不稳定型心绞痛或非 ST 段抬高型心肌梗死患者的管理指南)，此报告是与美国急救医师协会、心血管造影和介入协会、胸外科医师协会共同提出的。这一指南也得到了美国心血管和肺康复协会和急救医学学会的支持。J Am Coll Cardiol.2007；50(7)：el-e157．

　　有许多简便的生物标志物检测方法(检测时间 <6h)可以使低危患者更早出院。最初，CK-MB 因其在血清中释放的速度快而被用于该检测方法。由于肌钙蛋白对于 MI 的诊断有更高的敏感性，CK-MB 不再那么受关注。临床常用的方案是以肌钙蛋白每 2h 检测一次为基础，并结合风险模型评估(心肌缺血灌注治疗评分)或者影像学方法(CT)。虽然床旁检测的使用使这些方法表现出很大的前景，但是仍需要针对实验室制定具体的肌钙蛋白临界值，因为床旁检测比中心实验室检测的敏感性低(中心实验室出结果较慢)。

　　高敏肌钙蛋白(high-sensitivity troponin，hs-TnT)敏感性高且在疾病早期就可检测到(对于出现症状后 4h~6h 或者 ED 出现 0h~2h，hs-TnT 对诊断 MI 的敏感性是 100%)，因此在疾病快速评估中(在美国仍然未被认可)很有应用前景。

　　目前尚不推荐将血小板反应性的评估用于 ACS 的诊断。

　　没有阳性标志物表现的低危患者(年龄小于 70 岁，无静息痛，疼痛不到两周且无长时间发作，心电图正常，既往无冠心病或糖尿病)可以出院，72h 之内可以在门诊进行评估。没有高危因素的中等风险患者需要住院，通过刺激性但非侵入性的影像学技术进行疾病分级，负荷试验的敏感性和特异性加上预估风险可以判断冠心病的预后。

　　(1)尤其是对于低风险人群，平板运动负荷试验应作为首选，但与影像学检查相比，该试验敏感性差，预测值低，无法确定以及量化缺血区域；如果存在左束支传导阻滞，心室起搏节律异常，左心室肥大和传导异常，它也无法解释心电图变化。杜克预后平板试验评分建立了冠状动脉疾病死亡的风险;对女性和基线混乱的心电图患者而言,联合影像学检查(SPECT,MRI 或回声)可以提高其敏感性和特异性。

(2) 超声心动图相对于单光子发射计算机断层扫描(single-photon emission computed tomography,SPECT)的优势是无放射性,但是心率较快时有较高的假阴性。SPECT 比单独进行平板运动负荷试验有更好的阴 - 阳性预测值。

(3) 心脏磁共振成像(MRI)有很好的空间分辨率,无放射性;与 SPECT 相似,它也可以评估心肌活力(SPECT 可以鉴别心包炎)。可以用多巴酚丁胺或腺苷进行负荷 MRI;心脏节律不规则和有金属植入物的患者成像困难。目前仍然没有大规模的比较研究结果发表。

(4) 心脏 CT(64 层)有很好的阴性预测值(大于 90%),但是它的阳性预测值相对低(80%),CT 成像快速但是检查时要求心率不能过快,有过高估计疾病严重程度的倾向;仅仅可以提供解剖学上的而非功能性的信息(比如病变部位)。目前,在胸痛的快速评估中,对于使用 CT 作为一个"三排除"工具——冠状动脉疾病、主动脉夹层、肺栓塞,仍然没有达成共识。

参考文献

Anderson JL, Adams CD, Antman EM, et al. ACC/AHA 2007 guidelines for the management of patients with unstable angina/non–ST elevation myocardial infarction: a report of the American College of Cardiology Foundation/American Heart Association Task Force on Practice Guidelines. *J Am Coll Cardiol.* 2007;50:e1–e157.

Body R, Carley S, McDowell G, et al. Rapid exclusion of acute myocardial in patients with undetectable troponin using a high-sensitivity assay. *J Am Coll Cardiol.* 2011;58:1332–1339.

McCaig L, Burt C. National Hospital Ambulatory Medical Care Survey: 2003 Emergency Department Summary. In: *Advance Data from Vital and Health Statistics.* Atlanta, GA: Centers for Disease Control and Prevention, 2005.

Than M, Cullen L, Aldous S, et al. 2-Hour accelerated diagnostic protocol to assess patients with chest pain syndromes using contemporary troponins as the only biomarker: the ADAPT trial. *J Am Coll Cardiol.* 2012;59:2091–2098.

Thygesen K, Alpert JS, White HD; on behalf of the Joint ESCIACCFI AHA/WHF Task Force for the Redefinition of Myocardial Infarction. Universal definition of myocardial infarction. *J Am Cardiol.* 2007;50:2173–2195.

2. 胸痛:非动脉粥样硬化性缺血

2.1 定义

约 5% 的急性心肌梗死患者未患有冠状动脉粥样硬化性疾病,在 35 岁以下的患者中这个比例可达到 20%。这些患者的尸检研究通常表现为管腔狭窄,导致缺血的机制包括梗阻物造成内部变窄或相邻组织的侵入。

缺血可能由于原本正常的动脉壁的动力学改变(痉挛和异常动脉)或氧气供应和需求之间失衡造成(2 型心肌梗死)。

超过 50% 无冠心病的致命性心肌梗死患者表现为冠状动脉痉挛。

2.2 临床表现

由于 MI 症状表现与 ACS 有重叠,通过心脏显像排除 ACS 后可确定诊断。

对于年纪轻(小于 35 岁)和缺乏冠状动脉危险因素的人群,应高度怀疑先天性冠状动脉畸形或先天性冠状动脉瘤。对于无明显脉粥样硬化危险因素的 STEMI 患者,必须要排除可卡因服用史(必要时进行中毒排查),风湿病史也需排除。

有些患者在接受化疗药物如 5- 氟尿嘧啶和使用中草药时出现了冠状动脉痉挛,应对所有胸痛患者进行仔细问诊以及"血管痉挛可能性"回顾性检查,其中包括询问有无雌激素替代疗法的应用(冠状动脉夹层)。

应该回顾高凝 / 恶性肿瘤史,对服用香豆素但未达治疗剂量的 INR 值的患者需评估患有冠状动脉栓塞的可能性。

2.3 影像学检查

(1)先天性冠状动脉瘤

目前有 1%~2% 的普通人群患有心肌梗死,但在尸检中心肌梗死占 4%。冠状动脉起源于主动脉双侧窦,异常动脉可在大血管之间走行。心输出量增加可引起近端冠状动脉受压或扭转,进而导致缺血、梗死或心源性猝死。

通过临床表现进行 ACS 风险状况评估,在此基础上进行影像学检查以确定诊断。心导管术(高危患者)显示出异常血管的动脉间走行。在较年轻的人群中进行负荷试验时,用心脏 CT 或 MRI 直接显像是一种优势,但必须考虑成本问题。对解剖结构高危的人群进行外科搭桥术是首选治疗方法。

(2)心肌桥(心外膜动脉"隧道")

先天性起源:心外膜冠状动脉在心肌下潜行,心肌收缩时受到压迫。由于冠状动脉血流量大部分发生在舒张期,因此心动过速引起的舒张期充盈时间缩短常导致缺血。隧道段动脉的长度可能没有在风险中发挥重要作用。

通过血管造影或 CT/MRI 的直接显像进行诊断。心肌桥的出现并不一定代表缺血的存在。

(3)冠状动脉瘤

先天性(右冠状动脉更常见)或获得性(感染 / 炎症):动脉瘤内的湍流可能诱发血栓形成和急性冠状动脉综合征。获得性动脉瘤可能是动脉粥样硬化(50%)或梅毒、感染性栓子、川崎病或狼疮导致的结果。当影像学诊断为动脉瘤时,应通过适当的血清学检查进行确认(见第二章自身免疫性疾病和第十一章感染性疾病)。

(4)栓塞

任何表现为 ACS(通常是 STEMI)的患者,在有房颤、活动性感染性心内膜炎、人工心脏瓣膜、已知的左室血栓或左侧心脏肿瘤(右侧肿瘤需要有右向左分流存在)等基础病的前提下,应考虑为冠状动脉栓塞。早期的优选疗法是依据 ACS 算法进行的,诊断常根据血管造影的结果而定。冠状动脉栓塞最常累及左前降支并在进行抗凝后自发缓解。

在发生心肌梗死的情况下,血管造影正常的动脉要考虑到栓塞或痉挛。

(5)自发性冠状动脉夹层

在既没有外伤也不存在医源性原因的情况下,血管中膜和外膜之间会发生血管壁血肿。大多数通过尸检确诊发生在左前降支或左主动脉。

观察有危险因素的年轻女性,其中 25%~30% 处于孕期或产后阶段。可能的病因包括胶原蛋白合成时的内分泌功能障碍,口服避孕药的使用也与夹层有关。由于可能增加血肿扩散的机会,所以对于患有 STEMI 的产后患者,不应该给予溶栓治疗。

男性年龄越大,有冠心病风险因素者越容易引起右冠状动脉受累。系统性高血压并不

3

是自发性冠状动脉夹层的危险因素。

其他与该病相关的因素包括可卡因或环孢霉素的使用、肥厚型心肌病、马方综合征或埃勒斯-当洛综合征和免疫相关性疾病如风湿性动脉炎、自身免疫性甲状腺炎、丙型肝炎病毒感染、结节病、系统性红斑狼疮、川崎动脉炎和嗜酸粒细胞性冠状动脉炎。

如怀疑有冠状动脉夹层,应仔细询问结缔组织病的家族史,并进行嗜酸性粒细胞增多症、血沉、抗核抗体和甲状腺功能的实验室检查。

(6) 冠状动脉痉挛

心外膜冠状动脉的痉挛通常发生在动脉粥样硬化斑块引起的管腔狭窄的部位,此处血流不受限制。在尸检研究中已知的痉挛部位存在丰富的平滑肌细胞。

与痉挛有关的交感神经兴奋状态包括嗜铬细胞瘤、可卡因、安非他明和"摇头丸"的使用,其中包括用于负荷试验的多巴酚丁胺输注。心外膜痉挛在甲状腺毒症、过敏性心绞痛的炎症条件以及使用氟尿嘧啶、卡培他滨、舒马曲坦和溴隐亭时都可发生。

常用血管造影诊断痉挛。由于顽固性痉挛有导致心肌梗死或死亡的风险,所以在行导管检查时不再使用麦角胺进行激发。应立即停止潜在的违规用药或行为。

心外膜痉挛应与X综合征或微血管痉挛相区别,X综合征预后良好,但表现为心绞痛样疼痛。负荷试验常显示缺血的迹象而侵入性检查显示心外膜冠状动脉正常(冠状动脉血流储备-侵入性检查时进行评估的指标往往是异常的)。疼痛可能是由于微血管痉挛或痛觉异常(交感神经主导时)引起的。

(7) 肥厚型梗阻性心肌病

见呼吸困难、充血性心力衰竭部分。

参考文献

Angelini P, Trivellato M, Doris J, et al. Myocardial bridges: a review. *Prog Cardiovasc Dis.* 1983;26:75–88.

Chetlin MD, Virami R. Myocardial infarction in the absence of coronary atherosclerotic disease. In: Virmani R, Forman MB (eds). *Nonatherosclerotic ischemic heart disease.* New York, NY: Raven Press; 1989:1–30.

3. 胸痛:炎症

胸痛可能是由免疫介导或感染性刺激造成的炎症反应所引起的,但不一定引起缺血性损伤。病变可发生在心包膜、心肌膜或直接累及冠状动脉。炎症直接导致冠状动脉损伤(坏死和动脉瘤形成),或发生管壁增厚和管腔狭窄、血管壁破裂,或由高凝状态或加速的动脉粥样硬化引起血栓形成时,可能发生缺血。

4. 血管炎

4.1 定义

血管炎表现为一组异质性疾病,其特征为白细胞迁移到血管壁造成血管损伤,导致组织缺血和坏死。

心外膜冠状动脉血管炎相对少见,但可危及生命。冠状动脉受累则是通过直接扩散或血行播散。

血管炎患者心脏症状并不突出,心脏出现症状可能是由于其他器官受累或是全身治疗过程中的副作用。

直接累及到心肌、缺血性心肌病或血管炎引起的瓣膜受累所导致的心力衰竭比急性冠脉综合征样的表现更为常见。

受原发性或继发性病理改变的影响,动脉和静脉的大小和形状可发生改变。

4.2 分类

(1) 病因学

① 原发性:结节性多动脉炎、韦格纳肉芽肿病、巨细胞(颞)动脉炎、变应性血管炎(见第二章,自身免疫性疾病)。

② 继发性:

——感染:细菌(如淋球菌或金黄色葡萄球菌引起的败血症)、分枝杆菌、病毒(如巨细胞病毒、乙型肝炎病毒)、立克次体(如落基山斑疹热)、螺旋体(如梅毒、莱姆病)。

——与恶性肿瘤相关的疾病(如多发性骨髓瘤、淋巴瘤)。

——结缔组织病(如类风湿性关节炎、系统性红斑狼疮、干燥综合征)。

——类似血管炎的疾病(如麦角胺中毒、胆固醇栓塞、心房黏液瘤)。

(2) 根据受累血管的大小(非感染性血管炎):

① 大血管:主动脉夹层(夹层动脉瘤)、大动脉炎、巨细胞(颞)动脉炎。

② 中血管:结节性多动脉炎(或累及到小动脉)、川崎病、原发性肉芽肿性中枢神经系统血管炎。

③ 小血管:抗中性粒细胞胞浆抗体(ANCA)相关血管炎(韦格纳肉芽肿病、变应性肉芽肿血管炎、药物性血管炎、显微镜下多血管炎)、免疫复合物型血管炎[过敏性紫癜、冷球蛋白血症、类风湿性血管炎(或累及到中动脉)、系统性红斑狼疮、干燥综合征、肺出血肾炎综合征、贝赫切特病、药源性血清病]、副瘤血管炎(淋巴组织增生性疾病、骨髓增生性疾病、恶性肿瘤)、炎症性肠病。

④ 任何大小的血管(假性血管炎):抗磷脂综合征、栓塞(如黏液瘤、胆固醇栓塞、细菌性或非细菌性心内膜炎)、药物(如安非他明)。

4.3 临床表现

患者可出现乏力、全身不适、发热、肌痛、关节痛、头痛、腹痛、高血压、鼻出血、明显紫癜和(或)单发性神经炎。

冠状动脉影像学检查(血管造影、MRI、CT)显示"串珠"样改变依次排列的近端冠状动脉瘤,提示存在原发性或继发性血管炎。对有这种血管造影发现的所有患者都要重点关注其风湿疾病病史。

4.4 实验室检查

病变组织活检是大多数血管炎诊断的金标准。

(1) 血液学检查:90% 的患者红细胞沉降率(ESR)会升高,通常达到非常高的水平;相比 ESR,C 反应蛋白(CRP)与疾病活动的相关性更好一些。30%~40% 的患者发生慢性疾病引起的正色素性贫血、血小板增多、轻度白细胞增多;可能发生非特征性的嗜酸性粒细胞增多。白细胞减少或血小板减少仅发生在细胞毒性药物治疗期间。

(2) 尿液分析:可出现血尿、蛋白尿、氮质血症。

（3）主要实验室检查：不足 50% 的病例血清球蛋白（IgG 和 IgA）增加；血清补体 C3 和 C4 水平可升高；类风湿因子可存在低滴度表现；继发于结缔组织病的血管炎 ANA 阳性。ANCA 的检测具有重要价值，对小血管性血管炎的诊断特异性高，尤其是韦格纳肉芽肿病。

（4）影像学检查：动脉造影、MRI 和超声。

（5）注意事项：

① c-ANCA（抗蛋白酶 3；弥漫性粗颗粒胞质型）对活动性韦格纳肉芽肿病的诊断具有高度特异性（>90%），对全身性血管炎的诊断敏感性大于 90%，对呼吸道肉芽肿病变的诊断敏感性约为 65%，完全缓解时诊断敏感性约为 30%。

② ELISA 法检测的 c-ANCA 滴度与疾病活动无关；高滴度 c-ANCA 在缓解期可能持续数年。c-ANCA 偶尔也见于其他血管炎［结节性多发性动脉炎、显微镜下多血管炎（如肺、特发性新月体和寡免疫肾小球肾炎）、变应性肉芽肿性血管炎］。

③ p-ANCA［抗多种蛋白（如髓过氧化物酶、弹性蛋白酶、溶菌酶，表现为核周型）］只见于用酒精固定，而非甲醛固定的组织中。阳性结果应通过 ELISA 确认。本试验对多种自身免疫性疾病（显微镜下多血管炎、变应性肉芽肿血管炎、系统性红斑狼疮、炎症性肠病、肺出血肾炎综合征、干燥综合征、原发性肾小球肾炎、慢性感染）特异性差，敏感性为 20%~60%。然而，肺小血管炎与髓过氧化物酶抗体密切相关。

④ p-ANCA 和 c-ANCA 均存在于非免疫介导的多发性动脉炎和其他血管炎。

⑤ 非典型的抗原（非 c-ANCA 或 p-ANCA 型；未知的靶抗原）在很多情况下（如 HIV 感染、心内膜炎、CF、费尔蒂综合征、川崎病、溃疡性结肠炎、克罗恩病）的特异性差，敏感性未知。

5. 抗磷脂抗体综合征

见第九章，血液系统疾病。

6. 过敏性紫癜

6.1 定义

过敏性紫癜（Henoch-Schönlein purpura）是一种自限性的、过敏性的、全身性的小血管炎，累及皮肤和关节（受累程度不一）、肾脏和胃肠道。小血管和肾脏受累是由于 IgA 沉积引起的。

6.2 临床表现

该病好发于儿童（约占 90% 的病例），但成年人也可发生。

成年人由该病引起的肾脏疾病很常见，肾损害程度不一，有的患者多年来几乎不会发生泌尿系统异常。患者可出现可触性紫癜而无血小板减少、凝血异常和急性腹痛，或者出现紫癜和关节症状。

6.3 实验室检查

诊断主要依靠临床表现，没有特殊的实验室检查可确诊。

（1）组织学检查：肾脏或皮肤活检支持诊断；活检显示局灶性节段性坏死性肾小球肾炎，即 IgA 和 C3 弥漫性沉积、新月体形成。

（2）尿液分析：25%~50% 的患者尿液中出现红细胞、管型和微量蛋白。肾损害程度不一，从多年来只有轻微尿检异常到数月之内就达到终末期肾病。肉眼血尿和蛋白尿比较罕见。

（3）血液学检查：凝血试验正常。

（4）主要实验室检查：尿素氮和肌酐水平可升高。

参考文献

Trapani S, Micheli A, Grisolla F, et al. Henoch Schönlein Purpura in childhood: epidemiological and clinical analysis of 150 cases over a 5-year period and review of the literature. *Semin Arthritis Rheum*. 2005;35:143–153.

7. 川崎综合征（皮肤黏膜淋巴结综合征）

7.1 定义
川崎综合征是发生于儿童的病因不明的多动脉炎，冠状动脉并发症的发生率较高。

7.2 实验室检查
（1）组织学检查：冠状动脉组织学检查可确诊（与结节性多动脉炎相同）。

（2）血液学检查：患者可出现贫血（约占患者总数的 50%）。在第一周白细胞增多（$20.0 \times 10^9/L \sim 30.0 \times 10^9/L$）并伴有核左移；之后，出现淋巴细胞增多，在第二周末期达到峰值，是该病的一个标志；ESR 升高。

（3）脑脊液检测：脑脊液中单核细胞增多，蛋白质和糖含量正常。

（4）尿液分析：单核细胞增多；尿试纸条阴性。

（5）关节液检测：关节炎患者关节液中白细胞计数增加（主要是中性粒细胞）。

（6）主要实验室检查：由 AMI 引起的实验结果变化，急性期反应指标（如 CRP、α1- 抗胰蛋白酶）含量增加，通常在 6~8 周后恢复正常。

（金英玉　译，关秀茹　校）

8. 大动脉炎（动脉炎）

8.1 定义
高安综合征（takayasu syndrome）是指主动脉的肉芽肿性动脉炎。颞动脉炎和风湿性疾病也可能与主动脉炎有关。

好发于亚洲中青年女性，15%~25% 的病例累及冠状动脉，病变通常呈节段性，很少弥散分布。

平均发病年龄为 24 岁，年龄小于 40 岁患有急性心肌梗死的患者应考虑诊断为大动脉炎。

诊断是通过动脉造影显示特征性狭窄、闭塞或组织学检查确定的。实验室检查对诊断或指导治疗并没有帮助。

8.2 实验室检查
实验室结果异常是由于冠状动脉或肾血管受累所致。当动脉炎累及到冠状动脉或肾脏血管时可进行如下实验室检查。

（1）血液学检查：在疾病活动期，约 75% 的病例出现 ESR 增加，但在缓解期只有 50% 的病例 ESR 是正常的。白细胞计数通常是正常的。

（2）主要实验室检查：血清蛋白异常，γ 球蛋白（主要是由 IgM 组成）增加。女性患者的尿液总雌激素一直保持高水平（而不是在卵泡期低排泄后黄体期的正常升高）。

3

9. 血栓闭塞性脉管炎（伯格病）

血栓闭塞性脉管炎（thromboangiitis obliterans）是一种非常罕见的疾病，表现为血管炎症和中、小动脉及四肢静脉的闭塞，它与吸烟有关，主要发生于男性。组织学表现为典型的炎性病变和增生病变，冠状动脉受累不常见。实验室检查一般正常。

10. 感染性（继发性）血管炎

10.1 定义

感染性血管炎是指各种微生物通过血源播散或感染心脏（包括心包膜和瓣膜）后的直接扩散引起的任何大小血管的炎症。

引起冠状动脉感染的最主要因素是梅毒、结核和梅毒性动脉炎。

10.2 临床表现

（1）结核性冠状动脉炎主要发生于已患有心包或心肌结核的患者。

（2）梅毒性动脉炎可累及伴有闭塞性动脉炎的左、右冠状动脉的前 3~4mm。

（3）当发生非病毒性感染性血管炎时，总是伴有心肌脓肿和心包炎。

10.3 实验室检查

中心实验室的血液检查、培养和 PCR 检测结果可为潜在感染过程提供全面的线索。

11. 血栓性静脉炎，脓毒性

11.1 定义

血栓性静脉炎（thrombophlebitis）是由血凝块引起的血管炎症。

11.2 实验室检查

检查结果是基于相关的败血症、并发症（如脓毒性肺梗死）和基础疾病。

（1）血液学检查：白细胞计数增加（通常 $>20.0 \times 10^9/L$），中性粒细胞有明显核左移和中毒性改变。不能排除 DIC 存在的可能；

（2）主要实验室检查：可出现氮质血症；

（3）培养：血培养阳性（金黄色葡萄球菌是最常见的致病菌；其他的病原菌包括克雷伯菌属、铜绿假单胞菌、肠球菌和念珠菌）。

12. 心包炎（急性）和心包积液

12.1 定义

心包是包围心脏的双层囊袋结构，脏层心包与外层的纤维壁层通常由少量（15ml~50ml）液体即血浆超滤液分隔开。心包发炎导致心包炎，伴有或不伴有心包积液。

心包炎的常见病因包括感染、尿毒症、外伤、恶性肿瘤、过敏反应和自身免疫性疾病。其中病毒感染（柯萨奇病毒、埃可病毒）是目前最常见的病因，通常是自限性的。

心脏压塞经常表现为轻度的呼吸困难，伴有心前区不适，严重的心脏压塞时极可能出现低血压或休克。

当心肌炎患者出现胸痛时，往往由于并发了心包炎。单纯心肌受累常表现为呼吸困难和扩张型心肌病（见呼吸困难部分），年轻患者更容易出现这种情况。

12.2 临床表现

（1）该病易发生在近期有创伤性休克的患者、心肌梗死后患者、易发生积液并发症的患者（肿瘤，慢性炎症性疾病）、病毒感染后出现胸痛的患者。

（2）急性心包炎的典型症状和体征包括胸痛（通常为胸骨后疼痛，吸气和仰卧位时加重）、心包摩擦音（具有诊断价值的体征）、心电图变化（例如 ST 段抬高，PR 间期延长）和心包积液。

（3）并不是所有的患者都会出现这些特征，积液的存在与否并不能排除心包炎的诊断。

12.3 诊断和实验室检查

（1）超声心动图：是急性心包炎诊断最有用的影像学技术，对于怀疑心脏压塞的患者是至关重要的。超声心动图可检测到常规检查不能检测到的少量心包积液，为心包疾病的诊断提供支持。通常积液深度超过 1cm 是穿刺的安全性指标。多普勒超声血流动力学测量二尖瓣和三尖瓣血流可协助诊断心脏压塞，它的诊断最终基于吸气时动脉收缩压下降超过 10mmHg（奇脉），此症状在 COPD 和肺栓塞时也可出现。超声心动图对无室壁塌陷的心脏压塞有很高的阴性预测值（92%），但阳性预测值较低（58%），对右心静脉回流异常（呼气舒张期反流）更具预测性，但有 1/3 患者检测不到。

（2）心电图：心电图异常可支持诊断或提示其他诊断，如心肌梗死或早期复极异常。心包炎患者与 ST 段抬高型心肌梗死患者心电图有几个重要的区别点，心包炎患者的心电图显示 ST 段抬高的上凹段（与缺血时下凹相比）很少超过 5mm，并伴 PR 段压低（除了 aVR 导联），且不存在复极异常。T 波倒置在结核性、尿毒症性或肿瘤性心包炎时可持续存在。心电图交替变化提示有大量胸腔积液。

（3）胸部 X 线检查：心包炎患者的 X 线检查结果一般正常，但可出现特定的异常改变，如积液量大时 X 线检查发现心影增大（烧瓶心）、还可发现胸腔积液或其他潜在病因（结核、真菌病、肺炎、肿瘤）的证据。

（4）胸部 CT 和 MRI 对积液检查具有较高的敏感性和特异性，可以提供与心包穿刺术相关的有用信息（积液的红细胞压积、有无小腔形成、有无心包增厚）。对心包填塞的诊断，超声心动仪因其易于移动性，已成为临床身体虚弱患者首选的影像学检查方式。

（5）结核菌素皮肤试验和 γ- 干扰素释放试验：建议对所有心包炎患者进行检测以排除结核。对基于流行病学和临床因素具有较高风险的患者应进行其他结核病的诊断试验，如抗酸杆菌培养。

（6）细菌培养：有严重发热、败血症症状、全身或局部感染的患者，应做血培养和其他可能感染部位的培养。

（7）组织学检查：对心脏压塞和顽固性心包积液的患者应进行心包穿刺术（偶行心包活检）。建议对化脓性、结核性或疑似恶性心包疾病的患者行心包穿刺术。由于大多数心包炎在病原学中是病毒引起的，常规心包穿刺术的诊断率较低（7%）。

（8）心包积液检查推荐试验包括：

1）心包组织和积液的组织病理学及细胞学检查。

2）细菌及分枝杆菌的染色检查和培养。

3）乳糜性心包积液中甘油三酯浓度的检测。

4）如果怀疑结核性心包炎，应做腺苷脱氨酶和结核分枝杆菌 PCR 检测。

5) 根据临床可疑诊断,应进行其他特殊的检测,如真菌培养或 PCR 检查。

6) 中心实验室检查:全血细胞计数、电解质、肾功能、甲状腺功能及血浆肌钙蛋白浓度测定。当怀疑患者有自身免疫病时,建议做 ANA 滴度、抗 dsDNA 抗体、血清补体检测。注:蛋白质、葡萄糖、乳酸脱氢酶、红细胞计数和白细胞计数不能区分渗出液和漏出液,通常对确立诊断没有帮助。

7) 血清学检查:心包炎患者应考虑 HIV 检测,心包疾病在 HIV 感染患者中比较常见,此外,艾滋病患者还易感染分枝杆菌。包括血清学在内的病毒诊断试验,诊断率很低,并不推荐作为常规检查。

参考文献

Ben-Horin S, Bank I, Shinfeld A, et al. Diagnostic value of the biochemical composition of pericardial effusions in patients undergoing pericardiocentesis. *Am J Cardiol*. 2007;99:1294–1297.

Hidron A, Vogenthaler N, Santos-Preciado JI, et al. Cardiac involvement with parasitic infections. *Clin Microbiol Rev*. 2010;23:324–349.

Lange RA, Hillis D. Acute pericarditis. *N Engl J Med*. 2004;351:2195–2202.

Levy PY, Cory R, Berger P, et al. Etiologic diagnosis of 204 pericardial effusions. *Medicine (Baltimore)*. 2003;82:385–391.

13. 胸痛:高肾上腺素状态

儿茶酚胺过量综合征可引起胸痛,因为儿茶酚胺使心率加快和外周血管收缩,导致机体氧供需失衡,严重者可导致 2 型心肌梗死。

特别是对于那些慢性患者,组织血流和心输出量的自动调节功能可以适应心率和血压的大幅度波动,但当外源性的儿茶酚胺摄入(可卡因,甲基苯丙胺)或内源性疾病(应激性心肌病,嗜铬细胞瘤)引起儿茶酚胺释放增多时,更有可能出现这些症状。

13.1 定义

可卡因中毒:在美国,胸痛是可卡因吸食者寻求医疗救助的最常见原因,每年有 64 000 例急救(50% 的人承认吸食了可卡因),6% 的胸痛发作是由于心肌梗死;主动脉夹层是一种罕见的使用可卡因的后果。可卡因既是一种拟交感神经药,也可以促进血栓形成和加速动脉粥样硬化斑块沉积——因此,缺血性损伤可表现为 1 型心肌梗死(斑块破裂)或 2 型心肌梗死(严重的心外膜痉挛或耗氧量增加)。

甲基苯丙胺中毒:它的生物效应与可卡因相似,但较少引起血管收缩,更易产生快速心律失常而不是胸痛。

嗜铬细胞瘤:只有极少数的继发性高血压是由于嗜铬细胞瘤引起的,约占高血压患者的 0.05%。在胸痛患者中,那些缺乏冠状动脉危险因素的患者,以及在 β- 受体阻滞剂治疗后出现典型症状或病情恶化的患者(必须排除服用可卡因的患者)应考虑该病(见第六章,内分泌系统疾病)。

应激性心肌病或 Takostubo 心肌病:左室心尖部和(或)心室中部的短暂性功能障碍与急性心肌梗死相似,但无梗阻性冠心病或明显的心外膜(LAD)痉挛发病机制尚不清楚,但可能是儿茶酚胺介导的,因为它通常是由急性疾病或精神压力引起的。应激性心肌病在血浆儿茶酚胺显著增高时发生,且在其他交感神经兴奋状态下可发生类似左室功能障碍的症状,如嗜铬细胞瘤、神经损伤、超生理剂量的外源性儿茶酚胺摄入(医源性或有目的性的),可能通过直接毒性作用介导心肌顿抑或微血管痉挛。几项大型的统计资料显示,应激性心肌病占 ACS 住院患者总数的 1%~2%。

13.2 临床表现

(1)该病通常与急性冠脉综合征(ACS)的症状难以区分,因交感神经兴奋而引起的胸痛应作为排除性诊断。对于没有冠状动脉危险因素的年轻人,应立即评估可卡因的摄入量(β受体阻滞剂治疗的禁忌)。

(2)应激性心肌病高发于绝经后妇女,但原因尚不明确,而男性的发生率较低。早期的遗传学研究没有发现任何与这种疾病相关的多态性。而 ACS 的就诊率仅为 1%~2%。对于绝经后女性患者,处于生理或情绪刺激下,有 ACS 的临床表现或心电图变化,但与心肌标志物的升高不相符时,应高度怀疑应激性心肌病。

13.3 诊断

(1)外源性儿茶酚胺的诊断是通过病史或毒理学筛查而确定的。

(2)嗜铬细胞瘤。

(3)应激性心肌病:梅奥诊所提出的 4 个必需的诊断标准——①在应激刺激下(生理或情绪),左心室中段的短暂性低动力、无动力或运动障碍,伴或不伴有心尖受累。室壁运动异常通常超出单个冠状动脉的分布范围;②无阻塞性冠状动脉疾病或斑块破裂;③新发生的心电图改变(ST 段抬高或 T 波倒置)或肌钙蛋白轻度升高;④排除嗜铬细胞瘤和心肌炎。

(4)如表现为 ST 段抬高或临床表现与高危的 ACS 一致,应立即诊断并进行心脏搭桥手术。在缺少能诊断狭窄的血管造影检查结果时,建议根据心室成像所见的室壁运动异常来诊断。

13.4 实验室检查

(1)针对中毒症状(见嗜铬细胞瘤)的毒物筛查阳性。

(2)连续监测心肌肌钙蛋白可有助于鉴别 ACS。

(3)目前,应激性心肌病是通过排除其他具有相同临床表现的疾病而得出诊断的。

参考文献

Simpson RW, Edwards WD. Pathogenesis of cocaine-induced ischemic heart disease. *Arch Pathol Lab Med.* 1986;110:479–484.

Wittstein I, Thiemann D, et al. Neurohumoral features of myocardial stunning due to sudden emotional stress. *N Engl J Med.* 2005;325:539–548.

第二节 胸痛:非心源性病因

1. 急性主动脉综合征

1.1 定义

急性主动脉综合征(acute aortic syndromes)包括主动脉夹层、主动脉壁内血肿和穿透性主动脉溃疡。由于这些疾病可危及生命,必须保持高度怀疑,以确保及时诊断和治疗。

斯坦福大学的分类模式是根据解剖部位来分类的，是目前应用最广泛的分类模型。A型主动脉夹层是升主动脉受累，B型是不累及升主动脉的其他动脉夹层。

主动脉壁内血肿占急性主动脉综合征的13%。

主动脉破裂除了由外伤导致外，一般很少发生，但在A型主动脉夹层中较常见。

1.2 临床表现

（1）主动脉夹层的发生率男性和女性分别为16.3/100 000和9.1/100 000，平均发病年龄为63岁。

（2）"主动脉型胸痛"的典型表现是发作时剧烈的刀割样或撕裂样的疼痛，主动脉区域的受累部位不同，疼痛可放射至胸部、下颚、背部或腹部。预后不良的临床表现包括晕厥（脑灌注不良）、心包积液和心脏压塞、腹部疼痛、截瘫（脊髓灌注异常）。

（3）60岁以上伴有高血压、吸烟和动脉粥样硬化等危险因素的男性最为常见。

（4）其他的风险因素包括怀孕、服用可卡因/安非他明以及炎症性关节炎（大动脉炎，巨细胞动脉炎，白塞氏病，复发性多软骨炎，系统性红斑狼疮，非梅毒引起的主动脉炎）。

（5）年轻的主动脉综合征患者可能是由遗传因素导致的主动脉中层薄弱（"中层囊性变"或弹性纤维缺失）引起的，其中包括二尖瓣病（最常见的遗传缺陷）、马方综合征（占总人口的1/5 000）、Ⅳ型埃勒斯-当洛斯综合征（常染色体显性遗传，但其中1/2的病例不是遗传性的）、右锁骨下动脉异位、主动脉缩窄、努南综合征和特纳综合征。

1.3 诊断

体格检查：患者通常起病急，并伴有高血压。其中主动脉夹层的典型症状包括主动脉瓣反流性杂音（持续时间短、音调低）、周围血管搏动（通常是股动脉）消失，双上肢血压相差较大。还要注意心脏压塞的体征（奇脉、颈静脉压升高）。

影像学检查：

（1）心电图：通常为异常的，但不能作为急性主动脉综合征的诊断依据。出现Q波或ST段抬高（<4%的患者）提示A型主动脉夹层，累及冠状动脉（右冠状动脉可能性大），此时要避免溶栓治疗。

（2）胸部X线：大多数病例胸部X线检查不正常（超过85%的患者），纵隔或主动脉弓影增宽。

（3）经食管超声心动图：灵敏度和特异度分别为99%和88%。多普勒超声可用于鉴别真假腔。经食管超声心动图不能区分主动脉弓或腹主动脉，但能为主动脉瓣和心包受累情况提供详细信息。

（4）CT：64层CT血管成像（CTA）准确度接近100%。图像快速采集和早期诊断的可用性，使CTA成为怀疑主动脉综合征时首选的影像学检查。需要超声获得详细的心脏信息。

（5）MRI：其良好的空间分辨率提高了对壁内血肿和主动脉溃疡检测的准确性，并提供了心脏方面的信息（10%的血肿将会进展到主动脉夹层，溃疡深度>1cm，血肿直径>2cm，提示预后不良。小溃疡可以通过连续监测而采取保守治疗）。

1.4 实验室检查

（1）D-二聚体（纤维蛋白降解的副产物）对夹层的检测具有99%的敏感性，但不具有特异性。在夹层形成后才会升高，因此，它并不能作为预测性指标。

（2）与动脉瘤相关的mRNA标记试验有望用于检测和监测，但尚未用于临床。

（3）建议在任何疑似主动脉夹层的患者中进行 D- 二聚体和 64 层 CTA 检查。

（4）如果在影像学检查中发现了大动脉炎,就应该对巨细胞动脉炎、HLA-B27、梅毒和结核（感染性主动脉炎）进行血清学检查。

参考文献

Baverman AC. Acute aortic dissection: clinician update. *Circulation*. 2010;122:184–188.

Hiratzka LF, Bakris GL, Beckman JA, et al. 2010 ACCF/AHA/AATS/ACR/ASA/SCA/SCAI/SIR/STS/SVM Guidelines for the diagnosis and management of patients with thoracic aortic disease. *J Am Coll Cardiol*. 2010;55:e27–e129.

Wang YY, Barbacioru CC, Shiffman D, et al. Gene expression signature in peripheral blood detects thoracic aortic aneurysm. *PLoS One*. 2007;2:e1050.

2. 胸痛:肌肉骨骼系统异常

在任何胸痛患者的评估中,都需要首先考虑可能危及生命的心血管疾病和肺部疾病,然而也有一些孤立性胸壁综合征和全身性疾病可表现为胸痛。

2.1 临床表现

（1）患者胸痛持续数小时至数天,且局部有刺痛。

（2）运动后疼痛加重。

（3）没有明确的心血管或肺部病因的胸痛症状患者。

（4）孤立性胸壁综合征:指肋软骨炎（无肿胀,有压痛）、Tietze 综合征（年轻人、在第二或第三肋骨处有肿胀）、胸骨肌疼痛（触诊按压双侧放射痛）、剑突痛、胸锁关节半脱位（通常为优势侧,多见于中年妇女）、骨折和由于椎间盘突出引起的胸壁综合征。

（5）全身胸痛综合征:包括纤维肌痛、类风湿性关节炎、强直性脊柱炎、银屑病关节炎和镰状细胞病危象。

2.2 实验室及影像学检查

（1）诊断首先要通过各种检查排除心脏、肺部和腹部的病因。年龄较大的患者应接受 ECG、CBC、尿液分析和胸片检查,因为他们更可能表现为非典型的 ACS 症状和感染症状。

（2）应排除全身性风湿性疾病。ESR 是一种针对炎症性疾病的非特异性试验。患者出现背部僵硬,应该进行背部 X 线检查和 HLA-B27 抗原检查,以诊断脊椎关节病。

2.3 精神 / 心理因素

几家大型的就诊中心统计显示,有多达 1/3 因胸痛来急诊科就诊的病人患有精神疾病。惊恐障碍是一种特别常见的诊断,但在诊断为精神疾病之前,必须对器质性疾病进行充分的临床和实验室检查。通气过度可能导致 ST 和 T 波在心电图上发生变化,并导致非心绞痛性胸痛。此外,心率和血压升高可能会导致冠状动脉粥样硬化患者发生缺血。

参考文献

Evans DW, Lum LC. Hyperventilation: an important cause of pseudoangina. *Lancet*. 1977;1:155.

Wuslin LR, Yingling K. Psychiatric aspects of chest pain in the emergency department. *Med Clin North Am*. 1991;75:1175.

第三节   呼 吸 困 难

由于呼吸困难是许多临床症状的非特异性表现,选择性使用诊断性检查和实验室检查可帮助区分心源性和非心源性病因。最常见的心源性病因包括冠心病、充血性心力衰竭(congestive heart failure,CHF)、瓣膜病和心律失常。有中度冠状动脉风险的人,应根据他们劳力性症状进行危险分层(见上文的负荷测试)。在过去的几十年里,充血性心力衰竭的患病率和发病率急剧增加,CHF 是目前占医疗保险支出比重最大的疾病。诊断性检查是 CHF 临床诊断的重要辅助手段,有助于查明可逆转的病因或复合病因,以监测治疗效果,判断预后,并筛查潜在的遗传因素。

1. 充血性心力衰竭

1.1 定义

心力衰竭(heart failure,HF)是由于心室充盈和射血功能受损,心排血量不能满足机体代谢需求的一种疾病。它是一种发生在各种心脏结构或功能性疾病末期的临床综合征。

HF 的非特异性症状一般是在运动后发生,严重者甚至在休息时也可发生,这是由于过量的积液(呼吸困难、端坐呼吸、腹水、水肿)或心输出量不足(疲劳、虚弱)造成的。

需要注意的是心衰不仅包括收缩功能障碍的症状,还包括主要发生在老年人的射血分数保留型心衰(HFpEF)。

在 40 岁时,男性和女性患 CHF 的终生风险均为 1/5(如果没有心肌梗死,男性患病风险为 1/9,女性为 1/6)。

在发达国家中,冠心病占 HF 已有症状病例的 60%~75%,已经超过高血压成为引起 HF 的主要病因(尽管如此,因其普遍性,高血压在一般人群中仍有较高归因危险度)。

随着年龄的增长,CHF 的患病率和发病率都在增加,在 70 岁以上的人群中,每 10 年大约增加 1 倍,达到 50% 以上。女性比男性更有可能患保留收缩功能的 CHF。

1.2 临床表现

(1) 仅凭病史不足以对表现为非特异性症状的 HF 患者做出诊断。慢性 HF 更有可能出现厌食症和疲劳,由于肺血管阻力和容量的增加,检查时肺部啰音减少(敏感性为 15%)。

(2) 病史(尤其是功能受限的患者)对于诊断 HF 的严重程度、预后、分期和合理选择治疗方案都至关重要。

(3) 呼吸困难对 HF 诊断的敏感性高(87%),但特异性较低(51%)。右心充血,颈静脉压 >12mmHg 和肝颈静脉回流分别为 65% 和 85%,是 HF 最敏感的指标。在呼吸困难患者的体格检查中发现心尖搏动移位,对收缩性 HF 的诊断具有最佳的敏感性、特异性和预测价值。

(4) 大型就诊中心已经确定了下列心衰的风险因素:CAD、吸烟、高血压、肥胖、糖尿病和心脏瓣膜病,这些是心衰最大的人群归因危险度。

(5) 应特别关注具有家族病史的心肌病患者。可以追溯到三代人的详细家族史,以确定发病年龄、遗传方式和死亡率以及可能的非遗传性危险因素。随着 30 个已确定心肌病基因的发现,现行指南建议在适当时可采用遗传咨询。现症者及其家庭成员的检测(筛查频率)将由心肌病的类型确定。该病的遗传方式通常是显性的,在 30% 的患者和一级亲属中可检测到抗体。除了心肌病特异性基因检测外,常见的检查方式还包括超声心动图、运动平板试验、动态心电图监测(见于肥厚性心肌病)和(或)心脏磁共振。

1.3 诊断和实验室检查

(1)心电图:正常心电图对心脏收缩功能障碍有 98% 的阴性预测值。扩张型心肌病(dilated cardiomyopathy,DCM)常表现为传导异常(Ⅰ度房室传导阻滞、左束支传导阻滞、束支传导阻滞或非特异性 QRS 波增宽)。胸前导联 R 波消失与肢体导联低电压提示浸润性心肌病(淀粉样变性),伴有左室肥厚者提示特发性扩张型心肌病。

(2)心电图表现为快速心律失常如心房颤动、房室结折返性心动过速可能提示心动过速性心肌病(通常心率达到 120~200 次 / 分且持续较长时间)。心脏肉瘤或莱姆心肌炎可表现为完全性房室传导阻滞。

(3)胸部 X 线检查:有助于区分 CHF 和肺部疾病。心脏扩大、肺门血管影增强、Kerley B 线、积液和瓣膜钙化都与 CHF 有关。X 线诊断敏感性高(83%),特异性较低(68%)。

(4)冠状动脉造影 / 应力成像:冠状动脉造影术是美国心脏病学会 / 美国心脏学会(ACC/AHA)对于表现为心衰和心绞痛患者提出的 Ⅰ 类推荐指标,除非患者不符合血管重建的要求。同时也建议年轻的收缩性心衰患者排除先天性冠状动脉畸形。对于已明确患有冠心病的心衰患者适合进行无创性应力成像检测缺血或心肌存活情况(Ⅱa 类)。

(5)存活力测试(PET 及 FDG 放射性核素扫描、MRI、SPECT、多巴酚丁胺负荷超声心动图检查):80% 以上的缺血性 HF 表现出有存活性的心肌,迄今为止,只有一次随机试验中发现血管重建术的效果不明显。

(6)右心(肺动脉)导管检查:由于缺乏指导治疗的证据,右心导管检查不推荐(Ⅲ类)在心衰患者中常规进行。Ⅰ 类指标(推荐)在临床措施无法确定心室舒张压或有肾功能恶化时可用于指导治疗,还建议考虑高等治疗方案(Ⅱa 类)。

(7)HF 患者的初步实验室评估包括全血细胞分析,以发现可能与心衰的呼吸困难症状相似或导致呼吸困难恶化的贫血或感染。血尿素氮和肌酐可以帮助鉴别因肾脏疾病而引起的容量负荷过重,或者如果确诊为心衰,则表明心肾综合征是由低排血量型心衰导致的。CHF 的尿液检查应注意有轻度蛋白尿($<1g/d$)伴红细胞和白细胞、透明管型和颗粒管型(不常见),与原发性肾脏疾病相比,HF 患者尿比重较高(>1.020)。低钠血症通常提示心衰,可能是过度利尿的结果(伴随着低钾)。血清钠减低是心衰死亡率的一个强有力的预测指标。

(8)肝淤血可能导致肝功发生改变,常伴有 INR 升高及右心衰竭的体征。原发性肝脏功能异常也与扩张型心肌病有关。HF 患者血清白蛋白和总蛋白降低。血清总蛋白升高可能提示是由于浸润性疾病(淀粉样变、结节)导致的心衰。

(9)由于血清纤维蛋白原的减少,ESR 可能会降低。

(10)在诊断不确定的情况下,建议对所有怀疑 CHF 的患者进行 BNP 或 NT-proBNP 检查,这两个指标是支持患者失代偿性 HF 诊断的 Ⅰ 类指标,两者在正常人中浓度相近,但在心衰患者中显著升高(NT-proBNP 可升高 4 倍)。钠尿肽在收缩和舒张性心力衰竭中均有升高,并且对这两种情况诊断准确度相似。许多因素影响钠尿肽水平,包括年龄、肾功能、营养状况和性别。钠尿肽在脓毒症、房颤、肺动脉高压、心脏瓣膜病、冠状动脉疾病以及其他可能出现呼吸困难的疾病中也有升高。在排除其他疾病前,钠尿肽水平单独升高不应作为 CHF 的唯一诊断指标。

（11）很少有直接比较 BNP 与 NT-proBNP 的数据，但两者都有助于 HF 的诊断和预后判断，以及评估 HF 治疗疗效和预测再入院率。NT-proBNP>900pg/ml 与 BNP>100pg/ml 诊断准确率相同（预测准确率为 83%）。对低于此值的 HF 导致的呼吸困难有很高的阴性预测价值。

（12）钠尿肽可用于诊断和判断预后。BNP 四分位数是独立于其他临床因素，预测医院死亡率的指标，根据患者的初始 BNP 水平，其风险变化将超过三到四倍。大型就诊中心显示钠尿肽值大于 840pg/ml 时，住院死亡率增加一倍。

（13）心肌坏死标志物也存在于 HF 患者中（在某些研究中有 30%），这些患者通常没有明显的缺血或 CAD。鉴于 CAD 和 HF 的密切关联，所有急性呼吸困难的患者都应评估心肌损伤标志物，并可在危险分层的多标记策略中进行应用（Ⅰ类推荐）。心肌肌钙蛋白浓度升高（0.5μg/L）已被证明是预测 HF 患者发病率和死亡率的指标，无论入院时其 BNP 处于何种水平。肌钙蛋白Ⅰ>0.5μg/L，伴 BNP>840pg/ml，可确定患者处于住院死亡率的高风险水平（风险高达 5 倍）。

（14）超声心动图：仍然是 HF 诊断的影像学金标准，所有新发现的 HF 患者都应进行该检查。对收缩期功能障碍的诊断特异性接近 100%（敏感性为 80%）。超声心动图符合专业性普适性标准，适用于因心源性原因引起的呼吸困难或经胸部 X 射线或血清 BNP 提示的心脏疾病。对心室大小和功能（右心室、左心室的收缩和舒张）的评估可辅助诊断 CHF。HF 的病因，如 CAD（局部室壁异常——非特异性）、瓣膜病、心包疾病（缩窄，积液伴压塞）、心内分流、淀粉样变以及心衰的持续时间（心房大小）都可以从原始图像中得到。此外，心输出量、肺动脉压力和血流动力学状态都可从组织超声多普勒获得，以帮助决定治疗方案和判断预后。

（15）心脏磁共振（cardiac magnetic resonance，CMR）：价格昂贵、便携性差限制了 CMR 的使用，但是随着探针的应用，CMR 可以区分心肌存活/灌注情况、纤维化和炎症，还可鉴别肥厚型心肌病（hypertrophic cardiomyopathy，HCM）、致心律失常性右心室心肌病（arrhythmogenic right ventricular cardiomyopathy，ARVC）、心脏淀粉样变，并可使某些心肌炎患者免除心内膜心肌组织活检的必要。

（16）心脏 CT：可以通过对冠状动脉的直接成像或通过 EBCT 来确定冠状动脉疾病对 HF 的影响。

鉴于左心室射血分数保留的 HF 和射血分数减少的 HF 临床表现相似，通常由超声心动图（或其他成像方式）判断是否需要额外的检查和进行鉴别诊断。

2. 心脏收缩功能障碍 / 扩张型心肌病

在发达国家，收缩功能障碍伴心力衰竭主要是由于冠状动脉疾病、高血压或心脏瓣膜病引起，这些常见的病因在最初的病史和诊断中经常见到。特发性心肌病约占已有症状病例的 30%。

经超声心动图检查的无心衰体征的扩张型心肌病（dilated cardiomyopathy，DCM）患者的病因分布有明显差异，其中冠心病和高血压只占病例的 10%~15%，50% 是特发性的。心肌炎、浸润性疾病、围术期心肌病、HIV 感染、南美锥虫病、结缔组织病、药物滥用、阿霉素暴露和营养异常必须引起注意。

　　如果在初步诊断后,扩张型心肌病的原因不确定,则需要进行其他的实验室检查。这包括甲状腺功能检查(尤其是房颤的老年患者)、铁蛋白和总铁结合力(血色素沉着病)、嗜铬细胞瘤的诊断试验(见第七章、泌尿生殖系统疾病)、硫胺素、肉碱和硒(营养不良)、南美锥虫病、莱姆病、艾滋病病毒血清学检查,以及对心肌炎或易引起扩张型心肌病的遗传性疾病的评估。

3. 心肌炎

　　心肌炎是一种由感染性和非感染性的病因引起的心肌炎症性疾病,可进展为DCM。在发达国家,最常见的病因是病毒感染(柯萨奇病毒、埃可病毒、腺病毒、艾滋病毒、巨细胞病毒、细小病毒B19),风湿性心肌炎、克氏锥虫(更有可能表现为慢性心肌病),细菌感染仍然是发展中国家心肌炎的主要病因。

3.1 临床表现

　　(1)心肌炎的临床表现是高度可变的,大多数病例可能无症状。虽然与急性冠状动脉综合征的胸痛症状相似,但心肌炎胸痛在本质上是由于心包炎引起的胸膜痛。心肌炎患者心律失常主要表现为房室传导阻滞或室性心动过速。

　　(2)患者胸部症状出现之前常有病毒感染前驱症状并伴有与体温不相称的心动过速。

　　(3)当出现不明原因的左室功能不全或心律失常时,应怀疑心肌炎,特别是在年轻人中。必须通过详细的毒物接触史和自身免疫性疾病史来排除CAD、瓣膜病、先天性畸形。不同于其他病因,自身免疫性疾病(巨细胞病毒性心肌炎)相关的心肌炎,病情进展迅速,通常是致命的,并且常伴发室性心律失常。

　　(4)近期接种过疫苗会增加患过敏性心肌炎的可能性。

3.2 实验室及其他检查结果

　　(1)心电图:对于诊断心肌炎既不敏感也无特异性。最常用于反映心包炎的变化(见上述心包炎内容),但可能与ST段抬高型心肌梗死类似。QRS波增宽和病理性Q波提示患者预后较差,心电图出现伴有心肌水肿的弥漫性低电压表现,提示病情尤其危险。

　　(2)病毒血清学检查不应用于心肌炎的诊断,其阳性预测值和阴性预测值分别仅为25%和49%。

　　(3)主要实验室检查:心肌标志物升高在所有急性病例中的发生率低于50%,但其却能预测因暴发性心肌炎入院的患者的死亡率(CK-MB>29ng/ml,敏感性为83%)。急性期反应物升高(ESR、CRP、轻度白细胞增多)。在临床上,有条件时还应做弓形虫病、南美锥虫病、旋毛虫病血清学和莱姆心肌炎的血清学检查,除了自身免疫性疾病的检查,还有淀粉样变性的脂肪抽吸和铁蛋白检查(血色素沉着症)。

　　(4)组织病理证实的心肌组织活检仍然是诊断的金标准,但在大多数病情较轻的病毒性心肌炎中却很少使用。在实际应用中,它被用来区分巨细胞性、淋巴细胞性和过敏性心肌炎所致的暴发性心力衰竭。对巨细胞性心包炎(GCM)的诊断是至关重要的,因为GCM可以通过免疫抑制治疗和(或)移植得到改善。GCM活检对诊断的敏感性约为85%。

　　(5)心脏磁共振(cardiac MRI,CMR)越来越广泛地被应用于诊断,其灵敏度可达到88%,与活检一起应用时灵敏度更高。只有当CMR结果会改变心肌炎患者的治疗方案(少数情况)才应该进行检查。心肌炎的诊断标准是基于钆增强的模式和分布。

（6）应激性（takotsubo）心肌病：该病的主要特征为急性但迅速可逆的左心室功能障碍而无血流限制性冠状动脉异常。这种室壁运动异常包括左室远端（心尖球囊样）和基底部收缩过度，该病好发于老年女性，并由心理压力过大引起。心电图类似于 ST 段抬高型心肌梗死，但肌钙蛋白水平不高。虽然发作时可能出现血流动力学紊乱和休克，但几乎所有患者在 1~4 周内可完全恢复。

（7）遗传综合征：除了上面提到的遗传因素决定的心衰外，DCM 还可与各种遗传性神经肌肉疾病有关。包括遗传性血色素沉着症、铁粒幼细胞性贫血、强直性肌营养不良和肌营养不良。

（8）左室致密化不全：是一种先天性心肌病（0.05%），发生于胚胎时期，在心室的心尖部伴有深凹陷。通常表现为扩张型心肌病合并心衰，但也可能会发生血栓栓塞、心律失常和心脏性猝死。诊断通常由超声来确定，以及对一些公认的病因（X- 链锁遗传）进行基因检测。

（9）毒素 / 药物：长期接触酒精（男性每天 80 克，女性每天 40 克）、可卡因、钴、砷以及缺乏硒和硫胺素均可能导致 DCM。常见的可导致心肌病的药物包括抗逆转录病毒药物、氯喹和蒽环类药物。体内蒽环类药物累积剂量超过 $450mg/m^2$ 将大大增加心脏毒性的风险。虽然最终诊断是通过活检得出的，但仅凭病史就足以确诊。

（10）心脏瓣膜：瓣膜病变诊断主要通过相关检查和超声心动图。由于瓣膜畸形，收缩功能障碍，导致室壁压力不成比例的增加。最常见的是左侧反流性病变（二尖瓣反流和主动脉瓣关闭不全多见于主动脉瓣狭窄）。

（11）自身免疫性疾病：自身免疫疾病可能会导致心肌炎，但也可能导致由于肌钙蛋白、肌球蛋白（α，β 链）和 β-1 肾上腺素受体的心脏抗原引起的 DCM。有 DCM 遗传倾向的家族抗心肌抗体增加，但目前不建议常规筛查。系统性红斑狼疮通常累及心脏，但伴有不同的临床表现，从冠状动脉疾病、血管炎到心肌病都有可能发生。然而，乳糜泻可能并不伴有典型的胃肠道症状，而仅仅是 DCM 伴铁缺乏导致的，在这类患者中，应进行肌内膜抗体筛查。

4. 射血分数保留型心力衰竭

4.1 定义

射血分数保留型心衰在病史、临床表现和体格检查与射血分数减少的心力衰竭基本上没有区别。

多达半数的有心衰症状的患者射血分数是正常的或接近正常的。

舒张性心衰是射血分数保留型心力衰竭（heart failure with preserved ejection fraction，HFpEF）的主要病因，它还包含一组混合的临床综合征，包括心脏浸润性疾病、心脏瓣膜病、右心室心肌病和肥厚性心肌病。

4.2 临床表现

（1）由于舒张功能不全导致 HFpEF 的危险因素，包括年龄较大（70 岁以上的高危患者超过 50%）、女性（与男性比例为 2：1）、高血压和糖尿病。

（2）在射血分数正常的年轻患者中，有心衰的临床表现提示舒张性心衰以外的病因。

（3）如果出现与左心衰体征不符的严重的静脉淤血的临床体征（腹水、肝大），应考虑为浸润性心肌病、肺动脉高压或缩窄性心包炎。

（4）早期收缩期杂音和脉压增大提示高输出量心衰，表现为静脉哼鸣或震颤的房室瘘或畸形成为心衰的病因。

(5) 淀粉样变应与心电图低电压和超声心动图表现的左心室肥厚一同考虑。

(6) 超声心动图有助于鉴别无高血压病史的伴有动态流出道杂音的主动脉瓣狭窄和肥厚性心肌病导致的 ECG 表现为心肌肥厚的两种情况。

4.3 诊断和实验室检查

(1) 主要实验室检查:检查结果类似于射血分数减少型心衰,血常规、肾功、肝功、甲状腺的血清学检查用以排除其他容易混淆的临床综合征。

(2) BNP 和 NT-proBNP:如果尚不能对心衰确诊,应及早检测 BNP 和 NT-proBNP,舒张性心衰时二者均升高,无明显的阈值可区分收缩性和舒张性心衰,但是在心衰伴左室功能障碍时,BNP 和 NT-proBNP 往往更高。急性心衰诊断阈值为 BNP>100pg/ml,NT-proBNP>300pg/ml,是不良事件的独立预测因子。

(3) 如果肌钙蛋白水平超过正常对照值的第 99 百分位,则应考虑为冠状动脉疾病、浸润性心肌病(淀粉样蛋白)和心肌炎等病因。

(4) 超声心动图:射血分数≥50% 可以确诊为 HFpEF。射血分数轻度减少(40%~49%)的患者应按照射血分数减少型心衰评估和治疗(见上述充血性心力衰竭)。可以通过超声心动图检查来进行鉴别诊断,区分冠心病(局部室壁运动异常)、淀粉样蛋白、浸润性疾病、肥厚性心肌病、缩窄性心包炎以及二尖瓣/主动脉瓣反流。多普勒评价标准(包括二尖瓣流速、肺静脉流速和组织多普勒检测二尖瓣瓣环运动等)可以有效地诊断是否存在心脏舒张功能异常。

(5) 肥厚型心肌病(hypertrophic cardiomyopathy,HCM):不明原因的左心室壁的厚度增加(室壁厚度达 13mm~60mm)但不伴有左室扩张者可诊断为 HCM,表现为二尖瓣流出道梗阻或二尖瓣收缩期向前移动伴或不伴有二尖瓣反流。HCM 是最常见的遗传性心肌病(1∶500),临床表现和病程多种多样,可通过超声心动图或心脏磁共振来诊断,左心室壁的厚度可能不一致。商业基因检测可用于确认诊断(而非预后),但应在高危亲属中进行,以帮助确定筛查频率(超声)和参与竞技体育的可能性(ACC/ESC 推荐)。影像学显示极端的左室肥厚(室壁厚度≥30mm),如果心电图表现为间断性室性心动过速和运动后血压未增加,会增加心源性猝死的风险,需要考虑是否可以使用植入型体内自动除颤仪(ICD)。

(6) 淀粉样变心肌病:典型的表现为右心衰,极少伴有肺水肿。心绞痛可由小血管受累导致。心脏受累程度因淀粉样变类型而异,其中原发性(淀粉样轻链蛋白,AL)淀粉样变性占 50%,继发性(淀粉样 A 蛋白,AA)淀粉样变性占 5%。心衰伴有大量蛋白尿、眶周紫癜和显著肝大时应高度怀疑该病。TTR(转甲状腺蛋白)基因突变(常染色体显性基因)淀粉样蛋白变性病多见于非裔患者(3.5%),并表现为迟发性心力衰竭。患者左室壁增厚程度通常与高血压程度不成比例(>15mm),不应归于高血压性心脏病。晕厥很常见,尤其是劳力性晕厥,但高度房室传导阻滞在 AL 淀粉样蛋白变性病中并不常见(常见于 TTR 淀粉样蛋白变性病)。室壁增厚的超声结果和 ECG 低电压是淀粉样变性特有的表现,具有 72% 的敏感性和 91% 的特异性。CMR 具有类似的高诊断率。在淀粉样变性导致心力衰竭之前,BNP 可显著升高。目前确诊需要组织活检——可通过心内膜活检或脂肪垫抽吸,根据现有的其他心脏疾病的诊断标准来确诊。

(7) 右心室功能障碍:保留左心室功能的单纯右心室功能障碍最常见的病因包括右心室

心肌梗死、三尖瓣关闭不全和肺部疾病(见第十三章,呼吸系统疾病、代谢性疾病及酸碱平衡紊乱)。致心律失常性右室心肌病(arrhythmogenic right ventricular cardiomyopathy, ARVC)是一种少见的伴有不完全外显率的常染色体显性遗传病(1∶5 000),以心电不稳定和心源性猝死风险高为特征。针对该病目前没有明确的诊断检查方法,但诊断需要对心脏电活动、功能和结构异常进行综合评估。单型室速伴左束支传导阻滞最常见于无冠状动脉疾病的右心室局部室壁运动异常。鉴别诊断包括 Brugada 综合征以及需要通过心内膜活检区分的局灶性浸润性疾病如结节病和淀粉样蛋白变性病。

参考文献

Bonow RO, Maurer G, et al. Myocardial viability and survival in ischemic left ventricular dysfunction. *N Engl J Med.* 2001;364:1617–1625.

Fonarow GC, Peacock W, et al. Admission B-type natriuretic peptide levels and in-hospital mortality in acute decompensated heart failure. *JACC.* 2007;49:1943–1950.

Fonarow GC, Peacock W, et al. Usefulness of B-type natriuretic peptide and cardiac troponin levels to predict in-hospital mortality from ADHERE. *Am J Cardiol.* 2008;101:231–237.

Friedrich MG, Sechtem U, et al. Cardiovascular magnetic resonance in myocarditis: a JACC white paper. *JACC.* 2009;53:1475–1487.

He J, Ogden LG, et al. Risk factors for congestive heart failure in US men and women: NHANES 1 epidemiologic follow-up study. *Arch Intern Med.* 2001;161:996.

Hershberger RE, Lindenfeld J, et al. Genetic evaluation of cardiomyopathy—a Heart Failure Society of America practice guideline. *J Card Fail.* 2009;15:83–97.

Loyd-Jones DM, et al. Lifetime risk for developing congestive heart failure: the Framingham Heart Study. *Circulation.* 2002;106:3068–3072.

Maisel AS, McCord J, et al. Bedside B-type natriuretic peptide in the emergency diagnosis of heart failure with reduced or preserved ejection fraction. Results from the Breathing Not Properly Multinational Study. *JACC.* 2003;41:2010.

Park JP, Song J-M, et al. In-hospital prognostic factors in patients with acute myocarditis. *JACC.* 2009;53:A144–A197. (Abstract 1042–1178).

Roger Vl, et al.; on behalf of the American Heart Association Statistics Committee and Stroke Statistics Subcommittee. Heart disease and stroke statistics 2011 update: a report from the American Heart Association. *Circulation.* 2011;123:e18–e209.

Yancy C, Jessup M, et al. 2013 ACCF/AHA guideline for the management of heart failure: a report of the American College of Cardiology Foundation/American Heart Association task force on practice guidelines. *Circulation.* 2013;128:e240–e327.

5. 心包缩窄

5.1 定义

积液和心包压塞(见上文)是心包疾病导致呼吸困难最常见的原因;然而,由于非弹性心包纤维化导致心包腔狭窄是呼吸困难的另一个重要原因,因此外科的心包切除术是其有效的治疗方法。

心包缩窄通常是慢性的,但也可能是急性的。

渗出性缩窄性心包炎是心包缩窄的一种变异类型,常表现为心脏压塞,但在心包穿刺后会出现血流受阻(心室间相互依赖)。

5.2 临床表现

(1)患者可表现为伴右心衰竭和充血的疲劳和呼吸困难;经常发生腹胀和厌食,患者在诊断前常需进行肝胆检查。

（2）体格检查可听到明显的心包叩击音（心脏舒张）和吸气时颈动脉搏动显著的 X 和 Y 下降（库斯莫尔征）。

（3）心包缩窄容易与限制性、浸润性心肌病或心衰相混淆。影像学检查出现心包增厚和钙化可增加诊断的证据，但 18% 的患者检查结果正常。

（4）心包发生炎症过程中很可能出现心包缩窄，但发展为心包炎后心包缩窄较罕见。心脏手术后或接受放射治疗（霍奇金淋巴瘤或乳腺癌）的患者有很大比例（高达 30%）可出现心包缩窄。直接心包感染（结核性或化脓性心包炎）、结缔组织病和心包受累的肿瘤比病毒性感染引起的心包炎更容易引起心包缩窄。

（5）最初怀疑为肝硬化但通过血清学检测未能找到病因的病例可怀疑有心包缩窄。肝硬化患者颈静脉压很少升高，即使升高也不会如缩窄性心包炎在心包穿刺术后依然持续升高。

5.3 诊断及实验室检查

（1）心包缩窄患者的 BNP 或 NT-proBNP 升高的水平较心衰或限制性心肌病患者低。

（2）超声心动图可对二尖瓣反流、肝静脉回流和心包增厚时随呼吸运动的变化而作出诊断。双房增大在心肌疾病中比在心包缩窄中更常见。

（3）一般来说，导管术在诊断中不是必需的，但它仍然是诊断心室与呼吸系统的相互影响的金标准，其诊断心包缩窄的敏感性和特异性大于 90%。

第四节 晕厥和心搏骤停

1. 晕厥

晕厥是一种常见的主诉，占急诊就诊人数的 6%。1/3 的人一生中都有过晕厥的经历。虽然大多数情况下都是自限性的，不伴有预后不良，但必须对晕厥患者的心血管进行评估，将潜在的危及生命的病因和不需要进一步评估或治疗的良性病因区分开来。

1.1 定义

晕厥是一种突发而短暂的意识丧失，与体位有关，但很快可以完全恢复。

晕厥的原因可以分为几类，包括心律失常、心脏结构异常、直立性体位和神经调节作用、脑血管疾病及代谢紊乱。

晕厥必须与需要心肺复苏和（或）心脏复律的心搏骤停区分开来。后者需要对冠状动脉疾病、器质性心脏病和可能致心律失常的因素进行评估。然而，这两种情况并不是无关的，有 1/4 的心源性晕厥患者在 1 年后会发生心搏骤停。

1.2 临床表现

（1）一种短暂的、完全的、体位性的意识丧失，能自行完全恢复且不伴有后遗症，更可能是晕厥，而不是一种明显意识丧失的非晕厥疾病。后者包括癫痫、出血、肺栓塞、蛛网膜下腔出血和代谢异常（低血糖/缺氧）（图 3-3）。

（2）与癫痫不同，晕厥后患者很少有长时间的定向障碍或意识模糊。

（3）运动或胸痛引起的晕厥，应该积极地寻找危及生命的原因，如主动脉狭窄、肥厚性心

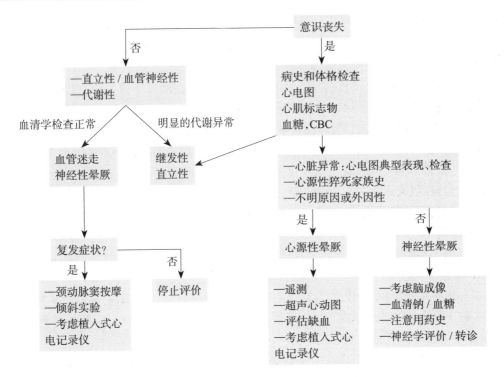

图 3-3　晕厥评价

肌病、冠状动脉疾病和心律失常。

（4）不论是年轻还是老年患者，与心律失常或器质性心脏病（20%~25%）相比，立位晕厥和神经介导的晕厥是最常见的晕厥病因（50%~60%）。然而，有猝死家族史的和具有高危心电图特征的年轻患者应进行相关筛查（见下面的诊断性检查）。在发生晕厥之后，老年患者面临着更为不利后果，但死亡风险更多地来自于潜在的心脏病，而不是仅与年龄相关。

（5）所有患者应获得所有药物（处方药和非处方药）的完整清单。

1.3 实验室检查和其他诊断性检查

（1）详细的病史以及对触发晕厥事件的描述是至关重要的，有一半以上的病例可在未检查前获得诊断。

（2）大量的常规实验室筛查没有证据支持，很少能查到病因。应测血糖，尤其是精神状态改变的患者。应筛查电解质和肾功能，以评估可能引起或加重心律失常的异常情况。全血细胞计数用以评估贫血。

（3）血浆 BNP 可以帮助区分心源性和非心源性晕厥，但还没有得到专业协会指南的支持。大型前瞻性研究（在最新公布的指南）建议，如果存在下列任一表现可使用危险分层算法：BNP≥300pg/ml；心动过缓≤50bpm；粪便有隐血；贫血，血红蛋白≤9g/dl；胸痛；心电图出现病理性 Q 波；或者氧饱和度≤94%，其敏感性为 87%，特异性为 66%，阴性预测值为 98.5%。

（4）所有晕厥患者都要进行心电图检查，这是晕厥患者危险分层的核心内容。高危特征表现决定是否需要住院和进一步评估，但不能用于晕厥的诊断。ECG 高危特征包括双束支阻滞、QRS 间期≥0.12s、莫氏Ⅰ型二度房室传导阻滞、窦性心动过缓（心率≤50bpm）、无药物影响的窦性停搏≥3s、预激综合征证据（伍尔夫 - 巴金森 - 怀特综合征）、QT 间期延长或缩短、

Brugada 综合征(右束支传导阻滞伴 V1-V3 导联 ST 段抬高)和病理性 Q 波。需要住院治疗的临床高危特征包括器质性心脏病表现、心脏猝死家族史、严重贫血、晕厥伴心悸、劳累后晕厥、电解质紊乱和严重的并发症。

(5) 如果有以下的情况,ECG 可以对心律失常相关晕厥进行诊断。这些情况包括:窦性心动过缓≤40bpm 或持续性窦性停搏≥3s、交替左、右束支阻滞、心脏起搏器 ICD 发生暂停故障、莫氏 II 型或三度房室传导阻滞、室性心动过速。

(6) 低风险患者无需进行进一步的评估,除非反复发作晕厥。

(7) 已知有器质性心脏病(如肥厚型心肌病、主动脉瓣狭窄、扩张型心肌病),检查后怀疑或二次发现有器质性心脏病的,推荐超声心动图检查,并有助于危险分层。只有严重的主动脉瓣狭窄、阻塞性肿瘤(心房黏液瘤)、主动脉夹层和心脏压塞存在时,晕厥患者需要做超声心动图来诊断。

(8) 运动测试适合于劳力性晕厥,可能会提示心律失常的病因。冠状动脉缺血很少出现晕厥,但对有晕厥症状的冠心病患者推荐进行应激试验。

(9) 门诊患者不建议做 24h~48h 动态心电图,因为灵敏度低(1%~3%)。患者晕厥频率≤4 周可以考虑体外记录仪或植入式心电记录仪。

(10) 侵入性电生理研究(invasive electrophysiological study,EPS)价格昂贵,而且对于没有器质性心脏病的晕厥诊断率很低(3%)。在器质性心脏病患者中,EPS 阳性率为 50%,应在已知冠心病和高风险心电图特征的患者中进行。

(11) 对直立性或中立性晕厥,可进行直立倾斜试验。这应该在只有中度怀疑的患者中进行,因其敏感性是可变的(25%~75%),但特异性高达 90%,倾斜试验阴性具有良好的重复性(>90%)。

参考文献

Kapoor WN. Evaluation and outcome of patients with syncope. *Medicine (Baltimore)*. 1990;69:160.

Reed MJ, Newby DE, Coull AJ, et al. The ROSE (risk stratification of syncope in the emergency department) study. *J Am Coll Cardiol*. 2010;55:713.

Strickberger SA, Benson DW, Biaggioni I, et al. AHA/ACC Scientific Statement on the evaluation of syncope: from the American Heart Association Councils on Clinical Cardiology, Cardiovascular Nursing, Cardiovascular Disease in the Young, and Stroke, and the Quality of Care and Outcomes Research Interdisciplinary Working Group; and the American College of Cardiology Foundation: in collaboration with the Heart Rhythm Society: endorsed by the American Autonomic Society. *Circulation*. 2006;113:316.

Task Force for the Diagnosis and Management of Syncope, European Society of Cardiology (ESC), European Heart Rhythm Association (EHRA), et al. Guidelines for the diagnosis and management of syncope (version 2009). *Eur Heart J*. 2009;30:2631.

2. 心搏骤停

2.1 定义

心搏骤停是指由于持续性室性心律失常导致的心脏活动突然停止和血流动力学衰竭。

因为多达 1/3 的病例尚未被证实,很难正式对其进行定义。无心脏以外的其他病理因素和突然的脉搏骤停是公认诊断心脏骤停的标准。

该病导致的死亡率高达工业化国家总死亡率的 15%，死亡病例每年不低于 30 万例。

2.2 临床表现

（1）心搏骤停（sudden cardiac arrest，SCA）的危险因素主要包括冠状动脉疾病和器质性心脏病，这是 35 岁以上患者发生心搏骤停最常见原因（80%）。已知器质性心脏病的存在会使心搏骤停的风险增加 6~8 倍，并且 15% 患者中有冠状动脉疾病的表现。心瓣膜病和肥厚性心肌病各占成人病例的 5%。

（2）相比之下，肥厚性心肌病在 35 岁及以下的心搏骤停患者中占 48%。

（3）在心脏结构正常的病例中（占所有 SCA 的 5%~10%），最常见的导致 SCA 的遗传性心律失常性疾病包括长和短 QT 间期综合征、Brugada 综合征、伍尔夫 - 巴金森 - 怀特综合征、致心律失常性右室心肌病（见上文）和儿茶酚胺敏感性多形性室性心动过速，这些情况在年轻心搏骤停患者中占 10%~12%，在成年人中占 5%。

2.3 实验室检查和诊断性检查

（1）应立即对幸存患者进行心搏骤停的潜在性可逆性病因评估，包括对电解质（尤其是低钾血症和低镁血症、低钙血症）、缺血（心电图和肌钙蛋白）、动脉血气情况的评估，并仔细检查有无使用过娱乐性毒品和致心律失常类药物（参考 www.qtdrugs.org）。

（2）电解质异常可能是血流动力学紊乱和复苏的结果。只有在排除其他病因的情况下，将 SCA 的主要病因归结为电解质紊乱才合适。

（3）重要的是，SCA 的幸存患者必须对器质性心脏病进行全面评估，包括但不限于心电图、心导管插入术和超声心动图检查。

（4）经初步评估后，若不能确定器质性改变，应做心脏 MRI 检查，且其非常有助于心肌炎、心脏浸润性疾病（淀粉样蛋白变性病和结节病）及致心律失常性右室心肌病的诊断。

（5）电生理测试并不是 SCA 幸存患者的常规检查，但对于那些没有发现 SCA 病因的患者来说可能是有用的。诱发性心律失常是 SCA 的一种非特异性的临床表现，即使没有出现诱发性心律失常，也并不意味着复发风险低。

（6）SCA 患者的一级和二级亲属应进行心血管疾病筛查，并考虑进行基因检测。家庭成员患 SCA 的风险增加了 1.57 倍，如果父母中有心搏骤停的病史，则风险高达 9.4 倍。

（7）OTC≥440ms 的男性和 OTC≥460ms 的女性，应进行家族遗传史和潜在的基因检测以筛查遗传性 QT 间期延长综合征。考虑到在 QT 间期延长综合征中已确定基因的数量，及一些已公布的基因变异性功能意义的不确定性，推荐转诊到一个有经验的检验中心。在 QT 间期延长综合征的基因测试中，可检出 40% 的阳性基因型，每项诊断为 1.3 万美元（相比之下，电生理检查高于 5 万美元）。

（8）对于疑似 Brugada 综合征（SCN5A 基因突变）病例和儿茶酚胺敏感性多形性室性心动过速病例（RyR2 基因），基因检测的检出率高，并可能会影响临床治疗和对患者及家属的临床建议。

参考文献

Bai R, Napolitano C, Bloise R, et al. Yield of genetic screening in inherited cardiac channelopathies: how to prioritize access to genetic testing. *Circ Arrhythm Electrophysiol.* 2009;2:6–15.

Priori SG, Blomstrom-Lundqvist C, et al. Update of the guidelines on sudden cardiac death of the European Society of Cardiology. *Eur Heart J.* 2003;24;13–15.

第五节 高 血 压

（1）定义

根据 2005 年至 2008 年的 NHANES 全国的调查估计，美国成年人中 30% 患有高血压，而大部分（>90%）为原发性高血压。

初步评估一个人患有高血压是基于两次或两次以上血压值的平均值（见表 3-1）。

表 3-1 国际联合委员会建议的血压分类

分类	收缩压（mmHg）		舒张压（mmHg）
正常	<120	和	<80
高血压前期	120~139	或	80~90
1 级高血压	140~159	或	90~99
2 级高血压	≥160	或	≥100

国际联合委员会关于高血压预防、检测、评估和治疗的第七次报告。*Hypertension*. 2003;42:1206.

使用动态血压监测，如果 24h 平均血压高于 135/85mmHg，白天血压大于 140/90mmHg，或夜间血压大于 125/75mmHg，可诊断为高血压。

继发性高血压是由可明确诊断的和潜在可治愈的疾病引起的血压升高。

高血压危象包括高血压急症和亚急症。高血压亚急症是舒张压 >120mmHg 伴终末器官损伤。高血压急症是与血压升高相关的急性或恶化的终末器官损伤，与血压升高水平不成正比。恶性高血压是指有视乳头水肿或视网膜出血的高血压急症。

在脑血管疾病的血压波动范围内，中老年人的收缩压每升高 20mmHg 或舒张压每升高 10mmHg，死亡率相应增加 2 倍，且这种关系具有很强的相关性和连续性。

（2）临床表现

1）轻度到中度高血压通常是无症状的。体格检查和病史应着重于发现继发性高血压（包括难以控制在正常范围的血压）和是否存在终末器官损伤及其严重程度。

2）常见的原发性高血压风险因素有：高血压家族史（2 倍风险）、非洲后裔、肥胖、过多饮酒或盐摄入、缺乏运动、血脂异常、抑郁、时间紧迫感、急躁等性格特征。

3）继发性高血压是指严重的或难治性高血压（尽管使用了包括利尿剂在内三种不同类别的药物治疗，但血压仍然很高），年龄小于 30 岁的非黑人患者，既无高血压家族史，又无恶性高血压，且筛查结果也无异常，以前稳定的血压突然升高，也属于继发性高血压。

4）如果是继发性高血压，需要考虑以下病症，包括原发性肾脏疾病、肾血管性疾病、睡眠呼吸暂停综合征、主动脉狭窄（儿童）、嗜铬细胞瘤、原发性醛固酮增多症、口服避孕药、甲状腺和甲状旁腺疾病。

5）恶性高血压与脑内或蛛网膜下腔出血（可表现为头痛、恶心、呕吐、嗜睡、神志不清、癫痫，昏迷）和（或）视觉障碍（包括视网膜出血、渗出或视盘水肿）引起的神经系统症状有关。

（3）实验室检查

大多数原发性高血压的患者由于诊断率低和假阳性率高，所以只能接受有限的评估。

主要实验室检查：红细胞压积、尿常规、血常规、肾小球滤过率、血脂和心电图（评估左心室肥大）。也需要考虑做尿微量白蛋白或超声心动图检查。

注意事项：

1）当高血压与血钾降低有关时，应排除降压药物、库欣综合征、原发性醛固酮增多症（也伴有轻微的高钠血症）、利尿剂等因素。注意血浆醛固酮与肾素比值变化（肥胖的人也会升高）。

2）甲状旁腺功能亢进可导致血钙升高。血管反应性和昼夜血压调节在高血压反应中起着重要作用。

（4）由于服用某些降压药物引起的实验室结果的变化，例如：

1）口服利尿剂（如苯并噻二嗪类）：可出现高尿酸血症、低钾血症、高血糖或原有的糖尿病加重；更为少见的是，骨髓抑制、肾或肝功能不全加重、淤胆型肝炎或毒性胰腺炎。

2）肼苯哒嗪：并发症（syndrome）可能无法与 SLE 区分，无症状的患者中 ≤50% 的患者可以发现 ANA 阳性。

3）甲基多巴：≤20% 的患者可能出现直接抗人球蛋白试验阳性，但溶血性贫血者相对较少。停药后，抗人球蛋白试验阳性可能会持续几个月，但贫血通常会迅速好转。肝功能检查异常提示不伴有黄疸的肝细胞损伤。类风湿因子（rheumatoid factor，RF）和 SLE 试验有时可呈阳性。

4）单胺氧化酶抑制剂（如盐酸帕吉林）：毒性反应广泛，最严重的可导致血液病和肝细胞坏死。

（5）肾血管性高血压是继发性高血压最常见的但可纠正的病因。其中只有不到 1% 的患者表现为轻度高血压，10%~45% 的人表现为恶性高血压。这与周围动脉疾病相关。

（6）2005 年 ACC/AHA 指南建议进行诊断性检查的情况包括：

1）实验室检查提示存在继发性高血压。

2）55 岁后出现重度高血压（收缩压 >180mmHg，舒张压 >120mmHg）。

3）抗高血压治疗过程中出现不明原因的肾功衰竭。

4）严重高血压伴弥漫性动脉粥样硬化、不明原因肾萎缩或反复发作的一过性肺水肿。

5）身体偏向一侧可听到腹部杂音（敏感性为 40%，特异性大于 99%）。

（7）肾血管成像检查：血管造影、磁共振血管造影、CT 血管造影和多普勒超声（肾动脉狭窄的微创影像学检查）。

参考文献

Aram VC, Bakris GL, Black HR, et al.; the National High Blood Pressure Education Program Coordinating Committee. The Seventh Report of the Joint National Committee on Prevention, Detection, Evaluation, and Treatment of High Blood Pressure. *JAMA*. 2003;289:2073–2082.

Egan BM, Zhao Y, Axon RN. US trends in prevalence, awareness, treatment, and control of hypertension, 1988–2008. *JAMA*. 2010;303:2043.

Hirsch AT, Haskal ZJ, Hertzer NR, et al. ACC/AHA 2005 Practice Guidelines. *Circulation*. 2006;113:e463.

Papadakis MA, McPhee SJ. *Current Medical Diagnosis and Treatment 2009*. New York: McGraw-Hill Professional, 2008.

第六节　高脂血症

1. 高脂血症

1.1 定义

高血脂症是指血液中脂质(胆固醇、胆固醇酯、磷脂和甘油三酯)的升高,是冠心病(coronary heart disease,CHD)的危险因素之一,且能促进动脉粥样硬化的形成。脂质在体内主要以脂蛋白形式运输;主要有五种类型:乳糜微粒、极低密度脂蛋白(VLDL)、中间密度脂蛋(intermediate-density lipoproteins,IDL)、低密度脂蛋白(LDL)和高密度脂蛋白(HDLs)。脂蛋白中的蛋白质部分称为载脂蛋白,其中有六大类(A,B,C,D,E,H)和许多亚类(AⅠ、AⅡ、ATV、AV、B48、B200、CⅠ、CⅡ、CⅢ和CⅣ)。

原发性高脂血症的诊断是在评估和排除继发性原因后或尝试治疗或消除潜在原因后得出的。导致血脂异常和相关脂质变化的继发性原因包括某些基础疾病、器官衰竭或某些药物。由原发性和继发性原因共同引起血脂异常的情况也很常见(表3-2)。

表3-2　引起血脂异常的疾病及相关脂质的改变

原因	改变
糖尿病	TG↑,HDL-C↓
甲状腺功能减退	LDL-C↑
肢端肥大症	TG↑
神经性厌食	LDL-C↑
脂质营养不良	TG↑,HDL-C↓
糖原贮积病	TG↑
肾病综合征	混合性高脂血症(LDL-C↑为主)
慢性肾功能衰竭	TG↑
梗阻性肝病	LDL-C↑,脂蛋白X↑
饮酒	TG↑
免疫球蛋白过多:副蛋白血症	混合性高脂血症
药物	
β-肾上腺素受体拮抗剂(选择性)	HDL-C↓,TG↑
噻嗪类利尿剂	LDL-C↑,TG↑或不变
糖皮质激素类	LDL-C↑或不变,TG↑或不变,HDL-C↑
环孢素	LDL-C↑,TG↑
干扰素类	TG↑
抗病毒药物(HIV蛋白酶抑制药)	TG↑,LDL-C↑,HDL-C↓
外源性雌激素	TG↑,HDL-C↑,LDL-C↓
维A酸衍生物	LDL-C↑,TG↑,HDL-C↓

　　高密度脂蛋白胆固醇(high-density lipoprotein-cholesterol,HDL-C);低密度脂蛋白胆固醇(low-density lipoprotein-cholesterol,LDL-C);甘油三酯(triglyceride,TG);↑,升高;↓,降低

从病史来看,原发性血脂异常,如家族性血脂异常,已根据电泳活性进行分组。原发性血脂异常主要是与脂蛋白生成过多和(或)清除受损有关。根据主要脂质异常对原发性血脂异常进行分类可能更为有效(表3-3)。

表 3-3　根据主要脂质异常和病因学对家族性血脂异常的分类

胆固醇增加	甘油三酯增加	胆固醇和甘油三酯同时增加	HDL 减少	HDL 增加
家族性高胆固醇血症	家族性高甘油三酯血症	家族性复合高脂血症	未知遗传缺陷家族性低 α- 脂蛋白血症	未知病因的家族性高 α- 脂蛋白血症
多基因遗传性高胆固醇血症	脂蛋白脂肪酶缺乏	家族性异常 β 脂蛋白血症	载脂蛋白 A1 缺乏	CETP 缺乏症
家族性载脂蛋白 B100 缺陷	载脂蛋白 CⅡ缺乏		LCAT 缺乏症	载脂蛋白 A1 过表达
复合脂蛋白型高脂血症			鱼眼病 丹吉尔病	

　　胆固醇酯转移蛋白（cholesteryl ester transport protein，CETP）；高密度脂蛋白（high-density lipoprotein，HDL）；卵磷脂酰基转移酶，（lecithin-cholesterol acyltransferase，LCAT）；甘油三酯（triglyceride，TG）

1.2　临床表现

　　（1）高脂血症通常没有与其相关的典型症状，往往在动脉粥样硬化性心血管疾病常规检查或评估时发现。胆固醇紊乱和其他冠心病危险因素主要通过临床病例发现。尤其是家族性血脂异常，有时会出现眼睛周围、跟腱及手部伸指肌腱黄色瘤。

　　（2）脂质水平较高的人可能会出现视网膜脂血症（视网膜外观呈白色）、老年环（角膜周围变白）或胰腺炎。

1.3　实验室检查

　　中心实验室检查：标准的脂质谱——总胆固醇（total cholesterol，TC）、低密度脂蛋白胆固醇、高密度脂蛋白胆固醇和甘油三酯（triglycerides，TG）在 20 岁及以上的成年人中每 5 年应至少检查 1 次。

　　（1）低危人群：如果高密度脂蛋白胆固醇水平≥1.03mmol/L（40mg/dl），TC<5.20mmol/L（200mg/dl），则不需要进一步的检查。

　　（2）高危人群：建议将脂蛋白检查作为临床管理指南。对于有多危险因素的人群，或者在有 0 到 1 个危险因素的人群中，如果 LDL 水平略低于正常水平，就需要对其进行更频繁的检查。

　　载脂蛋白（Apolipoprotein，LpA）：其在合并高胆固醇血症或低 α- 脂蛋白血症的情况时升高，可能有助于冠心病的风险评估。

　　脂蛋白电泳：不到 2% 的美国人可出现特定的异常结果；这种结果可能提示血清 TG 超过 300mg/dl；空腹血清为脂血；或者出现严重的高血糖、糖耐量减低或糖尿；早发冠心病患者血清尿酸 >505.6μmol/L（8.5mg/dl）和（或）有高危家族史。

　　分子试验：药物基因组学研究显示了个体患心脏病的遗传倾向。

　　注意事项：

　　（1）如果脂质筛检是正常的，则应对脂蛋白 a、载脂蛋白 B 和 A-I 做进一步检查。标准的血清脂质谱包括总胆固醇、甘油三酯和高密度脂蛋白胆固醇。

　　（2）血清总胆固醇、高密度脂蛋白胆固醇和甘油三酯的检查应在空腹 12~13h 后，以将餐后血脂升高的影响降至最低（总胆固醇和高密度脂蛋白胆固醇可以在空腹或非空腹的个体中测定，因为两者的差异在临床上并不显著）。取两次到二次检查结果的平均值；如果出现≥0.78mmol/l(30mg/dl)的差异,应间隔1~8周重复检测,取三次检查结果的平均值。

TC检测值可用于最初病例的筛查、分类及饮食疗法的监测,而不要用年龄或性别特定的胆固醇值作为决策水平。

注意与临床风险因素相关的指标(如年龄、性别、肥胖、吸烟、高血压和家族史)。

脂类代谢紊乱

2. 酸性脂肪酶缺乏症

2.1 定义
酸性脂肪酶缺乏症的特点是缺乏能够水解甘油三酯和胆固醇酯的溶酶体酸性脂肪酶。

2.2 实验室检查
(1)淋巴细胞或成纤维细胞酸性脂肪酶减少。
(2)血清甘油三酯、低密度脂蛋白胆固醇和胆固醇酯升高。

3. 代谢综合征

代谢综合征是代谢相关危险因素的一种情况,其主要由胰岛素抵抗、血脂异常和高血压引起心血管风险升高。

(1)代谢综合征最常见的定义需要满足腹部肥胖(女性腰围>88cm,男性腰围>102cm),血压升高(收缩压>130mmHg,舒张压>85mmHg或降压治疗),高密度脂蛋白胆固醇水平低[男性<1.03mmol/L(40mg/dl),女性<1.29mmol/L(50mg/dl)],空腹甘油三酯水平升高>1.69mmol/L(150mg/dl)或非空腹时甘油三酯>4.52mmol/L(400mg/dl),空腹血糖受损,空腹血糖为5.56mmol/L(100mg/dl)甚至更高。

(2)1999年至2002年的数据显示,男性和女性的患病率分别为33.7%和35.4%。

(3)代谢综合征可能占所有心血管疾病的12%~17%。

(4)对于代谢综合征的诊断,推荐直接对LDL-C进行检测。

(5)目前,CRP并不是代谢综合征定义的一部分,但似乎增加了冠状动脉事件的预测风险,并可能影响治疗方案。代谢综合征患者的纤维蛋白原水平、纤溶酶原激活物抑制因子-1和其他凝血因子的水平可升高,但并不用于诊断。

4. 致动脉粥样硬化的血脂异常

(1)TG>1.69mmol/L(150mg/dl),男性HDL-C<1.03mmol/L(40mg/dl),女性HDL-C<1.29mmol/L(50mg/dl),伴小而致密的低密度脂蛋白颗粒。

(2)纤溶和凝血异常。

(3)排除其他引起血脂异常的原因(如胆汁淤积、甲状腺功能减退、慢性肾功能衰竭、肾病综合征)。

5. 高 α-脂蛋白血症(高密度脂蛋白胆固醇过量)

(1)该病是可遗传的,是长寿家族的一种单纯的常染色体显性遗传病,也可能是由酒精中毒、大量接触氯代烃农药或补充外源性雌激素引起的。

（2）在每 20 名成年人中，就有 1 例总胆固醇水平轻度升高［6.23mmol/L~7.78mmol/L（240mg/dl~300mg/dl）］，其次是 HDL-C 升高［>1.81mmol/L（70mg/dl）］。LDL-C 不升高，甘油三酯是正常的。

6. 重型高甘油三酯血症（Ⅰ型高脂蛋白血症）（家族性高乳糜微粒血症综合征）

6.1 定义

高甘油三酯血症是一种罕见的常染色体隐性遗传病，由脂蛋白（lipoprotein lipase，LPL）或载脂蛋白 C-Ⅱ 缺乏或 LPL 循环抑制引起的，致病分子缺陷具有明显的异质性。

6.2 实验室检查

（1）中心实验室检查：由脂肪肝引起的变化（血清转氨酶升高）。

（2）TG 一直维持高水平［>11.29mmol/L（1 000mg/dl）］伴 VLDL 和乳糜微粒明显增加。

（3）通过等电聚焦或血浆双向凝胶电泳，提示载脂蛋白 C-Ⅱ 缺乏。

7. 家族性高胆固醇血症（Ⅱ型高脂蛋白血症）

7.1 定义

家族性高胆固醇血症是一种常染色体显性遗传疾病，纯合子患者非常罕见（百万分之一）。

7.2 临床表现

包括 TC 升高（黄色瘤、角膜弓、通常导致患者在 30 岁之前死亡的冠心病）。伴早发冠心病的杂合子患者；肌腱黄色瘤、角膜弓往往存在。

7.3 实验室检查

（1）纯合子。

（2）TC 非常高［15.6mmol/L~25.9mmol/L（600mg/dl~1 000mg/dl）］，LDL 相应增加。

（3）新生儿诊断该病需要有脐血中 LDL-C 增高，血清 TC 结果不可靠。由于血清 TC 水平 1 岁前变化明显，1 岁以后才可用于诊断。通过对羊水培养的成纤维细胞结合位点的评估，可对纯合子胎儿进行产前诊断；对于双亲均为杂合子这个方法更有效。

（4）杂合子。

（5）血清 TC ［7.78mmol/L~12.9mmol/L（300mg/dl~500mg/dl）］和 LDL（高于正常水平 2~3 倍）升高，这种改变与父母或一级亲属相似；90% 的患者血清 TG 和 VLDL 是正常的，10% 的患者血清 TG 和 VLDL 会略微升高。

（6）一般人群中基因频率为 1/500，而 60 岁以下的急性心肌梗死幸存患者的基因频率为 5%。血浆 TG 在Ⅱ-A 型中是正常的，但在Ⅱ-B 型中是增加的。这不是Ⅱ-A 型的最常见原因。

（7）纯合子患者成纤维细胞或单核细胞中的 LDL 受体水平低于 25%，正常水平为 50%。

8. 多基因性高胆固醇血症（ⅡA 型高脂蛋白血症）

8.1 定义

多基因遗传性高胆固醇血症只有在排除继发性高胆固醇血症和常染色体显性遗传病后才能诊断。

早发冠心病比家族性复合高脂血症的发病年龄更晚。黄色瘤较为罕见。

8.2　实验室检查

（1）除家族性高胆固醇血症或家族性复合高脂血症外，患者 TC 水平持续升高（大于240mg/dl）及 LDL 升高。

（2）对于ⅡB 型高脂血症，LDL 和 VLDL 同时升高。

9. 家族性复合高脂血症（ⅠB 型、Ⅳ型和Ⅴ型高脂蛋白血症）

9.1　定义

家族性复合型高脂血症在一般人群中发病率为 0.5%，60 岁以下 AMI 幸存患者占 15%。早发冠心病发病年龄（30 岁以后发病）比家族性高胆固醇血症的发病年龄晚。

黄色瘤较为罕见。患者往往体重超重。

9.2　实验室检查

（1）患者 LDL-C、VLDL 和乳糜微粒的任意组合均升高；HDL-C 往往降低。

（2）不同的家庭成员可能伴血清 TC 升高或 TG 升高或两者均升高。

10. 家族性异常 β 脂蛋白血症（Ⅲ型高脂蛋白血症）

10.1　定义

家族性异常 β 脂蛋白血症每 5 000~10 000 人中就有 1 人患病。

外周动脉比冠状动脉更易发生动脉粥样硬化。可见结节和肌腱黄色瘤，手掌和足底可出现黄色条纹。

10.2　实验室检查

（1）通过超速离心法和等电聚焦电泳，显示载脂蛋白 E 异常来诊断。

（2）载脂蛋白 E 异常伴异常脂蛋白过多（β-VLDL）；TC>7.78mmol/L（300mg/dl）并且TG>4.52mmol/L（400mg/dl），提示该诊断。

（3）极低密度脂蛋白胆固醇与甘油三酯的比值为 0.3（正常比例为 0.2）。

11. 家族性高甘油三酯血症（Ⅳ型高脂蛋白血症）

（1）家族性高甘油三酯血症是一种常染色体显性遗传疾病，发病率在一般人群中约占1%，在 60 岁以下的 AMI 幸存患者中占 5%。只有通过广泛的筛查才能与家族性复合高脂血症区别开来。

（2）该病患者 TG［通常为 2.26mmol/L~5.65mmol/L（200mg/dl~500mg/dl）］和 VLDL 升高，伴 LDL-C 正常和 HDL-C 降低。

12. 无 β 脂蛋白血症（Bassen-Kornzweig 综合征）

12.1　定义

无 β 脂蛋白血症是一种罕见的常染色体隐性遗传疾病，在这种情况下，肝脏和小肠不能分泌载脂蛋白 B。

该病常伴有脂肪吸收不良、脂肪泻、生长迟缓、神经系统症状、色素性视网膜病变和（或）棘红细胞增多症，有这些症状的儿童需排除此病。

12.2 实验室检查

（1）血液学检查

① 在磷酸盐缓冲液中可见异常红细胞（棘红细胞）占全部红细胞的 50%~90%，而且是特征性表现。红细胞寿命的缩短，可能出现重度溶血性贫血到轻度代偿性贫血不等。红细胞膜磷脂结构异常。

② 血沉明显下降（例如 ESR 可为 1mm/h）。

（2）主要实验室检查

① 血清 TG［<0.34mmol/L（30mg/dl）］和 TC［0.52mmol/L~1.29mmol/L（20~50mg/dl）］明显下降，在脂肪摄入后也几乎没有增加。乳糜微粒、LDL-C、VLDL、apoB-48 和 apoB-100 缺乏；HDL-C 可能低于正常人。

② 血清胡萝卜素水平低。

③ 甘油三酯正常性无 β 脂蛋白血症是该病的一种变异形式。患者可以分泌 apoB-48 但不能分泌 apoB-100，从而导致餐后甘油三酯正常但血胆固醇明显减低，与精神发育迟缓和维生素 E 缺乏有关。

④ 患者血清 β- 脂蛋白和胆固醇可能降低。在杂合子患者中，血浆脂质是正常的。

⑤ 血清脂溶性维生素（A，K，E）水平减低。

（3）组织学：小肠活检显示典型的脂质空泡形成，但这并不是诊断性特征（偶见于乳糜泻、热带口炎性腹泻、青少年营养性和巨幼红细胞性贫血）。

13. 低 β- 脂蛋白血症

13.1 定义

低 β 脂蛋白血症是一种常染色体显性遗传疾病，伴寿命延长，并降低动脉粥样硬化的发病率。

父母中至少有一方会出现 β- 脂蛋白减低。

13.2 实验室检查

（1）LDL-C 及 LDL-C 与 HDL-C 比值明显减低。

（2）纯合子患者血清 TC［<1.29mmol/L（50mg/dl）］和 TG 减低，血清中无法检测到或只有微量的乳糜微粒、VLDL 和 LDL。

（3）杂合子患者没有症状，血清 TC、LDL-C、apoB 的值为正常值的一半（与共显性疾病相一致）；也可能由脂肪吸收不良、感染、贫血、肝坏死、甲状腺功能亢进、急性心肌梗死、急性创伤引起。

14. 丹吉尔病

14.1 定义

丹吉尔病是一种罕见的常染色体隐性遗传疾病，由染色体 9q31 突变引起载脂蛋白 A 代谢缺陷，表现为 HDL 明显地减少（杂合子）或缺失（纯合子）。

患者网状内皮细胞中胆固醇酯的沉积导致肝脏、脾脏和淋巴结肿大，扁桃体增大，且变为橘黄色，直肠黏膜中出现细小橙褐色斑点。

患者可能有早发冠心病，轻度角膜混浊和纯合型神经病变。

14.2 实验室检查

（1）血浆载脂蛋白 A-Ⅰ和载脂蛋白 A-Ⅱ的水平非常低。

（2）在纯合子患者中，HDL-C 通常小于 0.26mmol/L（10mg/dl），载脂蛋白 A-Ⅰ通常小于 0.05g/L（5mg/dl）。

（3）在杂合子患者中，HDL-C 和载脂蛋白 A-Ⅰ约为正常的 50%。血清 TC［<2.6mmol/L（100mg/dl）］，LDL-C 和磷脂减少；TG 一般为 1.13mmol/l~2.82mmol/L（100mg/dl~250mg/dl）。前 -β- 脂蛋白缺乏。

15. 家族性卵磷脂 - 胆固醇酰基转移酶缺乏症

15.1 定义

卵磷脂 - 胆固醇酰基转移酶缺乏症是一种非常罕见的成人常染色体隐性遗传疾病。它与早发冠心病、角膜混浊和肾小球硬化症相关。

15.2 实验室检查

（1）血清总胆固醇正常但几乎没有胆固醇酯，血浆游离胆固醇明显升高，HDL-C 减低。

（2）可出现大细胞正色素性贫血，血涂片常见靶形红细胞。

（3）有蛋白尿。

16. 高 HDL-C 血症

（1）高 HDL-C 血症是由胆固醇酯转运蛋白基因缺陷引起的一种罕见的常染色体隐性遗传病。

（2）也可能是由于积极的生活方式或药物（如雌激素、酒精、苯妥英钠、苯巴比妥、利福平、灰黄霉素）所引起的。

17. 低 HDL-C 血症

（1）家族性低 α- 脂蛋白血症（HDL-C 相关的常染色体显性遗传病）。

（2）也可能是由于 apoA-Ⅰ和 apoC-Ⅲ缺乏、无 β 脂蛋白血症、低 β 脂蛋白血症（女性 <0.3g/L，男性 <0.4g/L）或药物（异维 A 酸，蛋白同化甾类）所致。

参考文献

Hachem S, Mooradian A. Familial dyslipidaemias: an overview of genetics, pathophysiology and management. *Drugs*. 2006;66(15):1949–1969.

18. 动脉粥样硬化

18.1 定义

粥样斑（斑块）是动脉粥样硬化的病变特征，是大、中动脉内膜损伤的一种炎症反应。斑块含有脂类、平滑肌细胞、结缔组织、炎症细胞和其他细胞外成分。

动脉粥样硬化几乎是所有冠心病的病因。

斑块的稳定性是可变的，会破裂并引发原位血栓形成或栓塞，导致潜在的急性缺血事件。

3

18.2 临床表现

(1) 动脉粥样硬化发生多年,最初是无症状的,直到临床上表现出缺血症状。临床表现取决于具体对循环系统的影响,主要包括心肌梗死和心绞痛、间歇性跛行和坏疽、脑卒中、肠系膜缺血或肾动脉狭窄、动脉瘤和动脉夹层。

(2) 动脉粥样硬化的风险因素包括年龄、性别、吸烟、糖尿病、内皮损伤、血脂异常、高血压和家族史。

(3) 从这些风险因素中得出的风险评估模型和指南,考虑到了管理的强度与心血管风险程度相匹配,并且鉴于普通人群中既定风险因素的普遍性以及药物治疗的巨额费用持续上升(这一点至关重要)。因此作为预防治疗的基础,福氏风险评分仍然是最完善的风险模型(见 http://framinghamheartstudy.org/risk/hrdcoronary.html)。

(4) C 反应蛋白、其他循环炎症生物标志物和亚临床动脉粥样硬化成像(CT,颈动脉内膜厚度或 CIMT)等辅助风险评估工具,在过去十年中已经出现并已被谨慎的纳入无症状成年人风险评估建议中(证据级别 B:没有基于治疗的随机试验)。

(5) CRP(连同 CT 扫描和 CIMT)目前被推荐(分类)针对无症状的中度风险的个体,在这些个体中,根据动脉粥样化风险考虑降脂治疗[LDL-C<3.37mmol/l(130mg/dl)无需服用药物]。

(6) 有外周动脉疾病、有症状的颈动脉疾病、狭窄大于 50% 的无症状性颈动脉疾病、糖尿病和(或)腹主动脉瘤的患者被认为具有冠心病风险,并且需要进行类似冠状动脉粥样硬化的积极预防治疗。在这些患者中,随后的血脂评估应用于滴定式治疗。诊断冠状动脉粥样硬化(CRP/ 成像)的辅助检查是不适用的。

18.3 实验室检查

重点实验室检查项目;Lp(a)和同型半胱氨酸升高。

CRP 升高:如果初次检测结果高于 3.0mg/L,建议至少 2 周以后在患者处于稳定且无感染或急性疾病时进行复查。雷诺风险评分准则将 CRP 纳入初始风险评估体系中。总的来说,CRP 的纳入有利于动脉粥样硬化的风险评估。

目前认为冠状动脉钙化积分超过 100AU(Agatston 单位)或 75%,以及所有的颈动脉斑块或 IMT 超过 75% 都是发生冠状动脉危险事件的高危因素。

参考文献

Faxon DP, Fuster V, Libby P, et al. Atherosclerotic vascular disease conference: writing group III: pathophysiology. *Circulation*. 2004;109:2617–2625.

Greenland P, Alpert JS, Beller GA, et al. 2010 ACCF/AHA guidelines for assessment of cardiovascular risk in asymptomatic adults: a report of the American College of Cardiology Foundation/American Heart Association Task Force on Practice Guidelines. *J Am Coll Cardiol*. 2010;56:e50–e103.

Lloyd-Jones DM. Cardiovascular risk prediction: basic concepts, current status, and future directions. *Circulation*. 2010;121:1768–1777.

(白晶玲   译,关秀茹   校)

第四章

中枢神经系统疾病

4

　　在第十版中,本章节通过不同疾病相应的临床症状对神经系统疾病的实验室检测项目进行了更新,同时提供了一系列更为全面的鉴别诊断方法。值得注意的是,许多疾病有相同或相近的临床表现,本书对此部分可能会有重复涉及。对中枢神经系统疾病的诊断需要多项指标的支持,包括相应的临床表现、影像学表现以及实验室检查结果。具体内容参见本章节提到的相应文献。

第一节　认知障碍和痴呆

1. 智力障碍

1.1 定义

DSM-IV[1] 定义智力障碍(intellectual disability,ID)为 18 岁之前出现的智商明显低于平均水平且自适应能力明显受限的情况,其病因可能是由其他疾病引起的大脑发育停滞及功能障碍。

1.2 临床表现

　　应该对每一位身体状况良好的儿童进行筛查,一份详细而全面的筛查报告应该包括身高、体重、头围(生长速度、有无畸形、神经及感官发育程度)等物理检查和对活动行为的仔细观察。

1.3 致病因素

1.3.1 产前

　　遗传因素是引起胎儿时期发病的最常见原因,目前对胎儿有无染色体三体及其他遗传紊乱情况的检测已经作为常规检查纳入产前筛查。现在对于羊水或绒毛膜绒毛样本可以采用基因芯片或染色体检测的方法进行分析,对于母体血液可采用游离 DNA 检测方法进行分析。由于染色体异常导致的 ID 包括唐氏综合征,18 三体综合征,脆性 X 染色体综合征,常染色体隐性基因(如 *PRSS12*、*CRBN*、*CC2D1A*、*TUSC3*、*GRIK2* 和 *SYNGAP1*)异常,常染色体显性基因(如 *STXBP1*、*SYBGAP1* 和 *SCN2A*)异常,猫叫综合征和克兰费尔特综合征[2-4](见第十章,遗传性疾病)。

　　非遗传性因素如下:

(1) 中枢神经系统发育异常

(2) 胎儿期感染(如梅毒、风疹、弓形虫病、巨细胞病毒)导致的脑积水(见 eBook 表 4-1)

(3) 代谢异常(如糖尿病、子痫、胎盘功能障碍)

(4) 环境中的有毒物质、致畸因素(如酒精、铅、汞、乙内酰脲、丙戊酸)和辐射

(5) 代谢异常(如先天性甲状腺功能减退症)

① 氨基酸代谢异常（如苯丙酮尿症、枫糖尿症、高胱氨酸尿症、胱硫醚尿症、高血糖症、精氨琥珀酸尿症、瓜氨酸血症、组氨酸血症、高脯氨酸血症、"啤酒花烘炉"尿症、哈特纳普病、约瑟夫综合征、家族性亚氨基甘氨酸尿症）

② 脂代谢异常（如巴藤病、泰 - 萨克斯病、尼曼 - 皮克病、无 β 脂蛋白血症、雷夫叙姆病、异染性脑白质营养不良）导致代谢物异常蓄积

③ 碳水化合物代谢异常（如半乳糖血症、黏多糖症）

④ 嘌呤代谢异常（如莱施 - 奈恩综合征、遗传性乳清酸尿症）

⑤ 电解质代谢异常（如特发性高钙血症、假性副甲状旁腺功能减退症和假性甲状旁腺功能减退症）

（6）其他综合征（如结节性硬化症、毛细血管扩张性共济失调综合征）

1.3.2 围产期

（1）感染（如梅毒、风疹、弓形虫病、CMV、HIV、HSV）

（2）核黄疸

（3）早产（见 eBook 表 4-3）

（4）缺氧

（5）创伤（中枢神经系统出血）（见 eBook 表 4-4）

1.3.3 产后

（1）中毒（如铅、砷、一氧化碳）

（2）感染（如脑膜炎、脑炎）

（3）代谢异常（如低血糖、营养不良）

（4）疫苗接种后脑炎

（5）咳嗽变异性哮喘

（6）创伤（中枢神经系统出血）

（7）缺氧

（8）心理社会剥夺

1.4 实验室检查

遗传因素：在发育迟缓的儿童中有 4% 可表现为细胞遗传学异常，因此即便患病儿童的父母表型正常，也应该对他们进行常规染色体核型检查。对于是否进行基因检测的其他提示条件还包括：有无多次流产史、有无不明诱因的胎儿死亡史、父母是否为近亲结婚及父母有无精神进行性衰退的表现[5-7]。

另有 5% 的 ID 患儿在进行染色体微阵列分析时可有端粒染色体重排的表现。如果微阵列分析法无法对疾病做出明确诊断或怀疑是特异性端粒异常（如猫叫综合征）时，可采用 FISH 进行检测[2]。

唐氏综合征（21 三体综合征）是一种最常见的由脆性 X 染色体导致的先天性愚型，发病原因是 FRM1（fragile X mental retardation 1）基因中某个 CGG 片段的异常三倍扩增。临床上对患儿父母双方（尤其是有 ID 家族史的患者）应进行基因检测[8]。唐氏综合征的患儿经常表现为非特异性发育迟缓，因此应该适当降低基因筛查的阈值标准[5]。

代谢检测：ID 是某些先天性代谢性疾病的临床特征，其中，部分疾病可以通过新生儿筛查进行排除。

4

甲状腺检查：先天性甲状腺功能减退症可导致 ID，如果没有功能减退的临床表现可以不进行甲状腺功能检查。

体内铅含量检测：铅是一种广泛存在于自然环境当中的神经毒素物质，当体内铅含量超过 $0.48\mu mol/L$（$10\mu g/dl$）时易导致患儿认知障碍，儿童应该在 1~2 岁时进行体内铅含量检测。如果住所周围有超过 12% 的儿童体内铅含量超过 $0.48\mu mol/L$ 或者房屋建于 20 世纪 50 年代以前都可以成为导致人体体内铅含量升高的危险因素[9]。

参考文献

1. American Psychiatric Association. *Diagnostic and Statistical Manual*, 4th ed. Washington, DC: APA Press; 1994.
2. Kaufman L, Ayub M, Vincent JB. The genetic basis of non-syndromic intellectual disability: a review. *J Neurodev Disord*. 2010;2:182.
3. Miller DT, Adam MP, Aradhya S, et al. Consensus statement: chromosomal microarray is a first-tier clinical diagnostic test for individuals with developments disabilities or congenital anomalies. *Am J Hum Genet*. 2010;86:749.
4. de Ligt J, Willemsen MH, van Bon BW, et al. Diagnostic exome sequencing in persons with severe intellectual disability. *N Engl J Med*. 2012;367:1921.
5. Moeschler JB, Shevell M. Clinical genetic evaluation of the child with mental retardation or developmental delays. *Pediatrics*. 2006;117:2304.
6. Ropers HH. Genetics of intellectual disability. *Curr Opin Genet Dev*. 2008;18:241–250.
7. Shevell M, Ashwal S, Donley D, et al. Practice parameter: evaluation of the child with global developmental delay: report of the Quality Standards Subcommittee of the American Academy of Neurology and The Practice Committee of the Child Neurology Society. *Neurology*. 2003;60:367.
8. Hagerman PJ. The fragile X prevalence paradox. *J Med Genet*. 2008;45:498.
9. American Academy of Pediatrics Committee on Environmental Health. Screening for elevated blood lead levels. *Pediatrics*. 1998;101:1072.

2. 痴呆

2.1 定义

DSM-IV[1] 定义痴呆（dementia）为记忆损伤并且至少存在一种认知领域的缺损（如失语、失认、失用或执行能力障碍），以致患者的行为能力下降并干扰日常生活。

2.2 临床表现

最常见的痴呆是阿尔茨海默症，其次有血管性痴呆、额颞痴呆、路易体痴呆、帕金森病以及进行性核上性麻痹，这些疾病须与抑郁症、谵妄、药物或酒精所致的症状相鉴别。不伴有其他神经系统症状的疾病包括阿尔茨海默病、抑郁症、谵妄及药物反应。除痴呆之外，伴有神经系统症状的疾病包括神经梅毒、亨廷顿病、肝性脑病、克罗伊茨费尔特 - 雅各布病、帕金森病、进行性核上性麻痹、中毒、酒精中毒、内分泌异常及其他恶性疾病。

参考文献

1. American Psychiatric Association. *Diagnostic and Statistical Manual*, 4th ed. Washington, DC: APA Press; 1994.

3. 阿尔茨海默病

3.1 定义

阿尔兹海默病(Alzheimer disease,AD)是由于脑皮质萎缩、异常蛋白质的斑块蓄积及神经元纤维缠结导致的一种起病较为隐匿的痴呆性疾病,起主要致病作用的异常蛋白质是一种淀粉样蛋白——Aβ。

3.2 临床表现

AD 是引起老年痴呆最常见的病因,起病隐匿,病程超过 5~10 年即可发展为严重的脑皮质功能障碍。老年人年龄每增长 5 岁,AD 的发病率就会增加一倍,60~64 岁年龄组老年人的发病率为 1%,而 85~89 岁年龄组老年人发病率则增长为 40%。在年龄超过 60 岁的痴呆症患者中,AD 占 60%~80%,血管性痴呆占 10%~20%,路易体痴呆占 10%,额颞叶痴呆占 10%,伴有帕金森病的痴呆占 5%[1]。最近有研究表明某些类型的肿瘤会降低 AD 的发病率[2]。对于 AD 患者,应进行实验室检测以排除可治疗性病因;尽管现阶段一些新的生物标志物对于明确 AD 诊断发挥了重要的作用,但目前 AD 并没有确切的诊断手段。

3.3 实验室检查

对痴呆患者的初步筛查指标主要包括体内维生素 B_{12} 含量检测及甲状腺功能相关检测,而常规实验室检测(如血常规、电解质、血糖、肝功及肾功)对于辅助诊断尚无太大意义。如果患者有神经梅毒的表现也应进行相应检查,对于酗酒患者应检测体内红细胞叶酸含量从而对这些疾病进行鉴别诊断;对于多发性骨髓瘤、乳腺癌及前列腺癌的患者应检测体内钙离子含量;对于病程发展较快或年龄低于 60 岁的患者,美国神经病学学会建议进行血清学、脑脊液及脑电图的检测[3]。AD 诊断的金标准是脑组织活检或尸检时在脑组织中发现斑块和异常神经纤维缠结(见 eBook 表 4-5)。

3.3.1 基因检测

约有 60% 的早发性(发病年龄 <60 岁)AD 患者与三种常染色体显性基因相关。在这三种基因中,位于 1q 染色体(在唐氏综合征章节中已提到)上的淀粉样前体蛋白(*amyloid precursor protein*,APP)基因和 14q 染色体上的衰老蛋白 1(*Presenilin 1*,PSEN1)基因最为常见,而位于 1q 染色体上的衰老蛋白 2(*Presenilin 2*,PSEN2)基因较为少见。目前尚没有针对这些基因的商业检测试剂盒,但对该疾病的研究已发现了大量的基因突变,因此需要对相关人员进行全基因组测序以完全排除基因异常的可能性。*APP* 基因突变可以使 β 淀粉样蛋白增多,或者改变 Aβ42 与 Aβ40 的比值;在 AD 中 *PSEN1* 基因突变与 γ 分泌酶切割 *APP* 相关,*PSEN2* 与 *PSEN1* 结构相似,可通过影响 *APP* 的切割加速细胞的凋亡,从而导致神经退行性变[4]。

APOE ε4 等位基因与迟发性 AD 及血管性痴呆相关,载脂蛋白 APOE 与体内胆固醇稳态及大脑神经元保护相关,APOE 可能也与 Aβ 沉积相关。*APOE ε4* 可存在于血清中,*APOE ε4* 水平升高与迟发性 AD 及动脉粥样硬化性血管病相关[5]。由于目前对迟发性 AD 患者的基因检测存在较明显的假阳性和假阴性问题,因此是否对其开展基因检测存在较大争议;此外,*APOE ε4* 为 AD 的易感基因,但仍有 40% 的患者没有携带该基因[6]。一些营利性实验室可以开展 *APOE ε4* 等位基因的检测。*APOE ε4* 等位基因数量的增加与 AD 发病风险的增加有着密不可分的联系,此外,AD 其他危险因素还包括年龄、性别和种族。

3.3.2 血液和脑脊液检测

脑脊液和血浆中 Tau 蛋白水平的升高及 Aβ40 和 Aβ42 水平的降低都可作为 AD[7-9] 的辅助诊断或其疾病发展的预测。

参考文献

1. Hebert LE, Scherr PA, Bienas JL, et al. Alzheimer disease in the US population: prevalence estimates using the 2000 census. *Arch Neurol*. 2003;60:1119.
2. Musicco M, Adorni F, DiSanto S, et al. Inverse occurrence of cancer and Alzheimer disease: a population-based incidence study. *Neurology*. 2013;81(4):322–328.
3. Knopman Ds, DeKosky ST, Cummings JL, et al. Practice parameter: diagnosis of dementia (an evidence based review). Report of the Quality Standards Subcommittee of the American Academy of Neurology. *Neurology*. 2001;56:1143.
4. Campion D, Dumanchin C, Hannequin D, et al. Early-onset autosomal dominant Alzheimer disease: prevalence, genetic heterogeneity, and mutation spectrum. *Am J Hum Genet*. 1999;65:664.
5. Kivipelto M, Helkala EL, Laakso MP, et al. Apolipoprotein E epsilon 4 allele, elevated midlife total cholesterol level, and high midlife systolic blood pressure are independent risk factors for late-life Alzheimer disease. *Ann Intern Med*. 2002;137:149.
6. Myers RH, Schaefer EJ, Wilson PW, et al. APOE ε4 association with dementia in a population-based study: the Framingham study. *Neurology*. 1996;46:763.
7. Galasko D, Clark C, Chang L, et al. Assessment of CSF levels of tau protein in mildly demented patients with Alzheimer's disease. *Neurology*. 1997;48:632.
8. Kahle PJ, Jakowec M, Teipel SJ, et al. Combined assessment of tau and neuronal thread protein in Alzheimer's disease CSF. *Neurology*. 2000;54:1498.
9. Sunderland T, Linker G, Mirza N, et al. Decreased beta-amyloid1-42 and increased tau levels in cerebrospinal fluid of patients with Alzheimer disease. *JAMA*. 2003;289:2094.

4. 血管性痴呆

4.1 定义

血管性痴呆（或血管性认知功能障碍）是 Binswanger 和 Alzheimer 定义的一类异质性的脑血管病，是导致痴呆的重要原因；脑皮质梗死、腔隙性梗死和慢性皮质下缺血可导致其发生[1]。在欧美国家，该疾病为第二常见类型的痴呆。

4.2 临床表现

血管性痴呆的临床表现随病变部位的不同而不同。其病因可根据病变部位不同分为皮质层缺血性损伤和皮质下层缺血性损伤，而最严重的是丘脑区域损伤[2]。

与血管性痴呆相关的疾病包括：由淀粉样物质沉积于脑血管导致出血或梗死而引起的淀粉样脑血管病；由 NOTCH3 基因突变引起的伴有皮质下梗死及白质脑病的常染色体显性遗传脑血管病（cerebral autosomal dominant arteriopathy with subcortical infarcts and leukoencephalopathy，CADASIL），其有偏头痛及精神症状；此外，35%~50% 的 AD 患者为合并脑血管疾病的混合性痴呆[1]。

4.3 实验室检查

通过神经影像学检查可对血管性痴呆做出诊断（其中 MRI 比 CT 更为敏感）。当明确中枢神经系统发生梗死时，应进行进一步检查（如颈动脉多普勒、超声心动图、动态心电图检测）以明确病因及梗死部位。血管性痴呆患者应同时筛查是否患有高血压、糖尿病、高脂血症。如果怀疑患者有 CADASIL 病史，可进行 NOTCH3 基因检测（见 eBook 表 4-6）。

参考文献

1. Kalaria RN. Cerebrovascular disease and mechanisms of cognitive impairment: evidence from clinicopathological studies in humans. *Stroke.* 2012;43:2526.
2. Benitsy S, Gouw AA, Porcher R, et al. Location of lacunar infarcts correlates with cognition in a sample of non-disabled subjects with age-related white-matter changes: the LADIS study. *J Neurol Neurosurg Psychiatry.* 2009;80:478.

5. 额颞痴呆

5.1 定义

额颞痴呆（frontotemporal dementia，FTD）是一种由额叶或颞叶退行性变而导致的波及全世界的人格、语言及行为异常的痴呆性疾病。其发病年龄为 45~65 岁。额颞痴呆曾叫皮克病（Pick disease），但这种诊断目前只适用于活检或尸检出现皮克小体（细胞内异常蛋白沉积）时。

5.2 临床表现

与 AD 相比，FTD 受基因异常的影响更为明显，而且病程进展更为迅速，但 FTD 患者早期检查较少表现出记忆缺失[1,2]。根据额叶功能不同可将 FTD 分为三种变异型，即行为异常、阶段进行性失语变异和语义性痴呆；此外，少部分患者会表现出运动损伤。

近期已有研究证实 FTD 与基因异常有关。这些异常基因包括：位于 17 号染色体编码 Tau 蛋白（皮克小体中可见 Tau 蛋白沉积）的 *MAPT* 基因突变；编码 TARDBP 蛋白的基因突变，生成的病理性 TDP43（一种致病性蛋白）导致泛素阳性、Tau 及 α- 突触核蛋白阴性型额颞痴呆[3]。

5.3 实验室检查

对 FTD 的诊断主要通过临床评估、神经心理测试及 MRI 神经影像学检查。临床应通过实验室检查排除可治疗的痴呆类型（如维生素 B_{12} 缺乏、甲状腺功能障碍、梅毒、电解质异常导致的痴呆）。目前尚无确切检测方法可以明确诊断 FTD，但某些已知基因突变检测可以辅助诊断 FTD。对于基因检测结果阴性的患者仍需留意，因为尚有一些 FTD 相关致病性基因未明确[4]。

参考文献

1. Snowden JS, Neary D, Mann DM. Frontotemporal dementia. *Br J Psychiatry.* 2002;180: 140–143.
2. Rosen HJ, Hartikainen KM, Jagust W, et al. Utility of clinical criteria in differentiating fronto-temporal lobar degeneration from Alzheimer disease. *Neurology.* 2002;58:1608.
3. Hardy J, Parastoo M, Bryan JT. Frontal temporal dementia: dissecting the aetiology and pathogenesis. *Brain.* 2006;26(4):830–831.
4. Goldman JS, Rademakers R, Huey ED, et al. An algorithm for genetic testing of frontotemporal lobar degeneration. *Neurology.* 2011;76:475.

6. 路易体痴呆

6.1 定义

路易体痴呆(dementia with Lewy bodies,DLB)是一种退行性痴呆,至少出现以下 3 种临床症状中的 2 种时才可诊断:间歇性认知障碍、幻觉和震颤麻痹[1]。

6.2 临床表现

通过对比可以发现,早期 AD 和 DLB 患者在注意力、视力和执行能力方面并无明显区别,但在病程后期两者在记忆力方面则表现出差异。通过尸检对比脑皮质萎缩程度可见 DLB 海马萎缩程度要轻于 AD,且前者伴有皮质神经元出现路易氏小体、成簇的 α- 突触核蛋白和泛素(见 eBook 表 4-7)。DLB 不具有家族遗传性,但近期有研究表明 DLB 与 PARK11 基因相关[2]。

6.3 实验室检测

对 DLB 的诊断主要通过临床评估、神经心理测试、神经影像学检查(如 MRI)及实验室筛查排除可治疗的痴呆(如维生素 B_{12} 缺乏、甲状腺功能障碍、梅毒、电解质异常导致的痴呆)。目前尚没有可对 DLB 明确诊断的特异性检测,脑电图检查可辅助排除癫痫及克雅氏病,不建议对 DLB 患者进行基因检测。

参考文献

1. McKeith IG, Dickson DW, Lowe J, et al. Diagnosis and management of dementia with Lewy bodies: third report of the DLB Consortium. *Neurology*. 2005;65:1863.
2. Bogaerts V, Engelborghs S, Kumar-Singh S, et al. A novel locus for dementia with Lewy bodies: a clinically and genetically heterogeneous disorder. *Brain*. 2007;130(9):2277.

7. 帕金森痴呆

7.1 定义

当重症帕金森病患者的临床症状以痴呆为主而非运动功能障碍时称为帕金森痴呆。

7.2 临床表现

阿尔茨海默病和其他退行性痴呆鉴别诊断的要点是患者在患有帕金森痴呆之前是否存在运动功能障碍。在痴呆患者中有高达41%的人为帕金森痴呆,因此其明确诊断尤为重要[1];除此之外,帕金森病常伴有阿尔茨海默病或血管性痴呆。一直有研究试图证明帕金森痴呆和路易体痴呆可能是同一种疾病的不同表现形式[2]。

帕金森痴呆的危险因素包括帕金森病发病年龄高、病程长、症状严重。疾病相关遗传因素包括:1P 染色体 ATP 酶基因突变,其与伴有震颤麻痹的青少年痴呆相关[3];α- 突触核蛋白基因增殖突变;*APOE ε4* 及 *APOE ε2* 等位基因型[4];微管相关蛋白 Tau(microtubule-associated protein tau,MAPT)*H1/H1* 基因,其与痴呆起病较快相关[5]。

7.3 实验室检查

帕金森痴呆的诊断依据是临床症状评估及病史。对于帕金森痴呆,多是先出现运动功能障碍再发展为痴呆;而对于 DLB,运动功能障碍和痴呆常同时出现;对于 AD,运动功能障碍只出现于病程晚期[6]。神经精神方面的检测可能有助于疾病的诊断,但目前尚无确切的帕金森痴呆诊断标准;MRI 检查发现帕金森痴呆患者比 PD 患者的脑萎缩更严重,但其尚不能纳入诊断依据[7]。在诊断中,应通过实验室检查(包括血常规、电解质、血糖、甲状腺、肝功和肾功的检测)排除可治疗性痴呆。震颤麻痹的症状至少出现一年才可以考虑帕金森痴呆。

参考文献

1. Mayeux R, Denaro J, Hemenegildo N, et al. A population-based investigation of Parkinson's disease with and without dementia: relationship to age and gender. *Arch Neurol.* 1992;49:492.
2. Lippa CF, Duda JE, Grossman M, et al. DLB and PDD boundary issues: diagnosis, treatment, molecular pathology, and biomarkers. *Neurology.* 2007;68:812.
3. de Lau LM, Schipper CM, Hofman A, et al. Prognosis of Parkinson disease: risk of dementia and mortality: the Rotterdam Study. *Arch Neurol.* 2005;62:1265.
4. Huang X, Chen P, Kaufer DI, et al. Apolipoprotein E and dementia in Parkinson disease: a meta-analysis. *Arch Neurol.* 2006;63:189.
5. Burton EJ, McKeith IG, Burn DJ, et al. Brain atrophy rates in Parkinson's disease with and without dementia using serial magnetic resonance imaging. *Mov Disord.* 2005;20:1571.
6. Portet F, Scarmeas N, Cosentino S, et al. Extrapyramidal signs before and after diagnosis of incident Alzheimer disease in a prospective population study. *Arch Neurol.* 2009;66:1120.
7. Melzer TR, Watts R, MacAskill MR, et al. Grey matter atrophy in cognitively impaired Parkinson's disease. *J Neurol Neurosurg Psychiatry.* 2012;83:188.

8. 亨廷顿病

亨廷顿病(Huntington disease,HD)是一种神经退行性疾病,表现为舞蹈样动作、精神障碍和痴呆(详见运动障碍章节)。

第二节　精神性疾病

1. 昏迷和木僵

1.1 定义
患者无意识状态持续并超过 6 小时称为昏迷,表现为对外界刺激(如疼痛)无反应且无自主性运动;意识下降称为木僵,并且只对疼痛做出反应。

1.2 临床表现
昏迷或木僵患者对外界刺激仅有很弱的反应,甚至无反应,其致病因素可分为不同的类型(见"致病因素")。实验室检查的目的是尽快将其与可治疗的昏迷(如由感染、代谢异常、癫痫、中毒或药物过量所致昏迷)以及医源性损伤相区分。临床可通过查体、神经病学检查、询问病史、影像学检查及实验室检测对其作出诊断[1,2]。

1.3 致病因素

1.3.1 中毒或药物过量
(1) 镇静剂(特别是酒精、巴比妥类药物)
(2) 酶抑制剂(特别是水杨酸盐、重金属、有机磷酸盐、氰化物)
(3) 其他(如三聚乙醛、甲醇、乙二醇)

1.3.2 脑部疾病
(1) 脑挫伤、出血、脑梗死、癫痫或动脉瘤

（2）脑部占位性病变（如肿瘤、血肿、脓肿、寄生虫）

（3）硬膜下或硬膜外血肿

（4）静脉窦闭塞

（5）脑积水

（6）缺氧

（7）血氧含量及肺表面张力降低（如肺部疾病、海拔升高所致）（见 eBook 表 4-8）

（8）血氧含量降低而肺表面张力正常（如贫血、一氧化碳中毒、高铁血红蛋白血症所致）

（9）感染（如脑膜炎、脑炎）

（10）疾病发作后状态：血管相关性疾病［如蛛网膜下腔出血、高血压脑病（见 eBook 表 4-9）、休克、急性心肌梗死、主动脉瓣狭窄、阿 - 斯综合征、心动过速］

（11）代谢异常，如低钠血症相关性脑桥中央髓鞘溶解症（见 eBook 表 4-10）

（12）酸碱失衡（酸中毒、碱中毒）

（13）电解质紊乱（体内钠、钾、钙、镁水平升高或降低）

（14）卟啉病

（15）氨基酸尿症

（16）尿毒症

（17）肝性脑病

（18）其他疾病（如脑白质营养不良、脂沉积症、巴 - 科综合征）

（19）营养不良（如维生素 B_{12}、硫胺素、尼克酸、吡哆醇缺乏）

1.3.3 内分泌失调

（1）胰腺病变所致（糖尿病性昏迷、低血糖）

（2）甲状腺病变所致（黏液性水肿、甲状腺毒症）

（3）肾上腺病变所致（艾迪生病、库欣综合征、嗜铬细胞瘤）

（4）全垂体功能减退症

（5）甲状旁腺功能减退或亢进

1.3.4 心因性昏迷

（1）抑郁、紧张症

（2）诈病

（3）癔症，分离转换障碍

初诊时必须基于其临床表现，临床上应快速明确诊断出可治疗性昏迷（尤其是由于手术原因造成的昏迷）以提高患者存活率；其他容易与昏迷相混淆的疾病包括闭锁综合征、运动不能性缄默症、心因性反应障碍。对于儿童患者，也要考虑其是否是由脑干病变、肉毒杆菌中毒、吉兰 - 巴雷综合征而引起的完全性麻痹。

1.4 实验室检查

临床可通过查体、询问病史、CT 检查排除其他器质性病变，与包括视神经盘水肿、局灶性神经损伤、急性脑卒中、占位性病变、脑疝综合征等在内的其他疾病进行鉴别诊断。对于发热患者，应进行腰椎穿刺以排除细菌性脑膜炎或病毒性脑炎；对于昏迷患者首选神经影像学检查而非腰穿，以免由于颅内压降低引起脑疝[3]。

当 CT 检查为阴性不能提供蛛网膜下腔出血（缺乏黄变）的证据时，可通过 CSF 中葡萄糖、细胞学和寡克隆区带检测来帮助诊断脱髓鞘、炎症和肿瘤疾病。

血液学检测如下：

（1）血常规

（2）血清电解质、钙离子、镁离子、磷酸盐、葡萄糖、尿素氮和肌酐

（3）肝功和肾功

（4）通过酮体、乳糖和渗透压检测排除糖尿病性昏迷

（5）动脉血气分析

（6）PT 和 APTT

（7）血药浓度检测包括乙醇、对乙酰氨基酚、水杨酸、鸦片制剂、苯二氮䓬类、巴比妥酸盐、可卡因、安非他明、乙二醇、甲醇

如果初筛阴性，可以继续进行以下检查：

（1）血培养

（2）甲功和肾功

（3）血涂片：筛查血栓性血小板减少性紫癜和溶血

（4）LDH、D- 二聚体和纤维蛋白原检测以排除 DIC

（5）抗磷脂抗体检测以排除凝血性疾病

（6）碳氧血红蛋白检测以排除一氧化碳中毒

参考文献

1. Goldman L, et al. *Cecil Medicine. Coma and Other Disorders of Consciousness*, 24th ed. Philadelphia, PA: Saunders Elsevier; 2012.
2. Plum F, Posner JB. *The Diagnosis of Stupor and Coma*, 4th ed. Philadelphia, PA: FA Davis; 1995.
3. Hasbun R, Abrahams J, Jekel J, et al. Computed tomography of the head before lumbar puncture in adults with suspected meningitis. *N Engl J Med*. 2001;345:1727.

2. 雷尔氏综合征（急性中毒 - 代谢性脑病）

2.1 定义

雷尔氏综合征是一种急性非炎症性中毒性脑病，同时伴有肝脏和肾脏不同程度的脂肪变性，而心脏和胰腺的损伤较少见。

2.2 临床表现

该综合征多发于流感、水痘或非特异性病毒疾病康复儿童，并与阿司匹林的使用有关，其临床表现为恶心、呕吐、头疼、谵妄甚至昏迷。自从阿斯匹林被确定为导致 Reye 综合征发展的主要诱发因素以来，这种并发症就几乎已经消失[1]。需要与雷尔氏综合征鉴别诊断的疾病包括败血症、脑膜炎、脑肿瘤、颅内出血及婴儿摇晃综合征。进行影像学检查以排除颅内出血、肿瘤及静脉窦血栓形成。

2.3 实验室检查

（1）雷尔氏综合征的诊断标准之一是颅内压明显增高而无其他异常表现

（2）筛查实验包括血常规、血清葡萄糖、电解质、尿素氮、肌酐、钙离子、镁离子和磷酸盐等以排除其他病因

（3）血清 AST、ALT 或血氨可能比正常上限值高出三倍

（4）肝脏活检可见非炎症性的全小叶脂肪变性

参考文献

1. Belay ED, Bresee JS, Holman RC, et al. Reye's syndrome in the United States from 1981 through 1997. *N Engl J Med*. 1999;340:1377.

3. 癫痫发作性疾病

3.1 定义

发作性疾病是指由大脑功能障碍引起的行为突然改变的疾病。

3.2 临床表现

发作性疾病主要分为三种：癫痫（是由于大脑皮层的神经网络超同步放电引起的），激惹（是由代谢异常、药物或酒精戒断、急症或神经系统疾病如脑卒中引起），非癫痫疾病（类癫痫表现如昏厥、精神失常、偏头痛、短暂性脑缺血）。

发作性疾病的病因如下：

（1）脑部肿瘤、脓肿和占位性病变

（2）循环系统疾病如血栓、出血、栓塞、高血压脑病、血管畸形、脉管炎

（3）血液病如镰刀状红细胞贫血、白血病、血栓性血小板减少性紫癜

（4）代谢异常如糖尿病、甲状腺功能亢进

（5）卟啉症、子痫、肾衰竭

（6）可能引起癫痫发作的药物如可卡因、安非他明、麻黄碱和其他拟交感神经药物

（7）过敏反应包括药物反应和疫苗接种后反应

（8）氨基酸代谢异常如苯丙酮尿症、枫糖尿症

（9）脂代谢异常如脑白质营养不良及脂质沉积

（10）糖原贮积症

（11）感染、脑膜炎、脑炎、感染后脑炎（麻疹、腮腺炎）

（12）胎儿宫内感染风疹、麻疹、腮腺炎

（13）脑退行性变

对此类疾病的诊断需要详细询问病史、刺激因素、发作过程中及恢复正常后的行为表现。遇到发作性疾病时首先要确定是否是此类疾病，如果是，再进一步诊断是否为癫痫或其他可以采取治疗措施及病因可预防的疾病。脑电图检测可为癫痫提供诊断依据，也可以检测出疾病发作是局部还是全身。MRI 检查可以排除脑部器质性病变[1]。

3.3 实验室检查

实验室检查的目的是鉴别疾病是否为发作性。首要的是血液学检测包括电解质、血糖、钙离子、镁离子、肝功、肾功及毒理学检测。通过询问病史及查体所做出的诊断均应通过实验室检测排除或确诊。如果患者处于急性感染期且累及中枢神经系统或有癌症病史可行腰椎穿刺以鉴别，其他情况不建议行腰椎穿刺[2]。

糖代谢异常可导致伴有低血糖（血糖 <2.22mmol/L）或高血糖（血糖 >22.2mmol/L）的发作性疾病；电解质异常如钠离子 <120mmol/L 或 >145mmol/L、钙离子 <1.75mmol/L（7mg/dl）或镁离子降低可导致神经系统症状；高渗状态（血浆渗透压 >300mOsm/L）也可以导致发作

性疾病。可以通过血液学检测如肌酸激酶、皮质醇、白细胞、LDH、CO_2 和血氨鉴别诊断患者是癫痫、晕厥还是精神疾病。肌酸激酶升高可见于全身性发作性疾病,而局部发作则升高不明显[2]。

参考文献

1. Krumholz A, Wiebe S, Gronseth, G, et al. Practice Parameter: evaluating an apparent unprovoked first seizure in adults (an evidence-based review): report of the Quality Standards Subcommittee of the American Academy of Neurology and the American Epilepsy Society. *Neurology*. 2007; 69:1996.
2. Petramfar P, Yaghoobi E, Nemati R, et al. Serum creatine phosphokinase is helpful in distinguishing generalized tonic-clonic seizures from psychogenic nonepileptic seizures and vasovagal syncope. *Epilepsy Behav*. 2009;15:330.

4. 谵妄

4.1 定义

DSM-IV 定义诊断谵妄需具备以下条件:由疾病、药物滥用、中毒或药物作用引起的意识障碍及认知改变,且病程进展较快,并可伴有精神障碍及情感障碍[1]。

4.2 临床表现

对于老年患者及同时患有其他疾病的患者而言,谵妄及精神错乱并不少见。通过询问病史及全面查体、神经学检测可作出诊断并确定潜在病因。需要鉴别诊断的疾病包括日落征、非惊厥性癫痫持续状态、痴呆、原发性精神疾病、由局灶性病变引起的韦尼克失语症、安东综合征及脑肿瘤(尤其是额叶)。

4.3 实验室检查

根据患者病史及查体结果可以采取不同的检查。一般的筛查包括生化检测如电解质、肌酐、血糖、钙离子水平,血常规及尿检。服用药物要遵循医嘱以防过量,但诸如地高辛、奎尼丁及含锂药物即使治疗剂量也可引起谵妄,此时需检测血及尿中的药物浓度。血气分析可排除由于缺氧、呼吸性碱中毒(可见于脓毒症、肝衰竭及心肺疾病)和代谢性酸中毒引起的谵妄。对于有酗酒史及肝脏疾病的患者可行肝功检测,甲状腺功能和维生素 B_{12} 检测可能对有几个月认知能力下降史的患者有帮助[2]。

参考文献

1. American Psychiatric Association. *Diagnostic and Statistical Manual*, 4th ed. Washington, DC: APA Press; 1994.
2. Plaschke K, von Haken R, Scholz M, et al. Comparison of the confusion assessment method for the intensive care unit (CAM-ICU) with the Intensive Care Delirium Screening Checklist (ICDSC) for delirium in critical care patients gives high agreement rate(s). *Intensive Care Med*. 2008;34:431.

第三节 伴有局灶性神经功能障碍的疾病(神经疾病)

外周神经系统疾病包括多发性神经病、单一神经病变、多灶性单一神经病变。致病因素多种多样,可涉及遗传学、毒理学等,且可以累及全身各系统。对于中枢神经系统疾病和外周神经系统疾病及肌组织疾病的鉴别诊断需要借助实验室检测手段,如脑电图、肌电图、血液学检查、基因检测、肌组织及神经组织活检。当患者一侧肢体受累(尤其是伴有疼痛时),可考虑为周围神经病变。本节主要介绍几类常见的周围神经系统疾病。

1. 多发性神经病(多发性神经炎)

1.1 定义

多发性神经病是一种累及范围广泛的周围神经系统疾病,可引起周围神经组织广泛损伤,须与单一神经病变、多灶性单一神经病变和中枢神经系统疾病相鉴别。

1.2 临床表现

多发性神经病可表现为对称性末梢感觉障碍、烧灼感或运动障碍,致病因素较多,可包括药物副作用和全身性疾病(如糖尿病、酒精中毒、感染 HIV),病程进展快慢及病变部位(轴突或脱髓鞘病变)的不同可协助确定病因。多发性神经病有时不易与脑肿瘤、脑卒中、脊髓病变引起的中枢神经系统疾病相鉴别,该病致病因素较多,包括感染、代谢和免疫系统疾病、肿瘤、接种疫苗副作用及罕见的遗传疾病(如夏科 - 马里 - 图思病)。

1.3 实验室检查

多发性神经病的初步诊断需要询问病史及病程,并进行体格检查(如神经系统检测、肌电图和神经纤维传导功能检测)。肌电图可判断损伤部位为轴突或髓鞘。美国神经病学学会提出了规范的实验室检查项目[1]。

以轴突病变为主时应进行以下项目检查:

(1) 血糖

(2) 血清蛋白电泳和免疫固定电泳

(3) 维生素 B_{12} 含量

(4) ANA

(5) ESR

(6) RPR

(7) 糖化血红蛋白

(8) 血 / 尿液中重金属含量

(9) 血 / 尿液卟啉

(10) RF

(11) 舍格伦 - 拉松综合征检测(抗 Ro 抗体、抗 La 抗体)

(12) 莱姆病检测

(13) HIV

(14) 血清甲基丙二酸和同型半胱氨酸(尤其是维生素 B_{12} 水平低的患者)

(15) 肝炎筛查(乙肝和丙肝)

以脱髓鞘为主要病变时应进行以下项目检查:

(1) 血清蛋白电泳和免疫固定电泳

(2) 尿蛋白电泳

(3) 肝炎筛查(乙肝和丙肝)

（4）抗髓鞘相关糖蛋白（myelin-associated glycoprotein，MAG）检测（尤其是以疼痛为主要临床表现的患者）

（5）抗 GM1 检测（尤其是以运动功能障碍为主要临床表现的患者）

（6）HIV

（7）夏科 - 马里 - 图思病基因检测

（8）腰椎穿刺

脑脊液检查：

（1）一般脑脊液检查无异常表现，但糖尿病神经病变的患者有 70% 脑脊液蛋白含量大于 2g/L。

（2）在炎性脱髓鞘性多发性神经病中，脑脊液蛋白含量和白细胞升高不成比例（蛋白增高不明显）。

（3）一些尿毒症患者脑脊液蛋白含量可升高至 0.5g/L~2g/L。

（4）胶原血管病（有 10% 的结节性多动脉炎患者有神经受累表现）脑脊液检查多正常。

（5）肿瘤（白血病、多发性骨髓瘤、癌）脑脊液蛋白含量常常升高，这可能与原发病灶有关。

（6）酒精中毒时脑脊液检测结果多正常。

需要鉴别诊断的感染性疾病：

（1）麻风病

（2）白喉：脑脊液蛋白含量为 0.5g/L~2g/L

（3）EB 病毒感染（与单核细胞增多症相关：脑脊液蛋白及单核细胞均升高）

（4）莱姆病

其他相关实验室检查：

（1）血清和尿液中药物和有毒化学物质检测（如铅、砷等）。

（2）维生素缺乏、妊娠和卟啉症的血液检测。

活检：

神经活检有助于确定病因，尤其是在轴突病变和脱髓鞘病变难以鉴别的情况下。神经活检也可用于辅助诊断淀粉样变、麻风病、脉管炎和结节病[2]。皮肤组织活检有助于诊断由细小无髓鞘神经纤维病变引起的异常表现，如疼痛、麻木和感觉异常[3]。

参考文献

1. England JD, Gronseth GS, Franklin G, et al. Practice Parameter: evaluation of distal symmetric polyneuropathy: role of laboratory and genetic testing (an evidence-based review). Report of the American Academy of Neurology, American Association of Neuromuscular and Electrodiagnostic Medicine, and American Academy of Physical Medicine and Rehabilitation. *Neurology.* 2009;72:185.

2. England JD, Asbury AK. Peripheral neuropathy. *Lancet.* 2004;363:2151.

3. McCarthy BG, Hsieh ST, Stocks A, et al. Cutaneous innervation in sensory neuropathies: evaluation by skin biopsy. *Neurology.* 1995;45:1848.

4

2. 糖尿病性多发性神经病

2.1 定义

糖尿病性多发性神经病是一种以肢体远端对称性病变为主要临床表现的疾病,可导致病变部位振动感觉丧失,痛觉、轻触觉和温觉减弱[1]。

2.2 临床表现

糖尿病患者的神经疾病表现多种多样,包括对称性多发性神经病变、自主性神经病、神经根病、单一神经病变和多灶性单一神经病变。

2.3 实验室检查

需要与糖尿病性多发性神经病鉴别诊断的疾病包括代谢性疾病如尿毒症、叶酸缺乏、甲状腺功能减退和急性间歇性卟啉症;该疾病其他致病因素还包括酒精、重金属和有毒气体;胶原血管病如结节性多动脉炎、狼疮等也可引起对称性多发性神经病。感染性疾病中需要与其进行鉴别诊断的有麻风病、结节病等;不常见的需要与其鉴别诊断的疾病包括副肿瘤综合征、恶性血液病、组织淀粉样变和遗传性神经病变。

糖尿病的诊断需要询问病史和临床检查相结合[2,3],当临床表现不典型时,可借助各种临床及实验室检查完成诊断。实验室检查可排除的疾病包括维生素 B_{12} 缺乏、甲状腺功能减退和尿毒症。

参考文献

1. Partanen J, Niskanen L, Lehtinen J, et al. Natural history of peripheral neuropathy in patients with non-insulin-dependent diabetes mellitus. *N Engl J Med.* 1995;333:89.
2. Dyck PJ, Kratz KM, Lehman KA, et al. The Rochester Diabetic Neuropathy Study: design, criteria for types of neuropathy, selection bias, and reproducibility of neuropathic tests. *Neurology.* 1991;41:799.
3. Dyck PJ, Albers JW, Andersen H, et al. Diabetic polyneuropathies: update on research definition, diagnostic criteria and estimation of severity. *Diabetes Metab Res Rev.* 2011, Jun 21. doi: 10.1002/dmrr.1226. [Epub ahead of print]

3. 多发性颅神经病变

3.1 定义

颅神经病变最常见于由外伤、感染或肿瘤导致的神经局部受压,血管或胶原性血管病及某些代谢性疾病。

3.2 实验室检查

实验室检查可辅助确诊病因:

(1) 外周血糖、HbA1c、BUN、Cre、AST 和 ALT 可反映患者是否患有代谢性疾病(如糖尿病、肾衰竭、慢性肝病、黏液性水肿、卟啉症)

(2) 血清学检查和(或)病史询问有助于感染性疾病的诊断(如带状疱疹、淋巴结结核相关性多发性神经炎或莱姆病)

(3) 神经及周围软组织活检可用于诊断结节病和肿瘤性疾病(如脑膜瘤、神经纤维瘤、癌、胆脂瘤、脊索瘤)

(4) 影像学检查可用于外伤及动脉瘤的辅助诊断

4. 单一神经病变

4.1 定义

单一神经病变是指单个神经由于外伤或压迫而引起的局灶性功能障碍,如腕管综合征;多灶性单一神经病变是指多个独立的神经发生病变。

4.2 临床表现

病变神经引起的临床症状包括疼痛、感觉异常或功能减弱,单一神经病变可能与系统性脉管炎引起的多发性梗死有关。其他致病因素还包括:

(1) 糖尿病

(2) 感染(如 HIV、白喉、带状疱疹、麻风)

(3) 结节病

(4) 结节性多动脉炎

(5) 肿瘤(白血病、淋巴瘤、癌)

(6) 创伤

(7) 血清学疾病

(8) 贝尔麻痹

(9) 特发性疾病

(10) 药物、有毒物质

(11) 慢性肾功能衰竭

(12) 甲状腺疾病

单一神经病变的诊断需要结合病史、神经系统检查、电诊疗法、体感诱发电位和神经影像学检查(如 MRI)。

4.3 实验室检查

血液学检查:

(1) 患有糖尿病性肌萎缩、特发性神经根病或多发性神经病的患者需要检查空腹血糖及糖化血红蛋白

(2) 患有多发性神经根病的患者(特别是在疾病流行区域患者)需要检查莱姆抗体滴度

(3) 对于神经压迫所致多灶性单一神经病变易感者(多累及至少 2~3 条末梢神经)和契 - 东综合征患者需要进行基因检测以排除遗传性神经病。

腰椎穿刺:对临床表现有异常的患者需进行脑脊液检查,项目包括白细胞计数、蛋白、梅毒、CMV,对疑似莱姆病的患者需进行血清学检查,如有肿瘤细胞还需进行细胞学检查。

5. 面瘫(贝尔麻痹)

5.1 定义

贝尔麻痹是指第七颅神经异常而导致的面部瘫痪。

5.2 临床表现

贝尔麻痹患者多表现为一侧面部突发性瘫痪(经常超过数小时),其中约有 50% 的患者有面部神经麻痹[1]。目前研究表明单纯疱疹病毒为其致病因素,可导致神经病变、脱髓鞘和神经麻痹[2];其他感染性致病因素还包括带状疱疹、CMV、EB 病毒、腺病毒、风疹病毒、腮腺

炎、乙型流感病毒、HIV 和柯萨奇病毒[3]。

莱姆病可导致双侧面瘫,早期血清学检查阴性不能排除该疾病。脑脊液淋巴细胞异常增多对其有辅助诊断意义,而脑脊液特异性 IgG 寡克隆检测可作为其诊断的一个敏感指标[4];此外,立克次体和埃立克体感染也可致病[5,6]。

该疾病的细菌性致病因素包括梅毒、白喉、麻风、猫抓病、肺炎支原体,非特异性局部炎性致病因素(如中耳炎和寄生虫感染)也可致病,肉芽肿性疾病(如结节病)也可作为病因(尤其是患者表现为双侧面部瘫痪时)。

如果起病缓慢,可考虑其病因为外伤、肿瘤[听神经瘤(见 eBook 表 4-11),侵袭颞骨的肿瘤]、胆脂瘤、骨佩吉特病,影像学检查可确诊。

药物反应,特别是口腔注射药物可以导致局部面神经病变,此时询问病史就显得尤其重要;疫苗接种后副作用和吉兰 - 巴雷综合征可导致双侧面瘫。

梅 - 罗综合征,一种病因不明的肉芽肿性疾病,可导致面瘫反复发作[7]。

5.3 实验室检查

应进行适当的实验室检查以确定病因,如血清学检查不仅可用于单纯疱疹病毒、HIV 及其他病毒感染的确定,也可用于伯氏疏螺旋体、埃立克体及其他可能致病微生物的鉴定。如果患者症状疑似胶原血管病,可行 ANA 检测;贝尔麻痹有时会伴有脑脊液细胞轻度升高。

参考文献

1. Peitersen E. The natural history of Bell's palsy. *Am J Otol.* 1982;4:107.
2. Peitersen E. Bell's palsy: the spontaneous course of 2,500 peripheral facial nerve palsies of different etiologies. *Acta Otolaryngol Suppl.* 2002;(549):4–30.
3. Morgan M, Nathwani D. Facial palsy and infection: the unfolding story. *Clin Infect Dis.* 1992;14:263.
4. Markby DP. Lyme disease facial palsy: differentiation from Bell's palsy. *BMJ.* 1989;299:605.
5. Bitsori M, Galanakis E, Papadakis CE, et al. Facial nerve palsy associated with Rickettsia conorii infection. *Arch Dis Child.* 2001;85:54.
6. Lee FS, Chu FK, Tackley M, et al. Human granulocytic ehrlichiosis presenting as facial diplegia in a 42-year-old woman. *Clin Infect Dis.* 2000;31:1288.
7. Levenson MJ, Ingerman M, Grimes C, et al. Melkersson-Rosenthal syndrome. *Arch Otolaryngol.* 1984;110:540.

---

6. 双颞侧偏盲

6.1 定义

双颞侧偏盲是指由于视交叉受压迫而导致的颞侧视野不完整。

6.2 临床表现

患者表现为颞侧视力减弱,该疾病最常见的病因是垂体瘤,但是任何可致视交叉受压迫的瘤体都可以成为致病因素,包括转移瘤、结节病、汉 - 许 - 克氏病、鞍区脑膜瘤、颅咽管瘤和威利斯动脉环血管瘤。

诊断主要通过神经影像学检查,组织活检可确定肿瘤类型。

7. 眼肌麻痹

7.1 定义

核间性眼肌麻痹可导致眼球水平运动障碍,表现为患侧眼球向鼻侧运动减弱,对侧眼球向颞侧运动时发生震颤,是由动眼神经内侧纵束受损导致。

7.2 临床表现

致病因素多种多样,包括多发性硬化症(MS)(约占30%,发病人群较年轻,且多为双侧受损)[1,2]、脑血管疾病(脑梗死多见于中老年人)、感染、外伤和肿瘤。

查体、神经影像学检查(如 MRI 和专项神经眼科检查)可用于其辅助诊断[2],需鉴别诊断的疾病包括动眼神经麻痹。

7.3 实验室检查

实验室检查的目的是寻找病因,可排除糖尿病、血管病变、多发性硬化症、重症肌无力、甲亢、感染和药物毒副作用所致的眼部病变。

参考文献

1. Frohman EM, Zhang H, Kramer PD, et al. MRI characteristics of the MLF in MS patients with chronic internuclear ophthalmoparesis. *Neurology.* 2001;57:762.
2. Frohman EM, Frohman TC, O'Suilleabhain P, et al. Quantitative oculographic characterisation of internuclear ophthalmoparesis in multiple sclerosis: the versional dysconjugacy index Z score. *J Neurol Neurosurg Psychiatry.* 2002;73:51.
3. Keane JR. Internuclear ophthalmoplegia: unusual causes in 114 of 410 patients. *Arch Neurol.* 2005;62:714.

8. 动眼神经麻痹

8.1 定义

动眼神经麻痹是由于第三条颅神经(动眼神经)损伤引起的。

8.2 临床表现

临床诊断需要根据患者年龄、复视类型及眼睑受累程度而定。该疾病最常见的病因包括颅内动脉瘤、缺血、外伤和偏头痛,糖尿病性缺血性第三神经麻痹是成人最常见的病因,头部只有在受到严重外伤时才有可能导致动眼神经损伤。眼肌麻痹性"偏头痛"已在2004年由国际头痛学会纳入颅神经痛范畴[1]。

鉴别诊断的疾病包括多发性硬化症(临床表现与眼肌麻痹导致的瞳孔扩大近似)、眼眶炎和骨折。其诊断需要结合病史、神经系统检查、神经影像学检查(如 MRI、MRA、CTA)以排除血管瘤[2]。

8.3 实验室检查

实验室检查(如血糖、糖化血红蛋白和血沉)有助于诊断糖尿病或血管性病变导致的眼部疾病,年轻患者应排除重症肌无力的可能。

参考文献

1. Headache Classification Committee of the International Headache Society. The International Classification of Headache Disorders. *Cephalalgia.* 2004;24:1.

2. Jacobson DM, Trobe JD. The emerging role of magnetic resonance angiography in the management of patients with third cranial nerve palsy. *Am J Ophthalmol.* 1999;128:94.

9. 三叉神经痛

9.1 定义
三叉神经痛是指由三叉神经一个或多个分支引起的突发性的、常累及单侧的、刺痛感严重、持续时间短且反复发作的神经疾病。

9.2 临床表现
80%~90% 的患者是由于血管压迫三叉神经根引起脱髓鞘导致的疾病[1]，其他疾病如前庭神经鞘瘤(听神经瘤)、脑膜瘤、皮样囊肿等也可压迫三叉神经引起病变，而囊状动脉瘤或动静脉畸形导致的压迫则较少见。MS 可引起三叉神经核单个或多部位脱髓鞘病变而导致疼痛。

9.3 实验室检查
神经影像学检查(CT 和 MRI)和电生理学检查可辅助诊断该疾病，实验室检查可鉴别诊断 MS 和带状疱疹。其与神经鞘瘤(见 eBook 表 4-11)、脑膜瘤(见 eBook 表 4-13 和表 4-15)和囊肿之间的鉴别诊断需要进行组织活检。

参考文献
1. Love S, Coakham HB. Trigeminal neuralgia: pathology and pathogenesis. *Brain.* 2001;124:2347.

10. 球后视神经病变(视神经炎)

10.1 定义
球后视神经病变是指由于视神经损伤导致的患侧眼部疼痛、视力受损甚至失明的疾病。

10.2 临床表现
可导致球后视神经病变的原发疾病包括 MS(可致脱髓鞘性视神经炎)、缺血(可致动静脉炎性缺血性视神经病变)、感染(如西尼罗河病毒、猫抓病、弓形虫、结核和隐球菌感染)、肿瘤、药物副作用(氯霉素、乙胺丁醇、异烟肼、青霉胺、吩噻嗪、宝泰松、奎宁和链霉素)[1,2]，病毒感染后视神经炎也可见，较少见的病因包括狼疮、干燥综合征、韦氏肉芽肿病[3]。球后视神经病变与 MS 相关，最终有 30%~50% 的患者会发展成为视神经炎。缺血性视神经病变是老年人最常见的病因[4]，其有两种遗传性视神经病变类型：莱伯遗传性视神经病变和 Kjer 病[5,6]。

临床诊断需要结合病史和检查(如眼底镜等)以确诊，神经影像学检查(MRI)有助于发现急性脱髓鞘病变及 MS，视觉诱发反应可辅助诊断脱髓鞘病变。

10.3 实验室检查
相关实验室检查包括血沉、ANA、血管紧张素转换酶及莱姆病相关血清学检查，腰椎穿刺可排除多发性硬化症的可能。脑脊液检查结果可正常或蛋白质升高、白细胞不超过 200 个 /μl，也可进行寡克隆区带检测。其他如感染、中毒和遗传性疾病等相关性检查应根据患者病史酌情开展。

参考文献

1. Balcer LJ. Clinical practice. Optic neuritis. *N Engl J Med*. 2006;354:1273.
2. Lee AG, Brazis PW. Systemic infections of neuro-ophthalmic significance. *Ophthalmol Clin North Am*. 2004;17:397.
3. Rabadi MH, Kundi S, Brett D, et al. Neurological pictures. Primary Sjögren syndrome presenting as neuromyelitis optica. *J Neurol Neurosurg Psychiatry*. 2010;81:213.
4. Hayreh SS. Posterior ischaemic optic neuropathy: clinical features, pathogenesis, and management. *Eye (Lond)*. 2004;18:1188.
5. Lamirel C, Cassereau J, Cochereau I, et al. Papilloedema and MRI enhancement of the prechiasmal optic nerve at the acute stage of Leber hereditary optic neuropathy. *J Neurol Neurosurg Psychiatry*. 2010;81:578.
6. Alexander C, Votruba M, Pesch UE, et al. OPA1, encoding a dynamin-related GTPase, is mutated in autosomal dominant optic atrophy linked to chromosome 3q28. *Nat Genet*. 2000;26:211.

11. 自主神经病变

11.1 定义

自主神经病变指可影响交感神经和(或)副交感神经的一组遗传性 / 获得性疾病或综合征。

11.2 临床表现

自主神经病变可影响多器官、多系统,产生多种临床表现并累计多个系统,包括心血管系统、GI、GU、呼吸系统和神经内分泌系统。自主神经病变最常见的病因是 DM[1](同时也是多发性神经病及中枢神经系统自身免疫病的常见病因)。

自主神经系统疾病的病因包括吉兰 - 巴雷综合征、遗传性神经病、感染(如美洲锥虫病、HIV、肉毒杆菌、白喉、麻风)、有毒物质及药物毒副作用(如长春新碱、顺铂、紫杉醇、铊和重金属)、胶原血管病(如干燥综合征、系统性红斑狼疮和 RA)、卟啉病、尿毒症、酒精性神经病变、肝脏疾病、副肿瘤综合征、兰伯特 - 伊顿综合征和药物作用(如降压药、三环类药物、单胺氧化酶抑制剂和多巴胺类药物)[2]。

11.3 实验室检查

通过询问病史及实验室检查可以确定病因。所有糖尿病患者都应该详细询问病史并进行自主神经系统相关检查,包括心率、呼吸频率、瓦尔萨尔瓦动作及直立性高血压。

参考文献

1. Boulton AJ, Vinik AI, Arezzo JC, et al. Diabetic neuropathies: a statement by the American Diabetes Association. *Diabetes Care*. 2005;28:956.
2. Freeman R. Autonomic dysfunction. In: Samuels M, Fesky S, eds. *The Office Practice of Neurology*, 2nd ed. Philadelphia, PA: Churchill Livingstone; 2003;14:141–145.

12. 假性脑瘤

12.1 定义

假性脑瘤是由颅内压突然性增高引起的病变。

12.2 临床表现

临床表现有头疼和视盘水肿,脑脊液检查一般只表现为颅内压增高。其诊断主要通过排除法确诊,如神经影像学检查排除占位性病变及梗阻,眼底镜检查有无视乳盘水肿,视野检测用于检查视神经受累程度[1]。

12.3 实验室检查

实验室检查可辅助诊断"继发性假性脑瘤",神经影像学检查之后可行脑脊液检查以检测颅内压、细胞、糖、蛋白水平等,还可以根据临床表现进行细胞学检查[2]。实验室检查可排除艾迪生病、感染、代谢性疾病(如急性低钙血症和其他电解质异常)、空蝶鞍综合征和妊娠。还应排除药物(如精神病治疗药物、性激素、口服避孕药和糖皮质激素),自身免疫性疾病(如SLE、结节性多动脉炎和血清病),以及其他疾病(包括吉兰-巴雷综合征、头部外伤、各种贫血和慢性肾功能衰竭)引起的临床症状。

参考文献

1. Friedman DI, Jacobson DM. Diagnostic criteria for idiopathic intracranial hypertension. *Neurology*. 2002;59:1492.
2. Corbett JJ, Mehta MP. Cerebrospinal fluid pressure in normal obese subjects and patients with pseudotumor cerebri. *Neurology*. 1983;33:1386.

第四节　运 动 障 碍

1. 帕金森病

1.1 定义

帕金森病(Parkinson disease,PD)是指由于黑质多巴胺能神经元变性坏死导致的一种进行性神经退行性病变。

1.2 临床表现

临床表现主要为静止性震颤、运动迟缓、肌强直和姿势步态障碍。在病程晚期,可发展为痴呆(见痴呆)。需要与其进行鉴别诊断的疾病包括特发性震颤、路易体痴呆、皮质基底节退行性变、进行性核上性麻痹和多系统萎缩;此外,PD还应与药物、有毒物质、头部外伤、感染、脑血管疾病和代谢紊乱导致的继发性帕金森病相鉴别[1]。

PD的诊断主要通过临床评估,暂无特异性实验室检查可作为其诊断依据。神经影像学检查不能用于帕金森病与其他综合征导致的运动障碍的鉴别,MRI可用于排除脑部器质性病变。PD早期可表现为嗅觉障碍,因此嗅觉检查可用于其辅助诊断[2]。在尸检中,PD患者脑干厚质切片可发现黑质多巴胺能神经元色素减退,镜检可发现神经元丢失和路易氏小体(见 eBook 表 4-7 和表 4-16)。

参考文献

1. Tolosa E, Wenning G, Poewe W. The diagnosis of Parkinson's disease. *Lancet Neurol*. 2006;5:75.
2. Katzenschlager R, Zijlmans J, Evans A, et al. Olfactory function distinguishes vascular parkinsonism from Parkinson's disease. *J Neurol Neurosurg Psychiatry*. 2004;75:1749.

2. 进行性核上性麻痹

2.1 定义

进行性核上性麻痹(progressive supranuclear palsy,PSP)是一种神经系统退行性疾病,可导致基底神经节、脑干、脑皮质、齿状核和高位脊髓的神经元和神经胶质减少。

2.2 临床表现

临床表现与帕金森病相似,PSP 特异性临床表现为垂直性核上性眼肌麻痹、眼球不能向上转动。PSP 可能有遗传易感性,但目前并没有找到其确切基因位点,该疾病的诊断主要通过临床检查。

2.3 实验室检查

类似于 PD、PSP 的实验室和影像学检查并无明确的诊断意义,但可用来排除可治疗性疾病(如脑炎、多巴胺药物副作用、肿瘤和惠普尔病)。PSP 患者血液、尿液和脑脊液检查结果均正常。近期有研究表明脑脊液中低水平的高香草酸和 Tau 蛋白对于 PSP 可能具有诊断意义[1,2]。尸检病理报告显示 PSP[3] 患者存在基底节和中脑的神经元及神经胶质中大量神经纤维缠结、脑皮质萎缩伴有黑质和蓝斑脱色[4]、4R Tau 蛋白组成异常纤维的现象[5,6]。

参考文献

1. Mendell JR, Engel WK, Chase TN. Modification by L-dopa of a case of progressive supranuclear palsy. With evidence of defective cerebral dopamine metabolism. *Lancet.* 1970;1:593.
2. Urakami K, Wada K, Arai H, et al. Diagnostic significance of tau protein in cerebrospinal fluid from patients with corticobasal degeneration or progressive supranuclear palsy. *J Neurol Sci.* 2001;183:95.
3. Williams DR, Lees AJ. Progressive supranuclear palsy: clinicopathological concepts and diagnostic challenges. *Lancet Neurol.* 2009;8:270.
4. Hauw JJ, Daniel SE, Dickson D, et al. Preliminary NINDS neuropathologic criteria for Steele-Richardson-Olszewski syndrome (progressive supranuclear palsy). *Neurology.* 1994;44:2015.
5. Kumar V, Abbas AK, Fausto N, et al. *Robbins and Code Trend Pathologic Basis of Disease*, 8th ed. Philadelphia, PA: Saunders Elsevier; 2004:1318.
6. Takahashi M, Weidenheim KM, Dickson DW, et al. Morphological and biochemical correlations of abnormal tau filaments in progressive supranuclear palsy. *J Neuropathol Exp Neurol.* 2002;61:33.

3. 亨廷顿病

3.1 定义

亨廷顿病(Huntington disease,HD)是一种由 4p 染色体上的亨廷顿基因重复扩增所致的神经系统退行性疾病,为常染色体显性遗传疾病。亨廷顿基因复制次数不同则遗传率不同,但当其复制次数大于 38 次时,遗传率可达 100%[1]。

3.2 临床表现

HD 主要临床表现为舞蹈样动作、精神障碍和痴呆。该疾病和其他神经退行性痴呆的鉴别点主要为舞蹈样动作和(或)精神障碍的表现,与其他运动障碍性疾病的鉴别点主要为异常运动的方式。

3.3 实验室检查

HD 的诊断需要结合家族史、临床评估和基因检测。基因筛查也可用于健康人患病风险评估，*CAG* 基因检测已投入使用，对于复制长度大于 38 次的突变基因片段具有高度灵敏性和 100% 的特异性[2]；而临床对 HD 的诊断不推荐使用神经影像学检查的方法。

参考文献

1. Richards RI. Dynamic mutations: a decade of unstable expanded repeats in human genetic disease. *Hum Mol Genet.* 2001;10:2187.
2. Kremer B, Goldberg P, Andrew SE, et al. A worldwide study of the Huntington's disease mutation. The sensitivity and specificity of measuring CAG repeats. *N Engl J Med.* 1994; 330:1401.

4. 肌张力障碍

4.1 定义

肌张力障碍指肌组织持续性收缩引起的运动障碍，是一种先天性或后天获得性疾病。

4.2 临床表现

临床表现为肢体扭转不能回复，可按照发病年龄、病变部位和病因对其分类。原发性肌张力障碍除了运动障碍之外并无神经异常的表现，但是继发性肌张力障碍还可出现肌僵直、共济失调、肌无力、视觉或认知障碍和癫痫的症状[1,2]。

DYT1 型张力障碍（早发型）的遗传学病因为 *TOR1A* 基因突变，DYT6 型张力障碍（迟发型）则是由 *THAP1* 基因突变导致[3,4]。多巴反应性肌张力障碍多见于儿童，表现为局灶性功能障碍；其为常染色体显性遗传的 DYT5 型张力障碍，是由 GTP 水解循环 -1 基因突变所致[5]。程氏综合征是一种常染色体隐性遗传性疾病，是由酪氨酸羟化酶基因突变所致[6]。

肌张力障碍诊断主要通过临床检查，尤其需要对运动障碍程度进行评估。

4.3 实验室检查

早发型张力障碍可进行 *TOR1A* 基因检测，部分地区还可针对 DYT5 型张力障碍进行基因检测。此外，其他检查可排除继发性张力障碍，如神经影像学检查 CT 和 MRI 可排除基底神经节病变，血清铜离子和 24 小时尿铜离子排出量检测可排除威尔逊病，其他常规检查还包括血常规、电解质、肝功、肾功、ANA 和铜蓝蛋白。

参考文献

1. Geyer HL, Bressman SB. The diagnosis of dystonia. *Lancet Neurol.* 2006;5:780.
2. Phukan J, Albanese A, Gasser T, et al. Primary dystonia and dystonia-plus syndromes: clinical characteristics, diagnosis, and pathogenesis. *Lancet Neurol.* 2011;10:1074.
3. Bressman SB, Sabatti C, Raymond D, et al. The DYT1 phenotype and guidelines for diagnostic testing. *Neurology.* 2000;54:1746.
4. Fuchs T, Gavarini S, Saunders-Pullman R, et al. Mutations in the THAP1 gene are responsible for DYT6 primary torsion dystonia. *Nat Genet.* 2009;41:286.
5. Trender-Gerhard I, Sweeney MG, Schwingenschuh P, et al. Autosomal-dominant GTPCH1-deficient DRD: clinical characteristics and long-term outcome of 34 patients. *J Neurol Neurosurg Psychiatry.* 2009;80:839.
6. Segawa M, Nomura Y, Nishiyama N. Autosomal dominant guanosine triphosphate cyclohydrolase I deficiency (Segawa disease). *Ann Neurol.* 2003;54 (Suppl 6):S32.

5. 抽动秽语综合征

5.1 定义

抽动秽语综合征(Tourette syndrome,TS)是一种遗传性的神经精神性疾病,儿童时期发病,主要表现为运动和发声抽动。

5.2 临床表现

临床表现为起病突然,重复的动作和语言,病程可长可短。TS 的遗传学病因较复杂,目前可以确定的是 13 号染色体 *SLRTIK1* 基因突变为其病因之一[1],*SLRTIK1* 基因可能与树突的生长相关。TS 主要症状包括注意力下降、强迫症、强迫行为、学习障碍和对抗性障碍[2]。

5.3 实验室检查

TS 的诊断主要通过实验室检查和询问病史,神经影像学检查无明确意义。目前尚无TS 的确诊实验室检查,但是药物检测(如可卡因和多巴胺受体阻滞剂检测)可用于该疾病与继发性抽动症的鉴别诊断,血涂片检查可用于排除跟抽动相关的神经性棘状红细胞增多症。

参考文献

1. Abelson JF, Kwan KY, O'Roak BJ, et al. Sequence variants in SLITRK1 are associated with Tourette's syndrome. *Science*. 2005;310:317.
2. Freeman RD, Fast DK, Burd L, et al. An international perspective on Tourette syndrome: selected findings from 3,500 individuals in 22 countries. *Dev Med Child Neurol*. 2000;42:436.

6. 脑性瘫痪

6.1 定义

脑性瘫痪是指围产期胎儿由于缺氧或黄疸而导致的大脑运动区域非进行性的功能障碍[1]。

6.2 临床表现

儿童时期即可表现出舞蹈样动作、肌张力异常、反射异常和肢体动作不协调。脑性瘫痪的诊断主要通过临床查体和询问病史。

6.3 实验室检查

MRI、超声和 CT 等检查可排除脑梗死或发育异常引起的病变,脑电图可排除癫痫。PT、APTT、蛋白 S、蛋白 C 和抗凝血酶检查可排除由凝血功能异常引起的脑卒中。

参考文献

1. Kuban KC, Leviton A. Cerebral palsy. *N Engl J Med*. 1994;330:188.

7. 小舞蹈病

7.1 定义

小舞蹈病是一种急性风湿热后遗症。

7.2 临床表现

小舞蹈病是儿童最常见的一种后天获得性舞蹈症。一般感染后 1~8 个月可发病,起病较隐匿,也可突然发病[1]。该疾病主要通过临床评估进行诊断,虽然链球菌感染和 ASO 滴度的测定可用于其辅助诊断,但目前尚无特异性实验室检查手段。

参考文献

1. Eshel G, Lahat E, Azizi E, et al. Chorea as a manifestation of rheumatic fever—a 30-year survey (1960–1990). *Eur J Pediatr.* 1993;152:645.

8. 莱施 - 奈恩综合征

8.1 定义

莱施 - 奈恩综合征是一种 X 连锁隐性遗传性疾病,可导致高尿酸血症。

8.2 临床表现

早期临床表现有智力低下、发育迟缓、锥体外系运动性障碍、自残行为、痛风和肾脏疾病。病因为次黄嘌呤 - 鸟嘌呤磷酸核糖基转移酶基因发生突变导致酶含量下降,该基因的大量突变已被报道[1]。

8.3 实验室检查

对于莱施 - 奈恩综合征突变基因整段编码区的序列分析既可作为诊断检测,又可作为产前筛查。

参考文献

1. Mak BS, Chi CS, Tsai CR, et al. New mutations of the HPRT gene in Lesch-Nyhan syndrome. *Pediatr Neurol.* 2000;23:332.

9. 特发性震颤

9.1 定义

特发性震颤(essential tremor,ET)是一种相对独立的疾病,即除震颤外并无其他生理或精神异常的表现,且其发病较普遍,可累及高达 5% 的人群[1]。

9.2 临床表现

临床表现为运动时相关肌群出现震颤,疲劳或压力过大可加重症状。震颤最常见的部位是手或手臂,但是头部、颈部、下颌及身体其他部位也可受累。ET 的遗传学病因与染色体 2P、3q13 和 6p23 相关[2]。研究表明,ET 患者脑部病理学检查脑干中可见路易氏小体和小脑退行性变[3];另一研究发现,ET 还可发生蓝斑色素丢失[4]。

9.3 实验室检查

虽然 ET 是一种常见的运动障碍性疾病并且和其他疾病如帕金森病和代谢异常导致的运动障碍有相似的临床表现,但目前临床 ET 尚无针对性的基因检测。对甲状腺疾病(TSH 和游离 T4)、糖尿病、药物作用(如拟交感神经药物和兴奋剂)、咖啡因和酒精的实验室筛查可排除非特发性震颤。

参考文献

1. Louis ED, Ottman R, Hauser WA. How common is the most common adult movement disorder?

Estimates of the prevalence of essential tremor throughout the world. *Mov Disord*. 1998;13:5.
2. Shatunov A, Sambuughin N, Jankovic J, et al. Genomewide scans in North American families reveal genetic linkage of essential tremor to a region on chromosome 6p23. *Brain*. 2006;129:2318.
3. Louis ED, Faust PL, Vonsattel JP, et al. Neuropathological changes in essential tremor: 33 cases compared with 21 controls. *Brain*. 2007;130:3297.
4. Shill HA, Adler CH, Sabbagh MN, et al. Pathologic findings in prospectively ascertained essential tremor subjects. *Neurology*. 2008;70:1452.

10. 不宁腿综合征

10.1 定义

不宁腿综合征(restless leg syndrome,RLS)是一种原发或继发性运动障碍性疾病,患者需要通过不断活动腿部以缓解疼痛,发病年龄小于 40 岁的原发性 / 先天性 RLS 具有家族遗传性。RLS 与 BTBD9 和 MEIS1 基因突变相关,这两种基因与疾病临床表型及铁代新平衡的维系相关[1,2]。其他疾病如缺铁、肾病、糖尿病、多发性硬化症、帕金森病、妊娠、风湿性疾病和静脉功能不全也可引起 RLS。

10.2 临床表现

临床表现为腿部或身体其他部位因疼痛而引起的强迫性运动,症状多于休息或睡前出现。其诊断主要是通过询问病史和临床评估完成,目前尚未开展相关基因检测。诊断时应注意排除其他可能的疾病。

参考文献

1. Winkelmann J, Schormair B, Lichtner P, et al. Genome-wide association study of restless legs syndrome identifies common variants in three genomic regions. *Nat Genet*. 2007;39:1000.
2. O'Keeffe ST, Gavin K, Lavan JN. Iron status and restless legs syndrome in the elderly. *Age Ageing*. 1994;23:200.

11. 肌萎缩侧索硬化症

11.1 定义

肌萎缩侧索硬化症(amyotrophic lateral sclerosis,ALS)是一种神经系统进行性的退行性疾病,可引起肌肉萎缩和坏死,与家族遗传性相关。

11.2 临床表现

ALS 临床表现为脊髓的上运动神经元和下运动神经元功能障碍,起始于颅 / 球、颈、胸或腰骶区,是一种进行性加重的疾病,可逐渐累及其他部位,导致肌肉萎缩和体重下降。其中家族遗传性 ALS 占 5%~10%(见 eBook 表 4-17)。

ALS 诊断主要依靠病史和临床检查。当患者表现出急性或慢性失神经或异常神经支配的临床表现时,可进行感觉或运动神经传导性检测和肌电图检查。其神经影像学检查可用于排除性检查。

11.3 实验室检查

由于失神经支配,肌酸激酶可升高到 1 000U/L。脑脊液检查可用于排除莱姆病、HIV 感染、慢性炎性脱髓鞘性多发性神经病、恶性疾病、继发于淋巴瘤或乳腺癌的副肿瘤综合征。

家族性 ALS 可进行基因检测,疾病相关突变基因包括 SOD1、TARDBP、FUS、FIG4、

ANG、Alsin（ALS2）、VAPB、OPTN 和 SETX（见第十章遗传性疾病）。

肌组织活检可用于排除肌病。ALS 可有慢性失神经和异常神经支配的表现。

第五节   中枢神经系统自身免疫性疾病

1. 原发性自身免疫性自主神经病变

1.1 定义

原发性自身免疫性自主神经病变（又称作自身免疫性自主神经节病、急性全身自主神经病、急性全身自主神经失调症）是一种自身免疫性疾病，可能与抗神经节乙酰胆碱受体抗体（acetylcholine receptor antibodies，AChR）引起的交感神经和副交感神经传导通路阻滞相关。

1.2 临床表现

临床表现为直立性低血压、无汗症、唾液腺和泪腺分泌功能减低、勃起功能障碍、膀胱排空障碍，这些症状与血浆置换功能障碍相关。三分之二的亚急性患者和三分之一的慢性患者可检测出神经节 AChR 抗体[1-3]。

该疾病需要与继发性自身免疫性自主神经病变相鉴别，包括糖尿病、淀粉样变、副肿瘤综合征、兰伯特 - 伊顿综合征、肉毒杆菌、梅毒、HIV 感染、胶原血管病和卟啉症。

1.3 实验室检查

应根据病史和症状采取适当检查，原发性自身免疫性自主神经病变实验室检查应与急性炎性脱髓鞘性神经病变（如帕金森病、药物或有毒物质作用、遗传病）和原发性自身免疫性自主神经病变鉴别诊断。放射免疫沉淀法检测神经节 AChR 抗体可用于该疾病的诊断[1]，该疾病患者血浆去甲肾上腺素水平也可有所下降。

可进行的实验室检查如下：

（1）糖化血红蛋白用于检测糖尿病

（2）抗 -Hu 抗体滴度检测可用于副肿瘤综合征检查

（3）抗钙离子通道抗体滴度检测可用于兰伯特 - 伊顿综合征检查

（4）粪便可检测肉毒杆菌和毒素，血清和尿蛋白电泳可检测淀粉样变导致的骨髓瘤，基因检测可用于检测遗传性淀粉样变

（5）快速血浆实验（rapid plasma reagin，RPR）可用于筛查梅毒

（6）HIV 血清学检查；ANA、ESR 和其他自身免疫病相关性检测（如类风湿因子和干燥综合征、SS-A 和 SS-B 抗体）可用于检测胶原血管病

（7）尿胆原和红细胞胆色素脱氨酶可用于检测卟啉症

参考文献

1. Klein CM, Vernino S, Lennon VA, et al. The spectrum of autoimmune autonomic neuropathies. *Ann Neurol*. 2003;53:752.

2. Sandroni P, Vernino S, Klein CM, et al. Idiopathic autonomic neuropathy: comparison of cases seropositive and seronegative for ganglionic acetylcholine receptor antibody. *Arch Neurol*. 2004;61(1):44–48.

3. Schroeder C, Vernio S, Birkenfeld AL, et al. Plasma exchange for primary autoimmune auto-

nomic failure. *N Engl J Med.* 2005;353:1585.

4. Vernino S, Freeman R. Peripheral autonomic neuropathies. *Continuum Lifelong Learning Neurol.* 2007;13(6):89–110.

（姜文灿 校）

2. 吉兰 - 巴雷综合征

2.1 定义

吉兰 - 巴雷综合征（Guillain-Barré syndrome, GBS）是一组异质性疾病，指急性免疫介导的多发性神经病，包括多见于欧美地区的急性炎性脱髓鞘性多发性神经病（acute inflammatory demyelinating polyradiculoneuropathy, AIDP）和多见于中国、日本和墨西哥的急性运动轴索神经病（acute motor axonal neuropathy, AMAN）及急性运动感觉轴索神经病（acute sensory motor axonal neuropathy, AMSAN）[1]。

2.2 临床表现

吉兰 - 巴雷综合征临床表现多为继发于感染的急性上升性麻痹[2]。其中 70% 的患者可恢复，20% 会留有后遗症，死亡率为 10%。有 70% 的患者会表现出自主神经功能异常，而严重的自主神经功能障碍有时可导致猝死[3,4]。

大量自身抗体的出现是 GBS 的病因，这些抗体包括抗 GQ1b 抗体、抗 GM1、GD1a、GalNacGD1a 和 GD1b 抗体。其中，GQ1b 是神经节苷脂的组分，抗 GQ1b 抗体可见于米勒 - 费希尔综合征（Miller-Fisher syndrome, MFS），抗 GM1、GD1a、GalNacGD1a 和 GD1b 抗体与轴突病变相关[5]。肌电图和神经传导检测可鉴别病变是以脱髓鞘性多发性神经病为主的 AIDP 还是以轴突神经病变为主的 AMAN 或 AMSAN，用于辅助诊断。

2.3 实验室检查

吉兰 - 巴雷综合征脑脊液检查结果为蛋白 - 细胞分离，即细胞数量正常而蛋白含量升高（平均 0.5g/L~1g/L），脑脊液蛋白含量与病程进展成正比，且可持续升高。疾病初期脑脊液检查可正常。抗 GQ1b 抗体检测可用于该疾病辅助诊断[6]，神经活检可检查脱髓鞘及髓鞘再生。

此外还可对患者近期相关疾病进行检测[如 15%~40% 的患者发病前曾感染空肠弯曲菌，5%~20% 的患者曾感染 CMV，发达国家有不到 2% 的患者发病前曾感染 EB 病毒及肺炎支原体、其他病毒和立克次体，其他相关疾病还包括免疫性疾病、糖尿病和中毒（如铅、酒精）、肿瘤]，不超过 70% 的病例并未发现病原体[7]。

参考文献

1. McKhann GM, Cornblath DR, Griffin JW, et al. Acute motor axonal neuropathy: a frequent cause of acute flaccid paralysis in China. *Ann Neurol.* 1993;33:333.
2. Ropper AH. The Guillain-Barré syndrome. *N Engl J Med.* 1992;326:1130–1136.
3. Zochodne DW. Autonomic involvement in Guillain-Barré syndrome: a review. *Muscle Nerve.* 1994;17:1145–1155.
4. Köller H, Kieseier BC, Jander S, et al. Chronic inflammatory demyelinating polyneuropathy. *N Engl J Med.* 2005;352:1343–1356. Review.
5. Nagashima T, Koga M, Odaka M, et al. Clinical correlates of serum anti-GT1a IgG antibodies. *J Neurol Sci.* 2004;219:139.
6. Chiba A, Kusunoki S, Obata H, et al. Serum anti-GQ1b IgG antibody is associated with oph-

thalmoplegia in Miller Fisher syndrome and Guillain-Barré syndrome: clinical and immunohistochemical studies. *Neurology.* 1993;43:1911.

7. Sivadon-Tardy V, Orlikowski D, Rozenberg F, et al. Guillain-Barré syndrome, greater Paris area. *Emerg Infect Dis.* 2006;12:990.

3. 多发性硬化症

3.1 定义

多发性硬化(multiple sclerosis,MS)是一种脑和脊髓的炎症性疾病,可使神经元失去具有绝缘作用的髓鞘,是中枢神经系统最常见的自身免疫性脱髓鞘疾病。

3.2 临床表现

由于神经系统中特定的白质病灶发生炎症脱髓鞘,患者会出现相应的神经功能缺损症状。该疾病的女性发病率是男性的两倍,儿童及 50 岁以上的患者较少见。在 MS 患者的尸检中发现,大脑组织存在多个脱髓鞘的病灶,并且缺乏少突胶质细胞和星形胶质细胞瘢痕(见 eBook 图 4-18)。除非能从患者的病史中发现多种临床上不可逆的损伤,同时通过 MRI、诱发电位或体格检查发现患者脑部存在多个病变部位,否则单独依靠脑脊液检测无法对 MS 做出准确的诊断。McDonald 标准是 MS 最常用的诊断标准,该标准最新的修订版要求同时依据 MRI 和脑脊液检查结果才能确诊 MS[1,2]。

3.3 实验室检查

90% 以上的 MS 患者脑脊液会发生改变[3]。脑脊液压力、葡萄糖和白蛋白含量正常,2/3 的患者脑脊液白细胞计数在参考区间内,不到 5% 的患者白细胞计数大于 50 个 /μl,并以 T 淋巴细胞为主。有两项重要的脑脊液检查在 MS 患者中呈阳性:脑脊液寡克隆区带(oligoclonal bands,OCB)和 IgG 指数[1]。

3.4 寡克隆 IgG 区带

未经浓缩的脑脊液 IgG 定性检测是诊断 MS 最有效的方法,敏感度和特异度均高于 IgG 的定量检测。当在脑脊液中发现血清中不存在的寡克隆区带时,与鞘内合成相符,可确诊 MS。该试验最好采用等电聚焦(isoelectric focusing,IEF)结合免疫印记或免疫固定技术,同时在相邻泳道加上阳性和阴性质控。诊断试验将得到以下 5 种已知的寡克隆区带染色分型之一[4,5]:

(1) Type 1:脑脊液和血清均不存在 OCB。

(2) Type 2:脑脊液出现 OCB,但血清未出现,表明存在 IgG 鞘内合成。

(3) Type 3:脑脊液出现 OCB,但脑脊液和血清还同时出现其他相同的 OCB,仍可表明存在 IgG 鞘内合成。

(4) Type 4:脑脊液和血清出现的 OCB 相同,表明存在全身性的免疫反应、血 - 脑脊液屏障正常或受损、OCB 被动进入脑脊液。

(5) Type5:脑脊液和血清出现相同的单克隆带,表明出现单克隆丙球蛋白病。

如果结果为无法确定、阴性或 IEF 只出现一条区带,但是临床仍高度怀疑 MS,则需再重复进行一次腰椎穿刺和脑脊液检测。90% 的 MS 患者脑脊液存在 OCB,同时血清检测中至少有两条区带不会存在。只有在极少的情况下,MS 患者脑脊液免疫球蛋白正常,无法检出寡克隆区带。不超过 10% 的非炎症性神经疾病患者(如脑膜癌、脑梗死)和不超过 40%

的炎症性中枢神经系统疾病患者(如神经梅毒、病毒性脑炎、进展性风疹脑炎、亚急性硬化性全脑炎、细菌性脑膜炎、弓形虫病、隐球菌性脑膜炎、炎症性神经病变和锥虫病),结果也会出现阳性。

OCB 与 MS 的严重程度、持续时间和疾病进展之间的关系还不明确,在疾病缓解时 OCB 仍可存在。在治疗过程中,约 30%~50% 患者 OCB 可出现减少。评估轻链有助于判读结果不明确的寡克隆 IgG 区带[4,5]。

3.5 IgG 指数

MS 患者脑脊液中的免疫球蛋白含量(以 IgG 为主)与其他蛋白相比明显升高,结果以 IgG 指数(参考区间小于 0.66)表示,IgG 指数可反映 IgG 在神经系统内合成状况。IgG 合成增加可表现为脑脊液白蛋白与人血白蛋白的比值改变,可用于排除由于血脑屏障破坏而引起的 IgG 升高。约 90% 的 MS 患者 IgG 指数大于 0.7。脑脊液中 IgM 和 IgA 的含量也可升高,但是对 MS 的诊断价值并不大[1,3]。

脑脊液中 IgG 水平与 MS 的持续时间、活动状态或病程无关。在其他炎症性脱髓鞘疾病(如神经梅毒和急性吉兰 - 巴雷综合征)中,5%~15% 的其他神经疾病患者和一部分正常人 IgG 水平也可能升高。据报道,近期的脊髓造影也可能影响该项检查的结果。在 90% 的 MS 患者和 4% 的非 MS 患者中,脑脊液 IgG 的合成率(3.3mg/ 天)会升高[3]。采用 PCR 方法可指示 B 细胞克隆增加。

3.6 其他有价值的试验

髓鞘碱性蛋白的出现表明近期发生了髓鞘的破坏。70%~90% 的 MS 患者,髓鞘碱性蛋白在急性加重期升高,2 周内下降到正常水平(小于 1ng/ml),弱反应性(4ng/ml~8ng/ml)表明活动性损伤发生超过一周。髓鞘碱性蛋白可用于 MS 病程的追踪,但是不适用于筛查。在疾病早期脑脊液 OCB 出现之前,髓鞘碱性蛋白还有助于 MS 诊断。此外约 10% MS 患者不出现区带,也可依据髓鞘碱性蛋白进行辅助诊断。但是,髓鞘碱性蛋白不能预测疾病的进展[1]。其他原因导致的脱髓鞘、组织损伤(如脑膜脑炎、脑白质营养不良、代谢性脑病、系统性红斑狼疮中枢神经系统病变、脑肿瘤、头部创伤、肌萎缩侧索硬化、颅侧放疗和鞘内化疗、45% 的近期发生过脑卒中的患者)和其他疾病(如糖尿病、慢性肾脏功能衰竭、血管炎、癌性血管炎、免疫复合物病和胰腺炎),也可引起髓鞘碱性蛋白升高。当脑脊液被血液污染时,也可引起假性升高,此现象与某些组织相容性抗原(如高加索人的 B7 和 Dw2 抗原)相关[2]。

白蛋白指数(血清与脑脊液白蛋白含量的比值)可用于评估血 - 脑脊液屏障的完整性,参考该指数可防止对脑脊液 IgG 浓度升高原因的误判。当脑脊液受到血液污染(如损伤性出血)或血脑屏障的通透性升高(如老年人、脑脊液循环障碍、糖尿病、系统性红斑狼疮中枢神经系统病变、吉兰 - 巴雷综合征、多神经病、颈椎病)时,白蛋白指数升高。

脑脊液总蛋白通常正常,或约 25% 的患者轻度升高,本身的价值不大。但当总蛋白下降或高于 100mg/dl 时,可怀疑 MS。

无论总蛋白是否升高,通常约 60%~75% 的患者中可发现脑脊液 γ 球蛋白升高。如果脑脊液中 γ 球蛋白高于总蛋白的 12%,且血清中 γ 球蛋白未升高可判定为异常。但是,其他神经系统疾病(如梅毒、亚急性脑炎、脑膜癌)和导致血清蛋白电泳异常的非神经系统疾病(如类风湿性关节炎、结节病、肝硬化、黏液腺瘤、多发性骨髓瘤),也可使 γ 球蛋白升高。

外周血和脑脊液常规检测对 MS 的诊断价值不大。最初认为抗髓鞘抗体是 MS 和疾病进展的标志,但是,随后的研究发现这些抗体与 MS 的活动性和疾病进展风险之间没有任何联系[6,7]。

那他珠单抗是一种重组的人源化 IgG4κ 单克隆抗体,用于复发的 MS 和克罗恩病的治疗。那他珠单抗抗体的产生可阻断那他珠单抗的药效,针对那他珠单抗抗体目前已有商业化的检测产品。

参考文献

1. McDonald WI, Compston A, Edan G, et al. Recommended diagnostic criteria for multiple sclerosis: guidelines from the International Panel on the diagnosis of multiple sclerosis. *Ann Neurol.* 2001;50:121–127.
2. Polman CH, Reingold SC, Banwell B, et al. Diagnostic criteria for multiple sclerosis: 2010 Revisions to the McDonald criteria. *Ann Neurol.* 2011;69(2):292–302.
3. McLean BN, Luxton RW, Thompson EJ. A study of immunoglobulin G in the cerebrospinal fluid of 1007 patients with suspected neurological disease using isoelectric focusing and the Log IgG-Index. A comparison and diagnostic applications. *Brain.* 1990;113(Pt 5):1269.
4. Barclay L. New guidelines for standards for CSF analysis in MS. *Arch Neurol.* 2005;62: 865–870.
5. Freedman MS, Thompson EJ, Deisenhammer F, et al. Recommended standard of cerebrospinal fluid analysis in the diagnosis of multiple sclerosis: a consensus statement. *Arch Neurol.* 2005;62:865.
6. Lampasona V, Franciotta D, Furlan R, et al. Similar low frequency of anti-MOG IgG and IgM in MS patients and healthy subjects. *Neurology.* 2004;62:2092.
7. Kuhle J, Pohl C, Mehling M, et al. Lack of association between antimyelin antibodies and progression to multiple sclerosis. *N Engl J Med.* 2007;356:371.

第六节　中枢神经系统肿瘤性疾病

1. 脑肿瘤

1.1 定义

脑肿瘤可分为多种不同的类型,包括良性和恶性,不同类型肿瘤的临床症状和生长速度不尽相同,大部分颅内肿块是由其他器官或血液系统恶性肿瘤(如白血病或淋巴瘤)转移至颅内引起的。

1.2 临床表现

患者可出现头痛、惊厥、恶心、呕吐、晕厥、认知功能障碍、虚弱、感觉丧失、语言功能减退等症状。对怀疑存在颅内肿瘤的患者,应进行神经功能检查和影像学检查,如 CT、MRI、PET 和单光子发射型计算机断层成像(single-photon emission computed tomography,SPECT)扫描[1]。颅内肿块需经组织病理活检才能最终确诊,神经外科医生可根据在术中进行的肿瘤组织冰冻切片或涂片检查结果决定是否进行切除(见 eBook 图 4-19)。

1.3 实验室检查

脑脊液检测有助于脑肿瘤的诊断。脑肿瘤患者的脑脊液通常是清亮的,但偶尔会发生黄变,或在肿瘤出血时直接呈现血性脑脊液。高达 75% 的脑肿瘤患者脑脊液白细胞计数升高,但不超过 150 个/μl。脑肿瘤患者蛋白含量通常也会升高,尤其是在嗅沟脑膜瘤和听神经瘤患者中。

40% 的各种类型颅内实体肿瘤患者可在脑脊液中发现肿瘤细胞,但是,未发现恶性细胞不能排除肿瘤的发生[2]。白血病或淋巴瘤患者还可出现异型白细胞。肿瘤抗原 / 标志物可反应一些转移性肿瘤的来源。如果脑脊液中出现肿瘤细胞,葡萄糖含量可能会下降。肿瘤患者脑脊液中可出现寡克隆区带,但并不特异。

脑干胶质瘤多见于儿童,脑脊液通常正常。由下丘脑胶质瘤引起的婴儿"间脑综合征",脑脊液通常也是正常的。

参考文献

1. Sun D, Liu Q, Liu W, et al. Clinical application of 201Tl SPECT imaging of brain tumors. *J Nucl Med.* 2000;41:5.
2. Marton KI, Gean AD. The spinal tap: a new look at an old test. *Ann Intern Med.* 1986; 104:840.

2. 颈静脉球瘤(颈鼓室副神经节瘤)

2.1 定义
颈静脉球瘤是一种生长缓慢的血管瘤[1],由颈外动脉和(或)颈内动脉供血,起源于耳内颈静脉和鼓室副神经节,是中耳最常见的肿瘤。

2.2 临床表现
该肿瘤最常见于女性,并可能导致耳鸣性耳聋、头晕和耳部疼痛。

2.3 实验室检查
通过神经生理学检测、CT 或 MRI 检查可以诊断。可利用尿液和血液进行内分泌检查(尿液和 / 或血浆可分离肾上腺素和儿茶酚胺)。另外,脑脊液检查可能会出现蛋白升高。

参考文献

1. Michaels L, Soucek S, Beale T, et al. Jugulotympanic paraganglioma. In: Barnes L, Eveson JW, Reichart P, Sidransky D, eds. *World Health Organization Classification of Tumours. Pathology and Genetics Head and Neck Tumours.* Lyon, France: IARC Press; 2005:362–366.

3. 白血病累及中枢神经系统

见第九章,血液系统疾病。

实验室检查
颅内出血是白血病死亡的主要原因(可能是脑实质内出血、蛛网膜下腔和硬膜下腔出血)。当脑脊液白细胞计数超过 100 000 个 /μl,并快速升高时,出血风险增加,特别是在白血病急变期,此时,外周血血小板计数通常会下降,在其他部位也会出现出血征象。尸检时,可在蛛网膜、脑膜和血管周围区域发现肿瘤(见 eBook 图 4-20)。

脑脊液检测可能对疾病具有诊断价值。白血病患者可能会发生颅内出血,白血病细胞浸润到脑膜和脑脊液。约 5% 的急性淋巴细胞白血病(ALL)患者确诊时已累及到中枢神经系统,中枢神经系统是复发的主要部位。可采用 PCR 方法检测脑脊液中形态学无法辨认的残留细胞。急性髓细胞白血病(AML)与急性淋巴细胞白血病(ALL)、慢性淋巴细胞白血病

（CLL）相比,脑脊液受累比较少见,浆细胞白血病脑脊液受累非常罕见[1]。

脑脊液压力和蛋白含量可能升高,葡萄糖含量可能下降,低于外周血葡萄糖浓度的50%。利用细胞化学、免疫组织化学和免疫荧光技术、流式细胞术可分析检测脑脊液中的异常细胞,有助于诊断白血病。60%~80% 的白血病脑膜受累患者可在脑脊液中发现恶性细胞[2]。

脑脊液检测还有助于发现并发的脑膜感染（如各种细菌和机会致病性真菌）。

参考文献

1. Peterson BA, Brunning RD, Bloomfield CD, et al. Central nervous system involvement in acute nonlymphocytic leukemia. A prospective study of adults in remission. *Am J Med.* 1987;83:464.
2. Shihadeh F, Reed V, Faderl S, et al. Cytogenetic profile of patients with acute myeloid leukemia and central nervous system disease. *Cancer.* 2012;118:112.

4. 淋巴瘤累及中枢神经系统

见第九章,血液系统疾病。

实验室检查

采用脑脊液进行细胞学检查,可获得足量的样本用于诊断,避免对一些患者进行脑部活检。恶性淋巴瘤患者脑膜受累率小于 30%。弥漫性大细胞淋巴瘤、淋巴母细胞淋巴瘤、免疫母细胞性淋巴结瘤、30%~50% 的 Burkitt 淋巴瘤和 15%~20% 的非霍奇金淋巴瘤患者最易发生脑膜受累[1]。霍奇金病很少累及中枢神经系统。

脑脊液检测可发现蛋白含量升高及细胞数量增高（以淋巴细胞为主）。葡萄糖含量通常正常,但是如果存在软脑膜病变,葡萄糖含量可能会下降。免疫组织化学、免疫荧光或流式细胞术可用于脑脊液中异常细胞的鉴别。PCR 技术可用于鉴定肿瘤的克隆类型。通过脑脊液细胞学检查或流式细胞术发现恶性淋巴细胞,即可确诊中枢神经系统淋巴瘤[2]。

参考文献

1. Fischer L, Martus P, Weller M, et al. Meningeal dissemination in primary CNS lymphoma: prospective evaluation of 282 patients. *Neurology.* 2008;71:1102.
2. Abrey LE, Batchelor TT, Ferreri AJ, et al. Report of an international workshop to standardize base-line evaluation and response criteria for primary CNS lymphoma. *J Clin Oncol.* 2005;23:5034.

5. 脊髓肿瘤

5.1 定义

脊髓肿瘤是指起源于脊髓实质或脊膜的肿瘤,分为原发性和转移性。原发性脊髓肿瘤约占全部中枢神经系统原发肿瘤的 2%~4%。脊髓硬膜外肿瘤常发生转移,并引起脊髓压迫[1]。硬膜内髓外肿瘤发生于脊髓硬脊膜内、脊髓实质外,包括神经鞘瘤和脑膜瘤;起源于脊髓实质的肿瘤称为髓内肿瘤,主要是胶质瘤（星形细胞瘤或室管膜瘤）[2,3]。

5.2 临床表现

患者根据脊髓和脊神经根受压迫的位置不同而表现出进行性症状,症状包括疼痛、感觉或运动功能丧失、对冷热的敏感性下降、肠或膀胱功能障碍。

5.3 实验室检查

脊髓肿瘤患者脑脊液蛋白含量升高,当发生蛛网膜下腔部分阻塞时,蛋白水平升高幅度较大,并可引起脑脊液黄变。当低位脊髓肿瘤导致蛛网膜下腔完全阻塞时,蛋白水平升高幅度更大。脑脊液中可发现肿瘤细胞,但脊髓肿瘤需经组织活检才能确诊(见 eBook 图 4-21)。

参考文献

1. Duong LM, McCarthy BJ, McLendon RE, et al. Descriptive epidemiology of malignant and nonmalignant primary spinal cord, spinal meninges, and cauda equina tumors, United States, 2004–2007. *Cancer.* 2012;118(17):4220–4227.
2. Kim MS, Chung CK, Choe G, et al. Intramedullary spinal cord astrocytoma in adults: postoperative outcome. *J Neurooncol.* 2001;52:85.
3. Reimer R, Onofrio BM. Astrocytomas of the spinal cord in children and adolescents. *J Neurosurg.* 1985;63:669.

第七节　中枢神经系统先天性疾病

神经管缺陷

（1）定义

神经管缺陷(neural tube defects,NTD)是由于胚胎神经管未能闭合引起的神经管畸形,在先天性畸形中,发病率仅次于心脏畸形。在美国,为所有的孕妇补充叶酸,使新生儿 NTD 发生率显著下降。轻度神经管缺陷可使患儿发生脊柱裂,严重者可导致无脑儿(见 eBook 图 4-22)。

（2）临床表现

NTD 发生的风险因素包括叶酸缺乏、某些药物(丙戊酸、卡马西平和甲氨蝶呤)、糖尿病、肥胖和体温过高。NTD 还可能与遗传因素有关,患 NTD 的胎儿其核型异常的比例也较高。第 18 号染色体三体(Edwards syndrome)是 NTD 患者中最常见的染色体异常类型[1]。

（3）实验室检查

所有的孕妇都应检测母体血清中甲胎蛋白(alpha-fetoprotein,AFP)的浓度来筛查 NTD。筛查应在孕期第 15~20 周进行,结果应以每一孕周正常中位数值的倍数(multiples of the median,MoM)表示,大于 2.0MoM~2.5MoM 为异常。AFP 检测对开放性神经管缺陷更可靠,据报道对无脑儿检出率高达 95%[2]。在对检测结果进行解释时应当注意,结果容易受到胎龄、母亲体重、妊娠糖尿病、多胎妊娠和种族等因素的影响。除实验室检查外,超声检查也是鉴别 NTD 的有效手段。

参考文献

1. Kennedy D, Chitayat D, Winsor EJ, et al. Prenatally diagnosed neural tube defects: ultrasound, chromosome, and autopsy or postnatal findings in 212 cases. *Am J Med Genet.* 1998;77:317.
2. Wang ZP, Li H, Hao LZ, et al. The effectiveness of prenatal serum biomarker screening for neural tube defects in second trimester pregnant women: a meta-analysis. *Prenat Diagn.* 2009;29:960.

4

第八节 中枢神经系统创伤和血管疾病

1. 中枢神经系统创伤

因脑损伤的类型(如挫伤、撕裂伤、硬膜下出血、硬膜外出血、蛛网膜下腔出血)及其并发症(如肺炎、脑膜炎)有所不同,实验室检查结果也存在差异。

颅底骨折导致鼻窦腔与颅前、中窝的屏障被破坏,致使脑脊液可经鼻腔或耳道流出(见 eBook 图 4-23),引起颅内感染性并发症,严重者可导致死亡[1]。

脑脊液鼻漏的实验室检查

β_2 转铁蛋白是在中枢神经系统中经神经氨酸酶催化产生的,存在于脑脊液、外淋巴和房水中。免疫固定电泳结合抗转铁蛋白沉淀抗体,可从鼻腔分泌物中区分出脑脊液转铁蛋白,敏感度和特异度较高,是实验室鉴别鼻窦分泌物中存在脑脊液的推荐方法[2,3]。

不推荐使用葡萄糖氧化酶试纸检测鼻漏中的葡萄糖含量,是因为泪腺分泌物中的还原性物质和鼻黏液可引起假阳性结果,脑膜炎可能使脑脊液中葡萄糖含量下降,导致假阴性结果。该检查对确定鼻漏发生的位置并不特异。

β-微量蛋白,又称前列腺素 D 合成酶,在许多研究中用于诊断脑脊液鼻漏,敏感度为 92%,特异度为 100%。β-微量蛋白主要由蛛网膜细胞、少突胶质细胞和脉络丛合成,但是也存在于睾丸、心脏和血清中,对脑脊液并不特异。当发生肾功能衰竭、MS、脑梗死和中枢神经系统肿瘤时,前列腺素 D 合成酶也会发生改变。该检查对确定鼻漏发生的位置并不特异,而且当鼻漏为间歇性发作时,漏液也较难收集[4]。

参考文献

1. Lindstrom DR, Toohill RJ, Loehrl TA, et al. Management of cerebrospinal fluid rhinorrhea: the Medical College of Wisconsin experience. *Laryngoscope*. 2004;114(6):969–974.
2. Porter MJ, Brookes GB, Zeman AZ, et al. Use of protein electrophoresis in the diagnosis of cerebrospinal fluid rhinorrhoea. *J Laryngol Otol*. 1992;106(6):504–506.
3. Ryall RG, Peacock MK, Simpson DA. Usefulness of beta 2-transferrin assay in the detection of cerebrospinal fluid leaks following head injury. *J Neurosurg*. 1992;77(5):737–739.
4. Pretto Flores L, De Almeida CS, Casulari LA. Positive predictive values of selected clinical signs associated with skull base fractures. *J Neurosurg Sci*. 2000;44:77.

2. 急性硬膜外出血

2.1 定义

硬膜外出血(发生在颅骨与硬脑膜之间的出血)是颅脑损伤的一种罕见但严重的并发症。动脉损伤是引起硬膜外出血最常见的病因,特别是脑膜中动脉,在发生出血后存活的患者中占 4%,死亡患者尸检中占 15%(见 eBook 图 4-24)[1,2]。

2.2 临床表现

患者通常在头部受伤后会出现一个清醒期,血肿扩大形成的压力,最终会引起脑组织的移位,导致的症状包括动眼神经功能异常或对侧肢体无力。严重的出血也可能进展为小脑幕切迹疝或颞叶钩回疝,甚至死亡。

　　硬膜外出血也可能由非创伤性原因引起,包括感染、凝血功能障碍、血管先天性畸形和肿瘤。血液透析、怀孕和心脏手术时发生硬膜外出血的情况很少见[3,4]。硬膜外出血也可能发生在脊柱手术后的脊髓硬膜外间隙[5]。

　　当怀疑存在硬膜外出血时,禁忌行腰椎穿刺,因为存在发生脑疝的风险。目前,主要基于神经影像学非增强 CT 进行诊断。硬膜外和硬膜下血肿可通过影像学鉴别,硬膜外血肿不跨越颅缝,外观呈透镜状。

2.3　实验室检查

　　硬膜外出血时脑脊液压力通常升高,颜色为无色,但当出现脑挫伤、裂伤或蛛网膜下腔出血时,脑脊液可发生黄变或呈血性。

参考文献

1. Bullock MR, Chesnut R, Ghajar J, et al. Surgical management of acute epidural hematomas. *Neurosurgery.* 2006;58:S7.
2. Mayer S, Rowland L. Head injury. In: Rowland L, ed. *Merritt's neurology.* Philadelphia, PA: Lippincott Williams & Wilkins; 2000:401.
3. Szkup P, Stoneham G. Case report: spontaneous spinal epidural haematoma during pregnancy: case report and review of the literature. *Br J Radiol.* 2004;77:881.
4. Takahashi K, Koiwa F, Tayama H, et al. A case of acute spontaneous epidural haematoma in a chronic renal failure patient undergoing haemodialysis: successful outcome with surgical management. *Nephrol Dial Transplant.* 1999;14:2499.
5. Sokolowski MJ, Garvey TA, Perl J II, et al. Prospective study of postoperative lumbar epidural hematoma: incidence and risk factors. *Spine.* 2008;33:108.

3. 硬膜下血肿

3.1　急性硬膜下血肿

3.1.1　定义

　　急性硬膜下血肿最常见的病因是由颅脑外伤导致皮质与硬脑膜窦之间的桥静脉撕裂,使血液积聚在硬脑膜下,有时也可由动脉损伤或脑脊液压力过低引起。急性硬膜下血肿导致的重型颅脑损伤,可占全部重型颅脑损伤的 20%(见 eBook 图 4-25)[1]。

3.1.2　临床表现

　　大多数患者在受伤后出现昏迷,但部分患者在急性损伤后可出现短暂的"清醒期",然后出现进行性的神经功能减退,直至昏迷[2]。此时不能对患者进行腰椎穿刺,否则存在发生脑疝的风险。患者的颅脑 CT 检查出现新月形损伤,可确诊为硬膜下血肿,要与硬膜外血肿的透镜形损伤相鉴别。

3.1.3　实验室检查

　　急性硬膜下血肿患者脑脊液检查结果差异较大,根据受伤的时间和类型(挫伤、撕裂伤),脑脊液可呈清亮、血性或黄变。

3.2　慢性硬膜下血肿

3.2.1　定义

　　慢性硬膜下血肿多发生在脑部轻微损伤后几天或几周内,患者多不自知,出血缓慢,可复发。

3.2.2 临床表现

慢性硬膜下血肿多见于老年人,可伴随潜在的认知障碍、头痛、轻度头晕、冷漠、嗜睡或癫痫等症状。症状可在受伤后的几周内出现,可以是暂时性的,也可以反复出现[3]。如果 CT 检查发现血肿周围有膜包裹,即可确诊,此时不能对患者进行腰椎穿刺,否则存在发生脑疝的风险。

3.2.3 实验室检查

慢性硬膜下血肿患者脑脊液通常会黄变,蛋白含量在 300mg/dl~2 000mg/dl,婴儿常出现贫血症状。

参考文献

1. Bullock MR, Chesnut R, Ghajar J, et al. Surgical management of acute subdural hematomas. *Neurosurgery*. 2006;58:S16.
2. Victor M, Ropper A. Craniocerebral trauma. In: Victor M, Ropper A, eds. *Adams and Victor's Principles of Neurology*, 7th ed. New York: McGraw-Hill; 2001:925.
3. Kaminski HJ, Hlavin ML, Likavec MJ, et al. Transient neurologic deficit caused by chronic subdural hematoma. *Am J Med*. 1992;92:698.

4. 脑卒中

4.1 定义

脑卒中或脑血管意外是指由于血管受损而导致大脑某一区域功能丧失。脑卒中或缺血可能是短暂性的,也可能是永久性的。导致脑卒中或脑缺血原因包括颅内出血(见 eBook 图 4-26)、蛛网膜下腔出血(见 eBook 图 4-27)、血栓或栓塞性缺血(见 eBook 图 4-28)。美国心脏协会回顾性分析卒中患者数据发现,大多数卒中是由于缺血所致(87%),其次为脑出血(10%)和蛛网膜下腔出血(3%)[1]。

4.2 临床表现

患者的临床症状取决于梗死的大小和位置,导致脑卒中的风险因素包括高血压、创伤、药物、吸烟酗酒、动脉粥样硬化和血管畸形。

临床医生需根据患者的病史、体格检查和神经影像学检查(CT 或 MRI)来诊断脑卒中,并鉴别出血性和血栓性(或栓塞性)卒中,排除脑部肿块。如果患者的血压正常,就要考虑浆果样动脉瘤、肿瘤出血、血管瘤或者凝血功能障碍等疾病。因为必须在卒中发生后的 4.5 小时内开始溶栓,所以快速诊断对于患者的治疗非常重要[2]。

出血性脑卒中最常见的病因包括浆果样动脉瘤破裂(45%)、高血压(15%)、血管瘤性畸形(8%),脑肿瘤和血液病较少见。约 80% 的缺血性脑卒中患者是由血栓形成或栓塞引起的[3,4]。

遗传因素可增加脑卒中的发生风险,但是目前尚未发现明确的与脑卒中发生相关的基因,也没有商业化的基因检测服务。有家族史的患者发生脑卒中的风险更高,如果两个双胞胎中的一个发生了脑卒中,另一个同卵双胞胎比异卵双胞胎发生脑卒中的风险更高。来自冰岛的研究者发现了 3 个与缺血性脑卒中显著相关的位点(*PITX2*、*ZFHX3* 和 *HDAC9*)[5]。另外,还有研究发现镰状细胞贫血患者发生脑卒中的风险增加与 *ANXA2*、*TGFBR3* 和 *TEK* 基因的 *SNPs* 相关[6]。目前,针对外周血和脑脊液中的生化标志物的研究已有许多,期望可以为脑卒中患者提供预后评估或疾病预测。对全部已有报道的外周血和脑脊液生化检测指标的 meta 分析发现,多指标的联合检测对临床应用的价值并不大 [7,8]。

4.3 实验室检查

在怀疑患者发生脑卒中时,应该进行血常规、PT、APTT、凝血酶时间或蛇毒凝血时间(对服用凝血酶或 Xa 因子抑制剂的患者)和血脂组合等血液检测。凝血组合应该包括狼疮抗凝物质(LA)、抗心磷脂抗体(ACA)、蛋白 C、蛋白 S 和凝血因子 V 基因 *Leiden* 突变;另外,还需要进行排除 SLE 的检测;其他检查可包括纤维蛋白原水平、血沉、莱姆病血清学检测、HIV 检测,以及排除可卡因和其他药物的毒理学检测。

参考文献

1. Go AS, Mozaffarian D, Roger VL, et al. Heart disease and stroke statistics—2013 update: a report from the American Heart Association. *Circulation.* 2013;127:e6.
2. Arnold M, Nedeltchev K, Brekenfeld C, et al. Outcome of acute stroke patients without visible occlusion on early arteriography. *Stroke.* 2004;35:1135.
3. MacMahon S, Peto R, Cutler J, et al. Blood pressure, stroke, and coronary heart disease. Part 1, Prolonged differences in blood pressure: prospective observational studies corrected for the regression dilution bias. *Lancet.* 1990;335:765.
4. Kawachi I, Colditz GA, Stampfer MJ, et al. Smoking cessation and decreased risk of stroke in women. *JAMA.* 1993;269:232.
5. Traylor M, Farrall M, Holliday EG, et al. Genetic risk factors for ischaemic stroke and its subtypes (the METASTROKE collaboration): a meta-analysis of genome-wide association studies. *Lancet Neurol.* 2012;11:951.
6. Flanagan JM, Frohlich DM, Howard TA, et al. Genetic predictors for stroke in children with sickle cell anemia. *Blood.* 2011;117:6681.
7. Zandbergen EG, de Haan RJ, Stoutenbeek CP, et al. Systematic review of early prediction of poor outcome in anoxic-ischaemic coma. *Lancet.* 1998;352:1808.
8. Zandbergen EG, de Haan RJ, Hijdra A. Systematic review of prediction of poor outcome in anoxic-ischaemic coma with biochemical markers of brain damage. *Intensive Care Med.* 2001;27:1661.

5. 脑栓塞

5.1 定义

栓塞是由血液中的各种栓子(来源于血管壁、心脏或肿瘤)随血液循环进入脑动脉,阻塞脑动脉血流引起的。脑栓塞不像血栓症一样涉及局部血管,栓塞性脑卒中的局部治疗只是暂时性的,必须找到栓子的来源并进行处理,否则可能引起其他的并发症。栓塞性脑卒中可分为四类:心源性、可能为心源性或主动脉源性、动脉源性和来源不明的栓塞性脑卒中(见 eBook 图 4-29)。脑栓塞是老年人脑卒中最常见的原因。

5.2 临床表现

如果患者出现以下症状,可怀疑发生栓塞性脑卒中:急性起病,症状在开始时就非常严重;梗死面积大;患有心脏疾病或大动脉血管病变;从 CT 可以看出梗死灶转化为出血;同时发生多种病变;临床进展较快。这些症状在大脑后动脉卒中患者中更常见。心房颤动、心脏杂音和心脏扩大是产生心源性栓子的风险因素。即使是年轻的患者,也应该考虑心源性栓子的可能性。小血管(腔隙性)脑卒中常见于高血压、糖尿病和红细胞增多症患者。卵圆孔未闭也是引起脑栓塞的风险因素之一。

栓塞性脑卒中的诊断主要依靠临床检查和影像学检查(MRI 和 CT)。心电图和超声心动图有助于心功能的评估。多普勒检查可用于发现颈部大血管和主动脉病变。另外,影像学检查可用于排除左心房黏液瘤和长骨骨折引起的脂肪栓塞,也可用于检查是否存在颈部、胸部或心脏手术中的空气栓塞[1]。

5.3 实验室检查

实验室检查可鉴别是否还存在其他潜在的疾病,如进行血液培养排除是否存在细菌性心内膜炎;凝血组合(狼疮抗凝物质、抗心磷脂抗体、凝血因子 V 基因 Leiden 突变)用于排除心脏瓣膜非细菌性血栓赘生物;心肌酶用于排除潜在的心肌梗死[2,3]。

采用腰椎穿刺进行脑脊液检查,与脑血栓形成时脑脊液检查结果相近。出血性梗死约占全部患者的三分之一,脑脊液常出现轻度黄变。部分患者可出现严重的血性脑脊液(10 000 个红细胞 /μl)。感染性疾病引起的栓塞(如细菌性心内膜炎),可引起脑脊液白细胞(包括淋巴细胞和多核白细胞,总数 <200 个 /μl)和红细胞(计数 <1 000 个 /μl)升高、轻度黄变、蛋白升高、葡萄糖含量正常、细菌培养阴性。

参考文献

1. DeRook FA, Comess KA, Albers GW, Popp, RL. Transesophageal echocardiography in the evaluation of stroke. *Ann Intern Med.* 1992;117:922.
2. Jauch EC, Saver JL, Adams HP Jr, et al. Guidelines for the early management of patients with acute ischemic stroke: a guideline for healthcare professionals from the American Heart Association/American Stroke Association. *Stroke.* 2013;44:870.
3. Markus HS, Hambley H. Neurology and the blood: haematological abnormalities in ischaemic stroke. *J Neurol Neurosurg Psychiatry.* 1998;64:150.

6. 脑出血

6.1 定义

脑出血(intracerebral hemorrhage,ICH)指脑实质内出血,可由多种病因引起(见 eBook 图 4-30)。

6.2 临床表现

脑出血是引起脑卒中的第二大常见病因,仅次于缺血性脑卒中。在首次发生脑卒中的患者中,有 15% 是由 ICH 引起的。亚洲人、西班牙裔和非裔美国人中 ICH 发病率较高[1]。高血压、淀粉样变、血管畸形和浆果样动脉瘤可增加 ICH 的发生风险,年龄、饮酒和非裔美国人也是 ICH 的风险因素。ICH 的病因包括高血压血管病变、感染性栓子、脑肿瘤、感染、血管炎、出血性疾病(包括抗凝剂引起的出血),以及可卡因和安非他明等药物[2]。

脑出血可通过神经影像学检查(CT 或 MRI)确诊。

6.3 实验室检查

采用腰椎穿刺进行脑脊液检查,脑脊液白细胞计数升高(15 000~20 000 个 /μl),高于脑梗死(如栓塞、血栓形成)。所有患者均应进行血小板计数、PT、APTT 检测,评估出血风险。血沉和尿液检查可辅助诊断,因为发生血管炎时可使血沉升高,尿检可能发现短暂性糖尿或并发的肾脏疾病。还可进行一些其他检查来排除脑出血的原因,如白血病、再生障碍性贫血、结节性动脉炎、SLE 和其他凝血功能障碍疾病。

参考文献

1. Flaherty ML, Woo D, Haverbusch M, et al. Racial variations in location and risk of intracerebral hemorrhage. *Stroke.* 2005;36:934.
2. Gebel JM, Broderick JP. Intracerebral hemorrhage. *Neurol Clin.* 2000;18:419.

7. 浆果状动脉瘤（囊状动脉瘤）

7.1 定义

浆果状或囊状动脉瘤为颅内动脉管壁的异常膨出。与正常血管相比，瘤壁较薄，因此当瘤内压力增加，会有出血的风险（见 eBook 图 4-31）。

7.2 临床表现

大多数蛛网膜下腔出血是由囊状动脉瘤破裂引起的。囊状动脉瘤在一般人群的发病率约为 5%[1]。动脉瘤的破裂风险与体积大小相关，蛛网膜下腔出血大多发生在 40 岁~60 岁年龄组，女性略多于男性，非裔美国人的发病率高于白种人[2,3]。囊状动脉瘤破裂导致的蛛网膜下腔出血患者常伴有严重头痛、恶心、呕吐、视力下降或意识丧失。

囊状动脉瘤的风险因素包括吸烟、高血压、遗传性疾病（成人显性多囊性肾病、醛固酮增多症和 Ehlers-Danlos 综合征）、家族史、拟交感神经药（如苯丙醇胺和可卡因）和绝经后妇女雌激素水平下降。许多研究都在寻找与动脉瘤导致的蛛网膜下腔出血相关的候选基因，包括位于 7 号染色体长臂的弹性蛋白基因[4]。

囊状动脉瘤破裂的诊断依赖于临床症状和实验室检查结果，最常见的症状为突发性严重头痛，CT 扫描可发现蛛网膜下腔血栓。

7.3 实验室检查

腰椎穿刺可发现脑脊液压力增高、红细胞计数上升，并且从第 1 管至第 4 管红细胞计数不下降。在蛛网膜下腔出血早期（出现症状 8 小时内），脑脊液发生黄变之前，潜血试验可能为阳性。脑脊液黄变是血液进入脑脊液至少 2 个小时的指征[5]。40% 的患者在第 10 天血性脑脊液会变澄清，15% 的患者在 21 天后仍不能恢复正常。约 5% 的脑血管出血完全发生在脑实质内，此时脑脊液检查正常[6]。

参考文献

1. Broderick JP, Brott T, Tomsick T, et al. The risk of subarachnoid and intracerebral hemorrhages in blacks as compared with whites. *N Engl J Med.* 1992;326:733.
2. Rinkel GJ, Djibuti M, Algra A, et al. Prevalence and risk of rupture of intracranial aneurysms: a systematic review. *Stroke.* 1998;29:251.
3. de Rooij, NK, Linn, FH, van der Plas JA, et al. Incidence of subarachnoid haemorrhage: a systematic review with emphasis on region, age, gender, and time trends. *J Neurol Neurosurg Psychiatry.* 2007;78:1365.
4. Farnham JM, Camp NJ, Neuhausen SL, et al. Confirmation of chromosome 7q11 locus for predisposition to intracranial aneurysm. *Hum Genet.* 2004;114:250.
5. UK National External Quality Assessment Scheme for Immunochemistry Working Group. National guidelines for analysis of cerebrospinal fluid for bilirubin in suspected subarachnoid haemorrhage. *Ann Clin Biochem.* 2003;40:481.
6. Beetham R, UK NEQAS for Immunochemistry Working group. Recommendations for CSF analysis in subarachnoid haemorrhage. *J Neurol Neurosurg Psychiatry.* 2004;75:528.

8. 脑静脉或静脉窦血栓

8.1 定义

脑静脉窦血栓形成是指静脉窦内出现血块。

8.2 临床表现

脑静脉和硬脑膜窦血栓是一种罕见的中风原因，在新生儿和儿童中比成人更易发生，女性比男性更易发生[1,2]。血栓形成的原因包括：85% 的患者为高凝状态（口服避孕药、怀孕和恶性肿瘤）、感染（中耳炎，乳突炎，鼻窦炎，脑膜炎）和头部外伤。遗传性疾病也有可能导致血栓，如抗凝血酶Ⅲ缺乏、蛋白 C 和蛋白 S 缺乏、凝血因子Ⅴ基因 *Leiden* 突变和凝血酶原基因突变[3]。胶原血管病和炎症性疾病，如系统性红斑狼疮、结节病和韦氏肉芽肿病也可能导致血栓形成。

静脉血栓形成可使静脉压升高，血液成分漏出到周围实质，脑脊液重吸收功能受损，导致颅内压升高。患者可能出现头痛，并在几天内加重，还可能出现肌无力、轻瘫或癫痫。脑静脉和静脉窦血栓可能导致局灶性出血性梗死，通过神经影像学检查可发现梗死灶（见 eBook 图 4-32）。

脑静脉血栓的诊断主要依靠神经影像学检查（CT 或 MRI）。

8.3 实验室检查

实验室检查为非特异性，但可有助于寻找病因，推荐进行血常规、凝血功能（PT、APTT）和生化检查。潜在的高凝状态评估也可能有帮助，包括抗凝血酶、蛋白 S 和蛋白 C、凝血因子Ⅴ基因 *Leiden* 突变、凝血酶原突变、狼疮抗凝物、抗心磷脂抗体和抗 -β2 糖蛋白。D- 二聚体升高可能支持诊断，但是阴性结果不能排除[4]。

需要采用腰椎穿刺进行脑脊液检查，以排除感染，约 50% 的患者通过脑脊液检查可有所发现。脑脊液蛋白含量正常或中度升高，但不超过 100mg/dl；在发病后的 48 内，脑脊液白细胞计数正常或大于 10 个 /μl，在最初 3 天很少超过 2 000 个 /μl；红细胞计数可能升高。

其他的血液检测对疾病的诊断可能存在价值。CRP 和 ESR 升高是脑卒中的风险因素，CRP 升高与短期预后较差相关。可能需要与血液系统疾病（如红细胞增多症、镰状细胞病、血栓性血小板减少、巨球蛋白血症）相鉴别（见第九章，血液系统疾病）。

血管炎（如结节性多动脉炎、多发性大动脉炎、主动脉夹层动脉瘤、梅毒、脑膜炎，见第三章　心血管疾病）和低血压（如心肌梗死、休克）也是导致静脉血栓的潜在原因。

参考文献

1. de Veber G, Andrew M, Adams C, et al. Cerebral sinovenous thrombosis in children. *N Engl J Med*. 2001;345:417.
2. Stam J. Thrombosis of the cerebral veins and sinuses. *N Engl J Med*. 2005;352:1791.
3. Marjot T, Yadav S, Hasan N, et al. Genes associated with adult cerebral venous thrombosis. *Stroke*. 2011;42:913.
4. Crassard I, Soria C, Tzourio C, et al. A negative D-dimer assay does not rule out cerebral venous thrombosis: a series of seventy-three patients. *Stroke*. 2005;36:1716.

9. 高血压脑病

9.1 定义

高血压脑病患者的血压通常大于等于 180/120mmHg,起病急,伴随脑水肿症状,可危及生命(见 eBook 图 4-33)。

9.2 临床表现

临床症状以隐匿性头痛、恶心和呕吐为特征,如果不加以治疗,患者会发展为精神错乱、癫痫和昏迷。虽然这些症状与脑卒中的突然发作不同,但仍需进行 MRI 扫描,以显示顶枕区(可逆性后部白质脑病)或脑桥区(高血压性脑干脑病)的水肿[1,2]。

9.3 实验室检查

实验室检查可发现其他器官(如心脏和肾脏)功能的改变和基础疾病(如内分泌疾病和妊娠毒血症)。另外,还可能发现高血压脑病之后的进展性疾病,如局灶性脑出血导致的变化。脑脊液压力通常会升高,蛋白含量小于等于 1g/L。

参考文献

1. Kitaguchi H, Tomimoto H, Miki Y, et al. A brain stem variant of reversible posterior leukoencephalopathy syndrome. *Neuroradiology.* 2005;47:652.
2. Hinchey J, Chaves C, Appignani B, et al. A reversible posterior leukoencephalopathy syndrome. *N Engl J Med.* 1996;334:494.

10. 海绵窦血栓性静脉炎

10.1 定义

静脉炎或血栓性静脉炎是由于静脉窦内形成感染性或脓毒性血栓引起的。

10.2 临床表现

自抗生素出现以后,脓毒性硬脑膜窦血栓形成已经成为一种罕见的疾病。患者可出现头痛,有时出现眼睛肿胀或复视,以及精神状态改变等症状。临床主要通过影像学进行诊断,但是,通过腰椎穿刺,可鉴别脓毒性海绵窦血栓形成和眶周蜂窝织炎。

10.3 实验室检查

实验室检查结果可能有助于疾病的诊断,当血常规白细胞计数升高时,提示可能存在急性细菌感染。或其他导致静脉血栓形成的原因,如镰状细胞贫血、红细胞增多症或脱水。脑脊液检查结果发现 75% 的患者存在中性粒细胞或单核细胞升高、蛋白含量升高、葡萄糖含量正常、细菌培养阴性。30% 的海绵窦血栓性静脉炎患者,与细菌培养阳性的细菌性脑膜炎患者的脑脊液检查结果一致[1]。

脑脊液培养可发现与脓毒性海绵窦血栓形成有关的病原微生物。在所有的感染中,金黄色葡萄球菌可占 70%,并且与面部感染或蝶窦炎相关;耐甲氧西林金黄色葡萄球菌(MRSA)也越来越常见[2];链球菌(包括肺炎链球菌、米氏链球菌和草绿色链球菌)较少见;厌氧菌最常见于鼻窦、牙或扁桃体感染[3,4]。真菌病原体,包括毛霉菌、根霉菌和曲霉菌,报道较少[5,6]。

参考文献

1. Southwick FS, Richardson EP Jr, Swartz MN. Septic thrombosis of the dural venous sinuses. *Medicine (Baltimore)*. 1986;65:82.
2. Naesens R, Ronsyn M, Druwé P, et al. Central nervous system invasion by community-acquired methicillin-resistant *Staphylococcus aureus. J Med Microbiol.* 2009;58:1247.
3. Cannon ML, Antonio BL, McCloskey JJ, et al. Cavernous sinus thrombosis complicating sinusitis. *Pediatr Crit Care Med.* 2004;5:86.
4. Watkins LM, Pasternack MS, Banks M, et al. Bilateral cavernous sinus thromboses and intraorbital abscesses secondary to *Streptococcus milleri. Ophthalmology.* 2003;110:569.
5. Chitsaz S, Bagheri J, Mandegar MH, et al. Extensive sino-orbital zygomycosis after heart transplantation: a case report. *Transplant Proc.* 2009;41:2927.
6. Devèze A, Facon F, Latil G, et al. Cavernous sinus thrombosis secondary to non-invasive sphenoid aspergillosis. *Rhinology.* 2005;43:152.

11. 脊髓梗死

11.1 定义

脊髓梗死可能是由脊髓前动脉、后动脉阻塞,或无法确定血管形态的布朗 - 塞卡尔综合征所致。

11.2 临床表现

当发生脊髓前动脉梗死时可能出现单侧或双侧瘫痪症状,脊髓后动脉阻塞可能出现触觉、本体感觉和振动感觉丧失。脊髓梗死也有可能是由静脉阻塞引起,通常与血管畸形有关[1]。鉴别诊断包括横断性脊髓炎、压迫和急性多发性神经病。临床主要通过神经影像学(MRI)或血管成像(CTA 或 MRA)进行诊断。

11.3 实验室检查

年轻患者可进行腰椎穿刺以排除感染性或炎症性病因。在发生脊髓梗死时,脑脊液可能是正常的,也可能表现为轻度的细胞增多,白细胞小于 100 个 /μl,蛋白小于 1.19g/L[2,3]。脑脊液检查应该包括细胞计数、葡萄糖含量、蛋白质含量、革兰氏染色和细菌培养;血清学检查应排除莱姆病、疱疹、水痘、柯萨奇病毒、EBV、CMV 等传染性疾病;此外,还应对脑脊液和血清进行寡克隆区带分析,以排除 MS;血液和尿液经毒理学分析,可排除可卡因中毒;其他的血液检查可有助于排除高凝状态和胶原血管疾病。

参考文献

1. Mohr JP, Benavente O, Barnett HJ. Spinal cord ischemia. In: Barnett HJ, Mohr JP, Stein BM, et al., eds. *Stroke Pathophysiology, Diagnosis, and Management.* Philadelphia, PA: Churchill Livingstone; 1998:423.
2. Cheshire WP, Santos CC, Massey EW, et al. Spinal cord infarction: etiology and outcome. *Neurology.* 1996;47:321.
3. Sandson TA, Friedman JH. Spinal cord infarction. Report of 8 cases and review of the literature. *Medicine (Baltimore).* 1989;68:282.

12. 中枢神经系统血管炎

12.1 定义

血管炎即血管发生炎症,中枢神经系统内的血管也可能发生血管炎,最常见的原因是由胶原性血管疾病引起,但也可由感染、动脉粥样硬化、栓塞性疾病、恶性肿瘤和药物引起[1]。原发性中枢神经系统血管炎是一种罕见的病因不明的疾病,患者以男性为主,可在任何年龄发病(见 eBook 图 4-34)[2]。巨细胞性动脉炎是血管炎最常见的形式之一。

12.2 临床表现

根据大脑受影响的区域和疾病的严重程度,患者可能会出现不同的神经症状。在巨细胞性动脉炎中,患者表现为神经性的头痛和视觉障碍,中枢神经系统还可能出现淀粉样血管病(见血管性痴呆)[3]。在临床上需要与血管炎相鉴别的疾病较多,诊断试验包括临床检查、病史采集、神经影像学检查(如 MRA 或 CTA)、血液和脑脊液检测。

12.3 实验室检查

血液检测应该包括血沉和 C 反应蛋白,在发生胶原性血管疾病、感染和颞动脉炎时可升高,但在原发性血管炎中正常。此外,还需通过血液检测排除梅毒、猫抓病、结核病、疱疹病毒、HBV、HCV、HIV 和囊虫病。风湿病检测应排除胶原性血管疾病(ANA、类风湿因子、抗中性粒细胞胞质抗体)。

经腰椎穿刺进行脑脊液分析,通过细胞计数和细菌培养可排除感染性疾病;细胞学检查可排除恶性肿瘤;根据脑脊液是否存在黄变可排除出血。

如果通过创伤性较小的方法不能做出诊断,则应该进行活检。活检有助于诊断巨细胞性动脉炎。血管改变包括内弹性膜的丧失和血管壁被组织细胞、巨细胞和淋巴细胞炎性浸润。

参考文献

1. Calabrese LH, Duna GF, Lie JT. Vasculitis in the central nervous system. *Arthritis Rheum.* 1997;40:1189.
2. Calabrese LH, Mallek JA. Primary angiitis of the central nervous system. Report of 8 new cases, review of the literature, and proposal for diagnostic criteria. *Medicine (Baltimore).* 1988;67:20.
3. Fountain NB, Eberhard DA. Primary angiitis of the central nervous system associated with cerebral amyloid angiopathy: report of two cases and review of the literature. *Neurology.* 1996;46:190.

第九节　副肿瘤综合征对中枢神经系统的影响

(1) 定义

神经系统副肿瘤综合征指由针对肿瘤与神经系统表达的共同抗原的免疫反应所引起的一组疾病。

临床表现

患者可表现为肌无力和自主神经功能障碍。体液免疫和细胞免疫均与疾病的发生相关,血清和脑脊液中均可检测到抗体。目前,已经发现一组与小细胞肺癌相关的抗体,以及某些与胸腺瘤、乳腺癌和男性乳腺发育癌、霍奇金淋巴瘤、畸胎瘤、黑色素瘤和其他类型肺癌等相关的抗体。另外,还有几种与某些疾病(如兰伯特 - 伊顿肌无力综合征和重症肌无力)相关的抗体,这类抗体无论肿瘤是否存在,都可以产生。

(2) 实验室检查

对怀疑患有副肿瘤神经综合征的患者进行筛查时,需要同时检测血清和脑脊液中的抗体[1]。小细胞肺癌患者无论是否出现临床症状,都可能检测到多种抗体。即使在一些不存在潜在患癌风险的患者,也可能检测到引起神经性疾病的抗体。副肿瘤症状和抗体可能在发现恶性肿瘤之前几年即可出现,抗体的发现不一定预示症状的发生。

已出现临床症状的患者常存在特征性的副肿瘤综合征抗体,如抗 -Hu、抗 -Yo、抗 -Ri、抗 -CV2/CRMP5、抗 -Ma1 和 2、抗 -amphiphysin 和抗 -recoverin[2]。

小细胞肺癌是最常见的可引起神经系统副肿瘤综合征的肿瘤,包括兰伯特 - 伊顿肌无力综合征(LEMS)和自主神经病变(抗 -VGCC 抗体)、小脑共济失调与脑脊髓炎(与多种抗体相关)、感觉神经病变(抗 -Hu 抗体)、视网膜病和眼阵挛[3]。

除了检测脑脊液抗体以外,还应对脊髓液进行细胞学检查,寻找恶性细胞,并分析是否存在炎性改变,如脑脊液淋巴细胞异常增多和出现寡克隆带,可以排除 MS[4]。

参考文献

1. McKeon A, Pittock SJ, Lennon VA. CSF complements serum for evaluating paraneoplastic antibodies and NMO-IgG. *Neurology*. 2011;76:1108.
2. Graus F, Saiz A, Dalmau J. Antibodies and neuronal autoimmune disorders of the CNS. *J Neurol*. 2010;257:509.
3. Honnorat J, Antoine JC. Paraneoplastic neurological syndromes. *Orphanet J Rare Dis*. 2007;2:22.
4. Psimaras D, Carpentier AF, Rossi C; PNS Euronetwork. Cerebrospinal fluid study in paraneoplastic syndromes. *J Neurol Neurosurg Psychiatry*. 2010;81:42.

1. 重症肌无力

1.1 定义

重症肌无力是一种由于产生针对乙酰胆碱受体(AChR)或肌肉特异性酪氨酸激酶(MuSK)的自身抗体,导致神经肌肉接头突触后膜蛋白受到破坏而引起的疾病。

1.2 临床表现

大多数重症肌无力患者患有胸腺瘤,偶尔也患有小细胞肺癌、甲状腺癌或乳腺癌[1]。患者可出现眼外肌、四肢肌和呼吸肌的间歇性无力及延髓麻痹。大部分患者先于四肢肌无力出现眼睑和眼外肌无力,单独出现四肢肌无力的重症肌无力患者很少见。鉴别诊断包括兰伯特 - 伊顿肌无力综合征(Lambert-Eaton myasthenic syndrome)、甲状腺眼病、肌萎缩侧索硬化症、肉毒食物中毒、颅神经或脑干病变。

1.3 实验室检查

通过体格检查(Tensilon 试验)、询问病史、血清 AChR 抗体或 MuSK 抗体检测,可进行诊断。94% 的全身性疾病患者可在这些检查中发现[2]。检测 AChR 抗体最敏感的试验是放射免疫法抗体结合试验,它对重症肌无力具有高度的特异性。抗体滴度在特定患者治疗中有一定的价值,但不同患者之间的相关性较差。

4

参考文献

1. Fujita J, Yamadori I, Yamaji Y, et al. Myasthenia gravis associated with small-cell carcinoma of the lung. *Chest.* 1994;105:624.
2. Meriggioli MN, Sanders DB. Myasthenia gravis: diagnosis. *Semin Neurol.* 2004;24:31.

2. 兰伯特 - 伊顿肌无力综合征

2.1 定义

兰伯特 - 伊顿肌无力综合征(Lambert-Eaton myasthenic syndrome,LEMS)是一种与恶性肿瘤相关的自身免疫性疾病,由针对电压门控钙通道(VGCC)的抗体干扰释放乙酰胆碱所需的正常钙离子传递所引起[1]。

2.2 临床表现

患者可出现对称性近端肌无力,始于下肢(从椅子上难以起立)和自主神经功能障碍(口干)。鉴别诊断包括重症肌无力、肌营养不良、多发性神经病和多发性单颅神经病。根据临床检查可诊断 LEMS,电生理检查和血清 VGCC 抗体检测可验证诊断结果。

2.3 实验室检查

采用放射免疫法检测 VGCC 抗体,可发现两种不同类型的抗体。85%~95% 的 LEMS 患者可检测到针对 P/Q 型 VGCC 的抗体[2]。约 40% 的患者可检测到 N 型 VGCC 抗体,在小细胞肺癌患者中 N 型 VGCC 抗体更常见[3]。高滴度抗体常见于存在潜在患癌风险的患者,低滴度抗体见于其他神经性副肿瘤疾病和肌萎缩侧索硬化症。

参考文献

1. Motomura M, Johnston I, Lang B, et al. An improved diagnostic assay for Lambert-Eaton myasthenic syndrome. *J Neurol Neurosurg Psychiatry.* 1995;58:85.
2. Pellkofer HL, Armbruster L, Krumbholz M, et al. Lambert-Eaton myasthenic syndrome differential reactivity of tumor versus non-tumor patients to subunits of the voltage-gated calcium channel. *J Neuroimmunol.* 2008;204:136.
3. Lennon VA, Kryzer TJ, Griesmann GE, et al. Calcium-channel antibodies in the Lambert-Eaton syndrome and other paraneoplastic syndromes. *N Engl J Med.* 1995;332:1467.

第十节　中枢神经系统感染

中枢神经系统感染的发病率和死亡率均较高,可由病毒、寄生虫等多种病原体引起。感染中枢神经系统的途径有:

(1) 血行播散(如细菌性心内膜炎、脑膜炎奈瑟菌鼻咽部定植)。

(2) 直接从感染部位侵入(如鼻窦感染)。

(3) 直接损伤(如手术、创伤、颅底骨折)。

由于感染的病原体类型和部位不同,发病机制、症状和体征也有所差异。在本章下文和其他章节将进行讨论。原发性感染可发生在脑实质,如脑炎和脑脓肿。感染也可能发生在实质之外的脑脊膜周围:

(1) 硬膜外脓肿位于硬脊膜与椎骨之间的间隙。

（2）脑膜炎发生在蛛网膜下腔（位于蛛网膜与软脑膜之间）；

（3）硬膜下脓肿位于硬脑膜和蛛网膜之间的间隙。

脑膜炎患者可直接在脑脊液中观察到病原体，并从中分离，待后讨论。在局限性脑实质脓肿、硬膜外脓肿和硬膜下脓肿中，病原体无法进入脑脊液，所以革兰氏染色和脑脊液培养常为阴性，除非脓肿破裂进入蛛网膜下腔。另一方面，对脓肿的免疫反应可能导致脑脊液发生炎症改变，如白细胞计数升高（通常没有明显的中性粒细胞升高表现）、蛋白质轻度升高，脑脊液葡萄糖含量正常。

1. 中枢神经系统脓肿

与其他组织一样，中枢神经系统脓肿是脓液形成的局限性感染，是由组织破坏和对原发感染的炎症反应引起的疾病。脑实质肿胀造成颅内压力升高，可能会引起创伤（如脑疝）或血管损害。感染可发生在脑实质、硬膜外或硬膜下间隙或中枢神经系统内的其他部位。多发性脓肿应考虑是由血行播散引起（见 eBook 图 4-35）。

可导致脑脓肿的病原体有很多种，可分为单一病原体感染和多重感染。其病因取决于许多因素，包括患者的年龄、感染部位、机体的免疫状态、原发感染的部位或来源以及感染病原体的毒力。

中枢神经系统脓肿患者必须考虑多种病因，特别是在免疫缺陷患者，应考虑包括真菌和寄生虫病原体；在细胞免疫缺陷患者如 HIV 感染者中，应考虑弓形虫再激活；有疫区接触史的患者应首先考虑寄生虫引起的感染，如猪肉绦虫或溶组织内阿米巴。动静脉畸形或右向左分流患者，发生脑脓肿的风险显著增加。

厌氧菌是常见的致病菌，属于多种微生物菌群的一部分，其种属可反映原发感染的来源。原发感染通常与口咽、腹腔内或盆腔感染有关，致病菌包括类杆菌属、普雷沃菌属、梭杆菌属、丙酸杆菌属等。

此外，多种需氧菌也可引起脑脓肿，如链球菌属、肠道革兰氏阴性杆菌和金黄色葡萄球菌。目前，已发现柠檬酸杆菌属与新生儿脑脓肿和脑膜炎、肺炎克雷伯菌与原发性肝脓肿的发生密切相关。

1.1 临床表现

严重的（有时是局部性的）、非处方镇痛药无法缓解的头痛，是脑脓肿最常见的症状，另外，有些患者还可出现颈强直。如果出现呕吐、精神状态改变和局灶性神经症状，说明疾病较严重。

1.2 实验室检查和诊断

通常对感染物进行需氧和厌氧培养，再经革兰氏染色即可确诊。脑脓肿患者应仔细评估颅内压升高情况，尤其是在腰椎穿刺收集脑脊液之前。典型的实验室检查有：

（1）对吸出的脓液进行需氧和厌氧菌培养、真菌培养和分枝杆菌培养，并进行革兰氏染色、抗酸染色和真菌染色。

（2）组织病理学检查可提供特异性诊断。

（3）脑脊液典型的炎症变化有：

① 白细胞约 25~300 个 /μl，中性粒细胞和淋巴细胞升高；

② 蛋白含量正常、轻度或显著升高（0.75g/L~>3g/L）；

③ 葡萄糖含量通常正常;

④ 细菌培养可能为阴性,但是当脓肿破裂时,结果可提示急性化脓性脑膜炎。

(4) 约 10% 的患者血培养为阳性。

(5) HIV 感染者推荐进行弓形虫血清学检测,还可根据流行病学进行其他的血清学检测。

(6) 根据相关原发疾病进行的实验室检查。

2. 脑炎

脑炎是一种以脑实质弥漫性或局限性炎症为特征的,与神经功能障碍相关的疾病。一直以来,病毒都在脑炎的感染性病原学中占主要地位,有效的疫苗接种已经降低了几种成为脑炎主要原因的病毒的发病率,如流行性腮腺炎和麻疹病毒,由于可引起脑炎的病原体有很多种,大量疑似感染性脑炎的患者无法确诊。在确诊的患者中,病毒性脑炎约占 70%,细菌性脑炎约占 20%,其他原因引起的脑炎约占 10%(如朊病毒、寄生虫、真菌)。值得注意的是,肺炎支原体已被确认可引起相当比例的儿童性脑炎(约 30%),特异性抗肺炎支原体血清学检测敏感性低,推荐进行分子检测。另外,多种非感染性疾病也可引起脑炎和脑病。

许多病毒可以通过直接感染或免疫介导的感染综合征引起脑炎。流行性感冒、麻疹、腮腺炎和风疹,水痘 - 带状疱疹病毒均与感染后脑炎密切相关。

(1) 单纯疱疹病毒:通常 Ⅰ 型 HSV,是散发性脑炎的常见病因。

(2) 虫媒病毒(圣路易脑炎病毒、东方马脑炎病毒、西方马脑炎病毒、委内瑞拉马脑炎病毒和西尼罗河病毒):在西尼罗河病毒出现之前,虫媒病毒性脑炎一直很少见,西尼罗河病毒是目前美国最常见的虫媒感染病毒。病毒的流行呈现明显的季节性变化,反映了蚊媒的分布和活动性。

(3) 狂犬病毒:狂犬病在有效接种疫苗的地区很少见,在未接种疫苗的宿主动物中可见低水平流行的地方性感染,如蝙蝠和浣熊。旅行史和动物接触史对及时诊断和治疗很关键。

(4) HIV 病毒:HIV 病毒具有嗜神经性,中枢神经系统受累可导致多种类型的神经功能障碍。另外,艾滋病引起的严重免疫抑制会增加中枢神经系统机会性感染的风险,如 CMV 和 JC 病毒。

(5) 其他病毒:由其他病毒引起的脑炎在美国很少见,但是在其他国家,散发性或流行性脑炎是由砂粒病毒(淋巴细胞脉络丛脑膜炎病毒)、尼帕病毒和亨德拉病毒引起的。

2.1 临床表现

患者可出现头痛、恶心、呕吐等症状,也可能出现发热。患者的精神状态通常也会发生改变,从细微的行为变化到明显的反应迟钝均可能出现。癫痫也是常见症状之一,还可能出现局灶性神经功能异常症状。颈强直可提示脑膜病变(脑膜脑炎或孤立性脑炎)。

2.2 实验室检查和诊断

详细的病史采集和体格检查对患者的评估具有重要价值。有些疾病(如狂犬病)的传播方式有限,有些疾病由于受到病原体或传播媒介的分布范围的限制表现出地域性。颞叶受损提示单纯疱疹病毒感染,松弛性瘫痪提示西尼罗河病毒感染。临床诊断应根据患者临床表现、症状和流行病学特点等综合考虑,才能得出最明确的诊断。

(1) 脑脊液常出现炎症改变,但不具有特异性,无菌性脑膜炎与椎旁脓肿的脑脊液检测结果相近。白细胞计数轻度至中度升高(<250 个 /μl),以淋巴细胞为主;红细胞计数显著升高时提示坏死性脑膜炎,如 HSV 感染;蛋白可能轻度升高(<1.50g/L);脑脊液葡萄糖含量通常不会下降(高于血清葡萄糖浓度的 50%)。

(2) 脑脊液病毒培养对中枢神经系统感染诊断率较低,特别是非肠道病毒和非 HSV 中枢神经系统感染。

(3) 由于西尼罗河病毒的发生率较高,应慎重考虑。

(4) 所有原因不明的急性脑炎患者均需通过 PCR 方法排除 HSV 感染,因为它在鉴别诊断中较重要,并且若未经治疗,感染后遗症较严重。

(5) PCR 是大多数急性脑炎患者的首选诊断方法,根据结果对各种病原体的可能性进行排序。

(6) 对于未找到其他病因的急性脑膜炎儿童,推荐采用特异性 PCR 方法对脑脊液和喉部样本进行肺炎支原体检测。

(7) 血清学检测对急性脑炎患者的价值有限,但在初步检查不能确诊的患者可进行血清学检测,如鞘内抗体形成检测、血清或脑脊液 IgM 含量、急性和恢复期血清样本抗体滴度升高(通常在初始症状出现 3 周以后)。脑脊液中出现特异性 IgM 可确诊西尼罗河病毒脑炎。

(8) 脑组织活检,常规和免疫组织学染色,对初步无创检查无法确诊的患者具有诊断价值(见 eBook 图 4-36)。

(9) 在感染后脑炎患者,无法从病变组织中分离得到引起炎症反应的病毒。

3. 脑膜炎

脑膜炎一般是指蛛网膜下腔内的感染,蛛网膜下腔即中间蛛网膜层与紧贴于神经组织表面的软脑膜层之间的间隙。由于蛛网膜下腔内含脑脊液,所以脑脊液是诊断脑膜炎的首选样本。由于血脑屏障的存在,蛛网膜下腔成为天然的"免疫功能低下区"。此区域吞噬细胞明显较少,补体和抗体浓度也较低。进入蛛网膜下腔的细菌能够有效增殖,即使立即使用抗生素,急性细菌性脑膜炎的发病率和死亡率也很高。"无菌性"脑膜炎通常是指出现与脑膜刺激症状和体征相关的综合征,但常规细菌培养阴性。

无菌性脑膜炎通常由病毒引起,最常见的是肠道病毒,其中许多病毒也能引起脑实质感染,区分脑膜炎、脑炎和脑膜脑炎是很困难的。脑炎的主要特征是神经功能障碍;而无菌性脑膜炎患者最常见的表现为畏光、颈强直、头痛和发热。严重的无菌性脑膜炎患者还可能会出现癫痫和精神状态改变,并发展为严重的神经功能障碍。

许多类型的病毒可导致无菌性脑膜炎,最常见的病毒如下:

(1) 肠道病毒:由肠道病毒引起的脑膜炎在夏末秋初发病率最高,肠道病毒全年都会引起低水平流行的地方病。

(2) HSV-2:相当比例的原发性生殖器单纯疱疹感染患者也会出现无菌性脑膜炎的症状和体征,HSV-2 还可能会引起复发性无菌性脑膜炎,并伴随生殖器感染加重。

(3) HIV:一部分原发性 HIV 感染者将出现无菌性脑膜炎或自限性的脑膜脑炎的症状和体征。

(4) 淋巴细胞性脉络丛脑膜炎病毒:该病毒是通过老鼠和其他小型啮齿动物的尿液或粪便传播的,冬季感染率上升,可能是由于与病毒的接触增加所致。淋巴细胞性脉络膜脑膜引起的无菌性脑膜炎不常见,脑脊液可能出现葡萄糖浓度下降,白细胞计数大于 1 000 个 / μl。通常需要经血清学检测确诊。

(5)流行性腮腺炎病毒:无菌性脑膜炎是腮腺炎感染的一种常见并发症,由于有效的疫苗接种,发病率明显下降,但是,局部的暴发流行仍然存在。在近期发生或并发腮腺炎的患者可怀疑本病。

如其他章节所述,脑膜炎可能与寄生虫、分枝杆菌、真菌和细菌等病原体引起的中枢神经系统感染有关。根据临床及实验室检查结果,也可考虑其他传染性病原体,包括:

(1)螺旋体(如梅毒螺旋体、伯氏疏螺旋体)

(2)蜱传病原体(如立克次体、埃立克体)

(3)结核分枝杆菌

(4)真菌(如新型隐球菌、粗球孢子菌),特别是存在免疫缺陷的患者(见 eBook 图 4-37)

(5)寄生虫(如血管圆线虫——脑脊液嗜酸粒细胞增多或者是基于流行病学风险增加的患者应当在考虑范围内、阿米巴虫)

无菌性脑膜炎也可由恶性肿瘤、药物和其他非感染性原因引起。

急性细菌性脑膜炎(acute bacterial meningitis,ABM)是一种医学急症(见 eBook 图 4-38),预后取决于是否早期使用有效的抗生素、适当的药物治疗和神经外科干预。总的来说,大多数急性细菌性脑膜炎病例是由脑膜炎奈瑟菌和肺炎链球菌引起的,但是急性细菌性脑膜炎的流行取决于多个因素,年龄和传播途径是主要的决定因素:

(1)新生儿(不足 1 个月):无乳链球菌、大肠埃希菌、单核细胞增生李斯特菌、其他肠道革兰氏阴性菌。脑膜败血伊丽莎白菌与新生儿医院获得性脑膜炎暴发有关。

(2)婴儿(1~23 个月):肺炎链球菌、脑膜炎奈瑟菌、无乳链球菌、流感嗜血杆菌、大肠埃希菌。

(3)儿童和成人(2~50 岁):脑膜炎奈瑟菌、肺炎链球菌。

(4)老年人(大于 50 岁):脑膜炎奈瑟菌、肺炎链球菌、单核细胞增生李斯特菌、肠道革兰氏阴性菌。

(5)颅底骨折:肺炎链球菌、化脓链球菌、流感嗜血杆菌。

(6)穿透性头部创伤与神经外科术后感染:金黄色葡萄球菌(凝固酶阳性和凝固酶阴性)、需氧革兰氏阴性杆菌、痤疮丙酸杆菌(脑脊液引流)。

3.1 临床表现

很大比例的成年人社区获得性 ABM 无典型的临床特征(头痛、发热、颈强直和精神状态改变),但是大部分患者至少会出现 4 种典型症状中的 2 种。极少数患者可能在入院时出现昏迷,或表现为局灶性神经功能异常。约有 5% 的患者会出现癫痫,非特异性症状在婴儿和老年人中更常见。总体上,ABM 死亡率在 20%~25%;肺炎球菌引起的脑膜炎死亡率高于脑膜炎球菌(30% *vs.* 7%)。脑膜炎患者死亡率增加的相关因素包括:

(1)年龄(大于 60 岁)

(2)中耳炎或鼻窦炎

(3)无皮疹

(4)格拉斯哥昏迷量表评分较低

(5)心动过速(120 次 / 分)

（6）实验室检查：血培养阳性、ESR升高、血小板计数下降、脑脊液白细胞较低（<1 000个/μl）

由侵入性医疗操作或创伤引起的ABM，感染的微生物种类有所不同，包括金黄色葡萄球菌和肠道革兰氏阴性杆菌，出现的症状和体征取决于微生物种类和诱因。与创伤相关的症状和体征可能与随后发生的感染所引起的症状和体征存在重叠，延误诊断和治疗。

复合性颅骨骨折后发生脑膜炎的风险约为5%~10%，当伤口受到严重的外源性污染时，风险会增加。颅底骨折可导致蛛网膜下腔与鼻窦相通，使在创伤后第2周发生脑膜炎的风险升高到25%。持续性的脑脊液漏可能与反复性的细菌性脑膜炎相关。

不到2%的开颅手术会导致细菌性脑膜炎，并且约2/3的感染在术后2周内发生。

大约有5%~15%的脑室内导管会在放置后的1个月内发生感染，通常是由术中感染引起。外部脑脊液引流管感染发生率小于10%。

由腰椎穿刺引起的中枢神经系统感染风险极低（约1：50 000）。

3.2　实验室检查

当怀疑急性细菌性脑膜炎时，应进行实验室检测和培养，并进行经验性抗生素治疗。如果是脑炎患者，应排除HSV感染。

（1）脑脊液诊断试验是诊断脑膜炎的主要途径，但是，颅内压升高患者采集脑脊液风险较大。如果患者的临床表现提示颅内压增高，则应在腰椎穿刺前进行颅脑CT扫描（注：影像学检查不应延误抗生素和地塞米松治疗的使用，在进行影像学检查之前，可先进行血液培养）。与成人颅内压增高相关的临床特征包括：

① 中枢神经系统病史

② 免疫功能低下状态

③ 视神经盘水肿

④ 意识异常

⑤ 局灶性神经功能异常

（2）主要的检测方法包括需氧菌培养、革兰氏染色、脑脊液蛋白和葡萄糖定量，腰椎穿刺时应测量脑脊液压力。

（3）对初步评估怀疑ABM的所有患者都应进行血培养、血常规和其他常规检查。

① 血常规结果可提示急性感染（如杆状核粒细胞增加、毒性颗粒、Döhle小体、中性粒细胞出现空泡）；

② ESR、CRP或其他检查可提示是否存在严重的炎症反应；

③ 感染可导致明显的代谢失调。

（4）当细菌浓度达到10^3cfu/ml时，25%的患者革兰氏染色阳性；当浓度达到10^5cfu/ml时，敏感度可提高到97%。通过离心使脑脊液浓缩，可提高细菌培养和革兰氏染色的检测敏感度。

（5）革兰氏染色的敏感度取决于感染的微生物类型。90%的葡萄球菌和肺炎球菌感染者、85%的流感嗜血杆菌感染者和75%的脑膜炎奈瑟菌感染者革兰氏染色结果呈阳性，但是，只有30%~50%的肠道杆菌感染者革兰氏染色结果为阴性。如果在采集脑脊液之前已开始使用抗生素，革兰氏染色可能为阴性。

（6）吖啶橙染色可略提高检测染色较弱的微生物的敏感度，但该技术需要使用荧光显微镜及需要有经验的技术人员对结果进行解释。

（7）特异性细菌抗原的检测可用于 ABM 的快速诊断。可采用商业化试剂盒检测细菌细胞壁或荚膜多糖抗原，如 B 型流感嗜血杆菌、脑膜炎奈瑟菌血清群 A、B、C、Y 和 W135、B 组链球菌、肺炎链球菌。虽然细菌抗原检测的敏感度和特异度在可接受范围内，但临床研究表明检测结果很少能应用到患者的临床管理当中，不推荐细菌抗原检测作为 ABM 患者的脑脊液常规检测。

（8）对 ABM 与无菌性脑膜炎的鉴别诊断最重要，也最常见，最有效的检测结果为：

① 通过染色或培养、PCR 方法检测特异性核酸或抗原鉴别脑脊液病原体；

② 脑脊液葡萄糖浓度下降，或如果脑脊液葡萄糖浓度正常，脑脊液 / 血清葡萄糖浓度比值下降；

③ 脑脊液蛋白含量升高，大于 1.72mg/dl（约发生在 1% 的无菌性脑膜炎患者和 50% 的 ABM 患者）；

④ 38% 的 ABM 患者脑脊液白细胞大于 2 000 个 /μl，中性粒细胞大于 1 180 个 /μl，但是白细胞计数不升高不能排除 ABM。

（9）外周血白细胞计数只有在白细胞计数（>27 200 个 /μl）和中性粒细胞计数（>21 200 个 /μl）非常高时才有价值，发生此情况的患者较少；白细胞减少症常见于婴儿和老年人。

（10）无菌性脑膜炎患者的脑脊液经革兰氏染色未见微生物。白细胞可中度升高（<500 个 /μl），以淋巴细胞为主；蛋白含量可适度升高；葡萄糖浓度通常正常。

（11）典型的 ABM 患者脑脊液白细胞计数显著升高（>1 000 个 /μl），以中性粒细胞为主；蛋白含量升高（>100mg/dl）；葡萄糖浓度下降（低于血清葡萄糖浓度的 50%）；脑脊液压力升高（正常 100mmHg~200mmHg）。

单核细胞增生李斯特菌引发的感染中约 50% 的病例脑脊液革兰氏染色可能为阴性，细胞学变化以单核细胞为主，有可能会被误诊为无菌性脑膜炎。

（12）总之，脑脊液培养具有较高的敏感度（70%~92%）和特异度（95%）。

（13）必须采集到足量的脑脊液进行所需的检测。当怀疑 ABM 和 HSV 时，必须首先排除 ABM 和 HSV，如果初次检测不能提供有价值的信息，需重复采样。诊断分枝杆菌或真菌应至少采集 3ml~5ml 脑脊液。

（14）尽管 FDA 还未批准，已有用于检测某些导致 ABM 的致病菌基于 PCR 技术的检测方法。

（15）约 70% 的脑膜炎球菌败血症患者可通过皮肤损伤刮片的革兰氏染色确定致病菌；外周血白细胞层的革兰氏染色和外周血涂片（较少见）也可确定致病菌。

（16）原发疾病 / 状况的实验室检查结果：

① 肺炎球菌性脑膜炎之前的肺炎、中耳炎、鼻窦炎、颅骨骨折

② 脑膜炎之前的奈瑟菌流行

③ 细菌性心内膜炎、败血症等

④ 酒精中毒、骨髓瘤、镰状细胞贫血、脾切除、免疫功能低下状态的肺炎链球菌

⑤ 类固醇治疗和免疫低下状态的隐球菌和结核分枝杆菌

⑥ 免疫功能低下状态的革兰氏阴性杆菌

⑦ 脾切除术中的流感嗜血杆菌

⑧ 莱姆病

（17）对于临床表现、流行病学风险因素、症状和体征都提示较高可能存在细菌性脑膜炎常见致病菌以外的病原体的感染者，初步诊断性检测也可包括其他实验室检查。

（18）针对并发症的实验室检查结果（如沃 - 弗综合征、硬脑膜下积液）。

推荐阅读

Al Masalma M, Armougom F, Scheld WM, et al. The expansion of the microbiological spectrum of brain abscesses with use of multiple 16S ribosomal DNA sequencing. *Clin Infect Dis.* 2009;48:1169–1178.

Bitnun A, Ford-Jones EL, Petric M, et al. Acute childhood encephalitis and *Mycoplasma pneumoniae. Clin Infect Dis.* 2001;32:1674–1684.

Darouiche RO. Spinal epidural abscess. *N Engl J Med.* 2006;355:2012–2020.

Dumpis U, Crook D, Oksi J. Tick-borne encephalitis. *Clin Infect Dis.* 1999;28:882–890.

Glaser CA, Honarmand S, Anderson LJ, et al. Beyond viruses: clinical profiles and etiologies associated with encephalitis. *Clin Infect Dis.* 2006;43:1565–1577.

Hayden RT, Frenkel LD. More laboratory testing: greater cost but not necessarily better. *Pediatr Infect Dis J.* 2000;19:290–292.

Marciano-Cabral F, Cabral G. *Acanthamoeba* spp. as agents of disease in humans. *Clin Microbiol Rev.* 2003;16:273–307.

Matin A, Siddiqui R, Jayasekera S, et al. Increasing importance of *Balamuthia mandrillaris. Clin Microbiol Rev.* 2008;21:435–448.

Maxson S, Lewno MJ, Schutze GE. Clinical usefulness of cerebrospinal fluid bacterial antigen studies. *J Pediatr.* 1994;125:235–238.

Polage CR, Petti CA. Assessment of the utility of viral culture of cerebrospinal fluid. *Clin Infect Dis.* 2006;43:1578–1579.

Pradilla G, Ardila GP, Hsu W, et al. Epidural abscesses of the CNS. *Lancet Neurol.* 2009;8:292–300.

Tarafdar K, Rao S, Recco RA, et al. Lack of sensitivity of the latex agglutination test to detect bacterial antigen in the cerebrospinal fluid of patients with culture-negative meningitis. *Clin Infect Dis.* 2001;33:406–408.

Tattevin P, Bruneel F, Clair B, et al. Bacterial brain abscesses: a retrospective study of 94 patients admitted to an intensive care unit (1980 to 1999). *Am J Med.* 2003;115:143–146.

Tunkel AR, Glaser CA, Bloch KC, et al. The management of encephalitis: clinical practice guidelines by the Infectious Diseases Society of America. *Clin Infect Dis.* 2008;47:303–27.

van de Beek D, de Gans J, Spanjaard L, et al. Clinical features and prognostic factors in adults with bacterial meningitis. *N Engl J Med.* 2004;351:1849–1859.

van de Beek D, Drake JM, Tunkel AR. Nosocomial bacterial meningitis. *N Engl J Med.* 2010;362:146–154.

van de Beek D, de Gans J, Tunkel AR, et al. Community-acquired bacterial meningitis in adults. *N Engl J Med.* 2006;354:44–53.

（孔毅　校）

第五章

消化系统疾病

123

本章重点介绍几种常见的胃肠道症状：急慢性腹痛，腹水，急慢性腹泻，上、下消化道出血，肝大，黄疸及相关疾病，包括肝炎。适当时，影像学和内镜检查可用于疾病诊断。

第一节　急慢性腹痛相关疾病

（1）定义

急腹症是指需要医学治疗的持续数小时或更长时间的严重腹痛。急腹症通常由外科原因引起，但也不是绝对的。因此，"急腹症"一词不应等同于需要急诊外科的处理。病史和体格检查仍是急腹症诊断的最重要依据，急腹症处置的关键是早期诊断。

（2）鉴别诊断

可根据解剖位置对急腹症进行鉴别诊断（表 5-1）。

引起下腹疼痛的常见妇科病因有：经间痛、卵巢囊肿、子宫内膜异位症、子宫肌瘤、卵巢扭转、盆腔炎、卵巢肿瘤、异位妊娠、子宫感染、先兆流产、继发于妊娠的圆韧带疼痛。

引起急腹症的常见病因有：下叶肺炎、急性心肌梗死（myocardial infarction，MI）、糖尿病酮症酸中毒、急性肝炎、卟啉病、肾上腺出血、肌肉骨骼疾病。阑尾炎也是常见病因之一，右下腹痛三联征、厌食、白细胞增多是其最敏感的诊断手段，疼痛发作时通常伴有恶心、呕吐。阑尾炎患者可能有低热和白细胞轻度增多，高热或白细胞计数升高提示穿孔。30% 阑尾炎患者白细胞计数升高，95% 患者出现核左移。疼痛程度与对壁层腹膜的刺激程度有关。因此，由于缺乏与壁层腹膜的接触，最常见的盲肠后位阑尾炎患者可能只表现为隐隐作痛。

（3）实验室检查

1）实验室检查的目的是支持临床诊断。常用检查的项目包括全血细胞计数、肝功能、淀粉酶和脂肪酶、凝血功能、尿液分析和尿妊娠试验。

■ 疑似肠缺血患者应检测乳酸水平，乳酸升高与组织灌注不足有关。

■ 所有育龄妇女必须检测 β-hCG 水平，以排除异位妊娠的可能性。

表 5-1 急腹症的鉴别诊断

右上腹疼痛	右下腹疼痛
胆囊炎	阑尾炎
胆总管结石	卵巢囊肿破裂
胆管炎	Meckel 憩室炎
肝炎	盲肠憩室炎
肝肿瘤	胆囊炎
肝脓肿	结肠穿孔
阑尾炎	结肠癌
消化性溃疡（PUD）	尿路感染
溃疡穿孔	小肠梗阻
胰腺炎	炎症性肠病（IBD）
胃炎	肾结石
肾盂肾炎	肾盂肾炎
肾结石	异位妊娠
肺炎	肠管嵌顿
	盆腔炎（PID）

左上腹疼痛	左下腹疼痛
PUD	憩室炎
溃疡穿孔	乙状结肠扭转
胃炎	结肠穿孔
脾脏疾病（如梗死、脓肿或破裂）	结肠癌
胃食管反流病	尿路感染
主动脉夹层动脉瘤	小肠梗阻
肾盂肾炎	IBD
肾结石	肾结石
食管裂孔疝	肾盂肾炎
Boerhaave 综合征（即食管破裂）	异位妊娠
Mallory-Weiss 撕裂	嵌顿
憩室炎	PID
肠梗阻	

上腹中部疼痛
PUD
溃疡穿孔
胰腺炎
腹主动脉瘤
食管静脉曲张
食管裂孔疝
Boerhaave 综合征（即食管破裂）
Mallory-Weiss 撕裂

5

2）影像学检查

■ 所有急腹症患者均应进行胸部 X 线检查，以排除膈下游离气体。肺炎患者也可表现为急腹症。

■ 腹部 X 线平片是检测肠梗阻或气腹症最有效的手段，需同时进行直立位和仰卧位检查。

■ 15% 阑尾炎患者可见到附睾结石，而此时 85% 患者也可见到肾结石。

■ 急性阑尾炎的其他影像学检查结果有：右下腹肠梗阻、腰大肌阴影消失、盲肠轮廓变形、游离气体和软组织密度影。

3）疑似急性胆囊炎或卵巢囊肿患者需进行腹部超声检查。超声 Murphy 征诊断急性胆囊炎比临床 Murphy 征更敏感。可用加压超声显示发炎的阑尾（灵敏度为 80%~90%）。

4）CT 也可用于诊断临床症状不明显的阑尾炎患者。

① 阑尾充满空气或正常的造影剂基本上可以排除阑尾炎的诊断。

② 评估阑尾炎时，CT 可辅助诊断约 15% 的患者。

5）疑为肠系膜缺血患者可进行动脉造影检查。

第二节　引起腹痛的疾病

食管疾病

1. Mallory-Weiss 综合征

定义

Mallory-Weiss 综合征的特征是自发性食管贲门撕裂，通常由过度干呕引起。实验室检查的结果是食管贲门撕裂出血。

2. 自发性食管穿孔

发生自发性穿孔时，胸腔穿刺液中有胃内容物。

3. Plummer-Vinson 综合征

定义

Plummer-Vinson 综合征是一种缺铁性贫血，与吞咽障碍、萎缩性胃炎、舌炎等相关，可增加患食管癌和下咽癌的风险。

胃部疾病

4. 慢性胃炎

慢性胃炎的诊断依赖于胃黏膜活检。

4.1 慢性萎缩性胃炎（A 型胃炎，自身免疫性）

（1）胃窦无病变。

（2）壁细胞抗体和内因子抗体有助于诊断易发生恶性贫血（pernicious anemia，PA）的患者。

（3）主要特征有：

① 胃酸缺乏；

② 维生素 B_{12} 缺陷性巨幼细胞增多症；

③ 高胃泌素血症（由于胃泌素分泌细胞的增生）；

④ 胃类癌；

⑤ 血清胃蛋白酶原 I 浓度降低。

（4）实验室检查结果异常可能与合并有其他自身免疫性疾病相关，如桥本甲状腺炎、Addison 病、Graves 病、重症肌无力、甲状旁腺功能减退症、1 型糖尿病等。

4.2 慢性非萎缩性胃炎（B 型胃炎）

（1）胃窦有病变；

（2）可发生缺铁性贫血和吸收不良；

（3）约 80% 消化性溃疡和慢性胃炎患者可检出幽门螺杆菌感染。诊断方法包括活检、培养、直接革兰氏染色、尿素呼气试验和血清学试验；

（4）胃窦胃泌素分泌细胞坏死引起低胃泌素血症；

（5）良性胃溃疡患者常伴有慢性胃窦炎；

（6）胃酸检测的价值有限，严重的胃酸减少或最大刺激后胃酸缺乏常提示黏膜萎缩。

4.3 其他原因

（1）感染（其他细菌，梅毒，病毒如巨细胞病毒，寄生虫如异尖线虫，真菌）；

（2）化学因素，如非甾体类抗炎药、胆汁反流、其他药物；

（3）淋巴细胞性胃炎；

（4）嗜酸细胞性胃肠炎；

（5）非感染性肉芽肿，如结节病、克罗恩病；

（6）Ménétrier 病；

（7）辐射。

5. 胃癌

实验室检查

高危患者，特别是伴有 PA、胃萎缩或胃息肉的患者，应定期预防性筛查胃癌。

（1）细胞学：80% 胃癌患者脱落细胞学检查阳性，假阳性结果 <2%；

（2）肿瘤标志物：40%~50% 胃癌转移患者和 10%~20% 胃癌手术切除患者的血清 CEA 升高（>50ng/L），可能有助于术后监测复发或评估肿瘤转移。30% 晚期胃癌患者血清 AFP 和 CA 19-9 升高。肿瘤标志物对于胃癌早期诊断的价值较小。

（3）胃液分析：25% 患者胃酸正常，25% 患者胃酸过少，50% 患者使用组胺或乙酰胆碱后出现胃酸缺乏症。

（4）主要实验室检查：胃癌引起慢性失血从而导致贫血和大便隐血阳性。

5

胰腺疾病

6. 胰腺癌

6.1 胰体或胰尾癌

实验室检查

① 影像学检查:最有价值的是超声或 CT 扫描,其次是内镜逆行胰胆管造影(ERCP)(可获得胰液用于细胞学和胰腺功能检查)。联合应用可正确诊断或排除 90% 以上的胰腺癌患者。ERCP 刷片细胞学检查的灵敏度≤25%,特异性≤100%。大于 2cm 的病变需进行胰腺放射性同位素扫描。

② 组织学检查:据报道超声引导下穿刺活检的灵敏度为 80%~90%,假阳性罕见。

③ 肿瘤标志物:血清肿瘤标志物 CA 19-9、CEA 等正常。胰腺癌中,CA 19-9 检测的灵敏度、特异性分别为 70%、87%,阳性预测值(PPV)为 59%,阴性预测值(NPV)为 92%;非转移性与转移性胰腺癌的灵敏度没有差异。肿瘤标志物在疾病早期通常正常,因此不推荐用于疾病筛查。肿瘤标志物水平升高可用于区分良性疾病和癌症。如果肿瘤组织被完全移除,3~6 月内标志物水平会下降到正常,可用于预后判断和随访。肿瘤标志物检测可在临床症状出现前 2~20 周预测肿瘤复发。肿瘤标志物检测用于胰腺癌诊断的特异性较低,因为在其他消化道肿瘤尤其是结肠和胆管肿瘤中也会升高。据报道,一组胰腺癌患者中,76% 的患者胆汁(经皮肝穿刺引流获得)中 CEA 水平升高。

④ 睾酮:70% 以上的男性胰腺癌患者由于肿瘤导致的转化增加,二氢睾酮比值 <5(正常值约为 10),较 CA 19-9 灵敏度低但特异性高,并且在 I 期肿瘤中的比例更高。

⑤ 血清淀粉酶和脂肪酶:早期可能略有升高(<10% 患者),随着后期胰腺被破坏,水平正常或降低。胰腺广泛破坏前,胰酶分泌素刺激可使淀粉酶和脂肪酶升高,因此,糖尿病患者葡萄糖耐量曲线的增加不明显。血清淀粉酶变化的可靠性较差。参见血清糖蛋白 2。

⑥ 葡萄糖耐量试验:曲线为糖尿病型,20% 胰腺癌患者有明显的糖尿病。静脉滴注甲苯磺丁脲耐量试验的扁平血糖曲线表明胰岛组织细胞的破坏。老年男性出现不稳定的胰岛素敏感型糖尿病,应怀疑胰腺癌。

⑦ 血清亮氨酸氨基肽酶(LAP):60% 胰腺癌患者由于肝转移或胆道梗阻出现 LAP 升高(>300U)。慢性肝病中也可能升高。

⑧ 其他:三油酸甘油酯 -^{131}I 试验显示胰管梗阻,且肠道中无脂肪酶,导致血糖曲线平坦和粪便排泄增加。

6.2 胰头癌(见黄疸部分)

胰头癌患者可能出现明显的胰腺功能异常和肿瘤标志物升高。

实验室检查

① 主要实验室检查:血清胆红素升高 12mg/dl~25mg/dl(0.7μmol/L~1.39μmol/L),主要是结合胆红素升高(增加体内的存在时间且减少波动)。血清 ALP 升高,尿和粪便中无尿胆原。血清胆固醇升高(常 >300mg/dl)(7.76mol/L),胆固醇酯不降低。其他肝功能检查正常。参见血清糖蛋白 2。

② 血液学检查：凝血酶原时间（PT）延长，静脉输注维生素 K 后恢复正常。

③ 其他：当十二指肠插管显示十二指肠内容物的量减少（<10ml/10 分钟收集期），且碳酸氢盐含量和酶活性正常时，促胰液素 - 胆囊收缩素刺激试验提示导管梗阻。胰腺炎导致腺泡破坏时，十二指肠内容物体积正常［（20ml~30ml）/10 分钟收集期］，但碳酸氢盐含量和酶活性可能降低。60%~80% 的胰腺炎或胰腺癌患者中发现十二指肠内容物体积异常、碳酸氢盐含量改变或二者都有。胰腺癌患者的检查结果取决于腺泡破坏和管道梗阻的相对范围和程度。

④ 组织学检查：十二指肠内容物的细胞学检查显示 40% 患者有恶性细胞，高达 80% 胰腺壶腹周围癌患者可能存在恶性肿瘤细胞。

7. 胰腺囊性纤维化

7.1 实验室检查

患者常有低氯性代谢性碱中毒和低钾血症。伴有进行性肺病时，血清蛋白电泳显示 IgG 和 IgA 升高，IgM 和 IgD 升高不明显。人血白蛋白通常降低（由于肺心病患者的血液被稀释，可能在出现明显的心脏受累之前就发现）。血清氯、钠、钾、钙和磷正常，除非出现并发症（如伴有 CO_2 潴留的慢性肺疾病，由于大量出汗导致盐分丢失的低钠血症）。尿电解质正常，汗液和粪便中会丢失大量的电解质。约 40% 尿糖阳性患者有葡萄糖耐量受损，8% 糖尿病前期患者有高血糖症、蛋白质 - 能量营养不良、低蛋白血症；脂肪吸收不良伴维生素缺乏。粪便和十二指肠液显示胰蛋白酶缺乏，胰凝乳蛋白酶生成减少在 4 岁之前是有效的筛查试验。

7.2 唾液检查

下颌唾液更浑浊，钙、总蛋白、淀粉酶、氯和钠升高，钾降低。腮腺唾液一般不会出现上述改变。

7.3 其他检查

有小于等于 5% 的胰腺囊性纤维化患者有明显的肝脏疾病，如肝硬化、脂肪肝、胆管狭窄和胆石症。患病婴幼儿可出现胎粪性肠梗阻，部分患者可能有急性、慢性或复发性胰腺炎的表现。胰腺功能不全的发生率：1 岁以上 >90%，成人 >95%。胃肠道肿瘤的发病率增加。睾丸活检证实 98% 泌尿生殖道异常的无精子症患者是由输精管和附睾梗阻引起的。

8. 巨淀粉酶血症

8.1 定义

淀粉酶与 IgA、IgG 或其他高分子量血浆蛋白形成的巨淀粉酶复合物，由于分子量大不能从肾小球滤过，不引起特定疾病或症状。

8.2 实验室检查

血清脂肪酶正常，胰 / 唾液淀粉酶比值正常，尿淀粉酶正常或降低。血清淀粉酶持续升高（1~4 倍），无明显病因。肾功能正常患者，淀粉酶 / 肌酐清除率比值 <1% 可用于疾病诊断，此时临床医师应考虑本病。利用特殊的凝胶过滤或超速离心技术可鉴定血清中的巨淀粉酶。

8.3 局限性

约 1% 随机选择患者和 2.5% 血清淀粉酶升高患者可检出巨淀粉酶。正常分子量高淀粉酶血症患者中也可检出巨淀粉酶,其中过量的淀粉酶主要是 2 型和 3 型唾液腺异淀粉酶。

9. 胰腺炎

9.1 急性胰腺炎

(1) 实验室检查

① 脂肪酶:血清脂肪酶在 3~6 小时内升高,24 小时达到峰值,通常在 8~14 天恢复正常;脂肪酶优于淀粉酶,升高幅度更大且在淀粉酶恢复正常后仍可升高 14 天。患者有急性胰腺炎的体征且脂肪酶≥5 倍参考区间上限(upper reference limit,URL)时,胰腺炎的可能性较大,临床特异性为 85%;通常随时间的变化脂肪酶显著升高,且淀粉酶和脂肪酶的变化一致。应同时检测淀粉酶和脂肪酶,尿脂肪酶检测在临床上并不常用。研究表明,脂肪酶 / 淀粉酶比值 >3(特别是 >5)时提示酒精性而不是非酒精性胰腺炎。如果脂肪酶≥5×URL,则急性胰腺炎或器官排斥反应的可能性大,如果 <3×URL 则可能性较小(图 5-1)。

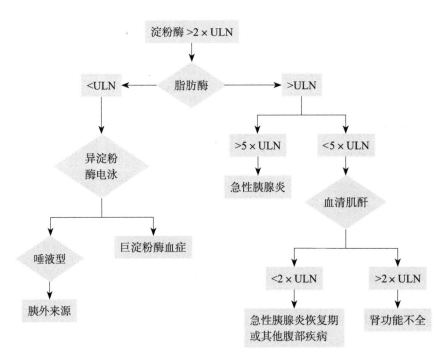

图 5-1   血清淀粉酶和脂肪酶升高的诊断流程
ULN,正常值上限。

② 淀粉酶:3~6 小时内开始升高,75% 患者在 8 小时内迅速升高,20~30 小时达到峰值,可持续 48~72 小时;前 12~24 小时内灵敏度 >95%。升高幅度可达≤40 倍,但升高幅度和下降速度与疾病的严重程度、预后或分解率无关。患者有急性胰腺炎体征,淀粉酶 >3×ULN 或 >600U/dl,强烈提示急性胰腺炎。升高超过 7~10 天提示胰腺癌、假性囊肿、胰源性腹水或非胰腺病因。胰管梗阻时淀粉酶可出现类似的高值,但往往会在几天后降低。≤19% 急性胰腺炎患者,尤其是酒精性胰腺炎,症状持续时间较长且有死于急性胰腺炎的可能时,淀粉酶仍可能正常。慢性胰腺炎复发和甘油三酯血症患者淀粉酶也可正常,急性酒精性胰腺

炎患者通常正常。血清淀粉酶和脂肪酶中度升高（<3×URL）、菌血症提示急腹症的原因为胃肠梗死或穿孔而不是急性胰腺炎。10%~40% 的急性酒精中毒患者血清淀粉酶升高（约一半为唾液型），患者经常出现腹痛，但血清淀粉酶升高通常 <3×URL。血清淀粉酶水平 >25×URL 提示转移性肿瘤而不是胰腺炎。血清胰淀粉酶同工酶可用于区分由唾液淀粉酶引起的升高，约占所有升高患者的 25%。健康人群中血清淀粉酶 40% 为胰腺型，60% 为唾液型。血清淀粉酶和脂肪酶轻度升高需排除急性胰腺炎，多种药物可引起血清淀粉酶和脂肪酶升高。

尿淀粉酶升高比血清晚 6~10 小时，但尿淀粉酶的升高幅度更大，且持续时间更长。某些患者发病后 1 小时尿淀粉酶即可升高，但有些患者发病 24 小时也可能正常。检测每小时尿液中的淀粉酶水平可能有价值。淀粉酶 / 肌酐清除率的比值升高（>5%），避免了留取定时尿标本的问题；肾小管重吸收淀粉酶减少时，如严重烧伤、DKA、慢性肾功能不全、多发性骨髓瘤、急性十二指肠穿孔等，比值也会升高。淀粉酶 / 肌酐清除率的特异性不高，关于其应用，目前专家意见不统一。

③ 钙：重症急性胰腺炎患者发病后 1~9 天血钙水平降低（由于脂肪坏死过程中钙与脂肪酸结合），这种下降通常发生在淀粉酶和脂肪酶水平恢复正常后，可能会出现手足搐搦症。如果急性胰腺炎所致的高淀粉酶血症患者血钙持续升高或不能降至正常，则排除甲状旁腺功能亢进症。

④ 胆红素：胆源性胰腺炎时，血清胆红素水平可升高，但酒精性胰腺炎通常正常。血清 ALP、ALT 和 AST 可能升高，与血清胆红素平行，而与淀粉酶、脂肪酶或钙水平不平行。淀粉酶显著升高（>2 000U/L）也可支持胆源性胰腺炎的诊断。血清胆红素、ALP、ALT 和 AST 水平 24 小时内波动 >50% 提示间歇性胆道梗阻。

⑤ 胰蛋白酶：血清胰蛋白酶通常升高。胰蛋白酶正常时排除急性胰腺炎的灵敏度较高，但特异性较低（大多数肝胆、肠及其他疾病和肾功能不全患者、13% 慢性胰腺炎和 50% 胰腺癌患者胰蛋白酶升高）。胰蛋白酶的检测方法为 RIA 限制了其应用。

⑥ CRP：疼痛发作后 3 天达到高峰，48 小时灵敏度为 65%~100%，PPV 为 37%~77%。CRP 值达到 150mg/L 时可用于区分轻症和重症急性胰腺炎。

病情严重或病死率预测的实验室指标：

① PaO_2<60mmHg；

② 补液后肌酐 >2mg/dl（176.80μmol/L）；

③ 血糖 >250mg/dl（13.88mmol/L）；

④ 血液浓缩（Hct>47% 或入院后 24 小时内未降低），但重症出血性胰腺炎的 Hct 可能降低；

⑤ 胃肠道出血 >500ml/24h；

⑥ 有无腹水及其体积和颜色；

⑦ 重症出血性胰腺炎的血清和腹水（ascitic fluid，AF）中变性白蛋白可能升高，可用于区分轻症水肿性胰腺炎，但不能用于诊断急性胰腺炎；

⑧ 白细胞轻度至中度升高 [(10 000~20 000)/μl，(10~20)× 10^9/L]；

⑨ 25% 患者出现尿糖；

⑩ 可发生低钾血症、代谢性碱中毒或乳酸性酸中毒。

常见诱因(可能为多个)有：

① 酗酒约占 36%；

② 胆道疾病占 17%；

③ 特发性患者占 36% 以上；

④ 感染(尤其是病毒感染,如腮腺炎病毒、柯萨奇病毒、巨细胞病毒和艾滋病病毒)；

⑤ 创伤和术后因素占 8% 以上；

⑥ 药物(如类固醇、噻嗪类、硫唑嘌呤、雌激素、磺胺类药物、儿童服用丙戊酸)占 5% 以上；

⑦ 甘油三酯血症(Ⅰ、Ⅳ、Ⅴ型高脂血症)占 7%；

⑧ 任何原因引起的高钙血症；

⑨ 肿瘤(胰腺癌、壶腹周围癌)；

⑩ 引起壶腹区梗阻的解剖学异常(如环状胰腺、克罗恩病、十二指肠憩室)；

⑪ 遗传因素；

⑫ 肾功能衰竭、肾移植；

⑬ 其他,如胶原血管病、妊娠、缺血、蝎蜇伤、阻塞胰管的寄生虫(蛔虫)、Reye 综合征、暴发性肝炎、严重低血压、胆固醇栓塞等。

常见并发症有：

① 胰腺假性囊肿；

② 根据白细胞计数增加、革兰氏染色和抽吸液培养诊断的胰腺感染或脓肿；

③ 多发性浆膜炎(腹膜、胸膜、心包、滑膜表面)。腹水可能为混浊、血性或“果汁样”液体,体积 0.5L~2.0L,淀粉酶活性比血清高。无明显的胆汁,与溃疡穿孔不同。革兰氏染色未见细菌,不同于肠梗死。蛋白质 >3g/dl(30g/L),淀粉酶明显增加；

④ 约 40% 患者可出现成人呼吸窘迫综合征(伴有胸腔积液、肺泡渗出物,或两者兼有),也可存在动脉低氧血症；

⑤ DIC；

⑥ 低血容量性休克；

⑦ 其他。

(2) 影响预后的因素：

1) 入院时

① 白细胞总数 >16 000/μl(16 × 10⁹/L)；

② 血糖 >200mg/dl(11.10mmol/L)；

③ 血清 LD>350U/L；

④ 血清 AST>250U/L；

⑤ 年龄 >55 岁。

2) 48 小时内

① Hct 降低 >10%；

② 血清钙 <8.0mg/dl(2.00mmol/L)；

③ BUN 升高 >5mg/dl(1.79mmol/L)；

④ 动脉血 PaO_2<60mmHg；

⑤ 代谢性酸中毒,碱缺乏 >4mEq/L。

3)病死率

① 1%,如果有 3 个体征;

② 15%,如果有 3~4 个体征;

③ 40%,如果有 5~6 个体征;

④ 100%,如果体征 ≥7 个。

4)淀粉酶的升高程度不能用于判断预后。

5)CT 扫描、MRI 和超声可用于明确诊断、鉴别病因或其他情况。

参考文献

Papachristou GI, Whitcomb DC. Inflammatory markers of disease severity in acute pancreatitis. *Clin Lab Med.* 2005;25:17.

Whitcomb DC. Acute pancreatitis. *N Engl J Med.* 2006;354:2142.

9.2 慢性胰腺炎

参见吸收不良部分。

实验室检查

实验室检查结果通常正常。

① 影像学检查:CT、超声和 ERCP 对慢性胰腺炎的诊断和分期最有价值。胰腺放射性硒扫描在不同的医院会出现不同的结果。

② 胆囊收缩素-促胰液素试验:测量静脉给药胆囊收缩素和促胰液素对十二指肠内容物的体积、碳酸氢盐浓度、淀粉酶分泌以及血清脂肪酶和淀粉酶升高的影响。该试验是慢性胰腺炎特别是早期阶段最敏感、最可靠的试验(金标准)。但该试验技术难度高,难于准确执行,需避免胃液污染。85% 以上的慢性胰腺炎患者会出现一些异常,最常见的是淀粉酶分泌异常。当以上三项都异常时,后续的试验更容易出现异常。

正常十二指肠内容物:

体积:(95~235)ml/h;

碳酸氢盐浓度:(74~121)mEq/L,(74~121)mmol/L;

淀粉酶分泌量:(87 000~276 000)mg。

约 20% 慢性胰腺炎患者给予胆囊收缩素和促胰液素后血清淀粉酶和脂肪酶升高。当十二指肠内容物正常时,他们往往是异常的。通常血清脂肪酶和淀粉酶水平不会超过参考区间。

10% 慢性胰腺炎患者空腹血清淀粉酶和脂肪酶升高。

③ 血清月桂酸荧光素试验:早餐中加入的二月桂酸荧光素被胰腺特异性胆固醇酯水解酶水解释放出荧光素,从肠道中吸收并在血清中测量。先给予促胰液素,然后给予甲氧氯普胺,据报道,灵敏度和特异性分别为 82%、91%。

④ 葡萄糖耐量试验(glucose tolerance test,GTT):65% 慢性胰腺炎患者和 10% 慢性复发性胰腺炎患者有明显的糖尿病。脂肪泻时 GTT 正常,应该寻找胰腺外病因。

⑤ 胰腺外分泌功能丧失时,>90% 的患者会发生吸收不良:

a)中度至重度胰腺功能不全患者,苯替酪胺试验异常,但在早期通常为正常;

b) Schilling 试验可表现为维生素 B_{12} 轻度吸收不良（已停用）；

c) 通常不进行木糖耐量试验和小肠活检，结果一般正常；

d) 粪便脂肪的化学测定可诊断脂肪泻，比三油酸甘油酯 -^{131}I 试验更敏感；

e) 1/3 的慢性胰腺炎患者三油酸甘油酯 -^{131}I 试验结果异常；

f) 25% 慢性胰腺炎患者的淀粉耐量试验异常。

⑥ 慢性胰腺炎和胰腺外分泌功能不全的病因：

a) 酒精性，占 60%~70%；

b) 特发性，占 30%~40%；

c) 胰管梗阻（如创伤、假性囊肿、胰腺分裂、肿瘤、胰管或壶腹部阻塞等）；

d) 其他，如 CF、原发性甲状旁腺功能亢进症、遗传、营养不良、Z-E 综合征、Shwachman 综合征、α_1- 抗胰蛋白酶缺乏症、胰蛋白酶原缺乏症、肠激酶缺陷症、血色素沉着症、肠外高营养等。

10. 胰腺假性囊肿

实验室检查

（1）影像学检查：超声或 CT 扫描。

（2）主要实验室检查：约 10% 患者血清结合胆红素升高（>2mg/dl 或 34.2μmol/L），10% 患者血清 ALP 升高，<10% 的患者空腹血糖升高。

（3）促胰液素 - 促胰酶素刺激试验：十二指肠内容物通常显示碳酸氢盐含量降低（<70mEq/L），但内容物体积以及淀粉酶、脂肪酶和胰蛋白酶的含量正常。

（4）胰腺囊液检查：高液体黏度和 CEA 表明黏液性分化，排除假性囊肿、浆液性囊腺瘤、其他非黏液性囊肿或囊性肿瘤。假性囊液中胰酶、白细胞酯酶和 NB/70K 升高。CA72-4、CA15-3 和组织多肽抗原升高是恶性肿瘤的标志，如果均降低，最可能是假性囊肿或浆液性囊腺瘤。浆液性囊腺瘤中 CA125 升高。

（5）其他：需注意急性胰腺炎之前的病症（如酒精中毒、外伤、十二指肠溃疡、胆石症），感染，穿孔和血管或内脏侵蚀引起出血的实验室检查结果。

11. 消化不良和消化性溃疡

11.1 定义

（1）消化不良包括各种各样的上腹部症状，如上腹部疼痛或不适、恶心、腹胀、胃灼热、早饱、反酸、嗳气。

（2）非溃疡性消化不良是指持续或反复发作的腹痛或腹部不适，集中在上腹部，没有明确的结构或生化异常。根据定义，非溃疡性消化不良是一个排除性诊断，可能的机制包括胃或小肠动力障碍、内脏敏感性升高、胃肠反射改变和心理困扰。

（3）消化性溃疡（peptic ulcer disease，PUD）

① 上腹痛是最常见的症状。疼痛不辐射，描述为"持续性阵痛"或"饥饿痛"。疼痛发生在餐后 1~2 小时，可通过食物或抗酸剂缓解。

② PUD 的夜间痛更特异，是由于清晨时胃酸分泌出现生理性升高。

③ 无症状的：

- NSAIDs 诱发的 PUD 患者常常无症状。
- 多达 60% PUD 并发出血患者也无症状。

（4）消化不良是典型的慢性复发性疾病。65%~86% 消化不良患者在初次发作后 2~3 年会出现消化不良症状，至少是间歇性的。PUD 和食管炎患者也会出现长期的、间歇性症状，因此，在没有病理学检查的情况下，应关注这些症状。

（5）胃食管反流病（gastroesophageal reflux disease，GERD）与消化不良的症状相似。胃食管反流是个体每天都会发生的正常生理过程，GERD 的临床表现为胃灼热。

（6）幽门螺杆菌感染与复发性 PUD 明确相关，但其在非溃疡性消化不良中的作用尚不清楚。30%~60% 非溃疡性消化不良患者有幽门螺杆菌感染，然而，一般人群的感染携带率也很高。

11.2 实验室检查

（1）体检正常且无器质性疾病的年轻患者（<45 岁），实验室检查并不是必需的。消化不良的病因见表 5-2。

表 5-2　消化不良的鉴别诊断

胃或食管的结构性疾病	药物
消化性溃疡（15%~25%）	非甾体类抗炎药
反流性食管炎（5%~15%）	洋地黄
胃或食管癌（<2%）	茶碱
浸润性疾病	红霉素
嗜酸性胃炎	酒精
克罗恩病	咖啡因
结节病	尼古丁
其他胃肠相关疾病	**其他病因**
胆结石	甲状腺功能减退症
慢性胰腺炎或胰腺癌	高钙血症
乳糜泻	肠绞痛
乳糖不耐受症	妊娠
肝癌	非溃疡性消化不良 *

* 非溃疡性消化不良发生在高达 60% 的患者中，其诊断需排除其他疾病。

（2）高风险的老年患者，实验室检查应至少包括全血细胞计数、电解质、钙和肝功能。

（3）如果有提示性的病史或检查结果，应进行甲状腺检查、hCG、淀粉酶和大便检查。

（4）辅助检查

① 上消化道内镜检查，即食管胃十二指肠镜检查（EGD）：大多数情况下，当需要进一步评估消化不良的情况及进行活检时，EGD 是首选检查。多达 2/3 的年轻患者（即 <45 岁）内镜检查完全正常。因此，EGD 最适用于老年患者和有典型症状的年轻患者。

② 上消化道造影：不如上消化道内镜检查准确，不能提供组织学诊断。内镜检查不适用的患者、拒绝内镜检查、患病率较低的患者以及内镜检查可能有危险时，可进行上消化道造影检查。

（5）幽门螺杆菌检测。

（6）胃排空试验：胃显像和胃十二指肠测压试验一般不影响治疗，可用于实验室检查结果和 EGD 正常但存在动力障碍(如频繁或长期呕吐)的患者。即使在这些情况下,也应首先尝试用促动力药进行经验治疗。胆囊疾病见完全性肝外胆管梗阻部分。

参考文献

Dominguez-Munoz JE, Malfertheiner P. Optimized serum pancreolauryl test for differentiating patients with and without chronic pancreatitis. *Clin Chem.* 1998;44:869.

Ferry GD. Causes of acute abdominal pain in children. www.uptodate.com, May 2009.

Khan F, Sachs H, Pechet L, et al. *Guide to Diagnostic Testing.* Philadelphia, PA: Lippincott Williams & Wilkins; 2002.

Penner RM, Majumdar SR. Diagnostic approach to abdominal pain in adults. www.uptodate. com, May 2009.

第三节　腹　　水

概述

1.1 定义

(1) 腹水是腹腔内游离液体的总称

(2) 病因

① 慢性肝病(传染性肝炎和酗酒)占 80%(见肝大、黄疸部分);

② 多种病因,包括肝硬化、腹膜癌或结核性腹膜炎,占 3%~5%;

③ 肿瘤占 <10%;

④ <3%~5% 患者的病因是心力衰竭,肾病综合征是腹水的罕见原因;

⑤ 隐源性肝硬化占 10%。

1.2 分类

(1) 腹水可分为高渗性或低渗性,取决于血清腹水白蛋白梯度(serum ascites albumin gradient,SAAG)。SAAG 等于血清值与腹水值之间的差值(不是比值)。

(2) 门静脉高压引起高渗性腹水,无论是由于肝硬化或非肝硬化。肾病综合征是一个例外,因为明显的低白蛋白血症通常会引起低渗性腹水。

(3) 心力衰竭、腹膜恶性肿瘤、感染(如结核)、肠穿孔、结缔组织病、SLE 和胰腺炎等常导致低渗性腹水。

1.3 实验室检查(图 5-2)

(1) 培养:床旁抽取腹水注入血培养瓶中培养可提高细菌的阳性检出率,并与细胞计数结果相一致,另外还需要做革兰氏染色。

影像学检查:超声检查可用于判断有无腹水并明确病因,用于慢性肝脏疾病、恶性肿瘤、肝大和胰腺疾病的诊断。

腹水检查:腹水检查是最基本的诊断方法,通过腹腔穿刺获得和检查腹水对诊断至关重要。

(2) 透明至浅色腹水:见于门静脉高压患者。中性粒细胞 >1 000/ml 导致腹水呈乳白色,红细胞计数 >10 000/ml 产生淡淡的粉红色,红细胞计数 >20 000/ml 导致腹水红色。创伤性腹水可有明显的血液条纹,而非均一的红色液体,并有凝血倾向。肝细胞癌和少见的转移性

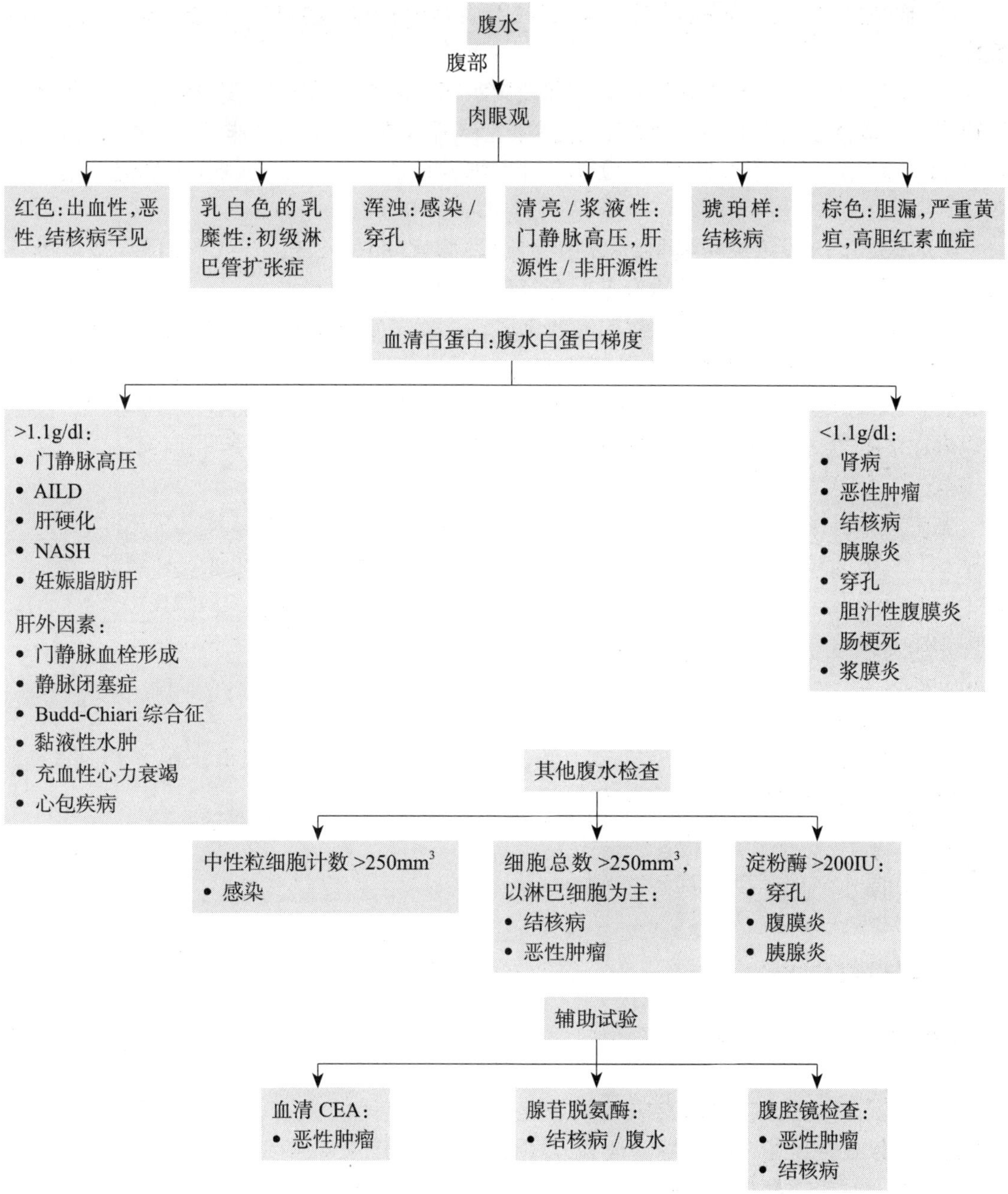

图 5-2　腹水患者实验室检查流程
AILD,酒精性肝脏疾病;CEA,癌胚抗原;NASH,非酒精性脂肪性肝炎

疾病可导致血性腹水,结核病是出血性腹水的罕见原因。

（3）乳糜性或乳白色腹水:甘油三酯浓度高于血清且 >200mg/dl(2.26mmol/L)。该腹水罕见,通常是肝硬化的指征,而不是以前所认为的淋巴瘤或结核病。乳白色腹水的甘油三酯常 >1 000mg/dl(11.29mmol/L)。明显的高胆红素血症、胆道穿孔(当腹水胆红素浓度高于血清胆红素时)、胰腺炎以及少见的恶性黑色素瘤患者中可见深棕色腹水。

（4）血性腹水：一旦排除创伤性腹水，50% 患者是由肝细胞癌引起的，结核病很少导致血性腹水。

（5）染色：革兰氏染色阳性率较低。即使腹水标本离心后再染色，其诊断自发性细菌性腹膜炎的灵敏度也仅为 10%，腹水涂片抗酸染色诊断结核病的灵敏度非常低。患者有低热、不适和体重减轻等临床表现，腹水检查以淋巴细胞计数为主以及 SAAG 降低提示结核性腹水。

（6）根据蛋白质浓度可将腹水分为渗出性（腹水蛋白 >2.5g/dl）或漏出性（腹水蛋白 <2.5g/dl），但该分类的临床意义从未进行充分和客观的评价。

（7）细胞计数和分类：无并发症的肝硬化患者，腹水白细胞总数常 <500 个 /µl，中性粒细胞 <250 个 /µl。利尿后，细胞总数可能增加，但中性粒细胞计数仍 <250 个 /µl。自发性细菌性腹膜炎患者白细胞总数和中性粒细胞计数有时会升高。结核病和肿瘤患者细胞计数升高，但以淋巴细胞为主。创伤患者计算白细胞总数时，每计数 250 个红细胞时，就应从白细胞总数中减去 1 个中性粒细胞。

主要实验室检查：无并发症的门静脉高压患者血清和腹水葡萄糖浓度几乎相同（大量白细胞、细菌或肿瘤细胞消耗葡萄糖，可能导致水平降低）。腹水淀粉酶可能比血清高 3~5 倍。由于中性粒细胞释放 LD，LD 水平升高，常见于继发性腹膜炎、结核病和胰腺炎患者。

细胞学检查：在恶性腹水的诊断方面有局限性，并已在很大程度上被腹腔镜检查、活检及培养取代。

1.4 局限性

（1）如果人血白蛋白浓度非常低或血清、腹水标本短时间内无法获得，则可能出现误差。
（2）血清高球蛋白水平也可能导致错误的结果。

引起腹水的腹膜疾病

1. 慢性肝病

该疾病与恶性肿瘤引起的腹水不同。

实验室检查

（1）白蛋白：白蛋白升高最常见于肝硬化，还见于酒精性肝炎、广泛性肝转移、暴发性肝衰竭、门静脉血栓形成、布 - 加综合征、心源性腹水、脂肪肝、妊娠期急性脂肪肝、黏液性水肿及混合性疾病（如伴有腹膜结核的肝硬化），其白蛋白检测值通常都 ≥1.1g/dl（11g/L）。如果人血白蛋白 <1.1g/dl 可能是假性降低或患者处于休克状态。乳糜性腹水患者会出现白蛋白假性升高（由于脂质干扰白蛋白检测）。白蛋白降低（<1.1g/dl）最常见于 90% 以上的腹膜转移癌患者，也见于结核病、胰源性或胆源性腹水、肾病综合征、肠梗死、肠梗阻以及非肝硬化引起的浆膜炎患者。

（2）腹水检查：腹水总蛋白 >2.5mg/dl（25mg/L）多见于癌性腹水，但准确度仅为 56%，因为 12%~19% 的癌性腹水蛋白质含量较高以及受白蛋白输注和利尿剂治疗的影响。腹水白蛋白 / 人血白蛋白比值 <0.5 见于肝硬化腹水（准确度 >90%）。腹水乳酸脱氢酶 / 血清乳酸脱氢酶比值 >0.6 或蛋白比值 >0.5 判断渗出液的准确度约为 56%，但并不优于总蛋白检测。

腹水胆固醇 <55mg/dl（1.42mmol/L）见于肝硬化腹水（准确度为 94%）。血清腹水白蛋白梯度（即人血白蛋白 - 腹水白蛋白）能较真实地反映门静脉压。

（3）主要实验室检查：表现为肝功能检查结果异常。

（4）其他检查：无论有无合并肝细胞癌，肝硬化的检查结果都相似。心源性腹水患者血清腹水白蛋白梯度 >1.1g/dl，而 93% 癌性腹水患者白蛋白梯度 <1.1g/dl。

2. 感染性腹水

实验室检查

（1）腹水细菌培养：该试验对感染性腹水的诊断灵敏度为 85%。

（2）腹水检查：

① 白细胞计数 >250/μl（250×10^6/L），诊断感染性腹水的灵敏度为 85%，特异性为 93%，中性粒细胞分类 >50% 时提示细菌性腹膜炎。

② pH<7.35 和动脉 - 腹水 pH 差 >0.10 是诊断细菌性腹膜炎的两个必要条件，也可作为细菌性腹膜炎的排除标准。

③ 乳酸 >25mg/dl（1.39mmol/L），动脉 - 腹水乳酸差 >20mg/dl（1.11mmol/L）。乳酸脱氢酶（LD）显著升高，磷酸盐、钾离子和 γ- 谷氨酰转移酶也可升高。通过测定葡萄糖来诊断感染性腹水可靠性较低。总蛋白 <1.0g/dl（10g/L）提示发生自发性细菌性腹膜炎（SBP）的风险高。

④ 腹水革兰氏染色检出少量细菌提示 SBP，由肠穿孔引起的腹水表现为大量细菌。细菌培养对 SBP 的诊断灵敏度约为 50%，对继发性腹膜炎的灵敏度约为 80%。结核杆菌抗酸染色的灵敏度为 20%~30%，结核杆菌培养的灵敏度为 50%~70%。

3. 继发性腹膜炎

3.1 与 SBP 相比，继发性腹膜炎可存在多种细菌感染，腹水总蛋白 >1.0g/dl（10g/L），腹水 LD 活性高于血清参考区间上限，葡萄糖 <50mg/dl（2.78mmol/L）。

3.2 常见病因为：SBP（约占 15%）、大肠埃希菌、克雷伯菌属和其他革兰氏阴性菌（约占 50%）、革兰氏阳性菌尤其是链球菌（约占 25%）感染。

4. 连续腹膜透析

透析液的监测如下：

（1）感染：腹膜炎是指白细胞计数 >100/μl，中性粒细胞分类 >50%（参考区间为白细胞 <50/μl，且通常以单核细胞为主），或者革兰氏染色或细胞培养阳性（最常见的致病菌为凝固酶阴性葡萄球菌、金黄色葡萄球菌、链球菌；见于多种病原体感染，特别是肠穿孔时需氧菌和厌氧菌的混合感染）。成功治疗后，白细胞计数在前 2 天下降，4~5 天内恢复到 <100/μl；约 10% 嗜酸性粒细胞增多症患者会在 4~7 天内恢复到以单核细胞为主。患者会发现引流袋内的流出液较混浊。在放置导管的前几个月内，偶尔会出现透析液浑浊，但并非腹膜炎，而是由于导管过敏，白细胞计数为 100/μl~8 000/μl，其中嗜酸性粒细胞占 10%~95%，有时可见中性粒细胞增加，而细菌培养却呈阴性。月经期或排卵时，偶尔会见到一些红细胞。由于白细胞计数低，必须使用人工计数板而不是自动化仪器进行细胞计数。

（2）代谢改变：测定透析液中的肌酐和葡萄糖，通过称量已停留 4 小时的腹透液体积减去密度为 1.0 的灌入前腹透液体积来计算超滤液的体积。

5. 胰腺疾病

5.1 特征性表现为腹水淀粉酶高于血清淀粉酶,但约 10% 患者表现为两者均正常。

5.2 血清或腹水中存在变性白蛋白并且总蛋白 >4.5g/dl 时提示预后不良。

6. 恶性腹水

6.1 腹水胆固醇 >45mg/dl(1.16mmol/L)且纤连蛋白 >10mg/dl 时,诊断恶性腹水的灵敏度为 90%,特异性为 82%。

6.2 细胞学检查阳性的诊断灵敏度为 70%,特异性为 100%。

6.3 腹水癌胚抗原(CEA)>2.5mg/dl(25mg/L)时,诊断灵敏度为 45%,特异性为 100%。

7. 胎儿或新生儿腹水

病因

(1)非免疫因素(发生率为 1/3 000)

1)心血管畸形导致的慢性心衰(CHF),如结构性心律失常,占 40%;

2)染色体异常,最常见于 Turner、Down 综合征以及 13、15、16、18 三体综合征,占 10%~15%;

3)血液系统疾病(严重贫血)占 10%;

4)遗传性:如 α 地中海贫血、血红蛋白病、G6PD 缺陷;

5)获得性:如胎儿 - 母体出血、双胞胎输血、先天性感染(细小病毒 B19)、高铁血红蛋白血症;

6)胸腹部的先天性缺陷;

7)结构性:如膈疝、空肠闭锁、肠扭转、肠旋转不良;

8)先天性感染,如梅毒、TORCH(弓形虫病、其他药物、风疹、CMV 和单纯疱疹)、肝炎、胎粪性腹膜炎;

9)淋巴管阻塞;

10)胆道闭锁;

11)非结构性因素,如先天性肾病综合征、肝硬化、胆汁淤积、肝坏死、胃肠道阻塞;

12)下尿路梗阻,尿道后尿道闭锁和输尿管囊肿是最常见的原因;

13)先天性骨骼发育不良(肝脏增大而造成髓外造血);

14)胎儿肿瘤,最常见于畸胎瘤和神经母细胞瘤;

15)血管性胎盘异常;

16)遗传性代谢疾病,如 Hurler 综合征、戈谢病、尼曼 - 皮克病、G_{M1} 型神经节苷脂病 I 型、I 型细胞病、β- 葡萄糖醛酸酶缺乏症;

(2)免疫因素,与胎儿抗原(如 Rh、C、E、Kell 抗原)反应的母体抗体。

8. 急性腹膜炎

见图 5-3 和图 5-4。

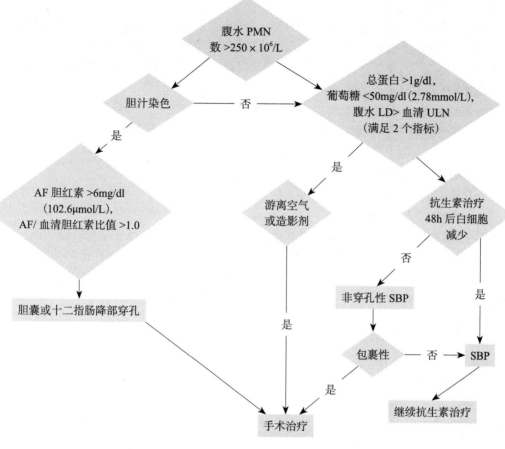

图 5-3 自发性与继发性细菌性腹膜炎的鉴别方法

AF,腹水;PMN,多形核白细胞;LD,乳酸脱氢酶;ULN,参考区间上限;SBP,自发性细菌性腹膜炎。

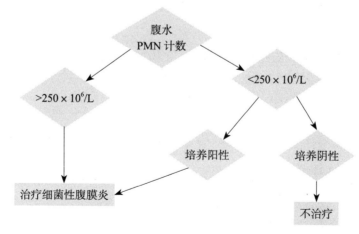

图 5-4 自发性细菌性腹膜炎的诊断方法。PMN,多形核白细胞

8.1 原发性腹膜炎

(1) 腹水检查：儿童患者中，直接涂片革兰氏染色和腹水培养通常检出链球菌感染。成年患者中，大肠埃希菌感染占 40%~60%、肺炎链球菌感染占 15%，存在其他革兰氏阴性杆菌和肠球菌感染，但通常为单一病原体。也可见结核分枝杆菌感染。白细胞计数显著升高（≤50 000/µl），以 PMN 为主（80%~90%）。

(2) 腹膜灌洗液检查：99% 的患者白细胞计数 >200/µl。

(3) 其他：肾病综合征、坏死后肝硬化、儿童菌血症和肝硬化伴腹水会引起实验室检查结果异常。

8.2 继发性腹膜炎

(1) 在持续腹膜透析患者中经常发生并反复出现。

(2) 实验室检查发现中空脏器的穿孔（如阑尾炎、穿孔性溃疡）。

(3) 透析液检查：外观浑浊，WBC 计数 >300/µl；革兰氏染色、细菌培养可能为阴性，白细胞计数也可能不升高。革兰氏阳性菌感染约占 70%，肠道革兰氏阴性杆菌和铜绿假单胞菌感染占 20%~30%，其他细菌占 10%~20%，非细菌性感染占 10%~20%。如果发现多种病原体感染，需排除内脏穿孔，通常会发现不止一种病原体感染。

参考文献

Cárdenas A, Gelrud A, Chopra S. Chylous, bloody, and pancreatic ascites. www.uptodate.com, May 2009.

Khan F, Sachs H, Pechet L, et al. *Guide to Diagnostic Testing*. Philadelphia, PA: Lippincott Williams & Wilkins; 2002.

Runyon B. Diagnosis and evaluation of patients with ascites. www.uptodate.com, May 2009.

Runyon B. Diagnosis of spontaneous bacterial peritonitis. www.uptodate.com, May 2009.

第四节 腹 泻

(1) 定义

腹泻是指每日排便量超过 200g，或排便频率增加，粪质稀薄。可分为急性腹泻与慢性腹泻，慢性腹泻是指病程至少持续 4 周的腹泻。

(2) 病因

可由以下任何机制引起：

① 渗透性腹泻：不存在于肠腔内的分子引起肠腔渗透压增加而导致肠腔内滞留大量水分，如乳糖；

② 分泌性腹泻：某些因素引起肠上皮细胞分泌过多的电解质和水，如霍乱毒素；

③ 渗出性腹泻：因炎症引起肠黏膜脱落，进而干扰正常吸收，造成活性物质从肠黏膜渗漏到管腔中而导致渗透性增加；

④ 动力异常性腹泻：蠕动功能亢进可引起大便量增加。反之，蠕动减弱会导致细菌过度孳生，常与渗透性、分泌性、渗出性腹泻相伴随；

⑤ 因肛门括约肌功能障碍引起的大便失禁。

（3）鉴别诊断

① 泻药滥用约占所有慢性腹泻病因的 15%，精神疾病患者中应怀疑有滥用泻药史；

② 摄入山梨醇后引发的腹泻。一项研究表明，约 17% 的个体摄入含有山梨醇类物质约 4~5 分钟后会出现腹泻；

③ 胆汁盐和脂肪酸刺激氯化物分泌，造成大量水分滞留在结肠内而引发腹泻，多余的胆盐也会造成轻度脂肪吸收不良而发生腹泻；

④ 糖尿病、盲袢综合征、淀粉样变性、憩室炎、硬皮病以及其他病因会引发肠道细菌过度孳生而发生腹泻；

⑤ 肠易激综合征的典型特征为腹泻和便秘交替，但也可表现为以腹泻为主；

⑥ 胃切除后吸收不良综合征引发的腹泻是由于食物与肠腔表面的接触时间减少，且食糜与消化液混合不充分所致；

⑦ 甲状腺功能亢进症引起的腹泻通常表现为排便次数增多、粪便量增加，但粪质并不稀薄，约 25% 甲亢患者会出现腹泻。

⑧ 炎症性肠病（IBD）

a）溃疡性结肠炎是一种发作期与缓解期相互交替的急性结肠直肠黏膜炎症疾病。约 55% 患者病变部位发生在直肠，重症患者表现为因血性腹泻而导致的体重减轻、贫血及电解质紊乱。

b）克罗恩病是一种以透壁、不对称和节段性炎症为特征的慢性复发性疾病。好发于回肠、结肠或肛周区域，约 80% 患者表现为右下腹痛和血性腹泻。

⑨ 肿瘤疾病

a）绒毛状腺瘤分泌的前列腺素会刺激结肠分泌水和电解质；

b）类癌细胞分泌的 5- 羟色胺能刺激肠道蠕动并增加肠道分泌；

c）肿瘤相关降钙素刺激肠道蠕动；

d）胃泌素瘤引起胃酸增加从而刺激胃液分泌。

⑩ 感染

食源性传染性疾病请参阅第十一章，附录，食源性疾病，可引起腹泻疾病的特定药物请参阅相关章节。

（4）实验室检查

① 内窥镜检查：肠镜对腹泻的诊断有一定价值，在某个肠段上的病理诊断率已达到 20%。在非 HIV 感染者中，乙状结肠镜和结肠镜检查的价值尚不清楚。当临床可疑时，即使没有发现明显异常，也应考虑盲活组织检查以便寻找淋巴细胞性结肠炎和胶原性结肠炎。活组织检查对无显著异常患者的检出率为 6%~42%。上消化道内镜检查可用于诊断小肠癌、Whipple 病和其他小肠浸润性疾病。

② 影像学检查：评估克罗恩病时，上消化道检查最常使用小肠钡剂造影。灌肠的优势在于对涉及小肠病变的克罗恩病有 100% 的灵敏度和 98% 的特异性。

③ 推荐的粪便检查项目：

■ 粪便白细胞检查；

■ 粪便渗透压差：计算公式为，$2 \times [粪(Na^+) + 粪(K^+)]$。可准确区分渗透性腹泻（渗透压差 =50）和分泌性腹泻（渗透压差 >50）；

■ 粪便 pH：对于碳水化合物（如乳糖、山梨醇）不耐受引起的腹泻，一项小型研究发现其 pH<5.6；胆汁酸引起的腹泻，其 pH 值通常 >6.8；

■ 粪便脂肪检测：用于检测吸收不良引起的脂肪泻；

■ 定性：灵敏度为 97%~100%，特异性从 56%~86% 不等；

■ 定量：患者摄入 75g~100g 的脂肪饮食后收集 72h 粪便，应尽量听从营养顾问的建议；

■ 基于临床表现的感染性病原体检测，如粪便培养、虫卵和寄生虫检查、轮状病毒检测。

④ 其他推荐检查：

■ 营养指标：CBC、白蛋白和钾（低钾血症对胰性霍乱或血管活性肠肽瘤的敏感性为 100%）是评估慢性腹泻的常规检查指标；

■ 激素测定：推荐检测指标有 TSH、空腹血清胃泌素水平、降钙素水平以及 24 小时尿 5-羟基吲哚乙酸（5-HIAA）测定；

■ D- 木糖小肠吸收试验：用于小肠吸收不良综合征（如直肠炎、克罗恩病、淀粉样变性）的检测。口服 25g D- 木糖，收集 5h 尿和 1h 血清标本。若血清木糖水平降低，尿中木糖排泄减少提示小肠吸收不良，但下列情况会降低其灵敏度：肌酐清除率 <30mg/dl、门静脉高压、腹水、胃排空延迟、纤维补充剂、糖负荷、阿司匹林和格列吡嗪；

■ 苯替酪胺试验（用于检测胰腺外分泌功能不全）：口服 N- 苯甲酰基酪氨酰对氨基苯甲酸（NBT PABA），该分子可被糜蛋白酶裂解为 PABA（对氨基苯甲酸）后吸收，随后收集 6h 尿液测定 PABA。单独检测 PABA 准确度低，所以需要联合其他指标来提高准确性；

■ 血清免疫标志物：ELISA 法检测的几种血清免疫标志物对于 IBD 的诊断、分层和治疗有一定价值（参见乳糜泻）：

▼ 脱氧核糖核酸酶（DNAse）敏感的核周抗中性粒细胞胞浆抗体（P-ANCA）在成人溃疡性结肠炎（UC）中的阳性率达 60%~80%，在儿童 UC 的阳性率为 83%，克罗恩病患者 P-ANCA 阳性率为 10%；

▼ 约 70% 克罗恩病患者可检出抗酿酒酵母抗体（ASCA）；

▼ 约 30%~40% 克罗恩病患者胰腺抗体为阳性；

▼ 大肠埃希菌外膜孔蛋白（OmpC）抗体：约 55% 克罗恩病患者可检出抗 OmpC IgA 抗体；

▼ 粪便乳铁蛋白：排除感染性腹泻和结直肠癌后，粪便乳铁蛋白是诊断肠道炎症或肠易激综合征（IBS）的一个敏感且特异的指标。

▼ 钙卫蛋白用于腹泻患者的筛查，以帮助区分活动性 IBD 和 IBS。

急性腹泻

1. 渗透性腹泻

定义

渗透性腹泻是指病程 <3 周（最长不超过 6~8 周）的腹泻，由于肠内渗透性活性溶质增加所致，特点为禁食后腹泻停止。

病因

1）外源性

① 泻药,如硫酸镁、氧化镁、硫酸钠、磷酸钠、聚乙二醇 / 盐;

② 药物,如乳果糖、秋水仙碱、考来烯胺、新霉素、对氨基水杨酸(PAS);

③ 食物,如甘露醇、山梨醇(添加在糖果、口香糖和苏打水中)。

2）内源性

① 先天性吸收不良

a. 选择性,如乳糖酶缺乏、果糖吸收不良;

b. 非选择性,如无 β 脂蛋白血症和低 β 脂蛋白血症、先天性淋巴管扩张症、囊性纤维化。

② 获得性吸收不良

　　见于胰腺疾病、口炎性腹泻、寄生虫感染、轮状病毒肠炎、代谢紊乱(甲状腺毒症和肾上腺功能不全)、空肠回肠旁路、细菌过度生长、短肠综合征、炎症性疾病(如肥大细胞增多症、嗜酸粒细胞性肠炎)等。

2. 分泌性(异常电解质转运)腹泻

2.1 定义
因水和氯化物的分泌增加,正常的水钠吸收被抑制而引起的腹泻。

2.2 病因

(1) 外源性

1）药物

① 泻药,如芦荟、蒽醌、比沙可啶、蓖麻油、磺基琥珀酸二辛酯钠、酚酞、番泻叶;

② 利尿剂(如呋塞米、噻嗪类)、哮喘(茶碱)、甲状腺药物;

③ 胆碱能药物(胆碱酯酶抑制剂、奎尼丁、氯氮平、ACE 抑制剂)。

2）毒素,如砷、蘑菇、有机磷酸盐、酒精;

3）感染性疾病(关于感染性腹泻,参见本章的感染性胃肠疾病一节和第十三章)。

(2) 内源性

① 激素(血清素、降钙素、VIP);

② 胃过度分泌(Z-E 综合征、系统性肥大细胞增多症、短肠综合征);

③ 胆汁盐,如回肠末端的切除或病变;

④ 脂肪酸,如小肠黏膜疾病、胰腺功能不全;

⑤ 先天性,如先天性氯化物腹泻、先天性钠腹泻。

2.3 实验室检查
粪便检查:水样便,量 >1L/d,无脓血,粪便渗透压接近血浆渗透压,无阴离子间隙。

3. 渗出性腹泻(炎症原因)

病因:感染、损伤、缺血、血管炎、脓肿和(或)特发性。

实验室检查:粪便含有血液和脓液。

4. 动力异常性腹泻

病因

（1）小肠动力减弱，如甲状腺功能减退症、糖尿病、淀粉样变性、硬皮病；

（2）小肠动力增强，如甲状腺功能亢进症、类癌综合征；

（3）结肠动力增强，如肠易激综合征。

5. 感染性胃肠疾病

5.1 定义

摄入具有繁殖能力的病原微生物或毒素是引起各种胃肠道不适的原因，摄入有毒的非生物制剂如重金属，也可能出现胃肠道症状。该病的症状和体征通常表现为胃肠道症状，但也可表现为全身或局部症状而无明显的胃肠道症状（如伤寒、肉毒中毒）。传染性病原体的粪-口传播通常是由食物污染引起的，但也可能是环境污染的结果。凡与摄食有关的一切疾病均属于食源性疾病，食源性疾病和其他传染性肠道疾病是公共卫生部门所关注的疾病，因而公共卫生部门的流行病学家会经常参与临床研究和实验室检查。

食源性疾病可能局限于一个人或一组人，也可能由于人群的共同感染而引起大规模暴发流行。在美国，肠道病毒是引起感染性腹泻最常见的病因，引起胃肠炎的常见细菌有沙门菌属、弯曲杆菌属、大肠埃希菌 O157 和志贺菌属。

5.2 临床表现

食源性疾病患者通常会出现各种症状，包括恶心、呕吐、腹痛、腹泻和厌食。然而，某些食源性疾病可能表现为胃肠道症状轻，而以全身或局部症状为主。

食源性腹泻可分为非感染性和感染性两类。非感染性腹泻通常由小肠疾病引起的分泌过多或吸收减少所致。通常表现为急性起病、短暂的病程后可自行缓解，常不伴有全身症状或全身症状较轻，可并发脱水，尤其是儿童或老年人。

感染性腹泻是以肠黏膜受损或病原体的细胞毒性损伤为特征，大肠是最常见的病变部位。肠黏膜受损的典型特征为血便，并伴有大量白细胞。全身症状明显，表现为发热、腹痛、腹部压痛、恶心呕吐、头痛和烦躁。

对疑似食源性疾病患者的诊断，应查明以下问题：

（1）暴露原与症状发作的时间间隔？

（2）患者的临床症状持续时间？

（3）疾病的主要体征和症状？

（4）是否近期接触过类似的疾病？

（5）是否吃过特殊的食物？是否有集中就餐？是否生食或吃未熟的或未经过巴氏杀菌的食物？

（6）是否有新的动物接触史：家养、农场或野生？

（7）最近是否去过食源性疾病的流行地区？

（8）患者或密切接触者是否停留或居住在日间护理中心、长期护理机构或其他易于传播疾病的机构？

以下列表提供了常见临床表现所对应的病原体。除临床表现外，确定诊断和治疗策略时应考虑流行病学风险,第十一章中的传染病章节提供了许多病原体的附加信息。

(1) 以呕吐为主要症状的胃肠炎,需怀疑:

① 异尖线虫病;

② 肠道病毒,如轮状病毒、诺如病毒、肠腺病毒;

③ 毒素污染,如金黄色葡萄球菌、蜡样芽孢杆菌。

(2) 非感染性腹泻(水样便,但无明显的白细胞或红细胞),需怀疑:

① 产气荚膜梭菌;

② 隐孢子虫属;

③ 环孢子虫;

④ 肠道病毒(星状病毒、诺如病毒或其他杯状病毒、腺病毒、轮状病毒);

⑤ 产肠毒素大肠埃希菌;

⑥ 蓝氏贾第鞭毛虫;

⑦ 霍乱弧菌。

(3) 以感染性腹泻为主要症状(严重脓血便、大便白细胞增多、发热及全身症状和体征),需怀疑:

① 弯曲杆菌属;

② 溶组织内阿米巴;

③ 肠侵袭性或肠出血性大肠埃希菌;

④ 沙门菌属;

⑤ 志贺菌属;

⑥ 非霍乱弧菌属;

⑦ 小肠结肠炎耶尔森菌。

(4) 以持续性腹泻为主要症状(病程在 2 周以上),需怀疑:

① 小隐孢子虫;

② 环孢子虫;

③ 溶组织内阿米巴;

④ 蓝氏贾第鞭毛虫。

(5) 以神经症状为主(感觉异常、呼吸抑制、脑神经麻痹、呼吸困难),需怀疑:

① 肉毒杆菌毒素;

② 格林 - 巴利综合征(空肠弯曲菌肠炎后);

③ 中毒[鲭鱼中毒、西加鱼中毒、河豚(鱼)中毒、贝类中毒];

④ 蘑菇中毒;

⑤ 有机磷酸盐 / 杀虫剂中毒;

⑥ 铊中毒。

(6) 以全身症状和体征为主,消化道症状较轻,需怀疑:

① 布鲁菌属;

② 溶组织内阿米巴肝脓肿;

③ HAV 和 HEV;

④ 产单核细胞李斯特菌;

⑤ 伤寒或副伤寒沙门菌；

⑥ 弓形虫；

⑦ 旋毛虫；

⑧ 创伤弧菌。

5.3 诊断与报告

大多数腹泻疾病病情轻微，具有自限性，不必要进行病因学检测。建议对水样腹泻、血便或黏液便、持续性腹泻（>48h）、免疫功能低下患者以及严重胃肠或全身症状（如严重腹痛、发热或血容量不足）患者进行实验室诊断。也建议对胃肠道感染且存在并发症风险的患者（如炎症性肠病患者、因可能发生腹泻暴发而参与调查的人员以及从事食物加工等增加感染传播风险的人员）进行实验室诊断。

由于病因不同及特定诊断所要求的检测不同，咨询传染病专家和临床微生物学专家可能会改善诊断策略。引起食源性疾病的许多病原体，需要报告给当地的卫生部门，公共卫生人员可能提供正在发生的疫情及支持诊断的重要信息。

诊断试验：检测类型取决于疑似病原体、临床表现、送检标本的来源以及其他因素。本书其他章节讨论了微生物病原体的诊断技术。

（1）细菌：可通过粪便、呕吐物或其他患者标本进行分离培养细菌，以粪便培养最常见。需要送检粪便进行培养的患者有：

① 免疫功能低下或细菌性胃肠炎并发症的风险增加；

② 需区分慢性感染和急性发作的炎症性肠病；

③ 危重疾病，包括长时间的严重呕吐或腹泻、腹痛、血容量不足；

④ 出现炎症迹象，如血便、黏液便或大便中有白细胞，发热或败血症，胃肠道外的器官受累。

粪便培养需要优先使用分离特定病原体的选择性培养基。不同实验室常规检测的病原体可能会不同，弯曲杆菌属、沙门菌属和志贺菌属常通过粪便分离培养。抗原检测灵敏度和特异性高，可用于检测粪便标本中的弯曲杆菌。当临床医生或流行病学调查怀疑有其他病原体感染时，如大肠埃希菌 O157：H7、产志贺毒素的其他肠道革兰氏阴性杆菌、弧菌属、气单胞菌属、产单核细胞李斯特菌，则需要进行特殊培养。急性感染期的病原体浓度高，因此，通常送检单个标本便可检测出引起感染性腹泻的细菌，多次培养对于志贺菌或肠道病原体无症状携带者检测是必需的。

分离病原菌后，可能需要补充试验以检测特定的致病机制（如肠致病性大肠埃希菌、产志贺毒素细菌）或用于流行病学研究（如沙门菌分离株的血清学分型）。血、CSF 和其他标本培养适用于全身性疾病或胃肠道外有局部感染迹象的患者。

入院后超过 48 小时出现症状的住院患者，推荐进行艰难梭菌检测。由于常规粪便培养或虫卵和寄生虫（O&P）评估不能获得满意的临床结果，可以使用几种不同的方法来检测产毒素的艰难梭菌，包括酶联免疫法检测毒素 A 和 B、检测特异性谷氨酸脱氢酶、细胞毒性检测，以及厌氧培养进行细菌分离和 PCR 检测。

通常由公共卫生实验室或其他专门的参考实验室对食品或环境标本进行肠道病原体评估，且作为正式流行病学调查的一部分。

（2）肠道病毒：病毒性胃肠炎最为常见，病情轻且为自限性，全身症状较少，即使不能明确诊断也可获得有效的对症治疗。在美国,大多数病毒性胃肠炎由四种病原体引起:诺如病毒、轮状病毒、肠腺病毒和星状病毒。

① 电子显微镜检查可以在粪便中检测到病毒,但该检测不适用于常规评估;

② 由于耗时较长,且可用于分离肠道病毒的专门培养基有限,导致病毒培养的应用受限。一些临床实验室可提供病毒培养检测以排除肠道腺病毒感染(血清型 40、41);

③ 抗原检测可用于多种肠道病毒,可准确检测大便标本中的轮状病毒和肠道腺病毒;

④ 分子诊断在肠道病毒感染检测方面发挥着重要作用,因其灵敏度和特异性高,且大多数检测耗时短。许多公共卫生部门和参考实验室都可以提供相关病毒的检测,越来越多的商业化检测试剂盒被批准上市。

(3) 寄生虫:将虫卵和寄生虫检测纳入胃肠道疾病患者的常规检测是不合适的,但以下患者应考虑进行检测:

① 持续性腹泻;

② 特定的流行病学风险,如曾经到过肠道寄生虫感染率高的地区旅行、与日间护理中心的婴儿有过接触、男性同性恋腹泻患者、艾滋病患者、水源性感染腹泻患者或其他区域暴发的寄生虫病而引起的腹泻;

③ 灵敏度和特异性较好的粪便抗原检测可用于筛查隐孢子虫、贾第虫和溶组织内阿米巴,该检测可用于腹泻患者排除寄生虫感染的初筛,但费用较高。

由于虫卵和寄生虫可间断性地排出体外,因此需收集三份用于 O&P 检测的粪便样本,要求至少间隔 24 小时,如需要,也可间隔 3~6 天;

(4) 血清学检测:特异性 IgM 和 IgG 检测用于诊断急性甲型肝炎病毒感染,该检测对其他肠道病原体引起的急性感染的诊断价值不大。然而,恢复期患者的血清学转换可提供重要的诊断信息,特别是流行病学的病因调查或胃肠疾病潜在的流行范围调查。

(5) 毒素检测:特定毒素检测(如食物或患者标本中的肉毒杆菌毒素)不作为临床实验室的常规检测指标。毒素检测通常在公共卫生实验室或其他专门的参考实验室进行,并作为正式流行病学调查的一部分内容。

5.4 结论

卫生保健服务人员需注意以下几点:

(1) 在评估患者疾病时,应考虑食源性疾病的可能性;

(2) 需警惕众多(但并非全部)典型的胃肠道疾病可能是食源性疾病,还需警惕以全身性、神经性或其他体征和症状为主的食源性疾病;

(3) 了解疑似病原体的实验室检查,当需要确定诊断时,确保提供的待检标本可以满足检测和培养要求;

(4) 获取疾病来源相关的临床病史,以及评估疾病大规模暴发的可能性;

(5) 酌情向公共卫生部门报告可疑病例,需警惕患者可能为社区大规模暴发的一员;

(6) 指导患者如何防止疾病传播。

参考文献

Bresee JS, Marcus R, Venezia RA, et al. The etiology of severe gastroenteritis among adults visiting emergency departments in the United States. *J Infect Dis.* 2012;205:1374–1381.

Centers for Disease Control and Prevention. Diagnosis and management of foodborne illnesses: a primer for physicians and other health care professionals. *MMWR*. 2004;53(No. RR-4):1–33.

Centers for Disease Control and Prevention. Diagnosis and management of foodborne illnesses: a primer for physicians. *MMWR*. 2001;50(No. RR-2):1–70.

Denno MD, Shaikh N, Stapp JR, et al. Diarrhea etiology in a pediatric emergency department: a case control Study. *Clin Infect Dis*. 2012;55(7):897–904.

DuPont HL. Bacterial diarrhea. *N Engl J Med*. 2009;361:1560–1569.

Payne DC, Vinjé J, Szilagyi PG, et al. Norovirus and medically attended gastroenteritis in U.S. children. *N Engl J Med*. 2013;368:1121–1130.

Scallan E, Hoekstra RM, Anguolo FJ, et al. Foodborne illness acquired in the United States—major pathogens. *Emerg Infect Dis*. 2011;17:7–15.

Steele JCH Jr, (ed). Food-borne diseases. *Clin Lab Med*. 1999;19:469–703.

Thielman NM, Guerrant RL. Acute infectious diarrhea. *N Engl J Med*. 2004;350:38–47.

（李欢　译，段勇　宋贵波　校）

慢性腹泻

（1）定义

病程超过 4 周的腹泻即为慢性腹泻。

（2）病因

- 感染性病原体（引起腹泻的感染性因素见本章肠道传染病部分和第十一章）；
- 炎症性肠病，如克罗恩病、溃疡性结肠炎和胶原性结肠炎等；
- 糖吸收不良，如乳糖酶缺乏症、蔗糖酶缺乏症；
- 食物，如酒精、咖啡因、山梨醇等甜味剂和果糖；
- 药源性，如抗生素、抗高血压药、抗心律失常药、抗肿瘤药、秋水仙碱和考来烯胺，见急性腹泻章节；
- 滥用泻药；
- 内分泌疾病，如糖尿病、肾上腺功能不全、甲状腺功能亢进症和甲状腺功能减退症；
- 神经内分泌肿瘤，如胃泌素瘤、血管活性肠肽瘤、绒毛状腺瘤、甲状腺髓样癌、嗜铬细胞瘤、神经节瘤、类癌综合征、肥大细胞增生病、生长抑素瘤、可产生异位激素的肺癌或胰腺癌；
- 辐射、缺血等引起的损伤；
- 浸润性疾病，如硬皮病、淀粉样变和淋巴瘤；
- 结肠癌；
- 手术史，如胃切除术、迷走神经切断术和肠切除术；
- 免疫系统疾病，如系统性肥大细胞增生症、嗜酸细胞性胃肠炎；
- 胆管梗阻和胰腺外分泌功能不全引起的消化不良；
- 口炎性腹泻；
- Whipple 病；
- β- 脂蛋白缺乏症；
- 疱疹样皮炎；
- 小肠淋巴管扩张症；

- 变态反应；
- 特发性。

引起慢性腹泻的其他胃肠道疾病

6. 结肠憩室病

实验室检查

可出现小细胞低色素性贫血、白细胞计数升高、红细胞沉降率升高、粪便潜血阳性。

7. 新生儿坏死性小肠结肠炎

7.1 定义

一种不明病因的急性肠坏死综合征,与早产和输血密切相关。

7.2 实验室检查

可出现少尿、中性粒细胞减少、贫血。婴儿常表现为"持续性代谢性酸中毒、严重的低钠血症和 DIC"三联征。可出现无特异性病原体的血便,通常多次血、尿和粪便培养可检出重要的病原体。

8. 炎症性肠病

定义

一种对遗传易感宿主产生破坏性黏膜免疫应答的疾病。该病至今病因不明,具有反复发作,迁延不愈的特点,是一种由异常免疫应答和正常肠道菌群耐受破坏引起的慢性肠道炎症。

9. 局限性肠炎(克罗恩病)

9.1 定义

一种主要累及胃肠道的全身性炎症性疾病,无特异性的病理征象将其与溃疡性结肠炎相鉴别。

9.2 实验室检查

(1)组织学检查:克罗恩病患者内镜活检肉芽肿检出率 >60%,溃疡性结肠炎患者肉芽肿检出率仅 6%。

(2)血清学检查:不典型的核周型抗中性粒细胞胞浆抗体(P-ANCA)在克罗恩患者中检出率 <15%,而在溃疡性结肠炎患者中检出率≤70%。抗酿酒酵母抗体(ASCA)在克罗恩患者中检出率约 60%,而在溃疡性结肠炎患者检出率约 10%。

(3)乳铁蛋白和钙卫蛋白在炎症性肠病与非炎症性肠易激综合征的鉴别诊断中具有较高的灵敏度和特异性。

(4)血液学检查:白细胞计数、红细胞沉降率(ESR)、C 反应蛋白以及其他与疾病活动度相关的急性时相反应蛋白均升高。白细胞计数轻度升高提示有炎症,显著升高则提示化脓性感染(如脓肿)。结肠疾病的红细胞沉降率通常较回肠疾病高。铁、维生素 B_{12}、叶酸缺乏以及慢性疾病可引起贫血。

（5）主要实验室检查：人血白蛋白降低、γ-球蛋白升高、高氯性代谢性酸中毒、脱水、低钠血症、低钾血症和低镁血症。胆管周围炎可导致肝功能轻度异常,主要是血清碱性磷酸酶升高。并发症或后遗症,如吸收不良、穿孔和瘘管形成、脓肿形成、关节炎、硬化性胆管炎、虹膜炎和葡萄膜炎等可引起实验室检查结果异常。

10. 慢性非特异性溃疡性结肠炎

10.1 定义
该病无特征性表现,也无特异性检查与克罗恩病相鉴别。

10.2 实验室检查
（1）血清学检查：P-ANCA 在溃疡性结肠炎患者中检出率约 70%,而在克罗恩病例中偶见。常规的粪便肠道病原体和寄生虫检查为阴性。

（2）血液学检查：病情严重时伴腹泻和发热、血红蛋白 <7.5g/dl（75g/L）、中性粒细胞计数升高、ESR>30mm/h。

（3）主要实验室检查：血清 ALP 轻度升高、其他肝功能检查通常正常、粪便潜血阳性。

10.3 注意事项
（1）并发症或后遗症,如出血、肿瘤、电解质紊乱和中毒性巨结肠穿孔等可引起实验室检查结果异常。

（2）联合血清学检测的灵敏度较低,仅对炎症性肠病的前验和后验概率产生轻微影响,但对克罗恩病和溃疡性结肠炎的鉴别诊断价值较高,在病程中滴度稳定,连续检测无价值,与疾病活动度也无相关性。

参考文献

Bossuyt X. Serologic markers in inflammatory bowel disease. *Clin Chem.* 2006;52:171–181.

11. 吸收不良

11.1 定义
吸收不良是指营养成分在小肠吸收不完全。

11.2 病因
（1）食物与胆盐和脂肪酶混合不充分,如幽门成形术、胃次全切或全切术和胃空肠吻合术;

（2）脂肪酶缺乏导致的脂解作用不充分,如胰腺囊性纤维性变、慢性胰腺炎、胰腺癌或 Vater 壶腹癌、胰瘘和迷走神经切断术;

（3）胆盐缺乏导致的脂肪乳化作用不充分,如梗阻性黄疸、重症肝病、小肠细菌过度生长和回肠末端疾病;

（4）小肠原发性吸收不良;

（5）广泛的黏膜病变导致吸收面积不足,如局限性肠炎、肿瘤、淀粉样病变、硬皮病和辐射;

（6）黏膜细胞生化功能异常,如口炎性腹泻综合征、严重饥饿、服用诸如硫酸新霉素、秋

水仙碱和对氨基水杨酸等药物;

（7）肠系膜淋巴管阻塞,如淋巴瘤、癌变和肠结核;

（8）吸收面长度不足,如手术切除、瘘管和分流术;

（9）多种因素,如肠盲袢和憩室、Z-E 综合征、无 γ 球蛋白血症和内分泌代谢紊乱;

（10）感染,如急性肠炎、热带性口炎性腹泻、Whipple 病。常见的变异型低丙种球蛋白血症中,50%~55% 的患者出现由特定病原体如蓝氏贾第鞭毛虫或小肠细菌过度生长导致的慢性腹泻和吸收不良症状。

11.3　实验室检查

（1）主要实验室检查:血清胆固醇可能降低,血清胡萝卜素、白蛋白和铁降低,粪便量增多（>300g/24h）,粪便脂肪排泄量增多（>7g/24h）;

（2）血液学检查:维生素 K 吸收不良可引起 PT 延长,红细胞沉降率增高;铁、叶酸或维生素 B_{12} 缺乏可引起贫血,贫血的程度取决于其吸收量减少的程度。

（3）其他检查:D- 木糖试验正常,血清胰蛋白酶原降低和 X 线腹部平片示胰腺钙化可确诊为慢性胰腺炎。如未发现钙化（约占 70%~80% 的患者）,而胰泌素 - 胆囊收缩素试验刺激后胰腺排泌量异常或苯替酪胺试验异常也可确诊为慢性胰腺炎。

11.4　推荐检查

（1）脂肪吸收率（脂肪泻）:粪便直接定性检查。每日进食脂肪量 >80g,随机收集 ≥2 份粪便样本进行检测;

（2）血清胰蛋白酶原检测:75%~85% 的重症慢性胰腺炎患者（出现脂肪泻）和 15%~20% 的轻中度患者中,血清胰蛋白酶原的浓度 <10ng/ml;胰腺癌患者偶见降低;非胰腺原因导致吸收不良的患者,血清胰蛋白酶原正常（10ng/ml~75ng/ml）;

（3）胡萝卜素耐量试验:每日口服胡萝卜素,3d~7d 后测定血清胡萝卜素。低水平的血清胡萝卜素常引起脂肪泻。血清胡萝卜素含量 >350μg/L 提示既往胡萝卜素和（或）脂肪摄入量低,粪便脂肪排泄量正常的口炎性腹泻缓解期患者仍可表现出较低的胡萝卜素吸收;

（4）维生素 A 耐量试验（用于筛查脂肪泻）:口服维生素 A 5h 后测定血浆维生素 A 水平,正常值为空腹水平的 9 倍,该检查不适用于胃切除术患者。肝病患者表现为特征性的平坦曲线。维生素 A 为长链脂肪酸酯,在胰腺疾病和肠黏膜疾病时都表现为平坦曲线,鉴别诊断在于给予水溶性维生素 A 时,胰腺疾病患者曲线正常,而肠黏膜疾病患者仍为平坦曲线。异常结果提示小肠黏膜吸收功能存在缺陷,如口炎性腹泻、Whipple 病、局限性回肠炎、结核性肠炎、累及小肠的胶原病和广泛肠切除。胰腺功能异常对该检查无影响。

12. 碳水化合物吸收不良

双糖吸收不良

（1）病因

① 原发性吸收不良（先天性或获得性）:由小肠黏膜刷状缘缺乏特异性双糖酶引起;

② 单 - 乳糖酶缺乏症（亦称牛奶过敏、牛奶不耐受、先天性家族性乳糖不耐受症、乳糖酶缺乏症）:是最常见的一种缺陷,白人发生率约 10%,黑人约 60%;婴儿型表现为腹泻、呕吐、发育停滞和吸收不良等,通常在成年发病,去除饮食中的乳糖酶后临床症状消失。

（2）蔗糖 - 异麦芽糖吸收不良（隐性遗传病）

　　① 口服蔗糖耐量试验表现为曲线平坦,而葡萄糖和果糖耐量试验正常。肠镜活检正常的患者,偶尔仍会出现粪脂增加和 D- 木糖耐受试验结果异常;

　　② 蔗糖氢呼气试验;

　　③ 小肠黏膜活检双糖酶活力测定;

　　④ 无蔗糖饮食可使腹泻停止。

　　(3) 葡萄糖 - 半乳糖吸收不良(影响肾脏和肠的常染色体隐性遗传病)

　　① 口服葡萄糖或半乳糖耐量试验表现为曲线平坦,但静注葡萄糖或半乳糖耐量试验曲线正常;

　　② 糖尿常见,果糖耐量试验正常。

　　(4) 继发性吸收不良

　　切除 50% 以上结肠的患者,双糖酶活性降低,乳糖最明显,蔗糖次之。口服双糖耐量(尤其是乳糖)试验异常,但肠道组织学和酶活性正常。

　　(5) 弥漫性肠病

　　尤其是乳糜泻,双糖酶活性可降低,在无谷蛋白膳食后肠道逐渐恢复正常,双糖酶的活性随之增加。双糖酶活性降低还可见于胰腺囊性纤维化、重度营养不良、溃疡性结肠炎、严重的贾第鞭毛虫感染、盲袢综合征、β- 脂蛋白缺乏症、药物作用(如秋水仙碱、新霉素和避孕药)的患者,口服糖耐量试验(尤其是乳糖)常见异常,无谷蛋白膳食后恢复正常,由于吸收和消化功能缺陷,单糖耐量试验也可见异常。

　　(6) 小肠内细菌过度生长(见图 5-5)

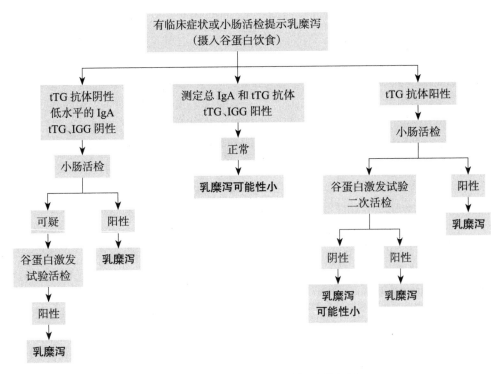

图 5-5　临床症状或小肠活检提示乳糜泻
tTG,即组织型谷氨酰胺转移酶

① 小肠液细菌需氧和厌氧培养,每毫升小肠内容物厌氧菌总数 >10⁵cfu/ml 可作诊断。但侵入性采集过程使得培养的方法受限,因小肠受累部位区域具有局限性,采集样本或存在误差,因此该培养技术及其结果解读尚未标准化。

② ¹⁴C-D- 木糖呼气试验具有较高的特异性。

③ 不推荐氢呼气试验(葡萄糖 -H₂ 和乳果糖 -H₂),因其灵敏度和特异性不理想。

13. 乳糜泻(麦胶性肠病、非热带性脂肪泻、特发性脂肪泻)

13.1 定义

指在遗传易感人群中,由麦胶蛋白(一种小麦、黑麦、大麦或燕麦中的食用谷蛋白)与组织型谷氨酰胺转移酶(tissue transglutaminase,tTG)交联形成的复合物引起的粘膜损伤诱发的多系统损害的自身免疫性疾病。

13.2 实验室检查

目前尚无公认的乳糜泻诊断检测方法,但特异性血清学检查和小肠活检具有较高的诊断灵敏度和特异性。所有检测须在患者摄入含谷蛋白食物时进行(图 5-5)。

(1)组织学检查:空肠活检是诊断的金标准,虽然黏膜损伤是非特异性的,但也显示出了本病的特征。在患者采取终身无谷蛋白饮食治疗前,有必要进行肠黏膜组织学活检以确诊。由于病理学活检的局限性,可能会出现假阴性。

(2)粪便检查:2 份及以上粪便样本的苏丹染色为阳性或 72h 收集的粪便样本脂肪定量测定可诊断脂肪泻。

(3)抗人 IgA-tTG 抗体:ELISA 法检测,灵敏度 >90%,特异性 >95%。IgA 缺乏症患者可出现假阴性结果(占乳糜泻患者的 2.5%,可做相应的 IgG 抗体试验),重复性较 EMA 试验好。

(4)抗 -IgA 去酰胺基麦胶蛋白 IgG/IgA 抗体:去酰胺基麦胶蛋白抗体(DGA)识别与膳食谷蛋白相关的抗原,并引发乳糜泻病程中的炎症。ELISA 检测抗谷胶蛋白 IgA 抗体的灵敏度为 80%,特异性为 80%~90%,已被更敏感的检测方法所取代。麦胶蛋白是谷蛋白的成分之一,禁食谷蛋白 3~6 个月后便检测不到抗麦胶蛋白 IgA 抗体。因而抗麦胶蛋白 IgA 抗体可用于监测饮食的依从性,它已成为 3 岁以下儿童最有效的标志物。免疫抑制患者可出现假阴性结果。如果患者 IgA 缺乏,应进行 IgG-tTG 或 IgG-EMA 血清学检测。

(5)分子检测:约 95% 患者表达 HLA-DQ2;通过 DNA 检测发现约 5% 的患者表达 HLA-DQ8。HLA-DQ2 或 DQ8 阴性可排除乳糜泻诊断。

(6)谷蛋白负荷试验:不再被认为是确诊乳糜泻的必要条件。在不能确诊乳糜泻时或开始无谷蛋白饮食前未进行活检时,可进行此项检查以确定是否出现症状和黏膜改变。

(7)木糖耐量试验:鉴别因病变黏膜转运功能受损和肠腔内消化功能受损导致的吸收不良,大多数轻中度患者通常不选择该检查。

13.3 注意事项

(1)通过 3~9 个月无谷蛋白饮食,典型的临床症状得到改善方可确诊,最好具有通过重复活检表明黏膜已恢复正常的组织学依据。假如在严格的饮食控制下患者症状未得到改善,应重复活检以排除胃肠道淋巴瘤、贾第鞭毛虫病、低丙种球蛋白血症和绒毛萎缩等其他原因,同时应再次检查饮食。

（2）吸收不良可出现叶酸缺乏导致的巨幼细胞性贫血和铁缺乏导致的轻度低色素性大细胞性贫血，因而铁缺乏或大细胞性贫血时应考虑乳糜泻可能；亦可出现由于维生素 K 缺乏、低钙血症和维生素 D 缺乏（与骨软化症相关）而导致的凝血障碍。对不明原因的腹泻或吸收不良的患者，应行小肠活检以排除乳糜泻。

（3）常见的与自身免疫相关的疾病 [如甲状腺疾病、肝脏疾病、1 型糖尿病、疱疹样皮炎（≤20% 的乳糜泻患者）、艾迪生病和关节炎]，以及其他一些疾病（选择性 IgA 缺乏症、脾功能减退症、小肠 T 细胞淋巴瘤、唐氏综合征、IgA 肾病和炎症性肠病）也可能出现实验室检查结果异常。有腹泻、吸收不良或自身免疫性疾病的患者都应进行乳糜泻筛查。

参考文献

Dukowicz AC, Lacy BE, Levine GM. Small intestinal bacterial overgrowth: a comprehensive review. *Gastroenterol Hepatol*. 2007;3:112–122.

Farrell RJ, Kelly CP. Celiac sprue. *N Engl J Med*. 2002;346:180–188.

Mäki M, Mustalahti K, Kokkonen J, et al. Prevalence of celiac disease among children in Finland. *N Engl J Med*. 2003;348:2517–2524.

14. 蛋白丢失性肠病

14.1 定义
血浆蛋白从胃肠道丢失所致的一组疾病。

14.2 病因
（1）继发性（以蛋白质丢失性肠病为主要临床表现）

① 胃皱襞巨型肥大（Ménétrier 病）；

② 嗜酸细胞性胃肠炎；

③ 胃肿瘤；

④ 感染，如 Whipple 病、细菌过度生长、小肠结肠炎、志贺菌痢、寄生虫感染、病毒感染、艰难梭菌感染（见第十一章，感染性疾病）；

⑤ 非热带性口炎性腹泻；

⑥ 小肠和大肠炎症及肿瘤性疾病，包括溃疡性结肠炎和局限性回肠炎；

⑦ 缩窄性心包炎；

⑧ 免疫性疾病，如 SLE；

⑨ 淋巴管阻塞，如淋巴瘤、肉样瘤病、肠系膜结核。

（2）原发性（以低蛋白血症为主要临床表现）

① 肠淋巴管扩张症；

② 小肠非特异性炎症或肉芽肿性疾病。

14.3 实验室检查
（1）主要实验室检查：血清胆固醇一般正常，血清总蛋白、白蛋白、γ- 球蛋白和钙均降低，血清 α- 球蛋白、β- 球蛋白正常，无蛋白尿；

（2）血液学检查：轻度贫血，偶见嗜酸性粒细胞增多；

（3）粪便检查：脂肪泻，伴脂质吸收试验异常；

（4）其他检查：静注碘 -131- 聚维酮（^{131}I-PVP）试验可显示胃肠道对大分子物质的通透性

增加(见吸收不良)。

15. 胶原性结肠炎

15.1 定义

一种慢性非血性腹泻综合征,发病率约为 3/1 000,结肠活检诊断为肠易激综合征。

15.2 实验室检查

血液学检查:部分患者表现为红细胞沉降率升高、贫血和低蛋白血症,亦可见嗜酸性粒细胞计数增高。

16. 伪膜性结肠炎

见第十一章,感染性疾病艰难梭菌部分。

17. 胆石性肠梗阻

慢性胆囊炎和胆石症可引起实验室检查结果异常。

急性肠梗阻(约 1%~2% 患者)可引起实验室检查结果异常。

18. 嗜酸粒细胞性胃肠炎

18.1 定义

在没有寄生虫感染或肠外疾病的情况下,胃肠道组织学检查有明显的嗜酸性粒细胞浸润(嗜酸性粒细胞 >20 个 /HPF)的疾病。

18.2 实验室检查

(1) 血液学检查:80% 的患者可见嗜酸性粒细胞计数增高;

(2) 其他检查:浆膜受累者,可出现含有大量嗜酸性粒细胞的腹水,IgE 可能会增高,尤其是在儿童中。

参考文献

Bonis PAL, LaMont JT. Approach to the adult with chronic diarrhea in developed countries. www.uptodate.com, May 2009.

Khan F, Sachs H, Pechet L, et al. *Guide to Diagnostic Testing*. Philadelphia, PA: Lippincott Williams & Wilkins; 2002.

Wanke C. Approach to the adult with acute diarrhea in developed countries. www.uptodate.com, May 2009.

胃肠道出血

19. 成人上消化道出血

19.1 定义

指 Treitz 韧带以上的消化道病变引起的出血,是胃肠科医生最常见的急症,死亡率约为 8%,通常由并发症所致,而非出血引起。

19.2 临床表现

临床常见表现为慢性失血(缺铁性贫血及相关症状)或急性失血(无力或晕厥)症状。

筛查：目前普遍推荐筛查无症状性消化道溃疡，尤其是结肠癌和大腺瘤患者。

19.3 上消化道出血的鉴别诊断(表5-3)

(1) 消化性溃疡(见腹痛——急腹症部分)(占40%~50%)与幽门螺杆菌感染、使用非甾体抗炎药、压力和胃酸增加这些高危因素有关。胃炎患者占10%，胃食管反流性疾病(GERD)患者占6%。呼吸衰竭和凝血功能障碍是应激性出血的高危因素。门脉高压和静脉曲张(占18%)提示了肝硬化患者的严重程度，对这类患者而言，即使出血得到了控制，死亡率也高达50%。

(2) Mallory-Weiss撕裂(占5%)发生在食管远端，胃食管交界处，通常在干呕后发生。多数撕裂24h~48h内愈合良好。内窥镜检查可对该病作出诊断，与此同时可进行介入治疗和对再出血风险进行分层。

(3) 严重出血患者中，食管肿瘤和胃肿瘤患者占比小于5%，严重出血通常是其晚期症状，也是预后不良的表征。肿瘤转移到胃黏膜的情况较罕见。

(4) 抗凝血治疗：3%~4%的抗凝治疗患者会发生胃肠道出血，可能是自发性的，也可能是继发于一些可疑性疾病，如消化性溃疡、肿瘤、憩室、痔疮，偶见继发于肠梗阻的肠壁出血。PT可在参考区间内，但更常见延长。服用阿司匹林、抗生素、保泰松、甲状腺素可增强华法林(香豆素)的药物作用，而在胰腺疾病患者，胆总管T管引流可增强其药物作用。

(5) 潜在出血。

(6) Rendu-Osler-Weber综合征与嘴唇、口腔黏膜和指尖毛细血管扩张有关。Dieulafoy病变与黏膜下血管变形扩张有关，在没有溃疡的情况下，血管会侵蚀覆盖的黏膜。对于上消化道出血反复发作而原因未明的患者，应该怀疑这种情况，此类患者占胃肠道出血的比例为10%~40%。

表5-3 上消化道出血的鉴别诊断

- 消化性溃疡(40%~50%，病因为：原发性；由药物、毒素或压力引起；与感染相关；与Zollinger-Ellinger综合征相关)
- 腐蚀性食管炎、胃炎、十二指肠炎占25%
- 门脉高压和静脉曲张(10%~15%；包括食管、胃、十二指肠和门脉高压性胃病)
- Mallory-Weiss撕裂(5%)
- 罕见病因：动静脉畸形、Rendu-Osler-Weber综合征、西瓜胃(胃窦血管扩张症)、Dieulafoy病变、吻合口溃疡、肿瘤(良性、原发性和转移性恶性肿瘤)、结缔组织病(硬皮病、Ehlers-Danlos综合征)、主动脉肠道瘘、胆道出血、尿毒症性胃炎、异物
- 胃癌
- Heyde综合征(获得性血管性血友病、血管畸形、主动脉瓣狭窄)

19.4 病因

(1) 肿块(如癌、腺瘤)，除了是出血的主要原因外，50%的患者患有可导致出血的其他疾病，特别是十二指肠溃疡、食管静脉曲张、食管裂孔疝。在已知患有胃肠道疾病的患者中，40%的患者出血是由完全不同的病变引起的；

(2) 炎症，如肠炎、克罗恩病、腐蚀性食管炎；

（3）血管疾病，如静脉曲张、血管瘤；

（4）感染，如结核、阿米巴病、钩虫病、鞭虫病、类圆线虫病、蛔虫病；

（5）其他部位出血，如咯血、鼻衄、口咽出血；

（6）其他，如人为因素、凝血功能障碍、长跑；

（7）粪便潜血试验的使用，见第十六章实验室检查，粪便潜血。

19.5　实验室检查

（1）初步评估：评估失血量（全血细胞计数、生命体征）。

① 凝血功能（PT、APTT、血小板计数）和其他检查，以排除获得性或先天性出血性疾病。

② 严重失血时，检查血型和交叉配血，准备相适应的单位血量。

（2）食道、胃、十二指肠镜检查（EGD）是诊断急性消化道出血的首选方法。早期 EGD 的优点包括：

① 确证或修正由病史和体格检查得出的诊断。

② 提供治疗措施，以减少输血需求和手术需要。

③ 有可能避免住院治疗。

④ 缺铁患者，推荐上、下内窥镜检查联合乳糜泻检查。

19.6　局限性

（1）最大直径 <2cm 的腺瘤出血的可能性较小，上消化道出血的试验阳性率低于下消化道出血。

（2）长跑可导致愈创木脂粪便潜血试验呈阳性，阳性率≤23%。

（3）胃肠道每天出血量为 100ml 时，粪便有可能是正常的。

（4）胃内出血达 150ml~200ml，才会出现黑便。

20. 小肠出血

小肠是罕见的出血部位，仅占消化道出血的 3%~5%。患者常表现为隐匿性失血，可出现黑便或血便。

20.1　小肠出血的鉴别诊断（表 5-4）

（1）血管发育不良是小肠出血的主要原因（70%~80%），表现为活动性出血或隐匿性出

表 5-4　小肠出血的鉴别诊断

- 血管发育不良
- 小肠肿瘤
- 较不常见的原因
  - 溃疡性疾病（最常见为克罗恩病）
  - Meckel 憩室（占 30 岁以下男病因的 2/3）
  - Zollinger-Ellison 综合征（引起溃疡）
  - 感染（如结核、梅毒、伤寒、组织胞浆菌病）
  - 药物（如钾、非甾体类抗炎药、6- 巯基嘌呤）
  - 血管炎
  - 放射性肠炎（损伤可发生于暴露后 6~24 个月内，之后继发为闭塞性血管炎）
  - 空肠憩室（出血率 <5%，一旦出血通常量较大，死亡率高达 20%）
  - 血管病变（如静脉曲张、静脉扩张、毛细血管扩张、血管瘤、动静脉畸形）

血。单一偶发性的出血不需要治疗,因为病变一般不会再次出血(大约50%)。血管发育不良通常是偶然发现的,应作为失血原因记录下来。

(2) 肿瘤占小肠出血原因的5%~10%,其中1/3为良性肿瘤(平滑肌瘤和腺瘤最常见),2/3为恶性肿瘤(45%为腺癌,通常是十二指肠腺癌;30%为类癌;14%为淋巴瘤;11%为平滑肌肉瘤)。这三种最常见的恶性肿瘤通常伴有慢性失血。转移性肿瘤也可能引起小肠出血,尤以黑色素瘤和乳腺癌最常见。

20.2 实验室检查

(1) 腹部平片可显示梗阻,提示狭窄或肿瘤,但不作为诊断依据。

(2) 造影

① 小肠造影对出血来源检出率低(检出率为5%),灌肠可以将检出率提高到10%。如果出血来源于小肠恶性肿瘤,则检出率相当高。

② 钡餐检查不能诊断血管发育不良,但有助于鉴别肿块和黏膜缺损。

③ 尽管造影诊断率低,但仍作为小肠出血可疑患者的初步检查(对上、下消化道作非诊断性评估)。

(3) 内镜检查

① 常规EGD可以到达十二指肠第二、三部的交界处。

② 传统的推进式小肠镜(专用的肠镜或儿科结肠镜)可以到达近端空肠,推进式肠镜对出血来源的检出率为24%~75%,同时也可用于治疗。

③ 探头型小肠镜是一种较新的方法,可显示整个空肠和回肠,是一种通过蠕动可灵活穿过肠道的光导纤维仪器。探头型小肠镜不作为常规检查,适用于合并有可能妨碍术中肠镜检查(视频胶囊内窥镜检查)疾病的患者。

(4) 血管造影能检测到出血速度为0.5ml/min的出血。出血量大的患者,50%~72%能定位出血位置,但对于出血量小的患者,仅有25%~50%能够定位出血位置。血管造影对血管发育异常和肿瘤的诊断率低。

(5) 核成像

① 锝-99出血扫描可以检测到出血速度为0.1ml/min的轻微出血,和血管造影一样,它仅对活动性出血的定位有价值。它可以限定一个大致的出血区域,但不能确定确切的出血源。

② 锝-99 Meckel扫描,锝是由憩室异位的胃黏膜吸收的,如果憩室不含胃黏膜,则没有诊断价值。

(6) 手术评价

① 术中肠镜是一种在手术过程中将内窥镜手动推进肠道的内镜检查,是小肠检查最常见的方法,其对出血源的诊断率可达83%~100%。

② 出血位置不明的复发性胃肠道出血患者通常采用探查术。单一的探查诊断率很低,若不联合其他评估手段(肠镜),诊断率仅为10%。

(7) 逐步评价法:在对77名患者的研究中,由于病情的相对无症状性和难以评估小肠出血来源,从出现症状到诊断的时间间隔超过20个月。

(8) 确定出血来源

① 在对下消化道和上消化道进行非诊断性评估时,小肠评估是必要的;

② 一旦小肠被认为是出血来源(标准检查是非诊断性的),则开始小肠系列检查。

(9) 如果未确定出血来源

① 在考虑重复 EGD 或结肠镜检查前,先进行推进式小肠镜检查。

② 可以考虑探头型小肠镜。

③ 病人无活动性出血时,不应考虑出血扫描和血管造影。

④ 如果有需要,可行探查术并联合术中内镜检查。

⑤ 胶囊内镜检查。

20.3 小肠原发性肿瘤

(1) 病变活检可确诊。

(2) 并发症(如出血、肠梗阻、肠套叠、吸收不良)可引起实验室检查结果异常。

(3) 基础疾病(如 Peutz-Jeghers 综合征、类癌综合征)可引起实验室检查结果异常。

21. 成人急性下消化道出血

21.1 概述

(1) 下消化道出血指 Treitz 韧带以下的肠道出血。

(2) 如果初诊时未明确消化道出血来源,应先对上消化道进行评估,因为这是胃肠道大出血最常见的部位。

21.2 下消化道出血的鉴别诊断(表 5-5)

(1) 血管发育不良:在老年患者中血管发育不良的诊断率相对较高。钡餐灌肠不能显示血管发育不良。出血倾向于自限性,常由右结肠引起。

(2) 肛肠良性病变:在年轻患者中(<35 岁),肛门直肠良性病变(如痔疮出血)是最常见的病因。

(3) 憩室病:<33% 的患者会出现明显出血,表现为典型的无痛性出血,且发生在无憩室炎的情况下。虽然憩室多位于结肠左侧,但结肠右侧的憩室出血占比依然很大。

表 5-5 下消化道出血的鉴别诊断

- 憩室病(~33%)
- 血管发育不良(~28%)
- 肿瘤(良性和恶性 ~19%)
- 结肠炎(溃疡性、克罗恩、缺血性、假膜性、感染性疾病、辐射暴露约 18%)
- 痔疮(约 3%)
- 少见原因:
  - 单发性溃疡
  - 非甾体类抗炎药
  - 静脉湖
  - 蓝色橡皮痣
  - 吻合口溃疡和缝合线
  - 机械性创伤
  - 活检或息肉切除术
  - 凝血障碍和抗凝治疗
  - 自身免疫疾病,如类风湿性脉管炎、过敏性紫癜

（4）50 岁以上的下消化道出血患者中，结肠癌性息肉占 19%。

（5）胃肠道综合征患者凝血障碍，可引起出血。因此，有凝血障碍的患者通常需要进一步评估。

（6）便血患者应怀疑是否为上消化道出血。

（7）血性腹泻时应排除痔疮和炎症。

21.3　诊断评价

（1）初步评估

① 检查凝血功能（PT、APTT、血小板计数、全血细胞计数、BUN、肌酐）。尿毒症患者血管发育不良时可由于获得性凝血功能障碍而引起出血，表现为缺铁，应检查血清铁蛋白。

② 严重失血时，检查血型和交叉配血，准备相适应的单位血量。

（2）内镜检查（鼻胃灌洗液为非血性时可排除上消化道出血）

① 经过适当选择，一些患者可通过肛门镜检查排除痔疮出血。

② 结肠镜检查对出血来源的诊断率约 80%，有助于 40% 以上的患者控制出血，此外还可辅助术前评估。

（3）结肠肿瘤：便血（隐匿性或肉眼可见的）。每年进行潜血检查，癌筛查阳性率 <50%；腺瘤筛查阳性率为 10%。

参考文献

Bonis PAL, Bynum TE. Angiodysplasia of the gastrointestinal tract. www.uptodate.com, May 2009.

Jutabha R. Etiology of lower gastrointestinal bleeding in adults. www.uptodate.com, May 2009.

Jutabha R. Approach to the adult patient with lower gastrointestinal bleeding. www.uptodate.com, May 2009.

Jutabha R, Jensen D. Approach to the adult patient with upper gastrointestinal bleeding. www.uptodate.com, May 2009.

Khan F, Sachs H, Pechet L, et al. *Guide to Diagnostic Testing*. Philadelphia, PA: Lippincott Williams & Wilkins; 2002.

Travis A, Saltzman J. Evaluation of occult gastrointestinal bleeding. www.uptodate.com, May 2009.

Villa X. Approach to upper gastrointestinal bleeding in children. www.uptodate.com, 1–27, May 2009.

肝大

（1）定义

指锁骨中线叩诊时肝脏上下径超过 12cm 以上。研究表明，经超声检查显示，75% 的肝大病例肝脏上下径（矢状径>15.5cm）。通过放射性同位素扫描，肝脏在锁骨中线的上下径 >15cm~17cm，表明存在肝大。

无病理情况下也可发生肝大（正常变异），右膈肌下降、里德尔叶或膈下占位性病变也可能导致肝大。

（2）诊断及鉴别诊断（图 5-6）

1）肝大的原因可分为：

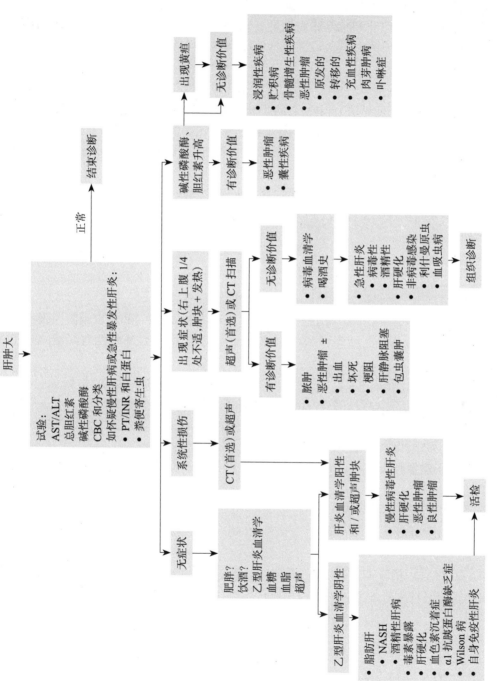

图 5-6 体格检查或影像学检查，肝脏上下径 >12cm 时的肝大诊断流程

ALT：丙氨酸氨基转移酶，AST：天门冬氨酸氨基转移酶，CBC：全血细胞计数，CT：计算机断层扫描

5

① 正常肝实质细胞的肥大或增生；

② 肝内异常细胞或微生物浸润，继发肝大；

③ 血管异常导致肝脏充血。

2）常见原因：脂肪肝（非酒精性脂肪性肝炎）是肝大的常见原因。在美国，导致脂肪肝最常见的原因是慢性酒精中毒，其他原因包括糖尿病、肥胖、高脂血症（代谢综合征）、蛋白质营养不良和 TPN 延长。

① 其他原因：除了感染和药物以外，临床上引起肝大的主要原因还包括血色素沉着症、α1 抗胰蛋白酶缺乏症、Wilson 病、自身免疫性肝炎、SLE 和 RA。

② 胆管性肝炎较罕见，是胆石引起肝内外胆管阻塞从而继发肝炎。

③ 引起右心压力升高导致充血性心力衰竭的各种原因，如肺源性心脏病、三尖瓣反流、缩窄性心包炎、心功能不全。

④ 肝癌在美国的发病率约为 2.5%，而在亚洲人群中发病率约为 30%~50%，原因为亚洲地区因乙型肝炎病毒引起的慢性活动性肝炎较常见。其他危险因素包括慢性丙型肝炎或任何类型的慢性肝病。

⑤ 良性肿瘤包括腺瘤、局灶性结节性增生和血管瘤。腺瘤好发于 30~40 岁的女性，右叶多见，最大直径可达 10cm，通常有口服避孕药（雌激素）史。局灶性结节性增生通常表现为右侧实性肿块。血管瘤是最常见的良性肿瘤，少见出血和恶变。

⑥ Budd-Chiari 综合征（肝静脉血栓形成）通常表现为肝大、腹痛和严重顽固性腹水。危险因素包括高凝状态、真性红细胞增多症、骨髓增生综合征、阵发性睡眠性血红蛋白尿和口服避孕药。

⑦ 转移性肿瘤：肝脏是除淋巴结外第二常见的肿瘤转移部位，这可能与肝脏具有动/静脉双重血液供应相关。除原发性脑肿瘤外，任何原发性肿瘤均可转移到肝脏。发生肝转移的原发肿瘤最常见的是胃肠道、肺、乳腺的肿瘤和黑色素瘤，通常表现为非特异性的全身症状，如体重减轻、发烧和食欲减退。

⑧ 肝脏有压痛性肿块，伴 WBC 计数升高和嗜酸性粒细胞增多，常提示有肝脓肿和寄生虫感染可能。

3）影像学检查

① 超声：用于肝脏疾病的初筛。一般来说，超声对局灶性病变的诊断价值优于实质疾病。

a）优点：价格低，携带方便，没有电离辐射。能检查出小至 1cm 的肿块，并且能鉴别囊性肿块或脓肿与实性肿块。多普勒超声可以评估肝门静脉血流的通畅程度和方向（无需血管内对比剂）。

b）缺点：在脂肪和肠道气体的背景下呈现的图像模糊。

② CT 扫描：一般来说，CT 解剖学定义比超声更完整。CT 扫描对肝实质疾病的诊断价值也优于超声（脂肪表现为密度降低，而血色素沉着或继发性铁超负荷表现为密度增加）。

a）优点：能够在脂肪和肠道气体的背景下成像。

● 可以分辨小至 1cm 的病灶。

● 造影增强后扫描，可以鉴别脓肿与肿瘤。

● 动态扫描联合静脉血管造影可诊断海绵状血管瘤。

- 在超声或 CT 引导下可对肿块病变进行活检。

b）缺点：成本高，有辐射，静脉血管造影时有暴露可能。

③ 磁共振成像（MRI）：对肿块病变诊断的敏感性优于 CT 扫描。

a）优点：无电离辐射，且可在不同平面成像。

- 检查血管瘤的首选方法。

- 有助于鉴别肝硬化中的再生结节和肿瘤。

- 磁共振成像可用于监测肝脏铁、铜沉积，经改良后，可诊断脂肪肝，并可量化其脂肪含量。

- 检测 Budd-Chiari 综合征（肝静脉血栓形成）时，通常不需要静注碘造影剂（使用钆造影剂）。

b）缺点：成本高，成像时间长，伪影较多，由于使用大磁铁故而对金属植入患者具有局限性，其次 MRI 不能鉴别原发肿瘤和转移性肿瘤。

④ 放射性同位素扫描：已被超声和 CT 扫描所取代。

a）锝 -99m 标记的硫胶体扫描：依赖于肝巨噬细胞（Kupffer）的吞噬作用，有助于评估肝脏的大小和形状。被肿瘤、囊肿和脓肿取代了的 Kupffer 细胞都会产生一个低摄取区（腺瘤），而局灶性结节性增生时肝脏则显示为亮影。肿块的分辨率约为 2cm。使用放射性标记肿瘤抗原抗体的显像技术正逐渐发展为一种新的诊断技术。

b）镓扫描：镓优先被合成蛋白质的组织（肿瘤或脓肿）吸收，这些区域显示为高摄取区。

⑤ 胆道造影

a）ERCP 用于诊断和治疗（如取石或支架植入）。

b）经皮肝穿刺胆道造影（PTC）用于近端胆管成像和导管治疗（如支架置入术或经皮穿刺引流术）。

c）近年来磁共振胰胆管造影术（MRCP）的诊断准确性被证实与 ERCP 相似。其主要的缺点为空间分辨率不如 ERCP 好，缺乏治疗价值，以及壶腹显示能力低。

22. 脂肪肝

非酒精性脂肪性肝炎患者大多数都有代谢综合征的病史。

22.1 病因

（1）营养：如酗酒、营养不良、饥饿、体重下降过快；

（2）药物：如阿司匹林、糖皮质激素、合成类雌激素、某些抗病毒药物、钙通道阻滞剂、可卡因、甲氨蝶呤、丙戊酸；

（3）代谢 / 遗传：如妊娠期急性脂肪肝、β- 脂蛋白血症、Weber-Christian 病、胆固醇酯贮积病、Wolman 病；

（4）其他：如 HIV 感染、蜡样芽孢杆菌毒素、肝毒素（如有机溶剂、磷）、小肠疾病（炎症、细菌过度生长）、妊娠脂肪肝。

22.2 实验室检查

（1）组织学检查：肝脏活检可确诊。在突发性意外死亡病例中，脂肪肝可能是尸检唯一的发现；

（2）主要实验室检查：常见血清 AST 和 ALT 升高至正常的 2~3 倍，在非酒精性脂肪肝患者中常见 ALT>AST。血清 ALP 多正常,<50% 的患者可见轻度升高,其他肝功能检查通常正常。约 60% 的患者血清铁蛋白升高(≤5 倍正常值),转铁蛋白饱和度升高;

(3) 血清学检查:肝炎病原学检查为阴性。

22.3 注意事项

实验室检查结果与一些基础疾病有关[最常见的是酒精中毒;非酒精性脂肪肝通常与 2 型糖尿病(≤75%)、肥胖(69%~100%)、高脂血症(20%~81%)、营养不良、毒性化学药品相关]。非酒精性脂肪肝的区别在于可忽略不计的饮酒史以及随机血液酒精检查阴性。饮酒者肝硬化发生率≤50%,不饮酒者肝硬化发生率≤17%。

妊娠期急性脂肪肝

(1) 概述
- 发病率 <1/15 000,通常发生于妊娠 35 周后。
- 因产妇和胎儿死亡率较高而属于医学急症,终止妊娠可明显降低母亲和胎儿的死亡率。
- 常伴先兆子痫(见第八章,妇产科疾病)。

(2) 实验室检查
- 组织学检查:肝脏活检可确诊。
- 主要实验室检查:血清 AST 和 ALT 升高至约 300U/L(少见 >500U/L),可用于疑似病例的早期筛查,但两者比值对鉴别诊断无意义;血清胆红素升高(终止妊娠前),早期可正常;血清尿酸升高,与尿素和肌酐的升高不成比例;血糖常降低,有时呈显著降低;血氨常升高。新生儿肝功能检查通常正常,但可能出现低血糖。
- 血液学检查:80% 以上的患者 WBC 计数升高,常 >15 000/μl(15 × 10^9/L);>75% 的患者出现 DIC。

23. 肝细胞癌(肝癌)

23.1 实验室检查

(1) 主要实验室检查:血清 AFP 在症状出现前 18 个月即可出现升高,是一个监测肝癌治疗后复发的敏感指标,但术后即使该指标检测值正常也不能确定未发生转移。成人水平 >500ng/dl 高度提示肝癌可能。当检测值超过 100 倍 URL 时诊断肝癌的灵敏度为 60%,特异性为 100%。≤30% 的肝癌患者,AFP 水平低于 4 倍 URL,常见于慢性乙肝和慢性丙肝。使用电泳检测血清肝癌特异性 GGT 条带(HSBs Ⅰ′,Ⅱ,Ⅱ′),当活性 >5.5U/L 时,灵敏度为 85%,特异性为 97%,准确度为 92%,但与 AFP 水平及肿瘤大小不相关。

(2) 血液学检查:贫血较常见,有时可见 ESR 和 WBC 计数升高,偶见红细胞增多。可见血色素沉着症(≤20% 的患者会死于肝癌)。

(3) 血清学检查:病毒性肝炎的血清学标志物常为阳性。

(4) 肿瘤标志物:血清 CEA 一般正常。胆汁 CEA 升高见于胆管癌和肝内结石患者;胆汁 CEA 正常见于良性狭窄、胆总管囊肿和硬化性胆管炎患者。CEA 水平通常伴随疾病的进展而升高,在肿瘤切除后会下降。

23.2 注意事项

（1）潜在疾病迅速恶化会引起实验室检查结果异常，如血清 ALP、LD、AST、胆红素升高。

（2）肝豆状核变性的肝硬化一般不进展为肝癌。

（3）肝静脉阻塞（Budd-Chiari 综合征）、门静脉或下腔静脉阻塞时可引起实验室检查结果异常。

参考文献

Friedman LS. Congestive hepatopathy. www.uptodate.com, May 2009.

Khan F, Sachs H, Pechet L, et al. *Guide to Diagnostic Testing*. Philadelphia, PA: Lippincott Williams & Wilkins; 2002.

Yao DF, Yao DB, Wu XH, et al. Diagnosis of hepatocellular carcinoma by quantitative detection of hepatoma-specific bands of serum γ-glutamyltransferase. *Am J Clin Pathol*. 1998; 110:743.

第五节　黄疸（见肝大）

（1）概述

黄疸表现为皮肤、巩膜和深层组织成黄色，由于胆色素代谢异常进而引起血浆胆红素升高。

生理学：

1）当亚铁血红素产生的胆红素超过其代谢和排泄时，引起血清胆红素蓄积。

2）由于胆红素过量释放到血液中，或肝脏摄取、代谢或排泄的生理过程受损，血清胆红素的生成和清除失衡。

3）当血清胆红素超过 2.0mg/dl~2.5mg/dl（34.20μmol/L~42.75μmol/L）时，临床即可发现黄疸。因巩膜含有较多的弹性蛋白，与胆红素有较强的亲和力，故巩膜黄染这一体征通常较全身性黄疸更敏感。

胆红素代谢：

1）非结合胆红素：正常人 90% 以上的血清胆红素以非结合形式存在，与白蛋白结合为复合物在体内循环，不能被肾小球滤过。

2）结合胆红素：正常人 10% 血清胆红素以结合形式存在（主要是葡萄糖醛酸），具有水溶性，能被肾小球滤过，由肾脏排泄。

3）肝脏阶段：肝代谢有三个过程——摄取、结合和排泄。

① 摄取：非结合胆红素与白蛋白结合，在进入肝之前，复合物解离，胆红素通过扩散或跨膜转运进入肝细胞。

② 结合：随后非结合胆红素在肝细胞内质网内经葡萄糖醛酸转移酶催化后生成葡萄糖醛酸胆红素。

③ 排泄：结合胆红素主动转运至胆小管后排泄入胆汁中，该步骤为肝脏排泄的关键步骤。梗阻或排泄障碍引起这一过程受损时，结合胆红素会通过肝窦回流入血。

4）肠阶段：结合胆红素随胆汁排泄至十二指肠后，不能被肠黏膜重吸收。在肠道中，未经转化的结合胆红素随粪便排出,或在肠内菌群的作用下代谢为尿胆原。尿胆原被重吸收,其中小部分在肝脏中代谢,其余部分不经过肝脏,直接由肾脏排出。

（2）黄疸的鉴别诊断（表 5-6）

肝外胆管梗阻：

1）综合病史、体格检查和初步实验室检查结果,诊断灵敏度为 90%~95%,而特异性仅为 76%。将放射成像纳入其中,特异性可提高到 98%。

2）约 40% 的肝外胆管梗阻患者会出现黄疸。

3）完全梗阻时,可见白陶土样大便,尿中尿胆原显著减少（见胰头癌、急腹症）。

4）ALP 常升高至正常水平的 2~3 倍,不升高者少见；血清转氨酶通常 <300U/L。

肝内胆汁淤积症：鉴别诊断时需考虑肝内因素,因原发性胆汁性肝硬化和肉芽肿性肝炎患者可见高水平的胆红素。

1）该组疾病缺乏机械性梗阻的证据,也无法单独用肝细胞损伤来解释,主要以酶功能紊乱（原发性 / 获得性）、浸润性损伤和药物性损伤为特征。

2）临床评估结合超声或 CT 扫描的阴性结果,对肝内胆汁淤积症的诊断特异性为 95%。当肝外阻塞的可能性较小时,不需要进行进一步的肝外胆道系统检查。

表 5-6　黄疸的鉴别诊断

高结合胆红素血症	• 胆管狭窄或囊肿	• 先天性非溶血性黄疸
• 肝细胞性黄疸	• 恶性肿瘤	• 良性复发性肝内胆汁淤积症
• 肝炎病毒	• 胰腺癌——见腹痛章节	• 脓毒症
• 毒素或药物（酒精）	• 壶腹癌	• 浸润性疾病
• 肝硬化	• 胆管癌	• 肉瘤
• 局部缺血	• 转移癌	• 淀粉样变
• 肝外胆管梗阻	• 肝内胆汁淤积症	**高非结合胆红素血症**
• 胆总管结石	• 脓肿	• 溶血
• 上行性胆管炎	• 肿瘤	• Gilbert 综合征
• 胰腺炎——见腹痛章节	• 原发性胆汁性肝硬化	• 无效红细胞生成
• 硬化性胆管炎	• 孕期胆汁淤积症	• 血肿吸收
• HIV 相关胆管病变	• Dubin-Johnson 综合征	

1. 高胆红素血症

高非结合胆红素血症

（1）病因：红细胞破坏增多

1）同种免疫,如 Rh、ABO 及其他血型的不相容；

2）红细胞生化缺陷,如 G6PD 缺乏症、丙酮酸激酶缺乏症、己糖激酶缺乏症、先天性红细胞生成性卟啉症、α- 和 γ- 地中海贫血；

3）红细胞结构缺陷,如遗传性球形红细胞增多症、遗传性椭圆形红细胞增多症、婴儿固缩细胞增多症、遗传性干瘪红细胞增多症；

4）新生儿生理性溶血：

① 感染,如病毒、细菌、原虫;

② 先天因素;

③ 血管外出血,如硬膜下血肿、瘀斑、血管瘤;

④ 红细胞增多,如母婴输血或双胎输血、脐带钳夹延时。

(2) 实验室检查

以下检查有助于黄疸的病因诊断并辅助临床医生确定黄疸的类别。

1) 首先测定血清总胆红素和胆红素分数。临床医生通过该测定可确定黄疸是由胆红素生成过多,或是结合受损(以间接/未结合胆红素为主),或是排泄受损(以直接/结合胆红素为主)所致。

2) 当 ALP 升高程度超过肝转氨酶时,提示肝外或肝内胆汁淤积。

3) 当肝转氨酶升高程度超过 ALP 时,提示肝细胞性黄疸。

4) 全血细胞计数(CBC)极具价值,可用于解释或说明:

① 贫血(溶血、出血)(见第九章——血液系统疾病);

② 平均红细胞体积(小红细胞症提示缺铁;球形大红细胞症提示慢性肝病或无效红细胞生成;胃肠道恶性肿瘤);

③ 血小板减少[门静脉高压症、脓毒症、自身免疫性疾病、骨髓抑制(酒精)];

④ 网织红细胞增多症(溶血)(见第九章——血液系统疾病)。

5) 尿液分析可检测尿胆红素和尿胆原。临床上,尿液分析结果对确定黄疸病因的价值较小。

① 尿胆原阳性可排除胆道的完全梗阻,因胆汁能排泄入肠,可经肝肠代谢。

② 尿胆红素阳性提示胆红素结合过程正常。

6) 凝血检查应用于以下两方面:

① 如果考虑侵入性干预,凝血检查可用于评估出血风险。

② 如果凝血酶原时间延长,并排除了其他原因所引起的凝血障碍,则慢性肝病或肝细胞性疾病的可能性较大。

根据病史和体格检查,当怀疑肝外梗阻时可检测血清淀粉酶。

(3) 影像学诊断

1) 超声联合 CT 扫描:诊断胆总管梗阻的假阴性率为 25%~40%。当怀疑肝内胆汁淤积或肝细胞性疾病时,可任选其中一种检查方法。

2) 超声:是评估梗阻性黄疸创伤最小、最价廉的影像学检查方法。探测到扩张的胆管时可确定梗阻性黄疸。

① 诊断灵敏度为 55%~93%,特异性为 73%~96%。

② 假阴性通常是由以下两个因素引起:

i 无法看清胆道系统(常继发于肠内有气体);

ii 梗阻时无胆管扩张。

③ 鉴于其成本和辐射较低,该种检查方法在临床中较可取。

3) CT 扫描:与超声相比,在诊断胆道梗阻时具有更高的灵敏度(74%~96%)和特异性(90%~94%)。

① 与超声相比,CT 扫描更能显示梗阻的部位和原因。

② CT 扫描还可提供临床可疑肿瘤的分期信息(见胰头癌)。

③ 怀疑有肿块(如恶性肿瘤、脓肿)的患者或技术局限致使超声检查难以判断时,应首选 CT。

4) 经皮肝穿刺胆管造影(PTC):该检查的技术成功率约为 90%~99%,但并发症发生率达 3%~5%,由于受到该限制,大部分已被经内镜逆行性胰胆管造影术(ERCP)所取代。ERCP 并发症发生率低于 PTC,且提供了更多的治疗方案(取石和支架置入)。

① PTC 可合理的应用于临床高度怀疑肝外梗阻的患者(如近期经历过胆道手术、有胆管炎症状、胆囊可触及、疼痛或发烧、胰腺炎)。

② 若以缓解症状为目的,首选 ERCP。

5) 磁共振胰胆管成像(MRCP):是一种胰胆管成像技术,获得的图像与有创性检查相同,其诊断准确度与 ERCP 相同。

① MRCP 适用于碘化造影剂过敏的患者和解剖结构异常的患者(继发于外科手术或先天性异常)。

② ERCP 优于 MRCP,它能够进行干预治疗、测压或内镜超声检查、壶腹可视化以及活组织检查。

黄疸相关疾病

2. 高结合胆红素血症 / 肝细胞性黄疸

肝硬化

2.1 实验室检查

(1) 胆红素:血清胆红素常升高,可持续数年。其水平的波动可反映肝脏损伤状况(如酗酒者)。除胆小管炎性肝硬化外,其他类型肝硬化以未结合胆红素升高为主。坏死后肝硬化患者的血清胆红素稳定在较高水平,而 Laennec 肝硬化患者的血清胆红素水平较低且波动明显。疾病晚期表现为黄疸持续性加重。尿胆红素升高,尿胆原正常或升高。

(2) AST:65%~75% 的患者血清 AST 水平升高(<300U/L),50% 的患者血清 ALT 升高(<200U/L)。转氨酶水平的变化范围较宽且能反映疾病的活动度或进展(如肝实质细胞坏死)。

(3) ALP:40%~50% 的患者出现血清 ALP 水平升高。

(4) 总蛋白:常见正常或降低。人血白蛋白水平与实质细胞的功能状态平行,有助于跟踪肝脏疾病的进展,但在肝细胞损伤严重时,其水平可能仍正常。人血白蛋白持续下降提示腹水加重或出血,血清球蛋白水平常升高,可反映炎症的严重程度。血清球蛋白(通常是 γ 球蛋白)升高可引起总蛋白升高,特别是在慢性病毒性肝炎和肝炎后肝硬化患者。

(5) 总胆固醇:正常或降低。胆固醇、高密度脂蛋白、低密度脂蛋白持续降低提示病情加重,较慢性活动性肝炎时降低更显著。低密度脂蛋白有助于判断预后以及筛选适宜肝移植的患者。酯类水平降低提示肝实质细胞损伤加重。

(6) 其他主要实验室检查:尿素氮常降低(<10mg/dl)(3.57mmol/L),可因消化道出血而升高。血清尿酸常升高。常见电解质和酸碱平衡紊乱,可反映内环境的情况,如营养不良、

脱水、出血、代谢性酸中毒、呼吸性碱中毒等。肝硬化合并腹水患者因肾脏保钠保水作用增强,可导致稀释性低钠血症。血氨升高见于肝昏迷、肝硬化以及接受门腔静脉分流术患者。

(7) 血液学检查:活动性肝硬化患者白细胞计数一般正常,出现大块坏死、出血等情况时升高(<50 000/μl)(50×10^9/L),脾功能亢进时减低。贫血提示血浆容量增加或红细胞破坏增多,如果贫血严重,应排除胃肠道出血、叶酸缺乏和严重溶血。

(8) 脑脊液检查:除谷氨酰胺水平增加外,脑脊液检查均正常,谷氨酰胺反映了脑内的氨水平(氨的转化)。谷氨酰胺 >35mg/dl 时常提示肝性脑病(正常为 20mg/dl),与肝昏迷的深度相关,且比动脉血氨水平更敏感。

2.2 注意事项

① 见表 5-7 和表 5-8。

② 实验室检查结果易受并发症或后遗症影响,常常是多种因素共同作用的结果。

③ 凝血功能异常(见第九章——血液系统疾病),如 PT 延长(多见于对维生素 K 无反应的阻塞性黄疸患者)。40% 出血时间延长源于患者的血小板和(或)纤维蛋白原减少。

④ 肝性脑病(肝衰竭或接受门体分流术的患者可出现神经和精神异常),诊断需结合临床,实验室检查结果可支持诊断,但不具特异性。

⑤ 见表 5-9。

⑥ 提示肝硬化的指标包括白蛋白降低,球蛋白升高;AST/ALT 比值 >1;胆红素升高,以非结合胆红素升高为主;PT 延长;血小板减少。

表 5-7 肝病的病因及相关因素

引起实验室检查结果异常的致病 / 相关因素	美国的发生率
酒精中毒	60%~70%
胆道疾病(如原发性胆汁性肝硬化和硬化性胆管炎)	5%~10%
原因不明	10%~15%
慢性病毒性肝炎(HBV 合并或不合并 HDV、HCV)	10%
血色素沉着症	5%
Wilson 病	罕见
α_1- 抗胰蛋白酶缺乏症	罕见
自身免疫性慢性活动性肝炎	
囊性纤维病	
糖原沉积病	
半乳糖血症	
卟啉病	
果糖耐受不良	
酪氨酸病	
感染(如先天性梅毒、血吸虫病)	
戈谢病	
溃疡性结肠炎	
Osler-Weber-Rendu 病	
静脉回流受阻(如 Budd-Chiari 综合征、静脉闭塞性疾病、充血性心力衰竭)	

表 5-8　不同黄疸机制的比较

病例	胆汁淤积性		肝细胞性	浸润性
	胆总管结石 药物		急性病毒性肝炎	转移性肿瘤,肉芽肿,淀 粉样变
血清胆红素	6mg/dl~20mg/dl (102.6μmol/ L~342μmol/L)*		4mg/dl~8mg/dl (68.4μmol/ L~136.8μmol/L)	一般 <4mg/dl (68.4μmol/ L),多正常
AST,ALT(U/L)	可轻度升高,<200		显著升高,常达 500~1 000	轻度升高,<100
血清 ALP	3~5 倍正常值		1~2 倍正常值	2~4 倍正常值
凝血酶原时间	在慢性患者中延长		重症时延长	正常
对外源性维生 素 K 的反应	是		否	

＊血清胆红素 >10mg/dl(171μmol/L)在胆总管结石中罕见,常提示癌。15% 肝外胆道梗阻患者血清 ALP 升高在正常值的 3 倍以内,尤其是不完全性梗阻或良性疾病者。胆道梗阻或肝癌患者中,AST 和 LD 有时显著升高。

表 5-9　三种主要药物性肝损伤的比较

	胆汁淤积性	肝细胞性	混合型
药物举例	促同化激素类 * 雌激素 * 有机砷化合物,抗甲状腺药物 (如:甲巯咪唑)、氯丙嗪,PAS、 红霉素 磺酰脲类衍生物(包括磺胺类、 吩噻嗪类镇静剂、口服利尿剂、 抗糖尿病药物)	辛可芬 异烟肼 单胺氧化酶抑制剂(特 别是异丙异烟肼)	保泰松 苯妥英 PAS 和其他抗结核药
血清胆红素	可≥30mg/dl(513μmol/L)		
AST、ALT、LD(U/L)	轻度或中度升高	显著升高	
血清 ALP、LAP	显著升高,黄疸消失数年后仍 可维持高水平	升高不明显	

＊和其他药物相比,ALP,AST 和 ALT 升高不明显。

3. 感染性疾病:病毒性肝炎

3.1 定义

　　临床上大多数肝脏病毒性感染是由甲型肝炎病毒(HAV)、乙型肝炎病毒(HBV)、丙型肝炎病毒(HCV)、丁型肝炎病毒(HDV)和戊型肝炎病毒(HEV)所引起。除 HBV 为 DNA 病毒外,其他四种均为 RNA 病毒。这五种病毒都会引起急性肝炎,但只有 HBV、HCV 和 HDV 会在免疫力正常的患者中引起慢性肝炎。当患者发生两种肝炎病毒的混合感染或肝脏疾病患者感染肝炎病毒时通常会加剧疾病的严重性(表 5-10)。引发全身或局部性感染的其他病毒或病原体也会累及肝脏,包括疱疹类病毒,如 HSV、CMV 和 EBV、风疹病毒、结核分枝杆菌、阿米巴和利什曼原虫,具体见第十一章中针对这些病原体的讨论部分。多种肝毒素、自身免疫

表 5-10 不同类型肝炎病毒之间的比较

	A	B	C	D	E
基因	ssRNA	dsDNA	ssRNA	ssRNA	ssRNA
分类	小 RNA 病毒科	嗜肝 DNA 病毒科	黄病毒科	分类不明	杆状病毒科
2007 年美国新发病例	25 000	43 000	17 000	不常见，常伴有 HBV 感染，约 4% 的急性 HBV 感染混合 HDV 感染	少见，常见于去过疫区的旅游者
生存期 (d)	15~60	45~160	14~180	42~180	15~64
传播途径					
肠道	会	不会	不会	不会	会
性行为	不会	会	可能	可能	不会
母婴	不会	会	可能	可能	不会
非肠道	极少	会	会	会	不会
输血后感染发生率 (%)	不会	每 137 000 单位的输血量会有 1 例感染者	每 200 万单位的输血量会有 1 例感染者	HBV 筛查时几乎可以排除	没有
病毒血症	暂时性	持续性	持续性	持续性	暂时性
类便排泄病毒量	+	-	-	-	+
发病	突然	不明显	不明显	突然	突然
进程	较弱，经常呈亚临床症状，自身能够恢复	急性和慢性感染	急性感染明显减弱，慢性感染的概率较高	会加剧潜在 HBV 感染的危险性	通常较弱，自身能够恢复
无症状携带者	大多数儿童；儿童:10%；成年人:70~80%	大多数儿童,50% 成年人	<75%	极少	经常
黄疸	儿童:10%; 成年人:70~80%	15%~40%	10%~25%	不确定	25%~50%
急性感染后慢性肝炎的发生率 (%)	0	1%~10%(新生儿占 90%)	70%~85%	常见;严重感染的发生率较高	0
肝癌	不会	会	会	会	不可能
急性肝衰竭	1%~2%	0.1%~1%	极少	5%	1%~2%,20% 发生在怀孕期

5

性疾病和其他疾病也会引起肝炎,其临床症状与病毒性肝炎相似。

病毒性肝炎可见于非典型临床症状(如疾病初期)的患者,也见于有黄疸、肝区疼痛等典型症状(见于急性期)的患者,还见于出现肝功能异常的无症状携带者,如高胆红素血症或体检发现 AST、ALT 增高。针对此类患者,推荐进行肝炎病毒血清学检测,因为仅通过临床症状和体征并不能鉴别病毒感染的类型,包括:甲型肝炎 IgM 抗体、乙型肝炎 IgM 核心抗体、乙型肝炎表面抗原和丙型肝炎抗体。基于肝炎病毒血清学检测的结果,可进行下述的实验室检查。

3.2　实验室检查概述

(1) 关于肝炎病毒检测和其他病毒特异性检测将在以后的病原体部分进行探讨。

(2) 鉴于其他病原体和肝毒素引起的感染症状和体征与肝炎病毒的临床表现难于区分,我们推荐采用特殊实验室检查去排除其他原因引起的肝损伤,但需综合病史、流行病学资料、实验室检查和其他相关信息。

(3) 除了检测特异性病毒感染指标外,整个病程还需进行血液学、凝血和肝功能检查。

(4) 急性病毒性肝炎的早期实验室检查显示 ALT 和 AST 均升高,但 ALT 升高更明显,且通常早于胆红素的升高。转氨酶峰值通常大于 1 000U/L,但其升高的程度并不能反映疾病的严重程度和预后。总胆红素最高可达 5mg/dl~20mg/dl($85.5\mu mol/L$~$342\mu mol/L$),大多数患者可见 ALP 正常或轻度升高。

(5) 血常规检查显示中性粒细胞轻度减少,淋巴细胞相对增多,以异型淋巴细胞增多为主。血清球蛋白正常或轻度升高,严重肝病时因白蛋白和凝血因子合成障碍而引起 PT 增高。

3.3　临床表现

病毒性肝炎的临床表现各异,大多数急性肝炎的患者无症状或呈现出较轻的全身症状。另外,任何肝炎病毒均会引起急性重型肝炎,表现为广泛的肝损伤和肝衰竭。仅凭患者的临床特征和常规生化很难区分肝炎的类型,需借助特异性血清学检查来加以鉴别。病毒性肝炎患者通常经历以下临床病程:

(1) 前驱期

经历潜伏期之后,患者可能会出现一些非特异性症状:低热、头痛、乏力以及关节疼痛,常出现厌食、恶心和呕吐以及肝区疼痛(上腹部或右上象限)。

通常持续 1~2 周,尿液变黄早于黄疸,白陶土样便可见于 HAV 和 HEV 感染患者。

前驱症状:

① 血清特异性标志物阳性(见图 5-7)。

② 血沉(ESR)正常。

③ 发热初期伴白细胞减少,以淋巴细胞和中性粒细胞减少为主,淋巴细胞和单核细胞相对增多,可见浆细胞和异型淋巴细胞(小于 10%)。

④ 黄疸症状出现之前尿液尿胆原和血清总胆红素升高。

⑤ 血清 AST 和 ALT 水平升高,急性期其峰值超过 500U/L。

(2) 急性期

前驱期的症状和体征随之减弱。

急性肝炎可分为急性黄疸型肝炎和急性无黄疸型肝炎两类。大多数急性丙型肝炎病毒(HCV)、甲型肝炎病毒(HAV)和乙型肝炎病毒(HBV)感染的儿童属于无黄疸型肝炎。

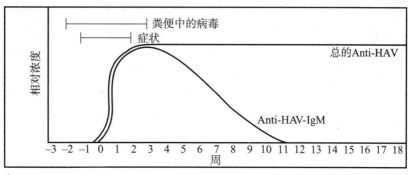

A

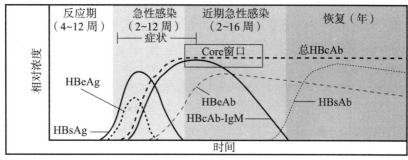

B

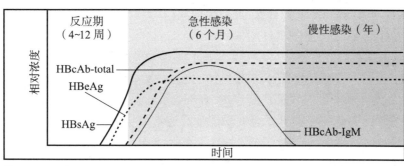

C

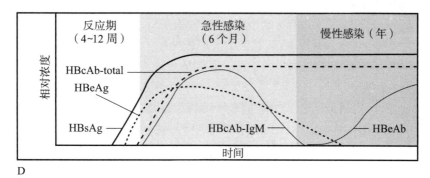

D

图 5-7 肝炎血清学检验

A. 针对甲型肝炎的抗体,B. 乙型肝炎窗口期,C、D. 乙型肝炎慢性携带者血清学
检验:C. 无血清学转换,D. 晚期出现血清学转换

无临床症状和体征:许多病毒性肝炎患者可能无临床症状,或仅有轻微或短暂的症状。病毒性肝炎的诊断主要依据异常的肝功能(LFT)检测结果或其他实验室检测结果。

黄疸体征:

① 患者出现黄疸,巩膜黄染出现较早。LFT 和其他实验室检查能够反映肝细胞和肝功能的损害程度,结合和非结合胆红素水平的改变较为一致。急性肝炎的转氨酶升高较为显著,且 ALT>AST,但升高程度与肝细胞损伤程度无平行关系。LD 可呈轻度升高。黄疸出现后的数天内,血清 AST 和 ALT 均迅速下降,2~5 周后会随着感染症状的消失而恢复正常。

② 其他实验室检查将随疾病的严重程度而出现异常。ALP 和白蛋白水平通常会表现为正常;血清蛋白电泳显示 γ- 球蛋白轻度增高。疾病早期常见血清胆固醇与血脂的比值降低,而血清总胆固醇降低仅见于严重疾病。血清磷脂增高见于轻度肝炎,降低则见于重症肝炎。尿液中尿胆原增高见于黄疸早期,疾病高峰期时,几天或几周内可能检测不到尿胆原,同时粪便中检测不到尿胆原。

◆ PT 延长、胆红素显著增高、低血糖或者人血白蛋白降低将提示肝细胞损伤较为严重。病程延长、病情复杂最常见于老年人、严重基础疾病(尤其是肝脏疾病)患者以及出现严重症状(如急性期的周围水肿或脑病)的患者。

◆ 有临床症状,但无黄疸体征:与黄疸性肝炎患者相比,这类患者的实验室检查呈轻度异常,血清胆红素轻度升高或正常。

在病毒性肝炎的急性期,相关的非特异性实验室检查可显示异常,如 ESR 增高,恢复期则降低;血清铁通常增高;可见管型尿,偶有蛋白尿;有时可见肾浓缩功能降低。

急性暴发性肝炎 / 急性肝衰竭(ALF):

① PT 延长、多形核白细胞(PMN)增多和肝脏不可触及常提示急性暴发性肝炎。PT 延长,尤其超过 20s,表明可能存在急性肝功能不全。因此,PT 常用于早期患者的评估。

② 急性暴发性肝炎可导致肝功能衰竭,表现为肝性脑病和肝功能障碍。肝性脑病的患者会出现从嗜睡到昏迷的症状。系统性功能障碍通常最早表现为凝血障碍,随之是多器官衰竭,患者较为典型的症状是腹水,易发生多重感染,尤其是链球菌和金黄色葡萄球菌感染。

③ ALF 最常见于两种肝炎病毒的混合感染(如 HBV 和 HDV),或原有肝脏疾病的肝炎病毒感染。HBV 感染是 ALF 的最常见病因,约占成人的 1%~3%。HAV 感染所引起的 ALF 只出现在成人和约 1.8% 的 60 岁以上患者。HEV 感染所引起的 ALF 很少见,但约 20% 的孕妇会发展为 ALF。急性 HCV 感染者很少会引发 ALF。ALF 也可作为全身性 HSV 感染的并发症。虽然 ALF 所引起的死亡率较高,但如果患者能幸存,其所有的生物化学和组织学功能都可以完全恢复。

④ 除肝衰竭外,代谢紊乱和实验室检查异常较为常见:

a) 随着病情恶化,HBsAg 和 HBeAg 滴度常降低,甚至消失;

b) 血清胆红素逐渐升高,可达较高的水平;

c) 血清 AST 和 ALT 增高,但最终也可能突然降低,血清 ALP 和 GGT 可能增高;

d) 血清胆固醇和胆固醇酯明显降低;

e) 白蛋白和总蛋白降低;

f) 血氨升高;

g) 血液检查异常;

h) DIC 较为常见。

- Ⅱ、Ⅴ、Ⅶ、Ⅸ和Ⅹ因子的减少将会导致 PT 和 APTT 延长;
- 抗凝血酶Ⅲ降低;
- 2/3 的患者会出现血小板计数 <100 000/L;
- 出血,尤其是胃肠道出血。

i) 代谢指标明显异常,包括:

- 低钾血症(早期),代谢性碱中毒;
- 呼吸性碱中毒;
- 乳酸性酸中毒;
- 低钠血症、低磷酸盐血症;
- 约 5% 患者会出现低血糖症状。

j) 肾功能检查可能异常,也可能出现肝肾综合征。

（3）急性肝炎后期

对于非复杂性病毒性肝炎,急性期的症状通常在 1~6 个月内恢复。根据感染的病毒种类,在随后几个月,患者的生化指标也会恢复正常。临床或生化指标持续异常表明发展为慢性乙型肝炎、丙型肝炎或戊型肝炎。

恢复期:表现为全身症状减轻,肝区压痛和生化指标异常可能持续存在。HAV 感染患者,临床症状完全消失及生化指标恢复正常通常发生在 1~2 个月后,而 HEV 感染患者发生在 3~6 个月后。HAV 和 HEV 感染均不会发展为慢性肝炎,但 HBV、HCV 和 HDV 感染有可能发展为慢性肝炎。急性 HBV 感染的恢复期极可能发生在出现临床症状(黄疸)之后和亚临床感染后。

慢性肝炎:

① 是指急性肝炎后临床症状持续 >6 个月且实验室检查结果异常。HCV、HBV 或 HBV 和 HDV 的混合感染可能发展为慢性肝炎。患者可能无临床症状,也可能会发展为终末期肝衰竭。患者的临床症状和体征可能相对稳定,也可能因肝损伤的程度加剧致使其严重恶化,也有可能发展为肝硬化。肝损伤的程度受病毒因素以及宿主因素的影响,宿主因素包括合并疾病(特别是肝脏疾病)、宿主免疫、饮酒或其他肝毒素的暴露。

② 实验室检查结果的异常程度并不能准确反映组织学变化的程度。氨基转移酶不一定升高,轻度慢性肝炎时,ALT 通常高于 AST。胆红素显著升高提示肝损伤加重以及进展为肝硬化。转氨酶升高模式的逆转见于晚期肝硬化患者,表现为 AST 的升高比 ALT 更明显。肝脏的合成功能会随晚期慢性疾病和肝硬化而降低,临床表现为凝血障碍、代谢紊乱等。

肝细胞癌:肝细胞癌(HCC)可能是慢性病毒性肝炎的并发症。HCC 可能发生于 HBV 感染后的肝硬化患者和未发生肝硬化的患者。HBV 感染者发展成 HCC 的危险因素包括幼年感染、合并免疫低下疾病以及与 HDV 混合感染。HCC 也可能合并 HCV 感染,但只发生在肝硬化患者中。

3.4 肝炎病毒

在美国,大多数急性病毒性肝炎是由 HAV、HBV 和 HCV 引起的。2012 年疾病预防与控制中心(CDC)的一项调查表明:约 69 000 例新发急性肝炎是由这些病毒引起的(50% HBV、25% HAV、25% HCV)。

急性肝炎标志物（HBsAg、抗-HBc、抗 HBc-IgM、抗 HAV-IgM 和抗-HCV）被推荐用于评估疑似急性感染性肝炎患者。感染病毒性肝炎的高危患者需进行重复检测以确认阴性结果。此外，如果怀疑存在假阳性抗体，也可进行类风湿因子的检测，根据初筛试验结果决定是否需要做进一步检查。为了排除窗口期的假阴性结果，对于临床高度怀疑和有危险因素的患者，即使检测结果为阴性时也需重复检测。窗口期是指出现免疫反应之前的一段时间间隔或从抗原为主到抗体为主的过渡期（如从 HBsAg 阳性到抗-HBs 阳性）。目前还没有经 FDA 批准可用于 HDV 或 HEV 检测的试验；一旦表明诊断试验阳性，需在疾病预防与控制中心/公共卫生实验室或参考实验室开展确认试验。如果 HBV 感染已被排除，则不用进行 HDV 特异性检测。除非病人最近到过 HEV 感染疫区，否则无需进行 HEV 的特异性检测。具体的肝炎病毒和诊断试验参考本章的后续章节。

（1）经肠道传播的肝炎病毒（HAV 和 HEV）

1）HAV

HAV 是一种无包膜的单链 RNA 小核糖核酸病毒，全世界范围均可发生感染。

仅 25% 的急性甲型肝炎病毒感染者在发病前的 2~6 周会有危险因素暴露可能，包括与确诊的 HAV 患者或有较高 HAV 感染风险患者有过密切接触；幼儿园、托儿所的成员；食物或水源污染；高风险性行为。

约 68% 的患者会出现黄疸，儿童通常表现为无黄疸型（>90%），而成人的临床症状一般较儿童更重，约 80% 的患者都伴有黄疸。绝大多数患者的临床症状会在 1~2 个月内恢复正常。罕见的胆汁淤积变异性疾病其临床症状可能会持续数月，但最终也会完全恢复正常，其致死率小于 1%（发生率为 0.02/100 000），最常发生于年龄 >75 岁的患者。

暴露后的潜伏期为 2~7 周，平均约 4 周。粪便排泄病毒开始于前驱期的晚期，此时出现血清中的抗-HAV IgM，可持续 6~12 个月。IgM 水平通常在 3 个月后开始下降，与此同时 IgG 水平升高并持久存在。引起急性肝衰竭者极为少见（0.1%），也无慢性化。

甲型肝炎的诊断：

① 抗-HAV-IgM 阳性：提示急性 HAV 感染

当临床症状出现时超过 99% 的患者可在血清中检测出抗-HAV-IgM，第 1 个月达到高峰，12 个月内（通常是 6 个月）消失。

抗-HAV-IgM 的存在可以证实最近发生过急性 HAV 感染，而无需其他检查。

血清胆红素通常升高至正常水平的 5~10 倍。黄疸可持续几天到 12 周，黄疸发生后患者通常无传染性。

血清 AST 和 ALT 升高，持续 1~3 周。

常见淋巴细胞相对增多。

② 抗-HAV-IgG 阳性：提示既往 HAV 感染或接受了免疫接种。

急性 HAV 感染恢复后常可检测到抗-HAV-IgG，提示患者对 HAV 感染有免疫力。

③ 抗-HAV-总抗体（主要是 IgG 或 IgM，具体类型取决于感染状态）：阴性结果可有效排除急性 HAV 感染；阳性结果由于没有检测抗 HAV-IgM，所以不能区分是现存感染还是既往感染。该试验（最低检测量约为 100mU/ml）可能对 HAV 主动免疫后的保护性抗体检测不敏感（保护性抗体的最低浓度 <10mU/ml）。

④ 急性 HAV 感染患者中，IgM 非特异性升高很常见。

2）HEV

是指由一个无包膜、隶属于杆状病毒科家族的单链 RNA 病毒所引起的感染,其临床症状与 HAV 感染相似。

因为亚洲、非洲和中美洲这些发展中国家卫生条件差及有限的清洁水供应,所以 HEV 感染常流行于这些地区。有症状者在美国极少见,通常发生在近期有前往疫区的人群。

主要通过粪口途径传播。急性 HEV 感染的症状与其他病毒引起的急性肝炎相似,因此临床上需要进行特异性检测来确诊 HEV 感染。

在暴发时期,约 60%~90% 的患者为无症状感染。有症状的感染最常见于年轻人(20 岁~40 岁);总共 1%~2% HEV 感染患者可发生急性肝衰竭,但其在孕妇患者中发生率为 10%~20%。与 HAV 感染相比,HEV 感染引起的黄疸时间延长、乏力和瘙痒等胆汁淤积症状(感染持续时间 >3 个月)更常见,但这些症状均可完全恢复正常。

HEV 的诊断:

① 诊断试验主要在特殊的参考实验室完成,如 CDC。

② 抗 HEV-IgM 阳性:提示急性 HEV 感染。

③ 抗 HEV-IgG 阳性:提示既往 HEV 感染。

④ 明确最近是否有前往 HEV 流行区(如墨西哥、印度、非洲、俄罗斯)。

（2）经血液传播的肝炎病毒（HBV、HCV 和 HDV）

HBV、HCV 和 HDV 感染的主要传播途径为血液、精液和体液。也可经母婴传播(特别是在高发病率地区的 HBV 感染)和性途径(目前最常见的 HBV 感染途径)传播。筛查试验的广泛开展使输血或移植引起的传播明显减少。

1）乙肝病毒（HBV）（见图 5-7）

HBV 是一种双链 DNA 嗜肝病毒,HBV 感染呈全球性分布。

2010 年一项 CDC 调查发现,仅 36% 急性 HBV 感染患者有高风险行为或明确发病前 6 个月存在感染风险。HBV 感染的高危行为或暴露风险包括医务人员接触到被污染的血液或被潜在污染的针刺伤害、透析或肾移植、输血、近期手术、注射吸毒、高危性行为或与 HBV 感染高危人群密切接触。急性 HBV 感染所致的死亡率约为 1.5%(1.1/10 万),以 30~39 岁患者为主。

疾病特点:少数急性 HBV 感染患者会出现临床症状(<1 岁患者,<1%;1~5 岁,5%~15%;>5 岁,30%~50%)。活动期表现的临床症状和感染症状大约出现在暴露后的 2~5 个月,平均为 2~3 个月。HBsAg、抗 HBc-IgM 和 HBeAg 将会在潜伏期的后期出现。当患者进入恢复期(即不会进展为慢性感染),表现为这些标志物的滴度以及 ALT 在活动期时就开始下降,通常 4~6 个月内恢复正常。大多数急性 HBV 感染患者能够完全恢复,进展为慢性感染的风险取决于 HBV 感染的年龄(婴儿:>90%;1~5 岁儿童:25%~50%;年长儿童和成人:6%~10%)。

HBV 的诊断和实验室检查

HBV 感染不同阶段的实验室检查有:

乙型肝炎表面抗原（HBsAg）是 HBV 感染后处于活动期的早期指标,通常在感染后的 27~41 天(最早 14 天)可检出。它的出现在转氨酶出现异常之前,大约提前 7~26 天,且会伴随 ALT 的升高而出现峰值,整个急性病程中都可被检测。若 HBV 感染后无并发症,通常会在患者临床症状出现后的 12~20 周恢复正常。

超过 6 个月仍可检测到 HBsAg 提示转为慢性感染或慢性携带期。乙肝疫苗接种不会引起 HBsAg 阳性。测定 HBsAg 滴度没有临床价值，且在某些患者中可能永远无法检测到。急性 HBV 感染的诊断是基于抗 HBc-IgM 的检测。

HBsAg 抗体（HBsAb）阳性且 HBsAg 阴性，表明患者已进入恢复期，不具有传染性，机体具有免疫力。HBsAb 也可以通过血液传播给接受输血的患者。临床治愈后，80% 的患者仍可检测到 HBsAb。因 HBsAb 通常出现在 HBsAg 已消失、ALT 也已恢复正常后的几个星期或几个月内，从而引起 2~6 周的"窗口期"致使 HBsAg 和 HBsAb 都无法检出。

HBsAb 是唯一能对疫苗产生反应的抗体。它的出现表示机体具有免疫力。三次免疫接种后，大约 95% 的健康成年人都能产生抗体。极少数接种疫苗者会表现出血清反应性弱，但机体通常还是具有抵抗 HBV 感染的免疫力。若疫苗缺乏"a"决定簇会导致机体发生逃逸突变，进而使 HBsAb 阳性的疫苗接种者发生感染。

HBc 抗体（HBcAb）是 HBV 感染后最早出现的，其总抗体和 IgM 通常在 HBsAg 产生后的 4~10 周内出现。HBc 总抗体可持续数年甚至终身被检出。慢性 HBV 感染者可以一直伴随 HBc 总抗体和 HBsAg 的存在，但 HBsAb 检测却为阴性。

HBc-IgM 是机体感染 HBV 后最早产生的特异性抗体。它在急性期内会出现一段短时间的高滴度期，是"窗口期"内确定 HBV 感染的唯一标志物。恢复期内，HBc-IgM 会下降到较低水平。它是近期感染的唯一标志物，因而常用于区分急性和慢性 HBV 感染。然而，由于一些慢性乙型肝炎患者活动期也会出现抗 -HBc-IgM 检测阳性，因而它并不能作为急性期感染的绝对可靠指标。抗 -HBc -IgM 消失前，抗 -HBc-IgG 将会出现并长期存在。

乙肝 e 抗原（HBeAg）提示病毒复制活跃并具有高度传染性。它通常在 HBsAg 检测阳性后 1 周内出现。处于急性感染恢复期时，它的消失会早于 HBsAg。通常只有在 HBsAg 和 HBV-DNA 阳性的标本中才能被检出。此外，疾病早期、生化结果发生异常之前也可在血清中被检出，于 ALT 达到高峰后消失。若 HBV 感染无并发症发生，它的检测时限通常在 3 周 ~6 周。它是肝脏中 HBV 复制活跃的标志物，也是预测新生儿通过垂直传播而发生 HBV 感染风险的一个准确度较高的预测因子（准确率约 90%）。

HBeAg 也被用于判断 HBV 感染后的恢复状况。若 e 抗原阳性持续 20 周则提示向慢性携带者以及慢性肝炎发展。HBeAg 抗体（HBeAb）出现于 HBeAg 消失之后，持续数年都可检出。HBeAb 检测阳性提示传染性降低，急性感染进入恢复期且预后良好。HBeAg 和 HBcAb 阳性、HBsAg 和 HBsAb 阴性提示新近 HBV 急性感染（2~16 周）。

PCR 检出的 HBV DNA 阳性提示乙型肝炎病毒复制活跃。它是早期诊断 HBV 感染最敏感和特异的检测方法，特别是所有血清标记物都呈阴性时（如进行免疫治疗的患者）也可作为良好的诊断方法。即使 HBeAg 检测阴性，HBV- DNA 检测阳性仍可提示病毒复制活跃。HBV-DNA 病毒载量可用于评估疾病的状态、预后以及监测疗效。当 HBeAg 阳性患者血中的病毒载量达到 10^5 拷贝数 /ml 时，应建议患者进行初始治疗。若患者的治疗效果好，体内的 HBV-DNA 病毒载量将会降低。当慢性乙型肝炎患者的病毒载量持续增高（>10^5 拷贝数 /ml），则极有可能发展为 HCC 和肝硬化。

HBV 基因型分析可有效监管慢性 HBV 感染患者的抗病毒治疗疗效。HBV 基因组的复制容易被误读从而导致 HBV 患者的循环池中出现"准种"池。已对一种抗病毒药物产生耐药的准种有可能成为主要的病毒传播形式，从而导致治疗失败。HBV 聚合酶基因可使抗

HBV 药物产生耐药性,而基因型分析却可以鉴定 HBV 聚合酶基因上的特异性突变准种。如果及早发现这些准种,则可以在肝炎重新激活之前改变治疗方案。

HBV 血清学检测与疾病状态的相关性:

下面给出了针对 HBV 感染引起的疾病不同状态下的典型血清学检查模式。非典型模式可源于疾病过渡阶段的血清学检查结果,也可能是由于假阳性或假阴性的检测结果所造成的。不符合预期的检测结果应进行确认,如果检测结果被确认,几个月后需再次重复检测以确认模式是否会消除。可以开展进一步的基因检测,如果存在相关性,可以解决不符合的问题。

① 无 HBV 感染:HBsAg 和 HBc-IgM 检测阴性可以排除急性 HBV 感染。

② HBV 免疫状态:HBsAb 可被用于评估患者的免疫状态。因自然感染而获得免疫力的患者会表现为 HBsAb 和 HBcAb 阳性、HBsAg 阴性。因免疫接种而获得免疫力的患者表现为 HBs 抗体阳性、HBsAg 和 HBcAb 阴性。

③ 急性 HBV 感染:血清学表现为 HBsAg 和 HBcAb(包括总抗体和 IgM)阳性、HBsAb 阴性,HBV DNA 可出现阳性。

④ 急性 HBV 感染通常持续 1~6 个月,伴有轻微症状或无临床症状,转氨酶会增高至大于正常范围上限的 10 倍以上。活动期时,HBsAg 表现为逐渐上升然后达到高滴度水平,同时 HBeAg 也可被检出。急性 HBV 感染时,其血清胆红素水平通常正常或者仅轻微升高,10%~20% 的患者还会发生免疫复合物介导性疾病(如血清病、关节炎、皮炎、肾小球肾炎、血管炎),而由免疫复合物介导的肾小球肾炎或肾病综合征会进展为慢性肾功能衰竭。无并发症发生的急性 HBV 感染通常会在 3~6 个月后恢复正常。恢复后的 HBV 患者表现为 HBsAg 的滴度会下降至无法检出,4~8 周后出现 HBsAb。在此"窗口"期,HBc 总抗体和 IgM 均可被检出,而 HBV DNA 也通常可以被检测到。

⑤ 急性 HBV 感染恢复期:HBV 感染后完全康复的患者会显示 HBsAg 阴性、HBsAb 阳性、HBeAg 阴性、HBeAb 阳性、HBc-IgG 抗体阳性,与此同时,HBV-DNA 会下降至无法检出。急性 HBV 感染之后一般都会恢复正常,罕见发生急性肝功能衰竭,其发生率约为 0.1%~1%。

⑥ 慢性 HBV 感染:比较少见,总体发生率为 1%~10%,其围产期感染占 90%。患者血清学典型表现为 HBsAg 和总 HBcAb 阳性,而 HBc-IgM 和 HBsAb 为阴性。

慢性 HBV 感染患者的实验室检查:

① 乙肝病毒复制活跃度的相关检测(如 HBeAg、HBeAb、HBV 病毒载量)被用于患者的初步评估和持续监测。

② 评估感染对机体影响的相关实验室检查(如 CBC、PT、肝功能全套)被用于患者的初步评估和持续监测。

③ 排除混合其他病毒感染的相关实验室检查(如 HCV、HEV、HIV)。

④ 可考虑肝活检去评估肝脏病变的组织学分期。

⑤ 可考虑肝癌的筛查检测(如 AFP、超声)。

慢性肝炎患者可见转氨酶持续升高超过 6 个月,而 HBV 感染可能会持续 1 年或数十年,并伴随轻度或严重的临床症状。大多数慢性肝炎患者可以恢复正常,但也有一些患者会发展为肝衰竭和肝硬化。其血清学检测表现为 AST 和 ALT 下降到参考区间上限的 2~10 倍。虽然有些病毒复制活跃的患者可能会出现 HBeAg 检测阴性,但 HBV-DNA 检测阳性,仍提示病毒复制活跃。无病毒复制的慢性携带者也可能会存在这种现象,此类患者通常无临床症状,AST 和 ALT 降至正常水平或小于参考区间上限的 2 倍。其血清学检测表现为 HBeAb 阳性,HBeAg 阴性,有 HBsAg 存在但滴度较低,HBV 病毒载量阴性或弱阳性,总 HBcAb 通常呈较高滴度(>1:512)。患者可能会出现活动性症状性肝炎,并伴有血清学标志物的改变:HBsAg 阳性、HBc-IgM 抗体阳性、HBsAb 阴性、HBeAb 阴性和 HBeAg 阳性。HBsAb 抗体的出现说明患者不处于携带状态。慢性活动性感染可能是由 HBV 突变引起的,因为突变的 HBV 能影响正常的 HBeAg 表达,从而引起 HBV 血清学标志物的非典型模式出现。病毒前核心区或核心启动子突变的患者往往病情较重,且更容易发生暴发性肝炎和较快速的进展为肝硬化。而此类患者的血清学检测表现为 HBsAg 阳性、HBsAb 阴性、HBc-IgG 抗体阳性、HBc-IgM 抗体阴性、HBeAg 阴性和 HBeAb 阳性。慢性乙型肝炎患者经过有效的抗病毒治疗后 ALT、HBeAg、HBV DNA 变为正常水平。

2) 丁肝病毒

丁肝病毒,又称为 δ 因子,是乙型肝炎表面抗原包裹的小缺陷单链 RNA 病毒。HDV 需与 HBV 同时感染,主要借助 HBV 病毒去合成自身的包膜蛋白 HBs。HDV 感染的流行病学与 HBV 相似,但经性传播和围产期而引起的感染几率较低。虽然在美国并不常见,但 HDV 感染在全球范围内均可发生,约 5% 的 HBV 感染者合并有 HDV 感染。

HDV 感染可与 HBV 感染同时传播,在这些患者中,临床表现可能与单纯 HBV 感染者相似,但从临床症状和体征看来,合并感染的患者往往更为严重。HBV/HDV 混合感染患者进展到慢性肝炎的风险并不比单纯 HBV 感染者大。

HDV 也可传播给慢性 HBV 患者,而这些 HDV/HBV 双重感染者通常会引起临床症状加重,慢性感染的风险增大,并可能引起肝衰竭。

疑似 HDV 感染需依据是否有高流行地区的暴露、毒品注射史、异常严重的慢性乙型病毒性肝病以及慢性 HBV 感染已发生恶化。

抗原检测是诊断 HDV 感染最可靠的实验室检查,但其水平容易发生波动。在 HBsAg 出现之后与 ALT 升高之前的潜伏期,患者血清可检出 HDVAg 和 HDV-RNA,且通常表现为双相升高。HBsAg 和 HDVAg 存在的时间较为短暂,且 HDVAg 会随着 HBsAg 的消失而溶解。虽然 HDV 总抗体检测可支持 HDV 感染的诊断,但 HDV-IgM 的检测并不能区分急性和慢性感染,只是它相比 HDV-IgG 抗体更容易被检出。在 HBV/HDV 混合感染的患者中,升高的 HDV 抗体什么时候可以被检出是不可预测的,可能是由于该抗体的滴度较低并通常会伴随急性感染的恢复而消失。然而,在重叠感染的患者中,可以检测到高浓度的 HDV 抗体,而且此抗体将长期存在。HBc-IgG 和 IgM 的检测能够帮助鉴别 HDV 混合感染和双重感染。相比其他类型的病毒性肝炎,慢性 HDV 感染所致的肝炎将更严重,死亡率也会更高。慢性 HBV 感染合并 HDV 感染的患者发生 HCC 的风险是单纯性慢性 HBV 感染患者的 3 倍还多。

丁肝的诊断(见表 5-11 和表 5-12):

已有商业化的试剂盒检测 HDV 抗原、抗体;美国也有检测 HDV-RNA 的商业化试剂盒,但并没有得到 FDA 的批准。

HDV 抗体阳性:用于诊断 HDV 感染。

① HDV 抗体阳性、HBsAg 阳性、HBc-IgM 阳性:见于 HBV/HDV 混合感染,HDAg、HDV-IgM 和 HDV-RNA 也可以被检出。低滴度的 HDV 抗体会较晚出现。

表 5-11 不同类型丁型肝炎(HDV)感染的比较

	混合感染	重叠感染	慢性 HDV 感染
HBV 感染	急性	慢性	慢性
HDV 感染	急性	急性到慢性	慢性
慢性感染率	<5%	>75%	肝硬化 >70%
血清学			
HBsAg	+	常持久存在	持久存在
HBcAb-IgM	+	−	−
Anti-HDV-total	阴性或低滴度	+	+
Anti-HDV-IgM*	暂时 +	暂时	高滴度
HDV-RNA(HDAg)	暂时 +	常持久存在	持久存在
肝脏 HDAg	暂时 +	常持久存在	持久存在

+:阳性

*HBc-IgM 的降低通常提示急性 HDV 感染的恢复。HDV-IgM 持续存在通常提示已进入慢性 HDV 感染。高滴度与肝脏的活动性炎症是相关的。

表 5-12 HBV 和 HDV 的血清学诊断

检测				
HBsAg	HBcAb-IgM	抗 -HDV-IgM	抗 -HDV-IgG	说明
暂时 +	+ 高滴度	暂时 +	暂时低滴度	急性 HBV 和急性 HDV*
由于 HDV 对 HBV 合成的抑制效应表现为暂时降低	阴性或低滴度	起初高滴度,之后低滴度	滴度升高	急性 HDV 和慢性 HBV†
也许在慢性 HBV 仍然 +	在慢性 HBV 中会被 HBc-IgG 替代	+ 在肝细胞中与 HDAg 相关	高滴度与急性感染相关,感染恢复后可持续数年 +	慢性 HDV 和慢性 HBV‡

+:阳性。

*:临床表现为急性病毒性肝炎,暴发性肝炎罕见,不会进展为慢性肝炎。如果 HBV 不清除,则 HDV 可以继续无限复制。

†:临床表现为慢性肝病加重或肝功能衰竭的暴发性肝炎。

‡:临床上类似慢性肝硬化。

② 急性 HDV 双重感染的血清学标志物表现为:HDV 总抗体阳性、HBc-IgM 阴性、HBsAg 阳性、HBc-IgG 阳性、HDV-RNA 阳性、HDV 总抗体和 HDV-IgM 会迅速增高、HDAg 可以为阴性,而肝活检后的免疫组化染色可以证实 HDAg 的存在。慢性 HDV 感染则不会检出 HDAg。

3) HCV

HCV 是一种含包膜的单股正链 RNA 黄病毒。HCV 感染在全球范围内都会发生,但存在地理差异,几乎完全是由皮肤接触传播,罕见于性传播和围产期的暴露。

2011 年,疾病预防与控制中心的一项研究显示新发 HCV 感染的发生率为 85/100 000。

所有新诊断的患者中,只有 50% 的患者接受了活动性感染的检测(如 HCV-RNA 检测)。1945~1965 年期间出生的患者死亡率最高。

2012 年,美国疾病预防与控制中心发布了 HCV 检测的修订建议,如下所述:①诊断检测的改变,如改进免疫测定法和确认了 RIBA HCV 验证性检测的不可用;②建议对 1945 年~1965 年间出生的所有人开展一次筛查,且无需考虑具体的危险因素;③建议对所有 HCV 血清学阳性患者进行活动性感染(HCV 病毒血症检测)的初步评估,以促进最佳治疗。这些建议强调了新的直接作用的抗病毒药物能改善慢性 HCV 感染患者的预后,且很可能会减少感染的传播。

尽管可引起 HCV 感染的具体风险因素已明确,但仍有 38% 的患者诉说没有已知的风险暴露。发生 HCV 感染的重要危险因素包括:

① 1945~1965 年间出生的人;

② HIV 感染者;

③ 有毒品注射史;

④ 1992 年 7 月前有输血史或器官移植史,或在 1987 年之前出现凝血因子聚集的患者;

⑤ 长期血液透析;

⑥ HCV 暴露,如由于针刺而接触丙肝病毒阳性血液的卫生保健工作者或接受 HCV 阳性患者血液或器官移植的人;

⑦ HCV 阳性母亲所生的孩子;

⑧ 血清 ALT 持续升高。

HCV 感染风险增加见于以非静脉注射方式吸食毒品者(如鼻腔吸食可卡因)、纹身或身体穿刺患者、有性病史或有多个性伴侣的患者以及长期与 HCV 阳性伴侣发生性关系的患者。

急性期通常发生在暴露后的 2 周~26 周,平均为 2 个月,表现为缓慢起病,约 70%~80% 的患者无黄疸体征和临床症状。急性 HCV 感染并发急性肝衰竭者少见。

急性 HCV 感染后的自然痊愈率为 14%~50%,造成这种差异的主要原因在于研究人群和感染方式的不同。某些患病人群体内的 HCV 病毒被自发清除后可发生再次感染,而此次的感染可能被误诊为慢性感染。急性期出现临床症状的患者更有可能自然痊愈,而大多数康复患者通常在急性感染发作后的 3 个月内痊愈。HCV-RNA 病毒载量可能会随着时间的推移而发生变化,甚至降低到不可检出水平,所以单次阴性值并不能作为康复的可靠指标,需多次实验室检测来确认康复,间隔以三个月为宜。

75%~85% 的 HCV 感染者将会发展为慢性感染,尽管此时肝损害仍在加重,但大多数患者仅出现相对轻微的临床疾病。可使患者发生更严重疾病和加速病情进展的危险因素有酗酒(或其他肝毒素的暴露)、原有的肝脏疾病、免疫缺陷疾病特别是艾滋病毒感染、遗传及其他因素。患有低丙球蛋白血症的患者进展为肝硬化的风险将明显增加。转氨酶升高程度通常低于 HBV 感染,但偶尔也会发生波动。大约 1/3 的慢性 HCV 肝疾病者存在隐性 HBV 感染。

HCV 的初筛检查:

① 血清学:疑似 HCV 感染者应该首先进行 HCV 抗体检测。目前的"第二代"EIA 检测方法已经非常敏感,阳性检出率约为 50%,1 个月内的阳性检出率可达 95%。透析、移植或免疫缺陷患者(如艾滋病毒感染患者)中可能出现假阴性结果,尽管这些患者的血液循环

里存在有 HCV-RNA。虽然血清学 HCV 检测的特异性极高(>99%),但仍须对感染概率较低的无症状者以及献血筛查者进行假阳性排除。

② 美国食品药品管理局(FDA)已经批准了几种针对 HCV 抗体的快速诊断检测。这些检测的敏感性可与现实验室采用的 EIA 检测法相媲美。与病人接触的地方(如医生办公室、诊所或者急诊室)均可实施这些检测,从而更快、更直接的获得实验结果以提高治疗效果。

③ HCV 抗体阴性可以排除免疫功能正常患者的感染。对于免疫功能低下的患者,应进行 HCV-RNA 的检测。

④ HCV 抗体阳性提示丙肝病毒感染或假阳性结果。在抗体阳性而 HCV 感染率较低的患者中(如健康献血者),应采用不同于最初测试的检测方法去重复 HCV 抗体检测以确认结果。

⑤ HCV 血清学检测阳性不能区分感染处于活动期还是恢复期,需要通过检测 HCV-RNA 来加以鉴别。

⑥ 分子诊断检测:所有血清学 HCV 阳性患者都应该进行 HCV-RNA 检测来确定是否存在活跃的病毒复制。重组免疫印迹法(RIBA HCV)已不再作为常规的诊断检测。

⑦ HCV-RNA 检测可分为定性或定量,是可用于排除活动性感染的最敏感的检测方法。实时 PCR 和其他定量检测现在也可以提供可靠的量化水平,其水平可低至定性检测所达到的量化水准。使用定量 HCV(病毒载量)来确认 HCV 感染的优点是:可以预测和判断抗病毒药物的治疗效果。尽管 HCV-RNA 检测被校准到国际标准,但结果可能会因不同的分析方法而有所不同。因此,建议使用单一的检测方法来对病人的病毒载量进行检测。

- HCV 抗体确证试验阳性、HCV-RNA 阴性:提示 HCV 感染处于恢复期;
- HCV 抗体确证试验阳性、HCV-RNA 阳性:提示 HCV 病毒复制活跃。

⑧ HCV 基因型分析:对于急性或慢性 HCV 感染患者,应确定 HCV 基因型。丙型肝炎病毒有 6 种不同的基因型和多种亚型,基因型分布具有明显地域性,1 型在美国最为常见。

⑨ 不同基因型感染患者对抗病毒的治疗效果是不同的,HCV 基因型是决定慢性 HCV 感染抗病毒治疗剂量和持续时间的一个因素。2、3 型对药物的反应率高于 1、4 型。

慢性 HCV 感染的实验室检测:许多疾病可能会影响慢性 HCV 感染的严重程度和治疗反应。此外,慢性 HCV 感染还可能存在肝外疾病表现。除 HCV 病毒载量检测外,还有以下用于评估和监测治疗反应的实验室检查:

① 检查排除其他慢性疾病,包括感染(如 HIV、HAV 和 HBV);遗传性疾病(如血色素沉着病、Wilson 病、α_1-抗胰蛋白酶缺乏)或自身免疫性疾病(如 ANA、AMA 或抗肌动蛋白抗体阳性反应)。

② *IL28B* 基因型患者预示着对抗病毒药物的治疗效果较好。

③ 肝功能检查:血清转氨酶一般在感染后的 2~8 周内升高,但升高的程度通常表现出显著的变异性,最后有可能恢复到几乎正常的水平。ALT 的升高程度对 HCV 感染引起的肝损伤程度的预判是不可靠的,最终需要通过活检来确定。胆红素和碱性磷酸酶水平异常提示存在胆汁淤积。

④ CBC 和 PT。

⑤ 代谢评估:包括肾和甲状腺功能检查以及 25-羟维生素 D3 水平检测。

⑥ 评估患者酒精和药物滥用情况、考虑药物筛查。

⑦ 腹部超声和 AFP 可用于评估患者的肝脏肿瘤和腹水。

⑧ 肝脏活组织检查可用于评估肝纤维化、炎症、铁过量、脂肪变性或其他组织学异常。

丙肝抗病毒治疗的评估：抗病毒治疗的目标是形成一个持续病毒学应答反应（SVR），即治疗结束 6 个月后仍无法检出 HCV-RNA。

① 患者因素：与较低的 SVR 相关的治疗前因素包括：未能遵守治疗方案、糖尿病或胰岛素抵抗、体重增加、老龄化、门静脉高压或异常的肝组织病理学表现（纤维化、硬化、脂肪变性）、使用他汀类药物、甘油三酯或 HDL、LDL 降低。

② 基线：治疗前 HCV 病毒载量 >800 000IU/ml 的患者与低基线病毒载量的患者相比，其获得 SVR 的可能性更小。

③ 快速病毒学反应（RVR）：HCV 病毒载量的监测应该在进行聚乙二醇干扰素和利巴韦林或三联疗法（如 pegIFN/RBV 加上特拉匹韦或波普瑞韦）治疗之前的 2~4 周实施。HCV 病毒载量的下降速率是获得 SVR 的重要预测因子，特别是对于 1 型 HCV 病毒。HCV-RNA 阴性的患者在第 4 周时有较高的 SVR 发生率（>90%），且有望缩短治疗时间。

④ 早期病毒学反应（EVR）：在未达到 RVR 的患者中，HCV 病毒载量评估应在第 12 周进行。在 HCV 病毒载量低于基线值 $2\log_{10}$ 以上的患者中，65% 的患者会产生 SVR，在 HCV-RNA 在第 12 周时仍不可检出患者中，SVR 的发生率将高于 70%。

如 HCV 病毒载量没有低于基线值 $2\log_{10}$，该类患者将不太可能实现 SVR（<2%）。

参考文献

Beinhardt S, Rutter K, Stättermayer AF, et al. Revisiting the predictors of a sustained virologic response in the era of direct-acting antiviral therapy for hepatitis C virus. *Clin Infect Dis.* 2013;56:118–122.

Bräu N. Evaluation of the hepatitis C virus-infected patient: the initial encounter. *Clin Infect Dis.* 2013;56(6):853–860.

Center for Disease Control and Prevention. *Viral Hepatitis.* www.cdc.gov/hepatitis/index.htm. Accessed June 18, 2013.

Centers for Disease Control and Prevention. Vital Signs: Evaluation of Hepatitis C Virus Infection Testing and Reporting—Eight U.S. Sites, 2005–2011. *MMWR.* 2013;62(No. 18):357–361.

Ferenci P. Response guided therapy in patients with chronic hepatitis C—yesterday, today and tomorrow. *Best Pract Res Clin Gastroenterol.* 2012;26:463–469.

Hoofnagle JH, Nelson KE, Purcell RH. Hepatitis E. *N Engl J Med.* 2012;367:1237–1244.

Niesters HGM, Zoulim F, Pichoud C, et al. Validation of the INNO-LiPA HBV DR assay (version 2) in monitoring hepatitis B virus-infected patients receiving nucleoside analog treatment. *Antimicrob Agents Chemother.* 2010;54:1283–1289.

Rotman Y, Liang TJ. Hepatitis C virus. In: Richman DD, Whitley RJ, Hayden FG. *Clinical Virology*, 3rd ed. Washington, DC: ASM Press; 2009.

Sherman KE. Therapeutic approach to the treatment-naïve patient with hepatitis C virus genotype 1 infection: a step-by-step approach. *Clin Infect Dis.* 2012;55:1236–1241.

Sonneveld MJ, Zoutendijk R, Flink HJ, et al. Close monitoring of hepatitis B surface antigen levels helps classify flares during peginterferon therapy and predicts treatment response. *Clin Infect Dis.* 2013;56:100–105.

Strader DB, Wright T, Thomas DL, et al. Diagnosis, management, and treatment of hepatitis C. *Hepatology.* 2004;39:1147–1171.

4. 血管性和缺血性肝病综合征

4.1 Budd-Chiari(布-加)综合征

（1）定义

因肝静脉流出梗阻而引起的异质性疾病。

（2）病因

由于高凝状态[如真性红细胞增多症(10%~40%病例)、原发性血小板增多症、骨髓纤维化、抗磷脂综合征以及蛋白C、蛋白S和抗凝血酶Ⅲ缺陷引起的血栓形成]（见第十章——血液疾病、阵发性血红蛋白尿）；

其他，如肿瘤、胶原血管疾病、肝硬化和多囊性肝病。

（3）实验室检查

主要实验室检查：由于肝实质细胞坏死和功能障碍（如血清AST升高），急性和暴发型患者ALT可升高至参考区间上限的5倍以上。ALP和胆红素可升高、人血白蛋白下降、腹水总蛋白通常>2.5g/dl(25g/L)。

影像学检查（如超声、CT扫描、MRI、肝血管造影）。

肝活检。

参考文献

Menon KVN, Shah N, Kamath PS, et al. The Budd-Chiari syndrome. *N Engl J Med*. 2004;350:578.

4.2 充血性心力衰竭

与肝功能改变相关的实验室检查

主要实验室检查：根据心力衰竭的严重程度，肝功能检查的异常模式可发生变化：最轻微的患者仅表现为ALP轻度升高、人血白蛋白轻度降低；中度患者表现为血清胆红素和GGT轻度升高；1/4到3/4的重度患者表现为AST和ALT升高（≤200U/L）、LD升高（≤400U/L）。当心衰的治疗有效时，所有指标都将恢复正常。血清ALP通常是最后变为正常的，发生于数周至数月以后。不到1/3的患者会出现AST和ALT升高至参考区间上限的2~3倍，但在严重急性心力衰竭患者中，AST和ALT将会升至更高水平。<50%的患者人血白蛋白轻度降低，但比较少见。<70%的患者出现血清胆红素增高，以非结合胆红素的升高较为明显，水平通常<3mg/dl(51.3μmol/L)，但也有可能>20mg/dl(342μmol/L)。充血性心力衰竭的发生往往表明已出现肝衰竭并合并有肝充血和肺梗死。在此基础上若又发生了心肌梗死，则肝功能检查表现为血清胆红素迅速上升，还可能出现胆固醇和血脂降低、血氨升高，尿液中尿胆原升高。发生黄疸时，尿胆红素会升高。

血液学：80%的病例可见PT轻度延长，并对抗凝药物的敏感性增强，维生素K缺乏不能被纠正。

4.3 门脉高压

主要由以下因素引起：

（1）肝前（如门静脉血栓形成、脾动静脉瘘）

（2）肝内

① 窦前性（如转移性肿瘤、肉芽肿如肉状瘤、血吸虫病）；

② 窦性(如肝硬化);

③ 窦后性(如肝静脉血栓形成、酒精性肝炎);

(3) 肝后(如心包炎、三尖瓣关闭不全、下腔静脉病变)

完全性肝外胆管梗阻

5. 胆囊和肝内外胆道疾病(见腹痛章节)

5.1 实验室检查

(1) 肝脏酶学检测:AST 升高(≤300U/L)、ALT 升高(≤200U/L),两者通常在阻塞解除后的一周内恢复正常。急性胆道梗阻(如胆总管结石或急性胰腺炎)时,表现为 AST 和 ALT 升高,其水平≥300U/L(常 >2 000U/L),但 72 小时内会自行下降58%~76%;同时血清总胆红素未见明显的升高和降低,但 ALP 的活性变化与胆红素水平不一定平行。肝外梗阻的典型酶学表现为血清 ALP 升高(> 参考区间上限的 2~3 倍)、AST 升高(<300U/L)和血清结合胆红素升高。ALP 升高的程度可反映梗阻的程度,肝外梗阻 ALP 正常者罕见,肝内胆汁淤积症患者 ALP 活性显著增高。

(2) 血清结合胆红素升高,未结合胆红素正常或轻度升高;尿胆红素增加、尿胆原降低;大便胆红素和尿胆红素原降低,表现为黏土样便。

(3) 血脂:血清磷脂升高。血清胆固醇升高,急性梗阻:300mg/dl~400mg/dl(7.76mmol/L~10.34mmol/L);慢性梗阻:≤1 000mg/dl(25.86mmol/L)。

(4) 血液学:PT 延长,与肝实质细胞疾病相比,对肠道外维生素 K 的反应更频繁。

5.2 注意事项

(1) 由潜在疾病引起的相关实验室检查结果异常(如结石、胆管癌至腹腔淋巴结的癌转移)。

(2) Ⅰ型胆管梗阻:特点是在 ALP 显著升高的情况下血清胆红素仍保持正常。

6. 胆囊和胆管癌

实验室检查

(1) 由结石引起的胆管梗阻,其相关实验室检查表现为间歇性或波动性改变,而该类疾病会因胆管梗阻逐渐加重从而引起相关实验室检测指标渐进性升高。乳头状腔内导管癌可因癌细胞的脱落从而引起间歇性胆管阻塞。肿瘤浸润部位和程度的差异会引起肝内胆管局部梗阻或胆总管梗阻、肝脏转移或相关的胆管炎,50% 的患者在住院期间会出现黄疸。

(2) 血液学检查:存在贫血。

(3) 细胞学检查:十二指肠液可检出恶性肿瘤细胞。

(4) 大便检查:导管或壶腹部癌患者可见银色样大便,形成原因为黄疸合并胃肠道出血。

7. 急性胆管炎

7.1 实验室检查

(1) 血培养:约 30% 的患者血培养阳性,这些阳性患者中有 25% 的人群可检出多种微生物。胆管感染常由革兰氏阴性杆菌(如大肠埃希菌、克雷伯菌属)、革兰氏阳性菌和厌氧菌(如链球菌、肠球菌、脆弱拟杆菌)等引起。

(2) 血液学:白细胞计数显著升高(≤30 000/ul)(30×10^9/L),以粒细胞升高为主。

(3) 主要实验室检查:血清 AST 和 ALT 升高、尿胆原升高。

7.2 注意事项

(1) 因炎症或之前完全性胆管梗阻(如结石、肿瘤、瘢痕)引起的不完全性胆管梗阻会导致相关实验室检查结果的异常。参见胆总管结石章节。

(2) 实质细胞坏死和功能障碍引起的相关实验室检查结果异常。

8. 原发性硬化性胆管炎

5

是慢性胆汁淤积性疾病,其特征为肝内外胆管进行性炎症和慢性纤维化;好发于 45 岁以下的男性,儿科患者很少见;不大于 75% 的疾病发生与炎症性肠病,尤其是溃疡性结肠炎有关。其起病一般呈隐匿性、进行性的缓慢过程,直至进展到死亡(通常死于肝衰竭)。25% 患者在诊断时并无临床症状。

8.1 诊断标准

(1) 胆汁淤积性生化改变超过 6 个月

① 血清 ALP 可能会出现波动,但总体表现为升高(通常在参考区间上限的 3 倍以上)。

② 血清 GGT 升高。

③ 约>90% 的患者血清 AST 轻度升高,3/4 的患者表现为 ALT 的升高大于 AST 的升高。

④ 约 50% 的患者血清胆红素升高,偶尔会升高至较高的水平,可显著波动,并会随着疾病的进展而逐渐升高。若胆红素水平持续 >1.5mg/dl(25.65μmol/L)提示预后不良,即出现了不可逆转、无法治愈的疾病。

(2) 有合并其他疾病史(如 IBD)和排除其他原因引起的硬化性胆管炎(如胆管手术史、胆结石、化脓性胆管炎、胆管肿瘤或由于氟尿苷、艾滋病、先天性导管异常所引起的损伤)。

(3) 胆管造影用以鉴别原发性胆汁性肝硬化,其实验室检查结果如下:

① 大约 30% 的患者出现 γ-球蛋白增高,40%~50% 的患者出现 IgM 升高。

② 大约 65% 的患者存在抗中性粒细胞胞浆抗体(ANCA)。<35% 的患者抗核抗体阳性,且水平高于其他肝脏疾病,但诊断意义尚不明确。

③ 与原发性胆汁性肝硬化相比,>90% 的原发性硬化性胆管炎患者抗线粒体抗体、平滑肌抗体、类风湿因子和 ANA 均为阴性。

④ HBsAg 阴性。

⑤ 疑似原发性胆汁性肝硬化患者(表现为合并有其他疾病、有实验室和 X 线检查的异常)的确诊只能依靠肝活检。肝脏的铜含量通常增高、血清铜蓝蛋白也增高。

8.2 注意事项

(1) 后遗症所导致的相关实验室检查结果异常。

(2) 10%~15% 的胆管癌患者可能有血清 CA19-9 的升高。

(3) 门静脉高压、胆汁性肝硬化、继发性细菌性胆管炎、脂肪泻和吸收不良、胆石症和肝功能衰竭等所导致的相关实验室检查结果异常。

(4) 由潜在疾病导致的相关实验室检查结果异常(如≤7.5% 的溃疡性结肠炎患者合并

有此病,而克罗恩病则少得多)。伴有腹膜后和纵隔纤维化综合征患者出现相关实验室检查结果的异常。

9. 急性胆囊炎

9.1 实验室检查

(1) 血液学:ESR 增快、WBC 计数升高(平均为 $12 \times 10^9/L$,如果 $\geq 15 \times 10^9/L$,需怀疑发生了脓胸或穿孔)以及其他反映急性炎症的证据。

(2) 主要实验室检查:75% 的患者血清 AST 升高,20% 的患者血清胆红素升高(常 >4mg/dl)(68.4μmol/L);如果胆红素处于较高水平,需怀疑存在胆总管结石)。即使血清胆红素正常,部分患者也会出现血清 ALP 升高。部分患者还会出现血清淀粉酶和脂肪酶的升高。

9.2 注意事项

(1) 发生胆道梗阻时其相关实验室检查会出现异常。

(2) 部分已患有胆石症的患者会出现相关实验室检查结果的异常。

(3) 发生并发症时会出现相关实验室检查结果的异常(如胆囊积脓、全身炎症、胆管炎、肝脓肿、肾盂积水、胰腺炎、胆石性肠梗阻)。

10. 慢性胆囊炎

可为实验室检查结果轻度改变或无异常的急性胆囊炎。

可能是相关胆石症的实验室表现。

后遗症(如胆囊癌)的实验室检查结果

11. 胆总管结石

由于胆囊通道或解剖缺陷(如囊肿、狭窄)而引起的胆管结石

11.1 实验室检查

(1) 主要实验室检查:血清和尿淀粉酶升高;约 1/3 的患者血清胆红素升高;约 1/3 的患者尿胆红素升高;血清 ALP 升高。

(2) 血液学:WBC 计数升高。

(3) 注意事项

① 有波动性或暂时性胆汁淤积的实验室证据;持续升高的 WBC、AST 和 ALT 提示胆管炎。

② 继发性胆管炎、急性胰腺炎、梗阻性黄疸、狭窄形成等会引起相关实验室检查结果的异常。

③ 十二指肠引流液中可检测出胆红素钙和胆固醇结晶(见于部分患者),准确度可达 50%(仅适用于非黄疸患者)。

11.2 胆石症

(1) 潜在疾病引起的相关实验室检查结果异常。

① 高胆固醇血症(如 DM、吸收不良);

② 慢性溶血性疾病(如遗传性球形红细胞增多症)。

(2) 由并发症引起的相关实验室检查结果异常(如胆囊炎、胆总管结石、胆石性肠梗阻)。

12. 先天性胆道闭锁

有些婴儿在出生头几天就会出现血清结合胆红素升高，但另一些婴儿则在出生后的第二周才会出现升高。在最初的几个月里，水平通常 <12mg/dl(205.2μmol/L)，随后逐渐上升。

与完全性胆道梗阻的实验室检查结果表现一致。

肝活检用于鉴别新生儿肝炎。

由于后遗症（如胆汁性肝硬化、门静脉高压症、频繁感染、佝偻病、肝功能衰竭）引起的实验室检查结果的异常。

^{131}I-玫瑰红排泄试验可诊断先天性胆道闭锁。

13. 其他梗阻性疾病

最重要的是需与新生儿肝炎相鉴别，因为手术对新生儿肝炎是有害的。

超过 90% 的新生儿肝外胆道梗阻患者源于胆道闭锁，偶可见于胆总管囊肿（引起婴儿期间歇性黄疸）、胆栓综合征或胆汁腹水（与胆总管的自发性穿孔相关）。

14. 肝内胆汁淤积

14.1 引起肝内胆汁淤积的原因：

肝内阻塞：

(1) 占位性病变，如淀粉样变性、结节病、肿瘤转移，淋巴瘤中以非霍奇金淋巴瘤多见；

(2) 药物，如雌激素、合成代谢类固醇是最常见的原因（表 5-13）；

(3) 正常妊娠；

(4) 酒精性肝炎；

(5) 感染，如急性病毒性肝炎、革兰氏阴性菌败血症、中毒性休克综合征、艾滋病、寄生虫、真菌；

(6) 镰状细胞危象；

(7) 长时间手术后、多次输血后；

表 5-13　各种类型胆汁淤积性疾病的比较

疾病	血清值 *				
	胆红素（mg/dl）	ALP	AST	ALT	白蛋白
常见胆管梗阻					
结石	0~10	N~10	N~10	N~10	N
癌症	5~20	2~10	N	N	N
肝内	5~10				
药物引起	0~20	2~10	N~5	10~50	
急性病毒性肝炎	0~20	N~3	10~50	10~50	N
酒精性肝病	5	<10	<1/2AST	N/sl D	

N:正常；sl D:轻度降低；* 血清值:正常值的倍数。

（8）良性复发性家族性肝内胆汁淤积——罕见病。

14.2　常染色体隐性疾病：8 岁以后开始发病，持续几周到几个月，在两次发作之间会完全恢复，几个月或几年后可再次发生；雌激素会加重病情。

14.3　实验室检查

主要实验室检查：血清 ALP 升高，但 GGT 通常正常；血清直接胆红素可正常或≤10mg/dl（171μmol/L）；ALT 通常 <100U/L。

组织学检查：肝脏活组织检查显示中央小叶胆汁淤积但无炎症表现；肝细胞和小管中存在胆色素；很少或无纤维化。

15. 原发性胆汁性肝硬化（胆管结石性肝硬化、HANOT 肥厚性肝硬化、慢性非化脓性胆管炎等）

缓慢进展的多系统性自身免疫性疾病，慢性非化脓性炎症和肝内小胆管的不对称破坏，导致慢性胆汁淤积、肝硬化、最终发展为肝衰竭。

诊断标准

确诊需同时满足以下三个标准，疑似诊断需要同时满足以下任两个标准。

（1）抗线粒体抗体阳性；

（2）不明原因引起的胆汁淤积（ALP 增高），且持续时间 >6 个月；

（3）肝脏活检的组织学发现。

血清 ALP 显著升高，疾病进程中达到早期稳定期，然后波动在 20% 以内；血清 ALP 水平的变化对预后评估的价值不大。血清 5′-N、GGT 与 ALP 的变化相一致。这是少数几种能使血清 ALP 和 GGT 升高到显著水平的情况之一。

约 95% 的患者（1∶40~1∶80）表现为血清线粒体抗体效价呈强阳性，这是该疾病的标志（特异性达 98%）；即使没有其他发现，线粒体抗体效价 >1∶160 也能很好地预测原发性胆汁性肝硬化（PBC）。此抗体与疾病的严重程度或进展速度无相关性，此抗体的效价在不同患者身上表现出的差异较大。约 5% 的慢性肝炎患者出现类似的效价，而 10% 的其他肝病患者会出现低滴度，但很少在正常人身上发现。肝移植后效价可能会降低，但通常仍可检出。

疾病早期血清胆红素正常，随疾病的进展 60% 患者会出现胆红素升高，因此，胆红素水平的变化能较好的评估患者的预后，若它升高到较高水平提示预后不良。80% 的患者出现结合胆红素升高，但仅有 20% 的患者结合胆红素水平 >5mg/dl（85.5μmol/L），6% 的患者 >10mg/dl（171μmol/L）。未结合胆红素正常或轻度升高。

实验结果显示，肝实质细胞损害的证据相对较少。

AST 和 ALT 可能正常或轻度升高（≤参考区间上限的 1~5 倍），波动范围较小，且对预后评估的意义不大。

疾病早期人血白蛋白、球蛋白和 PT 正常，三者出现异常时提示疾病晚期和预后不良，治疗后也无法纠正。

在甘油三酯正常的情况下，总胆固醇和磷脂显著增高，不会出现脂血；甘油三酯在疾病晚期升高，与黄色瘤和黄斑瘤相关。早期阶段，LDL 和 VLDL 轻度升高，HDL 明显升高（因而很少发生动脉粥样硬化）；晚期阶段，LDL 明显升高，HDL 降低和存在脂蛋白 -X（在其他胆汁淤积性肝病中可见到的非特异性异常脂蛋白）。

约 75% 的患者血清 IgM 升高,其水平可达参考区间上限的 4~5 倍,其他血清免疫球蛋白也会增高。

低补体血症。

多克隆高丙种球蛋白血症。约 75% 的患者血清 IgM 升高,并且不能转为 IgG 抗体,其水平可达参考区间上限的 4~5 倍,其他血清免疫球蛋白也会增高。

肝脏活检可以将该疾病分为四个阶段从而有助于预后的评估,但由于参差不齐的病变特点,针吸活检易受到抽样误差的影响,最好是所有四个阶段的病变都可以在一个样本中找到。

血清铜蓝蛋白特征性升高(与 Wilson 病相反)。

肝铜含量可能会高于参考区间上限的 10~100 倍,与血清胆红素和疾病分期有关。

80% 的患者 ESR 会增快 1~5 倍。

尿液中含有尿胆原和胆红素。

脂肪泻的实验室检查结果:

(1) 血清 25- 羟维生素 D 和维生素 A 通常较低。

(2) PT 正常或通过肠外补充维生素 K 后可恢复正常。

相关疾病引起的实验室检查结果:

尽管还不能用于诊断,但超过 80% 的患者会有一种其他循环抗体导致的自身免疫性疾病,>40% 的患者有至少两种[如 RA、自身免疫性甲状腺炎(20% 患者的甲状腺功能减退)、干燥综合征、硬皮病]。

16. 先天性高结合胆红素血症

Dubin-Johnson 综合征(Sprinz-Nelson 病)

为常染色体隐性遗传疾病(该基因位于染色体 10q24),表现为胆红素 - 葡萄糖醛通过肝细胞进入胆小管这一转运过程受阻,但胆红素 - 葡萄糖醛酸苷的结合却是正常的。以慢性反复发作性轻度黄疸为特征。可能有肝大和右上腹痛。雌激素、避孕药可引起黄疸(无害且可逆),妊娠晚期也可出现黄疸。

实验室检查(见表 5-14):

(1) 组织学:肝活检显示肝细胞(溶酶体)中有大量黄棕色或板状黑色色素,Kupffer 细胞中有少量色素沉着。

(2) 主要实验室检查:血清总胆红素升高(1.5mg/dl~6.0mg/dl)(25.7μmol/L~102.6μmol/L);发生并发症时,总胆红素少见≤25mg/dl(427.5μmol/L),以结合胆红素升高为主。杂合子患者的血清总胆红素正常。其他肝功能检查结果正常,没有溶血的迹象。尿液中含有胆汁和尿胆原。

(3) 其他:尿中总粪卟啉通常是正常的,但粪卟啉Ⅰ占 80%(通常粪卟啉Ⅰ占 25%,粪卟啉Ⅲ占 75%),符合 Dubin-Johnson 综合征的诊断。但该项检查不适用于杂合子个体。粪便中粪卟啉正常。晚期 BSP 排泄受损(延长为 90~120 分钟,正常仅为 45 分钟),虽然该项检测的特异性高,但基本已不再应用。

表 5-14　肝脏化学指标正常的遗传性黄疸与无症状或体征肝病的鉴别诊断

	Dubin-Johnson 综合征	Rotor 综合征	Gilbert 病	高非结合胆红素血症 Crigler-Najjar 综合征 I 型	II 型
发生率	不常见	罕见	≤7%	极罕见	不常见
遗传模式	AR	AR	AD	AR	AD
血清总胆红素（μmol/L）	34.2~119.7；≤427.5	34.2~119.7；≤342	<51.3；≤102.6	>342	<342
胆红素代谢缺陷	直接 ~60% 结合有机阴离子和胆红素的胆汁排泄受损	直接 ~60%	大多数间接；随着空腹肝脏尿苷二磷酸 - 葡萄糖醛酸转移酶活性的降低而升高	都是间接	都是间接；显著降低
需要偶联的染料排泄障碍（如 BSP）	是；开始后快速下降；之后在 45~90 分钟内升高	是；清除速度减慢；后期不会升高	降低，≤40% 的患者会轻微受损	不存在	
受苯巴比妥尿粪卟啉的影响		降低到正常	没有	明显降低	
总量	正常	升高			
I / III	>80%	<80%			
开始出现黄疸的年龄	儿童，青春期	青春期，成年早期	青春期	婴儿期	儿童，青春期
常见临床特征	年轻人中呈无症状性黄疸	无症状性黄疸	出现在成年早期；通常在禁食下会先出现；≤40% 患者有轻度溶血	黄疸，婴儿，成年早期会出现核黄疸	无症状性黄疸；核黄疸罕见
口服胆囊造影	胆囊常不显影	正常	正常	正常	正常
肝活检	特征性染色	不染色	正常		
治疗	不需要	无	不需要	肝移植；对苯巴比妥无应答	苯巴比妥
动物模型	柯利黛绵羊			Gunn 大鼠	

注：AD，常染色体显性；AR，常染色体隐性；BSP，磺溴酞钠。

17. Rotor 综合征

常染色体隐性遗传疾病,呈家族性,常无临床症状。因结合胆红素的摄取和储存发生先天缺陷,从而将胆红素从肝脏转移至胆汁或肝内结合;通常在青少年或成年人身上容易发现。黄疸可能由怀孕、避孕药、酒精、感染或手术诱发或加重。

见表 5-14。

高非结合胆红素血症的原因

18. 非结合胆红素血症

病因

红细胞破坏增加:

(1) 同种免疫,如 Rh、ABO 及其他血型不相容;

(2) RBC 生化代谢缺陷,如 G6PD 缺乏症、丙酮酸缺乏症、己糖激酶缺乏症、先天性红细胞生成性卟啉症、α 和 γ 地中海贫血;

(3) RBC 的结构缺陷(如遗传性球形红细胞增多症、遗传性椭圆红细胞增多症、婴儿固缩细胞增多症、干瘪细胞增多症);

(4) 新生儿生理性溶血;

(5) 感染。

19. 生理性黄疸

19.1 定义

由生理性溶血引起的短暂性高非结合胆红素血症,几乎所有新生儿都会发生。

19.2 实验室检查

(1) 正常足月新生儿出生后的第 2~4 天血清胆红素平均最高可达 6mg/dl(102.6μmol/L)[≤12mg/dl(205.2μmol/L)为正常生理范围],然后在第 5 天迅速降至约 2.0mg/dl(34.2μmol/L)(此阶段称为 I 期生理性黄疸)。在第 5~10 天缓慢下降至 <1.0mg/dl(17.1μmol/L),或 1 个月后降至 <2mg/dl(34.2μmol/L)(此阶段称为 II 期生理性黄疸)。 I 期生理性黄疸的发生是由于肝内胆红素葡萄糖醛酸转移酶活性缺乏以及肝内胆红素负荷增加了 6 倍。来自亚洲和美国本土出生的新生儿,其平均最高胆红素水平大约是非亚洲地区新生儿的两倍(10mg/dl~14mg/dl)(171μmol/L~239.4μmol/L),且更容易出现黄疸。若新生儿血清胆红素在出生后 24 小时内 >5mg/dl(85.5μmol/L)时,需进一步检查以排除核黄疸的发生。

(2) 在年龄较大的儿童和成年人中,血清胆红素 >2mg/dl(34.2μmol/L)时临床上就会出现明显的黄疸体征,但对于新生儿,只有当血清胆红素 >5mg/dl~7mg/dl(85.5μmol/L~119.7μmol/L)时才会出现黄疸体征,因此,临床上可见到出生后前 3 天内就出现黄疸的足月儿比例仅为 50%。

(3) 对于早产儿,出生后第 5~7 天其平均最高血清胆红素为 10mg/dl~12mg/dl(171μmol/L~205.2μmol/L)。到第 30 天时,血清胆红素可能会降至正常水平。有黄疸体征的所有早产儿应警惕核黄疸的发生,需安排进一步的检查,特别是血清胆红素水平已达 10mg/dl~12mg/dl(171μmol/L~205.2μmol/L)的低体重儿。

(4)在过度成熟儿和约 50% 的足月小样儿中,其血清胆红素水平 <2.5mg/dl(42.75μmol/L)时,生理性黄疸将不会发生。当母亲服用过苯巴比妥或海洛因时生理性黄疸也不太严重。

(5)孕妇患有高非结合胆红素血症时,脐带血中的非结合胆红素水平与孕妇相同;当母亲患有高结合胆红素血症(如肝炎)时,脐带血中不会出现与孕妇水平相同的结合胆红素。

20. 病理性黄疸

如果出现下列情况,需寻找引起病理性黄疸的原因:

(1)出生后 24 小时内血清总胆红素 >7mg/dl(119.7μmol/L),或血清胆红素每天上升 >5mg/dl(85.5μmol/L),或出现黄疸体征。

(2)白人或黑人足月新生儿血清总胆红素峰值 >12.5mg/dl(213.75μmol/L),西班牙裔或早产儿血清总胆红素峰值 >15mg/dl(256.5μmol/L)。

(3)血清结合胆红素 >1.5mg/dl(25.65μmol/L)。

引起高非结合胆红素血症的遗传性和(或)先天性原因

21. Crigler-Najjar 综合征(先天性葡萄糖醛酸转移酶缺乏症)

罕见的家族性常染色体隐性遗传疾病,发病机制为葡萄糖醛酸转移酶完全缺乏导致胆红素与肝细胞中的胆红素葡萄糖醛酸不能结合。

21.1 实验室检查

见表 5-14。

Ⅰ型

(1)组织学:肝活检无异常发现。

(2)主要实验室检查:血清非结合胆红素升高;出生后的第 1~2 天就会出现血清非结合胆红素升高,于 1 周内上升至峰值 12mg/dl~45mg/dl(205.2μmol/L~769.5μmol/L)且持续终生。血清或尿液中不含结合胆红素,肝功能检查正常,BSP 正常,粪便中尿胆原含量极低。

21.2 注意事项

(1)未经治疗的患儿通常在 18 个月时死于核黄疸。

(2)无黄疸患儿的父母常表现为多种外源性的经葡萄糖醛酸化的代谢物如薄荷醇、水杨酸盐和四氢化可的松等代谢障碍。

(3)1 周龄时未发生明显溶血,尤其已排除了母乳性黄疸,如果非结合胆红素水平持续在 20mg/dl(342μmol/L),应排除Ⅰ型 Crigler-Najjar 综合征。

22. Gilbert 病

该病为家族性常染色体显性遗传病,伴外显不全,其主要临床特点是慢性、波动性、良性非结合胆红素升高。因非结合胆红素的运输和结合缺陷所致,通常在常规实验室检查中发现血清非结合胆红素升高。怀孕、发烧、运动和各种药物(包括酒精和避孕药)通常会加重黄疸。

在青春期之前很少发病。

临床症状轻微,发病率约为 3%~7%。

23. 新生儿黄疸:母乳性黄疸

由于母乳中含有抑制葡萄糖醛酸转移酶活性的孕二醇。

实验室检查

母乳喂养儿常出现严重的高非结合胆红素血症。出生后的第 4~7 天,发病率约为 1%,至第 2~3 周时,血清非结合胆红素可达峰值 15mg/dl~25mg/dl(256.5μmol/L~427.5μmol/L),随后在 3~10 周内逐渐消退。停止母乳后,患儿血清胆红素会在 2~6 天内快速下降至 2mg/dl~6mg/dl(34.2μmol/L~102.6μmol/L);如果恢复哺乳,可能会再次升高;停止哺乳 6~9 天后,血清胆红素常恢复正常。

无其他异常。

不会发生核黄疸。

24. Lucey-Driscoll 综合征(新生儿暂时性家族性高胆红素血症)

因妊娠晚期孕妇血清出现葡萄糖醛酸转移酶活性抑制物引起,这些物质常在产后 2 周消失。

新生儿 48 小时内出现非溶血性非结合胆红素升高,通常≤20mg/dl(342μmol/L),该病发生核黄疸的风险较高。

25. Wilson 病

常染色体隐性遗传的铜代谢疾病,致使肝脏和大脑中的铜蓄积从而发生肝硬化、神经精神疾病和角膜色素沉着。

该病的杂合子携带率高达 1/200,其中 10% 的患者有血清铜蓝蛋白降低、肝铜不升高(肝铜与肝脏的比值 <250μg/g)。血清铜、铜蓝蛋白以及尿铜不能检测其杂合状态。

纯合子基因者的患病率为 1/200 000。

肝活检可无异常或中度至重度的脂肪样变(伴或不伴纤维化),伴活动或无活动的混合性小结节——结节性硬化。

25.1 实验室检查

肝功能检查的结果根据疾病的类型和严重程度而出现变化。患有急性重型肝炎的患者,如果 AST 和 ALT 轻度升高,但血清 ALP 不成比例的过低则提示 Wilson 病。ALP 常降低,不同于暴发性肝衰竭,ALP/ 胆红素比值 <2.0 诊断 Wilson 病的灵敏度和特异性均为 100%。

与杂合子或正常人相比,患者的放射性铜核素检查提示铜与铜蓝蛋白的结合显著降低。静脉注射或口服 ^{64}Cu 后测定血清浓度,然后以时间为横坐标作图,结果提示血清 ^{64}Cu 于 4~6 小时内消失,随后正常人中又会再次出现;而 Wilson 病患者因血浆铜蓝蛋白结合 ^{64}Cu 减少而导致血清 ^{64}Cu 消失后就不会再次出现。此项检查适用于肝活检禁用患者,但自经颈静脉肝活检开展以来已经很少使用。此外,也可以开展质谱检测。

螯合剂(如 d- 青霉胺)会以 2mg/d~4mg/d 的量排泄尿铜。

25.2　注意事项

血清病毒学标志物阴性的肝炎患者、Coombs 阴性溶血患者（由于坏死肝细胞释放铜所致）或出现神经系统症状的患者都应开展 Wilson 病的筛查，以便早期诊断和治疗。

参考文献

Ferenci P. Diagnosis and current therapy of Wilson disease. *Aliment Pharmacol Ther*. 2004;19:157.

26. 外伤

可能是挫裂伤、血肿或血管损伤。

实验室检查

主要实验室检查：严重受伤后 8~12 小时，血清 LD 通常升高（>1 400U/L）。任何损伤引起的休克也可引起 LD 升高。其他血清酶学和肝功能检查通常无价值。

（王景秀　译，段勇　宋贵波　校）

第六章

内分泌系统疾病

本章节基于内分泌系统的器官组成，重点介绍了六种内分泌失调症：糖尿病、甲状腺疾病、肾上腺疾病、性腺疾病、垂体疾病、甲状旁腺疾病和矿物质代谢紊乱。在此章节中，我们根据临床表现和实验室的结果，对每个器官的疾病进行讨论，同时也对每种疾病的鉴别诊断、实验室检查和影像学检查进行深入的探讨研究。此外，男性性腺功能减退症也包括在第七章泌尿生殖系统疾病中。

内分泌系统疾病诊断的一般原则包括：

（1）当怀疑某内分泌器官功能减退时，应对其进行刺激试验；当怀疑某内分泌器官功能亢进时，应对其进行抑制试验。

（2）抑制试验抑制正常腺体，但不抑制自主分泌。

（3）研究激素水平变化时，患者状态的准备十分重要，许多因素均会对激素水平的变化产生显著的影响，如患者的精神压力、体位、禁食状态、采血时间、饮食和药物治疗。这些因素都应记录在申请实验室检查的登记表上，并在开检查单前与实验室讨论。

（4）应准确处理标本并及时送检。

（5）任何情况下，均不能凭借单一的检查结果判断患者内分泌系统的状况。

（6）多个腺体功能低下时，应评估患者垂体功能。

第一节 糖 尿 病

（1）定义

"糖尿病"（DM）是指糖代谢异常的一组疾病，临床表现为高血糖。糖尿病与胰岛素分泌的相对或绝对不足有关，并伴有不同程度的胰岛素抵抗。

（2）概述

世界人口中约 5% 和美国总人口中约 8% 的人均受到糖尿病的影响。糖尿病已成为美国第四大致死原因。据估计，美国有 1 800 万人患有原发性糖尿病，这其中 90%~95% 的人患有 2 型糖尿病。

（3）分型和分类

目前，糖尿病主要依据病理生理过程进行分类，而非依据发病年龄及治疗类型。

1）1 型：免疫介导的胰岛素绝对缺乏。

2）2 型：胰岛素分泌和作用异常所致的胰岛素相对缺乏。此时患者的胰岛素水平足以抑制脂肪动员和酮症。

3）妊娠糖尿病：妊娠期间诊断的糖尿病。只有 2% 的妊娠糖尿病患者在分娩后仍有糖尿病，其中 40% 的患者会在 15 年内发展为显性糖尿病，此时患者大部分患有 2 型糖尿病，也偶见 1 型糖尿病。

4）特定类型的糖尿病

① β 细胞功能遗传缺陷

② 胰岛素作用遗传缺陷

③ 胰腺外分泌疾病：如胰腺炎、创伤、胰腺切除、肿瘤、囊性纤维化（CF）、血色素沉着病和纤维结石性胰腺病

5）与内分泌疾病（如库欣综合征）、摄入某些药物（如糖皮质激素）或化学物质相关

（4）临床表现

糖尿病的临床发病可能是急性的或者隐性的，这取决于胰岛素缺乏的程度以及生理应激时胰岛素的水平。有以下症状和体征的患者应该接受检查：

1）有高血糖的典型症状，如口渴、多尿、体重减轻、视力模糊等

2）有偶然发现的高血糖或已知的糖耐量受损

3）有糖尿病并发症，如蛋白尿、神经病变、心血管并发症和视网膜病变

4）有脱水、直立性低血压、谵妄或昏迷的症状

（5）糖尿病的筛查

1）对于无特殊症状的患者：

不推荐常规筛查 1 型糖尿病，因为目前尚无针对 1 型糖尿病无症状期的治疗方法。

然而，对于 2 型糖尿病，美国糖尿病协会（ADA）建议所有体重指数（BMI）≥25kg/m^2 且有一个或多个危险因素（如下）的成年人进行糖尿病或糖尿病前期筛查。对于无危险因素的个体，应该从 45 岁开始筛查。推荐空腹血糖筛查试验，因为报告结果快、容易操作、方便、接受度强、并且经济。

2）糖尿病危险因素：

① 年龄≥45 岁

② 超重(BMI≥25kg/m²)

③ 一级糖尿病家族史

④ 长期不运动

⑤ 高风险民族或种族群体(如非洲裔美国人、西班牙裔、印第安人、亚裔美国人和太平洋岛民)

⑥ 分娩过体重 >4.1kg 的婴儿或患有妊娠期糖尿病病史的产妇

⑦ 高血压(血压≥140/90mmHg)

⑧ 血脂异常,血清高密度脂蛋白胆固醇浓度≤35mg/dl 和(或)血清甘油三酯浓度≥250mg/dl

⑨ 曾诊断糖耐量受损(IGT)或空腹血糖受损(IFG)

⑩ 多囊卵巢综合征

⑪ 血管疾病病史

(6) 糖尿病诊断

ADA 糖尿病诊疗标准:

1)"随机"定义为一天的任何时间,而不是最后一次用餐之后的时间。糖尿病的典型症状包括多饮、多尿、体重减轻。

或者

2)患者空腹血糖≥126mg/dl(7.0mmol/L)。空腹定义为至少 8 小时内未摄入热量。

或者

3)在口服葡萄糖耐量试验中患者 2 小时血糖≥200mg/dl(11.1mmol/L)。试验应使用含有 75g 无水葡萄糖的水溶液。

或者

4)患者糖化血红蛋白 A1c(HbA1c)≥6.5%,2010 年,ADA 把 HbA1c 作为诊断糖尿病的一项新标准。诊断性试验应采用国家认证的检测糖化血红蛋白标准方法,并用糖尿病控制及并发症检测试验的参考方法进行标准化或追踪。HbA1c 的床旁检测对于糖尿病的诊断来说并不准确。HbA1c 对糖尿病患者的诊断和血糖管理有重要意义。循环中 HbA1c 的寿命大约为 90 天,故 HbA1c 的检测提供了患者 3 个月内血糖控制水平的信息。然而,如果患者红细胞存活时间异常,HbA1c 的值可能不准确。溶血性贫血患者会假性降低,而真性红细胞增多症或脾切除术后的患者会假性升高。此时由于红细胞更替的速度增快,HbA1c 不能作为慢性肝癌患者血糖控制的有效指标。

在没有明确高血糖的情况下,糖尿病的诊断必须是一天内的检测结果符合三项标准 2)、3)和 4)中的任何一项。血糖≥200mg/dl(11.1mmol/L)且有糖尿病症状的患者,或有出现酮尿症且有明显症状的 1 型糖尿病患者,此时诊断已建立,不需要进一步评估。

有糖尿病前期症状的患者(表 6-1)应及时与医生沟通,从而降低患大血管疾病的风险(戒烟、服用阿司匹林、控制饮食和锻炼),同时应检测血压和血脂,并改善自身生活方式及降低体重。

(7) 并发症

糖尿病患者应定期进行糖尿病并发症的评估。

表 6-1   糖尿病和糖尿病前期的诊断阈值

项目	空腹血糖	两小时血糖	HbA$_{1c}$
正常	<100mg/dl(5.6mM)	<140mg/dl(7.8mM)	<5.7%
空腹血糖受损	100~125mg/dl (5.6~5.9mM)		
糖耐量受损		140~199mg/dl (7.8~11.0mM)	
风险增加			5.7%~6.4%
糖尿病	≥126mg/dl(7.0mM)	≥200mg/dl(11.1mM)	≥6.5%

1）常规眼部检查

2）常规足部检查

3）微量白蛋白尿筛查

4）冠心病筛查

■ 急性并发症：

长期过高的血糖，会导致体液和电解质失衡，可能会危及生命。

（1）糖尿病酮症酸中毒（主要见于 1 型糖尿病，也可见 2 型糖尿病）：胰岛素的绝对缺乏会引起其拮抗激素在起作用时出现失稳态失平衡的现象，如肝脏、脂肪组织和肌肉中的胰高血糖素此时可出现不受抑制的糖异生和脂解。

① 症状和体征

a. 脱水、呼气有烂苹果味、直立性低血压、呼吸急促、心动过速、腹痛、恶心、呕吐和意识混乱

b. 病毒或细菌性疾病、创伤或情绪过激

② 实验室结果

a. 高血糖（通常≥300mg/dl）、糖尿、酮血症、酮尿、碳酸氢盐减少，血尿素氮升高、肌酐升高、pH 值常 <7.3。

b. 体内总钾和总磷降低。但此时由于酸中毒，氢离子转移到细胞外，因此血清中钾和磷的水平可能正常。

（2）高渗性高血糖非酮症昏迷：2 型糖尿病患者的高血糖可导致高渗性昏迷，血糖升高和脱水程度往往比 1 型糖尿病患者更严重。

① 体征和症状

a. 通常发生在摄水能力下降的老年患者；由疾病或药物引起

b. 精神失常、昏迷

c. 脱水

② 实验室结果

a. 高血糖（血糖往往≥600mg/dl）

b. 血清渗透压常常≥320mOsm/kg

c. 碳酸氢盐≥15μg/L

d. pH 值≥7.3

■ 慢性并发症：

（1）微血管病

① 糖尿病肾病

a. 糖尿病是目前西方国家终末期肾病最常见的原因。

b. 20%~30% 的糖尿病患者可能会演变为肾病。

c. 肾病最早的症状是尿中含有微量的白蛋白（30mg/d 或 20μg/min），称为微量白蛋白尿。

d. 如不治疗，80% 的 1 型糖尿病和 20%~40% 的 2 型糖尿病患者在 10~15 年内由微量白蛋白尿发展为显性肾病（白蛋白≥300mg/d 或 200μg/min）。

e. 在显性肾病的患者中，75% 的 1 型糖尿病和 20% 的 2 型糖尿病患者可在 20 年内发展为终末期肾病。

② 视网膜病变和神经病变

（2）大血管病变和动脉粥样硬化也是糖尿病主要的并发症。

参考文献

Khan F, Sachs H, Pechet L. *Guide to Diagnostic Testing*. Philadelphia, PA: Lippincott Williams & Wilkins; 2002.

Kronenberg HM, Melmed S, Polonsky KS, et al. *Williams Textbook of Endocrinology*, 11th ed. Philadelphia, PA: Saunders, Elsevier Inc.; 2008.

Laffel L, Svoren B. Epidemiology, presentation, and diagnosis of type 2 diabetes mellitus in children and adolescents. In: Rose B, (ed). *UpToDate*, Waltham, MA: UpToDate, Inc.; 2009.

Levitsky LL, Misra M. Epidemiology, presentation, and diagnosis of type 1 diabetes mellitus in children and adolescents. In: Rose B, (ed). *UpToDate*, Waltham, MA: UpToDate, Inc.; 2009.

McCulloch DK. Diagnosis of diabetes mellitus. In: Rose B, (ed). *UpToDate*, Waltham, MA: UpToDate, Inc.; 2009.

McCulloch DK. Overview of medical care in adults with diabetes mellitus. In: Rose B, (ed). *UpToDate*, Waltham, MA: UpToDate, Inc.; 2009.

McCulloch DK. Screening for diabetes mellitus. In: Rose B, (ed). *UpToDate*, Waltham, MA: UpToDate, Inc.; 2009.

第二节 甲状腺疾病

1. 甲状腺毒症 / 甲状腺功能亢进症

1.1 定义

甲状腺毒症是循环中甲状腺激素过量引起的的典型生理表现。甲状腺功能亢进症是指甲状腺自身持续分泌过量的甲状腺激素所引起的疾病。甲状腺毒症可由甲状腺功能亢进症或过量的外源性甲状腺激素、医源性或自给性甲状腺激素引起。

1.2 概述

甲状腺毒症的临床表现与病因无关，但引起甲状腺毒症的疾病可能会引起其他的临床表现。其中最常见的甲状腺毒症的病因是 Graves 病，占甲状腺毒症的 70%~80%。

1.3 常见病因

（1）Graves 病（弥漫性毒性甲状腺肿）是一种典型的自身免疫性甲状腺功能亢进症。女性患病率约为 1%~2%;男性患病率约为 1/10。患者通常有甲状腺功能障碍(甲状腺功能亢进或甲状腺功能减退)的家族史,可伴有浸润性突眼和非浸润性眼病。在患者及其亲属中,其他自身免疫性疾病的患病率会增加,如糖尿病、恶性贫血和肌无力。若 Graves 病患者未接触过量的碘或大量糖皮质激素,其放射性碘摄取率(RAIU)通常会升高。循环中也存在针对 Graves 病的特异性自身抗体,可以直接特异性的作用于促甲状腺素(TSH)受体,该抗体可被检测。

(2)毒性多结节性甲状腺肿(MNG)是甲状腺功能亢进疾病中出现的多结节性甲状腺肿,常长期存在。该疾病分泌的甲状腺激素通常比 Graves 病少,而且几乎从不伴有浸润性眼病。MNG 患者应每年筛查血清 TSH。

(3)毒性腺瘤通常由单个腺瘤引起,有时被称为高功能甲状腺单发结节或毒性结节。该疾病常表现为 TSH 抑制,在放射性碘甲状腺扫描中表现为局部放射性碘浓集。

(4)绒毛膜促性腺激素引起的甲状腺功能亢进症可能是妊娠期的生理现象(妊娠期短暂甲状腺毒症)或与滋养细胞肿瘤相关。

(5)碘化物引起的甲状腺功能亢进。地方性缺碘性甲状腺肿的患者补充碘后可引起甲状腺功能亢进。胺碘酮是一种抗心律失常的药物,是目前报道与碘中毒相关的最常见的药物。

(6)自身免疫性甲状腺炎(桥本氏甲状腺炎)可能与甲状腺细胞破裂引起的短暂性甲状腺中毒有关,甲状腺功能亢进起病急,发病时间短。

(7)亚急性甲状腺炎是一种由病毒直接或间接感染引起的甲状腺急性炎症性疾病,发热、不适、颈痛等症状常常会掩盖甲状腺功能亢进的症状,其特征性表现为甲状腺变软、血沉升高和 RAIU 降低。

(8)甲状腺摄取过量可能是医源性的,也可能是自给性的。甲状腺毒性功能亢进的表现是血清甲状腺球蛋白水平降低。而 RAIU 降低,则是外源性甲状腺摄取过量的疑似症状,而非甲状腺毒性功能亢进症。

(9)甲状腺危象(加速性甲状腺功能亢进症)是甲状腺毒症急性加重的一个综合征。它是一种罕见但极为严重的并发症,死亡率为 10%~75%。其临床表现包括高热、明显的心动过速、心律失常、颤栗和精神状态的改变。

(10)亚临床(轻度)甲状腺功能亢进症是指无症状或体征的甲状腺毒症,虽然血清游离甲状腺激素的浓度是正常的,但血清 TSH 仍低于正常的水平。该疾病的诊断则需要间隔几个月时 TSH 浓度均多次低于正常。

(11)卵巢分泌异位甲状腺激素(卵巢甲状腺肿)。

1.4 临床表现
甲状腺毒症的症状和体征包括:
(1)焦虑、紧张、易怒、情绪不稳
(2)怕热和出汗量增多
(3)虽然食欲正常(或增加)但是体重下降
(4)震颤、心悸、心动过速、近端肌肉无力和眼球突出
(5)女性月经量少;男性乳腺发育和勃起功能障碍

1.5 实验室检查

通过检测血清促甲状腺激素（TSH）和游离甲状腺素（T4），可灵敏且准确的诊断甲状腺功能亢进症（图6-1）。

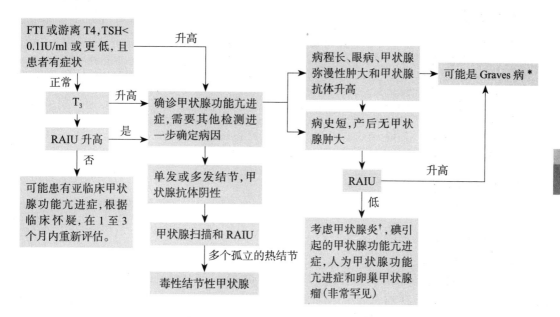

图 6-1　甲状腺功能亢进症的诊断流程

* 检测甲状腺抗体有助于 Graves 病的确诊。† 如果分娩后 6 个月内，怀疑产后甲状腺炎；如果伴有腺体变软和全身症状，怀疑亚急性甲状腺炎；如果没有任何症状，怀疑无症状甲状腺炎。T4：甲状腺素；FTI：游离甲状腺素指数；RAIU：放射性碘摄取；T3：三碘甲状腺原氨酸；TSH：促甲状腺激素。

（1）血清 TSH 是甲状腺功能亢进症最经济的筛查方法。如果 TSH 正常，患者患有甲状腺功能亢进症的可能性较小。甲状腺功能亢进症患者的血清 TSH 低于正常水平，且常常 <0.1μIU/ml，治疗后甲状腺功能亢进症患者的 TSH 可能下降，并持续数月。故甲状腺激素的水平能更准确地反映患者的临床症状。

（2）TSH 降低的甲状腺功能亢进症患者，应检查血清游离 T4，此项检查有助于进一步诊断患者的病情。

（3）甲状腺功能亢进症患者血清 T3 水平常升高，检测血清 T3 水平对判断甲状腺功能亢进的严重程度和监测患者的治疗反应有重要意义。

（4）Graves 病的患者中 RAIU 常升高，但在诊断甲状腺功能亢进症时，RAIU 的准确率比不上血清 TSH 和游离 T4，因此，RAIU 对 Graves 病的诊断没有帮助，但对排除甲状腺功能亢进症引起的甲状腺毒症有积极作用。RAIU 低，常提示患者可能患有自给性甲状腺毒症、异位甲状腺组织、亚急性甲状腺炎或者自身免疫性甲状腺炎的甲状腺毒症期。

（5）Graves 患者中，70%~100% 存在促甲状腺激素受体的自身抗体，但是诊断 Graves 病不需要检测这些抗体，这些抗体的检测有助于对患者预后的判断，因为抗体滴度高的患者接受抗甲状腺药物治疗后，滴度不降低，说明患者的症状得到缓解的可能性较小。妊娠期检测促甲状腺激素受体抗体很重要，因为高滴度的妊娠末期抗体与新生儿甲状腺功能亢进症的高风险相关。

（6）各种非甲状腺疾病中也可发现 TSH 的异常，故同时测定 TSH 和游离 T4 有助于鉴别诊断。

参考文献

Khan F, Sachs H, Pechet L, et al. *Guide to Diagnostic Testing*. Philadelphia, PA: Lippincott Williams & Wilkins; 2002.

Kronenberg HM, Melmed S, Polonsky KS, et al. *Williams Textbook of Endocrinology*, 11th ed. Philadelphia, PA: Saunders, Elsevier Inc., 2008.

Ross DS. Diagnosis of hyperthyroidism. In: Rose B, (ed). *UpToDate*, Waltham, MA: UpToDate, Inc.; 2009.

Ross DS. Overview of the clinical manifestations of hyperthyroidism in adults. In: Rose B, (ed). *UpToDate*, Waltham, MA: UpToDate, Inc.; 2009.

2. 甲状腺功能减退症

2.1 定义
甲状腺功能减退症是指患者体内的甲状腺激素浓度低于正常水平。

2.2 概述
由于典型的临床表现缺乏特异性，甲状腺功能减退症的诊断主要取决于实验室检查。成年人甲状腺功能减退症的患病率约为 5%，其中 15% 是 65 岁以上的女性。男性甲状腺功能减退症的发病率很低，较女性低五到八倍。甲状腺功能减退症比甲状腺功能亢进症更为常见。通常情况下，甲状腺激素替代疗法就能治疗甲状腺功能减退症。目前推测，自身免疫性甲状腺功能亢进症（Graves 病）和甲状腺功能减退症（桥本甲状腺炎）代表着自身免疫性甲状腺疾病的两个极端。

2.3 常见病因
（1）原发性甲状腺功能减退症：

① 在碘含量足够的地区，桥本甲状腺炎是导致甲状腺功能减退症最常见的原因。此时原发性甲状腺功能减退症通常表现为甲状腺肿、甲状腺功能减退或两者均有。甲状腺肿通常发展缓慢。一般通过检测患者甲状腺自身抗体来诊断桥本甲状腺炎，包括甲状腺过氧化物酶（TPO）抗体和甲状腺球蛋白抗体。

② 医源性：甲状腺切除术、放射性碘治疗或体外照射治疗癌症、甲状腺功能亢进或甲状腺肿，都可能引起甲状腺功能减退症。

③ 碘缺乏症（地方性甲状腺肿）基本发生于碘缺乏的地区。通过摄入碘盐能够大大减少地方性甲状腺肿的发病率。

④ 药物：硫代酰胺、锂、胺碘酮、干扰素和白细胞介素 -2。

⑤ 浸润性疾病：如纤维性甲状腺炎、血色素沉着症和结节病。

⑥ 短暂性甲状腺功能减退症，可定义其为游离 T4 减少，而 TSH 被抑制、正常或升高，最后恢复到正常的过程。这种甲状腺功能减退症通常发生于亚急性甲状腺炎（病毒感染后）、淋巴细胞性甲状腺炎（无痛）或产后甲状腺炎。

⑦ 先天性甲状腺不发育、发育不全，或激素合成缺陷。

⑧ 亚临床甲状腺功能减退症定义为血清游离 T4 浓度正常而 TSH 浓度轻度升高。这

些患者通常只有非特异性症状,最终有相当大的比例发展为明显的甲状腺功能减退症。

(2) 继发性和三发(中枢)甲状腺功能减退症是指,由 TSH 或促甲状腺激素释放激素(TRH)缺乏引起的甲状腺功能减退症。这种类型的甲状腺功能减退症比原发性的更少见,而且症状通常比原发性甲状腺功能减退症轻。

(3) 全身性甲状腺激素抵抗。

2.4 临床表现

甲状腺功能减退症的症状和体征包括:

(1) 疲劳、体重增加、抑郁和怕冷

(2) 皮肤干燥、毛发焦枯、便秘和肌肉痉挛

(3) 女性月经过多

(4) 甲状腺肿大(甲状腺肿),脸和手水肿(黏液性水肿)和踝反射松弛期延迟

(5) 婴幼儿和儿童的甲状腺功能减退症会引起智力和生长发育迟缓。在婴儿期,严重的甲状腺功能减退症称为呆小症。

(6) 黏液性水肿昏迷指的是长期严重的甲状腺功能减退,其临床表现为心动过缓、充血性心力衰竭、体温低、通气不足和麻痹性肠梗阻。这些情况十分罕见,但如果不及时发现和处理会危及生命。

(7) 对于患有下丘脑或垂体疾病、垂体肿块或其他激素缺乏症的患者应怀疑其是否患有继发性和中枢性甲状腺功能减退症。

2.5 实验室检查(图 6-2)

(1) 确诊甲状腺功能减退症的实验室检查包括检测血清 TSH 和游离 T4。原发性甲状腺功能减退症的特点是血清 TSH 升高而游离 T4 降低。继发性甲状腺功能减退症的特点是血清 TSH 和 T4 都降低。

(2) 甲状腺功能减退症患者的总 T4、放射性碘摄入和游离 T4 常降低,但这些指标不如 TSH 和游离 T4 敏感。

(3) 几乎所有桥本氏病的患者及 70%Graves 病患者和少数患其他类型甲状腺疾病如多结节性甲状腺肿、甲状腺肿和甲状腺癌的患者,均能检测到抗甲状腺过氧化物酶(TPO)抗体。

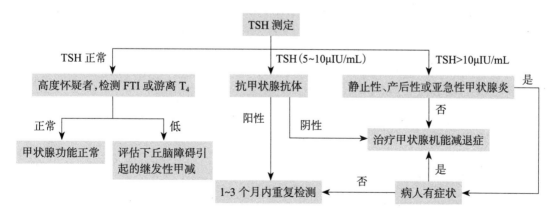

图 6-2 甲状腺功能减退症的诊断流程
T4:甲状腺素;FTI:游离甲状腺素指数;TSH:促甲状腺激素。

参考文献

Khan F, Sachs H, Pechet L, et al. *Guide to Diagnostic Testing*. Philadelphia, PA: Lippincott Williams & Wilkins, 2002.

Kronenberg HM, Melmed S, Polonsky KS, et al. *Williams Textbook of Endocrinology*, 11th ed. Philadelphia, PA: Saunders, Elsevier Inc., 2008.

Ross DS. Diagnosis of and screening for hypothyroidism. In: Rose B, (ed). *UpToDate*, Waltham, MA: UpToDate, Inc.; 2009.

Ross DS. Subclinical hypothyroidism. In: Rose B, (ed). *UpToDate*, Waltham, MA: UpToDate, Inc.; 2009.

3. 甲状腺肿和甲状腺结节

3.1 定义

甲状腺肿是指甲状腺腺体的肿大,它有多种分类方法。毒性甲状腺肿是指甲状腺肿伴甲状腺功能亢进症。非毒性甲状腺肿是指甲状腺激素水平正常或低下时的甲状腺肿大。

甲状腺结节定义为甲状腺内的甲状腺细胞异常增生引起的弥漫性病变。

3.2 概述

甲状腺肿或甲状腺结节常常会引起临床的关注,无论是患者自己意识到的、还是在其日常体检中偶然发现的或在放射检查中如颈动脉超声检查或颈部计算机断层扫描(CT)中发现甲状腺肿大或结节。

甲状腺肿(包括弥漫性和结节性甲状腺肿)的发病率可因该地居民的碘摄入量不同而有很大差异。通常情况下,临床中甲状腺肿的诊断率为4.6%。而当采用超声法进行普查时,成年人甲状腺肿的患病率高达30%~50%。

临床上对甲状腺结节的最重要的处理在于判断其是否是甲状腺癌,其中甲状腺癌占未经外科干预的甲状腺结节的4%~6.5%。临床诊断的目标是有效识别需要外科干预的患者。无论患者基础的甲状腺疾病是什么,当其存在孤立结节时,都应对该结节是否为恶性肿瘤进行评估。

3.3 常见病因

(1) 甲状腺弥漫性肿大见于下列情况:

① 弥漫性毒性甲状腺肿——Graves病;最常见的是内源性甲状腺功能亢进症

② 弥漫性非毒性(单纯性)甲状腺肿——甲状腺激素相对缺乏

③ 桥本甲状腺炎

④ 碘有机化功能缺陷(碘掺入甲状腺激素前体时发生异常)

(2) 甲状腺结节性肿大见于下列情况:

① 良性结节

a. 增生性(或胶状)结节

b. 滤泡状腺瘤

② 恶性肿瘤

a. 甲状腺癌,包括乳头状癌、滤泡状癌、间变性癌和髓样癌

● 乳头状、滤泡状和间变性癌均来源于甲状腺滤泡上皮细胞。由于乳头状癌和滤泡状癌属于高分化癌,故尽管这两类癌细胞生物学差异显著,但对于它们的治疗方法大致相同。

大多数间变性癌(即未分化癌)是由高分化癌转变恶化所形成。

● 髓样癌来源于分泌降钙素的甲状腺滤泡旁细胞(又称 C 细胞),可分为散发性和遗传性两大类。其中散发性髓样癌(非遗传性)占 80%,常为单发性的。遗传性髓样癌占 20%,通常是多发性的,并可扩散为单一的实体瘤、2A 型或 2B 型多发性内分泌肿瘤(MEN)以及家族性非多发性内分泌肿瘤。

b. 淋巴瘤:原发性甲状腺淋巴瘤多发于慢性自身免疫性甲状腺炎的患者。

③ 多结节性甲状腺肿可伴有或不伴有甲状腺毒症。回顾性研究表明,多结节性甲状腺肿患者和具有一个或多个显性结节的患者,其罹患恶性肿瘤的风险是相似的。因此,在多结节性甲状腺肿中,应该把每一个显性结节都当作一个孤立的结节进行诊断。

④ 单纯囊肿

3.4 临床表现

如前所述,患者通过自我检查或医生常规体检都能发现甲状腺结节。此外,当患者具有以下症状或体征时应怀疑其患有甲状腺肿或甲状腺结节:

(1) 颈部疼痛、压迫或肿胀

(2) 声音嘶哑或改变

(3) 吞咽困难

3.5 实验室检查(图 6-3)

(1) 任何具有甲状腺肿或甲状腺结节的患者都应该检测其血清 TSH。TSH 可作为一线筛查试验。多结节性甲状腺肿的患者,TSH 通常正常或低于正常,很少会升高。

(2) 临床上,几乎所有髓样癌患者的降钙素水平都会升高。然而,由于髓样癌发病率低,且通过降钙素升高诊断髓样癌的假阳性率较高,因此检测降钙素水平以筛查髓样癌是不划算且非必要的。

(3) 当患者血清 TSH 水平升高时,检测其血清抗甲状腺过氧化物酶抗体和抗甲状腺球蛋白抗体的水平有助于诊断慢性自身免疫性甲状腺疾病。

(4) 采用细针穿刺(FNA)对结节进行活检是最经济有效的诊断方法。在碘充足的地区,FNA 报告的灵敏度和特异性可达 90% 以上。在甲状腺多发性结节中,应该对其中所有孤立的结节或几个结节中的优势结节进行细针穿刺活检。而当 TSH 被抑制时,可不进行 FNA 检查,此时该结节有自主功能,故恶性肿瘤的可能性小。

3.6 影像学检查(见图 6-3)

(1) 临床上可采用超声检查评估甲状腺肿块的形态和大小,协助筛查和随访触诊困难的甲状腺结节。超声也可以用于引导细针穿刺活检。然而,超声引导下的细针穿刺活检不能区分良、恶性结节。

(2) 甲状腺放射性核素显影检查。通过碘 -123 或锝 99m 的高锝酸盐进行放射性核素扫描。大多数甲状腺癌不能获取且不能有机化碘而形成冷结节。但大多数良性结节也不含碘,因此也是冷结节。碘扫描唯一能排除的恶性肿瘤是毒性腺瘤,后者的特点是结节内碘摄取显著增加,即所谓的"热"结节,此时腺体其余部分碘摄取明显受到抑制或缺失。

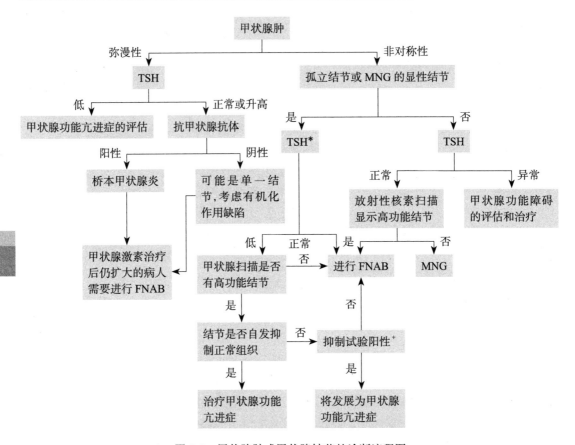

图 6-3　甲状腺肿或甲状腺结节的诊断流程图

* 如果有髓样癌或 2 型多发性内分泌肿瘤（MEN2）的家族史，需要检测血清降钙素。+ 尽管 TSH 被抑制，还是能自发的聚集放射性的碘。FNAB：细针抽吸活检。MNG：多结节性甲状腺肿；TSH：促甲状腺激素。

参考文献

Khan F, Sachs H, Pechet L, et al. *Guide to Diagnostic Testing*. Philadelphia, PA: Lippincott Williams & Wilkins; 2002.

Kronenberg HM, Melmed S, Polonsky KS, et al. *Williams Textbook of Endocrinology*, 11th ed. Philadelphia, PA: Saunders, Elsevier Inc.; 2008.

Ross DS. Clinical manifestations and evaluation of obstructive or substernal goiter. Rose B, (ed). *UpToDate*, Waltham, MA: UpToDate, Inc.; 2009.

Ross DS. Diagnostic approach to and treatment of thyroid nodules. In: Rose B, (ed). *UpToDate*, Waltham, MA: UpToDate, Inc.; 2009.

第三节　肾上腺疾病

1. 库欣综合征

1.1 定义

库欣综合征是指皮质醇增多症，而库欣病则仅指由垂体瘤分泌促肾上腺皮质激素

（ACTH）引起的皮质醇增多症。

1.2 概述

库欣病的发病率为每年 5/100 万 ~25/100 万。而除垂体瘤以外，库欣综合征的其他致病原因较少见。

1.3 常见原因

库欣综合征可分为两类，ACTH 依赖性库欣综合征和非 ACTH 依赖性的库欣综合征。

（1）ACTH 依赖性库欣综合征

① 库欣病是库欣综合征最常见的病因，占库欣病的 65%~70%。几乎所有库欣病的患者都患有垂体瘤，垂体瘤通常很小，当采用钆增强的 MRI 检测鞍区，也仅能识别其中的 50%。垂体瘤细胞有一个皮质醇升高反馈抑制的设定值，这一个特点在临床上很重要，因为它可以通过地塞米松抑制试验来区分垂体和非垂体的 ACTH 分泌。异位 ACTH 分泌通常耐受糖皮质激素的负反馈。

② 由非垂体瘤异位分泌 ACTH 而导致的库欣综合征，占库欣综合征 10%~15%。导致异位 ACTH 分泌的肿瘤通常是癌（即上皮组织恶性肿瘤），而非肉瘤或淋巴瘤。最常见的病因是小细胞肺癌、支气管癌、肺类癌、胰岛细胞瘤和胸腺肿瘤。异位分泌 ACTH 能够引起双侧肾上腺皮质增生和功能亢进。

③ 异位促肾上腺皮质激素释放激素（CRH）综合征占库欣综合征 1% 以下。下丘脑肿瘤分泌 CRH 会引起垂体的增生、ACTH 分泌过多和双侧肾上腺增生。

（2）非 ACTH 依赖性的库欣综合征

① 肾上腺肿瘤导致的库欣综合征占总库欣综合征的 18%~20%。为避免发病率仅为 4% 的肾上腺偶发瘤漏诊，在进行肾上腺影像学检查前，应做生化检查。

② 医源性或自给性库欣综合征，通常是由使用强效泼尼松、吸入或注射外用糖皮质激素如丙酸倍氯米松和氟轻松引起的。外源性糖皮质激素能够抑制 CRH 和 ACTH 的分泌，导致双侧肾上腺皮质萎缩，进一步导致血浆 ACTH、血清皮质醇和尿皮质醇排泄率均降低。

1.4 临床表现

库欣综合征的临床表现包括高血压、2 型糖尿病、月经失调和精神紊乱。体格检查可出现向心性肥胖、近端肌无力、宽紫纹、自发性瘀斑和多血质外貌（满月脸）。

1.5 实验室检查

（1）库欣综合征的诊断包括三个步骤（图 6-4）。第一步是根据症状和体征初步怀疑库欣综合征；第二步是通过生化检查证实皮质醇激素生成过多；第三步是确定皮质醇增多症是否是 ACTH 依赖性的，如果是，则需进一步确定 ACTH 的来源。

（2）诊断库欣综合征的检查见表 6-2。目前推荐尿游离皮质醇、夜间唾液皮质醇和低剂量地塞米松抑制试验作为一线诊断试验。库欣综合征的诊断应该至少有两个一线检查的明确异常。其中尿游离皮质醇和唾液皮质醇的检测应至少重复两次。

① 24 小时尿游离皮质醇可直接、准确的反应皮质醇的分泌。该指标可综合反应血清游离皮质醇的状态；随着皮质醇分泌增加，皮质醇结合球蛋白的结合能力增强，导致尿游离皮质醇不成比例升高。获得准确检查结果的两个最重要因素是完整地收集 24 小时尿标本以及使用正确的实验室检测方法。

② 临床上也可以使用深夜或午夜唾液皮质醇浓度。唾液收集较容易，其中的皮质醇在

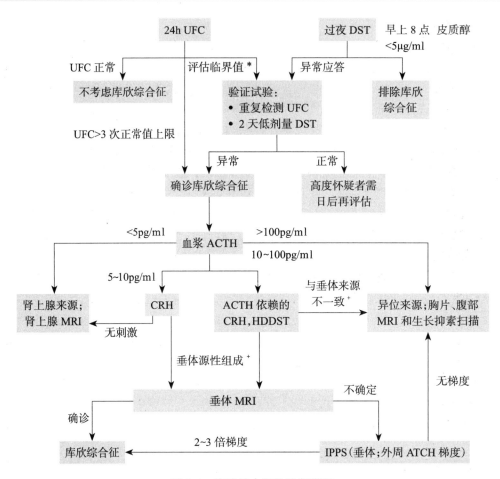

图 6-4 库欣综合征的诊断流程

* 酗酒或抑郁的患者可能会有假库欣综合征,需要进一步做 CRH 试验评估。+ 垂体来源,ACTH 与 CRH 同时增加,HDDST 与皮质醇同时下降。ACTH:促肾上腺皮质激素;CRH:促肾上腺皮质激素释放素;DST:地塞米松抑制试验;HDDST:高剂量地塞米松抑制试验;IPPS:岩下窦取血;UFC:尿游离皮质醇。

表 6-2 诊断库欣综合征的常用试验

试验名称	正常范围	诊断结果
24h 尿游离皮质醇(UFC)	皮质醇 <90μg/24h	> 正常上限的 3 倍
晚上 11h~12h 进行 1mg 过夜地塞米松抑制试验(ODST)	上午 8 点血浆皮质醇 <5μg/dl	正常情况下皮质醇被抑制 常用于库欣综合征的排除性诊断
低剂量 DST(每 6h 给 0.5mg 地塞米松,持续 2d)	UFC<10μg 和 17-OHS<2.5mg,第二天收集 24h 尿液	UFC>36μg/d 17-OHS >4mg/d
午夜 12 点皮质醇	<5.0μg/dl	>7.5μg/dl
午夜 12 点唾液皮质醇	<2.0ng/ml	>2.0ng/ml

17-OHS:17- 羟皮质类固醇。

室温中可稳定数日。但唾液皮质醇的结果解释标准在不同机构有所不同。而午夜唾液皮质醇则是一个准确的诊断性检查,午夜的皮质醇 >2ng/ml,此时诊断库欣综合征的敏感性为100%,特异性为 96%。

③ 低剂量地塞米松抑制试验分为两类,1mg 过夜地塞米松抑制试验和连续 2 天的血清皮质醇测定。正常患者给予糖皮质激素,ACTH 和皮质醇的分泌均会受抑制。而无论是什么原因引起的库欣综合症,ACTH 和皮质醇的分泌均不会受到抑制,皮质醇浓度仍高。

④ 肥胖和抑郁症患者(假库欣综合征)午夜血清皮质醇的最低值在夜间保持不变,而库欣综合征并不是。此检查需重复两次。为了准确测量午夜皮质醇,患者需要留置导尿管,但对门诊患者较为困难。

(3) 定位过量激素来源的试验:一旦确诊库欣综合征,下一步就是鉴别三种最常见的原因:垂体肿瘤、异位 ACTH 分泌和肾上腺肿瘤。检测血浆中 ACTH 水平来确定升高的皮质醇是否是 ACTH 依赖的(ACTH 分泌性肿瘤)或者非 ACTH 依赖的(原发性肾上腺疾病)。

1.6 影像学检查(如图 6-4)

(1) 当血浆 ACTH<5pg/ml 时,肾上腺影像学检查可能会有进一步提示,此时可用薄层 CT 或 MRI 评估肾上腺。ACTH 依赖性疾病中可能存在双侧肾上腺增生。

(2) 生长抑素扫描。ACTH 的异位来源难以识别,由于这些肿瘤多数是类癌,具有生长抑素受体,因此用生长抑素类似物铟 -111- 紫杉醇进行闪烁扫描可定位常规检查肿不能发现的肿瘤。

(3) 由于垂体肿瘤和肾上腺肿瘤比较常见,在进行影像学检查前应先进行生化检查评估。

1.7 其他检查

当生化检测明确该患者为库欣综合病,且不能从解剖学上准确定位病变位置时,建议岩下窦采样,该方法可确证垂体来源的 ACTH,也可识别垂体分泌 ACTH 的部位。同时检测左侧和右侧岩下窦导管样本中 ACTH 的水平并与外周血 ACTH 进行比较,岩下窦导管样本中 ACTH 升高两到三倍则提示其为垂体来源。术中也可检测 CRH 以提高诊断的准确性。

参考文献

Khan F, Sachs H, Pechet L, et al. *Guide to Diagnostic Testing.* Philadelphia, PA: Lippincott Williams & Wilkins; 2002.

Kronenberg HM, Melmed S, Polonsky KS, et al. *Williams Textbook of Endocrinology*, 11th ed. Philadelphia, PA: Saunders, Elsevier Inc.; 2008.

Nieman LK. Causes and pathophysiology of Cushing's syndrome. In: Rose B, (ed). *UpToDate*, Waltham, MA: UpToDate, Inc.; 2009.

Nieman LK. Clinical manifestations of Cushing's syndrome. In: Rose B, (ed). *UpToDate*, Waltham, MA: UpToDate, Inc.; 2009.

Nieman LK. Establishing the cause of Cushing's syndrome. In: Rose B, (ed). *UpToDate*, Waltham, MA: UpToDate, Inc.; 2009.

Nieman LK. Establishing the diagnosis of Cushing's syndrome. In: Rose B, (ed). *UpToDate*, Waltham, MA: UpToDate, Inc.; 2009.

2. 肾上腺功能不全

2.1 定义

肾上腺功能不全是指肾上腺皮质分泌的激素不足。

2.2 常见原因

(1) 原发性肾上腺功能不全(Addison 病):肾上腺原发性疾病

① 自身免疫性肾上腺炎:是原发性肾上腺功能不全最常见的原因,约占 70%~80%。一些患者还有其他自身免疫性疾病,如甲状旁腺功能减退症、1 型糖尿病、桥本甲状腺炎、Graves 病或恶性贫血。

② 感染:常见的病原体包括结核杆菌、真菌(组织胞浆菌、副球孢子菌)、细菌(脑膜炎奈瑟氏球菌、铜绿假单胞菌)和病毒(HIV、CMV)。

③ 肾上腺出血或梗死:肾上腺出血与脑膜炎奈瑟菌菌血症(暴发型脑膜炎球菌败血症,沃 - 弗综合征)或铜绿假单胞菌感染有关;使用抗凝剂也是肾上腺出血的主要危险因素之一。

④ 转移性疾病:转移癌浸润肾上腺,常见的癌症原发部位包括肺、乳腺、胃和结肠,也可见于黑色素瘤或淋巴瘤。

⑤ 药物:部分药物可通过抑制皮质醇的合成而引起肾上腺功能不全,包括依托咪酯、酮康唑、甲吡酮和苏拉明。

⑥ 其他危险因素包括抗磷脂综合征、血栓栓塞性疾病、创伤、压力、肾上腺脑白质营养不良和无 β 脂蛋白血症。

(2) 继发性肾上腺功能不全:垂体 ACTH 分泌不足引起

① 全垂体功能减退症:垂体分泌的所有激素均减少,该疾病能引起肾上腺功能减退。

② 单一性 ACTH 缺乏症。

③ 服用醋酸甲地孕酮:甲地孕酮常用于治疗转移性乳腺癌或 AIDS 引起的食欲不振,它能够抑制下丘脑 - 垂体 - 肾上腺轴。

(3) 中枢性肾上腺功能不全:由于下丘脑 CRH 分泌不足

① 突然停用高剂量的糖皮质激素。

② 库欣综合征治疗后。

2.3 临床表现

肾上腺功能不全的临床表现取决于肾上腺功能丧失的速度和程度,以及盐皮质激素功能和血压调节能力是否受影响。

(1) 肾上腺危象:急性肾上腺功能不全,主要临床表现为休克;其他症状包括厌食、恶心、呕吐、腹痛、虚弱、乏力、嗜睡、精神错乱或昏迷。感染、创伤或手术患者的肾上腺危象起病较缓慢。

(2) 慢性肾上腺功能不全最常见的症状是慢性乏力、厌食、恶心、呕吐和全身无力。

(3) 长期原发性肾上腺功能不全的患者可出现色素沉着;其他常见的症状包括低血压或体位性低血压。耳廓软骨的钙化仅出现于男性患者。

(4) 继发性和中枢性肾上腺功能不全的患者盐皮质激素功能是完好的,且不会发生低钠血症和高钾血症。

2.4 实验室检查（图 6-5）

（1）血清皮质醇浓度：皮质醇以昼夜模式分泌，早晨最高，较晚时指标易变化。健康人晨时血清皮质醇的浓度 >15μg/dl。如患者皮质醇浓度 <15μg/dl，常提示其存在肾上腺功能不全，需要进一步检测。

（2）血浆 ACTH 的基础浓度。当患者皮质醇水平降低合并晨时血浆 ACTH 水平升高时，可诊断其为原发性肾上腺功能不全；相反，继发性或中枢性肾上腺功能不全时，血浆 ACTH 浓度降低或处于正常低水平。

（3）ACTH 兴奋试验。如果考虑肾上腺功能不全，并且患者早晨血清皮质醇浓度 <15μg/dl，则应对其进行小剂量的 ACTH 兴奋试验。当患者反应低于正常时可以确诊其为肾上腺功能不全。

（4）促肾上腺皮质激素释放激素试验。通过促肾上腺皮质激素释放激素试验可以区分继发性和中枢性肾上腺功能不全。继发性肾上腺功能不全的患者对 ACTH 反应低或者没有反应，而中枢性患者通常对 ACTH 反应大并有延长反应。

（5）抗肾上腺抗体。60%~70% 自身免疫性肾上腺功能不全患者可以检出抗 21- 羟化酶（P450c21）的抗体，抗体的出现通常早于疾病的发生。20% 甲状旁腺功能减退症患者也存在该抗体。

（6）怀疑肾上腺危象的患者应接受地塞米松治疗，地塞米松在皮质醇测定中不会发生交叉反应，确认试验应该在 1d~2d 内完成。

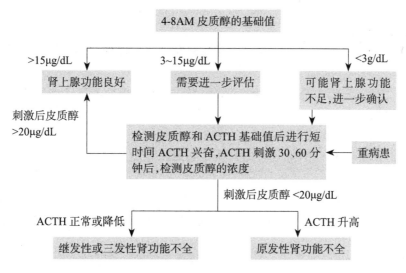

图 6-5 肾上腺功能不全的诊断流程
ACTH：促肾上腺皮质激素

2.5 影像学检查

采用腹部 CT 或 MRI 扫描肾上腺可以确定原发性肾上腺功能减退的病因。肾上腺增大提示有传染性、出血性或转移性疾病。继发性和中枢性肾上腺功能不全的患者应该采用垂体 CT 或 MRI 定位肿瘤原发位置。

参考文献

Khan F, Sachs H, Pechet L, et al. *Guide to Diagnostic Testing*. Philadelphia, PA: Lippincott Williams & Wilkins; 2002.

Kronenberg HM, Melmed S, Polonsky KS, et al. *Williams Textbook of Endocrinology*, 11th ed. Philadelphia, PA: Saunders, Elsevier Inc.; 2008.

Nieman LK. Causes of primary adrenal insufficiency (Addison's disease). In: Rose B, (ed). *UpToDate*, Waltham, MA: UpToDate, Inc.; 2009.

Nieman LK. Causes of secondary and tertiary adrenal insufficiency in adults. In: Rose B, (ed). *UpToDate*, Waltham, MA: UpToDate, Inc.; 2009.

Nieman LK. Clinical manifestations of adrenal insufficiency in adults. In: Rose B, (ed). *UpToDate*, Waltham, MA: UpToDate, Inc.; 2009.

Nieman LK. Diagnosis of adrenal insufficiency in adults. In: Rose B, (ed). *UpToDate*, Waltham, MA: UpToDate, Inc.; 2009.

Nieman LK. Evaluation of the response to ACTH in adrenal insufficiency. In: Rose B, (ed). *UpToDate*, Waltham, MA: UpToDate, Inc.; 2009.

3. 原发性醛固酮增多症

3.1 定义

原发性醛固酮增多症是一种以高血压、低钾血症和血浆肾素活性受抑制为特征的综合征,并伴醛固酮排泄增加。

3.2 常见原因

(1) 肾上腺醛固酮腺瘤占原发性醛固酮增多症的65%,与特发性醛固酮增多症的患者相比,该疾病的患者高血压更为严重、钾水平更低、醛固酮分泌更多并且患病年龄更小,单侧肾上腺切除术是有效的治疗手段。

(2) 双侧特发性醛固酮增多症约占原发性醛固酮增多症的20%~30%,患者常有双侧肾上腺增生。

(3) 原发性肾上腺增生症是指单侧肾上腺醛固酮分泌增多,但是生理变化与双侧特发性醛固酮增多症相似。

(4) 肾上腺皮质癌,可合成醛固酮。

(5) 异位分泌醛固酮的肿瘤,可能是卵巢或肾脏来源的。

3.3 临床表现

原发性醛固酮增多症的典型表现为高血压、低血钾和水肿。

(1) 高血压:原发性醛固酮增多症伴肾上腺腺瘤和肾上腺增生的患者血压的平均值分别为184/112mmHg 和 161/105mmHg。但此类患者很少出现恶性高血压。

(2) 低钾血症:由于钾过度排出,造成血浆钾浓度降低。但过量醛固酮产生的排钾效应会被低钾血症本身的潴留钾的效应所抵消,因此短期内血浆钾水平会保持相对稳定,若无其他因素,不会发生渐进性低钾血症。低钾血症一般不是最早出现的症状,但服用利尿剂如呋塞米后,常出现低钾血症。

(3) 代谢性碱中毒

(4) 外周性水肿

(5) 低镁血症

(6) 肌无力

3.4 实验室检查(图 6-6)

(1)血浆醛固酮:患者血浆醛固酮浓度(PAC)超过 30ng/dl 常提示其患有醛固酮增多症。血浆醛固酮的浓度有昼夜节律的差异,早上醒来时浓度最高,傍晚最低。醛固酮浓度与细胞外液的体积有关,限制饮食中钠的摄入或者利尿可以增加醛固酮的浓度,而钠负荷增加时醛固酮浓度降低。直立位后血浆醛固酮水平可立即升高。临床上,大多数医院均采用直立位抽取样本来评估醛固酮和肾素水平。

(2)尿醛固酮排泄量:患者 24 小时尿醛固酮排泄量 >15μg/d,常提示其患有醛固酮增多症。

(3)血浆肾素活性(PRA):血浆肾素活性依赖于血浆中内源性血管紧张素原。肾素剪切血管紧张素原产生血管紧张素 I,可通过放射免疫法来测定。血浆肾素活性以单位时间产生血管紧张素 I 的量来表示。原发性醛固酮过多症时,血浆肾素活性较低。

(4)血浆醛固酮与血浆肾素的比率(PAC/PRA 比率):2008 年内分泌学会指南建议将 PAC/PRA 比率用于检测原发性醛固酮增多症。30% 原发性高血压患者的直立肾素水平降低,确诊原发性高血压需要检测到患者血浆醛固酮升高。患者必须纠正低钾血症并禁用利尿剂、血管紧张素转换酶(ACE)抑制剂和高剂量 β 受体阻滞剂。当 PRA 被抑制而 PAC 增

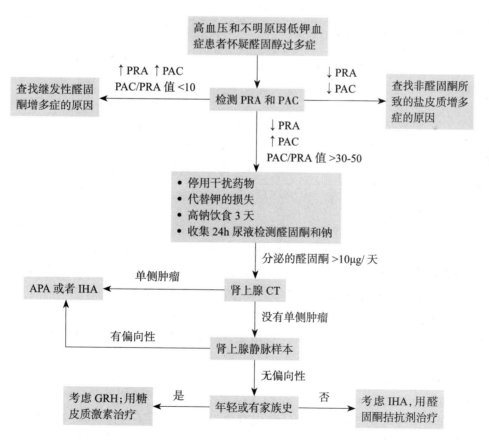

图 6-6 醛固酮增多症的诊断流程

APA:醛固酮腺瘤;CT:计算机断层扫描;GRH:糖皮质激素可治疗的醛固酮增多症;IHA:特发性醛固酮增多症;PAC:血浆醛固酮浓度;PRA:血浆肾素活性。

加时,应怀疑原发性醛固酮增多症。当 PRA 和 PAC 均增加且 PAC/PRA 比率<10 时,应考虑继发性醛固酮过多症(如肾血管性疾病)。当 PRA 和 PAC 都降低时,应该考虑患者体内是否有盐皮质激素受体激动物的存在,如患者存在皮质醇增多症或摄入甘草根。

(5) 醛固酮抑制试验:多数实验室通常采用持续 3 天以上的口服钠负荷。患者需接受 3 天的高钠饮食。对于严重高血压患者,应评估其饮食钠增加的风险。此外,钠负荷增加常会引起尿钾的增加和低钾血症,故应每日测量血清钾,并按照说明对氯化钾进行严格的置换。在口服钠负荷的第 3 天,应该检测患者血清电解质,并收集 24 小时尿标本检测醛固酮、钠和肌酐。若钠负荷量足,24 小时尿钠排泄量应该超过 200mmol,此时若尿醛固酮排泄量为 14μg/d,则可诊断醛固酮增多症。

(6) 应排除其他可致低钾血症并能够引起高血压的疾病,如继发性醛固酮增多症、除醛固酮外其他的盐皮质激素增多(表 6-3)。

(7) 检测前,患者应至少停用螺内酯 6 周。

(8) ACE 抑制剂可致血浆肾素假性升高。

(9) 检测患者醛固酮水平之前,患者血钾水平需处于正常状态,因为低钾状态会抑制醛固酮的分泌。

表 6-3　高血压合并低钾血症的其他原因

继发性醛固酮增多症(高肾素合并高醛固酮)	其他盐皮质激素过量(低肾素合并低醛固酮)
利尿剂的使用	先天性肾上腺皮质增生
肾血管性高血压	外源性盐皮质激素摄入
可分泌肾素的肿瘤	可分泌去氧皮质酮(DOC)的肿瘤
主动脉缩窄	库欣综合征
恶性高血压	利德尔综合征
巴特综合征	长期摄入甘草

3.5　影像学检查

为排除“无功能的”肾上腺偶发瘤,在生化检查结果提示醛固酮增多症后,应进行肾上腺影像学检查。当患者确诊为原发性醛固酮增多症后,必须依据双侧肾上腺是否增生,对生成醛固酮的单侧腺瘤和腺癌加以区分,因为对于腺瘤与腺癌采取的治疗方法应不同。可使用肾上腺 CT 确定原发性醛固酮增多症的类型,CT 可确证患者为单侧腺瘤抑或是腺癌并对其精确定位。当单侧肾上腺肿块直径>4cm 时,应高度怀疑癌症。当两个腺体均出现异常如出现肾上腺皮质增厚,则提示肾上腺增生。但肾上腺增生患者的 CT 结果也可能是正常的。

3.6　其他检查

肾上腺静脉取样也有助于进一步确诊原发性醛固酮增多症。由经验丰富的放射科医生采集肾上腺静脉血检测样本中的醛固酮含量,是区分单侧腺瘤和双侧增生的标准方法。单侧疾病中,肿瘤侧的 PAC 显著增加,常增加 4 倍以上;而双侧增生患者两侧差异不明显。

参考文献

Khan F, Sachs H, Pechet L, et al. *Guide to Diagnostic Testing*. Philadelphia, PA: Lippincott Williams & Wilkins; 2002.

Kronenberg HM, Melmed S, Polonsky KS, et al. *Williams Textbook of Endocrinology*, 11th ed. Philadelphia, PA: Saunders, Elsevier Inc.; 2008.

Stowasser M. Assays of the renin-angiotensin-aldosterone system in adrenal disease. In: Rose B, (ed). *UpToDate*, Waltham, MA: UpToDate, Inc.; 2009.

Young WF, Jr, Kaplan NM, Rose BD. Approach to the patient with hypertension and hypokalemia. In: Rose B, (ed). *UpToDate*, Waltham, MA: UpToDate, Inc.; 2009.

Young WF, Jr, Kaplan NM, Rose BD. Clinical features of primary aldosteronism. In: Rose B, (ed). *UpToDate*, Waltham, MA: UpToDate, Inc.; 2009.

4. 肾上腺肿块

4.1 定义

肾上腺肿块是指肾上腺的任何肿大。

4.2 概述

腹部 CT 扫描时,无任何肾上腺疾病临床表现的患者肾上腺肿块发现率高达 4%。大多数肾上腺肿块是腹部影像学检查时偶然发现的,常为无功能的良性腺瘤(肾上腺偶发瘤)。

4.3 分类

(1) 根据激素活性可将肾上腺肿块分为:

① 激素活性肾上腺肿块(包括可分泌肾上腺激素的肿块以及可引起某类肾上腺激素过度分泌的肿块)

a. 具有内分泌功能的肾上腺腺瘤或肾上腺癌

b. 嗜铬细胞瘤

c. ACTH 依赖性库欣综合征伴肾上腺结节性增生

d. 先天性肾上腺皮质增生症

e. 原发性醛固酮增多症

② 无激素活性肾上腺肿块(该肿块无激素分泌功能、不造成激素分泌过多)

(2) 基于肿瘤的生物学行为可将肾上腺肿块分为:

① 恶性肿瘤

a. 肾上腺癌

b. 转移癌、淋巴瘤、白血病

② 良性肿块

a. 肾上腺腺瘤

b. 感染引起的肉芽肿

c. 出血或血肿

d. 淀粉样变性

e. 囊肿

f. 其他良性肿瘤,如血管肌脂瘤、星形胶质细胞瘤、脂肪瘤、错构瘤和畸胎瘤

4.4 临床表现

当患者的临床表现提示该肿块存在激素活性时,应采取适当的生化检查对其进行进一步的评估(图 6-7;表 6-4)。

4.5 实验室检查

(1) 实验室检查的目的是确定功能性肿块以及初筛恶性肿瘤。无激素活性的良性肿瘤只需要进行随访,而大多数有激素活性的良性肿瘤和原发性恶性的肿瘤均需要切除。常规生化检查和筛查流程见表格。临床上有约 11% 的肾上腺功能异常的患者无明显临床表现,故所有肾上腺肿块的患者均需进行常规的生化检查。

(2) CT 和 MRI 可根据肾上腺肿块的大小,对其良恶性进行初步判断。>4cm~6cm 的肿块常建议进行手术切除;较小的肿块当下可不进行外科手术,但需密切随访、关注肿块大小的变化。

(3) FNA 活检可以区分肾上腺和非肾上腺的肿块,但不能对肿块的良恶性进行区分。因此,当患者体内有其他原发性癌症,已知或怀疑其是否存在肾上腺转移时,FNA 检测大有裨益。

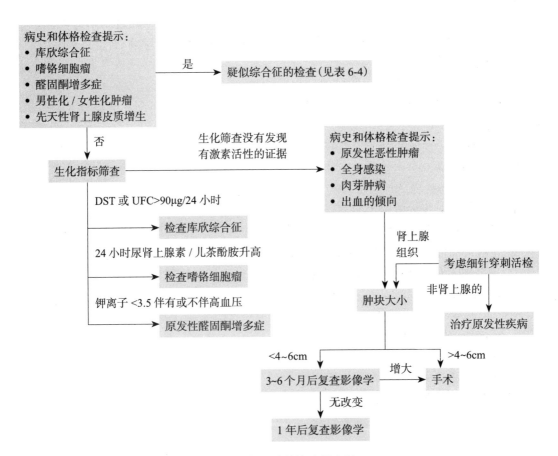

图 6-7 肾上腺肿块诊断流程
结合参考临床表现和影像学图像中肿瘤的大小界限。DST:地塞米松抑制试验;UFC:尿游离皮质醇。

表 6-4　激素分泌过多的临床表现和推荐的筛查检测

疾病类型	可能的临床表现	建议筛查
嗜铬细胞瘤	高血压、头痛发作、出汗、心悸、心动过速、静态平衡位、潮红、脸色苍白、葡萄糖耐受不良	检测 24 小时尿的肾上腺素和儿茶酚胺 *
库欣综合征	库欣综合征的体型、高血压、皮肤薄、肌无力、面部紫纹	过夜 1mg 地塞米松抑制试验,午夜唾液皮质醇或 24 小时尿游离皮质醇 *
原发性醛固酮增多症	高血压合并低钾血症、代谢性碱中毒	血压和血钾(补充盐分)* 直立血浆肾素活性和血浆醛固酮浓度、24 小时尿醛固酮
性激素分泌瘤	男性化:多毛、闭经、额秃、痤疮、阴蒂肥大 女性化(非常罕见):男性乳腺发育、阴茎或睾丸萎缩	男性化肿瘤检测 DHEAS、睾酮、尿 17-酮类固醇; 女性化肿瘤检测雌二醇
先天性肾上腺皮质增生症(特别是迟发性 21-羟化酶缺乏症)	女性痤疮、多毛症、闭经、不孕可能暗示家族史	血清 17α-OHP。如果其未出现明显升高,对 21 岁以下的存在可疑临床症状的患者,应考虑使用 ACTH 兴奋试验后检测 17-OHP

* 筛查所有偶发性肾上腺肿块的患者。
ACTH:促肾上腺皮质激素;DHEAS:硫酸脱氢表雄酮

参考文献

Khan F, Sachs H, Pechet L, et al. *Guide to Diagnostic Testing*. Philadelphia, PA: Lippincott Williams & Wilkins; 2002.

Kronenberg HM, Melmed S, Polonsky KS, et al. *Williams Textbook of Endocrinology*, 11th ed. Philadelphia, PA: Saunders, Elsevier Inc.; 2008.

Lacroix A. Clinical presentation and evaluation of adrenocortical tumors. In: Rose B, (ed). *UpToDate*, Waltham, MA: UpToDate, Inc.; 2009.

Young WF Jr, Kaplan NM. The adrenal incidentaloma. In: Rose B, (ed). *UpToDate*, Waltham, MA: UpToDate, Inc.; 2009.

5. 嗜铬细胞瘤

5.1 定义

嗜铬细胞瘤是指嗜铬细胞形成的肿瘤,其中嗜铬细胞起源于肾上腺髓质或交感神经节(肾上腺外),其可分泌儿茶酚胺。

5.2 概述

嗜铬细胞瘤十分罕见,年发病率为 2~8/100 万。在所有高血压患者中,所占比例 <0.2%。如果及时诊断、治疗,该肿瘤可被治愈,如错过最佳治疗时机患者可能有生命危险。

5.3 分类

嗜铬细胞瘤的分类有一项有趣的规则——"10% 的规则",其主要包括以下几点:10% 的嗜铬细胞瘤发生于肾上腺外、10% 的嗜铬细胞瘤见于儿童、10% 的嗜铬细胞瘤发生在双侧肾上腺、10% 的嗜铬细胞瘤有复发倾向、10% 的嗜铬细胞瘤呈恶性和 10% 的嗜铬细胞瘤为家族性。

嗜铬细胞瘤相关家族综合征主要包括：

（1）家族性嗜铬细胞瘤

（2）多发性内分泌瘤（MEN）2 型：

MEN 型 2A 型：可出现嗜铬细胞瘤、甲状腺髓样癌和甲状旁腺功能亢进症

MEN 型 2B 型：可出现嗜铬细胞瘤、甲状腺髓样癌、黏膜神经瘤和马凡综合征的体型

（3）神经纤维瘤 1（NF1）。NF1 的主要特征是神经纤维瘤和皮肤咖啡牛奶色斑。 NF1 与多种内分泌肿瘤有关，包括嗜铬细胞瘤、产生生长抑素的十二指肠类癌、甲状腺髓样癌和下丘脑或视神经肿瘤。

（4）希佩尔·林道综合征（VHL）。这是一种常染色体显性遗传性疾病，其特征是中枢神经系统血管网状细胞瘤、视网膜血管瘤、肾细胞癌、脏器囊肿、嗜铬细胞瘤和胰岛细胞瘤。

5.4　临床表现

典型的嗜铬细胞瘤三联征包括阵发性头痛、出汗和心动过速。然而，并非所有患者都有这三种典型的症状，此外原发性高血压的患者可能有相同的症状。故患者出现以下一项或多项症状时应怀疑其是否患有嗜铬细胞瘤：

（1）持续或阵发性高血压

（2）全身出汗、心悸、头痛、震颤和惊恐发作类型的症状

（3）MEN2、NF1 或 VHL 家族综合征

（4）嗜铬细胞瘤家族史

（5）影像学检查时偶然发现的肾上腺肿块

（6）高血压和糖尿病

（7）高血压的发病年龄小（≤20 岁）

（8）胃间质瘤或肺软骨瘤病史（卡尼三联征）

5.5　实验室检查（图 6-8）

应对患者血浆或尿中儿茶酚胺及其代谢物的含量进行检测、评估。临床上可通过测定血浆或尿液中的肾上腺素和儿茶酚胺来确诊嗜铬细胞瘤。

（1）24h 尿儿茶酚胺和肾上腺素：该检查是诊断嗜铬细胞瘤的传统方法，灵敏度和特异性约为 98%。进行此项检查时还应检测尿肌酐，以验证尿液是否充分收集。尿中儿茶酚胺或肾上腺素水平比正常上限高两倍为阳性。

（2）血浆游离肾上腺素检查：临床上将血浆游离的肾上腺素的检查作为诊断嗜铬细胞瘤的一线测试。该测试的灵敏度为 96%~100%，特异性约为 85%~89%。故此项检查的阴性结果较为准确。

（3）在测定患者血浆或尿液儿茶酚胺之前，应停用所有干扰性药物。三环类抗抑郁药、拉贝洛尔、左旋多巴、解充血药、苯丙胺、乙醇和苯二氮䓬类药物会使儿茶酚胺水平增高；而造影剂中的甲基酪氨酸和甲基葡萄糖胺可使其降低。同时在样本收集期间患者应避免使用对乙酰氨基酚。

5.6　影像学检查

（1）CT 和 MRI 可以发现大多数散发性肿瘤，因其通常 >3cm。 MRI 具有一定优势，因

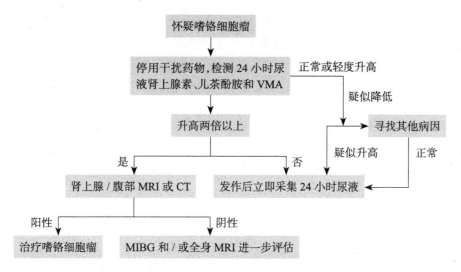

图 6-8 嗜铬细胞瘤的诊断流程

MIBG:[^{123}I]- 间碘苄胍;VMA:香草扁桃酸。

为嗜铬细胞瘤在 T2 加权像上具有典型的高信号表现。

(2) CT 或 MRI 结果均为阴性时,可使用[^{123}I]- 间碘苄胍(MIBG)闪烁扫描进一步完善检查。

参考文献

Khan F, Sachs H, Pechet L, et al. *Guide to Diagnostic Testing*. Philadelphia, PA: Lippincott Williams & Wilkins; 2002.

Kronenberg HM, Melmed S, Polonsky KS, et al. *Williams Textbook of Endocrinology*, 11th ed. Philadelphia, PA: Saunders, Elsevier Inc.; 2008.

Young WF, Jr, Kaplan NM. Clinical presentation and diagnosis of pheochromocytoma. In: Rose B, (ed). *UpToDate*, Waltham, MA: UpToDate, Inc.; 2009.

第四节　性 腺 疾 病

1. 男性乳房发育症

1.1 定义

男性乳房发育症被定义为男性乳房组织过度发育。

1.2 概述

男性乳房发育症常发生于婴儿期、青春期以及中老年时期。可为单侧或双侧的发育。男性乳房发育症有多种诱发因素,常见发病机制为,雌激素(雌二醇、雌酮)的刺激作用和雄激素(睾酮、雄烯二酮)的抑制作用失衡。任何改变平衡的因素,包括雌激素生成增加、雄激素生成减少或者雌激素前体外周转化为雌激素增多均可导致乳腺组织的增生。

1.3 常见原因

生理性男性乳房发育症常发生于新生儿及青少年时期,大多数为自发的,可消退。而成年期生理性男性乳房发育症主要原因为特发性（约 25%）、青春期后持续性乳房发育（约 25%）、药物（约 10%~25%）、肝硬化或营养不良（约 8%）、男性性腺功能减退症（10%）、睾丸肿瘤（约 3%）、甲状腺功能亢进症（约 1.5%）和慢性肾功能衰竭（约 1%）。

（1）特发性：大约 25% 的患者无临床异常表现。患者随年龄增长出现男性乳房发育症状。

（2）男性青春期后持续性乳房发育：通常在青春期时，青少年血清雌二醇的浓度升高至成人水平，时间早于睾酮，但青春期男性乳房发育症常在 6 个月到两年内自发缓解。而在某些情况下雌激素 - 雄激素出现失衡，致使患者在青春期后出现持续性的男性乳房发育症。

（3）药物：

① 雄激素拮抗剂和抑制剂：如螺内酯、西咪替丁、大麻、氟他胺、亮丙瑞林、酮康唑、非那雄胺、地西泮、三环抗抑郁药、吩噻嗪、酒精和化学治疗剂。

② 雌激素类似物：如洋地黄、己烯雌酚、大麻、海洛因、异烟肼和酒精．

③ 芳香酶的活性增强或底物增加：例如外源性促性腺激素、睾酮或苯妥英

④ 未知的机制：例如甲基多巴、抗高血压药（ACE 抑制剂、钙通道阻滞剂）、麻醉剂、甲硝唑、胺碘酮和奥美拉唑。

（4）肝硬化或营养不良：

① 高达 67% 的肝硬化患者可出现男性乳房发育症：有两个可能的机制，其一，损伤的肝细胞清除雄烯二酮的能力受损，后者在外周芳香化酶的作用下转化为雌激素；第二种机制是通过诱导激素结合球蛋白（SHBG）。因为 SHBG 结合睾酮的亲和力比雌激素更高，任何增加 SHBG 的因素都会改变雌激素 - 雄激素的比例，使得雌激素增多。

② 营养不良：饥饿状态可诱发男性乳房发育，因为此时促性腺激素和睾酮水平降低，而肾上腺前体产生雌激素是正常的。同时，饥饿状态后复食可能引起促性腺激素升高，导致睾酮分泌增加和雌激素生成明显增加。故复食也会引起男性乳房发育。

（5）男性性腺功能减退：男性乳房发生与雄激素缺乏相关。

① 原发性性腺功能减退症：约占男性乳房发育症 8%，可能是由先天性的异常如克兰费尔特综合征（Klinefelter 综合征）、睾酮合成缺陷或睾丸缺陷（外伤、扭转、或感染）引起的。

② 继发性性腺功能减退症：约占男性乳房发育症 2%，通常是由下丘脑或垂体异常引起的，垂体异常包括垂体梗死和垂体腺瘤。高催乳素血症的男性常常会有勃起功能障碍和性欲减退的症状，但也可能发生溢乳和男性乳腺发育症。催乳素水平 >200ng/ml 多数提示垂体瘤，主要机制是催乳素间接减少促性腺激素的分泌，从而导致雌激素 - 睾酮平衡转向雌激素。

（6）睾丸肿瘤：该机制与雌激素的升高有关，肿瘤细胞可以直接产生雌激素或通过 β-HCG 诱导间质细胞合成雌激素。大约 20% 的睾丸间质细胞肿瘤和 33% 的睾丸支持细胞瘤与男性乳房发育症有关。这些非生殖细胞肿瘤通过增加雌激素的生成引起男性乳腺发育症。另一方面，生殖细胞肿瘤在 β- 人绒毛膜促性腺激素（HCG）的作用下使生成的雌激素增加，与睾酮的增加不成比例。

（7）甲状腺功能亢进症：据报道，10%~40% 男性乳房发育症患者存在 Graves 病。

（8）慢性肾脏功能衰竭：血液透析维持治疗的患者中大约 50% 会出现男性乳房发育症。肾衰竭患者出现的男性乳腺发育的病因可能如下：

①肾衰竭可导致黄体生成素(LH)水平升高,LH 可刺激睾丸间质细胞产生雌二醇。

②原发性睾丸功能不全(由睾酮水平降低引起)和高催乳素血症(由催乳素清除能力降低引起)。

③继发性甲状腺功能亢进引起的催乳素水平增加。

(9) 其他罕见的病因包括肾上腺皮质女性化肿瘤,异位绒毛膜促性腺激素(HCG)(由肺、肝、胃肠道肿瘤产生)、真两性畸形、雄激素不敏感综合征和芳香酶过度综合征。

1.4　临床表现

结合病史和详细的体格检查以及一些诊断试验可以确定大部分男性乳房发育症的病因。

(1) 病史

①疼痛:男性乳腺发育患者的乳房往往会出现不适,与常见无痛的乳腺癌正好相反。

②对称:男性乳房发育尽管不对称但往往是双侧的,而乳腺癌常为单侧。

③药物史

④评估癌症家族史的其他病史特征:如起病迅速、年龄较大和乳房溢液(提示乳腺癌)。

⑤评估性欲减退和勃起功能障碍(提示性腺功能减退症)。

⑥检查是否有肝病史或与肝病相关的危险因素:慢性肾功能不全、垂体肿块、甲状腺功能障碍或者库欣综合征。

⑦检查是否存在恶性肿瘤的症状,特别注意睾丸、肺和胃肠来源的。

⑧评估体重变化及判断患者是否为复食综合征。

(2) 体格检查

①乳腺检查。

a. 乳腺癌通常表现为皮下软组织的硬结节,其他特点包括多为单发、乳头溢液;偏位;皮肤溃疡和腋窝淋巴结肿大。

b. 通常男子乳腺发育的特征如下:坚硬的、有弹性的、界限清晰的、有一定活动度的;在乳头或乳晕区下形成同心圆的盘状结构;常为双侧;触诊时会敏感作痛。

②睾丸检查,检测患者是否有性腺功能功能减退或是否存在睾丸肿瘤。

③神经检查,评估视野和颅神经。

④触诊判断甲状腺结节的大小和质地。

⑤评估库欣综合征的特征(判断结节的强度,并观察是否有皮纹,患者全身脂肪分布并观察患者是否有多毛症)。

1.5　实验室检查(图 6-9)

(1) 首次检查应该包括如下指标:

①β-HCG,用于评估是否有异位生成 HCG 的肿瘤。

②血清总睾酮和游离睾酮、促黄体生成素(LH)、卵泡刺激素(FSH)和雌二醇的浓度。

③胸片,可用于排除肺部恶性肿瘤。

(2) 根据临床诊断决定是否需要其他的激素评估:

①任何疑似肿瘤病变、勃起功能障碍或者确诊为继发性性腺功能低下的患者(如睾酮水平或者正常 LH 水平降低)都应该检测催乳素水平。

②在雌二醇升高的情况下,采用脱氢表雄酮硫酸盐(DHEAS)评估肾上腺皮质肿瘤。

6

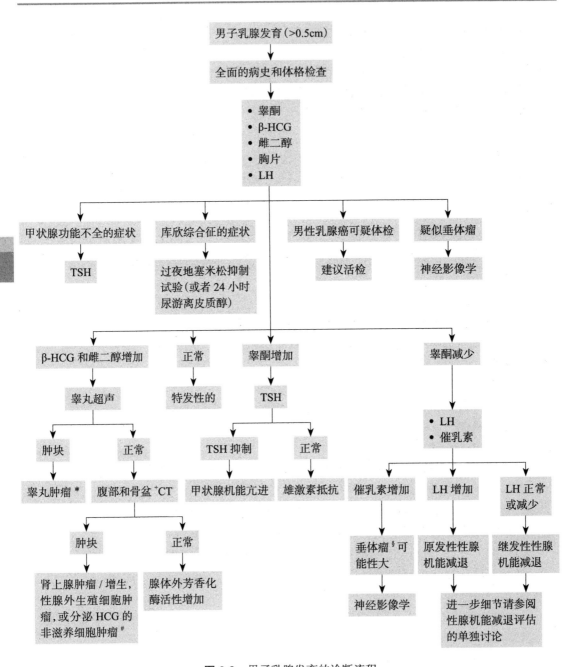

图 6-9　男子乳腺发育的诊断流程

HCG：人绒毛膜促性腺激素；LH：促黄体生成激素；TSH：促甲状腺激素；* 如果 HCG 升高可能是生殖细胞肿瘤，如果雌二醇升高可能是非生殖细胞肿瘤。+ 由腹部和盆腔图像判断性腺外生殖细胞肿瘤或 HCG 分泌型的非滋养细胞瘤。如果雌二醇升高，则检查肾上腺是否有肿块或增生。# 常见的非滋养细胞瘤包括肺和胃肠道来源的肿瘤。催乳素水平升高可能是继发于甲状腺功能减退症，它是由 TSH 升高引起的。§ 许多药物可以提高催乳素水平。在神经影像学检查之前，一定要排除这些可能的因素。催乳素水平 >200ng/ml 常常提示腺瘤。

③ 可检测 TSH 和过夜地塞米松抑制试验(或者 24 小时尿游离皮质醇)。

1.6 影像学检查(图 6-9)

怀疑肿瘤性病变的患者应检查神经影像(如有头痛、视野缺损、颅神经麻痹等临床表现),怀疑垂体肿瘤的患者(如催乳素水平升高或库欣病)应该进行激素的评估。

参考文献

Braunstein GD. Causes and evaluation of gynecomastia. In: Rose B, (ed). *UpToDate*, Waltham, MA: UpToDate, Inc.; 2009.

Braunstein GD. Epidemiology and pathogenesis of gynecomastia. In: Rose B, (ed). *UpToDate*, Waltham, MA: UpToDate, Inc.; 2009.

Khan F, Sachs H, Pechet L, et al. *Guide to Diagnostic Testing*. Philadelphia, PA: Lippincott Williams & Wilkins; 2002.

2. 多毛症

6

2.1 定义

多毛症是指女性出现雄激素依赖区域毛发过多,毛发分布位置包括面部、胸部、乳晕、腹白线、腰部、臀部、大腿内侧和外生殖器。

2.2 概述

多毛症在育龄妇女中的发病率为 5%~10%,下述两种以广泛性毛发生长为特征的情况并非病理意义上的多毛症。

(1)毛发过多 它是指体表的毛发过多,此为罕见疾病,常由药物摄入引起,如苯妥英钠、青霉胺、二氮嗪、米诺地尔或环孢菌素均可能导致此疾病。系统性疾病(如甲状腺功能减退症、神经性厌食症、营养不良、卟啉症和皮肌炎等)也可伴发毛发过多。

(2)毳毛增多 毳毛是覆盖整个身体柔软而颜色较淡的毛发,它是非雄激素依赖区域的毛发。

2.3 常见病因

多毛症是血清雄激素含量的上升与毛囊对雄激素的敏感性增加相互作用的结果,多毛症最常见的原因是多囊卵巢综合征和特发性多毛症(表 6-5)。

2.4 临床表现

临床诊断多毛症主要依赖与检测雄激素含量及判断其升高的原因。临床诊断的目的,主要包括排查某些女性患者是否有分泌雄激素的肿瘤和多囊卵巢综合征。

(1)病史:

① 月经史 月经周期规律和有排卵症状的妇女有严重的高雄激素血症的可能性较小。

② 病程 多毛症起病时间晚、发展迅速、与月经突然停止有关或伴随其他男性化特征,这些症状往往与某些疾病相关,如肾上腺、卵巢肿瘤。

③ 体重变化史

④ 用药史

⑤ 家族史

⑥ 多毛症单独出现通常是良性病变

表6-5 多毛症状的鉴别诊断及其特点

鉴别诊断	特点
特发性多毛症	没有其他临床或生物化学异常的多毛症
多囊卵巢综合征（polycystic ovary syndrome, PCOS）	在青春期前后发生的多毛症，毛发生长逐渐增加，月经不规律，肥胖，葡萄糖耐受不良
服用可导致高泌乳素血症的药物	溢乳、闭经或两者皆有之； 有服用达那唑、雄激素孕激素、吩噻嗪、苯妥英、二氮嗪、米诺地尔的药物史；环孢素也可引起多毛症
迟发性先天性肾上腺增生	通常在出生时或婴儿期出现，但非典型的21α-羟化酶缺陷可以发生于青春期前； 促肾上腺皮质激素注射后，17α-羟基孕酮>1 000ng/dl； 11β-羟化酶缺陷较少见
卵泡膜细胞增殖症	黄素化卵泡膜细胞的睾酮合成增加
卵巢肿瘤	好发于老年，血清睾酮通常>150ng/dl~200ng/dl
肾上腺肿瘤	癌症可能伴有或不伴有库欣综合征，DHEAS通常为800μg/dl
绝经后胰岛素抵抗综合征	常伴有黑棘皮病，继发于雌激素-雄激素比例的改变

DHEAS：硫酸脱氢表雄酮。

（2）体格检查：

① 确认并量化患者雄激素依赖区域增加的毛发。

② 检查判断患者是否有男性化的体征，如阴蒂增大、声音深沉、额秃发、肌肉量增加、女性身体特征消失。

③ 检查判断患者是否有库欣综合征的体征，如出现皮纹、皮肤变薄或者皮肤瘀斑。

④ 检查患者的身体特征，如身高、体重和BMI，多囊卵巢综合征的女性通常情况下较肥胖。

⑤ 检查患者是否有溢乳，任何乳房分泌物均提示高催乳素血症，此时应检测血清催乳素水平。

⑥ 对患者的腹部和盆腔进行检查，这些检查可用于排查是否有雄激素生成肿瘤。

2.5 实验室检查（图6-10）

（1）血清雄激素：多毛症的女性患者体内雄激素生成常增加，最常增加的激素是睾酮。检查血清总睾酮有助于筛查分泌睾酮的肿瘤，而血清游离睾酮可十分敏感的检测小幅增加的睾酮。当患者处于高雄激素血症或高胰岛素血症（多囊卵巢病患者）时，体内睾酮载体蛋白、性激素结合球蛋白合成受抑制，此时即使总睾酮正常，游离睾酮也可能因血清结合力下降而升高。如果怀疑患者有分泌雄激素的肾上腺肿瘤时，应该检测其血清DHEAS。

（2）血清催乳素：如患者月经不规律，应检测其血清催乳素，以筛查其是否患有高催乳素血症。

（3）血清LH：多囊卵巢综合征患者血清LH升高，而FSH正常或减少。

（4）17-羟孕酮（17α-OHP）对早发性多毛症、高钾血症或有先天性肾上腺皮质增生症家族史的女性应判断其是否为非典型的21-羟化酶缺陷症。临床中大多数人血清17α-羟孕

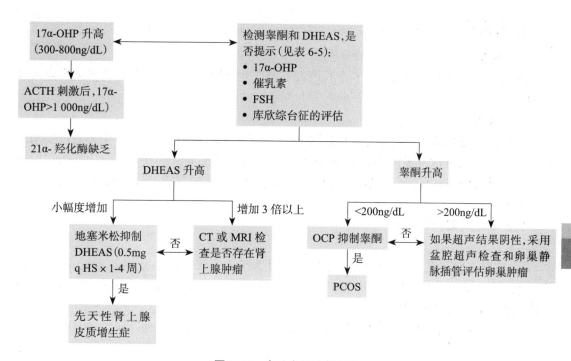

图 6-10　多毛症的诊断流程
17α-OHP：17α- 羟孕酮；DHEAS：硫酸脱氢表雄酮；FSH：卵泡刺激素；OCP：口服避孕药

酮可能会轻度升高，夜间 17α- 羟孕酮也常升高，同时 17α- 羟孕酮可随月经周期变化，在排卵期时增加。卵泡早期检测晨时 17α- 羟孕酮，如果浓度 >300ng/ml，则强烈提示患者患有 21- 羟化酶缺陷症，可通过 ACTH 刺激试验进一步确认诊断，此时患者对 ACTH 的反应强烈。

（5）地塞米松抑制试验　血液循环中的睾酮来自卵巢和肾上腺以及睾酮的前体（雄烯二酮、DHEA、DHEAS）。地塞米松会抑制肾上腺产生雄激素，它抑制肾上腺的能力大于抑制卵巢的能力。如此时患者肾上腺分泌雄激素能力受抑制，说明此时体内大部分雄激素是由肾上腺产生的，表明患者可能患有先天性肾上腺皮质增生。而如果患者体内 DHEAS 的水平未受到抑制，则强烈表明患者体内可能存在有分泌雄激素的肾上腺肿瘤。

2.6　影像学检查（见图 6-10）

当血清 DHEAS 明显升高时，建议采用肾上腺 CT 扫描检测分泌雄激素的肾上腺肿瘤。当怀疑患者患有多囊卵巢或分泌雄激素卵巢肿瘤时，应进行经阴道的盆腔超声检查。

参考文献

Barbieri RL, Ehrmann DA. Evaluation of women with hirsutism. In: Rose B, (ed). *UpToDate*, Waltham, MA: UpToDate, Inc.; 2009.

Barbieri RL, Ehrmann DA. Pathogenesis and cause of hirsutism. In: Rose B, (ed). *UpToDate*, Waltham, MA: UpToDate, Inc.; 2009.

Khan F, Sachs H, Pechet L, et al. *Guide to Diagnostic Testing*. Philadelphia, PA: Lippincott Williams & Wilkins; 2002.

3. 乳溢症

3.1 定义

乳溢症是指没有妊娠或产后 6 个月内没有哺乳的女性的乳房持续排出乳液或乳液样分泌物。

3.2 概述

乳溢症需要与乳头溢液区分，乳溢症通常表现为双侧乳头溢液，累及多个导管。如果液体为绿色、黄色、血性或多种颜色的，临床医生应该寻找乳头溢液的其他原因。当肉眼检查不能鉴别乳头溢液，可以利用显微镜镜检。乳液中含有丰富的脂质，因此脂肪染色对乳溢症的诊断非常敏感。

3.3 常见病因（表 6-6）

（1）生理原因：

① 长期哺乳或重新激活乳腺导致的乳溢：此为绝大多数乳溢症的病因，此时，患者的催乳素水平、月经与生育能力都是正常。孕早期自发性流产、治疗性流产或宫外孕都会导致重新激活乳腺怀孕相关的哺乳。

② 胸壁疾患：较罕见，手术如乳房切除术、外伤、浸润性肿瘤和带状疱疹急性期导致

表 6-6　溢乳的病因

生理性因素	代谢和内分泌疾病
• 过度刺激乳房或穿紧身衣	• 肾上腺增生或肾上腺癌
• 产后哺乳或重新激活	• 甲状腺功能减退或亢进
• 应激、手术、静脉穿刺	• 肝脏疾病
• 性交	• 慢性肾功能衰竭
• 假孕	• 席汉综合征
病理性因素	• 排卵障碍（如多囊卵巢综合征、希弗二氏综合征）
垂体疾患	
• 催乳素瘤	• 特发性溢乳和闭经
• 垂体血管肉瘤	**胸壁病变**
• 肢端肥大症	**异位催乳素生成**
• 库欣病	• 支气管癌
• 空蝶鞍综合征	• 肾细胞癌
• 垂体柄横断或压迫（术后、外伤、肿瘤）	**药物因素**
中枢神经系统和下丘脑疾病	• 抗抑郁药（如三环类、单胺氧化酶抑制剂，选择性 5-HT 再摄取抑制剂）
• 颅咽管瘤	• 神经阻滞剂（如吩噻嗪类和丁酰苯类）
• 拉特克囊肿	• 鸦片和毒品
• 异位垂体瘤	• H_2 阻断剂（如甲氰咪胍）
• 脑炎	• 口服避孕药
• 假性脑瘤	• 钙通道阻滞剂（如维拉帕米）
• 下丘脑浸润（如神经胶质瘤，组织细胞增生症，结节病，结核）	• 苯甲酰胺类（如甲氧氯普胺）
• 放射线照射	• α 受体阻滞剂（如利血平、甲基多巴）
	• 可卡因
	• 安非他明
	功能性或特发性的

的胸壁损伤会导致乳溢症,此时可能出现高泌乳素血症。乳液形成的机制目前仍未知,可能是由于从乳房到下丘脑的慢性神经刺激引起的。当无其他原因解释乳溢症时,才可归因于此。

(2) 病理原因:

① 垂体肿瘤:乳溢症患者应最先排查垂体肿瘤。

② 特发性乳溢闭经:此类患者催乳素水平常升高但影像学检查正常,可能是由促黄体激素释放激素(LHRH)受到干扰、下丘脑对催乳素的释放增多,垂体对 LHRH 敏感性增加或由起促性腺激素作用的类固醇激素干扰卵巢作用导致。

③ 无排卵综合征:

a. 希弗二氏综合征:它的特点是乳溢和闭经,一般发生于产后 6 个月及以上没有哺乳且没有垂体肿瘤的女性,其中大约 50% 的患者在几个月内月经可恢复正常,少数可能有隐匿性的垂体微腺瘤,临床症状可能会越来越明显。

b. 多囊卵巢综合征(PCOS):它的特点是肥胖、月经稀发、不孕不育和多毛症,该综合征可能还伴有催乳素水平升高,进而导致溢乳。

④ 内分泌疾病:

a. 甲状腺功能减退引起的乳溢症十分罕见,此时催乳素水平正常或略微升高,治疗甲状腺功能减退可以改善乳溢症。

b. 甲状腺毒症的女性经常发生乳溢,血清催乳素水平正常。此时乳溢症的机制不明确。

c. 库欣综合征和肢端肥大症可能与乳溢有关,但只有出现特殊的症状时才需要对患者进行相关的检查。

⑤ 异位催乳素生成:该疾病十分罕见,诊断时应先排除其他原因。与异位催乳素生成相关的肿瘤包括肾细胞癌和支气管癌。

(3) 药物原因:

① 乳溢症与催乳素水平升高有关:引起催乳素释放的药物,包括阻断多巴胺受体(如神经阻滞剂)或消耗结节漏斗神经元中的多巴胺(如作用于中枢的 α 受体阻滞剂)。所有抗抑郁药均可引起乳溢症,其中选择性 5- 羟色胺再摄取抑制剂(SSRIs)比其他抗抑郁药的作用更明显。

② 与口服避孕药(OCPs)相关的乳溢:使用和停用 OCPs 都会引起乳溢,但是确切机制仍未知。在分娩时突然停用雌激素和黄体酮可以触发乳溢。绝经后使用替代剂量的雌激素与乳溢没有关系。

3.4 临床表现

乳溢症的鉴别诊断范围较广,其主要目标是筛查垂体腺瘤或其他占位性病变导致的乳溢。

(1) 询问其相关病史:

① 问询其月经和生育史:怀孕,包括异位妊娠以及产后都会发生乳溢;高泌乳素血症可导致低雌激素血症,伴闭经和受孕障碍,催乳素水平越高,月经周期越紊乱;男性乳溢是一种病理现象,应对患者积极检查评估,判断是否患有垂体腺瘤和性腺功能减退症。

② 问询其用药史。

③ 问询其是否有胸壁手术、外伤或带状疱疹的病史。

(2) 进行体格检查(图 6-11):

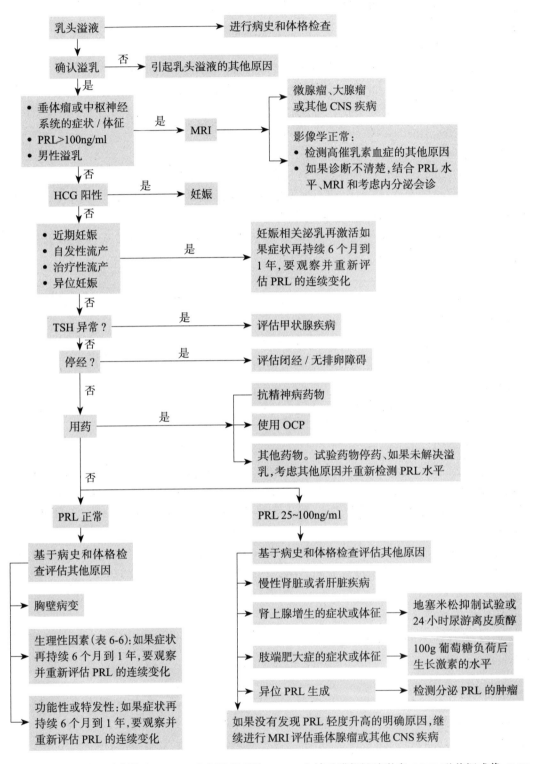

图 6-11 乳腺溢液的诊断检查。CNS,中枢神经系统;HCG,人绒毛膜促性腺激素;MRI,磁共振成像;OCP,口服避孕药;PRL,催乳素;TSH:促甲状腺激素。

① 进行眼部检查：检查患者视力、视野和颅神经，评估其是否有垂体疾病的症状，如颅神经病变（如第Ⅲ、Ⅳ或Ⅵ对颅神经）、视野缺陷（如双颞侧偏盲、视交叉、视神经压迫）或头痛等。

② 进行乳房和胸壁检查：确认其是否有乳溢发生；触诊肿块，伤疤和皮疹。无论是否进行乳房或乳头刺激检查，均应检测内分泌的指标。

③ 进行皮肤检查：注意患者是否有异常的皮肤纹理（如黏液水肿）、皮纹、色素沉着或多毛症。

④ 进行内分泌检查：评估患者是否有甲状腺功能减退症、库欣综合征（皮纹、水牛背和向心性肥胖）和肢端肥大症的内分泌表现。如患者有体温异常、口渴和食欲调节异常，则提示其可能患有下丘脑疾病。

⑤ 进行骨盆检查：检查卵巢和子宫大小，寻找闭经和无排卵的原因。

3.5 实验室检查

（1）血清催乳素：睡眠、剧烈运动、偶尔心理和生理压力、强烈的乳房刺激和高蛋白食物都可使催乳素分泌轻度增加。因此，在确诊高催乳素血症之前先排除患者催乳素水平是否仅为轻度升高。催乳素水平中度升高时，即使没有明确的高催乳素血症的原因或患者目前也无明显垂体和中枢神经系统（CNS）的症状和体征，也应先排查患者是否患有肿瘤。实验室检查结果提示血浆催乳素水平正常或降低，但临床又强烈怀疑高催乳素血症的患者，应对其送检样本进行稀释。

（2）β-HCG：检测 β-HCG，有助于排除因怀孕引起的乳溢。

（3）血清 TSH：检测血清 TSH，有助于评估患者是否存在甲状腺功能亢进或者甲状腺功能减退症。

（4）排除常见的病因后，当病史和体格检查有倾向时，应考虑某些较不常见的内分泌疾病，如库欣综合征和肢端肥大症。

3.6 影像学检查

高分辨率的 CT 扫描或 MRI 有助于垂体肿瘤的定位。

参考文献

Golshan M, Iglehart D. Nipple discharge. In: Rose B, (ed). *UpToDate*, Waltham, MA: UpToDate, Inc.; 2009.

Khan F, Sachs H, Pechet L, et al. *Guide to Diagnostic Testing*. Philadelphia, PA: Lippincott Williams & Wilkins; 2002.

Snyder PJ. Causes of hyperprolactinemia. In: Rose B, (ed). *UpToDate*, Waltham, MA: UpToDate, Inc.; 2009.

Snyder PJ. Clinical manifestations and diagnosis of hyperprolactinemia. In: Rose B, (ed). *UpToDate*, Waltham, MA: UpToDate, Inc.; 2009.

4. 男性性腺功能减退症 *

4.1 定义

男性性腺功能减退症是指一个或两个睾丸的功能的下降（精子生成和／或睾酮合成减

---

* 由 Charles R. Kiefer 博士提交。

表6-7　原发性与继发性男性性腺功能减退症的实验室诊断和病因学分析

检查项目	结果	病因
性腺功能减退（睾丸产物）		
血清总睾酮	低	低
和/或		
精子浓度	减少	减少
性腺功能低下的原因（睾丸损伤 vs 垂体或下丘脑疾病）		
LH & FSH	升高	睾丸疾病或损伤（原发性性腺功能减退症）
	不升高	垂体或下丘脑疾病（继发性性腺功能减退症）

少），根本原因是睾丸疾病或睾丸损伤（原发性性腺功能减退症）或者垂体或下丘脑疾病（继发性性腺功能减退症）。

4.2　临床表现

青春期后，男性性腺功能减退症的早期表现为精力和性欲减少，而后期表现包括雄激素依赖区毛发生长减少、肌肉量和骨密度减少。同时也应考虑年龄或生理因素的影响。

（1）婴儿期的临床表现包括两性生殖器或隐睾症（正常情况下回缩的睾丸在出生的第一年会下降到阴囊内）。出生时阴囊较小常提示产妇妊娠晚期时体内缺乏促性腺激素释放激素。

（2）大部分青少年性腺功能减退症患者的临床表现是在青春期时未能正常发育，因为此时患者的血清睾酮水平降低、LH（促黄体激素）和（或）FSH（促卵泡激素）浓度正常或偏低。如果只是青春期延迟，激素水平可自发性回复正常。但临床上，青少年性腺功能减退常为继发性，且青春期延迟时间越长，性腺功能减退的病因为继发性的可能性越大。

（3）在严重肥胖（BMI>40）的患者中，继发性性腺功能减退症可能与血清性激素结合蛋白浓度降低并存。

（4）在老年男性衰老的过程，血清总睾酮水平轻微下降，而游离睾酮水平明显下降，80岁时游离睾酮的水平常为20岁时的一半到三分之一。

（5）原发性或继发性男性性腺功能减退症均可根据病因分为先天性和获得性。其中造成原发性先天性男性性腺功能减退症的原因包括克兰费尔特综合征（Klinefelter综合征，［47XXY］）和雄激素合成障碍；而造成原发性获得性男性性腺功能减退症的原因包括感染（如流行性腮腺炎、睾丸炎）、创伤、化疗或放疗。造成继发性先天性男性性腺功能减退症的原因包括卡尔曼综合征（Kallmann综合征）、垂体功能减退症和特发性性腺功能减退症；而造成继发性获得性男性性腺功能减退症的原因包括垂体或下丘脑的肿瘤、高泌乳素血症和颅底外伤。

4.3　实验室检查

（1）男性性腺功能减退症常根据血清睾酮的浓度进行诊断，血清睾酮的浓度较低提示患者可能存在男性性腺功能减退症。血清总睾酮（游离睾酮和与蛋白结合的睾酮）常准确反映了睾酮的分泌水平。检测游离睾酮浓度时应考虑肥胖（睾酮与蛋白的结合降低）或衰老（蛋白质结合力轻微增加）的影响，而采集年轻男性血清时应该考虑该激素的昼夜变化，其在上午8点浓度最高而晚上8点时浓度最低（此时睾酮浓度约为最大值的70%）。如果上午8点进行首次检测,其检测值较低或处于临界时,抑或与临床表现不相符,则需要重复测量。如果患者睾酮水平正常,而其又存在不孕不育,则应进一步进行精液检查。

(2) 如果患者睾酮水平正常但精子数量少,那么应该检测其促性腺激素水平。如果患者 LH 水平正常而 FSH 水平升高,常提示生精小管损伤(睾酮由睾丸间质细胞产生)。

(3) 如果睾酮水平降低或处于临界值,且精子数量较少,此时 LH 和 FSH 的水平可以区分原发性性腺功能减退症和继发性性腺功能减退症。如果促性腺激素高于正常值,提示原发性性腺功能减退症。如果促性腺激素水平正常或偏低,则提示继发性性腺功能减退症。

(4) 表 6-7 总结了性腺功能减退症的诊断方法和原发性与继发性性腺功能减退症的实验室鉴别诊断。

参考文献

Nachtigall LB, Boepple PA, Pralong FP, et al. Adult-onset idiopathic hypogonadotropic hypogonadism—a treatable form of male infertility. *N Engl J Med*. 1997;336:410–415.

Smyth CM, Bremner WJ. Klinefelter syndrome. *Arch Intern Med*. 1998;158:1309–1314.

Bremner WJ, Vitiello MV, Prinz PN. Loss of circadian rhythmicity in blood testosterone levels with aging in normal men. *J Clin Endocrinol Metab*. 1983;56:1278–1281.

Giagulli VA, Kaufman JM, Vermeulen A. Pathogenesis of the decreased androgen levels in obese men. *J Clin Endocrinal Metab*. 1994;79:997–1000.

Mingrone G, Greco AV, Giancaterini A, et al. Sex hormone-binding globulin levels and cardiovascular risk factors in morbidly obese subjects before and after weight reduction induced by diet or malabsorptive surgery. *Atherosclerosis*. 2002:161:455–462.

Deslypere JP, Vermeulen A. Leydig cell function in normal men: effect of age, life-style, residence, diet, and activity. *J Clin Endocrinol Metab*. 1984;59:955–962.

第五节 垂 体 疾 病

1. 垂体功能减退症

1.1 定义

垂体功能减退症是由垂体或下丘脑功能障碍引起一种或多种垂体激素缺乏的疾病。全垂体功能减退症是指所有垂体前叶激素缺乏。如果合并下丘脑疾病则会引起抗利尿激素的缺乏。

1.2 概述

垂体功能减退症的患病率为 46/10 万,发病率 4/10 万人 / 年。

1.3 病因

垂体肿瘤和其他肿瘤是获得性垂体功能减退症最常见的原因。

(1) 垂体疾病:

① 肿块:包括垂体腺瘤、垂体囊肿、淋巴细胞性垂体炎、转移癌和其他病变。

② 垂体切除术后或放射治疗后

③ 浸润性疾病

a. 遗传性血色病累及垂体时,离子沉积在垂体细胞中,导致激素缺乏。

b. 淋巴细胞性垂体炎与妊娠有关,常发生于产后。早期特点是垂体肿大和淋巴细胞浸润,后期是垂体细胞破坏。患者的典型症状是头痛,疼痛的强度与病变的大小以及垂体功能减退的程度不成比例。

④ 垂体梗死(希恩综合征):患者常有严重产后出血导致低血压、输血的病史,分娩后第一天或几周内出现嗜睡、厌食、体重减轻和无乳汁分泌等严重的垂体功能减退症的症状。

⑤ 垂体卒中:垂体突然出血称为垂体卒中,出血常发生在垂体腺瘤中,临床表现为突发性头痛、颅神经缺损、视野缺损和垂体功能减退症。

⑥ 空蝶鞍综合征:空蝶鞍是指蝶鞍扩大而没有完全充满垂体组织。

a. 原发性空蝶鞍是由先天性鞍膈缺损引起的。

b. 继发性空蝶鞍是由手术、放疗或肿瘤梗死引起的。

⑦ 遗传缺陷:编码垂体前叶细胞分化所必需的转录因子的基因突变,导致一种或多种垂体激素的先天性缺陷。

(2) 下丘脑疾病

① 肿块:包括原发性良性肿瘤(颅咽管瘤)以及转移癌(如肺癌、乳腺癌)。

② 下丘脑放射性治疗史:常与脑瘤和鼻咽癌的放射治疗相关。

③ 浸润性疾病:结节病和朗格汉斯细胞增生症会引起垂体前叶激素的缺乏。

④ 感染:最常见的是结核性脑膜炎。

⑤ 颅底骨折或头部外伤。

1.4 临床表现

任何中位线损伤、垂体和(或)下丘脑肿瘤的患者都应怀疑有垂体功能减退症。症状主要是由 TSH、ACTH、生长激素或促性腺激素缺乏引起的靶腺体(即甲状腺、肾上腺、性腺)功能障碍,如果存在肿瘤,也可能出现相关的局部症状(即头痛、视力障碍)。垂体卒中的症状更为剧烈。

1.5 实验室检查

(1) ACTH 和皮质醇:

① ACTH 的基础分泌值:血清皮质醇应该在上午 8 点和 9 点之间测量,血清皮质醇值 ≤3μg/dl 强烈提示皮质醇缺乏,而在患有垂体或下丘脑疾病的患者中则提示 ACTH 的缺乏。皮质醇值 ≥18μg/dl 表明 ACTH 的基础分泌是充足的。持续重复测量的分泌值在 3μg/dl 和 18μg/dl 之间,是评估 ACTH 储备的指标。

② ACTH 储备。

a. 甲吡酮试验:在皮质醇合成的最后步骤中,美替拉酮通过抑制 CYP11B1(11β- 羟化酶,P450c11)阻断 11- 脱氧皮质醇转化为皮质醇,导致了皮质醇的快速下降和血清 11- 脱氧皮质醇的增加。甲吡酮测试可以作为隔日单剂量测试或 2~3 天的测试。患者应该在上午 8 点检测皮质醇和 11- 脱氧皮质醇。正常情况下,上午 8 点血清 11- 脱氧皮质醇浓度为 7μg/dl~22μg/dl,血清皮质醇的浓度 <5μg/dl,此时甲吡酮阻断力是足够的,甲吡酮的代谢是正常的。而当血清 11- 脱氧皮质醇浓度 <7μg/dl,皮质醇的浓度降低时,表明肾上腺功能不全。

b. 胰岛素耐量试验(胰岛素诱导低血糖试验):患者静脉注射 0.1U/kg 常规胰岛素,在注射后 15、30、60、90 和 120 分钟时检测其葡萄糖和皮质醇浓度。如果葡萄糖水平降低至 35mg/dl~40mg/dl,皮质醇应该增加至 >18μg/dl。若皮质醇水平降低,常提示患者患有继发于垂体功能减退症的肾上腺皮质功能不全。该试验全程需密切观察患者是否出现低血糖,对于心脏或神经功能障碍患者该试验较危险。

c. ACTH 兴奋试验:替可克肽是人工合成的 ACTH,它具有天然 ACTH 的完整生物学效力,是皮质醇和醛固酮分泌的快速刺激剂。不同的基础疾病对 ACTH 的反应不同,对于患有 ACTH 分泌不足的垂体功能减退症合并继发性肾上腺功能不全的患者,如果给予足够长的时间,其正常的肾上腺应该对最大刺激浓度的外源性 ACTH 有反应,该反应可能低于正常受试者,并由于内源性 ACTH 的长期低刺激引起肾上腺萎缩使得初始反应速度较慢。而如果患者存在原发性肾上腺功能不全,内源性 ACTH 分泌升高,此时肾上腺应对外源性 ACTH 没有反应。

(2) TSH:

① 基础功能:FTI 或游离 T4 降低而 TSH 没有明显升高,提示继发性甲状腺功能减退症。该试验前应排除能够减少甲状腺激素结合的药物影响,如苯妥英钠,双水杨酯或高剂量阿司匹林,患者还应该停用糖皮质激素。

② TRH 试验:静脉注射 TRH(200μg~500μg),收集三管血液用于血清 TSH 检测(TRH 注射前立即检测一次,TRH 注射后 15 分钟和 30 分钟各检测一次)。正常情况下,血清 TSH 从 2μU/ml~3μU/ml 的基础水平开始显著升高。继发性(垂体)甲状腺功能减退症中降低的 TSH 不增加。峰值延迟提示下丘脑功能障碍而不是垂体,但此试验特异性相对不强。

(3) 促性腺激素:

① 绝经后妇女 FSH 和 LH 水平降低或者男性睾酮减少,常提示促性腺激素缺乏症。

② 促性腺激素释放激素(GnRH)试验:静脉注射 GnRH(100μg),在 0、30 和 60 分钟检测 LH 和 FSH,正常情况下 LH 应增加 10IU/L、FSH 增加 2IU/L。

(4) 抗利尿激素:

① 血清钠的基础值,渗透压和尿渗透压:血清钠增加和血清渗透压增高出现低渗尿液提示尿崩症,应收集 24 小时尿液检测总体积和尿比重。

② 禁水试验:当患者在外源性抗利尿激素的刺激下,无法浓缩尿液,这种情况可以诊断其为中枢性尿崩症。

1.6 影像学检查

(1) 首选 MRI(T1、T2 +/– 钆)评估垂体、下丘脑和垂体柄。

(2) 可选用高分辨率 CT 检测垂体窝薄切片。

参考文献

Khan F, Sachs H, Pechet L, et al. *Guide to Diagnostic Testing*. Philadelphia, PA: Lippincott Williams & Wilkins; 2002.

Snyder PJ. Causes of hypopituitarism. In: Rose B, (ed). *UpToDate*, Waltham, MA: UpToDate, Inc.; 2009.

Snyder PJ. Clinical manifestations of hypopituitarism. In: Rose B, (ed). *UpToDate*, Waltham, MA: UpToDate, Inc.; 2009.

Snyder PJ. Diagnosis of hypopituitarism. In: Rose B, (ed). *UpToDate*, Waltham, MA: UpToDate, Inc.; 2009.

2. 垂体肿瘤

2.1 定义

垂体肿瘤是指垂体腺中的新生物。不论其大小或引起的症状,均称其为垂体肿瘤。

2.2 概述

垂体腺瘤是鞍区肿块最常见的原因,大多数肿瘤均为良性。

2.3 分类

(1) 功能性垂体瘤

① 分泌生长激素的肿瘤

② 分泌催乳素的肿瘤

③ 分泌 ACTH 的肿瘤

(2) 无功能性垂体瘤

① 非分泌性的垂体腺瘤

② 转移瘤(乳腺和肺是最常见的原发部位)

③ 其他脑部肿瘤,如颅咽管瘤、脑膜瘤和胶质瘤

2.4 临床表现

垂体肿瘤可出现神经症状、与垂体激素分泌不足或分泌过多相关的异常,也可因放射学检查偶然发现。

(1) 症状:

① 功能性垂体瘤症状出现与激素分泌或缺乏相关。

a. 分泌生长激素的肿瘤伴有肢端肥大症的症状。

b. 分泌催乳素的肿瘤伴有溢乳的症状。

c. 分泌 ACTH 的肿瘤伴有库欣综合征的症状。

② 非分泌性肿瘤通常不会出现症状,但可因其过大引起垂体激素分泌不足(如性腺功能障碍、继发性甲状腺功能减退症、肾上腺功能不全、生长障碍、儿童青春期延迟)。

③ 神经系统症状

a. 视觉缺损:视力受损是最常见的症状,由无功能腺瘤导致视力缺损的患者需要医疗协助。视觉障碍是由腺瘤向鞍上扩张延伸引起的,它能引起视交叉的压迫,患者最常见的主诉是颞视野减弱(双颞侧偏盲)。

b. 头痛

c. 复视

(2) 体征:

① 垂体卒中:腺瘤突发性出血会引起剧烈的头痛和复视,通为自发,也可因抗凝剂诱发出血。

② 垂体偶发瘤:影像学检查过程中偶然发现的垂体肿块,需要进一步评估瘤体的大小。偶发的微腺瘤是指直径 <10mm 的肿瘤。微腺瘤患者应该进行高激素分泌的临床评估以及检测临床上怀疑过度分泌的化学物质,如果没有激素过度分泌的临床症状,应该检测血清催乳素水平。当确认大腺瘤(直径≥10mm)存在时,则应检查激素水平以评估整体垂体的功能并进行常规的视野检查。

2.5 实验室检查(图6-12)

(1) 血清催乳素 >200ng/ml 通常提示催乳素瘤,但也应考虑其他原因,如怀孕、哺乳期、压力、服用多巴胺受体拮抗剂(如精神安定药、甲氧氯普胺)、原发性甲状腺功能减退症和肾功能衰竭。如果催乳素浓度在 20ng/ml~200ng/ml 之间,患者可能患有催乳素腺瘤或其他任何的蝶鞍肿块。如果肿瘤的体积巨大而催乳素仅轻微升高,说明肿瘤并不是催乳素瘤,而是肿瘤压迫了垂体柄以及多巴胺抑制催乳素分泌功能的丧失。

(2) 血清胰岛素样生长因子Ⅰ(IGF-Ⅰ)是诊断肢端肥大症和生长激素分泌肿瘤的最佳检测指标。IGF-I 水平需要根据年龄和性别进行校正。对于诊断未明的患者,可以检测口服葡萄糖后的血清生长激素。由于生长激素的分泌是偶发性的,在焦虑、运动、急性疾病、慢性肾衰竭和糖尿病时均会升高,因此随机对生长激素进行测定是不可靠的。

(3) 采用定量检测 24 小时尿液游离皮质醇或午夜唾液皮质醇试验诊断库欣病。

(4) 检测 LH、FSH、男性检测睾酮、女性检测雌二醇。

(5) 检测 TSH 和游离 T4 评估甲状腺功能。

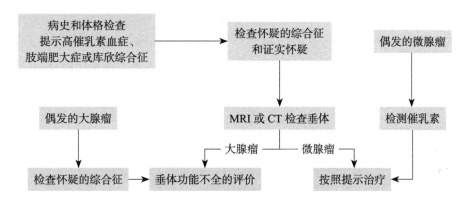

图 6-12　垂体肿瘤的诊断流程

参考文献

Khan F, Sachs H, Pechet L, et al. *Guide to Diagnostic Testing*. Philadelphia, PA: Lippincott Williams & Wilkins; 2002.

Kronenberg HM, Melmed S, Polonsky KS, et al. *Williams Textbook of Endocrinology*, 11th ed. Philadelphia, PA: Saunders, Elsevier Inc.; 2008.

Snyder PJ. Causes, presentation and evaluation of sellar masses. In: Rose B, (ed). *UpToDate*, Waltham, MA: UpToDate, Inc.; 2009.

Snyder PJ. Clinical manifestations and diagnosis of gonadotroph and other clinically nonfunctioning adenomas. In: Rose B, (ed). *UpToDate*, Waltham, MA: UpToDate, Inc.; 2009.

Snyder PJ. Pituitary incidentaloma. In: Rose B, (ed). *UpToDate*, Waltham, MA: UpToDate, Inc.; 2009.

3. 尿崩症

3.1 定义

尿崩症(diabetes insipidus, DI)是一种以排出大量低渗性尿液为特征的疾病。

3.2 常见病因

（1）中枢性尿崩症是由于神经垂体系统无法合成或分泌加压素（抗利尿剂激素，ADH）起的。在完全性中枢性尿崩症中，无法检测到 ADH 的水平，多尿的症状十分严重；在部分性中枢性尿崩症中，ADH 低于正常水平但可以检测到，多尿的症状不太严重。中枢性尿崩症的最常见原因包括：

① 特发性疾病：自身免疫系统可能破坏 ADH 生成细胞，导致了该病的发生。

② 家族性和先天性疾病

③ 原发性或继发性肿瘤：最常见的原因是鞍上和鞍内肿瘤，包括颅咽管瘤和生殖细胞瘤、转移癌（肺癌、乳腺癌）、白血病和淋巴瘤。

④ 浸润性疾病：朗格汉斯细胞增多症患者是中枢性尿崩症的易发人群；其他浸润性疾病包括肉芽肿性病变，如结节病、结核病、梅毒和韦氏肉芽肿病。

⑤ 神经外科手术或者创伤

⑥ 缺氧性脑病

⑦ 室上性心动过速发生后

⑧ 神经性厌食症

（2）肾性尿崩症的特征是肾脏抵抗 ADH 的作用，导致肾脏尿液浓缩能力下降。肾性尿崩症最常见的原因包括：

① 慢性肾功能衰竭：见于慢性肾盂肾炎、镇痛剂肾病或肾硬化

② 其他肾小管间质疾病：如多囊肾病、肾髓质囊性病、镰状细胞病、肾淀粉样变性和舍格伦综合征

③ 双侧尿路梗阻解除后

④ 某些药物的摄入，如锂、西多福韦、膦甲酸、加压素 V2 受体拮抗剂、两性霉素 B、地美环素、异环磷酰胺、氧氟沙星、奥利司他和去羟肌苷

⑤ 妊娠

⑥ 由血管加压素 V2 受体或水孔蛋白 -2 基因突变引起的肾小管遗传性缺陷，患者对血管加压素不能反应。

⑦ 长期钾耗竭和低钾血症（通过恢复正常的钾水平可以逆转病情）

⑧ 长期高钙尿症，通常伴有高钙血症（通过恢复正常的钙水平可以逆转病情）

（3）原发性烦渴症的特征在于水摄入的增加，原因可能是：

① 精神疾病

② 患有影响口渴中枢的下丘脑病变

③ 摄入引起口干和口渴的药物（如硫利达嗪，氯丙嗪，抗胆碱能药物）

3.3 临床表现

尿崩症的主要临床表现为多尿。多尿症定义为成年人尿量超过 3L/d，儿童超过 $2L/m^2$。尿崩症必须与其他类似的泌尿系统疾病区分开来，如尿频、夜尿、尿急和尿失禁，这些疾病与总尿量的增加无关。

多尿症的病因往往从病史可以得到，如发病年龄等。大多数遗传性肾病性尿崩症患者，出生后一周内就表现为严重多尿。在家族性中枢性尿崩症中，出生后一年可出现多尿的症状，有时也在青年时期发病。在成人中，中枢性尿崩症的多尿症状通常是突然发生的，获得

性肾性尿崩症或者原发性烦渴症大多是逐渐发生的。在没有其他导致夜尿原因的情况下（如，50 岁以上男性的前列腺肿大或儿童尿道感染），夜尿症通常是尿崩症的首要症状。多尿症的家族史提示家族性的中枢性和肾性尿崩症。

3.4 实验室检查

（1）检测尿排出量：为了确诊多尿症，可收集患者 24 小时尿液样本并记录其在 24 小时内每次排尿的体积和时间。

（2）血清钠和尿渗透压：血清钠浓度（<137mmol/L）降低以及尿渗透压降低（如当尿渗量 < 血浆渗透压的一半时）通常提示了患者是由原发性多饮而引起体内水过量。

当患者血清钠浓度高于正常值（即 >142mmol/L）提示其患有尿崩症。当尿渗透压低于血浆渗透压时，患者患有尿崩症的可能性更大。血清钠浓度正常对诊断尿崩症没有帮助，但当尿渗透压超过 600mOsm/kg 时，则可排除患者患尿崩症的可能性。出生后第一年出现高钠血症，是儿童遗传性肾病性尿崩症常见的特征。

（3）禁水试验（也称限水试验）：该试验常用于区分尿崩症的类型。不同病因的尿崩症，对禁水试验的反应以及给予去氨加压素后的改变均不同。完全性中枢性尿崩症禁水后尿渗透压常 <200mOsm/kg，而给予 dDAVP 后尿渗透压显著升高（超过 100%）。部分性中枢性尿崩症禁水后尿渗透压约为 200mOsm/kg~800mOsm/kg，而给予 dDAVP 后变化幅度增加（15%~50%）。肾性尿崩症禁水后尿渗透压升高的幅度排第二，仅次于原发性烦渴症进水后的尿渗透压升高水平（通常 <300mOsm/kg），而给予 dDAVP 后尿渗透压不升高或仅轻度升高。原发性烦渴症禁水后尿渗透压升高（通常高于 500mOsm/kg），但是对 dDAVP 无响应。

较大婴儿或者儿童的禁水试验需要在医院密切的医疗监督下进行，且试验过程中患者体重的减少不应该超过其原始体重的 5%。

不能对怀疑患有遗传性肾病性尿崩症的新生儿或非常年幼的婴儿进行禁水试验。这种情况下首选的诊断性试验是给予 dDAVP 后测量尿液渗透压的基础值和 2 小时内每 30 分钟测定尿液渗透压。如果尿液渗透压在基础值上的增幅不超过 100mOsm/kg，即可以诊断为肾病性尿崩症，同时应采集患者的 DNA 样本进行突变分析。

（4）血浆 ADH 检测：当禁水试验的结果不明确时，可进行血浆 ADH 分析。收集禁水前患者的血浆标本以及禁水之后（ADH 给药之前）患者的血浆标本检测 ADH。中枢性尿崩症患者禁水前血浆的 ADH 水平较低，肾性尿崩症患者 ADH 的水平较高，而原发性烦渴症的血浆 ADH 正常或者降低。若尿液渗透压升高可引起血浆 ADH 升高，则可排除患者患有中枢性尿崩症。如果尿渗透压升高且血浆 ADH 升高，则可以排除肾源性尿崩症。

（5）应区分溶质性利尿与尿崩症：溶质性利尿是多尿症的一种形式，是由于大量可被肾小球过滤的、不可吸收的溶质进入肾小管所致。临床上最常见的溶质性利尿是糖尿病中的糖利尿。溶质性利尿的尿液渗透压通常在 300mOsm/kg 以上，与尿崩症中水利尿排出的稀释尿相反。水利尿的总溶质排泄量（以 24 小时尿液的尿渗透压和体积计算）是正常的（600mOsm/d~900mOsm/d），而溶质性利尿时总溶质排泄量显著增加。

参考文献

Bichet DG. Clinical manifestations and causes of central diabetes insipidus. In: Rose B, (ed). *UpToDate*, Waltham, MA: UpToDate, Inc.; 2009.

Bichet DG. Clinical manifestations and causes of nephrogenic diabetes insipidus. In: Rose B, (ed). *UpToDate*, Waltham, MA: UpToDate, Inc.; 2009.

Bichet DG. Diagnosis of polyuria and diabetes insipidus. In: Rose B, (ed). *UpToDate*, Waltham, MA: UpToDate, Inc.; 2009.

Khan F, Sachs H, Pechet L, et al. *Guide to Diagnostic Testing*. Philadelphia, PA: Lippincott Williams & Wilkins; 2002.

Kronenberg HM, Melmed S, Polonsky KS, et al. *Williams Textbook of Endocrinology*, 11th ed. Philadelphia, PA: Saunders, Elsevier Inc.; 2008.

4. 抗利尿激素分泌失调综合征

4.1 定义

抗利尿激素分泌失调综合征(syndrome of inappropriate antidiuretic hormone secretion, SIADH)是 ADH 释放失调的疾病。当血浆 ADH 水平升高以及垂体后叶生理性分泌 ADH 被抑制时,常导致 SIADH。

4.2 概述

SIADH 是血容量正常性低钠血症最常见的原因,也是临床上低渗最常见的原因。在临床上所有低渗患者中,SIADH 占 20%~40%。

4.3 常见病因

(1) 肿瘤:小细胞肺癌常异位产生 ADH,偶见其他肺部肿瘤异位产生 ADH。异位 ADH 也可见于胰腺癌、十二指肠癌、前列腺癌和头颈部肿瘤,但发生率较低。

(2) 中枢神经系统疾病:许多中枢神经系统疾病如中风、出血、感染、创伤和精神疾病等均可造成 ADH 释放的增加。

(3) 药物:多种药物可引起 SIADH,如抗肿瘤药物(长春新碱、环磷酰胺)、抗抑郁药(阿米替林、吩噻嗪)、5-羟色胺再摄取抑制剂(氟西汀、舍曲林)、氯磺丙脲、卡马西平、奥卡西平和氯贝丁酯。

(4) 肺部疾病:传染性疾病,如肺结核、细菌性和病毒性肺炎、曲霉菌病和脓胸可引起 SIADH;哮喘、肺不张、急性呼吸衰竭和气胸偶尔会出现类似的反应。

(5) HIV 感染。

(6) 大手术:腹部或胸部的大手术常与 ADH 短暂性分泌过多相关。

(7) 激素缺乏症:肾上腺皮质功能不全和甲状腺功能减退症都可能与低钠血症以及 SIADH 相关,可通过激素替代治疗纠正。

(8) 特发性的:部分患者似乎存在特发性 SIADH,在老年人中发病率较高。

4.4 临床表现

SIADH 的特征性表现是低渗。低渗性的临床表现主要是广泛的神经系统症状,轻度包括某些非特异性症状(如头痛、恶心),严重时可见某些典型神经症状(如定向障碍、意识错乱、昏迷、局灶性神经功能缺损和癫痫),这种复杂的神经症状被称为低钠性脑病;非神经系统症状相对少见。

临床上患者的血容量通常正常的,未出现血容量不足的迹象(静态立位平衡、心动过速、皮肤浮肿减少、黏膜干燥)或者血容量不足的临床表现(皮下水肿、腹水)。

4.5 实验室检查

（1）血浆渗透压降低

（2）低钠血症

（3）尿渗透压升高（超过 100mOsm/kg，通常超过 300mOsm/kg）

（4）尿钠浓度增加（通常超过 40mmol/L）

（5）血尿素氮（BUN）与血尿酸浓度降低

（6）血清肌酐浓度相对正常

（7）酸 - 碱平衡和钾离子水平正常

（8）应明确肾上腺功能不全和甲状腺功能减退等疾病的原因，相关的 SIADH 可以通过激素替代来纠正。

（9）目前，血浆 ADH 水平在诊断 SIADH 中的作用非常有限，原因如下。首先，SIADH 中升高的 ADH 一般维持在正常参考范围内，异常只是相对于血浆渗透压而言的；其次，目前临床上对 ADH 的分析方法无法检测 10%~20% SIADH 患者中 ADH 的升高；第三，大部分血容量不足的疾病都与血浆 ADH 水平升高有关，故无法将其与 SIADH 区分。

参考文献

Kronenberg HM, Melmed S, Polonsky KS, et al. *Williams Textbook of Endocrinology*, 11th ed. Philadelphia, PA: Saunders, Elsevier Inc.; 2008.

Rose BD. Pathophysiology and etiology of the syndrome of inappropriate antidiuretic hormone secretion (SIADH). In: Rose B, (ed). *UpToDate*, Waltham, MA: UpToDate, Inc.; 2009.

Sterns RH. Evaluation of the patient with hyponatremia. In: Rose B, (ed). *UpToDate*, Waltham, MA: UpToDate, Inc.; 2009.

第六节　甲状旁腺疾病与矿物质的代谢

1. 甲状旁腺功能亢进

1.1 定义

原发性甲状旁腺功能亢进症是甲状旁腺中甲状旁腺激素（parathyroid hormone，PTH）自主分泌过多引起的疾病。罹患继发性甲状旁腺功能亢进症的慢性终末期肾病患者会出现磷酸盐滞留、维生素 D 活化不足和慢性低血钙等临床症状，因此会引发伴随 PTH 代偿性分泌的甲状旁腺代偿性增生。本章节仅着重讲述原发性甲状旁腺功能亢进症的相关内容。

1.2 概述

原发性甲状旁腺功能亢进症常发生于无症状的高血钙患者，发病率约为 1/1 000。原发性甲状旁腺功能亢进症可于任何年龄段起病，但是大多数患者均在 45 岁以上。

1.3 常见病因

原发性甲状旁腺功能亢进症与其他原因引起高钙血症有所不同，因为前者血清 PTH 的浓度会升高。

（1）甲状旁腺腺瘤是甲状旁腺功能亢进最常见的病因，约占所有甲状旁腺功能亢进的 90%。大多数患者均为增生的单个腺体上出现单个腺瘤，其余腺体通常是正常的。

（2）甲状旁腺增生约占甲状旁腺功能亢进的 6%，常累及甲状旁腺的四个腺体，可以独立发生或作为某些综合征的一部分，如多发性内分泌瘤综合征 1 型或 2 型（MEN 综合征）或者家族性甲状旁腺功能亢进症。

（3）甲状旁腺癌导致的甲状旁腺功能亢进较为罕见，仅占甲状旁腺功能亢进的 1%~2%。甲状旁腺癌的诊断需有邻近结构的局部侵袭、淋巴结转移或远隔器官转移。

（4）家族性低尿钙高血钙症是由甲状旁腺和肾脏的钙敏感受体的失活性突变引起，其特点是患者有高钙血症的家族史、发病年龄小、无症状或并发症，其中 90% 患者尿钙排泄量低、钙 / 肌酐（Ca/Cr）清除率 <0.01，这些患者的 PTH 浓度正常或仅轻微升高。

1.4　临床表现

有以下症状的患者应该怀疑其是否患有原发性甲状旁腺功能亢进症：

（1）血清钙水平升高，对持续多年升高的患者，应更加警惕其是否患有原发性甲状旁腺功能亢进症

（2）肾结石

（3）代谢性酸中毒

（4）原因不明的骨质疏松、骨痛和病理性骨折

（5）纤维囊性骨炎，其特征是指骨桡侧骨膜下吸收、锁骨远端逐渐变细、颅骨呈现"盐和胡椒征"、骨囊肿和长骨棕色瘤。

1.5　实验室检查

原发性甲状旁腺功能亢进症的诊断主要依据患者 PTH 增加且血清钙升高（图 6-13）。

（1）血清钙的检测：对于单次血清钙浓度的升高，应重复检测血清钙的浓度，以确认高钙血症。检测项目包括血清总钙浓度和钙离子浓度，检查前患者应该停用口服钙和维生素 D 补充剂。

（2）PTH 的检测：约 80%~90% 的原发性甲状旁腺功能亢进患者 PTH 升高。其余患

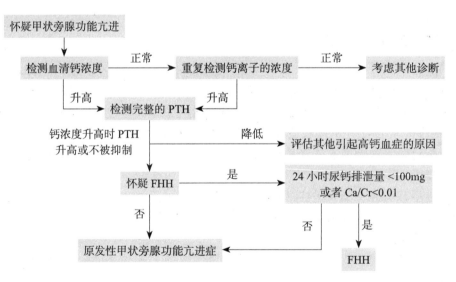

图 6-13　原发性甲状旁腺功能亢进症诊断流程
Ca/Cr：钙 / 肌酐；FHH：家族性低尿钙高血钙症；PTH：甲状旁腺激素。

者的 PTH 正常或仅轻度升高,但此时 PTH 的升高水平与血清钙的升高水平不相符。在非 PTH 介导的高钙血症中,完整型的 PTH <25pg/ml。检测完整型 PTH 时未能检测到甲状旁腺激素相关蛋白(PTHrP),该蛋白是引发癌症相关高钙血症的体液因素。

(3)尿钙排泄量的检测:当怀疑患者患有家族性低尿钙高血钙症时,应进行 24 小时尿钙定量检测,当患者 24 小时尿钙排泄量 <100mg 以及 Ca/Cr 清除率 <0.01 可以确诊其为家族性低尿钙高血钙症。

(4)对有甲状旁腺功能亢进的家族史或怀疑其为甲状旁腺功能亢进症的多发性内分泌瘤综合征(MEN 综合征)的患者,应对其进行相关疾病(如嗜铬细胞瘤、甲状腺髓样癌等)的评估。

(5)维生素 D 代谢物的检测:与正常人相比,原发性甲状旁腺功能亢进的患者能够将更多的骨化二醇转换为骨化三醇,故患者血清中 1,25- 二羟基维生素 D3(骨化三醇)的浓度可能处于正常上限或者升高。然而,骨化三醇的升高并不特异,因此,确诊原发性甲状旁腺功能亢进通常不需要检测 1,25- 二羟基维生素 D3(骨化三醇)。然而,它有利于区分维生素 D 缺乏引起的 PTH 升高但未出现高钙血症的患者。

1.6 影像学检查

超声检查、锝 99m 甲氧基异丁基异腈显像检测、CT 或 MRI 扫描等定位研究,不能用于确诊原发性甲状旁腺功能亢进症,但通常用于单侧颈部探查与微创手术。

参考文献

Fuleihan GE, Arnold A. Pathogenesis and etiology of primary hyperparathyroidism. In: Rose B, (ed). *UpToDate*, Waltham, MA: UpToDate, Inc.; 2009.

Fuleihan GE, Silverberg SJ. Clinical manifestations of primary hyperparathyroidism. In: Rose B, (ed). *UpToDate*, Waltham, MA: UpToDate, Inc.; 2009.

Fuleihan GE, Silverberg SJ. Diagnosis and differential diagnosis of primary hyperparathyroidism. In: Rose B, (ed). *UpToDate*, Waltham, MA: UpToDate, Inc.; 2009.

Khan F, Sachs H, Pechet L, et al. *Guide to Diagnostic Testing*. Philadelphia, PA: Lippincott Williams & Wilkins; 2002.

Kronenberg HM, Melmed S, Polonsky KS, et al. *Williams Textbook of Endocrinology*, 11th ed. Philadelphia, PA: Saunders, Elsevier Inc.; 2008.

2. 高钙血症

2.1 定义

高钙血症是指患者循环血液中钙化合物的浓度异常增高的疾病。

2.2 概述

高钙血症是一种相对常见的临床表现,当循环中钙含量超过钙的排泄量或者超过其在骨中的沉积量时,就会发生高钙血症。当骨吸收加速、消化道吸收过多以及肾脏钙排泄量减少时可引起高钙血症。甲状旁腺功能亢进症和恶性肿瘤是最常见的高钙血症原因,占高钙血症的 90% 以上。

2.3 常见病因

高钙血症根据骨吸收增加和钙吸收吸收增加,主要分为以下几个大类。

（1）骨吸收增加的疾病

① 原发性甲状旁腺功能亢进症

② 继发性和中枢性甲状旁腺功能亢进症

③ 恶性肿瘤：非转移性实体瘤引起骨吸收增加最常见的原因是分泌 PTHrP，异位产生 PTH 极为罕见。

④ 甲状腺毒症

⑤ 长期卧床

⑥ 佩吉特骨病（变形性骨炎）

⑦ 乳腺癌和骨转移患者使用他莫昔芬

⑧ 维生素 A 增多症

（2）钙吸收增加的疾病

① 钙摄入量增加：钙摄入量增加一般不会引起高钙血症，但当患者合并尿液排泄减少时可引起高钙血症。

② 慢性肾功能衰竭：常发生与用碳酸钙或醋酸钙治疗的患者中，此时钙离子与膳食磷酸盐结合。

③ 乳碱综合征：过量摄入含钙的或碱性的抗酸剂（如碳酸钙或碳酸氢钠）会引起高钙血症、代谢性碱中毒和肾功能衰竭，常发生于过量服用碳酸钙治疗骨质疏松症或消化不良的患者中。

（3）维生素 D 增多症通过增加钙的吸收引起高钙血症和骨吸收：高浓度的 25- 羟基维生素 D（钙二醇）或 1,25- 二羟维生素 D（骨化三醇）可以引起高钙血症。通常情况下，服用骨化三醇治疗甲状旁腺功能减退症或低钙血症，或者继发性甲状旁腺功能亢进引起的肾功能衰竭都可能使血清中 1,25- 二羟维生素 D 的浓度增高，但 1,25- 二羟维生素 D 的浓度增高也可能是由于患者患有肉芽肿病和淋巴瘤，使其内源性合成的增加。

（4）其他原因：

① 锂

② 噻嗪类利尿药

③ 嗜铬细胞瘤

④ 肾上腺功能不全

⑤ 横纹肌溶解症和急性肾功能衰竭

⑥ 茶碱中毒

⑦ 干骺端软骨发育异常

⑧ 先天性乳糖酶缺乏

2.4 临床表现

（1）血清钙轻度升高（<12mg/dl）的患者可能无症状，尤其是慢性升高的患者，也可能会出现非特异性症状，如便秘、疲劳和抑郁症。

（2）血清钙水平适度升高（12mg/dl~14mg/dl）的患者可能会有多尿、多饮、恶心、厌食、呕吐、便秘、肌肉无力、感觉变化等症状。急性高钙血症会导致 QT 间期缩短，即心肌动作电位的缩短。

（3）严重的高钙血症（>14mg/dl）可导致以上症状的进展，出现意识混乱、嗜睡、木僵甚至昏迷和死亡。

2.5 实验室检查(表6-8;图6-14)

临床上对高钙血症检查的主要目的是区分PTH介导的高钙血症和非PTH介导的高钙血症。

(1)分析血清钙的来源:血液中约40%~50%的钙与蛋白质结合(主要是白蛋白),但只有离子钙或循环中的游离钙才具有生物学活性。高钙血症是由离子钙或者游离钙的浓度升高引起的。检测低或高白蛋白血症患者的钙浓度时,由于白蛋白的异常,因此需要校准。还应该排除假性高钙血症,即因严重脱水、高蛋白血症引起蛋白结合的增加,或者因多发性骨髓瘤产生异常钙结合蛋白。相反,当血清钙离子增加时,因慢性疾病或营养不良而导致的低白蛋白血症患者的总血清钙可能会正常。

(2)如果钙的检测结果异常,则需要重复检测。如果血清钙浓度单次升高,应该多次测量以确诊。

(3)近期有高钙饮食的患者不适宜进行血清钙的检测。

(4)24小时尿钙定量可用于区分原发性甲状旁腺功能亢进症和家族性低尿钙高血钙症(FHH)。

(5)PTH:目前,甲状旁腺功能亢进症的诊断标准是采用放射免疫测定法检测完整型的PTH。80%~90%原发性甲状旁腺功能亢进症的患者PTH会升高。

(6)甲状旁腺激素相关蛋白(PTHrP):在高钙血症的情况下,如果PTH被相对抑制,评估病因时应该检测PTHrP,PTHrP是最常见的肿瘤产物,与恶性高钙血症密切相关。

(7)维生素D代谢物:如果没有明显的恶性疾病以及PTH/PTHrP水平均正常,则应检测血清维生素D的代谢物,25-羟基维生素D和1,25-二羟维生素D的浓度。血清骨化二

表6-8 高钙血症常见实验室检查结果

疾病	血磷	完整型PTH	尿钙排泄量	其他
原发性甲状旁腺功能亢进症	↓	↑	NL或↑	代谢性酸中毒
家族性低尿钙高血钙症	不定	NL或SL↑	↓	
恶性肿瘤体液性高钙血症	↓	↓	NL或↑	PTHrP
肉芽肿病	NL或↑	↓	↑↑	1,25-二羟维生素D 血管紧张素转换酶
维生素D中毒	NL或↑	↓	↑↑	1,25-二羟维生素D
乳碱综合征	NL或↑	↓	↓	代谢性碱中毒和GFR下降
转移性骨病	NL或↑	↓	↓	
噻嗪类利尿药	NL	↓	↑	
锂	NL	↑	↓	

NL:正常水平;PTHrP:甲状旁腺激素相关蛋白;SL:轻度;

正常值:尿钙:100mg/24h~250mg/24h(女性);100mg/24h~300mg/24h(男性);

血磷:2.5mg/dl~4.5mg/dl;PTH(完整型):12pg/ml~72pg/ml;1,25-二羟维生素D:14pg/ml~78pg/ml;血管紧张素转化酶:17U~70U;PTHrP:<2.8pmol/L。

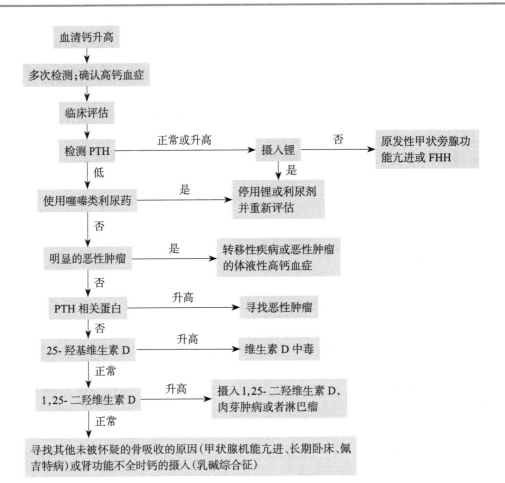

图 6-14　高钙血症的诊断流程
FHH：家族性低尿钙高血钙症；PTH：甲状旁腺激素。

醇的升高提示了维生素 D 中毒。而骨化三醇水平的增加可由于患者骨化三醇摄入量增加或骨化三醇的肾外合成、肾脏生成增加（如患有肉芽肿病或淋巴瘤）。

参考文献

Agus ZS. Clinical manifestations of hypercalcemia. In: Rose B, (ed). *UpToDate*, Waltham, MA: UpToDate, Inc.; 2009.

Agus ZS. Diagnostic approach to hypercalcemia. In: Rose B, (ed). *UpToDate*, Waltham, MA: UpToDate, Inc.; 2009.

Agus ZS. Etiology of hypercalcemia. In: Rose B, (ed). *UpToDate*, Waltham, MA: UpToDate, Inc.; 2009.

Khan F, Sachs H, Pechet L, et al. *Guide to Diagnostic Testing.* Philadelphia, PA: Lippincott Williams & Wilkins; 2002.

3. 骨质疏松症

3.1 定义

世界卫生组织将骨质疏松症定义为骨密度（bone mineral density，BMD）低于年轻正常对照的平均值 2.5 个标准差以上（T 分数）。

3.2 概述

骨质疏松症的特征是低骨量、微结构的破坏、骨骼脆性增加。如果患者骨密度已达骨质疏松症诊断标准，或者腕关节、脊柱或髋关节出现自发性非创伤性骨折，可诊断其为骨质疏松症。骨质疏松性骨折（特别是髋部骨折）是常见的致原因，尤其在老年人中。骨质疏松症常发生于女性。男性骨质疏松症的发病率低但仍可能患病，特别是患有性腺功能减退症或服用增加骨质疏松风险药物的患者。骨质疏松症患者的骨骼组织是正常的，但骨量太少，与之形成鲜明对比的是骨软化症的患者，后者存在骨基质矿化障碍。

3.3 临床表现

建议对所有成年人进行骨折风险因素的评估，尤其是绝经后的妇女、>60 岁的男性以及经历过脆性或低创伤性骨折的人。

风险因素有：

（1）高加索人种和亚洲人种

（2）>55 岁的女性和 >65 岁的男性

（3）绝经后或性腺功能减退症

（4）有脆性骨折史的患者

（5）长期服用糖皮质激素

（6）获得性骨质减少，继发于如神经性厌食症、运动相关的闭经、青春期延迟、囊肿性纤维化

（7）服用药物包括抗惊厥药、长期服用肝素、过量的甲状腺素和高剂量甲氨蝶呤

（8）久坐不动的生活方式

（9）吸烟和酗酒

3.4 实验室结果检查

骨密度测量：骨密度测量与骨折风险评估应联合应用于骨质疏松的筛查。可采用多种

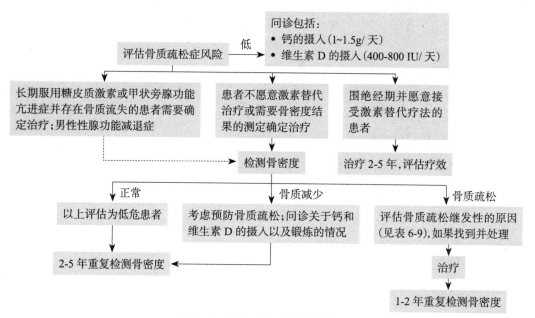

图 6-15　骨质疏松患者的诊断流程

技术进行骨量测定,具体方法的选择可取决于当地的条件。双能 X 线骨密度仪(DEXA)是目前应用最广泛的方法。由于不同部位的 BMD 不同,建议对患者进行多部位评估。

骨质疏松症的实验室评估方法列于表6-9。同时也应检测血浆白蛋白和 25-羟基胆固醇水平。

表 6-9 骨质疏松症的实验室评估

诊断指标	适应证	考虑
全血细胞计数	常规	正常时,排除潜在的恶性疾病
碳酸氢盐	常规	降低,考虑代谢性酸中毒
钙	常规	升高,考虑原发性甲状旁腺功能亢进症、转移癌或多发性骨髓瘤;降低,考虑骨软化症或肾功能衰竭
碱性磷酸酶	常规	升高,考虑骨软化症或其他骨病 *
肌酐	常规	升高,考虑功能衰竭
TSH	常规	降低,考虑甲状腺功能亢进
睾酮	男性常规检测	降低,考虑性腺功能减退症
血清蛋白电泳	Z 分数低[+],高钙血症或贫血	异常,考虑多发性骨髓瘤
25-羟基维生素 D	摄入不良的老年人,胃肠疾病,肝病或抗惊厥药	降低,考虑维生素 D 缺乏
脊柱 X 线	明显的脊柱后凸畸形	当 T-7 以上发生孤立性骨折时,寻找替代诊断方法
全段甲状旁腺激素	高钙血症,肾结石病史	升高,考虑甲状旁腺功能亢进症
尿游离皮质醇或过夜地塞米松抑制试验	怀疑库欣综合征	升高,考虑库欣综合征

* 碱性磷酸酶可随着骨折短暂升高。

[+] 骨密度 > 相应年龄平均值的 2.5 个标准偏差。

参考文献

Khan F, Sachs H, Pechet L, et al. *Guide to Diagnostic Testing*. Philadelphia, PA: Lippincott Williams & Wilkins; 2002.

Raisz LG. Pathogenesis of osteoporosis. In: Rose B, (ed). *UpToDate*, Waltham, MA: UpToDate, Inc.; 2009.

Raisz LG. Screening for osteoporosis. In: Rose B, (ed). *UpToDate*, Waltham, MA: UpToDate, Inc.; 2009.

(梁恩瑜 刘宏灿 译,黄宪章 校)

第七章

泌尿生殖系统疾病

　　本章对泌尿生殖道（genitourinary，GU）相关疾病及异常进行了重新整理，包括前列腺和泌尿道疾病诊断的最新信息。每个疾病条目都由一个简短的定义、临床表现、实验室检查及其局限性构成。

第一节　肿瘤性疾病

1. 膀胱癌

1.1 定义

　　在美国和欧洲，90% 的膀胱癌是尿路移行上皮细胞癌。膀胱癌也可起源于肾盂、输尿管或尿道，但较少见。在其他国家，非上皮源性膀胱癌更常见。

1.2 临床表现

　　（1）膀胱癌好发于 40 岁以上吸烟男性，临床表现为血尿，多为无痛性、间歇性、肉眼血尿，且存在于整个排尿过程中；或为膀胱刺激症状如尿频、尿急、排尿困难，这些症状往往提示膀胱原位癌（carcinoma in situ，CIS）。

　　（2）膀胱癌引起的疼痛常常是癌症局部发展或转移的征兆，主要发生在以下几个部位：

腰部、耻骨上部、下腹部及会阴部，整个腹部或右上腹部，骨骼和头部，也可伴有认知功能紊乱。全身症状，如乏力、体重减轻、厌食、发育迟缓等，也常常是癌症进展或转移的征兆，往往提示预后不良。膀胱癌的确诊和分期依赖于膀胱镜检查。通过膀胱镜对膀胱和未受侵犯的黏膜进行基线评估，记录可观察到的所有病变部位的数量、大小、位置、外观和生长类型（如乳头状或块状），从而对膀胱癌做出确诊及分期。操作时对可见病灶进行取材活检或切除，可进一步用于组织学检查。

1.3　实验室检查

（1）尿液分析：尿试纸条检测阳性。通常认为是显微镜下每高倍镜视野（high-power field，HPF）可见到 1~2 个红细胞，需通过显微镜镜检进行确认，同时做尿培养以排除感染。

（2）尿沉渣检查：尿沉渣显微镜检查发现红细胞≥3 个 /HPF，并且持续整个排尿过程，则血尿具有临床意义。存在异形红细胞或红细胞管型表明血尿是肾小球源性的，反之正常形态红细胞提示来源于非肾小球性疾病，如感染、肿瘤或结石引起的梗阻。尿标本应保存在室温下，并在收集后 30 分钟内进行检查。

（3）尿液细胞学检查：通过荧光原位杂交（fluorescence in situ hybridization，FISH），如 UroVysion™ FISH，进行尿液细胞学分析。UroVysion™ FISH 作为一种有效的非侵入性辅助手段，既可用于尿路上皮癌的初步诊断，也可用于监测肿瘤是否复发。约 70% 的患者在初次治疗后会复发。UroVysion™ FISH 的设计目的是检测与尿路上皮癌相关的某些常见染色体的数量异常，包括 3 号、7 号和 17 号染色体的扩增异常或 9p21 位点的缺失。

（4）尿液生物标志物：一些尿液的生物标志物已被批准用于膀胱癌患者的诊断或监测。然而，这些标志物的灵敏度较低，不推荐用于疑似患者的初步筛查。

1.4　UroVysion™ FISH 检测膀胱癌结果解释的局限性

（1）UroVysion™ FISH 结果阳性，但患者缺乏膀胱上皮细胞癌的临床证据，可能提示泌尿生殖道其他器官的尿路上皮癌，如肾、输尿管、前列腺或尿道。

（2）有其他症状或体征的尿路上皮癌患者，UroVysion™ FISH 检测也可能会出现假阴性结果。

参考文献

Getzenberg RH. Urine-based assays for bladder cancer. *Lab Med.* 2003;34:613–617.

Lotan Y, Roehrborn CG. Sensitivity and specificity of commonly available bladder tumor markers versus cytology: results of a comprehensive literature review and meta-analyses. *Urology.* 2003;61:109–118.

2. 前列腺癌

2.1　定义

（1）前列腺癌是一种前列腺的腺癌，最常发生于前列腺外周带。目前尚未证明前列腺上皮内瘤（prostatic intraepithelial neoplasia，PIN）是前列腺癌的癌前病变，但前列腺癌的发生与小块肿瘤细胞，如原位癌或 PIN 之间存在着密切联系。

（2）前列腺癌通常进展缓慢，以至于大多数患者在肿瘤尚未进展前就死于其他原因。然而，在全球范围内，前列腺癌是男性癌症患者死亡的第六大原因，在美国为第二大原因，在英国则为第一大原因。

2.2 临床表现

(1) 前列腺癌在 50 岁以上的男性患者中进展迅速。在疾病的早期阶段，大多数患者无明显临床症状，但由于腺体环绕着前列腺尿道，因此在疾病进展过程中患者会出现排尿功能异常。

(2) 排尿功能异常，如尿频、尿急、夜间多尿、淋漓不净等，是最常见的临床症状，但应与良性前列腺增生症（benign prostatic hyperplasia，BPH）进行鉴别。

(3) 血尿和血精症较少见，如果出现，通常由 BPH 引起。但如果发生在老年人，则应与前列腺癌进行鉴别。

(4) 骨痛通常发生在椎骨、骨盆或肋骨，其出现常提示肿瘤转移。

2.3 早期检测

(1) 对疑似前列腺癌患者有两种早期检测的方法：一是对前列腺后部和侧面的不对称硬块或结节进行直肠指检，二是血清前列腺特异性抗原（prostate-specific antigen，PSA）检测。直肠指检可发现约 20% 的早期患者，PSA 检测可发现其余 80% 的患者。直肠指检或 PSA 检测阳性的患者，均需通过前列腺活检明确诊断。

(2) 在无症状的男性健康人群中进行 PSA 筛查是有争议的。相对于 BPH 或前列腺炎，以 PSA 水平升高来诊断前列腺癌的特异性较低，由此导致的过度诊疗所带来的危害超过了筛查所带来的益处。美国预防服务工作组（Grade "D，" 2012）和疾病预防控制中心不推荐 PSA 筛查前列腺癌。美国临床肿瘤学会和美国医师学会不鼓励对预期寿命少于 10 年 ~15 年的人进行 PSA 筛查前列腺癌。美国泌尿外科协会建议，在 55~69 岁的人群中由医患共同决策，且筛查 PSA 的频率不超过每 2 年一次。

2.4 实验室检查

PSA 检测：PSA 水平通常与年龄和前列腺大小有关，50 岁以下男性 PSA 平均值为 1.0ng/ml，60 岁以上男性为 3.0ng/ml。用于前列腺癌诊断的 PSA 临界值为 4.0ng/ml。有两种方法可提高 PSA 检测的特异性：一是使用基于年龄的参考区间，二是计算游离 PSA 与总 PSA 的比值。

(1) 基于年龄的参考区间：基于年龄的 PSA 参考区间由每一个进行 PSA 检测的实验室自行制定。

(2) 游离 PSA/ 总 PSA 比值：如果游离 PSA/ 总 PSA 的比值小于 25%，则被检者患前列腺癌的风险增加。

(3) PSA 速率：PSA 年变化量大于 2.0ng/ml 有临床意义，虽然不是有效的筛查试验，但对评估术前死亡风险有价值。

参考文献

Berger AP, Cheli C, Levine R, et al. Impact of age on complexed PSA levels in men with total PSA levels of up to 20 ng/mL. *Urology*. 2003;62:840–844.

Catalona WJ, Partin AW, Slawin KM, et al. Use of the percentage of free prostate-specific antigen to enhance differentiation of prostate cancer from benign prostatic disease: a prospective multicenter clinical trial. *JAMA*. 1998;279:1542–1547.

Crawford ED, DeAntoni EP, Etzioni R, et al. Serum prostate-specific antigen and digital rectal examination for early detection of prostate cancer in a national community-based program. The Prostate Cancer Education Council. *Urology*. 1996;47:863–869.

D'Amico A, Chen M, Roehl K, Catalona W. Preoperative PSA velocity and the risk of death from prostate cancer after radical prostatectomy. *N Engl J Med*. 2004;351:125–135.

3. 肾盂及输尿管癌

3.1 定义

肾盂及输尿管癌是尿路移行上皮来源的原发性肿瘤。原发性肾盂肿瘤包括尿路上皮癌(>90%)、鳞状细胞癌(约为 8%)和腺癌(罕见)。

3.2 临床表现

肾盂或输尿管癌患者最常见的症状为血尿,发生于 70%~95% 的患者;腰痛发生于 8%~40% 的患者,原因是肿瘤阻塞输尿管或肾盂输尿管交界处引发疼痛。其他尿路症状(如膀胱刺激征)和全身症状仅出现在少于 10% 的患者。鳞癌的发生与长期尿路结石和慢性感染等刺激有关。

3.3 实验室检查

尿液细胞学检查:由于早期肾盂或输尿管癌的癌细胞较少(与膀胱癌不同),且合并膀胱癌的可能性较高(约 40%~50%),因此从尿沉渣中寻找肿瘤细胞用于诊断肾盂或输尿管癌是一种可靠性较差的方法。

参考文献

Olgac S, Mazumdar M, Dalbagni G, et al. Urothelial carcinoma of the renal pelvis: a clinicopathologic study of 130 cases. *Am J Surg Pathol*. 2004;28:1545–1552.

Paonessa J, Beck H, Cook S. Squamous cell carcinoma of the renal pelvis associated with kidney stones: a case report. *Med Oncol*. 2011;28(Suppl 1):S392–S394.

4. 肾盂白斑病

4.1 定义

肾盂白斑是一种肉眼可见的灰色斑块,存在于肾盂黏膜表面上皮和部分肾尿道上皮,并表现为化生的鳞状斑块,即鳞状上皮化生和角化。

4.2 临床表现

患者多为中年人,伴有反复发作的肾或输尿管绞痛。90% 的患者病变为单侧。

4.3 实验室检查

(1)尿液细胞学检查(包括细胞团或细胞涂片巴氏染色检查):肾绞痛发作时,尿液中检出脱落的角质化上皮细胞即可确诊。

(2)流式细胞术(检测 DNA):90% 的以上高度恶性(非整倍体)肿瘤患者可被检出。

参考文献

Hertle L, Androulakakis P. Keratinizing desquamative squamous metaplasia of the upper urinary tract: leukoplakia—cholesteatoma. *J Urol*. 1982;127:631–635.

Smith BA Jr, Webb EA, Price WE. Renal leukoplakia: observations of behavior. *J Urol*. 1962;87:279–287.

Terry TR, Shearer RJ. Conservative surgical management of leukoplakia of upper urinary tract. *J R Soc Med*. 1986;79:544–545.

第二节　其 他 疾 病

1. 良性前列腺增生症

1.1 定义

良性前列腺增生症(benign prostatic hyperplasia,BPH)是前列腺间质和上皮细胞增生引起的前列腺增大,其可压迫前列腺尿道周围区,导致尿道部分或完全梗阻。

1.2 临床表现

(1)患者多为 30 岁以上男性,伴有中度至重度下尿路梗阻症状,如尿频、夜间多尿、排尿不畅、尿急、尿细,随着时间的推移症状逐渐加重。

(2)病史和体格检查应包括前列腺的直肠指检。直肠指检发现前列腺的对称增大和硬化是 BPH 的典型特征,而非对称性改变往往提示前列腺癌。对血尿标本进行常规培养和尿液分析,可用于排除其他更严重的、可导致类似 BPH 症状的疾病,如尿路感染、膀胱结石、前列腺炎、前列腺癌或膀胱癌等。

1.3 实验室检查

(1)血清前列腺特异性抗原(prostate-specific antigen,PSA):20% 的 BPH 患者 PSA 水平可能高于前列腺癌的诊断临界值 4.0ng/ml~10.0ng/ml。实际上,相对于前列腺癌,BPH 是 PSA 水平升高更为常见的原因。

(2)血清肌酐:美国泌尿外科协会不推荐在 BPH 患者管理中检测血清肌酐,但血清肌酐升高可提示患者的膀胱出口梗阻或存在潜在的肾性或肾前性疾病,且被检者进行前列腺术后出现并发症和死亡的风险将会增加。

参考文献

Barry MJ, Fowler FJ Jr, O'Leary MP, et al. The American Urological Association symptom index for benign prostatic hyperplasia. The Measurement Committee of the American Urological Association. *J Urol.* 1992;148:1549–1557.

Jacobsen SJ, Girman CJ, Lieber MM. Natural history of benign prostatic hyperplasia. *Urology.* 2001;58:5–16.

Madersbacher S, Alivizatos G, Nordling J, et al. EAU 2004 guidelines on assessment, therapy and follow-up of men with lower urinary tract symptoms suggestive of benign prostatic obstruction (BPH guidelines). *Eur Urol.* 2004;46:547–554.

2. 结石

2.1 定义

肾结石是一种在肾脏内形成的固体凝结物或晶体聚集物,由饮食中摄入的一种或多种矿物质在尿液中过饱和结晶而形成。过饱和与结晶聚集过程受尿液 pH 值影响较大。

(1)结石可根据其位置和化学成分进行分类:

① 根据结石所在位置可分为肾结石、输尿管结石和膀胱结石。

② 根据结石的化学成分可分为含钙结石(主要是草酸钙及磷酸钙结石)、磷酸铵镁结石、尿酸结石、胱氨酸结石等。

（2）草酸钙或磷酸钙结石存在于 85% 的男性和 70% 的女性结石患者中。草酸钙结晶的产生需要酸性环境,磷酸钙结晶的产生常伴有高钙尿、低枸橼酸尿和碱性环境(图 7-1)。表 7-1 比较了三种特发性高钙尿症的特征。

（3）磷酸铵镁结石(又称为鸟粪石、鹿角形结石)存在于 10%~15% 的结石患者。磷酸铵镁结石由发生尿路感染时分解尿素的杆菌产生,包括变形杆菌(占 50% 的病例)、克雷伯菌、假单胞菌、沙雷菌、肠杆菌;同时,患者的尿液必须呈碱性。除引起尿道梗阻或感染外,磷酸铵镁结石一般不引起临床症状,但结石长期出现在双侧肾脏,可能会导致肾功能衰竭。磷酸铵镁结石患者的尿液应进一步做尿培养。

（4）胱氨酸结石很少见,多出现在先天性家族性胱氨酸尿症的纯合子患者中,其特征为双侧梗阻性鹿角形结石伴肾功能衰竭。

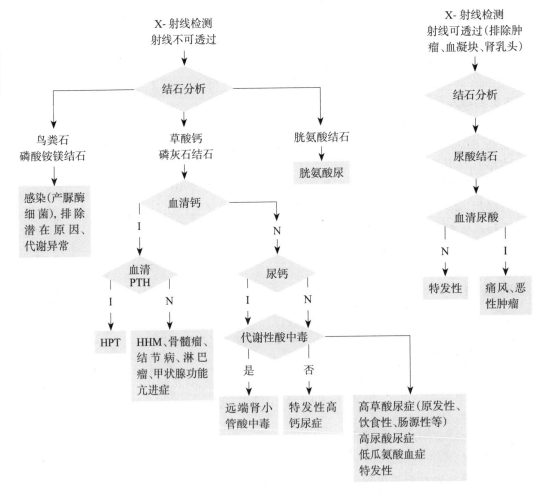

图 7-1　与腰痛、肾绞痛、血尿、发热、尿液检测异常等临床表现相关的肾结石诊断流程
I:升高;N:正常;PTH:甲状旁腺激素;HPT:甲状旁腺功能亢进症;HHM:肱骨恶性高钙血症。

表 7-1 三种特发性高钙尿症的比较

	重吸收性	吸收性	肾性
病因	原发性甲状旁腺功能亢进症	原发性肠道吸收增加,重吸收增加	异常肾小管为主
发病率	最少见	最常见	为吸收性的 1/10
禁食 2 小时后尿液			
钙	30.0 mg	<20.0mg	升高
钙/肌酐比值	>0.15	<0.15	>0.15

2.2 临床表现

(1) 成人输尿管或肾盂结石最常见的症状为剧烈的间歇性疼痛,从腰部放射到腹股沟或会阴部以及大腿内侧。疼痛通常伴有尿急、烦躁不安、血尿、出汗、恶心和呕吐。

① 疼痛或阵痛通常持续 20min~60min,与结石在输尿管的位置和引起的输尿管痉挛有关。

② 腰痛常由输尿管上段或肾盂梗阻引起,会阴部疼痛常由输尿管下段梗阻引起。

(2) 腰痛患者的鉴别诊断包括:肾出血、肾盂肾炎、异位妊娠、卵巢囊肿破裂或扭转、痛经、肠梗阻、肠憩室炎、阑尾炎、胆绞痛、胆囊炎和带状疱疹。肠道和肝脏疾病引起的腰痛不伴有血尿。带状疱疹感染也不伴有血尿但常伴有皮疹。

(3) 20%~30% 的成人结石病患者发病的诱因包括:

① 破坏性骨病,又分为破坏性(如转移性肿瘤)和骨质疏松性(如制动性骨质疏松症、佩吉特病、库欣综合征);

② 乳碱(Burnett)综合征;

③ 维生素 D 过多症;

④ 结节病;

⑤ 肾小管性酸中毒 I 型,表现为高钙尿、高碱性尿、血清钙正常;

⑥ 甲状腺功能亢进症;

⑦ 痛风,25% 为原发性,40% 伴有骨髓增生性疾病。

(4) 儿童结石病患者发病的诱因包括:

① 感染,约占 13%~40%;

② 高钙尿症,原发性或使用呋塞米、醋酸泼尼松、ACTH 治疗远端肾小管性酸中毒引起;

③ 草酸尿,约占 3%~13%;

④ 尿酸,约占 4%;

⑤ 胱氨酸尿症,约占 5%~7%;

⑥ 低枸橼酸尿症,约占 10%;

⑦ 黄嘌呤(一种先天性代谢障碍);

⑧ 腺嘌呤磷酸核糖基转移酶缺乏症。

2.3 实验室检查

(1) 应收集和检测两份 24 小时尿液标本,以测定尿量和尿中镁、钠、尿酸、钙、枸橼酸盐和草酸盐的含量。

① 尿培养用于检测病原体；

② 尿沉渣显微镜检查用于检测尿液中是否存在红细胞、白细胞、管型和结晶及其含量；

③ 排尿时过滤尿液收集结石用于化学分析。

(2) 血尿：肉眼或显微镜下血尿，发生于 80% 有临床症状的患者。对于单侧腰痛患者，血尿是结石病唯一最明确的预测因素。然而，文献报道的肾结石患者中，10%~30% 未出现血尿。

(3) 肾功能检查：有助于解释高钙血症。

(4) 结晶尿：有助于诊断胱氨酸结晶（见于家族性胱氨酸尿症）或磷酸铵镁结晶。

(5) 硝基氢氰酸盐试验：结果为阳性，但含硫药物可导致假阳性。草酸钙、磷酸钙和尿酸钙可能导致阳性结果，但这些结晶也可能出现在健康人的尿液中。

(6) 中性粒细胞增多症：检出磷酸铵镁结晶且中性粒细胞增多时，提示有感染。

参考文献

Coe FL, Parks JH, Asplin JR. The pathogenesis and treatment of kidney stones. *N Engl J Med.* 1992;327:1141–1152.

Elton TJ, Roth CS, Berquist TH, et al. A clinical prediction rule for the diagnosis of ureteral calculi in emergency departments. *J Gen Intern Med.* 1993;8:57–62.

Teichman JM, Long RD, Hulbert JC. Long-term renal fate and prognosis after staghorn calculus management. *J Urol.* 1995;153:1403–1407.

3. 血尿

3.1 定义

(1) 血尿是指尿沉渣显微镜检查时，每高倍镜视野 >2 个红细胞。血尿不同于血红蛋白尿，血红蛋白尿是指尿液中存在游离的血红蛋白。

(2) 血尿可以是肉眼可见的红色或棕色尿液，也可以是镜下血尿，镜下血尿只能通过显微镜观察到。血尿根据来源可分为肾小球性或非肾小球性。尿液标本离心后可以鉴别血尿和血红蛋白尿，前者尿沉渣中有红细胞存在，后者尿沉渣检测正常，但上清液中有血红蛋白存在，可用尿试纸条检测到血红蛋白。

3.2 临床表现

(1) 血尿很常见，对于很多患者特别是年轻人，出现一过性血尿并无临床意义。随着年龄的增长，血尿的常见病因为前列腺或膀胱的炎症、感染和结石。35 岁以上的患者中，血尿的出现与良性前列腺增生症、泌尿生殖系统恶性肿瘤的高风险相关。

(2) 口服抗凝药和高国际标准化比值（international normalized ratio，INR）的患者出现血尿的风险较高，如果该类患者出现血尿，必须要明确血尿是否为其他来源。

(3) 结石、创伤、前列腺炎、镰状细胞病、结核病和血吸虫感染患者常出现单纯性血尿。女性急性膀胱炎或尿道炎可引起严重血尿。高钙尿症和高尿酸尿症也是出现无法解释的单纯性血尿的危险因素。

(4) 良性家族性或复发性血尿是指无症状、无蛋白尿或其他实验室检查无异常的血尿。即使只有镜下血尿，持续性或复发性血尿患者也应做进一步检查，特别是 50 岁以上的患者。良性家族性或复发性血尿患者的其他家庭成员也可能会出现以上状况，但血尿也可自行消失。

3.3 实验室检查

（1）尿沉渣显微镜检查是评估血尿最重要的方法，能区分肾小球性与非肾小球性血尿。

（2）应使用高倍镜对离心后的尿沉渣进行检查，需要注意的是有小于 3% 的健康人尿液中红细胞 ≥3 个 /HPF。若存在红细胞或红细胞管型提示肾小球性血尿，单纯性肾小球性血尿最常见的原因为 IgA 肾病、遗传性肾炎（Alport 综合征）和薄肾小球基底膜病。若存在血凝块可排除肾小球性血尿，大而厚的凝块提示膀胱源性血尿，小凝块提示上尿路疾病。若存在白细胞则提示炎症或感染。

（3）尿试纸条可检测出约 1~2 个 RBC/HPF 的出血量，但由于多种干扰因素影响，会出现较多的假阳性结果。因此，尿试纸条检测阳性必须通过显微镜检查确认。蛋白尿也可通过试纸条检测，2+ 蛋白尿伴有镜下血尿提示肾小球疾病。

（4）人尿 T-H 蛋白（Tamm-Horsfall protein，T-H 蛋白）免疫细胞化学染色，>80.0% 的肾源性红细胞患者检测结果为阳性，<13.1% 的非肾源性红细胞患者检测结果为阳性。

（5）无明显病因的持续性血尿患者可进行影像学检查、尿液细胞学检查、膀胱镜检查，必要时行肾穿刺活检。

3.4 尿试纸条检测的局限性

（1）导致假阳性结果的原因：

① 阴道出血（月经）；

② 病毒性疾病；

③ 细菌尿；

④ 某些食物，如甜菜、黑莓、大黄；

⑤ 色素尿，如肌红蛋白、卟啉、血红蛋白；

⑥ 药物，如利福平、酚酞、碘化物、溴化物、铜、氧化剂、高锰酸钾；

⑦ 射精后的精液；

⑧ 红尿片综合征；

⑨ 创伤；

⑩ 采样前剧烈运动；

⑪ 尿液 pH>9.0；

⑫ 人为因素。

（2）导致假阴性结果的原因

① 还原剂，如大剂量维生素 C；

② 尿液 pH<5.1。

参考文献

Cohen RA, Brown RS. Clinical practice. Microscopic hematuria. *N Engl J Med*. 2003;348:2330–2338.

Grossfeld GD, Litwin MS, Wolf JS, et al. Evaluation of asymptomatic microscopic hematuria in adults: the American Urological Association best practice policy—part I: definition, detection, prevalence, and etiology. *Urology*. 2001;57:599–603.

4. 血红蛋白尿

4.1 定义

（1）血红蛋白尿是指尿液中存在游离的血红蛋白（hemoglobin，Hb），常与溶血性贫血有关，血管内红细胞的破坏会增加血浆游离 Hb 含量。过量的 Hb 由肾脏滤过，分泌到尿液中，继而被检测到。出现血红蛋白尿的肾阈值为血浆中血红蛋白含量高达 1.0g/L~1.4g/L。

（2）血浆中游离 Hb 很少从肾小球滤过进入原尿。当发生血管内溶血时，大量 Hb 释放入血液，若 Hb 量超过结合珠蛋白的结合能力时，Hb 可随尿液排出，形成血红蛋白尿。Hb 作为游离的二聚体很容易被肾近曲小管吸收，分解为铁蛋白，随后，铁蛋白变性为含铁血黄素。严重而长期的血红蛋白尿患者尿液中可发现含铁血黄素。

4.2 临床表现

患者的尿液呈红色，但尿沉渣镜检不能发现红细胞，尤其是对有血管内溶血病史的患者更应怀疑其有血红蛋白尿的风险。典型溶血性贫血患者的临床表现包括：突然出现的面色苍白、贫血、黄疸、色素（胆红素）结石史、脾大、外周血涂片发现球形红细胞或红细胞碎片和（或）直接抗人球蛋白试验（Coombs 试验）阳性。

引起血红蛋白尿的原因有以下几类：

（1）血管内溶血导致的溶血性贫血

①阵发性睡眠性血红蛋白尿；

②阵发性寒冷性血红蛋白尿；

③微血管病变引起的溶血性贫血，如血栓性血小板减少性紫癜／溶血性尿毒症综合征；

④人工心脏瓣膜，严重的自身瓣膜受损——尤其是主动脉；

⑤重型自身免疫性溶血性贫血；

⑥蚕豆病、G6PD 缺乏症和其他血红蛋白病；

⑦重型遗传性球形红细胞增多症。

（2）其他血液学危象，如弥散性血管内凝血（disseminated intravascular coagulation，DIC）、输血不良反应；

（3）感染，如产气荚膜梭菌（也称为 welchii 梭菌感染）、输血后大肠埃希菌菌血症、杆状巴尔通体引起的奥罗亚（Oroya）热或卡里翁（Carrion）病；

（4）寄生虫血症，如疟疾；

（5）器官损伤，如肾梗死、糖尿病性酸中毒；

（6）物理或化学损伤，如剧烈运动、进行性血红蛋白尿、热烧伤、低渗溶液输液或膀胱冲洗、萘类和磺胺类药物。

4.3 实验室检查

（1）诊断血管内溶血主要根据病史、血液和尿液标本检测。尿试纸条检测阳性，尿沉渣显微镜检查不能发现红细胞和红细胞管型，提示血红蛋白尿或肌红蛋白尿。

（2）血清 LDH 和结合珠蛋白测定：血清 LDH 升高且结合珠蛋白降低可以诊断溶血，特异性为 90%，而血清 LDH 正常且结合珠蛋白 >0.25g/L 可以排除溶血，灵敏度为 92%。

（3）游离 Hb 测定：结合尿沉渣中含铁血黄素检查，血浆和（或）尿中游离 Hb 检测对血管内溶血的诊断具有高度的特异性。

（4）分光光度法：尿液和血浆中同时存在 Hb 提示血管内溶血，去氧 Hb 最大吸收峰在 420nm 处，次峰在 580nm 处。

（5）血清结合胆红素和尿胆原：溶血时两者均升高。

4.4 局限性

导致尿试纸条检测出现假阳性结果的原因：

（1）血尿标本未及时处理，导致红细胞破裂；

（2）非 Hb 色素尿可能被误认为是血红蛋白尿，如肌红蛋白及卟啉；

（3）尿中含有脓液、碘化物或溴化物。

参考文献

Marchand A, Galen RS, Van Lente F. The predictive value of serum haptoglobin in hemolytic disease. *JAMA*. 1980;243:1909–1911.

Prahl S. Optical absorption of hemoglobin. http:omlc.ogi.edu/spectra/hemoglobin. December 15, 1999.

5. 高草酸尿症

5.1 定义

原发性高草酸尿症（primary hyperoxalurias，PH）是一种罕见的先天性乙醛酸代谢障碍疾病，其特征是草酸产生过多，并以草酸钙的形式沉积在各器官中，主要沉积于肾脏。大多数患者会进展到终末期肾病阶段。1~3 型 PH 均为常染色体隐性遗传酶缺陷症，分别为：

（1）1 型 PH：肝过氧化物酶中的丙氨酸乙醛酸氨基转移酶（alanine:glyoxylate aminotransferase，AGXT）缺乏，该酶与乙醛酸转化为甘氨酸有关，占所有 PH 患者的 80%；

（2）2 型 PH：胞质乙醛酸还原酶 / 羟基丙酮酸还原酶缺乏，该酶与乙醛酸转化为乙醇酸有关，占所有 pH 患者的 10%；

（3）3 型 PH：线粒体 4- 羟基 -2- 酮戊二酸醛缩酶缺乏，占所有 PH 患者的 5%。

继发性高草酸尿症的产生是由于肠道对草酸的吸收增加。最常见的原因为脂肪吸收障碍导致结肠中游离脂肪酸与钙结合，减少了能与草酸结合形成不溶性草酸钙的钙含量，从而使游离草酸更容易被吸收。

（1）胰腺功能不全、炎症性肠病、肠切除（空肠、回肠切除或胃旁路手术）、使用减肥药物奥利司他、囊性纤维化等均可导致脂肪吸收障碍。奥利司他通过抑制胃和胰腺脂肪酶导致脂肪吸收不良。囊性纤维化可导致胰腺功能不全并通过增加尿钙含量促进钙沉积。

（2）继发性高草酸尿症也可由长期摄入草酸前体（如抗坏血酸）或富含草酸的食物引起（如大黄、香芹菜、可可、坚果、杨桃）。

5.2 临床表现

1 型 PH：确诊年龄范围从小于 1 岁到大于 50 岁。

（1）1 型 PH 中婴儿占 26%，通常在出生 6 个月内诊断为肾钙质沉着症（91%）、发育不良（22%）、尿路感染（21%）和终末期肾病（end-stage renal disease，ERSD，14%）。

（2）30% 儿童期确诊的 PH 患者有复发性尿路结石和急性肾功能不全的症状，如肾绞痛、血尿和尿路感染，少数患者出现双侧尿路梗阻和急性肾功能衰竭。

（3）因偶发结石或单侧肾移植失败而诊断的成人 PH 患者，分别占 30% 和 10%。

5.3 实验室检查

(1) 尿草酸:除肾功能衰竭外,1 型和 2 型 PH 患者尿草酸通常 >100mg/24h;继发性 PH 患者尿草酸通常为 50mg/24h~100mg/24h。

(2) 分子遗传学检测(1 型 PH):可检测到 *AGXT* 基因的突变。

参考文献

Hoppe B. An update on primary hyperoxaluria. *Nat Rev Nephrol*. 2012;8:467–475.

Hoppe B, Leumann E, von Unruh G, et al. Diagnostic and therapeutic approaches in patients with secondary hyperoxaluria. *Front Biosci*. 2003;8:e437–e443.

6. 阴茎异常勃起

6.1 定义

(1) 阴茎异常勃起是指阴茎(或阴蒂)的持续勃起,至少持续 4h,且与性刺激或性欲无关。阴茎异常勃起可发生在所有年龄组患者中,但在 5 岁 ~10 岁和 20 岁 ~50 岁年龄组呈现出两个发病高峰,尤其好发于镰状细胞病患者。阴茎异常勃起可分为缺血性和非缺血性,前者是一种泌尿系统急症,后者通常是自限性的。

(2) 缺血性阴茎异常勃起最常见,其特点是血流缓慢、缺氧或静脉闭塞。持续产生一氧化氮介导的海绵状平滑肌松弛和麻痹导致筋膜室综合征,可加重海绵组织的缺氧和酸中毒。勃起后 4h~6h,即可在显微镜下观察到勃起组织的结构损伤,12h 后海绵状平滑肌出现明显的结构改变,发病 24h 后发生不可逆的损伤。

(3) 非缺血性阴茎异常勃起通常是由阴茎海绵体动脉和阴茎海绵体之间的瘘管引起的,其特点是血流快、动脉性或先天性。该病通常伴随阴茎或会阴损伤、钝挫伤,如骑自行车;也可能源于先天性动脉畸形。由于阴茎海绵体中的血液富含氧气,因此任何情况下的非缺血性阴茎异常勃起都不是急症。

(4) 复发性阴茎异常勃起好发于镰状细胞性贫血的男性患者,临床表现为缺血性阴茎持续勃起,从睡眠中短时间勃起开始,持续到苏醒,继而持续勃起更长时间且频率增加,最终转化为典型的缺血性阴茎异常勃起。

6.2 临床表现

患者通常在无性兴奋的情况下勃起 2h~4h。复发性阴茎异常勃起患者的持续时间可能更短。

病因可分为以下七类:

(1) 血栓栓塞性疾病,如镰状细胞病、红细胞增多症、盆腔血栓性静脉炎;

(2) 浸润性疾病,如白血病、膀胱癌或前列腺癌;

(3) 阴茎外伤;

(4) 中枢神经系统感染(如梅毒、结核病)或脊髓损伤或麻醉;

(5) 治疗勃起功能障碍的海绵内注射剂,如罂粟碱、前列地尔、酚妥拉明;

(6) 其他药物,如降压药、抗精神病药(如氯丙嗪、氯氮平)、抗抑郁药(特别是曲唑酮)、抗凝剂、睾酮、肝素和消遣性药物(如酒精、可卡因、大麻、斑蝥);

(7) 其他原因,如前列腺炎和腹膜后出血;使用 5 型磷酸二酯酶(phosphodiesterase type

5,PDE5)抑制剂(如西地拉非、他达拉非、伐地拉非),目前出现较少。

6.3 实验室检查

(1)阴茎海绵体血气分析和(或)多普勒超声可用于快速鉴别持续时间超过 4h 的缺血性或非缺血性阴茎异常勃起。

(2)用 19- 号到 21- 号规格的针从一侧阴茎海绵体抽吸 3.0ml~5.0ml 的血液标本。

① 缺血性血液为黑色,血气分析结果为缺氧、高碳酸血症和酸中毒;

② 非缺血性血液为红色,血气分析结果为氧分压、二氧化碳分压和 pH 值正常。

参考文献

Burnett AL, Bivalacqua TJ. Priapism: current principles and practice. *Urol Clin North Am.* 2007;34:631–642.

Cherian J, Rao AR, Thwaini A, et al. Medical and surgical management of priapism. *Postgrad Med J.* 2006;82:89–94.

7. 腹膜后纤维化

7.1 定义

(1)腹膜后纤维化(又称 Ormond 病)是一种罕见疾病,发病率为 0.1~1.3/100 000,其特点为腹膜后腔的炎性和纤维组织增生,包裹输尿管或腹腔脏器,导致输尿管梗阻。

(2)70% 腹膜后纤维化患者为原发性,70% 的患者年龄在 40 岁 ~60 岁之间。腹膜后纤维化也可继发于其他疾病,如使用某些药物、恶性肿瘤、感染、放疗、腹膜后出血、手术后遗症等。

(3)腹膜后纤维化的发病机制尚不清楚,主要有两种假说:氧化型低密度脂蛋白引起主动脉粥样硬化,导致局部炎症反应扩大;系统性自身免疫性疾病可导致腹膜后纤维化。

7.2 临床表现

从四项研究中收集的数据来看,腹膜后纤维化患者最常见的症状为腰骶部、腹部和(或)侧腰部疼痛,占 28%~90%;睾丸疼痛,占 50%~64%;易疲劳,占 60%;体重明显减轻,占 54%;继发高血压,占 33%~57%。泌尿道症状(如尿急、尿频、排尿困难)也较常见。大多数患者在就诊时已有肾脏损害。

7.3 实验室检查

(1)CT 增强扫描可显示纤维化程度,评估是否存在淋巴结肿大和肿瘤,并为组织活检提供引导。

(2)虽然该病无生物化学或血液学标志物,但通过测定血清尿素氮(BUN)和肌酐浓度可评估输尿管梗阻,两者的升高通常与梗阻的存在和程度有关。

(3)通过测定红细胞沉降率和 C 反应蛋白,可以评估该病的炎症程度,大多数患者这两个指标均升高。

(4)60% 的患者抗核抗体为阳性。

(5)38% 的患者会出现贫血。

参考文献

Vaglio A, Salvarani C, Buzio C. Retroperitoneal fibrosis. *Lancet*. 2006;367:241–251.

van Bommel EF, Jansen I, Hendriksz TR, et al. Idiopathic retroperitoneal fibrosis: prospective evaluation of incidence and clinicoradiologic presentation. *Medicine* (Baltimore). 2009;88:193–201.

第三节　感　　染

1. 尿路感染

尿路感染(urinary tract infections,UTI)是门诊和住院患者中最常见的感染。

1.1 定义和重要概念

(1) 尽管感染可能发生在泌尿道的任何部位——从肾脏到尿道,但大多数的 UTI 为膀胱感染,即膀胱炎。

(2) 大多数 UTI 是由来自于胃肠道或阴道,定植于尿道周围黏膜的病原体引起的,这些病原体可通过各种机制从尿道上行到达膀胱。

(3) 除发生于健康人(包括无尿路畸形病史者)、绝经前及未怀孕女性的急性膀胱炎为非复杂性,其他所有 UTIs 均为复杂性。

(4) 非复杂性膀胱炎很少进展为严重感染,抗生素治疗的目的是改善症状。

(5) 大多数 UTI 是由单一的致病菌引起的。多重细菌感染可发生于尿道解剖结构异常或尿道存在异物的患者中,但是,如果培养发现两种以上细菌生长,多怀疑为定植菌群或污染。

(6) 病原学:75% 以上的非复杂性 UTI 由大肠埃希菌引起,其余的 UTI 常由肺炎克雷伯菌、奇异变形杆菌等革兰阴性杆菌引起。一些革兰氏阳性球菌也可引起 UTI,如肠球菌、金黄色葡萄球菌、B 群链球菌,耐药菌如白色假丝酵母菌、铜绿假单胞菌等,通常与院内 UTI 有关。

(7) 输尿管上行感染或菌血症血行播散可导致肾组织感染。

(8) 无症状性菌尿是指患者无排尿困难或其他尿路感染症状,尿培养时单一尿路病原体菌落数 $>10^5$ cfu/ml。孕妇伴无症状性菌尿时发展为 UTI 的风险增加,包括肾盂肾炎和低出生体重儿。因此建议在妊娠 12 周 ~16 周进行常规尿培养,筛查无症状性菌尿。抗生素治疗大大降低了孕妇无症状性菌尿的相关风险,但在男性或非孕妇中治疗无症状性菌尿的临床价值尚不明确,因此不推荐进行筛查。

(9) 肾脓肿:大多数肾脓肿继发于阻塞性肾盂肾炎,由病原体上行感染引起。易感因素包括糖尿病、肾结石、肿瘤、神经源性膀胱、膀胱输尿管反流。肠道杆菌感染最常见,多重细菌感染也常发生。肾脓肿和肾周脓肿常由肾实质或肾周围脂肪感染的血行播散引起,致病菌为金黄色葡萄球菌。肾或肾周脓肿的症状和体征类似于严重的肾盂肾炎。

(10) 无菌性脓尿:除急性细菌性 UTI 外,尿沉渣显微镜检查见≥10 个 WBC/HPF 且尿培养阴性的脓尿患者,需考虑其他病因。可能的病因包括感染性疾病(如肾结核、尿道炎 / 性传播感染、前列腺炎、病毒性膀胱炎或生殖器感染)和非感染性疾病(如暴露于过敏原或化学制剂引起的炎症、因结石或侵入性操作引起的机械刺激),以及与炎症相关的肾脏疾病。

1.2 临床表现

1.2.1 复杂性 UTI 的危险因素

(1) 怀孕;

(2) 泌尿道异常:包括解剖结构异常引起的梗阻、留置异物、近期手术史或侵入性操作史;

(3) 基础疾病:包括糖尿病、隐匿性肾脏疾病、免疫抑制状态、复杂性 UTI 病史、近期住院史。

1.2.2 临床症状和体征

(1) 膀胱炎:排尿困难、尿急、尿频、耻骨弓上疼痛、血尿;

(2) 肾盂肾炎:发热(>38℃)、腰痛、肋脊角压痛、恶心、呕吐、不适,常伴膀胱炎的症状和体征,还可能发生败血症和多器官功能衰竭;

(3) 非特异性症状:如发育迟缓、喂养或进食消化困难,可能是婴儿和老年 UTI 患者的唯一症状。

1.2.3 抗生素治疗非复杂性 UTI 患者起效较快。尿液分析和培养推荐用于有持续症状或早期复发的患者,以排除初次治疗后病原菌耐药或与复杂性 UTI 相关的其他因素。

1.3 实验室检查与诊断

非复杂性 UTI 可根据典型症状做出诊断,不需要常规进行尿液分析和尿培养,可以对患者进行经验性治疗。

如果怀疑为复杂性 UTI,或患者有肾盂肾炎的症状,则需要做尿液分析和尿培养。

诊断试验:

(1) 尿液分析(尿试纸条或显微镜检查):当尿培养菌落计数 >10^5cfu/ml 时,且尿试纸条白细胞酯酶和亚硝酸盐检测阳性时,其检测性能最佳,灵敏度为84%,特异性为98%;当尿培养菌落计数 <10^5cfu/ml 时,灵敏度显著降低。尿试纸条检测不是排除 UTI 的可靠筛查指标,但尿液分析具有良好的特异性,可为 UTI 的诊断提供依据。大多数 UTI 患者有脓尿,即显微镜下见到 WBC 或试纸条检测白细胞酯酶阳性。检出白细胞管型提示肾盂肾炎。蛋白尿和血尿也较常见。大肠埃希菌和其他肠杆菌科细菌引起的 UTI,尿试纸条亚硝酸盐检测常为阳性;其他泌尿道病原体引起的 UTI,如肠球菌、假单胞菌和腐生葡萄球菌,亚硝酸盐检测可能为阴性。

等待尿培养结果时,可根据尿试纸条检测结果来减少不必要的抗生素使用。对于低风险的复杂性 UTI 患者,可通过三个指标进行评估:①排尿困难、②白细胞检测阳性、③亚硝酸盐检测阳性。若2个~3个指标阳性,患者可直接进行治疗而不用培养;0~1个指标阳性,患者需进行尿培养,在等待培养结果期间暂时不用抗生素。利用该方法,可检出80%有临床意义的 UTI,与常规的内科治疗相比,不必要的抗生素使用减少了23.5%、尿培养减少了59%。

(2) 革兰氏染色:未浓缩尿液的革兰氏染色可用于检测尿培养菌落计数 >10^5cfu/ml 的尿液标本,但对于菌落计数较低的标本,灵敏度较低。由于检测灵敏度低,且劳动强度大,因此不推荐对尿液标本进行革兰氏染色检查。

(3) 尿培养:定量培养是指将 1μl 尿液接种到羊血琼脂(SBA)和选择性琼脂(如麦康凯

或 CNA) 平板上。尿培养可以检测出较低的细菌浓度水平,如 10^3cfu/ml。培养出的细菌是否进行鉴定和药敏试验取决于以下几个因素:①标本类型,是清洁留取还是侵入性采集尿液;②分离株数量,是纯培养还是混合培养;③分离株的潜在致病性,是典型泌尿道病原体还是常见污染菌;④菌落数量。例如,培养有 3 种或 3 种以上的混合菌生长,培养出泌尿道致病力低的病原体(如乳酸杆菌、类白喉棒状杆菌),以及分离株的菌落计数 <10^4cfu/ml 的患者,实验室只需描述鉴定结果,不需进行药敏试验。

(4) 疑似复杂性 UTI 患者的尿培养:对于有症状、有复杂性 UTI 风险的患者,尿液菌落计数 <10^{3-4}cfu/ml 可能为有临床意义的 UTI。对于这些患者,使用 10µl 接种的培养方法可检测出低至 10^2cfu/ml 浓度的细菌生长。当分离出 1 种或 2 种泌尿道病原体,且定量结果 >10^3cfu/ml,相当于常规培养临界值 10^4cfu/ml 时,除常规的鉴定和药敏试验外,检测流程可按照常规培养指南进行。如果感染组织与泌尿道不相通,肾或肾周脓肿患者的尿培养结果可能正常。这种局部感染可进行治疗性引流,同时收集标本用于细菌培养、革兰染色和其他实验室检查。

1.4　其他实验室检查

(1) 非复杂性 UTI 女性可进行妊娠试验;

(2) 复杂性 UTI 患者出现发热、低血压等败血症症状,推荐进行血培养及其他实验室检测。

参考文献

Cai T, Mazzoli S, Mondaini N, et al. The role of asymptomatic bacteriuria in young women with recurrent urinary tract infections: to treat or not to treat. *Clin Infect Dis.* 2012;55:771–777.

Gorgon LB, Waxman MJ, Ragsdale L, et al. Overtreatment of presumed urinary tract infection in older women presenting to the emergency department. *J Am Geriatr Soc.* 2013;61:788–792.

Hooton TM. Uncomplicated urinary tract infection. *N Engl J Med.* 2012;366:1028–1037.

McIsaac WJ, Moineddin R, Ross S. Validation of a decision aid to assist physicians in reducing unnecessary antibiotic drug use for acute cystis. *Arch Intern Med.* 2007;167:2201–2206.

Nicolle LE, Bradley S, Colgan R, et al. Infectious diseases society of America guidelines for the diagnosis and treatment of asymptomatic bacteriuria in adults. *Clin Infect Dis.* 2005;40:643–654.

Semeniuk H, Church D. Evaluation of the leukocyte esterase and nitrite urine dipstick screening tests for detection of bacteriuria in women with suspected uncomplicated urinary tract infections. *J Clin Microbiol.* 1999;37:3051–3052.

U.S. Preventive Services Task Force. Recommendation statement: screening for asymptomatic bacteriuria in adults. *Ann Intern Med.* 2008;149:43–47. See: www.uspreventiveservicestaskforce.org/uspstf08/asymptbact/asbactsum.htm

Wilson ML, Gaido L. Laboratory diagnosis of urinary tract infections in adult patients. *Clin Infect Dis.* 2004;38:1150–1158.

2.　肾结核

2.1　定义和重要概念

肾结核是一种常见的肺外结核病,原发感染或粟粒性肺结核后期复发时,结核分枝杆菌通过血行播散至肾脏引起肾结核。

2.2　临床表现

(1) 肾结核的临床表现多变,很多患者仅有轻微的症状,常在发现脓尿或镜下血尿后诊断。全身症状并不常见。患者可能会出现排尿困难,也可能发生严重血尿。

(2) 有分枝杆菌病,特别是结核病病史或暴露史,同时有 UTI 症状和体征(如镜下血尿、脓尿、排尿困难)的患者,需考虑患肾结核的可能性。常规尿培养为阴性,但尿液污染或偶发的 UTI 可能会干扰诊断。

2.3 实验室检查与诊断

(1) 对疑似肾结核患者,应酌情评估肺结核和其他肺外部位感染情况。常用检查包括结核菌素试验、培养、影像学检查,以及详细的体格检查和病史询问。

(2) 分枝杆菌常为间歇性脱落,因此需收集 4d~6d 的晨尿标本用于分枝杆菌培养。其他可能感染部位的标本应同时进行分枝杆菌培养及结核菌素试验。注意非致病性分枝杆菌可使涂片抗酸染色出现假阳性结果。

(3) 尿液分析通常能检出 WBC,但白细胞管型少见。大多数患者都有一定程度的血尿。

(4) 肾功能检查正常,严重蛋白尿少见。

3. 附睾炎

3.1 定义

附睾炎是附睾的炎症。附睾储存从睾丸网小管接收的精子细胞,促进它们成熟,并最终将其输送到输精管。

3.2 临床表现

(1) 附睾炎通常由感染引起,病程小于 6 周者为急性,病程在 6 周以上者为慢性,后者更为典型常见。急性附睾炎表现为严重的阴囊肿胀和剧烈疼痛,常伴有高热、寒战和膀胱刺激症状——如尿频、尿急和排尿困难。慢性附睾炎表现为阴囊疼痛,但通常没有膀胱刺激症状。无症状性尿道炎常伴有由性传播病原体引起的附睾炎。

(2) 由创伤、自身免疫性疾病或血管炎等引起的非感染性附睾炎常表现为慢性症状、疼痛和肿胀少见。

(3) 附睾炎应与引起阴囊疼痛和肿胀的其他疾病相鉴别,包括:睾丸扭转、富尼埃坏疽——一种由需氧/厌氧菌混合感染引起的会阴部坏死性筋膜炎、创伤/手术、睾丸癌、腹股沟疝、过敏性紫癜——一种 IgA 相关血管炎,以及流行性腮腺炎后睾丸附睾炎。

3.3 实验室检查(感染性附睾炎)

(1) 所有疑似尿道炎的患者均应进行尿液分析和尿培养。有尿道分泌物的患者应采集尿道拭子,用于衣原体、淋病奈瑟菌的培养和核酸扩增试验。

(2) 35 岁以下性活跃的男性中,沙眼衣原体和淋病奈瑟菌是最常见的病原体,两种病原体的混合感染比单一淋病奈瑟菌感染更常见。

(3) 35 岁以上的男性中,大肠埃希菌、其他大肠菌群和假单胞菌感染更为常见。少见的病原体包括:脲原体属、结核分枝杆菌、布鲁氏菌、巨细胞病毒或隐球菌(见于 HIV 感染者)。

(4) 男孩在青春期之前患病,常见的病因为大肠埃希菌感染。

(5) 儿童附睾炎可能是肠道病毒、腺病毒或肺炎支原体感染后的反应。

参考文献

Doble A, Taylor-Robinson D, Thomas BJ, et al. Acute epididymitis: a microbiological and ultrasonographic study. *Br J Urol.* 1989;63:90–94.

Hawkins DA, Taylor-Robinson D, Thomas BJ, et al. Microbiological survey of acute epididymitis. *Genitourin Med.* 1986;62:342–344.

Wampler SM, Llanes M. Common scrotal and testicular problems. *Prim Care.* 2010;37: 613–626.

4. 前列腺炎

4.1 定义

前列腺炎是指前列腺的组织学炎症,这个术语被笼统地用来描述几种不同的疾病。美国国立卫生研究院前列腺炎协作网 1999 年的分类系统将前列腺炎分为四型:

(1) Ⅰ型,急性细菌性前列腺炎:有急性尿路感染症状,也有前列腺细菌感染的证据。感染途径为病原菌经尿道、膀胱上行感染前列腺管,有时伴有膀胱炎或附睾炎。

(2) Ⅱ型,慢性细菌性前列腺炎:有慢性或复发性尿路感染症状,也有前列腺细菌感染的证据。感染途径与急性细菌性前列腺炎相同。

(3) ⅢA 型,炎症性慢性前列腺炎 / 慢性骨盆疼痛综合征:有慢性或复发性尿路感染症状,也有炎症证据,但不是前列腺细菌感染。

(4) ⅢB 型,非炎症性慢性前列腺炎 / 慢性骨盆疼痛综合征:有慢性或复发性尿路感染症状,无炎症证据及前列腺细菌感染。

(5) Ⅳ型,无症状性前列腺炎:无尿路感染症状,前列腺炎症的证据是偶然发现的。

4.2 临床表现

(1) 急性细菌性前列腺炎(WHO Ⅰ型)表现为峰形热、寒战、不适、肌痛、排尿困难、尿路刺激症状(尿频、尿急、急迫性尿失禁)、盆腔或会阴疼痛、混浊尿。前列腺检查常为温暖、坚硬伴水肿,且有触痛。

(2) 慢性细菌性前列腺炎(WHO Ⅱ型)表现为少数患者反复出现尿路感染症状(尿频、尿急、排尿困难)且从尿中反复分离出相同的病原体,会阴部不适和偶发低热。然而,另一些患者可能无症状,尿中持续或多次检出细菌,因检查下腹部、会阴或生殖器疼痛、膀胱刺激、梗阻时被偶然发现。

(3) 慢性前列腺炎 / 慢性骨盆疼痛综合征(chronic prostatitis,CP/chronic pelvic pain syndrome,CPPS)表现为慢性盆腔疼痛持续至少 3 个月,且发病前 6 个月内没有其他明确病因。尽管命名为 CP/CPPS,但其实并不确定症状是否可追溯到前列腺。WHO ⅢA 型 CP/CPPS 是指前列腺分泌物、前列腺按摩后尿液或精液中含有炎性细胞的患者,而 WHO ⅢB 型是指仅有慢性前列腺炎或骨盆疼痛的患者。

(4) 无症状性前列腺炎(WHO Ⅳ型)通常是在前列腺活检或治疗不孕症、癌症的过程中偶然发现的,该综合征的自然病史目前尚不清楚。

4.3 实验室检查

4.3.1 急性细菌性前列腺炎(WHO Ⅰ型)

(1) 血液:WBC 计数和 PSA 升高可支持诊断,还应进行直肠指检。

(2) 尿液:所有疑似患者都应做尿液革兰氏染色和培养。引起急性前列腺炎的细菌容易从尿液中检出。注意疑为急性前列腺炎时,前列腺按摩是禁忌证,因为可能会导致败血症。只要近期未使用抗生素,尿培养通常能够发现病原体。

（3）培养检出的病原体与引起 UTI 和尿道炎的病原体相同，包括：大肠埃希菌、克雷伯菌、变形杆菌、假单胞菌、肠杆菌、肠球菌、沙雷菌和金黄色葡萄球菌。

（4）排尿后段的尿标本离心后尿沉渣中可检出 WBC。

4.3.2 慢性细菌性前列腺炎（WHO Ⅱ型）

（1）初步诊断依赖于慢性病史（病程超过 3 个月）或复发性的尿路感染症状，特别是存在细菌尿时。确诊试验是 Meares-Stamey 尿四杯试验：①排尿时前段 5ml~10ml 尿液，反映尿道情况；②中段尿，反映膀胱情况；③前列腺分泌物，轻柔按摩前列腺 1min 后留取；④前列腺按摩后排尿前段 5ml~10ml 尿液。该试验将四者分别进行培养，比较菌落数。如果菌尿基线是菌落数 $<10^3$cfu/ml、前列腺分泌物中白细胞计数 >12/HPF 可怀疑慢性细菌性前列腺炎，白细胞计数 >20/HPF 则可确诊。确诊时还需排除膀胱尿液标本中也有白细胞。一种更简单的尿两杯试验是比较中段尿标本与前列腺按摩后尿标本培养的菌落数，该试验的阳性预测值和阴性预测值分别为 100%、96%。

（2）前列腺按摩后尿液或前列腺分泌物细菌培养一般为阳性。多次重复分离出同一病原体可确诊。

（3）局限性：沙眼衣原体体外培养不生长，因此尿液和前列腺分泌物培养结果为阴性时，应进行核酸检测。

4.3.3 CP/CPPS（WHO ⅢA 型和ⅢB 型）

（1）所有疑为前列腺炎的患者都应进行尿液分析。血尿患者应进行尿液细胞学检查（用于诊断膀胱原位癌）、膀胱镜检查和上尿路造影。

（2）尿培养可用于排除 UTI。反复发生 UTI 的患者需排除慢性细菌性前列腺炎（WHO Ⅱ型）。

（3）尽管与细菌感染相关，特别是ⅢA 型，但没有任何病原体可被培养鉴定或聚合酶链反应（polymerase chain reaction, PCR）同时检测到。此外，炎症的组织学证据与症状的存在与否没有相关性。鉴别诊断需注意下述情况：

① 无低热，低热见于 WHO Ⅱ型综合征；

② 直肠指检未发现前列腺肥大、触痛或水肿，上述情况多见于 WHO Ⅱ型综合征；

③ 无全身或神经症状，以上情况多见于尿道炎、泌尿生殖系统肿瘤、泌尿道疾病、尿道狭窄、影响膀胱的神经系统疾病等。

参考文献

Gamé X, Vincendeau S, Palascak R, et al. Total and free serum prostate specific antigen levels during the first month of acute prostatitis. *Eur Urol.* 2003;43:702–705.

Krieger JN, Nyberg L Jr, Nickel JC. NIH consensus definition and classification of prostatitis. *JAMA.* 1999;282:236–237.

Nickel JC, Nyberg LM, Hennenfent M. Research guidelines for chronic prostatitis: consensus report from the first National Institutes of Health International Prostatitis Collaborative Network. *Urology.* 1999:54:229–234.

Nickel JC, Shoskes D, Wang Y, et al. How does the pre-massage and post-massage 2-glass test compare to the Meares-Stamey 4-glass test in men with chronic prostatitis/chronic pelvic pain syndrome? *J Urol.* 2006;176:119–124.

Schaeffer AJ. Clinical practice. Chronic prostatitis and the chronic pelvic pain syndrome. *N Engl J Med.* 2006;355:1690–1698.

第四节 不孕不育症

概述

定义

1）不孕不育症是指夫妻间有规律的性生活且没有避孕，在 12 个月或更长的时间内无法怀孕的情况。

2）有正常生育能力的夫妻，12 个月未发生妊娠的可能性仅为 7.0%，接近 5.0%，后者常被用作 1 类统计误差的阈值，即错误地拒绝正常生育的无效假设。如果在有性生活且没有避孕的情况下 3 年未发生妊娠，则有正常生育能力的可能性降至 1.0%。1991 年 ~2006 年 25 项人口调查的荟萃分析，抽样调查了 172 413 名女性，12 个月不孕率发达国家为 3.5%~16.7%，发展中国家为 6.9%~9.3%。

3）有性生活且没有避孕 12 个月仍无法怀孕的夫妇，夫妻双方均需要进行标准的不孕不育评估。图 7-2 描述了男性不育患者的系统评估流程。

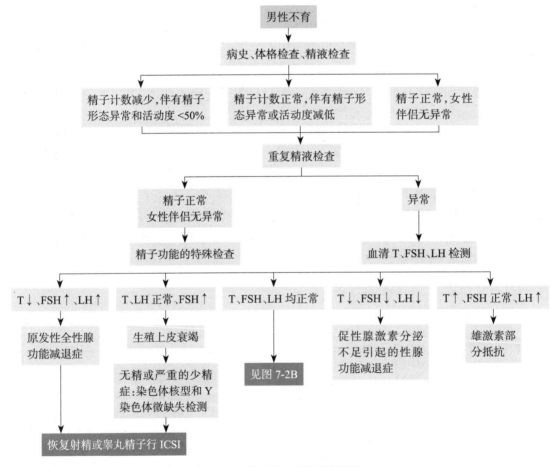

图 7-2A 男性不育症的诊断流程

T：睾酮；FSH：卵泡刺激素；LH：黄体生成素；ICSI：卵母细胞胞浆内单精子注射。

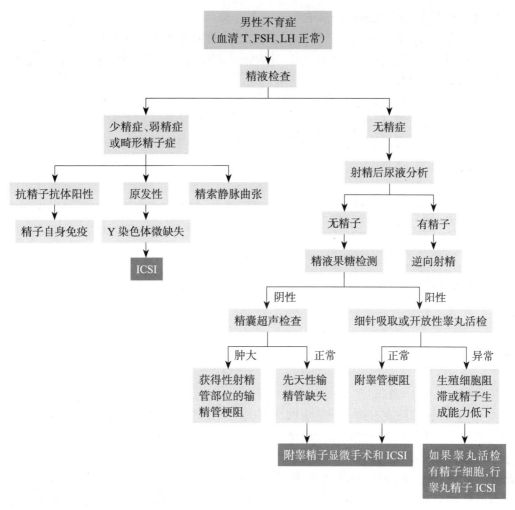

图 7-2B　血清激素浓度正常男性不育症的诊断流程
T:睾酮;FSH:卵泡刺激素;LH:黄体生成素;ICSI:卵母细胞胞浆内单精子注射。

4) 尽管实验室检查发现的异常与不孕不育的真正病因之间没有确定的联系,但一项基于人群的研究报道了不孕不育的所有原因,包括:

① 男性因素:23%;

② 排卵障碍:18%;

③ 输卵管损伤:14%;

④ 子宫内膜异位症:9%;

⑤ 性交问题,如阳痿:5%;

⑥ 宫颈因素:3%;

⑦ 不明原因:28%。

5) 男性不育的原因可分为四大类,其中前三类依赖于实验室诊断:

① 睾丸疾病,如原发性缺陷,包括 Y 染色体缺失:30%~40%;

② 睾丸后缺陷,如精子运输障碍:10%~20%;

③ 继发性性腺功能减退症:1%~2%;

④ 原发性,如精液分析结果正常,也无其他明显的病因:40%~50%。

6) 女性不孕的因素也可分为四大类,其中第一类和高催乳素血症依赖于实验室诊断:

① 排卵障碍:25%;

② 输卵管堵塞或畸形:22%;

③ 子宫内膜异位症:15%;

④ 盆腔粘连、高催乳素血症和原发性:38%。

参考文献

Hull MG, Glazner CM, Kelly NJ, et al. Population study of causes, treatment and outcome of infertility. *Br Med J*. 1985;91:1693–1697.

Swerdloff RS, Wang C. Evaluation of male infertility. In: Basow DS ed. *UpToDate*, Waltham, MA: UpToDate Inc., 2013.

1. 睾丸疾病

1.1 定义

睾丸疾病是指原发性睾丸缺陷,包括先天性、发育性和获得性。睾丸疾病占男性不育所有原因的 30%~40%。

1.2 临床表现

(1) 对不孕不育夫妇而言,男性患者的检查包括病史询问、体格检查和标准的精液检查。在某些情况下,特殊检查有助于明确病因。初次精液检查时发现精液凝集,提示精子存在自身免疫性反应,应进一步检测抗精子抗体。初次检查发现无精症,射精后离心尿液标本无精子,提示有梗阻,需要进行精液果糖检测。

(2) 导致男性不育的染色体疾病有:Klinefelter 综合征(XXY、变异型 XXY/XY 和 XXXY)、常染色体和 X 染色体缺陷、Y 染色体微缺失和替换。基因水平的先天性异常包括雄激素受体或受体后异常、雌激素受体缺陷或异常、卵泡刺激素(follicle-stimulating hormone,FSH)受体基因编码的失活、肌强直性营养不良。发育障碍包括隐睾和精索静脉曲张。

(3) 导致男性不育的获得性疾病有:睾丸癌,发病率呈增加趋势;消耗性疾病,如慢性肾功能不全、肝硬化、营养不良、镰状细胞性贫血;腹腔疾病;可引起睾丸炎的多种感染性疾病,如流行性腮腺炎、埃可病毒感染、虫媒病毒感染、结核病、麻风病、淋病和衣原体感染。

(4) 其他原因包括:

① 某些药物,如烷化剂环磷酰胺和苯丁酸氮芥;

② 抗雄激素药物,如氟他米特、环丙孕酮、比卡鲁胺、螺内酯,以及酮康唑、西咪替丁;

③ 电离辐射,辐射剂量低至 0.015Gy(15rads)可短暂抑制精子生成,剂量超过 6Gy(600rads)通常会导致不可逆的无精症和不育症;

④ 环境毒素,如铅、镉、汞以及某些内分泌干扰物(某些杀虫剂和杀真菌剂);

⑤ 吸烟。

1.3 实验室检查

(1) 抗精子抗体检测阳性提示存在对精子的自身免疫性反应,如果超过 50% 的精子被抗体包裹,使其不能穿透排卵期女性宫颈粘液或其受精能力受损时,可能具有重要的临床意义。

(2) 精液果糖含量降低或低于检测限时,提示射精管梗阻或先天性无输精管症。

参考文献

Adamopoulos DA, Lawrence DM, Vassilopoulos P, et al. Pituitary-testicular interrelationships in mumps orchitis and other viral infections. *Br Med J*. 1978;1:1177–1180.

Bronson R, Cooper G, Rosenfeld D. Sperm antibodies: their role in infertility. *Fertil Steril*. 1984;42:171–183.

Carlson HE, Ippoliti AF, Swerdloff RS. Endocrine effects of acute and chronic cimetidine administration. *Dig Dis Sci*. 1981;26:428–432.

Rowley MJ, Leach DR, Warner GA, et al. Effect of graded doses of ionizing radiation on the human testis. *Radiat Res*. 1974;59:665–678.

Vine MF, Margolin BH, Morrison HI, et al. Cigarette smoking and sperm density: a meta-analysis. *Fertil Steril*. 1994;61:35–43.

2. 精子运输障碍

2.1 定义

精子运输障碍是指男性生殖道关键部位异常,如附睾及输精管畸形,或者射精功能障碍。

2.2 临床表现

对不孕不育夫妇而言,男性患者初次精液检查为无精症,但睾丸大小、血清睾酮、FSH 和黄体生成素(luteinizing hormone,LH)水平正常,可通过检测射精后尿标本明确是否为逆行性射精。如果尿标本中没有精子,则患者有梗阻性无精症或睾丸生精障碍。精液果糖检测可进一步区分附睾梗阻、输精管梗阻或无输精管症。

2.3 实验室检查

(1) 如果精液果糖含量正常,患者可能为附睾梗阻,需进一步行细针穿刺或开放性活检以确认睾丸组织学是否正常。如果组织学检查异常,则为生殖细胞阻滞或精子生成功能低下。

(2) 如果精液中未检出果糖,患者可能为输精管梗阻或无输精管症。精囊超声检查可区分获得性梗阻和先天性缺失,前者精囊肿胀而后者精囊正常。获得性输精管梗阻的原因包括:感染,如淋病、衣原体感染、结核病;结扎,即输精管切除术。仅有 2% 的不育男性为先天性无输精管症,多数是由囊性纤维化跨膜转导调控因子(cystic fibrosis transmembrane conductance regulator,CFTR)基因突变引起。原发性纤毛运动障碍是一组具有遗传多样性的先天性缺陷,影响纤毛功能和运输,导致输精管内精子运输障碍。

参考文献

Munro NC, Currie DC, Lindsay KS, et al. Fertility in men with primary ciliary dyskinesia presenting with respiratory infection. *Thorax*. 1994;49:684–687.

Patrizio P, Asch RH, Handelin B, et al. Aetiology of congenital absence of vas deferens: genetic study of three generations. *Hum Reprod*. 1993;8:215–220.

Wilton LJ, Teichtahl H, Temple-Smith PD, et al. Young's syndrome (obstructive azoospermia and chronic sinobronchial infection): a quantitative study of axonemal ultrastructure and function. *Fertil Steril*. 1991;55:144–151.

3. 输精管切除术后

3.1 定义

输精管切除术后,应在规定的时间内进行精液检查,以确定手术的成败。精液标本内无精子是输精管切除术成功的决定性证据。

3.2 临床表现

(1)术后 3 个月和 20 次射精后,80% 的输精管切除术后患者精液内无精子。然而,如果射精更频繁或为老年患者,时间将缩短。

(2)少数输精管切除术后患者能持续检出无运动精子,可能提示射精与实验室检查之间存在延迟。1~2 个月后复查可证实为无精子。极少量无运动精子的持续存在没有临床意义。

3.3 实验室检查

(1)使用相差显微镜观察新鲜标本(25~50 个 HPF),如果玻片上未见到精子,应将标本离心后再观察。

(2)如果术后 3 个月和射精超过 20 次,标本中还存在有活动力的精子,则输精管切除术失败。

参考文献

Barone MA, Nazerali H, Cortes M, et al. A prospective study of time and number of ejaculations to azoospermia after vasectomy by ligation and excision. *J Urol.* 2003;170:892–896.

Griffin T, Tooher R, Nowakowski K, et al. How little is enough? The evidence for post-vasectomy testing. *J Urol.* 2005;174:29–36.

Sharlip ID, Belker AM, Honig S, et al. Vasectomy: AUA guideline. www.auanet.org/education/guidelines/vasectomy.cfm

4. 排卵障碍

4.1 定义

排卵障碍是指排卵过少或不排卵(排卵停止),导致可用于受精的卵母细胞数量减少。排卵障碍占女性不孕症病因的 25%。

4.2 临床表现

患者为 16 岁 ~40 岁的女性,月经不规律或无月经(闭经),身体不适,有乳房压痛、痛经、腹胀等症状。排卵障碍的原因有:怀孕;排卵过少,月经周期超过 36 天;排卵停止,无月经超过 3~6 个月。WHO 将无排卵患者分为以下三型:

(1)WHO 1 型:促性腺激素分泌不足、雌激素水平低,占 15%;

(2)WHO 2 型:促性腺激素分泌正常、雌激素水平正常,占 80%;

(3)WHO 3 型:促性腺激素分泌过多、雌激素水平低,占 5%。

4.3 实验室检查

(1)WHO 1 型:FSH 降低或为正常低值,由于下丘脑分泌的促性腺激素释放激素(gonadotropin-releasing hormone,GnRH)减少或垂体对 GnRH 无反应导致血清雌二醇水平降低。

(2)WHO 2 型:FSH 和雌二醇正常。大多数无排卵患者为 WHO 2 型,伴有多种其他症状,如肥胖、雄激素过多、胰岛素抵抗。进一步的检查包括催乳素、促甲状腺激素(thyroid-stimulating hormone,TSH)和T_4。多达 4% 的不孕症患者出现甲状腺功能异常。多毛症患者还应检查睾酮和脱氢表雄酮,即硫酸 DHEA。WHO 2 型还包括多囊卵巢综合征(polycystic ovary syndrome,PCOS),其中 70% 患者表现为游离睾酮升高。PCOS 患者还应检测 2 小时葡萄糖耐量试验,测定口服 75g 葡萄糖 2 小时后血清葡萄糖和胰岛素水平。

(3) WHO 3 型:FSH 升高。FSH 升高和染色体核型正常的排卵障碍患者,诊断时应考虑卵巢抵抗或卵巢早衰,前者应注意观察卵泡形态,后者表现为绝经早期无卵巢滤泡。30 岁以下患者出现 FSH 升高,应进行染色体核型分析,检查是否为 Turner 综合征或性腺发育不全的 XY 女性。

参考文献

Davis J, Segars J. Menstruation and menstrual disorders: anovulation. *Glob Libr Women's Med.* (ISSN: 1756–2228); 2009; doi: 10.3843/GLOWM.10296

5. 高催乳素血症

5.1 定义
高催乳素血症是指生育期女性的血清催乳素浓度异常升高。除怀孕外,占闭经患者病因的 10%。

5.2 临床表现
绝经前女性的高催乳素血症会导致性腺功能减退,表现为不孕症、月经过少或闭经,少数情况下会出现溢乳。发病机制为高催乳素抑制 GnRH 的释放,从而抑制 LH 或 FSH 的分泌。高催乳素血症导致性腺功能减退的症状与血清催乳素浓度直接相关。大多数实验室育龄女性血清催乳素浓度大于 318mIU/L~424mIU/L(15μg/L~20μg/L)为异常升高。

5.3 实验室检查(绝经前女性)
(1) 424mIU/L~1 060mIU/L(20μg/L~50μg/L):轻度高催乳素血症,导致黄体酮分泌不足和月经周期中黄体期缩短。患者月经周期无异常,但可能出现不孕症,约占不孕不育患者的 20%。

(2) 1 060mIU/L~2 120mIU/L(50μg/L~100μg/L):中度高催乳素血症,导致月经过少或闭经。

(3) >2 120mIU/L(>100μg/L):与性腺功能减退、雌二醇降低及其并发症(如闭经、潮热、阴道干涩等)相关。

参考文献

Corenblum B, Pairaudeau N, Shewchuk AB. Prolactin hypersecretion and short luteal phase defects. *Obstet Gynecol.* 1976;47:486–488.

(鲍渝霞 译,段勇 宋贵波 校)

第八章

妇产科疾病

第十版包含了宫颈癌筛查和女性生殖道疾病(包括与月经有关的身体异常)诊断的最新建议。遗传性疾病产前筛查的基因检测方法不断涌现(见第十章),请参阅本章引用的电子图书。

第一节 妇 科 疾 病

1. 乳腺癌

1.1 定义
乳腺癌是由乳腺上皮(癌)和(或)间质(肉瘤)引起的恶性肿瘤。

1.2 临床表现
乳腺癌是女性最常见的恶性肿瘤,也是常见的癌症相关性死亡的原因。危险因素包括年龄、性别、种族、良性乳腺疾病、乳腺癌或卵巢癌家族史,以及电离辐射等环境因素。

1.3 实验室检查
乳腺癌的诊断是在乳腺摄片和(或)超声检查发现异常后进行活检和组织学评价。有乳腺癌家族史的患者可以筛查 *BRCA1* 和 *BRCA2*，然而只有低于 10% 的乳腺癌与基因突变有关（见第 10 章）。

乳腺癌的组织学类型包括浸润性导管癌（见图 8-1 C）、浸润性小叶癌（见图 8-2 D）和混合性导管 - 小叶癌，此外，还有肉瘤、混合瘤、乳腺叶状肿瘤（见图 8-3 C）。

分子亚型包括管腔型 A 和 B（大多数 ER 阳性的乳腺癌）、*HER2* 基因扩增型（通常为 ER、PR 阴性）、基底细胞样型（三阴性）（见图 8-1、图 8-3）。

诊断时，对肿瘤进行免疫组化染色测定雌激素受体（ER）和孕激素受体（PR）的表达来判断预后，并测定人表皮生长因子受体 2（*HER2*）基因状况来判断患者对曲妥珠单抗是否敏感。基于结构、细胞核的形态和有丝分裂数量，使用 Scarff-Bloom-Richardson 分级评价进行乳腺癌的分级；依据美国癌症联合委员会和国际癌症控制联盟的 TNM 系统进行分期。

2. 宫颈癌

2.1 定义

宫颈鳞状细胞癌是女性生殖系统最常见的肿瘤之一（见图 8-4A），是由于感染不同亚型的人乳头状瘤病毒（HPV）所致，特别是（但不完全由这两种亚型所致）16 和 18 亚型。HPV 病毒持续感染使上皮细胞在子宫颈鳞柱交界处产生宫颈病变，可由巴氏试验及病理活检证实。从急性感染到不典型增生再到浸润性癌的进展大约需要 3~7 年。定期高危型 HPV 筛查和巴氏涂片检测降低了全球宫颈癌的发病率，未来几年 HPV 疫苗的接种将进一步降低宫颈癌的发病率。宫颈腺癌也是由 HPV 引起的宫颈上皮细胞病变，但不及宫颈癌常见，且不容易被巴氏试验检测到（见图 8-4B）。

2.2 临床表现

宫颈癌常见于 40~50 岁的妇女，但性生活过早和性生活紊乱可致妇女在 20~30 岁发病，在过去的 5 年中从未接受过筛查或没有进行巴氏涂片检查的患者更可能检出癌变。患者可无自觉症状，或出现不规则阴道出血、接触性出血、性交后出血，阴道分泌物呈水样、黏液、化脓样改变，可出现盆腔或下背部痛。盆腔或下背部疼痛症状的出现提示疾病进展至晚期。巴氏涂片检查结果异常，应该高度怀疑宫颈癌。

2.3 实验室检查

巴氏试验有传统涂片法和液基细胞学检测，Bethesda 系统细胞学结果报告分为阴性、非典型鳞状细胞（ASCUS）、低度鳞状上皮内病变（LSIL）、高度鳞状上皮内病变（HSIL）、鳞状细胞癌和非典型腺细胞（AGUS）（见 eBook 图 8-5A~E）。对所检测细胞的充分性应予以说明。

美国妇产科医师协会（ACOG）建议采用细胞学（涂片或液基）检测和高危型 HPV DNA 检测进行宫颈癌筛查，并遵循以下原则：

（1）21 岁以下的女性不建议宫颈癌筛查；

（2）21 岁至 29 岁的女性应单独进行宫颈细胞学检测；

（3）30 岁至 65 岁的妇女每 5 年进行一次 HPV 与细胞学的联合检查；

（4）三次细胞学检查阴性或两次联合检查阴性的妇女，65 岁后不必筛查；

（5）既往有 CIN2、CIN3 治疗史或原位腺癌病史的妇女应该持续至少 20 年宫颈筛查；

（6）已行全子宫切除妇女，既往 20 年无 CIN 2、CIN 3、原位腺癌病史的，不必进行筛查；

（7）已接种过 HPV 疫苗的女性应按照未接种疫苗年龄相近的妇女筛查指南进行筛查。

筛查试验如下：

（8）细胞学和 HPV 都阴性的女性 5 年内复查；

（9）巴氏试验为 ASCUS 而 HPV 阴性的女性 3 年内复查；

（10）细胞学阴性而 HPV 阳性的女性 12 个月内进行联合检测复查或检测 HPV 16/18 型；

① 如果 HPV16/18 型阳性，则行阴道镜检查；

② 如果 HPV16/18 型阴性，则 12 个月内重复联合检测；

HPV16 型、18 型阳性，并且细胞学检查结果高于 LSIL 或非典型腺细胞的患者，应进行阴道镜检查及组织活检；有肉眼可见的宫颈病变以及宫颈刮除未发现明显病变的患者，应进行组织活检（见 eBook 图 8-6 和图 8-7）；巴氏试验异常（ASCUS 和 HSIL）、高危型 HPV DNA 阳性而活检及组织诊断阴性的患者，应该尝试进行锥切术（环电灼切除）。

对于诊断为宫颈浸润性鳞状细胞癌的妇女，建议进行影像学检查（CT 或 MRI）来评估邻近器官是否有转移。

2.4 实验选择

现在许多实验室依据 ACOG 建议提供基于巴氏瓶液体进行的 HPV 反射试验，使临床医生操作更便捷，此外，淋球菌、衣原体和毛滴虫的 PCR 检测也可在同一液体巴氏瓶上进行。

2.5 巴氏试验的局限性

（1）假阴性约 5%~10%。

（2）常规涂片可以获得 8 000 多个细胞，若涂片中少于 5 000 个保存完好、镜下可见的鳞状上皮细胞，则说明涂片效果不满意。

（3）高达 10% 的样品存在采样问题，可能存在血液、黏液、炎症或细胞数量不足或玻片的制备存在问题。如果复查时间与上一次异常涂片间隔太短，检出恶性细胞的可能性较低。

（4）巴氏试验主要用于筛查鳞状上皮细胞肿瘤，不适用于其他类型肿瘤（例如腺癌、淋巴瘤和肉瘤）的诊断。

（5）疑难细胞误判，约 <3% 的宫颈癌涂片被误读。

参考文献

1. Saraiya M, Ahmed F, Krishnan S, et al. Cervical cancer incidence in a prevaccine era in the United States, 1998–2002. *Obstet Gynecol.* 2007;109:360–370.

2. Solomon D, Nayar R (eds). *The Bethesda System for Reporting Cervical Cytology*, 2nd ed. New York: Springer Science and Business Media, LLC; 2004.

3. Committee on Practice Bulletins—Gynecology. American College of Obstetricians and Gynecologists Practice Bulletin No. 131: screening for cervical cancer. *Obstet Genecol.* 2012;120:1222–1238.

3. 子宫内膜癌

3.1 定义

子宫内膜癌是北美最常见的侵袭性妇科肿瘤（宫颈癌是世界范围内最常见的），分为Ⅰ型和Ⅱ型两种类型。Ⅰ型与雌激素或三苯氧胺相关，通常是低度的子宫内膜样癌，患者之前常有子宫内膜上皮内瘤变。Ⅱ型与雌激素或三苯氧胺无关，通常是高度乳头状浆液性或混合性，与 *P53* 突变有关，且无癌前病变；Ⅱ型通常进展迅速，且预后差[1]。

3.2 临床表现

子宫内膜癌患者表现为异常阴道流血,尤其是绝经后阴道流血。子宫内膜癌与 *PTEN* 基因的突变、肥胖和遗传性非息肉性结肠癌综合征有关,其中 10%~20% 可并发卵巢癌。

3.3 实验室检查

子宫内膜癌的诊断主要依据子宫内膜活检或刮宫术(阳性率 95%),很少根据巴氏试验结果做出诊断(见 eBook 图 8-8),巴氏试验阴性不能排除癌变。如果患者有慢性或严重出血,血液检测可出现贫血。

参考文献

1. Crum CP, Lee KR (eds). *Diagnostic Gynecologic and Obstetric Pathology*. Philadelphia, PA: Elsevier Saunders; 2006.

4. 卵巢癌

4.1 上皮性卵巢癌

4.1.1 定义

卵巢癌可来源于上皮细胞(占 95%)、间质细胞或生殖细胞。本节将介绍毗邻腹膜的、来源于卵巢表面的上皮癌,包括低度的浆液性癌、低度恶性浆液性癌、高度恶性浆液性癌、黏液腺癌、卵巢子宫内膜样癌、透明细胞癌、Brenner(移行细胞)肿瘤以及未分化癌。

4.1.2 临床表现

患者可出现急性症状(例如肠梗阻、胸腔积液),或亚急性症状(例如附件肿块、疼痛、腹胀、尿频或饱腹感)。有乳腺癌或卵巢癌家族史、*BRCA1* 或 *BRCA2* 基因突变、林奇综合征患者可能有更高的风险罹患该病(见第十章,遗传性疾病)。

4.1.3 实验室检查

卵巢癌的确诊需要组织学提供诊断依据,如果存在胸腹水的话,细胞学诊断同样适用(见电子书表 8-9)。Pap 实验几乎不能够检测出源于卵巢的癌变腺体细胞。

影像学检查是鉴别附件肿物的最主要检查方法。术中用于冰冻切片诊断的取材、经腹 FNA 或卵巢活组织检测都增加了肿瘤细胞腹膜种植性转移的风险。

卵巢癌筛查试验可用于早期无明显症状的患者,包括:

(1) 约 50% 的早期卵巢癌和 80% 的晚期卵巢癌患者 CA-125 升高。正常妇女和患有子宫内膜异位症、平滑肌瘤、肝硬化、盆腔炎,及其他恶性肿瘤的患者 CA-125 均可升高,长期连续监测 CA-125 的水平更有利于卵巢癌筛查。

(2) 人附睾蛋白 4(HE4)的检测有助于复发性或进展性疾病的诊断,以及可疑附件包块的评估。

(3) 癌胚抗原(CEA)是非特异性的,罹患卵巢癌、胃肠道癌、乳腺癌、胰腺癌、甲状腺癌和肺癌等恶性肿瘤(尤其是黏液腺癌)的 CEA 水平都可能升高,吸烟或有黏液性囊腺瘤、胆囊炎、肝硬化、胰腺炎、肺炎、憩室炎和侵袭性真菌病的人群 CEA 也会升高。

(4) CA19-9 是一种粘蛋白,可在卵巢癌中升高,但在胃癌中也可能阳性,它可以用来监测 CA19-9 阳性的卵巢癌的复发。

(5) OVA1 是一个组合,包括五个血清标志物,可用于评估附件包块患者恶性肿瘤的可能性。CA-125、β2- 微球蛋白水平升高,转铁蛋白、甲状腺素运载蛋白、载脂蛋白 A1 水平下降。通过计算可以评估卵巢癌患者的风险,Quest Diagnostics 公司有商品化的 OVA1 检测试剂。

(6) 肿瘤类型和分级的病理诊断是治疗和预后的基础,上皮性卵巢癌根据国际妇产科联合会(FIGO)TNM 系统进行分期。对上皮性卵巢癌的病理学进行全面回顾请参见《诊断妇产科病理学》(*Diagnostic Gynecologic and Obstetric Pathology*)(Crum and Lee,费城,宾夕法尼亚州桑德斯公司,2005)。

4.2 卵巢生殖细胞肿瘤

4.2.1 定义

卵巢生殖细胞肿瘤起源于卵巢的生殖细胞,占卵巢恶性肿瘤的 5%。这些肿瘤可能是恶性或良性,包括畸胎瘤(成熟型、皮样型、和不成熟型)、无性细胞瘤、内胚窦(卵黄囊)瘤、胚胎癌以及非妊娠性绒癌(见 eBook 图 8-10)。

4.2.2 临床表现

卵巢生殖细胞肿瘤患者年龄通常在 10 至 30 岁之间。相对于白种人,更好发于亚洲人、太平洋岛民和西班牙裔妇女。患者可表现出由肿瘤分泌 hCG 引起的症状(例如性早熟、阴道异常出血)及腹部肿大、腹水或腹部疼痛(包括因扭转引起的急腹症)。

4.2.3 实验室检查

明确诊断需要根据手术切除时的组织学评估结果,而根据盆腔附件包块的影像学检查(CT、MRI 或超声)和相关肿瘤标志物升高可对患者作出初步诊断。肿瘤标志物可用于监测患者术后复发,包括以下内容:

(1) hCG 在胚胎癌、卵巢绒癌、混合性生殖细胞肿瘤,以及某些无性细胞瘤中升高。

(2) AFP 在内胚窦瘤、胚胎癌、混合性生殖细胞肿瘤,以及某些未成熟畸胎瘤中升高。

(3) 乳酸脱氢酶(LDH)在无性细胞瘤中升高。

(4) 肿瘤类型和分级的病理诊断是治疗和判断预后的基础,恶性生殖细胞肿瘤根据国际妇产科联合会 TNM 系统进行分期。对卵巢生殖细胞肿瘤的病理学进行全面回顾请参见《妇产科病理学诊断》(*Diagnostic Gynecologic and Obstetric Pathology*)(Crum and Lee,费城,宾夕法尼亚州桑德斯公司,2005)。

参考文献

1. Crum CP, Lee KR (eds). *Diagnostic Gynecologic and Obstetric Pathology*. Philadelphia, PA: WB Saunders Co,; 2005.

4.3 卵巢性索间质肿瘤

4.3.1 定义

卵巢性索间质肿瘤是由支持卵母细胞的细胞(包括分泌卵巢激素的细胞),产生的良性或恶性肿瘤,属于罕见肿瘤,占卵巢癌的 2%。其中包括纤维瘤、卵泡膜细胞瘤、颗粒细胞瘤、支持细胞肿瘤、支持细胞 - 间质细胞瘤和两性母细胞瘤。

4.3.2 临床表现

性索间质肿瘤患者表现为腹胀、疼痛或盆腔症状,影像检查可发现附件肿块。临床上也可表现为高雌激素(性早熟、子宫异常出血)或高雄激素(男性化)所引起的症状。既往有吸烟史、口服避孕药和经产妇女罹患性索肿瘤的风险性可降低。

4.3.3 实验室检查

性索间质肿瘤的诊断应依据手术时进行的组织学评价(见 eBook 图 8-11)。任何怀疑卵巢恶性肿瘤的患者都应该将卵巢完全切除,以防肿瘤细胞的潜在扩散。当患者出现高性激素引起的症状、影像检查(经盆腔超声)发现附件包块或触诊发现肿块时,联合相关肿瘤标志物检测,可对患者进行初步诊断。相关肿瘤标志物升高的情况如下:

(1) AFP 升高见于胚胎癌、多胚瘤,也可见于未成熟畸胎瘤、内胚窦瘤、混合性生殖细胞肿瘤和睾丸间质细胞瘤。

(2) hCG 升高见于胚胎癌、绒毛膜癌、多胚瘤,也可见于可混合性生殖细胞肿瘤和无性细胞瘤。

(3) LDH 升高见于无性细胞瘤、内胚窦瘤,也可见于胚胎癌、绒毛膜癌、未成熟畸胎瘤和混合性生殖细胞肿瘤。

(4) 抑制素升高见于颗粒细胞瘤,且抑制素 A 和抑制素 B 升高应该是有序的,也可见于睾丸间质细胞瘤和性腺母细胞瘤。

(5) 雌二醇升高见于颗粒细胞瘤、睾丸间质细胞瘤、两性母细胞瘤、未成熟畸胎瘤、胚胎癌、无性细胞瘤。

(6) 睾酮素升高见于出现男性化体征的睾丸间质细胞瘤,也见于卵巢颗粒细胞瘤和两性母细胞瘤。

(7) 雄烯二酮升高可见于两性母细胞瘤、睾丸间质细胞瘤。

(8) 脱氢表雄酮(DHEA)升高可见于未成熟畸胎瘤、性腺母细胞瘤和睾丸间质细胞瘤。

(9) 苗勒管抑制物质(MIS)似乎对颗粒细胞瘤更具有特异性,但尚未应用于临床。

(10) 目前,基因检测对诊断没有帮助,性索间质肿瘤与 *BRCA1* 或 *BRCA2* 尚无已知的联系。有研究表明 *FOXL2* 基因以及编码转录因子的一个基因的体细胞突变可能与颗粒细胞瘤相关,影响 *DICER1 RNase III b* 的体细胞突变可能与睾丸间质细胞瘤相关。

肿瘤类型和分期的病理诊断是治疗和判断预后的基础,性索间质肿瘤根据国际妇产科联合会 TNM 系统进行分期,对卵巢生殖细胞肿瘤病理的全面回顾请见 Crum and Lee 的著作。

5. 尿路感染

见第七章。

6. 盆腔炎

6.1 定义

盆腔炎(pelvic inflammatory disease,PID)是指女性上生殖道感染,可包括子宫内膜、子宫肌层、子宫旁结缔组织、输卵管和卵巢,此时其他盆腔和腹部器官可能发生继发感染(例如腹膜炎、肝周炎)。

6.2 临床表现

盆腔炎常常是由性传播疾病引起的并发症所致(占 85%),约 15% 的患者是由手术或分娩并发症引起的。增加盆腔炎发生风险的因素包括部分与性病相关的危险因素,例如年龄小于 25 岁且初次性交年龄小、有多个性伙伴(特别是性伙伴有性传播疾病)、无保护的性行为,以及有性病史。其他因素可能还包括使用宫内节育器、灌注冲洗和细菌性阴道病等。

临床特征

(1) 盆腔炎症感染可发生于盆腔各个器官,包括子宫、卵巢和相邻腹部器官,临床表现取决于原发部位和感染程度。

(2) 如果腹痛妇女行妇科检查发现宫颈举痛或附件压痛应高度怀疑盆腔炎。典型症状为弥漫性亚急性腹痛,月经期发病患者通常主诉腹部压痛,有时伴有轻微的腹膜征和异常子宫出血。除此之外,还可出现非特异性症状,例如发热和下生殖道症状等,如果患者有明显的胃肠道或泌尿道相关症状,则应查找其他病因。

6.3 实验室检查

盆腔炎的诊断暂无金标准,必须将临床体格检查和实验室检测结果综合考虑以进行评估。除此之外,可能还需要进行其他检查,如影像学、腹腔镜和组织病理学检查等。

(1) 淋病奈瑟氏菌和沙眼衣原体核酸扩增试验阳性,并结合临床表现,可确诊盆腔炎。

(2) 白细胞升高或存在其他异常状况时,应进行宫颈/阴道分泌物涂片革兰氏染色检查,如分泌物异常或白细胞增加(≥3 个/高倍视野)支持盆腔炎的诊断。

(3) 外周血白细胞、血沉和 C- 反应蛋白升高,可支持盆腔炎的诊断。

(4) 补充检查:上生殖道或邻近器官炎症、腹腔镜检查、组织活检、腹水分析或无菌上生殖道部位培养阳性,可确诊盆腔炎。

(5) 其他检查:应进行 HIV 和梅毒检测,并根据每个患者的体征和症状选择其他检查和微生物检测。

参考文献

Peipert JF, Boardman L, Hogan JW, et al. Laboratory evaluation of acute upper genital tract infection. *Obstet Gynecol.* 1996;87:730–736.

7. 阴道病和阴道炎(细菌性阴道病、滴虫性阴道炎、外阴阴道念珠菌病)

7.1 概述

7.1.1 定义

阴道炎是指患者具有明显的阴道炎症反应,而阴道病是指阴道分泌物中炎症细胞无明显增加。阴道炎的症状也可能是由原发性宫颈炎、尿道炎或其他相关组织的炎症所引起的。

患者通常主诉阴道分泌物量或性状的改变,即使阴道分泌物变化正常,但感染及其他病理原因导致的阴道病及阴道炎也较为常见,应予以仔细评估。

7.1.2 病因

(1) 非感染性原因引起的症状与生殖道感染引起的症状可能难以鉴别,现列出常见的非感染性原因:

① 过敏和刺激:许多产品,例如洗涤剂、肥皂、泡沫浴、乳胶(避孕套)和外用药物均可引起阴道黏膜的炎症及分泌物性状和量的改变,临床治疗首先要清除过敏原或刺激物。

② 萎缩性阴道炎:该类型阴道炎由雌激素缺乏引起,常见于自然绝经妇女,也可见于产后闭经或药物假绝经治疗的妇女。雌激素缺乏比阴道分泌物增加更容易导致阴道干燥和瘙痒。存在混合性的非特异性革兰氏阴性杆菌、乳酸菌减少的患者,其阴道细胞学检查也为萎缩型。

③ 生理性白带:正常妇女阴道分泌物性状差别很大,尤其与月经周期有关,通常在两次月经中间时期白带最多。当患者有明显的临床症状和炎症时,生理性白带不可见,异常气味、颜色和黏稠度的分泌物会替代正常白带。

(2) 细菌性阴道病、滴虫阴道炎和外阴阴道念珠菌病是临床阴道病、阴道炎最常见的原因,详见下文。阴道病、阴道炎的其他感染原因如下:

① 尖锐湿疣:生殖器疣引起的常见症状有阴道分泌物增多、瘙痒、疼痛等。

② 异物或外伤性阴道炎:异物,例如滞留的卫生棉塞可能会导致阴道菌群失调、患者出现阴道炎轻微体征及感染症状,临床治疗通常是为了去除异物。

③ A族链球菌、金黄色葡萄球菌等病原菌可引起急性阴道感染,伴有疼痛、水肿、红斑、脓性白带,革兰氏染色和细菌培养可确诊。

7.1.3 阴道病的概况

初步诊断和评估应该包括详细的病史和实验室检查(注意:症状可能由多种感染引起)。详细的临床病史可以提供有价值的信息,可将感染性阴道炎与其他可能引起阴道分泌物性状改变的疾病(例如尿道炎、宫颈炎、非感染性炎症条件等)相鉴别,所以问诊、检查时应该包括以下重要因素:

(1) 月经史:阴道分泌物可随妊娠和月经周期而变化,外阴阴道念珠菌病常发生在月经之前,滴虫性阴道炎常发生在月经之后。

(2) 性生活史:与性传播疾病风险增加相关的因素,包括细菌性阴道病和滴虫病、新的性伴侣、多个性伙伴和性病史等。

(3) 最近和当前使用的药物:抗生素、雌激素、孕激素以及其他能够改变阴道环境和其菌群状况从而诱发阴道炎的药物。

(4) 个人卫生和潜在刺激:卫生产品的使用和卫生习惯,如频繁或近期阴道灌洗,肥皂和洗涤剂、外用药物和护垫等的使用均可引起阴道刺激,导致与感染相似的症状。

(5) 除了病史和体格检查,还推荐做以下检测:阴道 pH 值、阴道分泌物显微镜检查(涂片、革兰氏染色)、胺试验。对诊断不明的患者,也建议进行其他的检测,如特定微生物的检测。

7.1.4 实验室检查

明确诊断需要实验室检测(见表 8-1)。

表 8-1　阴道炎的各种病因比较

状态	pH	革兰氏染色 / 生理盐水	10%KOH 涂片	培养	胺试验
正常	4.0~4.5	PMN/EC<1;革兰氏阳性杆菌占优势;鳞状上皮细胞 3+	—		—
细菌性阴道病	>4.5	线索细胞;PMN/EC<1;革兰氏阳性杆菌↓,革兰氏阴性球菌↑	—	无意义	>70% 阳性
外阴阴道念珠菌病		PMN/EC~40%:革兰氏阳性杆菌占优势;鳞状上皮细胞 3+	70% 为菌丝	如果阴道涂片阴性	—
滴虫性阴道炎	>4.5	活动的滴虫 ~60%;4+PMNs;混合菌群	—	当阴道涂片阴性时使用	常阳性

↓,下降;↑,上升;PMN/EC,中性粒细胞与上皮细胞的比值。

（1）阴道 pH 值：使用干拭子从子宫颈和阴道口之间的阴道侧壁旋转采集分泌物，应使用精密 pH 试纸（pH 值 4.0~5.5）检测。

（2）显微镜检查：生理盐水湿片制剂用来直接检测酵母样细胞、假菌丝、毛滴虫以及宿主细胞，拭子采集的白带放在盛有 1~2 滴生理盐水的玻片上，应立即在显微镜下镜检。正常阴道分泌物中主要为鳞状上皮细胞和非常少的中性粒细胞。值得注意的是，虽然念珠菌是正常阴道菌群的组成部分，但是镜下可见许多异常的酵母样细胞和假菌丝呈念珠菌特征（检测酵母菌可以将 10% 的 KOH 加入生理盐水制作湿片）。线索细胞是覆盖着球杆菌的鳞状上皮细胞，常导致细胞边界模糊。

（3）革兰氏染色：革兰氏染色可直接检测细菌、酵母菌和宿主细胞。正常白带主要为鳞状上皮细胞和极少量的中性粒细胞，其中革兰氏阳性杆菌与乳酸杆菌占大多数。

（4）胺试验：在显微镜载玻片的阴道分泌物上加一滴 10% KOH，立即释放出"鱼腥味"气味（挥发性胺），此为典型的细菌性阴道炎表现。

（5）培养：阴道分泌物培养可提高阴道毛滴虫的检测灵敏度，但需要特殊的隔离技术。不推荐把培养作为阴道念珠菌的常规检测。酵母菌培养阳性应做出相应的解释，因为白色念珠菌和其他酵母菌常为正常内生菌群。对于复发性外阴阴道念珠菌病或耐药的念珠菌病患者，培养有利于临床诊断和治疗。对于诊断细菌性阴道病，对阴道加德纳菌等细菌进行培养意义不大，因为细菌性阴道病并非由单一致病菌所引起。

（6）血清学检测：血清学试验对阴道炎的诊断意义不大。

（7）分子检测：分子诊断实验越来越多地应用于诊断感染性阴道炎，细菌性阴道病、滴虫、阴道念珠菌诊断时应用核酸杂交检测比标准方法灵敏度更高。

（8）应考虑对艾滋病、梅毒以及其他相关性病进行检测。

7.1.5 诊断

阴道炎的常见症状包括阴道分泌物量、性状或气味的改变，外阴黏膜刺激包括红斑、烧灼、瘙痒、排尿困难和斑点。

绝经前妇女阴道分泌物的量小于 5ml/天，分泌物通常为无味、透明、黏稠、白色到黄色，pH 值为 4.0~4.5。镜下显示主要为正常鳞状上皮细胞和少量中性粒细胞，细菌主要为革兰氏阳性杆菌与乳酸杆菌（长、纤细，可成链状）。

24 小时内阴道灌洗会降低检测的灵敏度，且不要在月经周期前几日进行检测。

7.2 细菌性阴道病

细菌性阴道病（BV）是导致感染性阴道炎的常见原因，约占感染性阴道炎的 50%。BV 可经性传播，由阴道内正常微生物菌群被破坏而引起。革兰氏染色显示原占优势的乳酸杆菌减少（乳酸杆菌可产生过氧化物使阴道分泌物呈酸性），使厌氧菌和其他微生物过度生长，包括加德纳菌、动弯杆菌、阴道阿托波氏菌和其他微生物。

BV 患者可无症状或出现轻微的症状，典型的症状包括阴道分泌物量增多，呈稀薄、均匀状，有恶臭气味，极少有炎症症状。

出现以下症状的 3 条或 3 条以上（Amsel 标准）可诊断 BV：

（1）均匀、稀薄、白色、黏稠的阴道分泌物；

（2）胺试验阳性；

（3）90% 的患者白带湿涂片中出现线索细胞（大于 20% 的阴道鳞状细胞被短小杆菌

覆盖);

(4) 阴道 pH>4.5。

应用标准化原则解释的革兰氏染色,被认为是诊断 BV 的金标准。BV 的特点是革兰氏阳性杆菌减少,小而弯曲的革兰氏阴性杆菌和革兰氏染色可变的球杆菌增多。与 Amsel 诊断标准相比,阴道分泌物革兰氏染色已被证明具有很高的阳性预测值和阴性预测值(分别为 90% 和 94%)。依据线索细胞的数量(≥2 个线索细胞 /20 个视野)和不同形态细菌的比例(非乳酸杆菌 / 乳酸杆菌)进行结果解释,具体见表 8-1。

7.3 滴虫性阴道炎

该病是由阴道毛滴虫引起的由性传播的原虫感染,是最常见的非病毒性的性传播疾病。患者的典型表现为急性炎症性阴道炎,大多数患者(约 70%)出现阴道和尿道炎症,表现为灼热感、瘙痒、排尿困难,以及其他与分泌物增多相关的症状,阴道分泌物呈黄绿色、泡沫样并有腥臭味。

直接检测:显微镜检查可以快速诊断,典型表现有阴道分泌物 pH 值升高(>4.5)和中性粒细胞数量增加。镜下发现呈典型颤搐样或落叶样运动的活动滴虫可以确诊,但是检出率只有 50%~70%,且在采集 10 分钟后滴虫即可失去活力。

明确诊断需要实验室检测(见表 8-1)。

(1) 分子检测:

① FDA 批准的阴道毛滴虫实验(NAAT)已经成为诊断该病的金标准,相较于培养法,NAAT 缩短检测时间并具有更高的灵敏度和特异度。

② FDA 批准的非扩增分子探针法(VPⅢ微生物鉴定系统,Becton Dickinson 公司)与 NAAT 法相比具有较好的特异度和灵敏度(约 65%)。

(2) 抗原检测(例如滴虫快速检测)能够快速提供检测结果,灵敏度(约 90%)和特异度(>95%)均较高。

(3) 培养:商品化的培养方法具有良好的灵敏度(约 80%),但必须 3~7 天才能提供临床可用的结果。

(4) 尿检:尿常规检测偶尔会发现阴道毛滴虫。

7.4 外阴阴道念珠菌病

80%~90% 的外阴阴道念珠菌病是由白色念珠菌引起的,但光滑念珠菌和其他酵母菌也能引起该病。外阴炎症、水肿、疼痛和瘙痒是该病常见的临床症状,阴道分泌物通常呈浓厚、黏稠、凝乳状,但也可见稀薄的分泌物,与其他原因引起的阴道感染分泌物性状相似。外阴阴道念珠菌病与性传播无明显相关性。

外阴阴道念珠菌病发病诱因包括:

(1) 避孕用具(尤其是阴道海绵和宫内节育器);

(2) 目前或近期接受过抗菌药物治疗;

(3) 糖尿病,尤其是当血糖水平控制不佳的时候;

(4) 妊娠或雌激素治疗引起的雌激素水平升高;

(5) 先天性或获得性免疫缺陷,或接受免疫抑制治疗。

参考文献

Anderson MR, Klink K, Cohrssen A. Evaluation of vaginal complaints. *JAMA*. 2004;291:1368–1379.

Eckert LO. Acute vulvovaginitis. *N Engl J Med*. 2006;355:1244–1252.

Goonan K. Chapter 34: Vaginitis. In: Khan F, Sachs HJ, Pechet L, et al., (eds). *Guide to Diagnostic Testing*. Philadelphia, PA: Lippincott Williams & Wilkins; 2002.

Hilmarsdáttir I, Hauksdáttir GS, Jáhannesdáttir JD, et al. Evaluation of a rapid gram stain interpretation method for diagnosis of bacterial vaginosis. *J Clin Microbiol*. 2006;44:1139–1140.

Lowe NK, Neal JL, Ryan-Wenger NA. Accuracy of the clinical diagnosis of vaginitis compared with a DNA probe laboratory standard. *Obstet Gynecol*. 2009;113:89–95.

Mazzulli T, Simor AE, Low DE. Reproducibility of interpretation of gram-stained vaginal smears for the diagnosis of bacterial vaginosis. *J Clin Microbiol*. 1990;28:1506–1508.

Nugent RP, Krohn MA, Hillier SL. Reliability of diagnosing bacterial vaginosis is improved by a standardized method of gram stain interpretation. *J Clin Microbiol*. 1991;29:297–301.

Nygren P, Fr R, Freemzan M, et al. Evidence on the benefits and harms of screening and treating pregnant women who are asymptomatic for bacterial vaginosis: an update review for the U.S. preventive services task force. *Ann Intern Med*. 2008;148:220–233.

U.S. Preventive Services Task Force. Screening for bacterial vaginosis in pregnancy to prevent preterm delivery: U.S. preventive services task force recommendation statement. *Ann Intern Med*. 2008;148:214–219.

第二节 妊娠及胎儿的产科监护

1. 妊娠

1.1 妊娠引起的正常检测结果改变：

（1）血液学检测：红细胞数量增加 20%，但血浆容量增加约 40%，导致 RBC、Hb、Hct 的值下降约 15%；白细胞计数增加 66%；血小板计数平均下降 20%；血沉在妊娠期间显著增加，成为妊娠期间的无效诊断指标；偶尔会出现冷凝集和渗透脆性增加的现象。

（2）肾功能检查：出现肾代偿呼吸性碱中毒。正常 pCO_2 约为 30mmol/L，正常 HCO_3^- 浓度为 19~20mmol/L。孕早期（1~3 月）血浆渗透压降低 10mOsm/kg，肾小球滤过率（GFR）升高 30%~50%，并持续至产后 20 周左右；孕中期血浆流量增加 25%~50%，尿素氮和肌酐下降 25%，特别是在妊娠的前半期下降明显。如果妊娠期间尿素氮达到 6.4mmol/L（18mg/dl）、肌酐达到 106μmol/L（1.2mg/dl），则被认为是异常升高，尽管这一水平对于非妊娠妇女来说是正常的。当患者尿素氮水平为 4.6mmol/L（13mg/dl）、肌酐水平为 71μmol/L（0.8mg/dl）时应予以重视。血清尿酸在孕早期降低 35%［正常为 167μmol/L（2.8mg/dl）~178μmol/L（3.0mg/dl）］，到足月恢复至正常。血清醛固酮、血管紧张素 Ⅰ 和 Ⅱ，以及肾素不仅在继发性醛固酮增多症时升高，在发生妊娠毒血症时也可升高。

（3）尿液分析：尿量不增加，肾小管重吸收受损的患者中约 50% 会出现尿糖，注意区分尿中的乳糖与葡萄糖。尿蛋白（200mg/24h~300mg/24h）是常见的（约 20% 的患者可出现蛋白尿），当有潜在的肾小球疾病时尿蛋白水平显著升高。尿卟啉可能升高，尿中人绒毛膜促性腺激素（hCG）升高，尿雌激素在 6 个月至足月升高（≤100g/24h），尿 17- 酮在孕晚期升高至正常上限值。

（4）血清蛋白检测：在孕早期血清总蛋白降低 10g/L（1g/dl），并持续在这一水平；人血白蛋白在孕早期下降 5g/L,胎儿足月时下降 7.5g/L;血清 α1- 球蛋白升高 1g/L,α2- 球蛋白升高 1g/L,β- 球蛋白升高 3g/L。

(5) 生化检测:空腹血糖在孕早期末降低 0.28~0.56mmol/L(5~10mg/dl),血清钙降低 10%,血清镁降低 10%,血清钠(正常约 135mmol/L)、钾、氯、磷的水平无明显变化。甲状腺功能检测发现血清 T3 降低、T4 升高、T7(T3×T4)正常、甲状腺素结合球蛋白(TBG)增加,血清黄体酮升高。

(6) 酶的检测:血清淀粉酶、AST、ALT、LD、异柠檬酸脱氢酶、酸性磷酸酶、α- 羟丁酸脱氢酶水平无明显变化。血清 CK 在妊娠 20 周时下降 15%,分娩时开始升高至产后 24 小时达峰值,然后逐渐恢复正常。约 75% 的患者 CK-MB 在分娩开始时升高至产后 24 小时达到峰值,然后恢复至正常,血清 LD 和 AST 持续低水平。由于胎盘热稳定同功酶增加引起血清 ALP 在正常妊娠孕晚期逐步升高(200%~300%)。血清 LAP 在整个孕期可能适度增加,脂肪酶降低 50%,胆碱酯酶下降 30%。

(7) 血脂检测:血清磷脂升高 40%~60%、甘油三酯升高 100%~200%、胆固醇升高 30%~50%。

(8) 铁检测:未经铁剂补充的孕妇血清铁含量下降 40%、血清维生素 B₁₂ 下降 20%、叶酸含量降低 ≥50%,这些改变使这些检测在诊断妊娠巨幼细胞贫血时没有临床价值。血清转铁蛋白升高 40%,饱和度却下降 ≤70%,血清铜蓝蛋白升高 70%。

1.2 妊娠的实验室监测

(1) 首次孕检时,所有孕妇都应进行以下检查:

① 如果前一年没有检测,则应进行巴氏试验检测排除不良情况;

② 检查血常规排除血液系统异常(遗传性疾病,例如地中海贫血或缺铁性贫血、维生素 B₁₂/ 叶酸缺乏性贫血);

③ ABO 血型、Rh 血型以及相关抗体筛查;

④ 风疹病毒筛查、快速血浆反应素环状卡片试验(rapid plasma regain,RPR)或梅毒抗体 EIA 检测;

⑤ 对于高危妇女,还应检测淋病奈瑟氏菌、衣原体以及乙型肝炎表面抗原,并于 28 周后复查;

⑥ 对于糖尿病合并妊娠的妇女,需检测糖化血红蛋白。

(2) 孕早期(10w3d~13w6d)需做以下检测:

① 母三联筛:妊娠相关血浆蛋白 A(PAPP-A)、总 hCG、胎儿颈项后透明层厚度和遗传性疾病的超声检查,最好在 11w~13w6d 期间采集标本或孕早期超声检查联合母亲血清学 PAPP-A 检测,随后在孕中期检测 PAPP-A、AFP、hCG、游离雌三醇和抑制素 A。孕早期标本需于孕 11~18 周采集,孕中期标本于孕 15~22 周采集。

② 应进行囊性纤维化(CF)和其他家族性疾病的基因检测(见第十章);

③ 高风险患者可以考虑进行游离 DNA(无创性产前检测,NIPT)检测 21、18、13 三倍体以及染色体 X,最早可于孕 9 周采集标本;

④ 对于筛查阳性的患者,可行羊水穿刺术和(或)绒毛取样(chorionic villus sampling,CVS)进行染色体分析,可用 FISH 法快速检测染色体 13、18、21、X 和 Y 的非整倍体。

(3) 孕中期(15w0d~22w6d)

① 如孕早期未做筛查,则应进行母体四联检(妊娠相关蛋白 A、总 hCG、胎儿颈项后透明层厚度和抑制素 A)和遗传性疾病的超声检查(16~18 周是最佳的检测孕周)(见第十一章)。

② 对于已于孕早期筛查的妇女,16~18 周时应复查甲胎蛋白(AFP);

③ 羊水 AFP 检测可以排除开放性神经管缺陷;

④ 对于有妊娠期糖尿病高危因素的妇女,在妊娠 24~28 周应进行糖耐量试验。

(4) 孕 36 周:

可选择筛查 B 族链球菌。

2. 高危儿

2.1 新生儿实验室监测

健康足月新生儿只需要做基础测试,只有极少数新生儿会发生低血糖或高胆红素血症。早产儿可能需要做低血糖检测,对于在重症监护室的新生儿不能用血清钙和碱性磷酸酶促进新生儿生长。母体抗体引起免疫反应或外周消耗增多易引起早产儿血小板减少。其血小板可低至 10×10^9/L,应进行监测。

如有下列情况,应进行血糖监测,如大于胎龄、母亲有糖尿病史、需要重症监护的、早产、红细胞增多症、震颤、肌张力减退、烦躁、嗜睡、昏迷、呼吸暂停、惊厥或低体温。

应定期监测婴儿黄疸情况,每次至少间隔 8 小时,并在出院前再检测一次。如果黄疸在出生后 24 小时内出现,应检测胆红素。经皮胆红素监测可用于筛查,但若其水平升高必须检测血清值。

如果母亲是 Rh 阴性或者黄疸于出生 24 小时发生,则可用脐带血进行血型和 Coombs 试验的检测。

梅毒、乙肝和(或)弓形虫等微生物和传染性疾病,可根据临床症状选择是否检测。

根据美国国家法律,需在出生 4 天内对新生儿进行代谢性疾病(例如苯丙酮尿症、甲状腺功能试验等)筛查或出院随访。

2.2 高危儿

低出生体重儿易患感染、坏死性小肠结肠炎、呼吸窘迫综合征、血小板减少症、颅内出血,以及其他许多疾病。小于 2 500g 为低出生体重儿,小于 1 500g 为极低出生体重儿,小于 1 000g 为超低出生体重儿,可见于早产或胎儿宫内生长受限;而巨大儿(大于 4 000g)和过期产儿则有低血糖风险,且在围产期死亡率增加。高危产妇(毒血症、糖尿病、毒瘾、心脏或肺部疾病史)的新生儿,以及羊水过多、羊水过少或剖宫产的新生儿也为高危儿。

2.2.1 高危儿的实验室监测

(1) 分娩期

① 当产程延长时,通过监测胎儿头皮血 pH 值可确定胎儿是否缺氧,若 pH<7.2 则风险增加。

② 通过羊水卵磷脂/鞘磷脂比值检测、羊水板层小体计数、磷脂酰甘油检测预测胎肺成熟度。

③ 胎膜破裂引起胎粪污染羊水会导致羊膜炎。

(2) 新生儿期

① 新生儿呼吸窘迫综合征(RDS)可通过临床表现——呼吸急促、氧需求增加,胸片显

示弥漫性网状毛玻璃样改变,以及支气管充气征来诊断,动脉血气检测提示动脉氧分压降低和动脉二氧化碳分压增高,生化检测可提示水潴留导致的低钠血症。

② 血清生化检测可监测新生儿低血糖和低钙血症。

③ 血常规检测可发现由于促红细胞生成素不足和红细胞寿命缩短(早产儿约为35~50天,足月婴儿为60~70天)导致的早产贫血。新生儿红细胞压积通常为60%,在出生2周内迅速下降,4周平均达到35%,8~10周达到最低值30%。早产儿红细胞压积26~30周时平均在41%,28周时为45%,32周时为47%[1]。

④ 由Rh或ABO血型不合引起的免疫反应可导致新生儿溶血病(胎儿有核红细胞增多症),致使胎儿发生贫血及髓外造血并最终引发器官衰竭而死亡。因此,应该对孕妇和胎儿进行ABO和Rh血型检测。另外,改良直接抗人球蛋白试验(Coombs)有助于诊断。

⑤ 早产儿比足月儿更易发生感染(例如凝固酶阴性葡萄球菌和中心静脉导管真菌引起的迟发性感染、羊膜炎引起的败血症或肺炎),因此必要时应进行适当的细菌培养。

2.2.2 新生儿高胆红素血症(见第五章)。

参考文献

1. Gilbert-Barness E, Barness LA. *Clinical Use of Pediatric Diagnostic Tests*. Philadelphia, PA: Lippincott Williams & Wilkins; 2003.

第三节 产科疾病

1. 羊水栓塞

羊水栓塞是在分娩过程中或分娩后不久发生的心源性休克、呼吸衰竭并常导致死亡的急症。体格检查发现产妇血压急速下降并迅速进展为休克。血液检测显示弥漫性血管内凝血(DIC)、低氧血症和酸中毒。不幸的是,多数病例仅在尸检时才能确诊为该病。母体外周血或肺部尸检可发现来自胎儿的鳞状上皮细胞、黏蛋白和胎毛等羊水成分(见eBook表8-12)。

2. 绒毛膜羊膜炎

2.1 定义和病因

宫内感染(IAI)包括羊水、胎膜或胎盘的感染,是引起胎儿死亡、早产、新生儿败血症、新生儿肺炎,以及母体菌血症和败血症的重要原因(见eBook表8-13)。

大部分宫内感染是由于阴道微生物进入宫腔引起的,这些上行感染是胎膜早破最常见的原因。胎儿感染也可通过母体血液传播引起,这是病毒性病原体最常见的感染途径。

该病病因较为广泛,混合感染常见。与引起IAI相关的病原体有:厌氧菌,如拟杆菌属、梭杆菌属、厌氧革兰氏阳性球菌;大肠杆菌、奇异变形杆菌及其他肠道革兰氏阴性杆菌;肠球菌;单核细胞性增生李斯特菌;B族链球菌与A组链球菌;解脲脲原体和人型支原体;非细菌性病原体,包括弓形虫和病毒(例如巨细胞病毒、单纯疱疹病毒、风疹病毒等)。

2.2 高危人群

宫内感染的危险因素包括产程延长、胎膜早破尤其是胎儿窘迫,以及胎儿头皮血监测、初产妇、既往妊娠宫内感染史、合并性传播疾病等。

几乎所有宫内感染的产妇都表现发热症状，伴有其他症状如腹痛、子宫压痛、白细胞增多、产妇或胎儿心动过速，以及羊水恶臭等。

2.3 实验室检查

实验室结果必须结合临床症状来解释，个别实验阴性预测值不理想，却有相当好的阳性预测值。支持性实验结果越多，越有利于提高阳性预测值。

（1）培养：羊水培养是诊断的金标准，革兰氏染色可鉴别病原体。

（2）分娩后应从母亲和新生儿采集两或三套血培养，用于评估菌血症或真菌血症的风险。

（3）羊水检查：建议做羊水葡萄糖浓度和白细胞计数的分析，白细胞计数升高或白细胞酯酶反应阳性有助于诊断。宫内感染时羊水中葡萄糖浓度通常会下降，葡萄糖浓度<0.28mmol/L（5mg/dl）时，阳性预测值约为90%；羊水葡萄糖浓度≥1.11mmol/L（20mg/dl）时，阴性预测值约为90%。

（4）母体 C- 反应蛋白预测宫内感染意义不大。

（5）组织学检查：胎膜和胎盘组织可依情况适当进行全组织学检查。

参考文献

Broekhuizen FF, Gilman M, Hamilton PR. Amniocentesis for gram stain and culture in preterm premature rupture of the membranes. *Obstet Gynecol*. 1985;66:316–321.

Gauthier DW, Meyer WJ. Comparison of gram stain, leukocyte esterase activity, and amniotic fluid glucose concentration in predicting amniotic fluid culture results in preterm premature rupture of membranes. *Am J Obstet Gynecol*. 1992;1:1092–1095.

Goldenberg RL, Hauth JC, Andrews WW. Intrauterine infection and preterm delivery. *NEJM*. 2000;342:1500–1507.

Hussey M, Levy E, Pombar X, et al. Evaluating rapid diagnostic tests of intra-amniotic infection: Gram stain, amniotic fluid glucose level, and amniotic fluid to serum glucose level ratio. *Am J Obstet Gynecol*. 1998;179:650–656.

Kiltz RJ, Burke S, Porreco RP. Amniotic fluid glucose concentration as a marker for intra-amniotic infection. *Obstet Gynecol*. 1991;78:619–622.

Romero R, Gomez R, Chaiworapongsa T, et al. The role of infection in preterm labour and delivery. *Paediat Perinat Epidemiol*. 2001;15:41–56.

Sperling RS, Newton E, Gibbs RS. Intraamniotic infection in low-birth-weight infants. *J Infect Dis*. 1988;157:113–117.

3. 异位（输卵管）妊娠

3.1 定义

异位妊娠是指受精卵在子宫腔以外着床，如输卵管或子宫角。

3.2 临床表现

输卵管妊娠发生率增加，目前已高达所有妊娠的 2%。患者会出现腹痛、闭经和阴道出血等症状。输卵管破裂导致腹腔出血会迅速引起低血压，如果不立即治疗可能导致死亡。输卵管妊娠的诊断主要依靠超声和血清 / 尿液 hCG 检测（见 eBook 表 8-14）。

3.3 实验室检查

（1）人绒毛膜促性腺激素（hCG）：检测 hCG 要注意以下三个重要形式：总 hCG、H-hCG（由浸润性滋养细胞产生的高糖基化 hCG,是妊娠早期产生的关键成分)、许多试剂和 POCT 产品不能检测的游离 β-hCG。

正常妊娠的最初 40 天内,hCG 浓度大约每 1.4~2.1 天增长一倍(用于计算的两次检测结果至少要间隔 48~72 小时),hCG 增加异常缓慢(妊娠的最初 40 天内每 48 小时内增长 <66%)提示异位妊娠(S/S=80%/91%)或约有 75% 的可能性为异常宫内妊娠。

① 当 hCG 达到 6 500mIU/ml(相当于孕 6 周左右)时,经腹超声仍未发现宫内妊娠囊,或 hCG 水平达到 1 500~2 000mIU/ml 时经阴道超声观察不到宫内妊娠囊,可鉴别正常妊娠与异位妊娠。目前尚未发现 hCG 差异水平能区分多胎妊娠。

② 未见宫内妊娠囊可能与自然流产有关。

③ 刮宫术后 12 小时 hCG 下降≥15% 可诊断完全流产,若 hCG 持续升高或保持原水平则提示异位妊娠。

④ 异位妊娠时,hCG 水平很少能达到 50 000mIU/ml。

用氨甲蝶呤治疗异位妊娠时,常检测血清 hCG 来监测疗效(每周重复检测 hCG 直至检测不到为止)。

⑤ 尿妊娠试验结果变化较大。

(2)孕酮:对于 hCG 低于孕龄相应水平,并且有出血和腹痛症状的患者,血清孕酮有助于诊断异位妊娠。文献报道,孕酮浓度≥25ng/ml 提示为正常宫内妊娠(灵敏度为 98%),≤5ng/ml 则可确诊为不能成活的胎儿(敏感性 100%)。

(3)血液检测:白细胞可能升高,通常在 24 小时内恢复正常,若持续升高则提示可能有反复出血,约 50% 的患者白细胞正常,75% 的患者白细胞 <15.0×10⁹/L。若白细胞持续 >20.0×10⁹L 则可能提示盆腔炎。贫血取决于失血的程度,并常在输卵管妊娠恶化之前发生。进行性贫血提示可能存在腹膜腔内持续出血,腹腔血肿的血液被吸收可引起血清胆红素升高。

(4)刮宫术前需要辨别绒膜绒毛和胚胎植入位置,以区分异位妊娠和自发性宫内流产。

参考文献

Rajkowa M, Glass MR, Rutherford AJ, et al. Trends in the incidence of ectopic pregnancy in England and Wales from 1966 to 1996. *Br J Obstet Gynaecol*. 2000;107(3):369–374.

Silva C, Sammel MD, Zhou L, et al. Human chorionic gonadotropin profile for women with ectopic pregnancy. *Obstet Gynecol*. 2006;107:605.

Barnhart KT, Simhan H, Kamelle SA. Diagnostic accuracy of ultrasound above and below the beta-hCG discriminatory zone. *Obstet Gynecol*. 1999;94:583.

Rausch ME, Barnhart KT. Serum biomarkers for detecting ectopic pregnancy. *Clin Obstet Gynecol*. 2012;55:418.

Verhaegen J, Gallos ID, van Mello NM, et al. Accuracy of single progesterone test to predict early pregnancy outcome in women with pain or bleeding: meta-analysis of cohort studies. *BMJ*. 2012;345:e6077.

4. 死胎

4.1 定义

死胎可依据胎儿体重在 350g~500g 以上或妊娠期大于 20 周来与流产鉴别。

4.2 临床表现

死胎的发生率与种族、母体糖尿病和高血压有关,常见原因有:产科并发症(29.3%)、胎盘疾病(23.6%)、胎儿遗传或结构异常(13.7%)、母体或胎儿感染(12.9%)、脐带异常(10.4%)、高血压疾病(9.2%)、母体情况等其他因素(7.8%)。

4.3 实验室检查

目前缺乏可以预测死胎的实验室检测,遗传变异的筛查有助于预测不良妊娠结局,其他风险因素包括高龄妊娠、肥胖、吸烟、多胎妊娠、母体高血压、糖尿病、胶原血管病、流产史。

死胎的诊断通常是由孕妇自觉胎动减少伴子宫出血或宫缩,超声检查可确诊。

参考文献

1. Stillbirth Collaborative Research Network Writing Group. Causes of death among stillbirths. *JAMA.* 2011;306:2459.

5. 过期妊娠

5.1 定义

过期妊娠是指孕期超过294天或42周,多数情况病因不明,少数可能是由胎儿异常从而产生影响分娩的激素所引起。

5.2 临床表现

该病的风险因素包括既往过期妊娠史、初产、男性胎儿、肥胖、高龄产妇和种族(白种人具有较高的过期妊娠风险)。

5.3 实验室检查

(1) 血清雌三醇(E3)通常是进行性下降而非上升。

(2) 羊水 L/S 比值检测在过期妊娠检测中意义不大。

6. 多胎妊娠

6.1 定义

多胎妊娠是指一次妊娠怀有一个以上的胎儿。

6.2 临床表现

多胎妊娠发生率增加与产妇年龄的增长和辅助生殖药物使用,例如氯米芬、促性腺激素,以及体外受精有关,约31%是单卵多胎(见 eBook 表 8-15)[1]。多胎妊娠带来一定风险如早产、胎儿生长受限、产科并发症和先天异常导致死亡率增加,先兆子痫的发生风险也有所增加。

6.3 实验室检查

多胎妊娠的孕妇体内雌激素、卵泡刺激素(FSH)、黄体生成素浓度可能升高,随着母体血清甲胎蛋白(AFP)浓度的增加,hCG 也可能升高。

参考文献

1. Cameron AH, Edwards JH, Derom R, et al. The value of twin surveys in the study of malformations. *Eur J Obstet Gynecol Reprod Biol.* 1983;14:347.

7. 胎盘早剥和前置胎盘

胎盘早剥是指妊娠 20 周后正常植入的胎盘过早分离,胎盘早剥会导致出血,并占妊娠晚期死胎原因的 15%。目前没有诊断性的实验室检查。母体可出现低血容量性休克、急性肾功能衰竭和弥漫性血管内凝血(胎盘早剥是妊娠期 DIC 最常见的原因)。

前置胎盘是胎盘异常植入到子宫下段,可能覆盖部分或全部宫颈口,导致无痛性阴道出血,并增加胎儿死亡的风险。实验室检查结果的异常多是由失血引起的,母体血液的红细胞压积(Hct)应维持在 35% 以上。

8. 早产

8.1 定义

早产指从末次月经算起妊娠不足 37 周的分娩。胎儿在 38 周前出生,发病率和死亡率增加。早产也可以按出生体重来定义:低出生体重(<2 500g)、极低出生体重(<1 500g)和超低出生体重(<1 000g)。早产的原因可能有感染、胎盘早剥、出血、病理性子宫扩张、母亲或胎儿受到重压。早产更可能发生在 20 岁以下或 35 岁以上的妇女,患者可出现子宫收缩和阴道分泌物(黏液或血性)。检查发现宫颈管消失、宫颈扩张、规律宫缩、出血和胎膜破裂可诊断该病。

8.2 实验室检查

(1) 宫颈分泌物中胎儿纤维连接蛋白大于 50ng/ml(免疫法)或快速试验检测 S/S=60%~93%/52%~85% 可预测早产,阳性预测值为 25%。对于高危孕妇,S/S=70%/75% 可预测早产,阴性预测值 96% 可排除 7 天之内的分娩[1,2]。胎儿纤维连接蛋白通常存在于在孕早期和分娩前 1~2 周,但孕 20 周后该蛋白常不存在于宫颈黏液,另外羊水也含有胎儿纤维蛋白,因此胎膜破裂后检测该物质意义不大。若该物质在孕 24 周至 36 周期间检测到,则分娩可能会提前 3 周以上。

(2) 实验室检查结果要结合相关临床情况,例如有无透明膜病、脑室出血等。

参考文献

1. Sanchez-Ramos L, Delke I, Zamora J, et al. Fetal fibronectin as a short-term predictor of preterm birth in symptomatic patients: a meta-analysis. *Obstet Gynecol* 2009;114:631.
2. Honest H, Bachmann LM, Gupta JK, et al. Accuracy of cervicovaginal fetal fibronectin test in predicting risk of spontaneous preterm birth: systematic review. *BMJ*. 2002;325:301.

9. 胎膜破裂

9.1 定义

直接检查到羊水自宫口流出即可确诊断为胎膜破裂,实验室诊断阴道后穹窿有羊水积聚也是必要的。

9.2 实验室检查

(1) 阴道内羊水的实验室检测方法:

① 阴道液涂片是最可靠的检测方法(准确度大于 96%),把阴道液滴于载玻片上干燥后,镜检可见独特的羊齿植物叶状结晶,宫颈黏液、精液污染可导致结果假阳性;而血液、干拭子

或干燥时间不够可导致结果假阴性;胎粪或 pH 值不影响检测结果。

② 羊水的 pH 值为 7.0~7.3,而正常阴道 pH 值为 3.8~4.2。如果阴道液 pH 值大于 6.5,则 pH 试纸从蓝色变为黄色,准确度约为 93%[1]。血液、精液、碱化尿液、滴虫病和细菌性阴道炎会导致结果假阳性。试剂条显示 pH≥7 和蛋白≥100mg/dl 提示存在羊水。

(2) 免疫色谱法可以对阴道液中胎盘 α- 微球蛋白进行即时检测,相比于阴道液涂片或试纸测试,该检测成本明显升高,应限制使用。在之前的检测尚不能明确诊断时才能使用该检测方法。

(3) 阴道分泌物中 AFP 的检测是不可靠的,在孕晚期母体血液和羊水中 AFP 的浓度相同。

参考文献

1. Abe T. The detection of rupture of fetal membranes with the nitrazine indicator. *Am J Obstet Gynecol*. 1940;39:400.
2. Abdelazim IA, Makhlouf HH. Placental alpha microglobulin-1 (AmniSure(®) test) for detection of premature rupture of fetal membranes. *Arch Gynecol Obstet*. 2012;285:985.

10. 妊娠毒血症(子痫前期 / 子痫)

10.1 定义

子痫前期是指在妊娠 20 周后出现高血压、蛋白尿和水肿(面部、手和腿)等症状,该病为多系统疾病,严重时会导致终末器官衰竭。子痫:子痫前期孕产妇抽搐,全球子痫前期的发病率≤7.5%[1],病因尚不明确,可能与母体和胎儿 / 胎盘因素有关。妊娠早期胎盘血管异常导致胎盘血流减少、缺氧、缺血,这可促使循环抗血管因子生成、母体内皮功能障碍从而导致高血压和蛋白尿[2]。

10.2 实验室检查

轻度子痫前期的诊断是既往血压正常的孕妇在妊娠 20 周后出现高血压和蛋白尿(血压≥140/90mmHg,24 小时尿蛋白≥0.3g 或蛋白与肌酐比值≥0.3mg/mg)。如果发生胎膜破裂或出现阴道炎,应使用导尿管收集尿液。

(1) 交替试验:一周之内间隔 6 小时两次随机检测结果为 1+ 以上,或者单次检测结果≤2+。

(2) 血清抑制素 A(15 周 ~20 周)和激活素 A(约 30 周时)升高可能提示先兆子痫和早产[3]。

重度子痫的诊断依据是间隔 6 小时以上两次测量血压均大于 160/110mmHg、尿蛋白大于 5g/24h,以及持续视力或精神异常。

附加实验:

(1) 间隔 6 小时以上两次试纸条测试尿蛋白结果大于 3+,或明显新发尿蛋白≥(3.0~5.0g)/24h,或两次随机试纸测试尿蛋白结果大于 3+;

(2) 少尿:尿量≤500ml/24h;

(3) AST 或 ALT 异常并有持续的右上腹或上腹部疼痛;

(4) 血常规检测的结果可能为血小板计数小于 $100×10^9$/L 和红细胞压积升高;

(5) 如果发生微血管溶血,血涂片可能表现为细胞破裂;

（6）几乎所有子痫前期患者血清尿酸都会增加,与疾病的严重程度有关;

（7）血清肌酐大于106肌酐大于前期(1.2mg/dl);肌酐清除率降低,尿素氮和肌酐升高;

（8）除非病情严重或有肾脏病变,尿素氮一般正常(正常妊娠期,由于肾小球滤过率增加,尿素氮通常减少);

（9）尿液分析:红细胞和红细胞管型不多见,存在透明管型和颗粒管型;

（10）组织学检查:肾穿刺活检可用于确诊该病(肾小球和肾小球内皮细胞肿胀),也可用于排除原发性肾脏疾病或高血压血管疾病。

参考文献

1. Wallis AB, Saftlas AF, Hsia J, et al. Secular trends in the rates of preeclampsia, eclampsia, and gestational hypertension, United States, 1987–2004. *Am J Hypertens.* 2008;21:521.
2. Maynard SE, Karumanchi SA. Angiogenic factors and preeclampsia. *Semin Nephrol.* 2011;31:33.
3. Cukle H, Sehmi I, Jones R. Maternal serum Inhibin A can predict preeclampsia. *Br J Obstet Gynaecol.* 1998;105:1101.

11. 子痫

11.1 定义

子痫前期孕产妇抽搐或伴有昏迷,且无其他神经系统疾病,称为子痫。约20%的子痫孕产妇仅表现为轻度高血压,可能无蛋白尿或水肿[1]。子痫是子痫前期病情持续进展的严重阶段,是孕妇死亡的常见原因。重度高血压引起的高血压脑病是痫性发作的原因[2],脑出血在子痫患者的死亡原因中高达20%[3]。

11.2 实验室检查

（1）实验室结果应结合临床并发症(例如脑出血、肺水肿、肾皮质坏死);

（2）$MgSO_4$治疗要求尿量≥100ml/4h,不需要监测血清镁水平。

（3）注意相关或潜在的情况,例如葡萄胎、双胎妊娠、肾病、糖尿病或非免疫性胎儿水肿等。

参考文献

1. Sibai BM. Eclampsia. VI. Maternal-perinatal outcome in 254 consecutive cases. *Am J Obstet Gynecol.* 1990;163:1049
2. Zeeman GG, Fleckenstein JL, Twickler DM, et al. Cerebral infarction in eclampsia. *Am J Obstet Gynecol.* 2004;190:714.
3. Lewington S, Clarke R, Qizilbash N, et al. Age-specific relevance of usual blood pressure to vascular mortality: a meta-analysis of individual data for one million adults in 61 prospective studies. *Lancet.* 2002;360:1903.

12. 滋养细胞肿瘤

妊娠滋养细胞疾病由异常妊娠和妊娠合并滋养细胞肿瘤引起,最常见的是部分性葡萄胎(partial hydatidiform mole,PHM),其次是完全性葡萄胎(complete hydatidiform mole,CHM)、胎盘部分滋养细胞肿瘤,以及绒毛膜癌。危险因素包括高龄产妇、亚洲人种、较低的社会经济地位和葡萄胎妊娠史。

12.1 部分性葡萄胎

12.1.1 临床表现

部分性葡萄胎在妊娠中的发生率为 1/100,当一正常的单倍体卵子和两个正常单倍体精子受精或其与一个减数分裂时染色体未分离双倍体精子受精时,可发生该病(见 eBook 表 8-16A~C)。

12.1.2 实验室检查

(1) hCG 的水平变化大,95% 以上的化疗患者 hCG 自行下降;

(2) 子宫内膜刮出物观察绒毛有无水肿、羊膜有无胎儿成分,若可见胎儿,其可存在并指畸形。

(3) 组织学检查有局灶性轻度合体滋养细胞增生,p57 免疫组化染色阳性。

(4) 流式细胞术检测可发现三倍体。

(5) 染色体核型分析显示大多为 69XXY,部分为 69XXX,很少为 69XYY。

12.2 完全性葡萄胎

12.2.1 临床表现

完全性葡萄胎在妊娠中的发生率为 1/1 000,当一个无核的卵子与一个或两个精子受精产生两套父系染色体的二倍体细胞(见 eBook 表 8-16 d~f)的情况下,可发生该病。90% 为 46XX 型纯合子,其余杂合子多数为 46XY,少数为 46XX[1]。

12.2.2 实验室检查

(1) hCG 水平升高,通常大于 100 000mIU/ml。

(2) 子宫内膜刮出物发现葡萄状透明绒毛,无胎儿成分。

(3) 组织学检查显示水泡状物占满整个宫腔,弥漫性滋养细胞增生,种植部位滋养细胞异型,p57 免疫组化染色阴性。

(4) 流式细胞术检测为二倍体细胞。

葡萄胎妊娠治疗后,应进行以下实验室检测来确定是否存在残留肿瘤细胞。持续性风险包括高龄产妇、妊娠间隔时间延长,以及较高的 hCG 水平。

1) 血清 hCG 水平用于良性和恶性妊娠滋养细胞疾病类型的诊断和管理,在孕期 3 个月时持续升高或缓慢下降表明持续性滋养细胞疾病,侵袭性葡萄胎和绒膜癌需要系统性治疗(见下文)。hCG 水平大于 500 000mIU/L 几乎可以确诊葡萄胎。

2) 75% 的患者刮宫后 40 天 hCG 转为阴性,如果到 56 天时 hCG 仍为阳性,则 50% 可能有滋养细胞疾病。

3) 随访 6 个月,每 1~2 周复查一次 hCG。在无进一步治疗的情况下,80% 的病情可缓和。hCG 水平平稳或上升表示疾病持续存在,如果疾病持续发展或发生转移则需进行化疗。

4) 若 hCG 阴性,应每 3 个月复查一次,随访 1~2 年。

5) 高风险患者血清 hCG 初始浓度大于 40 000mIU/L,放疗后要频繁随访,每 6 个月复查一次 hCG 浓度并持续终身。

6) 脑脊液中 hCG 的测定(血清与脑脊液 hCG 比值为 60∶1)可用于诊断肿瘤脑转移。

12.2.3 hCG 试验的局限性

(1) 免疫测定时若抗原大量过剩(>1×10^6 mIU/L)会产生"钩状效应",可导致假阴性结果,此时应将样本适度稀释后重新检测。

（2）由于 TSH 和 hCG 的 α- 亚基相同，临床生化检测可能会发现甲状腺功能亢进的依据。

12.3 侵袭性葡萄胎

12.3.1 临床表现

当绒毛结构入侵子宫肌层或破坏血管时，可发生持续性妊娠滋养细胞疾病或侵袭性葡萄胎，可伴部分性葡萄胎或完全性葡萄胎。入侵后滋养细胞可转移，此类型的葡萄胎需手术切除，对化疗敏感。

12.3.2 实验室检查

（1）刮宫后，hCG 浓度可保持平稳或上升；

（2）子宫内膜刮出物显示微小残留绒毛组织。

12.4 胎盘部分滋养细胞肿瘤

临床表现

胎盘部分滋养细胞肿瘤，以前称假性滋养细胞瘤，表现为子宫内膜息肉样的增生组织，可通过超声检测。目前该肿瘤的发生机制尚不太清楚，主要见于育龄妇女，绝经后妇女罕见。胎盘滋养细胞肿瘤可继发于足月产、流产或葡萄胎。患者在前次妊娠后有不规则出血数月至数年，肿瘤由滋养细胞组成，类似胎盘植入侵入子宫肌纤维之间，免疫组化可有助于区分绒毛膜癌。预后和肿瘤发生时与前次妊娠的间隔时间有关，间隔时间超过 2 年提示预后较差[2,3]。

实验室检查

（1）hCG 检测显示为持续低水平（<50mIU/L）；

（2）子宫内膜刮出物显示子宫肌层息肉样组织；

（3）组织学检查显示在子宫肌纤维之间有大量的不典型滋养细胞；

（4）免疫组化显示人胎盘生乳素、角蛋白和 p63 染色阳性，MIB-1 分数通常 >15%。

12.5 绒毛膜癌

绒毛膜癌可发生于葡萄胎、流产、宫外孕或正常妊娠之后，通常可在怀孕数月后确诊。患者表现为异常子宫出血或转移性疾病症状，若继发于葡萄胎可密切随诊或较早诊断以改善预后[4]。

实验室检查

（1）hCG 在分娩 2 周后上升；

（2）子宫内膜刮出物显示出血性肿瘤结节，无绒毛结构；

（3）组织学检查显示不典型的合体滋养层细胞和细胞滋养层细胞；

（4）免疫染色 β-hCG 呈强阳性。

参考文献

1. Hemming JD, Quirke P, Womack C, et al. Diagnosis of molar pregnancy and persistent trophoblastic disease by flow cytometry. *J Clin Pathol*. 1987;40(60):615–620.
2. Feltmate CM, Genest DR, Goldstein DP, et al. Advance as in the understanding of placental site trophoblastic tumor. *J Reprod Med*. 2002;47:337–341.
3. Papadopolous AJ, Foskett M, Seckl MJ, et al. Twenty-five years' clinical experience with placental site trophoblastic tumors. *J Reprod Med*. 2002;47(6):460–464.
4. Soper JT. Gestational trophoblastic neoplasia. *Curr Opin Obstet Gynecol*. 1990;2(1):92–97.

第九章

血液系统疾病

9

　　本章涵盖的血液系统疾病包括血液有形成分(红细胞、白细胞、血小板)相关疾病、单克隆浆细胞疾病、出血和血栓性疾病以及持续性代谢紊乱引起的血液参数的变化。

第一节 红细胞疾病

1. 贫血

1.1 定义

贫血是由于血红蛋白(hemoglobin,Hb)减少而导致外周组织供氧减少的一种表现。正常 Hb 参考值范围通过群体研究确定,但不同年龄组参考值范围不同,特别是儿童、女性和非裔美国人 Hb 水平往往较低。对老年人是否存在 Hb 生理性降低仍有争议。多数情况下,Hb 低于参考范围下限反映基础疾病的存在。Hb 是由自动血液分析仪直接检测所得,而红细胞压积(hematocrit,Hct)是根据其他值计算而来,因此 Hb 比 Hct 更准确。

1.2 诊断

(1)贫血有多种分类方法,可通过红细胞体积(mean corpuscular volume,MCV)(反映红细胞大小)和网织红细胞计数变化进行鉴别诊断。见图 9-1。

(2)此外,发病机制和病因也可作为贫血鉴别诊断的重要依据。

(3)贫血的起病方式对其临床症状和诊断有重要影响。

起病

急性

(1)出血。

(2)溶血。

(3)急性骨髓疾病(如白血病)。

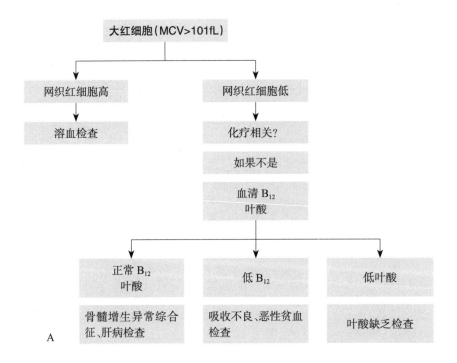

A

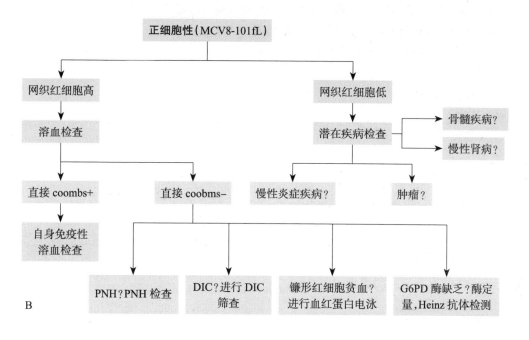

B

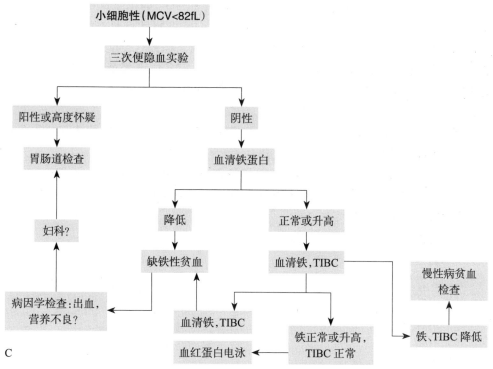

C

图 9-1 以平均红细胞体积(MCV)为基础对贫血进行分类
注:TIBC——总铁结合力(total iron-binding capacity)

慢性

(1) 造血原料缺乏：铁缺乏（最常见）、叶酸和维生素 B_{12} 缺乏、营养不良。

(2) 先天性（血红蛋白病、遗传性球形红细胞增多症）。

(3) 肿瘤，特别是转移癌或恶性血液病。

(4) 肾脏疾病。

(5) 慢性炎症性疾病。

(6) 其他。

临床表现

儿童

(1) 幼儿生长缓慢、发育迟缓、在某些年龄段不如预期的活跃。

(2) 3~6 个月患儿贫血检测时发现先天性血红蛋白合成障碍或结构异常。

成人

(1) 非特异性症状和体征：如乏力、头晕、精神不振、面色苍白及无严重心脏或肺部疾病（明显的充血性心力衰竭可能导致严重贫血）时呼吸困难。

(2) 持续的胃肠道或阴道出血。

(3) 有贫血家族史。

(4) 黄疸或血尿。

1.3 实验室检查

(1) 最初的实验室检查应包括全血细胞计数、网织红细胞计数及外周血涂片（peripheral blood smear，PBS）检查。网织红细胞计数可反映骨髓对贫血的代偿能力。

(2) Hb 减少说明贫血的存在（红细胞计数正常或一定条件下甚至可以增高，如地中海贫血），通过后续的实验室检查可确定贫血的类型。主要根据 MCV 的初步分类和病理生理学变化来划分。

(3) 红细胞分布宽度（red cell distribution width，RDW）是反映红细胞体积异质性的重要参数，RDW 升高说明存在红细胞大小不均。

(4) 可通过红细胞（red blood cell，RBC）计数和网织红细胞计数的变化进一步判断贫血类型（见图 9-1），借助骨髓活检或其他更精准的实验室检查明确贫血病因。

(5) 各类贫血的描述如下：

① 小细胞性贫血；

② 大细胞性贫血；

③ 正细胞性贫血；

④ 再生障碍性贫血；

⑤ 血红蛋白病；

⑥ 溶血性贫血；

⑦ 镰形细胞性贫血；

⑧ HbC，HbD，HbE 病；

⑨ 地中海贫血。

参考文献

Beutler E, Waalen J. The definition of anemia: what is the lower limit of normal of the blood hemoglobin concentration? *Blood.* 2006;107:1747–1750.

Tefferi A. Anemia in adults: a contemporary approach to diagnosis. *Mayo Clin Proc.* 2003; 78:1274–1280.

2. 大细胞性贫血

2.1 定义

大细胞性贫血是指红细胞呈卵圆形大红细胞改变，其 MCV 大于正常红细胞(>101fl)的贫血。

2.2 临床表现

大细胞性贫血表现为外周血涂片可见多分叶核中性粒细胞。患者在未补充叶酸、化疗或甲状腺功能减退的前提下，表现为吸收不良、营养成分缺乏、慢性溶血的相关症状。叶酸缺乏往往见于酗酒者；在第三世界国家，它可能与口炎性腹泻综合征有关。维生素 B_{12}(钴胺素)缺乏的发病率随年龄的增长而增高。对表现为神经系统缺陷症状的老年人，即使不伴有贫血，也应检测维生素 B_{12}，以排除其所致的贫血。维生素 B_{12} 和叶酸缺乏常合并存在。肝硬化、骨髓增生异常综合征(myelodysplastic syndrome，MDS)、治疗艾滋病的药物齐多夫定(azidothymidine，AZT)、唐氏综合征和正常新生儿等也是发生大细胞性贫血的常见原因。

2.3 实验室检查

大细胞性贫血是基于骨髓检查，从形态学角度定义的。实验室检查必须区分不伴有巨幼变的大细胞性贫血和(或)由维生素 B_{12} 和(或)叶酸缺乏导致的真正意义上的巨幼细胞性贫血。维生素 B_{12} 缺乏可能是恶性贫血(缺乏内因子)或其他病因的结果。

(1) 全血细胞计数(complete blood count，CBC)：

① 血涂片可见卵圆形大红细胞、异形红细胞、红细胞大小不均和泪滴样红细胞；

② RDW 增高；

③ 病情严重的患者血小板和白细胞减少；

④ 可见多分叶核中性粒细胞和巨型杆状核粒细胞；

⑤ 网织红细胞计数常常降低。

(2) 如果不能确定其他病因，应检测血清或红细胞内叶酸含量和血清维生素 B_{12} 水平。叶酸和维生素 B_{12} 缺乏时，它们的特定代谢产物甲基丙二酸和同型半胱氨酸在血清中含量升高，从而有助于鉴别维生素 B_{12} 和叶酸缺乏与其他原因所致的大细胞性贫血。上述两项检查与红细胞叶酸的检测费用比较昂贵，当患者叶酸和维生素 B_{12} 的含量处于临界值水平，而又高度怀疑大细胞性贫血时，这些昂贵的检查也是必不可少的。

(3) 血清维生素 B_{12}<200pg/ml 可诊断为维生素 B_{12} 缺乏症。

(4) 血清叶酸 <2ng/ml 可诊断为叶酸缺乏症。

(5) 患者血清或尿中甲基丙二酸增高可证实为维生素 B_{12} 缺乏，但在叶酸缺乏时是正常的。

(6) 同型半胱氨酸(总)升高常合并维生素 B_{12} 与叶酸缺乏，如果正常两者都可以排除。

(7) 维生素 B_{12} 缺乏并不能诊断恶性贫血(pernicious anemia，PA)。PA 是一种以内因子

(intrinsic factor, IF)和胃部分泌盐酸缺乏为特征的自身免疫性疾病。PA 的传统诊断方法是口服放射性核素标记的维生素 B_{12} 吸收试验——即维生素 B_{12} 吸收试验(在美国不再使用)。当维生素 B_{12} 缺乏时,该实验是有帮助的,但它并不是 PA 的特异性诊断方法。50% 至 70% 的 PA 患者血清中会产生抗 IF 抗体,因此,抗 IF 阳性可诊断为 PA(特异性为 100%)。患者抗 IF 抗体阴性不能与非 PA 患者造成的维生素 B_{12} 吸收不良相区分,但如果不是 PA,对口服维生素 B_{12} 治疗有效。抗平滑肌抗体测定敏感度或特异性较差。最近研究发现,慢性幽门螺杆菌感染可能是造成 PA 和 IF 缺乏的病因。

① 骨髓穿刺检查显示,当维生素 B_{12} 和叶酸缺乏存在时,幼红细胞增生活跃并出现巨幼变现象。但是不能排除其他因素导致的大细胞增多如 MDS;

② 叶酸和维生素 B_{12} 缺乏患者血清乳酸脱氢酶和间接胆红素升高。

2.4 局限性

(1)患者合并缺铁性贫血,或者是存在显著叶酸或维生素 B_{12} 缺乏时,MCV 可能不升高。

(2)怀孕期间维生素 B_{12} 水平可能低于参考值范围。

(3)进食医院提供的餐食一次就可能使血清叶酸水平恢复至正常(但不是红细胞内叶酸)。

肾功能障碍时,血清甲基丙二酸升高。

3. 小细胞性贫血

3.1 定义

小细胞性贫血以红细胞 MCV 减低(<82fL)和低色素为特征。其中最常见的是缺铁性贫血,但还应与地中海贫血和慢性病导致的贫血相鉴别。尽管缺铁性贫血发病率较高,但在没有确定贫血的原因之前不应该采取补铁治疗。

3.2 临床表现

如果出现以下情况应怀疑是否有铁缺乏存在:

(1)胃肠道、阴道出血史或大量反复的血尿。

(2)红细胞体积缩小、中心淡染区扩大。

(3)营养不良。

3.3 实验室检查

(1)初步检查:血清铁蛋白特异性为 98%,但灵敏度只有 25%,阈值为 12μg/L。因为铁蛋白是一种急性时相反应蛋白,当患者合并其他疾病如慢性炎症和活动性肝病时,血清铁缺乏而铁蛋白也可能正常甚至增高。因此,即使铁蛋白值处于参考值范围,也不能排除铁缺乏。相反,血清铁蛋白明显降低时,无需检测血清铁和总铁结合力(total iron-binding capacity, TIBC)就可证实机体铁缺乏。当然病因检查(病史、便潜血检查、胃肠道检查、盆腔和直肠检查)也是必需的。

(2)如果血清铁蛋白正常或处于临界值,应进一步检测血清铁和转铁蛋白(通常报告形式为 TIBC)。

(3)如果血清铁明显降低,TIBC 升高(血清铁 /TIBC<16%)可以确诊为缺铁性贫血(iron deficiency anemia, IDA)。

(4)血清铁和 TIBC 正常:多数情况下可排除铁缺乏。

（5）血清铁和总铁结合力同时降低：常见于慢性病贫血，应排除基础性疾病。

（6）血清铁增高，总铁结合力正常，多数情况下见于地中海贫血。

（7）其他两项血液检查：选取可溶性转铁蛋白受体和网织红细胞血红蛋白含量与铁蛋白联合检测，可进一步提高诊断的正确率，但临床应用并不广泛。

（8）最后如果仍不能确诊：对骨髓穿刺涂片/病理切片进行普鲁士蓝染色，如果结果是阴性的，可诊断为铁缺乏。

4. 正细胞性贫血

4.1 定义

正细胞性贫血是 MCV 正常的贫血

4.2 临床表现

继发于非血液系统疾病［也称为"慢性病性贫血"（anemia of chronic disease，ACD）］或者称为"慢性炎症性贫血"，但不包括所有情况（见下段），ACD 的最常见病因：

（1）慢性炎症性贫血（感染、风湿性疾病）属于正细胞正色素性贫血，少数患者可表现为小细胞低色素性贫血。

（2）慢性肾功能衰竭患者促红细胞生成素不足是贫血的主要病因，此外，红细胞寿命缩短和反复出血也是常见原因。

（3）癌症性贫血是一种常见的由多种因素引起的贫血，转移癌可能是导致微血管病性溶血性贫血、骨髓病性贫血的原因。

（4）再生障碍性贫血可能是先天性或获得性，再生障碍性贫血患者骨髓造血功能衰竭可以导致骨髓三系减低（全血细胞减少），但淋巴细胞可能相对增多。纯红再障是再生障碍性贫血的一种特殊形式，它只单纯影响骨髓红细胞系统。

4.3 实验室检查

（1）血象：一般为中度贫血。在炎症情况下 MCV 可正常或轻微降低；RDW 只发生轻微变化，红细胞形态正常。慢性肾功能衰竭贫血患者在 PBS 见到毛刺状红细胞。

（2）网织红细胞反应减弱。

（3）血清铁蛋白升高，血清铁和总铁结合力降低。

（4）血清促红细胞生成素在肾功能衰竭时分泌不足。

5. 再生障碍性贫血

5.1 定义

尽管该病的名称包含贫血二字，但其特点为外周血全血细胞减少，是骨髓造血功能衰竭的典型代表性疾病。其病因是由于骨髓多功能造血干细胞受损导致造血前体细胞不同程度减少或消失，骨髓增生程度减低。再生障碍性贫血（aplastic anemia，AA）的诊断是排除性的，需要排除骨髓增殖性肿瘤（myeloproliferative neoplasms，MPN）或骨髓增生异常综合征（myelodysplastic syndrome，MDS）等疾病。

5.2 病因

（1）AA 可分为获得性再障和先天性再障（范可尼贫血；见下文），其中超过 50% 的获得性再障为特发性的，最可能的原因是自身免疫机制异常，通过细胞毒性 T 淋巴细胞及其产生的细胞因子破坏或抑制造血干细胞功能。

（2）其他：药物比如化疗药、抗惊厥药等等，询问用药史和与有毒物质接触史是必不可少的。

① 免疫性疾病如移植物抗宿主病（graft versus host disease, GVHD）；

② 胸腺瘤；

③ 长时间接触电离辐射；

④ 病毒感染：EB 病毒和肝炎病毒感染血清学检查阴性的患者；

⑤ 严重营养不良：恶性营养不良、神经性厌食症；

⑥ 1%~5% 表现为 AA 患者可能患有基础性疾病；

⑦ 5%~10% 表现为 AA 患者可发展为阵发性睡眠性血红蛋白尿（paroxysmal nocturnal hemoglobinuria, PNH）；反之，25% 表现为 PNH 患者可发展为 AA。

5.3 临床表现

由于全血细胞减少，患者的临床表现为贫血进行性加重、出血、发热、黏膜溃疡及由中性粒细胞减少导致的细菌性感染。应排除导致全血细胞减少的其他原因如化疗等（见下列内容）。这种疾病经常发生在东亚地区。

5.4 实验室检查

（1）红细胞（red blood cell, RBC）：正细胞正色素性贫血，Hb 常小于 70g/L，RDW 正常，但经常可见 MCV 增高。

（2）网织红细胞通常降低甚至为零。

（3）白细胞（white blood cell, WBC）：WBC 数量减少（中性粒细胞绝对值 <1 500/µl）（1.5×10^9/L），常伴单核细胞增多。无异形 WBC，淋巴细胞计数正常（淋巴细胞增多是比例相对增多而不是绝对值增加）。

（4）血小板数量不同程度下降。

（5）骨髓象（bone marrow, BM）：骨髓有核细胞增生低下，严重时可出现"荒芜"现象。造血细胞比例小于 30%，无巨幼变现象。先天性或获得性 AA 的 BM 的外观是相同的，骨髓液稀薄，可见大量脂肪滴。骨髓穿刺和活检对于排除 MDS、白血病、肉芽肿性疾病或肿瘤是必需的，同时也应该排除噬血细胞综合征。

（6）细胞遗传学：核型正常。

（7）流式细胞仪检测显示外周血和骨髓中 CD34$^+$ 造血干细胞减少或缺失。大约40%~50% 的病例中 AA 合并存在 PNH。

（8）血清铁正常。

参考文献

Sheinberg P, Young N. How I treat acquired aplastic anemia. *Blood.* 2012;120:1185−1196.

6. 全血细胞减少症

6.1 定义

全血细胞减少症以外周血红系、粒系和血小板三系减少为主要特征，它不是一种实体性疾病，而是多种疾病进展过程中累及骨髓的一种表现。在疾病早期，有时三系血细胞中只有两系数量减少,但最终随着病情进展三系均减少。

6.2 病因

全血细胞减少症可能是先天性异常、恶性肿瘤、自身免疫性或医源性疾病(见图 9-1)所致的结果。下列情况均可造成全血细胞减少:

(1)由骨髓造血功能衰竭造成的造血细胞生成减少。

(2)无效造血(即使骨髓增生活跃)。

(3)外来因素浸润骨髓。

(4)全身性疾病。

在无明确病因而外周血表现为全血细胞减少的情况下,应做骨髓穿刺和骨髓活检。骨髓组织分布不均造成的误差或缺乏精确的定量分析会对骨髓增生程度的判断造成一定的困难。所以在有些情况下,可能需要进行多部位穿刺,以准确判断骨髓增生程度。但是,低增生性骨髓象如再障所致可能随着病情进展逐步转化为增生活跃的骨髓象。这种情况多见于向急性白血病或 PNH 的转化进展时期。

完整的病史和全面的体格检查对全血细胞减少的病因诊断发挥了重要作用。患者用药史、有毒物质接触史或脾大等向临床医生提供了重要的线索。

6.3 临床表现

(1)体检时发现血细胞三系持续性减少。

(2)有贫血、出血或持续发热症状。

(3)反复感染。

6.4 实验室检查(推荐试验)

(1)全血细胞计数及分类。

(2)根据临床表现进行相关的化学、免疫学和传染病的检测。

(3)流式细胞学检测以排除阵发性睡眠性血红蛋白尿(PNH)或血液系统恶性肿瘤。

(4)骨髓穿刺和活检。

(5)应用细胞遗传学和荧光染色体原位杂交(fluorescence chromosomal in situ hybridization,FISH)综合分析,可对骨髓增生异常综合征或其他血液系统恶性肿瘤进行精确诊断。结合更先进的全基因组测序技术如单核苷酸多态性(Single Nucleotide Polymorphism,SNP)阵列技术,通过核型分析进一步辅助诊断疾病类型。

(6)免疫组织化学对先天性浸润性疾病的诊断。

参考文献

Nester CM, Thomas CP. Atypical hemolytic uyremic syndrome: what it is, how is it diagnosed, and how is it treated. *Hematology Am Soc Hematol Educ Program.* 2012;2012:617–625.

Scheinberg P, Young NS. How I treat acquired aplastic anemia. *Blood.* 2012;120:1185–1196.

(康慧媛 译)

7. 单纯红细胞再生障碍性贫血

7.1 定义

以骨髓单纯红细胞系造血功能障碍、红系前体细胞缺失、其他细胞系正常为特点。外周血网织红细胞显著减少[先天性单纯红细胞再生障碍性贫血见下文戴-布二氏贫血（Diamond-Blackfan anemia, DBA）的描述]。多数病例是由 IgG 自身抗体介导的。单纯红细胞再生障碍性贫血（pure red cell aplasia, PRCA）可能与某些药物、胸腺瘤、胶原血管综合征、慢性淋巴细胞性白血病或伴随细小病毒 B19 感染有关，也可能是骨髓增生异常综合征亚型 $5q^-$ 综合征的表现形式之一。此外，患者应用重组促红细胞生成素后，可产生促红细胞生成素抗体，也可导致 PRCA。

7.2 实验室检查

（1）CBC：外周血 RBC、Hb 显著减少但 RBC 形态正常，WBC 和 PLT 正常。

（2）网织红细胞计数显著减少或缺失。

（3）骨髓象增生程度正常，红系前体细胞减少（如果是由细小病毒感染引起的 PRCA 可见巨大幼红细胞）。幼稚粒细胞和巨核细胞（除了 $5q^-$ 综合征）正常。

血清铁和转铁蛋白饱和度增高。

8. 范可尼贫血

8.1 定义

范可尼贫血（fanconi anemia, FA）是最常见的先天性 AA，为常染色体隐性遗传。患儿常有身材矮小、拇指或桡骨发育不全或多指、肾功能异常、皮肤瘀斑等临床表现。对 FA 患者而言，骨髓增生异常综合征、急性髓细胞白血病和鳞状细胞癌的发病率较正常人明显增加。FA 通常在 6 岁到 9 岁时才能确诊，但极少数病例直到成年才能确诊。

8.2 实验室检查

血液学检查通常在几个月或几年内演变：表现为大细胞性贫血，由于中性粒细胞减少导致的白细胞总数减少，血小板轻度至中度减少。

（1）细胞遗传学：染色体数目正常但结构不稳定，表现为断裂、缺口、缢痕和重排。诊断需靠培养患者淋巴细胞并加入 DNA 交联剂，促进更多的染色体断裂以提高检出阳性率。

（2）遗传学：和 FA 有关的多种基因分散存在于基因组中。

（3）胎儿血红蛋白升高（>28%）。

（4）可以观察到 i 抗原。

血清 α 蛋白水平往往升高。

9. 先天性纯红细胞再生障碍性贫血

9.1 定义

先天性纯红细胞再生障碍性贫血（diamond-blackfan anemia, DBA）是一种先天性纯红细胞再生障碍性贫血，通常散发，与常染色体显性遗传方式有关。DBA 早在出生后 12 个月内就可发病，它与肾脏、眼睛、骨骼和心脏的先天性异常有关。20%~30% 的病例可在数月或数年后自行缓解。

9.2 实验室检查

（1）RBC：红细胞可呈大细胞改变，常规方法治疗贫血无效。

（2）网织红细胞 <1%。

（3）WBC 计数及分类计数、PLT 计数正常。

(4) 骨髓有核细胞增生正常。幼红细胞显著减少,其他细胞系均正常。

(5) 胎儿血红蛋白增加。

(6) 红细胞腺苷脱氨酶增高。

(7) 血清铁和其他血液参数正常。

(8) 血清促红细胞生成素升高。

第二节　血红蛋白病

血红蛋白病是人类最常见的遗传性疾病,是地方性恶性疟疾选择性压力的结果。人类 Hb 包括含铁血红素和两对珠蛋白肽链。正常成人红细胞内,由两条 α 链和两条 β 链构成的 HbA 占 97%,血红蛋白 A2 约占 2.5%,胎儿血红蛋白 HbF 通常占 0.8%~2%,这种构成比维持着血红蛋白的生理性平衡。据报道,珠蛋白突变累及 1 000 多个基因,通常是由氨基酸替换或合成异常所致。多数异常血红蛋白不会引起患者产生相应的临床症状或表现出血液学异常。但对几类突变的珠蛋白而言——如镰形细胞性贫血和 β- 地中海贫血(如下所述),当患者为杂合子时,往往不伴有任何临床症状;而当患者为纯合子时,临床表现明显而严重异常。第十六章描述了各种异常血红蛋白的筛选和确诊试验。表 9-1 描述了在北美洲最常见的血红蛋白病:镰形细胞贫血、HbC 病及 β、α- 地中海贫血。遗传学分析对于洞悉罕见或未知的异常血红蛋白是必要的。在北美洲,它是在几个特定实验室里进行的。

表 9-1　血红蛋白病

分型	HbA(%)	HbA₂(%)	HbF(%)	HbS(%)	HbC(%)	其他(%)
正常人	≥94	2~3.5	0.5~1	0	0	
镰形细胞贫血轻型	50~70	2~4.5	0.5~1	30~45	0	
镰形细胞贫血	0	2~4	1~25	75~95	0	
HbC 轻型	50~60	sI↑	0.5~1	0	30~40	
HbCC(纯合子)	0	<3.5	sI↑	0	95	
HbS/HbC 病	微量	0	<1	50~55	45~50	
轻型 β- 地中海贫血	90~95	3.5~7	1~5	0	0	
重型 β- 地中海贫血	β+:微量 β−:0	2~sI↑	60~95 95~98	0	0	
α- 地中海贫血伴 1-2 个基因异常	因基因型而异	2~3.5	0.5~1	0	0	
α- 地中海贫血 3 号基因缺失(HbH 病)	<60	<2	<1~1	0	0	HbH:5~40
α- 地中海贫血 4 号基因缺失(胎儿水肿)	0 或微量	<2	0 或微量	0	0	Hb Bart's 70~80
HbS-β- 地中海	10~30	4~6	<1~10	70~90	0	
遗传性持续性胎儿血红蛋白病(HPFH)	杂合子:70~85 纯合子:0	1~2.1 0	15~30 100	70~90	0	

1. 镰形细胞贫血

1.1 定义

镰形细胞性疾病(sickle cell disease,SCD)指所有 RBC 表现为镰形改变的疾病,是一组常染色体遗传病。由于 Hb β 珠蛋白肽链上的谷氨酸被缬氨酸所替代而形成血红蛋白变异体 HbS。在低氧的条件下,HbS 形成多聚体,溶解度低,导致红细胞可塑性和变形能力降低,并发生不可逆性改变,形成镰形红细胞。这些异常细胞通常会被脾脏(自体脾切除术进行前)和巨噬细胞清除掉。SCD 主要见于非洲或具有阿拉伯血统的人群中及部分印度人群。

(1) 镰形细胞贫血(sickle cell anemia,SCA)中多数血红蛋白为纯合子 HbS。异常 Hb 容易发生聚合和沉淀,在红细胞膜上形成刚性结晶,细胞变形能力降低,引发微血管栓塞或溶血。

(2) 镰形细胞贫血轻型(sickle cell trait,SCT)指患者为杂合子,全血细胞计数正常。虽然一般无临床症状,但是询问家族性遗传病史对于其诊断是十分重要的。

(3) 镰形变综合征是镰形细胞贫血与其他血红蛋白病的双重杂合子,其中最常见的是 β-地中海贫血或 Hb C 病。

1.2 临床表现

(1) 具有镰形细胞贫血家族史;表现为生长迟缓、进行性溶血性贫血和血管栓塞(反复疼痛发作导致器官损伤)的儿童。

(2) 出生时临床症状常不明显,但 3 个月 ~6 个月后有明显症状;HbF 被 HbS 替代,致使 HbF 浓度下降 HbS 浓度增加。到了 2 岁时,61% 的儿童可伴有反复疼痛发作导致的血管栓塞。

(3) 再障危象是红细胞持续 5~10 天生成障碍的自限性疾病,往往由于感染(最常见的是微小病毒 B19)所致,严重情况下可能需要紧急输血治疗。

(4) 30% 的 18 岁患者和 70% 的 30 岁患者会发生胆红素结石。

(5) SCA 患者通常在青少年时期会发生器官损伤,其中肺、肾、心脏、肝脏受累较为常见;脑血管损伤也很常见。

1.3 实验室检查

(1) 血涂片查找镰形红细胞可提供快速初步诊断的依据。在 SCA、SCT、非镰形细胞贫血、SCD 合并其他血红蛋白病的患者中也可见到镰形红细胞。

(2) Hb 变异体分析[高效液相色谱(high-performance liquid chromatography,HPLC)或电泳]可用来识别不同类型血红蛋白。新生儿血红蛋白主要是由 HbF 和少量的 HbS 组成,不包括 HbA1。因为其他镰形细胞综合征患者的血红蛋白电泳分析可能有相似的结果,所以建议检测父母基因型或在一岁以后重新进行血红蛋白电泳分析。成年人 SCA 诊断标准:高水平 HbS、HbF 轻微升高(1~4%),但是应用羟基脲治疗后,患者 HbF 可达 15% 以上,明显地降低了发病率。

(3) SCT 的新生儿血红蛋白类型包括 HbA、HbF 和 HbS,成人只包括两类,HbA1>50%,HbS 占 35%~45%。

(4) 产前检测:胎儿 DNA 基因分析可通过绒毛膜绒毛检测(妊娠 7 周 ~10 周)或羊水检

测(妊娠 15 周~20 周)进行。这对伴有高水平 HbF 的新生儿或儿童非常重要——而其增高的原因是疑似先天性的。

（5）HbSC 的患者（见下文）HbS 和 HbC 含量相等。

（6）SCT-β- 地中海贫血（+）患者 HbA1、HbA2、HbS 水平增高。

SCA 患者全血细胞计数。

① RBC：轻度至中度慢性溶血性贫血（Hct15%~30%，Hb5g/dl~10g/dl）（Hb 50g/L~100g/L），并常伴有再障危象（突然发生的威胁生命的严重贫血）（如前所述）；网织红细胞通常在 3%~15%（网织红细胞增高可能会导致 MCV 轻度增高）。

② MCV 一般是正常（除了上述情况），常伴有 MCHC 的升高。但是，如果合并 α 或 β- 地中海贫血或未经输血治疗的缺铁性贫血时，就会表现为小细胞低色素性贫血；

③ PBS：在年龄稍大的患儿血涂片中，可见镰形红细胞、嗜多色性红细胞和豪周氏小体，反映了自主脾切除术所致的脾脏功能减退。有核红细胞、嗜碱性点彩红细胞和帕彭海姆小体也可见到；

④ 白细胞通常增高，但持续性白细胞增高提示预后不良；

⑤ 血小板轻微增高，可能与脾功能减退有关；

⑥ 骨髓穿刺检查（不是诊断必需的）显示有核细胞增生活跃；

⑦ 血清促红细胞生成素水平不同程度减低，可能是肾脏疾病进展的结果；

⑧ 血清铁和铁蛋白常低于参考范围，转铁蛋白升高，可能与铁从尿液中丢失有关；

⑨ 如果没有替代治疗，由于叶酸过度消耗，其血清水平常降低；

⑩ 血清乳酸脱氢酶升高；

⑪ 血清胆红素通常升高；

⑫ 血清结合珠蛋白降低；

⑬ 血清转氨酶往往升高；

⑭ 多次输血患者血清铁蛋白增高；

⑮ 尿含铁血黄素和尿胆原试验阳性（不是诊断必需的）。

2. 血红蛋白 S- 血红蛋白 C 病

2.1 定义

属于中重度的镰形变综合征，临床表现介于镰形细胞贫血和轻型之间。非洲裔人群发病率通常为 1/833。

2.2 实验室检查

（1）血红蛋白电泳：HbA 缺失；HbS 和 HbC 含量大致相等；HbF≤6%。

（2）全血细胞计数

① 贫血：轻度至中度贫血，为正细胞正色素性贫血；

② PBS：70% 的患者红细胞内可见到长方形结晶；靶形红细胞、丰满 / 成角型镰形细胞比典型的镰形细胞易见；

③ MCV 降低或轻微降低，MCHC 增高。

3. 镰形细胞 -α- 地中海贫血

与镰形细胞贫血相比,此病的贫血程度较轻。另外,临床症状通常也不典型。

4. 镰形细胞 -β- 地中海贫血

4.1 定义

在非洲人群中发病率为 1/1 667,表现为轻度至中度的贫血症状。

4.2 实验室检查

(1) 血红蛋白电泳:HbS 介于 20%~90%;HbF 通常在 2%~20% 之间。如果 HbS 增高,HbA1 降低,提示病情较为严重。较轻微的 β- 地中海贫血患者,HbA1 通常介于 25%~50%;HbA2 增加(由于 β- 地中海贫血的存在),但应与 HbC 相区分,因为两者的迁移速率大致相同。

(2) CBC

① RBC:常表现为小细胞低色素性贫血,MCV 降低(必须排除缺铁性贫血);

② PBS:突出特点是可见靶形红细胞;其他检查结果与镰形细胞贫血类似。

5. 镰形细胞 - 持续高胎儿血红蛋白血症

5.1 定义

非裔美国人发病率为 1/25 000,但也经常出现在阿拉伯人群中。它可能与应用羟基脲治疗镰形细胞贫血有关。临床表现介于镰形细胞贫血和镰形细胞性状之间。

5.2 实验室检查

(1) 血红蛋白电泳:HbF 占 20%~40%;HbA1 与 HbA2 缺乏;HbS 大约占 65%。

(2) RBC:HbF 在红细胞内分布不均匀。

6. 镰形细胞 - 血红蛋白 D 病

6.1 定义

类似于 HbS/ HbC 病,比镰形细胞性贫血程度较轻。非洲人群中发病率约为 1/20 000。临床表现为轻度贫血相关的症状。

6.2 实验室检查

(1) 结果介于镰形细胞贫血和镰形细胞性状之间。

(2) 在碱性条件下,Hb 电泳不易区分 HbD 与 HbS,但在 pH 为 6.2 的条件下可区分两者。

参考文献

Vichinsky EP, Mahoney DH Jr. Diagnosis of sickle cell syndromes. UpToDate. In: Basow DS (ed). Waltham, MA: UpToDate, Inc.; 2013.

Ware RE. How I use hydroxyurea to treat young patients with sickle cell anemia. *Blood*. 2010;115:5300–5311.

(康慧媛　译)

7. 血红蛋白 C 病

7.1 定义

血红蛋白病广泛流行于西非族群,为常染色体显性遗传。

HbC 性状:非裔美国人发病率为 2%,在其他种族里的发病率较低,通常无症状,无贫血。

纯合子 HbC 病:常表现为轻度溶血性贫血。

7.2 实验室检查

HbC 性状:血红蛋白电泳分析显示 HbA1 占 50%,HbC 占 30%~40%。

纯合子:无 HbA1,HbC 为主要的异常血红蛋白,HbF 略有增加。外周血涂片(PBS)靶形细胞比例不定(≤40%),可见小球形红细胞,偶尔会见到有核红细胞,在红细胞内可见到少量长方形的血红蛋白结晶。

8. 血红蛋白 C-β- 地中海贫血

HbC-β- 地中海贫血是 β- 地中海贫血的一种形式(见下文)。患者通常无明显的临床症状,但可能存在中度溶血。这些患者可出现中度的小细胞低色素性贫血、溶血性贫血和脾大,红细胞中可见 HbC 结晶。

9. 血红蛋白 D 病

9.1 定义

是一种常染色体遗传性血红蛋白病,主要见于南亚和印度部分地区(HbD Punjab)。杂合子通常无症状,无贫血。

9.2 实验室检查

(1) 血红蛋白变异体分析表明,在酸性条件下可检出异常血红蛋白(在碱性条件下与 HbS 有相同的电泳速度);杂合子无其他异常检查结果。

(2) RBC:轻度溶血,纯合子表现为小细胞性贫血;外周血涂片(PBS)可见靶形红细胞和球形红细胞。

10. 血红蛋白 E 病

10.1 定义

在美国除了 HbS 和 HbC 之外最常见的异常血红蛋白病为常染色体遗传。在东南亚地区(15%~30% 的患者分布于柬埔寨、泰国、中国的部分地区、缅甸和越南)发病率较高。杂合子与 β- 地中海贫血轻型患者具有相似的特点(见下文)。纯合子可有小细胞增多,但通常无症状。

10.2 实验室检查

血红蛋白变异体分析表明 95%~97% 的 HbE 为纯合子(其余为 HbF);30%~35% 的个体表现为 HbE 性状。电泳迁移率与 HbA2 完全相同,但它可存在于更高的浓度。在酸性条件下应用枸橼酸钠琼脂电泳可将 HbE 从 HbC 和 HbD 中分离出来。

CBC:

(1) 纯合子表现轻度溶血、小细胞性贫血(MCV55fl~70fl)或者无贫血表现——即使是纯合子。

(2) 对纯合子和 HbE 性状患者可存在红细胞增多症（RBC 大约为 5 500/μl）。

(3) 纯合子外周血涂片检查（PBS）中，显示在纯合子个体中有 25%~60% 的靶形红细胞和小红细胞。

11. 血红蛋白 E-β- 珠蛋白生成障碍性贫血

11.1 定义

该病是在东南亚地区较为常见有症状的珠蛋白生成障碍性贫血。疾病的严重程度类似于 β- 珠蛋白生成障碍性贫血中间型和重型（见下文）。

11.2 实验室检查

(1) 中度到重度的溶血性贫血，类似于 β- 地中海贫血（见下文）。

(2) 外周血涂片检查（PBS）显示红细胞中心淡染区扩大、大红细胞增多、红细胞明显的大小不等并伴有泪滴样红细胞和靶形红细胞，偶见有核红细胞和嗜碱性点彩红细胞。

12. 血红蛋白 E-α- 珠蛋白生成障碍性贫血

HbE-α- 珠蛋白生成障碍性贫血见于东南亚地区。它常导致小红细胞增多，其严重程度取决于 α 基因缺失的数量（见 α- 珠蛋白生成障碍性贫血）。

第三节　地中海贫血

地中海贫血是一种慢性小细胞性溶血性贫血，是由于 HbA 分子的 β 或 α- 珠蛋白亚基的合成缺陷所致。根据珠蛋白肽链受累情况，地中海贫血分为 α- 型和 β- 型两大类，该病是全世界最常见的遗传性疾病之一，是一种常染色体隐性遗传导致的纯合子（重型地中海贫血）或杂合子（轻型地中海贫血）的临床疾病。β- 地中海贫血不同患者间临床表现差异较大，下面主要讲述轻型和重型 β- 地中海贫血，合并发生如前所述的其他异常血红蛋白病的情况。

1. 重型 β- 地中海贫血

1.1 定义和临床表现

重型 β- 地中海贫血是由于血红蛋白的 β- 珠蛋白链受损或缺失所致，由此产生的多余的 α 链很不稳定，容易在红细胞内发生沉淀形成包涵体而引发极其严重的后果：严重溶血、骨骼病变、肝功能异常、胆囊胆红素结石、脾大、再生障碍危象、生长障碍、伴发内分泌及心肺功能异常及反复输血导致的含铁血黄素沉积症。重型 β- 地中海贫血患者临床表现差异较大。对轻型和中间型地中海贫血而言，其中一条 β 珠蛋白肽链（₋）等位基因突变，不产生 β 珠蛋白肽链；但另外的 β 珠蛋白肽链（+）突变可以产生少量 β 链，因此这些患者受到的影响较小。

β- 地中海贫血在地中海沿岸地区最为常见（突变起因于在地中海地区免受地方性疟疾的保护效应）；也见于非裔美国人和部分印度人群体中。

新生儿只能依赖高水平的 HbF（没有 β 链，只是 α 和胎儿血红蛋白）来维持组织供氧。患儿通常在 6~12 个月时开始表现有明显的临床症状，如面色苍白、烦躁不安、生长发育迟缓、肝脾肿大所致的腹部逐渐膨隆、髓外造血引发的骨骼发育异常。

伴有 α- 地中海贫血时重型 β- 地中海贫血发病率会降低。

1.2 实验室检查

（1）血象

① RBC：严重贫血时 MCV 和 MCHC 减低，小红细胞增多，RDW 升高明显，血红蛋白可降至 3g/dl~4g/dl（30g/L~40g/L）。伴有细小病毒 B19 感染时，红系前体细胞增生受累，可触发危及生命的再障危象；

② 红细胞形态呈现明显的低色素样改变，可见异形红细胞、泪滴样红细胞，靶形红细胞增多。用活体染色时很容易见到 Heinz 小体；

③ 白细胞计数升高（由于有核红细胞的干扰导致部分患者白细胞假性升高），但真正意义上的白细胞计数升高是存在的；

④ 血小板计数可因脾功能亢进而减低，但是脾切除术后的患者血小板常增高；

⑤ 外周血涂片：红细胞形态异常，常见靶形红细胞、泪滴样红细胞、有核红细胞和嗜碱性点彩红细胞；

⑥ 网织红细胞计数降低，部分原因是由骨髓无效造血所致；发生再障危象时网织红细胞计数为 0。

（2）骨髓象：由于存在原位溶血进而加速有核红细胞破坏，导致骨髓有核红细胞增生极度活跃。当叶酸不足时也可见到幼红细胞呈巨幼样变；同时存在肝、脾、骨骼等部位的髓外造血。

（3）血红蛋白变异体分析：β- 地中海贫血患者 HbA1 缺失，仅 HbA2 和 HbF 存在，HbA2 可能增加到 3%~6%（除非同时存在铁缺失）。输注红细胞治疗后 HbA1 可正常。

（4）由于输注红细胞，血清铁和血清铁蛋白增加。

（5）血清胆红素升高。

（6）肝功能异常，部分患者是由输血感染肝炎病毒所致，但现今这种情况很少见了。

（7）血清乳酸脱氢酶和尿酸升高。

（8）血清结合珠蛋白降低。

（9）内分泌功能紊乱比如性腺机能减退和糖尿病与铁潴留有关。

（10）高凝状态：一些患者凝血因子及其抑制剂水平的异常。

2. 轻型 β- 地中海贫血

2.1 定义

杂合子是指携带一个正常 β- 珠蛋白等位基因和一个致病基因。在临床上通常无症状亦无贫血，但部分异常的患者可能误诊为缺铁性贫血。

2.2 实验室检查

血象：小细胞性贫血，贫血通常为轻度（Hb 10g/dl~13g/dl）（100g/L~130g/L），但小红细胞（MCV 60fl~70fl）较缺铁性贫血更易见到。红细胞计数可能高于参考值范围（区别于 IDA 的另一个特征）。因红细胞呈均一性的小细胞低色素改变，RDW 一般正常。外周血涂片中可见嗜碱性点彩红细胞和靶形红细胞。妊娠期间地贫基因携带者贫血会加重，是由于生理性贫血造成的。

血红蛋白变异体分析:HbA2 升高,有时高达 7%~8% 使 HbA2/HbA1 为 1:20(正常 1:40);50% 的患者 HbF 轻微升高;部分 β- 地中海贫血的患者 HbA2 浓度正常。只有分子遗传学技术才能确诊。

3. α- 地中海贫血综合征

3.1 定义

正常人的血红蛋白有四个 α 珠蛋白基因,每条染色体上存在两个,该基因突变或者缺失都会影响 α 珠蛋白肽链中的一条或几条,结果导致 β 珠蛋白链相对过剩,导致慢性溶血。

3.2 临床表现

当患者具有贫血家族史、地理环境和种族背景时,可怀疑其是否为 α- 地中海贫血。此病在非洲、中东或东南亚地区的人群中盛行。如果患者为小细胞低色素性贫血,但没有缺铁的证据,血红蛋白变异体分析显示 HbA2 水平正常,可为该病的诊断进一步提供依据。

3.3 诊断

α- 地中海贫血综合征疾病的严重程度取决于受影响的 α 基因的数量。

(1) 在胎儿期四条 α 肽链合成缺失,导致未结合的 γ 链聚合成 γ4 即 Hb Bart 胎儿水肿综合征,胎儿出生后死亡。在非洲人群中未见此综合征,但在亚洲人群中时有发生。Hb Bart 由四条 γ 珠蛋白链组成,和氧亲和力高,在外周组织中释放出的氧极少,常导致胎儿呼吸窒息死亡。血红蛋白电泳显示 Hb Bart 迁移率非常快。

(2) 三个 α 位点缺失即为 HbH 病。这些患者表现为中度小细胞低色素性贫血,外周血涂片可见包涵体,血红蛋白大多在 80g/L~100g/L。血红蛋白电泳或色谱分析技术显示 HbH 占 5%~30%,这是 β 链四聚体形成结果。HbH 病可继发于血液系统恶性肿瘤特别是骨髓增生异常综合征。

(3) 两个 α 位点缺失即为Ⅰ型 α- 地中海贫血(轻型 α- 地中海贫血),它有两种表现形式,取决于受累的两个基因在同一条染色体上还是在不同染色体上。成年患者可有轻度小细胞低色素性贫血,这些患者红细胞体积减小、中心淡染区扩大、靶形红细胞易见。该病血红蛋白电泳正常,只有依靠分子遗传学技术才能确诊此病。

(4) 一个 α 位点缺失导致地中海贫血的两个特点(α 点地中海贫血少量或沉默表达)。患者常无血液系统的异常,血红蛋白电泳正常,只有借助基因分析才能确诊。

(5) Constant Spring 血红蛋白(Hb CoSp 或 HbCS)是亚洲地区 α- 地中海贫血的一种常见的血红蛋白结构变异。Hb CoSp 基因与 α 基因的作用相似,但 HbCS 等位基因的功能是一个严重的 α- 地中海贫血基因功能类似,也可引起 α 链的合成缺陷。患者血红蛋白电泳结果可见异常血红蛋白组分发生轻微、非常缓慢的迁移。纯合子与轻型 HbH 病相似。

(6) 基因型为地中海贫血纯合子的夫妇可以选择产前诊断对胎儿的基因图谱进行分析。

参考文献

Benz EJ. Newborn screening for α-thalassemia-keeping up with globalization. *N Engl J Med.* 2011;364:770–771.

Forget BG. Thalassemia. *Hematol Clin North Am.* 2010;24:1–140.

Rachmilewitz EA, Giardina PJ. How I treat thalassemia. *Blood.* 2011;118:3479–3488.

第四节 红细胞内在缺陷所致溶血性贫血

酶缺乏疾病

最常见的红细胞酶缺乏病是葡萄糖 -6- 磷酸脱氢酶（glucose 6-phosphatedehydrogenase，G6PD）和丙酮酸激酶（pyruvate kinase，PK）缺乏，其他红细胞酶的缺乏在此不做讨论。

1. 葡萄糖 -6- 磷酸脱氢酶缺乏症

1.1 定义

葡萄糖 -6- 磷酸脱氢酶缺乏症是 X 染色体连锁遗传性红细胞酶缺乏症，在疟疾流行地区发病率较高。现已发现该酶的变异型超过 300 种，按照酶活性不同将 G6PD 缺乏症分为三种类型，正常的 G6PD 基因型为 B 型。

（1）Ⅰ型（地中海变异型，又称为 G6PD-B 型）：该酶活性小于正常的红细胞酶活性的 5%，患者在服用氧化性药物或存在发热性疾病时会加剧慢性溶血性贫血的发展，特别是在食用蚕豆后会发生急性溶血性贫血（蚕豆病）。

（2）Ⅱ型（非洲型变异型，G6PD-A 型）该酶活性小于正常的红细胞酶活性的 10%，患者在某些感染、服用氧化性药物或糖尿病酮症酸中毒会引起溶血性贫血，但是摄入蚕豆时不会发病。

（3）Ⅲ型：该酶活性小于正常红细胞酶活性 10%~60%，除摄入氧化性药物或伴随感染可诱发自限性溶血过程（一般为 2~3 天）外，一般不存在溶血；女性携带者 G6PD 活性水平和此型类似。

1.2 临床表现

G6PD 缺乏症应与非免疫性溶血性贫血（Coombs 试验阴性）做鉴别诊断。

1.3 实验室检查

诊断依据：

（1）G6PD 缺乏症患者 NADP 不能转换为 NADPH，因此 NADPH 生成不足，可通过分光光度定量分析或通过更快速的过筛试验如荧光斑点试验进行检测。

（2）在 G6PD A 型 - 患者中，在溶血发作后 G6PD 水平可能恢复正常，因为新生的红细胞中 G6PD 含量丰富，因此应在溶血急性发作 6 周后进行 G6PD 酶的检测。

血象：溶血性贫血：Ⅰ型慢性型和间断性Ⅱ型和Ⅲ型。在摄入氧化性药物（伯氨喹类和磺胺类药物最常见）或摄入蚕豆 2~4 天后发生溶血性贫血。女性携带者：存在轻微的溶血性贫血但通过传统检测方法很难确诊，需要通过基因水平检测方法才能确诊。

（1）外周血涂片：外周血涂片可见变性珠蛋白小体（Heinz 小体需要甲苯胺蓝活体染色）、有核红细胞、球形红细胞、畸形红细胞、裂片状红细胞和咬痕细胞。

（2）网织红细胞增高

① G6PD A 型 - 患者如果叶酸补充不足，MCV 可能增高；

② 胆红素升高水平与溶血程度呈正相关：在出生后 24 小时内，亚洲或地中海地区 5%

新生儿会发生新生儿黄疸,在第 3 到第 5 天血清间接胆红素水平达到高峰(通常 >20mg/dl)(>200mg/L),如果不及时治疗会发生核黄疸。

2. 丙酮酸激酶缺乏症

2.1 定义

丙酮酸激酶(pyruvate kinase,PK)缺乏症为一种常染色体隐性遗传病,多表现为慢性非球形红细胞溶血性贫血。PK 缺乏症患者可以是单基因突变的纯合子,或是两个不同的 PK 基因突变的杂合子,其发生溶血的机制尚未明确阐述。

2.2 易患人群

PK 缺乏症患者多表现为慢性病程,有时会贫血加重。表现为非免疫性溶血性贫血(Coombs 阴性)。

PK 缺乏症患者临床表现和实验室检查各异。不同于严重的新生儿贫血,PK 缺乏症红细胞丙酮酸激酶的活性只有正常人的 10%~20%,患者需要依靠输血来补偿溶血破坏的红细胞,病情较为严重的患者需要频繁的输血治疗,这会导致铁代谢负荷加重从而引起铁潴留。溶血严重的患者会出现面色苍白、黄疸和脾大,这些患者还可能患有胆结石。在某些感染性疾病(再障危象)存在时可诱发贫血加重。PK 缺乏症在北欧地区更为常见,在中国人群中也可能见到,但在宾夕法尼亚的阿米什人中尤为严重。

2.3 实验室检查

(1) 外周血涂片检查没有特征性改变,特别是未见球形红细胞。

(2) 实验室诊断主要是基于丙酮酸激酶活性降低的过筛试验而得出的,杂合子携带者血液学参数基本正常。本方法可能会漏掉一些变异体,可以在特定的实验室中进行酶定量分析。

(3) 基因检测是诊断最确定的方法。

(4) 血清乳酸脱氢酶升高,血红蛋白水平降低。

3. 遗传性球形红细胞增多症

3.1 定义

遗传性球形红细胞增多症(hereditary spherocytosis,HS)是一种先天性红细胞膜异常综合征,是由于编码垂直连接膜骨架蛋白与脂质双分子层的蛋白质的 6 个基因中的任一基因缺陷所致。其中,锚蛋白基因缺失是最常见的,75% 的 HS 患者呈常染色体显性遗传,25% 患者可能会出现新的变异体,这种情况是隐性遗传的。HS 主要集中在北欧地区。

3.2 易患人群

患者表现为轻至重度贫血、黄疸、脾大,病程早期患者会出现胆囊结石,常伴有遗传性溶血性贫血家族史。

患者贫血加重时常伴发再障危象(常由微小病毒 B19 或其他病毒感染引起)、溶血危象(由某些病毒感染引起)或由于叶酸缺乏所致的巨幼细胞性贫血。

3.3 实验室检查

(1) 血象:HS 患者常有不同程度的贫血,当伴有贫血急性加重时(见上文),大约有 70% 的患者发生中重度贫血;约 20% 的患者有轻度溶血但骨髓可代偿性增生;约 10% 的 HS 患者贫血严重需要依赖输血维持生命,除非采取切脾治疗(脾切除术可以改善患者贫血症状,但球形红细胞依然存在)。血液学指标:MCV 通常正常或轻度降低(除外网织红细胞计数极高或患者叶酸缺乏时,MCV 会升高)、MCHC(HS 中最有用的红细胞参数)和 RDW 升高。

(2)网织红细胞升高(5%~20%)。

(3)外周血涂片:球形红细胞不同程度的升高,患者切脾后红细胞内可见到豪 - 焦小体。外周血涂片发现球形红细胞增多,但这并不能明确诊断,因为球形红细胞可能是由于获得性溶血性贫血而不是 HS 引起的。

(4)红细胞渗透脆性增加,但在获得性溶血性贫血患者中也可能是增加的。

(5)激光衍射法、酸化甘油溶血试验、冷溶血试验、流式细胞仪计量伊红 -5- 马来酰亚胺测试比渗透脆性试验具有更高的敏感性和特异性,但只能在特定的实验室进行。

(6)血清结合珠蛋白降低

(7)Coombs 试验阴性

(8)血红蛋白水平:通常在出生时正常,但在随后的 20 天会急剧下降。

(9)胆红素轻度增高,除非新生儿出现严重溶血,当出生时胆红素增高,如果不及时治疗会发生核黄疸。

(10)基因检测:通常用于实验室研究,不用于常规检测。

3.4 其他因素

(1)实验室检查发现胆囊结石或再障危象。

(2)血钾升高(高钾血症)是由于红细胞膜缺陷导致钾离子外流所致。

4. 遗传性椭圆形红细胞增多症

4.1 定义

遗传性椭圆形红细胞增多症(hereditary elliptocytosis,HE)是一种先天性红细胞的膜骨架异常的异质性疾病,最常见的是血影蛋白的缺失,是一种常染色体的显性遗传病,少数为隐性遗传。杂合子患者通常无临床症状,纯合子或复合杂合子(10%)患者会有轻至重度贫血。非洲裔美国人和地中海地区的(先前的地方性疟疾地区)患病率较高。患病的新生儿可能有短暂的明显溶血性贫血,直到成年期血红蛋白逐渐恢复正常。

4.2 实验室检查

(1)外周血涂片检查:50% 以上的红细胞呈椭圆形或短棒状。除大约有 10% 的患者有严重的感染表现外,发生溶血的其他症状不常见或罕见。严重的 HE 患者常见严重的异形红细胞明显增多。

(2)血液学参数:MCV、MCH、MCHC 降低,RDW 升高。

(3)Hb 变异体分析和渗透脆性试验(见上文 HS)是正常的。

4.3 鉴别诊断

其他类型贫血的外周血涂片中也可见一定程度的椭圆形红细胞增多。

5. 遗传性热变性异形红细胞增多症

5.1 定义

遗传性热变性异形红细胞增多症(hereditary pyropoikilocytosis,HP)可以认为是 HE 的一个亚型。在纯合子个体中,会出现严重的先天性溶血性贫血,HP 主要发生在非洲地区。

5.2 实验室检查

外周血涂片:红细胞形态明显异常(红细胞碎片、小球形细胞、椭圆形细胞、皱缩形细胞)。在加热到 45℃ ~46℃时红细胞会出现碎片(正常红细胞只有在加热到 49℃时会出现出芽和碎裂现象)。外周血小红细胞和小异形红细胞明显增多。

6. 遗传性卵圆形细胞增多症

6.1 定义

遗传性卵圆形细胞增多症(hereditary ovalocytosis,HO)在东南亚地区常见,其红细胞膜变形性改变。在疟疾流行的地区,发病率达 5%~25%。HO 是一种常染色体显性遗传病,但到目前为止,只有杂合子患者可以确诊。大多数患者出现极少量的溶血症状。

6.2 实验室检查

外周血涂片:椭圆形红细胞常有一个或两个与长轴平行的横脊或与长轴垂直的纵缝。

6.3 鉴别诊断

遗传性卵圆形细胞增多症与遗传性椭圆形红细胞增多症相似应注意鉴别。

7. 遗传性口形红细胞增多症

7.1 定义

遗传性口形红细胞增多症是一种罕见的常染色体显性遗传病。患者的红细胞对钠、钾离子的通透性降低。

7.2 实验室检查

(1) 外周血涂片检查
(2) 纯合子个体:超过 35% 的红细胞中心苍白区呈狭窄的裂缝,外观呈张开的鱼嘴样。
(3) 杂合子个体:口形红细胞占 1%~25% 。
(4) 贫血:严重程度与遗传性椭圆形细胞增多症类似。
(5) 纯合子个体:不同程度的溶血。
(6) 杂合子个体:无贫血

7.3 鉴别诊断

许多获得性疾病——如酗酒、肝病和药物引起的溶血性贫血,外周血涂片都可见口形细胞。

第五节　红细胞外在缺陷导致的溶血性贫血

1. 自身免疫性溶血性贫血

自身免疫性溶血性贫血(autoimmune hemolytic anemias,AIHAS)按照不同的抗体类型分为:温抗体型(37℃为结合最佳温度)、冷抗体型(4℃为结合最佳温度)和少见的温冷抗体型。AIHA 可能是原发性的或继发性的。

1.1 定义

(1) 温抗体型 AIHA:

温抗体型 AIHA 是由 IgG 抗体介导的,在体温下与红细胞反应结合。大约 60% 的患者为原发性的;另外 40% 的患者多继发于淋巴瘤、白血病以及其他恶性肿瘤和自身免疫性疾病如 SLE 等;也见于 HIV 或其他病毒感染。

(2) 冷抗体型 AIHA 和冷凝集综合征:

这些 AIHA 由 IgM 抗体介导,在低于体温条件下,IgM 抗体可与红细胞表面多糖抗原结合,进而激活补体导致溶血。

对大多数慢性病程患者,常使用冷凝集综合征这一术语。B 细胞肿瘤[CLL/ 小细胞淋巴瘤(small lymphocytic lymphoma,SLL)、淋巴瘤、巨球蛋白血症]是潜在病因。有些病例是特发性的。急性病例可能是继发于病毒感染如支原体肺炎、传染性单核细胞增多症或属于阵发性寒冷性血红蛋白尿症。患者溶血程度不同,可能发生在血管内也可能发生于血管外。在寒冷环境中溶血症状会加重;常见雷诺现象,这是由于红细胞聚集导致血管栓塞,耳垂手指暴露部位发绀或苍白;脾大不常见,肝脏是清除聚集致敏红细胞的场所。

1.2 实验室检查

温抗体型 AIHA;

(1) 中至重度贫血,血红蛋白通常在 7g/dl~10g/dl。

(2) 网织红细胞:多数患者增多。

(3) 血液学参数:由于网织红细胞增多 MCV 升高,MCHC 增高可反映球形红细胞的存在。

(4) 外周血涂片:小球形红细胞、嗜多色性红细胞增多,偶见有核红细胞。

(5) Coombs 试验:直接实验 IgG 和 C3d 阳性;大多数温抗体型患者为 IgG1;IgG3 较为少见。

(6) 未结合胆红素、LDH、尿胆素原和粪胆素原升高。

(7) 结合珠蛋白减少。

冷抗体型 AIHA 和冷凝集素综合征:

(1) 贫血(严重程度取决于冷凝集素效价)并伴有 MCV 和 MCHC 异常升高(由于红细胞在室温下的异常聚集所致的假性升高)。

(2) 外周血涂片:可见红细胞聚集成堆现象。

(3) 网织红细胞计数:增高。

(4) 抗补体(C3)Coombs 试验(阳性),使用脐血红细胞可以准确地检测抗体 -I。

(5) 冷凝集素效价:升高。

2. 阵发性睡眠性血红蛋白尿

2.1 定义

阵发性睡眠性血红蛋白尿(paroxysmal nocturnal hemoglobinuria,PNH)是以血管内溶血和血红蛋白尿为特征的获得性造血干细胞疾病。临床表现为血管内溶血、静脉血栓形成(死亡的主要原因)和骨髓造血衰竭三联征,只有 25% 的患者表现为典型的阵发性、睡眠后血管内溶血。由于慢性血管内溶血常导致铁部分丢失引起缺铁。PNH 患者有较高发展为再生障碍性贫血、骨髓增生异常综合征或急性白血病的风险。临床上,表现各异的 PNH 大致可分为两种类型:

（1）经典的 PNH：只表现为溶血症状，无骨髓造血衰竭。

（2）再生障碍性贫血 - 阵发性睡眠性血红蛋白尿综合征（AA-PNH 综合征）：溶血并伴有骨髓造血衰竭。

以下情况应高度怀疑 PNH：

（1）Coombs 试验阴性的血管内溶血患者，特别是同时伴有缺铁。

（2）患者有血红蛋白尿。

（3）伴有静脉血栓的患者，静脉血栓通常涉及不常累及的部位（肠系膜、肝、门静脉、脑或表皮静脉），尤其是其他原因不明的 Budd-Chiari 综合征患者。如果病因不明，应对这些患者进行 JAK2 V617F 突变基因的检测。

（4）难以解释的难治性贫血。

2.2 实验室检查

高度推荐试验

（1）流式细胞术（灵敏度高和特异性强）

① 至少需要两种不同的单克隆抗体来检测两种不同的糖化磷脂酰肌醇（GPI）锚固定蛋白，PNH 细胞表面糖化磷脂酰肌醇链接蛋白明显减少或缺失，如果至少有两种不同的细胞系编码上述蛋白的基因减少或缺失应诊断为 PNH。事实上，应优先选择对白细胞膜上的抗原进行详细的分析，因为红细胞可能由于溶血而失去抗原成分或通过反复输血掩盖红细胞抗原的缺失现象；

② CD55 和 CD59 是最常用的检测抗体，其他有针对特异性的白细胞抗体如 CD14、CD16 和 CD24 也经常使用。

（2）荧光标记的气单胞菌溶素变异体试验（FLAER）：气单胞菌溶素比单克隆抗体分子具有更高的灵敏度和特异性，FLAER 运用流式细胞仪可同时进行单核细胞和中性粒细胞的单参数和多参数的检测。

（3）直接抗球蛋白试验：阴性。

推荐试验

（1）血象：红细胞指数：由大细胞性贫血逐渐演化为小细胞性贫血；网织红细胞增加，但增加幅度和贫血严重程度无对应关系；白细胞和血小板可出现轻度降低，如果严重减少，应考虑合并再生障碍性贫血或其他骨髓造血衰竭综合征。

（2）骨髓象：如果存在其他的基础性血液系统疾病时幼红细胞增生。

（3）结合珠蛋白：降低。

（4）血清铁和铁蛋白：降低。

（5）染色体核型分析：正常。

（6）血清 LDH：升高。

（7）中性粒细胞碱性磷酸酶染色（LAP）：阳性率降低或积分为 0。

（8）肝功能检查：未结合胆红素升高；AST/ALT 正常；ALP 正常。

（9）血清高铁血红白蛋白：降低。

（10）血浆血红蛋白检测：升高（血红蛋白血症）。

（11）尿液分析：血尿、尿含铁血黄素试验阳性；尿沉渣镜检看不到完整的红细胞。

参考文献

Hill A, Kelly RJ, Hillmen P. Thrombosis in paroxysmal nocturnal hemoglobinuria. *Blood*. 2013;121:4985–4996.

Parker CJ. Management of paroxysmal nocturnal hemoglobinuria in the era of complement inhibitory therapy. *Hematology Am Soc Hematol Educ Program*. 2011;2011:21–29.

3. 阵发性寒冷性血红蛋白尿症

3.1 定义

阵发性寒冷性血红蛋白尿症（paroxysmal cold hemoglobinuria, PCH）是由特异性抗体（Donath-Landsteiner）引起的一种急性溶血性贫血，这种抗体在一定条件下与红细胞表面的血型抗原 P 存在交叉反应导致红细胞溶解破坏。这种短暂性红细胞溶解常发生在机体处于寒冷环境中时，同时伴有突发性血红蛋白尿。PCH 可能与某些急性病毒感染的恢复期相关（流行性腮腺炎、麻疹、传染性单核细胞增多症）或发生于感染梅毒的患者。PCH 也可能是原发性的。

3.2 实验室检查

（1）新鲜血浆呈鲜红色静止数小时后变为酱紫色或棕红色（游离血红蛋白氧化为高铁血红蛋白，以及由于亚铁血红蛋白形成）

（2）外周血涂片：可见球形红细胞、有核红细胞、红细胞大小不均一和异形红细胞症

（3）Donath-Landsteiner 试验：先将红细胞置于低温条件下，然后置于 37℃红细胞发生溶血破裂。

（4）补体介导的直接抗球蛋白试验：可能阳性，但 IgG 是阴性的。

药物诱发的溶血性贫血：

这种溶血性贫血是由于抗 RBC 抗体而产生的药物效应。表 9-2 描述了最常涉及的药物和相关机制。

表 9-2 导致溶血性贫血的常见药物

机制	药物
急性血管内溶血：药物导致的直接抗球蛋白试验阳性	磺胺类、奎尼丁类、奎宁类、锑波芬类
慢性血管外溶血：无药物引起的直接或间接抗人球蛋白试验阳性	α- 甲基多巴、甲酚酸钠、左旋多巴
机制不明确	三唑核苷类
血管内和血管外溶血：药物导致的抗人球蛋白阳性	大剂量的青霉素及其类似物、头孢菌素、链霉素

4. 新生儿溶血病

4.1 定义

当胎儿红细胞由于某种原因穿过胎盘进入母体，可刺激母体产生其体内没有的抗红细胞抗体，有些孕妇可产生多种抗红细胞抗体。介导免疫反应的主要是 IgG 抗体，该抗体穿过胎盘进入胎儿体内时就会引发新生儿溶血病。最常见的情况是 Rh 血型系统中的 D 抗原免

疫发生的新生儿溶血;其次,是针对 Kell 抗原免疫发生的溶血。

4.2 实验室检查

(1) 实验室检查结果为新生儿溶血相关的。

(2) 出生后外周血出现红细胞破坏的标志物,特别是为未结合胆红素增高,并出现相应的并发症(胆红素脑病、核黄疸)。

5. 机械性损伤所致的溶血性贫血

5.1 定义

红细胞受到机械性损伤时会导致红细胞破碎或发生血管内溶血,机械性损伤的溶血性贫血可分为两类:

(1) 微血管性病变:由血管腔内形成的纤维蛋白网导致的小血管内皮细胞损伤,如 DIC、TTP、HUS、弥漫性恶性肿瘤、恶性高血压、血管炎、HELLP 综合征、硬皮病异物进入血管、Kasabach-Merritt 综合征(巨大血管瘤)、化疗和"灾难性"抗磷脂抗体综合征。

(2) 大血管性病变:由心脏瓣膜置换术、严重的心脏瓣膜畸形和主动脉粥样硬化(韦林混合性综合征)导致的红细胞损伤、破坏发生的溶血性贫血。

红细胞机械性损伤破坏还可发生于脾功能亢进、行军性血红蛋白尿症(运动员的血红蛋白尿)、溺水后或注入低渗溶液。

5.2 实验室检查

(1) 实验室诊断:原发疾病的表现。

(2) 贫血:与疾病严重程度相符合。

(3) 外周血涂片:每 500 个红细胞中大于 5 个细胞为变形(裂)或头盔形(裂细胞的一种)或是小球形红细胞。

(4) 血小板:不同程度的降低。

(5) D- 二聚体、纤维蛋白降解产物(FDP):一般正常,合并 DIC 时升高。

(6) 血浆血红蛋白和尿含铁血黄素:升高。

(7) 血浆结合珠蛋白:降低。

参考文献

Mohandas N, Gallagher PG. Red cell membrane: past, present, and future. *Blood.* 2008;112:3939–3948.

6. 伊文氏综合征

6.1 定义

伊文氏综合征是一种没有潜在病因的、以自身免疫性溶血性贫血和免疫性血小板减少症(ITP)和(或)免疫性中性粒细胞减少症同时发生(或相继发生的)为特征的疾病。伊文氏综合征可能与 SLE 患者的恶性淋巴组织细胞增生或原发性免疫缺陷有关。

6.2 实验室检查

如自身免疫性溶血性贫血(见后文,溶血性贫血)和免疫性血小板减少症(见后文,血小板减少症)。当出现中性粒细胞减少时应进行抗白细胞抗体的检查。

参考文献

Michel M, Chanet V, Dechartres A, et al. The spectrum of Evans syndrome in adults: new insight into the disease based on the analysis of 68 cases. *Blood*. 2009;114:3167–3172.

7. 红细胞增多症

（1）红细胞计数增多（大于参考值范围的 25%，或男性 >18.4g/dl，女性 >16.4g/dl）（男性 >184g/L，女性 >164g/L）

（2）导致红细胞增多的原因（见图 9-2）

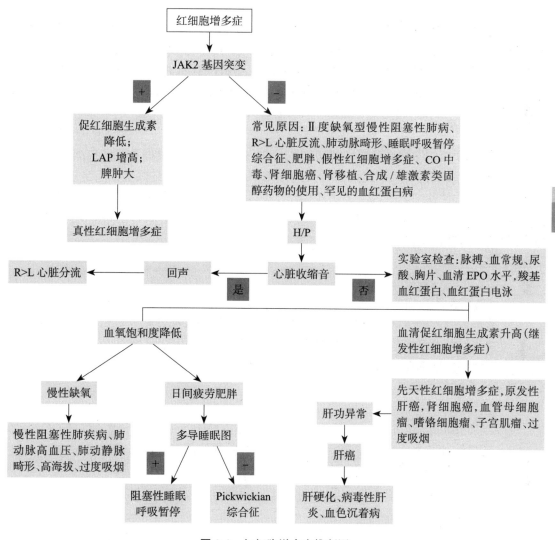

图 9-2　红细胞增多症推断图

（3）克隆性：红细胞增多症

（4）非克隆性：

① 红细胞相对增多（血液发生浓缩）；

② 低氧、海拔增高、肺部疾病、运动、睡眠呼吸暂停、高亲和力血红蛋白、一氧化碳中毒；

③ 肾脏疾病；

④ 某些肿瘤(肾上腺瘤、肝癌、小脑血管母细胞瘤、肾上腺肿瘤、嗜铬细胞瘤、子宫肌瘤)；

⑤ 雄激素治疗,睾酮或促红细胞生成素的使用。

第六节　白细胞疾病

白细胞增多症和白细胞减少症

白细胞增多症指白细胞总数 >10 300/μl(本实验室标准,10.3×10^9/L),如果白细胞计数为此上限值加两个标准差达到 11 000/μl(11.0×10^9/L)时,可认为是生理性增高。白细胞增多反映中性粒细胞、淋巴细胞、嗜酸性粒细胞、单核细胞、嗜碱性粒细胞或者上述任意几种细胞组合的绝对性增多。白细胞减少定义为白细胞总数 <4 300/μl(4.3×10^9/L)。

1. 中性粒细胞增多症

当成年人中性粒细胞绝对数 >7 500/μl(7.5×10^9/L)(或 >72%)时称为中性粒细胞增多症。其他类型细胞(主要是淋巴细胞)减少时,中性粒细胞可表现为相对性增多。全自动血细胞计数仪提供的中性粒细胞绝对值是比其百分比更可靠的参数。血小板凝集或冷球蛋白的存在可能会导致中性粒细胞假性增多。此时仪器会提示结果异常。中性粒细胞增多的原因分为原发性(克隆性)和继发性。

原发性中性粒细胞增多:

(1) 骨髓增殖性肿瘤

(2) 中性粒细胞白血病(参见相关章节)

(3) 遗传性巨大中性粒细胞增多症(偶见巨大中性粒细胞,核分叶过多)

(4) 遗传性中性粒细胞增多症,少见常染色体显性遗传性疾病,患者无临床表现

(5) 慢性特发性中性粒细胞增多,患者无临床表现。

继发性中性粒细胞增多:

(1) 急性感染

① 局限性(如肺炎、脑膜炎、扁桃体炎、脓肿、儿童急性中耳炎)；

② 全身性(如败血症)。某些细菌,如肺炎球菌、葡萄球菌和梭菌属,可能会导致中性粒细胞,尤其是杆状核粒细胞数量增高。

(2) 炎症,尤其是慢性疾病的急性发作

(3) 血管炎

(4) 急性风湿热

(5) 克罗恩病和溃疡性结肠炎

(6) 类风湿性关节炎

(7) 慢性肝炎

(8) 代谢性疾病(尿毒症,酸中毒,子痫,痛风突然发作)

（9）化学物质（汞），毒液（如黑寡妇蜘蛛）

（10）胃肠外注射物（外源蛋白质，疫苗）

（11）药物：肾上腺素、类固醇、锂、治疗急性早幼粒细胞白血病的维 A 酸、治疗用的细胞因子——特别是粒细胞（或粒-单核细胞）集落刺激因子

（12）急性出血

（13）急性溶血

（14）组织或肿瘤坏死

（15）急性心肌梗死

（16）肿瘤坏死

（17）烧伤

（18）坏疽

（19）细菌性坏死

（20）生理因素

①剧烈运动

②情绪紧张

（21）劳动

（22）吸烟

（23）幼粒幼红细胞反应（脊髓痨）：未成熟中性粒细胞、有核红细胞、泪滴红细胞；这些与肿瘤细胞浸润骨髓、肺结核及其他肉芽肿性疾病有关。

2. 中性粒细胞减少症

中性粒细胞绝对数小于 $1\,600/\mu l$（$1.6\times10^9/L$）（对非洲血统的人而言 $<1\,000/\mu l$ 或者比例小于 43% 称为中性粒细胞减少症。如果粒细胞继续减少严重时，称为粒细胞缺乏症。中性粒细胞绝对数量低于 $500/\mu l$（$0.5\times10^9/L$）时，细菌或真菌感染的几率增加。

中性粒细胞减少的原因

骨髓生成减少：

（1）骨髓增生异常综合征。

（2）再生障碍性贫血。

（3）化疗。

（4）急性白血病。

（5）放射疗法或意外。

（6）叶酸或维生素 B_{12} 缺乏。

骨髓生成增多但是粒细胞生存期缩短：

（1）自身免疫和同种免疫性中性粒细胞减少。

（2）SLE 和 RA。

（3）Felty 综合征。

（4）脾功能亢进。

（5）大颗粒淋巴细胞增多。

病毒感染（各种机制）：

（1）传染性单核细胞增多。

（2）HIV感染。

（3）肝炎。

（4）流感。

（5）麻疹。

（6）风疹。

（7）鹦鹉热病。

细菌感染：

（1）暴发性全身感染。

（2）粟粒性结核病。

（3）伤寒和副伤寒。

（4）布鲁氏菌病。

（5）土拉菌病。

立克次体感染：

（1）丛林性斑疹伤寒（恙虫病）。

（2）绦虫热（由西西里或那不勒斯病毒引起）。

其他感染：

（1）疟疾。

（2）黑热病。

药物：

（1）磺胺类药物（TMP/SMX）。

（2）抗生素（氯霉素、万古霉素、头孢菌素、大环内酯类）。

（3）抗疟药（氯喹、奎宁、阿莫地喹）。

（4）抗真菌药（两性霉素B、氟胞嘧啶）。

（5）抗糖尿病药（氯磺丙脲、甲苯磺丁脲）。

（6）抗炎药（柳氮磺胺吡啶、金盐、非那西丁、保泰松）。

（7）抗惊厥药（卡马西平、苯妥英、丙戊酸、乙琥胺）。

（8）精神药物（氯氮平、吩噻嗪类、三环和四环类抗抑郁药、甲丙氨酯）。

（9）心血管用药（普鲁卡因胺、噻氯匹定、ACE抑制剂、普萘洛尔、双嘧达莫、地高辛）。

（10）利尿剂（噻嗪类、呋喃米特、螺内酯、乙酰唑胺）。

（11）抗甲状腺药物（硫代酰胺）。

（12）皮肤科药物（氨苯砜、异维A酸）。

慢性特发性中性粒细胞减少症

新生儿和婴儿中性粒细胞减少症：

（1）母体免疫性中性粒细胞减少症。

（2）母体免疫新生儿中性粒细胞减少症。

先天性中性粒细胞减少症，可伴有其他代谢异常综合征和其他先天性综合征

参考文献

Boxer LA. How to approach neutropenia. *Hematology Am Soc Hematol Educ Program.* 2012;2012:174–182.

3. 粒细胞缺乏症

3.1 定义

粒细胞缺乏症字面上的意思是外周血中完全没有粒细胞,当中性杆状核与分叶核粒细胞 <500/µl 时,就可视为粒细胞严重减少。中性粒细胞 <500/µl（$0.5×10^9$/L）时患者罹患脓毒症的风险很高;<200/µl 必定会导致全身性的细菌感染。

粒细胞缺乏症可能由以下原因所致

（1）外周血中性粒细胞破坏过多（通常与药物有关）

（2）骨髓衰竭

3.2 易感人群

患者最近开始使用或重新使用药物时,突然出现发烧、寒战和感染迹象,应怀疑粒细胞缺乏症。咽喉痛是常见的症状。患者可能发展成全身性的脓毒症。

3.3 实验室检查

（1）血象:Hb 和血小板计数正常（特殊情况除外,如化疗后）;中性杆状核和分叶核粒细胞缺乏或极度减少;粒细胞可表现为核固缩现象或胞质内出现空泡;淋巴细胞和单核细胞计数正常（但相对比例会增高）。

（2）骨髓象表现为粒细胞系增生减低,但红细胞系和巨核细胞系增生正常。

（3）ESR 增加

（4）其他实验室检查:结果反映了感染的存在。

（5）血小板计数和凝血试验正常。

4. 淋巴细胞增多症

定义

成人淋巴细胞绝对值计数 >3 400/µl（$3.4×10^9$/L 或 >43%）、青少年 >7 200/µl（$7.2×10^9$/L）、婴幼儿 >9 000/µl（$9.0×10^9$/L）时称为淋巴细胞增多症。淋巴细胞假性增多指中性粒细胞减少时,淋巴细胞相对增多,但其绝对值计数正常。

4.1 原发性（克隆性）淋巴细胞增多症

（1）慢性淋巴细胞白血病（chronic lymphocytic leukemia,CLL）。

（2）单克隆 B- 细胞淋巴细胞增多症［克隆性淋巴细胞 >4 000/µl（$4.0×10^9$/L）,但 <5 000/µl（$5.0×10^9$/L）］。

（3）急性淋巴细胞白血病（acute lymphocytic leukemia,ALL）。

（4）幼淋巴细胞性白血病。

（5）毛细胞白血病。

（6）滤泡型、套细胞和脾脏边缘区淋巴瘤白血病期。

（7）大颗粒淋巴细胞白血病。

4.2 继发性（反应性）淋巴细胞增多症

（1）感染［例如百日咳、传染性单核细胞增多症（EBV）、传染性淋巴细胞增多症（特别是儿童）、传染性肝炎、CMV、流行性腮腺炎、德国麻疹、水痘、弓形体病、巴贝斯虫病、慢性结核病、猫抓病］。

（2）非感染性因素（如超敏反应、压力）。

（3）药物：依法珠单抗。

5. 淋巴细胞减少症

5.1 定义

成人淋巴细胞绝对值计数 $<1\,600/\mu l$（$1.6\times10^9/L$）（或 $<18\%$），儿童 $<3\,000/\mu l$（$3.0\times10^9/L$）时称为淋巴细胞减少症。

5.2 原因

（1）皮质类固醇激素治疗或库欣综合征；肾上腺素注射。

（2）某些感染（例如急性和慢性逆转录病毒感染，结核病）。

（3）结节病。

（4）先天性免疫缺陷病。

（5）化疗和放射治疗。

（6）肿瘤性疾病，尤其是霍奇金淋巴瘤。

（7）急性呼吸窘迫综合征（acute respiratory distress syndrome，ARDS）

（8）自身免疫性疾病。

（9）特发性 $CD4^+$ 淋巴细胞减少症。

（10）充血性心力衰竭（congestive heart failure，CHF）

（11）蛋白丢失性胃肠病（如肠道淋巴结扩张、胸导管引流、肠道淋巴引流阻塞）。

6. 单核细胞增多症

6.1 定义

指单核细胞绝对值计数 $>1\,200/\mu l$（$1.2\times10^9/L$）或白细胞分类计数中单核细胞 $>12\%$。

6.2 原因

（1）急性单核细胞或粒 - 单核细胞白血病、慢性粒 - 单核细胞白血病（骨髓增生异常综合征或骨髓增殖性肿瘤的分型）。

（2）霍奇金淋巴瘤、非霍奇金淋巴瘤、多发性骨髓瘤。

（3）卵巢癌、胃癌和乳腺癌。

（4）类脂质沉积病（例如戈谢病）。

（5）脾切除术。

（6）粒细胞缺乏症、化疗或急性感染的恢复期。

（7）原生动物感染（如疟疾、黑热病、锥虫病）。

（8）立克次体病（如落基山斑疹热、斑疹伤寒）。

（9）某些细菌感染（如细菌性心内膜炎、结核、梅毒、布鲁氏菌病）。

（10）溃疡性结肠炎、局部肠炎、直肠炎。

(11) 结节病和其他结缔组织病(如 SLE、RA)。

(12) 四氯乙烷中毒。

(13) 慢性皮质类固醇治疗。

(14) 急性微小病毒感染(患者在 1 个月内应重新检查)。

(15) 昼夜变化。

7. 嗜酸性粒细胞增多症

7.1 定义

嗜酸性粒细胞绝对值计数 >600/μl(0.6×10⁹/L)或在白细胞分类计数中百分比 > 8%。嗜酸性粒细胞增多的原因可能是原发性(克隆性)、反应性或特发性的。

7.2 原因

7.2.1 原发性

(1) 血液学:高嗜酸性粒细胞综合征。

(2) 肿瘤疾病:慢性嗜酸性粒细胞白血病、急性粒 - 单核细胞性白血病伴随 16 号染色体倒位、肥大细胞增多症、分泌白介素 -5 的 T 细胞淋巴瘤。

7.2.2 继发性

(1) 过敏性疾病:特应性体质及相关疾病,治疗相关性疾病。

(2) 感染性疾病:寄生虫感染,主要是蠕虫,其次为真菌感染,其他感染不常见。

(3) 胶原性血管病。

(4) 自身免疫性疾病,如 Churg-Strauss 综合征所致的血管炎。

(5) 肿瘤继发的嗜酸性粒细胞增多:T 细胞淋巴瘤(如蕈样肉芽肿,Sézary 综合征),霍奇金淋巴瘤。

(6) 肺部疾病:(过敏性肺炎、Loeffler 肺炎)。

(7) 内分泌:肾上腺功能不全。

(8) 免疫反应,移植排斥反应。

(9) 胆固醇栓塞综合征。

8. 持续性嗜酸性粒细胞减少症

部分正常人的白细胞分类计数中,嗜酸性粒细胞比例可能为 0,因此不能确定其绝对值下限。

原因:

(1) 药物:应用皮质类固醇激素或肾上腺素。

(2) 库欣综合征。

(3) 与中性粒细胞增多有关的感染。

(4) 炎症:急性。

9. 嗜碱性粒细胞增多症

9.1 定义

嗜碱性细胞 >300/μl(0.3×10⁹/L)或比例 >2% 时称为嗜碱性粒细胞增多症(嗜碱性粒细

胞是白细胞中最少见的细胞类型)。

9.2 原因

嗜碱性粒细胞增多常见于骨髓增殖性肿瘤,其比例的增高可能预示着慢性粒细胞性白血病患者进入急变期。嗜碱性白血病是否存在仍有争议(对此我们研究组最近报道过一个案例)。

嗜碱性粒细胞增多的其他原因有:

(1) 过敏状态(药物、食物、外源性蛋白注射)。

(2) 黏液水肿。

(3) 贫血、慢性溶血、缺铁(部分患者)。

(4) 溃疡性结肠炎。

(5) 脾切除术。

(6) 霍奇金淋巴瘤。

(7) 慢性鼻窦炎。

(8) 水痘。

(9) 天花。

(10) 肾病综合征(部分患者)。

9.3 嗜碱性粒细胞减少症(部分正常人的嗜碱性粒细胞比例可能为 0,因此不能确定其数量下限。)

(1) 甲状腺功能亢进。

(2) 照射或化疗。

(3) 药物:皮质类固醇激素。

(4) 排卵和妊娠。

(5) 精神压力。

10. 类白血病反应

10.1 定义

在非白血病条件下,白细胞计数 $>50\ 000/\mu l\ (50.0\times10^9/L)$ 的定义为类白血病反应。外周血涂片粒细胞易见,并出现核左移现象(可见杆状核粒细胞、晚幼粒细胞、中幼粒细胞、一些早幼粒细胞,原粒细胞很少见);粒细胞胞质中初级颗粒增多(中毒颗粒),可见 Döhle 小体、胞浆空泡变性。如果核左移只表现为杆状核细胞比例增高[$>700/\mu l\ (0.7\times10^9/L)$],可称为杆状核粒细胞增多症,常预示着诸如急性阑尾炎等感染性事件的发生。

10.2 病因

(1) 严重脓毒症(骨髓炎、脓胸、播散性结核)。

(2) 烧伤。

(3) 组织坏死(坏疽、肠系膜静脉血栓形成)。

(4) 粒细胞集落刺激因子(G-CSF)或粒 - 单核细胞集落刺激因子(GM-CSF)的应用。

(5) 骨髓转移癌。

第七节　急性白血病

1. B 淋巴母细胞白血病 / 淋巴瘤

1.1 定义

B 淋巴母细胞白血病 / 淋巴瘤（B lymphoblastic leukemia/lymphoma，B-ALL）是累及 B 淋巴细胞系的克隆性疾病，大量白血病细胞浸润骨髓和外周血。如果只表现为瘤块，不伴或仅有轻微血液和骨髓受累时，采用 B 淋巴母细胞性淋巴瘤这一术语较为合适。现代化的治疗策略使罹患 B-ALL 的儿童预后良好，但成人治疗效果不佳，何种原因导致这些差异尚需阐明。

1.2 易感人群

B-ALL 是儿童最常见的恶性肿瘤，占所有类型儿童白血病的 85% 以上。当然该疾病可发生在任何年龄段。儿童（发病高峰期为 2~3 岁）或 65 岁以上的成人急性起病，出现发热、感染、出血、疲劳、肌肉骨骼疼痛（特别是青少年）以及血细胞计数的特征性表现。绝大多数但不是全部患者会出现淋巴结肿大和肝脾肿大。

易感因素：儿童患有某些遗传疾病，如唐氏综合征、1 型神经纤维瘤病、布卢姆综合征和共济失调毛细血管扩张症。

预后不良的标志：WBC 计数 >100 000/µl（100.0×10⁹/L）、PLT 计数 <50 000/µl（50.0×10⁹/L）、CD10⁻、特定核型异常、1 岁以前发病（可能在出生前就已经患病）或 10 岁以后发病、诱导化疗失败。与前体 B 细胞白血病相比，成熟 B 细胞白血病的预后较差。

1.3 实验室检查

基于细胞形态学、免疫学表型、细胞遗传学 / 分子生物学分析做出实验室诊断。

1.3.1 形态学

（1）血象：

① 贫血：中度至重度；

② 血小板减少；

③ 白细胞通常升高，伴有淋巴细胞增多和中性粒细胞减少，但约 50% 的儿童在就诊时白细胞计数 <10 000/µl（10.0×10⁹/L）；

④ 外周血涂片通常可见原始淋巴细胞。

（2）骨髓象中原始淋巴细胞比例一般 >50%。在开始治疗前，就应获得免疫表型、细胞遗传学和细胞增生程度等信息。当外周血中原始淋巴细胞数量足够多时，通过外周血标本就可获得上述信息。一旦确认为白血病，必须按照免疫分型和细胞遗传学结果对 B-ALL 进行分型，然后再决定治疗方案。

1.3.2 免疫表型

70%~80% 的儿童 ALL 属于前体 B 淋巴细胞系。白血病性的淋巴母细胞表达的标志与正常淋巴细胞并不严格对应。B-ALL 中的淋巴母细胞表达下列标志：CD19；胞质 CD79a；胞质和膜表面 CD22、CD24、PAX5 和 TdT；CD34、CD10（CALLA 抗原）和 CD20 的表达不定。也可表达髓系标志 CD13 和 CD33。可通过判定白血病细胞异常免疫表型的表达监测治疗后微量残留白血病。

9

下面简单介绍分类：

成熟 B 细胞淋巴瘤（儿童患病率 1%~2%，成人为 5%），表达膜表面单克隆免疫球蛋白，与 Burkitt 淋巴瘤无区别。

儿童 B-ALL 中，80%~85% 为 pro-B-ALL。其中，80% 至 90% 的患者表达 CD10，而且大多数具有免疫球蛋白基因重排，主要涉及 IgH 基因。利用不同的细胞表面标志区分不同的亚型：pro-B-ALL［CD10⁻，无胞质 Ig（cIg）］，早期 pre-B-ALL（CD10⁺，但不含 cIg）和 pre-B-ALL（CD10⁺，cIg 阳性）。这些不同类型未成熟 B-ALL 的预后主要取决于其遗传病因学，而后者可通过核型分析或 FISH 检测（见下文）。

1.3.3　细胞遗传学 / 基因分析

（1）除了免疫学表型，还可通过细胞遗传学和分子生物学分析对 B-ALL 进行预后评估和治疗效果的判断。染色体的数量和结构异常都与预后和治疗效果有关。

① t(9;22)(q34;q11.2)；BCR-ABL（Ph 染色体）在成人患者中出现率≤25%，儿童患者中约占 3%。该异常出现提示患者预后不良，但可能对酪氨酸激酶抑制剂治疗有效；

② t(12;21)(P13;q22)；tETV6-RUNX1：提示预后良好；

③ t(1;19)(q23;p13.3)；E2A-PBX1 中度至预后较差；

④ MLL(11q23) 基因重排，最常见的为 t(4;11)(q21;q23) 伴 AFF1(AF4)/ MLL 和 t(11;19)(q23;p13.3) 伴［MLL;MLLT1(ENL)］基因重排：预后差；

⑤ IGH 重排(14q32)：最常见的为 t(8;14)(q24;q32)MYC-IGH；

⑥ 9p 的缺失或重排（CDKN2A 缺失）：提示成人预后良好；儿童可能预后不良；

⑦ 超二倍体(54~58 号染色体，特别是合并与 4 号 10 号染色体的三倍体异常预后最好)；

⑧ 低二倍体（原始细胞染色体 <45 条，预后差），注意低二倍体克隆性增殖可表现为超二倍体，这种克隆性增殖仍会导致预后不良。超二倍体与 BCR-ABL1 和 t(1;9) 同时出现提示预后差。

（2）除了染色体和 FISH 研究显示的基因异常外，高密度单核苷酸多态性（SNP）阵列和基因表达谱也广泛地被用于患者分层、评估预后和治疗方案的选择。

（3）一旦白血病的初步诊断建立，就会利用上述信息来确定治疗效果，如微小残留白血病（MRD）和临床转归之间有很好的相关性。

1.3.4　其他检查

（1）脑脊液检查可发现蛋白和细胞数升高，部分细胞为淋巴母细胞。由于脑膜受累率高，脑脊液检查是必不可少的。

（2）血清 LDH 升高和血沉加快。

（3）高钙血症、高钾血症、高磷血症、高尿酸血症可在诊断或治疗后出现。

（4）治疗后可出现急性溶解综合征。

参考文献

Borowitz MJ, Chan JKC. B lymphoblastic leukaemia/lymphoma not otherwise specified. In: *WHO Classification of Tumours of Haematopoietic and Lymphoid Tissues*, 4th ed. Lyon, France: International Agency for Research on Cancer; 2008:168–170.

Mullighan CG. The molecular genetic makeup of acute lymphoblastic leukemia. *Hematology Am Soc Hematol Educ Program.* 2012;2012:389–396.

2. 急性髓系细胞白血病

2.1 定义

急性髓系细胞白血病（acute myelocytic leukemia，AML）是一种累及骨髓髓系细胞的克隆性增殖性造血系统肿瘤，粒系、红系或巨核系造血前体细胞均可受累。某些细胞发生克隆性突变，获得增殖或生存优势，从而使正常造血功能受损。AML 是一种由多种遗传变异引起的异质性疾病。

2.2 分型

本节主要描述 2008 年 WHO 对 AML 的分类方法，可分为六大类：

（1）AML 伴重现性遗传学异常：这些异常改变通常影响预后。最常见的平衡易位导致融合基因的产生，进而编码融合蛋白。例如：急性早幼粒细胞白血病（APL）；AML 伴 inv(16)(p13.1q22)；AML 伴 t(8;21)(q22;q22)。

（2）AML 伴骨髓增生异常相关的变化包括三个类型：继发于 MDS 或 MDS/MPN 的 AML；与 MDS 相关细胞遗传学异常的 AML；AML 伴 MDS 相关的多系发育异常，该组预后不良。

（3）治疗相关的髓系肿瘤：白血病是髓系肿瘤化疗或放疗的晚期并发症。

（4）非特指型 AML：不符合其他类型的诊断标准。这类 AML 主要基于形态学分类，与 FAB 分型最为接近，除了急性早幼粒细胞白血病（指 M3）。

（5）髓系肉瘤：髓外发生的髓系肿瘤。

（6）与唐氏综合征（DS）相关的髓系增生：唐氏综合征患者在 5 岁之前 AML 发病率增加了 50 至 150 倍，部分患者为急性巨核细胞白血病。此外，10% 的 DS 新生儿有短暂的髓系细胞增生期，主要表现为血小板减少和白细胞异常增多。

2.3 易患人群

AML 是成年人最常见的急性白血病。但对于具有下列临床表现的 1 个月大的婴儿（在子宫内就已患病）、中年人或中老年人也应怀疑本病的发生：急性起病、虽无特异性的临床症状和体征但表现出造血功能障碍：疲劳、精神萎靡不振、感染、溃疡黏膜出血、弥漫性骨压痛，关节疼痛和肿胀。

其他发现：

（1）50% 的患者有脾大。

（2）无淋巴结肿大。孤立性实体肿瘤[髓系肉瘤（绿色瘤）]是肿瘤细胞在髓外部位的浸润，可在 AML 所致全身性症状之前发生。

2.4 实验室检查

如果有条件，对每位患者都应该进行细胞形态学、细胞化学或细胞免疫表型、细胞遗传学和分子生物学的全面研究，以最大限度地提高诊断和预后分型的准确性。

血象：

（1）通常为正细胞正色素性贫血，在外周血涂片应识别有核红细胞。

（2）大多数患者血小板严重减少。

（3）白细胞：超过半数患者白细胞增多伴中性粒细胞减少；有些患者可能发生白细胞减少，尤其是 MDS 继发的 AML。原始细胞大于 20%，幼稚粒细胞（中幼粒细胞、晚幼粒细胞、杆状核粒细胞)少见或不见。在某些未成熟粒细胞中见到 Auer 小体,有助于白血病的诊断,尤其是在初诊的患者外周血涂片中见到 Auer 小体可诊断为急性髓细胞白血病而不是急性淋巴细胞白血病。

骨髓穿刺和活检:对细胞化学、免疫表型、细胞遗传学和分子生物学的研究是必不可少的。WHO 将 AML 定义为在骨髓或外周血中原始细胞 >20% 或伴有特定的细胞遗传学异常:t(8;21)(q22;q22)RUNX1-RUNX1T1;inv(16)p;(13.1q22);6(16;16)(p13.1;q22)CBFB-MYH11;t(15;17)(q24.1;q21.1)PML-RARA。多数情况下骨髓增生活跃,以早期的前体细胞(原始粒细胞、早幼粒细胞、原始或幼稚单核细胞)为主,白血病类型不同,前体细胞种类不同。通过对骨髓片中 500 个细胞分类计数,得出初步诊断结论。AML- 急性红白血病的诊断标准为幼红细胞 >50% 且原始细胞 >20%(非红系细胞计数);详细评估巨核细胞系和骨髓纤维化程度也是必不可少的。

凝血功能检查:出血是 AML 严重并发症,通常是由于血小板严重减少合并血小板功能障碍所致。此外,伴有 t(15;17)染色体异常多颗粒早幼粒细胞增生的患者,通常会发生自发性的或在初始化疗后阶段的 DIC 蛋白水解状态。该机制被认为是早幼粒细胞颗粒释放组织因子,导致 PT 和 APTT 延长。FDP 和 D- 二聚体升高,纤维蛋白原最初升高,后期显著降低。

常见电解质代谢异常:必须仔细观察评估患者病情,特别是在诱导化疗期间。肾功能衰竭是多种原因共同作用的结果。

(1)血尿酸升高是最常见的异常生化指标,也可见高尿酸血症。

(2)诱导化疗期间可能出现肿瘤溶解综合征,特点是快速发展的高尿酸血症、高钾血症、高磷血症、低钙血症。

(3)2%~27% 的急性早幼粒细胞白血病患者在接受全反式维 A 酸(ATRA)治疗后的第 1 到 3 周会发生 APL 分化综合征(旧称维 A 酸综合征)。最敏感的患者是那些白细胞增多和血肌酐水平异常的患者。AML 患者会出现乳酸性酸中毒。

(4)低钾血症是最常见的也是较严重的并发症。

(5)白血病细胞可释放溶菌酶,引起肾小管损害。

(6)高钙血症和低血钙。

(7)循环中代谢活跃的白细胞可引起血钾的假性升高和血糖降低。

AML 累及中枢神经系统少见(占 5%~7%)。年龄在 2 岁以下的患者单核细胞占克隆性优势并伴白细胞增高是更为常见的。伴 MLL 基因重排、inv(16)及复杂核型的患者易患中枢神经系统白血病。

细胞化学:尽管在过去是非常有用的技术手段,但随着细胞遗传学 / 分子生物学和免疫分型诊断分型时代的到来,细胞化学染色退居次要地位,但对于快速区分白血病类型如 AML 和 ALL 仍有价值。最常用的化学染色如下:

(1)髓过氧化物酶或苏丹黑 B:AML 部分分化型、急性粒 - 单核细胞白血病、急性红白血病呈阳性反应;急性早幼粒细胞白血病呈强阳性反应;急性淋巴细胞白血病、急性髓细胞白血病微分化型、急性单核细胞白血病未分化型和巨核细胞白血病阴性。

(2)氯乙酸酯酶:急性粒细胞白血病部分分化型和急性粒 - 单核细胞白血病阳性;ALL、AML 未分化型、急性单核细胞白血病和急性红白血病阴性。

(3)非特异性酯酶:急性粒单核细胞白血病和急性单核细胞白血病阳性(可被氟化钠

抑制）。

（4）过碘酸 - 雪夫反应（PAS）：根据 PAS 颗粒型可以区分淋系和髓系前体细胞（例如：PAS 呈粗颗粒状见于急性淋巴细胞白血病）。

（5）急性单核细胞白血病溶菌酶阳性。

免疫表型：多数 AML 患者可通过各自独特免疫表型诊断。白血病类型不同免疫表型有很大的差异。原始细胞 CD34（除急性早幼粒细胞白血病和部分成熟的单核细胞，CD34 可能弱阳性或阴性）HLA-DR（除 APL）和 CD117 阳性。AML 中和粒系相关的表型有 CD13、CD33、CD15 和 CD65。单核细胞特征性表达 CD14、CD4、CD11b、CD11c、CD64 和 CD36。巨核细胞白血病表达血小板抗原如 CD41 和 CD61。CD2 在 APL 的早期表达，常见于细颗粒型 APL。AML 伴 RUNX1-RUNX1T1 表达 CD19。其他 T 或 B 细胞抗原表达于系列不明的急性白血病（混合型急性白血病）。由于抗原表达存在的各种可能性及其对预后的影响，所以在诊断时使用的抗原组必须包含多个髓系细胞、B 细胞和 T 细胞标记物。

细胞遗传学 / 分子遗传学结果：在很大程度上决定预后和治疗方案的选择，现已成为 WHO 划分白血病类型的主要标准。细胞遗传学对鉴别 AML 与慢性髓系白血病急变期同样重要。一些特定的细胞遗传学异常仅见于急性白血病，例如 t(1;22)(P13;q13)。复杂核型一直与预后不良相关。虽然细胞遗传学对于诊断和分型是必不可少的，但是通过实时聚合酶链反应（RT-PCR）检测到的许多变异易位具有更高的灵敏度，因此对于微量残留量白血病监测是有价值的。某些基因的异常突变如 FLT3、nucleophosphin（NMP1）、KIT 、CEBPA 以及基因表达谱对预后的评估具有重要意义。基因表达分析可为 AML 的精确分型、预后和治疗的影响提供可靠的依据。在不久的将来，相信蛋白质组也会用于急性白血病的分型。

（1）约 5% 的 AML 患者伴 t(8;21)(q22;q22)/RUNX1-RUNX1T1 融合基因。通常见于成熟的粒细胞中，发生在较年轻的群体中可能表现为髓样肉瘤。对化疗反应良好。

（2）AML 伴 inv(16)(p13.1;q22) 或 t(16;16)(p13.1;q22)/CBFB 和 MY11 融合基因，提示单核细胞、中性粒细胞的异常分化和异常嗜酸性粒细胞的出现。如果没有 FISH 或 PCR 技术，这种重排可能很难检测到。一旦怀疑有上述异常改变，实验室要格外仔细检查。大约 5%~8% 的 AML 患者在诊断或复发时可能伴有髓系肉瘤，患者对化疗反应良好。

（3）APL 伴 t(15;17)(q24;q21)/PML-RARA 的患者占急性白血病的 5%~8%。使用 FISH 分析快速诊断对于全反式维 A 酸联合蒽环类药物治疗是有帮助的。APL 有两种类型：大多数 APL（典型的 APL），粗颗粒早幼粒细胞内含大量 Auer 小体，急性 DIC 发病率较高；细颗粒型（变异型）PML，白细胞总数很高并伴有双核白细胞。APL 是分子靶向治疗的首要范例。变异的 RARA 易位可以通过经典的细胞遗传学和 FISH 检测，对其鉴别诊断十分重要，因为并非所有的变异型 APL 都对 ATRA 治疗有反应。如果应用 ATRA 和蒽环类药物及时治疗，APL 在所有 AML 亚型中是预后最好的，

（4）AML 伴 t(9;11)(P22;q23)；11q23 染色体上的 MLL 基因能与其他许多伙伴基因发生易位，最常见的是与 9p22 染色体上的 MLLT 3 基因易位。具备上述易位的急性白血病在形态学分型上属于单核细胞或粒单细胞白血病。在 9%~12% 的儿童和 2% 的成人中可见，预后中等；其他 MLL 基因相关的重排预后较差。

（5）AML 伴 t(6;9)(P23;q34)/6 号染色体上的 DEK 与 9 号染色体上的 NUP214（CAN）发生基因融合。可表现为单核细胞、嗜碱性粒细胞和多系分化不良的特征。发病率占 AML

的 0.7%~1.8%,比其他的 AML 白细胞数要低,可表现为全血细胞减少,预后不良。

(6) AML 伴 inv(3)(q21q26.2)或 t(3;3)(q21;q26.2)/EVII 和 RPN1 基因重排,见于初发白血病或从 MDS 演变而来。血小板正常或升高,骨髓中不典型巨核细胞易见,在所有类型 AML 中占 1%~2%。形态学通常表现为三系病态造血,疾病容易进展,患者生存期短。

(7) AML(巨核细胞白血病)伴 t(1;22)(P13;q13)/RBM15MKL1 融合基因常发生在婴幼儿群体中,非常罕见,患儿肝脾肿大明显。

(8) AML 伴 MDS 相关异常可能具有复杂的染色体核型。如 -7/7q-、-5/5q- 不平衡异位或者其他平衡易位。

(9) 治疗相关的髓系肿瘤中有 90% 患者存在染色体核型异常;约 70% 的患者存在不平衡染色体畸变,主要为 5 和(或)7 号染色体的整体或部分丢失,常与其他染色体异常有关。

分子生物学:除了上述基因突变与细胞遗传学异常,特定的基因突变也很常见。FLT3 突变(FMS 相关的酪氨酸激酶 3)和 NPM1(NPM)对预后的影响非常重要。在核型正常的情况下,FLT3ITD(内部串联重复)导致预后不良,而 NPM1 突变被认为是预后良好的标志。同样,在正常核型中出现 CEBPA(CCAAT/ 增强子结合蛋白 α)突变被认为是预后良好的标志。

微小残留白血病(MRD)的监测仍然是研究热点。MRD 是指在一定阈值水平以上,检测到的任何疾病状态或一定量白血病细胞。患者强化治疗后存在 MRD 会影响生存率。到目前为止,半数 AML 患者缺乏适合 MRD 监测的分子靶点。对于具有合适靶点的患者,多参数流式细胞术可应用于外周血检查。婴幼儿 AML 的监测方案已经确定,但该方案对成年人并不适用。

参考文献

Arber DA, Brunning RD, LeBeau MM, et al. Acute myeloid leukaemia with recurrent genetic abnormalities. In: *WHO Classification of Tumours of Haematopoietic and Lymphoid Tissues*, 4th ed. Lyon, France: International Agency for Research on Cancer; 2008:110–123. (See also pp. 124–144.)

Grossmann V, Schnittger S, Kohlmann A, et al. A novel hierarchical prognostic model of AML solely based on molecular mutations. *Blood*. 2012;120:2963–2972.

Paietta E. Minimal residual disease in acute myeloid leukemia: coming of age. *Hematology Am Soc Hematol Educ Program*. 2012;2012:35–42.

Walter RB, Othus M, Burnett AK, et al. Significance of FAB subclassification of "acute myeloid leukemia, NOS" in the 2008 WHO classification: analysis of 5848 newly diagnosed patients. *Blood*. 2013;121:2424–2431.

3. T 淋巴母细胞淋巴瘤 / 白血病

3.1 定义

T 淋巴母细胞淋巴瘤 / 白血病(T lymphoblastic leukemia/lymphoma,T-ALL)是一种累及 T 细胞系的淋巴母细胞肿瘤,当表现为局部肿瘤而不累及外周血时,应使用淋巴瘤这一术语。T-ALL 在儿童中的发病率为 10%~15%,成人中为 20%~25%。

3.2 易患人群

与 B-ALL 临床表现类似,但更容易累及髓外组织。包括常见的中枢神经系统白血病和前纵隔胸腺肿瘤。

3.3 实验室检查

(1) 血象:(见前文 B-ALL 部分,但注意白细胞更高)。

(2) 免疫表型:CD3 是 T 细胞的特异性标志。原始淋巴细胞 TDT 阳性、CD1a、CD2、CD4、CD5、CD7、CD8 表达程度不定。部分患者 CD10 阳性。

(3) 分子生物学:几乎所有患者可见 T 细胞受体(TCR)克隆性基因重排。

(4) 细胞遗传学:50%~70% 的患者核型异常,最常见的复发性核型异常是涉及 14q11.2 的 α 和 Δ TCR 位点。

参考文献

Borowitz MJ, Chan JKC. T lymphoblastic leukaemia/lymphoma. In: *WHO Classification of Tumours of Haematopoietic and Lymphoid Tissues*, 4th ed. Lyon, France: International Agency for Research on Cancer; 2008:176–178.

第八节 慢性白血病

1. 慢性髓细胞白血病

见骨髓增殖性肿瘤。

2. 慢性嗜酸性粒细胞白血病和高嗜酸性粒细胞增多综合征

2.1 定义

慢性嗜酸性粒细胞白血病(chronic eosinophilic leukemia,CEL)是一种罕见的克隆性骨髓增殖性病,其特征是骨髓中嗜酸性粒细胞过度增殖。必须与 HES、反应性嗜酸细胞增多症或其他以嗜酸性粒细胞增生为主的白血病相鉴别。CEL 可能会发生急变。

高嗜酸性粒细胞增多综合征(hypereosinophilic syndrome,HES)定义为外周血持续性(>6 个月)嗜酸性粒细胞 >1.5×10^9/L,无明显的可引起嗜酸细胞增多的疾病,没有异常的 T 细胞群,也没有其他克隆性骨髓增殖性疾病的证据。由于嗜酸性粒细胞在炎症反应中起作用,它会导致终末器官损伤,全身器官都可能受累。如果不及时治疗,可能会危及生命。

(1) 持续性外周血嗜酸性粒细胞(≥1 500/μl)(1.5×10^9/L)增多。

(2) 外周血或骨髓原始细胞 <20%,没有诊断 AML 的细胞遗传学特征。

(3) 没有其他骨髓增殖性肿瘤或 MDS / MPN 的证据。

(4) 无 BCR-ABL1 基因重排。

(5) 无 PDGFRA、PDGFRB 或 FGFR1 基因重排。

(6) 通过细胞遗传学或分子生物学研究找到克隆性增殖的证据,或外周血原始细胞 >2% 或骨髓中 >5%。

2.2 嗜酸性粒细胞浸润伴 PDGFRA、PDGFRB 或 FGFR2 基因异常

涉及酪氨酸激酶基因重排。在 CEL 中常有 PDGFRA 和 PDGFRB 基因重排;PDGFRB 重排可以通过常规的细胞遗传学分析发现,PDGFRA 通常不易被发现,需要通过 FISH 检测发现。

2.3 易患人群

患者嗜酸性粒细胞增多在 6 个月以上,有明显器官受累的临床症状和体征,尤其是心脏或神经系统。

2.4 实验室检查

血象:

(1) 多数患者表现为成熟嗜酸性粒细胞增多;白细胞计数通常 <25 000/μl(25.0×10⁹/L)但有可能 >90 000/μl(90.0×10⁹/L);未成熟的嗜酸性粒细胞罕见。

(2) 半数患者表现为轻度贫血;1/3 的患者表现为血小板减少;也可能表现为血小板增多。

(3) 发育不良或不成熟的嗜酸性粒细胞增加。

骨髓象:

(1) 骨髓中嗜酸性粒细胞占 25%~75%;幼稚嗜酸性粒细胞增加;无骨髓网状纤维化。

(2) 异常嗜酸性粒细胞和幼稚嗜酸性粒细胞增加。

(3) 与 HES 骨髓增生变化相关的酪氨酸激酶 FIPIL1/PDGFRA(F/P)融合基因突变是最常见的。

(4) F/P 的细胞遗传学不易被发现,需要 FISH 检查分析才能获得。具有这些遗传标记的患者对酪氨酸激酶抑制剂如甲磺酸伊马替尼敏感,并被认为是独立的群体。

(5) CEL:存在某些克隆异常,最常见的涉及 5 号、7 号、8 号(8p11 综合征)10 号、15 号或 17 号染色体。CEL 中研究最透彻的是累及 PDGFRB 基因的 t(5;12)(q33;p13)。在没有异常克隆的情况下诊断比较困难,应考虑与嗜酸性粒细胞增多综合征的鉴别诊断。

有些患者中白细胞介素 5 水平升高。

肌钙蛋白水平升高提示 HES 患者有心脏受累。

参考文献

Klion AD. How I treat hypereosinophilic syndrome. *Blood*. 2009;114:3736–3741.

Oliver JW, Deol I, Morgan DL, et al. Chronic eosinophilic leukemia and hypereosinophilic syndromes. *Cancer Genet Cytogenet*. 1998;107:111–117.

Tefferi A. Blood eosinophilia: a new paradigm in disease classification, diagnosis, and treatment. *Mayo Clin Proc*. 2005;80:75–83.

(潘玉玲　译)

3. 慢性淋巴细胞白血病 / 小淋巴细胞淋巴瘤

3.1 定义

慢性淋巴细胞白血病(chronic lymphocytic leukemia,CLL)/ 小淋巴细胞淋巴瘤(small lymphocytic lymphoma,SLL)是一种成熟 B 淋巴细胞惰性克隆增殖性疾病,以小淋巴细胞在血液、骨髓、脾脏和淋巴结中聚集为主要表现。B 细胞 CLL 与成熟 B 细胞小淋巴细胞淋巴瘤(SLL)(一种惰性的非霍奇金淋巴瘤)为同种疾病(一种疾病的不同阶段)。SLL 本身并不是白血病,本部分将把 CLL/SLL 视为同种疾病来讲解。

3.2 临床表现

淋巴细胞持续(至少 3 个月)增多,绝对值≥5 000/μl(5.0×10⁹/L),患者常伴有淋巴结肿大和脾大。该病起病缓慢,患者往往无自觉症状,或者出现与贫血、中性粒细胞减少以及与免疫缺陷有关的症状,但出血相对少见。

髓外组织没有受累的情况下,外周血中必须有 5 000/μl(5.0×10⁹/L) 以上具有 CLL 表型的单克隆淋巴细胞,才可诊断为 CLL。CLL/SLL 多见于 55 岁以上的患者,在年轻人中也可能会见到。

3.3 诊断

诊断 CLL 最简单的方法是通过流式细胞术,由于克隆性增殖的成熟 B 淋巴细胞表面存在特异性免疫学表面标志物,可对该病进行免疫分型诊断(详见下文)。

3.4 实验室检查

(1) 全血细胞计数

当患者为正细胞正色素性贫血时,意味着疾病进入晚期。部分患者为自身免疫性溶血性贫血时,通过直接 Coombs 试验阳性即可确诊。如果贫血的病因是自身免疫性的,就不能根据贫血把疾病划归至晚期。自身免疫性溶血性贫血有可能是嘌呤类药物治疗所致的并发症。

该病发展到晚期时血小板计数下降,少数为免疫性血小板减少,在这种情况下,骨髓象中巨核细胞计数是正常的。如果仅由免疫性单一因素导致血小板减少,表示该病并不是处于晚期。

白细胞计数升高,通常为 50 000/μl~250 000/μl(50.0×10⁹/L~250.0×10⁹/L),淋巴细胞占 90% 以上。随着病情发展,中性粒细胞减少,除治疗所导致的中性粒细胞减少外,最近文献报道了一例单克隆 B 淋巴细胞增多症(monoclonal B lymphocytosis,MBL)患者(该病是指患者体内存在单克隆 B 淋巴细胞),淋巴细胞绝对值 <5 000/μl(5.0×10⁹/L)。患者如果没有 B 淋巴细胞白血病或其他相关淋巴组织增生性疾病史,MBL 最好的检测方法是通过流式细胞仪来分析血细胞。一部分患者最终可能发展为典型的 CLL,需要密切关注这部分患者的病情。

CLL/SLL 病情稳定的患者,血细胞以小淋巴细胞为主,此类细胞染色质呈块状聚集,核仁不清,细胞质较少,破碎细胞易见,所以即使白细胞计数没有显著升高,大量破碎细胞也提示该病。随病情发展,淋巴细胞数量增加(淋巴细胞倍增时间 <1 年)或幼淋巴细胞百分比增加。

(2) 骨髓象

骨髓涂片和组织活检对于 CLL/SLL 诊断不是必须的。骨髓活检可能表现为淋巴细胞结节状浸润、间质性浸润、结节状与间质混合浸润或弥漫性浸润。淋巴细胞逐渐替代红系、髓系和巨核系细胞。

(3) 淋巴结活检

组织病理学上 CLL 与 SLL 的表现相同。淋巴结活检显示淋巴结结构弥漫性消失,在布满小细胞的黑暗背景中,白色区域对应着淋巴细胞的生发中心。增殖的细胞多为小的、无切迹的淋巴细胞,细胞染色质固缩,细胞核呈圆形,偶见单个小核仁。在增殖中心聚集的异常免疫细胞和幼淋巴细胞易形成混合物,增殖水平较低。

(4) 免疫学分型多采用流式细胞术,是诊断 CLL 的关键方法

CLL 的主要诊断标准是证明血中存在着克隆性 B 淋巴细胞。流式细胞仪可以测定 B

细胞相关抗原 CD19、CD20（弱）、CD22、CD23、CD43、CD79a 和 CD11c（弱）的表达。细胞周期蛋白 D1、CD10、FMC7、CD79b 和 CD103 为阴性；CD5（一种 T 细胞相关抗原）是一种均匀地存在于 CLL/SLL 细胞上的抗原。套细胞淋巴瘤细胞（表 9-3）的 CD5 也是阳性的。细胞表面抗原 IgM/κ 或 IgM/λ（二者都代表异常克隆）染色较暗。通过多色流式细胞技术评估患者化疗后微小残留白血病的发生情况，并与患者起病时的情形做对比。

表 9-3　四种慢性淋巴增殖性疾病的免疫标记区别

标志物	CLL/SLL	B-PLL	HCL	MCL
表面免疫球蛋白	Dim	Bright	Positive	Bright
CD5	+	+/−	−	+
CD11c	弱 +	−	+	−
CD22	+	−	+	+
CD103	−	−	+	−
CD23	+	−	−	−
CD25	−	−	+	+
TRAP	−	−	+	−

注：CLL/SLL：慢性淋巴细胞白血病/小淋巴细胞淋巴瘤；B-PLL：B 幼淋巴细胞白血病；HCL：毛细胞白血病；MCL：套细胞淋巴瘤；TRAP：抗酒石酸性磷酸酶。

（5）细胞遗传学

多数 CLL 患者体内可检测到异常染色体。近年来，通过在细胞培养中使用富含 CpG 的寡核苷酸作为有丝分裂原，提高了 CLL 染色体检出率。常见的染色体异常包括 12 号染色体三体、11q22-23（ATM）缺失、13q14.3 缺失、17p13（TP53）缺失和 6q21 缺失。在细胞遗传学上不易检测到 13 号染色体长臂缺失，需要通过 FISH 检测。其他类型的染色体缺失也可能不易被发现，但典型变化可通过 FISH 检出。

① 表明预后的标志物

白血病细胞所表达的 ZAP-70、CD38 和未突变的免疫球蛋白重链上的可变区均与疾病的侵袭性相关。由于缺乏标准化的方法，暂不推荐对免疫球蛋白的突变状态进行分析。

根据细胞遗传学研究将该病按预后情况进行分类（按生存率降低顺序）：13q14.3 缺失（存活最长）、正常核型、12 号染色体三体（12 号染色体三体的预后情况尚不明确，但迄今为止多归类为预后情况中等）、11q/ATM 缺失和 17p/p53 缺失（存活最短）。

② 基因组分析

基因组方面的研究将来会成为确定 CLL/SLL 病程的最佳方法。侵袭性疾病与复杂的遗传学改变有关。TP53（肿瘤抑制基因）发生缺失或突变时患者不良预后的概率最大。miR-29c、miR-223 和其他微小 RNA 的表达下降与预后不良有关。MiR-34a 的表达下降表示患者对化疗产生了抵抗。基因组分析是一个正在迅速发展的领域。基因组突变和遗传学病变的联合研究，提高了 CLL 生存率预测的准确性。

（6）血清免疫球蛋白

随着疾病的发展，低丙种球蛋白血症会随着病情而发展，5% 的患者血清中可检测到与膜表面免疫球蛋白类别相同的单克隆蛋白。

有超过半数的患者,血清 LDH、β-2 微球蛋白和胸苷激酶会升高,这些物质的升高预示着患者预后不良。

3.5 疾病的转归

最常见的转归表现为幼淋巴细胞的逐渐增多。当 55% 以上的白血病淋巴细胞具有了幼淋巴细胞的特征时,该病就转变为幼淋巴细胞白血病(见下文),这意味着严重的预后不良。

2%~8%CLL/SLL 患者会转化为里氏综合征,在组织学最常见的是弥漫大 B 细胞淋巴瘤。这种淋巴瘤可能来源于 CLL 克隆,但有时它也来源于一种独立的克隆。它是一种极具侵袭性的淋巴瘤,最近一项对该病遗传异质性大规模研究表明,患者的存活期从几周到 15 年不等。

参考文献

Gribben JG. How I treat chronic lymphocytic leukemia. *Blood*. 2010;115:187–197.

Rawstron AC, Bennett FL, O'Connor SJM, et al. Monoclonal B-cell lymphocytosis and chronic lymphocytic leukemia. *N Engl J Med*. 2008;359:575–583.

Rossi D, Rasi S, Spina V, et al. Integrated mutational and cytogenetic analysis identifies new prognostic subgroups in chronic lymphocytic leukemia. *Blood*. 2013;121:1403–1412.

Rossi D, Spina V, Deambrogy C, et al. The genetics of Richter syndrome reveals disease heterogeneity and predicts survival after transformation. *Blood*. 2011;117:3391–3401.

4. B 细胞和 T 细胞亚型的幼淋巴细胞白血病

4.1 定义

B 细胞幼淋巴细胞白血病(prolymphocytic leukemia,PLL)是一种罕见的、具有侵袭性的克隆性淋巴组织增殖性疾病,主要为 B 细胞来源的幼淋巴细胞增生。这些细胞会侵袭至人体的外周血、骨髓和脾脏。T 细胞亚型的 PLL 相对少见,故以下不做讨论。

4.2 临床表现

患者常表现为明显的脾脏肿大,但无淋巴结病变;白细胞计数常大于 100 000/μl,几乎都是由异常淋巴细胞组成,并伴有贫血和血小板减少。有些患者是因为有 CLL 或 PLL 病史,偶然转化为 B 细胞亚型的 PLL。

4.3 实验室检查

(1) 全血细胞计数:50% 的患者表现为贫血和血小板减少。

(2) 外周血涂片中以中等或较大的"幼淋巴细胞"为主,核染色质成中等块状,有单个明显的囊泡样核仁。幼淋巴细胞超过淋巴细胞总数的 55%,但经常大于 90%。

(3) 幼淋巴细胞浸润骨髓间质。

(4) 淋巴结可能会呈模糊的结节样影像,并不存在生发中心。

(5) 免疫学表型。

幼淋巴细胞高表达 IgM、IgD 以及 CD20、CD19、CD20、CD22、CD79a、CD79b,FMC7 也呈高表达(见表 9-3)。

CD5 和 CD23 的表达较弱或不表达,CD25、CD11c 和 CD103 表达阴性。

半数患者表达 ZAP 70 和 CD38。

（6）细胞遗传学：在此方面研究较少。t(11；14)(13；q32)染色体异常的患者常被认为是套细胞淋巴瘤白血病的变异体。类似常见的染色体异常还有 6q 11q(ATM)、13q 和 17p(TP53)的缺失，以上异常核型的出现被视为疾病进展的依据。半数以上的患者体内可以检测到 p53 分子的突变。

参考文献

Campo E, Catovsky D, Montserrat E, et al. B-cell prolymphocytic leukaemia. In: *WHO Classification of Tumours of Haematopoietic and Lymphoid Tissues*, 4th ed. Lyon, France: International Agency for Research on Cancer; 2008:183–184.

5. 毛细胞白血病

5.1 定义

毛细胞白血病(hairy cell leukemia,HCL)是一种罕见无痛性的 B 细胞亚型淋巴组织增生性肿瘤，其特征是成熟小 B 淋巴细胞的聚积，此种细胞胞质丰富，细胞表面可见毛发状突起。发病率的男女比例为 4：1 至 3：1。

5.2 临床表现

患者由于脾大而导致乏力、体重减轻伴有腹胀。由于血细胞严重减少，一些患者可能会出现感染或严重的出血倾向。

5.3 实验室检查

（1）全血细胞计数：

患者常表现为贫血和血小板减少，部分原因是由于骨髓被毛细胞浸润，另外的原因是由于脾功能亢进。

白细胞计数通常减少，但如果异常淋巴细胞增多，则白细胞计数也可能增加。患者还可能会出现中性粒细胞减少症和单核细胞减少症。

通常外周血涂片 10% 至 90% 的淋巴细胞可见放射状的细胞质（毛发状），核仁不可见。10% 的患者白细胞明显增多且以 HCL 细胞为主。

（2）骨髓象

由于骨髓网状纤维化，骨髓穿刺时常发生"干抽"。

骨髓活检显示增生活跃，毛细胞呈弥漫性或间质性浸润，毛细胞间排列疏松、间隔宽，具有界限清楚的细胞质边缘，在细胞周围留下清晰的区域，产生"煎蛋样"外观。骨髓活检标本中细胞多毛状突起并不清晰，核仁不可见。骨小梁旁未被浸润。一些患者骨髓增生低下，类似于再生障碍性贫血。网硬蛋白染色显示骨髓网状纤维中高度增加。

（3）脾脏和淋巴结：红髓中存在着白血病细胞，并伴有脾索和脾窦浸润，而白髓萎缩形成血管瘤样沉积。

（4）细胞化学：幼淋巴细胞抗酒石酸酸性磷酸酶染色(TRAP)阳性（见表 9-3）。该化学染色需要外周血涂片或骨髓穿刺取样。胞浆颗粒大小表示阳性的强弱。但现在已经很少采用该法，已被更有特异性的流式细胞术等相关技术取代。

（5）流式细胞学

在流式细胞术中（见表 9-3）CD19、CD20(亮)、CD22、CD25、CD11c、CD103 和膜联蛋

白 A1 和 CD123 通常是阳性的,CyclinD1 呈弱阳性。毛细胞不表达 CD10、CD5、CD21 和 CD23,但膜表面免疫球蛋白的表达是阳性的。

毛细胞变异体 CD25 和 CD123 是阴性的,这一特点在临床治疗上是很重要的。

(6) 分子遗传学:多数患者具有免疫球蛋白可变区基因的体细胞突变。最近的研究表明,多数的患者可检测出 BRAF 突变。但是遗传学方面的研究尚未纳入到 HCL 的诊断标准之中。

(7) 细胞核型:未发现一致的异常核型。可能会检测到染色体 5q 的异常。

毛细胞白血病的变异体不再被称为 HCL 亚型,而应被定义为特异性淋巴组织增生。HCL 和幼淋巴细胞白血病之间都具有白细胞计数极度升高这一特征。

参考文献

Grever MR. How I treat hairy cell leukemia. *Blood*. 2010;115:21–28.

6. T 细胞型大颗粒淋巴细胞白血病

6.1 定义

T 细胞型大颗粒淋巴细胞白血病(T-cell large granular lymphocytic leukemia,T-LGL)是大颗粒自然杀伤细胞(NK)克隆性异常所致的疾病,其特征是外周血中克隆性的大颗粒淋巴细胞(LGL)数量持续(>6 个月)升高,通常在 2 000/μl~20 000/μl(2.0×10^9/L~20.0×10^9/L)之间(正常受试者大淋巴细胞的绝对数量是 2~400),病因未明,表现为脾大和血细胞减少。T-LGL 可能与其他疾病相关,如 RA 或其他血液疾病。

6.2 临床表现

中老年人表现为中性粒细胞的减少和(或)贫血,外周血中淋巴细胞增多,中度脾大。患者可能长期患病但无临床症状,可能伴有反复的细菌感染。如果淋巴细胞总数未见升高,但在外周血中检查到大淋巴细胞计数升高,则应当怀疑为该病。

6.3 实验室检查

(1) 全血细胞计数

① 红细胞:半数患者有贫血症状,偶见椭圆形大红细胞;

② 白细胞:多数患者有中性粒细胞减少症。大淋巴细胞计数升高,表现为胞质丰富、细胞质中含有粗细不一的嗜天青颗粒,细胞核呈肾形或圆形;

③ 约 20% 患者伴有血小板减少。

(2) 骨髓象可能有大淋巴细胞的弥漫性浸润,但受累程度不一。

(3) 免疫表型:大多数 T-LGL 白血病表现出细胞毒 T 细胞的表型:CD3、CD8、CD16、CD57 和 α/βT 细胞受体(TCR)阳性。多见 CD5 和(或)CD7 的表达减少或缺失。T-LGL 细胞 CD2、CD45RA 和 IL-2 受体 β(CD122)表达阳性。

(4) 分子生物学研究发现 TCR 的基因重排有助于确定疾病的分型。最新技术发现许多基因在大颗粒淋巴细胞中表达活跃,正常 T 细胞中并不表达。

(5) 细胞遗传学:未发现持续不变的异常核型,最常见的是 6q 缺失。

(6) 血清蛋白电泳显示一半患者有高球蛋白血症,单克隆 IgG 球蛋白血症少见。

（7）血清学检查结果：常见 RF 阳性，半数患者存在着抗核抗体和循环免疫复合物。

参考文献

Zhang D, Loughran TP. Large granular lymphocytic leukemia: molecular pathogenesis, clinical manifestations, and treatment. *Hematology Am Soc Hematol Educ Program.* 2012;2012:652–659.

7. 慢性中性粒细胞白血病

7.1 定义

慢性中性粒细胞白血病（chronic neutrophilic leukemia）是一种罕见的骨髓增殖性疾病，外周血细胞中主要为成熟粒细胞。

7.2 临床表现

除慢性感染、肿瘤或炎症外，如嗜中性粒细胞持续增多，则应怀疑为该病。临床表现为病因不明的肝脾肿大。25%~30% 的患者出现皮肤黏膜出血。应与真性红细胞增多症、原发性骨髓纤维化和原发性血小板增多症相区别。

7.3 实验室检查

（1）全血细胞计数

由于中性粒细胞增多（杆状和分叶核中性粒细胞 >80% 白细胞）而导致的白细胞持续增多（WBC≥2 500×10^9/μl）。外周血涂片中幼稚粒细胞 <10%。疾病早期，血红蛋白和血小板计数正常，但随着病情的进展，可能会出现贫血和血小板减少的症状。

（2）骨髓象：成熟的中性粒细胞计数增高明显，但原粒细胞 <5%。

（3）细胞遗传学和分子生物学研究：BCR-ABL1、PDGFRA、PDGRFB 或 FGFR1 中没有出现基因重排现象。

参考文献

Bain BJ, Brunning RD, Vardiman JW, et al. Chronic neutrophilic leukaemia. In: *WHO Classification of Tumours of Haematopoietic and Lymphoid Tissues*, 4th ed. Lyon, France: International Agency for Research on Cancer; 2008.

第九节　多系受累的疾病

1. 慢性骨髓增生性肿瘤

1.1 定义

慢性骨髓增生性肿瘤（myeloproliferative neoplasms, MPN）是一种由于造血干 / 祖细胞突变而多系受累的恶性克隆性疾病。大量的克隆性细胞增生会导致终末髓样扩张，表现为红细胞增多、白细胞增多、血小板增多、骨髓增生极度活跃 / 骨髓纤维化和脾肿大这些上述特点的不同组合。该疾病中的前体细胞具有向白血病性原始细胞转化的倾向。最常见的三种非白血病性 MPN 有真性红细胞增多症、原发性血小板增多症和原发性骨髓纤维化。它们共同特征是红细胞、白细胞或血小板恶性克隆性增殖，在血液循环中一种或几种细胞增多。

这三种疾病(表型类似)的临床和实验室特点有交叉之处,因此给诊断带来困难。JAK2 是一种 Janus 家族的酪氨酸激酶,研究发现 V617F 突变(JAK2 常见的突变)也是这三种疾病的共同特点。

骨髓组织活检有利于 MPN 分型和监测疾病进展或疗效。除了检测关键基因的突变以外,MPNs 的诊断还有赖于形态学和细胞遗传学 / 分子学证据。

1.2 分型

以下是经过修订的(2008 年)世界卫生组织对 MPN 的分类,其中包括了经典 MPN 和非典型 MPN:

(1) 慢性髓细胞白血病,BCR-ABL +[t(9:22)]。

(2) 慢性中性粒细胞白血病。

(3) 真性红细胞增多症。

(4) 原发性骨髓纤维化。

(5) 原发性血小板增多症。

(6) 慢性嗜酸性粒细胞白血病,不存在于其他分类中。

(7) 肥大细胞增多症(没有进行进一步的讨论,因为它十分罕见)。

(8) 非典型 MPN:无法分类的骨髓增殖性肿瘤。这些疾病中包括了目前仍无法分类的,属于经典 MPN 或骨髓增生异常综合征的骨髓增殖性肿瘤。

这些疾病的诊断方法将在下文中单独阐述。

参考文献

Spivak JL. Narrative review: thrombocytosis, polycythemia vera, and JAK2 mutations: the phenotypic mimicry of chronic myeloproliferation. *Ann Intern Med.* 2010;152:300–306.

2. 慢性髓细胞白血病

2.1 定义

慢性髓细胞白血病(chronic myelogenous leukemia,CML)是一种骨髓增殖性肿瘤,其特征是骨髓多能造血干细胞功能失调、增殖失控。病因与 BCR-ABL1 融合基因有关。该病会导致髓系细胞增加,红细胞和血小板在外周血中虽增加不明显,但在骨髓中增加明显。由于 9 号染色体上的 ABL1 基因与 22 号染色体上的 BCR 基因易位而产生一种新的特异性融合基因,可以编码合成一种活性蛋白——酪氨酸激酶,从而诱导产生 CML。该病患者的 Ph 染色体[Philadelphia(Ph)chromosome]是指发生异常改变的 22 号染色体。95% 的患者是由于 9 号和 22 号染色体之间发生了易位从而致病。

如果该病未进行及时治疗,会在 3~5 年内从慢性期发展为急性白血病(急性转化),期间通常伴有中间的"加速"阶段。患者初诊时可能会发现病情已经发展到加速期或急变期。

2.2 临床表现

患者会有持续的无具体病因的髓系细胞增多,伴有乏力、厌食、体重减轻、盗汗、饱腹感、腹胀、脾大、出血倾向等症状。

2.3 实验室检查

慢性期

（1）全血细胞计数

① 白细胞计数显著升高，一般为 50 000/μl~300 000/μl（50.0×10⁹/L~300.0×10⁹/L），多为中性粒细胞、杆状核中性粒细胞、晚幼粒细胞和中幼粒细胞。中幼粒细胞多于晚幼粒细胞是该病的典型特征。原始细胞占细胞总数的 2% 以下。镜下多见嗜碱性粒细胞和嗜酸性粒细胞增多。单核细胞绝对值增加，但淋巴细胞绝对值正常的；

② Hct/Hb 基本正常或略有下降或升高，若贫血发生，多为正细胞正色素性。通常在外周血涂片上可以看到形态正常的幼红细胞。网织红细胞计数 <3%；

③ 血小板计数基本正常，但有 50% 的可能会升高。在某些情况下，随着疾病的进展血小板计数可能会下降。患者血涂片中可见大血小板（megathrombocytes）。

（2）骨髓象

增生活跃，以髓系增加为主，粒红比值增加。

原始粒细胞 <5%。幼稚和成熟的嗜碱性粒细胞和嗜酸性粒细胞均增加。巨核细胞增多。分叶少的小巨核细胞镜下多见。常见骨髓网状纤维化和骨髓血管分布增多。

（3）细胞遗传学

t(9;22)(q34;q11) 和 BCR-ABL1 基因融合是诊断该病的金标准。大约有 5% 的 CML 患者通过核型分析不能检测出 t(9;22)，可通过 FISH 或实时 PCR 技术检测到 BCR-ABL1 基因发生融合。患者可能会存在着各种复杂易位，也可能易位会发生在其他染色体或存在一些隐性易位，但最终都会导致 Ph 染色体形成和 BCR-ABL1 重排。如果通过 FISH 或 RT-PCR 的检测，未发现 BCR-ABL1 基因融合的细胞，则患者不能确诊为 CML。V617F JAK2 基因的突变例外。

（4）免疫组化

白细胞（中性粒细胞）碱性磷酸酶染色（LAP）（NAP）：对于 Ph 染色体阳性的患者，LAP 积分值降低或阴性对该病的诊断并不重要。尽管如此，现如今还不能通过细胞遗传学来区分 CML 与类白血病反应或快速区分其他骨髓增生性肿瘤，但可以通过 LAP 积分值来区别这些。

（5）尿酸：升高

加速期

（1）病情发展至加速期（或急变期）会产生其他异常染色体或分子变化。最常见的异常染色体有 8 号染色体三体、19 号染色体三体、Ph 染色体三体或 17 号染色体长臂等臂缺失。

（2）原始细胞在血或骨髓中占有核细胞的 10%~19%。

（3）外周血嗜碱性粒细胞≥20%。

（4）和治疗无关的持续性血小板减少（<100 000/μl）（100.0×10⁹/L）。

（5）脾大和白细胞计数增加，对治疗无效。

急变期

（1）外周血或骨髓中的原始细胞比例≥20%。

（2）髓外造血组织增生。

（3）骨髓组织活检可见原始细胞大片或成簇分布。

（4）有些患者发展为 Ph 染色体阳性的急性白血病,其中部分处于 CML 急变期,另外的患者为新发生的白血病。

2.4 疗效监测的实验室标准

监测 CML 的进程是治疗管理患者的重要方法,可以用来评估疗效和较早的防止该病的复发。最敏感的方法是采用实时定量 PCR 法（RT-PC）监测 BCR-ABL mRNA 的变化。通过这种方法,可以在 10 万到 1 百万个细胞中检测到 1 个 CML 细胞。这种方法的另一个优点是使用外周血,并不需要采集骨髓组织。本标准建议对达到细胞遗传学水平缓解的患者从 3 个月起开始进行分子检测。

对于正在使用酪氨酸激酶抑制剂治疗的患者,建议监测 ABL 基因产生的新突变,因为这种突变的存在预示着机体产生了针对治疗的抵抗性。有一些突变,例如携带 BCR-ABL T315I 的突变会对治疗产生抵抗性（目前正在研究一种针对此类患者有效的新型酪氨酸激酶抑制剂）。

（1）完全缓解的血液学反应

① 外周血细胞计数完全正常,白细胞计数 <10 000 /μl（$10.0×10^9$/L）;

② 血小板计数 <450 000/μl（$450.0×10^9$/L）;

③ 外周血中未见幼稚细胞。

（2）细胞遗传学反应

① 完全缓解:至少在 20 个分裂中期的细胞中没有检测到染色体易位;

② 主要型:0%~30% 阳性细胞分裂中期;

③ 次要型:35%~90% 阳性细胞分裂中期。

（3）分子学反应

① 通过 BCR-ABL 基因转录水平相对标准值降低的幅度来定义分子学反应;

② 正常分子反应:通过 RT-PCR 检测不到 BCR-ABL1 mRNA;

③ 主要的分子反应:BCR-ABL1 mRNA 降低超过 3 个数量级,该指标与能否存活相关联。对于患病 18 个月时还没有达到正常的细胞遗传学反应和主要分子反应的患者,在患病 60 个月时会发展为急性期或急变期。

参考文献

Luatti S, Castagnetti F, Marzocchi G, et al. Additional chromosomal abnormalities in Philadelphia-positive clone: adverse prognostic influence on frontline imtinib therapy: a GIMEMA Working Party on CML analysis. *Blood*. 2012;120:761–767.

Branford S. Monitoring after successful therapy for chronic myeloid leukemia. *Hematology Am Soc Hematol Educ Program*. 2012;2012:105–110.

3. 真性红细胞增多症

3.1 定义

真性红细胞增多症（polycythemia vera, PV）是最常见的慢性骨髓增殖性肿瘤（MPN）,其特点是患者体内产生了过量的正常形态的红细胞,导致红细胞容量（RCM）升高,表现为高血红蛋白含量和高红细胞比容。单凭 RCM 的增加不足以诊断该病,因为 RCM 在继发性红细胞增多症中也可能会增加,继发性红细胞增多症包括一些缺氧状态引发的疾病,还有一部分可以见于分泌促红细胞生成素的肿瘤以及一些先天性疾病。

3.2 分类

下面介绍了 2008 年世界卫生组织修订的 PV 的诊断标准

(1) 主要诊断标准

① 血红蛋白 >18.5g/dl(185g/L)(男)或 >16.5g/dl(165g/L)(女),或红细胞容量增加;

② 14 号染色体外显子中存在着 V617F JAK2 突变,或与其功能相似的 12 号染色体外显子中的 JAK2 突变。

(2) 次要诊断标准

① 骨髓活检显示成熟细胞增多,三系增多(全骨髓增多症),红细胞计数升高为主,同时伴有粒系及巨核细胞系增生;

② 血清中促红细胞生成素水平低于正常值;

③ 内源性红系集落能在体外形成(一般不能通过临床检验获得结果)。

诊断标准分为一个主要标准和一个次要标准,或者是有一个主要标准和两个次要标准。存在消化道出血的患者可能会不符合第一个主要标准(高 RCM)。

3.3 易感人群

(1) 发现 Hb 和 Hct 升高的患者(该病起病缓慢,可在病变若干年后才出现症状),且无法解释升高的原因。

(2) 大多数患者为中老年人(年龄的中位数是 60 岁)。

(3) 有家族性红细胞增多症病史伴有 Hb/Hct 升高的患者。

(4) 发生不明原因的血栓或出血的患者。PV 病情的进展以发生血栓为特征,一般发生于内脏血管中。

(5) 脾大但病因未明的患者。

(6) 患有瘙痒症、红斑性肢痛、一过性视力障碍的患者,伴有头痛、虚弱、头晕、过度出汗以及一些消化系统疾病。

3.4 实验室检查

(1) 全血细胞计数:Hb、Hct 和 RBC 计数升高;血小板和粒细胞计数升高,但单核细胞和淋巴细胞计数通常不会升高。

(2) 红细胞容量(red cell mass,RCM):升高(需要同位素标记法来测定红细胞容量);血浆容量正常或升高。

(3) 血气分析:动脉血氧饱和度 >92%。

(4) 骨髓象:红、粒和巨核细胞三系增生,幼稚细胞一般不增多;骨髓铁染色细胞内、外铁均减少;随着该病的进展,骨髓网状纤维增加。骨髓铁染色几乎为零。

(5) 分子遗传学:95%~97% 的 PV 患者存在着 14 号外显子的 V617F JACK2 突变,但是该突变并不是特异的存在于 PV,也可能会存在于原发性血小板增多症和原发性骨髓纤维化中。现发现越来越多的 V617F 的等位基因对应着明显的骨髓增殖的表型,即高水平的 Hb 和 WBC 计数。在少数患者体内发现了其他类型的突变,如 JACK2 基因 12 号外显子发生突变、插入或缺失。

(6) 细胞遗传学或 FISH:BCR-ABL1〔t(9;22)〕基因的缺乏。其他可能的染色体异常有

20q-、8、9 染色体三体以及 9p 发生染色体插入。

(7) 血清促红细胞生成素：检测水平低或低于检测值。

(8) 其他：中性粒细胞碱性磷酸酶积分值高于正常，维生素 B_{12} 血清水平升高，但这些并不是诊断该病必需的指标。

参考文献

Passamonti F. How I treat polycythemia vera. *Blood*. 2012;120:275–284.

4. 原发性血小板增多症

4.1 定义

原发性血小板增多症（essential thrombocythemia，ET）是一种以巨核系细胞增生为主的慢性骨髓增殖性肿瘤（chronic myeloproliferative neoplasm，MPN），主要特征是持续性血小板增多。诊断需排除其他类型的 MPN。

4.2 临床表现

患者——尤其是女性，无其他原因所致的持续性血小板增多，不符合真性红细胞增多症（polycythemia vera，PV）、原发性骨髓纤维化（primary myelofibrosis，PM）、慢性粒细胞性白血病（chronic myelogenous leukemia，CML）、骨髓增生异常综合征（myelodysplastic syndromes，MDS）或者其他骨髓肿瘤（myeloid neoplasms）的诊断标准。

患者伴有不明原因的脾脏肿大。

患者伴有不明原因的血栓形成或出血。

无反应性血小板增多的证据。

4.3 实验室检查

(1) CBC：血小板计数超过 450×10^9/L（有学者建议计数持续超过 8 个月）。

(2) 骨髓活检显示巨核系增殖活跃，体积增大的、成熟的巨核细胞数量明显增多；粒细胞和红系细胞无明显增生且无左移现象；铁储存量正常。

(3) 基因检测：约半数 ET 患者存在 V617F JAK2 突变。未进行基因检测时，应排除反应性血小板增多症的诊断，尤其通过检测血清铁蛋白而排除铁缺乏症。

(4) 细胞遗传学检查：ET 没有特异的细胞遗传学改变。约 5%~10% 的患者会出现克隆性细胞遗传学改变。细胞遗传学异常包括 +8、+9 和 20q⁻。无 BCR-ABL1〔t(9;22)〕突变可排除 CML。

参考文献

Passamonti F, Thiele J, Girodon F, et al. A prognostic model to predict survival in 867 World Health Organization-defined essential thrombocythemia at diagnosis: a study by the International Working Group on Myelofibrosis Research and reatment. *Blood*. 2012;120:1197–1201.

5. 原发性骨髓纤维化

5.1 定义

原发性骨髓纤维化（primary myelofibrosis，PMF）是 Ph 染色体阴性的慢性骨髓增殖性肿瘤(myeloproliferative neoplasm,MPN),以侵袭性的骨髓纤维化、髓系细胞克隆性增生以及无效造血为特征。所有患者均有标志性的脾脏肿大。PV 或 ET 患者有可能转化为骨髓纤维化(非"原发性")。原发性骨髓纤维化分为纤维化前期和纤维化期。纤维化前期通常难以诊断。PMF 的特征性改变为外周血出现幼稚粒或幼红细胞、泪滴样红细胞;髓外造血和进行性肝脾肿大。诊断时必须排除其他原因造成的骨髓纤维化。

5.2 分类

WHO 提出修订后方案,包括主要和次要标准:

(1) 主要标准:

① 骨髓活检可见巨核细胞增生和非典型巨核细胞,通常伴网状纤维和(或)胶原纤维的纤维化;在无明显的网状纤维增生时,巨核细胞异常必须伴粒系细胞增生和红系细胞减少等特征(纤维化前期);

② 不符合 PV、CML、MDS 或其他髓系细胞肿瘤的 WHO 诊断标准;

③ 存在 JAK2 V617F 突变或其他克隆性标记,例如 MPL;或者在没有克隆标记的情况下,无证据表明骨髓纤维化是由潜在的炎症或其他肿瘤引起的疾病。

(2) 次要标准:

① 外周血出现幼稚粒细胞或幼红细胞增多;

② 血清乳酸脱氢酶水平增高;

③ 贫血;

④ 可触及的脾大。

5.3 临床表现

(1) 患者有原因不明的进行性脾肿大,常表现为巨脾。由于脾功能亢进造成的全血细胞减少,也可出现肝大。

(2) 患者年龄大于 65 岁,伴有持续性的乏力、巨脾综合征、体重减轻、高代谢状态、皮肤瘙痒、肺动脉高压。

(3) 患者有进行性的原因不明的贫血,血涂片出现异形血细胞及白细胞增高。

(4) 患者出现内脏静脉血栓。

5.4 实验室检查

(1) CBC:

① 红细胞:通常表现为正细胞正色素性进行性贫血。贫血的原因包括溶血、无效造血、脾功能亢进、出血等。外周血涂片可见成熟红细胞大小不等、异形红细胞、如泪滴形红细胞、嗜多色性红细胞和有核红细胞(部分患者为幼稚粒/红细胞血象)。网织红细胞计数高;

② 白细胞计数不定,异常或未成熟白细胞可能会与日俱增,但外周血中原始细胞 <5%;随着疾病发展,外周血中的白细胞和原始细胞数量增加,这预示着会转化为原始细胞危象/急性髓系白血病;患者还可出现外周血中嗜酸性粒细胞和嗜碱性粒细胞增多;

③ 血小板数量多少不定,随着病情进展会伴发血小板减少;外周血涂片可见畸形的大血小板;缺乏对胶原及肾上腺素的聚集反应。

(2) 骨髓活检:通过银染网状纤维和三色染色胶原纤维可清楚的显示纤维化。骨髓血窦扩张、血管内造血。在疾病早期骨髓通常增生明显活跃,几乎没有纤维化征象(处于 PMF 的纤维化早期或细胞期)。但骨髓穿刺会出现"干抽"现象。由于纤维化的进展,骨髓活检表现为进行性的细胞增生低下,形态异常的巨核细胞可能是最后仅存的造血细胞。

(3)淋巴结活检(非必需检查)显示三系细胞的髓外造血;几乎在任何器官中都能发现髓外造血灶。

(4)基因检查和流式细胞学检测

① 约 50%~60% 患者出现 JAK2 V617K 基因突变;

② MPL(W515K/L):5%~7% 的患者会出现影响 MPL 促血小板生成素受体的激活突变;

③ 外周血中可检测到 CD34+ 前体细胞数增多,据此可对非慢性期的 PMF 与 PV 和 ET 进行鉴别诊断。

(5)细胞遗传学检测

35%~50% 的确诊患者会出现染色体异常,最常见的包括 13q⁻、20q⁻、9+、5q⁻、7q⁻、12q⁻、8+ 等,出现 3 个以上异常的患者预后差;具有 17p⁻ 突变的患者生存率最差。另外核型异常在疾病发生过程中的进一步的发展可影响患者的预后。

细胞遗传学检查不仅对判断预后有帮助,更重要的是能够通过证实不伴有 BCR-ABL 融合基因的改变从而排除 CML。

(6)凝血检测:PT 或者 PPT 延长,有时也可见 DIC 相关实验项目的异常。

(7)白细胞碱性磷酸酶活性增强(非常规检测)。

(8)其他:乳酸脱氢酶,血清尿酸,维生素 B$_{12}$ 水平升高。

参考文献

Levine RL, Gilliland DG. Myeloproliferative disorders. *Blood*. 2008;112:2190–2198.

Mascarenhas J, Hoffman R. A comprehensive review and analysis of the effect of ruxolitinib therapy on the survival of patients with myelofibrosis. *Blood*. 2013;121:4832–4837.

Tam CS, Abruzzo LV, Lin KI, et al. The role of cytogenetic abnormalities as a prognostic marker in primary myelofibrosis: applicability at time of diagnosis and later during disease course. *Blood*. 2009;113:4171–4178.

6. 骨髓异常增生综合征

6.1 定义

骨髓异常增生综合征(myelodysplastic syndrome,MDS)是一组造血系统的克隆性疾病,以无效造血为特征。发育不良的髓系细胞(异常形态)约占髓系的 10%。外周血细胞减少,转化为急性髓系白血病的危险性增高。约有 2/3 的患者最初属于低危组。高危组易转化为急性髓系白血病。难治性的血细胞减少是致病及致死的主要原因。MDS 的鉴别诊断包括各种原因引起的巨幼细胞性贫血或难治性贫血、饮酒或甲状腺疾病。

6.2 临床表现

老年患者,CBC 检查发现全血细胞减少或存在贫血引发的相关症状(疲劳、虚弱、难以耐受剧烈运动、新发心绞痛),较少出现感染、瘀斑或出血,一般无肝、脾和淋巴结肿大。单核细胞增多提示可能为慢性粒 - 单核细胞白血病(chronic myelomonocytic leukemia,CMML)。以往接触环境毒物如苯、放射治疗或烷化剂、拓扑异构酶Ⅱ抑制剂治疗可导致继发性 MDS。此外,具有先天性造血系统疾病的年轻患者也有发展为 MDS 的倾向。

6.3 分类

WHO 的分类标准为临床诊断和选择治疗方案提供了依据,并且此标准是定期更新的。2008 年 WHO 关于 MDS 分类标准包括 8 项:

(1) 难治性血细胞减少伴单系发育异常(refractory cytopenias with unilineage dysplasia,RCUD)

(2) 难治性贫血(refractory anemia,RA):骨髓原始细胞 <5%;外周血原始细胞 ≤1%;环状铁粒幼红细胞 <15%(环状铁粒幼红细胞的特点:幼红细胞胞核周围至少围绕 5 个以上铁颗粒)。

- 难治性中性粒细胞减少症
- 难治性血小板减少症

(3) 难治性贫血伴环状铁粒幼细胞(refractory anemia with ringed sideroblasts,RARS):与 RA 相似,骨髓中环形铁粒幼细胞 ≥15%,仅红系发育异常。

(4) 难治性细胞减少伴多系发育异常(refractory cytopenias with multilineage dysplasia,RCMD):两到三系 ≥10% 血细胞发育异常;骨髓中原始细胞 <5%;环形铁粒幼细胞 ±15%。

(5) 难治性贫血伴原始细胞过多 -1(refractory anemia with excess blasts-1):骨髓中原始细胞占 5%~9%,无 Auer 小体;外周血细胞减少且原始细胞 <5%。

(6) 难治性贫血伴原始细胞过多 -2(refractory anemia with excess blasts-2):骨髓中原始细胞 10%~19%,Auer 小体 ±;外周血中原始细胞 5%~19%,血细胞减少。

(7) MDS- 不能分类(myelodysplastic syndrome unclassified,MDS-U):骨髓原始细胞 <5%,发育异常的细胞 <10%,在这些异常细胞存在的前提下,如伴有细胞遗传学异常,可诊断为 MDS。外周血细胞减少且原始细胞 <1%。

(8) MDS 伴单纯 5q-(5q- 综合征)。骨髓象正常或者分叶减少的巨核细胞明显增多;原始细胞小于 5%,无 Auer 小体,细胞遗传学可检测到 5q-;外周血:贫血、血小板数量正常或增多、未见原始细胞或 <5%。

兼有骨髓异常增生 - 骨髓增殖性疾病特征的划归到 MDS/MPS。疾病的原型是 CMML。

6.4 实验室检查

MDS 各亚型间检查结果不同(如前所述),共同的特点以及各亚型显著特点如下所述。

(1) CBC:出现一系、两系或三系的血细胞减少,但如果不存在血细胞发育异常将不能诊断为 MDS。

① 红细胞:通常出现大细胞性贫血(MCV 增高);RARS 患者会出现低色素小细胞贫血;血涂片中可能出现椭圆形大红细胞、嗜碱性点彩红细胞、Howell-Jolly 小体和巨幼红细胞;

② 白细胞:半数确诊的患者会出现中性粒细胞减少导致的白细胞减少症。粒细胞出现颗粒减少或缺如、核分叶不良(假性 Pelger-Huet 核)、核染色质固缩、环形核、棒状核。粒细胞功能障碍将导致感染发生。过度输注患者,由于 T4 淋巴细胞减少而导致淋巴细胞减少。一般单核细胞略微升高,但如果单核细胞明显增多,则要考虑 CMML 的可能;

③ 血小板:约有 25% 的患者可出现不同程度的血小板减少;外周血中可见巨大血小板;

血小板可出现功能缺陷,表现为聚集功能异常。部分 RARS 患者会出现血小板增多,部分 $5q^-$ 综合征或者发生 3 号染色体易位的患者中也可见这种情况。

(2)骨髓检查对 MDS 诊断和分型是必需的。约 10% MDS 患者并发骨髓纤维化,这可能与原始细胞过量以及侵袭性的疾病过程有关。在许多病例中,骨髓过度增生,红系虽增生明显但出现无效造血。幼红细胞核形态异常。约 10%~15% 低增生性 MDS 与再生障碍性贫血难以鉴别。

① 髓系细胞成熟缺陷较为常见,原始细胞数量对确定亚型及诊断十分必要;

② 巨核细胞数量正常或增多,有时呈簇分布;巨核细胞形态异常较为常见;

③ 骨髓细胞化学染色(尤其幼红细胞的铁染色)有助于诊断多种亚型 MDS;

④ 骨髓免疫表型检测能够确定 $CD34^+$ 细胞的比例,该结果与骨髓涂片中原始细胞数量应该相一致。评价髓系和单核细胞的成熟度可为诊断 MDS 提供证据。

(3)细胞遗传学检查对诊断具有极大的帮助,并能为疾病预后、疗效监测提供有价值的信息。$5q^-$ 患者(单独存在或伴有其他遗传学异常)需用不同的治疗方案,免疫调节治疗对此类患者有效。约有 50%~75% 的患者存在克隆性细胞遗传学异常,并且某些特定的异常是与细胞形态相关的。例如 EVI1 在 3q26 区的重排导致巨核细胞异常,但细胞遗传学的异常并不能特异性的区分疾病亚型。表示复发的细胞遗传学异常包括 $-5/5q^-$、$-7/7q^-$、8 三体和 $20q^-$。在 MDS 的国际诊断评分系统中,染色体正常或者出现 ^-Y、$5q^-$ 和 $20q^-$ 等突变被认为预后良好;出现 $-7/7q^-$ 或复杂核型(三体突变)则考虑预后差,但也需要结合其他结果综合考虑。缺失(17p)与含有空泡的 pesudo-Huet 粒细胞出现相关;TP53 缺失提示其有较高的白血病转化率。MLL 在 11q23 区域的异常代表治疗相关的 MDS 并且预后差。某种克隆性细胞遗传学突变,例如 ^-Y 和 $20q^-$,在未伴随相关形态学异常时不能诊断 MDS。

(4)与经典的核型分析相比,分子生物学检测能寻找出超过 30% 的突变。最近将常见的分子遗传学突变与诊断和预后联系起来,这也预示着基因的深入研究将在临床实践中扮演重要的角色。

(5)血清维生素 B_{12} 和叶酸摄入不足时会出现类似 MDS 中的血液细胞形态变化,但是这类患者的核型正常。

(6)Hb 电泳分析能提示获得性 Hb H 病或者极为罕见的获得性珠蛋白生成障碍症,但对 MDS 的诊断不是必需的。

(7)血清免疫球蛋白出现不同程度的异常,有低丙种球蛋白血症、多克隆性高丙种球蛋白血症,甚至单克隆 γ 丙种蛋白血症都有过报道。

(8)对 PNH 的研究有助于与 MDS 的鉴别诊断,或揭示 PNH 伴发的是再生障碍性贫血或 MDS 中的难治性贫血。

(9)一些病例也建议进行 HIV 感染的血清学检查,因为 AIDS 患者会出现造血系统异常以及各系细胞减少。

6.5 预后

国际诊断评分系统(international prognosis scoring system,IPSS)依据细胞减少、细胞遗传学以及骨髓中原始细胞的比例等将 MDS 患者分为四类预后不同的组别。

参考文献

Abdel-Wahab O, Figueroa ME. Interpreting new molecular genetics in myelodysplastic syndromes. *Hematology Am Soc Hematol Educ Program.* 2012;2012:56–64.

Brunning RD, Orazi A, Germing U, et al. Myelodysplastic syndromes/neoplasms, overview. In: *WHO Classification of Tumours of Haematopoietic and Lymphoid Tissues*, 4th ed. Lyon, France: International Agency for Research on Cancer; 2008:88–93.

Nimer SD. Myelodysplastic syndromes. *Blood.* 2008;111:4841–4851.

Stone RM. How I treat patients with myelodysplastic syndromes. *Blood.* 2009;113:6296–6303.

Tefferi A, Vardiman JW. Mechanisms of disease: myelodysplastic syndromes. *N Engl J Med.* 2009;361:1872–1885.

7. 慢性粒单核细胞白血病

7.1 定义

根据 2008 年 WHO 分类标准,慢性粒单核细胞白血病(chronic myelomonocytic leukemia, CMML)属于骨髓增生异常 / 骨髓增殖性肿瘤。分为两个亚型:

CMML-1:外周血中原始细胞(包括幼稚单核细胞)<5%;骨髓中原始细胞(包括幼稚单核细胞)<10%。

CMML-2:外周血中原始细胞(包括幼稚单核细胞)5%~19%;骨髓中原始细胞(包括幼稚单核细胞)10%~19%,或者出现 Auer 小体。

7.2 临床表现

老年患者,超过 3 个月持续性单核细胞减少且 25% 患者表现为巨脾。此外,患者也可能出现肝脏、淋巴结肿大、组织浸润以及浆膜腔积液。

7.3 实验室检查

(1) CBC:可出现一系、两系或三系细胞发育异常的特征。

① RBC:通常会出现重度贫血;

② WBC:外周血中持续性单核细胞计数 >1 000/µl(1.0×10^9/L)(超过白细胞比例的 10%);单核细胞可形态正常,但也可能具有发育异常的特征;对不伴发育异常的患者必须排除其他原因造成的单核细胞增多;中性粒细胞减少或增多都可出现,但是其前体细胞在白细胞中的比例低于 10%,并伴随发育异常的特征;部分患者会伴有嗜酸性粒细胞增多(CMML 伴嗜酸性粒细胞增多);

③ 血小板:中度血小板减少,并且伴有不典型的大血小板。

(2) 骨髓增生活跃,其中粒细胞增生明显,并伴有一定程度的单核细胞增生。通过酯酶染色能清晰地辨别单核细胞系;原始细胞 <20%;幼红细胞虽比例增高但可能伴有病态造血现象;巨核细胞形态大多异常;血液和尿液中溶菌酶活性升高。

(3) 免疫表型:髓系抗原 CD33 和 CD13 阳性;单核系相关抗原 CD14、CD68 和 CD64 表达水平不定;异常免疫表型会经常出现;如果 CD34 阳性细胞群比例上升预示着疾病会转化为急性白血病。

(4) 组织切片中单核细胞溶菌酶免疫染色阳性。

(5) 细胞遗传学:20%~40% 的患者会出现非特异性克隆性细胞遗传学异常,最常见的是 +8,−7/del(7q),和 12p 结构异常。伴有 t(5;12)(q33;p13)异常的患者会出现嗜酸性细胞增多,并对酪氨酸激酶抑制剂的治疗反应较好。由于他们出现 PDGFRB 与其他基因融合的情况(如前所述),因此这群患者不再归为 CMML。

(6) 基因研究:未见 PDGFRA 或 PDGFRB 重排;在伴随嗜酸性粒细胞增多症的患者中必须排除重排现象;此外,诊断 CMML 必须排除 BCR-ABL1 融合基因。

参考文献

Itzykson R, Kosmider O, Renneville A, et al. Clonal architecture of chronic myelomonocytic leukemias. *Blood*. 2013;121:2186–2198.

8. 脾大

8.1 定义
体检或影像学检查发现的脾脏体积增大。脾大往往预示着某些基础疾病的存在。寻找脾大的原因必须进行病因学的系统调查。

8.2 临床表现
患者易出现腹部肿胀、饱腹感或者急慢性左上腹疼痛。

8.3 脾脏肿大的常见病因
(1) 感染:感染性心内膜炎,传染性单核细胞增多症,布氏杆菌病,粟粒性肺结核,寄生虫感染:疟疾、血吸虫病、黑热病、真菌性疾病等。

(2) 血管性(系统性或局部)栓塞(栓塞性脾大)。

(3) 免疫性疾病:RA(Felty 综合征)、系统性红斑狼疮(SLE)、结节病等。

(4) 血液方面疾病。

- 溶血性贫血
- 地中海贫血
- 遗传性(球形红细胞增多症)、椭圆形红细胞增多症
- 真性红细胞增多症
- 原发性血小板增多症
- 慢性淋巴细胞白血病
- 非霍奇金淋巴瘤
- 霍奇金淋巴瘤
- 慢性髓系白血病
- 原发性骨髓纤维化
- 全身性肥大细胞增多症
- 浸润性脾大
- 脂质储存性疾病——戈谢病、尼曼 - 匹克病以及其他
- 淀粉样变性
- 结节病
- 代谢性疾病

(5) 发育异常

(6) 反复输血的患者

在许多脾大的病例中,脾脏吞噬血细胞的能力增加(脾功能亢进),导致一系、两系或全血细胞减少。

第十节　淋　巴　瘤

1. 非霍奇金淋巴瘤

1.1 定义

非霍奇金淋巴瘤(non-hodgkin lymphomas)是多种类型淋巴组织肿瘤的总称,它们是一组极具异质性的疾病,彼此之间关联性不强,并且在组织学分级以及临床表现方面存在较大差异。目前的分型标准是 WHO 在 2008 年制定的,将淋巴瘤分为三个类别:B 细胞、T 细胞和 NK 细胞淋巴瘤,并且独立分出霍奇金淋巴瘤和浆细胞疾病。多数非霍奇金淋巴瘤来源于 B 细胞。该分型标准是基于细胞形态、免疫表型和基因检测以及临床症状而提出的。在国际预后指数中,临床症状是预测预后和选择治疗方案的依据。

虽然 2008 年 WHO 分型标准中涵盖的概念极具进展性,但仍有许多问题尚存争议。就目前公认的各型淋巴瘤而言,迅猛发展的基因组技术,包括基因重排和微阵列技术,可从分子水平揭示其病因,分析其临床进展及治疗反应。

此外,microRNA 的研究(小非编码 RNA 调节体内多种生理过程并且它们的降解过程与不同的肿瘤相关)可呈现不同细胞族群,例如 17-92 在 B 细胞淋巴瘤中表达水平升高。

由于篇幅所限,一些极罕见类型的淋巴瘤[B 或 T 淋巴母细胞淋巴瘤 / 白血病、原发性皮肤滤泡中心性淋巴瘤、侵袭性 NK 细胞白血病、血管免疫母细胞性 T 细胞淋巴瘤、外周 T 细胞淋巴瘤(非特异的)、肝脾 T 细胞淋巴瘤、T 细胞淋巴瘤(鼻型)、成人 T 细胞白血病 / 淋巴瘤、间变性大细胞淋巴瘤、间变性淋巴瘤激酶阳性 / 阴性、肠病相关肠道 T 细胞淋巴瘤、皮下脂膜炎样 T 细胞淋巴瘤、原发性皮肤 γδT 细胞淋巴瘤、原发性皮肤 CD30 阳性 T 细胞淋巴增殖性疾病、淋巴瘤样丘疹病、原发性皮肤间变性大细胞淋巴瘤]将不在此赘述,读者可以参阅WHO 的分类标准手册或者血液疾病的专业书籍。

下面这些种类的非霍奇金淋巴瘤以及诊断方法将在下述章节中讲述:

弥漫大 B 细胞淋巴瘤

滤泡性淋巴瘤

套区淋巴瘤

边缘区淋巴瘤

Burkitt 淋巴瘤

皮肤 T 细胞淋巴瘤

淋巴浆细胞性淋巴瘤

移植后淋巴增殖性疾病

1.2 共性的实验室结果(特殊类型检查结果将在各类淋巴瘤章节中详细阐述)

(1) 体液免疫异常:低丙种球蛋白血症和偶发的单克隆丙种球蛋白。

(2) 自身免疫性溶血性贫血和(或)血小板减少症。

(3) 其他器官受累症状(中枢神经系统、肝脏、肾脏、胃肠道、睾丸)。

（4）与治疗相关的实验室和临床结果：血细胞减少、周围神经病变、继发性感染、性功能减退。

（5）艾滋病病史。

参考文献

Jaffe ES, Harris LN, Stein H, et al. Classification of lymphoid neoplasms: the microscope as a tool for disease discovery. *Blood*. 2008;112:4384–4399.

Swedlow SH, Campo E, Harris NL, et al. *WHO Classification of Tumours of Haematopoietic and Lymphoid Tissues*, 4th ed. Lyon, France: International Agency for Research on Cancer; 2008:158–166.

2. Burkitt 淋巴瘤

2.1 定义

Burkitt 淋巴瘤（Burkitt lymphoma，BL）是高度侵袭性的、B 细胞来源的、具有特定细胞形态和细胞遗传学以及分子生物学改变的疾病。MYC 原癌基因易位是 BL 的分子标志，100% 患者会出现上述标志，但是也存在三种特殊类型的 BL：地区性 BL（出现在赤道非洲）、散发性 BL（西方国家）、免疫缺陷病相关 BL。

2.2 临床表现

（1）地区性 BL 是赤道非洲国家儿童最常见的类型，主要的特点是下颚或面部生长肿瘤，几乎所有此类疾病均与 EBV 感染有关。

（2）散发性 BL 主要侵犯非造血器官，当然也会侵袭骨髓和中枢神经系统，发病高峰在 20 和 30 岁年龄阶段。BL 具有一定的侵袭性，约 20% 的病例与 EBV 感染有关。

（3）免疫缺陷相关的 BL 通常发生在 HIV 感染的患者中，在其他免疫功能低下的患者中几乎未出现过。

2.3 实验室检查

骨髓活检分析、细胞形态、免疫表型、细胞遗传学和分子生物学变化对确诊 BL 是必需的。

（1）细胞形态：BL 细胞大小中等，形态一致；核圆形，内含 2~5 个嗜碱性核仁；胞质染色嗜碱性强，并且有数个脂质空泡；特征性的"星空样分布"现象出现表明 BL 活检阳性。

（2）CBC：多数患者可出现白血病性、类似 ALL 的血象改变（Burkitt 白血病的变异型）。

（3）免疫表型：BL 可表达有成熟 B 细胞表型。细胞可有单一的 IgM 表型，并且 CD10、CD19、CD20、CD22、CD38、CD43 和 CD79a 为阳性；CD5 和 TdT 为阴性；不表达 Bcl-2；Ki67 检测显示增殖率为 100%。

（4）细胞遗传学：t(8;22)(q24;q11) 或 t(2;8)(p11;q24) 异常较为常见。可见于处在分裂中期的细胞。FISH 分析可用于检测基因重排，但是会造成漏检，因为基因断裂点具有极大的异质性。

（5）分子生物学研究：BL 发病与 C-MYC 与 BCL-6+ 有关。MYC 易位被认为是起始事件。当然在其他 B 细胞来源的淋巴瘤中，也可见 MYC 表达下调这个第二事件发生，即所谓的"双重打击"，以上改变预示着后续侵袭性事件的发生。基因谱研究有助于区分非典型的 BL 与弥漫性大细胞淋巴瘤，但是目前没有建立统一的标准。

参考文献

Jaffe ES, Pittaluga S. Aggressive B-Cell lymphomas: a review of new and old entities in the WHO classification. *Hematology Am Soc Hematol Educ Program.* 2011;2011:506–514.

Piccaluga PP, De Falco G, Kustagi M, et al. Gene expression analysis uncovers similarity and differences among Burkitt lymphoma subtypes. *Blood.* 2011;117:3596–3608.

3. 皮肤 T 细胞淋巴瘤：蕈样肉芽肿和塞利综合征

3.1 定义

皮肤 T 细胞来源的淋巴瘤（cutaneous T-cell lymphomas, CTCL）是一组异质性的 T 细胞淋巴瘤。皮肤 T 细胞淋巴瘤：蕈样肉芽肿（mycosis fungoides, MF）和塞利综合征（Sézary syndrome, SS）是 CD4+ 辅助 T 细胞肿瘤，MF 更为常见，是一种惰性的结外非霍奇金淋巴瘤。SS 是一种变异型白血病，外周血中可检测到典型的恶性 Sézary 细胞，这些细胞也可出现在皮肤和淋巴结中。

3.2 临床表现

老年患者伴有持续性和进行性的瘙痒性皮疹、斑块或者皮下肿瘤（MF）；在外周血中可见大量的非典型 T 淋巴细胞（脑回状核），患红皮病以及发生皮肤外浸润，伴明显的淋巴结肿大（SS）的患者。

3.3 实验室检查

对皮肤活检中的典型细胞形态分析是诊断 MF 和 SS 所必需的。对 SS 而言，外周血中的细胞分析也是非常重要的。

（1）骨髓和肝脏活检是常规检查项目。

（2）MF 患者 CBC 检查结果正常；SS 患者白细胞总数升高，超过 1 000/μl（1.0×10^9/L）的细胞形态不典型，这些细胞很容易被界定为淋巴细胞。

（3）MF 患者皮肤活检可见不典型的脑回状核单个核细胞，其可浸润至上层真皮中。

（4）ESR、Hb 和血小板计数通常正常。

（5）利用免疫表型检测很难对此类疾病做出诊断。两种疾病都会出现 CD4$^+$、CD3$^+$、CD45RO$^+$CLA$^+$ 的细胞表型。MF 患者的细胞通常表达 CD4、CD2、CD3、CD5 和 CLA，但是多数患者的 MF 细胞表现为 CD8$^-$。除了 CD4，SS 细胞还表达 CD27、CCR7、L-selectin 和 CCR4。T 细胞相关抗原表达变异的情况是很常见的，比如 CD7 和 CD26 表达丢失的情况最为常见，与其他恶性肿瘤 T 细胞难以区分。当然免疫表型检测有助于我们区分 CTCL 与反应性或者炎症性皮肤淋巴结浸润，因为这些细胞通常会表达成熟的 T 细胞表型。对表皮细胞和真皮细胞而言，表面抗原 CD2、CD3、CD5 和 CD7 表达的不一致性提示可能存在 CTCL。SS 患者中肿瘤性淋巴细胞在外周血中显著增加，导致 CD4/CD8 比率大于 10。

（6）分子生物学研究：当皮肤活检结果和免疫表型检测结果相矛盾时，T 细胞受体基因重排有助于 MF 的诊断。基因表达谱和 microRNA 表达谱提示 MF 和 SS 具有完全不同的发病机制。

（7）细胞遗传学研究：许多患者的肿瘤细胞具有复杂的核型。

参考文献

Van Doorn R, van Kester MS, Dijkman R, et al. Oncogenomic analysis of mycoides fungoides reveals major differences with Sezary syndrome. *Blood.* 2009;113:127–136.

4. 弥漫大 B 细胞淋巴瘤

4.1 定义

弥漫大 B 细胞淋巴瘤(diffuse large B-cell lymphoma,DLBCL)在临床表现、细胞形态、细胞遗传学和分子生物学等方面具有较强的异质性,根据不同的生物学特点可分为不同组别,对治疗方案具有不同的疗效。利妥昔单抗国际预后指数是目前最常用来进行判断疾病预后的依据。

4.2 临床表现

多见于 60 岁以上的患者,持续出现淋巴结肿大或者结外肿瘤组织增生,最常见的部位为消化道。在许多病例中,骨髓或外周血中可见淋巴瘤细胞。

4.3 实验室检查

肿大的淋巴结或者其他受累器官的活检是诊断的金标准。细胞形态和免疫表型是 DLBCL 诊断和分类的基础。

(1) 免疫表型:在多数病例中,肿瘤细胞表达 B 细胞表面标志 CD19、CD20、CD22、CD79a 和 CD45;单克隆细胞膜表面抗原 IgM 阳性;偶见 DLBCL 细胞表达 CD5 或 CD10。最近的研究结果表明如果患者淋巴细胞表达 CD30,对 R-CHOP 化学药物治疗反应较好。

(2) 细胞遗传学检测:DLBCL 没有特异的核型异常,约 30% 病例可见 3q27 重排,包括 BCL6 基因;30% 病例具有 t(14;18)(q32;q21),引起 BCL2-IGH 重排,这是滤泡性淋巴瘤的典型特点;10%~20% 细胞表现为 C-MYC 重排(如下所述)。

(3) 分子生物学:基因研究提供了更好的分类和诊断依据。基因表达谱检测虽然在临床实践中还未普及,但据此可将疾病分为三个亚型:生发中心 B 细胞样淋巴瘤、活化 B 细胞样淋巴瘤和原始的边缘区 B 细胞淋巴瘤。他们具有不同的生存模式,并且对不同的治疗方案反应不同。其中,C-MYC 表达或者扩增,伴或不伴有 BCL2 和 BCL6 易位或过表达,提示治疗效果不佳、预后差。

(4) 其他:血清 LDH 水平升高预示疾病具有侵袭性。

参考文献

Horn H, Ziepert M, Becher C, et al. MYC status in concert with BCL2 and BCL6 expression predicts outcome in diffuse large B-cell lymphoma. *Blood.* 2013;121:2253–2263.

Perry AM, Cardesa-Salzmann TM, Meyer PM, et al. A new biologic prognostic model on immunohistochemistry predicts survival in patients with diffuse large B-cell lymphoma. *Blood.* 2012;120:2290–2296.

5. 滤泡型淋巴瘤

5.1 定义

滤泡型淋巴瘤(follicular lymphoma,FL)是以其特殊的细胞形态定义的,具有特征性

9

t(14;18)染色体易位,导致抗凋亡 BCL-2 原癌基因表达异常。FL 是西方国家第二位常见的淋巴瘤,在所有类型淋巴瘤中发病率约占 20%。FL 属于惰性淋巴瘤,多数患者具有很显著的临床表现,但病程进展缓慢,不过最终会转化为侵袭性淋巴瘤,因此 FL 是无法治愈的。滤泡淋巴瘤国际诊断指数(follicular lymphoma international prognostic index,FLIPI)是疾病预后的标准。

5.2 临床表现

多见于 50 或 60 岁以上的患者,主诉全身性进行性淋巴结肿大和脾脏肿大,无其他症状,但是容易累及骨髓及全身组织。

5.3 实验室检查

通过对受累淋巴结活检进行诊断。根据在肿瘤浸润区域中心母细胞的数量将 FL 分为在生物学上具有连续性的 1~3A 三个等级。3B 级特指小儿 FL,包括中心母细胞,但是不存在 t(14;18)突变。

(1)骨髓活检和外周血检测:肿瘤侵犯骨髓时可见成堆聚集的淋巴细胞;当肿瘤细胞侵入外周血时,可见有缺口和裂的淋巴细胞。

(2)免疫组织化学检测 BCL2 可作为 FL 的诊断依据。

(3)免疫表型:FL 细胞(来源于淋巴结、骨髓活检或者外周血)表达 CD19、CD20、CD22 和 CD79a;在许多病例中,FL 细胞也表达 CD10;一些 3 级(急进性)的病例缺乏 CD10;有时细胞表达 BCL-2、BCL-6 但是不表达 CD5 和 CD43;可见免疫球蛋白重链和轻链重排现象;约有半数的受侵细胞表达 IgM,其中 40% 表达 IgG。

(4)细胞遗传学和分子生物学:在 FL 发展过程中最早出现的事件是骨髓中 B 细胞前体细胞产生 t(14;18)(q32;q21)染色体易位,18 号染色体的凋亡抑制基因 BCL-2 基因易位至 14 号染色体免疫球蛋白重链基因的位点,导致 BCL2 蛋白高表达。85% 的 FL 病例可见此种易位,但并不是 FL 所特有,因为在 30% 的 DLBCL 中也可出现这种基因改变。此外,部分健康人体内循环淋巴细胞也能检测到这种染色体异常,而无任何的 FL 征象。

(5)CBC:血红蛋白低于 12g/dl(120g/L)预示着疾病处于急进期。

(6)其他:血清 LDH 通常正常,但是高水平 LDH 预示疾病预后差。

参考文献

Solai-Celigny P, Roy P, Colombat P, et al. Follicular lymphoma international prognostic index. *Blood*. 2004;104:1258–1265.

Stevenson FK, Stevenson GT. Follicular lymphoma and the immune system: from pathogenesis to antibody therapy. *Blood*. 2012;119:3659–3667.

6. 套细胞淋巴瘤

6.1 定义

套细胞淋巴瘤(mantle cell lymphoma,MCL)是一种极具侵袭性的 CD5$^+$ 的 B 细胞淋巴瘤。最近,部分患者通过基因表达谱检测确定了其惰性病程。在非霍奇金淋巴瘤中,MCL 发病率约为 7%,其特征性遗传学标志是 t(14;14)(q13;q32),累及 CCND1 和 IGH。该易位导致 cyclin D1 异常过表达,而 cyclin D1 过表达被认为是诊断 MCL 的分子特征。CCND1 基因伴 IGK 或 IGL 基因重排不常见。很少部分的 MCL 患者(约 5%)会出现 CCND2(12p13) 和 CCND3(6p12)基因表达下调。这些基因可以伴 IGH、IGK 或 IGL 重排。MCL 累及的细胞通常表达 CD5,从而使其与 CLL/SLL 难以鉴别诊断。

6.2 临床表现

多见于老年患者,常伴有如下症状:非结节性淋巴结肿大,可能伴肝脾肿大、淋巴细胞增多、骨髓侵犯、有肠道多发性淋巴瘤性息肉病以及引发一些全身性症状。

6.3 实验室检查

MCL 的实验室诊断主要基于淋巴结形态学、流式检测和细胞遗传学检查。

(1) CBC:贫血和血小板减少,可能是不同临床时期的表现,或者是由于骨髓被浸润所致、也可能是化疗药物作用的结果;外周血中淋巴细胞数量增加是白血病期的特征性表现,并且预示疾病预后差。

(2) 淋巴结活检显示淋巴细胞增殖伴结节状弥漫性增生,或成套区分布;淋巴细胞形态较为均一,胞体介于小到中等,胞核不规则或裂隙状,核仁不清晰。

(3) 免疫表型:细胞表达膜表面标志 IgM/IgD,并且在 80% 病例中有 λ 轻链限制。这些细胞表达 CD5、CD19、CD20 和 FMC-7,同时不表达 CD10、BCL6,并且与 CLL/SLL 相反,CD23 为阴性或弱阳性;所有病例中都能检测到 BCL2;约 95% 的病例细胞核 cyclin D1 (BCL-1)染色为阳性。

(4) 分子生物学检测:免疫球蛋白重链和轻链基因发生重排。大部分病例免疫球蛋白 V 区缺乏体细胞突变,提示细胞处于分化的前生发中心阶段,与起源于免疫的幼稚套区 B 细胞相似;神经转录因子 SOX11 在大多数 MCL 病例中过表达,但是在其他类型的成熟 B 细胞淋巴瘤或者正常淋巴细胞中不表达;基因表达谱对 MCL 亚型的分类非常重要。

(5) 细胞遗传学检测:大多数 MCL 患者都存在 t(11;14)(q13;q32)染色体异常。

(6) 其他:血清 LDH 水平升高提示疾病预后差。

6.4 疾病转归

(1) 细胞体积明显增大(母细胞型)、核分裂象频繁出现以及侵袭性病程是转归的特征性表现。

(2) 核型异常提示疾病预后差。

参考文献

Ghielmini M, Zucca E. How I treat mantle cell lymphoma. *Blood*. 2009;114:1469–1476.

Hoster E, Dreyling M, Klapper W, et al. A new prognostic index (MIPI) for patients with advanced-stage mantle cell lymphoma. *Blood*. 2008;111:558–565.

Perez-Galan P, Dreyling M, Wiestner A. Mantle cell lymphoma: biology, pathogenesis, and the molecular basis of treatment in the genomic era. *Blood*. 2011;117:26–38.

7. 边缘区淋巴瘤

7.1 定义

边缘区淋巴瘤(marginal zone lymphoma,MZL)来源于记忆 B 淋巴细胞,通常存在于次级淋巴滤泡边缘区,包括三种不同的类型:脾脏边缘区淋巴瘤(± 绒毛淋巴细胞);黏膜相关淋巴组织结外边缘区淋巴瘤(MALT 淋巴瘤)和淋巴结边缘区淋巴瘤。这三种淋巴瘤亚型约占非霍奇金淋巴瘤的 5%~17%,分别具有不同的临床症状。

本节讨论前两种类型淋巴瘤。

(1) 脾脏边缘区 B 细胞淋巴瘤是一种惰性淋巴瘤,包括围绕及替代脾白髓生发中心的小淋巴细胞,该表现与外周血中存在的绒毛淋巴细胞有关。脾门淋巴结与骨髓通常被侵犯。

(2) MALT 淋巴瘤恶性程度低,通常起源于淋巴结外不含淋巴组织的部位,如胃(最常见的)、唾液腺、小肠、肺和甲状腺、获得性 MALT 的淋巴组织是慢性炎症或自身免疫反应等病理情况下发生的,如舍格伦综合征(Sjögren syndrome)、桥本氏甲状腺炎。在所有类型的细菌中,幽门螺旋杆菌感染引发的 MALT 淋巴瘤占 92%。通常 MALT 属于局限性疾病。

7.2 临床表现

脾脏边缘区 B 细胞淋巴瘤:老年患者腹部不适,伴脾脏肿大,血细胞减少,淋巴细胞增多。周围组织淋巴结肿大,一般不累及除骨髓外的淋巴结外器官。病程呈慢性发作,但是有转化为高度恶性淋巴瘤的可能性。

MALT 淋巴瘤:有胃肠道症状的患者(平均年龄 60 岁),诊断或者显示胃部幽门螺杆菌感染或胃部病变。大多数患者处于疾病 I 或 II 期。

7.3 实验室检查

(1) 脾脏 B 细胞边缘区淋巴瘤

① CBC:通常表现为贫血、血小板减少(两者有可能是因自身免疫性疾病所致)、中性粒细胞减少、淋巴细胞增多,这些结果不能提示脾脏边缘区淋巴瘤;淋巴细胞具有圆形核、浓缩的染色质、丰富的嗜碱性胞浆及细胞表面呈"绒毛状"的微小突起;血红蛋白浓度小于 12g/dl (120g/L),血清 LDH 水平升高,人血白蛋白小于 3.5g/dl(35g/L)预示患者生存期短;

② 凝血实验:APTT 由于获得性抑制物(如狼疮抗凝物)的存在而延长;

③ 在未能根据外周血或脾脏组织学检查结果确诊时,骨髓和淋巴结活检结果有提示作用。骨髓受侵程度有时较低,较难做出诊断;

④ 免疫表型:肿瘤性淋巴细胞表达膜表面免疫球蛋白(IgM 或者 IgD);B 细胞表面抗原(CD19、CD20、CD22),Bcl-2;但是不表达 CD5、CD10、CD43、CD23、CD25 和 CD103;CD10 和 BCL6 阴性可用于排除滤泡性淋巴瘤;

⑤ 细胞遗传学和分子遗传学检查:多数患者具有异常核型,重现性异常包括 3q 增加和 7q22~36 的缺失;缺失 17p 与侵袭性的临床进程相关;基因表达谱与其他 B 细胞淋巴瘤不同。

(2) MALT 淋巴瘤(MALT lymphoma)

胃 MALT 淋巴瘤的诊断有赖于内镜活检。

① 微生物学检查:胃 MALT 淋巴瘤患者幽门螺杆菌阳性,但是其他微生物以及自身免疫性疾病引发的慢性刺激也属于致病原因;

② 免疫表型:肿瘤细胞表达 B 细胞相关抗原:CD19、CD20、CD22、CD79a 和补体受体 CD21 和 CD35;但是不表达 CD5、CD10 和 CD23。以上免疫表型有助于与其他淋巴瘤进行鉴别诊断;

③ 细胞遗传学:具有四种重现性染色体异位,分别为:t(11;18)(q21;q21)BIRC3-MALT1;t(14;18)(q32;q21)IGH-MALT1;较少见的是 t(1;14)(p22;q32)BCL10-IGH;t(3;14)(p13;q32)FOXP-IGH。60% 患者出现 3- 三体综合征;

④ 免疫组化:细胞核表达 BCL-10 或 NF-kappaB 通常与抗生素治疗无效相关。

参考文献

Zinzani PL. The many faces of marginal zone lymphoma. *Hematology Am Soc Hematol Educ Program*. 2012;2012:426–432.

8. 移植后淋巴增殖性疾病

8.1 定义

淋巴瘤是干细胞或实体器官移植后最常发生的恶性肿瘤。移植后淋巴增殖性疾病（posttransplant lymphoproliferative disorder，PTLD）包括由 WHO 分类的一系列淋巴瘤，如早期病变、多形性 PTLD、单形性 PTLD（按照它们类似的 B/T 细胞淋巴瘤进行分类）和经典的霍奇金淋巴瘤样 PTLD。超过 90% 的早期病例（移植后少于 1 年）为 EBV 阳性。晚期病例（移植后超过 2 年）几乎与 EBV 感染无关，此病病因目前不明。

8.2 临床表现

移植后患者出现非感染因素引起的发热、全身淋巴结肿大、肝脾肿大。胃肠道、肺脏和肝脏也可受累，偶尔也是病变的初发部位。PTLD 的发病率与免疫抑制剂的使用强度有关。此疾病有时发生在强化免疫后进行的非亲缘异基因造血干细胞移植或脐带血移植后。

8.3 实验室检查

(1) 外周血中可见非典型浆细胞样淋巴细胞。

(2) 淋巴结活检或者针吸活检是疾病诊断与分类的"金标准"，可见非典型的浆细胞样淋巴细胞。

(3) 不获取其他组织时，可进行骨髓活检。

(4) 淋巴结或骨髓活检后，流式细胞学检查显示 κ/λ 比率为 5∶1。

(5) EBV 克隆检测和病毒载量有助于确定病因。

参考文献

Swerdlow SH, Webber SA, Chadburn A, et al. Post-transplant lymphoproliferative disorders. In: *WHO Classification of Tumours of Haematopoietic and Lymphoid Tissues*, 4th ed. Lyon, France: International Agency for Research on Cancer; 2008:343–349.

9. 淋巴浆细胞样淋巴瘤 / 华氏巨球蛋白血症

9.1 定义

淋巴浆细胞样淋巴瘤 / 华氏巨球蛋白血症（lymphoplasmacytic lymphoma，LPL/waldenstrom macroglobulinemia，WM）是由骨髓中分泌单克隆 IgM 蛋白的克隆性浆细胞样淋巴细胞聚集所致，血清 IgM 蛋白水平升高。多数 LPL 病例是 IgM 相关的，少数与分泌型 IgA 或 IgG 相关，而一些非经典的 WM 表现为无分泌型。临床上经典的 WM 可通过高粘血症与淋巴瘤相鉴别。然而，这两种疾病无区分的必要，我们可使用互通术语，例如 LPL/WM，其是指一种特定的肿瘤，肿瘤细胞为 CD5⁻、CD10⁻、CD23⁻ 并且表达 B 细胞表型的小淋巴细胞，患者的骨髓、淋巴结和脾脏会出现不同程度的受累。意义未明的 IgM 类丙种球蛋白症（定义为骨髓浸润 <10%，并且血清单克隆抗体 IgM 浓度 <3g/dl）(30g/L) 及冷凝集 WM（定义为出现 IgM≥3g/

9

dl(30g/L)和(或)淋巴浆细胞浸润≥10%,但是没有终末器官损伤的证据)与危险性增加的进展中 LPL/WM 相关。

9.2　临床表现

患者出现淋巴结肿大、肝脾肿大、口鼻出血以及全身性症状(虚弱、疲劳、体重减轻、发烧、盗汗、反复感染尤其是肺炎合并胸腔积液)。以下是高粘滞血症的特征性表现:视力模糊、减退、头痛、眩晕、头晕、复视、视网膜静脉充盈及火焰状出血以及视盘水肿。严重的高粘滞血症需要紧急抢救。患Ⅰ型或Ⅱ型冷球蛋白血症、冷凝集素溶血性贫血的患者也应进行 LPL/WM 的相关检查。该疾病也可伴发肺部疾病或中枢神经系统的浸润。

9.3　实验室检查

(1) CBC:

① 红细胞:中度至重度正细胞正色素性贫血,血涂片中出现红细胞缗钱状排列。贫血是由多种因素造成的,其中部分原因是骨髓浸润,但是更常见的是血浆容量增加造成红细胞稀释的结果。自身免疫性溶血性贫血可能是由于冷或温抗体存在导致的;

② 白细胞:淋巴细胞和单核细胞增多较常见,偶有病例伴白细胞减少症;

③ 血小板:可出现血小板减少,少数由于免疫性因素所致。血小板由于 IgM 副蛋白包被膜表面,引发血小板功能障碍如粘附功能下降。血小板聚集功能也会受损。

(2) 免疫球蛋白

① 血浆蛋白电泳结果显示 γ 区出现均匀峰图(M 成分);

② 全血浆蛋白和球蛋白量显著增加;

③ 免疫球蛋白定量显示 IgM 增加(大部分病例中 >30g/L,但是并不是诊断的确切界限)。可出现 IgG 和 IgA 的交互下降。连续性血清 IgM 定量检测可用于监测疾病进展及治疗的效果;

④ 免疫固定电泳是一种更为精确的诊断手段,因为它可以测量单克隆 M 蛋白 IgM 峰值的含量;

⑤ 血清轻链:κ 轻链较 γ 轻链有数量上的优势,据报道其比例约为 4.5∶1。血浆游离轻链测定可作为肿瘤标志物的替代物;

⑥ 血清单克隆 IgM 并不是 WM 的诊断性病征,它可偶见于多发性骨髓瘤(伴有溶骨性病变的患者可以排除 WM)和脾边缘区淋巴瘤。无症状患者可诊断为冒烟型 LPL/WM。如果患者骨髓表现为低于 10% 的克隆性细胞浸润,且患者无症状,则应考虑 IgM-MGUS 的可能性。

(3) 血浆黏度:临床高粘滞血症指血浆黏度 >4 厘泊。当黏度 >6 厘泊时将出现更加严重的症状。约有 6% 到 20% 的病例会出现高粘滞血症。血浆黏度水平变化较大也决定了患者出现不同临床表现。

(4) 所有患者均建议进行骨髓活检。通常表现为骨髓增生低下。活检结果显示细胞过多并伴有 ≥10% 的小淋巴细胞、浆细胞样淋巴细胞或浆细胞浸润;骨小梁内浸润呈结节性、间质性或弥漫性;异常细胞通常具有浆细胞的车轮状核,但比较典型的是有小淋巴细胞核 / 质比增加的特点。此外,典型的浆细胞内可出现 Russell 和 Dutcher 小体;肥大细胞易见。

(5) 淋巴结活检显示淋巴浆细胞浸润,但是淋巴结的正常结构未被破坏。将 LPL/WM

与其他 B 细胞淋巴瘤相鉴别——尤其是边缘区 B 细胞淋巴瘤,较为困难。

(6) 组织学改变:LPL 能转化为更具侵袭性的淋巴瘤,类似于 CLL 疾病中的 Richer 转化。淋巴结或骨髓活检可证实转化的发生,也意味着患者发生了临床治疗抵抗。有时该疾病可演化为 AL 淀粉样变性。

(7) 浆细胞和淋巴细胞浸润中枢神经系统(Bing-Nell 综合征)的情况如前所述。约 20%~25% 的患者会出现周围神经病变,建议通过抗髓鞘相关糖蛋白指数及抗神经糖脂 IgM 抗体水平进行评估。

(8) 流式细胞术检测显示了除浆细胞外的 B 细胞分化早期的特点。克隆性细胞表型为 IgM^+、$CD19^+$、$CD20^+$、$CD22^+$、$CD25^+$、$CD38^+$、$CD79a^+$、$FMC7^+$、$BCL2^+$、$PAX5^+$、$CD3^-$、$CD103^-$;少部分患者的淋巴细胞表达 CD5。

(9) 细胞遗传学:有助于鉴别 LPL/WM 与 IgM 骨髓瘤。83% 患者会出现染色体异常。最常见的异常为 6q 的缺失(包括 6q21~25)。

(10) 分子遗传学:MYD88 L265P 是最常见的突变类型,并且可用来鉴别 LPL/WM 和非 IgM LPL 与 B 细胞疾病,而这些疾病有相似的临床特征。miRNA 表达谱可揭示此疾病的特异性征象,但该技术仅在部分研究型实验室中应用。

(11) 凝血检查:凝血酶时间延长是由于异常蛋白抑制纤维蛋白聚合(凝血功能受损导致出血相关症状)。

(12) 半数患者血浆 β-2 微球蛋白水平上升。

(13) 血沉增快和 C 反应蛋白上升。

(14) LDH 和碱性磷酸酶水平上升预示疾病恶化。

(15) 有报道称高尿酸血症和高钙血症出现。

氮质血症发生是由于轻链或淀粉样沉积,以及淋巴浆细胞性淋巴瘤累及肾实质造成的。

不推荐的实验:

(1) 免疫电泳(由免疫固定电泳代替)

(2) 尿液本 - 周蛋白的检测由测量血清中轻链的含量代替。这由于尿中 IgM 的含量少,甚至低于检测下限,其含量与病情的相关性不大,而且可以免于留取 24 小时尿的麻烦。

9.4 局限性

(1) 假性结果:血清中高浓度的 IgM 会影响自动分析仪的结果,如导致高密度脂蛋白的偏低,使血红蛋白假性升高。

(2) 血清中 IgM 的含量会由于其聚合而假性降低,因此当怀疑患者是冷血球蛋白血症时,需温浴标本以防止 IgM 聚合。

血清中铁蛋白的水平偏低时,应考虑可能是 IgM 的异常蛋白的干扰。

(3) 交叉配血时可能会遇到困难。

参考文献

Ghobrial IM. Are you sure this is Waldenstrom macroglobulinemia? *Hematology Am Soc Hematol Educ Program.* 2012;2012:586–594.

Vijay A, Gertz MA. Waldenstrom macroglobulinemia. *Blood.* 2007;109:5096–5103.

9

10. 霍奇金淋巴瘤

10.1 定义

霍奇金淋巴瘤(hodgkin lymphoma,HL)是一种变异的 B 淋巴细胞肿瘤,以病理切片中出现霍奇金细胞或 Reed-Sternberg 细胞(RS 细胞)为其主要形态学特征。目前 HL 的发病机制尚不明确。

根据肿瘤细胞的形态特征和免疫表型将 HL 分为两个类型:结节性淋巴细胞为主的霍奇金淋巴瘤(nodular lymphocyte predominant HL,NLPHL)与经典型霍奇金淋巴瘤(classical HL,cHL)。NLPHL 的肿瘤细胞保留了生发中心 B 细胞的表型特征,cHL 则没有。根据其形态、流行病学及预后的不同,cHL 分为四个亚型:结节硬化型(NSHL)、混合细胞型(MCHL)、淋巴细胞富集型(LRHL)和淋巴细胞消减型(LDHL),其中淋巴细胞消减型预后最差。

10.2 临床表现

在欧美国家,HL 通常为双峰的年龄分布;一个峰值在青年阶段,另一个峰值在老年阶段(一般在 65 岁左右)。通常患者伴随着无痛的淋巴结肿大,颈部尤为常见;有时患者也会出现发热、夜间盗汗、体重减轻和皮肤瘙痒,甚至会由于肿瘤细胞侵犯纵隔膜出现呼吸困难等症状。有以下病史的患者其罹患 HL 的危险性很高:传染性单核细胞增多症、自身免疫性疾病、免疫抑制(器官和干细胞移植)、免疫抑制剂治疗后以及 HIV 感染者。

10.3 实验室检查

(1) 组织活检:HL 的诊断主要通过对手术切除病变淋巴结活检,观察其形态变化。RS 细胞细胞体积偏大,胞浆呈弱碱性,核为分叶核或多叶核,核周分布着 T 淋巴细胞。而霍奇金细胞形态为变形的单个核细胞。

(2) 影像学检查:影像学检查在确定病情的发展和鉴别诊断(特别是肿瘤累及纵隔膜时)具有重要的作用。如结节病——一种以非干酪样肉芽肿为特征炎症性疾病,90% 的患者会累及肺部——在疾病Ⅰ期时,患者仅出现肺门淋巴结病,其 X 光片与肿瘤细胞累及纵隔膜的 HL 患者十分相似。

(3) 骨髓活检:晚期患者骨髓活检恶性肿瘤细胞的阳性率仅为 6.5%,因此对疗效监测作用甚微。

(4) 全血细胞计数:

① 患者会出现淋巴细胞减少症和单核细胞增多症,其中约有 20% 的患者会发生嗜酸性粒细胞增多症。晚期患者会出现正色素、正细胞贫血,贫血和白细胞减少表示预后不良;

② 血小板可能会减低(某些情况下,会出现免疫性血小板减少症)或升高。

(5) 晚期患者血沉、低密度脂蛋白升高,人血白蛋白降低。

(6) 肝功能异常。

(7) 由于肿瘤细胞破坏骨组织或骨化三醇的过量产生,血钙浓度升高。

(8) 免疫表型

cHL 的肿瘤细胞表达 CD30 和 CD15,不表达 pan-B 细胞抗原(CD19,CD20,CD79a)、pan-T 细胞(CD3,CD7)和 CD45,大多数不表达上皮细胞膜抗原(epithelial membrane antigen,EMA),95% 的肿瘤细胞弱表达 PAX-5/BSAP;cHL 的 RS 细胞表达 MUM1;NLPHL 的肿瘤细胞表达 CD20、CD79a、CD45、OCT-2、BOB.1 和 EMA,不表达 CD15 和 CD30。

（9）细胞遗传学

大部分 cHL 的染色体异常，但没有发现某个特定的染色体异常，因此染色体分析的临床意义不大。

（10）分子生物学

分子生物学检测目前仍不适用于临床。基因检测 EB 病毒（EBV）在 LRHL 中阳性率为40%，在 MCHL 为 70%，在 LDHL 中接近 100%，但是在 NSHL 和 NLPHL 中未检测出 EBV。此外，NF-κB 途径的激活是 HL 发病机制的一个重要的途径。

参考文献

Aster JC. Epidemiology, pathologic features, and diagnosis of classical Hodgkin lymphoma. In: Basow DS (ed). *UpToDate,* Waltham, MA: UpToDate Inc.; 2013.

Greaves P, Gribben JG. Laser-capturing the essence of Hodgkin lymphoma. *Blood.* 2012;120:4451–4452.

第十一节　单克隆免疫球蛋白病

本节阐述的是浆细胞及血浆蛋白的疾病，这类肿瘤是由于终末期 B 细胞（浆细胞）异常增殖同时分泌大量的单克隆免疫球蛋白而产生的。它之所以被称为单克隆免疫球蛋白病（monoclonal gammopathies）是因为该肿瘤细胞分泌单克隆免疫球蛋白（或片段），这种单克隆蛋白可称为（M 蛋白）存在于患者的血清、尿液以及脑脊液中。根据 WHO 血液和淋巴组织分类标准（第四版），单克隆免疫球蛋白病主要包括浆细胞骨髓瘤（plasma cell myeloma，PCM）、浆细胞瘤（plasmacytoma）、意义未明单克隆丙种球蛋白血症（monoclonal gammopathy of undetermined significance，MGUS）以及以组织免疫球蛋白沉积物定义的一类综合征——原发性淀粉样变性（primary amyloidosis，PA）、轻链和重链沉积病（light and heavy chain deposition disease）、淋巴浆细胞淋巴瘤和重链病，以下将分别叙述。

参考文献

Swerdlow SH, Campo E, Harris NL, et al. *WHO Classification of Tumours of Haematopoietic and Lymphoid Tissues*, 4th ed. Lyon, France: International Agency for Research on Cancer; 2008:200–213.

1. 浆细胞骨髓瘤

1.1 定义

浆细胞骨髓瘤（plasma cell myeloma，PCM）又称多发性骨髓瘤（multiple myeloma，MM），是一种原发于骨髓，由于浆细胞异常增生导致的 B 细胞恶性肿瘤。根据特定的标准目前 WHO 将该病分为两类：①有症状的浆细胞骨髓瘤和②没有症状的骨髓瘤（如下）。

浆细胞骨髓瘤的临床表现主要有：溶骨性损害、肾衰、高钙血症、贫血、高粘血症以及血 / 尿中出现单克隆免疫球蛋白（monoclonal protein，M 蛋白）。

1.2 临床表现

该病的发病年龄一般为 60~70 岁，主要的临床表现有贫血、骨痛、不明原因骨折、反复感染、出血、高钙血症(极度口渴、多尿、便秘、恶心、食欲缺乏和精神错乱)以及由于脊柱压缩性骨折引起的神经症状。这些从无症状到严重的临床表现都是由免疫蛋白链在组织的沉积造成的。

1.3 诊断及实验室检查

基于 WHO 浆细胞骨髓瘤的诊断标准:

(1) 有症状的浆细胞骨髓瘤

① 血清中 M 蛋白 IgG>30g/L、IgA>20g/L 或尿中轻链 >1g/24h;个别有症状的患者可能会低于这个水平;

② 骨髓中出现异常的浆细胞(通常占有核细胞 >10%)或骨髓外出现浆细胞瘤;

③ 其他相关器官或组织损伤:高钙血症、肾功能不全、贫血、骨损伤、淀粉样变性、高粘滞血症及反复感染等。

(2) 无症状的浆细胞骨髓瘤:一般患者最初的 5 年发展为有症状的骨髓瘤或淀粉样变性的几率为 10%/ 年。

① 血清或尿中 M 蛋白 IgG>30g/L、IgA>20g/L 或尿中轻链 >1g/24h。

且 / 或

② 骨髓中发现 10% 或更多的异常浆细胞;

③ 没有相关器官或组织损伤。

1.4 实验室检查

实验室检查对于 MM 的诊断和预后评估是十分必要的,通过实验室检查可以确定治疗后完全缓解(complete remission,CR)的可能性。目前对完全缓解的界定主要是依靠血清学和细胞学的结果,而非分子生物学的结果。

(1) 骨髓活检和骨髓穿刺:

骨髓活检和骨髓穿刺用于浆细胞的形态学鉴定、定量及免疫分型(CD138⁺ 可以作为识别浆细胞的特异性标志物)。在骨髓片中浆细胞形态多样,从正常浆细胞形态到原始的浆母细胞形态,时而呈片状时而呈串状,因此难于从形态学加以辨识。

(2) 全血细胞计数

患者出现正色素、正细胞性贫血,有时伴随白细胞减少或血小板减少。外周血涂片发现缗钱状红细胞(由于副蛋白血症造成的),许多骨髓移植患者的外周血涂片中会出现幼红细胞。

(3) 血清蛋白:由于球蛋白升高导致血清总蛋白随之升高(白蛋白和球蛋白比降低),但也会出现低白蛋白血症。多克隆免疫球蛋白降低导致反复感染。轻链骨髓瘤的患者由于体内只产生轻链,会出现低丙种球蛋白血症。

(4) 血清蛋白电泳和免疫固定电泳:血清蛋白电泳出现 M 蛋白(κ 或 λ)条带,通过免疫固定电泳可以进一步确定其类型(IgG 50%,IgA 20%,IgD、IgE、IgM 及双克隆 <10%),轻链型仅占 20%(轻链病)。

(5) 尿蛋白电泳和免疫固定电泳:尿中出现 M 蛋白的轻链(本 - 周蛋白),这将会导致肾功能异常。随着肾脏的损伤的加重,尿中会出现白蛋白和完整的免疫球蛋白。

(6) 免疫法测定血清中游离轻链:

免疫法比值正常范围为 0.26~1.65,不分泌性骨髓瘤、寡分泌骨髓瘤和轻链骨髓瘤的患者这个比值都会出现异常。因此血清游离轻链的检测在多发性骨髓瘤的诊断、病情的监控以及预后的评估十分有用。

（7）血中会出现冷球蛋白，因此会发生冷凝集现象。

（8）由于骨溶性损伤血清中钙浓度会升高。

（9）尿钙升高将会导致脱水和肾小管功能障碍。

（10）有 50% 的患者血清中尿酸含量升高。

（11）血清中 β2 微球蛋白升高，当 β2 微球蛋白 >6 μg/ml 预示着预后不良。

（12）免疫表型：

通常肿瘤浆细胞的表型为 CD138$^+$、CD38^{++}、CD19$^-$、CD56$^+$（60%~80%）和 CD79a$^+$ 同时表达单一型的 κ 或 λ 轻链。另外，浆细胞也会异常表达 CD117、CD20、CD52、CD10，偶尔表达骨髓细胞和单核细胞抗原。在 t(11,14) 转位的病例中，也会表达细胞周期蛋白 D1（cyclin D1）。

（13）遗传学和细胞遗传学：

新的基因技术让人类跨越疾病发展的不同阶段，在全基因组的范畴内，深入了解多发性骨髓瘤的遗传变异。通过基因表达图谱分析，临床疾病风险评估的能力有了明显的提高，尽管目前基因表达图谱还不适用于临床，但它终将会推进疾病的靶点治疗。从细胞遗传学的水平看，MM 的基因组非常复杂，但细胞遗传学评估对于每一个新诊断为 MM 的患者是必不可少的。通过间期荧光原位杂交（interphase FISH）检查发现几乎 100% 的患者出现染色体异常。染色体异常被分为两类：染色体结构异常（染色体易位）主要涉及免疫球蛋白重链（immunoglobulin heavy chain, IGH）基因位点；染色体数量失衡，包括染色体增加和染色体减少。

最常见的 IGH 易位是 t(11;14)(q13;q32)CCND1-IGH（15%~18%），t(14;16)(q32;q23)MAF-IGH（5%），t(4;14)(p16.3;q32)FGFR3-IGH（15%），和 t(14;20)(q32;q12)MAB-IGH（2%）。研究发现 CCND1-IGH 治疗效果较为理想；而其他 IGH 转位的类型预后不良。染色体数量失衡主要有超二倍体、亚二倍体以及染色体缺失。超二倍体有较好的预后，通常发生改变的染色体是 3,5,7,9,11,15,19 和 21；而亚二倍体则预后不良，亚二倍体通常是双倍复制，要和超二倍体区分开；13q 的缺失和 13 号染色体的丢失也很常见，但它对预后的影响目前并不清楚。17p（TP53）的缺失和 MYC 的重排、K-ras 或 N-ras 突变（30%~40%）、FGFR3 突变和 RB1 或 p18 ^{INK4c} 的失活等基因的异常代表了疾病的发展。

（14）微生物学：

由肺炎双球菌、金黄色葡萄球菌、大肠埃希菌等细菌导致患者反复细菌感染。

（15）不推荐的检查：血清免疫电泳。

参考文献

Bergsagel PL, Mateos M-V, Gutierres NC, et al. Improving overall survival and overcoming adverse prognosis in the treatment of cytogenetically high-risk multiple myeloma. *Blood*. 2013;121:884–892.

Kyle RA, Rajkumar SV. Multiple myeloma. *Blood*. 2008;111:2962–2972.

2. 意义未明单克隆丙种球蛋白血症

2.1 定义

意义未明单克隆丙种球蛋白血症（monoclonal gammopathy of undetermined significance, MGUS）是无症状的癌前的状态，以出现以下症状为特征：

（1）血清中出现 M 蛋白，但小于 3g/dl（30g/L）。

（2）骨髓克隆性浆细胞小于 10%。

（3）无溶骨性损伤、贫血、高钙血症和肾功能不全等症状（见下述），也就是说患者没有发生浆细胞增殖性疾病而导致的终末器官损伤。最近单克隆免疫球蛋白病与肾脏疾病的关联引起了人们的热议，并提出了"伴有肾脏损害的单克隆丙种球蛋白病（monoclonal gammopathy of renal significance，MGRS）"这个概念。

（4）没有其他 B 细胞增殖性疾病的临床症状。

大多数病例中肿瘤浆细胞在骨髓中出现；而产生克隆性 IgM 的细胞最早却在脾脏或淋巴结中发现。该病发展为浆细胞性骨髓瘤、淀粉样变性、淋巴浆细胞性淋巴瘤或其他淋巴细胞增殖性疾病的几率为每年 1%。当 MGUS 患者体内游离轻链的比率出现异常，该患者有很大可能会发展为淀粉样变性。根据疾病发展的不同方式，MGUS 分为三个亚型：非 IgM MGUS（最常见）、IgM-MGUS 和轻链 MGUS。

2.2 临床表现

MGUS 多发于男性（男女发病的比例为 1.5∶1），在非洲裔美国人多发；50 岁以上的发病率为 4.2%，70 岁以上发病率为 5%。目前没有特别的临床症状和体征与此病相关。79%~82% 的系统性毛细血管渗漏综合征合并 MGUS。

2.3 实验室检查

（1）骨髓活检和骨髓穿刺：骨髓中浆细胞增生，但低于 10%，呈串状间隙分布。

（2）一般外周血检查正常，镜下可观察到缗钱状红细胞（由于副蛋白血症造成的）。

（3）由于球蛋白升高导致血清总蛋白随之升高（白蛋白和球蛋白比降低），但也会出现低白蛋白血症。

（4）通过血清蛋白电泳和免疫固定电泳可以发现单克隆蛋白（κ 或 λ），并确定其类型（一般 IgG 为 70%、IgA 12%、轻链 20%、IgM 15% 和双克隆 3%）。

（5）通过尿蛋白电泳和免疫固定电泳在 1/3 病例的尿中发现 M 蛋白（本 - 周蛋白）。

（6）免疫法测定血清中游离轻链：

κ/λ 比值正常范围为 0.26~1.65，如果这个比值异常，则 MGUS 进展为骨髓瘤的可能性很大。

（7）MGUS 患者可能会出现肾功能异常——如轻链尿或蛋白尿。

（8）免疫表型：

流式细胞检测发现浆细胞通常分两个群：一个群为正常的表型（$CD38^{++}$、$CD19^+$ 和 $CD56^-$）并表达多型的胞浆轻链；另一群为异常表型（$CD38^+$、$CD19^-$、$CD56^+$）并表达单一型的胞浆轻链。

（9）细胞遗传学：

主要的染色体异常可以分为两部分（它们之间有部分重叠）：①超二倍体占一半的病例，常见的染色体改变为 +3、+ 5、+7、+9、+ 11、+ 15、+ 19 和 + 21；②非超二倍体占剩余一半，通常与 IGH 基因转位（14 号染色体）相关，并伴随重现性染色体异常和癌基因失调。研究发现细胞周期蛋白 D 基因在 MGUS 和浆细胞骨髓瘤的所有克隆中调节失控。如果发现其他基因异常，则提示 MGUS 正向浆细胞骨髓瘤转变。

参考文献

Leung N, Bridoux F, Hutchinson CA, et al. Monoclonal gammopathy of renal significance: when MGUS is no longer undetermined or insignificant. *Blood*. 2012;120:4292–4295.

Merlini G, Palladini G. Differential diagnosis of monoclonal gammopathy of undetermined significance. *Hematology Am Soc Hematol Educ Program*. 2012;2012:595–603.

3. 浆细胞白血病

3.1 定义

浆细胞白血病(plasma cell leukemia,PCL)是一种高度侵袭性的浆细胞恶性肿瘤,患者外周血中会出现异常浆细胞。PCL 可以为原发的(原发性浆细胞白血病),也可以为继发的(继发性浆细胞白血病),继发性浆细胞白血病是浆细胞骨髓瘤的终末期表现。该病预后很差,一般治疗后平均生存期仅为 7 到 11 个月。

3.2 临床表现

PCL 多见于男性或非裔美国人,人群发病率仅为 0.02/100 000~0.03/100 000。继发性 PCL 在浆细胞骨髓瘤的发生率为 1%~4%。PCL 的临床表现与 PCM 相似。原发性 PCL 的患者血清中 M 蛋白峰较小,血小板计数升高,发病年龄较继发性 PCL 年轻(二者年龄比 55∶65),生存期较长。除了外周血和骨髓,异常浆细胞还经常出现在脾脏、肝脏、胸腔积液、腹水及中枢神经系统。

3.3 实验室检查

(1)全血细胞计数:外周血中白细胞计数增多,且浆细胞计数超过 2 000/μl 或分类 >20%;也可能出现中度贫血和(或)血小板减少;浆细胞的胞浆减少,与浆细胞样淋巴细胞相似,有的细胞呈浆母细胞的形态。

(2)骨髓活检和骨髓穿刺与 PCM 相似。

(3)通过血清蛋白电泳和免疫固定电泳可以发现 M 蛋白(κ 或 λ),并鉴别其类型。

(4)通过尿的蛋白电泳和免疫固定电泳发现尿中有 M 蛋白(本 - 周蛋白)。

(5)免疫法测定血清中游离轻链:免疫法比值异常。

(6)患者可能会出现肾功能异常——如轻链尿或蛋白尿。

(7)免疫表型:通常肿瘤浆细胞的表型为 CD38^{++} 和(或)CD138^{+} 同时表达单克隆的胞浆轻链 κ 或 λ。与 PCM 不同的是,它几乎不表达 CD56;CD19 和(或)CD20 很少表达。

(8)细胞遗传学:与 PCM 相似,染色体核型异常。其中 del 13q14、t(4;14)(p16.3;q32)、t(14;16)(q32;q23)和 del 17p13 等预后较差的核型发生率较高。

参考文献

Swerdlow SH, Campo E, Harris NL, et al. *WHO Classification of Tumours of Haematopoietic and Lymphoid Tissues*, 4th ed. Lyon, France: International Agency for Research on Cancer; 2008:203.

4. 单克隆轻链和重链沉积病

4.1 定义

这类疾病包括轻链沉积病（light chain deposition disease，LCDD）、重链沉积病（heavy chain deposition disease，HCDD）和轻链和重链沉积病（light and heavy chain deposition disease，LHCDD）。此类疾病通常与浆细胞疾病或有浆细胞异常的淋巴瘤同时出现。组织中发现轻链沉积、重链沉积或轻链和重链同时沉积。但是与淀粉样变性相比，它不形成 β 片层，不能被刚果红染色。该疾病平均生存期为 4 年。

4.2 临床表现

该病常见于中年男性患者（平均年龄为 56 岁），主要的临床表现为免疫球蛋白沉积于不同的器官——包括肾脏（肾病综合征）、心脏、肝脏、周围神经、肺脏、血管以及关节。

4.3 实验室检查

（1）骨髓活检和骨髓穿刺：以下疾病的骨髓象在此类疾病中都可能发生，如浆细胞增多症、有症状的 PCM、淋巴细胞浆细胞样淋巴瘤、边缘区淋巴瘤。

（2）组织器官活检：在心脏、肾脏、肝脏等器官中发现非淀粉样、非纤维性、非结晶的嗜酸性物质。以肾脏活检为例，以下情形可诊断为 LCDD：在光学显微镜下表现为结节硬化性肾小球病；通过免疫荧光技术观察到弥散在肾小球和肾小管基底膜上条状染色的 κ 或 λ 轻链；通过电镜发现非纤维的、高电子密度的沉积物，且刚果红染色为阴性。

（3）全血细胞计数一般正常，镜下可观察到缗钱状红细胞（由于副蛋白血症造成的）。

（4）血清总蛋白水平升高，但也会出现低丙种球蛋白血症。

（5）HCDD 的患者血清中补体水平降低。

（6）通过血清蛋白电泳和免疫固定电泳可以发现单克隆轻链蛋白（κ 链占 80%），单克隆重链蛋白以及两者同时出现。

（7）通过尿的蛋白电泳和免疫固定电泳发现尿中有 M 蛋白（本 - 周蛋白）。

（8）免疫法测定血清中游离轻链：免疫法比值异常。

（9）患者肾功能异常，出现单克隆性轻链蛋白尿，如果血清中肌酐水平升高将预后不良。

（10）免疫表型：浆细胞的表型与 PCM 和 MGUS 的浆细胞表型相似。

参考文献

Swerdlow SH, Campo E, Harris NL, et al. *WHO Classification of Tumours of Haematopoietic and Lymphoid Tissues*, 4th ed. Lyon, France: International Agency for Research on Cancer; 2008:209.

5. 浆细胞瘤

5.1 定义

浆细胞瘤（plasmacytoma）是指单一的（或多个）单克隆性浆细胞肿瘤，但并未累及骨髓和血液。该病没有典型的临床特征。

浆细胞瘤分类：

（1）骨的孤立性浆细胞瘤（solitary plasmacytoma of bone，SPB），局限性骨损伤；

（2）骨外浆细胞瘤（extraosseous plasmacytoma，EP）是局限性的浆细胞肿瘤，发生在除骨以外的其他组织（上呼吸道、鼻腔、喉、消化系统、淋巴结、膀胱、乳腺、甲状腺、睾丸、腮腺、中枢神经系统以及皮肤）。

SPB 和 EP 在所有浆细胞肿瘤中占 3%~5%，大约有 75% 的 SPB 的患者会进展为 PCM，有时会伴随骨损伤，平均生存期为 10 年；而 EP 的预后较好，只有 15% 的患者会进展为 PCM。

5.2 临床表现

患者一般为中年人，SPB 主要的临床表现有骨痛、病理性骨折或神经压迫相关的神经症状；而 EP 的患者通常由于肿瘤的原因会出现鼻出血、流涕和鼻塞的症状。根据 EP 发病的不同部位会有不同的临床表现。

5.3 实验室检查

（1）骨髓活检和骨髓穿刺：一般正常，但需要做骨髓的相关检查以排除 PCM。

（2）组织器官活检：组织中发现单克隆性浆细胞，浆细胞呈浆母细胞或退行性细胞的形态。由于 EP 与淋巴浆细胞性淋巴瘤很难分辨，给该病的诊断带来了挑战。

（3）全血细胞计数一般正常。

（4）通过血清蛋白电泳和免疫固定电泳可以发现 M 蛋白（κ 或 λ），并鉴别其类型（EP 患者多为 IgA）。

（5）通过尿的蛋白电泳和免疫固定电泳发现尿中有 M 蛋白（本 - 周蛋白）。

（6）血清中游离轻链 κ 比值对评估预后很有帮助。

（7）患者肾功能异常，出现单克隆性轻链蛋白尿。

（8）免疫表型：浆细胞的表型与 PCM 的浆细胞表型相似。

（9）细胞遗传学：很少发生染色体异常，如发生异常与 PCM 相似。

参考文献

Swerdlow SH, Campo E, Harris NL, et al. *WHO Classification of Tumours of Haematopoietic and Lymphoid Tissues*, 4th ed. Lyon, France: International Agency for Research on Cancer; 2008:208–209.

6. 免疫球蛋白轻链淀粉样变性（ILCA）

6.1 定义

淀粉样变性是一组以淀粉样纤维沉积于软组织为特征的异质性疾病。这种纤维由完整的免疫球蛋白轻链或片段形成，是一种不可溶的、反向平行、β 折叠的片层结构。目前已发现 28 种以上的淀粉样纤维，刚果红染色均为阳性。根据以前的命名方式，淀粉样变性包括三种：原发性、继发性和遗传性。新的命名系统采用天然的淀粉样蛋白的缩写命名。考虑本书实际的需要，这里主要介绍免疫球蛋白轻链淀粉样变也就是原命名系统中所指的原发性淀粉样变（primary amyloidosis，PA）。基因突变（通常是某个氨基酸被替代的突变）会导致淀粉样蛋白生成；继发性淀粉样变性（淀粉样蛋白 A 淀粉样变性，简称 AA 淀粉样变性）常见于慢性炎症、感染——包括阮病毒感染和家族性间期发热；另一种淀粉样变性见于阿尔兹海默症，其淀粉样纤维仅存在于中枢神经系统。

原发性淀粉样变(primary amyloidosis,PA)常出现在浆细胞恶性疾病——MGUS、PCM以及淋巴浆细胞性淋巴瘤。目前也被归为与轻链相关(associated with light chain,AL)的淀粉样变性,须与继发性淀粉样变性或 AA 淀粉样变性加以区别。值得注意的是轻链沉积病(light chain deposition disease,LCDD)是另一类的疾病,以轻链沉积为特征,但没有淀粉样 β 片层物质形成。

6.2　临床表现

患者主要为临床或实验室诊断为 MGUS、PCM 或瓦尔登斯特伦巨球蛋白血症的中老年(平均年龄在 64 岁)男性患者。主要临床表现有由于心衰引起的水肿(局限性心脏病)、肾病综合征、吸收障碍、巨舌、肝大、紫癜、骨痛、周围神经炎、腕管综合征。患者有出血倾向,主要是因为淀粉样物质沉积于血管,血管脆性增加;X 因子与淀粉样纤维结合导致 X 因子缺乏;凝血因子合成减少;以及获得性血管性血友病等原因。

6.3　实验室检查

(1) 淀粉样变性的诊断和分型对于针对性治疗十分重要,但由于方法复杂,不适用于常规临床工作。

(2) 骨髓活检和骨髓穿刺:

骨髓片呈现与有症状骨髓瘤或淋巴浆细胞性淋巴瘤相似的骨髓象,且出现淀粉样物质,呈 β 片层状,刚果红染色阳性。随着新技术的发展(如串联质谱蛋白组分析),目前通过检测活检的标本就能确定淀粉样变性的类型。

(3) 器官组织活检:

肾脏和肝脏是淀粉样沉积最容易发生的部位。最容易获取的组织是脐周脂肪。可以通过刚果红染色阳性的结果诊断淀粉样沉淀,刚果红染色阴性而 κ 或 λ 抗体染色阳性为LCDD;继发性淀粉样变性(AA)则都为阴性。

(4) 全血细胞计数:镜下可观察到缗钱状红细胞(由于副蛋白血症造成的)。

(5) 患者可能会有低丙种球蛋白血症。

(6) 通过免疫固定电泳几乎 90% 的病例会出现单克隆性轻链的条带(λ 型占 70%),而血清蛋白电泳只有小于 50% 的患者出现相应的条带。

(7) 免疫法测定血清中游离轻链:PA 的 κ:λ 法比值异常。血清中游离轻链 κ 比值对预后的评估很有作用。

(8) 通过尿的蛋白电泳和免疫固定电泳发现尿中有 M 蛋白(本 - 周蛋白),通常尿中出现单克隆性轻链蛋白的患者肾功能异常,如果轻链为 λ 型则提示预后不良。如果 MGUS 或PCM 的患者尿中经常出现白蛋白,该患者将可能进展为淀粉样变性。血清中肌酐水平的升高提示预后不良。

(9) N 端 B 型尿钠肽前体(NT-proBNP)、肌钙蛋白 T(troponin-T)以及超声心动是淀粉样变性早期检查的备选实验,有助于淀粉样变性伴心脏损伤的患者疾病分期。

(10) 免疫表型:该病浆细胞的表型与 PCM 和 MGUS 的浆细胞表型相似。

(11) 细胞遗传学:

目前没有典型 ILCA 相关的染色体异常。在骨髓活检中发现常见的染色体异常是 18号染色单体,一些染色体的三体型也比较常见,此外 t(11;14),del(13q14)和 1q21 扩增也有报道。

（12）质谱分析和基因测序：

由于不同蛋白会引起全身的不同类型的淀粉样变性,因此建议通过淀粉样物质的分型和淀粉样纤维的基因测序确定其类型,以便选取不同的治疗方案。

6.4 预后

原发性淀粉样变性的平均生存期接近 2 年,患者的主要死亡原因是心衰。

参考文献

Leung N, Nasr SH, Sethi S. How I treat amyloidosis: the importance of accurate diagnosis and amyloid typing. *Blood*. 2012;120:3206–3213.

Merlini G, Wechalekar AS, Palladini G. Systemic light chain amyloidosis: an update for treating physicians. *Blood*. 2013;121:5124–5130.

7. 冷球蛋白血症

7.1 定义

CG 是一种低温下可在体内沉积的蛋白,也可在冷藏温度保存时发生沉淀。这种蛋白在 4℃时不溶解,而在高于 30℃聚集。CG 可以是免疫球蛋白或是免疫球蛋白和补体的复合物,它能够固定补体,激活炎症反应。冷球蛋白血症（cryoglobulinemia）是由于 CG 中含有免疫复合物累及中、小血管而导致的系统性炎症反应综合征。除非有其他潜在的疾病,大多数体内出现 CG 的患者都没有症状。慢性感染和（或）炎症的患者体内也可以检测出CG。

7.2 分类

（1）Ⅰ型:单克隆性免疫球蛋白,主要是 IgG 或 IgM κ 型。

① 患者会出现高黏质血症或血栓的形成;

② 大多数是继发的,与浆细胞骨髓瘤、瓦尔登斯特伦巨球蛋白血症（淋巴浆细胞型淋巴瘤）以及其他分泌单克隆蛋白的浆细胞肿瘤相关;也有一部分是原发的;

③ 血中存在大量的冷球蛋白（5mg/dl~10mg/dl）（50mg/L~100mg/L）,血浆冷沉比积为70%,全血抽离血管后呈凝胶状;

④ 严重的症状（雷诺现象、不明原因的坏疽）。

主要累及皮肤、肾脏和骨髓。

（2）Ⅱ型（主要为混合型冷球蛋白血症）:

单克隆性免疫球蛋白与至少一种其他类型的多克隆免疫球蛋白混合,典型的类型有IgM 或 IgA 以及多克隆的 IgG,通常与类风湿因子（rheumatoid factor,RF）有关。

① 40%~60% 的病例是继发的;

② 大多数与慢性丙肝病毒或 HIV 感染有关;还有一小部分与乙肝病毒、自身免疫性疾病、干燥综合征、原发性混合型冷球蛋白血症综合征、免疫复合物肾炎有关;

③ 类风湿因子滴度升高,但不能确诊为风湿性疾病;

④ 补体 C4 的水平降低。

（3）Ⅲ型:混合的多克隆免疫球蛋白,大多数为 IgM 和 IgG 混合物,偶尔也会有 IgA 和IgG 的混合物,且与 RF 混合。一般Ⅱ型和Ⅲ型 CG 为 1mg/dl~5mg/dl（10mg/L~50mg/L）。

① 40%~60% 的病例是继发的;

② 大部分与结缔组织病（SLE、干燥综合征）、持续感染（HIV、HCV）有关，还有极少数与淋巴细胞增殖性疾病有关；

③ 在Ⅱ型和Ⅲ型中，主要累及的器官有皮肤、周围神经系统以及肾脏。

7.3 临床表现

有下肢红斑、紫癜等皮肤症状；高黏滞综合征、血管炎、冷敏感包括雷诺现象，以及梅尔泽三联征（Meltzer triad）——关节痛、紫癜和虚弱。

7.4 实验室检查

测量 CG 的标本为血清，而测量冷纤维蛋白原的标本为血浆，需将两者区分。取全血加入试管，不加抗凝剂，在 37℃ 预温，直至凝固。将血清分离在 4℃ 孵育 24h~72h，检测其浊度或沉淀物。这个实验需要同一个患者在 37℃ 孵育且没有沉淀的血清做本底。

血清中 CG 的正常值为小于 80μg/dl（800μg/L）（40% 的正常人血清中会有 CG）。冷球蛋白血症的患者 CG 的病理值为 500mg/dl~5 000mg/dl（5 000mg/L~50 000mg/L）。为了确定 CG 的性质，须将蛋白重新加热溶解，分析其免疫复合物的不同组分，这样有助于明确冷球蛋白血症的类型。

其他实验室检查：

(1) 丙型肝炎、乙型肝炎（少见）和肝脏疾病的血清学证据

(2) 血清中早期补体成分降低

(3) HIV 感染的血清学证据

(4) 肾脏疾病（如膜增生性肾小球肾炎）伴随蛋白尿和血尿。

(5) 皮肤活检会显示皮肤血管炎

(6) 血沉和 C 反应蛋白升高

7.5 局限性

假阴性结果会出现在以下两种情况：

(1) 采血时，如果血液温度低于 37℃；

(2) 如果血液凝固的太快，离心时可能会将 CG 分离，因此离心时必须用温控离心机。

在全血细胞计数仪上 CG 可能会造成白细胞计数错误的结果。

参考文献

Peng SL, Schur PH. Overview of cryoglobulins and cryoglobulinemia. In: Basow DS (ed). *UpToDate*, Waltham, MA: UpToDate, Inc.; 2013.

8. 冷纤维蛋白原血症

8.1 定义

CF 是由纤维蛋白原、纤维蛋白、纤连蛋白以及其他蛋白混合形成的。低温下 CF 在血浆中形成可逆的沉淀，但在血清中不能。CF 可分为原发的和继发的，继发 CF 的形成与丙型肝炎、其他感染、恶性肿瘤、炎症等相关。

8.2 临床表现

寒冷诱导的血栓、严重的溃疡、紫癜、网状青斑、四肢红斑的患者；此病常见于 HCV 感染的患者；一般冷球纤维蛋白原血症的患者在血浆中可形成冷沉淀物，但在血清中不能形成沉

淀物;有些患者没有临床症状,只是偶尔在实验室检查中发现体内有 CF。

8.3 实验室检查

参考第十六章的冷球蛋白。

参考文献

Peng SL. Cryofibrinogenemia. In: Basow DS (ed). *UpToDate*, Waltham, MA: UpToDate, Inc.: 2013.

第十二节　止血和血栓相关疾病

血小板疾病:血小板减少症

　　血小板减少症是指外周血中血小板的数量低于正常值下限(详见本书相关部分)。该病可以以不同的方式分类,首先我们必须确定是先天的还是后天的;后天的血小板减少症可分为急性的和慢性的;也可以根据病因学分类(图 9-3):破坏增加、产生减少、人为因素以及其他多方面的因素。血栓性血小板减少性紫癜 / 溶血性尿毒症综合征将在后边单独阐述。

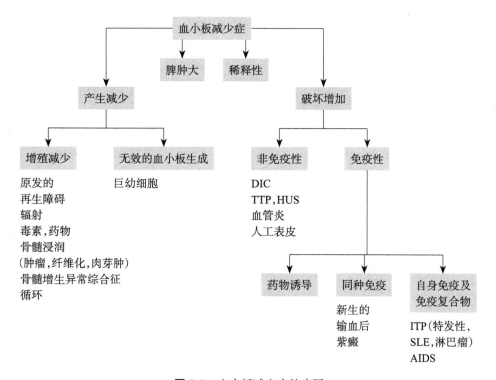

图 9-3　血小板减少症的病因
DIC:弥散性血管内凝血;HUS:溶血性尿毒综合征;TTP:血栓性血小板减少性紫癜。

1. 免疫性血小板减少性紫癜

1.1 定义

免疫性血小板减少性紫癜(immune thrombocytopenic purpura,ITP)是一种以血小板计数减少($<150\times10^9$/L)为特征的自身免疫性疾病,主要是由于血小板破环增加、功能受损造成的。该病只有血小板减少而其他造血系不受影响。随着血小板减少的严重程度以及其他影响因素的加剧,ITP患者发生出血的危险升高。ITP的临床表现多种多样,有时会突然发作,但大多数情况下是潜伏的。ITP是一组多样化的疾病,大多数的病例为原发的,也有一部分为继发的,可由药物引起,也可由其他免疫状态如SLE、丙肝病毒、巨细胞病毒以及带状疱疹病毒感染引起。

1.2 临床表现

患者出现黏膜(鼻出血、牙龈出血、月经量过多)和皮下(出现出血点和瘀斑)出血,但以前没有出血史和血液病史,无脾大和淋巴结肿大。

儿童一般在病毒感染后患病,而且大多数的病例是病毒感染后恢复期发病。

妊娠血小板减少症一般发生在妊娠中后期,症状较轻。它的发病机制尚不清楚,必须排除血栓性血小板减少性紫癜或血小板减少症合并妊娠高血压。

1.3 实验室检查

(1) 实验室检查没有特异性的,目前没有金标准可以用来诊断ITP。

(2) 全血细胞计数

① RBC:计数正常,患者大量或长时间出血会出现贫血和网织红细胞计数升高;

② WBC:计数正常,较严重出血的病例会出现核左移(不成熟白细胞);

③ PLT:大多数急性期的患者血小板计数锐减;慢性的患者血小板计数缓慢下降至低限;

④ 外周血涂片正常,通常血小板体积大,MPV升高(早期血小板、骨髓释放增多);须排除血小板凝集导致的血小板假性降低;无裂红细胞。

(3) 如果没有潜在的血液病,骨髓检查一般正常。但对于年龄大于60岁的患者应检查骨髓以排除骨髓增生异常综合征。ITP的患者巨核细胞数量升高,且偏幼稚细胞似乎不释放血小板。

(4) 所有凝集实验正常。

(5) 对于成年的ITP患者,须检查抗核抗体以排除SLE。

(6) 血小板抗体的检查和鉴定可在参考实验室中进行,目前的方法有ELISA和流式分析。由于血清学检查血小板抗体的假阳性率和假阴性率较高(只能在60%的患者中检查出抗体),不推荐用血清学实验检测血小板抗体。

(7) 微生物学:应在高危人群中排除艾滋病毒和丙肝肝炎感染。幽门螺旋杆菌的检测很有效的,因为清除体内幽门螺旋杆菌后有可能根治ITP。

(8) 对于使用抗-D(RhD)免疫球蛋白治疗的患者,需鉴定Rh血型。

参考文献

Gernsheimer T, James AH, Stasi R. How I treat thrombocytopenia in pregnancy. *Blood.* 2013;121:38–47.

Liebman HA, Pullarkat V. Diagnosis and management of immune thrombocytopenia in the era of thrombopoietin mimetics. *Hematology Am Soc Hematol Educ Program.* 2011;2011: 384–390.

2. 药物诱导的血小板减少症,免疫性血小板减少症

定义

由药物、血小板抗体引起的血小板破坏增加以及由巨核细胞导致的血小板产生减少等原因造成的血小板数量减少。

2.1 临床表现

临床常见的表现为出血,全血细胞计数仅血小板计数降低,且患者服用了能导致血小板减少症的药物,主要的药物有奎宁、奎尼丁、肝素(下面将会在 HIT 分开阐述)、磺胺类药物、地高辛、GPIIb/IIa 拮抗剂、万古霉素、金化合物、β 内酰胺抗生素、丙戊酸、左旋多巴、普鲁卡因、麻风腮疫苗。诊断标准是症状发生前服用过上述药物,尤其是仅服用过该药物,且排除其他原因引起的急性血小板减少症。

2.2 实验室检查

全血细胞计数:血小板计数剧烈下降,但白细胞和红细胞计数正常。

在科研性实验室中,通过实验可以检测出血小板抗体,但这些实验并不适用于临床。

诊断金标准是停药后血小板计数通常立刻恢复正常。

3. 肝素诱导的血小板减少症

3.1 定义

肝素诱导的血小板减少症(heparin-induced thrombocytopenia,HIT)是使用肝素治疗发生的并发症——血小板计数减少。患者体内存在肝素和血小板因子4(platelet factor 4,PF4)复合物抗体,因此 HIT 是免疫介导的血小板减少症。一般皮下注射或静脉使用普通肝素后,3% 的患者会发生 HIT,而使用低分子肝素的患者只有 0.2% 发生 HIT(两者之间存在着交叉抗体),使用磺达肝素几乎不发生 HIT。外科患者比内科患者更容易发生 HIT,尤其是心脏外科患者。据报道 HIT 是静脉(接近 60%)和动脉(14%)血栓的常见并发症,死亡率大于20%,截肢率 2%~3%。肝素诱导的血小板减少性血栓(HITT)是指与 HIT 相关的血栓,肝素注射部位的皮肤坏死是其并发症。

3.2 诊断

临床诊断 HIT 主要依据 "4Ts" 的标准:

(1)血小板下降大于 50%,血小板最低值在 20/μl~100 000/μl(20×10^6/L~100×10^9/L)。

(2)一般在开始使用肝素 5~10 天内发作,或患者在第一次用肝素 100 天内,再次服用肝素一天内发生。

(3)使用肝素后发生新血栓形成、皮肤坏死、急性系统性反应的症状。

(4)无其他原因引起的血小板计数下降。

以上规则也有例外,如患者在停用肝素后发生的 HIT(迟发性 HIT)。通常典型 HIT 的患者在停药后一周血小板计数恢复正常。

3.3 实验室检查

目前有两类实验:免疫性和功能性。

一些患者可能会产生特异性抗体但没有 HIT 的临床症状。在这些病例中,免疫性实验为阳性,但功能性实验为阴性,免疫性实验在检测 HIT 抗体敏感较高,但两者特异性都不高。

为了提高免疫性实验的特异性,近期开发出检测特异性血小板 IgG 抗体的实验,该实验有较高的阴性预测值。

免疫方法可以用于凝血检查:

(1) PF4IgG^M 是一种用 ELISA 方法来检测 PF4 抗体的实验。这个实验既有较好的阴性预测值[用光密度(optical density,OD)小于 0.4 为临界值]又有较高的阳性预测值。当 OD 值 >1.4 时,与 5- 羟色胺释放实验(详见下文)有较好的相关性,但对实验技术要求较高。

(2) 在研究性实验室流式技术被用于检测 PF4 抗体。

(3) C14- 血小板 5- 羟色胺释放实验(platelet serotonin release,PSR)被认为是 HIT 诊断的金标准,它的敏感性和特异性都很高。由于放射性 5- 羟色胺是其主要的试剂,因此这个实验只能在个别的参考实验室进行。另一方面由于耗时长,这个实验仅被用于最终诊断的确认。

(4) 肝素诱导的血小板聚集实验是 PSR 的替代实验,需要在配备聚集仪的实验室进行。这个实验缺乏标准化,尽管它的特异性很好,但敏感性较差。

4. 新生儿血小板减少症

4.1 分类

新生儿血小板减少可以分为破坏增加和产生减少两种。

破坏增加:

(1) 新生儿同种免疫型血小板减少症(neonatal alloimmune thrombocytopenia,NAIT)又称胎儿或新生儿血小板减少症,它等同于血小板的 Rh 病;通常是由于胎儿血小板中含有从父亲获得但母亲缺乏的抗原。孕期母亲接触胎儿血小板,产生了相应的抗体,抗体通过胎盘进入胎儿体内,导致胎儿血小板减少症。最常见的血小板抗原为 HPA-1a 或 P1A1。颅内出血是该病严重的并发症。

(2) 实验室检查

① 新生儿血小板计数通常小于 50 000/μl(50×10^9/L);

② 检查新生儿父母的血小板抗原确认二者是否一致。一般要在所有的可能的病例中筛查 HPA1,3,5,如果是亚裔的后代还需筛查 HPA4,通过实验发现在父母体内存在着不一致的血小板抗原,且母体内存在该抗原的抗体,这个实验须在技术成熟的实验室里完成。目前还不确定是否需要建立产前筛查机制。

(3) 新生儿自身免疫性血小板减少症是由于母亲患有 ITP,体内有相应的抗体,这些抗体通过胎盘进入胎儿体内,与胎儿的血小板反应。

(4) 大多数患有 ITP 的母亲其胎儿血小板计数仅轻微下降(>50 000/μl)(>50×10^9/L),但偶尔也会出现严重的影响。

(5) 其他原因的破环增加:

① DIC:某些潜伏性疾病的急性发作和大血管瘤(Kasabach-Merritt 综合征)引起的血小板消耗过多而导致的并发症;

② 严重感染;

③ 脾功能亢进;

④ 母体药物诱导的血小板减少症；

⑤ 新生儿脾亢伴随脾大；

⑥ 坏死性小肠结肠炎。

(6) 根据情况选择相应的实验室检查和监测血小板计数。

产生减少：

(1) 先天性疾病：血小板减少症 - 桡骨缺失综合征、先天性巨核细胞性血小板减少症、范科尼贫血、某种染色体异常、先天性血小板疾病、脂质贮积病。

(2) 后天的原因：骨髓疾病（新生儿白血病、神经母细胞瘤）、由于感染和药物导致巨核细胞毒性损伤、母亲患先兆子痫、新生儿窒息、换血治疗后。

4.2 实验室检查

(1) 连续检测血小板计数。

(2) 母亲血小板减少症的检查。

(3) 新生 DIC 风险的筛查。

5. 假性血小板减少症

定义

血小板计数的假性降低，主要是由于：

(1) EDTA（全血细胞计数常用的抗凝剂）诱导的血小板聚集，这是最常见的血小板假性减少的原因。一个好的实验室，技术人员应该检查所有血小板计数低的标本以确认标本是否有凝块，然后涂片看是否发生血小板聚集。

(2) 血小板卫星现象（血小板形成玫瑰花环状围绕着白细胞）。

(3) 血小板冷凝集素。

(4) 巨血小板被全自动血细胞计数仪误测。

(5) 红细胞计数很高。

(6) 采血时操作不规范（真空管血量太多导致凝血）等人为因素。

参考文献

Bussel J. Diagnosis and management of the fetus and neonate with alloimmune thrombocytopenia. *J Thromb Haemost.* 2009;7(Suppl 1):253–257.

Pouplar C, Gueret P, Fouassier M, et al. Prospective evaluation of the "4Ts" score and particle gel immunoassay specific to heparin/PF4 for the diagnosis of heparin-induced thrombocytopenia. *J Thromb Haemost.* 2007;5:1373–1379.

Warkentin TE, Sheppard JI, Moore JC, et al. Quantitative interpretation of optical density measurements using PF4-dependent enzyme-immunoassay. *J Thromb Haemost.* 2008;6:1304–1312.

第十三节　血小板功能失调：先天性和获得性

血小板功能失调也称为血小板病，血小板的生理功能是止血，主要是阻止小血管出血，只有血小板的数量和功能正常才能保证其有效的生理功能。血小板病有些是先天的，但更多还是后天获得的，大多数获得性血小板病血小板计数正常，而先天性的患者血小板计数减少。对于近期或长期黏膜和皮肤出血的患者需重视,血小板病和大多数血管性血友病有相同的临床表现,因此两种疾病的诊断检查应该同时进行。

1. 先天性血小板病

1.1 血小板相互作用缺陷(聚集缺陷)

遗传性血小板无力症是一种常见的遗传性(常染色体隐性遗传)血小板功能障碍性疾病。尽管血小板计数和大小正常,患者却终生伴有出血综合征,出血多见于皮肤和黏膜。出血的严重程度因人而异,部分取决于 GPⅡb-Ⅲa(又称血小板整合素受体 α2bβ3)基因缺陷(缺失或减少)的程度。编码这种整合素的基因已确定,但基因型与表型(出血)不完全相关,且出血的严重程度随着年龄增长而下降。出血主要是由于血小板不能与纤维蛋白原结合,且与所有受体激动剂结合能力降低或缺乏,但可与瑞斯托霉素正常聚合(见表 9-4),当作用性强的受体激动剂(如凝血酶)刺激时血小板可以正常释放。有些严重的血小板无力症患者的血块收缩功能会完全缺失。

表 9-4　血小板功能异常

疾病	特点	胶原蛋白	ADP 和肾上腺素	花生四烯酸	瑞斯托霉素
遗传性血小板无力症	血块收缩功能缺失	↓	↓↓	↓	正常
贮存池功能障碍	血小板 α 或 δ 颗粒缺乏	↓	正常	正常	正常
阿司匹林摄入和阿司匹林样贮存池功能障碍	血栓素 2 降低	↓	正常	↓↓	正常
Bernard-Soulier 综合征	巨大血小板和血小板减少症	正常	正常	正常	↓
除 2B 型以外的血管性血友病	血浆中 vWF 多聚体缺乏影响血小板功能,血小板功能正常	正常	正常	正常	↓或正常
2B 型血管性血友病	血小板减少症	正常	正常	正常	↑↑
血小板型血管性血友病	血小板减少症	正常	正常	正常	↑

1.2　无纤维蛋白原血症:由于纤维蛋白原缺乏,使血小板无法粘附导致聚集功能缺失。

1.3　血小板分泌和信号转导功能障碍,包括血小板颗粒或颗粒内容物的释放功能障碍,以及主要的信号转导功能障碍,出血症状一般为轻度。

灰色血小板综合征(gray platelet syndrome,GPS),以血小板 α 颗粒缺乏为特征。血小板聚集实验结果差异较大,ADP、肾上腺素、花生四烯酸可以诱导聚集,血小板与瑞斯托霉素聚集正常(或轻微受损),但与胶原蛋白的聚集减弱或缺失。血小板计数在 20 000/μl~150 000/μl(20×10^9/L~150×10^9/L)之间。外周血涂片血小板增大,呈灰色或灰蓝色空泡状。患者有进展为骨髓纤维化、脾大以及血小板减少症的倾向。

1.4　Δ- 贮存池病以血小板致密体缺乏为特点,大多数患者血小板对 ADP 和肾上腺素的第二相聚集波消失。它分为以下几个亚型:

与其他疾病相关的 [①]Δ- 贮存池病:常染色显性遗传

(1) Hermansky-Pudlak 综合征:常染色体隐性遗传性致密体缺乏,它与眼睑部白化病有关。在波多黎各(位于西印度群岛东部的岛屿)西北部患病率较高,也是日本眼睑白化病发病最常见的原因。

(2) Chédiak-Higashi 综合征:常染色体隐性遗传性致密体缺乏,它与眼睑部白化病有关。中性粒细胞、单核细胞以及淋巴细胞中会出现巨大的细胞浆颗粒。

(3) 血小板减少 - 桡骨缺失综合征:常染色体隐性遗传,与巨核细胞减少性血小板减少症相关。

(4) Wiskott-Aldrich 综合征:X 染色体隐性遗传,致密体缺乏和细胞骨架调节缺失,与小血小板、湿疹以及 T 细胞免疫缺陷相关的血小板减少症有关。

(5) May-Hegglin 异常:常染色体显性遗传性粒细胞和血小板异常,与血小板减少症、巨血小板、中性粒细胞的 Döhle 样小体以及慢性肾脏疾病有关。

1.5　由于血小板受体异常导致信号转导缺陷。目前还未查明单一受体的缺陷对患者出血症状的影响有多大。

(1) 整合素 α2β1 和 GPVI(胶原蛋白受体缺陷)。

(2) P2Y12(ADP 受体)缺陷。

(3) 肾上腺素受体缺陷。

(4) 血栓素 A2 受体缺乏。

1.6　由于花生四烯酸途径和血栓素 A2 合成异常导致信号转导缺陷

(1) 血栓素 A2 合成异常伴阿司匹林样缺陷。

(2) 花生四烯酸释放受损。

(3) 环氧化酶缺乏。

(4) 血栓素合成缺乏。

1.7　血小板 - 血管壁相互作用失调(血小板粘附功能缺陷)

(1) Bernard-Soulier 综合征是一种常染色体隐性遗传性疾病,主要是由于血小板受体复合物 GPIb-IX-V 异常或缺失。临床伴随中度到重度的血小板减少症和巨血小板。血小板可以与 ADP、肾上腺素、胶原蛋白以及花生四烯酸正常聚集,但与凝血酶的聚集减弱,而对瑞斯托霉素无反应(详见表 9-4)。

(2) 血小板型血管性血友病是常染色体显性遗传性疾病,与间歇性血小板减少症有关,患者血小板形态正常,高分子量 vWF 多聚体水平下降。须将该病与 2B 型血管性血友病区分。

1.8　其他相关的血小板功能缺陷

(1) Quebec 血小板病:血小板中尿激酶型纤溶酶原激活物(urokinase plasminogen activator, UPA)的表达和储存增加导致血小板过度纤维化,该病会引起外伤或手术的延迟出血。

(2) Scott 综合征:是一种常染色体隐性遗传性疾病,由于血小板膜缺陷导致凝血酶原酶不能与 X 因子激活酶复合体结合。

---

① 译者注:原文在此处可能有错,译者查阅了相关资料做了相应的更改,希望批评指正

（3）蒙特利尔血小板综合征是新近报道的一种 2B 型血管性血友病的变体。

2. 获得性血小板病

2.1 药物诱导

大部分获得性血小板功能障碍是药物诱导的，以下这些药物和血小板功能低下有关，它们一部分是用以达到预期的治疗效果，一部分是药物的副作用。

2.2 强效药

（1）阿司匹林和非甾类抗炎药：阿司匹林使环氧化酶（cyclooxygenase，COX-1）发生不可逆的乙酰化，这将会打断血栓素 A2 的合成（合成需要被弱的激活剂完全激活），从而影响血小板功能。非甾类抗炎药也作用同一条途径，但不能让环氧化酶永久乙酰化，因此阿司匹林对血小板的作用持续 7~10 天，而非甾类抗炎药的作用仅为 24~48 小时。

（2）P2Y12 受体阻断剂（氯吡格雷和替格瑞洛）通过阻断其受体而抑制血小板对 ADP 的应答。氯吡格雷，是目前此类途径最常用的药物，需要服药 4~7 天才能发挥全部的药效，且在停药后药效一般会持续 7 天以上。

（3）抗 IIb-IIIa 药物主要用于心肺旁路手术中急性冠状动脉综合征，主要有阿昔单抗、依替巴肽、替罗非班。

（4）双嘧达莫：轻度血小板功能抑制剂，目前作用机理不清楚。

（5）抗生素（特别是大剂量服用）：青霉素、羧苄西林、氨苄西林、替卡西林、呋南西林、阿诺西林、美洛西林、头孢霉素、呋喃妥因。

（6）血浆容积扩张剂：右旋糖苷、羟乙基淀粉。

2.3 弱效或短效药

（1）化疗药：氯化亚硝脲、蒽环类药物、普卡霉素。

（2）心血管药物：β 受体阻滞剂、钙通道阻滞剂、硝酸甘油。

（3）乙醇。

（4）抗痉挛药：丙戊酸。

（5）三环抗抑郁药：丙咪嗪、阿米替林。

（6）吩噻嗪类：氯丙嗪、三氟拉嗪。

（7）麻醉药：氟烷。

（8）大剂量服用氨基己酸。

（9）造影剂。

（10）某些食品（洋葱、大蒜、生姜、黑木耳）以及食物补充剂。

2.4 诱导疾病

（1）骨髓增生性肿瘤：中度。

（2）骨髓增生异常综合征：轻度。

（3）尿毒症：由胍基丁二酸的积累效应导致的。尿毒症可以通过透析部分纠正，血小板计数正常。

（4）肝脏疾病：除了合并脾亢，一般血小板计数正常，机能失调的血小板将会导致出血。

（5）蛋白异常血症：常见于多发性骨髓瘤和瓦尔登斯特伦巨球血症，除了晚期病例或化疗，一般血小板计数正常。

（6）DIC 对血小板的影响主要是通过纤维蛋白降解产物（fibrin degradation products，FDP）对血小板产生效应实现的。

（7）心肺旁路手术导致血小板功能严重失调，同时也导致血小板减少症。

（8）全血细胞计数：

① 根据不同的发病原因，血小板计数正常、减少或升高（详见上述）。

② 根据不同的发病原因，外周血涂片血小板形态有的正常，有的变大，血小板数量减少。

2.5 实验室检查

（1）与不同激活剂（ADP、肾上腺素、胶原蛋白、凝血酶以及花生四烯酸）反应的血小板聚集和释放实验，以及与瑞斯托霉素的凝集实验是目前评估血小板功能的最好的实验。利用瑞斯托霉素的混合实验（将患者血小板与正常血清混合，以及正常血小板与患者的血清混合）是用来区分 2B 型血管性血友病与血小板型血管性血友病（详见表 9-4）。

（2）PFA-100 是一种用来快速诊断血小板功能的设备。

（3）PFA-100 对阿司匹林诱导的血小板功能缺陷、血小板无力症、血管性血友病较敏感。如果结果为阳性，还应用血小板聚集实验确认。

（4）流式分析术可作为检测血小板功能敏感性高的工具，但目前还未应用于临床。

（5）电镜可用来观察血小板的颗粒，但大多数用于科研。

参考文献

Kottke-Marchant K, Corocoran G. The laboratory diagnosis of platelet disorders. An algorithmic approach. *Arch Path Lab Med*. 2002;126:133–146.

Nurden AT, Flore M, Nurden P, et al. Glanzmann's thrombasthenia: a review of ITGA2B and ITGB3 defects with emphasis on variants, phenotypic variability, and mouse models. *Blood*. 2011;118:5996–6005.

第十四节　凝血因子缺乏性疾病：先天性凝血缺陷

1. 血友病

1.1 定义

血友病 A（Ⅷ因子缺乏）和血友病 B（Ⅸ因子缺乏）是先天性出血性疾病，它们都是 X 染色体隐性遗传，因此患者几乎都是男性。血友病 A 男性患病率为 1∶10 000，而血友病 B 患病率为 1∶30 000。过去分类方法将Ⅺ因子缺乏归为血友病 C，但现在它将被单独列出。获得性血友病的患者有严重的出血倾向，主要是由体内产生抗Ⅷ因子自身抗体（也有少数是抗Ⅸ因子抗体）导致的，患者一般没有出血史，男性和女性都可能患病。

1.2 临床表现

男性患者有出血的家族史，主要是指其母亲一方的其他男性亲属有出血史（1/3 的患者无家族史，而是由于基因突变所致），且该患者自己有自发性的严重出血史，常发生于关节、骨骼肌、胃肠道，偶尔也会出现在中枢神经细胞及其他器官。反复的关节出血如果不能得到及时的治疗会导致残疾甚至死亡。如果婴儿在包皮环切手术中、在长牙时、在第一次站立时(膝关节)出现出血症状应提高警惕排查血友病。血友病 A 和血友病 B 如果凝血因子缺失的水平相同,那么它们出血的严重程度也相似。同种异型抗体(抗Ⅷ因子或抗Ⅸ因子)的出现可能是由于血友病的患者多次输注了相应的因子,这样的患者用替代疗法也很难治愈。一般这种情况血友病 A 的发生率为 15%~30%,血友病 B 的发生率为 3%~5%,发生的年龄小于 20 岁。获得性血友病主要见于产后大出血的患者、淋巴组织增生性肿瘤的患者、老年患者以及无特殊原因出血的患者。

1.3　实验室检查

(1) 筛查实验:

有出血症状的患者初诊推荐以下实验:血小板计数、PT,APTT[①]。一般血友病的患者血小板计数和 PT 正常,而 APTT 有不同程度的延长。

(2) 确认实验:

Ⅷ因子和Ⅸ因子定量检测。严重的血友病患者Ⅷ因子和Ⅸ因子的水平小于正常水平的1%,中度的患者在 1%~5% 之间,轻度的大于 5%。轻度的血友病患者一般没有自发性出血的症状,有的从未有出血史,但会在外伤时大出血。中度的血友病 A 患者在没有输注Ⅷ因子的情况下也可能产生抗体。

(3) 血友病基因携带的女性可能会有一个以上的儿子或女儿患血友病。

携带者的Ⅷ因子的水平一般在正常水平的 50%,但是这个范围较离散,有的会偏低,出现出血症状(女性血友病)。对于疑似血友病携带者或产前诊断的患者,可以使用基因检测技术做明确的诊断。血友病 A 基因携带者最常见的基因缺陷是Ⅷ因子的基因内含子 22 倒位;血友病 B 基因携带者有大量的Ⅸ因子基因缺失,易于诊断。

(4) Ⅷ因子和Ⅸ因子抑制物的检测需要特殊的实验。抑制物的滴度用 Bethesda 单位表示。

1.4　局限性

1.5　Ⅲ型和严重的 2N 型血管性血友病与血友病有相同的临床表现,而且Ⅷ因子的水平都很低,且女性都可能会患病,因此选择特异的实验室检查对于诊断是十分必要的。

参考文献

Verbruggen B, Meijer P, Novakova I, et al. Diagnosis of factor Ⅷ deficiency Haemophilia. 2008;14(Suppl 3):76–82.

Whelan SFJ, Hofbauer CJ, Horling FM, et al. Distinct characteristics of antibody response against factor Ⅷ in healthy individuals and in different cohorts of hemophilia A patients. *Blood*. 2013;121:1039–1048.

2. 血管性血友病

2.1　定义

血管性假性血友病因子(Willebrand factor, vWF)会导致皮肤黏膜严重出血,在严重的病例中甚至会出现凝血缺陷。血管性血友病是最常见的遗传性出血病例,一般在白种人中发病率超过 1%。vWF 在内皮细胞和巨核细胞中合成,以多聚体的形式释放入血,它通过金属蛋白

---

① 译者注:原文是 PTT,但本人查阅和国内的 APTT 是一个指标,因此还是写成 APTT 以便理解。

酶(ADAMTS 13)在血中形成大分子量的多聚体,而发挥其作用,同时通过血小板受体(GP1b)介导血小板粘附,还可以作为Ⅷ因子的载体。大多数的血管性血友病是常染色体隐性遗传。

2.2 临床表现

患者有皮肤黏膜出血史或家族史(除外有严重出血症状的Ⅲ型患者和与血友病相似的2N型患者)(如下);女性患者初潮经血过多。vWD但并非所有的患者都有出血史,因此有的患者会被漏诊。

2.3 实验室检查

由于vWD的临床表现与血小板功能缺陷的相似,因此除了有明确家族史的患者,血小板功能和vWD的实验室检测应同时进行。

正常人和患者的vWF水平之间没有明显的界限,因此确立一个明确切点区分患者和正常人,以及相关遗传学分析正在研究中。

一线检查:

(1) vWF抗原(vWF:Ag)。

(2) Ⅷ因子。

(3) 瑞斯托霉素辅因子(vWF:RCo)实验用于检查vWF的活性。当vWF:RCo/vWF:Ag小于0.7,表示vWF功能缺陷。

(4) vWF活性检测:近期刚上市(HemosIL™)的一种乳胶免疫试剂,可用于vWF的定量检测,据报道该试剂对于vWF活性的检测有很高的特异性和敏感性。

(5) 目前也有些实验室使用胶原蛋白结合实验检测vWF的功能。

二线检查:

① vWF多聚体是用来确定疾病亚型的,一般在患者确诊为vWD后,可以接着做这个检查;

② 瑞斯托霉素诱导血小板凝集(Ristocetin-induced platelet aggregation,RIPA),一般用患者的血小板和血浆作为vWF的来源;

③ 基因检测还处于研究中。

根据实验室检查结果和临床病史分为以下7种类型:

(1) 1型vWD(占70%~80%):vWF数量减少,伴随中度出血症状。此型不易诊断,需要反复检查。

(2) 2A型vWD(占10%~15%):vWF功能缺陷,伴随中度到重度出血症状。高分子量vWF多聚体缺失。

(3) 2B型vWD较罕见,由于vWF与GP1b的结合位点发生功能获得性点突变而导致其功能缺陷,患者的血小板自发凝集引起血小板减少,高分子量vWF多聚体缺失。禁服1-去氨基-8-右旋精氨酸抗利尿激素(DDAVP)。

(4) 2M型vWD较罕见,大多数是常染色体显性遗传,vWF功能缺陷,伴随中度到重度出血症状。vWF与GP1b的结合位点缺失,导致其与血小板无法结合。

2A、2B、2M型vWD的vWF的活性比值很低(小于0.7)。

(5) 2N型vWD较罕见,vWF功能缺陷,伴随中度到重度出血症状。Ⅷ因子与vWF结合位点缺失。因此症状与血友病十分相似。

(6) 3型vWD较罕见,vWF数量减少,伴随中度到重度出血症状。患者在多次输血后可能会产生 vWF 同种抗体。

(7) 血小板型 vWD 不是真正的 vWD。该病由于血小板与 GP1b 的结合位点功能获得型突变而导致血小板功能障碍。这使血小板与 vWF 亲和力增加,引起血小板自发性聚集和血小板数量减少。血小板型 vWD 与 2B 型 vWD 可以通过混合实验或冷沉淀实验区分;而 Bernard-Soulier 综合征患者的血小板在瑞斯托霉素存在时不发生凝集,须与 vWD 区分。

获得性 vWD 常见于淋巴组织增殖性肿瘤、多发性骨髓瘤、MGUS、自身免疫性疾病,甲状腺功能减低、主动脉瓣狭窄(主要是由于蛋白水解作用的增加)、室间隔缺损、胃肠道毛细血管扩张等。

不同类型的 vWD 的主要模式详见表 9-5。

表 9-5　血管性血友病的类型

类型	vWF	Ⅷ因子	瑞斯托霉素 辅因子	瑞斯托霉素诱 导血小板凝集	多聚体
1	↓	↓	↓	N/↓	N(普遍↓)
2A	↓/N	↓/N	↓	↓	HMW 缺失
2B	↓/N	↓/N	↓/N	↑	HMW 缺失
2M	N	N	↓	↓	N
2N	N	↓	N	N	N
3	↓	↓	↓	↓	↓(N 普遍低)
血小板型	↓/N	↓/N	↓	↑	N

N:正常;↓:降低;↑:加入低浓度的瑞斯托霉素升高;HMW:高分子量多聚体。

2.4 局限性

O 型血 vWF 抗原的水平和活性比其他血型低 20%~30%。

vWF 的水平波动较大,且 vWF 和Ⅷ因子都是急性时相蛋白。怀孕后期,剧烈运动或巨大压力下,vWF 的水平可能会比基础水平升高 2~5 倍。另外标本采集和保存等分析前的因素也会影响 vWF 的水平,重复实验是十分必要的。

参考文献

Branchford BR, Paola JD. Making a diagnosis of VWD. *Hematology Am Soc Hematol Educ Program.* 2012;2012:161–167.

Favaloro EJ, Mohammed S, Mcdonald J. Validation of improved performance for the automated von Willebrand factor ristocetin cofactor activity assay. *J Thromb Haemost.* 2010;8:2842–2844.

Nichols WL, Hultin MB, James AH, et al. von Willebrand disease (VWD): evidence-based diagnosis and management guidelines, the National Heart, Lung, and Blood Institute (NHLBI) expert panel report (USA). *Hemophilia.* 2008;14:171–232.

3. Ⅻ因子缺乏

3.1 定义

内源性凝血途径的激活是通过Ⅻ因子的激活实现的,这个激活需要高分子量激肽原和血浆激肽释放酶参与。Ⅻ因子缺乏是由 Hageman 首次提出(因此又称为 Hageman 因子),

Hageman 在术前发现患者 APTT 延长,但没有出血史,无已知的凝血蛋白的缺陷,于是他认为患者体内有血栓形成。XII因子缺乏的患者没有出血倾向,甚至严重缺乏XII因子、激肽释放酶原、低分子激肽原的患者在手术和外伤时也没有大出血的倾向,这说明此凝血因子在止血中的作用微乎其微,但它可能有其他生理作用。

3.2 实验室检查

患者 PT 正常,根据凝血因子缺乏的严重程度 APTT 有不同程度的延长。要通过检查血浆中相关凝血因子的水平(排除其他原因引起的 APTT 延长)来确诊。

XII因子水平不受维生素 K 缺乏和口服抗凝药物的影响。

3.3 XII因子水平下降

先天性:常染色体隐性遗传。40%~60% XII因子以杂合子的形式存在,纯合子几乎检查不到。

(1)获得性:感染性休克。

(2)严重的肝脏疾病。

(3)肾病综合征。

(4)II型高脂蛋白血症。

(5)抗心磷脂抗体阳性的患者循环血中可能有XII因子抗体,使XII因子假性降低。这种情况一般会发生在体内有狼疮抗凝物的患者。

参考文献

Rennee T, Schmaier AH, Nickel KF, et al. In vivo roles of factor XII. *Blood.* 2012;120:4296–4303.

4. XI因子缺乏

大多数情况下,XI因子缺乏是常染色体隐性遗传性疾病。据报道,XI因子基因上可发生 100 多种突变。尽管XI因子缺乏在一般人群中较为罕见,但它在德系犹太人和一些阿拉伯人中较常见。患者出血的情况差异很大,出血的严重程度与XI因子的水平没有相关性,有时XI因子中度缺陷的患者可能会出现出血的并发症,但XI因子重度缺陷的患者却没有严重出血的症状。一般来说,纯合子的患者XI因子严重缺乏,大约只有正常水平的 1%~20%。该病一般不会出现自发性出血,但某些患者会在外伤或手术时大出血,尤其是纤溶活性高的部位,如牙科手术。本书作者遇到一例由于XI因子严重缺乏导致自然流产的患者。XI因子缺乏的患者似乎可以免于缺血性休克和深静脉血栓,但另一方面他们患动静脉血栓的风险也会大大升高。XI因子缺乏的患者 PT 正常,APTT 有不同程度的延长。一般通过检查疑似患者血浆中XI因子的水平来明确地诊断。XI因子水平不受维生素 K 缺乏和口服抗凝药物的影响。

5. XIII因子缺乏

5.1 定义

XIII因子缺乏是一种罕见的常染色体隐性遗传性疾病。XIII因子可以增加纤维蛋白的稳定性,XIII因子缺乏会导致不同程度的出血,如肚脐出血(新生儿患者在出生后头几天)、术后出血、颅内出血。该病还与反复流产和伤口久不愈合有关。

先天性:由于多种突变导致XIII因子缺乏,多数患者血浆和血小板的XIII因子缺乏。

获得性:

　　(1) 肝脏疾病、早产儿、浆细胞瘤、外伤、DIC。

　　(2) 急性早幼粒细胞性白血病和某些慢性白血病。

　　(3) 某些严重缺乏的患者由于治疗导致抗原暴露后产生同种抗体。导致抗体产生的药物如苯妥英钠、异烟肼、青霉素、丙戊酸，一旦抗体形成将会导致严重的出血。

5.2 实验室检查

　　定性检测实验实验是指检测凝固物在 5M（摩尔质量）的尿素溶液中的溶解度。ⅩⅢ因子缺乏患者的血清凝块在尿素、酸、碱中易溶解，而正常人的血清凝块不溶解，因此以正常人作对照，判定结果；如果这个实验结果阳性，继续做混合实验以排除ⅩⅢ因子抑制物的存在；如果没有检测到抑制物，再接着做定量实验检测ⅩⅢ因子的水平以确认是否缺乏该因子。

　　ⅩⅢ因子缺乏不影响 PT（INR）、APTT、凝血酶时间和纤维蛋白原的水平。

　　ⅩⅢ因子水平不受维生素 K 缺乏或口服抗凝药物的影响。

参考文献

Lorand L. Factor XIII and the clotting of fibrinogen: from basic research to medicine. *J Thromb Haemost*. 2005;3:1337–1348.

第十五节　多种原因所致的获得性出血性疾病

1. 弥散性血管内凝血

1.1 定义

　　弥散性血管内凝血（disseminated intravascular coagulation，DIC）是一种获得性、系统性、复杂的综合征，同时伴随出血和血栓症状，它是多种疾病发展到一定阶段出现的并发症（表9-6）。DIC 阶段体内凝血系统被激活，引起微循环中大量血栓形成，由于消耗了过多的凝血因子和血小板而导致出血。组织因子介导的凝血酶形成导致血管内纤维蛋白沉积，继而纤溶系统被激活，加剧了出血的倾向。多数 DIC 是急性的；而慢性或轻度的 DIC 是由于血凝系统持续或间歇被组织因子（如扩散的肿瘤细胞释放出来的物质）激活造成的。

表9-6　DIC 常见的相关病因

感染	细菌性脓毒症（革兰氏阳性和革兰氏阴性）、流行性脑膜炎球菌血症、病毒血症
休克	细菌性休克、出血性休克
代谢异常	酸中毒
产科的并发症	妊娠高血压、子痫、置留死胎、胎盘早剥
肿瘤	恶性肿瘤，特别是胰腺癌、前列腺癌、腺癌
血液病	急性白血病，特别是早幼粒性白血病；血型不符输血导致血管内溶血；骨髓细胞增殖性疾病
外伤	外伤伴随多组织损伤、大手术、烧伤
血管畸形（慢性 DIC）	毛细血管瘤（Kasabach-Merritt 综合征）、大动脉瘤、大主动脉瘤
中毒	蛇咬伤、棕色遁蛛咬伤

1.2 临床表现

大多数急性 DIC 的病例主要发生在 ICU,如终末期器官衰竭、出血、血栓形成——尤其是小血管和导管的血栓形成。有下列相关的诊断之一的,应该考虑急性 DIC 的发生:脓毒症、创伤、癌症、产科的并发症以及严重的免疫反应。

1.3 实验室检查

DIC 的实验室检查是多种多样的,需根据具体的病因和疾病的不同阶段来选择。纤维蛋白原作为一种急性时相蛋白,在 DIC 早期会升高,但随着病情的进展消耗的增加而逐渐下降。在 DIC 起始阶段发生病理性纤维蛋白溶解,但如果当病情十分严重时,纤溶蛋白耗尽纤溶过程可能会减弱甚至消失。

另一方面,原发性纤维蛋白溶解发生可能与 DIC 无关,而与溶栓剂的滴注或前列腺癌等有关。

病情严重的患者 DIC 的诊断首先是床旁诊断,除了出血和血栓的患者,终末期器官损伤的患者也需要考虑 DIC。

重复的实验室检查比单次检查更有意义,下面将这些实验室检查分为三类阐述:

(1)凝血因子的活化和消耗

① PT、APTT 和凝血酶时间会有不同程度的延长,但没有特异性;

② 通过连续监测纤维蛋白原观察其降低的过程,可以发现消耗性凝血障碍的动态变化;

③ 血小板计数减少,但没有特异性。对于血小板减少症和血栓症的患者,需排除肝素诱导的血小板减少症;

④ D-二聚体升高是反映机体高凝状态最理想的指标。为了避免假阳性结果,临床一般采用敏感性较低的半定量乳胶实验检测 D-二聚体以排除深静脉血栓和肺栓塞,而不推荐高敏感性的 ELISA 方法;

⑤ 凝血酶原片段(F1 和 F2)、纤维蛋白肽 A 和 B、凝血酶和抗凝血酶抗体复合物、可溶性纤维蛋白等实验经过反复验证,有较高的阳性预测值,但目前大多数医院实验室还未开展;

⑥ 许多凝血因子和抑制蛋白如蛋白 C 和蛋白 S 由于消耗而减低。其中 V 因子和Ⅷ因子最敏感,降低得最明显。但这些检查都不能确诊 DIC;

⑦ 由于 DIC 是微血管病变的综合症状,在病情严重患者的外周血涂片中可以发现裂红细胞,这是由于溶血性贫血导致的。

DIC 诊断还需要器官衰竭的实验证据,大多数患者伴有典型的肾脏或其他器官衰竭的血生化指征。

(2)纤溶系统的活化:DIC 的患者纤维蛋白降解产物(degradation products,FDP)和 D-二聚体(乳胶法)都升高;而原发性纤维蛋白溶解的患者 FDP 显著升高,但 D-二聚体不升高,且血小板计数正常。

(3)抑制物的消耗

① 抗凝血酶抗体进行性降低(ATⅢ);

② 凝血酶和抗凝血酶抗体复合物、纤溶酶和抗纤溶酶抗体复合物含量升高;

③ α2-抗纤溶酶抗体下降(非诊断必需)。

1.4 建议

根据上面介绍的三类实验推荐一个精简的 DIC 检测组合：D- 二聚体（乳胶法）、FDP 以及抗凝血酶Ⅲ（ATⅢ）。连续监测 ATⅢ 可以观察 DIC 的进展，如果 ATⅢ 显著下降则意味着预后不良。FDP 和 D- 二聚体在慢性 DIC 患者中同样也会升高。除了上述的组合外，还需检测终末器官损伤的生化指标。

读者还可以参阅由国际血栓与止血协会 2003 发表、2007 年修订的相关指南以及 1987 年日本卫生福利部发表的相关指南。

参考文献

Takemitsu T, Wada H, Hatada T, et al. Prospective evaluation of three diagnostic criteria for disseminated intravascular coagulation. *J Thromb Haemost.* 2011;105:40–44.

Yu M, Nardella A, Pechet L. Screening tests of disseminated intravascular coagulation: guidelines for rapid and specific laboratory diagnosis. *Crit Care Med.* 2000;28:1777–1780.

2. 遗传性出血性毛细血管扩张症

2.1 定义

遗传性出血性毛细血管扩张症（hereditary hemorrhagic telangiectasia，HHT）是一种常染色体遗传的血管性疾病，其主要的临床表现为鼻出血、皮肤黏膜和胃肠道毛细血管扩张，肺、脑或肝循环的动静脉血管变性，该病以前被称为奥斯勒 - 韦伯 - 朗迪病。这种罕见的疾病大多数是由两种突变而导致血管生成异常造成的。这两种突变为：内皮素（ENG）和 ACVLR1（ALK1）基因突变，分别导致 HHT1 和 HHT2。另外还有极少数存在编码转录因子 SMAD4 的 MADH4 基因突变。

2.2 临床表现

以下四种症状 HTT 患者至少会出现三种的症状：

(1) 自发的反复的鼻出血。

(2) 多发性毛细血管扩张（唇、口腔、手指、鼻）。

(3) 直系亲属中有患病的。

(4) 毛细血管扩张或动静脉瘘的导致内脏损伤。

2.3 实验室检查

分子生物学检查：基因检测可以筛查出 endoglin，ACVRL1 和 SMAD4 基因，90%HHT 患者都是以上基因中任意一个突变造成的。对于直系亲属有 HHT 的疑似患者，推荐用基因筛查。

全血细胞计数和血清铁的检测：通过全血细胞计数和血清铁的检测发现大部分反复出血的患者伴有缺铁性贫血。

随着抗血管新生疗法的逐步发展成熟，明确诊断 HHT 将势在必行。

参考文献

Dupuis-Girod S, Bailly S, Plauchau H. Hereditary hemorrhagic telangiectasia: from molecular biology to patient care. *J Thromb Haemost.* 2010;8:1447–1456.

（顾春瑜　译）

3. 体外循环心脏手术中出现的止血功能障碍

3.1 定义

出血是接受开放心外科手术患者中的一种常见的并发症(CABG 后大约 30% 的患者需要输红细胞)。出血的病因是多因素的,这些多因素在多个实验研究中得到验证。血小板、纤溶系统、外源性和内源性的凝血途径以及补体系统被激活,都可导致出血并可能出现血栓。心脏搭桥手术出血的首要原因是过度肝素化、纤维蛋白溶解、血小板数量的减少和功能减弱。其他原因是一些肝素以外的药物如抗血小板和抗凝血酶的药物(氯吡格雷、普拉格雷、抗 -GPⅡb/Ⅲa 的药物例如阿昔单抗、阿司匹林)不合理使用。静脉血栓栓塞(DVT 和 PE)经常出现,但是难于辨别。

3.2 实验室检查

凝血、血小板功能和纤维蛋白溶解能够通过常规技术手段监测,在外科病房通过血栓弹力图监测。

(1) 血小板病(血小板功能缺陷病):在搭桥过程中通常发生血小板活化,使用降低血小板功能的药物会加重病情。

(2) 血小板减少症:血小板数量短暂减少。搭桥外科手术结束的时候,由于体外循环的血液稀释、血小板活化、血小板本身的消耗,血小板数量会明显减少 40%~60%。有时候更严重的血小板减少会导致凝血障碍。

(3) 纤溶功能亢进:过度的纤维蛋白(原)降解产物(FDP)的形成。

(4) 肝素化出血通常与鱼精蛋白的不完全活化有关。"肝素反弹"是指:鱼精蛋白从血浆中清除后,淋巴系统释放肝素延迟,这可能会导致外科手术完成后出血。"肝素耐受"可能继发于抗凝血酶缺乏症。过度输注鱼精蛋白本身也会导致出血。

(5) DIC:D- 二聚体的浓度和血纤维蛋白肽 A、B 增加。

4. 肝脏疾病所致凝血功能障碍

4.1 定义

这是一种因严重的肝脏疾病而导致过量出血或偶发血栓形成的综合征。该凝血病是多因素疾病,归因于肝脏在止血和凝血方面具有诸多功能。除了纤维蛋白原、Ⅷ因子以及 VWF 因子以外,大多数凝血因子都有所减少。在晚期肝病患者中,纤维蛋白原显著降低,而Ⅷ因子以及 VWF 因子显著增高。肝硬化患者中 VWF 因子裂解蛋白酶 ADAMTS13 减少,天然的抗凝蛋白(蛋白 C、S、抗凝血酶)减少,这些变化可重新恢复凝血功能。由此可见,凝血因子测量值和临床出血或血栓并无太大的相关性。

(1) 凝血因子合成减少——导致出血。在肝脏疾病中前激肽释放酶和Ⅶ因子是早期降低的凝血蛋白,而纤维蛋白原是晚期降低的一个因子。

(2) 活化凝血因子(尤其是 Xa 因子)的减少——导致 DIC 倾向。

(3) 纤溶酶原、蛋白 C、蛋白 S 以及抗凝血酶的合成减少——导致血栓症倾向。

(4) 纤溶蛋白的抑制物减少——导致过度纤溶增加出血,但能够通过降低纤溶酶原使其平衡。

(5) 异常凝血因子合成——导致出血,偶发血栓形成风险。

9

（6）脾功能亢进——导致血小板减少症，加剧出血。

（7）肝移植凝血病极其复杂，常伴随 DIC 和病理性的纤溶。

4.2 实验室检查

（1）PT 延长（并不推荐将 INR 用于评估肝功能或肝病的出血原因）。

（2）APTT 延长，但是不如 PT 一致性好。

（3）V、Ⅶ、Ⅱ、Ⅸ和 X 因子都降低。

（4）抗凝血酶减少。

（5）纤溶抑制物：凝血酶可激活的纤维蛋白溶解抑制物（TAFI）、纤溶酶原激活物抑制物 1（PAI-1）和 α2- 抗纤维蛋白溶酶降低。

（6）DIC 筛查可能为阳性：DIC 和过度纤溶的区分可能有些难度，两者可能同时存在。

参考文献

Lisman T, Porte RJ. Rebalanced hemostasis in patients with liver disease: evidence and clinical consequences. *Blood.* 2010;116:878–885.

Tripodi A, Mannucci PM. The coagulopathy of chronic liver disease. *N Engl J Med.* 2011;365:147–156.

5. 循环抗凝物

5.1 定义

循环抗凝物是特异性抑制凝血因子（如最常见的Ⅷ或Ⅸ因子）的抗体。抗凝物可能在多次输血的血友病患者身上获得（异抗体），或者自发形成的（自身抗体），最常见的是抗Ⅷ因子抗体。狼疮抗凝物并不是抗凝物，而是血栓前物质。

5.2 临床表现

在以下两种情况下怀疑有循环抗凝物：

（1）A 型或 B 型血友病患者、少数先天性凝血缺陷患者、曾经多次输血且在给予补充缺失因子后仍出血不止的患者。

（2）中年人，尤其是淋巴瘤或者产后患者发生不明原因出血：大多数患者会产生针对Ⅷ因子的自身抗体。

5.3 实验室检查结果和解释

（1）血友病患者，在补充缺失的因子后，经检测该因子并未升高。

（2）无先前出血史的患者发现 APTT 延长，应该高度怀疑获得性循环抗凝物质。取正常血浆与患者的血浆各一半混合后在 37℃孵育 1~2h 并未改善 APTT 延长现象，则证实存在循环抗凝物质。

（3）可特异性滴定Ⅷ或Ⅸ因子抑制物的效价，结果报告详见相关章节。

第十六节 血栓性疾病

1. 易栓症

1.1 定义

易栓症是指遗传或获得性的,由于凝血系统异常(即一种高凝状态)所引起的血栓发作。血栓形成偏向以动脉或静脉为主。50% 的遗传性易栓症均来源于获得性危险因素。

1.2 临床表现

1.2.1 怀疑遗传性的易栓症

(1) 静脉易栓症

① 有静脉血栓栓塞(VTE)家族史或患 VTE 时较年轻(<45 岁);

② 周期性复发的 VTE;

③ 最小的或者无诱发的 VTE;

④ 异常位点的 VTE(上肢、肠系膜静脉、大脑静脉);

⑤ 无明显病因学的肺栓塞(PE);

⑥ 新生儿紫癜;

⑦ 华法林诱导的皮肤坏死;

(2) 动脉易栓症;

意外的或无法解释的动脉血栓形成事件

1.2.2 怀疑获得性的高凝状态

家族史未明的情况下不明原因的未受刺激的动脉或静脉血栓栓塞形成。一些患者静脉和动脉都有血栓栓塞形成。

1.3 实验室检查

什么时候需要进行遗传性血栓倾向检测?谁需要做?需要用什么试验来检测?

针对发生急性静脉血栓栓塞的患者,其血栓倾向检测并不紧急,因为检测结果并不能改变治疗决策。当患者通过华法林和(或)肝素治疗已经从严重状态恢复到正常状态,并停药 2~4 周,可以考虑进行易栓症倾向检测。

1.3.1 怀疑遗传性的易栓症

遗传性易栓症的检测只适用于有限的目的,并且不应该被作为常规的检测。患者偶发的 VTE 和易栓症很少复发。

检测无症状的 VTE 患者家族成员,易栓症倾向检查结果为阳性。

(1) 静脉易栓症:大多数常见的遗传性静脉易栓症原因是 V 因子 Leiden 和凝血酶原基因突变。蛋白 C、S 缺失,抗凝血酶缺乏和异常纤维蛋白原血症非常少见。Ⅷ因子的活性增加是目前得到认可的预测易栓症的一项独立危险因子。

① 一级检测[①]

活化蛋白 C 抵抗(APCR):功能检测

[①] 最好同时进行一级检测的五个检测,因为遗传性的静脉易栓通常是多基因所致。

凝血酶原 G20210A：基因检测

蛋白 C 活性[1]：功能检测

蛋白 S 活性：功能检测

抗凝血酶 AT 活性：功能检测

② 二级检测

Ⅴ因子 Leiden 突变检测（如果 APCR 不正常）：基因检测

蛋白 C 抗原检测（如果功能检测值低）

蛋白 S 抗原检测（总的和游离的，如果功能检测值低）

AT 抗原检测（如果功能检测值低），DIC、肝素治疗或肝脏疾病除外，免疫检测很少需要

③ 三级检测

异常纤维蛋白原血症的凝血酶原时间和纤维蛋白原检测

Ⅷ因子促凝检测

④ 另外一些凝血因子（纤维蛋白原、Ⅶ、Ⅸ因子和 vWF 因子）可评估显著的升高——它们的适用性尚无据可查。纤维蛋白原被用于纤维蛋白原异常症的检测

（2）动脉易栓症[2]

① 脂质谱

② 脂蛋白 a

③ 同型半胱氨酸

1.3.2 怀疑获得性的高凝状态

① 一级检测

狼疮抗凝物

抗心磷脂和抗 -β2 糖蛋白 1 抗体（IgG 和 IgM）

抗核抗体（ANA）

② DIC（推荐的 DIC 检测组合：FDP、乳胶法 D- 二聚体、抗凝血酶）

③ 肝素诱发的血小板减少症（HIT）必须除外

DVT/PE：一种具有 ELISA 的灵敏度、基于概率算法的定量检测 D- 二聚体的方法

脂质谱

同型半胱氨酸

④ 二级检测

广泛存在的可能有普遍意义的肿瘤或骨髓增生突变，包括 JAK-2 突变

需要考虑的危险因素

妊娠

阵发性睡眠性血红蛋白尿症（流式细胞仪）

药物：化疗药，沙利度胺、来那度胺、他莫昔芬、避孕药，激素替代疗法

⑤ 如果非常怀疑 TTP，在开始治疗后应进行后续的 ADAMTS 13 测定；

---

[1] 华法林治疗会导致维生素 K 依赖的因子（包括蛋白 C、蛋白 S 和蛋白 Z）假性降低，因此此时并不推荐检测蛋白 Z。

[2] 没有文件表明对静脉易栓症需要做以下检测，除非动脉易栓症发生的时候。（但当在儿科 APCR 时，易栓症出现特发性缺血性休克的时候例外）。

⑥ 慢性肾脏疾病和肾病综合征；

⑦ 如果怀疑早幼粒细胞性白血病，需要诊断检测（FISH、核型、流式细胞仪）骨髓抽吸，随后开始治疗。

参考文献

Dahlback B. Advances in understanding pathogenic mechanisms of thrombophilic disorders. *Blood.* 2008;112:19–27.

Huisman MV, Klok FA. How I diagnose acute pulmonary embolism. *Blood.* 2013;121:4443–4448.

Middeldorp S. Is thrombophilia testing useful? *Hematology Am Soc Hematol Educ Program.* 2011;2011:150–155.

2. 抗磷脂抗体综合征

2.1 定义

抗磷脂抗体综合征（antiphospholipid antibody syndrome，APS）是自身免疫性血栓形成前疾病，能够影响动静脉循环。另外一个主要的临床表现发生在产科。实验室的诊断标准是狼疮抗凝物（LA）（见下）、β2糖蛋白1 ELISA、抗心磷脂抗体（抗体IgG或IgM）（参照第十六章相关部分）的出现。APS的诊断需要至少12周的临床指征和实验室结果的确证。比起抗心磷脂抗体（anticardiolipin antibody，ACA），狼疮抗凝物更常见伴随于血栓形成事件。抗磷脂抗体（antiphospholipid antibody，APLA）直接拮抗磷脂结合的血浆蛋白。APLA包含一个异质的抗体家族，包括自体或异体抗体（IgG和IgM），直接特异性紧密结合于血浆蛋白类的磷脂表面。抗原靶标是β2糖蛋白1抗体、II因子（凝血酶原前体）和蛋白C、蛋白S、激肽原类、补体因子H以及钙磷脂结合蛋白V。通常检测最多的APLA亚群包括ACLA、抗凝血酶原抗体、抗-β2糖蛋白1抗体。

2.2 哪些人需要检测APS？

内科患者：APS发生于早期或者一些潜在的疾病，最常见的有系统性红斑狼疮（SLE）、其他结缔组织病、感染或药物使用后等。四肢深静脉或脑动脉循环是常见的血栓位点。一小部分人群会发展为严重的APS，高死亡率的多器官衰竭。

产科患者：妊娠10周或以上，不能得到很好解释的死胎妊娠者；妊娠34周以前的患者有严重的先兆子痫、子痫、胎盘功能不全者早期（一般在第二个三个月或第三个三个月的前期）妊娠有宫内发育迟缓和早产者。

实验室检测

2.3 实验室结果

尚无能确定APS诊断的单独检测。常用组合项目检测，比较经典的包括APL凝集试验筛查，检查是否存在LA。抗心磷脂抗体（ACA）和抗-β2糖蛋白1抗体也应该一并检测。

LA的检测主要原理是抗体凝集反应，通过加入抗体后观察PT或APTT时间的延长。PT常见延长，但是可能仅仅是边界延长，甚至正常。由于一些试剂对LA不敏感，并不是所有的APTT试剂测定都能够显示延长。

2.3.1 LA 凝集试验：

（1）PT 的检测常用来排除口服或其他抗凝药物的影响。这个紧跟着随后的两个筛查试验。

（2）APTT 的检测需要使用对 LA 灵敏的 APTT 试剂。

（3）如果 PT 时间延长且怀疑有 LA 时，需使用 PT 稀释试剂。如果任何一个时间延长，则使用确证实验。

（4）Staclot LA 试验：这种试剂通过 6 角相磷脂抑制 LA 抗体，如果 LA 存在，延长的 PT 或 APTT 凝血时间将得到校正，也能确证 LA 的存在。

（5）第二个测试是稀释蝰蛇毒（dRVVT）的浓度和延长时间。该试剂能够活化凝血因子 X。如果 dRVVT 时间延长便可以怀疑存在 LA。如果凝固时间缩短则需要一个确证检测帮助判断 LA 是否存在。

（6）PT 显著延长和（或）具有出血指征的患者的Ⅱ因子水平测定的时候，可能检测到Ⅱ因子抗体。

2.3.2 免疫测定：

（1）ELISA 方法检测 IgG 或 IgA、ACA，是否有实用价值目前还存在着争议。

（2）ELISA 方法检测抗 -β2 GP 1。

（3）APS 患者中，一半的患者 ANA 测试呈现低滴度（1∶40~1∶160）阳性结果。

（4）梅毒生物学假阳性血清试验。

（5）CBC 用于评估可能的贫血症、白细胞减少症、血小板减少症。

（6）SLE 血清学检测。

（7）肾功能检测

2.4 局限性

对正在接受肝素或者抗凝药物治疗的患者而言，LA 检测很困难（但并非无法完成）。当该部分患者需要检测时，实验室应该注意到抗凝治疗对这部分患者带来的影响。

参考文献

Giannakopoulos B, Krilis SA. Mechanism of disease: the pathogenesis of the antiphospholipid syndrome. *N Engl J Med.* 2013;368:1033–1044.

Giannakopoulos B, Passam F, Ioannou Y, et al. How we diagnose the antiphospholipid antibody syndrome. *Blood.* 2009;113:985–994.

Rand JH, Wolgast LR. Dos and don'ts in diagnosing antiphospholipid syndrome. *Hematology Am Soc Hematol Educ Program.* 2012;2012:455–459.

3. 血栓性血小板减少性紫癜 / 溶血性尿毒症综合征

3.1 定义

血栓性血小板减少性紫癜（thrombotic thrombocytopenic purpura，TTP）和溶血性尿毒症综合征（hemolytic uremic syndrome，HUS）是以全身性血小板聚集为特征的严重的微血管血栓性病变，能引起多个器官缺血、血小板减少症并产生红细胞碎片。临床表现为微血管溶血性贫血、血小板减少症以及偶发的神经系统及肾脏的损伤。TTP 和 HUS 引起的紊乱有许多相似之处。然而，它们之间也存在种种差异，需要分别予以考虑。

3.2 可疑情况

血栓性血小板减少性紫癜

（1）传统上描述 TTP 患者通常具有以下五种症状特征：发热、微血管溶血性贫血、血小板减少症、肾损伤以及神经系统功能的损伤。而事实上多数患者都只是表现为上述五种症状特征的一部分而并非全部，所以这五种判断标准不再被使用。

（2）TTP 可以是先天性的，也可以是获得性的，由抗 ADAMTS 13 抗体所引起（如图 9-4）。由遗传所引起的表型是非常罕见的，被称为 Upshaw-Schulman 综合征，这是由纯合子或杂合子 ADAMTS13 基因突变所造成的。

（3）ADAMTS13 是一种能够降解大分子量 pro-vWF 组分的金属蛋白酶，能降低体内 pro-vWF 诱导血小板聚集。它的缺失会导致高分子量的 vWF 多聚体形成诱导血栓并释放入循环系统。

（4）TTP 可以大致分为两类：一种是急性特发性 TTP（经典型）约占全部病例的 1/3；另一种是继发性 TTP（约占全部病例的 2/3）经证实能由以下致病条件或因素所引起：细菌或病毒感染（包含艾滋病）、妊娠（尤其是在妊娠第三个三个月及产后）；某些药物：如 ADP 血小板功能抑制剂[现在已很少使用的噻氯匹定和氯吡格雷（偶尔引发）]、奎宁、丝裂霉素 C、顺铂、博莱霉素、α- 干扰素、环孢素、他克莫司及其他免疫抑制剂或化疗药，恶性肿瘤扩散和异基因干细胞移植。经典型 TTP 主要发生在成年人身上，尤其是女性发病率较高。

溶血性尿毒症综合征

（1）HUS 主要是一种儿科疾病。它通常在儿童身上表现为近期腹痛和血性腹泻并会发展成急性微血管病溶血性贫血、血小板减少症以及急性肾衰竭。这是由 E. coli 0157：H7 菌株（美国最常见的致病因素）或志贺菌分泌的志贺毒素引起的一种感染并发症（参见图 9-4）。在不同的国家，HUS 中其他细菌作为病原体可能已经被发现。HUS 是一种自限性疾病。

（2）非典型 HUS，大约占全部病例的 10%，作为一个现代术语指由补体调节异常所引起的 HUS。在这些患者中，可能检测到低水平的血清 C3 水平。

3.3 实验室指标

血栓性血小板减少性紫癜

（1）CBC

① 微血管溶血性贫血：Hb<8g/L；

② 白细胞可能会增高（伴随中性粒细胞增多）或计数正常；

③ 血小板：严重的血小板减少症（通常 <20 000/µl）要迅速给予相应有效治疗；

④ 外周血涂片（PBS）：红细胞碎片（裂红细胞）占到总 RBC 的 1% 以上（或≥2 个 /HPF）；它们随着治疗的进行而降低（在少数病例中裂片细胞缺失）。镜下特征：有核红细胞、嗜碱性点彩红细胞、由网状细胞增多而产生的嗜多色性细胞。

（2）LDH 水平非常高（在实际情况中 >1 000U/L 并不罕见）；LDH 水平随治疗而减少并有助于评估预后。

（3）结合珠蛋白减少。

（4）间接胆红素升高。

（5）直接 Coombs 实验阴性。

（6）凝血实验正常并有助于排除 DIC。

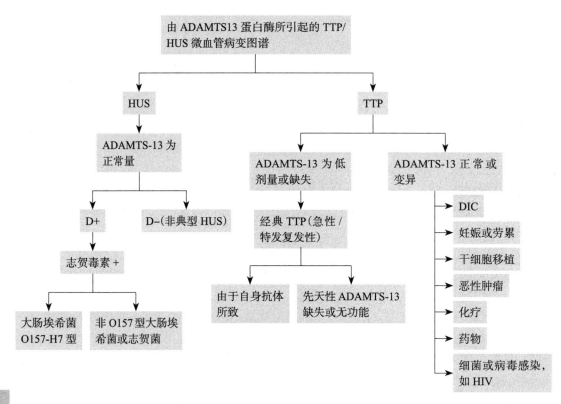

图 9-4 由 ADAMTS13 蛋白酶所引起的血栓性血小板减少性紫癜 / 溶血性尿毒症综合征（TTP/HUS）微血管病变图谱

（7）可能有肌酐水平的升高，但在 HUS 伴随发热时升高更有标志性。

（8）HIV 血清学检测是必要的，用以排除 HIV 作为致病因素的可能。

（9）ADAMTS13（见图 9-4）。

① 检测 ADAMTS 13 水平最有助于确诊 TTP 并有助于随访，因为它的检测提供了有用的预后信息。较新的"第二代"检测方法更容易操作，适用于在一些商业化实验室中，可以缩短检测时间；

② 当其他诊断 TTP 标准存在时，临床医生不应该一定等待 ADAMTS13 或其抗体水平的检测结果出来后才开始治疗。血浆极低水平的 ADAMTS13（<5%~10%）是诊断 TTP 的其中一个依据，但并非完全特异，因为在非 TTP 微血管病性贫血病例中也可能偶尔出现。可以预见，诊断时缺少 ADAMTS13 检测会导致预后近一半病例出现复发的情况；

③ 在与同种异体干细胞移植相关的血栓性微血管病变、化疗和其他药物的应用以及在 HUS（见下述）中蛋白酶的水平在大多数病例是正常的。由于（94%~97%）的特发性 TTP 病例是由于抗 ADAMTS13 抗体的作用而引起，所以在酶的测定过程中相关抗体的检测也应同步进行。

溶血性尿毒症综合征

（1）CBC、LDH、结合珠蛋白、间接胆红素、直接 Coombs 实验和凝血实验结果与上述 TTP 类似。

（2）在大多数病例中肌酐水平很高。

（3）尿分析可能会出现蛋白尿和红细胞管型。

（4）ADAMTS13 水平在大多数 HUS 病例中是正常的。

参考文献

George JN. How I treat patients with thrombotic thrombocytopenic purpura: 2010. *Blood.* 2010;116:4060–4069.

Kremer Hovinga JA, Lammle B. Role of ADAMTS13 in the pathogenesis, diagnosis, and treatment of thrombotic thrombocytopenic purpura. *Hematology Am Soc Hematol Educ Program.* 2012;2012:610–616.

第十七节　其 他 疾 病

铁过载性疾病和遗传性血色素沉着病

1.1 定义

铁过载性疾病（iron overload disorders，IOD）一词是指因铁供应增加超过身体代谢能力所导致的铁储备增高的疾病。由于铁的毒性，其过量会导致组织受损（肝硬化常发展为肝细胞癌、糖尿病和心肌病）。IOD 可能通常是原发的——常见遗传性的，其次是继发性的（获得性的）。北美和西欧最常见的 IOD 表型是遗传性血色素沉着病（hereditary hemochromatosis，HH）。

1.1.1 遗传性（原发性）血色素沉着病

（1）HH 是 HLA 连锁的常染色体隐性缺陷病，是由于十二指肠过度吸收从膳食中来源的铁而导致过量的铁沉积在各器官。HH 是由占 10% 的高加索人群存在异常基因所导致（详见下面的遗传学调研）。与基因型或生化表型不同，该病相当罕见。过度产生自由基以及 Fenton 反应使得过量的铁对细胞产生毒性作用。

（2）血色素沉着病的其他遗传形式有青少年遗传型血色病、新生儿血浆铜蓝蛋白缺乏性血色病、转铁蛋白受体 -22 或铁转运蛋白 -1 突变型以及非洲型铁超载（连锁遗传导致的吸收增加及摄入过多，尤其常见于班图人）。

1.1.2 继发性血色病

（1）铁剂长期摄入量增加。

（2）低效能红细胞生成和（或）血管外溶血性贫血（尤其与多次输血相关时）：镰状细胞性贫血、重型 β- 地中海性贫血、再生障碍性贫血以及骨髓增生异常综合征。

（3）长期血液透析。

（4）迟发性皮肤卟啉病（未成年人）。

（5）酒精性肝病（沉积于 Kupffer 细胞中的铁）及其他慢性肝脏疾病。

（6）门体静脉分流术后。

1.2 可疑情况

在有 HH 家族史的个体中或伴随慢性肝病、皮肤色素过度沉着或没有明确发病诱因的糖尿病患者中以及不明原因的关节炎、心肌病或性腺机能减退的患者中，应该考虑 IOD 的可能性。虚弱和嗜睡也可能是 HH 的表现形式。获得型 IOD 的个体通常会伴有诱发铁储量增加的病史或者接受了多次的输血。

1.3 实验室指标

(1) 用血清铁检测来反应体内铁储量的增加、影像技术(如使用特殊技术的 MRI)、肝组织活检以及对静脉切开反应评估的临床指征用以确定 IOD 的存在。当怀疑是遗传型中的一种时,遗传学检测是有帮助的。

(2) 转铁蛋白饱和度是筛查疑似北欧血统 IOD 的最佳方法。在纯合子 C282Y 突变中最佳的表型预测方法始终是早期起始数值持续 >45%(详见下文)。转铁蛋白饱和度百分比经常会 >70% 甚至可能达到 100%。

(3) 总铁结合力是类似于转铁蛋白饱和度的测定法,并且随着铁储量的增加而增加。

(4) 大约 2/3 的 IOD 患者发现有血清铁蛋白的增加。血清铁蛋白男性 >300 血清铁蛋以及女性 >2 000 血清铁是进一步筛查 IOD 患者炎症反应或自身免疫性疾病值得推荐的阈值范围,但尚缺乏证据支持。在确诊过程中,血清铁蛋白通常 >1 000,这表明体内组织中铁的生化积累状况。而其临界阈值与肝硬化发展过程的相关性尚不知晓。

(5) 血清铁水平通常升高(女性 >200 通常升 dl;男性 >250 通常升 dl),但这个检测不太可靠,尤其是作为单独判断标准时。

(6) 其他预测各种器官损伤的实验室检测:

① 糖尿病的检测;

② 软骨钙质沉着病(假性痛风);

③ 垂体功能障碍;

④ 肝功能测试。

(7) HH 的遗传学检测。注意:筛查 HH 的第一步应该是表型分析,筛查策略包括测定转铁蛋白饱和度以及血清铁蛋白,这些都要在遗传学检测前进行。

① HFE 遗传性血色病;

② 在大多欧洲血统的患者中,HH 是伴有主要组织相容性定位在 6 号染色体上被称为 HFE 的两个特定基因突变的结果。HFE 基因有两个常见的错义突变:C282Y(非高加索人群中罕见)和 H63D(在高加索和非高加索人群中均有发现),但在 HH 中很少明确定义其作用角色;

③ HH 纯合子的患者具有 C282Y/C282Y 基因型,有患上表型 HH 疾病的风险。这种疾病似乎有较低的外显率。这些基因发生充分表达外显的原因仍然是未知的。区别于 HH 的其他表型,在纯合子型中更普遍存在肝功能检测指标的异常。影响的因素可能会是遗传、性别和含铁量高的食物或者酒精的摄入。如果在临床及生化标志物上没有血色素沉着症的特点,是不推荐进行遗传学筛查的。对已明确 HH 诊断的先证者所在家族进行基因筛查,将可能有助于发现受相同突变影响的其他家族成员;

④ 具有 C282Y/ 野生型基因型的患者,由于是 HH 杂合子,所以发生铁负荷超量的风险较小;

⑤ 具有 C282Y/H63D 基因型的患者(每个等位基因均有相应突变)中有 60% 的几率患上中度 IOD,并有 35% 的几率铁储量正常。

(8) 非 HFE 遗传性血色病

① 青少年血色沉着病(juvenile hemochromatosis,JH)是 HJV 基因在染色体 1q21 突变的结果。这是一种罕见的常染色体隐性遗传病,与 HH 类似,但通常在十几岁开始发病;重度型 JH 是由 HAMP 突变引起,该基因与铁调素有关(野生型铁调素能够在铁储量增加时浓度升高从而阻断铁的吸收);

② 铁转运蛋白基因突变导致常染色体显性型 HH 发生;

③ 控制铁转运的基因突变以及血浆铜蓝蛋白基因突变均会导致常染色体隐性铁超负荷紊乱的发生。

1.4 局限性

(1) 在没有 IOD 的情况下,血清铁蛋白也可在重度炎症以及肝脏坏死时增高,在 HH 患者中,它的升高迟于转铁蛋白达到饱和。

(2) 血清铁水平具有昼夜波动性,在晚上达到最低值,在上午 7 点至中午时段最高。

参考文献

Adams PC, Barton JC. How I treat hemochromatosis. *Blood*. 2010;116:317–325.

Camaschella C. Treating iron overload. *N Engl J Med*. 2013;368:2325–2327.

Fleming RE, Ponka P. Iron overload in human disease. *N Engl J Med*. 2012; 366:348–359.

Hoffbrand AV, Taher A, Cappelini MD. How I treat transfusional hemochromatosis. *Blood*. 2012;120:3657–3669.

(朱静　译)

9

第十章

遗传性疾病

10

　　遗传性疾病是指由于基因缺失、缺陷或染色体畸变所引起的一类疾病。遗传疾病可在 DNA、RNA 或蛋白质的水平上进行检测。通过分析人 DNA、RNA、线粒体 DNA、染色体、蛋白质或某些代谢物可以确定机体相应的改变是遗传性的还是获得性的。通过直接检测构成基因的 DNA 或 RNA（直接测试）、观察致病基因的连锁基因（连锁分析）、检测酶活性或相应代谢产物（生化分析）、检测染色体（细胞遗传学检测）等（www.genetests.org）可以确诊或排除遗传性疾病、评估个体的患病风险、筛选携带者或识别影响个体药物代谢率的基因变异。目前已有数百种遗传分析项目进入临床应用，另外还有很多基因测试项目处于开发阶段，因此，遗传检测将会成为疾病诊治和遗传咨询过程中的一个重要组成部分。

第一节　概　　览

1. 分子诊断：遗传检测的类型

　　诊断性遗传检测：对有症状个体所进行的确证试验。

　　症状前遗传检测：对无症状人群进行发病风险的评估（例如：亨廷顿病）。

　　携带者检测：用于确定被检者是否携带有隐性遗传性疾病的致病基因。常染色体隐性遗传病的致病基因在常染色体上，基因性状是隐性的，只有纯合子时才显示病状。此种遗传病父母双方均为致病基因携带者所生孩子的患病风险是 25%。

风险因素分析:例如常见疾病——阿尔茨海默病、帕金森病和糖尿病有关的基因变异检测。

药物基因检测:用于确定个体对药物反应的差异。

着床前检查:用于体外受精过程中胚胎植入前的遗传病或相关疾病诊断。

产前诊断:用于诊断发育中的胎儿可能患有的遗传性疾病。

新生儿筛查:由国家公共卫生项目实施用于新生儿某些遗传性疾病的检测,以便早期诊断和干预。

2. 遗传咨询

遗传咨询是指评估患者或其亲属患有遗传性疾病的风险、告知其疾病的性质和后果以及疾病的进展或传播的可能性,另外在疾病管理和计划生育方面给予相应的意见,以防止、避免或改善这种疾病发生的过程。任何人都可以寻求基因咨询,以了解是否有可能罹患某种遗传性疾病。怀孕妇女应进行遗传咨询或产前检查。由遗传咨询师建议病人需要进行检查的项目,并告知、解释检查的结果。

如果产前检查结果有异常,遗传咨询师应对患者罹患该疾病的风险进行评估,并向患者进行解释,给予相应的建议。一些曾生育罹患遗传性疾病子女的人也可能需要进行基因咨询,遗传咨询师应向患者解释这种疾病的相关知识以及再次孕育孩子罹患该疾病的风险。对于具有阳性家族史的病例,遗传咨询师应评估其发病风险和复发概率,并向咨询者解释相关病情细节。

3. 知情同意

知情同意是由医护人员向意识清醒的患者讲述相应信息的过程,使患者成为医疗决策的知情参与者,做出接受或拒绝治疗的选择。通过这种方式,患者可以获得与他们的健康状况和治疗方案相关的信息,并且参与决定他们是否愿意接受相应的疗法进行治疗。

"发布医疗信息请求书"是一份请求公布个人遗传信息或包含这些信息的医疗记录的书面许可文件。请求书中应当阐明请求公布这些信息的目的,并与其他医学信息的书面同意书区别开来。

"遗传信息"是指能够记录的、独立的、可识别的基因检测结果。多数情况下,实验室需收到一份由医生签署的已事先获得患者书面知情同意的文件后才可以进行基因检测。

4. 基因检测时需考虑的因素

(1)家族史——是遗传疾病风险的重要信息来源。考虑的因素包括:疾病的遗传方式、疾病的种类、新发突变的可能性、遗传病的易感人群、父母亲的血缘关系、收养关系、人工授精的精子捐赠者以及多性伴侣等。

(2)风险因素——年龄、曾经或现在的生活环境等,这些都可能是遗传病易感人群患病的风险因素。

(3)治疗或预防性治疗的可行性。

(4)改变患者行为的可能性——预防行为

(5)测试对患者有益原则——如果测试结果可能对病人造成"心理伤害",则需在测试前和测试后对患者进行遗传咨询(如亨廷顿病)。在临床上尚未发现疾病时,高危人群可能希望在知情的情况下做出生育和职业选择。

5. 反遗传歧视立法

自 1990 年以来,大多数欧洲国家都颁布了针对生命或健康的反遗传歧视的法律,以防止人们对基因信息的滥用。除了在处理、使用基因数据法律中相关的防歧视条款(根据欧盟数据保护指令,有关健康的基因数据是敏感数据,因此该信息需要进行保密)外,欧盟没有特定的基因立法。

美国 2008 基因反歧视法案第一章:医疗保险(Sec. 101)中的遗传非歧视原则:修订了 1974 年雇员退休收入保障法案(ERISA)、公共卫生服务法案(PHSA)以及国内税收法规,禁止遗传信息的基础上调整保险费用或供款金额。

美国基因反歧视法案第二章:禁止基于遗传信息的就业歧视(Sec.202)。禁止雇主、职业介绍所、劳工组织或联合劳动管理委员会根据遗传信息以任何方式剥夺或变相剥夺个人就业机会,包括进行个人限制、隔离或对员工进行分类等,否则视为非法雇佣行为。

除以下特殊原因,禁止雇主、职业介绍所、劳工组织或联合劳动管理委员会索要或购买雇员的遗传信息,否则视为非法雇佣行为。特殊原因包括:①家庭和医疗休假法的认证要求提供此类信息;②所涉及的信息用于对工作场所中有毒物质的生物效应进行遗传监测;③雇主为执法目的进行 DNA 分析,作为法医实验室用于鉴定人类遗骸的目的。

6. 用于检测和监测感染性疾病的分子诊断试验

检测样本应于治疗开始前收集。

定性检测:检测病毒是否存在或确认病毒抗体是否为阳性的测试;报告为"阳性"或"阴性";具有高度的敏感性。

定量检测:测量病毒的数量,以监测治疗效果(copies/ml,IU/ml,log)。

基因型:在实施抗病毒治疗时需确定病毒类型或亚型。基因型检测有助于制订治疗方案、确定治疗时间及预估治疗反应。一旦确诊感染,即应进行病毒基因型检测,确定病毒基因型别也可能有助于判断感染源。

分子诊断试验灵敏度高,可以在其他标记为阴性的情况下及早发现感染,或用于检测免疫缺陷患者的感染情况(由于免疫缺陷可能造成抗体阴性)。在监测患者对治疗的反应时,分子检测也优于免疫测试,分子检测可先于抗体转为阴性。

分子检测利用生物物种和亚种的基因组序列的保守区域进行检测,具有较高的特异性

遗传性疾病

第二节 免疫系统性疾病

家族性地中海热

(1) 定义

家族性地中海热(familial mediterranean fever,FMF)是一种遗传性炎性疾病,是由编码

一种被称为 pyrin 或 marenostrin 蛋白质的 *MEFV* 基因突变所引起的。

（2）临床表现

典型家族性地中海热（FMF）是一种常染色体隐性疾病（MIM#249100），由 *MEFV* 基因中的纯合或复合杂合突变致病，其特征是腹膜、滑膜或胸膜下反复发作的发热和炎症，并伴有疼痛。患者可能会出现淀粉样变并发症。家族性地中海热（FMF），典型家族性地中海热的常染色体显性遗传型别（MIM #134610），为 *MEFV* 基因杂合突变，其特征是反复发作的发热和腹痛，一些患者出现淀粉样变。*MEFV* 突变可导致 pyrin 蛋白合成减少或产生异常 pyrin 蛋白，导致机体没有足够的正常蛋白来控制炎症，引起不适当的或长期的炎症反应。

（3）实验室检查

对 *MEFV* 基因进行突变分析；但要注意也有一些 FMF 患者没有发现相关突变。

（4）其他注意事项

一些研究证据表明，*SAA1* 基因也可以改变 *MEFV* 基因 M694V 突变的人患淀粉样变的风险。

第三节　代谢性疾病

1. 家族性高胰岛素血症

1.1 定义

家族性高胰岛素症（familial hyperinsulinism，FHI）患者体内胰岛素水平显著高于正常。家族性高胰岛素低血糖症 -1（familial hyperinsulinemic hypoglycemia-1，HHF1；MIM #256450）或婴儿持续性高胰岛素低血糖症（persistent hyperinsulinemic hypoglycemia，PHHI）由编码胰岛 β 细胞的内向整流钾通道 SUR1 亚基的 *ABCC8* 基因突变引起。

HHF2（MIM #601820）是由编码胰岛 β 细胞钾通道 kir6.2 亚基的 *KCNJ11* 基因的突变引起。

HHF3（MIM #602485）由葡萄糖激酶基因（*GCK*）突变引起。

HHF4（MIM #609975）由 *HADH* 基因突变引起。

HHF5（MIM #609968）由胰岛素受体基因（*INSR*）的突变引起。

HHF6（MIM #606762）由 *GLUD1* 基因突变引起。

HHF7（MIM #610021）由 *SLC16A1* 基因突变引起。

其他可能涉及高胰岛素症的基因：*HNF4A* 和 *UCP2*。

1.2 临床表现

患者经常出现低血糖（低血糖症），此病主要见于婴儿和儿童，成人发病率要低得多。

1.3 实验室检查

1.3.1　自发性低血糖症发作期间可进行血液和尿液检测。

1.3.2　组织学表现为异常胰岛 β 细胞类型："弥漫型"、"病灶型"、"非典型"或"镶嵌型"。

1.3.3　正电子发射断层（F-DOPA-PET）扫描。

1.3.4　分子诊断试验：

针对特定种族的突变分析:对德系犹太人可先对 *ABCC8* 基因的 Phe1387del 和 c.3989-9 G>A 两种突变进行检测;芬兰人主要检测 *ABCC8* 基因的另两个突变:p. Val187Asp 和 p.Glu1506Lys。

序列分析:全面的基因检测可以有重点地选择某些基因或多基因组合。血氨升高的患者应首先进行 *GLUD1* 突变检测。患有严重疾病的新生儿应首先进行 *ABCC8* 和 *KCNJ11* 基因检测。

1.3.5 携带者检测:需首先确定家族中致病基因突变。

1.3.6 产前诊断和植入前基因诊断(PGD):需首先确定家族中致病基因突变。

1.4 其他注意事项

在大约 50% 的病例中,高胰岛素症的遗传因素是未知的。

参考文献

Glaser B. Familial hyperinsulinism. In: Pagon RA, Adam MP, Bird TD, et al., eds. *GeneReviews™ [Internet]*. Seattle, WA: University of Washington, Seattle; 2003:1993–2013 [Updated 2013 Jan 24]. Available from: http://www.ncbi.nlm.nih.gov/books/nbk1375/

2. 枫糖浆尿毒症

2.1 定义

枫糖浆尿毒症(maple syrup urine disease,MSUD)是一种遗传性支链氨基酸代谢障碍疾病。枫糖尿病至少可由 3 个基因的纯合子或复合杂合突变引起,包括 *BCKDHA* 基因(枫糖浆尿毒症 1A 型)、*BCKDHB* 基因(枫糖浆尿毒症 1B 型)与 *DBT* 基因(枫糖浆尿毒症 2 型)。这些基因的功能是编码 α- 酮酸脱氢酶(branched-chain alpha-ketoacid dehydrogenase,BCKD)分支链的催化组件,发生突变则导致 α- 酮酸脱氢酶不能完成支链氨基酸——亮氨酸、异亮氨酸和缬氨酸等的新陈代谢。枫糖浆尿毒症患者由于 BCKD 蛋白复合物存在缺陷,导致体内支链氨基酸的水平堆积至毒性水平。

2.2 临床表现

枫糖浆尿毒症患者通常表现为食欲减退、烦躁、尿液散发出甜味。尿液中高氨基酸含量使尿液散发出独特枫糖浆味。

2.3 实验室检查

2.3.1 生化检测:

(1)血浆氨基酸定量分析。

(2)串联质谱(tandem mass spectrometry,MS/MS)氨基酸分析;新生儿筛查(newborn screening,NBS)采用串联质谱法检测枫糖浆尿毒症。

(3)BCKAD 酶活性检测。

2.3.2 分子诊断试验:

(1)三个致病基因的测序与突变分析:*BCKDHA* 基因、*BCKDHB* 基因和 *DBT* 基因。

(2)三个致病基因的缺失 / 重复分析:*BCKDHA* 基因、*BCKDHB* 基因和 *DBT* 基因。

2.3.3 携带者检测:已知突变可进行靶向突变分析。

2.3.4 产前诊断:确定了家族基因突变后进行靶向突变分析。

10

参考文献

Strauss KA, Puffenberger EG, Morton DH. Maple syrup urine disease. In: Pagon RA, Adam MP, Bird TD, et al., eds. *GeneReviews™ [Internet]*. Seattle, WA: University of Washington, Seattle; 2006:1993–2013 [Updated 2013 May 9]. Available from: http://www.ncbi.nlm.nih.gov/books/NBK1319/

3. 苯丙酮尿症

3.1 定义

苯丙酮尿症（phenylketonuria，PKU）是一种由于苯丙氨酸羟化酶（phenylalanine hydroxylase，PAH）缺乏而产生的一种常染色体隐性代谢性疾病。PAH 的作用是催化苯丙氨酸羟基化生成酪氨酸，PAH 缺陷限制了苯丙氨酸分解的速率。若不进行治疗，会导致智力发育迟缓，但在疾病早期，可以通过饮食疗法来治疗。

3.2 实验室检查

新生儿筛查可诊断苯丙氨酸羟化酶缺陷。新生儿足跟血即可检测是否存在高苯丙氨酸血症。血液中苯丙氨酸含量在成人中是 58μmol/L±15μmol/L，青少年中是 60μmol/L±13μmol/L，在儿童时期是 62μmol/L±18μmol/L（平均值 ±SD）。在新生儿中，参考区间上限是 120μmol/L（2mg/dl），而未经治疗的苯丙酮酸尿症患者其浓度高达 2.4 mmol/L。

苯丙氨酸羟化酶的分子遗传试验主要用于遗传咨询，目的是确定高危亲属的携带状态和产前检测。

参考文献

Blau N, van Spronsen FJ, Levy HL. Phenylketonuria. *Lancet*. 2010;376:1417–1427.
Scriver CR. The PAH gene, phenylketonuria, and a paradigm shift. *Hum Mutat*. 2007;28: 831–845.

第四节　溶酶体贮积病

1. 卡纳万病

1.1 定义

卡纳万病是一种常染色体隐性遗传病，由编码天冬酰转移酶（aspartoacylase，ASPA）基因突变引起，导致大脑神经细胞出现进行性损伤。卡纳万病属于脑白质营养不良的遗传性疾病中的一种，其特征是髓鞘磷脂变性。

1.2 实验室检查

新生儿 / 婴儿卡纳万病的诊断可通过尿液中高浓度的 N- 乙酰天冬氨酸（N-acetyl aspartic acid，NAA）进行检测。在儿童 / 青少年患者中，N- 乙酰天冬氨酸可能只轻微升高。值得注意的是，天冬酰转移酶活性检测并不能作为一个可靠的诊断指标。基因检测主要是对其致病基因——*ASPA* 基因进行检测。

靶向突变分析——检测 *ASPA* 基因的三个位点突变：Glu285Ala、p.Tyr231X 和 p.Ala305Glu，这

三个位点突变约占德系犹太人致病位点的 98%,约占非德系犹太欧洲人致病位点的 30%~60%。

对未检测到上述热点突变的患者,建议对 *ASPA* 编码区域进行序列分析。

当序列分析未发现突变时,推荐进行缺失 / 重复分析。目前已有 *ASPA* 基因完整缺失和部分缺失的案例报道。

参考文献

Matalon R, Michals-Matalon K. Canavan disease. In: Pagon RA, Adam MP, Bird TD, et al., eds. *GeneReviews™ [Internet]*. Seattle, WA: University of Washington, Seattle; 1999:1993–2013 [Updated 2011 Aug 11]. Available from: http://www.ncbi.nlm.nih.gov/books/NBK1234/

2. 胱氨酸贮积症(胱氨酸病,肾病;CTNS)

2.1 定义

胱氨酸贮积症是一种常染色体隐性遗传病,是因胱氨酸从溶酶体转移到细胞质的运输途径受损导致胱氨酸在溶酶体内聚积引起的。胱氨酸贮积症有三种临床类型:婴儿(肾病)型胱氨酸贮积症、晚发型胱氨酸贮积症和良性胱氨酸贮积症。

2.2 临床表现

婴儿型胱氨酸贮积症是最严重、最常见的胱氨酸贮积症。患病婴儿在出生时看起来很正常,9~10 月龄时可出现症状,表现为极度口渴、尿频、发育迟缓,由于尿液中磷的大量丢失会导致佝偻病。胱氨酸贮积症的长期表现主要见于老年患者和肾移植患者,包括胰腺内分泌和外分泌不足的表现,反复角膜糜烂、中枢神经系统受损和严重的肌肉病变等。

2.3 实验室检查

2.3.1 检测血细胞、羊水细胞和绒毛膜绒毛中胱氨酸含量。

2.3.2 *CTNS* 基因(chr17p13.2)序列分析:目前该基因已经发现了超过 50 个相关的突变;然而在大约 20% 的患者中,没有发现任何突变。

2.3.3 荧光原位杂交分析(FISH)检测 *CTNS* 基因中一个相对常见的 57 kb 的缺失突变。

2.4 其他注意事项

肾组织切片检查可以观察到胱氨酸晶体以及肾脏细胞和组织结构的破坏性变化。

参考文献

Bendavid C, Kleta R, Long R, et al. FISH diagnosis of the common 57 kb deletion in CTNS causing cystinosis. *Hum Genet*. 2004;115:510–514.

3. Fabry 病(弥漫性血管角化瘤,Anderson-Fabry 病)

3.1 定义

Fabry 病是一种罕见的、伴 X 染色体隐性遗传的溶酶体贮积病,由 α- 半乳糖苷酶 A(α-galactosidase A,α-gal A)缺乏致血浆和血管内皮细胞中神经酰胺三己糖苷(globotriaosylceramide,Gb3)和鞘糖脂堆积引起。鞘糖脂堆积造成多器官(如肾脏、心脏、大脑、眼睛、神经)的缺血和梗死。特征性表现包括皮肤血管角化瘤,以及出现一种淡黄色漩涡样的角膜图案。女性杂合子不仅是携带者,而且可能会产生轻度或重度的症状。

3.2 实验室检查

3.2.1 男性患者可测定血细胞 α- 半乳糖苷酶。

3.2.2 *GLA* 基因（Xq22.1）序列分析：酶分析检测对女性 Fabry 病的诊断价值不大，建议女性患者进行 DNA 分析。

3.2.3 神经酰胺三己糖苷（Gb3）检测：Gb3 浓度升高。

3.3 其他注意事项

这类患者可进行酶替代疗法。

参考文献

Aerts JM, Groener JE, Kuiper S, et al. Elevated globotriaosylsphingosine is a hallmark of Fabry disease. *Proc Nat Acad Sci U S A*. 2008;105:2812–2817.

4. Farber 病（弥散性脂肪肉芽肿病，酸性神经酰胺酶缺乏）

4.1 定义

Farber 病是一种罕见的常染色体隐性溶酶体贮积病，由酸性神经酰胺酶（也称为 N- 酰基神经鞘氨醇水解酶）缺乏引起。酸神经酰胺酶基因位于 8p22，其突变导致糖脂降解（神经酰胺）缺陷，造成神经酰胺的累积，引起关节、肝脏、喉、组织和中枢神经系统异常。

4.2 分类

1 型（经典型）：可以通过观察皮下结节、关节炎和喉部受累三个方面进行诊断。

2 型和 3 型：病人存活的时间比 1 型长。患者肝脏和肺部未受累，大多患者智力正常。一些患者尸检的结果都表明患者不存在大脑受累或轻微受累。一些 3 型患者有可能在相对稳定的状态下存活二十年或更长的时间。

4 型：新生儿期即可出现肝脾肿大和严重残疾，多在出生后 6 个月内死亡；尸检可发现肝脏、脾脏、肺、胸腺组织细胞和淋巴细胞的浸润。

5 型：以 1 岁 ~2.5 岁开始出现精神退化为特征。

4.3 实验室检查

4.3.1 生化检测

（1）酶分析：对皮肤成纤维细胞中的酸性神经酰胺酶进行分析。

（2）分解物：在培养基中加入 ^{14}C- 硬脂酸脂，3 天后测定培养细胞中积累的放射性同位素标记的神经酰胺的含量。

（3）组织学：外观表现为肉芽肿；神经组织可发现肿胀的神经元和胶质细胞，胞浆内充满非酸性黏多糖。

4.3.2 分子检测

进行基因序列分析：分析 *ASAH* 基因整个编码区。

参考文献

Li CM, Park JH, He X, et al. The human acid ceramidase gene (ASAH): structure, chromosomal location, mutation analysis and expression. *Genomics*. 2000;62:223–231.

MIM, Online Mendelian Inheritance in Man, John Hopkins University: Farber Lipogranulomatosis, http://www.ncbi.nlm.nih.gov/mim

5. 戈谢病(酸性 β- 葡萄糖苷酶缺乏病,GBA 缺乏)

5.1 定义

戈谢病是最常见的溶酶体贮积病,是一种酸性 β- 葡萄糖苷酶(葡萄糖脑苷脂酶;Glucocerebrosidase,GBA)缺乏导致的常染色体隐性遗传疾病。位于 1q21 的 *GBA* 基因突变能导致鞘糖脂葡萄糖神经酰胺在溶酶体中的异常累积,主要见于巨噬细胞的溶酶体。

5.2 临床表现

德系犹太人后裔中,1 型戈谢病的发病率大约为 1/500~1/1 000,携带者概率为 1/15。相比之下,在一般人群中,戈谢病的患病概率仅为 1/5 万 ~1/10 万。

5.3 分类

1 型(非神经型):戈谢病最常见的类型,不累及中枢神经系统。1 型戈谢病临床表现多样,可发生于婴儿期也可发生于成年期,患者症状可表现为非常轻微,也可表现为快速进行性全身异常。

2 型:非常罕见,病情进展快,可累及神经系统以及 1 型戈谢病累及的器官。患者通常在 2 岁时即夭折。

3 型:症状和体征出现于儿童早期,但发病时间远晚于 2 型。有些患者仅出现眼肌麻痹为唯一的神经系统异常,但也可能出现更严重多变的症状,包括核上性水平方向眼肌麻痹、进行性肌阵挛性癫痫、小脑共济失调、痉挛和痴呆以及 1 型的症状和体征。

5.4 实验室检查

5.4.1 生化试验——酶分析:

可分析白细胞(淋巴细胞)或皮肤细胞(成纤维细胞)中酸性 β- 葡萄糖神经酰胺酶活性。但 GBA 酶活性值在戈谢病非携带者和携带者之间有重叠区间,所以酶试验识别携带者的准确性只有 90% 左右。

5.4.2 分子检测:

(1) 靶向突变分析:四种常见突变包括 N370S、L444P、84GG、IVS2 + 1G>A,见于 90% 的德系犹太人以及 50%~60% 非犹太人患者。另外还有 7 种"罕见"突变(V394L,D409H,D409V,R463C,R463H,R496H,以及在外显子 9 中 55bp 缺失)。在进行 DNA 检测时需区分功能型 *GBA* 基因突变与高同源性的 *GBA* 假基因突变。

(2) 序列分析:应对 GBA 基因整个编码区或外显子进行序列分析。目前已发现超过 150 个 *GBA* 基因突变位点。患有戈谢病的非犹太人患者往往为含 GBA 基因一种常见突变位点的复合性杂合子。

参考文献

Beutler E, Nguyen NJ, Henneberger MW, et al. Gaucher disease: gene frequencies in the Ashkenazi Jewish population. *Am J Hum Genet*. 1993;52(1):85–88.

Horowitz M, Pasmanik-Chor M, Borochowitz Z, et al. Prevalence of glucocerebrosidase mutations in the Israeli Ashkenazi Jewish population. *Hum Mutat*. 1998;12(4):240–244. [Erratum in: *Hum Mutat*. 1999;13(3):255.]

Tsuji S, Choudary PV, Martin BM, et al. A mutation in the human glucocerebrosidase gene in neuronopathic Gaucher disease. *N Engl J Med*. 1987;361:570–575.

6. Ⅰ型糖原贮积病（葡萄糖 -6- 磷酸酶缺乏，肝糖原累积症）

6.1 定义

Ⅰ型糖原贮积病（Glycogen storage disease，GSD）是最常见的糖原贮积病，由葡萄糖 -6- 磷酸酶（Ⅰa 型）或葡萄糖 -6- 磷酸转移酶转运体（Ⅰb 型）缺乏所引起。葡萄糖 -6- 磷酸酶催化活性或葡萄糖 -6- 磷酸转移酶活性的缺乏导致葡萄糖 -6- 磷酸不能通过正常的糖原分解和糖异生转化为葡萄糖，造成患者出现低血糖、乳酸血症、高尿酸血症、高脂血症、肝肿大和肾肿大等症状。

6.2 实验室检查

6.2.1 生化指标

① 空腹血糖浓度 <60mg/dl（参考范围：70mg/dl~120mg/dl）

② 血乳酸浓度 >2.5mmol/L（参考范围：0.5mg/dl~2.2mmol/L）

③ 血尿酸浓度 >5.0mg/dl（参考范围：2.0mg/dl~5.0mg/dl）

④ 甘油三酸酯浓度 >250mg/dl（参考范围：150mg/dl~200mg/dl）

⑤ 胆固醇浓度 >200mg/dl（参考范围：100mg/dl~200mg/dl）

6.2.2 生化检测

① 肝脏葡萄糖 -6- 磷酸酶活性：在大多数患有Ⅰa 型患者中，葡萄糖 -6- 磷酸酶的活性低于正常值的 10%［正常值：(3.50 ± 0.8) μmol/min/g 组织］。但在极少数患者中，其临床表现轻微，残留酶的活性较高，酶活性可能稍高（>1.0μmol/min/g 组织）。

② 葡萄糖 -6- 磷酸转移酶（转运蛋白）活性：由于该项目需新鲜（未冷冻）的肝脏组织，因此，大多数临床实验室未开展此项检测。

6.2.3 分子试验

G6PC 和 *SLC37A4* 基因突变与Ⅰ型糖原贮积病相关。其中 *G6PC* 基因（Ⅰa 型）突变约占Ⅰ型糖原贮积病致病突变的 80%，而 *SLC37A4*（Ⅰb 型）基因突变约占Ⅰ型糖原贮积病致病突变的 20%。

6.2.4 靶向突变分析

① *G6PC* 基因：检测 Arg83Cys 和 Gln347X 突变或进行更多的突变位点分析。

② *SLC37A4* 基因：检测 Trp118Arg、1042_1043delCT 以及 Gly339Cys 突变。

6.2.5 基因序列分析

① *G6PC* 基因：在同种人群中，患者 G6PC 突变检测率可高达 100%，但在混合人群中（例如在美国），患者突变检出率则为 94%。

② *SLC37A4* 基因：在同种人群中的患者突变检出率可高达 100%，但在混合人群中（例如在美国），由于有些患者均检测不到这两个基因的突变，因此患者突变检出率偏低。

参考文献

Bali DS, Chen YT. Glycogen storage disease type I. In: Pagon RA, Bird TC, Dolan CR, et al., eds. *GeneReviews [Internet]*. Seattle, WA: University of Washington, Seattle; 1993–2006 Apr 19 [updated 2008 Sep 02].

Ekstein J, Rubin BY, Anderson SL, et al. Mutation frequencies for glycogen storage disease Ia in the Ashkenazi Jewish population. *Am J Med Genet*. 2004;129A:162–164.

10

7. Ⅱ型糖原贮积病(庞贝氏症,α- 糖苷酶缺乏症,酸性麦芽糖酶缺乏症)

7.1 定义

Ⅱ型糖原贮积病(GSD)是一种常染色体隐性疾病,由酸性 α- 葡萄糖苷酶基因(17q25.3)突变导致溶酶体水解酸性 α- 葡萄糖苷酶(GAA)的功能缺陷或障碍引起。GAA 缺陷可导致多种组织内溶酶体糖原积累,其中心脏和骨骼肌组织受累最为严重。

7.2 分类

典型幼发型:胎儿在子宫内时症状可能已出现,但更常见于出生后的第一个月内,表现出肌肉张力低、运动延迟 / 肌肉无力、心脏肥大和肥厚性心肌病、进食困难、不能正常发育、呼吸窘迫和听力丧失等临床症状。

非典型幼发型:通常在出生后第 1 年内出现运动延迟和(或)慢性进行性肌无力等症状。

迟发型(即儿童、青少年和成人发病):特征是近端肌无力和呼吸功能不全,而不损害心脏。这些患者的皮肤成纤维细胞中残留的 α- 葡萄糖苷酶活性低于正常值的 40%。

7.3 实验室检查

7.3.1 化学检测:

血清 CK:在典型幼发型患者以及儿童期、少年期患儿血清中 CK 可高达 2 000IU/L(正常:60IU/L~305IU/L),但成人患者中血清 CK 可能是正常的。需要注意的是,这个试验为非特异性的,因为多种因素均可引起血清 CK 浓度升高。

尿低聚糖:在庞贝氏病中,尿中可出现一种特定的四聚糖升高,但在其他糖原贮积病中也可见。此外,迟发型患者可为正常。

7.3.2 生化检测:

检测培养的皮肤成纤维细胞、全血或干血斑中酸性 α- 葡萄糖苷酶活性(使用干血斑检测时推荐使用另一种方法进行相互验证)。典型的幼发型庞贝氏病患者酶活性低于正常对照的 1%(完全缺乏)。非典型的幼发型和迟发型患者酶活性为正常对照的 2%~40%(部分缺乏)。

肌肉活检:在肌肉细胞的溶酶体中可以观察到糖原堆积,表现为严重程度不同的空泡、PAS 染色阳性。然而,20%~30% 迟发的Ⅱ型糖原贮积病患者为部分酶活性缺乏,不会表现出这些肌肉的特异性变化。

7.3.3 分子试验:

GAA 基因是唯一已知与Ⅱ型糖原贮积病相关的基因。

靶向突变分析:根据不同的种族和表现型,在进行全序列分析之前,可以先进行三个常见突变——Asp645Glu、Arg854X、IVS1—13T>G 的检测。

基因序列分析:在 83%~93% 的确诊为 α- 葡萄糖苷酶活性降低或缺失的患者中,DNA 测序可发现两个突变。

缺失 / 重复分析:约 5%~7% 的等位基因缺失外显子 18;其他单外显子缺失和多外显缺失较罕见。

7.4 其他注意事项

肌肉细胞中发现有糖原贮积支持糖原贮积病诊断,但并非庞贝氏病所特有。如果检测到 CK、AST、ALT 和 LDH 升高,可能在诊断时有助于对患者的病情做出评估,但应考虑到其他因素也可造成这些酶活性的升高。

10

参考文献

ACMG Work Group on Management of Pompe Disease. Pompe disease diagnosis and management guideline. *Genet Med*. 2006;8(5):382.

Tinkle BT, Leslie N. Glycogen storage disease type II (Pompe Disease). In: Pagon RA, Bird TC, Dolan CR, et al., eds. *GeneReviews [Internet]*. Seattle, WA: University of Washington, Seattle; 1993–2007 Aug 31 [updated 2010 Aug 12].

8. GM₁ 神经节苷脂贮积症（着陆病，全身性婴儿晚期脂肪沉积，β- 半乳糖苷酶 -1 缺陷）

8.1 定义

GM₁ 神经节苷脂贮积症是一种常染色体隐性遗传的溶酶体贮积病，其特点是由于 β- 半乳糖苷酶 -1（beta-galactosidase-1，GLB1）缺乏而导致溶酶体中神经节苷脂累积。

8.2 分类

临床中常见的三种类型具有不同的 β- 半乳糖苷酶活性，并表现出不同程度的神经退行性变和骨骼异常。

Ⅰ型或婴儿型：病情进展快速，患儿通常在出生后 6 个月内就可出现全身性中枢神经系统受累伴肝脾肿大、面部畸形、出现黄斑区樱桃红斑点、骨骼发育不良及夭折等症状。

Ⅱ型或婴儿晚期 / 青少年型：患儿起病于 7 个月至 3 岁之间，表现为全身性中枢神经系统受累伴精神运动障碍、癫痫、局部骨骼受累，可存活至儿童期；但不伴随肝脾肿大、黄斑樱桃红斑点。

Ⅲ型或成人 / 慢性型：患者于 3 岁到 30 岁起病，特点是骨骼受累和局部中枢神经系统异常，如肌张力下降、步态或言语障碍。疾病严重程度与残留的酶活性呈负相关。

8.3 实验室检查

8.3.1　测定白细胞、培养的成纤维细胞或脑组织中的溶酶体内 β- 半乳糖苷酶 -1 的含量。

8.3.2　通过测定培养羊水细胞中 β- 半乳糖苷酶 -1 酶活性或用高效液相色谱法分析羊水细胞中的低聚半乳糖含量可进行产前诊断。

8.3.3　筛查基因突变等。

8.4 其他注意事项

组织活检、培养的骨髓细胞或皮肤成纤维细胞均可发现神经节苷脂累积。

参考文献

Suzuki Y, Oshima A, Nanba E. Beta-galactosidase deficiency (beta-galactosidosis): GM1 gangliosidosis and Morquio B disease. In: Scriver CR, Beaudet AL, Sly WS, et al., eds. *The Metabolic and Molecular Bases of Inherited Disease*. Vol. II. 8th ed. New York: McGraw-Hill; 2001:3775–3809.

9. Hunter 综合征（黏多糖贮积症Ⅱ型，艾杜糖 -2- 硫酸酯酶缺乏）

9.1 定义

Ⅱ型黏多糖贮积症是由于艾杜糖 -2- 硫酸酯酶缺乏导致黏多糖在组织中蓄积所引起的，

10

尿液中可出现大量的硫酸软骨素 B 和硫酸乙酰肝素。这种与性别相关的黏多糖贮积症与 I 型黏多糖贮积症不同之处在于其症状较轻，且不出现角膜浑浊。该病特征是患者可出现骨发育不良并伴随侏儒症、怪诞面容，以及由于黏多糖沉积导致的肝脾肿大和黏多糖沉积于心内膜导致的心血管疾病、耳聋、尿液中出现大量硫酸软骨素 B 和硫酸乙酰肝素等症状。

9.2 实验室检查

9.2.1 对患者尿液中总葡萄糖胺聚糖和组织中硫酸角质素进行定量分析。

9.2.2 成纤维细胞、白细胞、羊水细胞和绒毛膜绒毛中艾杜糖 -2- 硫酸酯酶的活性检测可作为确诊实验。

9.2.3 艾杜糖 -2- 硫酸酯酶基因序列分析。

9.3 其他注意事项

Hunter 综合征临床表现与 Hurler 综合征类似，但症状较轻微，不出现角膜混浊。胎儿为正常或杂合子时，产妇血清中艾杜糖 -2- 硫酸酯酶的活性增高；若胎儿患有 Hunter 综合征时，则产妇血清中的艾杜糖 -2- 硫酸酯酶活性并不升高。

参考文献

Jonsson JJ, Aronovich EL, Braun SE, et al. Molecular diagnosis of mucopolysaccharidosis type II (Hunter syndrome) by automated sequencing and computer-assisted interpretation: toward mutation mapping of the iduronate-2-sulfatase gene. *Am J Hum Genet.* 1995;56:597–607.

10. Hurler 综合征（黏多糖贮积症 1H，MPS1-H）

10.1 定义

Hurler 综合征由位于 4 号染色体 16.3 处编码 α-L- 艾杜糖苷酶（alpha-l-iduronidase，*IDUA*）的基因突变所导致的常染色体遗传病。该酶能水解葡萄糖胺聚糖硫酸软骨素 B 和硫酸乙酰肝素中的末端 α-L- 碘尿酸残基。*IDUA* 基因突变导致部分降解的多糖堆积从而损伤细胞、组织及器官的功能。

10.2 临床表现

α-L- 艾杜糖苷酶缺乏有多种临床表型，常见有三种，即：Hurler 综合征（黏多糖贮积症 IH）、Scheie 综合征（多糖贮积症 IS）和 Hurler-Scheie 复合综合征（多糖贮积症 IH/S）。其中 Hurler 综合征症状严重，Scheie 综合征进展温和，Hurler-Scheie 复合综合征则介于两者中间。

10.3 实验室检查

10.3.1 检测尿液中葡萄糖胺聚糖。

10.3.2 检测培养的成纤维细胞、白细胞、羊水细胞和绒毛膜绒毛细胞中 α-L- 艾杜糖苷酶活性，此检测可作为确诊实验。

10.3.3 进行 *IDUA* 基因序列分析。

参考文献

Hall CW, Liebaers I, Di Natale P, et al. Enzymic diagnosis of the genetic mucopolysaccharide storage disorders. *Methods Enzymol.* 1978;50:439–456.

10

11. 细胞内含物病（黏膜脂质沉积症Ⅱ型）

11.1 定义
细胞内含物病是由 *GNPTAB* 基因（12q23.2）突变导致 N- 乙酰葡萄糖胺 -1- 磷酸转移酶活性缺失使溶酶体酶定位及磷酸化异常，引起溶酶体底物堆积的一种常染色体隐性遗传疾病。

11.2 临床表现
临床表现类似于 Hurler 综合征，但不伴随着角膜变化和尿液中黏多糖的增加。婴儿出生后不久即出现先天性的髋关节脱位、胸椎畸形、疝气和牙龈增生等症状。

11.3 实验室检查
进行 N- 乙酰葡萄糖胺 -1- 磷酸转移酶基因序列分析。

参考文献

Canfield WM, Bao M, Pan J, et al. Mucolipidosis II and mucolipidosis IIIA are caused by mutations in the GlcNAc-phosphotransferase alpha/beta gene on chromosome 12p. (Abstract.) *Am J Hum Genet*. 1998;63:A15.

Tiede S, Storch S, Lubke T, et al. Mucolipidosis II is caused by mutations in GNPTA encoding the alpha/beta GlcNAc-1-phosphotransferase. *Nature Med*. 2005;11:1109–1112.

12. Krabbe 病（球形细胞脑白质营养不良；半乳糖脑苷脂酶缺乏）

12.1 定义
Krabbe 病是一种由半乳糖（基）神经酰胺酶（galactosylceramidase，*GALC*）基因（14q31）突变导致中枢神经系统脑白质病变并累及周围神经系统的常染色体隐性遗传病。患儿多数于出生后 6 个月内发病（即婴儿型或典型疾病），也有迟发型如成年期间发病的病例报道。

12.2 实验室检查

12.2.1 生化检测——酶测定：
患者白细胞或培养的皮肤成纤维细胞中半乳糖脑苷脂酶（GALC）的活性缺失（为正常值的 0%~5%）。但应注意携带者和健康人该酶活性均存在宽泛的酶活性谱，因此利用酶活性进行携带者检测并不可靠。

12.2.2 分子检测：
靶突变检测：809G>A 是迟发型 Krabbe 病的常见突变。

序列分析：该酶存在多个致病位点及多态性位点，须对包括整个编码区、内含子 - 外显子交界处和 5′- 非翻译区进行序列分析

缺失 / 重复分析：单外显子以及多外显子的缺失均已有报道。约 45% 的欧洲患者可检测到一个 30Kb 碱基的缺失突变，在 35% 的墨西哥后裔的婴儿型 Krabbe 病患者中亦可检测到该突变。

12.3 其他注意事项
结膜活检可发现典型的膨胀 Schwann 细胞。脑组织活检（由于半乳糖神经酰胺的沉积，脑白质中可见独特的多核球形细胞的大量浸润；可出现弥漫性髓鞘丢失和严重的星形胶质细胞增生）。

脑脊液蛋白电泳显示清蛋白和 α- 球蛋白增加、β- 和 γ- 球蛋白减少（与异染性脑白质营

10

养不良相同）。

参考文献

Svennerholm L, Vanier, MT, Hakansson G, et al. Use of leukocytes in diagnosis of Krabbe disease and detection of carriers. *Clin Chim Acta*. 1981;112:333–342.

Wenger DA, Rafi MA, Luzi P, et al. Krabbe disease: genetic aspects and progress toward therapy. *Molec Gen Metab*. 2000;70:1–9.

Wenger DA, Sattler M, Hiatt W. Globoid cell leukodystrophy: deficiency of lactosyl ceramide beta-galactosidase. *Proc Nat Acad Sci U S A*. 1974;71:854–857.

13. Maroteaux-Lamy 综合征（芳基硫酸酯酶 B 缺乏；黏多糖贮积症Ⅵ）

13.1 定义

黏多糖贮积症Ⅵ是一种由于芳基硫酸酯酶 B（Arylsulfatase B，ARSB）缺乏导致的溶酶体黏多糖贮积的常染色体隐性遗传病。

13.2 临床表现

临床症状与严重程度不尽相同，常见症状有身材矮小、肝脾肿大、多发性骨发育障碍、关节僵硬、角膜混浊、面容畸形和心功能异常等，患者通常智力正常。

13.3 实验室检查

13.3.1 成纤维细胞中残余的芳基硫酸酯酶 B 活性测定。

13.3.2 *ARSB* 基因（5q14.1）序列分析。

参考文献

Litjens T, Brooks DA, Peters C, et al. Identification, expression, and biochemical characterization of N-acetylgalactosamine-4-sulfatase mutations and relationship with clinical phenotype in MPS-VI patients. *Am J Hum Genet*. 1996;58:1127–1134.

14. 异染性脑白质营养不良（芳基硫酸酯酶 A 缺乏）

14.1 定义

异染性脑白质营养不良是一种罕见的常染色体隐性遗传病，是由芳基硫酸酯酶 A（Arylsulfatase A，ARSA）缺乏引起脂肪沉积性疾病。该病患者无法降解鞘磷脂、脑硫脂及半乳糖神经酰胺，导致脑硫脂等在体内堆积。异染性脑白质营养不良可包括几种等位基因缺陷型、部分硫酸脑苷脂不足型、假性芳基硫酸酯酶 A 缺乏型以及两种非等位基因缺陷型。等位基因型包括婴儿晚期型、青少年型和成人型。非等位基因型包括由鞘脂激活蛋白 B 缺乏引起的异染性脑白质病变型、综合了异染性脑白质和黏多糖贮积症特征的多硫酸酯酶缺乏症或青少年脑硫脂病型。

14.2 实验室检查

14.2.1 生化检测：

芳基硫酸酯酶 A 活性测定——测定白细胞或培养的成纤维细胞或羊水细胞中芳基硫酸酯酶 A 活性；其值低于正常值的 10% 则提示异染性脑白质营养不良。但由于正常人中也存在 5%~20% 的假性降低，而且芳基硫酸酯酶 A 活性的假性降低和真正降低很难通过生化手段进行区分,因此该试验并不具有诊断价值,需要其他检测手段进行确证试验。

尿液中硫化物含量测定:可使用薄层色谱法、高效液相色谱法或质谱技术进行测定。异染性脑白质病变患者尿液中硫化物含量可达对照组的 10~100 倍。尿液中硫化物含量测定时可参照于 24 小时尿中其他尿成分水平,如肌酐(测定肌肉功能)或鞘磷脂。

对沉积于神经和脑的异染性脂质进行活检:通常只有在特殊情况下才会采取这种高危性的方法(如需经产前诊断确认是否异染性脑白质病从而决定是否终止妊娠)。

14.2.2 分子检测

热点突变分析:*ARSA* 基因中(22q13.33)有四个常见的基因突变位点,分别是 c.459+1G>A、c.1204+1G>A、Pro426Leu 以及 Ile179Ser。在欧洲和北美人群中,这四个突变约占 *ARSA* 基因突变的 25%~50%。假性缺陷位点(ARSA-PD)是常见的多态性位点,可导致芳基硫酸酯酶 A 活性低于平均水平,但其酶活性仍可避免硫的积累而并不引起异染性脑白质营养不良症。两个最常见的假性缺陷位点是 c.1049a>G 和 c.1524+96a>G。

基因序列突变分析:大约有超过 150 个 *ARSA* 基因突变位点与芳基硫酸酯酶 A 缺乏有关。测序可检测到 97% 的突变位点,包括微缺失、插入以及外显子内的反转。

缺失/重复分析:基因缺失突变较罕见;完全基因重复也未见报道。曾有一例双精子嵌合体病例报道,其 *ARSA* 基因均来自父亲,其中一个 *ARSA* 基因包含有异染性脑白质的致病突变,另一个是正常基因。

14.3 诊断价值

(1) 尿中芳基硫酸酯酶 A 活性缺乏可作早期诊断。

(2) 尿中角质素硫苷脂增加(通常是正常范围的 2~3 倍)。

(3) 尿沉渣中可能会有异染性脂质(来自髓磷脂的分解)。

14.4 其他注意事项

牙齿或腓肠神经活检,经甲酚紫染色如发现异染性脑硫脂积累可确诊;脑、肾和肝中也可有脑硫脂的增加。假性脑苷脂硫酸酶 A 缺乏症是指患者出生在无神经细胞性脑白质营养不良的家庭中,也没有神经系统异常表现,但其白细胞 ARSA 酶和脑苷脂硫酸酶活性明显缺乏。结膜活检显示在 Schwann 细胞中有异染性内含物。

参考文献

Polten A, Fluharty AL, Fluharty CB, et al. Molecular basis of different forms of metachromatic leukodystrophy. *N Eng J Med.* 1991;324:18–22.

15. Morquio 综合征(黏多糖沉积病ⅣA 型;GALNS 缺陷)

15.1 定义

Morquio 综合征即黏多糖沉积病ⅣA 型,是一种常染色体隐性遗传溶酶体贮积病,特征为硫酸角蛋白和硫酸软骨素在细胞内累积。

15.2 临床表现

该病患者主要临床特征为身材矮小、骨骼发育不良、牙齿畸形以及角膜混浊。患者智力正常,中枢神经系统无累及,但骨骼的改变可能会导致神经系统并发症。

15.3 实验室检查

15.3.1 成纤维细胞、白细胞及羊水细胞中酶活性检测。

15.3.2 *GALNS* 基因(16q24.3)序列分析。

参考文献

Sukegawa K, Nakamura H, Kato Z, et al. Biochemical and structural analysis of missense mutations in N-acetylgalactosamine-6-sulfate sulfatase causing mucopolysaccharidosis IVA phenotypes. *Hum Mol Genet*. 2000;9:1283–1290.

16. 粘脂质累积病Ⅲ型(N-乙酰氨基葡萄糖磷酸转移酶1缺陷)

16.1 定义

粘脂质累积病Ⅲ型 α/β(经典粘脂贮积症Ⅲ型)是由编码 N-乙酰葡萄糖胺-1-磷酸转移酶 α/β 亚基前体的基因即 *GNPTAB* 基因(12q23)突变引起的常染色体隐性遗传病,临床表现与 Hurler 综合征类似,但由于 N-乙酰葡萄糖胺-1-磷酸转移酶缺乏导致的某些溶酶体酶的识别、催化和摄取障碍,通常不引起尿中黏多糖升高。

16.2 实验室检查

16.2.1 成纤维细胞或白细胞中酶活性检测。

16.2.2 *GNPTAB* 基因序列分析。

16.3 其他注意事项

粘脂质累积病Ⅱ型 α/β 及细胞内含物病也是由于 *GNPTAB* 基因突变引起的。

粘脂质累积病Ⅱ型已更名为粘脂质累积病Ⅱ型 α/β;粘脂沉积症ⅢA 已更名为粘脂沉积症Ⅲα/β;粘脂沉积症ⅢC 已更名为粘脂沉积症Ⅲγ。

参考文献

Bargal R, Zeigler M, Abu-Libdeh B, et al. When mucolipidosis III meets mucolipidosis II: GNPTA gene mutations in 24 patients. *Mol Genet Metab*. 2006;88:359–363.

10

17. 尼曼-匹克病 A、B 型(鞘磷脂酶缺乏)

17.1 定义

尼曼-匹克病(Niemann-Pick disease,NPD)A 型和 B 型是由酸性鞘磷脂酶(acid sphingomyelinase,ASM;又称鞘磷脂磷酸二酯酶,Sphingomyelin phosphodiesterase,SMPD1)缺陷引起鞘磷脂在巨噬细胞及单核细胞溶酶体中累积的常染色体隐性遗传疾病。

尼曼-匹克病 A 型(NPD-A)是神经元疾病,患儿可能在儿童早期死亡。

尼曼-匹克病 B 型(NPD-B)是非神经元疾病。

17.2 实验室检查

17.2.1 生化检测:测定外周血淋巴细胞或培养的皮肤成纤维细胞中酸性鞘磷脂酶的活性;酶活性低于正常值的 10% 即可确诊为酸性鞘磷脂酶缺乏。然而,有报道称对于携带 *SMPD1* 基因 Q292K 突变的患者,如使用底物不恰当,酶活性测定结果可正常。

17.2.2 骨髓检查可观察到磷脂沉积巨噬细胞。但这项检查为诊断非必需检查项目,如无特定的临床指征,不应进行该项检查。

17.2.3 分子检测:

99% 酸性鞘磷脂酶缺乏患者存在 *SMPD1* 突变。现已发现超过 100 个能导致酸性鞘磷脂酶缺陷的突变位点。

靶向基因突变分析:

尼曼 - 匹克病 A 型突变在德系犹太人中很普遍,常见的三种 *SMPD1* 基因突变的携带者概率在 1∶80~1∶100 之间。这三种突变(R496L,L302P 和 fsP330)约占德系犹太人 A 型尼曼 - 匹克病患者致病基因位点的 90%。

尼曼 - 匹克病 B 型突变则是泛种族的,大约 90% 北非(突尼斯、阿尔及利亚、摩洛哥)NPD-B 患者,100% 大加那利岛的 NPD-B 患者,以及大约 20%~30% 美国北非后裔的 NPD-B 患者都可检测到 p.R608del(也被称作 deltaR608)突变。

参考文献

Brady RO, Kanfer JN, Mock MB, et al. The metabolism of sphingomyelin. II. Evidence of an enzymatic deficiency in Niemann-Pick disease. *Proc Natl Acad Sci U S A*. 1966;55(2): 366–369.

McGovern MM, Schuchman EH. Acid sphingomyelinase deficiency. In: Pagon RA, Bird TC, Dolan CR, et al., eds. *GeneReviews [Internet]*. Seattle, WA: University of Washington, Seattle; 1993–2006 Dec 07 [updated 2009 Jun 25].

18. 尼曼 - 匹克病 C 型(胆固醇酯化作用缺陷)

18.1 定义及分类

C 型尼曼 - 匹克病(NPD-C)是由与内涵体或溶酶体的脂质转运(特别是胆固醇转运)相关的 *NPC1* 或 *NPC2* 基因突变引起一种常染色体隐性遗传的脂质贮积疾病,以渐进性神经退行性病变为特征。

C1 型尼曼 - 匹克病,占 C 型尼曼 - 匹克病的 95%,由 *NPC1* 基因(18q11.2)突变引起的。

C2 型尼曼 - 匹克病,占 C 型尼曼 - 匹克病的 5%,由 *NPC2* 基因(18q11.2)突变引起的。

此外,本书以前版本中曾出现 NPD-D 型,这一分型从生化和临床上无法与 NPD-C 进行区分,并且也是同样由 *NPC1* 基因突变所导致。因此,在本版中将之前的 NPD-D 型命名为本书的 C1 型尼曼 - 匹克病。

18.2 实验室检查

18.2.1 生化检测:

如检测到培养的成纤维细胞的外源胆固醇酯化受损,或 filipin 染色后观察到培养的成纤维细胞内胆固醇累积即可诊断 NPD-C。

需要注意的是,由于病人和正常对照者的结果值之间存在较大范围的重叠,因此这些检测方法并不能有效检测出携带者。

18.2.2 组织学检查:

组织活检及组织内脂质分析现已少用,这些检查包括骨髓检查、脾脏和肝脏活检,可发现泡沫细胞(充满脂质的巨噬细胞),晚期病例中可观察到骨髓中存在大量的海蓝组织细胞。

18.2.3 电镜检查：

皮肤、直肠神经、肝或大脑可能显示多形性的胞浆小体。

18.2.4 影像学：

脑部 MRI 通常正常。疾病晚期小脑蚓部的前叶 / 侧叶可发生明显萎缩，胼胝体变薄并可见轻度脑萎缩。脑室白质区信号增强提示可能同时发生继发性脱髓鞘病。诊断 NPD-C 使用磁共振波谱比标准 MRI 敏感性更高。

18.2.5 分子检测：

序列分析：可检测到 80%~90% 的 *NPC1* 基因突变位点，以及几乎所有 *NPC2* 基因突变位点。在 C1 型尼曼 - 匹克病中发现有约 200 个相关的基因突变位点。大多数患有 NPD-C1 的患者都有特征性的家族突变。

缺失 / 重复分析：NPD-C1 部分和全基因缺失病例罕见，还未见有 NPD-C2 大片段插入或缺失的病例报道。

18.3 其他注意事项

一些病人可出现胆汁淤积性黄疸，在骨髓中可发现具有鲜明组织化学和超微结构特征的泡沫尼曼 - 皮克细胞和"海蓝色"组织细胞，儿童型患者通常在 5 岁至 15 岁之间死亡。成人型尼曼 - 匹克病潜伏期长、病程进展缓慢，也分别被称作 NPD-E 和 NPD-F 型。

参考文献

Argoff CE, Kaneski CR, Blanchette-Mackie EJ, et al. Type C Niemann-Pick disease: documentation of abnormal LDL processing in lymphocytes. *Biochem Biophys Res Commun*. 1990;171:38–45.

Patterson M. Niemann-Pick disease type C. In: Pagon RA, Bird TC, Dolan CR, et al., eds. *GeneReviews [Internet]*. Seattle, WA: University of Washington, Seattle; 1993–2000 Jan 26 [updated 2008 Jul 22].

10

19. Sanfilippo A 型综合征（肝素硫酸酯酶缺乏，黏多糖贮积症ⅢA 型）

19.1 定义

Sanfilippo 综合征是一种由编码 N- 磺基葡糖胺磺基水解酶的 *SGSH* 基因（17q25,3）突变导致硫酸肝素降解障碍从而导致其在溶酶体贮积的常染色体隐性遗传病。

19.2 临床表现

该病患者临床表现为严重的精神缺陷，躯体症状则相对较轻 [中重度爪形手、内脏肥大；很少或没有角膜混浊，骨骼改变（例如脊椎）]。患者可在 4 岁 ~6 岁表现为过度活跃、有破坏倾向及其他行为异常，临床症状通常在 2 岁 ~6 岁之间开始显现；大多数患者在 6 岁 ~10 岁之间出现严重的神经系统疾病，通常在 20 岁 ~30 岁间死亡。A 型通常表现为最严重，发病较早，症状进展迅速，生存期较短。

19.3 实验室检查

尿中硫酸肝素检测可用于确诊。

19.4 其他注意事项

Ⅲ型黏多糖贮积症包括四种类型，每种类型缺乏的酶不同：肝素 -N- 硫酸酯酶缺乏（A 型）、α-N- 乙酰葡糖胺酶缺乏（B 型）、N- 乙酰基转移酶缺乏（C 型）和葡糖胺 -6- 硫酸酯酶缺乏（D 型）。

Ⅲ型黏多糖贮积症 A 型疾病模型已在 Dachshund 犬中成功构建。

参考文献

Esposito S, Balzano N, Daniele A, et al. Heparan N-sulfatase gene: two novel mutations and transient expression of 15 defects. *Biochim Biophys Acta*. 2000;1501:1–11.

Schmidt R, von Figura K, Paschke E, et al. Sanfilippo's disease type A: sulfamidase activity in peripheral leukocytes of normal, heterozygous and homozygous individuals. *Clin Chim Acta*. 1977;80:7–16.

20. Tay-Sachs 病（GM₂ 神经节苷脂贮积症 I 型，己糖胺酶 A 缺陷）

20.1 定义

Tay-Sachs 病是一种常染色体隐性遗传的溶酶体贮积病，由编码己糖胺酶 A-α 亚基的 *HEXA* 基因突变引起（15q23）。该病主要见于德系犹太人、法裔加拿大人及法裔路易斯安纳人中。

20.2 临床表现

本病是一种进行性神经系统疾病。典型的婴儿型 Tay-Sachs 病的特点是精神运动衰退、失明、眼黄斑区有樱桃红点及听觉过敏，患儿生存年限大多小于 2 周岁。该病还有青少年型（可存活至 15 岁）和发展缓慢的成人型。

20.3 实验室检查

20.3.1 酶试验法：测定血清、白细胞、培养的羊水细胞和皮肤成纤维细胞中的己糖胺酶 A 的活性。

20.3.2 序列分析突变位点。

20.3.3 脑内 GM₂ 神经节苷脂沉积。

20.4 其他注意事项

眼黄斑区有樱桃红点的症状只出现在婴儿型。739C-T 和 745C-T 的伪缺陷位点也可导致 HEXA 活性降低但不至于引起疾病，血清酸性磷酸酶表现为正常。

参考文献

De Braekeleer M, Hechtman P, Andermann E, et al. The French Canadian Tay-Sachs disease deletion mutation: identification of probable founders. *Hum Genet*. 1992;89:83–87.

21. Wolman 病（胆固醇酯沉积病，胆固醇酯水解酶缺乏）

21.1 定义

Wolman 病是溶酶体酸性脂肪酶（lysosomal acid lipase，LAL；LIPA）活性缺失导致总胆固醇和甘油三酯在组织中累积的常染色体隐性遗传疾病。该病有两型，即严重的婴幼儿型和温和迟发的胆固醇酯贮积病（cholesteryl ester storage disease，CESD），分别由 *LIPA* 基因（10q23.21）不同位置突变引起。

21.2 实验室检查

21.2.1 *LIPA* 基因突变序列分析。

21.2.2 白细胞、培养的羊水细胞或成纤维细胞中酸性脂肪酶活性测定。

21.3 其他注意事项

外周血涂片可出现明显空泡化的白细胞（空泡可出现在细胞核和细胞质）。脂质蓄积可引起肝功能异常。

CT 扫描显示肾上腺皮质功能减弱伴弥漫性钙化。

参考文献

Anderson RA, Byrum RS, Coates PM, et al. Mutations at the lysosomal acid cholesteryl ester hydrolase gene locus in Wolman disease. *Proc Natl Acad Sci U S A*. 1994;91:2718–2722.

Assmann G, Fredrickson DS. Acid lipase deficiency (Wolman's disease and cholesteryl ester storage disease). In: Stanbury JB, Wyngaarden JB, Fredrickson DS, et al., eds. *Metabolic Basis of Inherited Disease*. 5th ed. New York: McGraw-Hill; 1983:803–819.

第五节 过氧化物酶体病

1. 肾上腺脑白质营养不良

1.1 定义

肾上腺脑白质营养不良（adrenoleukodystrophy，ALD）是一种由 *ABCD1* 基因突变引起的 X 染色体连锁遗传病。该基因突变使得过氧化物酶体 β- 氧化受阻，引起极长链饱和脂肪酸（VLCFA）在机体各个组织中聚积。该疾病主要累及肾上腺皮质、中枢神经系统的髓磷脂和睾丸间质细胞。尽管男性是受 ALD 影响的主要人群，但约有 40% 的 X-ALD 杂合子女性在 30~40 岁后也会出现轻度的神经系统症状。

1.2 实验室检查

影像学检查：由 ALD 引起神经系统症状的男性患者，通常会出现 MRI 异常。

极长链脂肪酸（VLCFA）检测：

（1）99% 男性患者血浆 VLCFA 浓度异常，VLCFA 检测可以确诊绝大多数男性 ALD 患者。

（2）大约 85% 女性患者血浆和（或）培养的皮肤成纤维细胞中 VLCFA 浓度增加。

分子遗传学检测：推荐用于 VLCFA 测定结果不确定时，或者确定家族性突变，以及存在家族性突变患者的产前检查。

（1）整个编码区域的序列分析。

（2）缺失 / 重复分析。

参考文献

Steinberg SJ, Moser AB, Raymond GV. X-linked adrenoleukodystrophy. In: Pagon RA, Adam MP, Bird TD, et al., eds. *GeneReviews™ [Internet]*. Seattle, WA: University of Washington, Seattle; 1999:1993–2013 [Updated 2012 Apr 19]. Available from: http://www.ncbi.nlm.nih.gov/books/NBK1315

2. Batten 疾病（CLN3，神经元蜡样脂褐质沉积症）

2.1 定义

神经元蜡样脂褐质沉积症（NCL 或 CLN）是一组具有临床和遗传异质性的神经退行性

疾病,其特点是细胞内自体荧光脂质储存物质在不同的超微结构中聚积。

2.2 临床表现

临床进程包括进行性痴呆、癫痫发作和进行性视力减退。CLN3 在芬兰发病率较高,新生儿发病率为 1∶21 000,携带率为 1/70。

2.3 实验室检查

(1)对于 CLN1 或 CLN2 患者可在 DNA 突变筛查前首选酶测定,但酶测定不能准确检出携带者。

(2)突变序列分析。

(3)在大多数 Batten 病患中检测到 16p11.2 染色体中 *CLN3* 基因存在 1.02kb 碱基缺失。

(4)CLN3 的标志是具有"指纹"轮廓的脂质染色的超微结构,其存在三种不同表型:仅在溶酶体残余小体内;与曲线或直线轮廓相连;以及作为大型膜结合溶酶体空泡中的一小部分。位于溶酶体空泡内的指纹图谱是 CLN3 患者血液淋巴细胞的一个特征。

2.4 其他注意事项

CLN 是由八个基因的突变引起的疾病。CLN 最初主要根据发病年龄进行分类:CLN1 为婴儿型或芬兰婴儿型,是最先被发现的一类 CLN;CLN2 为晚期婴儿型;CLN3 为青少年型,也是最常见的类型;CLN4 则为成人型。通过分子检测,目前以患者携带的基因缺陷对 CLN 进行分类。例如,CLN1 指由 *PPT1* 基因突变引起的一类 CLN,而不考虑其发病年龄。

参考文献

International Batten Disease Consortium. Isolation of a novel gene underlying Batten disease, CLN3. *Cell.* 1995;82:949–957.

Mole SE, Williams RE, Goebel HH. Correlations between genotype, ultrastructural morphology and clinical phenotype in the neuronal ceroid lipofuscinoses. *Neurogenetics.* 2005;6: 107–126.

第六节 神经系统疾病

1. 阿尔茨海默病(老年痴呆)

1.1 定义

阿尔茨海默病(AD)是一种进行性成人性痴呆症,通常最初表现为轻微的记忆障碍,随后逐渐加重,最终丧失记忆能力。病理变化包括大脑皮质萎缩、β- 淀粉样斑块形成以及神经纤维缠结。淀粉样蛋白前体蛋白(*APP*)基因突变可显著降低约 40% β- 淀粉样蛋白含量,避免阿尔茨海默病的发生。

1.2 临床表现

(1)早发家族性阿尔茨海默病(EOFAD):患者往往有多名家族成员 65 岁前发病(通常是 55 岁前),其可能有 *APP*(*AD1*;*21q21.3*),*PSEN1*(*AD3*)或 *PSEN2*(*AD4*)等基因突变。

(2)EOFAD 为常染色体显性遗传。患有 EOFAD 的父母所生的孩子有 50% 机会遗传突变,从而导致 EOFAD。遗传咨询有助于高危人群降低风险。

(3)其他引起疾病的突变仍有待确定。

1.3 实验室检查

（1）序列分析：*APP* 基因 *A673T* 突变可保护未患老年痴呆症的老年人免受阿尔茨海默病和认知能力减退的影响。

（2）*PSEN1* 基因编码序列及其内含子序列分析可以检测错义和剪接位点突变。缺失 / 重复分析筛选整个基因可检测基因缺失，其中包括 4 555bp 的芬兰种群突变序列。

（3）*PSEN2* 基因编码区序列分析可以检测引起 EOFAD 的突变序列。

（4）*APP* 基因外显子 16 和 17 的序列分析可检测大多数病理性的错义、无义或插入 / 缺失突变。FISH 和其他缺失 / 重复分析对于检测 *APP* 中 <1% 致病性重复突变较为有效。

参考文献

American College of Medical Genetics/American Society of Human Genetics Working Group on ApoE and Alzheimer's disease. Statement on use of apolipoprotein E testing for Alzheimer's disease. *JAMA*. 1995;274(20):1627–1629.

Bird TD. Early-onset familial Alzheimer disease. In: Pagon RA, Adam MP, Bird TD, et al., eds. *GeneReviews™ [Internet]*. Seattle, WA: University of Washington, Seattle; 1999:1993–2013 [Updated 2012 Oct 18]. Available from: http://www.ncbi.nlm.nih.gov/books/NBK1236

Cao G, Bales KR, DeMattos RB, et al. Liver X receptor-mediated gene regulation and cholesterol homeostasis in brain: relevance to Alzheimer's disease therapeutics. *Curr Alzheimer Res*. 2007;4(2):179–184.

Jonsson T, et al. A mutation in *APP* protects against Alzheimer's disease and age-related cognitive decline. *Nature*. 2012;488:96–99.

2. 安格曼综合征

2.1 定义

安格曼综合征（Angelman syndrome，AS）是一种神经发育障碍疾病，其特征是发育迟缓，言语缺失，癫痫，习惯性微笑，痉挛，以及步态和平衡失调。大多数患者是由于母系 *15q11-q13* 基因区遗传缺失造成的。约 70%AS 患者由母亲 *15q11.2-q13* 染色体缺失导致；约 2%~3% AS 患者由 *15q11.2-q13* 染色体父本单亲二体造成；约 3%~5%AS 患者由印迹缺陷造成；约 5%~10%AS 患者由编码泛素蛋白连接酶 E3A 基因（*UBE3A*）突变或缺失造成；约 1%~2% AS 患者由其他染色体重排造成；而剩下 10%~15% AS 患者病因未明。

2.2 实验室检查

AS 疾病的实验室诊断检测较为复杂。对疑似 AS 的患者可先进行 AS/PWS 印迹中心区域的 DNA 甲基化分析评估。

如果甲基化检测结果为阳性，则需要进一步检测来确定引起疾病的遗传机制：

（1）FISH（荧光原位杂交）或基于阵列的比较基因组杂交（CGH）检测分析可检测到大量的常见缺失。

（2）单亲二体——需要对父母血液进行其他分子检测。

（3）印记中心（IC）缺陷分析。

如果甲基化检测为阴性，*UBE3A* 基因的突变分析则可能会检测到异常。

10

参考文献

Williams CA, Peters SU, Calculator SN. *Facts About Angelman Syndrome.* 7th ed. Aurora, IL: Angelman Syndrome Foundation Inc., 2009. Available from: http://www.angelman.org/understanding-as/facts-about-angelman-syndrome

3. 家族性自主神经机能异常

3.1 定义

家族性自主神经机能异常(遗传性感觉和自主神经病Ⅲ型,有时称为 Riley-Day 综合征)是一种常染色体隐性遗传病,主要发生于德系犹太人。该疾病可影响感觉、交感神经和副交感神经元的发育和存活,并导致各种症状,包括对疼痛不敏感、无泪、生长缓慢、血压不稳定,从而导致患者预期寿命缩短。

3.2 实验室检查

家族性自主神经机能异常可通过对 *IKBKAP*(B 细胞中 κ 轻链多肽基因增强子抑制剂,激酶复合物相关蛋白)基因的分子遗传学检测进行诊断。

靶突变分析——检测两个位点突变:*c.2204+6T>C*(*VS20+6T>C*)和 *pR696P*(*Arg696Pro*),这两个突变占患有家族性自主神经机能异常的德系犹太患者突变等位基因的 99% 以上。

序列分析:分析 *IKBKAP* 基因的整个编码区。

参考文献

Blumenfeld A, Slaugenhaupt SA, Liebert CB, et al. Precise genetic mapping and haplotype analysis of the familial dysautonomia gene on human chromosome 9q31. *Am J Hum Genet.* 1999;64:1110–1118.

4. 精神发育迟缓脆性 X 染色体综合征 /*FMR1* 基因相关疾病

4.1 定义

脆性 X 综合征是最常见的遗传性智力低下综合征,由 X 染色体上 *FMR1* 基因(Xq27.3)功能丧失引起。大多数患者 FMR1 基因中有一个三联密码子 *CGG* 拷贝数异常,其他原因如点突变、缺失、异常基因甲基化等导致的功能丧失性基因突变较为少见。

4.2 临床表现

通常情况下,男性全基因突变携带者表现为中等智力障碍。扩增的等位基因甲基化水平不同会导致不同的表型。女性全基因突变携带者常表现出疾病症状,但通常比较轻微。前突变(等位基因扩增大于正常而小于全基因突变的患者,通常与脆性 X 染色体综合征相关)与卵巢早衰的风险增加相关,并且可能导致脆性 X 相关的震颤 / 共济失调综合征(FXTAS)。FXTAS 是一种迟发型神经退行性疾病,主要见于男性携带者。

4.3 实验室检查

分子检测:使用 Southern 印迹,PCR,甲基化分析等 DNA 分析方法直接进行诊断。这种方法可用于产前和产后诊断,并检测无症状携带者。该方法可用于男性患者和女性携带者 / 患者。

在没有 *AGG* "锚"的情况下,*CGG* 重复序列更有可能扩展,因为没有散在 *AGG* 中断。

CGG 序列的正常拷贝数是 5 到 44。45 至 54 个 *CGG* 重复序列被认为是灰色或中间区域。具有 55 至 200 个 *CGG* 重复的个体被认为是前突变携带者。大多数伴有 FragX 综合征的个体拥有超过 200 个 *CGG* 重复序列，从而导致 *FMR1* 基因功能丧失。

其他：全序列分析可检测罕见的功能性缺失突变，如点突变 / 小部分缺失。绒毛膜绒毛样本的甲基化结果不一定能说明儿童未来的确切状态。

5. 亨廷顿舞蹈病

5.1 定义

亨廷顿舞蹈病（HD）是常染色体显性进行性神经退行性疾病，是由染色体 4p16.3 上编码亨廷顿蛋白（*HTT*）的基因中编码谷氨酰胺的三核苷酸重复序列（*CAG*）的异常所致。根据扩增的大小可将 *HTT* 等位基因分为：

（1）正常等位基因：26 个或更少的 *CAG* 重复。

（2）中间等位基因：27~35 个 *CAG* 重复。具有该范围内等位基因的个体没有发生 HD 症状的风险。但由于 *CAG* 重复序列的不稳定性，具有此范围内等位基因的儿童，可能有患 HD 的风险。

（3）HD 引起（完全突变）等位基因：36 个或更多 *CAG* 重复。具有完全突变的等位基因的个体在其一生都有发生 HD 的风险。

5.2 实验室检查

HTT（HD）是已知会导致亨廷顿病的唯一基因。*CAG* 重复扩增是目前唯一观察到的致病变异。

临床试验：

（1）PCR 法检测 *CAG* 三核苷酸重复序列的数量。

（2）Southern 印迹用于确认纯合子基因型和大量扩增。

对于有家族史的无症状成年家庭成员应使用分子遗传学检测进行预测性检测。

对于有家族史的高危妊娠应使用分子遗传学检测进行产前诊断和植入前基因诊断（PGD）。

参考文献

Warby SC, Graham RK, Hayden MR. Huntington disease. In: Pagon RA, Adam MP, Bird TD, et al., eds. *GeneReviews™ [Internet]*. Seattle, WA: University of Washington, Seattle; 1998:1993–2013 Oct 23 [Updated 2010 Apr 22]. Available from: http://www.ncbi.nlm.nih.gov/books/NBK1305/

6. 自毁容貌综合征

6.1 定义

自毁容貌综合征是一种 X 连锁隐性疾病，患者几乎完全缺乏次黄嘌呤 - 鸟嘌呤磷酸核糖转移酶（*HGPRT*），该酶可催化次黄嘌呤和鸟嘌呤形成核苷酸。*HPRT1*（Xq26-q27.2）突变引起嘌呤的聚积。

6.2 临床表现

男性患者表现为神经功能障碍，认知和行为障碍（舞蹈手足徐动症，精神发育迟滞和自残倾向)和尿酸过量。临床表现为继发性痛风(10 年后的痛风石,晶状体尿,尿血,尿路结石,尿路感染,痛风性关节炎,秋水仙碱反应)症状。如不接受治疗,患者往往于 10 岁前将死于肾功能衰竭。婴儿患者在尿布中可发现橙色结晶或沙子。

6.3　实验室检查

对于父母患病,自身年龄小于 10 岁但未被诊断的男性患者,其特征为尿液中尿酸与肌酐比值 >2.0。高尿酸尿和高尿酸血症(血清尿酸 >8mg/dl,或体重 ≥15kg 的患者 24h 尿酸排泄量为 600mg~1 000mg)不具有诊断特异性。

男性患者血细胞、培养的成纤维细胞、羊水细胞或淋巴母细胞中次黄嘌呤 - 鸟嘌呤磷酸核糖转移酶(HPRT)酶活性低于正常值的 1.5% 具有诊断价值。该试验可使用抗凝红细胞或滤纸干血点进行。酶活性分析对女性患者没有诊断价值。

HPRT1 基因序列分析:目前已知突变超过 200 个(主要是错义、无义突变,以及小片段缺失 / 插入)。

6.4　其他注意事项

部分 *HGPRT* 缺陷变异体在红细胞溶血产物中有 0%~50% 的正常活性,在成纤维细胞中显示 >1.2% 的正常活性。有嘌呤积聚但不出现橙色结晶,或中枢神经系统异常,或行为异常。

禁止使用降低血清中尿酸浓度的丙磺舒和其他排尿酸药物,因为这些药物可增加泌尿系统中尿酸浓度,并增加肾脏中尿酸晶体沉积而导致急性无尿的风险。

参考文献

Jinnah HA, Harris JC, Nyhan WL, et al. The spectrum of mutations causing HPRT deficiency: an update. *Nucleosides Nucleotides Nucleic Acids*. 2004;23:1153–1160.

Lesch M, Nyhan WL. A familial disorder of uric acid metabolism and central nervous system function. *Am J Med*. 1964;36:561–570.

10

7. Menkes 综合征(卷发综合征)

7.1　定义

Menkes 综合征是一种 X 连锁隐性铜代谢紊乱疾病,是由于编码 Cu^{2+} 转运 ATP 酶 -α 多肽(*ATP7A*)基因突变引起铜从肠黏膜细胞向血液转运阻塞,导致广泛的铜缺乏。

7.2　临床表现

症状表现为新生儿低温,哺乳不良,有时会有长期黄疸;在 2~3 个月可发生癫痫、渐进性毛发脱色和卷曲。此外,还包括面容奇异、精神衰退加快、感染、发育停滞、婴儿早期夭折以及动脉弹性变化。

7.3　实验室检查

血清和肝脏中的铜减少;红细胞中铜含量正常;羊水、培养的成纤维细胞和羊膜细胞中铜含量增加;

血清铜蓝蛋白降低。

7.4　其他注意事项

Menkes 病基因的携带情况通常可以通过检查头皮分散部位的多根毛发的毛癣菌来确定。长骨干的干骺端类似于坏血病,因为抗坏血酸氧化酶是铜依赖性的。

参考文献

Moller LB, Bukrinsky JT, Molgaard A, et al. Identification and analysis of 21 novel disease-causing amino acid substitutions in the conserved part of ATP7A. *Hum Mutat*. 2005;26:84–93.

8. 帕金森病

8.1 定义

α- 突触核蛋白是一种在神经元中高度保守并大量聚集的蛋白质。在不考虑患者基因型情况下，α- 突触核蛋白造成的脑损伤是帕金森病的标志性特征。α- 突触核蛋白为路易氏小体的主要成分，大量积聚可导致黑质中多巴胺能神经元减少。

8.2 临床表现

帕金森病（Parkinson's disease，PD）的临床表现包括静止性震颤、肌肉僵硬、运动迟缓和姿势不稳定。遗传和（或）环境因素可共同导致散发性或迟发性帕金森病。

8.3 实验室检查

（1）帕金森病（PD）存在广泛的遗传异质性。12q12 染色体上 *LRRK2* 基因突变是最常见的遗传形式，而 4q22.1 染色体上编码 α- 突触核蛋白的 *SNCA* 基因突变可在 PD 患病率高的几个家族中被发现。在常染色体隐性青少年 PD 患者（MIM # 600116）中，6q26 染色体上存在 *Parkin* 基因突变。此外，还有多个其他基因突变与常染色体显性或常染色体隐性 PD 相关。

（2）整个编码区域的序列分析，靶向突变分析，缺失 / 插入分析。

（3）SNCA 基因的剂量分析，FISH 分析。

（4）许多具有帕金森动作特征（"帕金森综合征"）的其他疾病，通过病理检查路易氏小体或许可准确诊断。

（5）携带戈谢病突变（*GBA* 基因突变）的个体发生帕金森病的风险约增加 5 倍。

参考文献

Feany MB. New genetic insights into Parkinson's disease. *New Eng J Med*. 2004;351:1937–1940

Gandhi PN, Wang X, Zhu X, et al. The Roc domain of leucine-rich repeat kinase 2 is sufficient for interaction with microtubules. *J Neurosci Res*. 2008;86:1711–1720.

Michael J. Fox Foundation for Parkinson's Research. Available from: https://www.michaeljfox.org/

Polymeropoulos MH, Lavedan C, Leroy E, et al. Mutation in the alpha-synuclein gene identified in families with Parkinson's disease. *Science*. 1997;276:2045–2047.

Shimura H, Schlossmacher MG, Hattori N, et al. Ubiquitination of a new form of alpha-synuclein by parkin from human brain: implications for Parkinson's disease. *Science*. 2001;293:263–269.

Sidransky E, Nalls MA, Aasly JO, et al. Multicenter analysis of glucocerebrosidase mutations in Parkinson's disease. *New Eng J Med*. 2009;361:1651–1661.

9. Prader-Willi 综合征

9.1 定义

Prader-Willi 综合征（Prader-Willi syndrome，PWS）是由父亲染色体区域 15q11-q13 内 *SNRPN* 基因、*necdin* 基因以及其他可能基因缺失引起的疾病。

10

9.2 临床表现

Prader-Willi 综合征的特征是胎儿活动减少、肥胖、肌张力低下、智力低下、身材矮小、促性腺激素分泌不足、性腺机能低下、小手和小脚。PWS 有三种遗传原因：①父源性基因缺失，约占 PWS 病例的 70%；②母源单亲二体症（UPD），约占病例的 25%；③印迹缺失，约占 5% 以下。

9.3 实验室检查

分子检测：

（1）FISH——典型的缺失、大段及小段缺失都可检测到，如果 FISH 检测结果为阳性（发现缺失），则可确诊为 PWS。

（2）DNA 甲基化测试能够确认或排除 PWS，诊断准确率高达 99% 以上。正常结果显示父亲和母亲的 DNA 印迹模式。在 PWS 中，只有一种母源模式，但结果阳性并不能说明 PWS 的原因究竟是缺失、单亲二倍体（UPD）还是印迹缺陷。

（3）DNA 多态性研究可确认 UPD。这项检测需要来自父母和孩子的血液样本。如果两个染色体均来自母亲，则可诊断 PWS。

参考文献

Driscoll DJ, Miller JL, Schwartz S, et al. Prader-Willi syndrome. In: Pagon RA, Adam MP, Bird TD, et al., eds. *GeneReviews™ [Internet]*. Seattle, WA: University of Washington, Seattle; 1998: 1993–2013 Oct 6 [Updated 2012 Oct 11]. Available from: http://www.ncbi.nlm.nih.gov/books/NBK1330
http://www.pwsausa.org/syndrome/Genetics_of_PWS.htm
www.faseb.org/genetics/acmg/pol-22htm

10. Rett 综合征

10.1 定义

大多数有 Rett 综合征临床典型表现的女性患者都存在转录抑制子 *MECP2* 基因（*Xq28*）突变。然而，并非所有 *MECP2* 突变患者都符合 Rett 综合征诊断的所有临床标准，也有些 Rett 患者没有发生 *MECP2* 突变。

10.2 临床表现

典型 Rett 综合症的特征为：出生 6 个月内出现异常精神运动发育，随后表现为丧失目的性手部功能和语言能力，步态异常，以及手部动作刻板。

10.3 实验室检查

整个编码区，特别是 *C* 端序列分析；缺失 / 插入分析。

参考文献

Neul JL, Kaufmann WE, Glaze DG, et al. Rett syndrome: revised diagnostic criteria and nomenclature. *Ann Neurol*. 2010;68:944–950.

11. 脊髓小脑共济失调

脊髓小脑共济失调 1 型（SCA1；橄榄体脑桥小脑萎缩 1 型；OPCA1）

11.1 定义

常染色体显性遗传脊髓小脑共济失调的临床表现是由脑干和脊髓病理性改变导致小脑

变性引起的。脊髓小脑共济失调 -1（SCA1）由 *ataxin-1* 基因（*ATXN1*；*6p22.3*）中 *CAG* 三核苷酸重复序列扩增导致。

11.2 实验室检查

AATXN1 基因中 *CAG* 三联重复扩增的聚合酶链式反应（PCR）和毛细管电泳片段分析。正常值：≤35 个 *CAG* 三核苷酸重复。

参考文献

Margolis RL. Dominant spinocerebellar ataxias: a molecular approach to classification, diagnosis, pathogenesis and the future. *Expert Rev Mol Diagn*. 2003;3:715–732.

Orr HT, et al. Expansion of an unstable trinucleotide CAG repeat in spinocerebellar ataxia type 1. *Nat Genet*. 1993;4:221–226.

van de Warrenburg BP, et al. Age at onset variance analysis in spinocerebellar ataxias: a study in a Dutch-French cohort. *Ann Neurol*. 2005;57:505–512.

12. Wilson 病（肝豆状核变性）

12.1 定义

Wilson 病是一种常染色体隐性遗传病，由 ATP 酶、铜离子转运、β 多肽基因（*ATP7B*）在 13q14 的突变导致，该基因编码的多肽作为一种血浆膜铜转运蛋白。Wilson 病特征为细胞内铜堆积，导致肝硬化和神经系统异常。该病发病年龄范围很广，包括幼儿期。Wilson 病的诊断需综合患者的临床表现以及反映铜代谢异常的实验室证据。患者角膜的外围可能存在深铜色角膜色素环（Kayser-Fleischer 环）。

12.2 实验室检查

（1）低血清铜蓝蛋白和（或）高尿铜。

（2）突变检测：整个编码区域的序列分析；缺失 / 重复分析；靶突变分析。

（3）MRI 可能显示基底神经节信号强度增加。

参考文献

De Bie P, Muller P, Wijmenga C, et al. Molecular pathogenesis of Wilson and Menkes disease: correlation of mutations with molecular defects and disease phenotypes. *J Med Genet*. 2007;44:673–688.

Gow PJ, Smallwood RA, Angus PW, et al. Diagnosis of Wilson's disease: an experience over three decades. *Gut*. 2000;46:415–419.

第七节 神经肌肉性疾病

1. 肌萎缩性脊髓侧索硬化症（卢·格里克症）

1.1 定义

肌萎缩性脊髓侧索硬化症（amyotrophic lateral sclerosis，ALS）的诊断依赖于全面的内科和神经科查体、临床测试和实验室检查，以排除具有与 ALS 相似症状的可治疗疾病。临床测试包括电学测试：肌电图（EMG）和神经传导速度（NCV）、X 射线、核磁共振成像（MRI）、脊髓穿刺、颈椎脊髓造影以及肌肉和（或）神经活检。家族史确认和遗传咨询很重要。90%

ALS 患者没有家族史(又称散发性 ALS,SALS),并且其遗传模式可以是常染色体显性遗传,常染色体隐性遗传或 X 连锁遗传。大约 10% 患有家族性 ALS(FALS)的患者中最常见的遗传模式是常染色体显性遗传。50% FALS 患者可发现 *SOD1*(*21q22.11*)、*TARDBP*(*1p36*,编码 *TDP-43*)、*FUS*(*16p11.2*)、*C9ORF72*(*9p21.2*)和 *UBQLN2*(*Xp11.21*)基因突变。

1.2 临床表现

ALS 最初的突出表现是肌肉无力,可出现在 60% 的患者。ALS 症状的发作和性质是非常多变的,但由于它是上下运动神经元疾病,所以触觉、听觉、味觉、嗅觉和视力的感觉不受影响。在某些情况下,治疗可减缓疾病的进展;但随着疾病的发展,虚弱和麻痹可蔓延至躯干肌肉、言语、吞咽、咀嚼和呼吸,最终导致患者需要永久呼吸机支持才能生存。

1.3 实验室检查

单链构象多态性(SSCP)可分析整个编码区的突变情况,或分析与 FALS,包括 *SOD1*、*TARDBP*(*TDP-43*)、*FUS*、*C9ORF72* 和 *UBQLN2* 基因相关的序列。

血液、尿液和脑脊液检测,包括高分辨率血清蛋白电泳、甲状腺和甲状旁腺激素水平以及 24 小时尿液重金属检测。

参考文献

ALS Association. Available from: http://www.alsa.org/about-als/genetic-testing-for-als.html

McKinnon WC, Baty BJ, Bennett RL, et al. Predisposition testing for late-onset disorders in adults: a position paper of the National Society of Genetic Counselors. *JAMA*. 1997;278:1217–1220.

Turner MR, et al. Controversies and priorities in amyotrophic lateral sclerosis. *Lancet Neurol*. 2013;12(3):310–322.

10

2. 腓骨肌萎缩症

2.1 定义

核酸检测可测出至少 27 种 CMT,但阴性结果不能排除诊断,因为有些突变仍有待确定。与腓骨肌萎缩症(Charcot-Marie-Tooth hereditary neuropathy,CMT)相关的基因/位点超过40 种,遗传方式可为常染色体隐性、常染色体显性或 X 连锁显性遗传。临床诊断需基于家族史,神经系统检查,EMG/NCV 测试以及某些情况下的腓肠神经活检。

2.2 临床表现

腓骨肌萎缩症(CMT)通常表现在青春期和成年早期出现远端肌肉无力和萎缩症状,并常伴有感觉丧失,腱反射减弱和高弓足。

2.3 实验室检查

PMP22 基因重复/缺失是 CMT 最常见的原因,如果 *PMP22* 基因突变检测为阴性,则需对与患者临床表现相关的其他基因进行测序。

参考文献

England JD, et al. Practice parameter: evaluation of distal symmetric polyneuropathy: role of laboratory and genetic testing (an evidence-based review): report of the American Academy of Neurology, American Association of Neuromuscular and Electrodiagnostic Medicine, and American Academy of Physical Medicine and Rehabilitation. *Neurology*. 2009;72:185–192.

Saifi GM, Szigeti K, Snipes GJ, et al. Molecular mechanisms, diagnosis, and rational approaches to management of and therapy for Charcot-Marie-Tooth disease and related peripheral neuropathies. *J Investig Med.* 2003;51:261–283.

Saporta AS, Sottile SL, Miller LJ, et al. Charcot-Marie-Tooth disease subtypes and genetic testing strategies. *Ann Neurol.* 2011;69:22–33.

3. 肌肉萎缩症，Duchenne 型；DMD

4. 肌肉萎缩症，Becker 型；BMD

4.1 定义

Duchenne 型肌营养不良症（DMD）是由肌营养不良蛋白基因突变（*Xq21.2-Xq21.1*）引起的一种 X 连锁疾病。患者通常在 3 岁左右出现步行困难，并伴随心肌病变。12 岁后便只能乘坐轮椅，20 岁左右死亡。女性杂合子可发展为进行性心脏异常。

Becker 型进行性肌营养不良（BMD）与 DMD 临床表现相似，但更为温和、进展更为缓慢。发病年龄晚至 12 岁或更晚，青春期后患者丧失行走能力，可生存至四五十岁。

4.2 实验室检查

血清肌酸激酶水平显著升高。

蛋白质印迹检测肌萎缩蛋白：DMD 患者中无法检出该蛋白，或分子大小异常；但在 BMD 中含量正常。

整个编码区序列分析，以及肌营养不良蛋白基因的缺失 / 重复分析。

参考文献

Beggs AH, Kunkel LM. Improved diagnosis of Duchenne/Becker muscular dystrophy. *J Clin Invest.* 1990;85:613–619.

Emery AEH. The muscular dystrophies. *Lancet.* 2002;359:687–695.

Tuffery-Giraud S, et al. Genotype-phenotype analysis in 2,405 patients with a dystrophinopathy using the UMD-DMD database: a model of nationwide knowledgebase. *Hum Mutat.* 2009;30:934–945.

5. 1 型强直性肌营养不良

5.1 定义

肌强直性营养不良（DM1）临床表现为肌张力障碍、肌肉萎缩症、白内障、性腺功能减退、额颞叶癫痫和心电图异常。与 DMD 相反，DM1 最初影响头部和颈部肌肉，眼外肌和四肢远端肌肉，之后累及近端肌肉组织。DM1 是由肌营养不良肌强直蛋白激酶基因（*DMPK；19q13.3*）的 3′ 非翻译区中 *CTG* 三核苷酸重复序列扩增造成的常染色体显性遗传疾病。

5.2 实验室检查

通过聚合酶链式反应（PCR）扩增重复区域或通过 Southern 印迹分析确定 *CTG* 重复数。<37 次重复为正常；36~49 次重复是前突变；50 次或更多次重复则为 1 型肌强直性肌营养不良。阴性结果不能排除诊断，且与锌指蛋白 9（*ZNF9*）基因内含子 1 中 *CCTG* 重复扩增相关的 2 型强直性肌强营养不良（DM2）也应纳入考虑。

参考文献

Groh WJ, et al. Electrocardiographic abnormalities and sudden death in myotonic dystrophy type 1. *New Eng J Med.* 2008;358:2688–2697.

Modoni A, Silvestri G, Pomponi MG, et al. Characterization of the pattern of cognitive impairment in myotonic dystrophy type 1. *Arch Neurol.* 2004;61:1943–1947.

Musova Z, et al. Highly unstable sequence interruptions of the CTG repeat in the myotonic dystrophy gene. *Am J Med Genet.* 2009;149A:1365–1374.

6. 遗传性共济失调

6.1 定义

FRDA1 由共济蛋白基因（*FXN*；*9q21.11*）突变引起的疾病。最常见的突变是 *FXN* 基因内含子 1 中的 *GAA* 三核苷酸重复扩增，95% 以上的 FRDA1 患者中发现 *FXN* 基因变异。在正常人中也有 5~30 次 *GAA* 重复扩增，而 FRDA1 患者有 70 或更多次 *GAA* 重复扩增。

6.2 临床表现

遗传性共济失调（Friedreich ataxia，FRDA1）是一种常染色体疾病，患者多于 10 岁或 20 岁以前发病，其特征为渐进性步态和肢体共济失调，四肢肌肉无力。临床表现包括下肢反射消失、伸肌跖反应、构音障碍、振动感和本体感觉下降。

6.3 实验室检查

可使用聚合酶链式反应（PCR），片段分析和 Southern 印迹检测 *GAA* 重复扩增。

编码区序列分析；靶突变分析；缺失 / 重复分析

参考文献

Lodi R, et al. Deficit of in vivo mitochondrial ATP production in patients with Friedreich ataxia. *Proc Natl Acad Sci U S A.* 1999;96:11492–11495.

Pandolfo M. Friedreich ataxia *Arch Neurol.* 2008;65:1296–1303.

7. 脊髓性肌肉萎缩症

7.1 定义和分类

脊髓性肌萎缩症（spinal muscular atrophy，SMA）是指一组累及运动神经的常染色体隐性疾病，表现为肌肉无力和萎缩（消瘦）。由 *SMN1*（生存运动神经元 1）基因突变引起的 SMA，可根据发病年龄、肌无力严重程度和存活情况分为四种类型 I~Ⅳ：

(1) SMA Ⅰ型（MIM#253300），严重婴儿型急性 SMA 或 Werdnig-Hoffman 病；

(2) SMA Ⅱ型（MIM#253550）或婴儿型慢性；

(3) SMA Ⅲ型（MIM#253400），少年型 SMA 或 Wohlfart-Kugelberg- Welander 病；

(4) SMA Ⅳ型（MIM#271150）或成人型 SMA。

SMN2 基因（存活运动神经元 2）与 *SMN1* 同源但功能受损，*SMN2* 基因拷贝数低亦见于 SMA。SMA 是高加索人第二常见的致死性常染色体隐性疾病。*SMN1* 基因突变可为 *SMN1* 外显子 7 缺失、其他大片段缺失或点突变。

7.2 诊断标准

（1）临床诊断：儿童外貌，运动困难史，出生时虚弱，发育延迟情况如抬头、翻身、独立坐姿、站立或独立行走时间晚于预期。

（2）分子遗传学诊断：与 SMA 相关的两个基因是 *SMN1* 和 *SMN2*。大约 95%~98% 的 SMA 患者是 *SMN1* 缺失或截断纯合子，约 2%~5% 的 SMA 患者是 *SMN1* 缺失或截断以及 *SMN1* 基因内突变的复合杂合子。

7.3 实验室检查

（1）分子诊断检测方法：

① 靶突变分析——检测 *SMN1* 第 7 外显子的缺失。

② *SMN1* 外显子和内含子 / 外显子边界进行序列分析，以确定基因内 *SMN1* 突变情况。

③ 基因剂量分析——基于 PCR 的剂量分析，可以确定 *SMN1* 和 *SMN2* 拷贝数量。

（2）SMA 携带测试——通过测量含有外显子 7 中 *SMN1* 拷贝数量进行 *SMN1* 拷贝数的基因剂量分析，但这种测试检测不到基因内突变。此外，分子检测不能说明正常 *SMN1* 基因的两个拷贝是否位于一条染色体上，无法排除另一条染色体上没有 *SMN1* 基因的个体（约占总人口的 4%）。此外，2%SMA 患者有新发突变，这意味着父母只有一方是携带者。

（3）由于 SMA 携带者试验的解释存在上述困难，所以需在有正式遗传咨询条件的实验室进行 SMA 携带试验。

7.4 其他注意事项

以下实验有助于区分 SMA 与类似于 SMA 的其他神经或肌肉病症：

（1）肌电图（EMG）：测试肌肉电活动；

（2）肌肉活检：可观察特定超微结构的改变；

（3）肌酸激酶（CK）测定：水平升高表示肌肉疾病；

（4）由不同遗传原因导致的其他罕见形式 SMA：

① 脊髓性肌萎缩性呼吸窘迫（SMARD）：由 *IGHMBP2* 基因的突变引起的常染色体隐性遗传性疾病。

② 脊髓型肌萎缩Ⅴ型 / 远端遗传性运动神经病：由 *BSCL2* 和 *GARS* 基因突变引起的常染色体显性疾病。

③ 肯尼迪病：X 连锁常染色体隐性遗传病，也称为 X 连锁隐性球囊神经病或 X 连锁脊髓和延髓萎缩，与雄激素受体内编码多聚谷氨酰胺基因的 *CAG* 重复数量增加有关。

参考文献

http://www.fsma.org/FSMACommunity/UnderstandingSMA/

Prior TW, Russman BS. Spinal muscular atrophy. In: Pagon RA, Adam MP, Bird TD, et al., eds. *GeneReviews™ [Internet]*. Seattle, WA: University of Washington, Seattle; 2000:1993–2013 [Updated 2011 Jan 27]. Available from: http://www.ncbi.nlm.nih.gov/books/NBK1352/

10

第八节 肺系统疾病

1. α-1 抗胰蛋白酶缺乏症（A1ATD）

定义

α-1 抗胰蛋白酶缺乏症（Alpha-1 antitrypsin deficiency, A1ATD）是一种由蛋白酶抑制剂 1 基因 *SERPINA1* 突变引起的常染色体隐性疾病。*SERPINA1* 基因突变可导致 α-1 抗胰蛋白酶合成减少（缺乏）或结构异常，从而不能拮抗嗜中性粒细胞弹性蛋白酶。没有足够的功能性 α-1 抗胰蛋白酶，嗜中性粒细胞弹性蛋白酶可破坏肺泡并导致肺部疾病。异常 α-1 抗胰蛋白酶可在肝脏积累并造成损伤。A1ATD 临床表现之一是儿童发生肝脏疾病，以及成人发生肝硬化和（或）肝癌（HCC）。α-1 抗胰蛋白酶缺乏症是引起肺部疾病的常见原因。

参考文献

http://alpha-1foundation.org/what-is-alpha-1

2. 囊性纤维化及相关疾病

2.1 定义

囊性纤维化（cystic fibrosis, CF）是 7 号染色体上囊性纤维化传导调节基因（*CFTR*）突变引起的离子转运异常而导致的一种常染色体隐性疾病，通常影响患者的肺和消化系统。CF 是美国白种人群中最常见的遗传疾病。2 500~3 500 名白种新生儿中就有 1 名婴儿患病。CF 在其他种族中较少见，大约 17 000 名美籍非裔人士中有 1 人患病，31 000 名美籍亚裔人士中有 1 人患病。囊性纤维化影响呼吸道上皮细胞，胰腺外分泌功能，肠道、男性生殖道、肝胆系统以及汗腺外分泌功能，导致复杂的多系统疾病。呼吸系统症状包括疲劳、咳嗽、喘息、肺炎反复发作或鼻窦感染、多痰、呼吸急促。*CFTR* 基因的突变也可能导致先天性输精管缺如（CAVD）。

2.2 囊性纤维化（CF）诊断标准

（1）*CFTR* 中存在两种致病突变。

（2）汗液氯化物值（>60mEq/L）可确诊约 90% 患者。

（3）跨上皮鼻黏膜电位差（NPD）测量特征性 CF。

（4）在新生儿筛查中，对血斑进行免疫反应性胰蛋白酶原（IRT）检测，通过汗液测试和（或）*CFTR* 基因的分子遗传测试进一步评估异常 IRT 结果。

2.3 先天性输精管（CAVD）缺如诊断标准

（1）无精子症。

（2）射精量低。

（3）临床或超声检查缺乏输精管。

（4）*CFTR* 基因中至少有一种致病突变。

2.4 实验室检查

（1）毛果芸香碱离子导入定量法测定汗液氯化物浓度是目前诊断 CF 最主要的实验室

检查。

（2）分子检测——*CFTR* 基因是已知唯一与 CFTR 相关疾病（CF 和 CAVD）相关的基因。

① 如需进行家族研究，或其他检测结果不可用或信息不充分需要确诊时，或进行流行病学调查，应当对有症状的个体进行分子检测。当使用靶突变阵列测试时某些 CF 患者可能存在未识别的突变，这时需对整个基因进行测序和（或）检测缺失/重复突变。

② 患者亲属及伴侣应进行携带基因检测，怀孕或计划怀孕妇女也应进行携带基因检测。

③ 对于父母已有突变，或孕期发现胎儿肠道回声增强，建议进行产前检测评估胎儿 CF 罹患风险。

④ 当父母携带有已知突变时，应进行植入前遗传学诊断评估胚胎 CF 风险。

（3）仅发现一种或无 *CFTR* 致病突变，对于临床症状不够典型或（和）汗液测试结果未达诊断标准的患者，推荐进行跨上皮鼻黏膜电位差（NPD）检查来确诊。

2.5 其他注意事项

CFTR 突变携带基因测试为阴性的个体，其携带风险降低（尽管无法完全排除）。根据患者的家族史、突变检出率和患者种族的携带频率，可计算出测试前和测试后患病风险。有特发性胰腺炎、支气管扩张症、过敏性支气管肺曲霉病和慢性鼻窦炎的患者中，*CFTR* 突变的发生率增加。目前，DNA 检测在这些条件下诊断效果尚不明确。

参考文献

Moskowitz SM, Chmiel JF, Sternen DL, et al. CFTR-related disorders. In: Pagon RA, Adam MP, Bird TD, et al., eds. *GeneReviews™ [Internet]*. Seattle, WA: University of Washington, Seattle; 2001:1993–2013 [Updated 2008 Feb 19]. Available from: http://www.ncbi.nlm.nih.gov/books/NBK1250/

10

第九节　视听系统疾病

1. 常染色体隐性遗传性耳聋 1 型

1.1 定义

非综合征性听力丧失和耳聋（DFNB1；NSHL）是具有先天性、非渐进性、轻至重度感觉神经性听力障碍为特征的常染色体遗传病，不伴随其他医学异常。常染色体隐性遗传性耳聋 1A（DFNB1A）由编码间隙连接 β-2 蛋白连接蛋白 26（*CX26*）的 *GJB2* 基因（*13q11-q12*）突变，或 *GJB2* 基因及其等位基因 *GJB6*（编码连接蛋白 30 的间隙连接 β-6 蛋白的 *GJB6* 基因）复合杂合突变引起。*GJB6* 基因纯合突变导致的 NSHL 较为少见。

1.2 实验室检查

GJB2 和 *GJB6* 编码区域测序可检测出超过 99% 的常染色体隐性遗传耳聋基因。测试应包括检测 *GJB2* 的外显子 1 中的剪接位点突变和 *GJB6* 中大片段缺失突变情况，可通过诸如 PCR 或 MLPA 等方法检测。

mtDNA 测序。

参考文献

Petersen MB, Willems PJ. Non-syndromic, autosomal-recessive deafness. *Clin Genet*. 2006;69:371–392.

Schimmenti LA, et al. Infant hearing loss and connexin testing in a diverse population. *Genet Med*. 2008;10:517–524.

2. 遗传性视神经萎缩（Leber 遗传性视神经病变）

2.1 定义

Leber 视神经萎缩（Leber optic atrophy，LHON）是由线粒体基因组（mtDNA）中编码多肽复合物Ⅰ、Ⅲ和Ⅳ的多个基因突变引起，这说明呼吸链缺陷可导致 LHON。视网膜神经节细胞对线粒体功能障碍敏感，使患者在中年出现急性或亚急性、无痛、中央视力减退（中心暗点）等症状。根据突变情况不同，最终视力范围可以从 20/50 至失明。该疾病可通过母婴传递，这是源于线粒体 DNA 突变，但其不完全外显率和男性偏倚颇令人费解。90% 以上的家庭中均存在三个主要碱基对（11778、3460 和 14484）突变。然而，出现 LHON 突变的人群中很多人并不会最终发病。其中 50% 以上男性和 85% 以上女性从未发生因 Leber 视神经萎缩导致的视力下降。

2.2 实验室检查

线粒体基因组全序列分析和基因组靶向序列检测。

参考文献

Kirkman MA, et al. Gene-environment interactions in Leber hereditary optic neuropathy. *Brain*. 2009;132:2317–2326.

Yu-Wai-Man P, et al. Inherited mitochondrial optic neuropathies. *J Med Genet*. 2009;46:145–158. Note: Erratum: *J Med Genet*. 2011;48:284 only.

3. 线粒体非综合征型神经性耳聋

3.1 定义

线粒体非综合征性神经性耳聋外显率差异很大，表现为不同患者疾病严重程度、发病年龄，以及听力测听异常相差明显。线粒体遗传 NSHL 可能是由多个线粒体基因（mtDNA）中的任何一种突变引起，通常包括 *12S rRNA* 和 *tRNA* 基因突变。mtDNA 突变可引起约 2% 的 NSHL，并表现为显性的母系遗传。

3.2 实验室检查

线粒体全基因组序列分析。

参考文献

Chaig MR, et al. A mutation in mitochondrial 12S rRNA, A827G, in Argentinean family with hearing loss after aminoglycoside treatment. *Biochem Biophys Res Commun*. 2008;368:631–636.

4. Usher 综合征 1 型（USH1）

4.1 定义

Usher 综合征是最常见的常染色体隐性遗传综合征，是综合性耳聋和失明最常见的遗传病因。不同程度地进行性耳聋常常伴有不同的发病年龄和夜盲症，以及由视网膜进行性退化（视网膜色素变性，RP）导致的视力丧失。

4.2 临床表现

Usher 综合征 I 型是最严重的一种，其特征为先天性、严重感觉神经性听力丧失，前庭功能障碍，患者在 10 岁时即发生视网膜色素变性。I 型进一步细分为五种类型，*MYO7A*（最常见），*USH1C*，*CDH23*，*PCDH15* 和 *USH1G*（*SANS*）基因突变可分别引起 1B 型，1C 型，1D型，1F 型和 1G 型。其他 Usher 表型则是由 *USH2A*，*GPR98*，*DFNB31* 和 *CLRN1* 基因突变引起的。

4.3 实验室检查

新一代测序技术，用于检测 Usher 综合征相关基因编码区和剪接位点突变情况。

与 Usher 综合征相关基因的微阵列靶突变分析。

个体化靶向基因测序，缺失/重复检测，种族特征性基因检测。

参考文献

Reiners J, et al. Molecular basis of human Usher syndrome: deciphering the meshes of the Usher protein network provides insights into the pathomechanisms of the Usher disease. *Exp Eye Res.* 2006;83(1):97–119.

第十节　骨骼发育异常

10

1. 软骨发育不全

1.1 定义

软骨发育不全（achondroplasia, ACH）是短肢侏儒症最常见的形式，临床表现包括身材矮小、四肢短粗、额骨突出、腰椎前凸、膝内翻和三叉手。ACH 是一种由成纤维细胞生长因子受体 -3 基因（*FGFR3*；*4p16.3*）突变引起的常染色体显性遗传病，大多数患者由新发突变引起。

1.2 实验室检查

FGFR3 外显子 10,13 和 15 的靶序列突变分析可检测到大多数 *ACH* 突变，以及许多软骨发育不良相关基因突变；编码区序列分析。

参考文献

Shiang R, et al. Mutations in the transmembrane domain of FGFR3 cause the most common genetic form of dwarfism, achondroplasia. *Cell.* 1994;78:335–342.

2. 软骨外胚层发育不良综合征和 Weyers 颅面骨发育不全综合征

2.1 定义

软骨外胚层发育不良综合征(Ellis-Van Creveld, EVC)是一种常染色体隐性遗传性骨骼发育不良症,其特征是四肢粗短、肋骨缩短、轴后多指(趾),以及指甲和牙齿发育不良。60%患者发生先天性心脏缺陷,最常见的是由原发性房间隔缺损导致的单心房。Weyers 颅面骨发育不全综合征(又称 Curry-Hall 综合征)是一种常染色体显性遗传综合征,伴有多指、下颌畸形、下颌,牙列和口腔前庭异常。EVC 和 Weyer 综合征都是由 *EVC1* 和(或)*EVC2* 基因突变引起。

2.2 实验室检查

EVC1 和 *EVC2* 基因测序:约 70%EVC 和 Weyer 综合征的患者可检测出 *EVC1* 和 *EVC2* 基因突变。

参考文献

Galdzicka M, England JA., Ginns EI. EVC and EVC2 and Ellis-van Creveld Syndrome, Second Edition of CJ Epstein, RP Erickson, A Wynshaw-Boris (eds.) Inborn Errors of Development: the molecular basis of clinical disorders of morphogenesis, Oxford University Press, New York (2008).

3. 成骨不全症(脆骨病)

3.1 定义

I 型成骨不全症(osteogenesis imperfecta, OI)是一种以骨脆性和蓝色巩膜为特征的全身性结缔组织病。I 型胶原 α-1(*COL1A1*;*17q21.33*)或 I 型胶原,α-2(*COL1A2*;*7q21.3*)基因突变可导致 OI,但未发现突变并不能排除患 OI 的可能。

3.2 实验室检查

蛋白质分析结果表明正常胶原蛋白 I 的含量减少。

参考文献

Kuivaniemi H, et al. Mutations in fibrillar collagens (types I, II, III, and XI), fibril-associated collagen (type IX), and network-forming collagen (type X) cause a spectrum of diseases of bone, cartilage, and blood vessels. *Hum Mutat*. 1997;9:300–315.

第十一节   结缔组织病

马凡综合征

定义

马凡综合征(Marfan syndrome, MF)是一种常染色体显性遗传性纤维结缔组织疾病。其临床特征表现为骨骼、眼睛和心血管组织中发生明显的临床变化,包括身高增加,肢体和手指长度不成比例,前胸部畸形,关节松弛,脊柱侧凸和胸廓前凸,腭弓高,晶状体异位,以及主动脉根部扩张或动脉瘤。

MFS 由 *15q21.1* 染色体处原纤维蛋白 -1 基因（*FBN1*）杂合突变引起。

实验室检查

编码区序列分析；缺失 / 重复分析。

参考文献

Attias D, et al. Comparison of clinical presentations and outcomes between patients with TGFBR2 and FBN1 mutations in Marfan syndrome and related disorders. *Circulation.* 2009;120:2541–2549.

Pyeritz RE, McKusick VA. Basic defects in the Marfan syndrome. (Editorial). *New Eng J Med.* 1981;305:1011–1012.

Tiecke F, et al. Classic, atypically severe and neonatal Marfan syndrome: twelve mutations and genotype-phenotype correlations in FBN1 exons 24–40. *Eur J Hum Genet.* 2001;9:13–21.

第十二节　遗传性肿瘤疾病

BRCA1 和 *BRCA2* 遗传性乳腺癌和卵巢癌

1.1 定义

家族性乳腺癌和（或）卵巢癌是由 *BRCA1* 和 *BRCA2* 基因突变引起的常染色体显性多因子遗传性疾病。*BRCA1* 和 *BRCA2* 为肿瘤抑制基因。由这两种基因产生的蛋白质参与修复受损 DNA，防止细胞过度生长以及不受控制快速分裂。*BRCA1* 突变携带者终生患乳腺癌的风险为 80%~90%，患卵巢癌的风险为 40%~50%。*BRCA2* 突变携带者终生患乳腺癌的风险为 60%~85%，患卵巢癌的风险 10%~20%。BRCA 突变的男性患乳腺癌的风险为 6%。一般人群中较少有 *BRCA1* 和 *BRCA2* 基因突变，由 *BRCA1* 和 *BRCA2* 基因突变引起的乳腺癌和卵巢癌患者不超过 5%~10%。

1.2 实验室检查

（1）有相关家族史的妇女应进行 *BRCA1* 和 *BRCA2* 基因突变的基因检测，这两种基因容易诱发乳腺癌和卵巢癌。首先建议对患有乳腺癌或卵巢癌的家族成员进行检测，如果发现 *BRCA1* 或 *BRCA2* 突变，其他家属也可进行特定的 *BRCA* 突变检测。如果没有发现突变，那么肿瘤可能并不是由于遗传性 *BRCA1* 和 *BRCA2* 基因突变造成的，其他家属也无需进行上述基因突变检测。

（2）目前没有检测技术可以确保检出 *BRCA1* 或 *BRCA2* 中所有致癌易感性突变。

（3）可以鉴定出某些不确定临床意义的突变。

（4）*p53* 基因和 *PTEN/MMAC1* 基因突变会增加患乳腺癌的风险。

（5）临床测试

① 靶突变分析——可用于已知家族突变和在某些种族个体中已知高频率突变。在德系犹太人的后裔中有三种原始种系突变：*c.68_69delAG*（*BRCA1*），*c.5266dupC*（*BRCA1*）和 *c.5946delT*（*BRCA2*）。每 40 个德系犹太人中就有一人有三个原始突变中的一个。

② 序列分析——检测常见和家族特异性 *BRCA1* 和 *BRCA2* 突变。

③ 缺失 / 重复或重排分析——推荐用于测序结果未发现任何突变的患者。

④ 可能需要序列分析和缺失突变分析来共同检测复杂的 *BRCA1* 或 *BRCA2* 等位基因突变。

⑤ 下一代测序技术（NGS）具有高通量的测序能力以及成本高效益,有望用于遗传性乳腺癌和卵巢癌综合征的常规诊断以提高 *BRCA1* 和 *BRCA2* 基因诊断效率。

1.3 其他注意事项

以下措施可以降低高风险女性患乳腺癌风险:

(1) 服用降低风险的药物（他莫昔芬或雷洛昔芬）。

(2) 进行预防性乳房切除术。

(3) 进行预防性卵巢切除术。

参考文献

National Cancer Institute Fact Sheet. Available from: http://www.cancer.gov/cancertopics/factsheet/Risk/BRCA

Susan G. 2013. Komen® at http://ww5.komen.org/understandingbreastcancerguide.html

第十三节   重复 / 缺失综合征

1. Klinefelter 综合征

具有 *47,XXY* 核型的男性具有相当明确的 Klinefelter 综合征表型。他们身材高瘦,腿长。在青春期之前,身体外观是与正常人无异。但在青春期,便逐渐向类无睾者发展。患者第二性征不发达,睾丸较小,伴有无精症状,继而导致不育。男性乳房发育是此类病症的特征。患者可出现智力低下,2 /3 患者学习有困难,特别是阅读障碍。

2. 13 三体综合征（Patau 综合征）

2.1 定义

13 三体综合征是第三常见的常染色体三体综合征。临床症状严重,表现为严重的智力低下和中枢神经系统畸形,通常包括前脑无裂畸形和无嗅脑畸形。大多数 13 三体胎儿会自发流产,约 1/3 13 三体婴儿在出生后一个月内死亡。13 三体通常是由减数分裂不分离导致核型为 *47,XX*（或 *XY*）,+*13*。与其他常染色体三体综合征相比,高龄明显增加患病风险。其他原因可能包括罗氏易位与两个 13 号游离染色体融合。在这种情况下,父母中的一方往往是罗氏易位的携带者。再次孕产 13 三体患儿风险较低,但意义重大,与特定罗氏易位和携带者父母的性别有关。应向所有罗氏易位携带者提供产前诊断（染色体分析）。

2.2 实验室检查

产前筛查:母体血清筛查不适用于检测 13 三体。虽然胎儿异常非常明显,但只有在孕中期或晚期超声扫描中才能检测到。

染色体分析:可通过对绒毛、羊水和外周血检测进行染色体分析诊断 13 三体综合征。

FISH:绒毛膜,羊水和外周血进行细胞间期 FISH 检测进行染色体快速计数。

无创性产前检测(NIPT)。

3. 18 三体综合征(Edwards 综合征)

3.1 定义

18 三体综合征是第二常见的常染色体三体征,通常为散发病例,由减数分裂不分离引起,它具有极低的复发风险。18 三体综合征发生风险随着孕产妇年龄的增长而增加。这种三体征具有严重的表型,表现为智力迟钝,发育停滞。胎儿超声检查可检测到典型的握拳姿势。大多数 18 三体综合征胎儿在孕期自发流产,活婴出生一年内死亡率约达 90%。

3.2 实验室检查

孕妇血清筛查:18 三体综合征可通过妊娠早期或妊娠中期孕产妇血清筛查进行诊断。由于 18 三体综合征比较罕见,检出率并不像唐氏综合征那么精确,假阳性率为 0.4%,检出率为 60%~80%。

染色体分析:可通过对绒毛、羊水和外周血检测进行染色体分析诊断 18 三体综合征。

FISH:绒毛膜,羊水和外周血进行细胞间期 FISH 检测进行染色体快速计数。

无创性产前检测(NIPT)。

4. 21 三体综合征(唐氏综合征)

4.1 定义

21 三体是最常见的常染色体三体综合征。患有唐氏综合征的个体伴有中度智力低下,特征性畸形,白血病以及早期阿尔茨海默病风险增加,常见心脏异常。21 三体综合征发生风险随着孕产妇年龄的增长而增加。

4.2 病因

常见原因包括减数分裂不分离,导致核型为 47,XX(或 XY),+21。对于这些病例,再发风险很小。对于年龄小于 35 岁的女性,再发风险较年龄相关风险高约 1%;对于 35 岁以上的女性,没有明显的风险增加。

其他原因包括罗氏易位与两个 21 号游离染色体融合。通常在这种情况下,父母中有一方是罗氏易位的携带者。21 三体综合征的再发风险取决于具体的罗氏易位和父母的性别。应向所有罗氏易位携带者提供产前诊断(染色体分析)。

4.3 实验室检查

产前筛查:21 三体综合征的风险可通过在怀孕早期、怀孕中期或两个时期(综合/顺序)检测母体血清分析物,或胎儿超声检测来进行筛查。检出率取决于筛选方式和假阳性率。孕中期四联筛查可检测到 80% 病例,其假阳性率为 5%;综合测试可以检测到 90%,其假阳性率为 5%。

染色体分析:可通过对绒毛、羊水和外周血检测进行染色体分析诊断 21 三体综合征。

FISH:绒毛膜,羊水和外周血进行细胞间期 FISH 检测进行染色体快速计数。

无创性产前检测(NIPT)。

5. Turner 综合征(45,X 核型和变异型)

5.1 定义

先天性卵巢发育不全(Turner 综合征)患者的典型染色体核型为 45,X,但只有约 50%

的 Turner 综合征患者具有这种核型变异。约 15% 的患者携带一个正常的 X 染色体和一个结构异常的 X 染色体。大约 25%~30% 的患者为两种细胞的嵌合体，一个为 $45,X$，另一个可能包含两个正常的 X 染色体（例如 $45,X/46,XX$）、一个正常和一个异常 X 染色体（例如 $45,X/46;X,i(Xq)$）或一个 X 和一个 Y 染色体（例如 $45,X/46,XY$）。

5.2　临床变现

Turner 综合征具有一些特征性的异常表型。最典型的是身材矮小（150cm 以下）和性腺发育不良（通常为性腺退化）。由淋巴水肿引起的胎儿囊性水瘤很常见，出生后演化为颈蹼。其他相关的异常表现包括发际线较低、盾胸、乳头间距增大、肘外翻，心脏异常（通常为主动脉缩窄）和肾脏异常。

5.3　实验室检查

特征性核型可确诊 Turner 综合征。虽然 Turner 综合征的许多个体症状随着 X 染色体不同缺失而表现不同，但与表型有相关性。绝大多数 $Xq25$ 远端断裂点的个体除少数偶发的继发性闭经或过早绝经外几乎没有异常。身材矮小几乎总是与短臂远端部分缺失有关。在长臂缺失的情况下，这种情况很少发生。

明确 Y 染色体物质是否存在具有重要的临床意义，因为它的存在导致患性腺母细胞瘤的风险增加。因此，应进行 Y 染色体 DNA 检测。此外，极少患者具有 Turner 综合征特征，核型为 $46,XY$ 但缺失部分 Y 染色体。这部分患者也有较高风险罹患性腺细胞瘤。

参考文献

Levilliers J, et al. Exchange of terminal portions of X- and Y-short arms in human XY females. *Proc Natl Acad Sci U S A.* 1989;86:2296–3000.

Therman E, Susman B. The similarity of phenotypic effects caused by Xp and Xq deletions in the human female: a hypothesis. *Hum Genet.* 1990;85:175–183.

10

术语词汇表

阵列比较基因组杂交（aCGH）：是一种基于微阵列的技术，用于检测 DNA 拷贝数异常（即缺失或重复的染色体片段），可检测到比标准染色体分析更微小的异常，但无法检测到染色体重排，比如易位。aCGH 通常用作染色体分析的辅助或替代检测方法，不用于检测单基因突变。

等位基因特异性寡核苷酸（ASO）检测：使用约 20 个碱基对长度的 DNA 合成片段（寡核苷酸）检测特定突变，该 DNA 寡核苷酸片段可与 DNA 样品中的互补序列结合，并由此鉴定互补序列。

bDNA 检测：分支 DNA 检测是将一种可与 RNA 结合的磷光化学物质加入可疑 DNA 中检测 RNA 的方法。测试样品发光越强，说明样品中存在的 RNA 量就越多；该测试用于直接测量样品中 RNA 的量（例如病毒载量）。

微球阵列技术：阵列由可追踪的微球组成。微球分别标记不同浓度的荧光染料或是某种条形码，可用于鉴定结合在微球表面的特定寡核苷酸。通过解码与特定微球结合的特定寡核苷酸，可以确定有特定靶 DNA 序列存在。

染色体分析:通过显微镜直接观察有丝分裂染色体的带型以获得基因组的概况。这种方法需要细胞处于有丝分裂中期。因此,细胞必须在体外培养,并且在有丝分裂中期时采用化学方法使染色体可见。这种方法只能识别 5~10Mb 以上的改变。

变性梯度凝胶电泳(DGGE):根据电泳期间解离相同大小的双链 DNA 片段所需的能量差异来检测 DNA 序列变化。即在一般的聚丙烯酰胺凝胶电泳基础上,加入变性剂(化学变性剂甲酰胺和尿素)后,DNA 片段在自身的变性浓度处变性,导致电泳速度改变。变性浓度取决于组成特定 DNA 片段的 GC 与 AT 碱基对的比例。用此方法进行突变分析需要重复确认检测。

变性高效液相色谱(DHPLC):一种鉴定序列变异的色谱方法,可以快速检测野生型和突变型 DNA 之间形成的异源双链。突变还需要外显子测序来进一步说明。

诊断实验:用于确诊疾病的实验项目。分子检测目前用于辅助评估疑似患有传染病,遗传病和已知具有遗传风险因素的其他疾病患者。近年来药物遗传学检测在个性化用药选择和基于个体用药剂量确定方面也有很大发展。

荧光原位杂交(FISH):荧光标记的克隆序列与有丝分裂染色体或分裂间期细胞核的分子杂交技术。FISH 用于检测基因组的特定区域中 100kb 以上的染色体重排或畸变。

荧光技术片段大小分析:可用于检测导致 DNA 片段大小改变的突变/变体,例如串联重复序列的扩增或减少。经 PCR 扩增后荧光标记的片段大小使用毛细管电泳检测,然后使用分析软件进行解析。一个样品可用多种颜色的荧光染料,以其中一种染料颜色标记标准长度。分析软件用标准长度为每条泳道创建标准曲线,通过每个染料标记的片段与该特定泳道的标准曲线进行比较来确定每个染料标记片段的长度。

荧光共振能量转移(FRET):描述两种发色团之间能量转移的机理。

基因组:完整的 DNA 序列,包含一个配子、一个个体、一个种群或一个物种的全部遗传信息。

基因组学:涉及基因组的结构和功能研究的遗传学领域。

基因分型:确定个体基因构成的过程,通常采用 PCR、DNA 测序、ASO 探针和 DNA 微阵列或微球阵列等方法。

单体型分析:确定一组紧密连锁基因关联程度,例如一组位于同一染色体特定位置的基因往往发生连锁遗传。

杂交:通过将核酸与溶液中单链 DNA 或 RNA 或固定组分相互作用来确定核酸序列。具有相似互补序列的分子即可形成复合物,又称杂交体。

入侵化学:由两个同时发生的等温反应组成,初级反应检测突变和次级反应放大信号。通过裂解荧光共振能量转移(FRET)标记的寡核苷酸探针即可产生荧光信号。

核型:有序配对染色体以检测异常。

连接酶链式反应(LCR):一种通过连接与模板 DNA 互补的两个相邻寡核苷酸链,从而进行快速扩增 DNA 片段的技术。

连锁分析:检测兴趣基因内或兴趣基因附近的 DNA 序列多态性(正常变体),以追踪致病突变的遗传位点。

微阵列:由核酸样品(靶标)与附着于固相载体或溶液中大量寡核苷酸探针杂交,以确定核酸序列,或检测基因序列或表达变异,或绘制基因图谱。

多重连接依赖性探针扩增(MLPA):检测缺失和重复,以高灵敏度确定基因内全部或特定外显子的拷贝数。

突变扫描:寻找特定 DNA 片段内的新型序列变体。

下一代测序(Next Gen,NGS):DNA 片段的碱基可根据发出的信号顺次被鉴定出来,因为每个片段都是按同一份 DNA 模板,以数百万个反应以大规模并行方式来重新合成。根据多个片段化序列的重叠位置,可将这些序列拼接在一起。这一进展使得整个基因组快速测序得以实现。

自动 Sanger 方法被称为"第一代技术",而 NGS 技术基本上分为第二代(2G)和第三代(3G)方法。几种 2G 方法已实现商业化(例如,Roche-454,Illumina-Solexa,Applied Biosystems-SOLiD)。第三代(3G)平台以 Helicos HeliScope,Pacific Bioscience 和 Oxford Nanopore Technologies 为代表。

第二代(2G)平台使用"微乳液 PCR"(Roche-454,Applied Biosystems-SOLiD)或"桥式 PCR"(Illumina)进行靶向扩增,然后通过循环芯片测序法对密集的 DNA 进行测序,例如链霉亲和素珠(Roche-454)、流式细胞(Illumina)或玻璃表面(Applied Biosystems-SOLiD)通过酶促生物化学和基于成像的数据收集的交替循环进行测序。所有的 2G 技术都可大规模并行输出数据。

3G 技术使用单分子模板方法,无需 PCR 扩增和循环阵列步骤,实现了进一步大规模并行化。这些方法包括使用荧光共振能量转移(Applied Biosystems)或零模式波导检测器(Pacific Biosciences)实现纳米孔微分电导(Oxford Nanopore Technology)和单分子实时测序。

NGS 的当前应用包括从头测序、重测序、表观遗传学和宏基因组学。

非侵入性产前检测(NIPT):分析孕妇血液中胎儿游离循环 DNA,用于检测 21 染色体三体和其他胎儿染色体非整倍体。

Northern 印迹:通过用与部分或完整 RNA 分子序列互补的杂交探针检测 RNA,以研究基因表达。

寡核苷酸连接测定法(OLA):一种可快速、灵敏、特异性检测已知 SNP 的方法。该方法使用 DNA 连接酶连接两个相邻寡核苷酸探针(捕获和报告寡核苷酸),然后与互补目的 DNA 片段退火。如 DNA 连接酶可将与互补靶序列匹配的探针完美接合时可检测到 SNP,如发生捕获探针 3′ 错配则无法将两个探针进行连接。

聚合酶链式反应(PCR):一种通过使用两端寡核苷酸引物扩增以及 DNA 聚合酶催化 DNA 合成,从而使得短链 DNA(或逆转录后的 RNA)可在多个重复循环中扩增的分子技术。

蛋白质组:在特定条件、特定时间下,特定细胞或组织中由基因组表达的所有蛋白质。

蛋白质组学:生物化学或遗传学领域中,综合分析和编目蛋白质组中所有蛋白结构和功能的一种技术。

焦磷酸测序:单链 DNA 测序方法。该方法通过化学发光酶检测 DNA 聚合酶(一种 DNA 合成酶)的活性来检测 DNA 互补链合成每一步添加的碱基完成测序。

实时 PCR(定量 PCR):用于通过使用荧光标记的序列特异性引物来检测样品中特定 DNA 或信使 RNA(mRNA),可确定样品中检测核酸分子相对(在组织之间或相对于特定管家基因)或绝对拷贝数。通过测量 PCR 循环期间每个阶段的扩增产物含量而进行量化。

限制酶(RE):细菌自我保护机制中的成分之一,通过在特定序列切割 DNA 来保护自己免受病毒侵袭。许多限制酶被用于将 DNA 消化成特定片段,这些片段可用于基因分型。

反向杂交(线性探针杂交法;LIPA):将生物素化扩增的 PCR 产物与固化于试剂条(例如硝酸纤维素)上寡核苷酸杂交,将未杂交的 PCR 产物洗去,将报告基团如碱性磷酸酶标记的链霉抗生物素与生物素化的杂交体结合,再通过发色底物(如 BCIP/NBT)显色。试剂条的顶部带通常为阳性对照。

逆转录:以 RNA 为模板合成互补 DNA 序列;使用 RNA 依赖性 DNA 聚合酶作为逆转录酶。

限制性片段长度多态性(RFLP)分析:通过限制性内切酶将 DNA 样品消化成小片段,并根据其长度分离片段。RFLP 用于基因突变检测和亲子鉴定。

序列分析:确定 DNA 样品中的核苷酸序列,是检测单碱基突变、微小缺失、和 / 或微小插入的金标准。

单核苷酸多态性(SNP):基因组 DNA 中的单个核苷酸序列与该位置上常见核苷酸序列不同。部分 SNP 可导致疾病,而其他 SNP 则是没有功能意义的突变。

Southern 印迹:用于鉴定与杂交探针的 DNA 片段互补的,通过电泳分离并固定于膜上的 DNA 序列。

单链构象多态性(SSCP):根据非变性条件和恒温条件下电泳迁移率的差异检测 DNA 序列的变化。该方法可用于突变筛选,但需要通过测序等其他方法进行突变确认。

靶突变分析:检测一种或多种特定突变。

温度梯度凝胶电泳(TGGE):在温度梯度(DGGE 也使用变性剂)条件下,根据聚丙烯酰胺凝胶电泳将相同大小的双链 DNA 片段分离成单链 DNA 链(解链)所需的能量差异,来检测 DNA 序列的变化。进行突变分析需要确认试验。

转录介导的扩增(TMA):利用 RNA 转录(使用 RNA 聚合酶)和 DNA 合成(使用逆转录酶)的等温目标核酸扩增法,把核酸扩增生成 RNA 扩增子。TMA 可用于扩增 RNA 和 DNA,每个循环产生 100~1 000 个拷贝。而 PCR 和 LCR 每个循环只产生两个拷贝。

(王海芳 译,蔡贞 校)

10

第十一章

感染性疾病

本章回顾由细菌、真菌、病毒和寄生虫引起的一些主要感染性疾病。病原体在每个部分按字母顺序排列。特定系统感染的相关信息可以参见相关器官系统的相关章节。例如，有关结核分枝杆菌感染的相关信息可以参见第十三章呼吸系统疾病、代谢性疾病及酸碱平衡紊乱。

特定感染性疾病的诊断通常基于临床体征和症状、暴露史、特定危险因素和实验室检测结果。分子诊断技术在感染性疾病诊断中发挥着越来越重要的作用。有关感染性疾病的具体诊断测试的详细信息，请参见第十七章感染性疾病检测。请参阅 http://www.fda.gov/MedicalDevices/ProductsandMedicalProcedures/InVitroDiagnostics/ucm330711.htm，可获取 FDA 批准的基于核酸的诊断测试的更新列表。

第一节　细菌引起的感染性疾病

细菌病原体分类方法：可按照革兰染色特征分为革兰氏阳性菌和革兰氏阴性菌；按镜下形态分为球菌、杆菌、球杆菌、弯曲杆菌、螺旋菌等；按生长对气体的需求分为需氧菌、厌氧菌、微需氧菌，以及需要二氧化碳才能生长的细菌；按最佳生长温度分为喜冷（25℃）、常温（35℃）和喜高温（42℃）、生长速度、选择性琼脂（例如麦康凯）抑制作用、所需营养物质（例如血红素、半胱氨酸）和其他因素。生化反应、血清学、分子技术或一些其他试验决定了菌株的鉴定和表型。

分枝杆菌和其他抗酸性细菌在其他章节另作讨论。

（1）非苛养革兰氏阴性杆菌：该组细菌在实验室常规培养基如羊血琼脂（SBA）24h~48h内能生长。接种在选择培养基和鉴别培养基，例如麦康凯（MAC）琼脂，有助于将目标菌从混合菌群标本中分离。需氧革兰氏阴性菌（GNB）可根据其是否具有发酵葡萄糖的能力分为发酵菌和非发酵菌。发酵菌常见的有"肠道菌"如大肠埃希菌和沙门菌以及弧菌属等，非发酵菌常见的有：铜绿假单胞菌和不动杆菌属等。革兰氏染色表明这些细菌极易染色，这些

GNB 拥有不同的耐药机制,这类病原体引起的感染需要标准化的药敏试验来进行指导治疗。

(2) 苛养革兰氏阴性杆菌:该组细菌体外通常可以生长,但需要营养丰富的培养基或特定的分离技术。

(3) 革兰氏阴性球菌:该组细菌通常在实验室常规培养基上生长良好且迅速,但可能需要巧克力或其他营养丰富的培养基进行分离。选择性培养基可以用于对有正常菌群混合菌群标本进行分离。经验性治疗通常对这类细菌感染的患者是有效的,但推荐对治疗无效的患者或对标准治疗方案敏感性下降的地区进行药敏试验。血清学试验在常规诊断或管理中作用有限。

(4) 革兰氏阳性杆菌:革兰氏阳性杆菌(GPB)通常能在实验室常规培养基(如 SBA)24h~48h 内生长。接种选择培养基和鉴别培养基,如哥伦比亚粘菌素 - 萘啶酸(CNA)或苯乙醇琼脂(PEA)有助于从混合菌群标本中分离目标菌。

(5) 革兰氏阳性球菌:革兰氏阳性球菌(GPC)可在免疫低下和免疫力正常的宿主中引起各类感染。在常规培养基上,生长良好且迅速。选择性培养基可提高对混合菌群标本的检测效率,如对耐甲氧西林金黄色葡萄球菌(MRSA)或耐万古霉素肠球菌(VRE)的检测。由于不可预测药敏模式,治疗某些感染可能需要标准化的药敏试验结果。分子方法在诊断某些感染中发挥越来越重要的作用,血清学检测在急性感染诊断中作用有限。

(6) 胞内寄生细菌性病原体:这些微生物不能在宿主真核细胞外独立增殖,限制了常规培养在诊断中的应用,某些病原菌可在真核细胞培养基如用于病毒分离的培养基上生长。感染的确认可以通过直接检测、血清学反应或分子诊断方法完成。

(7) 螺旋菌:螺旋菌包括一大群代谢多样的微生物,该组细菌在体外不生长或难以生长。此外,标本中直接检测需要特殊的染色技术,如银染、暗视野或免疫荧光显微镜。因此,血清学技术在这些感染的特异性诊断中起主要作用,分子诊断技术也正成为重要的诊断工具。

(8) 细胞壁缺陷细菌:这些病原体缺乏细菌典型的刚性细胞壁,革兰氏染色不着色,但可以通过特殊的染色剂如吖啶橙显现。不能通过常规培养技术分离,当需要特异性诊断时,血清学检测和分子诊断检测是重要的方法。

1. 不动杆菌感染

1.1 定义

鲍曼不动杆菌是一种非苛养的革兰氏阴性非发酵菌,在常见的临床实验室分离的非发酵菌中位居第二位,在院内感染中扮演着重要的角色。

1.2 临床表现

不动杆菌属菌种能够在不同的环境中生存,因此不动杆菌属也被视为污染菌,但它们现在已被确立为重要的原发性和院内感染病原体。其中鲍曼不动杆菌几乎在所有器官系统感染的报道中都有出现。以下是其引起的主要几种感染:

(1) 伤口感染:鲍曼不动杆菌是越南战争以及随后的阿富汗和伊拉克战争中伤口感染的重要病原菌。目前,鲍曼不动杆菌已被确定为引起非军人患者伤口和烧伤感染的重要病原菌。

(2) 医院获得性肺炎:鲍曼不动杆菌引起的医院内肺炎并不在少数(大约 10%),既可以孤立感染,也可以暴发感染。

(3) 脑膜炎:作为神经外科手术和外部脑脊液引流装置的并发症,鲍曼不动杆菌和其他革兰氏阴性杆菌感染情况日趋严重。

(4) 医院血流感染:鲍曼不动杆菌引起近 2% 的院内血流感染,通常在 ICU 患者中。据报道死亡率约为 40%,仅次于铜绿假单胞菌和念珠菌感染。

(5) 泌尿系感染:鲍曼不动杆菌可以引起院内尿路感染,但并不常见,通常见于留置导尿管患者。

由于天然和获得性耐药,治疗鲍曼不动杆菌的感染面临严重的挑战。碳青霉烯类抗生素通常是有效的,然而菌株在治疗过程中常导致耐药性的发生,耐药性可以很快出现。对初次分离株进行药敏试验以确定针对性治疗,在治疗过程中的重复分离株,建议重复药敏试验,以检测是否出现新的耐药性。

2. 无形体和埃立克体感染

2.1 定义

埃立克体和无形体是菌体微小、专性细胞内寄生的细菌病原体。主要通过蜱叮咬作为传播途径,基于节肢动物媒介的分布范围,引起的感染疾病有明确的地域分布特点。

人嗜粒细胞间浆细胞病(human granulocytotropic anaplasmosis,HGA)是由嗜吞噬细胞无形体感染引起,通过肩突硬蜱疹或太平洋硬蜱(黑腿蜱)传播,分布在新英格兰和美国北中部及太平洋地区。如同伯氏疏螺旋体,HGA 可以和通过硬蜱传播的病原体同时感染。鹿和白脚鼠是美国嗜吞噬细胞无形体的主要宿主。

人嗜单核细胞埃立克病(human monocytotropic ehrlichiosis,HME)是由查菲埃立克体(Ehrlichia chaffeensis)感染引起的,并且由单星蜱即美洲花蜱(Amblyomma americanum)传播。该疾病见于美国中部、南部、大西洋中部以及新英格兰的部分地区。白尾鹿是查菲埃立克体的主要宿主。

HME 和 HGA 是国家法定传染病,应向 CDC 和地方公共卫生部门报告。

2.2 临床表现

硬蜱叮咬后 1 周~2 周发病,发热是最常见的症状,症状也可较轻微甚至无症状,且症状大都非特异性,如头痛、不适、肌肉疼痛、关节痛、恶心呕吐,相当一部分 HME 患者可以出现皮疹,而 HGA 患者不常见皮疹。皮疹还需考虑是否有合并其他感染如立克次体病或者莱姆病,少数患者可出现精神状态改变或脑膜刺激征,偶见肾衰竭和呼吸衰竭。

2.3 实验室检查

2.3.1 培养:常规方法无法培养。

2.3.2 外周血或血白细胞层(buffy coat)涂片常规染色直接镜检:在感染细胞胞浆内可见病原菌内涵体(桑椹胚)。20%~80%HGA 确诊患者粒细胞内可见桑椹胚,而 HME 患者单核细胞内仅 1%~20% 可见,涂片阴性结果不能排除 HGA 或 HME,进一步诊断还需特异性血清学或其他确诊试验。怀疑 HME 或 HGA,必须进行细胞学手工分类,自动化仪器不易发现异常。

2.3.3 免疫组化:对于严重或致死性感染病例,或早期应用抗菌药物患者(可推迟免疫应答),免疫组化是有价值的。对感染组织如骨髓或尸检组织包括脾脏、肝脏、肺、肾、心、脑,可进行特异性染色。

2.3.4 核酸扩增检测:已经研发针对 HME、HAG 以及相关病原菌的分子诊断试剂盒,急性期血清或脑脊液 PCR 可以出现阳性结果,但敏感性仅为 60%~85%,因此阴性结果也不能排除感染,进而制约了这些试剂盒的使用。

2.3.5 血清学:IFA 是可供选择的血清学方法,特异性抗体反应可作为确诊依据。发病第一周特异性 IgG 和 IgM 通常阴性,因此推荐采集急性期和间隔 2 周 ~3 周后两份血清标本进行检测。

可疑患者在急性期的单份血清标本,如 IFA 滴度超过实验室设置的阈值,可以作为疑似诊断病例。两份血清标本特异性 IgG(嗜吞噬细胞无形体、查菲埃立克体及其他埃立克体菌种)滴度升高或降低 4 个梯度以上可以确诊,IgM 检测相对于 IgG 检测无优势。

2.3.6 常规实验室检查:无特异性,HME 和 HGA 患者白细胞减少(伴 PMN 左移)、血小板减少和血清转氨酶升高常见。

2.3.7 脑脊液检查:HME 神经系统并发症患者 CSF 检测常见细胞增多和蛋白升高,HGA 神经系统并发症患者 CSF 检测多为正常。

3. 炭疽(炭疽芽孢杆菌)

3.1 定义

炭疽由炭疽芽孢杆菌感染引起,炭疽芽孢杆菌是一种粗大的能形成芽孢的革兰氏阳性杆菌。炭疽病是一种人畜共患病,与在缺乏有效疫苗接种计划地区放牧的动物相关,人类通常通过接触芽孢而作为第二宿主发生感染。在美国,散发感染病例与从流行地区进口的动物产品接触有关。

炭疽芽孢杆菌被认为是生物恐怖主义或生物战争的潜在因素,因为它曾被制成生物体"武器"并由空气传播的孢子引起的疾病严重暴发。

炭疽是一种国家法定要求报告的传染病,所有疑似或确诊的炭疽杆菌感染病例应及时报告公共卫生管理部门。

3.2 临床表现

炭疽根据传播途径,有三种主要的途径:接触、食用和吸入,也可播散累及其他器官。炭疽的诊断需要高敏感性的手段。早期识别和抗生素治疗对消化道、肺部或其他侵袭性感染患者的成功治疗至关重要。

3.3 实验室检查

3.3.1 培养:标本包括来自皮肤损伤边缘下层的水泡液、拭子或组织、下呼吸道分泌物或痰液、粪便、脑脊液或来自其他感染部位的标本。所有疑似炭疽病患者都要进行血培养。

3.3.2 革兰氏染色:可见粗大革兰氏阳性杆菌,可成短链状,有荚膜,传代培养物中可见芽孢。

4. 巴尔通体病

4.1 定义

巴尔通体病是指由苛养的革兰氏阴性杆菌——巴尔通体感染所造成的一系列综合征,细菌可以分离自各种各样的动物,这些动物是人类感染最可能的宿主。

4.2 临床表现

汉氏巴尔通体(Bartonella henselae)感染最常见的是猫抓病(cat scratch disease,CSD)。

CSD 主要表现为自限性淋巴结病,但也可涉及多个组织器官。若在与猫(特别是有跳蚤大量寄生的猫)接触后出现典型的临床表现,应强烈怀疑汉氏巴尔通体感染。几乎所有 CSD 患者在受伤部位都有皮损和局部淋巴结肿大。皮损出现在受伤后 3d~10d 内,可表现为水疱、红斑和丘疹期。几周后皮损可以恢复且不留瘢痕。主要病灶发生在黏膜或结膜上。感染后 2~3 周出现孤立性淋巴结炎,通常伴有红斑,但也可延迟至数月。非复杂病例,淋巴结炎通常在 1~4 个月内缓解。

五日热巴尔通体(Bartonella quintana)感染在第一次世界大战中与战壕热相关。战壕热由体虱传播,患者出现发热、不适、出汗和寒战、结膜炎、眼眶后疼痛、背部和颈部疼痛以及胫前肌疼痛。近年来,五日热巴尔通体已成为贫困人群中菌血症和心内膜炎、紫癜和杆菌性血管瘤这些所谓"城市战壕热"的常见因素,主要是艾滋病患者。血培养阴性的心内膜炎患者、血管增生性病变(杆菌性血管瘤,BA)和肝脏或其他内脏器官囊性病变(紫癜)患者应怀疑此类病原体感染。

4.3 实验室检查

4.3.1 直接检查和组织病理学:组织病理学检查可为巴尔通体感染的诊断提供有力支持。典型肉芽肿和典型病原体(Warthin-Starry 染色)强烈支持 CSD 的诊断。切除的淋巴结组织学外观、皮肤损伤等表现可能是特征性的但非特异性。杆菌性血管瘤(BA)HE 染色可见血管增生。病灶显示嗜酸性粒细胞碎片,Warthin-Starry 染色可见大量小杆菌。

4.3.2 分子诊断:分子诊断方法的敏感性和特异性已有报道。PCR 及相关方法在巴尔通体感染的诊断中发挥着越来越大的作用,但目前均未获得 FDA 的批准。

4.3.3 培养:培养中分离出巴尔通体即可确诊,但需要特殊的培养技术并延长孵育时间,因此感染患者培养常为阴性,而且大多数临床实验室不具备该菌种鉴定能力,必须将分离菌株送到参比实验室进行进一步鉴定。检测巴尔通体血流感染时,建议采用裂解离心法进行血培养检测。

4.3.4 血清学:血清学检测的敏感性和特异性不高,限制了它们在诊断巴尔通体病中的应用。巴尔通体菌种之间,以及与其不相关菌种之间均可发生交叉反应。普通人群的血清阳性率很高,这表明无症状的巴尔通体感染是常见的。在 CSD 中,用免疫荧光法检测汉氏巴尔通体抗体(IFA)IgG 滴度≥1∶256 可提示近期感染,支持 CSD 的诊断,滴度≥1∶64 至 128 须高度怀疑,应在 2 周后复查以明确诊断,滴度 <1∶64 表明近期感染的可能性低。汉氏巴尔通体 IgM 阳性则强烈提示近期的感染,但 IgM 存在通常是短暂的。

4.3.5 常规实验室检查:巴尔通体菌感染时,血沉和 CRP 通常增高,白细胞计数通常正常,也可升高(≤13 000/μl);嗜酸性粒细胞增加。其他实验室检查结果与特定器官受累有关。

5. 百日咳鲍特菌

见第十三章:呼吸系统疾病、代谢性疾病及酸碱平衡紊乱。

6. 肉毒中毒(肉毒梭菌)

6.1 定义

肉毒中毒是由肉毒梭菌热不稳定毒素引起的麻痹性疾病。肉毒梭菌毒素与胆碱能神经的突触小泡结合,阻止乙酰胆碱释放至神经突触间隙。感染可导致急性、对称性、弛缓性瘫痪。患者通常表现为头部和颈部的颅神经和肌肉受损,进而发展至躯干以及四肢肌肉对称性瘫痪。呼吸麻痹是肉毒中毒最致命的表现。

肉毒中毒综合征有几种明显不同的类型。食源性肉毒中毒常见于成人摄入肉毒杆菌污染食物中已存在的毒素。婴儿肉毒中毒是肉毒中毒最常见的形式,由摄入肉毒梭菌或芽孢在婴儿肠道内增殖并产生毒素。创伤性肉毒中毒是一种罕见的肉毒中毒形式,肉毒梭菌造成伤口感染并在体内释放毒素。

临床医生对与肉毒中毒类似体征和症状的患者必须警惕,因为它们可能是生物恐怖事件的指示案例。怀疑或证实肉毒中毒病例须向公共卫生部门报告。

6.2 实验室检查

6.2.1 培养: 在适当的临床环境下,可以通过从患者标本或食物中检测肉毒梭菌或肉毒梭菌毒素来确定诊断。可以尝试对感染患者标本或粪便厌氧培养分离肉毒梭菌,食物培养只能由专业的参考实验室来完成。

6.2.2 毒素检测: 典型标本包括暴发时任何可疑食物、血清(成人 15ml~20ml,婴儿 2ml~3ml),胃内容物或呕吐物以及粪便(尽可能多,约 50g)。毒素检测由专门的参考或公共卫生实验室进行。

6.2.3 常规实验室检查: 通常是正常的。

7. 布鲁菌病

7.1 定义

布鲁菌是苛养生长缓慢的革兰氏阴性杆菌,具有高度的传染性,容易造成实验室获得性感染;当怀疑布鲁菌病时,临床医师应提醒实验室。CDC 已将布鲁菌列为潜在的生物恐怖病原菌,怀疑或证实布鲁菌感染必须强制报告。

7.2 临床表现

布鲁菌病临床表现多样。发热、寒战、夜间盗汗、不适、头痛和其他非特异性症状很常见,与其他急性或慢性疾病或不明原因发热(FUO)表现相似。菌血症经常发生并可能导致继发性局部感染;化脓性病变可以累积任何器官系统,包括骨骼和关节、肝脏和脾脏。

7.3 实验室检查

7.3.1 培养: 布鲁菌主要侵犯网状内皮(RE)系统,继发播散至其他器官系统。因此,血液和骨髓培养是诊断选择的标本。患者其他感染标本也可用于培养。

7.3.2 血清学: 应收集急性期血清样本,几周后收集恢复期样本。急性感染 1 周~2 周内 IgM 滴度增高,在第二周后转变为 IgG 滴度增高,有效治疗后滴度下降。

8. 伯克霍尔德菌感染

8.1 定义

伯克霍尔德菌为非苛养革兰氏阴性非发酵菌。类鼻疽伯克霍尔德菌和洋葱伯克霍尔德菌是与人类疾病相关的最常见菌种。类鼻疽伯克霍尔德菌感染有相对明确的地理特点,在美国原发性感染并不常见。洋葱伯克霍尔德菌可以从多种环境中分离得到。鼻疽伯克霍尔德菌(马是主要宿主)和类鼻疽伯克霍尔德菌已被 CDC 列为潜在的生物恐怖病原菌,一旦怀疑或证实鼻疽伯克霍尔德菌和类鼻疽伯克菌感染须立即报告。

8.2 临床表现

类鼻疽伯克霍尔德菌感染可引起类鼻疽,具有明确的地理特点,主要局限于东南亚和澳大利亚北部。直接接触或吸入污染的土壤或水是最常见的传播方式。大多数感染无症状或类似于流感样的轻微症状,但也可能伴有急性或慢性疾病包括肺炎、皮肤和软组织感染、慢性化脓性感染甚至菌血症。洋葱伯克霍尔德菌已经成为一种重要的病原体,主要引起囊性纤维化(CF)和慢性肉芽肿病患者感染。在 CF 患者中,呼吸道定植可导致肺功能迅速下降,随后一年内病死率明显增加。

8.3 实验室检查

8.3.1 培养:常规细菌培养即可分离到类鼻疽伯克霍尔德菌或鼻疽伯克霍尔德菌,但需要延长孵育时间。从 CF 患者下呼吸道标本中分离洋葱伯克霍尔德菌应使用选择性培养基。

8.3.2 药物敏感性:洋葱伯克霍尔德菌对氨基糖苷类固有耐药,但通常对 TMP/SMX 敏感。

9. 弯曲杆菌胃肠炎

9.1 定义

弯曲杆菌是微需氧、镜下形态弯曲的革兰氏阴性杆菌。弯曲杆菌引起过全球性的感染性腹泻,并且是大多数国家最常见的细菌性腹泻病原体。空肠弯曲杆菌是最常见的该类病原体。在发达国家,无症状感染并不常见。

9.2 临床表现

感染通常通过接触动物(主要是家禽)获得,弯曲杆菌是这些家禽的肠道内正常菌群,人与人之间的传播不常见,大多数感染在 7 天内可恢复。弯曲杆菌导致的胃肠道感染典型的症状是腹泻伴发热、痉挛和呕吐,可出现血便。常见的是非特异性结肠炎,粪便伴有明显的白细胞。格林 - 巴利综合征与弯曲菌病有关。肠外感染并不常见,但也有化脓性关节炎、菌血症、直肠结肠炎、脑膜炎和其他感染的相关报道。

9.3 实验室检查

培养:临床微生物实验室常规粪便培养方案中包括分离弯曲杆菌所需的特殊培养程序。

10. 衣原体和嗜衣原体感染

10.1 定义

衣原体和嗜衣原体是专性细胞内寄生病原体。

10.2 临床表现

衣原体可引起多种不同表现的疾病综合征,包括:

(1) 衣原体生殖道感染:沙眼衣原体是工业化国家细菌性 STD 最常见的病原菌,血清型 D-K 引起生殖器感染,血清型 L1、L2(包括 a 和 b 变体)和 L3 引起性病性淋巴肉芽肿(LGV),是发展中国家最常见的 STD。

大多数性传播沙眼衣原体感染无症状,因而加剧其传播。常见临床表现包括尿道炎、黏液脓性宫颈炎、上行感染、女性生殖道疾病(PID、子宫内膜炎、输卵管炎、肝周炎综合征)、男性生殖道问题(附睾炎)、结膜炎(非瘢痕性)和直肠炎。沙眼衣原体生殖道感染的并发症包括输卵管瘢痕、不孕和异位妊娠。孕妇分娩时有沙眼衣原体感染可导致新生儿感染,通常表现为结膜炎或肺炎。未经治疗的感染产妇其婴儿中有 18%~50% 发生急性、非瘢痕包涵体性结膜炎。

(2) 沙眼:沙眼是指慢性沙眼衣原体性结膜炎,通常由血清型 A、B1、B2 和 C 引起,感染导致角膜瘢痕形成,晚期可致盲。

(3) 肺炎衣原体感染(肺炎衣原体和鹦鹉热衣原体):肺炎衣原体最常见于下呼吸道和上呼吸道感染(如肺炎、支气管炎、鼻窦炎),是社区获得性肺炎比较常见的病原菌(约 15%)。

(4) 鹦鹉热衣原体感染引起鹦鹉热。鸟类是该病原体的自然宿主,鹦鹉热衣原体在环境中可长时间保持传染活性。人类很容易通过直接吸入鸟粪或环境中有传染性的病原体而感染。患者在急性感染期通常出现非特异性症状,包括流感样疾病:发热、严重头痛、肝肿大、脾肿大和胃肠道症状,也可发展为慢性肺炎。

10.3 实验室检查

10.3.1 分子诊断方法:NAAT 是诊断沙眼衣原体生殖道感染的金标准,FDA 批准的试剂盒可用于检测宫颈分泌物、尿液、尿道分泌物,以及液基细胞学检测样本。据报道 NAAT 灵敏度高达 90%~97%,特异性 >99%。NAAT 也可用于检测肺炎衣原体和鹦鹉热衣原体,但 FDA 尚未批准,其检测效能还不明确。

10.3.2 培养:通过培养分离沙眼衣原体仍是诊断非生殖道感染的重要手段,并且被认为是法医案例中的证据标准,如强奸和虐待儿童。为了获得最佳分离,收集含有衣原体感染的宿主细胞样本并在维持病原体活力的条件下运输至关重要。检测生殖道感染,组织培养的敏感性约为 65%~85%,特异性接近 100%。

10.3.3 直接检测:DFA 染色试剂盒可用于直接检测生殖道标本中的沙眼衣原体。镜检需要经验丰富的工作人员来完成,并且必须仔细评估以确保玻片上要有足够的样本(如柱状上皮细胞的存在)。在最佳条件下,DFA 的灵敏度约为 60%~80%,特异性 >98%。沙眼衣原体结膜炎患者结膜刮片 Giemsa 染色,50% 患者可在上皮细胞中发现典型的胞浆包涵体。

10.3.4 EIA 检测:已有多种用于诊断沙眼衣原体生殖道感染的 EIA 商品化试剂盒。据报道,宫颈感染敏感率约为 60%。报道的特异性很高,但基于检测沙眼衣原体脂多糖的测试可能会出现假阳性。

10.3.5 血清学:血清学检测无助于诊断由沙眼衣原体引起的急性生殖道感染,可能有助于鹦鹉热、LGV 和呼吸道感染的诊断。

10.3.6 补体结合试验(CF)针对衣原体科所有成员共有的 LPS,因此阳性结果必须在疾病背景下解释。CF 检测对于 LGV 最有用,滴度≥256 可以作为诊断。

10.3.7 微量免疫荧光试验(MIF)可以特异性检测 IgM 和 IgG,对诊断新生儿肺部感染非常有价值,IgM 滴度≥32 支持诊断。在 LGV 中,IgG 滴度≥128 强烈支持诊断。急性和恢复期标本滴度增加四倍,IgM 滴度≥16 或 IgG 滴度≥512,可以诊断肺炎衣原体感染。

已经研发基于合成肽的 EIA 分析方法,可以简化 MIF 操作的技术要求,结果可以与 MIF 媲美。

11. 梭菌感染

11.1 概述

梭状芽孢杆菌是厌氧的、形成芽孢的革兰氏阳性杆菌。芽孢的形成有助于梭菌在环境中有效生存,芽孢成为外源性感染的来源(例如艰难梭菌结肠炎、产气荚膜梭菌食物中毒)。梭状芽胞杆菌还可引起内源性感染(如肌坏死)。梭状芽胞杆菌产生一些毒性非常强的毒素,是造成部分梭菌病(例如破伤风)的原因。肉毒梭菌毒素被认为具有用作生物恐怖制剂的巨大潜力。梭状芽胞杆菌在厌氧培养基上生长快速,但对有污染的标本需要选择性培养基。梭菌培养阳性结果解释通常直接简单,但由于梭状芽胞杆菌在环境中无处不在,所以培养阳性结果解释还必须结合临床表现。标准化的药敏试验需要使用专门的技术,许多实验室不具备测试条件。

11.2　梭菌气性坏疽,蜂窝织炎和产褥感染

11.2.1　定义

这些综合征可能由多种内源或外源梭菌菌种引起。大多数梭菌坏疽病例是由产气荚膜梭菌、诺维梭菌和败毒梭菌引起。

11.2.2　临床表现

患者表现为快速进行性组织坏死、组织液化和气体形成。组织中气体形成不是梭菌感染的特异性表现,也可能由其他细菌性病原体导致。梭菌气性坏疽应被视为医疗紧急情况,与临床人员尤其是外科医生进行快速有效的沟通至关重要。

11.2.3　实验室检查

11.2.3.1　直接检测:革兰氏染色可见典型的大量组织坏死,中性粒细胞缺如,以及典型的病原体(通常是粗大两端平切革兰氏阳性杆菌,革兰氏染色不易见到芽孢,混合感染还可见其他形态细菌)。

11.2.3.2　培养:血培养可能会阳性。

11.2.3.3　常规实验室检查:白细胞计数增加(15 000/μl~40 000/μl),50% 的患者血小板减少,常见蛋白尿和管型。肾功能不全可进展为尿毒症。可以看到典型的基础疾病(例如 DM)或梭菌感染并发症的实验室检查结果。产后脓毒症中突发的严重溶血性贫血比较常见,伴有低球蛋白血症、血红蛋白尿、血清胆红素升高、球形红细胞增多以及渗透性和脆性增加等。

11.3　艰难梭菌感染(CDI)和相关(伪膜性)结肠炎

11.3.1　定义

艰难梭菌主要导致抗生素相关性腹泻和结肠炎,也是导致伪膜性结肠炎的最重要因素。CDI 通常是医院获得性感染。

11.3.2　临床表现

艰难梭菌感染的高危因素包括最近或当前的抗菌药物(或抗肿瘤)治疗、年龄 >65 岁、抑制胃酸产生以及导致患者抵抗力衰弱的医疗性因素。

11.3.3　实验室检查

11.3.3.1　培养:明确的实验室诊断是基于粪便中培养到艰难梭菌或检测艰难梭菌特异性抗原、毒素或 DNA。艰难梭菌可见于无症状的携带者,故应拒绝检测成形粪便标本,而只检测水样便标本。使用选择性厌氧培养基分离产毒素艰难梭菌被认为是诊断的“黄金标准”。必须记录分离株是否是产毒株,可通过 PCR、抗原或细胞毒性分析来确认。毒素培养试验费时技术复杂限制了其在常规试验中的应用。

11.3.3.2　细胞毒性测定:基于检测艰难梭菌毒素 B 对培养的真核细胞的细胞毒性作用。可以在粪便滤液或艰难梭菌培养物上清液中进行测试。

11.3.3.3 毒素 EIA：已经有多种用于快速检测艰难梭菌毒素 B 或毒素 A 和 B 的商品化酶联试剂盒。由于其简单快速（<1h），EIA 测试已广泛用于诊断 CDI。EIA 分析显示高特异性（>95%），但不同试剂盒的灵敏度不一，从约 60% 至 95%，这限制了它们在重症患者或感染控制调查中的应用。

11.3.3.4 抗原检测：艰难梭菌特异性谷氨酸脱氢酶（GDH）抗原的检测可用于粪便中筛选艰难梭菌。GDH 分析的灵敏度取决于参考标准，有报道灵敏度约 70% 至 >95%。GDH 抗原阳性的标本还必须记录是否为产毒株，因为非产毒株抗原也可以阳性。

11.3.3.5 分子诊断技术：针对毒素 B 基因的 PCR 检测已经成为临床诊断艰难梭菌 GI 感染的重要手段。已有数种 FDA 批准的商品化试剂盒。据报道分子诊断技术特异性和灵敏度均在 95%~99%。使用实时 PCR 技术可在 24h 内即可获得结果。

11.3.3.6 组合测试：部分实验室同时或序贯测试 EIA、GDH 抗原和（或）PCR，以提高这些测试方法的特异性和灵敏度、成本效益。

11.4 破伤风梭菌感染

11.4.1 定义

破伤风是由破伤风梭菌（clostridium tetani）产生热不稳定毒素（破伤风痉挛毒素）引起的疾病。感染通常是由破伤风梭菌芽孢污染的"脏"创伤（例如深刺伤、挤压伤）造成。毒素从感染部位扩散到循环中，从而进入外周运动神经元。毒素通过神经元转运到中枢神经系统，阻断中枢神经系统到运动神经元的抑制信号。破伤风痉挛还与肌肉接头处的受体（不同于肉毒梭菌毒素的受体）结合，抑制乙酰胆碱的释放。有效接种疫苗的人群中已基本消灭破伤风，但在未接种疫苗的人群中还存在散发病例。

11.4.2 临床表现

患有屈肌和伸肌的痉挛，对小刺激产生病理性高反应性患者。常见的特征包括牙关紧闭、哭笑面容和背部痉挛导致角弓反张。

11.4.3 实验室检查

诊断通常基于典型的临床表现。对感染部位的培养通常灵敏度较差，无需进行。常规实验室检查结果通常是正常的。

12. 白喉

见第十三章：呼吸系统疾病、代谢性疾病及酸碱平衡紊乱。

13. 肠球菌感染

13.1 定义

肠球菌是需氧革兰氏阳性球菌，镜下可见成对或短链排列。肠球菌属是健康人群内源性下消化道菌群的主要组成部分，常在泌尿生殖道黏膜定植，具有中等毒力，但引起感染的机制尚不明确。

肠球菌可表现出对抗生素的天然或获得性耐药，包括万古霉素，这一特征在一定程度上导致肠球菌成为重要的医院内病原菌。粪肠球菌和屎肠球菌是引起人类感染的最常见菌种。

13.2 临床表现

肠球菌几乎可以感染所有的重要脏器；常见感染包括尿路感染、菌血症、心内膜炎、腹腔内感染和伤口感染。直肠中定植耐万古霉素肠球菌(VRE)的住院患者,可以将 VRE 传播给那些 VRE 侵袭性感染的易感者。

13.3 实验室检查

培养:标准孵育条件下孵育 24h~48h,肠球菌在用于分离阳性菌的培养基上即可生长。对有临床意义的分离株进行药敏试验。

14. 大肠埃希菌感染

14.1 定义

大肠埃希菌是非苛养的发酵葡萄糖革兰氏阴性杆菌(GBN),是大多数微生物实验室最常分离的菌种。它是消化道菌群中常见组分,是正常宿主中社区获得性尿道感染的最常见病原菌。大肠埃希菌是引起院内感染和免疫功能低下患者感染的主要病原菌。大肠埃希菌可以通过多种机制引起肠炎或胃肠炎,包括产生毒素和粘附结肠黏膜上皮细胞。

14.2 临床表现

尿道感染首先应考虑大肠埃希菌。"旅行者腹泻"(疫区旅行回来后突然发病,出现大量水样性腹泻)患者也应怀疑大肠埃希菌感染。腹泻患者尤其是腹泻后发展溶血性尿毒综合征(HUS)的患者,应怀疑肠出血性大肠埃希菌感染,参见第五章消化系统疾病中关于食源性腹泻原因的讨论。

大肠埃希菌导致广泛的机会性和院内感染。它是导致医院内肺炎、血流感染、手术部位感染和尿路感染的主要原因,也是导致新生儿严重感染的重要因素,包括败血症和脑膜炎。

14.3 实验室检查

14.3.1 培养:利用山梨醇 - 麦糠凯琼脂可以提高肠出血性大肠埃希菌的检出。这些菌株产生志贺毒素 1 和(或)毒素 2,可通过抗原或核酸扩增试验(NAAT)直接在粪便标本中检测。

14.3.2 血清分型:在美国,大多数分离株是血清型 O157:H7。虽然有些检测可以鉴别其他类型致泻性大肠埃希菌,但事实上并没有被广泛采用。因为在患者管理中很少需要明确诊断。

15. 土拉热弗朗西斯菌感染

15.1 定义

兔热病由土拉热弗朗西斯菌(一种苛养的,极小的革兰氏阴性球杆菌)感染引起。自然界获得的兔热病是一种由蜱传播的动物传染病。常见宿主包括兔子、啮齿动物、松鼠和其他小型哺乳动物以及鹿,家畜尤其是羊也容易感染。人类通过直接接触受感染的动物或经带菌的节肢动物叮咬而感染。

土拉热弗朗西斯菌(Francisella tularensis)具有高度传染性,在实验室获得感染的风险高。高度怀疑兔热病的患者,临床医生应及时提醒实验室工作人员,以便采取适当的预防措施和培养技术。美国疾病控制中心已经将土拉弗朗西斯菌归为潜在的生物恐怖制剂,疑似或确诊的土拉热弗朗西斯菌感染都必须向国家卫生部门报告。

15.2 临床表现

疾病通常发生在接触后 2d~10d,在蜱叮咬部位发生溃疡和部分腺体疼痛。非特异性症

11

状很常见,包括发热、寒战、头痛、出汗、严重结膜炎和局部淋巴结肿大。大约 20% 的患者出现急性发热和腹部症状,包括非血性腹泻、呕吐、疼痛和压痛。

15.3 实验室检查

15.3.1 革兰氏染色:细小不易着色的球杆菌。

15.3.2 培养:可采集血液、骨髓、原发性溃疡、淋巴结抽吸物或其他感染组织的样本培养,培养基中需添加半胱氨酸。

16. 嗜血杆菌感染

16.1 定义

嗜血杆菌属是苛养的革兰氏阴性球杆菌,可导致各种感染,它们是口腔和上呼吸道内源性菌群的常见组成部分,大多数呼吸道定植菌株毒力有限,只有在宿主正常免疫力受损时导致感染。流感嗜血杆菌可以有荚膜(血清型 a、b、c、d、e 和 f)。血清型 b 的荚膜是其毒力因子,可导致 b 型流感嗜血杆菌(Hib)发生严重的侵袭性感染。杜克雷嗜血杆菌可导致 STD 软下疳。

16.2 临床表现

大多数嗜血杆菌感染表现为副呼吸结构(pararespiratorystructures)的局部感染,比如鼻窦炎或中耳炎等。急性鼻窦炎通常表现为带有脓性分泌物的鼻塞,并且通常是单侧的。参见第十三章呼吸系统疾病、代谢性疾病及酸碱平衡紊乱对鼻窦炎的讨论。

流感嗜血杆菌可引起急性大叶性肺炎,但下呼吸道疾病最常见的表现为支气管炎,这些患者都有肺部基础疾病,其典型表现为干咳、哮喘和持续性的呼吸短促。在这些患者中,嗜血杆菌感染可能导致肺功能显著恶化、低氧血症和呼吸困难,并可见低热。

会厌炎、声门上的蜂窝组织炎,是 Hib 感染危及生命的表现。这些组织的感染由后咽部定植菌直接传播或菌血症引起。典型表现为突然的发热、不适、严重喉咙痛和吞咽困难。随着声门下组织肿胀导致气道阻塞而发展为呼吸困难、吸气性哮鸣音和流涎不止等严重症状。尝试采集拭子标本进行培养时可能会激发急性的呼吸障碍,因此必须在确保气道通畅时才能采集。对下咽部区域的横向 X 射线检查提示会厌部的肿胀。血培养通常可以检出流感嗜血杆菌。

拥有荚膜的菌株,特别是血清型 b 可导致脑膜炎或侵袭性疾病。应及时进行血液和 CSF 的培养和分析以明确诊断。与菌血症相关的其他局部感染包括脓毒性关节炎、骨髓炎和蜂窝组织炎。颊部和眶周蜂窝组织炎通常但不仅仅与 Hib 相关。面颊蜂窝组织炎呈现深红色变色的脸颊肿胀。眼眶蜂窝组织炎的症状和体征包括在眼眶组织中会出现脓液积聚,以及受累眼睛周围的眼睑和皮肤出现特征性的紫色。流感嗜血杆菌也可引起急性结膜炎和眼内炎。流感嗜血杆菌埃及生物型已经证实与结膜炎和巴西紫癜性发热有关,这是一种伴有发热和低血压、紫癜性皮疹、呕吐和腹痛的菌血症。

杜克雷嗜血杆菌(Haemophilus ducreyi)可导致软下疳,这是一种主要发生在热带地区的溃疡性性传播感染(STI)。疾病表现为多发的生殖器和会阴溃疡。与梅毒的硬下疳不同之处在于,软下疳的溃疡是疼痛的,边缘不整,硬结程度很低,常见腹股沟淋巴肿大,进而可能会导致下腹部淋巴结炎。像其他生殖器溃疡一样,软下疳会增加 HIV 传播感染的风险。

16.3 实验室检查

16.3.1 革兰氏染色:诊断嗜血杆菌感染主要取决于革兰氏染色和感染标本的培养。革兰氏染色显示小的、多形的、着色浅的革兰氏阴性杆菌,有些细菌以首尾相连的成对排列形式或以小丝状形式存在。

16.3.2 培养:嗜血杆菌培养条件比较苛刻,但在巧克力琼脂平板和普通血培养瓶生长良好。来自上呼吸道的阳性培养物必须谨慎解读,因为嗜血杆菌属,包括荚膜菌株,是内源性菌群的组成部分。用于诊断软下疳的标本最好采集新鲜溃疡面的边缘或下方。杜克雷嗜血杆菌难以通过培养分离,需要在床边接种的专门的增菌培养基。

16.3.3 抗原检测(用于检测脑脊液、血清或尿液中的 Hib):不推荐使用抗原检测,已被证明很少有助于患者的临床治疗。

17. 幽门螺杆菌感染

17.1 定义

幽门螺杆菌是一种苛养的、弯曲的革兰氏阴性杆菌。幽门螺杆菌感染遍布全球。大多数感染通过粪 - 口途径传播。

17.2 临床表现

很大部分胃和十二指肠溃疡是由于幽门螺杆菌破坏保护性黏膜层而引起的。该菌种在流行病学上与胃腺癌和淋巴瘤相关。

17.3 实验室检查

幽门螺杆菌可通过几种有创或无创手段进行诊断:

17.3.1 胃黏膜的组织学检查:HE 染色效果不佳,可用吉姆萨染色或银染。

17.3.2 胃黏膜培养:分离需要特殊的培养技术。该菌种具有微需氧性和嗜二氧化碳性,在增菌培养基中 5 天内就可生长。

17.3.3 尿素酶活性试验(直接组织或呼吸试验):强阳性。

17.3.4 特异性抗原:用于检测粪便中幽门螺杆菌抗原的商品化试剂的灵敏度约为 90%,对活动性感染期的特异性约为 95%。幽门螺杆菌抗原可用于监测疗效。

17.3.5 血清学:通常测量幽门螺杆菌抗体 IgG。在活动性感染流行性不高的地区,血清学 IgG 阳性反应可以预示活动性感染的存在。成功治疗后的一段时间内抗体水平可能持续阳性,因此血清学试验可能在对早期治愈人群中检测作用有限。

18. 肺炎克雷伯菌感染

18.1 定义

肺炎克雷伯菌是一种非苛养的发酵葡萄糖革兰氏阴性杆菌,广泛分布于自然界以及正常人的粪便中,它是临床实验室常见分离菌,通常与医院感染或与免疫功能低下宿主感染有关。

18.2 临床表现

肺炎克雷伯菌与严重的肺炎有关,特别是酗酒者。肺炎导致坏死和出血;黏液性和"果酱样"痰是其典型特征,相当一部分病例都会发展为菌血症。肺炎克雷伯菌也可引起原发性或医院获得性尿道感染、院内血流感染、呼吸机相关性感染或其他肠道外感染。由于其对抗生素的天然耐药和获得性耐药,肺炎克雷伯氏菌在医院获得性感染中尤其重要。

18.3 实验室检查

18.3.1 培养:肺炎克雷伯菌由于产生荚膜而经常形成黏液性菌落。

18.3.2 药敏试验:所有克雷伯菌对氨苄西林和替卡西林天然耐药。许多医院分离株通过获得携带耐药基因的质粒而具有额外的耐药性。超广谱 β- 内酰胺酶赋予其对第三代头孢菌素和大多数其他 β- 内酰胺抗生素的耐药性。肺炎克雷伯菌产生的碳青霉烯酶除对大多数 β- 内酰胺类耐药,还可导致亚胺培南、厄他培南和美罗培南耐药。

19. 李斯特菌感染

19.1 定义

李斯特菌病是由单核细胞增生李斯特菌(一种需氧、多形性的革兰氏阳性杆菌)感染引起的。其广泛分布于自然界,有高达 5% 的无症状健康成年人携带单核细胞增生李斯特菌,作为其内源性粪便菌群的组成部分。中枢神经系统和胎盘组织易受李斯特菌感染。大多数感染被认为是经口摄入,随后侵袭肠道黏膜和全身传播。该疾病可散发或流行。

19.2 临床表现

李斯特菌可引起一小部分的食源性感染,虽然大部分病例是零星散发,但病死率相对较高。感染暴发是由各种食物引起,包括熟肉、未经高温消毒的奶酪、烟熏海鲜和肉类加工。摄入受污染的食物可引起正常人的自限性肠胃炎,并且通常在暴露几天后发生。症状包括发热、恶心、呕吐和腹泻,流感样症状很常见。

与感染风险和严重程度增加有关的风险因素包括免疫功能低下、年龄≥70 岁、酗酒、糖皮质激素治疗、肾脏疾病、非血液性恶性肿瘤、新生儿感染和妊娠。

在正常人群中,通常起病数天后可完全恢复。在怀孕期间,李斯特菌病通常呈现流感样症状,并可能自发消退。妊娠晚期胎盘感染可发生严重的李斯特菌病,并会传播给胎儿或新生儿。李斯特菌败血症的体征和症状并不明显,诊断性培养对于特异性诊断至关重要。出现发热和不适的患者,可能发展为休克和败血症。脑膜脑炎的症状是非特异性的,包括脑膜体征、精神状态改变或局灶性神经系统缺陷(例如共济失调、颅神经异常和耳聋)。直接血播感染脑实质可导致脑炎或脑脓肿,最典型的表现为中风样症状或局灶性神经系统缺陷。

19.3 实验室检查

19.3.1 培养(血液):是最可靠的诊断方法,基于临床表现也可选择脑脊液和其他感染组织培养。从疑似食物样品中分离李斯特菌需要在有特定技术的参考实验室进行。

19.3.2 革兰氏染色:脑脊液的革兰氏染色结果仅在大约 1/3 的脑膜脑炎患者中呈阳性,而在局灶性中枢神经系统感染中则更低。李斯特菌可被误认为肺炎链球菌、类白喉棒状杆菌,甚至流感嗜血杆菌。

19.3.3 脑脊液检查结果:典型病例细胞增多(100 至 10 000WBC/μl)。在抗生素治疗前,脑脊液白细胞分类可见明显的淋巴细胞增多(>25%)。脑脊液蛋白浓度通常中度升高,只有大约 40% 的中枢神经系统感染患者脑脊液葡萄糖降低。脑脊液结果可致误诊为病毒感染、梅毒、莱姆病或结核病。

19.3.4 血清学:通常不用于诊断急性李斯特菌病。

20. 莱姆病

20.1　定义

莱姆病是由伯氏疏螺旋体(一种苛养的螺旋形细菌)引起的全身性慢性疏螺旋体病,经硬蜱叮咬传播,可出现各种各样的临床表现。疾病的复发往往是再次感染导致。莱姆病需在全国法定传染病监测系统中报告。病例诊断标准可在 CDC 网站上查阅(http://www.cdc.gov/ncphi/disss/nndss/casedef/lyme_disease 2008. htm)。

20.2　临床表现

急性起病通常发生在蜱咬后约 1 周 ~4 周,表现为非特异性发热,症状易与"病毒综合征"混淆。游走性红斑(EM)是莱姆病的典型特征,出现在 60%~80% 的感染患者中。EM的典型表现开始为一种红色丘疹,伴有周围红斑,数日至数星期后会扩大。红斑的中心界限清晰,类似于"牛眼"。可出现继发性 EM 病变。其他常见急性症状包括发热、头痛、疲劳、肌肉疼痛、关节痛和轻微脑膜症状。在有流行病学风险的患者中 EM 可作为莱姆病的诊断指标,但缺乏该症状并不能排除莱姆病。对于没有明确暴露风险伴有 EM 或具有莱姆病非特异性体征和症状的患者,推荐进行实验室诊断。

晚期症状通常表现为肌肉骨骼、心血管或神经系统的体征和症状。累及一个或多个大关节的慢性、间歇性关节炎是晚期慢性感染的常见表现,并且可在急性感染后数周至数年内发生,最常累及膝盖。进行性关节炎或对称性多关节炎不典型,提示考虑其他诊断。非特异性症状包括关节痛或肌肉疼痛。

- 心脏炎通常表现为急性Ⅱ度或Ⅲ度房室传导缺陷,通常在数天至数周内消退;心肌炎可能伴随着传导异常,也可出现非特异性表现,包括心动过缓或心悸。

- 可出现各种神经系统异常,包括急性脑膜炎、颅神经炎(面神经麻痹)、神经根病或脑脊髓炎。无菌性波动性脑膜脑炎,贝尔麻痹和周围神经病变的三联征可提示莱姆病。会出现非特异性表现,包括疲劳、头痛或感觉异常。

20.3　实验室检查

20.3.1　培养: 没有广泛使用,通常只有急性感染早期才会有阳性结果。

20.3.2　血清学: 在早期,急性阶段没有帮助或必要,敏感性只有 40%~60%,阴性结果并不能排除诊断。检测只是为了支持临床诊断,而不是筛查具有非特异性症状的患者,因为其敏感性和特异性较差。接种疫苗可出现血清阳性结果。请参见第十七章,传染性疾病的病原学试验中有关伯氏疏螺旋体感染的血清学检测相关细节。

酶免测定(EIA)或免疫荧光测定(IFA)结果阴性通常可以排除莱姆病,但对高度疑似患者和初始检测阴性患者需同时检测急性期和恢复期血清样本。弥漫性或慢性莱姆病患者通常特异性伯氏疏螺旋体 IgG 强阳性。

特异性 IgM 抗体通常在 EM 发生后 2 周 ~4 周出现,在发病 3 周 ~6 周后出现高峰。4~6 个月后,IgM 通常下降到检测不到的水平。在一些患者中,IgM 在多个月内仍然维持较高水平或在疾病晚期重新出现,这些都预示感染的持续存在。在症状出现后 2 周内的检测阴性结果不能排除感染。

特异性 IgG 滴度升高非常缓慢,通常在出疹后 4 周 ~8 周出现。IgG 滴度在 4~6 个月后达到峰值,并且即使在抗生素治疗成功的情况下也可能持续数月或数年。单次增加的 IgG

滴度可能是由于之前的感染或疫苗接种造成的,因此结果解释必须结合临床症状。IgG 滴度≥1∶800 通常提示活动性感染;1∶200 至 1∶400 的滴度结果不定;滴度 <1∶100 可认为是阴性。

间隔 4 周 ~6 周的急性和恢复期血清滴度有显著升高,表明有活动性感染。有些患者具有相似的症状,但在疫区没有明确的硬蜱叮咬史,这时我们也需要检测血清样本以确认是否有该菌的感染。

类风湿因子(RF)可能导致 IgM 假阳性结果。高滴度的 IgG 假阳性可能是由螺旋体抗体(梅毒、回归热、雅司病、品他病)引起。低滴度 IgG 假阳性可见于传染性单核细胞增多症、乙型肝炎、自身免疫性疾病(如 SLE,RA)、牙周病、埃里希体病、立克次体病、其他细菌(例如幽门螺杆菌)。流行地区 5%~15% 人群血清学阳性,但没有任何活动性感染的迹象或症状。

蛋白质印迹分析:用于确认 EIA 或 IFA 初始血清学检测结果。IgG 蛋白质印迹可能在疾病数月后才阳性,如果强烈怀疑莱姆病,即使 WB 结果阴性,也应在 2 周 ~4 周内重复测试。

20.3.3 **分子检测:** PCR 在莱姆病的诊断中作用有限,在血清阴性患者中不推荐使用。急性淋巴细胞性脑膜炎(非脑脊髓炎或其他神经综合征)的脑脊液或活动性疾病的关节滑液中可出现 PCR 阳性结果。其他类型标本 PCR 结果不可靠。

受累关节的滑液:显示轻至中度的 WBC 增加,通常以中性粒细胞为主。

脑脊液检查结果:莱姆脑脊髓炎患者显示淋巴细胞增多,蛋白和球蛋白轻度升高,血糖正常。可有寡克隆区带(Oligoclonal bands)。脑脊液中的抗体滴度高于血清证明鞘内产生抗体。几乎所有这些患者血清学结果都为阳性。

20.3.4 **常规实验室检查:** 受累器官功能障碍的表现,非特异性实验室检查结果包括血沉增加、淋巴细胞减少、冷球蛋白血症和肝酶增加。梅毒螺旋体试验可以阳性,但非特异性梅毒螺旋体试验阴性。

21. 肺炎支原体和解脲支原体感染

21.1 定义

支原体和脲原体属于细胞壁缺陷型微生物,其细胞被三层细胞膜包围,是最小的可独立存活的人类病原体。

21.2 临床表现

肺炎支原体是社区获得性肺炎的重要病原菌,典型表现为上呼吸道症状和气管支气管炎。肺外症状可能是对原发性肺部感染产生自身免疫应答引起的。肺外表现包括关节炎、溶血性贫血和神经系统疾病(脑膜脑炎、脑神经麻痹、上行性麻痹、横贯性脊髓炎)。

健康成人生殖道黏膜微生物群可检测到解脲支原体,但有证据表明生殖道中的解脲支原体和新生儿感染存在一定联系。感染症状包括附睾炎、新生儿感染(肺炎、菌血症)、非淋球菌性尿道炎和睾丸炎。

21.3 实验室检查

21.3.1 **直接检测:** 由于缺乏坚硬的细胞壁,肺炎支原体和解脲支原体革兰氏染色不着色。DNA 染色剂如吖啶橙,可在感染组织中证实病原体的存在。

21.3.2 培养:对痰、鼻咽部分泌物或其他感染标本进行培养,敏感性很好,但需要特殊的培养技术,这些技术并没有广泛应用。

21.3.3 分子诊断技术:已有一种方法经 FDA 批准用于肺炎支原体检测。

21.3.4 血清学:已有肺炎支原体和解脲支原体的血清学试验。酶免测定(EIA)方法应用最广泛,并且具有良好的灵敏度和特异性。准确的检测需对急性期和康复期标本进行检测,尤其是成人。EIA 方法已被用于检测特异性 IgM。

IgM 在第一周开始上升,第三至第五周达到峰值,4~6 个月内开始下降,但可持续将近 1 年,因此,根据 IgM 阳性判断急性感染必须谨慎。IgM(>1∶64)或 IgG 滴度四倍上升表明近期感染。约急性感染后 5 周 IgG 滴度达到峰值,IgG 在感染第一周不常见,建议复查恢复期血清。急性感染后 IgG 滴度增加可持续数年。

21.3.5 常规实验室检查:患者可能会出现非特异性炎症反应(轻度升高的 WBC、ESR 升高)。大约 50% 的肺炎支原体感染患者可见冷凝集素(O 型 Rh 阴性红细胞 4℃凝集反应)。然而,冷凝集素并无特异性,因此不推荐该测试用于诊断肺炎支原体感染。

22. 淋病奈瑟菌感染

22.1 定义

淋球菌是中度苛养的革兰氏阴性双球菌,成"咖啡豆"样成对排列。由淋球菌引起的疾病几乎都通过性接触或暴露于受感染的生殖道分泌物。淋球菌从不认为是正常菌群,分离阳性即认为感染。

22.2 临床表现

淋病是一种成人的性传播疾病(STD)。新生儿感染很可能是因为在分娩过程中暴露于受污染的分泌物。青春期前儿童感染必须进行调查,可作为虐待儿童的线索。

男性淋病患者最常见症状是尿道炎,表现为排尿困难和尿道异常分泌物。在没有特异性抗菌药物治疗的情况下,症状也常常会好转。并发症包括"上行"感染(附睾炎和精囊炎、区域性淋巴腺炎、脓肿形成和尿道狭窄)和受污染分泌物引起的远处感染(例如结膜炎)。

肛门直肠和咽部淋病常见于男男性行为。肛门直肠感染可能无症状,但也常出现伴有脓性分泌物和排便困难的直肠炎或直肠疼痛。咽部感染也可无症状,但通常发生急性化脓性咽炎伴区域性腺病。

大多数感染淋球菌的妇女表现为宫颈和尿道感染,症状包括阴道和尿道异常分泌物、盆腔疼痛和异常阴道出血,邻近的结构,如前庭大腺,可能受到局部播散而被感染。在 10%~20% 的患者中发生上行感染,导致盆腔炎(PID)(例如输卵管炎、子宫内膜炎、输卵管周围脓肿、周围炎)。女性肛门直肠感染最常见的原因是阴道分泌物引起自体感染。PID 增加了不孕和输卵管妊娠的风险。怀孕期间的淋病奈瑟菌感染可能导致早产或自然流产,绒毛膜羊膜炎和将感染传播给新生儿(结膜或咽部)。

22.3 实验室检查

22.3.1 直接检测:有症状的男性患者尿道分泌物革兰氏染色可准确诊断淋病。中性粒细胞内典型的革兰氏阴性双球菌是有诊断价值的(约 95% 的敏感性/特异性)。如果宫颈分泌物革兰氏染色发现许多白细胞吞噬革兰氏阴性双球菌,那么支持对淋球菌性宫颈炎或肛门直肠感染的诊断(敏感性仅为 50%),但涂片结果解读必须谨慎,因为这些部位的内生菌群中存在非致病性革兰氏阴性菌。

22.3.2 培养：诊断非生殖道淋球菌感染的金标准。应采集肛门隐窝分泌物拭子以诊断肛门直肠淋病；不应采用直肠拭子(严重污染粪便)。对其他类型的标本和法医标本(例如虐待儿童、强奸)需要进行细菌培养。

22.3.3 分子诊断：被认为是诊断生殖道淋球菌感染的金标准。核酸检测的优点包括可以检测体外无法生存的病原体并提高检测灵敏度，允许对尿液样本进行诊断。根据检测方法和样本类型，敏感性/特异性可以达到98%以上。

23. 脑膜炎奈瑟菌感染

23.1 定义

脑膜炎奈瑟球菌是一种中度苛养的革兰氏阴性双球菌，特征性的"咖啡豆"形态。脑膜炎奈瑟球菌可以是健康人群内源性呼吸道菌群的组成部分。脑膜炎球菌感染通常由呼吸道传播。在易感患者中，细菌穿透上皮屏障而发生菌血症。多器官系统的感染在脑膜炎球菌性疾病中很常见。

23.2 临床表现

常见感染症状包括：

(1) 脑膜炎奈瑟菌菌血症：脑膜炎奈瑟菌菌血症可导致持续的菌血症和传播感染各种组织器官。持续性菌血症通常伴有发热、不适和白细胞增多。暴发性疾病通常感染中枢神经系统和其他器官，引发DIC、肾上腺功能不全和多器官功能衰竭。已确诊脑膜炎奈瑟菌菌血症的患者，应积极通过临床和实验室评估来排除脑膜炎。

(2) 中枢神经系统感染(脑膜炎和脑膜脑炎)：

临床明确脑膜炎奈瑟菌感染的成年患者90%以上患有脑膜炎。中枢神经系统感染患者通常伴有典型的脑膜炎症状和体征。

临床可能表现为暴发性疾病和多器官衰竭症状。大多数疾病可能与休克、斑疹、紫癜暴发、四肢末端坏疽坏死或Waterhouse-Friderichsen综合征(3%~4%的患者)有关。

23.3 实验室检查

23.3.1 直接检测：脑脊液革兰氏染色可诊断50%~70%的脑膜炎患者；涂片未发现细菌的化脓性脑膜炎更可能是由脑膜炎奈瑟菌球菌而不是其他细菌引起。

23.3.2 常规实验室检查：白细胞计数升高(12 000/μl~40 000/μl)。尿液可能显示白蛋白、红细胞，偶尔会有尿糖。实验室检测发现的疾病诱因包括无脾综合征(如镰状细胞性贫血)或免疫缺陷(如补体、免疫球蛋白缺乏)。还可以出现相应的并发症(例如DIC)和后遗症(例如硬膜下积液)的实验室表现。

23.3.3 CSF检查：WBC计数显著增加(2 500μl~10 000/μl)，并几乎都是中性粒细胞；蛋白质升高(50mg/dl~1 500mg/dl)；葡萄糖降低(0~45mg/dl)。

24. 多杀巴斯德菌感染

24.1 定义

多杀巴斯德菌是一种苛养的需氧革兰氏阴性杆菌，是家猫、狗以及其他家养动物和野生动物的内源性口腔菌群的常见组成部分。

24.2 临床表现

感染通常表现为蜂窝组织炎或与猫咬伤或刮伤相关的伤口感染。密切接触动物和有相关基础疾病,特别是肝脏疾病和恶性肿瘤患者更易感染。该病在细菌接种部位有疼痛感,并伴有明显的红斑和肿胀。由于猫咬伤的特性(深部穿透性伤口),深部软组织感染、化脓性关节炎和骨髓炎是常见的并发症。局部感染可能进展为菌血症,经血源性传播至其他器官系统,包括引发心内膜炎和中枢神经系统感染。上呼吸道的定植易引发肺炎和呼吸道旁脓肿,如鼻窦炎或脓胸。

24.3 实验室检查

24.3.1 **革兰氏染色**:可见很小、不易着色的革兰氏阴性球杆菌。

24.3.2 **培养**:细菌在羊血琼脂(SBA)或在巧克力琼脂中生长良好,培养时需提高 CO_2 浓度。

25. 铜绿假单胞菌感染

25.1 定义

铜绿假单胞菌是一种非苛养不发酵葡萄糖的革兰氏阴性杆菌,对人类具有天然的毒力,它能够导致局部和全身性感染。该菌种可以代谢多种底物,并且可以分离自许多环境包括水源(例如水槽)、水溶液、消毒剂和呼吸机中的冷凝物,这些都能有助于其引起医院感染。铜绿假单胞菌对常用抗生素有天然耐药和获得性耐药性。

25.2 临床表现

铜绿假单胞菌可导致中性粒细胞减少患者和ICU患者菌血症、心内膜炎以及全身感染、烧伤部位感染伴败血症、CF患者慢性肺炎、隐形眼镜溶液污染引起的角膜结膜炎和其他眼部感染、医院获得性肺炎、指甲穿刺伤或血行播散(尤其是静脉吸毒者)引起的骨髓炎、外耳炎(游泳者的耳朵和恶性外耳炎)和(或)尿道感染。

25.3 实验室检查

25.3.1 **培养**:铜绿假单胞菌在实验室常规培养基上孵育过夜生长良好。建议使用专门的选择性培养基来提高CF患者下呼吸道标本中铜绿假单胞菌的分离率。

25.3.2 **药敏试验**:对所有有意义的菌株进行药敏试验。任何抗生素进行长期治疗细菌都可以产生耐药性;因此需要对重复的分离株进行检测。报告 β- 内酰胺类和 β- 内酰胺 /β- 内酰胺酶抑制剂敏感性,对于严重感染需要高剂量治疗,通常推荐联合治疗。

26. Q 热(贝纳柯克斯体)

26.1 定义

Q 热是由贝纳柯克斯体(体积微小、专性细胞内寄生的革兰氏阴性菌)引起的人畜共患传染病。牛、绵羊和山羊是其主要寄生宿主,在自然界中非常稳定。人类感染通常是吸入了环境中的细菌,环境被已感染动物的尿液、粪便、妊娠期产物或其他物质所污染。也可通过摄入未经高温消毒的乳制品而感染。

26.2 临床表现

柯克斯体感染可引起急性或慢性感染,但许多感染没有症状。急性感染通常表现为流感样疾病、肝炎和(或)肺炎。瓣膜病患者易发展为心内膜炎。感染持续大于 6 个月可以定义为慢性感染,通常表现为心内膜炎、动脉瘤或假体材料感染。

26.3 实验室检查

26.3.1 组织学:肝活检或骨髓中的"甜甜圈"肉芽肿具有强烈的提示意义,但不具有病理学特征。

26.3.2 培养:可以用专门的真核细胞培养技术分离,但这种检测方法应用并不普遍。

26.3.3 血清学:明确诊断的基础。免疫荧光测定(IFA)测试比补体结合试验(CF)(78%)更敏感(约91%)。血清(1:50稀释)用于筛选Ⅱ期抗免疫球蛋白,阳性标本再测定Ⅰ期和Ⅱ期IgG、IgM和IgA滴度。通过免疫荧光测定单相IgG滴度≥1:800可以诊断并强烈提示伯贝纳柯克斯体心内膜炎;IgM阳性任何滴度都具有诊断意义。高特异性IgM滴度提示肝炎。高特异性IgA滴度在慢性Q热中很常见,并提示培养阴性的心内膜炎。早期恢复期ELISA检测是敏感的(约94%)。

26.3.4 分子诊断:已经有PCR技术,但尚未有FDA批准的NAA试剂盒。

27. 落基山斑疹热

27.1 定义

这种疾病是由细胞内寄生菌立氏立克次体(Rickettsia rickettsii)引起的感染性血管炎。RMSF由受感染的蜱传播,在美国主要是革蜱属蜱虫。

27.2 临床表现

大多数患者在暴露后约7d出现非特异性症状,包括发热、头痛、不适、肌肉和关节疼痛,恶心和腹痛可能是显著的特征。约90%的患者出现皮疹,通常在发病后3d~7d出现。皮疹通常从手腕和脚踝开始,然后广泛播散包括手掌和脚掌。皮疹变成瘀斑,瘙痒不明显。疾病可能会进一步发展涉及多个器官系统,包括坏疽、中枢神经系统表现和其他器官功能障碍。

27.3 实验室检查

27.3.1 培养:需要特殊条件,很少进行。

27.3.2 组织学:皮肤活检用DFA检测抗原,灵敏度和特异性分别接近70%、100%,是疾病早期唯一的特异性检测方法,启动抗菌治疗后敏感性下降。

27.3.3 分子检测:PCR已用于检测血液和组织中的立氏立克次体DNA。

27.3.4 血清学:应在感染急性期和随后2周~4周采集血清,检测IgG和IgM。IgG或总抗体或特异性IgM增加≥4倍是近期感染的证据。IgM在感染3d~8d出现,1个月后达到高峰,持续3~4个月。IgG在3周内出现,1~3个月达到峰值,持续大于12个月。

27.3.5 常规实验室检查:白细胞轻度升高;可能有严重的血小板减少症。

28. 沙门菌和志贺菌感染

参见第五章消化系统疾病。

29. 金黄色葡萄球菌感染

29.1 定义

葡萄球菌是非苛养的需氧革兰氏阳性球菌,成簇排列。葡萄球菌属多个菌种与人类感染有关。金黄色葡萄球菌是化脓性感染的常见原因。葡萄球菌病也是多种毒素作用的结果。

29.2 临床表现

金黄色葡萄球菌几乎能感染所有器官,其临床表现包括:

(1) 肺炎:肺部感染是由于上呼吸道病原菌的吸入或其他原发感染部位的血源性播散所致。金黄色葡萄球菌肺炎是病毒感染(例如麻疹、流感)、CF 或消耗性疾病的严重并发症。

(2) 急性骨髓炎、化脓性关节炎:成人骨髓炎通常是局部感染直接播散所致,常见手术或创伤部位。脊柱是血源性感染的常见部位。成人脓毒性关节炎通常是血源性的。

(3) 化脓性肌炎:骨骼肌金黄色葡萄球菌感染通常是由创伤或直接从邻近部位蔓延所致。

(4) 菌血症和心内膜炎:菌血症是局部化脓性感染的并发症。迁徙性感染病灶很常见,患者通常表现为急性败血症,常伴有局部感染引起的体征和症状。心内膜炎是原发性菌血症期间瓣膜感染或病原体直接入血引起(如血管内置管、注射给药)。心内膜炎患者可出现亚急性或急性症状,正常的心脏瓣膜受累很常见。除了严重感染的生理效应之外,金黄色葡萄球菌内膜炎可以快速引起瓣膜的严重损伤、产生急性机械性心力衰竭(例如腱索断裂、瓣膜穿孔、瓣膜功能不全)。心内膜炎的典型病变(例如 Janeway 损伤、裂片形出血、Roth 斑)常见。

(5) 食物中毒:金黄色葡萄球菌食物中毒是由摄入产肠毒素金黄色葡萄球菌污染的食物引起。早期(摄入后 2h~6h)会出现包括痉挛腹痛、恶心呕吐和腹泻在内的症状。患者在发病后 8h~10h 出现症状。积极的液体管理是治疗的保障。可疑的聚发性食源性肠胃炎须报告国家公共卫生委员会。

(6) 脓疱病:表面皮肤感染好发于面部:婴儿最常见。脓疱疹呈现红色斑块,成熟成囊泡,在干燥前释放出蜂蜜色的浆液。大多数脓疱疮是由金黄色葡萄球菌引起的。

(7) 脑膜炎:金黄色葡萄球菌 CNS 感染发生于创伤或手术伤口,通过其他原发感染部位血流播散,或细菌污染了脑室内压力监测设备或其他异物。体征和症状与其他病原菌感染相似。

(8) 毒性休克综合征(TSS):该综合征由 TSS 毒素 -1(或相关毒素)引起,TSS 毒素 -1(或相关毒素)是由定植的金黄色葡萄球菌产生的一种致热超级抗原。需注意的是,其他几个菌种如 A 群链球菌,也可释放相似的毒素,产生相同的临床表现。急性患者出现血管充血、毛细血管通透性增加、血管阻力降低。血管内血容量减少导致低血压和组织缺氧。ARDS 和 DIC 是严重感染患者常见的并发症。

葡萄球菌 TSS 定义为:发热 > 38.9℃、弥漫性斑疹、脱屑和低血压(成人收缩压 ≤90mmHg)。三个组织器官(肌肉、胃肠道、肝脏、骨髓、中枢神经系统、肾脏、皮肤 / 黏膜)出现体征和症状可以拟诊,累及五个器官可以临床诊断,如果所有六个组织器官都受到影响,则确诊 TSS。

29.3 实验室检查

29.3.1 直接检测:在化脓性感染中,革兰氏染色可见簇状 GPC,并且 PMN 多见。

29.3.2 培养:过夜培养后,金黄色葡萄球菌在标准培养基上生长。菌血症患者在启动合适的抗菌药物治疗 72h~96h 后血培养仍持续阳性,预示康复过程复杂并需要长疗程。

29.3.3 药敏试验:金黄色葡萄球菌对主要治疗药物的耐药性很常见,对有意义的分离株应进行药敏试验,对万古霉素耐药不常见,但已有报道。

30. 嗜麦芽窄食单胞菌感染

30.1 定义

嗜麦芽窄食单胞菌是临床实验室中常见的非发酵菌。该菌可广泛定植于医院和环境，是人类定植和感染的主要来源。

30.2 临床表现

所有器官系统都有嗜麦芽窄食单胞菌感染的报道，但大多数感染发生在患有某种天然或获得性免疫缺陷的患者中。来自患者标本的分离株必须仔细评估其临床意义，因为嗜麦芽窄食单胞菌可以是定植菌或污染菌，真正的嗜麦芽窄食单胞菌感染与死亡率增加有关。典型的综合征包括：

（1）下呼吸道感染：嗜麦芽窄食单胞菌最常见于呼吸道标本，可导致约 5% 的医院获得性肺炎，特别是接受过广谱抗生素治疗的插管患者。

（2）菌血症：嗜麦芽窄食单胞菌菌血症大多数来自院内感染，由留置导管或其他部位原发感染引起。

（3）伤口感染：嗜麦芽窄食单胞菌是创伤性伤口和软组织感染相对常见的病原菌，转移性蜂窝组织炎见于肿瘤伴粒缺患者。

30.3 实验室检查

30.3.1 培养： 过夜孵育，嗜麦芽窄食单胞菌在实验室常规培养基生长良好。

30.3.2 药物敏感性： 除少数例外，青霉素类（包括 β- 内酰胺 /β- 内酰胺酶抑制剂）、头孢菌素、喹诺酮类和氨基糖苷类对嗜麦芽窄食单胞菌感染无效。TMP/SMX 是治疗的选择性药物，替代药物包括头孢他啶、氯霉素、左氧氟沙星、米诺环素或替卡西林 / 克拉维酸。

31. 无乳链球菌（B 群链球菌）感染

31.1 定义

无乳链球菌（GBS）是非苛养的革兰氏阳性球菌，有氧或厌氧条件下在常规培养基上生长良好。革兰氏染色呈中等长度链状 GPC。GBS 是健康成人 GI 和阴道菌群的组成部分，也是感染的主要来源。约 25% 的孕妇直肠阴道间歇性携带无乳链球菌。根据妊娠 35 周 ~ 37 周筛查结果对婴儿进行预防性治疗，可显著降低新生儿 GBS 感染率。成人 GBS 患病率也越来越高。

31.2 临床表现

（1）成人感染：UTI 和菌血症是成人 GBS 感染最常见的表现，但任何器官系统都有感染的可能。妊娠、高龄和重要的基础疾病（如肝硬化、DM、恶性肿瘤）是成人 GBS 感染的风险因素。

（2）新生儿和围产期感染：妊娠末期阴道定植可导致新生儿感染，通过胎膜破裂上行引起宫内感染或分娩时产道暴露。危险因素包括长时间的胎膜破裂、羊膜炎和孕妇菌血症。

31.3 实验室检查

31.3.1 培养： GBS 有氧条件下在常规培养基上生长良好，选择性培养基可以提高内源性菌群污染标本 GBS 的检出率。大多数菌株在 SBA 上呈 β 溶血。革兰氏染色呈中等长度链的阳性球菌美国 CDC 和妇产科学会建议,根据孕妇 GBS 筛查结果,决定是否需要对新生儿进行预防性治疗以降低 GBS 感染。见第十七章 B 组链球菌阴道 - 直肠筛查培养:孕妇 GBS 携带者筛查推荐检测方法。

31.3.2　药物敏感性:GBS 对青霉素和相关抗生素均敏感。青霉素过敏患者应进行药敏试验检测 GBS 对其他抗菌药物的敏感性。

31.3.3　抗原检测:已有商品化的乳胶凝集试验试剂盒用于检测 GBS 以及中枢感染的其他病原菌,样本包括 CSF、血清和尿液。检测灵敏性报道高低不一,且存在假阳性。一项临床研究表明,患者的临床治疗不受这些抗原检测结果的影响。细菌抗原检测不推荐用于 CNS 病原体的初筛。

31.3.4　分子诊断:FDA 批准的 PCR 检测可用于检测直肠阴道标本或增菌培养物中的 GBS。

32. 肺炎链球菌感染

32.1　定义

肺炎链球菌是非苛养的 GPC,在有氧或厌氧条件下在常规培养基上生长良好。染色呈成对和短链状阳性球菌。肺炎链球菌是健康人群(约 10%)上呼吸道常见的正常菌群,也是感染的主要来源。携带也可以是短暂的,感染可以是内源性或外源性。

32.2　临床表现

严重感染发生在儿童和老年人。DM、艾滋病、酗酒和慢性肺病等基础疾病会增加感染风险。目前或近期的呼吸道病毒感染也易发生肺炎链球菌感染。

上呼吸道是最主要的感染来源。肺炎链球菌可引起任何器官系统的感染,通常是由于感染原发部位的菌血症传播。

常见感染包括:

(1) 呼吸道感染,包括肺炎(社区获得性)、中耳炎和鼻窦炎:突然发热和寒战、咳嗽咳脓痰。严重的感染可导致呼吸衰竭、败血症和死亡。

(2) 菌血症:肺炎链球菌是菌血症和败血症的重要病原体。继发于原发感染部位(例如儿童中耳炎、成人肺炎)或原发性菌血症。

(3) 脑膜炎:肺炎链球菌是所有年龄组中细菌性脑膜炎最常见的病原菌之一。血源性播散是最常见的感染途径,但也有直接从感染的鼻窦入侵,颅底骨折可能引起肺炎链球菌脑膜炎复发。

32.3　实验室检查

32.3.1　革兰氏染色:肺炎链球菌肺炎患者痰液革兰氏染色,典型可见大量多核白细胞、矛头状排列革兰氏阳性双球菌。

32.3.2　培养:过夜孵育,肺炎链球菌在常规培养基上生长,但在运输或储存过程中可能失去活力。社区获得性肺炎患者,痰培养分离肺炎链球菌的敏感性约为 45%。血培养可能会提高重症肺炎患者肺炎链球菌的检出率,未治疗患者血培养阳性率约为 25%,15% 的患者胸腔积液培养阳性。肺炎链球菌是酒精性肝硬化患者自发性细菌性腹膜炎的重要病原菌,相对于腹水接种至固体培养基,床边接种至血培养瓶培养可以提高分离率。

32.3.3 **药敏试验**：必须对有临床意义的分离株进行药敏试验。

32.3.4 **尿抗原检测**：直接检测肺炎链球菌抗原有助于肺炎链球菌呼吸道感染的诊断。参见第十七章感染性疾病检测方法肺炎链球菌尿抗原实验以了解信息。

33. 化脓性链球菌（A 群链球菌）感染

33.1 定义

化脓性链球菌（Streptococcus pyogenes，GAS）是非苛养的革兰氏阳性球菌，在常规培养基上需氧或厌氧条件下均能生长，染色呈中等长度链状排列。GAS 定植于上呼吸道和皮肤，这些部位的感染也是 GAS 最常见的临床表现。侵入性化脓性感染通常由 GAS 引起，可以感染所有器官系统。除了原发性 GAS 感染外，GAS 还可引起临床上重要的双重感染（例如流感并发 GAS 肺炎，水痘并发 GAS 蜂窝组织炎）。GAS 感染可导致化脓性并发症、变态免疫反应和毒素介导的疾病。

由 GAS 引起的疾病包括：

（1）咽炎：见第十三章呼吸系统疾病、代谢性疾病及酸碱平衡紊乱。

（2）蜂窝织炎和软组织感染：脓疱病是一种浅表性水泡疹，通常在儿童中出现。囊泡发展成脓疱，在接下来的一周内会破裂并结痂。丹毒是一种软组织感染，最常见于成人，患者有发热和红斑，炎症水肿区域界限清晰，好发于颜面。GAS 体还可导致感染伤口或创伤周围组织蜂窝炎。

（3）急性风湿热：是 GAS 咽炎（2 周 ~5 周）后的一种非化脓性并发症。常见的表现包括心脏炎、舞蹈病、环状红斑、多关节炎和皮下结节。

（4）急性链球菌感染后肾小球肾炎（PSGN）：急性肾小球肾炎是一种 GAS 咽炎（>10 天）或 GAS 皮肤感染（3 周 ~6 周）后的非化脓性并发症。临床症状包括头痛、不适、疲劳、水肿、高血压和脑病。

（5）A 群链球菌中毒性休克样综合征：GAS 产致热外毒素，患者可发展为中毒性休克样综合征。该综合征早期往往伴有非特异性症状（发热、发冷、不适），原发感染部位可能有明显症状。疾病进展可导致休克和多器官衰竭。

33.2 实验室检查

33.2.1 **培养**：GAS 在常规培养基上需氧或厌氧条件下生长良好，选择性培养基可以提高有正常菌群污染标本的检出率。大多数菌株在 SBA 上表现出 β 溶血。革兰氏染色呈中等长度链状排列的革兰氏阳性球菌。

33.2.2 **药敏试验**：A 群链球菌对青霉素和相关抗生素（感染的首选药物）均敏感。对于青霉素过敏患者，必须进行药敏试验检测 GAS 对其他抗生素的敏感性。

33.2.3 **血清学**：不推荐用于诊断急性 GAS 感染，但对急性肾小球肾炎或肾衰患者可用于诊断近期是否有感染，几种特定的测定法对于检测 GAS 抗体非常有用，参见第十七章感染性疾病检测：链球菌酶、抗链球菌抗体、抗链球菌溶血素 O（ASO）、抗 DNase-B（ADB）。

抗链球菌溶血素 O（ASO）：ASO 抗体测试是诊断先前 GAS 感染的最常用和标准化试验。上呼吸道感染后抗体反应较快：急性感染后约 1 周出现可检测抗体，急性感染后 3 周 ~6 周达到最大滴度。但是皮肤感染（脓疱疮、脓皮病）不会刺激产生明显的 ASO 反应，因此不建议皮肤感染后患者进行评估。多种因素可造成假阳性结果包括：多发性骨髓瘤、高丙种球蛋白血症、类风湿因子或 C 群或 G 群链球菌感染。

抗 DNase-B：抗 DNase-B 法最适用于脓疱病、脓皮病或其他皮肤感染后急性风湿热或肾小球肾炎患者的评估。通常急性感染后约 2 周可检测到抗体滴度，感染后 6 周 ~8 周达到滴度高峰。导致 ASO 假阳性的因素不影响抗 DNase-B 检测，但在急性出血性胰腺炎中可能出现抗 DNase-B 假阳性。

链霉素酶：该方法是基于包被一定数量 GAS 抗原的红细胞凝集法。该试剂还没有很好地标准化，批间差异比较大，灵敏度和特异性也限制了其使用价值。

33.2.4 快速 GAS 检测： 与血平板培养方法相比，咽拭子 GA 抗原直接快速检测灵敏度为 70%~90%，特异性约为 95%。抗原检测可在几分钟内提供结果，儿童 GAS 抗原检测阴性时，推荐培养方法。抗原检测阳性意味着患者存在 GAS 咽炎或是携带者。

33.2.5 分子诊断： Gen-Probe A 群链球菌检测灵敏度为 89%~95%，特异性 >97%。LightCycler A 群链球菌实时 PCR 检测灵敏度约为 93%，特异性约为 98%。这些分子检测方法对于检测 GAS 咽炎的高灵敏性可以取代直接检测阴性标本的培养。

常规实验室检查：在 PSGN 患者中，尿液分析异常（红细胞、白细胞和管型）、贫血、总补体减少，C3 和（或）ESR 升高是典型的表现。

34. 密螺旋体病（梅毒）

34.1 定义

梅毒是一种由梅毒螺旋体感染引起的慢性疾病，螺旋体是一种不可培养的螺旋菌。梅毒呈全球性分布。梅毒螺旋体是人类的专性病原体，没有已知的动物或栖息地作为感染源。易感人群接触患者活动性病变或经胎盘传播感染。先天性或新生儿梅毒通过直接接触感染病变处或经胎盘传播，在妊娠过程中可随时发生。

34.2 临床表现

性病梅毒局部感染通常表现为在接触部位形成无痛性溃疡（硬下疳），在溃疡渗出液中螺旋体浓度非常高。一期梅毒传染性最强。硬下疳通常会在几周内自愈。

二期梅毒的体征和症状发生在一期梅毒消退数周至数月后。二期梅毒的皮疹是最典型的，通常涉及手掌和脚底。还可以表现出各种各样非特异性症状，包括发热、不适、头痛、淋巴结病和眼部感染（如葡萄膜炎）。二期梅毒的症状通常自发消退。

潜伏期：患者通常无症状。

在晚期（三级）梅毒中，表现出与慢性感染器官系统相关的症状，最常见的是心血管疾病（如主动脉炎）、中枢神经系统疾病（例如背部皮肤痉挛、轻瘫）和皮肤病（皮肤，骨头或其他组织结节性病变）。

艾滋病患者梅毒螺旋体严重感染的风险增加。

孕妇流产或死胎机会很高。胎儿水肿可能会很明显。

大多数新生儿出生时无症状，但可能表现出感染的症状，包括皮肤病变（包括手掌、脚底和黏膜）、肝脾肿大、黄疸和贫血。可以看到影像异常（例如骨膜炎）。

未经治疗，先天性梅毒引起的损害可能表现为哈金森三联征（异常上门牙、间质性角膜炎、第 8 神经性耳聋），以及诸如额部隆起、鞍鼻和高拱形腭等情况。

（康慧媛　校）

34.3 实验室检查

34.3.1 直接显微镜检测：直接检测技术可用于一期或二期梅毒病变皮肤或生殖道分泌物。

34.3.2 暗视野显微镜：暗视野显微镜可用于检测典型的病原体；标本必须由有经验的专家立即检查。记录病原体的特征形态和运动性至关重要。由于口腔内存在非致病内源性螺旋体，因此直接镜检不用于口腔病灶。

34.3.3 梅毒螺旋体 DFA（DFA-TP）

该测试用于硬下疳的渗出物。抗体试剂用于检测样本中的梅毒螺旋体。DFA-TP 的优势在于不需要活菌，不需要立即进行检查。在血清学反应发生之前，感染第一周对硬下疳分泌物检测 DFA-TP 即可呈阳性。

使用多克隆抗体的试剂如果未进行预吸收（例如 Reiter 螺旋体）以消除与非致病性螺旋体共同抗原对结合，则可能会限制这些试剂的实用性。

34.3.4 组织病理学：组织切片用银染或其他螺旋体染色技术可以证实病原体，并且可对未产生抗体反应的免疫抑制患者提供诊断支持。

34.3.5 血清学：在感染早期可检测抗体，并且在梅毒的第二期滴度增加。滴度在潜伏期下降。新生儿血清学结果可能因存在胎盘母源抗体而变得复杂。参见第十七章传染病检验梅毒血清学检测，以获取有关这些检测的信息。

34.3.6 非密螺旋体试验：

VDRL-CSF 是唯一的用于检测 CSF 中抗体的非密螺旋体试验，CSF 中 VDRL 具有高度特异性，但缺乏灵敏度（40%~60%）；因此，它可用于诊断神经性梅毒，但不能排除。VDRL-CSF 不能用于追踪治疗反应。

RPR 卡片试验对于早期梅毒患者阳性率为 75%~100%，二期梅毒 100%，潜伏期 95%~100%，晚期梅毒约 75%。特异性约为 98%。

急性（持续时间 <6 个月）假阳性可见于急性病毒性疾病（如传染性单核细胞增多症、肝炎、麻疹）、衣原体感染、疟疾、肺炎支原体感染、怀孕和最近的免疫接种。

年龄增加（>70 岁）、非梅毒螺旋体引起的感染、静脉吸毒、药物、风湿病和（或）基础疾病（例如胶原血管疾病、麻风病、恶性肿瘤）可导致慢性（>6 个月）假阳性。

34.3.7 密螺旋体试验

这些试验使用梅毒螺旋体或特定的梅毒螺旋体抗原来检测抗体。颗粒凝集试验和 EIA 方法是最常用的。传统上使用密螺旋体试验来确认非密螺旋体试验阳性反应的特异性。但是适用于大批量患者样品测试的方法（如 EIA 法）的发展，已经导致这些分析越来越多地用于早期筛选。

密螺旋体试验可用于诊断未经治疗的潜伏期或三期梅毒患者，而非密螺旋体试验可能无反应。

成功治疗许多年后，密螺旋体试验仍保持阳性，因此这些试验不适合用于评估疗效或再次感染的可能性。

梅毒螺旋体特异性 IgG EIA 早期梅毒阳性率 90%~95%，二期、潜伏性或晚期梅毒患者 EIA 阳性率 99%~100%。

35. 弧菌感染

35.1 定义

弧菌是发酵葡萄糖的非苛养革兰氏阴性杆菌。霍乱弧菌是引起霍乱的原因,这是一种严重的腹泻病。在水源卫生条件差的人群中感染风险很大,主要传染方式是饮用污染的水源或未煮熟的海鲜。粪便污染饮用水源或食物可导致持续传播。自然灾害或内乱破坏饮用水源会增加大流行的风险。无症状携带者罕见。

35.2 临床表现

幼儿最常感染,且容易发展为严重感染。摄入后,症状通常在 2d~4d 内出现。初始症状恶心、呕吐和腹部不适,之后是严重腹泻。如果没有积极的补液,可导致危及生命的脱水,伴有神经肌肉症状、低血糖、急性肾衰竭或其他并发症。

非霍乱弧菌也可引起人类感染,最常见的是腹泻综合征,通常比典型的霍乱症状要轻。肠外感染不常见但也有报道。摄入受污染的海鲜或创伤性接种后,创伤弧菌可导致严重的感染。患有肝脏疾病如酒精性肝硬化、肝炎和血色素沉着症的患者更容易者发生侵袭性感染。形成大疱性蜂窝织炎是特征性的。继发性创伤弧菌菌血症与高死亡率有关。

35.3 实验室检查

35.3.1 培养:过夜培养后细菌在实验室常规培养基上均能生长,使用专门的选择性和鉴别培养基(如 TSCB)可以提高有污染样本(如粪便)的分离率。

35.3.2 常规实验室检查:对于霍乱,仔细监测常规实验室检查结果以评估患者水合和代谢状态至关重要。

36. 耶尔森菌感染

36.1 定义

耶尔森菌是发酵葡萄糖的非苛养、革兰氏阴性杆菌,但在培养基上生长缓慢。耶尔森菌病通常是由小肠结肠炎耶尔森菌感染引起的急性肠胃炎。小肠结肠炎耶尔森菌广泛分布于自然界并经口传播。猪被认为是人类感染的传染源。

鼠疫耶尔森菌是一种重要的病原体。在自然发生的感染中,人类是偶然的宿主,通过暴露于跳蚤和啮齿动物之间的流行周期(例如跳蚤咬伤、与受感染的动物尸体接触)或通过照顾肺鼠疫患者而获得感染。由于控制了正常的啮齿动物宿主,鼠疫耶尔森菌现在很少见,但鼠疫耶尔森菌被认为是一种潜在的作为生物恐怖制剂的病原体,如果怀疑鼠疫耶尔森菌感染,必须立即联系公共卫生官员。

36.2 临床表现

小肠结肠炎耶尔森菌感染的症状包括急性肠炎(腹泻和腹痛)、肠系膜腺炎和假性阑尾炎。

鼠疫耶尔森菌感染有三种主要临床表现:

(1)腺型(约占报告病例 90%):突然发热、发冷、不适。患者出现局部淋巴结疼痛和肿胀,通常伴有水肿和红斑。腹股沟淋巴结最常受累,通过猫传播的感染,上肢或颈部淋巴结可能更常见。

(2)败血症(约占病例的 10%):出现发热和败血症,无特殊或局部症状。晚期发展为

11

DIC 和多器官衰竭。

(3) 肺炎：肺鼠疫可通过血流传播继发于腺鼠疫，或通过直接吸入传染性气溶胶感染。患者突然出现呼吸困难、咳嗽和发烧。

36.3 实验室检查

培养：实验室应有适当的程序来识别和限制鼠疫耶尔森菌分离物的处理。根据临床或实验室检查结果怀疑鼠疫耶尔森菌感染，应立即向相应的公共卫生部门报告。进一步的诊断测试应该在公共卫生官员的指导下进行。

耶尔森菌肠胃炎通过培养感染排泄物来诊断。MAC 上菌株生长缓慢，最佳孵育温度 25℃~32℃。可以通过使用特殊的选择性培养基和孵育温度来提高阳性率如冷增菌法，但对于急性耶尔森菌病，粪便中的细菌负荷高，并且如果实验室已被通知需排除耶尔森菌，通常也可用常规肠道培养基来检测。由于其生长特性，自动化仪器鉴定和药敏试验可能不可靠。

粪便中可出现白细胞和红细胞，但严重血便的情况并不常见。菌血症不常见，但患者有导致铁超负荷的疾病如 β- 地中海贫血可出现菌血症。

参考文献

Ben-Ami R, Ephros M, Avidor B, et al. Cat-scratch disease in elderly patients. *Clin Infect Dis.* 2005;41:969–974.

Brouwer MC, van de Beek D, Heckenberg SGB, et al. Community-acquired *Listeria monocytogenes* meningitis in adults. *Clin Infect Dis.* 2006;43:1233–1238.

Cetinkaya Y, Falk P, Mayhall CG. Vancomycin-resistant enterococci. *Clin Microbiol Rev.* 2000;13:686–707.

Coenye T, Vandamme P, Govan JRW, et al. Taxonomy and identification of the *Burkholderia cepacia* complex. *J Clin Microbiol.* 2001;39:3427–3436.

Denton M, Kerr KG. Microbiological and clinical aspects of infection associated with *Stenotrophomonas maltophilia. Clin Microbiol Rev.* 1998;11:57–80.

Gaynes R, Edwards JR; the National Nosocomial Infections Surveillance System. Overview of nosocomial infections caused by gram-negative bacilli. *Clin Infect Dis.* 2005;41:848–854.

Gottlieb SL, Martin DH, Xu F, et al. Summary: the natural history of *Chlamydia trachomatis* genital infection and implications for chlamydia control. *J Infect Dis.* 2010;201:S190–S204.

Klein JO. Danger ahead: politics intrude in Infectious Diseases Society of America Guideline for Lyme disease. *Clin Infect Dis.* 2008;47:1197–1199.

Kuehnert MJ, Doyle TJ, Hill HA, et al. Clinical features that discriminate inhalational anthrax from other acute respiratory illnesses. *Clin Infect Dis.* 2003;36:328–336.

Maragakis LL, Perl TM. *Acinetobacter baumannii*: epidemiology, antimicrobial resistance, and treatment options. *Clin Infect Dis.* 2008;46:1254–1263.

Mundy LM, Sahm DF, Gilmore M. Relationships between enterococcal virulence and antimicrobial resistance. *Clin Microbiol Rev.* 2000;13:513–522.

Munoz-Price LS, Weinstein RA. *Acinetobacter* infection. *N Engl J Med.* 2008;358: 1271–1281.

Newman LM, Moran JS, Workowski KA. Update on the management of gonorrhea in adults in the United States. *Clin Infect Dis.* 2007;44:S84–S101.

Parola P, Paddock CD, Raoult D. Tick-borne rickettsioses around the world: emerging diseases challenging old concepts. *Clin Microbiol Rev.* 2005;18:719–756.

Parola P, Raoult D. Ticks and tickborne bacterial diseases in humans: an emerging infectious threat. *Clin Infect Dis.* 2001;32:897–928.

Peterson LR, Robicsek A. Does my patient have *Clostridium difficile* infection? *Ann Intern Med.* 2009;151:176–179.

Reimer LG. Q Fever. *Clin Microbiol Rev.* 1993;6:193–198.

Rosenstein NE, Perkins BA, Stephens DS, et al. Meningococcal disease. *N Engl J Med.* 2001;344:1378–1388.

Swartz MN. Recognition and management of anthrax—an update. *N Engl J Med.* 2001;345:1621–1626.

Swindells J, Brenwald N, Reading N, et al. Evaluation of diagnostic tests for *Clostridium difficile* infection. *J Clin Microbiol.* 2010;48:606–608.

Waites KB, Katz B, Schelonka RL. Mycoplasmas and ureaplasmas as neonatal pathogens. *Clin Microbiol Rev.* 2005;18:757–789.

Waites KB, Talkington DF. *Mycoplasma pneumoniae* and its role as a human pathogen. *Clin Microbiol Rev.* 2004;17:697–728.

Walker DH. Rickettsiae and rickettsial infections: the current state of knowledge. *Clin Infect Dis.* 2007;45:S39–S44.

Weinstein A. Laboratory testing for Lyme disease: time for a change? *Clin Infect Dis.* 2008;47:196–197.

Winn WC Jr, Allen SD, Janda WM, et al. Gram positive cocci, part I: staphylococci and related gram-positive cocci. In: *Koneman's Color Atlas and Textbook of Diagnostic Microbiology*, 6th ed. Baltimore, MD and Philadelphia, PA: Lippincott Williams & Wilkins; 2006.

Wormser GP. Discovery of new infectious diseases—*Bartonella* species. *N Engl J Med.* 2007;356:2346–2347.

（杨青　陈瑜　译）

第二节　抗酸杆菌引起的疾病

该群细菌细胞壁中含有分枝菌酸,使细胞在染色和脱色中相对耐受。因此,可以使用特殊技术直接检测样本中的这些细菌。一般而言,分枝杆菌属对酸性酒精强脱色过程具有抗性,而诺卡菌属和红球菌属的细胞壁分枝菌酸含量较低,只有在使用较弱的脱色程序时才是耐受的。

该群细菌引起的疾病通常通过对病原体的分离培养来诊断。这需要专门的培养程序,并且培养需要较长时间。由于许多细菌生长缓慢,分子方法越来越多地用于标本的直接检测和菌种鉴定。测量患者细胞免疫应答的测试试验(例如 TST 和 IGRA 试验)可用于筛查结核病;血清学检测对于诊断并无帮助。有关 AFB 培养和染色以及 IGRA 筛选试验的信息,请参阅第十七章感染性疾病检测。

1. 结核分枝杆菌

请参见第十三章,呼吸系统疾病、新陈代谢和酸碱平衡紊乱。

2. 诺卡菌感染

2.1 定义

诺卡菌病是指由诺卡菌属菌种引起的感染。该菌是需氧的由分枝和分裂形成的革兰氏阳性细丝结构。在自然界中,诺卡菌物种分布广泛,并与有机物质的腐败有关。人类感染通常出现在免疫功能低下的患者或处于基础医疗条件薄弱者。由吸入或直接或创伤性接种所获得的皮肤感染引起的肺部感染,代表了大多数原发性感染。局部或全身扩散是很普遍的。诺卡菌对中枢神经系统具有趋向性。尽管进行了适当的抗菌治疗,但仍有可能复发或进行性感染。星型诺卡菌是与人类侵入性感染相关的最常见菌种。巴西诺卡菌主要与皮肤感染有关。

2.2 临床表现

这些菌种的内在毒性较低,感染多发生在免疫功能低下的患者,但在 10%~20% 的患者中没有发现基础疾病。诺卡菌病风险增加的因素包括艾滋病、酗酒、慢性肺病、糖尿病、糖皮质激素治疗、恶性肿瘤、实体器官或造血干细胞移植。

2.3 实验室检查

直接染色:革兰氏阳性或可变;改良抗酸阳性。

培养:诺卡菌在大多数用于细菌、真菌和分枝杆菌分离的非选择性培养基上生长,但可能需要长达 6 周的培养时间。非侵入性获取的标本可能不足以敏感地检测诺卡菌。只有 30% 的肺部感染患者的痰呈阳性,血培养很少阳性。所有患有诺卡菌病的患者都应评估是否可能播散,包括中枢神经系统感染。

敏感性试验:包括 TMP/SMX 在内的磺胺类药物,由于耐药率低,临床经验丰富,被认为是治疗诺卡菌病的首选药物。然而,对于危及生命的感染和对磺胺药物过敏的患者,建议进行敏感性试验。

3. 快速生长分枝杆菌

3.1 定义

快速生长分枝杆菌(rapidly growing mycobacteria,RGM)广泛分布在环境水源、粉尘和土壤中。虽然机体可经常暴露于这些微生物,但由于其在正常宿主中致病性较低,故由其导致的疾病并不常见。传代培养 7 天内 RGM 产生成熟的菌落。必须认真分析分离菌株的临床意义,以排除污染。要考虑的因素包括部位、生长量、阳性培养物的数量、炎症的迹象以及宿主的免疫状况。

3.2 具有临床意义的物种

与临床疾病有关的三种最常见的菌种是:脓肿分枝杆菌、偶发分枝杆菌和龟分枝杆菌。

脓肿分枝杆菌通常导致肺部疾病。有潜在肺部疾病的患者最常被感染,但也可能发生在没有肺部疾病的患者身上。

直接接触偶发分枝杆菌后,通常造成皮肤和软组织感染。感染包括手术部位、导管相关性和其他感染。肺分离物可能代表急性感染或定植。

龟分枝杆菌可能在免疫功能低下的患者中引起各种感染。

3.3 实验室检查

抗酸染色和培养:通常通过被感染物的培养来确定诊断。RGM 可能只有用改良的抗酸染色才显示阳性。美国胸科学会标准(American Thoracic Society criteria,ATS)可用于评估分离株的临床意义。

4. 生长缓慢的非结核分枝杆菌

4.1 定义

非结核分枝杆菌(nontuberculous mycobacteria,NTM)大量存在。这些生物在环境中无处不在。许多物种能够引起人类疾病,但通常是在免疫缺陷的患者中。

4.2 临床表现

大多数感染都是从环境中获得的,人与人之间的传播即使有也很罕见。NTM 越来越多的引起医疗保健机构中的医院感染和假性暴发。虽然这种患者群体 NTM 感染的风险可能在增加,但由于污染频率高,对于阳性培养结果的解释要谨慎。例如,戈德纳分枝杆菌在 AFB 培养中是相当常见的——像 BAL 标本,但多视作一种培养污染物。

4.3 重要物种

鸟分枝杆菌复合群(*Mycobacterium avium* complex,MAC):该复合群包括两种基因相关的物种:鸟分枝杆菌和胞内分枝杆菌,它们广泛分布于自然界,普遍存在于较低 pH 值和氧含量的土壤和水中,且对氯相对耐受。MAC 曾从市政供水和医院热水系统以及淋浴喷头中分离出来。

在患有艾滋病或其他免疫缺陷病的患者中,分枝杆菌血症是最常见的感染类型,表现为发热、乏力、盗汗、贫血、腹泻、发育不良或其他非特异性症状。其他部位的感染可能是第二位的,但肺部感染相对罕见。MAC 感染的风险随着 CD4 + 细胞计数的减少而增加。

从呼吸道标本中分离出 NTM,对 CF 患者来说很有意义。尽管在全球病原学中可能存在显著差异,鸟分枝杆菌复合群是最常见的,其次是脓肿分枝杆菌,所占比例极少。CF 患者 NTM 的毒力也表现出变异性。与无 NTM 感染的患者相比,分离出 NTM 的 CF 患者往往倾向于老年人,他们的肺功能更好,铜绿假单胞菌引起的慢性感染的频率较低(但金葡菌的感染率较高)。

在免疫力正常的患者中,肺炎是由 MAC 导致的最常见的疾病。在有肺部基础疾病的老年男性中表现为一种类似肺结核的综合征。患者出现慢性进行性咳嗽和体重减轻,出现上叶空泡和实质损害可能是有意义的征象。第二种常见综合征在女性中常见,通常年龄大于 50 岁,没有潜在的肺部疾病,患者出现隐匿性咳嗽和咳痰,而全身症状不明显。

堪萨斯分枝杆菌:该菌引起的感染是一种很难与结核病区分开来的肺部疾病。大多数患者表现为胸痛和发烧。出现咯血、发烧和盗汗也很常见。胸部 X 线检查常见空洞。与其他 NTM 相比,堪萨斯分枝杆菌不存在于土壤或天然水源中,但在该菌流行地区城市的自来水中可见。

马氏分枝杆菌:在接触水源后,马氏分枝杆菌被认为是慢性皮肤感染的病原(即所谓的鱼缸肉芽肿)。

病原体通过皮肤表面的创伤或先前存在的裂口进入。暴露几周后,感染部位出现结节或溃疡病灶,随后沿淋巴管扩散。感染通常发生在四肢,最常见的是手。感染可能是局部侵袭性的,但通常仅发生在免疫功能低下的患者身上。

通过 AFB 涂片和培养可以来确定诊断。请注意,在 30℃ 环境中,马氏分枝杆菌(和其他主要与皮肤感染相关的 NTM)生长最佳,因此应该进行特殊的 AFB 培养。组织病理学检查可见肉芽肿形成。

4.4 实验室检查

下呼吸道标本 AFB 涂片和培养。美国疾病 / 传染病协会(IDSA)确认 NTM 肺部感染的标准:

(1) 两份或两份以上痰标本培养阳性。

(2) 一份或多份 BAL 或支气管冲洗样本培养阳性。

(3) 肺活检符合分枝杆菌感染(肉芽肿性炎症或 AFB),通过组织或呼吸道标本培养阳性证实。

(4) 正常无菌的非肺部感染部位培养阳性。

肺部以外感染物的 AFB 涂片和培养:当怀疑 NMT 感染时,建议从感染的肺部以外部位,尤其是通常无菌的部位的标本进行 AFB 涂片及培养。确保有足够数量的样本用于 AFB 培养;对连续标本的重复检测可能会增加分离率。

血培养:免疫受损患者播散性 NTM 感染的诊断通常通过 AFB 血培养有效建立。AFB 骨髓培养也具有诊断性,特别是对于免疫功能低下的血液系统异常患者。

药敏试验:

(1) MAC:仅限克拉霉素。

(2) 堪萨斯分枝杆菌:仅限利福平。

(3) RGM:阿米卡星、亚胺培南(偶发分枝杆菌)、强力霉素、氟喹诺酮类、磺酰胺或 TMP/SMX、头孢西丁、克拉霉素、利奈唑胺、妥布霉素(龟分枝杆菌)。

核心实验室:与特定器官系统 NTM 感染相关的实验室检测项目。在任何被诊断为严重或严重感染这些分枝杆菌的患者中,应考虑 HIV 血清学或其他诊断测试。

参考文献

Brown-Elliott BA, Brown JM, Conville PS, et al. Clinical and laboratory features of the *Nocardia* spp. based on current molecular taxonomy. *Clin Microbiol Rev.* 2006;19:259–282.

Lederman ER, Crum NF. A case series and focused review of nocardiosis, Clinical and microbiologic aspects. *Medicine (Baltimore).* 2004;83:300–313.

第三节　真菌病原体引起的疾病

11

真菌是广泛分布于环境中的真核生物,球孢子菌等某些特定的病原体可能存在于局限的地理位置分布。本节中的真菌病原体可表现为酵母菌(例如,通过二分裂繁殖,具有最小的细胞分化)或霉菌(例如形成细胞分化的具有菌丝结构的多细胞菌丝体:营养菌丝、气生菌丝、繁殖结构)。

直接检查患者标本(例如,组织病理学、KOH 湿法贴壁、染色)可以提供感染的初步诊断证据。特异性(例如隐球菌抗原)或非特异性(例如半乳甘露聚糖)真菌抗原的检测也支持真菌疾病的诊断。然而,真菌感染的明确诊断主要基于培养物中病原体的分离。血清学检查可能对流行病学研究有用,但很少用于诊断急性感染。有关真菌感染诊断检测的其他信息,请参阅第十七章感染性疾病检测。

霉菌:种类庞大的霉菌无处不在,呈全球性分布,而人类每天暴露其中。正常免疫个体感染罕见。然而许多常见霉菌已经成为免疫功能低下患者的重要机会病原体,在这些患者中,通常通过吸入或直接接触获得感染,随之而来的可能是由此导致的全身或局部侵袭性感染。结合组织病理学、影像学和通过培养分离病原体诊断感染是最可靠的。虽然从组织结构上可以区分有隔菌丝和无隔菌丝,但是这些不同病原体的鉴定不能单凭标准的组织学染色技术确定。菌种的确定通常依赖于对分离物的培养鉴定。机会性霉菌通常在非选择性真菌培养基上快速生长。一些种类可能被放线菌酮抑制。血清学在机会性侵袭性真菌感染的诊断中不起重要作用。

实验室检查结果与受真菌感染影响的器官系统功能障碍以及诱发疾病(如糖尿病、肿瘤、静脉吸毒和营养不良)相一致。

酵母菌:酵母菌在临床实验室中比霉菌更像细菌,它们经常从细菌培养基上分离到。鉴定通常基于形态学和生化试验。抗原检测可能有助于诊断。标准化的药敏试验方法可应用于常见的病原体。

双相真菌:这组真菌包括具有内在致病性的菌种。大多数根据其生长条件呈现出不同的形态。在环境中,产孢霉菌形式占主导,而在患者中,生物体分化成组织相(通常是酵母菌)。这些生物体可广泛分布在环境中,但地理分布因物种而异。大多数感染通过吸入孢子来传播,亦有直接接触感染。

1. 曲霉病

1.1 定义

曲霉(*Aspergillus*)可引起多种疾病,称为曲霉病(aspergillosis)。曲霉是无色有隔霉菌。人类经常通过吸入方式暴露于菌丝碎片或孢子,这种暴露可通过侵入性增殖(感染)、气道定植(真菌球、耳霉菌病)或通过对曲霉抗原的免疫应答而导致疾病。

1.2 临床表现

侵袭性曲霉病的危险因素包括晚期艾滋病、异基因造血干细胞和实体器官移植、慢性肉芽肿疾病、糖皮质激素治疗、移植物抗宿主病、恶性血液病和(或)长期严重中性粒细胞减少症。感染与暴露与建筑工地有关,大概是由于孢子扩散的增加。

曲霉多经由呼吸道进入体内并引起肺或呼吸道旁组织感染。中枢神经系统、肾脏、肝脏和脾脏常受累,其他器官系统亦可出现继发感染。

患有侵袭性曲霉鼻窦炎的患者通常伴有发热、鼻出血、鼻塞、面部水肿和疼痛。感染可能延伸到海绵窦、眼眶(视力模糊、突眼、结膜)或中枢神经系统(精神状态的改变以及各种与受累部位相关的特定症状)。其他感染还包括心内膜炎、眼内炎、皮肤感染和胃肠道感染,多由原发感染部位的血液播散所致。

曲霉可在免疫功能正常的患者中引起无创性疾病。1%~2%的慢性哮喘患者出现过敏性支气管肺曲霉病(APBA)。哮喘症状加重的患者,包括支气管阻塞增加和反复发作多伴有发热和不适,咳出的痰中可见褐色黏液栓或血液。APBA可能对糖皮质激素治疗有反应。诊断通常基于多个主要标准,包括哮喘病史,对曲霉抗原的快速皮试,针对曲霉菌种的沉淀素抗体,总血清IgE>1 000ng/ml,外周血嗜酸性粒细胞增多 >500/mm³,放射影像异常和血清抗曲霉IgE和IgG抗体的升高。

真菌球可由曲霉在非相关疾病形成的肺腔中的定居和增殖形成。侵害到关键结构后可致病。

1.3 实验室检查

培养:血培养很少呈阳性结果,即使有血源性传播证据的患者也是如此。

组织病理:曲霉的形态相当有特点,通常表现为具有锐角分支的无色素、窄的有隔膜菌丝。常伴有血管侵袭证据。然而,该形态不是特异的,其他霉菌——如赛多孢(*Scedosporium*)

或镰刀菌亦可显示类似的组织病理形态。

核心实验室:应提交与受累器官功能有关的实验研究。嗜酸性粒细胞增多(>1 000/µl;通常 >3 000/µl)在 ABPA 中很常见。

2. 芽生菌病

2.1 定义

芽生菌病是由双相真菌皮炎芽生菌引起的。大部分病例来自北美。流行区包括东南部、中南部和中西部各州(特别是密西西比河和俄亥俄河流域周边地区),中北部各州和与五大湖相邻的加拿大省以及圣劳伦斯河流域。芽生菌病在非洲地区也有流行,偶尔也可能发生在其他地区的患者身上。

2.2 临床表现

肺部感染:范围从无症状或轻度到急性或慢性肺部感染以及播散性肺外疾病。免疫功能低下患者更容易受到严重、肺外和复发性感染,感染可能蔓延到第二个部位。

可增加芽生菌病感染风险的相关疾病包括艾滋病、细胞毒素和免疫抑制治疗、恶性血液病、妊娠和实体器官移植。

2.3 实验室检查结果

直接检测:湿法或荧光白色制剂法对芽生菌病的早期诊断具有中度敏感性。标本浓缩可提高灵敏度。

组织病理学:感染组织中常见肉芽肿。使用真菌染色如过碘酸雪夫或乌洛托品银染色可突出酵母菌形态特征。

培养:在培养物中分离到皮炎芽生菌可确诊芽生菌病。大多数活动性感染患者的痰液,BAL 吸出物或感染组织培养应为阳性。

血清学:由于灵敏度 / 特异性差,特异性抗体检测在芽生菌病的诊断中仅发挥很小作用。据报灵敏度约 90%,特异性约 80%。

常规实验室:白细胞和血沉增加。轻度正常色素性贫血存在;血清球蛋白可能轻微升高和(或)血清 ALP 随着骨病变而上升。

3. 念珠菌病

3.1 定义

念珠菌病(candidiasis)是指念珠菌属(Candida)内任何菌种引起的疾病。念珠菌是全球分布的酵母菌,引起感染的酵母菌是人类内源性菌群的一部分,也是其他温血动物的正常菌群。该属是胃肠道的常居菌种,但也可以在其他黏膜表面发现,包括口腔和生殖道,皮肤表面,包括指甲和脚趾甲以及皱褶部位。当个体的局部宿主防御机制或系统免疫力受损时可引发疾病。近几十年来,由于广谱抗菌药的使用增加以及艾滋病和其他免疫功能低下的患者的出现,侵袭性念珠菌病的发病率有所增加。

白念珠菌是念珠菌菌病最常见的病原体。该菌引起生殖器、口腔和皮肤部位的大部分感染。念珠菌病也可由许多其他念珠菌引起,常见的是光滑念珠菌、克柔念珠菌、葡萄牙念珠菌、近平滑念珠菌和热带念珠菌。都柏林念珠菌是新近鉴定的菌种,在常规鉴定中类似白念珠菌。

尽管一些菌种因素导致念珠菌具备引起感染的能力，但最重要的因素是宿主免疫状态。大多数感染是内源性的，通常由个体胃肠道菌群引起。大多数深部组织的感染是由感染原发部位的血源性传播引起的。肠黏膜或皮肤表面完整性破坏是血源性传播的诱因。

3.2 临床表现

黏膜和皮肤假丝酵母菌病可发生在具有轻微易感性的正常宿主中，如近期接受抗生素治疗。然而，应该考虑更严重的情况，例如 HIV 感染、糖尿病。

生殖器官（见第 8 章妇科和产科疾病讨论阴道炎和阴道病部分）。

口咽："鹅口疮"是接触抗生素后健康婴儿常见的感染，也可发生在细胞免疫缺陷的患者——如艾滋病。除了近期的抗生素治疗，化疗或头颈部放射治疗也增加了感染风险。义齿患者风险也在增加。口咽念珠菌病通常在舌、颊黏膜、腭或后咽部呈现特征性白斑。患者可无症状。有些患者出现有痛觉过敏或疼痛性口腔炎，常见于义齿患者。

食管：食管念珠菌病是 HIV 感染患者中界定艾滋病的疾病。患者可能有口咽念珠菌病。吞咽疼痛和胸骨后疼痛是常见症状。内镜检查可见白色斑块，其中的碎屑显示有假菌丝的芽生孢子。

皮肤和指甲：可发生表面感染，通常在皮肤擦伤处或其他温暖潮湿的部位。感染呈现红斑、瘙痒和特征性皮疹。白念珠菌和近平滑念珠菌是指甲真菌病最常见的原因，可能与甲沟炎有关。先天性念珠菌病可在新生儿中表现为全身性红斑脱皮疹。慢性皮肤黏膜念珠菌病罕见，但可能发生在先天性自身免疫综合征或其他细胞介导免疫缺陷的患者中，常被误诊为皮肤念珠菌病的疾病包括银屑病、慢性指甲创伤、甲床鳞状细胞癌、"黄斑综合征"或其他酌情考虑的疾病。在皮肤和指甲受累的儿童中，应排除先天性甲状旁腺功能减退症和艾迪生病。

念珠菌血症：侵入性念珠菌病通常是由免疫功能低下患者的内源性念珠菌经血源扩散引起，通常与肠黏膜屏障的完整性或留置中心静脉导管有关。症状不定，从低热和不适到典型的败血症。由于 HIV 感染和其他获得性免疫缺陷疾病，免疫抑制治疗的使用和效力增加，重症监护干预措施，早产儿生存率增加，慢性静脉营养使用增加以及其他因素，念珠菌血症的发病率正在增加。白念珠菌是最常见的分离菌，但是其他念珠菌种在念珠菌血症中起着越来越大的作用，导致念珠菌患者对抗真菌剂的耐药性增加。念珠菌在院内血流感染的病因学中起重要作用，引起高达 10% 的血流感染。念珠菌血症具有较高的死亡率。导致不良后果的辅助因素包括年龄较大、播散性念珠菌病以及严重和持续的嗜中性粒细胞减少症。

肺炎：尽管念珠菌经常从下呼吸道样本的培养物中分离，但通常是污染的。原发性念珠菌肺炎即使在气管插管的患者也极为罕见。念珠菌继发性肺炎在念珠菌血症患者中很少发生，诊断可能需要侵入性技术和组织病理学的证实。

心血管：可发生心内膜炎、心肌炎或心包炎。小于 5% 的心内膜炎病例由念珠菌引起，但白念珠菌占真菌性心内膜炎病例的 50% 以上。危险因素包括人工瓣膜装置、静脉吸毒、大手术、先前存在的瓣膜疾病以及长期置入深静脉导管或起搏器。单从临床表现不能区分念珠菌性心内膜炎和细菌性心内膜炎。念珠菌性心内膜炎患者栓塞风险高，最常见的栓塞部位包括大脑、眼、肾脏、肝脏、皮肤和脾脏。

中枢神经系统：感染不常见，但可作为念珠菌血症患者的继发感染或神经外科手术以及慢性心室分流的并发症出现。临床表现无特异性。

眼部:脉络膜视网膜炎或眼内炎通常是由血行播散引起的,可能是侵入性念珠菌病的首发征象。角膜炎和一些脉络膜视网膜炎或眼内炎是由外伤或手术引起。患者出现疼痛和视力丧失。所有念珠菌血症患者均建议进行眼科检查。特征性表现可由培养证实。

骨和关节:感染可能是源于直接创伤、关节注射或手术,或继发于血源性播种。这些感染可能在事件发生后的几个月内出现。起病通常是渐进和轻微的。在老年人中,椎骨最常受到感染,长骨的感染在儿童中最常见。通过从骨头或关节采集的标本分离念珠菌可确立诊断。

腹部:作为内源性胃肠道微生物菌群的常见组分,念珠菌几乎可在腹部任何感染过程中分离。慢性腹膜透析患者可能出现特定的念珠菌性腹膜炎。念珠菌感染是从其他原因所致急性胰腺炎中恢复的患者中相当常见的并发症。肝脾念珠菌病可能使恶性血液病化疗患者中性粒细胞减少症的鉴别复杂化。虽然念珠菌有可能通过门静脉血管引入,但肝脏和脾脏可能已经在识别或未识别的念珠菌血症发作期间接触过。患者出现发热、恶心、呕吐、厌食和右上腹疼痛。在肝脏和脾脏中形成分散的微小脓肿,这可以通过多种成像技术来检测。

3.3 实验室结果

培养:来自正常无菌部位的阳性培养结果支持诊断,但必须谨慎解读以排除内源性菌群的污染。留置膀胱导管患者的念珠菌尿往往代表了定植。然而,在尿道无异物的患者中,重度念珠菌尿可能意味着阻塞、糖尿病或其他严重状况。尿中念珠菌的数量(CFU/ml)与临床意义之间没有明确的关系,正如细菌所见。从痰和其他呼吸道标本中常可分离到白念珠菌,但很少与肺部感染相关。在中枢神经系统感染中,从脑脊液中分离到念珠菌具有诊断意义,但是脑脊液中菌体的浓度可能非常低,因此可能需要重复测试并每次提供足够量的脑脊液以建立诊断。

直接检测组织或临床标本中的病原体:当有炎症或组织损伤的迹象时,这可以提供可靠的感染诊断。口咽、食管或外阴、阴道念珠菌病的诊断可依据临床表现和危险因素进行。通过累及部位刮取物的湿片或革兰氏染色检查可确诊。黏膜直接检查阴性不能排除念珠菌病。

组织病理学:浅表念珠菌病可见酵母样细胞和真菌菌丝通过黏膜细胞侵入致上皮细胞破坏和黏膜下炎症。深部念珠菌病在感染组织中显示菌体侵入和破坏。

血清学:抗体检测在诊断念珠菌病方面发挥的作用有限。

核心实验室:肝脾念珠菌病患者的 ALP 水平升高。

4. 球孢子菌病

4.1 定义

球孢子菌病是由双相型真菌粗球孢子菌属(球孢子菌 *C. immitis* 和波萨球孢子菌 *C.posadasii*)引起的。球孢子菌病在西半球的沙漠地区流行,包括美国西南部和加利福尼亚。由于吸入环境中菌丝产生的关节孢子而感染。

4.2 临床表现

疾病范围很广。血清流行病学研究表明,无症状或轻度疾病较常见。临床感染风险是流行区免疫功能低下患者随着灰尘暴露量的增加而增加(即在雨季后的干旱时期)。通常在暴露后 1 至 4 周内发病。

大多数患者病程可自发消退,终身免疫。然而,恢复并不一定与微生物消除相关:复发感染常见于后天免疫功能低下患者,如恶性肿瘤、HIV 感染、免疫抑制疗法。

"谷热"是疾病最常见的表现。这种综合征通常与低热、肺炎、咳嗽和胸膜炎性胸痛有关。包括疲劳和关节痛在内的全身症状较常见。皮肤表现可有结节性红斑或多形性红斑。嘶哑不常见。在少数正常宿主中可见到严重和慢性疾病,但常见于免疫功能低下的患者和特定情况的患者(例如化疗、糖皮质激素治疗、血液系统恶性肿瘤、HIV 感染、接受自身免疫疾病的免疫抑制疗法、先前存在的慢性肺病、和 / 或实体器官移植)。

严重和慢性疾病的体征和症状与受影响器官系统和组织损伤的程度有关。进行性疾病的常见表现包括皮肤播散、广泛的肺部疾病、脑膜炎、骨髓炎和(或)化脓性关节炎。

4.3 实验室检查

培养:球孢子菌属在大多数常规微生物培养基(包括培养细菌)上都能生长,通常在几天之内生长。当送检疑似球孢子菌病患者的标本时,应告知实验室,这一点很重要。球孢子菌是实验室感染的重要危险因素。对于球孢子菌来说,即使存在血液播散的证据,血液培养也很少呈阳性。

直接检测:检测到球孢子菌的组织相厚壁球形体,是很强的特异性预测因子。

血清学:大多数(但不是全部)患者感染后产生特异性抗体。抗体可能延迟至急性感染发生后的几个月后出现。免疫缺陷患者血清抗体不产生或延迟产生几率增加,血清学阴性结果不能排除球孢子菌病诊断。接受治疗的急性感染患者在治疗过程中滴度可能会下降至无法检测到。在阴性患者中建议重复检测,特别是高度疑似患者。可用以下一些血清学方法:

(1) CF 抗体:CF 检测主要反映 IgG 抗体的存在。这些抗体较沉淀抗体产生较迟但更持久。高 CF 滴度在广泛感染患者中更常见。CF 滴度的变化可以用来预测疾病的进展或消退。

(2) EIA:已建立用于检测血清和脑脊液标本 IgG 和 IgM 抗体的敏感和特异性的检测方法。EIA 方法代表最有效的血清学方法,但结果可能与其他方法不完全相关。

(3) LA:这些方法在资源有限的情况下是方便的,但是假阳性反应的增加限制了它们的应用。

(4) 沉淀素抗体:碳水化合物细胞壁抗原试剂用于检测沉淀素形成来测定特异性抗体。沉淀素抗体主要是 IgM 类。大约 90% 的患者在感染的第一周内发生沉淀素抗体,但是抗体水平随着感染的消退而下降。已有报道球孢子菌与荚膜组织胞浆菌和 *B. dermatitis* 有交叉反应。

(5) 皮试:球孢子菌病患者对特异性抗原发生超敏反应,表现为皮内注射部位的红斑和硬结。皮试可能对血清流行病学研究有用。由于皮肤试验不能区分急性和既往感染,所以其效用对于急性疾病是有限的。许多球孢子菌病患者可能在其基础疾病或治疗的基础上表现为无反应性。

常规实验室:大多数常规检查项目无特异性。常见外周血淋巴细胞计数下降,ESR 升高或白细胞轻度升高;可见嗜酸性粒细胞增多。

放射学:在肺和肺外都有异常的影像表现有助了解疾病的程度。骨扫描可以用来筛选骨髓炎。

(1) 化脓性关节炎:关节镜滑膜活检可用于确定感染。

(2) 脑膜炎:培养通常阴性。单核细胞增多(100WBC/μl~200WBC/μl)、葡萄糖下降、蛋白质增加。未稀释脑脊液 IgG 特异抗体检测可以诊断脑膜炎,并在约 75% 的患者中被检测到。

血清学可能用于观察抗真菌治疗的效果。IgG 可作为治疗结束后 1~2 年内复发的诊断。血清滴度通常为阴性或仅为弱阳性。

5. 隐球菌病

5.1 定义

包括新型隐球菌（*Cryptococcus neoformans*）和格特隐球菌（*Cryptococcus gattii*）在内的若干隐球菌属菌种都能够引起人类疾病。格特隐球菌的典型地理分布仅限于热带和亚热带地区，而新型隐球菌分布于全世界范围，并且引起大多数的隐球菌病。病原菌能够在鸽子肠道和干粪中存活，这可能是隐球菌在环境分布广泛的原因。人类是通过吸入环境中存在的病原体而感染，不发生人际传播。

5.2 临床表现

在免疫力正常个体中，暴露病原体通常导致自限性无症状或轻症疾病，进行性和慢性疾病不常见。然而，免疫功能低下的患者有扩展至肺外组织的更严重疾病的风险。与播散性隐球菌病风险增加相关的病症包括 AIDS、糖皮质激素治疗、器官移植、恶性肿瘤和（或）结节病。感染类型包括以下几种：

（1）肺：肺隐球菌病的症状包括胸痛、咳嗽、呼吸困难、发热、痰液产生和体重减轻；可能会出现血行播散。

（2）中枢神经系统：合并有肺隐球菌病的 AIDS 中有相当一部分进展为隐球菌病性脑膜脑炎或其他器官感染。常见症状包括精神状态改变、发热、头痛、癫痫和视力障碍。

（3）骨和关节：骨髓炎通常发生在椎体或骨性突起，由原发性肺部感染的血源性传播引起。隐球菌性关节炎可以通过从连续性骨髓炎扩散而发生。

（4）淋巴结病：通常发生在颈部或锁骨上淋巴结。

（5）前列腺：前列腺可发生无症状持续感染，最常见于艾滋病患者。前列腺可作为复发感染的储菌库。

（6）皮肤：可能缘于原发感染，但通常代表原发性肺部感染的血行播散。已有各种各样关于皮肤损伤的报道。

5.3 实验室结果

放射学：在免疫功能正常患者中，最常见的是单发或少量非钙化结节，空洞不常见；在艾滋病患者中，双侧间质浸润（类似于肺囊虫或其他机会性感染）是常见表现。

革兰氏染色：革兰氏染色可见与新型隐球菌形态一致的酵母细胞。

培养：90%~100% 的隐球菌病患者送检的标本中可以分离到新型隐球菌。在艾滋病患者中已经报道同时存在肺隐球菌病与其他机会致病菌感染。

组织病理学：应用各种染色方法，包括 HE、银染、氨银液和粘蛋白卡红，可在活检材料中观察到新型隐球菌的酵母细胞。

血清学：血清学不能用于诊断急性隐球菌感染。

隐球菌抗原（Cryptococcal antigen，CA）：特异性多糖抗原的检测对于隐球菌病的诊断是敏感和特异的。乳胶凝集法（LA）是最常用的，它能快速提供结果。大于 90% 的隐球菌脑膜炎患者脑脊液中可检出 CA。血清 CA 也可用于诊断脑膜炎或其他部位的隐球菌感染，但敏感性稍差，应通过感染部位样本的培养来确认。

脑脊液 CA 滴度可用于预测艾滋病患者隐球菌脑膜脑炎的预后和效果监测。初始效价 ≤1：2 048 的患者预后良好。即便患者进行有效的抗真菌治疗，但 CA 滴度持续升高可能预示疾病复发。CA 检测假阳性可能由于类风湿因子、与白念珠菌或犬咬二氧化碳嗜纤维菌的交叉反应，或者因培养基中的脱水收缩液引起。酶联免疫法（EIA）没有前带效应，不受类风湿因子影响，但检测时间比 LA 更长。

实验室检查结果（隐球菌性脑膜炎）：患有肺隐球菌病的免疫功能低下患者应考虑脑膜炎的存在，不论其症状如何，都应进行相关的诊断检测。当蛋白质和细胞显著增加而不是中等增加时，复发并不常见。如果初始脑脊液检查印度墨汁试验阳性、葡萄糖降低（<1.11mmol/L）、WBC 计数低（<20/μl），则预后不佳。WBC 和 ESR 通常正常。

脑脊液检查结果：阳性培养结果与送检脑脊液的量呈正相关，当送检量≥10ml 时可提高阳性率。90% 的患者脑脊液蛋白质增加（<5g/L）。约 55% 的患者脑脊液葡萄糖水平中度下降。细胞计数多增加，但≤800 个细胞（淋巴细胞多于白细胞）。

6. 镰刀菌病

6.1 定义

镰刀菌病是由镰刀菌感染引起的疾病。镰刀菌作为腐生真菌在环境中分布很广，这些真菌形成有隔膜、无色素的菌丝。人类主要通过吸入或直接接触（常在创伤部位）引起感染性疾病。镰刀菌在接触部位生长繁殖可导致局部感染或播散性疾病。

6.2 临床表现

侵袭性感染的主要危险因素包括恶性血液病（特别是造血干细胞移植）、糖皮质激素治疗、长期中性粒细胞减少和皮肤完整性破坏（例如烧伤、中心静脉长期置放、创伤）的患者。严重病变在免疫正常患者中不常见。与其他机会性霉菌一样，镰刀菌可引起广泛的疾病，从浅表性和过敏性，从局部浸润性到播散性多器官疾病。患者的临床表现包括：

免疫功能正常的患者：局部感染最常见，灰指甲和角膜炎是最常见的感染类型。其他部位的感染，包括鼻窦炎、肺部感染和异物相关感染也见报道，但并不频繁发生。角膜炎几乎全部发生在使用隐形眼镜者身上，并可能与使用特定的晶状体溶液有关。

免疫功能低下的患者：免疫功能低下的患者最常见的是侵袭性播散感染，严重和长期中性粒细胞减少症患者风险最大。免疫功能低下患者镰刀菌病通常表现脓毒症，伴有血培养阳性和皮肤损害。皮肤损伤可以作为感染的主要部位发生，但是最常见的播散性感染绝大多数发生在全身性疾病患者中。患者通常会出现多个疼痛病灶。四肢最常见的是丘疹或结节性病变，以中心坏死与周围红斑为特点。

6.3 实验室检查

组织病理学：在组织中可见透明、具有锐角和直角分支的菌丝片段。仅凭菌丝不能与其他机会性真菌如曲霉和赛多孢霉明确区分。但曲霉无不定产孢可提示镰刀菌或赛多孢菌。血管侵入可能是明显的，血管损伤可导致远端坏死。

培养：镰刀菌在真菌非选择性培养基上生长良好。准确的菌种鉴定依赖于特殊测试，如核酸测序或特定 PCR，这些技术并没有广泛使用。有标准化的抗真菌药敏试验。

其他：(1,3)-β-D- 葡聚糖试验通常在侵入性镰刀菌病中为阳性，但并非为镰刀菌特异性的抗原；半乳甘露聚糖试验阴性。

7. 组织胞浆菌病

7.1 定义

组织胞浆菌病是由双相真菌荚膜组织胞浆菌引起的疾病。有两个变种——荚膜组织胞浆菌荚膜变种和荚膜组织胞浆菌杜波变种。荚膜变种在美国东部(密西西比州、俄亥俄州和圣劳伦斯河盆地)和拉丁美洲流行。杜波变种在非洲(加蓬、乌干达和肯尼亚)流行,多见于皮肤和骨骼感染,肺部感染不常见。荚膜组织胞浆菌的天然栖息地是含氮量高的土壤,例如鸟类栖息地附近或洞穴中,病原体在这些地方以霉菌相增殖。人类通过吸入分生孢子或菌丝碎片传播。

7.2 临床表现

大多数感染是无症状的。T 细胞免疫缺陷的患者发生传播、潜伏感染再激活或再感染的风险增加。重度暴露可能导致急性肺组织胞浆菌病和播散性疾病的风险增加。与播散性疾病有关的疾病包括 AIDS、恶性肿瘤化疗、糖皮质激素治疗、原发性免疫缺陷病、实体器官移植和肿瘤坏死因子阻滞剂治疗。肺组织胞浆菌病可能类似于结核病、其他地方性真菌病或其他亚急性或慢性肺部疾病。在有流行风险的肺炎患者中应考虑组织胞浆菌病。

7.3 实验室结果

直接检测:通过直接检测感染患者标本中的酵母样细胞诊断急性组织胞浆菌病是最有用的。通常在单核细胞内的小萌芽酵母(2μm~5μm)可以通过湿片或组织学观察到。

培养:肺、皮肤和黏膜伤口、痰、支气管肺泡灌洗液、胃洗液、血液或骨髓的培养可提供特异性诊断。所有组织胞浆菌病患者都推荐血液真菌培养,为提高敏感度,可能需要检测两到三个样本。大部分伴有血细胞减少或其他骨髓衰竭征象患者的骨髓真菌培养是阳性的。50%~70% 的患者血液和骨髓培养阳性。小于 40% 的急性肺部病例中呼吸道标本培养阳性,但在慢性肺病患者中阳性率高达 85%。来自感染部位的组织培养在 25%~30% 的患者中是阳性的。大约有 50% 的脑膜炎患者培养阳性,但需要检测大量的脑脊液来诊断中枢神经系统组织胞浆菌病,建议多次重复培养,可能需要培养 8 周才能产生阳性结果,所以最初的治疗决策往往是基于临床体征和其他实验室的结果。

组织学:应用常规染色方法组织病理最常见到肉芽肿、淋巴组织细胞聚集体和单核细胞浸润。乌洛托品银或过碘酸雪夫染色可改善组织中酵母细胞的检测。皮肤和黏膜病变,骨髓和 RE 系统的活检(特别染色)可提供约 45% 的病例的初步诊断。在外周血、血沉棕黄色层、骨髓(25%~60% 阳性)或呼吸道分泌物涂片中找到荚膜组织胞浆菌通常是最快速的诊断方法,建议进行真菌培养以提高检测灵敏度。

抗原检测:

(1) 荚膜组织胞浆菌特异性抗原检测可以在早期急性组织胞浆菌病中提供准确的诊断,特别是在重度和进行性疾病的患者中。送检尿液、血液、支气管肺泡灌洗液和来自其他潜在感染部位的标本可提高抗原检测的灵敏度。75% 以上的急性弥漫性肺组织胞浆菌病患者可检测到抗原。

(2) 抗原检测在播散性疾病中特别有用,因这些患者可能不产生明显的抗体反应。约 90% 的播散性疾病患者,约 20% 的急性自限性疾病患者和小于 10% 的慢性肺部空洞性疾病患者尿液抗原阳性。

（3）血清抗原检测比尿液敏感性低，约 70% 播散性疾病患者阳性。低于 50% 的脑膜炎患者脑脊液中检测到抗原，但必须谨慎解释结果，因为在球孢子菌脑膜炎中发现交叉反应（脑脊液抗体也可能交叉反应）。约 70% 的肺组织胞浆菌病患者支气管肺泡灌洗液抗原检测阳性。

（4）抗原滴度上升或抗原变成阳性可能是感染复发的标志。抗真菌治疗后抗原逐渐检测不到。在芽生菌病、球孢子菌病、副球孢子菌病或其他侵袭性真菌病患者中可能很少见到交叉反应。

血清学：

（1）补体结合（CF）和免疫扩散（ID）试验对诊断组织胞浆菌病是最有用的，EIA 筛查试验的敏感性和特异性次之。CF 和 ID 阳性反应是活动性组织胞浆菌病的标志。流行地区基础血清阳性率低。然而，阳性反应可能是由于无症状的自限性疾病，血清学检测结果的解释必须参考临床和其他实验室信息。

（2）大约 90% 的急性肺部感染患者可以检测到特异的组织胞浆菌抗体，但是由于感染发生后几个月内可能不会发生血清变化，因此对于阴性结果应该在 4 周~6 周后重复进行检测。实际上，所有慢性肺部疾病或播散性疾病患者血清抗体都是阳性的。

（3）CF 试验诊断组织胞浆菌病的敏感性稍高于 ID，但特异性次之。单次血清 CF 效价 ≥1∶32 或 CF 效价增加四倍高度提示活动性组织胞浆菌病。CF 效价 <1∶8 被认为是阴性。超过 95% 的有症状原发感染患者出现 CF 滴度上升。脑脊液 CF 效价 ≥1∶8 是脑膜组织胞浆菌病的证据，但是，CSF 抗体直到感染的第 3 到第 6 周才能被检测到。CF 效价阳性持续数月或数年，因此不能通过滴度高低或效价变化来提示预后。由于假阳性和假阴性率高，因此 IgG 和 IgM 检测在临床上并不常用。

核心实验室：血清转氨酶和胆红素升高提示肝脏受累。贫血、白细胞减少和血小板减少症在急性发作中比在亚急性或慢性播散型中更常见（60%~80% 的病例）。艾滋病患者血清 LDH 升高可能提示疾病播散。

脑脊液检查：淋巴细胞增多、蛋白增多、葡萄糖减少。

8. 毛霉菌病

8.1 定义

毛霉菌病是由机会性无隔膜毛霉菌目真菌引起的疾病。引起临床感染的大部分是根霉属菌种，其次是毛霉菌。大多数菌种在真菌培养基上生长非常迅速。感染患者通常死亡率高，临床表现为功能缺损和外形损毁。大多数感染是通过呼吸道引起局部感染和后续传播；菌体也可能从上呼吸道吞下，导致胃肠道感染。菌体能够在高浓度的葡萄糖环境中增殖，他们有能力入侵血管，导致组织梗死。医院内传播、因食用受污染的食物而感染和外伤性接种是不常见，但能很好说明它的传播方式。

8.2 临床表现

虽然任何器官都有可能感染毛霉菌，但呼吸道是最常见的原发感染部位。播散性感染可能随原发性感染而发生。高度怀疑是有效诊断毛霉菌病的必要条件，而早期诊断是适当的干预和抗真菌治疗的关键。感染诱发因素包括艾滋病、去铁胺治疗、糖尿病、糖皮质激素治疗、恶性血液病、免疫抑制疗法、中性粒细胞减少、肾衰竭和实体器官移植。常见的感染部位包括以下几个：

鼻脑：鼻脑病是毛霉菌病最常见的表现类型，发生在约 50% 的患者。在鼻黏膜发生原发感染，然后可能通过上腭、鼻窦、眼眶、其他面部结构或脑传播。通常表现症状与细菌性鼻窦炎相似，有发热、脓性分泌物和头痛。感染一般是单侧的，临床表现为黏膜形成焦痂，鼻分泌物可能呈血性；同侧延伸可能导致鼻窦、上颚溃疡、坏死；眼眶受累可表现疼痛、眼球突出、眼肌麻痹、视觉异常、结膜炎和眼睑的炎症和水肿；硬脑膜感染播散可能累及大脑，导致海绵窦血栓形成和脑梗死；脑毛霉菌病表现为颅神经麻痹，意识水平的改变或大脑功能的严重受损；血管受累可能导致脑卒中症状。

肺：肺毛霉菌病约占 10%，主要发生在免疫功能低下的患者。患者可能出现发热和呼吸道症状，抗生素治疗无效。急进性肺疾病可以出现各种表现，并可能类似于肺曲霉病。肺坏死可导致大咯血。感染可能进展为连续的空间和组织——包括膈肌、纵隔和心脏。

胃肠道：低于 10% 的患者发生胃肠道毛霉菌病，症状和体征取决于受累的胃肠道组织和病理类型。症状为非特异性，包括腹痛和腹泻；溃疡性病变是常见的，可能导致穿孔或因呕血或下消化道出血而大出血。

皮肤：皮肤感染是由直接感染霉菌或从原发感染部位传播引起的。约 15% 的毛霉病发生在皮肤。结节性病变可能会出现瘀伤而周边苍白，病变可为慢性或迅速进展。四肢最常见，但 35%~40% 的病例发生在头部、颈部或胸部。中央病变死亡率较高。

播散性感染：约 5% 的患者发生播散性感染，体征和症状取决于受影响的组织的功能障碍程度。特定器官疾病可能是明显的，但非特异性。因此，基于患者潜在疾病和临床表现的高度怀疑是至关重要的。

8.3 实验室检查

组织病理学：因血管损害的程度和类型不同，感染部位可出现坏死、出血、血栓形成和失血。急性感染时炎症不明显，血管可见。

培养：应送检标本进行真菌培养，但培养结果可能是阴性，取决于感染的部位和类型以及标本的处理是否恰当。处理动作过猛可能破坏菌丝，导致培养假阴性。因此，当怀疑毛霉菌病时，实验室应采用温和的处理方法，如轻柔的切碎组织而不是组织均匀化。在急性感染的鼻窦或鼻甲组织或鼻分泌物中培养可能是阳性的；脑脊液培养作用有限；培养阴性不能排除毛霉菌病。此外，阳性的培养结果须小心加以解释以排除可能的污染。

9. 副球孢子菌病（巴西副球孢子菌病）

9.1 定义

副球孢子菌病是由双相真菌巴西副球孢子菌引起的。这种微生物在南美洲和美国中部潮湿、植被茂密、湿度高的地区流行。副球孢子菌病发病率最高的是巴西。

9.2 临床表现

大多数感染患者表现为轻微或无症状，但临床痊愈可能不意味着微生物消除。获得性免疫缺陷时潜伏感染可能导致复发，发生显现感染。儿童发病罕见。大多数显现感染发生在从事与环境关系密切的职业或活动的男性身上。症状是非特异性的，类似于肺结核、组织胞浆菌病或其他疾病。症状包括发热、慢性咳嗽、咳痰、呼吸困难、胸痛、体重减轻以及不适。吸烟、嗜酒或有艾滋病者的感染风险增加。不发生人际传播。

9.3 实验室检查

直接检测：深部咳痰、脑脊液或来自肉芽肿、溃疡、淋巴结组织或其他感染部位找到特征性的有多处窄基底出芽的大酵母细胞（类似轮船的舵轮）。混合粒细胞、单核细胞反应是特有的。

培养：常规真菌培养上呈现菌丝相，显示特征的但无特异性的菌丝体和分生孢子形态。

血清学：通过使用 CF、ID 和其他抗体检测技术来检测特异性抗体有助于副球孢子菌病的诊断。当同时检测急性期和恢复期血清样本时，抗体滴度显著降低提示治疗成功。定量 ID 检测法因敏感性（>95%）和特异性（接近 100%）高而被推荐。

常规实验室：因为肾上腺受累常见，推荐早晨皮质醇水平测定和促肾上腺皮质激素刺激试验（ACTH）。也建议常规实验室测试评估感染的器官功能。常见的临床表现包括贫血、嗜酸性粒细胞增多、低蛋白血症、高胆红素血症、高丙种球蛋白血症和轻度转氨酶升高。

10. 耶氏肺孢子虫（原名卡氏肺囊虫）

参见第十三章，呼吸系统疾病、代谢性疾病及酸碱平衡紊乱。

11. 孢子丝菌病

11.1 定义

孢子丝菌病是一种由双相真菌申克孢子丝菌引起的亚急性至慢性感染性疾病。孢子丝菌病主要发生在北美、南美和日本，全球可见零星病例。这种微生物以菌丝相存在于环境中，多与土壤和带刺的植物如玫瑰有关。感染大多由创伤接触或接触不完整的皮肤表面引起，因此大多数病例都与户外娱乐或职业活动有关。感染可从原发感染部位传播至全身。

11.2 临床表现

真皮外的感染最常发生于免疫功能受影响的、有基础疾病的患者，包括酒精中毒、糖尿病、慢性阻塞性肺疾病、艾滋病（罕见）。

淋巴皮肤孢子丝菌病：在感染部位首先形成丘疹性病变，上覆红斑；病变常溃烂；类似的病变沿淋巴引流途径从原发部位发展；淋巴管病变通常痛苦最小；常无全身症状。

肺孢子丝菌病：肺孢子丝菌病通常发生在酗酒男人，症状和体征可能与结核病相似。胸部 X 线片常见的上叶病变有空洞、纤维化或结节。呼吸道症状包括咳嗽、呼吸困难和咳痰（可能是血性）。

骨关节孢子丝菌病：骨关节病通常是酗酒男性从原发性皮肤感染部位通过血行播散引起。关节感染通常见于四肢，膝、肘、脚踝和手腕最常受累。骨髓炎可能由于局部侵犯而发生。患者出现疼痛、肿胀和活动范围减少。

中枢神经系统孢子丝菌病：中枢神经系统感染很少见，主要发生在艾滋病或其他 T 细胞缺陷患者。中枢神经系统感染呈亚急性表现，伴有发热和头痛。

11.3 实验室检查

直接检测：感染组织的病理组织学检查显示混合性化脓性肉芽肿反应；可以看到典型的"雪茄形"芽殖酵母；利用真菌染色方法，如过碘酸雪夫或乌洛托品银染色可以改进检测效果；HE 染色可显示"星状小体"- 嗜碱性酵母细胞周围被嗜酸性物质包绕，可能代表抗原抗体复合物。

培养：培养出申克孢子丝菌可明确诊断孢子丝菌病，该菌很容易从感染部位的活检或抽吸材料中分离出来。培养第一周可见生长，但被确认为阴性前通常要培养 4 周。

血清学检查：在诊断活动性感染中不发挥重要的作用。

脑脊液检查：脑膜炎患者有淋巴细胞增多、低糖、蛋白质增高。

参考文献

Chapman SW, Dismukes WE, Proia LA, et al. Clinical Practice Guidelines for the Management of Blastomycosis: 2008 Update by the Infectious Diseases Society of America. *Clin Infect Dis.* 2008;46:1801–1812.

Cuellar-Rodriguez J, Avery RK, Lard M, et al. Histoplasmosis in solid organ transplant recipients: 10 years of experience at a large transplant center in an endemic area. *Clin Infect Dis.* 2009;49:710–716.

Dromer F, McGinnis MR. Chapter 12: Zygomycosis. In: Anaissie EJ, McGinnis MR, Pfaller MA, (eds). *Clinical Mycology.* Philadelphia, PA: Churchill Livingstone; 2003.

Galgiani JN, Ampel NM, Blair JE, et al. Coccidioidomycosis. *Clin Infect Dis.* 2005;41:1217–1223.

Hage CA, Bowyer S, Tarvin SE, et al. Recognition, diagnosis, and treatment of histoplasmosis complicating tumor necrosis factor blocker therapy. *Clin Infect Dis.* 2010;50:85–92.

Kauffman CA. Sporotrichosis. *Clin Infect Dis.* 1999;29:231–237.

Kauffman CA, Bustamante B, Chapman SW, et al. Clinical Practice Guidelines for the Management of Sporotrichosis: 2007 Update by the Infectious Diseases Society of America. *Clin Infect Dis.* 2007;45:1255–1265.

Koo S, Bryar JM, Page JH, et al. Diagnostic performance of the $(1 \rightarrow 3)$-β-D-glucan assay for invasive fungal disease. *Clin Infect Dis.* 2009;49:1650–1659.

Nucci M, Anaissie E. *Fusarium* infections in immunocompromised patients. *Clin Microbiol Rev.* 2007;20:695–704.

Pera S, Patterson TF. Chapter 15 endemic mycoses. In: Anaissie EF, McGinnis MR, Pfaller MA, (eds). *Clinical Mycology.* Philadelphia, PA: Churchill Livingstone; 2003.

Perfect JR, Dismukes WE, Dromer F, et al. Clinical Practice Guidelines for the Management of Cryptococcal Disease: 2010 Update by the Infectious Diseases Society of America. *Clin Infect Dis.* 2010;50:291–322.

Ribes JA, Vanover-Sams CL, Baker DJ. Zygomycetes in human disease. *Clin Microbiol Rev.* 2000;13:236–301.

Rex JH. Galactomannan and the diagnosis of invasive aspergillosis. *Clin Infect Dis.* 2006;42:1428–1430.

Segal BH. Aspergillosis. *N Engl J Med.* 2009;360:1870–1884.

Sun H-Y, Wagener MM, Singh N. Cryptococcosis in solid-organ, hematopoietic stem cell, and tissue transplant recipients: evidence-based evolving trends. *Clin Infect Dis.* 2009;48:1566–1576.

Yozwiak ML, Lundergan LL, Kerrick SS, et al. Symptoms and routine laboratory abnormalities associated with coccidioidomycosis. *West J Med.* 1988;149:419–421.

（孔海深　陈瑜）

第四节　病毒引起的感染性疾病

这一节讲述众多疾病的病毒性病原体。病毒无法在宿主真核细胞外繁殖，但也有许多病毒不依靠人类细胞进行增殖。其他哺乳动物、节肢动物或其他物种可作为病毒的中间宿主或终末宿主。大多数病毒感染引起轻微的、自限性的疾病，可以根据临床症状和体征进行初步诊断。血清学检测是确诊的主要依据，可用于诊断急性或既往感染，也可测定宿主的免疫状态。病毒感染也可根据典型的组织病理学结果进行初步诊断,特异的免疫染色方法可以进行特异性识别。在真核细胞培养物中分离到病毒即可确诊,但培养的敏感性通常在急性症状消除后显著下降,并且某些病毒无法通过培养分离得到。分子诊断在病毒感染的诊断中起着越来越重要的作用。分子学方法可用于疾病的诊断、对抗病毒药物反应的预测、病情和疗效的监测等。

1. 巨细胞病毒感染

1.1 定义

人巨细胞病毒(CMV)属于疱疹病毒科、β-疱疹病毒亚科,在世界范围内广泛分布。虽然巨细胞病毒感染在发展中国家和发达国家的大多数人群均有发生,但临床疾病在免疫功能正常的人群中并不常见。巨细胞病毒急性感染与疱疹病毒感染特征相似,导致病毒长期潜伏并周期性激活复制。

1.2 临床表现

免疫功能正常的急性感染患者常表现为一种以咽炎、淋巴结肿大和脾大为特征的单核细胞增多综合征。实验室检查提示异型淋巴细胞增多和转氨酶升高。

胎儿和新生儿感染巨细胞病毒主要是通过垂直传播的方式从急性感染或复发性感染的母体内获得。此外,新生儿感染也可由母乳传播获得。大多数新生儿在出生时无症状,但有患听力丧失、学习障碍和(或)其他器官功能障碍的风险(10%~15%)。先天性巨细胞病毒病可在出生时表现出一种或多种临床症状,包括胎儿宫内发育迟缓、小头畸形、颅内钙化、肝脾肿大、黄疸、视网膜炎、血小板减少和紫癜。

免疫功能低下患者的巨细胞病毒感染可能是急性的、新获得的,也可能是潜伏感染再次复发。巨细胞病毒感染可导致危及生命的全身或器官特异性疾病。在免疫功能低下患者中,巨细胞病毒原发性感染导致严重疾病的风险最大,但是病毒再次激活也具有显著的风险,特别是在骨髓移植患者中。发热是最常见的感染特征,其他临床表现包括中枢神经系统疾病(脑炎、多发性神经根病)、胃肠道感染(结肠炎、食管炎)、肝炎、骨髓抑制、血小板减少、肺炎、视网膜炎。

输血和器官移植也是巨细胞病毒传播的重要途径。

1.3 实验室检查

培养:常规病毒培养可证明体内病毒复制,并可应用于多种标本类型。然而,细胞培养需长达3周时间方可获取结果。Shell vial技术用标记的单克隆抗体标记早期巨细胞病毒复制阶段合成的蛋白质,显著减少了检测时间(48h~72h),又保持了良好的敏感性。在最初的2周内,尿液病毒培养是先天性巨细胞病毒感染最敏感、最特异的诊断方法。但在中枢神经系统感染患者中脑脊液病毒培养通常为阴性。

抗原血症试验:标记的单克隆抗体可用于检测病毒活动性复制时的巨细胞病毒抗原。巨细胞病毒PP[65]抗原血症检测可用于检测移植患者新发或活动性感染的巨细胞病毒复制,具有良好的灵敏度和特异性。

分子诊断:病毒载量检测是提示免疫功能低下患者出现活动性感染最重要的指标。病毒载量与疾病潜在的严重程度成正比。低病毒载量可能是潜伏感染的暂时性失调,而不是疾病进展的活动性复制,故需谨慎对待。

11

组织病理学检测：组织病理学检查可见特征性病变，如核内和胞浆内包涵体。标本可以用 H-E 染色，也可用其他非特异性染液、特异的染液或核酸试剂染色。

血清学检测：可用于诊断急性感染或记录免疫状态。

传统实验室检查：由易感或潜在因素引起的异常可通过实验室检查了解，肝脏、肾脏或肾上腺的感染往往存在特异性改变。

2. 脑炎病毒

参见第四章中枢神经系统疾病关于脑炎和病毒性病原的讨论。

3. 肠道病毒、柯萨奇病毒、埃可病毒

3.1 定义

柯萨奇病毒、埃可病毒属于小 RNA 病毒科、肠道病毒属。肠道病毒有多种血清型，在环境中非常稳定，能够在水和污水中长时间生存。人类是肠道病毒唯一的自然宿主。顾名思义，肠道病毒最初在肠道引发感染，主要通过粪 - 口途径传播。该病毒感染在全球均可发生。

3.2 临床表现

肠道病毒感染可发生在所有年龄段人群，其中儿童是最主要的易感人群。体液免疫应答在肠道病毒感染的控制中起主要作用；无丙种球蛋白血症患者感染可导致更严重疾病或慢性疾病。临床上主要表现为心肌炎、肌痛、胸痛、新生儿感染、无菌性脑膜炎、结膜炎、手足口病、疱疹性咽峡炎，以及上、下呼吸道感染。

3.3 实验室检查

肠道病毒感染多为轻微的、自限性的，无需特异性实验室检查即可诊断。若病情严重，可进行以下检查辅助诊断：

病毒培养：病毒的分离培养是对肠道病毒感染进行特异性诊断的传统方法。特定的肠道病毒在不同细胞系中的生长是不同的，结合其生长模式可初步推断其组别，如一些 A 组柯萨奇病毒在细胞培养中不生长。从脑脊液中分离到一种肠道病毒即可诊断为肠道病毒性脑膜炎。虽然严重的肠道病毒感染如脑膜炎患者的粪便或鼻咽部常能分离到病毒病原，但可能只是与临床症状无关的一过性"定植"现象，需谨慎分辨。

分子诊断检测：许多商业化的诊断试剂可用于肠道病毒感染的检测，具有高敏感性和特异性的特点。NAAT 对于诊断无菌性脑膜炎提供了极大的帮助，并有助于为夏季出现发热和脑膜刺激征的儿童排除细菌性脑膜炎。

血清学检测：对诊断没有帮助。

典型的传统实验室检查：全血细胞和白细胞计数一般为正常，或仅表现为轻度、非特异性的异常。

脑脊液检查：肠道病毒性脑膜炎提示细胞数量中度增加（≤1 000 单个核细胞；早期可以中性粒细胞为主），葡萄糖含量正常或轻度降低，蛋白质含量正常或稍增加。

4. EB 病毒感染

4.1 定义

Epstein-Barr 病毒（EBV）是属于疱疹病毒科的一种淋巴滤泡病毒。EB 病毒感染在世界

范围内普遍发生。在发展中国家,原发性 EB 病毒感染通常发生于年幼的儿童,而在发达国家,原发感染往往发生于青少年和青年人,中年人的血清阳性率高(>90%)。感染主要通过口-咽部分泌物传播,暴露后,口咽部上皮细胞和扁桃体 B 型淋巴细胞被认为是首先感染的细胞。感染通过记忆性 B 淋巴细胞扩散到全身淋巴细胞。

4.2 临床表现

原发性 EB 病毒感染多为隐性感染,但 EB 病毒感染也可引起各种症状由轻微到严重的疾病:

急性传染性单核细胞增多症(AIM):AIM 是原发性 EB 病毒感染最常见的临床表现,通常发生在青少年。患者常伴有发热、咽炎、淋巴结肿大和嗜睡。此外,头痛和乏力也较为常见,而皮疹、厌食、恶心及其他非特异性的"病毒性"症状则较少发生。相当大比例的患者可触及脾脏,而脾破裂虽较为少见,但也是 AIM 的一个严重的潜在并发症。若发热伴咽炎患者在接受阿莫西林或氨苄西林治疗后出现麻疹样皮疹则高度提示 EB 病毒感染。

急性症状通常在 2 周内消退,但疲劳可持续数月。值得注意的是,单核细胞增多综合征并不只发生在 EB 病毒感染。嗜异性抗体阴性的单核细胞增多综合征也存在于其他感染性疾病,特别是巨细胞病毒、弓形体病和单纯疱疹病毒。异型淋巴细胞可见于其他急性疾病(如风疹、玫瑰疹、流行性腮腺炎、急性病毒性肝炎、急性 HIV 感染、药物反应等)。

鼻咽癌:鼻咽癌细胞中可持续性检测到 EB 病毒 DNA。

淋巴组织增生性疾病:EB 病毒感染与许多淋巴组织增生性疾病相关,包括:

Burkitt 淋巴瘤:EB 病毒可引起赤道非洲地区地方性 Burkitt 淋巴瘤。而在流行地区以外的散发病例中,EB 病毒的检出率较低。

霍奇金病:霍奇金病恶性细胞中可检测到 EB 病毒 DNA,且检出率因地域的不同而异,但在与艾滋病相关的霍奇金病中是基本一致的。

HIV 感染相关性淋巴瘤:非霍奇金淋巴瘤的发病率较非免疫抑制患者明显增加,与 EB 病毒的感染密切相关。EB 病毒相关的非霍奇金淋巴瘤在 HIV 患者中主要发生于中枢神经系统。

移植后淋巴组织增生性疾病(PTLD):在同种异体移植后发生的 PTLD 可呈现良性的 B 淋巴细胞增殖,也可侵袭性 B 细胞淋巴瘤,其严重程度与免疫抑制程度有关。PTLD 的临床表现为发热、咽炎及其他非特异性症状。

X-连锁淋巴组织增生综合征(XLP):XLP 表现为严重的、甚至是致命的单核细胞增多症或免疫缺陷综合征,它本质上是一种对 EB 病毒感染免疫的选择性缺陷。XLP 的 *SH2D1A* 基因的突变导致缺陷性活化,诱导 CD8$^+$ T 淋巴细胞的死亡,以及随后的增殖失控。

4.3 实验室检查

组织病理学检测:利用 EB 病毒特异性免疫组织化学染色法检测 EB 病毒蛋白,具有高敏感性和特异性的优点。

血清学检测:

AIM 可通过检测嗜异性抗体(Paul-Bunnell 试验)进行诊断,该方法灵敏度高、特异性好,尤其在急性、显性感染阶段。"斑点"试验的灵敏度≤92%,特异性 >96%,但对 4 岁以下儿童的检测灵敏度较低。嗜异性凝集试验在临床传染性单核细胞增多症的青壮年患者发病 2 周后的阳性率为 60%,4 周后的阳性率为 90%(因此,当血液学和临床表现均为阳性时,嗜异性凝集试验可为阴性)。低滴度抗体可能持续一年。白血病、恶性淋巴瘤、疟疾、风疹、肝炎、胰腺癌可出现假阳性结果,并持续多年,具体原因未明。在成人中,假阳性率约为 2%,假阴性率约为 5%。

EB 病毒特异性抗体检测:因大多数患者嗜异性抗体阳性,且临床疾病通常是自限性的、轻微的,故该方法一般较少使用。但是,对非典型单核细胞增多综合征和重症患者进行特异性抗体检测具有重要意义,特别是年幼的儿童或免疫功能低下的患者。参见第 17 章感染性疾病检测,Epstein Barr 病毒(EBV)血清学抗体筛查简介。

Anti-EA-R 较高,与 Burkitt 淋巴瘤的肿瘤负荷呈正相关;Anti-EA-D 也较高,与鼻咽癌的肿瘤负荷呈正相关。

核酸检测:定性或定量 PCR 对 EB 病毒相关疾病的诊断和治疗有价值。

传统实验室检查:

70% AIM 患者的淋巴细胞绝对值(>4 500/μl)和百分比(≥50%)均升高,可见 ≥10%(常 ≤70%)的异型淋巴细胞。在第一周白细胞和粒细胞均显著减少,随后淋巴细胞增多,且白细胞也增多(常为 10 000/μl ~20 000/μl);峰值变化发生在 7d~10d;可持续存 1~2 个月。杆状核中性粒细胞增多和嗜酸性粒细胞大于 5% 较为常见。50% 患者在早期发生血小板减少,常见血小板功能障碍,溶血性贫血少见。

许多指标(如血清转氨酶升高、尿胆原升高)提示为轻度肝炎,但多为一过性的。低于 30% 的成人和少于 9% 儿童的血清胆红素升高。75% 患者发生胆红素 / 酶解离(血清胆红素正常或 ≤34.2μmol/L,以及 ALP、GGT、AST、ALT 水平中度升高)。若肝功能正常,应考虑是否为其他疾病。

T 细胞反应:AIM 与 CD8$^+$T 淋巴细胞的克隆性增殖有关。

5. 肝炎病毒

参见第五章消化系统疾病。

6. 单纯疱疹病毒感染

6.1 定义

单纯疱疹病毒(HSV)属于疱疹病毒科、α- 疱疹病毒亚科。单纯疱疹病毒感染在全球均有发生,人类是其感染的自然宿主,病毒通过密切接触传播。目前尚未出现单纯疱疹病毒的流行,但也存在小范围内的集群感染。单纯疱疹病毒病的发生没有明显的季节性。生殖器感染主要由 HSV-2 引起,而 HSV-1 引起的生殖器感染往往是轻微的,复发率也较低。

6.2 临床表现

单纯疱疹病毒感染与许多综合征相关,包括:

原发性口咽部感染:单纯疱疹病毒病通常无症状或伴有轻微症状,也可出现严重的症状,如水泡性龈口炎、咽炎伴淋巴结肿大。非特异性症状常见,表现为发热和乏力。青少年和成人可出现单核细胞增多综合征。特异性抗体通常在起病的第一周内检测到,但病毒的清除需持续几周。疾病复发时,病变通常出现在口唇边缘,伴有疼痛、瘙痒及其他症状,病变通常在 4d~5d 内结痂。

原发性生殖器感染:疾病表现为生殖器黏膜及周围皮肤出现集群性水泡性皮疹。原发性感染通常伴有疼痛性病变和全身症状,包括发热、头痛和乏力。患者可能主诉排尿困难,腹股沟淋巴结明显肿大。而神经系统症状如无菌性脑膜炎、骶神经根病及神经痛也并不少见。原发性感染形成的水泡可持续3周，但复发性感染通常在1周内就会消退。与复发性感染相比，原发感染与更多的病变和更高的病毒负荷相关。孕妇的生殖器或口咽部单纯疱疹病毒感染尤为重要，因其可在母体内引起播散性疾病，从而导致许多并发症如坏死性肝炎、脑膜脑炎及凝血功能障碍等出现。而孕妇生殖器感染单纯疱疹病毒也是新生儿感染单纯疱疹病毒的主要危险因素。

新生儿感染：疾病可在出生后的4周内发生。大多数新生儿单纯疱疹病毒感染是分娩期间从母亲生殖道分泌物中获得的。许多因素增加了新生儿感染的传播和严重程度：如母体在分娩期间或临近分娩的时期初次感染病毒；母体对单纯疱疹病毒的血清学反应为阴性；胎儿在胎膜破裂后较长时间(>6h)出生；使用胎儿头皮监护仪。新生儿感染主要有三种临床表现：(a)多器官系统播散性疾病；(b)局限性中枢神经系统疾病；(c)皮肤、眼睛和口腔的局部感染。早期宫内感染较为罕见，表现为皮肤水泡或瘢痕、各种眼部异常，以及中枢神经系统异常，如头小畸形和水脑畸形。

单纯疱疹病毒性角膜结膜炎：其临床表现为畏光、流泪、结膜水肿、眼睑水肿、耳前淋巴结肿大、视力下降。裂隙灯检查可见典型的分枝树突状病变。

皮肤感染：感染最常见于湿疹患者。发病可以是局部的，也可以是播散的(暴发Kaposi水痘样疹)。足趾／手指的局部感染(疱疹性瘰疽)常通过保健推拿获得。

中枢神经系统感染：单纯疱疹病毒是严重的散发性脑炎最常见的原因。典型表现为局灶性脑炎和与感染脑部区域相关的神经异常。此外，患者也表现出其他症状，包括发热、行为改变及意识障碍。

6.3 实验室检查

细胞培养：对水泡、溃疡或感染组织进行病毒培养可分离到单纯疱疹病毒。复发性病变标本的培养敏感性大大降低。由于在没有明显感染症状的慢性感染患者中单纯疱疹病毒极少被清除，故其阳性结果的解读需结合临床表现。

组织病理学检测：病变刮片直接细胞学检查(瑞氏-吉姆萨染色)可见多核巨细胞核内包涵体(Tzanck涂片)。皮肤水泡涂片的阳性率为66%，病毒培养的阳性率为100%；脓疱涂片的阳性率为50%，病毒培养阳性率为70%；结痂溃疡的涂片阳性率为15%，而病毒培养的阳性率为34%。常规宫颈巴氏涂片可见多核细胞，阴性结果不能排除该诊断。

分子诊断：NAAT技术可用于组织、脑脊液和其他类型标本的单纯疱疹病毒DNA的检测。PCR是CNS感染的首选诊断方法，其敏感性和特异性均>95%。

血清学检测：血清学检测对急性感染的疗效评估价值有限，但有助于评估既往感染或感染风险。免疫印迹法检测IgG抗体的敏感性>80%，特异性为95%。参见第17章感染性疾病检测中的单纯疱疹病毒(HSV)血清学试验，1型和2型特异性抗体，IgG和IgM。

传统实验室检查：在单纯疱疹病毒(SHV)性脑炎患者中，脑脊液白细胞(WBC)计数升高，主要以单核细胞为主；红细胞(RBC)计数也常升高。脑脊液蛋白也升高。

7. HIV-1感染与获得性免疫缺陷综合征

7.1 定义

获得性免疫缺陷综合征(AIDS)由感染人类免疫缺陷病毒(HIV)引起，也是发展成艾滋病之前的症状性疾病。目前 HIV 感染呈全球性分布,其中大多数患者是感染 HIV-1 所引起,而 HIV-2 则主要发生在非洲西部等局部地区。

HIV-1 病毒分为 3 种基因组类型:M、O 和 N,其中 M 型病毒是造成全球流行的主要病毒,M 型病毒又可进一步分为 A-D、F-H、J 和 K。美国、欧洲和澳大利亚地区主要以 B 型为主,而其他亚型则主要出现在其他地区。HIV-2 具有遗传特异性。此处将集中讨论由 HIV-1 引起的疾病。

HIV 病毒传播主要是通过直接接触感染者的体液,如血液、精液、阴道和宫颈分泌物、母乳和羊水,如性接触,静脉注射毒品,血液传播(输血、移植、针刺伤)和垂直传播(怀孕、分娩和护理)等。这些传播途径在地区分布上具有相对特异性。传播的风险取决于许多因素,包括感染者体液中的病毒载量,存在其他性传播疾病,性生活史,未经包皮环切的受感染伙伴和遗传因素等。

HIV 病毒能够感染细胞表面表达 CD4 分子的细胞,主要是 $CD4^+$ T 淋巴细胞和巨噬细胞。

7.2 临床表现

HIV-1 感染可分为三个临床阶段:

急性期:急性期通常发生在感染后的 1 到 4 周内,病毒可经血传播并感染全身细胞,引起病毒血症。血浆中 HIV-1 病毒载量将显著升高,通常大于 10^6 拷贝/ml。$CD4^+$ T 淋巴细胞因破坏和隔离而减少。

30%~70% 的患者出现非特异性症状,常见的有单核细胞增多综合征、脸部和躯干的非瘙痒性斑疹和全身性淋巴结肿大。其中单核细胞增多综合征表现为头痛、发热、乏力、咽炎、肌痛和关节痛。其他症状可表现为皮肤和黏膜溃疡、恶心、呕吐及腹泻。此外,也可能出现神经系统的症状,如无菌性脑膜脑炎和外周神经病变。

症状通常可在 4 周内缓解。

无症状潜伏期:急性期之后的一段较长时间内,患者无症状或有轻微症状,未见严重的免疫功能低下。在此期间,病毒持续复制,$CD4^+$ T 淋巴细胞消耗。CD4 细胞损耗率与 HIV-1 病毒载量有关。

在此阶段,患者可能会出现乏力和淋巴结肿大。其他表现可见细菌性血管瘤病,宫颈不典型增生或原位癌、慢性腹泻、口腔黏膜白斑、进行性乏力、进行性体重减轻、盗汗、复发性或多节段带状疱疹,以及阴道或口腔念珠菌病。

发展成艾滋病之前,感染的第二阶段通常持续 8~10 年。

AIDS/ 有症状阶段:$CD4^+$ T 细胞的不断消耗最终可导致严重的免疫抑制和 AIDS 的临床表现。AIDS 的特异性诊断是基于实验室检查结果和 AIDS 定义的感染或恶性肿瘤,包括念珠菌病、宫颈癌、复发性感染、球孢子菌病、隐球菌病、隐孢子虫病、脑病、组织胞浆菌病、卡波西肉瘤、淋巴瘤、结核分枝杆菌感染、进行性多发性白质脑病、肺囊虫肺炎、中枢神经系统弓形体病和消瘦综合征(无原因的体重减少 >10%)。

7.3 诊断和分期

疾病预防控制中心(CDC)和世界卫生组织(WHO)已经建立了 HIV 感染和 AIDS 的诊断标准,可用作疾病监测的标准。

见 http://www.cdc.gov/hiv/pdf/research_mmp_MRA_MHF_2012_v710.pdf。HIV 感染的

诊断试验:见第 17 章感染性疾病检测,人类免疫缺陷病毒 1,2 抗体筛查和人类免疫缺陷病毒(HIV-1)蛋白印迹确证试验。疾病预防控制中心关于 HIV-1 感染的诊断标准,见 http://www.cdc.gov/mmwr/preview/mmwrhtml/rr5710a1.htm。

第一阶段:无 AIDS 定义的疾病,以及 CD4+ T 淋巴细胞≥500cells/μl 或 CD4+ T 淋巴细胞占总淋巴细胞的百分比 >29%。

第二阶段:无 AIDS 定义的疾病,以及 CD4+ T 淋巴细胞 200cells/μl ~499cells/μl 或 CD4$^+$ T 淋巴细胞占总淋巴细胞的 14%~28%。

第三阶段(AIDS):CD4$^+$ T 淋巴细胞 <200cells/μl 或 CD4$^+$ T 淋巴细胞占总淋巴细胞的百分比 <14%,又或者出现了 AIDS 定义的疾病(http://www.cdc.gov/mmwr/preview/mmwrhtml/rr5710a2.htm),不管 CD4$^+$ T 淋巴细胞水平或总淋巴细胞的百分比如何。

2012 年,关于 CDC 疾病定义修订的建议被提出,其中包括将新近诊断的 AIDS 患者归为 0 阶段的建议,但没有落实。见 http://www.cdc.gov/hiv/pdf/statistics_HIV_Case_Def_Consult_Summary.pdf。

7.4 实验室检查

血清学检测:大多数 HIV-1 感染患者可通过 HIV 血清学方法进行诊断。事实上,所有感染的患者都会产生针对 HIV-1 抗原的抗体,并通过对抗体的检测进行诊断。第四代检测试剂能够在感染后 14 天检测到 HIV 抗原(p24)和抗体(M 型 HIV-1、O 型 HIV-1 和 HIV-2),明显早于第二代和第三代检测试剂。大多数患者在感染后 1~2 个月内 HIV-1 抗体检测呈阳性;大于 95% 的患者在 6 个月内抗体阳性。但需要注意,HIV-1 抗体阳性并不意味着具有免疫力。

HIV-1 酶免疫分析技术 EIA 具有较高特异性,但用于筛查低发病率人群时,阳性预测值 <80%。因此,应使用另一种高特异性的检测技术来验证 EIA 检测阳性的结果,如具有标准化解释的 WB 测定。多种诊断试验联合检测几乎可以完全消除假阳性结果。

重复 EIA 试验,结果为阴性或 WB 检测结果不明确的患者,应在 4 周 ~6 周后再次进行 WB 检测。对 HIV-1 RNA、前病毒 DNA 或 p24 抗原进行检测,可有助于诊断。如果仍未能明确诊断,可考虑感染 HIV-2 或不常见的 HIV-1 亚型(O 型或 N 型)。

疾病与疗效监测的相关检测:参见第十七章感染性疾病检测,人类免疫缺陷病毒 1 型(HIV-1)RNA,定量的病毒载量(分子学方法)。

确诊为 HIV-1 感染的患者应该对 HIV-1 病毒载量、CD4$^+$ T 淋巴细胞计数或总淋巴细胞的百分数进行初步检测,并进行后续监测。建议在抗逆转录病毒治疗之前,以及治疗之后的 8 周 ~12 周进行病毒载量检测。预计 8 周内病毒载量降低 $2\log_{10}$。在 6 个月内,病毒载量应低于检测下限。好的疗效也伴随着 CD4$^+$ T 淋巴细胞的数量或百分比增加。因疗效不佳而改变治疗方案的患者的病毒载量的下降速度和 CD4$^+$T 淋巴细胞的恢复速度较慢。

抗逆转录病毒治疗效果较好的患者体内可形成新的病毒载量基线,理想情况下在一个无法检测的水平。病毒载量从基线发生变化时应谨慎对待。不超过 $0.3\log_{10}$ 拷贝 /ml~$0.4\log_{10}$ 拷贝 /ml 的小变化可能是病毒复制的免疫调控改变所导致的或是在靠近检测下限的病毒载量的假阳性结果。这些结果应重复检测,并结合 CD4 细胞水平和临床表现进行分析。病毒载量变化 $>0.5\log_{10}$ 拷贝 /ml~$0.7\log_{10}$ 拷贝 /ml 极可能提示治疗失败或疾病恶化。

抗病毒药物耐药性检测:参见第十七章感染性疾病检测,人类免疫缺陷病毒 1 型

11

（HIV-1）基因型（分子学方法）。

许多研究表明，在抗病毒药物耐药性试验结果的指导下进行治疗，可改善患者预后，尤其是对耐药病毒流行地区的患者进行初始治疗，以及对治疗失败的患者进行方案调整时。HIV-1 逆转录酶，蛋白酶抑制剂和底物类似物是用于治疗 HIV-1 感染的常见抗病毒制剂，并且是抗病毒药物耐药性试验中最常报告的几种药物。针对 HIV-1 感染的其他重要环节（如融合和整合）的药物研发，以及相关耐药性试验均在进行中。

对抗病毒药物的耐药性可以通过表型或基因型方法来检测。两种方法都需要扩增患者血浆中 HIV-1 RNA 的序列。

基因型检测可发现，表达产物为特异性抗病毒药物靶标的基因发生了突变。最常见的方法是通过扩增产物测序来检测这些突变。某种药物或某一类药物的耐药性解读可在不断更新的数据库中比对获取。

在表型检测中，作为"试剂"的 HIV-1 病毒的靶序列被从患者血浆中 HIV-1 RNA 扩增的基因片段所置换。在不同的抗病毒药物环境中，重组病毒感染细胞培养物，耐药结果需根据药物作用机制来解读，以排除细胞系感染对结果的影响。表型分析的优点在于该方法不依赖于对特定突变的分析来解释药物功效，并且可有效地检测患者 HIV-1 RNA 中的多重突变相互作用后的结果是抑制还是增强抗病毒药物的活性。

当患者的病毒载量很低时（<1 000 拷贝 /ml），这两种方法因实验室处理技术的限制而无法对病毒耐药性进行检测。在抗病毒治疗期间，选择性压力可能诱导抗性"准种"出现。对这些"准种"，基因型和表型分析都不能有效地检测相关耐药性，直到它们在患者血浆 HIV-1 RNA 中所占比例超过约 30%。

7.5 诊断面临的挑战

HIV 病毒载量试验假阳性率较低，几乎都是 <10 000 拷贝 /ml。对 HIV 抗体阴性的患者进行病毒载量检测（例如，在"窗口期"评估可能的感染，或者是第四代筛查试验 HIV 抗原阳性而 WB 阴性的患者），如果呈阳性结果，必须在随后抗体检测后才能用于诊断。

母亲感染，可通过胎盘将 HIV-1 IgG 转移到胎儿体内，使新生儿 HIV 感染的诊断复杂化。有 HIV-1 感染风险的婴儿，推荐进行病毒培养或分子诊断并建议在出生后 48h、1~2 个月和 3~6 个月进行连续病原检测。据报道，新生儿血浆中 HIV-1 RNA 水平对判断新生儿 HIV-1 感染具有最大灵敏度，但阳性结果必须通过后续的试验来确认。p24 抗原检测是 HIV 病毒培养或分子诊断试验的一种替代方法，尤其是在不能立即开展上述方法的地区。尽管相比之下，这种检测方法灵敏度和特异性均较低。有报道描述了使用干血斑点进行 p24 抗原检测的超灵敏方法（见"推荐阅读"中 Knuchel et al.）。对病毒学检测阴性的婴儿应进行血清学评估。在婴儿 6 个月大的时候应进行两次间隔至少 1 个月的 HIV-1 血清学检测，两次均为阴性基本上可排除 HIV-1 感染的诊断。对于 HIV-2 和非 M 型 HIV-1 感染的诊断需进行特异的检测。

7.6 其他因素

原发感染期间出现更严重的、持续的症状，以及超过 2~3 个月的 CD4$^+$T 淋巴细胞严重抑制，提示疾病加速进展为严重的免疫抑制和 AIDS。

基线水平的 HIV-1 病毒载量是疾病早期严重程度和进展的最佳预测因子；CD4$^+$T 淋巴细胞计数是晚期疾病进展的最佳预测因子。

进展为 AIDS 的风险与血清转化后 HIV-1 病毒的载量有关。与基线水平较低的患者相比，血清转换后 6 个月血浆病毒载量 >100 000 拷贝 /ml，5 年内发展为 AIDS 的风险增加 10 倍。

虽然 HIV-1 病毒载量测定结果与病程相关，但是不同平台测定的实验室结果可能存在比例差异。建议使用相同的平台在同一实验室进行病毒载量检测以监测患者病毒载量变化。如果检测平台发生变化，对病毒载量出现预期外的变化应谨慎对待。这时必须在新平台上进行连续检测来"重新标定"患者。

HIV 感染患者存在并发感染的高危风险。应仔细评估患者以排除以下感染：乙型肝炎、丙型肝炎、巨细胞病毒病、弓形虫病、梅毒和结核病。

8. 人乳头瘤病毒（HPV）感染

8.1 定义

乳头瘤病毒是无包膜的 DNA 病毒，能引起一系列从良性足底疣到生殖道肿瘤的上皮组织疾病。HPV 在脊椎动物宿主中广泛存在，但是单个病毒具有高度的种属特异性。HPV 具有超螺旋的非分节环状双链 DNA 基因组，可分为不同的基因型，不同的基因型引起不同的临床疾病（表 11-1）。

表 11-1　与特定人乳头瘤病毒（HPV）基因型相关的疾病

病变	常见的 HPV 类型
寻常疣	1,2,4
足跖疣	1,2
扁平疣	3,10
屠夫疣	2,7
疣状表皮发育不良	5,8,9,12,14,15,17
呼吸,复发性乳头瘤	6,11
生殖器疣,低风险	6,11,26,42,44,53,54,55,62,66
生殖器疣,中度风险	33,35,39,51,52,56,58,59,68
生殖器疣,高风险	16,18,31,45

（潘玉玲　校）

8.2 可疑人群

疣最常见的三种类型：寻常疣、跖疣和扁平疣。

寻常疣通常成群发生，呈圆形的角化性丘疹，大多出现在手背或手指上。寻常疣是无痛的。

跖疣通常是单个发生的，出现在脚负重的部位，呈圆形，中心为粗糙、黑色的斑点，周围围绕着角质环。跖疣向组织内深陷，常自觉疼痛。

扁平疣通常表现为在脸上或手上出现多个光滑、无痛丘疹。免疫功能不全的患者出现皮肤疣的概率和严重程度均更高。而免疫功能正常的患者，皮肤疣一般能自行恢复。

肛门和生殖器的鳞状上皮组织感染 HPV，可导致生殖器疣和癌。感染主要通过性接触传播，感染风险主要跟患者性伴侣数量和其他性传播病史有关。多数感染发生于十几、二十岁青少年阶段。

尖锐湿疣表现为多个角化丘疹,表面不规则,成群的性病湿疣可合并形成鹅卵石样斑块。疣可以发生在生殖道任何部位,包括远端尿道。在男性,病变通常出现在阴茎轴上;在女性,大多数疣发生在后阴道口。疣也可发生在肛门和肛周的表面。生殖器疣通常是无症状的,但患者会有瘙痒或灼痛感。

肛门与生殖器的 HPV 感染与恶性转化有关。在全球,与浸润性宫颈癌关系最密切的 HPV 基因型为 HPV-16 和 HPV-18,而与宫颈癌关联较小的 HPV 基因型分布则存在地区差异。

8.3 实验室检查

大多数皮肤疣可通过临床表现确诊,不需要特殊的实验室检查。肛门与生殖器或其他部位感染 HPV 也可以通过临床表现诊断,但需要特异的诊断试验进行确证。

培养:无法通过病毒培养分离得到 HPV。

血清学检测:对 HPV 感染无诊断意义。

细胞学或组织学检查:这些技术是确诊 HPV 感染的金标准,但不能鉴别 HPV 型别。

NAAT 试验:这是 HPV 感染最敏感的检测方法,如果使用特异性的引物可以检测出感染病毒的基因型别(或风险类别)。参见第十七章感染性疾病检测,人类乳头瘤病毒(HPV)分子检测。

9. 腮腺炎

9.1 定义

腮腺炎通常是由腮腺炎病毒导致的一种轻微的、自限性疾病。该病毒具有高度传染性,通过飞沫传播。人类是唯一的自然宿主,未接种疫苗的儿童是主要的易感人群。自 1967 年活疫苗问世以来,腮腺炎的发生率下降了 99%,但最近在美国出现了暴发性事件。

9.2 临床表现

感染后,在前驱症状出现前有 1 周~2 周的潜伏期。前驱症状是非特异性的,包括:发热、萎靡不振、肌痛、厌食症和头痛。95% 的患者会出现腮腺的特征性肿胀和压痛。腮腺肿胀可持续 7d~10d。少数患者(通常是成年人)会有一些轻微疾病,主要是呼吸道症状。在前期,出现病毒脱落和继发性播散,在腮腺炎症状出现前达到高峰。

腮腺炎可合并几种常见的并发症。

高达 10% 的患者出现无菌性脑膜炎的典型症状,包括头痛、轻微的颈部僵硬和低热。

脑脊液常规检查通常表现为脑脊液细胞增多,其中淋巴细胞占多数,蛋白质正常或轻度升高,葡萄糖正常或轻度下降。该疾病通常能完全恢复,不留后遗症。少于 0.1% 的患者会进展成为腮腺炎病毒性脑炎,表现为发热、不同程度的意识障碍、癫痫、瘫痪、共济失调及其他中枢神经系统性疾病。20%~60% 的患者无腮腺炎症状。外周白细胞计数通常是正常的。典型可见脑脊液单核细胞轻度增多(平均 250 个细胞 /ml);蛋白质一般是正常或轻度升高(≤1g/L);葡萄糖浓度一般是正常的,但少于 29% 的病例中会出现下降。

同时采集的血清和脑脊液标本中,腮腺炎病毒 IgG 抗体(83% 的患者)和腮腺炎病毒 IgM 抗体(大约有 67% 脑脊液中有 IgM 的患者)出现指示性升高。90% 的患者脑脊液标本中可以检测到寡克隆抗体。可以通过病毒培养的方法从脑脊液标本中分离到病毒。据报道,

PCR 比病毒培养更快速、更敏感。该疾病通常可以完全恢复。

感音神经性耳聋偶伴前庭症状是腮腺炎的一种明确的并发症。

青春期后 30%~40% 的男性会出现睾丸炎,表现为高热、睾丸剧烈疼痛和睾丸及阴囊肿胀。该症状通常出现在腮腺炎发病后 10 天,可为单侧或双侧受累。白细胞计数和血沉常升高。腮腺炎病毒性睾丸炎导致完全不育是罕见的,但在少数患者中,其生育能力可能会受损。青春期后 5%~10% 的女性会出现卵巢炎。

其他不常见的腮腺炎并发症包括关节炎、胰腺炎和心肌炎。孕妇感染腮腺炎病毒与新生儿先天性感染无关。

9.3 实验室检查

病毒培养:在急性期早期可以从唾液、尿液或脑脊液中分离到腮腺炎病毒。病毒培养通常用于复杂的感染性疾病或者研究需要,比如流行病学调查。

血清学检测:在急性期和恢复期(症状出现后的 2 周 ~4 周)的血清样本中,特异性的腮腺炎病毒 IgM 抗体阳性或者特异性的腮腺炎病毒 IgG 抗体滴度发生显著变化可以确诊腮腺炎。IgM 抗体通常在急性期的第 7 天达到高峰,持续 6 周或更长时间。有既往免疫史的患者不会出现 IgM 抗体阳性,但阴性结果不能排除这些人群中腮腺炎病毒的感染。可检测到的 IgG 水平通常有 2 周 ~4 周的高峰期并且可以维持数年。参见第 17 章感染性疾病检测,腮腺炎血清学筛查(腮腺炎病毒 IgG 和 IgM)。

分子诊断:实时 PCR 检测腮腺炎病毒的特异性序列可有助于腮腺炎病毒性脑炎的诊断。

中心实验室检查:急性感染患者中白细胞和血沉是正常的,可见轻度的淋巴细胞相对增多。腮腺炎第 1 周会出现血清和尿淀粉酶增加,因此,血清和尿淀粉酶增加并不一定意味着胰腺炎。血清脂肪酶是正常的。

10. 诺如病毒胃肠炎(诺瓦克病毒)

10.1 定义

诺如病毒是引起流行性和地方性肠胃炎的主要原因。人类首次通过免疫电镜从腹泻患者的粪便中发现诺如病毒,随后根据分子学方法将其划分到杯状病毒科。该病毒是无包膜的单股正链 RNA 病毒。临床分离株具有明显的遗传性和免疫多样性。人类被认为是诺如病毒的唯一宿主。诺如病毒感染呈全球性分布,可发生于各个年龄段人群。

10.2 临床表现

疾病的暴发与各种各样的接触有关,包括日托中心、长期护理设施、游船和餐馆。在人口密集的环境中,人群的感染风险较高。患者在感染后的 10 小时到 2 天内会突然出现呕吐和(或)腹泻症状,常伴有腹部绞痛。患者通常有非特异性症状,包括低热、头痛、肌痛和疲劳。大多数患者感染是自限性的,几天后就会自行消退。儿童、老年人和免疫缺陷患者可能会有长时间的症状和更严重的疾病。

10.3 实验室检查

因为大多数感染都是相对温和的、自限性的,不需要特异性的诊断方法。但在症状较重的患者中,诊断性试验可有助于明确引起疾病的病原。

分子学诊断:实时 PCR 是目前诊断诺如病毒感染应用最常见的一种方法,可在发病数周后检测到特异性病毒 RNA。

抗原检测:通过抗血清试剂与病毒抗原的结合来检测诸如病毒,但该方法灵敏度相对较低。

11. 细小病毒 B19(传染性红斑,第五种疾病,暂时性的再生障碍性贫血)

11.1 定义

细小病毒 B19 是无包膜的单链 DNA 病毒,是儿童传染性红斑(又称第五病)的病因。细小病毒 B19 感染呈全球性分布,可以导致地方性和流行性疾病。人类是该病毒的唯一天然宿主,骨髓是感染的主要靶器官。常用血清学方法来检测是否感染。感染主要通过飞沫传播。

11.2 临床表现

细小病毒 B19 感染在儿童中最常见,典型的临床表现为口周苍白圈、双颊部聚集性红斑皮疹(如同被打耳光的脸部表现),以及病毒综合征症状,如发热、乏力、肌痛、头痛、咳嗽、咽炎,一些患者会出现关节痛。面部的皮疹会在几天后消失,然后在四肢和躯干形成一种花边样皮疹。细小病毒 B19 的感染并发症少见,包括肝炎、心肌炎和脑膜脑炎。成人感染细小病毒 B19 更容易出现病毒综合症状和关节病,皮疹不常见。怀孕期间母体感染细小病毒可并发胎儿水肿和先天性贫血,可以在脐带血中检测到特异性的 IgM 抗体。在免疫功能不全的患者中慢性感染可能会导致严重的贫血。免疫功能不全或有潜在的溶血性贫血如镰状细胞病、遗传性球形红细胞症、丙酮酸激酶缺乏症和 β- 地中海贫血的患者可能会发展为纯红细胞再生障碍性贫血或持续的感染。

11.3 实验室检查

血清学检测:是常用的诊断方法。感染后,特异性 IgM 抗体是最早出现的抗体,随后是 IgG 抗体。IgM 抗体水平在 1~2 个月后开始消退,但在急性感染后 6 个月也可能检测到。IgG 抗体通常在几年之内都可以检测到。

11

12. 脊髓灰质炎

12.1 定义

脊髓灰质炎是由肠道病毒属的脊髓灰质炎病毒(1~3 型)引起的。脊髓灰质炎的传播在有效接种疫苗的地区已大大减少,然而在发展中国家仍然偶尔会出现野生型病毒。免疫功能不全患者口服减毒活疫苗可出现麻痹症状。在美国各州发现麻痹性脊髓灰质炎都要上报。一旦怀疑是麻痹性脊髓灰质炎要立即联系公共卫生部门,相关部门将进行确证试验。

12.2 临床表现

在脊髓灰质炎病毒暴发期间,大多数感染者无症状,或者有轻微的自限性的疾病。少数患者(<2%)会发展为麻痹性脊髓灰质炎,有时会出现非麻痹性脑膜炎或脑炎。发病前可能有发热、肌痛和非特异性的病毒感染症状。

脊髓灰质炎是由脊髓前角细胞受到感染引起的,可导致相关肌肉群急性迟缓性麻痹。脊髓灰质炎的严重程度不等,从单一的麻痹到四肢麻痹,四肢瘫痪,膈肌或其他肌肉瘫痪。颅神经核可能跟延髓性脊髓灰质炎导致的肌肉麻痹有关,包括吞咽困难和呼吸中枢调控细胞的破坏。患者感染后可能会出现一些与脊髓和延髓灰质炎相关的疾病,大脑功能通常不受影响。

5%~10% 的患者死于呼吸衰竭。大多数儿童可恢复,但多数患者都留下了后遗症,程度从轻度运动肌无力到完全瘫痪。

12.3 实验室检查

一般医疗机构根据临床症状和体征就可以怀疑脊髓灰质炎。

培养:通过病毒分离培养可以确诊。做病毒培养的粪便标本或咽拭子要在病程早期采集,且间隔 24 小时多次采集。

急性期和恢复期的血清学检查:可以为脊髓灰质炎提供支持性诊断,但结果的解释可能会比较困难。

脑脊液检查:该方法为非特异性的。细胞计数通常是 25~500/μl,正常的或明显升高少见;早期主要为中性粒细胞,数天后主要为淋巴细胞;蛋白质在早期为正常的,第 2 周增加(通常是 0.5~2g/L),第 6 周恢复正常;葡萄糖多为正常的。

中心实验室检查:早期血常规会显示中等程度的白细胞(≤15 000/μl)和中性粒细胞的增加。白细胞在 1 周内恢复正常。50% 的患者会因为肝炎而导致 AST 升高。

13. 呼吸道病毒

参见第十三章中关于腺病毒、流感病毒、副流感病毒、呼吸道合胞病毒等病毒性呼吸道病原的讨论。

14. 风疹(德国麻疹)

14.1 定义

风疹病毒是引起儿童典型的病毒性麻疹——德国麻疹(第三病)的病因。该病毒主要感染呼吸道上皮细胞,通过飞沫传播感染。该病毒呈全球性分布,但在有广泛疫苗接种的国家,地方性病毒的流行已经大大减少或已经消除。人类是唯一的自然宿主。

14.2 临床表现

风疹感染通常是轻微的、自限性的。感染后的 5 天 ~7 天出现病毒血症,14 天后出现临床症状,主要是非特异性的病毒综合征,包括发热、乏力、轻度呼吸道症状和淋巴结病,然后开始在脸上出现特征性的非连续性的皮疹,再发展到躯干和四肢。3 天 ~5 天之后皮疹会消失,多达 50% 的感染儿童没有出现症状。

先天风疹综合征是在病毒血症期间胎儿经胎盘的感染。妊娠早期的母体感染可导致严重的疾病(母体在孕期的前 3 个月内的感染风疹病毒可有约 80% 的发病率)。事实上,胎儿所有的器官系统都易受感染,感染后容易导致死胎或者早产。最常见的异常包括心脏缺陷、白内障和其他眼部缺陷、耳聋、骨缺损、肝炎、小头畸形、智力迟钝、脾肿大,以及血小板减少。亚急性关节炎是成年女性(70%)风疹感染常见的并发症,手指、手腕和膝盖是最常受影响的关节,症状可以持续一个月。

风疹疫苗可预防风疹,主要目的是减少先天性综合征的发病率。随着时间的推移,疫苗诱导的保护作用可能会减弱,但改进的疫苗提高了免疫反应的耐受性。自 1993 年以来,70% 的风疹患者为 15 岁 ~39 岁群体,这反映了人群免疫力的下降。因此公共健康资源更多的投入到确保青少年,尤其是女孩接种疫苗。

11

14.3 实验室检查

培养:通过细胞培养来检测风疹病毒的方法耗时且对技术要求高。细胞系中几乎没有CPE。风疹感染可以通过干扰实验进行推断,如标本中的风疹病毒会抑制肠道病毒重复感染细胞系。风疹病毒特异性中和试验和免疫染色技术可以用于确诊。

血清学检测:血清学诊断最常用于诊断既往感染风疹病毒。详见于第十七章,感染性疾病检测,风疹病毒血清学筛查(风疹病毒 IgG 和 IgM 抗体)。

风疹病毒 IgM 抗体阳性(急性原发性感染),或急性期(7d~10d)和恢复期(14d~21d)IgG抗体滴度的变化可以帮助确诊风疹病毒的感染。IgM 抗体在皮疹后的几天内出现并达到峰值,在大约 8 周后迅速下降至无法检测。IgG 抗体通常在皮疹后约 2 周出现,并终身保持在较低的检测水平。

在先天性感染中,90% 的新生儿在出生后就可以检测到 IgM 抗体并可以维持 6 个月。对先天性感染或者近期感染者,前 6 个月检测 IgM 抗体是最佳选择。7 个月后,对新生儿IgG 抗体的持久性进行评估。IgG 在感染后 15 天 ~25 天出现,既往接种过疫苗的患者会在25 天 ~50 天后出现。低于 33% 的患者在 10 年后可能无法检测到 IgG。未检测到 IgG 抗体的婴儿可以排除先天性感染。

15. 麻疹

15.1 定义

麻疹是由麻疹病毒引起的,该病毒属于副粘病毒科、麻疹病毒属,为单链 RNA 病毒。该病毒经呼吸道飞沫传播,感染暴露个体的呼吸道上皮细胞。麻疹具有高度传染性,并有暴发流行史。这种疾病可以通过接种疫苗预防。输入性的感染可以传播到地方流行率低的无免疫人群中。

15.2 临床表现

在 10 天 ~14 天的潜伏期后出现临床症状。在典型的麻疹感染中,4 天 ~5 天的前驱症状(咳嗽、鼻炎、结膜炎、发烧、不适)后,会出现特征性的麻疹样皮疹。可能会有局部淋巴结病。柯氏斑是一种特征性的黏膜疹,可在皮疹出现前 1 天 ~2 天见于颊黏膜上。这种苍白的皮疹首先出现在耳朵和前额后,随后几天扩散到躯干和四肢上。在非复杂的麻疹中,中耳炎、腹泻、肺炎的发生相对较频繁。

孕妇会有更加严重的与麻疹相关的肺炎。麻疹虽然跟先天性感染无关,但仍然可以传播给胎儿,使新生儿出现轻度到重度的感染。细胞介导免疫缺陷的患者易发生严重的麻疹病毒性肺炎和进展性脑炎,其神经细胞和胶质细胞会出现典型的包涵体。

有正常免疫力的患者不常出现神经系统的并发症,急性传染后的麻疹脑脊髓炎和亚急性全脑炎是麻疹罕见的并发症。

急性传染病后脑脊髓炎是一种自身免疫性反应,通常发生在皮疹后的一周。患者出现头痛、易怒,以及精神状态的变化发展到癫痫,意识障碍和昏迷。可见脑脊液淋巴细胞增多和蛋白升高。该病死亡率高达 20%,许多幸存者都有神经系统后遗症。

亚急性硬化性全脑炎(SSPE)是一种进行性神经系统并发症,死亡率极高。通常在原发性麻疹后 5~10 年发生。当原发性感染发生在 2 岁之前,SSPE 发病率更高。SSPE 症状开始是轻微的,后逐渐出现人格的改变,智力下降,协调性的丧失,并持续进展。死亡通常发生在症状出现后的几年。有特征的脑电图改变（Rodermacker 复合物）。脑脊液可检测到寡克隆条带和鞘内产生的抗麻疹病毒抗体。

15.3 实验室检查

病毒培养：麻疹病毒可以从呼吸道、鼻咽部、结膜、血液和尿液标本中分离得到。

病理及细胞学检测：通过将来自呼吸道、结膜或尿（早期疾病），或感染组织（急性或慢性疾病）的上皮细胞进行染色，可以显示多核巨细胞细胞核和细胞质内的包涵体。

血清学检测：有典型临床表现的情况下，大多数感染通过血清学进行诊断。参见第十七章感染性疾病检测，麻疹血清学筛查（麻疹 IgG 和 IgM 抗体）。

麻疹病毒特异性 IgM 抗体阳性，或急性期和恢复期血清麻疹病毒 IgG 抗体滴度呈四倍或更高增长具有诊断意义。

IgG 抗体在皮疹出现的第 1 周上升，通常在皮疹出现的第一个月达到高峰。IgM 抗体在感染的第一周可以被检测到，2 个月后则无法检测到。

NAAT 检测：对免疫缺陷患者的中枢神经系统感染具有诊断意义。

16. 天花（天花病毒）

16.1 定义

天花是由天花病毒引起的。从历史上看，天花具有高传染性、高发病率和高死亡率。人类是天花病毒的主要自然宿主。至 1980 年，全球积极的疫苗接种工作消灭了自然发生的天花。因牛痘病毒制成的天花疫苗有相对较多的并发症而不再被用于广泛接种疫苗，可能会导致对这种疾病的普遍易感性。不幸的是，这种通过实验室培养的病毒可以成为一种武器，是最让人恐惧的潜在的生物恐怖制剂之一。任何怀疑感染天花的患者必须立即隔离并报告至有关卫生部门的官员。病情评估、治疗和诊断试验将由各州和联邦机构负责。

16.2 临床表现

天花通常因吸入传染性飞沫而获得。高热、头痛和不适是出现天花的先兆。感染后约10 天出现典型的皮疹，幸存者会在 4 周~5 周内好转。病变从斑疹到丘疹到脐状脓疱。在2~3 周后，宿主的免疫反应会使脓疱结痂、修复。瘢痕常见于幸存者尤其是面部。

天花因其毒性更强和皮疹类型而与水痘区别。天花引起的皮肤病变可同时出现，并且在面部和四肢远端更严重。有一种罕见的出血性天花，最常见于孕妇，具有瘀斑、出血、严重的毒性反应和高死亡率的特点。既往接种过疫苗的患者在免疫力下降时可以出现轻微的疾病如皮肤病变，但可以迅速恢复。

17. 水痘 - 带状疱疹病毒感染

17.1 定义

水痘 - 带状疱疹病毒（VZV）是引起水痘（水痘）和带状疱疹（带状疱疹）的病因。水痘是 VZV 感染的常见表现，而带状疱疹则提示潜伏的 VZV 重新激活。对于免疫功能不全的患者和新生儿，VZV 可能会导致播散性的感染。VZV 属于疱疹病毒科，只有一种血清型，所有的临床分离株都有抗原相关性。VZV 感染在世界范围内都有发生，温带地区的多数成年人甚至是没有水痘病史的人都有既往感染的血清学证据。历史上，水痘的发病率在儿童中是最高的。然而水痘疫苗的广泛使用对正常流行病学有一定影响，使得年轻的成年人原发性感染的数量增加。

17.2 临床表现

水痘和带状疱疹通常是相对温和的、自限性的疾病,发病率和死亡率都很低,但在成人、孕妇、免疫系统受损的患者中会出现严重的疾病。

临床症状通常发生在感染后的 14 天左右。大多数患者会随着原发性水痘的发病而在头部和躯干等处骤然出现一种非同步的、持续几天的、水泡性病变的"作物"。在活动性感染时期,可见各种阶段的病灶,包括丘疹、囊泡、溃疡和结痂。可伴随出现发热和其他非特异性症状。病灶通常不会留下瘢痕。

原发性水痘最常见的并发症是合并链球菌感染。极少数患者会出现呼吸道感染,有临床意义的肺炎不常见,但在少数患者尤其是成年人中是一种潜在的严重的并发症。脑膜脑炎、小脑共济失调和其他中枢神经系统的并发症很少发生。出血性水痘在免疫功能不全的患者中是一种不常见的并发症。

带状疱疹主要发生在 VZV 原发性感染几十年后的老年人中。它通常表现为局限于一个到几个皮节的局部的单侧性囊泡疹,这些皮节往往是病毒潜伏的神经根或颅神经节所支配的区域。带状疱疹患者可表现为无菌性脑膜炎和微小的中枢神经系统的异常。大多数患者 2 周内自行恢复。局部的 HSV 皮肤感染与带状疱疹相似。

带状疱疹后遗神经痛是水痘的常见并发症,并在极少数老年患者的皮疹消失之后会有所进展。1% 的患者在受损的皮节会出现运动功能障碍,表现为膀胱功能障碍或肠梗阻。与颅神经相关的带状疱疹可能导致视网膜炎或其他眼部疾病,Ramsay-Hunt 综合征、面瘫,或其他异常。

在孕期前 3 个月的母体感染可能会引起先天性水痘综合征。胚胎病主要表现为皮肤瘢痕、肢体萎缩、眼部异常、智力迟钝或流产。怀孕 20 周后母体感染水痘,胎儿会出现隐性感染,不引起先天性水痘综合征。当母体感染发生在分娩前的 2 天 ~5 天,新生儿可能会发生严重的水痘。

17.3 实验室检查

在临床上可准确诊断水痘和带状疱疹。实验室通常只对免疫缺陷患者或非典型患者进行检测。参见第 17 章传染病检测,各种关于水痘 - 带状疱疹的诊断试验。

培养:VZV 可以通过细胞培养从囊泡液或者湿性溃疡脱落的碎片中的分离到。细胞培养通常在 3 天 ~5 天后出现阳性结果。CSF 和其他标本的病毒培养的敏感性较低。

NAAT 检测:实时 PCR 方法可用于急性带状疱疹感染的诊断。分子诊断方法对各种类型的标本都具有较高敏感性和特异性。

血清学检测:在初次感染后出现临床症状的几天,体液和细胞介导的免疫反应十分活跃。3 个月内达到峰值,然后下降,其后多年都可以检测到。在发生带状疱疹后,患者身上可能出现特异性抗体亚型作用导致的隆起。

IgM 抗体阳性,或者急性期和恢复期 VZV IgG 抗体或总抗体滴度呈四倍增高或更高可以诊断为 VZV 感染。超过 8 个月的 VZV 抗体阳性可以诊断胎儿隐性感染。

膜免疫荧光抗体技术是最敏感的检测方法,建议在自然感染或接种疫苗后检测其免疫力。即使没有皮肤病变,脑脊液 VZV 抗体的检测对无菌性脑炎也具有诊断性意义。

组织学检测:用免疫荧光染色技术检测囊泡病变的细胞 VZV 抗原对 VZV 急性感染具

有诊断性意义,并且比细胞培养更灵敏。DFA 试验可以提供快速诊断。

中心实验室检查:除重症患者外,通常情况下不需要常规实验室检查。原发性和全身性 VZV 感染可能会合并临床型或亚临床型肝炎,转氨酶升高而无高胆红素血症是典型的临床表现表现。在原发性感染早期,白细胞计数常下降,淋巴细胞绝对或相对增多。可见血小板减少,尤其在重症患者中。

CSF 检查:VZV 感染合并中枢神经系统疾病的患者中,CSF 参数多为正常或轻度异常。40% 的带状疱疹患者的脑脊液中会出现细胞增多($<$300 单核细胞 $/\mu l$)。

参考文献

Arvin AM. Varicella-Zoster virus. *Clin Microbiol Rev.* 1996;9:361–381.

Bonnez W. Chapter 28, Papillomavirus. In: Richman DD, Whitley RJ, Hayden FG. *Papillomavirus in Clinical Virology*, 3rd ed. Washington, DC: ASM Press; 2009.

Cohen JI. Epstein-Barr virus Infection. *N Engl J Med.* 2000;343:481–492.

Corey L, Wald A. Maternal and neonatal herpes simplex virus infections. *N Engl J Med.* 2009;361:1376–1385.

Crough T, Khanna R. Immunobiology of human cytomegalovirus: from bench to bedside. *Clin Microbiol Rev.* 2009;22:76–98.

Glass RI, Parashar UD, Estes MK. Norovirus gastroenteritis. *N Engl J Med.* 2009;361:1776–1785.

Gnann JW, Whitley RJ. Herpes zoster. *N Engl J Med.* 2002;347:340–346.

Guatelli JC, Siliciano RF, Kuritzkes DR, et al. Human immunodeficiency virus. In: Richman DD, Whitley RJ, Hayden FG. *Clinical Virolog*, 3rd ed. Washington, DC: ASM Press; 2009.

Howley PM, Lowy DR. Chapter 62, Papillomaviruses. In: Knipe DM, Howley PM, eds. *Fields Virology*. 5th ed. Philadelphia, PA: Lippincott Williams & Wilkins; 2007.

Kimberlin DW. Chapter 55, Rubella virus. In: Richman DD, Whitley RJ, Hayden FG. *Clinical Virology*. 3rd ed. Washington DC: ASM Press; 2009.

Kimberlin DW, Rouse DJ. Genital herpes. *N Engl J Med.* 2004;350:1970–1977.

Knuchel MC, Jullu B, Shah C, et al. Adaptation of the ultrasensitive HIV-1 p24 antigen assay to dried blood spot testing. *J Acquir Immune Defic Syndr.* 2007;44:247–253.

Lambert JS, Harris DR, Stiehm ER, et al. Performance characteristics of HIV-1 culture and HIV-1 DNA and RNA amplification assays for early diagnosis of perinatal HIV-1 infection. *J Acquir Immune Defic Syndr.* 2003;34:512–519.

Lane JM, Ruben FL, Neff JM, Millar JD. Complications of smallpox vaccination 1968; national survey in the United States. *N Engl J Med.* 1969;281:1201–1208.

Markowitz LE, Preblud SR, Orenstein WA, et al. Patterns of transmission in measles outbreaks in the United States, 1985–1986. *N Engl J Med.* 1989;320:75–81.

Poggio GP, Rodriguez C, Cisterna C, et al. Nested PCR for rapid detection of mumps virus in cerebrospinal fluid from patients with neurological diseases. *J Clin Microbiol.* 2000;38:274–278.

Young NS, Brown KE. Parvovirus B19. *N Engl J Med.* 2004;350:586–597.

第五节　寄生虫引起的感染性疾病

寄生虫是一种真核生物病原体,它们可以是单核细胞也可以是多核细胞。寄生虫感染造成全球范围巨大的疾病负担。寄生虫感染在发展中国家尤其普遍,大部分人是易感人群,并可频繁感染多种病原体。卫生条件的改善和传染源的控制减少但并没有消除工业化国家的寄生虫病的负担。

寄生虫有复杂的生命周期,并通过不同方式传播给人类。经口感染是感染传播的主要途径。肠道寄生虫是造成寄生虫感染的最大负担,而节肢动物传播的寄生虫——如疟原虫,也会造成巨大的疾病负担。一些寄生虫通过直接入侵传播,如通过皮肤或其他感染途径。免疫功能低下的患者如艾滋病患者发生严重感染的风险增加。

大多数寄生虫病是通过直接检测感染标本中的病原体来诊断的。对于几种常见的寄生虫如鞭毛虫和隐孢子虫,特异性抗原的检测可以提供敏感和特异性的诊断。血清学检测可能有助于诊断,并有助于流行病学研究。寄生虫的分离培养只局限于某些病原体,而不能广泛用于常规诊断。分子诊断技术在疾病诊断和病原鉴别中发挥了越来越重要的作用。

常见的人类寄生虫可根据遗传相关性进行分组:

原生动物:原生动物是单细胞寄生虫。包括四种:阿米巴原虫、纤毛原生动物、鞭毛原生动物和孢子虫。

蠕虫:蠕虫是肠内寄生虫。主要包括三种:绦虫(分节绦虫)、线虫(蛔虫)和吸虫(吸虫)。

参见第十七章感染性疾病检测,寄生虫低倍镜检查、粪便卵细胞和寄生虫检查,以及血液寄生虫检查。

1. 阿米巴病

1.1 定义

侵袭性阿米巴病是由原生寄生虫溶组织内阿米巴(*Entamoeba histolytica*)引起的疾病。溶组织内阿米巴主要见于中、南美洲,非洲和印度次大陆。溶组织内阿米巴通过摄入被粪便污染的水或食物进行传播。滋养体(trophozoite)能够侵入肠黏膜,致使烧瓶样溃疡形成。滋养体可经中央循环蔓延至远处器官,其中以肝最为常见,脑、肺等也可累及。在增殖过程中,一部分阿米巴原虫重新形成包囊(cyst)随粪便排出体外并感染其他人。

1.2 临床表现

阿米巴感染者中约90%具有临床症状,但多为自限性;10%的感染者可无症状。大多数有症状的患者表现为低热、腹痛和腹泻(可以为血便)为主的胃肠道症状。阿米巴原虫能侵入甚至穿破肠黏膜,导致痢疾或肠外疾病。肝脓肿是最常见的肠道外感染。

感染性风险与机体免疫状态有关,非流行地区人群进入流行地区旅行时将面临着高感染风险。无症状患者中,区分溶组织内阿米巴和迪斯帕内阿米巴(*Entamoeba dispar*)较为重要,后者不需要消灭,而溶组织内阿米巴如同一架"马车"极易导致侵袭性疾病的发生,甚至在数月的无症状感染后出现侵袭性疾病。

1.3 实验室检查

培养:培养是诊断阿米巴病的金标准,但并不普及。

直接检测:直接检测粪便中的滋养体或包囊是最常见的诊断手段。单一粪便标本的检出灵敏度小于50%。排除阿米巴感染前,应至少连续送检3份非同日的粪便标本。感染溶组织内阿米巴患者的粪便中可见吞噬红细胞,而感染迪斯帕内阿米巴则没有。对粪便标本立即行生理盐水涂片可观察到活动的滋养体。粪便镜检时可见较多红细胞,而白细胞较少,这一点可以帮助区分阿米巴病与细菌性痢疾。

血清学及抗原检测:用间接血凝试验检测溶组织阿米巴抗体,肝脓肿患者中的血清抗体敏感性达99%,在肠阿米巴病患者中达88%。该方法检测的阳性结果可持续存在数年,因此不能区分现症感染与既往感染。溶组织内阿米巴粪便抗原检测敏感性和特异性分别为 95% 和 93%。

组织学检测：乙状结肠溃疡行内镜下活检或涂片，溶组织内阿米巴检出率为 50%。选取 6 处或者更多的病灶进行永久染色。阿米巴肝脓肿的组织学诊断很少进行；影像学检查和血清学及抗原检测通常可以明确该诊断。取样时，阿米巴原虫多位于脓肿壁，而不是在脓肿坏死物中。少于 20% 的病例能在脓肿组织中发现病原体。

中心实验室检查：对有发热（90%）、白细胞增多、ALP 升高、右上腹疼痛及压痛（85%）的患者应怀疑肝脓肿，这些患者可有右侧膈肌抬高。许多肝脓肿患者（60%）肠道疾病病史缺如；少于 20%~40% 肝脓肿患者粪便寄生虫及虫卵检测（O&P）为阳性。嗜酸性粒细胞增多不常见。

2. 蛔虫病（似蚓蛔线虫）

2.1 定义

似蚓蛔线虫（*Ascaris lumbricoides*）是一种全球分布的体型稍大的肠道蛔虫。当摄入体内后，虫卵孵化并释放第二阶段幼虫至肠腔，随后侵入肠黏膜上的毛细血管及淋巴管。通过循环到达肺部，并发育成第四阶段幼虫。第四阶段幼虫沿气管逆行，随后被吞入并在小肠内发育为成虫。

2.2 临床表现

绝大多数感染是无症状的，也可出现轻微的、非特异的肺部或腹部表现。临床症状与宿主免疫反应、幼虫移行、蛔虫数量和宿主营养状况有关。蛔虫移行可引起肺炎，如 Loeffler 综合征。大量蛔虫可导致宿主营养不良或肠道、胆道或胰腺梗阻的发生。患者可有恶心、呕吐、腹泻及其他症状。

2.3 实验室检查

直接检测：粪便 O&P 检测蛔虫卵是常规的检测方法。痰或胃引流液中偶可见幼虫。原发感染相关肺炎中，粪便虫卵检测可为阴性。

影像学检查：肺炎相关的异常肺部表现可以是一过性的。

实验室核心要点：具有临床症状的蛔虫病中常伴有嗜酸性粒细胞增高。

3. 巴贝虫病

3.1 定义

微小巴贝虫（*Babesia microti*）是一种红细胞内寄生的原生寄生虫，其传播媒介为肩突硬蜱（*Ixodes scapularis*），肩突硬蜱同时也是莱姆病和人粒细胞埃利希体病的传播媒介。巴贝虫在蜱体内进行有性生殖。当蜱吸食宿主血液时，巴贝虫的感染体进入宿主红细胞进行无性生殖。大多数巴贝虫感染病例发生在美国的东北部及五大湖地区，主要由微小巴贝虫引起。在美国其他地区及欧洲，其他巴贝虫种系也可引起不同症状的感染。输血也可传播巴贝虫病。

3.2 临床表现

大多数巴贝虫感染是无症状或者亚临床的。在有症状的感染中，患者被蜱叮咬后的一个月内或者输血感染后的一至两个月可出现流感样表现和发热，伴出汗、寒战、乏力、疲劳、无力和关节疼痛。发热和严重的临床症状通常在数周之内可缓解,轻微的乏力与疲劳感则可持续数月。

严重感染可发生在脾切除或免疫力低下的患者中。随着这些患者体内寄生虫数量的不断增加,可进一步出现溶血、黄疸、贫血、肾衰竭、DIC、ARDS、低血压及其他并发症。

分歧巴贝虫(*Babesia divergens*)的感染几乎总是发生在脾切除患者中,感染后这类患者病情进展快,症状严重且死亡率高。在 1~4 个月的潜伏期后,患者可出现高热、乏力、肌肉疼痛、头痛、低血压、黄疸、血管内溶血和肾衰竭。腹泻、恶心、呕吐是最显著的临床症状。50%的患者在出现症状后的 1 周内出现昏迷甚至死亡。

3.3 实验室检查

直接检测:本病的诊断常借助于薄、厚血膜片来判断。在排除本病前应多次行血涂片检查。可在红细胞内或胞外观察到巴贝虫。

血清学检测:抗体检测敏感性和特异性差;血清学检测运用不广泛,且几乎不用于诊断。

实验室核心要点:溶血性贫血可持续数天至数月,大多数患者出现血小板减少。引起莱姆病的伯氏疏螺旋体(*B. burgdorferi*)和引起人粒细胞埃利希体病 HGA 埃利希体(*A. phagocytophilum*)的合并感染需考虑。应密切监测患者凝血功能、肝肾功能和肺功能以评估原发性巴贝虫病并发症的发生。

4. 牛带绦虫病

4.1 定义

牛带绦虫病是一种吞食牛带绦虫(*Taenia saginata*)活囊尾蚴(cysticerci)所引起的疾病。

4.2 临床表现

大多数牛带绦虫感染是无症状的,但严重的感染可引起肠道、胆道或胰腺梗阻。

4.3 实验室检查

直接检测:直接检测粪便中的虫卵、节片、链体、头节。50%~75% 的患者粪便中可发现带绦虫卵,而带绦虫卵无法区分牛带绦虫和猪带绦虫(*Taenia solium*)(详见下述讨论)。通过观察孕节子宫形态可以确定虫种。牛带绦虫节片常主动从肛门逸出并在肛周皮肤上排卵,因此节片检查也有助于辨别虫种。

中心实验室检查:嗜酸性粒细胞可轻度升高。

5. 隐孢子虫病与其他球虫感染

5.1 定义

微小隐孢子虫(*Cryptosporidium parvum*)、贝氏等孢子球虫(*Isospora belli*)和卡晏环孢子球虫(*Cyclospora cayetanensis*)等原生寄生虫可引起球虫感染。AIDS 患者感染该类寄生虫可导致严重腹泻。这些病原体能够侵袭胃肠道绒毛上皮细胞。

隐孢子虫病具有较强感染性,大多数感染者可有腹泻表现。日托中心和水上娱乐活动与疾病暴发相关。春季是感染高峰季节。

人类是目前已知的贝氏等孢子球虫的唯一宿主。隐孢子虫病为全球性分布,其中以热带和亚热带为高发地区。等孢子虫卵囊从体内排入环境,随后发育成为感染体要经过数天,因此人 - 人传播发生的概率较小。

环孢子虫感染与污水饮用有关。环孢子虫卵囊从体内排入环境并发育成为感染体要数天时间,人 - 人传播并不常见。在发展中国家的雨季,环孢子虫可成为流行的地方性疾病。感染通常与摄入被粪便污染的食物有关。

5.2 临床表现

球虫感染主要表现为水样腹泻、腹部绞痛和食欲缺乏。非特异性的全身表现较为常见。感染该病患者的粪便中通常无红细胞和白细胞。免疫功能不全的患者可有慢性和间歇性腹泻。

5.3 实验室检查

直接检测:常规粪便 O&P 不敏感。该类寄生虫具有抗酸性,可用改良抗酸染色法行粪便涂片来检测。在排除球虫感染前应多次送检粪便标本。浓集法可提高粪便染色的敏感性。环孢子虫粪便染色结果可能不相同,通过检测特异性的自体荧光也可鉴别环孢子虫。

组织学检测:当等孢子球虫粪便抗酸染色为阴性时,可行十二指肠或邻近空肠的肠黏膜活检来帮助诊断。

血清和免疫学检测:DFA 染色技术可检测球虫,且与抗酸染色相比检出率提高。商业化的 EIA 技术也具有一定诊断敏感性与特异性。目前也有一些组合试剂盒可检测隐孢子虫、贾第鞭毛虫(*Giardia*)和溶组织内阿米巴等多种肠道寄生虫。

中心实验室检查:等孢子球虫感染患者可有嗜酸性粒细胞增高。

6. 猪带绦虫病

6.1 定义

吞食猪带绦虫(*Taenia solium*)活囊虫(囊尾蚴)或虫卵可引起猪带绦虫病。吞食成虫可造成小肠感染。

6.2 临床表现

大多数猪带绦虫感染是无症状的,严重感染可出现肠道、胆道或胰腺梗阻。幼虫经过血行传播可进入大脑引起脑囊尾蚴病。在流行地区,猪囊尾蚴病是颅内肿块形成并引起相关症状的一个重要原因。

6.3 实验室检查

猪囊尾蚴病的诊断需结合流行病学、影像学、组织病理学及实验室检查等多方面依据。

直接检测:可直接检测粪便中的虫卵、节片、链体或头节。粪便寄生虫与虫卵检查可发现绦虫虫卵,但无法与牛带绦虫相鉴别。通过观察成虫节片,如孕节子宫形态等可帮助区别虫种。

血清学检查:抗体能否检出取决于囊尾蚴的数量与分化状态。在脑囊尾蚴病中,血清抗体检测的敏感性大于脑脊液,特别是在囊肿退化的病例中。75%~80% 的囊肿数量少或是囊肿钙化的病例以及 93% 严重中枢神经系统疾病可通过 ELISA 检测到血清或脑脊液中的抗体。酶联免疫电转移印迹技术(EITB)检测多个中枢神经系统病灶和单个病灶的血清(或脑脊液)的 S/S 分别是 >94% 和约 72%。通过滴度的改变来判断疾病预后是不可靠的。单个中枢神经系统病灶可能不会持续诱导抗体产生。

中心实验室检查:嗜酸性粒细胞可有轻微升高;血沉显著升高并不常见,血沉升高提示其他诊断。

脑脊液检查:10%~77% 病例可见嗜酸性粒细胞升高,绝大部分可有单核细胞升高(≤300/μl),蛋白轻度增高,葡萄糖正常或轻微降低;脑脊液中通常找不到寄生虫。

7. 贾第虫病

7.1 定义

感染蓝氏贾第鞭毛虫(*Giardia lamblia*)可引起贾第虫病。该寄生虫为全世界分布,在气候温暖地区更为流行。患者常常因吞食包囊而感染,包囊孵育时间为 2 周~3 周。脱囊、成熟形成滋养体可借助腹面吸盘吸附于十二指肠隐窝黏膜处。贾第虫并不侵入肠黏膜,通常仅造成轻度病理改变;在严重、慢性疾病中可见肠绒毛萎缩。贾第虫可形成包囊或以滋养体形式随粪便排出。

7.2 临床表现

儿童是贾第虫病易感人群。尽管免疫缺陷患者是严重感染的高危人群,但大多数感染发生在免疫健全人群当中。急性感染患者可出现恶心、食欲缺乏以及暴发性水样腹泻,全身症状通常表现为发热、乏力和寒战。急性期可转变为亚急性期或慢性期,表现为反复腹泻。慢性贾第虫病可导致患者体重减轻、吸收不良和电解质紊乱。

7.3 实验室检查

直接检测:粪便 O&P 应至少检测 6 份标本。在慢性感染患者中,寄生虫常间歇性排出。应对粪便标本进行离心浓集并染色观察。通过引流或肠检胶囊法收集十二指肠液进行寄生虫与虫卵检测可作为辅助手段。

血清学检测:血清学检测阳性结果不能区分急性感染与既往感染,目前运用较少。

抗原检测:粪便抗原检测或荧光染色是一种快速、敏感性高、特异性好的贾第虫检测手段。该方法的敏感性高于常规粪便检查。抗原检测不能替代粪便病原检测。在排除贾第虫病之前应多次送检粪便进行抗原检测。

8. 幼虫移行症(皮肤和内脏)

8.1 定义

皮肤幼虫移行症(cutaneous larva migrans,CLM)是由动物钩虫(通常为犬钩口线虫(*Ancylostoma caninum*)或巴西钩口线虫(*Ancylostoma braziliense*)移行穿过皮肤上层真皮所形成的皮肤丘疹。土壤中的丝状蚴(filariform larvae)能侵入足部或下肢皮肤,随后在上层真皮曲折移行,引起以皮肤奇痒为表现的炎症反应。这部分丝状蚴无法发育为成虫,数周便死亡。

内脏幼虫移行症(visceral larva migrans,VLM)是由无法发育为成虫的动物线虫幼虫感染造成的。该疾病是幼虫在人体内脏中移行导致。VLM 为世界性分布。弓蛔虫病和典型的 VLM 症状大多由犬弓首线虫(*Toxocara canis*)和部分猫弓首线虫(*Toxocara cati*)引起。这两种线虫在猫狗体内有复杂的生活史,包括小猫小狗的垂直传播,猫狗粪便中含大量线虫胚卵。当人体吞入虫卵时,虫卵可孵化发育成幼虫侵入组织并移行至其他器官。

8.2 临床表现

儿童是感染该病的高危人群。临床症状取决于首次感染的器官,肝脏最为常见,约占 85%。严重的 VLM 可表现为发热、哮喘与支气管肺炎、肝脾肿大、贫血以及其他症状;关节炎和血管炎也有报道；中枢神经系统侵袭可出现严重后果，如嗜酸性粒细胞性脑膜炎、脑炎和其他异常表现。眼部幼虫移行症诊断依靠临床发现与实验室检查。

8.3 实验室检查

直接检测：常规粪便 O&P 无法检测出虫卵。

组织学检测：组织肉芽肿活检发现幼虫的概率较低。

血清学检测：血清学检测对于诊断 CLM 可行性较低。对于 VLM 而言，弓蛔虫特异的 ELISA 具有大约 75% 的敏感性和大于 90% 的特异性。免疫印迹法可提高特异性。诊断眼部疾病的敏感性要低于内脏疾病。

中心实验室检查：嗜酸性粒细胞显著增高（>30%）多见于 VLM，而 CLM 中不常见。白细胞、IgE 升高和高丙球蛋白血症较为常见。

9. 利什曼病

9.1 定义

由利什曼原虫引起的疾病称之为利什曼病，引起该病的利什曼原虫（genus *Leishmania*）种类超过 20 种。该病可通过雌白蛉叮咬传播，美国地区常见的是罗蛉属（genus *Lutzomyia*），其他地区常见白蛉属（genus *Phlebotomus*）。利什曼病呈全世界分布。在人体内，利什曼原虫的无鞭毛体（*amastigote*）阶段在细胞内增殖导致发病。

9.2 临床表现

有三种常见的综合征，分别为皮肤——又称东方疖（oriental sore）、黏膜以及内脏相关综合征。流行病学与临床表现和寄生虫种类与流行地区传播媒介有关。

皮肤型利什曼病（cutaneous leishmaniasis）的传播媒介为白蛉属。白蛉叮咬处形成结节最终溃烂。湿性病灶边缘隆起，基底为肉芽性且表面覆盖渗出液。干性病灶往往较小并且结痂。皮肤病变消散需要数周或数月，并留下萎缩瘢痕。一部分患者可出现发热和系统性症状，甚至出现部分淋巴结肿大。弥漫性皮肤型利什曼病由无鞭毛体广泛播散导致，并形成斑块与结节。引起该病的主要病原体是非洲的埃塞俄比亚利什曼原虫（*Leishmania aethiopica*）和南美洲的亚马逊利什曼原虫（*Leishmania amazonensis*）。

黏膜型利什曼病（mucosal leishmaniasis），又称鼻咽黏膜利什曼病（espundia），仅美洲有发生。在少数患者中，皮肤型利什曼病好转数月或数年后可出现黏膜型利什曼病，患者鼻黏膜进一步溃疡，随后可出现唇、软腭、咽部或其他邻近组织的溃疡。

内脏型利什曼病（visceral leishmaniasis）由分布于拉丁美洲的恰加斯利什曼原虫（*Leishmania chagasi*）和地中海、非洲和亚洲地区的杜氏利什曼原虫（*Leishmania donovani*）和婴儿利什曼原虫（*Leishmania infantum*）引起。大多感染是无症状的或仅出现轻微症状。少数患者进展出现暴发性疾病（黑热病（kala-azar）），表现为发热、乏力、体重减轻和肝脾肿大。患者可出现粒细胞降低和球蛋白升高，营养不良、发育停滞、水肿和出血倾向可使病情更为复杂化。免疫功能不全的患者感染内脏型利什曼病风险较高。

9.3 实验室检查

组织学检测：组织中发现利什曼原虫可以确诊。活检应选择皮肤病灶隆起边缘组织。在内脏型利什曼病中，肝脏、脾脏抽吸液或者骨髓、血沉棕黄层或感染器官活检可用于诊断。

培养：通过培养可分离到利什曼原虫，但是特殊的培养技术运用有限。

血清学检查:血清学或利什曼皮肤试验(皮肤、黏膜或内脏疾病)可用来诊断利什曼病。IFA 和 EIA 最为常用。恰加斯利什曼原虫 rK39 抗原的检测对诊断活动性内脏型利什曼病较为敏感,但交叉反应局限了其应用。

中心实验室检查:在内脏型利什曼病中,血清球蛋白(IgG)水平显著升高,同时伴有白蛋白降低和白/球比例倒置;血清球蛋白升高可导致血沉升高;在脾功能亢进的患者中可出现贫血、白细胞及血小板减少和骨髓造血功能低下;可有蛋白尿和血尿;慢性疾病中可发现淀粉样变。

10. 疟疾

10.1 定义

疟疾是疟原虫属(*Plasmodium genus*)感染引起的疾病。人类感染主要由间日疟原虫(*Plasmodium vivax*)、恶性疟原虫(*Plasmodium falciparum*)、三日疟原虫(*Plasmodium malariae*)和卵形疟原虫(*Plasmodium ovale*)引起。越来越多的报道显示诺氏疟原虫(*Plasmodium knowlesi*)逐渐成为疟疾的主要病原体。疟疾在非洲撒哈拉沙漠以南、中南美洲、亚洲等热带地区流行。恶性疟原虫和三日疟原虫分布世界各地。间日疟原虫在非洲赤道地区相对少见,而卵形疟原虫在非洲以外地区较为少见。诺氏疟原虫是东南亚地区大部分疟疾的病原体。氯喹耐药的恶性疟原虫地域分布明确,这提示我们应根据疟疾发生地区选择合适的治疗方案。Duffy 血型抗原是间日疟原虫在红细胞上的结合配体。

10.2 临床表现

急性疟疾常见的症状为发热、出汗、贫血和脾大。疟疾的典型表现为间隔发作,这与红细胞周期性裂解有关,而发热的周期性发作并不常见。间日疟和卵形疟间隔 48 小时发作一次,三日疟间隔 72 小时发作一次。恶性疟也可表现为 48 小时间隔发作,而红细胞裂解并不与之同步。诺氏疟原虫感染的红细胞周期仅有 24 小时。免疫低下人群和孕妇是严重感染和并发感染的高危人群。

恶性疟原虫感染与严重感染和并发症的高风险相关。贫血是常见的并发症,血液中疟原虫数目与贫血严重度有关。严重疟疾可出现低血糖和酸中毒,严重贫血、低血糖和脑型疟疾(cerebral malaria)可出现超高热(体温 >41℃)。脑型疟疾通常表现为昏迷和(或)癫痫,主要原因是寄生虫引起的微循环阻塞和代谢紊乱,脑型疟疾发病率较高。少尿性肾功能衰竭,又称黑尿热(blackwater fever)是一种严重的疟疾并发症,具有高致死率。疟疾也可出现毛细血管渗漏综合征导致的肺水肿同时伴有其他症状并发症。感染的红细胞可阻塞微血管导致肠功能紊乱,进一步引起腹泻。恶性疟原虫的并发症与寄生虫数量并无明显相关。

10.3 实验室检查

直接检测:通常制作厚、薄血膜经吉姆萨、瑞氏或瑞氏-吉姆萨染色后可找到病原体。推荐使用吉姆萨染色,因为大多数形态学检测是基于吉姆萨染色的。外周血或骨髓厚血膜检测疟原虫敏感性最高,薄血膜可用于鉴别虫种。

在排除疟疾感染前应多次送检标本,应至少连续 3 天每 6~12 小时送检血膜涂片。应重视临床医生的疟疾检测要求并将之作为潜在的医学紧急事件,因此标本的运输及检测应立即实行。如果可以做到床边制备厚、薄血膜,推荐使用毛细血管血进行制作。可以使用 EDTA 抗凝血,然而如果制作血膜速度较慢,细胞上的点彩可能会丢失。

血清学检测:对于诊断急性期感染价值不大。

分子生物学检测:PCR 法检测疟疾具有较好的敏感性和特异性,但是该方法目前暂未经过 FDA 批准。

中心实验室检测:可有溶血性贫血(慢性疟疾的平均红细胞计数在 250 万 /μl),常为低色素性贫血,在严重慢性病例中可为大细胞性贫血。网织红细胞计数升高,血小板减少较常见。可有白细胞下降、血沉升高、血清间接胆红素升高和其他溶血表现。血清球蛋白增高(特别是优球蛋白片段);白蛋白减少。梅毒血清学假阳性较为常见。可有尿蛋白和血尿。疟疾肾脏并发症包括显微镜下观察到的急性肾小管坏死、氮质血症、少尿逐渐进展为无尿。肝功能指标可有一定增高。

11. 微孢子虫病

11.1 定义

微孢子虫类(microsporidia)是一类胞内寄生虫,能感染脊椎动物和非脊椎动物。比氏肠细胞内微孢子虫(*Enterocytozoon bieneusi*)是最常见的人体寄生虫。微孢子虫多经口摄入感染,较少通过吸入感染。

11.2 临床表现

比氏肠细胞内微孢子虫已成为 AIDS 患者感染的常见病原体。感染后其临床表现与隐孢子虫属和等孢子虫属感染症状相似,均表现为频繁地水样腹泻,伴恶心、食欲缺乏,无血便。严重腹泻病例中可出现脱水、血容量不足、电解质紊乱和吸收不良等并发症。研究发现相当多的患者在诊断为肠微孢子虫病的同时合并隐孢子虫感染。已有人在 AIDS 患者下呼吸道分泌物中发现了微孢子虫。

免疫功能健全的感染患者通常表现为自限性肠病。除了比氏肠细胞内微孢子虫,其他微孢子虫更易导致肠道外微孢子虫病,如角膜结膜炎、肝炎、硬化性胆管炎、腹膜炎、呼吸道感染、鼻窦炎、肌炎、肾脏病等。

11.3 实验室检查

详见第 17 章感染性疾病检测,微孢子虫检查。

直接检测:电镜观察是确证感染与鉴别物种的金标准;一些改良三色染色法也用于粪便微孢子虫的检测;薄的粪便涂片可以排除杂质的干扰;卡尔科弗卢尔荧光染色剂(calcofluor)等增白剂可对粪便中的微孢子虫进行染色,但并不特异。

组织学检测:HE 染色、过碘酸雪夫染色和银染色等组织病理染色法可帮助鉴别微孢子虫。组织染色可能结果不一致。染色的组织涂片可提高检出率。

12. 蛲虫感染(蠕形住肠线虫)

12.1 定义

蠕形住肠线虫(*Enterobius vermicularis*)是一种呈世界性分布的小线虫,蛲虫病多见于气候温和地区。雌虫在夜间爬行至肛门并于肛周排卵,蛲虫在受精卵内发育成第三感染阶段幼虫。蛲虫和虫卵可引起强烈的皮肤瘙痒感。宿主在抓挠时,虫卵污染手指使之更容易进行粪 - 口途径传播,一旦摄入体内,虫卵孵化随后在宿主大肠内发育为成虫,雌虫每日产卵可达 10 000 个。

12.2 临床表现

卫生条件差和人口拥挤是感染血吸虫病的潜在因素。大部分感染没有症状,肛周瘙痒是最常见的表现。

12.3 实验室检查

详见第十七章感染性疾病检测,蛲虫检查。

直接检测:直接检测雌虫或虫卵是最常用的诊断方法。虫卵与成虫进入粪便相对少见,因此推荐使用透明胶带法或棉签拭子法收集肛周标本,建议多次收集夜间或清晨时的肛周样本。送检 3 次可诊断 90% 病例,送检 5 次可诊断 95% 病例。

中心实验室检查:蛲虫感染中嗜酸性粒细胞不增高。

13. 血吸虫病

13.1 定义

血吸虫病是由感染血吸虫相关种、属(*Schistosoma* genus)引起的疾病。主要病原体有曼氏血吸虫(*Schistosoma mansoni*)、日本血吸虫(*Schistosoma japonicum*)和埃及血吸虫(*Schistosoma haematobium*)。血吸虫病广泛分布于热带和亚热带地区。

当人类在被尾蚴(cercaria)污染的水域中涉水或游泳时,尾蚴侵入皮肤造成感染。大多数疾病的临床表现是由宿主对蠕虫和其虫卵的免疫反应引起的。

13.2 临床表现

尾蚴性皮炎是指暴露于受污染水体的皮肤出现瘙痒和丘疹性皮疹,是急性感染的常见表现,皮炎通常与曼氏血吸虫和埃及血吸虫相关。急性感染的症状在暴露 2 周~4 周后出现,最常见的是日本血吸虫和曼氏血吸虫感染。症状包括发热(片山热),伴有寒战和出汗、腹痛、腹泻、头痛和咳嗽;可有肝脾肿大和淋巴结肿大;嗜酸性粒细胞增多是典型现象。组织活检或血清学检测用于急性感染的诊断。

日本血吸虫也被称为东方血吸虫,感染常见于日本、中国、印度尼西亚和菲律宾。临床症状与曼氏血吸虫感染相似,但由于雌雄合抱产卵量较高,临床症状可能更为严重。肝细胞癌和结直肠癌与日本血吸虫感染有关。大肠中的严重病变较为典型,可出现下腹部疼痛和腹泻便秘交替。肝脾疾病较常见,其与曼氏血吸虫感染相似,但更为严重。表现为多种症状的中枢神经系统疾病在患者中的发生率小于 5%。

埃及血吸虫感染常见于尼罗河流域。感染后,幼虫通常通过痔静脉和阴部静脉进行迁移,随后寄居在囊泡和盆腔丛中。虫卵常常沉积于膀胱和远端输尿管导致纤维化和溃疡。钙化、明显的血尿、梗阻性尿路疾病,肾衰竭,慢性细菌性尿路感染和膀胱癌是严重泌尿系统疾病的并发症。生殖器官受累较常见,表现为宫颈、阴道和外阴中大量虫卵沉积。在下生殖道中可见易碎的"沙质斑块",可以看到沙门氏菌的细菌感染。血吸虫性阑尾炎是由埃及血吸虫引起的。感染后可出现因门静脉纤维化及肺部疾病导致的肝脾肿大、中枢神经系统疾病和心脏疾病,但并不常见。

13.3 实验室检查

直接检测:可见虫卵,但在急性感染后的前几个月可能无法找到虫卵。在曼氏血吸虫和日本血吸虫感染者的粪便中常常能找到虫卵。而对于埃及血吸虫的诊断,通常使用尿液标本,最好在虫卵排泄量最高的中午至下午 3 点之间收集尿液标本,建议检测多个标本。

虫卵形态学是辨别物种的基础,是临床治疗的重要指南。

注意:有时会在粪便中发现埃及血吸虫卵,有时在尿中发现曼氏血吸虫卵,尤其是在重症感染时。为确保持续治疗,患者应至少连续1年进行O&P检查。

组织学检查:直肠或膀胱活检可用于轻度或非活动性感染的诊断。在显微镜下观察未经染色的直肠或膀胱黏膜可发现活的或死亡的虫卵;可能存在肉芽肿性病变,而这时粪便或尿液O&P检查可能为阴性。对受累器官进行活检可发现虫卵。

血清学检查:血清学检测可能有助于非流行地区患者或体内虫卵数量较少患者的诊断。推荐使用免疫印迹法认证的特异性ELISA进行检测。血清学阳性不能区分急性和慢性感染。

抗原检测:该方法可能更有使用前景,但其低特异性和与其他蠕虫寄生虫的交叉反应阻碍了应用。目前已有一些具有一定灵敏度和特异性的方法用于检测曼氏血吸虫、日本血吸虫和埃及血吸虫。据报道,用于检测血吸虫抗原的免疫印迹分析具有约95%的灵敏度和约100%的特异性。

传统实验室检查:20%~60%的急性病例可有嗜酸性粒细胞增多、血沉升高。血尿是埃及血吸虫感染的重要早期征兆。免疫球蛋白水平有所升高,特别是IgE。肝功能检查大多是正常的,在慢性感染中也是如此。其他器官炎症损伤有关的体征和症状表现如下:肺部表现为咳嗽、咯血、肺动脉高血压;脑部表现为癫痫;脊髓则为脊髓病。患者可能出现贫血、嗜酸性粒细胞增多、血清球蛋白增加、白蛋白减少、血尿、蛋白尿、肾积水、氮质血症和膀胱鳞状细胞癌。

14. 类圆线虫病(粪类圆线虫)

14.1 定义

粪类圆线虫(*Strongyloides stercoralis*)分布在全球的热带和亚热带地区。

14.2 临床表现

任何时间,不论当地疾病流行与否,任何一个曾经到过疾病流行地区的患者都应该考虑到圆线虫病。与其他肠道寄生虫感染患者相比,大多数感染粪类圆线虫的患者是无症状的,或有轻微、非特异性的症状。患者可能主诉上腹疼痛、腹胀、消化不良、腹泻(有时伴有血液)或便秘。慢性感染的患者可能会出现荨麻疹或者真皮层的幼虫移行引起的肛周匍行疹(larva currens)。

免疫缺陷患者,包括HIV和HTLV-1感染的患者,可出现高感染综合征。高度感染综合征中可表现为严重的血性腹泻,伴有营养不良和肠道功能紊乱。肠黏膜损伤可导致脓毒性并发症发生。肺部并发症——包括肺炎和肺出血,在高感染综合征中很常见。中枢神经系统感染可能导致革兰氏阴性菌或混合细菌性脑膜炎。

请注意,粪类圆线虫幼虫的形态类似于钩虫幼虫,在两种寄生虫均流行的地区需留意区分。

14.3 实验室检查

直接检测:粪便中第一阶段的杆状蚴的鉴定已成为诊断的主要方法,但对于无症状、无并发症患者来说,该方法敏感性有限。单次粪便O&P检查的敏感性在30%~60%,多次O&P检查可提高检测敏感性。通过内窥镜或其他方法收集十二指肠液进行检测可提高灵敏度,其敏感性在60%~80%。在高感染综合征中,可以在各个受累器官中可检测到成虫和幼虫。

血清学检测:可能有诊断价值,但基于不同抗原制剂的测定表现存在差异而尚未标准化。

中心实验室:约 70% 感染患者出现嗜酸性粒细胞增多。

15. 弓形虫病

15.1 定义

弓形虫病是由细胞内原生寄生虫刚地弓形虫(*Toxoplasma gondii*)引起的疾病。患者通常是通过摄入猫粪中的卵囊(子孢子)或被感染动物的生肉或未煮熟的肉(例如羊肉、猪肉、山羊)中的包囊(缓殖子)而感染。急性感染常发生于肌肉、肝脏、脾脏、淋巴结和中枢神经系统。宿主体内感染的单核细胞死亡引起受累器官的炎症反应。形成的包囊内含有许多缓殖子,在免疫功能健全的宿主中,器官功能通常可恢复正常。无症状感染者包括孕妇、初诊的 HIV-1 患者、移植供体和受体以及即将进行免疫抑制剂治疗的患者应进行血清学筛查。

15.2 临床表现

大多数感染是无症状。

急性感染可表现为腺病和发热,偶尔患者会出现不适、头痛、肌痛和肝脾肿大。血细胞分类可见异型淋巴细胞增多,这提示了单核细胞增多症,该症状可持续数周或数月。在原因不明的淋巴结肿大中,由弓形虫病引起的感染可达 15%。

孕妇在孕期急性感染弓形虫(通常临床上不明显)时可发生先天弓形虫感染。妊娠前三个月母婴传播风险为 15%~25%,前六个月为 30%~45%,前九个月约 65%,到妊娠晚期传播风险接近 100%。严重的先天性疾病多发生在的妊娠前三个月胎儿感染,其死亡率高;90% 胎儿有中枢神经系统后遗症。大多数受感染的婴儿(85%)即使在出生时无任何症状,数年后也会出现后遗症。神经系统后遗症包括癫痫、精神运动障碍、脑积水、小脑畸形、眼部异常(如视网膜坏死、脉络膜肉芽肿性炎和视神经萎缩)、耳聋等。脑内钙化较为常见。婴儿可出现发热、黄疸、呕吐、腹泻、肝脾肿大、肺炎等症状。

15.3 实验室检查

组织学检测:可以通过对感染组织进行组织学检查进行鉴定,使用特定的免疫组织学染色可改善检测检出率。对标本进行直接检测,其检出率低于组织学检测。在吉姆萨染色的肺泡灌洗液或脑脊液标本中可发现弓形虫。

血清学检测

参见:第十七章感染性疾病检测,弓形虫血清学筛选(弓形虫 IgG 和 IgM)。

血清学检测是常见的诊断方法,其结果判定必须结合患者年龄、临床状态以及检测方法性能特征等其他因素。

急性或先天性感染的诊断更为困难。

急性感染可依据特异性 IgM 或急性与恢复期抗体滴度的升高四倍来判断。IgM 反应活性通常在初次感染 2 周内出现;IgG 多在感染后 4 周内出现。滴度高峰通常出现在初次感染后 4~8 周之间;IgG 滴度增加四倍提示急性感染。IgG 水平可达到 1:1 000 或更高的效价。特异性 IgM 出现在感染后的第一周,并在 1 个月内达到峰值。IgM 反应活性通常在 3~5 个月(最早 1 个月)内消失,但在 IgM 捕获试验中其持续时间可长达 2 年。

先天性感染患者通常存在 IgM,但阴性结果不能排除弓形虫病。没有感染的情况下,IgG 由于胎盘转移,并在 6~12 个月内消失。在脉络膜视网膜炎中,IgG 是阳性的而 IgM 是阴性的。在免疫功能不全患者中,隐形疾病被激活后 IgG 是阳性的,但 IgM 通常是阴性的。在免疫功能低下的急性弓形虫感染患者中,通常可有 IgG 和 IgM 阳性反应或 IgG 滴度增加。在 3% 的弓形虫脑炎的艾滋患者中,IgG 血清学反应呈阴性。

ANA 和 RF 可导致 IgM-IFA 检测假阳性。IgM 抗体在急性感染一年以后仍可检出。IgG 抗体可终身阳性。

检测结果有助于确定感染时间,如果 IgG 阳性而 IgM 是阴性,那么感染可能在 6 个月前获得;若 IgG 和 IgM 都是阳性,最近一次原发感染应在 2 年前;IgG 低亲合力提示前 3 个月内的急性感染。

分子学检测:PCR 技术对弓形虫病的诊断具有一定的敏感性,特别是产前诊断。对于宫内弓形虫病而言,羊水 PCR 的灵敏度 >97%,NPV>99%。

中心试验检查:可有异形淋巴细胞增多、白细胞升高或降低、贫血和血小板减少。在严重的疾病中,可有球蛋白浓度增高和特定器官功能紊乱的相关表现。

脑脊液检测:脑脊液中细胞数和蛋白增加。

16. 旋毛虫病(旋毛形线虫)

16.1 定义

旋毛虫病是由旋毛形线虫(*Trichinella spiralis*)及其他种引起的。该病是一种全球分布的食源性人畜共患传染病,常见于欧洲和北美洲。所有哺乳动物都容易患病,猪和鼠是旋毛虫的主要宿主。当食入被感染的肉类时,囊包膜被消化,幼虫逸出并侵入小肠的上皮细胞内。

16.2 临床表现

临床感染有两个阶段。

第一阶段与成虫进入小肠并进行活动相关,通常症状较温和。

第二阶段由幼虫移行所致,伴有发热、肌痛、乏力、不适、腹泻、眶周及面部水肿(约 50%病例有该表现)及其他症状。

头痛很常见,10%~20% 的患者产生神经系统症状,并提示更严重的进程。肌痛、易疲劳、头痛和眼部症状在慢性感染中可持续数十年。

16.3 实验室检查

通常根据临床症状、饮食史和血清学检查进行诊断。

直接检测:必要时可通过横纹肌活检查找幼虫以明确诊断,三角肌是常见的活检部位。吞食感染最初的 10 天进行肌肉活检可发现囊包包裹的幼虫。直接显微镜检查标本压片优于常规的组织学检测。粪便 O&P 检查检出率低,但在急性腹泻病例中可能发现成虫。

血清学检测:该方法常用,但在急性感染后的几周内可能不会发生血清学变化。仅有 20%~30% 的患者在症状出现后的 1 周血清学检测为阳性,80%~90% 患者在第 4 周 ~5 周达到高峰。急性期和恢复期血清滴度升高具有一定诊断性。在暴发性感染中,血清滴度可为阴性。在结节性多动脉炎、血清病、青霉素过敏、传染性单核细胞增多症、恶性淋巴瘤和白血病中可出现假阳性。EIA 是常用方法;该方法可在 3 个月内达到峰值,1 年后仍可检出,其

特异性 >95%。IHA 也被使用。以前使用的测试包括 CF、皂土凝集试验、沉淀素和乳胶结合试验。

中心实验室检查：

50% 以上的患者出现嗜酸性粒细胞增多,这可能是最早出现的能够提示临床诊断的异常实验室检查之一。嗜酸性粒细胞增多的分类计数百分比≤85%,绝对值为 15 000/μl。嗜酸性粒细胞在宿主食用受感染的肉 1 周左右出现增高,第 3 周达到最大值,通常在 4~6 周内消退,但也可持续至 6 个月,偶尔持续数年。

提示肌肉损伤的实验室标志物,如肌酸磷酸激酶、乳酸脱氢酶、醛缩酶及转氨酶浓度增加。

重症病例在 2 周~4 周内出现血清总蛋白和白蛋白下降并可能持续数年。血清学试验中 γ 球蛋白平行滴度相对和绝对值均增加,滴度的增加出现在 5 周~8 周,可能持续 6 个月或更长时间。血沉通常正常或仅略有增加。在严重的情况下,尿液中可能会出现透明管型和颗粒管型的白蛋白尿。合并脑膜脑炎的患者中,脑脊液可能正常或淋巴细胞≤300/μl,且脑脊液中蛋白增加,抗体水平高于血清。

17. 滴虫病

见第八章妇产科疾病,阴道炎和细菌性阴道病部分。

参考文献

Ash LR, Orihel TC. *Ash and Orihel's Atlas of Human Parasitology*, 5th ed. Chicago, IL: ASCP Press; 2007.

Barratt JL, Harkness J, Marriott D, et al. Importance of nonenteric protozoan infections in immunocompromised people. *Clin Microbiol Rev.* 2010;23:795–836.

Garcia LS. *Diagnostic Medical Parasitology*. Washington, DC: ASM Press; 2007.

Gottstein B, Pozio E, Nöckler K. Epidemiology, diagnosis, treatment and control of trichinellosis. *Clin Microbiol Rev.* 2009;22:127–145.

Hunter PR, Nichols G. Epidemiology and clinical features of *Cryptosporidium* infection in immunocompromised patients. *Clin Microbiol Rev.* 2002;15:145–154.

Okhuysen PC. Traveler's diarrhea due to intestinal protozoa. *Clin Infect Dis.* 2001;33:110–114.

Ross AGP, Bartley PB, Sleigh AC, et al. Schistosomiasis. *N Engl J Med.* 2002;16:1212–1220.

Stark D, Barratt JLN, van Hal S, et al. Clinical significance of enteric protozoa in the immunosuppressed human population. *Clin Microbiol Rev.* 2009;22:634–650.

Tanyuksel M, Petri WA. Laboratory diagnosis of amebiasis. *Clin Microbiol Rev.* 2003;16:713–729.

附录:表格供参考

医院感染	
• 鲍曼不动杆菌 *Acinetobacter baumannii*	• 鸟分枝杆菌 *Mycobacterium avium*
• 念珠菌 *Candida* species	• 胞内分枝杆菌 *Mycobacterium intracellulare*
• 艰难梭菌 *Clostridium difficile*	• 铜绿假单胞菌 *Pseudomonas aeruginosa*
• 大肠埃希菌 *Escherichia coli*	• 嗜麦芽窄食单胞菌 *Stenotrophomonas maltophilia*
• 肺炎克雷伯菌 *Klebsiella pneumonia*	• 根霉 *Rhizopus* species
• 毛霉 *Mucor* species	

昆虫叮咬

• 嗜吞噬细胞无形体 *Anaplasma phagocytophilum*	• 查菲埃立克体 *Ehrlichia chaffeensis*
• 微小巴贝虫 *Babesia microti*	• 土拉弗朗西斯菌 *Francisella tularensis*
• 分歧巴贝虫 *Babesia divergens*	• 利什曼原虫 *Leishmania* species
• 伯氏疏螺旋体 *Borrelia burgdorferi*	• 疟疾 *Malaria* species

食源性疾病

• 似蚓蛔线虫 *Ascaris lumbricoides*	• 贾第鞭毛虫 *Giardia lamblia*
• 蜡样芽孢杆菌 *Bacillus cereus*	• 单核细胞增生李斯特菌 *Listeria monocytogenes*
• 弯曲杆菌 *Campylobacter* species	• 微孢子虫 *Microsporidiosis*
• 肉毒梭菌 *Clostridium botulinum*	• 根霉 *Rhizopus* species
• 产气荚膜梭菌 *Clostridium perfringens*	• 金黄色葡萄球菌 *Staphylococcus aureus*
• 隐孢子虫和球虫感染 *Cryptosporidium* and *Coccidia* infections	• 绦虫 *Taenia* species
• 卡耶塔环孢子球虫 *Cyclospora cayetanensis*	• 旋毛虫 *Trichinella spiralis*
• 溶组织内阿米巴 *Entamoeba histolytica*	• 霍乱弧菌 *Vibrio cholera*
• 大肠埃希菌 *Escherichia coli*	• 创伤弧菌 *Vibrio vulnificus*
	• 小肠结肠炎耶尔森菌 *Yersinia enterocolitica*

生物恐怖主义媒介

A 类

这些高优先级的媒介容易传播与被传播,并导致较高死亡率。

- 炭疽芽孢杆菌(炭疽)*Bacillus anthracis*
- 肉毒梭菌(肉毒杆菌毒素)*Clostridium botulinum*
- 土拉弗朗西斯菌(土拉菌病)*Francisella tularensis*
- 天花病毒(天花)Variola virus
- 病毒性出血热传染原 Viral hemorrhagic fever agents
- 鼠疫耶尔森菌(鼠疫)*Yersinia pestis*

B 类

B 类媒介较易传播,死亡率低。

- 布鲁菌(布鲁氏菌病)*Brucella* species
- 伯克氏菌(鼻疽)*Burkholderia mallei*
- 类鼻疽伯克霍尔德菌(类鼻疽病)*Burkholderia pseudomallei*
- 产气荚膜梭菌(ε 毒素)*Clostridium perfringens*
- 伯纳特氏立克次体(Q 热)*Coxiella burnetii*

C 类

该类新兴病原体由于其易获得、易产生和播散、死亡率高或对健康造成重大影响而广泛传播。

- 尼帕病毒
- 汉坦病毒
- SARS
- H1N1
- HIV/AIDS

11

完整的媒介列表参见 CDC 网站:http://www.bt.cdc.gov/agent/agentlist.asp

微生物群的形态学分类	
需氧（兼性）革兰阴性杆菌	• 淋病奈瑟菌 *Neisseria gonorrhoeae*
• 不动杆菌属 *Acinetobacter*	• 脑膜炎奈瑟菌 *Neisseria meningitidis*
• 鼻疽杆菌属 *Burkholderia*	**需氧革兰氏阳性杆菌**
• 枸橼酸杆菌属 *Citrobacter*	• 隐秘杆菌属 *Arcanobacterium*
• 肠杆菌属和泛菌属 *Enterobacter* and *Pantoea*	• 炭疽芽孢杆菌 *Bacillus anthracis*
• 大肠埃希菌 *Escherichia coli*	• 白喉棒状杆菌 *Corynebacterium diphtheriae*
• 克雷伯杆菌属 *Klebsiella*	• 丹毒丝菌属 *Erysipelothrix*
• 摩根菌属 *Morganella*	• 阴道加德纳菌 *Gardnerella vaginalis*
• 变形杆菌属 *Proteus*	• 乳杆菌属 *Lactobacillus*
• 假单胞菌属 *Pseudomonas*	• 李斯特菌属 *Listeria*
• 沙门菌属和志贺菌属 *Salmonella* and *Shigella*	**需氧革兰氏阳性球菌**
• 沙雷菌属 *Serratia*	葡萄球菌属 Staphylococci
• 窄食单胞菌属 *Stenotrophomonas*	• 非金黄色葡萄球菌 Nonaureus staphylococci
• 耶尔森菌属 *Yersinia*	• 金黄色葡萄球菌 *Staphylococcus aureus*
需氧（兼性）革兰阴性弯曲菌和螺旋杆菌	链球菌属 Streptococci
• 疏螺旋体属 *Borrelia*	• A 组链球菌 Group A *Streptococcus*
• 弯曲杆菌属 *Campylobacter*	• B 组链球菌 Group B *Streptococcus*
• 幽门螺杆菌 *Helicobacter pylori*	• 其他 β- 溶血性链球菌
• 钩端螺旋体属 *Leptospira*	• 肺炎链球菌 *Streptococcus pneumoniae*
• 梅毒螺旋体属 *Treponema*	• 其他草绿色链球菌
• 弧菌属 *Vibrio*	肠球菌属 Enterococci
需氧革兰氏阴性球杆菌	**专性厌氧菌**
• 巴尔通氏体属 *Bartonella*	**厌氧革兰阴性杆菌**
• 百日咳博德特菌 *Bordetella pertussis*	• 拟杆菌属 *Bacteroides*
• 布鲁菌属 *Brucella*	• 梭杆菌属 *Fusobacterium*
• 土拉弗朗西斯菌 *Francisella tularensis*	• 卟啉单胞菌属 *Porphyromonas*
• HACEK 有机体 HACEK organisms	• 普雷沃菌属 *Prevotella*
• 流感嗜血杆菌 *Haemophilus influenzae*	**厌氧革兰阳性杆菌**
• 军团菌属 *Legionella*	• 放线菌属 *Actinomyces*
• 巴斯德菌属 *Pasteurella*	• 梭菌属 *Clostridium*
需氧革兰氏阴性球菌	• 痤疮丙酸杆菌 *Propionibacterium acnes*
• 布兰汉氏球菌属 *Branhamella*	

（陈晓 陈瑜 译，王驰 校）

第十二章

肾 脏 疾 病

　　本章讲述常见肾脏疾病诊断的最新信息，包括先天性肾脏疾病、肾肿瘤以及肾脏特发相关疾病。每种疾病都包括疾病简要介绍、临床表现和实验室检查结果。感染性肾脏疾病和泌尿系统疾病在本书其他地方讨论（见第七章，泌尿生殖系统疾病和第十一章，感染性疾病）。

第一节 原发性肾脏疾病

1. 急性肾功能不全(急性肾衰竭)

1.1 定义

急性肾损伤(acute kidney injury,AKI),以前称为急性肾衰竭(acute renal failure,ARF),其特征是肾功能迅速下降,限制了其维持体内平衡和清除含氮废物的能力。此病约占住院患者的7%,在危重患者中约占30%。

1.2 AKI 的诊断依据

(1) 48h 内血清肌酐升高大于等于 26.5μmol/L(0.3mg/dl)。

(2) 血清肌酐升高大于等于 1.5 倍参考区间(起病 7d 内)。

(3) 尿量小于 0.5ml/kg/h,持续 6h。

1.3 根据血清肌酐水平和尿量计算 AKI 的严重程度(见表 12-1)

表 12-1 AKI 的分级诊断标准

级	血肌酐值	尿量
1	1.5~1.9 倍基线值	<0.5ml/kg/h 持续 6h ~12h
	或者≥26.5μmol/L(0.3mg/dl)	
2	2.0~2.9 倍基线值	<0.5ml/kg/h 持续 12h 或更久
3	3 倍基线值	<0.3ml/kg/h 持续 24h 或更久
	或者血清肌酐升高至≥353.6μmol/L(4.0mg/dl)	或者无尿≥12h
	或者肾移植患者	
	或者在 <18 岁患者中,eGFR 降至 <35ml/min/1.73m^2	

eGFR:肾小球滤过率估算值。

来源:肾脏疾病:改善全球结局(KDIGO)急性肾损伤工作组。KDIGO 急性肾损伤临床实践指南。Kidney Int. 2012;2(Suppl):1-138.

12

1.4 AKI 的病因分为三类

(1) 肾前性:低血容量(如出血、脱水、烧伤);过敏性或感染性休克;心力衰竭;药物或毒素导致的肾灌注减少。

(2) 肾性(内源性):肾缺血导致急性肾小管坏死;使用肾毒性药物或毒素;急性肾脏疾病(如急性肾小球肾炎、肾盂肾炎)。

(3) 肾后性:尿路梗阻。

1.5 临床表现

AKI 患者临床表现多样:

(1) 有尿毒症症状的患者。尿毒症是指由于肾功能严重受损而导致氮代谢紊乱的一类临床综合征,常为急性或慢性肾脏疾病的终末期。

(2) 少尿(尿量 <500ml/d)或无尿(尿量 <100ml/d)的患者。

(3) 血清肌酐水平持续升高的患者。

（4）细胞外液持续丢失的住院患者；长期使用肾毒性药物的患者；败血症患者或使用造影剂的患者并表现出上述症状或表现。

1.6 实验室检查

（1）尿液分析是诊断 AKI 及明确其病因的最重要的无创检测方法（见图 12-1）。大多数肾前性病变的尿液镜检基本正常；RBC 管型或异形 RBC 的存在表明肾小球受损；而发现细胞碎片或颗粒管型表明缺血或肾毒性 AKI。尿比重在确定 AKI 的病因方面存在局限性。

（2）肾小球滤过率（Glomerular filtration rate, GFR）可以评估残存肾小球功能, AKI 患者显著降低。

（3）GFR 可以评估 AKI 预后。

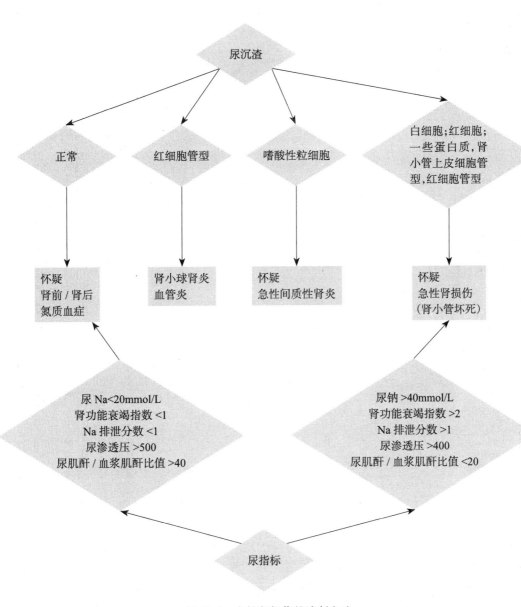

图 12-1　急性肾损伤的诊断方法

表 12-2　急性肾损伤的泌尿系诊断指标

	肾前性氮质血症	肾后性（急性阻塞性）	急性 GN 和血管炎	急性间质性肾炎	急性肾小管坏死		肾血管阻塞	
					少尿性	非少尿性	动脉性	静脉性
尿量 (ml/24h)	~500*	通常每日波动<500	<500	V	<350	1 000~2 000	V	V
尿比重	H;>1.015				L;<1.010			
尿渗透压	>500	V;通常<500	<500	V	<350	<350	V	V
尿钠 (mmol/L)	L;<20	H;>40	L;通常<20	V	>40	V	V	V
U/P 渗透压	>1.5	<1.2	<1.2		1.2	<1.2		
U/P 尿素氮	>8	通常>8	>8		<3	<8		
U/P 肌酐	>40	<20	>40		<20	<20		
肾衰竭指数	<1,约90%病例患者	>2,约95%患者	<1		>2,约95%患者	>3		
滤过钠排泄分数	<1,约94%病例患者	>1	<1	V	>1	>1	V	V
BUN:肌酐	>20:1	>20:1	>20:1	<20:1	<20:1	<20:1	<20:1	<20:1
尿沉渣	透明管型	正常；可见红细胞/白细胞结晶	红细胞；红细胞管型	白细胞；白细胞管型；嗜酸性粒细胞	颗粒管型；肾小管上皮细胞；细胞碎片；色素；尿结晶	V	V	尿沉渣
注释	肾灌注减少	尿道阻塞的证据	通过活检对疾病分类	嗜酸性细胞增多；血小板减少症	肾脏灌注不足；肾毒性	肾毒性	主动脉损伤；动脉粥样硬化栓子	肾静脉闭塞合并肾病综合征

H:高;L:低;N:正常;U/P:尿/血浆比值;V:可变。

* 多尿症可能存在。

来源：Andreoli TE, et al., eds. Cecil Essentials of Medicine, 2nd ed. Philadelphia, PA: WB Saunders; 1990:212; Okum DE. On the differential diagnosis of acute renal failure. Am J Med.1981;71:916; Schrier RW. Acute renal failure: pathogenesis, diagnosis, and management. Hosp Pract. 1981;16:93-98; Miller TR, et al. Urinary diagnostic indices in acute renal failure: a prospective study. Ann Intern Med. 1978;89:47.

（4）血清肌酸酐水平在 AKI 中持续升高，可根据其上升速度确定 AKI 的病因。

（5）血尿素氮（BUN）/ 血清肌酐比值：肾性疾病（10~15∶1）；肾前性氮质血症（>20∶1）。

（6）尿 / 血清肌酐比率在肾前性肾病患者中较高，在 AKI 患者中较低。

（7）肾脏疾病患者根据临床表现和影像学检查进行诊断。

（8）发现几种蛋白质生物标志物可在血清肌酐升高之前提示 AKI。这些生物标志物包括：肾损伤分子 -I（kidney injury molecule-I, KIM-I）、N- 乙酰 -β- 氨基葡糖苷酶（N-acetyl-β-glucosaminidase, NAG）、嗜中性粒细胞明胶相关脂质运载蛋白（neutrophil gelatinase-associated lipocalin, NGAL）、视黄醇结合蛋白和白细胞介素（interleukin, IL-18）等。

（9）见表 12-2。

参考文献

Kidney Disease: Improving Global Outcomes (KDIGO) Acute Kidney Injury Work Group. KDIGO clinical practice guideline for acute kidney injury. *Kidney Int.* 2012;(Suppl 2):1–138. http://www.kdigo.org/clinical_practice_guidelines/pdf/KDIGO%20AKI%20Guideline.pdf

Vaidya VS, Ferguson MA, Bonventre JV. Biomarkers of acute kidney injury. *Annu Rev Pharmacol Toxicol.* 2008;48:463–493.

2. 急性肾小管坏死

2.1 定义

急性肾小管坏死（acute tubular necrosis, ATN）是由肾小管上皮细胞损伤导致的急性肾脏疾病，常继发于肾缺血（缺血性 ATN）或肾毒性（肾毒性 ATN），死亡率较高。肾前性疾病和 ATN 是医院获得性 AKI 最常见的原因。

2.2 临床表现

包括接受肾毒性药物（如氨基糖苷或两性霉素 B、放射性造影剂、重金属、顺铂、乙二醇或血红素等游离血红蛋白或肌红蛋白）治疗的住院患者；创伤；出血；低血压；手术或败血症，以及近期发作的少尿或无尿患者。

2.3 实验室检查

（1）尿液分析：可见肾小管上皮细胞管型，颗粒管型；偶见透明管型。尿量减少但不具代表性。

（2）尿渗透压通常低于 400mOsm/kg。

（3）排钠分数（fractional excretion of sodium, FENa）是区分肾前性疾病（<1%）和 ATN（>1%）的准确检测指标。但用 FENa 确定 AKI 的类型具有一定局限性，因为在一些 ATN 病例中可能 <1%（例如，当 ATN 与慢性肾前性疾病如心力衰竭相关时），或者某些肾前性疾病可能 >1%（例如利尿剂治疗的患者）。

（4）血尿素氮 / 肌酐比值升高（10~15∶1）。

3. 慢性肾脏疾病

3.1 定义

慢性肾脏疾病（chronic kidney disease, CKD）是指由各种原因引起的慢性肾脏结构和功能的不可逆性损伤，包括 GFR 降低、BUN 和肌酐升高、出现蛋白尿，并随着年龄增长而愈发明显。

12

(1) 参照肾脏疾病预后质量倡议（Kidney Disease Outcomes Quality Initiative,KDOQI）定义 CDK：

① 肾脏损伤病史；包括结构及功能障碍≥3个月；伴或不伴 GFR 降低；明显肾脏病理改变及肾脏损伤标志物出现。

② GFR<60ml/min/1.73m^2≥3个月，伴或不伴有肾脏损害。

(2) 根据 GFR 将 CKD 分为五期（见表 12-3）。第五期或肾衰竭是终末阶段，肾衰竭（ESRS）需透析或移植等替代治疗。

表 12-3　慢性肾脏病分类及防治目标 - 措施

分级	描述	GFR（ml/min/1.73m^2）	防治目标 - 措施 *
1	肾损害伴 GFR 正常或升高	≥60（伴 CKD） ≥90	筛查,CKD 诊治,缓解症状,降低 CVD 风险
2	肾损害伴 GFR 轻度降低	60~89	延缓 CKD 病程
3	GFR 中度降低	30~59	评估,处理并发症
4	GFR 重度降低	15~29	综合治疗,透析前准备
5	终末期肾病	<15	肾替代疗法（存在尿毒症）

* 包括前面阶段的措施
GFR：肾小球滤过率；CKD：慢性肾脏疾病；CVD：心血管病

(3) CKD 在早期（1~3 期）通常无症状。GFR 降至 30ml/min/1.73m^2 以下时，通常会出现终末期临床相关症状和并发症（如贫血、甲状旁腺功能亢进、水和电解质紊乱）。

(4) 利用尿白蛋白与肌酸酐比率（mg/g）也可对 CDK 进行分期：1 期：小于 30mg/g；2 期：30mg/g~299mg/g；3 期≥300mg/g。

(5) 急性、亚急性和慢性肾脏疾病之间的区别虽然没有明确定义，但区分却十分关键，因为 AKI 是可逆的，而 CKD 则不可逆。可通过超声检查了解肾脏大小判断是否进入慢性期。

(6) 大多数 CKD 病例是由于肾小球病变、肾小管间质病变或长期尿路梗阻性疾病所致。

3.2　临床表现

(1) 有急性肾损伤或肾小球肾炎的患者。

(2) 患有潜在肾脏疾病的患者（如糖尿病或高血压）。

(3) 出现某些症状（如容易疲劳、厌食、呕吐、精神状态改变、癫痫）易发展为尿毒症或全身性水肿的患者。

(4) 偶然发现肾功能或尿常规异常的患者。

(5) 有 CKD 家族史或先天性肾脏异常的患者。

3.3　实验室检查

可通过实验室检查明确是否有肾脏疾病,根据尿液管型和水钠排泄情况了解肾功能状况。

(1) 血清肌酐和 BUN 平行增加。

(2) 以血肌酐为基础计算的 eGFR 是评价肾脏功能的最佳指标,可作为病情进展及预后指标。而 GFR 诊断价值不大。

（3）蛋白尿是肾脏损害的标志，通过检测随机尿中的尿蛋白/肌酐比率（Albumin/creatinine ratio，ACR）来对 CKD 患者进行诊断。以 ACR 30mg/g 为基准评价肾功能异常（见图 12-2）。

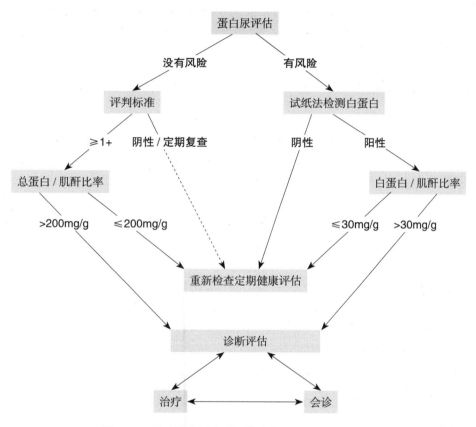

图 12-2 通过蛋白尿水平评估患者是否患有肾脏疾病

（4）尿液分析

① 显微镜检查是确定 CKD 病因的重要工具，通常可以找到白细胞或红细胞管型。

② 对白蛋白、葡萄糖、pH 值、硝酸盐和血液进行检查有助于确定 CKD 的病因。

（5）可通过检测血液 pH 值来判断晚期慢性肾脏病是否伴有酸中毒。

（6）CKD 血清学检测常可见：高磷血症、高钾血症、低钠血症、低钙血症和高镁血症；尿酸和淀粉酶也可能增加。

（7）肾病综合征中常并发：低蛋白血症和高脂血症（甘油三酯、胆固醇和 VLDL 水平升高）。

（8）CKD 可并发骨髓瘤，导致单克隆丙种球蛋白升高的高球蛋白血症。

（9）当肾功能降低至正常的 30%~50% 时，可引起促红细胞生成素合成减少，导致贫血。

（10）尿毒症产物（如胍基琥珀酸）可使血管的氧化亚氮产生增多，导致血小板功能异常，影响凝血功能。

参考文献

National Kidney Foundation. K/DOQI clinical practice guidelines for chronic kidney disease: evaluation, classification and stratification. *Am J Kidney Dis.* 2002;39(Suppl 1):S1–S266. http://www.kidney.org/professionals/kdoqi/pdf/ckd_evaluation_classification_stratification. pdf

Stevens PE, Levin A, et al. Evaluation and management of chronic kidney disease: synopsis of the kidney disease: improving global outcomes 2012 clinical practice guideline. *Ann Intern Med.* 2013;158(11):825–830.

4. 局灶节段性肾小球硬化症

4.1 定义

局灶节段性肾小球硬化(focal segmental glomerulosclerosis,FSGS)是一种常见的肾病综合征的组织病变。它占儿童肾病综合征的 20%,成人约占 40%。此外,它是 ESRD 患者中最常见的病理类型。

局灶节段性肾小球硬化的分类:①原发性(特发性):通常表现为肾病综合征,约占 FSGS 病例的 80%。②继发性:某些疾病(如血管炎、SLE);感染(例如 HIV、乙型肝炎)药物;毒素;恶性肿瘤或家族遗传等因素影响,疾病进展缓慢。

4.2 实验室检查

(1) 高蛋白尿:以 3.5g/d 区分原发性 FSGS 和继发性 FSGS。

(2) 低蛋白血症(更常见于原发性 FSGS)。

(3) 可能发生高胆固醇血症和周围性水肿。

(4) 肉眼血尿和镜下血尿。

(5) 血清可溶性尿激酶受体升高。

(6) 组织活检可确诊。

参考文献

D'Agati VD, Kaskel FJ, Falk RJ. Focal segmental glomerulosclerosis. *N Engl J Med.* 2011;365(25): 2398–2411.

5. 肾小球肾炎

5.1 定义和分类

肾小球肾炎(glomerulonephritis,GN)是以肾小球炎症和血尿为特征的肾脏疾病,分为急性或慢性,以 GFR 降低、蛋白尿、水肿、高血压和伴或不伴少尿为主要表现。急性 GN 常突发血尿、蛋白尿和 RBC 管型的改变。慢性 GN 常伴多年病史,部分患者最终可发展为肾衰竭。

(1) GN 按病理类型可分为非增生性和增生性 GN。①非增生性 GN:局灶节段性肾小球硬化、膜性肾小球病、微小病变。②增生性 GN:IgA 肾病、膜增生性肾小球肾炎、急进性肾小球肾炎。

(2) GN 可以是肾脏本身病变或继发于自身免疫性疾病、感染,糖尿病或药物所致。

（3）GN 可分为抗体介导或细胞介导；感染性或非感染性；补体正常或降低。

（4）抗体介导：如肾移植后的抗肾小球基底膜（Glomerular basement membrane，GBM）疾病（Goodpasture 综合征）免疫复合物介导的疾病（通常显示低补体血症）：例如，IgA 肾病、系统性红斑狼疮（systemic lupus erythematosus，SLE）、急性感染后 GN、膜增生性 GN。

（5）细胞介导：包括韦格纳肉芽肿、动脉炎。

（6）感染因素：急性链球菌感染（A 组 β 溶血性链球菌），非链球菌感染：细菌（例如感染性心内膜炎，菌血症）；病毒（例如 HBV、HCV、CMV 感染）；寄生虫（例如旋毛虫病、弓形体病、疟疾）或真菌。

（7）非感染因素：多系统性疾病（例如，SLE、过敏性紫癜、肺出血肾炎综合征、Alport 综合征）；原发性肾小球疾病（例如，IgA 肾病、膜增生性 GN）；低补体血症；内源性肾脏疾病（特别是链球菌感染所致膜增生性 GN）；全身性疾病（例如 SLE、冷球蛋白血症）。

（8）非补体相关疾病：内源性肾脏疾病（如 IgA 肾病、系膜增生性 GN）；系统性疾病（如结节性多动脉炎、韦格纳肉芽肿病）（见表 12-4）。

表 12-4 参与急性肾炎的补体

疾病	近似比例（%）	疾病	近似比例（%）
血清 C3 或溶血性补体水平降低		**血清补体水平正常**	
全身性疾病		全身性疾病	
SLE（局灶性）	75	结节性动脉炎	
SLE（弥漫性）	90	Wegener 肉芽肿	
亚急性细菌性心内膜炎	90	过敏性脉管炎	
分流性肾炎	90	过敏性紫癜	
冷球蛋白血症	85	Goodpasture 综合症	
肾脏疾病		脏器化脓血感染	
急性链球菌性肾炎	90	肾脏疾病	
增生性肾小球肾炎		IgG-IgA 肾病	
Ⅰ型	50-80	原发性快速进展性肾小球肾炎	
Ⅱ型	80-90	抗肾小球基底膜病	
		免疫复合物病	
		免疫荧光阴性疾病	

5.2 GN 的各种临床类型

（1）无症状性肾性蛋白尿，无血尿。

（2）无症状蛋白尿合并血尿：无症状性蛋白尿与血尿共存，与单纯无症状性蛋白尿相比，大大增加了肾小球损害、高血压和进行性肾功能不全的风险。

（3）肾病综合征：24 小时蛋白尿超过 3.5g，伴有水肿、低白蛋白血症、高脂血症和血尿。

（4）肾病综合征：无肾性蛋白尿、血尿，有 GFR 降低的倾向。

（5）急进性肾小球肾炎，包括非肾性蛋白尿，GFR 迅速下降的血尿和急性肾衰竭。

（6）与肾小球疾病相关的肉眼血尿，常见于 IgA 肾病和感染后 GN，主要出现在儿童和青壮年。IgA 肾病上呼吸道感染与血尿同时发生,而感染后的 GN,感染与血尿之间可有 2 周 ~3 周的潜伏期(见图 12-3)。

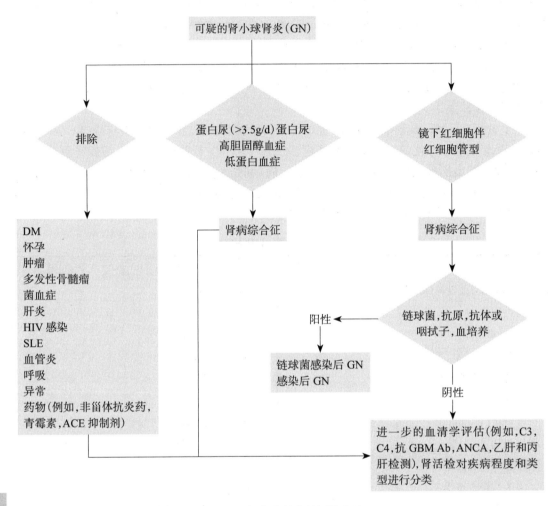

图 12-3   肾小球肾炎的评估方法

参考文献

Klinger M, Mazanowska O. Primary idiopathic glomerulonephritis: modern algorithm for diagnosis and treatment. *Pol Arch Med Wewn.* 2008;118(10):567–571.

6. 膜增生性肾小球肾炎

6.1 定义

膜增生性 GN(membranoproliferative GN,MPGN)约占所有肾小球肾炎病例的 10%,并且是原发性肾小球肾炎终末期肾病的第三位主要原因。MPGN 可以是全身性疾病(例如 SLE)、肿瘤、单克隆丙种球蛋白病或感染(特别是具有冷球蛋白血症的 HCV)的原发性或继发性疾病。MPGN 在各年龄段都可发病,最常见于青少年。患者可以有各种各样的临床表现,从镜下血尿到伴有高血压和肾病综合征的严重肾小球肾炎。MPGN 分为活动期和缓解期，约有 50% 未接受治疗的患者在 10 年内出现慢性肾功能不全。

根据电镜结果显示，按传统分类，MPGN 分为 I 型(特发性，最常见)，Ⅱ型或Ⅲ型(罕见)。另一种是基于发病过程的分类，MPGN 可以被分类为免疫复合物介导的、补体介导的或无免疫球蛋白或补体沉积的 MPGN。

6.2 实验室检查

（1）不同程度蛋白尿，均大于阈值。

（2）病情活动期出现血尿。

（3）血清补体 C3 的水平降低，C4 可能正常或减少。疾病严重程度与血清补体水平无关。

（4）2/3 的患者 $GFR<80ml/min/1.73m^2$。

（5）利用实验室相关检测明确继发性病因(例如血清学检测和微生物培养，抗 GBM 抗体、冷球蛋白、血清蛋白电泳和免疫固定电泳以及抗核抗体检测)。

参考文献

Sethi S, Fervenza FC. Membranoproliferative glomerulonephritis—a new look at an old entity. *N Engl J Med.* 2012;366(12):1119–1131.

7. 膜性肾病

7.1 定义

膜性 GN 是一种抗体介导的疾病，其免疫复合物局限于肾小球基底膜的外部和上皮细胞之间。这些复合物是抗体与基底膜一部分抗原结合或通过体循环沉积而形成的。通常发生于成年人，是肾病综合征的第二大常见原因。分为原发性(≥75%)或继发性。继发性膜性 GN 可能是由于自身免疫性疾病(例如 SLE)、感染(例如 HBV、梅毒、疟疾、血吸虫病、麻风)、药物(例如 NSAID、青霉胺)或肿瘤(例如非霍奇金淋巴瘤、白血病、癌症、黑素瘤)导致。约 20% 的患者将在 20 年 ~30 年内发展为终末期肾病。

7.2 实验室检查

（1）蛋白尿。

（2）可能存在镜下血尿。

（3）在 70% 的原发性膜性 GN 患者中发现 IgG4 类为主的抗磷脂酶 A2 受体(PLA2R-Ab)的自身抗体，并且与临床表现和蛋白尿相关。

（4）通过肾活检或免疫荧光显微镜进行明确诊断。

参考文献

Floege J. Primary glomerulonephritis: a review of important recent discoveries. *Kidney Res Clin Pract.* 2013;32(3):103–110.

8. 急性感染后肾小球肾炎

8.1 定义

感染后 GN(postinfectious GN, PIGN)通常发生在 A 组 β 溶血性链球菌感染后，这是 5

至 15 岁儿童最常见的肾小球疾病。发病机制被认为与免疫复合物在肾小球基底膜中沉积引起肾小球损伤有关。只有 1%~2% 的病例进展为慢性 GN。

8.2 实验室检查

(1) 痰培养检出 A 组 β 溶血性链球菌。

(2) 血清学结果：抗链球菌溶血素 O(ASO)是明确近期感染链球菌的最常见实验室检查。约 50%~80% 的患者中，ASO 滴度持续数月升高。抗 DNase B 血清学检测也可确定 A 群链球菌感染。

(3) 尿液分析：①血尿：肉眼或镜下血尿。镜下血尿可见于上呼吸道感染初期，在 1 周 ~ 2 周内发病并持续 2 个月 ~12 个月。②红细胞管型和异形红细胞提示肾小球源性血尿。③白细胞管型和白细胞增高提示肾脏炎性病变。④存在颗粒管型和上皮细胞管型。⑤数星期后出现脂肪管型和脂肪滴，但与高脂血症无关。⑥频繁少尿。

(4) 随机尿蛋白 / 肌酐比率通常在 0.2~2 之间，但有时可能在肾病范围内。

(5) 轻度至中度严重时，酚红排泄试验(Phenolsulfonphthalein,PSP)正常，但随疾病进展而增加。尿比重高，PSP 排泄正常的氮质血症通常表示急性 GN。

(6) 血液检测：①约 50% 的患者发现氮质血症。②白细胞增多，ESR 增加。③轻度贫血(可能是血液稀释、骨髓抑制或红细胞破坏增加)，伴水肿。④血清蛋白正常，但白蛋白非特异性下降，α-2 有时增加，有时 β 和 γ 区域增加。⑤在疾病活动期，血清 C3 和总补体活性(CH50)下降，约 80% 的患者 6 周 ~8 周内恢复正常。如果 C3 降低大于 8 周，应考虑狼疮性肾炎或 MPGN。⑥血清胆固醇可能增加。

(7) 肾活检提示 EM，免疫荧光显微镜有特征性发现。

(8) 大于等于 20% 的患者伴有慢性肾功能不全。

9. 急进性肾小球肾炎

9.1 定义

急进性 GN(rapidly progressive GN,RPGN)的特征是发病迅速，可在几周内发展为肾功能急剧恶化伴严重少尿的肾衰竭。可形成"新月体"，与肾小球毛细血管壁发生非特异性反应。患者的抗肾小球基底膜(抗 GBM)抗体与肾小球基底膜抗原相结合，激活补体导致急进性肾小球肾炎(Goodpasture 综合征)，约 60% 的患者可出现肺出血。RPGN 也可能与韦格纳肉芽肿、小血管炎、SLE 或冷球蛋白血症有关。根据临床表现，RPGN 患者的血清中可存在抗中性粒细胞胞质抗体(Antineutrophil cytoplasmic antibodies,ANCA)。

9.2 临床表现

包括急性发作的少尿或无尿伴血尿和水肿的患者，特别是患有免疫介导的全身性疾病、感染、服用某些药物(例如别嘌呤醇、肼苯哒嗪、利福平、d- 青霉胺)的患者。根据肾小球损伤的发病机制，分为三种类型：

(1) Ⅰ型：由抗 GBM 抗体介导(<5% 为 RPGN 病例；≤40% 为 ANCA 阳性)。

(2) Ⅱ型：由免疫复合物介导(45% 为 RPGN 病例；<5% 为 ANCA 阳性)。

(3) Ⅲ型(少免疫复合物型 RPGN)：肾小球肾炎通过免疫荧光或电镜可见微量免疫复合物沉积(50% 为 RPGN 病例；高达 90% 的患者为 ANCA 阳性)。

9.3 实验室检查

由于未经治疗的患者可迅速进展至终末期肾病,因此实验室检查十分关键。肾活检可作为疾病诊断和预后判断依据。

（1）尿液分析：少尿,尿量通常 <400ml/d；肉眼血尿,可见红细胞、白细胞、红细胞管型；发病 3 天后可检测到蛋白尿,GFR 迅速下降而无法检测。

（2）肌酐和血尿素氮迅速上升。

（3）可检测（例如 ANCA、抗 GBM 抗体、抗核抗体）确定潜在病因。其他检测包括艾滋病和乙型肝炎和丙型肝炎血清学检测。

10. 肝肾综合征

10.1 定义

肝硬化失代偿或暴发性肝功能衰竭患者出现的进行性肾衰竭。分为：

（1）Ⅰ型：2 周内血清肌酐增加至 221mol/L（2.5mg/dl）以上。

（2）Ⅱ型：病情进展缓慢,几周或几个月内血清肌酐逐渐升高为 132.6mol/L 至 221mol/L（1.5mg/dl~2.5mg/dl）。

10.2 临床表现

肝硬化和腹水患者,特别是脱水患者（如胃肠出血、腹泻或利尿）或并发感染患者。其他与门静脉高压相关的肝脏疾病患者,如严重酒精性肝炎。

10.3 实验室检查

（1）血清肌酐逐渐升高（>132.6mol/L 即 1.5mg/dl 以上）,GFR 降低。

（2）静脉注射白蛋白无效者。

（3）尿液分析：少尿,比重较高的浓缩尿；蛋白质排泄 <500mg/d；每高倍视野少于 50 个红细胞；尿钠降低（<10mmol/L）。

（4）低钠血症。

（5）肝功能异常。

参考文献

Salerno F, Gerbes A, Gines P, et al. Diagnosis, prevention and treatment of hepatorenal syndrome in cirrhosis. *Gut*. 2007;56:1310–1318.

12

11. 高钙血症肾病

11.1 定义

该疾病是由于甲状旁腺功能亢进、结节病、维生素 D 中毒或多发性骨髓瘤或其他恶性肿瘤等病症引起血液中钙水平升高引起的。

11.2 实验室检查

（1）血清钙水平增加（3mmol/L~3.75mmol/L 即 12mg/dl~15mg/dl）。

（2）由于多尿和多饮表现出的肾浓缩能力降低,尿渗透压下降。

（3）尿蛋白正常或轻微蛋白尿。

（4）GFR 降低,肾血流量减少和氮质血症。

(5) 可缓慢进展为肾功能不全,可通过纠正高钙血症来逆转。

12. 尿钙增加所致高钙性肾病

12.1 定义

高钙性肾病是肾结石患者最常见的疾病(占 40%~50%),是指在不受限制的饮食下,男性尿钙排泄量大于 300mg/d,女性大于 250mg/d。也可定义为每天(男、女或儿童)大于 4mg/kg 体重的尿钙排泄或每升超过 200mg 钙的尿液浓度。

高钙尿症的类型:

(1) 肾脏:由于肾小管重吸收异常。

(2) 吸收性:由于肠道钙吸收增加。

(3) 代谢性:由于原发性甲状旁腺功能亢进症。

(4) 特发性:高钙性肾病的最常见原因,指没有明显病因的多尿钙排泄。因此,诊断应排除高钙尿症的所有其他原因,家族性常见,目前约 2%~6% 为无症状儿童。吸收性尿钙增加患者在饮食限制下会降低尿钙水平,因此可以与肾病或高尿钙症患者区分。

12.2 实验室检查

(1) 尿钙排泄和尿钙 / 肌酐比值增加。

(2) 血钙水平通常正常。其他实验室检查如血清肌酐、磷、甲状旁腺激素(parathyroid hormone,PTH)和维生素 D 水平有助于确定高钙尿症的病因。

13. 高血压性肾病

13.1 定义

表现为肾脏的大动脉和小动脉的血管壁增厚,管腔变窄,继发于高血压性肾小球硬化症。根据高血压的严重程度和动脉病变的速度,分为良性或恶性(罕见)。恶性患者中,严重的高血压可导致急性肾损伤和血尿。

13.2 临床表现

(1) 高血压病史较长的患者,血清 BUN 和肌酐水平升高伴轻度蛋白尿。

(2) 黑种人、血压急剧升高的患者和糖尿病肾病患者的风险较高。

13.3 实验室检查

(1) 良性肾脏硬化:尿素氮和肌酐升高;轻度蛋白尿(通常 <1g/d);尿沉渣正常或接近正常。

(2) 恶性肾脏硬化:血尿;氮质血症和蛋白尿(极少或明显)。

(3) 肾活检较少。诊断主要依据临床特点。

14. IgA 肾病

14.1 定义

该疾病是一种免疫介导的疾病(也称为 Berger 病),是导致肾小球肾炎和原发性慢性肾小球疾病的最常见原因,特点为 IgA 在肾小球系膜中的沉积。约 40% 的病例发生肾功能减退;其中一半在 5~25 年内发展为终末期肾病。多达 30% 的病例具有持续性镜下血尿。

14.2 临床表现

(1) 出现持续性或间歇性血尿(肉眼或镜下),伴蛋白尿。75% 的儿童和年轻成人患者出现肉眼血尿,并且经常在上呼吸道感染后几天开始。

(2) 少数病例(<10%)临床表现可更严重,类似于肾病综合征或快速进展性 GN(水肿、肾功能不全和血尿)。

(3) IgA 沉积常常与过敏性紫癜(IgA 血管炎)有关,也可能与胃肠道疾病(如乳糜泻)、皮肤(如疱疹样皮炎)、肝脏(如肝硬化)、肿瘤(例如肺癌、胰腺癌)、自身免疫性疾病(例如 SLE、RA)和感染(例如 HIV、麻风)有关。

14.3 实验室检查

(1) 诊断基于肾活检和免疫荧光显微镜,提示肾小球系膜区 IgA 沉积,偶有 IgG、IgM 沉积;可见补体 C3 和备解素。

(2) 尿液分析显示血尿和红细胞管型。

(3) 蛋白尿通常大于 2g/d。

(4) 小于或等于 50% 的患者血清 IgA 水平升高。

(5) 血清补体通常正常。

(6) 血清半乳糖缺乏型 IgA1 浓度经常升高。

(7) 研究发现血清中聚糖特异性 IgG 抗体与尿蛋白排泄和进展为 ESRD 或死亡的风险相关。

参考文献

Wyatt RJ, Julian BA. IgA nephropathy. *N Engl J Med.* 2013;368(25):2402–2414.

15. 间质性肾炎

15.1 定义

这种免疫介导的疾病的特征是肾间质中存在炎性浸润,分为急性或慢性。药物治疗是导致约 75% 的急性间质性肾炎(acute interstitial nephritis,AIN)发病的原因。主要的致病药物包括抗生素(例如,β 内酰胺、头孢菌素、利福平)、磺胺类利尿剂和 NSAID。

其他原因包括:

(1) 感染(5%~10%):A 群 β 溶血性链球菌;白喉棒状杆菌;布鲁氏菌病;钩端螺旋体病;传染性单核细胞增多症;弓形虫病感染。

(2) 全身性疾病(10%~15%):SLE、干燥综合征、结节病。

(3) 肾小管间质性肾炎和 TINU 综合征。

(4) 毒性物质。

15.2 临床表现

(1) 肾功能不全的患者,特别是在开始新药治疗后发生过敏反应的患者,时间从几天到几个月。

(2) 约 10% 的急性间质性肾炎患者出现红疹、发热和嗜酸性粒细胞增多等临床表现。

(3) 慢性间质性肾炎患者可出现恶心、呕吐、疲劳和体重减轻。

12

15.3 实验室检查

（1）血液学检查：血清肌酐升高，血清 IgG 通常升高，但血清补体正常，IgG4 相关疾病患者的 IgG4 水平可能升高；CBC 可提示增加的 WBC 和中性粒细胞等，约 1/3 的患者出现嗜酸性粒细胞增多和 IgE 水平升高，可伴贫血但无溶血或铁缺乏表现，当肾功能正常时，贫血消失；间接 Coombs 试验阴性，骨髓象通常正常。

（2）尿液检查：少尿或正常，尿液分析结果与 ATN 相似；镜下血尿，脓尿和白细胞管型，红细胞管型罕见；蛋白尿通常为轻度至中度（<1.0g/24h）；可能发生肾性蛋白尿（罕见）。

（3）FENa>1% 表示肾小管损伤。

（4）高氯性代谢性酸中毒提示肾小管间质损伤。

（5）确诊靠肾活检。

16. 微小病变型肾病

16.1 定义

儿童肾病综合征的最常见类型，占 10 岁以下儿童的 70%~90%，年龄较大的儿童占 50%。这也是成人肾病综合征的重要原因（10%~15% 的病例）。

16.2 临床表现

常为突发肾病综合征的患者，致病因素包括药物、感染、自身免疫性疾病或恶性肿瘤——特别是血液恶性肿瘤（霍奇金淋巴瘤、非霍奇金淋巴瘤或白血病）。

16.3 实验室检查

（1）蛋白尿（>3.5g/d）。

（2）低白蛋白血症（<20g/L），常为高脂血症引起。

（3）光学显微镜和免疫荧光显微镜观察不到免疫球蛋白或补体沉积物。

（4）EM 上可见弥漫性足细胞足突的消失，少于 1/3 的患者出现镜下血尿。

17. 肾炎综合征

17.1 定义

是一种以肾小球肾炎、血尿、蛋白尿、肾功能不全为特征的免疫性疾病。可以分为：

（1）局灶性肾炎：肾小球炎性区域较局限，患者常伴有无症状性血尿和蛋白尿。

（2）弥漫性肾炎：可观察到明显的蛋白尿、水肿和高血压。

17.2 原因

（1）肾脏因素：感染（如链球菌、葡萄球菌或肺炎球菌感染、腮腺炎、麻疹、水痘、乙型肝炎和丙型肝炎后的某些致肾炎菌株）；MPGN 或抗肾小球膜疾病。

（2）全身性因素：SLE；血管炎；IgA 肾病或过敏性紫癜。

17.3 实验室检查

（1）尿液分析：少尿（<40ml/d）；蛋白尿（通常 <3.5g/d）和血尿，伴红细胞管型。

（2）尿毒症和氮质血症。

（3）补体 C3 水平下降。免疫学试验（例如抗 GBM 抗体、ASO）可以帮助鉴别诊断。

（4）确诊靠肾活检。

18. 肾病综合征

18.1 定义

这种综合征表现为重度蛋白尿、低白蛋白血症、高脂血症和水肿。

18.2 病因

原发性肾小球疾病占所有肾病综合征病例的 50% 以上。全身性疾病如糖尿病肾病、SLE（占所有病例的 14%）和淀粉样病变(6%)也可能与肾病综合征有关。其他原因包括感染、肿瘤（成人病例的 10%）以及药物或毒素（见表 12-5）。

表 12-5　肾病综合征的主要原因

原发性肾脏病	血吸虫病
膜性肾病(33%)	肺结核
局灶性肾小球硬化症(33%)	麻风病
IgA 肾病(10%)	恶性肿瘤
微小病变肾病(15%)	实体腺癌,例如,肺、乳房、结肠
膜性增生性肾小球肾炎(2%~5%)	霍奇金淋巴瘤
其他(例如,增生性肾小球肾炎)(5%~7%)	其他恶性肿瘤
系统性疾病	药物或毒素
糖尿病	非甾体类抗炎药
淀粉样变性	Gold(MN)
系统性红斑狼疮	青霉胺
蛋白异常血症	丙磺舒
多发性骨髓瘤	水银
原纤维性肾小球肾炎	卡托普利
轻链沉积病	海洛因(静脉注射)
重链沉积病	海洛因
传染病	其他
艾滋病	子痫前期
乙型肝炎	慢性排斥反应
丙型肝炎	膀胱输尿管的回流
梅毒	蜂蛰伤
疟疾	

18.3 实验室检查

（1）尿液分析：典型的蛋白尿：成人（正常尿蛋白排泄 <0.15g/24h）>3.5g/24h，儿童 >50g/kg/d，尿蛋白以白蛋白为主。随机尿中总蛋白质与肌酐比值（mg/mg）与体表面积（g/1.73m^2）和每日蛋白质排泄密切相关。偶见血尿和氮质血症。尿液中可见颗粒管型和上皮细胞管型。

（2）血清白蛋白（通常 <25g/L）和总蛋白降低。血清 α_2 和 β 球蛋白显著增加, γ 球蛋白

减少,α₁ 球蛋白正常或减少。若 γ 球蛋白增加,还应排除全身性疾病(例如 SLE)。

（3）可继发蛋白尿和低白蛋白血症,如血清钙降低、血清铜蓝蛋白降低、纤维蛋白原增加。

（4）高脂血症:血清胆固醇升高,通常大于 9mmol/L(350mg/dl)。血清胆固醇水平低或正常可能与营养不良有关,提示预后不良。血清甘油三酯和总胆固醇增加。

（5）可适当使用血清学检测对病情进行评估,包括 ANA,补体(C3、C4),血清轻链,尿蛋白电泳/免疫固定电泳,梅毒和乙肝、丙肝血清学检测。

（6）由于抗凝血酶Ⅲ在尿液中丢失导致凝血功能降低,因此可以检测到抗凝血酶Ⅲ在血液中降低。另外,在 70% 的患者中发现了血小板、凝血因子、凝血抑制剂和纤维蛋白溶解系统的异常。约 25% 的病例可形成肾静脉血栓。

（7）确诊靠肾活检。

参考文献

Loscalzo J. Venous thrombosis in the nephrotic syndrome. *N Engl J Med.* 2013;368(10):956–958.

19. 放射性肾病

19.1 定义

患者一侧或双侧肾脏暴露于电离辐射(>2 000rad)中,损伤程度与辐射强度和照射时间有关,约 20% 患者的肾脏可受电离辐射影响。急性放射性肾病的潜伏期为 6 个月~12 个月。慢性肾炎大于 10 年,大多数受累个体发展为肾功能减退和严重高血压。

19.2 实验室检查

（1）急性:突发血尿、蛋白尿(非肾病范围)、严重高血压、正细胞性贫血。

（2）慢性:持续蛋白尿,轻度至中度高血压,缓慢进展为肾衰竭。

20. 肾脓肿

见第七章,泌尿生殖系统疾病。

21. 肾动脉硬化

21.1 定义

一侧或两侧肾动脉或其分支狭窄。肾动脉硬化由动脉粥样硬化引起,偶见纤维肌性发育不良。肾动脉硬化导致高血压和慢性肾功能不全或发展为不可逆的肾损伤、肾衰竭或缺血性坏死。

21.2 临床表现

包括突发高血压,血压波动较大,或严重高血压的患者,尤其是难治性高血压患者。
危险因素:老年患者;动脉粥样硬化病变和慢性肾脏疾病。

21.3 实验室检查

（1）实验室检查不具有特异性,确诊依靠影像学检查。

（2）可见轻微蛋白尿。

（3）近期血尿素氮（BUN）和肌酐水平升高。

（4）外周静脉中的血浆肾素活性（plasma rennin activity，PRA）增加。

22. 肾栓塞

22.1 定义

肾栓塞通常由血栓栓塞引起，栓子通常来源于心脏或主动脉血栓，或原位肾动脉形成的血栓（不常见）。肾动脉损伤和心房颤动是肾梗死的两个常见原因，其他原因还包括主动脉或肾动脉的动脉瘤、肾动脉血管炎（例如结节性多动脉炎）或高凝状态（例如抗磷脂综合征）。

22.2 临床表现

急性腹痛的患者，常伴有恶心，呕吐和发热。

22.3 实验室检查

（1）尿液分析：镜下或肉眼血尿（不常见），偶见蛋白尿。

（2）血浆肾素活性（PRA）可在第二天上升，并保持一个月以上。

（3）血清肌酐升高，特别是栓塞患者。

（4）血清 LDH 显着升高（>400U/L）。

（5）WBC、CRP 和 ESR 通常会增加。

（6）CT 扫描有助于确诊并评估病情。

23. 肾小管酸中毒

23.1 定义

肾小管性酸中毒（renal tubular acidosis，RTA）是指由于肾脏酸化尿液的能力缺陷而产生代谢性酸中毒的一类疾病。所有形式的 RTA（1~4）均以正常的阴离子间隙和高氯性代谢性酸中毒为特征。

23.2 远端 RTA（1 型）

集合管分泌 H^+ 的功能受损，并且受到铵的影响；代谢性酸中毒患者都应该检测阴离子间隙（AG）和尿液 pH 值；成人的主要病因包括自身免疫性疾病（例如 Sjögren 综合征、SLE、类风湿性关节炎）和高钙尿症（例如维生素 D 中毒、甲状旁腺功能亢进）。此外，药物（如环磷酰胺、两性霉素 B）或其他疾病（例如肾盂肾炎、霍奇金病、冷球蛋白血症、淀粉样变性、结节病、髓质海绵肾）也可引起远端 RTA。遗传性远端 RTA 是儿童发病的最常见原因。

（1）实验室检查

① 尿液 pH 值偏高（>5.3；通常在 6.5~7 范围内）。尿 pH 低于 5.3 通常不是远端 RTA。尿钠浓度通常 >25mmol/L。可以测量尿阴离子间隙或渗透压间隙来间接估计尿铵排泄，可以通过这个参数区分远端 RTA 患者和正常阴离子间隙代谢性酸中毒和其他原因导致的低钾血症患者。

② 血钾降低。

③ 高氯性酸中毒伴血清碳酸氢盐浓度降低（可 <10mmol/L）。

④ 铵负荷试验显示不能将尿液酸化至 pH5.3 以下。

23.3 近端 RTA（2 型）

由于近端小管重吸收 HCO_3^- 障碍，造成碳酸氢盐大量从尿液丢失。近端 RTA 可单独发

12

病,或与广泛的近端小管功能障碍 Fanconi 综合征有关,其磷酸盐、葡萄糖、尿酸和氨基酸等其他溶质的重吸收受损,导致骨钙丢失(骨软化症)。最常见的原因是多发性骨髓瘤和其他单克隆病变中轻链的排泄增加。近端 RTA 的其他致病因素包括药物(例如碳酸酐酶抑制剂、环磷酰胺、氨基糖苷类);重金属(例如铅、汞);维生素 D 缺乏和特发性或家族性病变(例如,碳酸氢盐转移突变、酪氨酸血症、半乳糖血症、Wilson 病、胱氨酸病和碳酸酐酶 2 型缺陷)。

实验室检查

① 尿液 pH 可变,取决于患者是否用补碱治疗。治疗或不治疗(一般采用碱疗法,适当增加 5.3。在未治疗的患者中,滤过的碳酸氢钠水平低于碳酸氢盐阈值)。

② 血清碳酸氢盐浓度降低(12mmol/L~20mmol/L),伴高尿酸血症。静脉注射碳酸氢钠(0.5mmol/kg/h~1.0mmol/kg/h)使血清碳酸氢盐浓度增加到正常水平(18mmol/L~20mmol/L),尿液 pH 值迅速升高(>7.5),可有部分碳酸氢盐排出(>15%~20%)。

23.4 混合 RTA(3 型)

混合 RTA 最常见于碳酸酐酶Ⅱ缺乏引起的罕见常染色体隐性综合征,并具有近端和远端 RTA 的特征。

23.5 高钾血症(4 型)

此类型由醛固酮缺乏(例如原发性肾上腺功能不全、ACE 抑制剂、重症疾病、遗传性疾病)或肾小管对醛固酮抵抗(例如假性醛固酮增多症)引起。以轻度高氯性代谢性酸中毒和高钾血症为特征。主要实验室检查结果:血清碳酸氢盐浓度通常大于 17mmol/L,尿液 pH<5.3,血钾升高(见表 12-6)。

表 12-6 不同类型的肾小管酸中毒特征

	远端的肾小管酸中毒(1 型)	近端肾小管酸中毒(2 型)	高血钾肾小管酸中毒(4 型)
原发性缺陷	损害远端酸化作用	有缺陷的近端碳酸氢盐重吸收	减少醛固酮分泌或抑制醛固酮作用
高氯性酸中毒	是	是	是(轻度)
尿液酸碱度	>5.3	可变的(依据血浆碳酸氢钠水平)	<5.3
血浆碳酸氢盐	通常减少(可能<10mmol/L)	12~20mmol/L	>17mmol/L
血钾	减小(纠正碱治疗)	减小(进一步减少碱治疗)	升高

参考文献

Kelepouris E, Agus ZS. Overview of renal tubular acidosis. In: Basow DS (ed). *UpToDate*. Waltham, MA: UpToDate; 2013.

24. 肾静脉血栓形成

24.1 定义

该疾病以一侧或双侧肾静脉的血栓形成为特征。最常见的病因是肾病综合征和严重脱水,其他原因包括创伤、DIC、肿瘤,口服避孕药和血容量不足(尤其是婴儿)。

24.2 临床表现

(1) 肾功能不全的新生儿。

(2) 患有亚急性或慢性肾功能恶化的患者,包括有血栓形成倾向或潜在肾脏疾病的患者。

(3) 伴有深静脉血栓形成或肺栓塞。

(4) 急性起病伴腹部下背部疼痛、发热、尿量减少和血尿。

24.3 实验室检查

(1) 通过影像学检查进行诊断。

(2) 尿液检查可见轻度蛋白尿和少量红细胞。

(3) 纤维蛋白降解产物和 D- 二聚体升高。

(4) 根据临床表现进行判断。

参考文献

Wysokinski WE, Gosk-Bierska I, Green EL, et al. Clinical characteristics and long-term follow-up of patients with renal vein thrombosis. *Am J Kidney Dis.* 2008;51:224–232.

25. 高尿酸血症肾病

25.1 定义

由于大量尿酸在肾中沉积,高尿酸血症可引起多种肾病,分为三类:

(1) 慢性尿酸盐肾病:尿酸盐晶体沉积在肾髓质中造成肾功能不全,导致慢性炎症反应。

(2) 急性尿酸盐肾病:肾功能不全原因之一,具有可逆性,这是肾小管内大量尿酸结晶沉积的结果,严重时可见少尿或无尿。

(3) 尿酸性肾结石:由持续尿液 pH 偏低和高尿酸血症发展而来。约 15% 的痛风患者出现由尿酸结晶引起的肾结石(相比之下,没有痛风的患者为 8%),并导致肾脏损害。大块的结石会阻塞输尿管,从而阻碍肾脏清除废物并导致泌尿生殖道感染。

25.2 临床表现

慢性肾功能不全患者和严重高尿酸血症患者可考虑慢性尿酸盐肾病,但与肾功能不全程度不成比例。急性尿酸升高的患者可能会出现急性尿酸性肾病,特别是在化疗或放疗治疗血液系统恶性肿瘤或非血液肿瘤(肿瘤溶解综合征)之后。在 Lesch-Nyhan 病患者中,尿酸的产生过剩,在近端肾小管(Fanconi-like 综合征)中尿酸重吸收减少的患者也有患病可能。尿酸性肾结石主要见于痛风患者和长期服用排尿酸药物患者、脱水或慢性腹泻患者以及糖尿病、代谢综合征或骨髓增生性肿瘤患者。

25.3 实验室检查

(1) 尿液分析:24h 尿液可提示高尿酸。尿液镜检可见尿酸结晶、草酸钙和无定形尿酸盐晶体。

(2) 血尿酸升高,在肿瘤溶解综合征中升高较明显。

(3) 早期肾脏损害表现为肾脏浓缩能力下降,轻度蛋白尿和酚红排泄(phenolsulfon-

phthalein,PSP)减少。慢性进行性氮质血症伴轻微蛋白尿表明肾脏受损。

(4) 在尿酸性肾结石中,尿 pH 值降低(5.5 以下)。

(5) 在急性尿酸性肾病中,随机尿中尿酸与肌酐的比值(mg/mg)>1.0,而在大多数形式的 AKI 中,尿量减少的比例 <1.0。高钾血症、高磷血症和低钙血症也可能伴随急性尿酸肾病,特别是严重组织破坏(例如肿瘤溶解综合征)时。

参考文献

Wiederkehr MR, Moe OW. Uric acid nephrolithiasis: a systemic metabolic disorder. *Clinic Rev Bone Miner Metab*. 2011;9:207–217.

第二节　先天性肾病

1. 异位肾

异位肾脏或肾脏异位是一种先天性缺陷病,肾脏位于其正常位置的下方、上方或对侧。发病率约为 1∶1 000。

与正常肾相比,异位肾一般功能下降,但大多数患者无症状。在有症状的患者中,主要与尿路感染、肾结石、梗阻或肾损害等有关。

根据影像学检查进行诊断。

2. 遗传性肾炎(ALPORT 综合征)

由编码Ⅳ型胶原蛋白 α 链的基因突变引起的遗传性疾病。约 85% 的病例是由位于 X 染色体上的 COL4A5 基因突变(X 连锁遗传)引起,其编码Ⅳ型胶原 α5 链。其余病例由 2 号染色体上 COL4A3/COL4A4 基因突变引起,其编码Ⅳ型胶原的 α3 和 α4 链,为常染色体隐性或显性遗传。

儿童初期表现为持续性镜下血尿,可能是上呼吸道感染引起的肉眼血尿,逐渐发展为进行性肾功能不全和蛋白尿。可在成年后发展为 ESRD。

除肾脏异常外,患者还有全身表现,其中最常见的是听力障碍和视觉异常。

依据家族史、肾衰竭和听力丧失等具体表现进行诊断,电镜肾活检结果对诊断至关重要。

参考文献

Haas M. Alport syndrome and thin glomerular basement membrane nephropathy: a practical approach to diagnosis. *Arch Pathol Lab Med*. 2009;133(2):224–232.

3. 马蹄肾

马蹄肾是一种先天性疾病,肾脏下端或底部融合在一起时就形成了马蹄肾。发生率在 1/500;Turner 综合征女性发病率较高(15%)。通常无症状,但患有此病的患者肾脏异常(如肾栓塞、感染、结石和肿瘤)的风险增加。

4. 肾髓质囊肿性疾病

髓质囊性肾病（medullary cystic kidney disease,MCKD）也称为常染色体显性间质性肾病（autosomal dominant interstitial kidney disease,ADIKD），以常染色体显性遗传,其特征为进行性肾脏疾病和肾衰竭。老年患者多发,仅限于没有肾外器官受累的肾脏。在某些情况下,可能会出现大量液体的髓质囊肿。

按基因突变 MCKD 可分为三种类型：

（1）编码 Tamm-Horsfall 粘蛋白的 UMOD 基因突变：该疾病也被称为 MCKD2 型或尿调节素相关性肾病（uromodulin-associated kidney disease,UAKD）,并且在大多数 MCKD 病例中存在,它的特点是尿酸排泄减少导致的高尿酸血症。

（2）编码肾素的 REN 基因突变。

（3）编码粘蛋白 1（也称为 MCKD 1 型）的 MUC1 基因的突变。

（4）REN 和 MUC1 基因突变仅在一些家族中存在,其他未知基因的其他突变可能会导致一些其他病例。

UAKD 患者通常在青少年期发病,伴有痛风、高尿酸血症和血清肌酐升高。ESRD 发病年龄在 20 岁到 70 岁之间,可见蛋白尿。与 UAKD 类似,REN 突变的患者也可发展为早发性痛风,但是他们的 CDK 进展更缓慢并且在 40 岁之后发生 ESRD。此外,这些患者表现出贫血伴高钾血症。患有 MUC1 突变的患者可缓慢进展为 CKD,无早期痛风发作。所有类型的诊断都基于家族史和临床表现,可通过基因检测明确诊断。

参考文献

Bleyer A. Autosomal dominant interstitial kidney disease (medullary cystic kidney disease). In: Basow DS (ed). *UpToDate*. Waltham, MA: UpToDate; 2013.

5. 髓质海绵肾

5.1 定义

这种先天性疾病的特征是囊肿扩张和集合管畸形以及髓质囊肿形成。遗传的依据很少,通常没有阳性家族史。

5.2 临床表现

大多数患者是无症状的,并且在影像学检查之后偶然发现这种情况。有症状的患者常伴有血尿、肾结石和尿路感染。

诊断由影像学证实。

6. 肾消耗病/肾结核

6.1 定义

肾消耗病（Nephronophthisis,NPHP）以常染色体隐性方式遗传,其特征为尿液浓缩能力下降,慢性肾炎和早期（通常 <20 岁）ESRD 发展,是 ESRD 最常见的遗传病因。

6.2 临床表现

患者通常表现为多饮、多尿、贫血和轻度蛋白尿,尿沉渣正常。根据具体的基因缺陷,患者还可能有肾脏以外症状,如视网膜缺损、肝损伤和骨骼缺陷。

6.3 实验室检查

按 ESRD 发病的中位数年龄,分为三类:婴儿(中位年龄 4 岁);少年(最常见病变体,中位年龄 13 岁)和青少年(中位年龄 19 岁)。

编码原发性纤毛或肾脏上皮细胞组分的基因中有 11 种不同的突变(NPHP1-NPHP11)。NPHP1 基因的突变最常见(20% 的病例),其特征为 ESRD 平均年龄为 13 岁(幼年 NPHP);其他基因的突变 <3%。NPHP2 基因突变与婴儿型相关,而 NPHP3 基因突变罕见,与青春期相关。幼年型与除 NPHP2 以外的所有 NPHP 基因的突变有关。

病理学研究证实其可致严重的肾小管损伤和基底膜增厚。NPHP 组织学研究结果与 MCKD 类似。

参考文献

Wolf MT, Hildebrandt F. Nephronophthisis. *Pediatr Nephrol.* 2011;26(2):181–194.

7. 多囊肾

7.1 定义

多囊肾(polycystic kidney disease,PKD)是一种遗传性疾病,其特征是在肾脏形成大量囊肿,并具有两种主要遗传形式:常染色体显性遗传和常染色体隐性遗传。

7.2 常染色体显性多囊肾病(autosomal dominant polycystic kidney disease,ADPKD)

新生儿发病率为 1~2 : 1 000,是最常见的遗传性肾脏疾病。位于第 16 号染色体上的 PKD1 基因中约有 85%~90% 的 ADPKD 突变发生,而位于第 4 号染色体上的 PKD2 基因中存在其余的突变(10%~15%)。PKD2 基因突变患者通常具有较轻的表型。症状通常在出生后四十年内发病,也可提前发病。由于囊肿继续增大并替代正常肾组织,ADPKD 最终发展为肾衰竭。此外,还患有其他并发症,如高血压、血尿、肾梗死、肾结石和肾脏感染。ADPKD 家族史和影像学研究证实存在肾囊肿可对疾病进行诊断。囊肿还可以在其他器官如肝脏和胰腺中找到。基因检测可以区分 PKD1 和 PKD2 突变。

7.3 常染色体隐性多囊肾(autosomal recessive polycystic kidney disease,ARPKD)

较 ADPKD 发病率低,约占新生儿比例为 1 : 20 000。它是由 PKHD1(多囊肾和肝病 1)基因的突变引起的,通常在出生后几周内被鉴定出来。患 ARPKD 的儿童在到达成年之前即出现肾衰竭。此外,他们常患有瘢痕性肝脏,伴肾结石、高血压和尿路感染。影像学检查可明确胎儿或新生儿的肾脏和肝脏病变。

参考文献

Harris PC, Torres VE. Polycystic kidney disease. *Annu Rev Med.* 2009;60:321–337.

8. 肾实质畸形

8.1 定义

受遗传和环境因素影响,肾单位不能正常发育。遗传因素包括肾发育相关的基因突变

（例如，EYA1、SIX1、TCF2、SALL1、FRAS1、PAX2）；环境因素包括接触致畸剂和营养不良。

8.2 实验室检查

（1）肾实质畸形可根据组织学检查进行区分，包括：

① 肾发育不全：结构正常的肾单位数量减少，肾脏大小通常比相应年龄肾脏的平均大小减少 2 个标准差。

② 肾发育不良：特征是存在畸形肾单位，发育不良的肾脏大小不一，但通常比正常小。

③ 肾发育不全：定义为先天性肾实质组织缺如，大多数单侧肾发育不全患者无症状。

④ 多发性不典型增生：以无功能性肾发育不良为特征的多发性囊肿。

⑤ 肾小管发育不全：非常罕见的疾病，特征是近端小管缺乏或发育不良。

（2）依靠影像学和遗传学进行诊断。

9. 薄基底膜肾病（良性家族性血尿）

9.1 定义

在普通人群中家族性遗传约占 1%，与 IgA 肾病和 Alport 综合征一起被认为是儿童和成人血尿的常见原因。除血尿外，电镜可见其肾小球基底膜均匀减薄。遗传方式类似于 Alport 综合征，约 40% 的薄基底膜肾病患者在 COL4A3/COL4A4 位点杂合突变，认为是常染色体隐性 Alport 综合征的携带者，预后良好，血尿具有自限性。

9.2 临床表现

具有血尿家族史的患者，肉眼血尿患者，没有肾脏疾病但疼痛的患者。

9.3 实验室检查

（1）实验室诊断旨在排除可能引起血尿的其他肾小球疾病，如 IgA 肾病和 Alport 综合征。

（2）尿液检查：镜下血尿可以持续或间歇存在，通常无症状，可伴异形红细胞和红细胞管型。

（3）肾功能和尿蛋白排泄常正常。

（4）需要通过电镜来诊断肾小球基底膜（GBM）的状态，并通过免疫组织学和遗传学研究来排除 Alport 综合征。

参考文献

Haas M. Alport syndrome and thin glomerular basement membrane nephropathy: a practical approach to diagnosis. *Arch Pathol Lab Med.* 2009;133(2):224–232.

10. 家族性视网膜及中枢神经系统血管瘤病

10.1 定义

家族性视网膜及中枢神经系统血管瘤病（Von Hippel-Lindau disease，VHLD）是罕见的遗传性疾病，以常染色体显性遗传方式遗传，并由染色体 3 短臂上的 VHLD 肿瘤抑制基因突变导致。大约 20% 的 VHLD 患者具有新突变并没有相关的家族史。

10.2 临床表现

具有视网膜和中枢神经系统血管母细胞瘤、嗜铬细胞瘤、胰腺和肾脏的多脏器囊肿以及肾囊肿恶变为肾细胞癌患者的风险增加,也是造成 VHLD 患者死亡的主要原因。

根据嗜铬细胞瘤发展的可能性分为两种类型:

(1) 1 型:无义突变。患者主要有血管母细胞瘤,肾细胞癌和嗜铬细胞瘤罕见。

(2) 2 型:错义突变,并细分为 2A、2B 和 2C。这类患者发生嗜铬细胞瘤的风险很高。2A 型患者存在血管母细胞瘤和嗜铬细胞瘤的风险,但不是肾细胞癌;2B 型患者有发生三种肿瘤的风险;2C 型患者仅有出现嗜铬细胞瘤的风险。

10.3 实验室检查

(1) 血细胞计数(CBC)可找到促红细胞生成素产生增加而引起的真性红细胞增多症的证据。

(2) 尿液检查:血尿、尿液中儿茶酚胺代谢物(变肾上腺素、去甲万古新、多巴胺和香草扁桃酸)可能有助于检测嗜铬细胞瘤。尿细胞学检查可能发现肾癌细胞。

(3) 诊断还基于家族史、影像学检查和基因检测。

参考文献

Maher ER, Neumann HP, Richard S. von Hippel-Lindau disease: a clinical and scientific review. *Eur J Hum Genet.* 2011;19(6):617–623.

第三节 肾脏肿瘤

1. 肾素瘤

1.1 定义

肾素瘤是一种罕见的肾素分泌异常的良性肿瘤,多见于青少年和青年,在 20 岁 ~30 岁人群中发病率最高。

1.2 临床表现

该肿瘤的主要特征是继发于肿瘤细胞过度分泌肾素所引起的高血压和醛固酮过多症。患者通常表现为头痛、视网膜病变、复视、头晕、恶心、多尿和蛋白尿。

1.3 实验室检查

(1) 血浆肾素活性(PRA)升高,其中病变侧肾静脉 PRA 水平升高更明显。

(2) 醛固酮增多症和低钾血症。

2. 肾细胞癌

2.1 定义

肾细胞癌(renal cell carcinoma,RCC)起源于近端小管的内侧,是肾肿瘤最常见的类型,占原发性肾肿瘤的 80%~85%,占成人所有恶性疾病的 2%~3%。

2.2 临床表现

男性比女性更常见(比例为 2:1),在 60 岁 ~70 岁时有典型表现。许多患者直到疾病的晚期才表现出临床症状。RCC 的经典三联征(血尿、腹痛和可触及的肾脏肿块)通常提示疾病晚期。

至少有四种与肾细胞癌相关的遗传综合征,包括 VHLD 综合征、遗传性乳头状肾癌、家族性肾嗜酸细胞瘤和遗传性肾癌。

2.3 实验室检查

(1)尿液检查:镜下或肉眼血尿,与肿瘤病变有关。

(2)全血细胞计数(CBC)提示贫血,常为正常或小细胞性贫血;贫血为疾病先兆表现。由于促红细胞生成素增加,约 5% 的患者可发现红细胞增多症。

(3)血清检测提示高钙血症和血清铁蛋白升高。

参考文献

Rini BI, Campbell SC, Escudier B. Renal cell carcinoma. *Lancet*. 2009;373(9669):1119–1132.

3. 肾母细胞瘤

3.1 定义

该疾病是儿童时期最常见的肾脏恶性肿瘤(95% 的病例在 10 岁以前确诊)。该肿瘤与许多肿瘤抑制基因(包括 WT1、FTW1、FTW2 和 p53 基因)的功能丧失和突变有关。通过组织学肾活检或手术切除肿瘤进行诊断。

3.2 临床表现

3 岁 ~10 岁的儿童,伴腹部肿块、血尿、腹痛或高血压。

3.3 实验室检查

(1)可见蛋白尿。

(2)血清肌酐可升高;肝功能异常提示发生肝转移;高钙血症可伴随其他相关综合征。

(3)约 8% 的患儿伴发血管性血友病(Von Willebrand disease,vWD)并可能在手术中出血。

(4)可依靠肿瘤抑制基因的遗传学研究帮助诊断。

第四节　继发性肾脏疾病

1. 肾淀粉样变性病

1.1 概述

见原发性淀粉样变性。这种情况涉及肾脏中的淀粉样沉积,是 AA、AL 和几种遗传性淀粉样变性最常见的并发症之一。

1.2 临床表现

患有已知全身性淀粉样变性的患者伴蛋白尿、肾功能不全或病因不明的肾病综合征的患者。

1.3 实验室检查

(1)尿常规:持续性蛋白尿,伴有肾小球淀粉样蛋白的沉积;蛋白尿从轻度,伴或不伴血尿,到大量蛋白尿(>3.5g/d),至超过 20g/d;尿蛋白主要是白蛋白,尿沉渣通常正常。

(2)肾小球滤过率降低,血肌酐浓度升高。

(3)在晚期病例中可见低蛋白血症和继发于肾病综合征的其他病变。约 20% 肾淀粉样变性肾病综合征患者发生 ESRD。

（4）肾源性尿崩症（diabetes insipidus，DI）和肾小管性酸中毒可能是淀粉样蛋白管状沉积所致。

参考文献

Dember LM. Amyloidosis-associated kidney disease. *J Am Soc Nephrol*. 2006;17:3458–3471.

2. 糖尿病肾病

2.1 概述

糖尿病肾病（Diabetic nephropathy，DN）也称 Kimmelstiel-Wilson 病，其特征是排除其他肾脏疾病的糖尿病患者持续蛋白尿和进行性肾功能不全。约 1/3 的糖尿病患者在诊断后发展为 DN。DN 是美国和欧洲 ESRD 最常见的疾病，1 型 DM 的 ESRD 发生率为 30%，2 型 DM 的发生率为 20%（见表 12-7）。

表 12-7　胰岛素依赖性糖尿病（IDDM）肾病的进程

阶段	发病时间	实验室检查 *	形态学改变	患者所占百分比
早期	确诊时	GFR 升高	肾脏变大	100
肾脏病变（不伴临床表现）	确诊后 2~3 年	GFR 升高，不伴蛋白尿	肾小球和肾小球毛细血管基底膜增厚，肾小球硬化	35~40
肾病初期	确诊后 7~15 年	蛋白尿 0.03~0.3g/d，GFR 正常或轻度升高	肾小球进行性硬化	80~100
临床型糖尿病肾病	确诊后 10~30 年	蛋白尿 >0.3g/d，GFR 正常或轻度降低	广泛性肾小球硬化	>75
终末期肾病	确诊后 20~40 年	GFR <10ml/min，血清肌酐≥884.02μmol/L		

GFR：肾小球滤过率

* 当 IDDM 中蛋白尿为 0.075g/d~0.1g/d 时，将进展为临床型肾病。肾病发生后 GFR 将以 10ml/min/y 的速度下降。

参考文献：Selby JV，Fitz-Simmons SC，Newman M，et al. The natural history and epidemiology of diabetic nephropathy. JAMA. 1990;263:1954-1960.

微量白蛋白尿是 DN 发展的早期征兆，对 DN 诊断具有很高的特异性和预测价值。与糖尿病、高血压、视网膜病、神经病、肾衰竭、血管损伤和心血管疾病的发生风险有关。

2.2 临床表现

黑种人、墨西哥裔美国人、波利尼西亚人和毛利人中 DN 比较普遍。其他危险因素包括控制不佳的糖尿病、阳性家族史和未控制的高血压。一般来说，任何患有进行性肾衰竭或蛋白尿的患者都应该检查是否存在 DM。另一方面，所有 DM 患者应定期进行尿常规和肾功能检查。

2.3 实验室检查

（1）微量蛋白尿（随机尿中白蛋白排泄量介于 30mg/d~300mg/d 或肌酐排泄量 30mg/

g~300mg/g)通常在糖尿病发病后的 5 年 ~10 年出现。大量蛋白尿,也被称为蛋白尿(>300mg/g 肌酐),常发生在晚期,可发展为肾病综合征。应在后续 3~6 个月内收集一次尿液标本,确认白蛋白 / 肌酐比值是否升高(见图 12-4)。

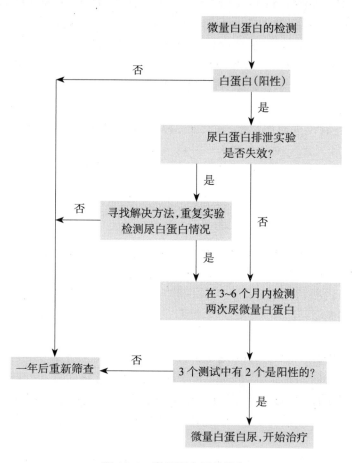

图 12-4　微量蛋白尿的筛查

（2）尿沉渣通常正常,少见血尿。

（3）血清蛋白可下降,尤其是疾病晚期。

（4）BUN 和肌酐逐渐升高,氮质血症通常在蛋白尿发作几年后发生。

（5）测量 DM 患者的血红蛋白 A1c(HbA1c)并将其维持在 7.0% 左右,有助于预防或延缓 DN 的进展。

参考文献

DOQI clinical practice guidelines and clinical practice recommendations for diabetes and chronic kidney disease. *Am J Kidney Dis.* 2007;49(2 Suppl 2):S12–S154. http://www.kidney.org/professionals/kdoqi/pdf/Diabetes_AJKD_FebSuppl_07.pdf

KDOQI clinical practice guideline for diabetes and CKD: 2012 update. *Am J Kidney Dis.*2012;60(5):850–886.http://www.kidney.org/professionals/KDOQI/guidelines_diabetesUp/diabetes-ckd-update-2012.pdf

3. 紫癜性肾炎

3.1 概述

常见于过敏性紫癜（Henoch-Schönlein purpura，HSP），HSP 也称为 IgA 血管炎，指小血管的超敏性全身性血管炎，且含有 IgA 免疫复合物沉积。它主要侵犯皮肤以及其他器官如肾、消化道和关节，儿童中最常见，肾损伤是 HSP 最常见的并发症。成人比儿童更常见也更严重，通常在全身症状出现后立即累及到肾脏。多达 30% 的成年人在诊断该病 15 年内出现 CKD 或肾衰竭。该疾病的诊断依靠临床症状。

3.2 实验室检查

（1）约 1/3 的患者出现血尿和蛋白尿，伴 GFR 下降，且蛋白尿在成人中更易见。

（2）血清 IgA 和 IgA 免疫复合物水平升高。

（3）肾活检可作为疾病诊断和病情评估依据。

4. 狼疮肾炎

4.1 概述

多达 60% 的 SLE 患者被诊断为狼疮性肾炎（lupus nephritis，LN）。黑种人和西班牙裔的患病率明显高于白人，男性高于女性。国际肾脏病学会 / 肾脏病理学会根据肾活检组织病理学将 LN 分为六类（Ⅰ～Ⅵ）。

4.2 实验室检查

LN 的分类：

（1）微小系膜 LN（Ⅰ类）：患者尿液检查正常，血清肌酐浓度正常。

（2）系膜增生性 LN（Ⅱ类）：可能存在镜下血尿和轻度蛋白尿。

（3）局灶性 LN（Ⅲ类）：侵犯小于 50% 的肾小球，根据病变的活动期 / 潜伏期可分为不同亚类。以血尿和蛋白尿为特征，在一些患者中，蛋白尿可能处于肾病范围并且血清肌酐可能升高。

（4）弥漫性 LN（Ⅳ类）：与Ⅲ类相似。出现血尿和蛋白尿，有些患者可能表现为肾病性蛋白尿和高血压。

（5）膜性 LN（Ⅴ类）：大多数患者患有肾病综合征。

（6）硬化性 LN（Ⅵ类）：肾小球硬化范围占 90% 以上。

（7）抗 DNA 抗体滴度升高，C3 和 C4 水平降低。

（8）进行肾脏活检以确定 LN 的诊断和分类。

参考文献

Hahn BH, McMahon MA, Wilkinson A, et al. American College of Rheumatology guidelines for screening, treatment, and management of lupus nephritis. *Arthritis Care Res.* 2012;64(6):797–808. http://www.rheumatology.org/practice/clinical/guidelines/Lupus_Nephritis_Guidelines_Manuscript.pdf

5. 骨髓瘤肾病

5.1 概述

见浆细胞骨髓瘤。骨髓瘤肾或骨髓瘤转移性肾病是浆细胞骨髓瘤的常见并发症，其尿中的单克隆轻链（Bence Jones 蛋白）在尿中排泄可加速急性或慢性肾衰竭的出现。血清中的游离轻链可导致免疫球蛋白轻链淀粉样变性或轻链沉积疾病。这些病症通常与肾衰竭的恶化进展有关。

5.2 实验室检查

（1）轻链尿排泄增加（>100mg/d，正常 <30mg/d）。Bence Jones 蛋白尿不能通过尿液检测试剂盒检测到，约 <50% 的骨髓瘤患者尿液中可有 Bence Jones 蛋白，肾脏损害也会导致蛋白尿和氮质血症。

（2）血清蛋白电泳和 24 小时尿液免疫固定电泳检测有助于明确单克隆蛋白和轻链类型和水平。

（3）贫血与氮质血症不成比例。

（4）肾小管功能改变可能导致低磷血症、少尿症和肾性尿崩症；尿沉渣常正常。

（5）肾活检可明确诊断。

参考文献

Dimopoulos MA, Terpos E, Chanan-Khan A, et al. Renal impairment in patients with multiple myeloma: a consensus statement on behalf of the International Myeloma Working Group. *J Clin Oncol.* 2010;28(33):4976–4984. http://myeloma.org/pdfs/IMWG-Renal-Impairment.pdf

6. 多发性硬化性肾病

6.1 概述

约 75% 的结节性多动脉炎患者可并发此病，并伴有肾功能不全和高血压，严重的情况下也可发生肾梗死。

6.2 实验室检查

（1）缓慢进展的轻度氮质血症。

（2）出现蛋白尿和血尿，尿沉渣中常有脂肪体。

7. 肾结核

参考第七章，泌尿生殖系统疾病。

8. 硬皮病肾病

8.1 概述

见硬皮病。超过 50% 的硬皮病患者发生肾脏受累，死亡率增加。硬皮病肾危象（Scleroderma renal crisis，SRC）是与硬皮病相关的最严重的肾病。约 10%~20% 的皮肤弥漫性硬皮病患者中可见到 SRC，其特点是高血压急性发作，血栓性微血管病变，进行性肾衰竭，5 年生存率约为 65%。

8.2 实验室检查

（1）进行性肾功能不全伴轻度蛋白尿（通常 <2g/d）；尿沉渣常正常。

（2）SRC 与急性肾损伤相关，其特征为少尿和突然发作的蛋白尿或血尿；部分患者可见微血管性溶血性贫血和血小板减少症。

12

（3）SRC 患者的血浆肾素活性明显升高。

（4）约 1/3 的 SRC 患者中可检测到抗 RNA 聚合酶Ⅲ自身抗体。

参考文献

Bussone G, Bérezné A, Pestre V, et al. The scleroderma kidney: progress in risk factors, therapy, and prevention. *Curr Rheumatol Rep.* 2011;13(1):37–43.

9. 镰状细胞肾病

9.1 概述

见镰状细胞病（sickle cell disease, SCD）。肾功能异常在镰状细胞病患者中很常见，包括肾小球和肾小管疾病。这些异常主要是由微血管中的镰刀红细胞造成的，并且通常与死亡率增加有关。一般来说，镰状细胞病患者的肾脏临床表现比单纯镰状细胞病或合并血红蛋白病患者更严重。

9.2 实验室检查

（1）尿液分析：约 15% 至 40% 的 SCD 患者存在肾病蛋白尿。无症状性血尿在 SCD 中很常见。多尿的 SCD 患者的肾脏重吸收能力在早期下降很明显，但在镰状细胞病的患者中不太明显。

（2）由于近端小管分泌过多和肾小球滤过增高，血肌酐水平较低。随着时间延长由于肾小球损伤引起的肾小球滤过率（GFR）逐渐下降，血清 BUN 和肌酐水平升高。

（3）肾小管酸中毒导致尿液酸化能力改变。

（4）约 5%~18% 的 SCD 患者出现肾衰竭。

（5）患者可出现肾乳头状坏死、肾梗死和肾髓质癌。

参考文献

Da Silva GB Jr, Libório AB, Daher Ede F. New insights on pathophysiology, clinical manifestations, diagnosis, and treatment of sickle cell nephropathy. *Ann Hematol.* 2011;90(12):1371–1379.

12

第五节 肾 移 植

（1）概述

肾移植是肾脏替代治疗和终末期肾病治疗最有效的手段。当 GFR<20ml/min，并且有证据表明在过去 6 个月~12 个月内肾功能逐渐恶化和不可逆时建议肾移植。肾脏受体和活体供体的初步评估包括内科和外科病史、体格检查、胸部 X 线和影像学检查、心电图和实验室检查。

（2）接受者和捐助者的实验室评估

1）ABO 血型和 HLA 分型。

2）尿液分析和尿培养，GFR 和蛋白质排泄。

3）HIV、HBV、HCV、HAV、巨细胞病毒、EB 病毒、单纯疱疹病毒、水痘病毒和梅毒螺旋体的血清学检测。

4）其他实验室检查包括 CBC、电解质、BUN、肌酐、尿酸、白蛋白、钙、磷、血脂、肝功能检查。

5）应考虑捐献者是否有活动性病毒感染、恶性肿瘤、肾脏疾病和高血压病史。

（3）捐助者的排除标准

1）肾脏问题：肾功能受损、蛋白尿、血尿、肾脏疾病或肾或尿路血管异常。

2）糖尿病。

3）活动性病毒感染（如 HIV、HBV、HCV 或 CMV）。

4）活动性或恶性病史。

5）存在慢性疾病（如肺、心脏、神经、肝及自身免疫病）。

6）严重高血压。

7）怀孕。

（4）肾脏移植中的 HLA-1 检测

HLA 检测一直是移植中不可缺少的项目，因为淋巴细胞的抗体与同种异体移植成败有关，故应明确 MHC 及移植中 HLA 检测的重要性。早期的方法侧重于捐献者 HLA 的匹配，现在的选择基于可接受的错配供体 - 受体对，特别是对于 HLA 同种异体抗体的患者。因此，肾移植常规 HLA 检测应更全面，包括 HLA 分型 / 匹配和抗体鉴定。移植后监测也成为提供早期抗体介导的排斥预警的常见手段。下面列出的实验室测试计划只是建议。与移植团队签署测试协议是联合器官共享网络（UNOS）的一项要求，对每个移植中心来说都是独一无二的。

1）新的患者实验室检测

① 所有新的移植候选者和潜在的供体都按 HLA-A，HLA-B（包括 Bw4/6），HLA-C，HLA-DRB1，HLA-DQA1，HLA-DQB1 和 HLA-DRB345 分型。如果患者患有 DPB1 抗体或参加配对交换计划，则对所有患者及其潜在捐献者进行 HLA-DPB1 分型。

② 筛选所有新移植候选者抗 HLA 抗体 IgG 的存在。所有阳性筛选应该有多个样品供分析抗体特异性，监测抗体强度，并鉴定可能的干扰，如 IgM，内源补体掩蔽或前带效应。

③ 对所有移植候选者进行 T 细胞和 B 细胞交叉匹配，进行细胞毒性（comp-lement dependent cytotoxicity，CDC）和抗人球蛋白（anti-human globulin，AHG）检测。2 个月内收集的血清用于初步交叉比对。如果发现致敏事件，应在 2~3 周内收集血清进行交叉配型。

④ 对所有致敏和（或）再次移植的患者进行流式 T 细胞和 B 细胞异体交叉配型。此外，在评估新的患者时，将针对自身免疫性疾病作为 ESRD 病因的患者进行 T 细胞和 B 细胞交叉匹配。

⑤ 替代交叉配型：对于 cPRA 大于 80% 的患者，可以要求捐献者通过口腔拭子进行 HLA 分型而不是交叉配型。如果存在不可接受的供体特异性抗原，则可以排除供体。

⑥ 移植协调员监测每位患者在初次评估时的致敏程度以及潜在致敏事件，并通知实验室。移植前，协调员应在已知致敏事件发生后 2~3 周内获得血清样本，并将其送到 HLA 实验室保存或检测，将这些信息记录在 HLA 管理数据库中。

⑦ 综合评估的结果在首次就诊后的一周内提交给移植计划，如果合格，患者将被列入 UNOS。肾捐助者的选择包括在世的捐献者（相关和无关）、去世的捐赠者（UNOS 候补名单）和配对交换项目。

12

2）每月抗体筛选程序

① 所有肾移植候选人均需每月提交血清进行筛查或用于交叉配型。在特定程序下,血清通过单抗原珠测定法或 PRA 抗体进行筛选。

② 抗体特异性或强度的变化在 UNET 进行审查和更新。所有阴性到阳性转化必须通过单抗原珠测定来证实。

3）临时抗体筛选和交叉配型

在完成初步患者供体检查后发生致敏事件时,建议通过单抗原珠测定进行临时抗体筛选以重新评估患者的抗体特异性,并鉴定可能的供体特异性抗体(donor-specific antibody,DSA)。移植前协调员将在已知致敏事件 2~3 周后获得的血清样品送到 HLA 实验室。如果抗体谱变化,实验室主任和移植团队可能需要 CDC/ 流式进行临时交叉匹配。

4）最后的交叉匹配。

移植前

① 为病人和捐助者完成 DNA 分型。

② 来自独立预约的两个 HLA 抗体样品和一个初步 CDC/AHG-CDC 与供体交叉匹配。

最终 XM(在移植 2 周前进行):

① 在患者身上进行抗体筛选,包括 Allo T 细胞和 B 细胞 CDC、AHG-CDC 和流式交叉匹配。

② 自动 T 型和 B 型 CDC,AHG-CDC(可选)。

血清选择:选择血清用于最终的患者交叉配型检测致敏事件,建议:

① 新鲜血清(2 周内收集)。

② 历史性血清,如果病人致敏,优先选择含单个抗原珠测定(最好是在 6 个月内收集)的 DSA 血清。

③ 在已知致敏事件后 2 周 ~3 周收集的血清样品应包括在交叉配对中。目前的样本通常会满足这个要求。

最终的交叉配型的结果以报告形式按程序提交。DSA 供体特异性抗体根据患者的 HLA 抗体概况和潜在的供体 HLA 类型确定。当患者改变潜在捐献者时,DSA 特异性可能会改变。由于患者和捐赠者在初始评估期间完全分型,HLA 抗体分析可以确定每个患者,捐赠者对应的 DSA。

5）去世捐赠者移植 HLA 检测

去世者肾脏必须由联合国紧急援助机构的政策进行分配。移植外科医生和(或)负责照顾候选人的医生拥有最后决定接受特定器官的选择权。外科医生根据特定候选人提供的器官进行医学判断,以及对目前的潜在接受者的医疗状况进行最佳评估。如果某一器官与某一候选人的型别不合,则必须以适当的形式提出该决定的理由说明并迅速提交给联合国紧急援助机构。

受者和供者的抗原应相匹配。当报告 DR 抗原时,必须同时报告 DRBI 和 DRB3/4/5。鼓励实验室的报告应尽可能详尽。

cPRA 是候选人名单上预计会有一种或多种不可接受抗原的供体的百分比。根据这种百分比,当候选人名单的 cPRA 积分为 80% 或更高时即为不可接受的 HLA 抗原的候选者。每个移植中心都应有自己的标准。不可接受的抗原是由实验室检测 HLA 特异性抗体来决定的,必须使用至少一种纯化的 HLA 分子的固相免疫测定来确定。如重复配型失败,移植中心有建立额外的不可接受抗原标准的特权。当候选列表中列出或更新不可接受的抗原时,将自动计算 cPRA。cPRA 将来源于 HLA 抗原 / 等位基因组和不同种族 / 种族群体的单体型频率,与其在国内已故捐献者人群中的比例相称。

除非特殊临床情况,所有候选人必须进行预交叉配型实验。移植计划及其组织相容性实验室必须提交预期交叉配型实验的联合书面证明。有关政策制定的指导原则,包括特定交叉配型实验的风险和时间安排,请参阅联合国紧急援助机构附录 D 政策 3。

6)UNET 候补名单的维护和移植支持

联合国紧急援助机构开发了名为 UNET 的在线数据库系统,用于收集、存储、分析和发布患者候诊名单、器官匹配和移植相关的所有器官采购和移植网络(Organ Procurement and Transplantation Network,OPTN)数据。该系统于 1999 年 10 月 25 日启动,包含自 1986 年以来发生在美国的每一个器官捐献和移植事件的数据。UNET 是一个基于互联网的移植信息数据库,具有安全性和时效性。它是患者登记进行移植手术、匹配供 / 受者器官和管理所有移植前后患者信息的生命关键数据库。

当一名新患者通过移植计划出现在 UNET 名单上时,HLA 数据将使用目前最新的分型和抗体匹配结果进行验证。任何 UNET 编辑都需要双重审阅,并且文档将被无限期地存储在患者文件中。

根据 UNOS 的要求,HLA 实验室工作人员每月都会根据需要对 UNET 候补名单的组织相容性数据进行审查和验证。这些评审的文件至少保存 3 年或根据地方、州和联邦法规要求的时间进行保存。它们可供 UNOS 审计,每个月将不可接受的抗原列表上传至 UNET 以建立 cPRA 值。

7)移植后监测

风险分层:

高风险:DSA+,目前无论是在世的还是已故的捐赠者。

中间风险:DSA– 和 cPRA>80%,HLA 移植不配对。

低风险:DSA– 和 cPRA<80% 或移植不匹配。

临床风险:前移植,低风险的病人有临床症状。

监测计划:

组	频率
高风险	1、2、4、8 周,然后每 6 个月到 5 年
中级风险	每 6 个月至 5 年
临床风险	根据需要

(5)急性肾移植排斥反应

尽管 0 个 HLA 错配移植物与大于等于 1 个 HLA 错配移植物相比理论上移植效果更好,但可能由于 HLA 基因组的不相容性或常规使用的方法缺陷而导致一些 HLA 错配并发急性排斥反应。而一些大于等于 1 个 HLA 错配的移植物有时也有很好的移植效果,表明在某些情况下一些 HLA 错配可能是允许的。

　　HLA-DR错配比HLA-A和HLA-B基因组错配并发肾移植后急性排斥反应的风险要高。此外,HLA错配在移植后不同时间发生排斥反应(例如,HLA-DR错配的最大时间范围在前6个月内发生,而HLA-B错配的最大时间范围发生在移植后2年)。

　　最常见的急性同种异体移植排斥反应包括激活受体T细胞针对供体MHC抗原。此外,B细胞可通过产生介导同种异体移植物的急性或慢性排斥反应(抗体介导的排斥)在同种异体移植物的免疫应答中起重要作用。

　　急性肾移植排斥反应与同种异体移植物功能的急性恶化和移植物中的特定病理变化有关。大多数急性排斥反应发生在移植后的头6个月,许多在手术后不久发生。

　　尽管大多数患者没有急性排斥反应的症状,但有些患者偶有发热、不适、少尿、高血压和移植物不适感。其鉴别诊断包括病毒感染(BK、CMV和腺病毒)、细菌性肾盂肾炎、尿路梗阻等。

　　急性同种异体移植排斥反应患者主要的实验室特征是血清肌酐水平的急剧升高。然而,这一发现在排斥过程中发生相对较晚,并且通常存在显著的组织学损伤。急性排斥反应的其他实验室检查结果还包括尿量减少、蛋白尿、尿细胞或颗粒状肿块的出现、尿渗透压降低和肾小管性酸中毒。

　　肾活检是诊断移植患者急性排斥反应、肾功能恶化的金标准。肾活检可显示细胞和(或)抗体介导的排斥反应。

　　用于诊断急性肾排斥的其他无创性方法包括:

　　1)通过流式细胞术检测活化T细胞亚群。

　　2)通过PCR检测尿液中细胞毒性蛋白穿孔素,颗粒酶B和亲环蛋白B的mRNA浓度(在急性排斥反应中增加)。

　　3)通过质谱分析尿液蛋白质组学中急性排斥反应的其他标志物,也具有很好的诊断效果。

参考文献

Clark B, Unsworth DJ. HLA and kidney transplantation. *J Clin Pathol*. 2010;63(1):21–25.

Murphey CL, Forsthuber TG. Trends in HLA antibody screening and identification and their role in transplantation. *Expert Rev Clin Immunol*. 2008;4(3):391–399.

Tait BD, Süsal C, Gebel HM, et al. Consensus guidelines on the testing and clinical management issues associated with HLA and non-HLA antibodies in transplantation. *Transplantation*. 2013;95(1):19–47.

UNOS Policy. http://optn.transplant.hrsa.gov/PoliciesandBylaws2/policies/pdfs/policy_7.pdf

UNOS, OPTN, Appendix D to Policy 3. http://optn.transplant.hrsa.gov/PoliciesandBylaws2/policies/pdfs/policy_109.pdf

（黄海　祝丽丽　译,贾兴旺　董矜　校）

第十三章

呼吸系统疾病、代谢性疾病及
酸碱平衡紊乱

第一节 呼吸系统疾病

呼吸系统疾病包括肺部、胸膜腔、气管、上呼吸道的疾病,以及参与呼吸运动的神经和肌肉的疾病。这些疾病的严重程度不等,例如,普通感冒是轻度的自限性疾病,而肺炎和肺栓塞则可危及生命。不同呼吸系统疾病的临床表现不同,一般症状包括伴有或不伴有咳痰的咳嗽、咯血和呼吸困难,这些症状通常在患者运动、胸痛、喘息(哮鸣或喘鸣)、睡眠、食欲缺乏、体重减轻、恶病质和发绀时发生。有时候,患有呼吸系统疾病的患者因在就诊时缺乏特有的临床表现或仅进行常规检查而易被误诊为其他疾病。

呼吸系统疾病有多种不同的分类方法:按累及器官分类,按症状分类和按病因分类。

(1) 慢性阻塞性肺疾病是肺部的一组疾病,其主要病变特点是支气管狭窄导致的呼气性和吸气性呼吸困难,以前者为甚。

(2) 限制性肺疾病(也称间质性肺疾病)是一类以肺顺应性降低而导致部分肺扩张和肺僵硬度增加为特征的呼吸系统疾病。

呼吸道的感染可影响呼吸系统任何部位的功能。呼吸道感染可分为上呼吸道感染(upper respiratory tract infections,URTI)和下呼吸道感染(lower respiratory tract infections,LRTI)。常见的上呼吸道感染即为普通感冒。上呼吸道特定器官的感染也属于上呼吸道感染,如:鼻窦炎、扁桃体炎、中耳炎、咽炎和喉炎。肺炎链球菌是社区获得性细菌性肺炎的最常见病因。纵观全球,结核分枝杆菌是导致肺部感染性疾病的重要病原体,且通常表现为慢性感染。其他病原体也能导致肺炎,例如:病毒可导致严重的流感,真菌可导致肺孢子虫肺炎。呼吸道的肿瘤有良恶性之分,其中良性肿瘤导致的呼吸系统疾病相对较少见。呼吸系统的恶性肿瘤,或称之为呼吸系统癌症,尤其是肺癌,占确诊癌症患者人数的15%,占癌症死亡人数的29%,呼吸系统的肿瘤是威胁人类健康的重要因素之一。呼吸系统的癌症多数与吸烟有关。

由各种各样的呼吸系统疾病导致的胸部症状也多种多样,其中最常见的是呼吸困难、咳嗽和感染相关症状。

咳嗽

咳嗽是被动排出气管内分泌物的一种反射过程,咳嗽反射可与声门相对抗而发出有特点的声音。咳嗽是呼吸道的一种自然防御机制,其不仅可以保护呼吸道,而且还是肺部疾病最常见的症状之一。在易感个体中,多数棘手的咳嗽患者反映其存在加重病情的相关因素(哮喘、药物、环境、胃食管反流以及呼吸道的病变)。根据咳嗽的病程、性质、特点和时间,可人为地将咳嗽分为以下几种:咳嗽持续时间少于3周的为急性咳嗽,咳嗽持续3~8周的为亚急性咳嗽,咳嗽持续8周以上的为慢性咳嗽。

(1) 急性咳嗽

急性咳嗽定义为持续时间少于3周的咳嗽。通常需要初级护理的患者中,以急性咳嗽患者最多,且通常由上呼吸道感染所致。多数急性咳嗽是良性和自限性疾病,且通常由病毒感染、鼻后滴涕、喉炎引起的咽喉继发清理或咽炎所导致。伴有哮喘和慢性阻塞性肺病(chronic obstructive pulmonary disease,COPD)的急性咳嗽患者常急性发作,需住院治疗。急性咳嗽伴有咯血、呼吸急促、发热、胸痛和体重减轻等症状时,需要对患者进行长期的观察。常见的导致单纯性咳嗽的重要原因如下:赘生物、感染(如结核分枝杆菌)、异物吸入、变态反应 - 过敏反应以及间质性肺炎。

(2) 亚急性咳嗽

亚急性咳嗽定义为持续时间 3~8 周的咳嗽。在病理学上,咳嗽 3~8 周被认为是一个灰色区间,很难被定义。虽然所有的慢性咳嗽都始于急性咳嗽,但是慢性咳嗽多由病毒感染引起,因此慢性咳嗽的诊断多被病毒感染后咳嗽取代(一种持续时间大于 3 周的上呼吸道感染性咳嗽)。亚急性咳嗽的首要原因是感染后咳嗽(占 48%);其次是后鼻滴涕(占 33%);第三是咳嗽变异性哮喘(占 16%)。部分亚急性咳嗽(34%)是自限性疾病,患者不需治疗就可自行愈合。大部分亚急性咳嗽最终演变为感染后咳嗽。

(3) 慢性咳嗽

慢性咳嗽定义为持续时间大于 8 周的咳嗽。据报道,10%~20% 的未成年人得过慢性咳嗽,且其在妇女和肥胖人群中较为常见。多数患者表现为干咳或伴少量咳痰,咳痰明显时常暗示有肺部的原发病变。

需对患者行胸部 X 线和肺功能检查。临床上未发现明确病原菌的患者应行支气管激发试验。怀疑有异物吸入的慢性咳嗽患者均应行支气管镜检查。按咳嗽是否伴咳痰,把慢性咳嗽分为干性咳嗽和湿性咳嗽,干性咳嗽不咳痰,通常由病毒感染、寒冷、空气干燥或空气污染所导致,空气污染包括吸烟、烟雾和灰尘。湿性咳嗽伴有咳痰,且常与肺结核、细菌感染后肺炎和支气管炎有关。

第二节　咳嗽相关性肺病

感染性呼吸系统疾病

1. 急性支气管炎

1.1 定义

急性支气管炎是由支气管黏膜的感染和炎症导致的一种疾病。该病由呼吸道的病毒(如流感病毒、副流感病毒、鼻病毒、呼吸道合胞病毒、腺病毒、冠状病毒)导致,尽管不典型的呼吸道病原体(百日咳鲍特氏菌、肺炎支原体、肺炎衣原体)导致的病例占小部分,但没有证据表明细菌是急性支气管炎的重要病原体。

1.2 临床表现

最初,患者表现为感冒的症状,随后进展为持续 5 天以上的咳嗽症状。患者可咳脓痰,但是单独的咳脓痰症状并不是细菌感染的可靠证据,因此也不应作为使用抗生素治疗的唯一证据。患者咳嗽症状一般持续 2~3 周。

有些病人可表现为哮喘和支气管痉挛。

无并发症的急性支气管炎一般没有发热和全身症状,若出现这些症状,则考虑有肺炎或流感。

1.3 诊断

当出现相应的临床症状和体征时,应先排除百日咳。绝大多数的支气管炎是自限性病毒感染性疾病,不需特殊处理。在流感多发季节,应对复杂性流感的高危人群进行流感检测。

(1) 当患者出现肺炎(咳嗽、发热、咳痰和全身症状)或慢性支气管炎(咳嗽和咳痰连续 2 年以上,且每年持续 3 个月以上)的临床表现时,应行放射性检查和实验室检查。

(2) 抗生素对肺炎支原体或肺炎衣原体导致的感染并没有多大疗效;因此对这些病原体不推荐作特异性诊断试验。

参考文献

Wenzel RP, Fowler AA III. Acute bronchitis. *N Engl J Med.* 2006;355:2125–2130.

2. 哮喘(喉气管炎)

2.1 定义

哮喘是指声门以下的上呼吸道的炎症,且通常用来形容儿童的各种上呼吸道疾病,包括喉炎、喉气管炎、喉气管支气管炎、细菌性气管炎和痉挛性哮喘。哮喘通常由病毒尤其是副流感病毒导致,但偶尔也会由细菌或过敏反应导致。哮喘好发于 3 个月至 6 岁的患儿,且常在冬季和初春时发病。会厌炎可致急性呼吸道梗阻而应视为紧急情况。此时应在优先保证气管功能稳定的前提下采集具有诊断价值的标本。导致会厌炎的细菌包括:B 型流感嗜血杆菌,肺炎链球菌和 β- 溶血性链球菌。传染性单核细胞增多症或者白喉有时和会厌炎的临床表现很相似。结核病可导致慢性会厌炎。

2.2 临床表现

婴儿和幼儿哮喘的特征是犬吠样咳嗽,而儿童和成人哮喘则以声嘶为主要特征。虽然哮喘可致严重的上呼吸道梗阻、呼吸窘迫和罕见的患者死亡,但是该病通常被认为是轻度和自限性疾病。最初的症状包括鼻过敏、充血和鼻炎。随后出现持续时间超过 12~48 小时的发热、声嘶、犬吠样咳嗽和喘息症状。严重的上呼吸道梗阻可进一步加重呼吸窘迫。当病变进展迅速或累及下呼吸道时,暗示病情进一步加重,可出现其他更严重的疾病。

症状一般持续 3~7 天,随后逐渐好转至恢复正常。

通常由病毒导致(80%),以副流感病毒(1~3 型)最为常见。

2.3 诊断和实验室检查

实验室检查结果不能用于诊断,但可指导严重患者的治疗。

(1) 血细胞计数检查:白细胞计数可降低、正常或升高;通常情况下,白细胞计数大于 10×10^9/L。白细胞分类计数以中性粒细胞或淋巴细胞占主导,出现大量的杆状核中性粒细胞提示为细菌的原发或继发感染。

(2) 血生化检查:血清检测结果并无特异性改变。

(3) 微生物检查:由于哮喘以对症治疗为主,因此病因诊断没有必要。如果是为了抉择患者是否需住院隔离治疗、指导抗病毒治疗和进行流行病学监测,那么对特殊病毒病原体的鉴别是有必要的。

(4) 培养:可通过对患者鼻咽或咽喉部分泌物进行培养而鉴别特定的病毒病原体。

参考文献

Cherry JD. Croup (Laryngitis, laryngotracheitis, spasmodic croup, laryngotracheobronchitis, bacterial tracheitis, and laryngotracheobronchopneumonitis). In: Feigin RD, Cherry JD, Demmler-Harrison GJ, et al. (eds). *Textbook of Pediatric Infectious Diseases*, 6th ed. Philadelphia, PA: Saunders; 2009.

Rihkanen H, Rönkkö EB, Nieminen T, et al. Respiratory viruses in laryngeal croup of young children. *J Pediatr.* 2008;152:661–665.

3. 百日咳

3.1 定义

百日咳以长期而严重的咳嗽为主要特点,通常由百日咳杆菌导致。另外,副百日咳鲍特菌、霍氏鲍特菌和支气管败血鲍特菌也可引起百日咳综合征。百日咳是一种烈性传染病,可造成潜在的流行病传播。患者咳嗽时病原菌随飞沫传播,易感者吸入带菌的飞沫而被感染。历史上详细地记载着,百日咳在婴幼儿中有很高的发病率和死亡率。实施常规免疫接种后,百日咳的发病率大大降低。20 世纪 70 年代是百日咳发病的低谷(0.5/100 000),然而从那以后,百日咳的发病率居高不下(2012 年为 13.4/100 000),直到后来在美国暴发。导致百日咳发病率上升的原因是多方面的,包括对疫苗的依赖、诊断程序的改变和报告工作的改进。百日咳好发于婴儿,其次是大龄儿童和青少年。目前,通过疫苗的使用、公共卫生人员对百日咳的及时诊断及报告、抗菌药物的治疗及预防,以及采取相应的预防百日咳传播的措施,百日咳的传播已被控制。

3.2 临床表现

对百日咳的诊断主要依赖临床的鉴别。典型的百日咳病程分为三个阶段:

(1) 卡他期(7~10 天):流涕、轻微的咳嗽、低热,此期百日咳杆菌含量最多。

(2) 痉咳期(1~6 周):严重的阵发性咳嗽、吸气时发出鸡鸣样吼声、发绀;呕吐。

(3) 恢复期(2~4 周):以上症状逐渐减轻至消失。

未接种过疫苗的婴儿和病人以及有潜在身体疾病的患者由于免疫力低下而易出现更严重的症状。

(1) 临床病例诊断:对百日咳的诊断关键在于临床表现。诊断应具备以下表现:找不到任何原因的咳嗽,持续 2 周以上,且伴有至少一项以下临床表现:①阵发性咳嗽;②吸气时发出鸡鸣样吼声(婴儿多见);③咳嗽后呕吐。

(2) 在百日咳流行的地区,当患者出现迁延不愈的咳嗽病时,不管是否伴随有其他症状,都应疑诊为百日咳。

3.3 诊断和实验室检查

有多种方法可用来检测百日咳杆菌的感染。

通过 CDC 认证的百日咳确诊试验有以下几项:

培养:从疑似百日咳患者身上获取培养标本,用于分离和培养百日咳杆菌(特异度:接近100%),但是常出现阴性的培养结果(灵敏度:15%~35%)。应在患者发病的前两周采集鼻咽部分泌物或鼻咽拭子作为培养标本。临床采集标本后应立即将标本接种于半固体活性炭 - 血培养基,然后立刻送去实验室。当出现阴性培养结果时,可能与以下因素有关:采样时发

13

病时间大于 2 周、采样不当（例如：部位和鼻咽拭子方式不对）、未及时送检或标本运输不当、在抗生素治疗后采样标本和患者近期接种过疫苗。

聚合酶链反应（PCR）：目前，虽然还没有通过 FDA 认证的用于检测百日咳杆菌的 PCR 方法，但 PCR 在百日咳诊断中发挥着越来越重要的作用。公共卫生实验室（public health laboratory）推荐用 PCR 来检测百日咳杆菌。当 PCR 方法用于合适的患者时具有高的灵敏度（93%~95%）和特异度（97%~99%）。该方法仅适用于有临床症状的患者，而不适用于无症状的携带者和其他无症状患者。鼻咽部的分泌物或拭子应在患者发病 3 周内采集。抗生素治疗可导致假阴性结果。

以下是尚未通过 CDC 认证的百日咳确诊试验：

直接免疫荧光试验（direct immunofluorescent Assay，DFA）：DFA 对该病的诊断有很高的特异度（>95%），但与 PCR 相比，其灵敏度较低（10%~50%）。对于最初临床的疗效观察，当 PCR 法不可行时，可考虑该 DFA 方法。

血清学检测：血清学检测结果不能用于百日咳的诊断和疗效观察。血清学的变化通常发生在百日咳患者发病 2 周及 2 周后（可能在抗生素治疗起效后）。商业上可用的 PCR 检测方法对百日咳的诊断价值尚不明确，且公共卫生组织也不允许这些方法用于百日咳的确诊。该方法不能用于接种过疫苗且小于 11 周岁的儿童和近 2 年内接种过疫苗的成人的诊断。

3.4 检测结果解释

满足以下任何一项可确诊百日咳：

（1）临床表现：任何一种咳嗽病；实验室检查：培养出百日咳杆菌。

（2）临床表现：与 CDC 临床病例的定义相符；实验室检查：百日咳杆菌 PCR 结果阳性。

（3）临床表现：与 CDC 临床病例的定义相符，且经培养或 PCR 证实为流行病学病例。

满足以下条件可疑诊为百日咳：

临床表现：与 CDC 临床病例相符，但未经培养或 PCR 证实，且在流行病学上与实验室确诊病例不符。百日咳杆菌 DFA 结果阳性或血清学检测结果支持百日咳的诊断，但未能通过其他方法确诊。

参考文献

Best Practices for Health Care Professionals on the Use of Polymerase Chain Reaction (PCR) for Diagnosing Pertussis. Atlanta, GA: Centers for Disease Control and Prevention; 2012. Accessed July, 2013.

Faulkner A, Skoff T, Martin S, et al. *Chapter 10: Pertussis. Centers for Disease Control and Prevention. Manual for the Surveillance of Vaccine-Preventable Diseases*, 5th ed. Atlanta, GA: Centers for Disease Control and Prevention; 2012. Accessed July, 2013.

Loeffelholz MJ, Thompson CJ, Long KS, et al. Comparison of PCR, culture, and direct fluorescent-antibody testing for detection of *Bordetella pertussis*. *J Clin Microbiol*. 1999;37:2872–2876.

Tilley PAG, Kanchana MV, Knight I, et al. Detection of *Bordetella pertussis* in a clinical laboratory by culture, polymerase chain reaction, and direct fluorescent antibody staining; accuracy, and cost. *Diagn Microbiol Infect Dis*. 2000;37:17–23.

She RC, Billetdeaux E, Phansalkar AR, et al. Limited applicability of direct fluorescent-antibody testing for *Bordetella* sp. and *Legionella* sp. specimens for the clinical microbiology laboratory. *J Clin Microbiol*. 2007;45:2212–2214.

13

非感染性呼吸系统疾病

1. 结节病

1.1 定义

结节病是一种病因未明的多器官功能障碍性疾病,以肺和胸内淋巴结的肉芽肿形成为主要特征。这种病可发生在不同种族、性别和年龄的人群,但以中年人为主。

在美国,每100 000人就有5~40人患结节病。在白人中,每100 000人就有11人患该病。而在非洲裔美国人中,结节病的发病率更高(34/100 000),且更易发展为慢性病。在非洲裔美国人中,同胞和同父母的兄妹更易患结节病,约为其他人患病概率的2.5倍。

从全球来看,结节病的发病率不尽相同。在瑞典,每100 000人就有20人发病;在日本,每100 000人有1.3例发病。而在中国、非洲、印度和其他发展中国家,结节病的发病率相对较低,有时甚至导致该病的漏诊和误诊。

25~35岁是结节病的发病高峰期,其第二个发病高峰为45~65岁的女性患者。男女发病比例接近1∶2。女性该病的发病率和死亡率均较高,且病变更易累及肺外的组织和器官。

一些研究结果显示,环境因素与结节病的发生密切相关。这些环境因素包括:木材燃烧产生的烟灰、树木花粉、灰尘、无机粉尘、杀虫剂和发霉的环境,以及多个职业学会所发现的船上的工作环境、金属的加工、建筑材料、烟花、五金器具和园艺材料。

1.2 临床表现

结节病的临床表现多种多样,且与患者的种族、病程、累及器官的位置和范围以及肉芽肿进展期的活动有关。

结节病典型的病变包括:双侧肺门淋巴结肿大、肺部的浸润性病变以及皮肤和眼部的病变。

结节病在临床上可分为以下几类:

(1) 无症状性结节病:偶然通过胸部的影像学检查而被发现。30%~50%的患者并没有临床症状。

(2) 伴有非特异性全身症状的结节病:此型多发于非洲裔美国人和印第安人。其非特异性症状包括:发热(39℃~40℃)、体重减轻(2kg~6kg)、疲劳和身心不适。

(3) 累及特定器官且伴有临床症状的结节病:有急性结节病发作史,多发于高加索人,部分患者表现为洛夫格伦综合征(双侧肺门淋巴结肿大、结节性红斑和踝关节炎)和全身非特异性症状。累及器官的症状常与肺部浸润性病变有关(咳嗽和呼吸困难)。

① 肺部结节病:患者可无临床症状(30%~60%),但常有胸片异常(85%~95%)。临床病程长短不一,约2/3的患者可自行缓解和进展为慢性结节病,约10%~30%的患者发生肺功能障碍甚至永久的肺功能丧失,75%的患者有双侧肺门淋巴结肿大。

② 肺外结节病:患者常有肺部以外其他器官的临床表现,但几乎都与肺部的病变相关。病变可累及整个呼吸道而导致阻塞性气道疾病和广泛的气道功能障碍。这些患者中,非洲裔美国人较高加索人多见,且这些患者的病变更易累及眼部、骨髓、肺外淋巴结和皮肤。

③ 皮肤结节病:在组织病理学上,可根据患者是否存在肉芽肿性炎症将皮肤结节病分

13

为特异性和非特异性。此类患者更易发生结节性红斑、冻疮样狼疮和颊部的皮疹。

④ 眼部结节病:最常见的眼部病变为前葡萄膜炎,患者表现为视力模糊、眼睛发红疼痛和畏光。6%~40% 的患者病变可累及结膜,视神经的病变罕见,但一旦出现,可迅速引起永久的视觉和色觉丧失。

⑤ 肝脏结节病:肝脏结节病通常没有症状,且以腹痛、瘙痒、发热、体重减轻和黄疸多见。基于组织活检的研究结果显示,50%~65% 的患者有肉芽肿性病变;基于血清学的研究结果显示,需行腹部肝功能检查的患者占 35%。

⑥ 心脏结节病:心脏结节病增加患者患心力衰竭、心律失常、心源性猝死和心脏肉芽肿病的风险,且 25% 的心脏结节病患者有心脏的炎症反应。

⑦ 肾脏结节病:尽管肾结节病变在临床上有重要意义,但很少发生,肾小球结节病罕见。多数肾脏结节病患者没有临床表现,但可引起肾结石(1%~14%)、肾钙盐沉着症(约半数患者有肾功能不全)和多尿等潜在并发症。膳食钙吸收过多导致的高钙尿症和高钙血症常可引发各种肾脏疾病,也可导致肉芽肿性间质性肾炎、肾小球肾病、梗阻性尿路疾病和罕见的终末期肾病。

1.3 诊断和实验室检查

确诊该病大多需做组织活检,通过支气管镜进行的支气管内膜活检常用于该病的诊断。

常规的实验室检查不能发现该病,但可发现一些异常的结果,例如:高钙血症、高钙尿症,以及碱性磷酸酶和血管紧张素转化酶(angiotensin-converting enzyme,ACE)水平升高。

结节病抗原试验(Kveim-Siltzbach test):这是为了诊断结节病而设计的一种皮肤试验。该试验是在结节病患者皮内注射提前预备好的肉瘤样组织,让患者产生特异性肉芽肿反应(一种硬而红的皮疹),目前该方法尚未标准化而较少使用。

肺功能检查:肺活量和肺一氧化碳弥散量(diffusing capacity of the lung for the carbon monoxide,DLCO)常用来评估患者的肺功能。

血清学检查:多项实验室和生物学指标,如 ACE、溶菌酶、新蝶呤、可溶性 IL-2 受体、可溶性细胞间粘附分子(ICAM-1,IFN-β),或者支气管肺泡灌洗(bronchoalveolar lavage,BAL)液中的高水平淋巴细胞、T 细胞表达标记物的活性、CD4/CD8 比值、巨噬细胞、TNF-α 的释放、Ⅲ型胶原蛋白、纤连蛋白和透明质酸水平都可用血清学方法来检测。但是,以上指标中,除了血清 ACE 外,临床上都不推荐作为常规检查项目。

ACE 检测结果提示,40% 的患者处于临床活动期,血清 ACE 水平不能用于该病的诊断,但可用于病情进展和疗效的监测。

参考文献

Dastoori M. et al. Sarcoidosis—a clinically oriented review. *J Oral Pathol Med.* 2013;42:281–289.

2. 上呼吸道咳嗽综合征

2.1 定义

上呼吸道咳嗽综合征(upper airway cough syndrome,UACS)是最新推荐用于代替鼻后滴流综合征的术语,是指与上呼吸道疾病相关的咳嗽,之所以这样命名是因为这种咳嗽的机制尚不清楚,其机制有可能是后鼻滴涕,或者直接刺激,还有可能是上呼吸道的咳嗽感受器受炎症刺激所致。后鼻滴涕是指鼻腔或鼻旁窦的分泌物进入咽部的一种病理现象。UACS常继发于各种鼻窦疾病,是慢性咳嗽最常见的病因。该综合征包括以下疾病:过敏性鼻炎、长期非过敏性鼻炎、解剖结构异常性鼻炎、物理或化学因素刺激性鼻炎和职业相关性鼻炎。

2.2 临床表现

临床上对该综合征的诊断依赖患者的自身感受,患者常描述感觉有液体流入喉部、流涕和频繁地进行清嗓动作。当患者出现黏液、脓性黏液分泌物,或在对患者行鼻咽部或口咽部黏膜检查时发现有鹅卵石样改变等体征时,也支持 UACS 的诊断,该综合征是导致慢性咳嗽的常见原因。

2.3 诊断

对于慢性咳嗽患者,要诊断其是否为 UACS 应看以下情况:患者的症状、体格检查结果、放射性检查结果、特异性过敏原测试结果(患者是否存在获得性低丙种球蛋白血症)以及对特异性治疗的反应。由于 UACS 是一组疾病,因此不存在仅用于诊断该病的特殊检查。

当慢性咳嗽患者的病因明显时,就应该进行特异性治疗;当病因未知时,应先进行经验性治疗。

参考文献

Pratter MR. Chronic upper airway cough syndrome secondary to rhinosinus diseases (previously referred to as postnasal drip syndrome): ACCP evidence-based clinical practice guidelines. *Chest*. 2006;129(1 Suppl): 63S–71S.

第三节 呼 吸 困 难

呼吸困难的定义

"呼吸困难"是一个医学术语,常用于表述患者对呼吸不适的一种主观感觉,包括患者对这种特殊感觉强度变化的感受(美国胸科学会指南,2012)。这种感觉是生理的、心理的、社会的和环境的多个因素相互作用的结果,且可导致继发性生理反应和行为反应。呼吸困难是一种常见症状,数百万肺部疾病患者深受其害。

多数病因不明的慢性呼吸困难患者被诊断为以下四种疾病中的一种:哮喘、COPD、间质性肺疾病或心肌功能紊乱。呼吸困难是急诊科患者最常见的主诉,以轻度呼吸困难最常见。引起呼吸困难且可危及生命的最常见病因分类如下:

(1) 危及生命的上呼吸道病因:气管异物、血管性水肿、过敏反应、咽部感染、颈部和呼吸道损伤。

(2) 危及生命的肺部病因:肺栓塞、COPD、哮喘、气胸、肺部感染、急性呼吸窘迫综合征(ARDS)、直接肺损伤和肺出血。

(3) 危及生命的心脏病因:急性冠脉综合征(ACS)、急性肺水肿、高排出量性心力衰竭、心肌病、心律失常、心脏瓣膜功能不全和心脏压塞。

(4) 危及生命的神经系统病因:脑卒中、神经肌肉疾病。

(5) 危及生命的毒性和代谢性病因:吞食毒物、水杨酸类药物中毒、一氧化碳中毒、糖尿

13

病酮症酸中毒（DKA）、脓毒症、贫血和急性胸部综合征。

（6）其他方面的病因包括：肺癌、胸腔积液、腹水、妊娠、过度通气、焦虑和过度肥胖。

综合分析患者的既往史和体格检查结果有助于发现急、慢性呼吸困难的病因。

心肺运动试验是诊断呼吸困难最准确的方法。呼吸困难的标准诊断方法有许多，包括无创心肺功能检查、心电图（EKG）、CT 和肺功能检查，但都不能确诊，且容易漏诊。

可用血液学的检测方法初步评估患者的身体状况。根据患者血红蛋白和血细胞的比容可排除贫血的诊断，对于一些存在严重潜在心肺疾病的患者，动脉血气分析（arterial blood gas analysis，ABG）是一项极重要的检查。对于可疑存在肺栓塞的患者，应把 D- 二聚体列为检查指标之一。对于急性呼吸困难患者，尤其是急诊科的急性呼吸困难患者，脑钠肽（BNP）或 N- 末端脑钠肽（NT-pro BNP）检测有助于评估患者的呼吸困难症状是否由心力衰竭所致。

呼吸困难相关性肺病

呼吸困难相关性感染性呼吸系统疾病——下呼吸道疾病

1. 细支气管炎

1.1 定义

细支气管炎是小气道的炎症性疾病，可由感染性及非感染性因素导致。感染性细支气管炎通常由病毒病原体导致，且以婴幼儿为主。呼吸道合胞病毒（respiratory syncytial virus，RSV）是细支气管炎的主要病原体（约 75%），尤其是该病毒导致的重度细支气管炎患者需接受住院治疗和相应的医疗护理。鼻病毒和其他病毒病原体也可导致细支气管炎，包括：副流感病毒（3 型）、人偏肺病毒、流感病毒和腺病毒。对于 RSV 导致的重度细支气管炎患儿，可考虑使用单克隆抗体治疗或抗病毒治疗。

1.2 临床表现

秋、冬季是细支气管炎的发病高峰期，也正是季节性呼吸道病毒传播疾病的高峰期。2 个月至 6 个月的幼儿最易发病。伴有心肺疾病、免疫缺陷的患儿和早产儿更易患重度细支气管炎。

病毒性呼吸道感染有时并没有特定的临床表现，如鼻炎。由呼气性梗阻导致的气体潴留是细支气管炎最常见的临床表现，哮喘也是常见的临床表现。

当婴幼儿患者出现鼻翼扇动时，提示其呼吸频率增加且有明显的呼吸困难。发绀可严重影响患儿的身体健康，而发热并非主要症状。

1.3 诊断和实验室检查

多数伴有临床症状和体征的患儿不需行辅助检查就可先进行治疗；但决定治疗方案的实验室检查需完善，例如，决定是否需使用抗生素治疗的检查。

胸部 X 线检查：该诊断可用于排除肺炎。

中心实验室检查：动脉血气参数（arterial blood gases，ABG）可用于重度婴幼儿患者的病情监测。患儿的实验室检查结果大多正常，但是应密切监测患儿的体液情况，因为呼吸急促

13

可能导致脱水。

分子生物学检查：目前，商业上包含对呼吸道病毒检测在内的分子生物学检测方法，被认为是特异性诊断方法，与培养和抗原检测方法相比，该方法具有更高的特异度和灵敏度，对病毒的检测范围也更广。

抗原检测：鼻炎分泌物中病毒特异性抗原的检测可检出多种相关病毒，例如：A 型和 B 型流感病毒、RSV 和人偏肺病毒。基于直接免疫荧光法（DFA）的检测方法常用于样本质量的评估，且其敏感度高于间接免疫荧光法（IFA）。因为抗原具有特异性且可检测时间长，所以该方法有助于疾病的诊断，但是并不能用于排除感染，因为其敏感度较低且检测范围有限。

培养：多数病毒可通过培养进行分离，但是其检验周转时间较长，因此该方法在临床上不常用。

2. 军团菌感染（军团病）

2.1 定义

军团菌是导致社区获得性肺炎和院内获得性肺炎的常见病原菌。嗜肺军团菌是感染性疾病的常见病原体，它是一种对生长条件苛刻且需氧的革兰氏阴性杆菌，其他种属的军团菌也可导致感染。呼吸道的感染为军团菌病的主要表现。

2.2 临床表现

军团菌肺炎的肺部症状和体征并没有特异性，通常表现为呼吸窘迫（呼吸困难、咳嗽和少量咳痰）。伴有呼吸道以外症状的患者患军团病的可能性更大，胃肠道的症状表现突出且经常发生，包括腹泻、恶心呕吐、肝功能障碍和腹痛。患者常有意识错乱或其他神经系统的症状。军团病和其他类型的军团菌肺炎患者经常发生低钠血症。

2.3 实验室检查

因病毒分离培养和抗原检测法具有较高的特异性而被视为是较为可靠的诊断方法。

培养：该病毒的分离培养需要特殊的培养基，通常使用选择性培养基联合非选择性的缓冲炭酵母浸膏（buffered charcoal yeast extract，BCYE）琼脂培养基来进行分离培养。使用胸水、肺穿刺或经气管支气管采集的标本进行培养，耗时 3~7 天。

直接抗原检测和血清学试验：尿液中相应抗原的检测是诊断血清 I 型嗜肺军团菌（约占社区获得性肺炎患者的 90% 和院内获得性呼吸道军团病患者的 60%）引起的军团病的一种重要方法。尿液中相应抗原检测的特异性接近 99%。抗菌治疗几天后，尿液中的抗原依然可以检测到。嗜肺军团菌的血清型及感染的严重程度决定尿液中抗原检测的敏感性。约90% 的重度军团病患者需住院治疗，且其尿液中抗原检测为阳性。然而，门诊轻度军团病患者中，仅仅约 50% 的患者尿液中抗原检测阳性。

血清学检查有其自身的使用价值，但是不能用于急性军团病的诊断，因为血清学的改变需要一定时间。IFA 技术是推荐使用的血清学方法，它可检测出免疫球蛋白的亚类。IgM、IgG 和总抗体的检测也是推荐的方法。数周至数月的急性感染导致的血清学改变可能并不能被检测出来。感染 2 周的患者中，仅一半的患者发生了血清学改变。因此，推荐采集患者急性期和多份恢复期（2 周、4 周、6 周、8 周和 12 周）血清进行检测。检测到特异性 IgM 或急性期和恢复期抗体的浓度相差四倍及以上时支持该病的诊断。检测过程中抗原的使用量

13

决定该方法的特异性,检测血清 I 型嗜肺军团菌的特异性最高(接近 99%),而检测多价抗原的特异性相对较低(90%~95%)。

直接检测法:痰检标本中细菌的革兰氏染色并没有多大意义,因为军团菌染色时着色较浅,易被背景中的蛋白质所掩盖。多数患者中性粒细胞计数(PMN)中度或重度减少。军团菌的增强染色,比如镀银染色或吉曼尼兹(Gimenez)染色,对军团病诊断的敏感性低。直接荧光抗体(direct fluorescent antibody,DFA)染色的特异性高,但敏感性变化范围较大(25%~75%)。因此,DFA 检查阴性并不能排除军团病的诊断,且该方法不能替代培养法。

分子生物学检查:目前已有一些基于 PCR 试验原理的分子生物学检测方法,但是还没有通过 FDA 的认证,分子生物学检测方法对军团菌感染的诊断效能并不优于培养法。

文献显示,分子生物学方法的特异性高,但敏感性变化较大,从中度敏感至高度敏感,这主要与检测的标本类型有关。与尿液中抗原检测相比,分子生物学方法的一个优点是能够检测出所有的军团菌,而不仅限于血清 I 型嗜肺军团菌。

中心实验室检查:75% 的患者白细胞计数升高 [(10~20)×10^9/L],白细胞数量降低是预后差的标志;通常血小板数量是降低的。患者可出现低磷血症、低钠血症、白蛋白降低(小于 25g/L)、蛋白尿(约 50% 的患者)、镜下血尿和肝功能(liver function tests,LFT)异常(AST、ALP、LD 轻度至重度升高,约 50% 的患者胆红素升高)。

参考文献

Fields BS, Benson RF, Besser RE. Legionella and Legionnaires' disease: 25 years of investigation. *Clin Microbiol Rev.* 2002;15:506–526.

Newton HJ, Ang DKY, van Driel IR, et al. Molecular pathogenesis of infections caused by *Legionella pneumophila. Clin Microbiol Rev.* 2010;23:274–298.

3. 细菌性肺炎

3.1 定义

肺炎是指肺实质的感染性病变。细菌可通过吸入或误吸直接进入下呼吸道,远隔组织或器官的感染可通过血源性传播至下呼吸道。重度社区获得性细菌性肺炎常由链球菌导致。病毒导致的社区获得性肺炎约占 30%。其他病原体如:流感嗜血杆菌、卡他莫拉菌、肺炎支原体、军团菌和肺炎衣原体也是肺炎重要的病原菌。金黄色葡萄球菌和革兰氏阴性菌通常导致社区获得性肺炎。

3.2 临床表现

有严重基础疾病的患者易患细菌性肺炎,这些严重的基础疾病包括:基础性疾病(如:酒精中毒、意识障碍、营养不良、免疫损伤、尿毒症)、毒物接触史(如:使用吸入剂、吸烟、环境污染)、正常肺部防御机制的结构或功能受损(例如:COPD、囊性纤维化、支气管扩张、纤毛功能障碍)和年龄大于 65 岁患者。

常见的症状包括呼吸困难、气促、胸膜炎性胸痛、咳嗽和咳痰,这些都是典型的化脓性症状,部分患者可能有发热和身体不适等全身症状。

体格检查可发现弥漫性或局限性病变,包括啰音和呼吸音减弱等异常体征。

13

3.3 诊断和实验室检查

肺炎的诊断依赖患者的临床表现和体征及胸部 X 线检查。

病情的严重级别和相关的危险因素决定患者该行何种辅助检查,如,普通的门诊病人就无需作其他的实验室检查。有严重感染或出现呼吸道感染并发症时,建议行全血细胞计数、血培养、痰标本革兰氏染色镜检和病原体分离培养。胸部 X 线检查结果正常者可行高分辨率的 CT 检查。

应考虑到肺结核的可能且应行相应检查进行排除诊断。可使用特殊培养技术(例如,军团菌培养技术)和尿液中相应抗原检测的技术(例如,军团菌、肺炎链球菌抗原检测技术)。对于呼吸道的其他病原菌,应视患者的流行病学资料和临床表现而选择相应的检查方法。

应在抗生素使用前采集痰液,并指导患者采集深部痰液,避免收集到的标本混有唾液。采集痰液前应禁食数小时并用清水漱口,这样可提高结果的可靠性。

送检的下呼吸道培养标本的质量决定培养结果的诊断价值,并且检验人员在解释结果时应慎重。患者出现细菌感染的临床表现且中性粒细胞升高时,应做细菌的常规培养,避免杂菌的污染。当采集符合标准的痰液有困难或怀疑患者为不寻常菌感染时,可采用支气管灌洗液(BAL)行定量培养,提高诊断效率。

培养结果为培养基上出现一定数量的细菌生长,若出现 3 种及 3 种以上的细菌生长,则可能有杂菌污染,该结果不能用于疾病的诊断。在住院治疗的社区获得性肺炎患者中,仅仅约一半的患者可通过培养而确诊。而在这些确诊的患者中,血培养阳性的患者大约只占20%;其中 50% 的患者肺炎球菌抗原阳性。

PCR 可提高诊断的敏感性,但其结果并不能用于指导患者的治疗。

中心实验室检查:细菌性肺炎患者白细胞升高(大于 $15 \times 10^9/L$,伴核左移),白细胞降低提示预后不良。当患者有严重感染时,应连续监测动脉血气、电解质和常规生化指标以评估患者的呼吸和代谢情况。患者出现典型的异常情况时,应考虑其是否存在其他疾病及之前的病情是否加重等可能情况。

参考文献

Mandell LA, Wunderink RG, Anzeto A, et al. Infectious Diseases Society of America/American Thoracic Society consensus guidelines on management of community-acquired pneumonia in adults. *Clin Infect Dis*. 2007;44:S27–S72.

Reimer LG, Carroll KC. Role of the microbiology laboratory in the diagnosis of lower respiratory tract infections. *Clin Infect Dis*. 1998;26:742–748.

van der Eerden MM, Vlaspolder F, de Graaff CS, et al. Value of intensive diagnostic microbiological investigation in low- and high-risk patients with community-acquired pneumonia. *Eur J Clin Microbiol Infect Dis*. 2005;24:241–249.

13

4. 肺孢子虫肺炎

4.1 定义

肺孢子菌(常称卡氏肺孢子虫)几乎只导致免疫力低下人群的肺部感染。在第二次世界大战后,一些孩子因患上了非典型肺炎而出现营养不良,随后这些孩子被发现感染了肺孢子菌,由此,该菌第一次被作为条件致病菌而出现,随后,又发现该菌是导致恶性血液病患者发生肺炎的罕见病原菌。20 世纪 80 年代，由于 HIV 感染的出现，PCP 的发病率大幅度上升。近年，由于高效抗病毒药物的使用和对易感人群采取的相应预防措施，PCP 的发病率有所下降，但是，PCP 仍然是免疫力低下患者肺部主要的疾病。PCP 是 HIV 病毒感染者的一种机会感染性疾病，且对于这些患者而言，它也是一种艾滋病界定疾病。目前，由于高效抗病毒药物的使用，PCP 的发病率已大大降低。

4.2　临床表现

放射性检查：多数 PCP 患者的 CXR 表现为对称性、弥漫性、间质渗出性病变；部分 PCP 患者的 CXR 没有特殊异常。

HIV 病毒感染患者：PCP 的病情通常缓慢发展，一开始常有发热、呼吸浅短、呼吸急促、干咳等症状。胸部 X 线检查常表现为对称性、弥漫性渗出性病变；也可有其他异常表现。镓扫描显示弥漫性的摄取现象。患 CPC 的风险与 CD4 分子的数量成负相关；HIV 感染者的 CD4 分子计数低于 200 个 /μl（个 /mm³）时，患 PCP 的风险大大增加。

非 HIV 病毒感染者：这些患者典型的临床表现包括急性呼吸衰竭、发热和干咳。糖皮质激素的使用和细胞介导免疫缺陷是该类患者发病的主要诱因。非 HIV 病毒感染者患 PCP 风险增加的因素包括以下几项：

（1）免疫抑制剂的使用。

（2）恶性肿瘤（通常指血液系统的）。

（3）器官移植（造血器官或实质脏器）。

（4）原发性免疫缺陷。

（5）风湿性或炎症性疾病

采取有效的预防措施可降低 PCP 的发病风险。

4.3　诊断

采集伴有临床症状、体征和相应影像学结果的 PCP 易感者呼吸道标本，若从中找到该病原体，即可确诊 PCP。

标本采集：要提高 PCP 诊断的敏感性，肺泡成分和肺组织的取样很关键。痰液诱导技术（induced sputum，IS）取样相对无创且诊断的敏感性高（50%~90%）。支气管肺泡灌洗液（BAL）对 PCP 诊断的敏感性接近 100%。肺穿刺活检的敏感性极高，但不是常用的诊断方法。肺穿刺活检可用于其他病原体导致的感染（如真菌）或疾病的鉴别诊断。非常规病原体的检测可用常规咳痰采样或支气管灌洗液进行，对于非 HIV 患者或预防性使用抗真菌药物的患者，检测的敏感性可能会降低。

直接检测方法：对呼吸道分泌物或肺组织行显微镜检查，找到肺孢子菌可确诊该病。有多种方法可用于鉴别肺孢子菌的包囊形态（如荧光增白剂染色、镀银染色、甲苯胺蓝染色）或营养形态（如瑞氏姬姆萨混合染色或巴氏染色）。商业上可用的荧光素 - 单克隆抗体络合物既可鉴别包囊的形态，也可鉴别营养形态，且敏感性高。

核酸扩增法：现已开发出 PCP 检测方法，但尚未通过 FDA 认证。PCR 试验敏感性的提高使得采用非侵入性方法获取的标本（如唾液）来进行高敏感性检测成为可能。然而，PCR 费用高、检验周转时间长，且与可视化的检验方法相比，其小幅度增加的（如果有）敏感性也不能使其成为广泛使用的诊断方法。除此之外，PCR 也可出现假阳性结果。

培养：目前还没有该病原菌有效的体外培养方法。

血清 β-D- 葡聚糖检测：该方法对于 HIV 感染的 PCP 患者可能是一种敏感的筛查方法，虽然该方法的检验效能依赖检验者对阳性结果和研究对象的界定，但已经证实其对 PCP 诊断的敏感度大于 90%。其他真菌感染导致的机体反应可影响该方法的特异性。

血清学方法：该方法不能用于 PCP 的诊断。

中心实验室检查：可有 LDH 水平升高；LDH 升高程度和治疗后 LDH 升高是预后不良的标志。

参考文献

Azoulay E, Bergeron A, Chevret S, et al. Polymerase chain reaction for diagnosing pneumocystis pneumonia in non-HIV immunocompromised patients with pulmonary infiltrates. *Chest.* 2009;135:655–661.

Fischer S, Gill VJ, Kovacs J, et al. The use of oral washes to diagnose *Pneumocystis carinii* pneumonia: a blinded prospective study using a polymerase chain reaction-based detection system. *J Infect Dis.* 2001;184:1485–1488.

Sax PE, Komarow L, Finkelman MA, et al. Blood (1->3)-beta-D-glucan as a diagnostic test for HIV-related *Pneumocystis jiroveci* pneumonia. *Clin Infect Dis.* 2011;53:197–202.

Stringer JR. *Pneumocystis carinii*: what is it, exactly? *Clin Microbiol Rev.* 1996;9:489–498.

Thomas CF, Limper AH. Pneumocystis pneumonia. *N Engl J Med.* 2004;350:2487–2498.

5. 病毒性肺炎

5.1 定义

病毒性肺炎以肺泡气体交换异常和肺组织的炎症为主要特征。该病可能是由一系列呼吸道病毒的感染导致。肺炎往往发生在出现上呼吸道感染的非特异性症状之前。患者的年龄、机体免疫状态与病原菌的类型存在一定的相关性。在年龄小于 5 周岁的患儿中，以病毒性肺炎最为重要。临床上，免疫功能正常的大龄儿童和成人不易患病毒性肺炎。副流感病毒、RSV 和人偏肺病毒导致的肺炎患者中，婴幼儿较大龄儿童和成人常见。而在大龄儿童和成人的肺炎患者中，流感病毒，尤其是 A 型流感病毒是主要的病原体。临床上，引起免疫缺陷患者肺炎最常见的病原体是巨细胞病毒（CMV）。

5.2 病因和诊断

为严重患者制定最佳治疗方案，需要鉴别特异病原体。由于病毒性肺炎没有特殊的临床表现和实验室检查，因此同时也要考虑其他病原微生物，如细菌、支原体、肺孢子菌感染的可能，并且要做相关的实验室检查和其他检查进行排除。

常见的病原体包括流感病毒（成人）、副流感病毒（儿童）、RSV（免疫缺陷者）、人偏肺病毒（儿童）、腺病毒、冠状病毒、CMV（以免疫缺陷者和儿童为主）、单纯疱疹病毒（herpes simplex virus，HSV）、麻疹病毒和水痘 - 带状疱疹病毒（varicella zoster virus，VZV）。

5.3 临床表现

患者的临床表现多样且与患者的年龄、免疫力、潜在的身体疾病和特定的病毒有关。大多数患者为轻度自限性疾病，但是病毒性肺炎可演变为危及生命的疾病，尤其对高危患者而言。免疫功能正常的患者表现为轻度自限性疾病，且症状在 7~10 天内消失。

在对患者进行初步评估时，应考虑到病毒在人群中的传播能力。

病毒性肺炎常急性发病，可有发热和缺氧表现，咳嗽但不咳黏液性痰，典型的体格检查

13

结果包括呼吸急促、啰音和哮鸣音。呼吸道的其他部位可有病毒感染的征象,如结膜炎和鼻窦炎。病毒性肺炎可加重机体的其他疾病;而伴有其他身体疾病的病毒性肺炎患者,其病变通常也较严重。

影像学检查常表现为弥漫性、对称性渗出性病变,病变范围大且无特异性。

细菌合并感染是病毒性肺炎的并发症,有重要意义。当患者病毒性肺炎症状消失 1 周～2 周后,继而出现发热、咳嗽和呼吸困难症状时,应考虑有细菌双重感染的可能。可导致病毒性肺炎患者双重感染的细菌包括肺炎链球菌、流感嗜血杆菌和金黄色葡萄球菌。

5.4 诊断和实验室检查

大多数病毒性肺炎患者的初始症状相似,且多为轻度疾病。除重度和伴有感染并发症的患者外,多数患者无需进行定性诊断。

培养:多数相关病毒可通过培养而分离,但是病毒的分离率较低。因此,病毒培养对急性患者的临床治疗并无多大益处。

直接抗原检测:有市售的抗原检测试剂盒,可检出多种相关病毒,例如 A 型和 B 型流感病毒、RSV、人偏肺病毒。尽管这些检测方法的特异度相当高,但敏感度通常小于 80%;这些方法可确诊但并不能排除特定的病毒感染。特异性 DFA 染色可用于评价所采集标本的质量,且可提高敏感性。

分子生物学检查:目前已有通过 FDA 认证的检测呼吸道病毒的分子生物学方法,与培养和抗原检测法相比,这些方法有较高的特异度和敏感度,病毒的检测范围广且耗时短,但是花费较高。

血清学检测:血清学的检测对急性患者的诊断和治疗并无帮助。

中心实验室检查:重度或伴有并发症的病毒性肺炎患者应行 ABG、全血细胞计数和其他相应的实验室检查,实验室检查结果通常并无异常。对于伴有严重呼吸窘迫的患者,应密切监测 ABG 以指导治疗,还应密切监测患者的体液情况,因为发热和呼吸窘迫可导致患者脱水。

参考文献

Treanor JJ. Chapter 2 Respiratory infections. In: Richman DD, Whitley RJ, Hayden FG (eds). *Clinical Virology*, 3rd ed. Washington, DC: ASM Press; 2009.

6. 结核病

结核病的诊断程序如下:首先,患者有相应的临床表现,然后对患者行筛查试验(例如,γ- 干扰素释放试验,IGRA)和影像学检查,最后行抗酸染色、培养和其他实验室检查来确诊。请参阅第十一章感染性疾病的内容,以进一步了解结核分枝杆菌和分枝杆菌病。

6.1 定义

结核病是指由结核分枝杆菌(mycobacterium tuberculosis,Mtb)或其他分枝杆菌导致的感染性疾病,但其他分枝杆菌导致的结核病较少见。结核病通过飞沫进行传播,肺结核的传播不易发生,一般患者要长时间多次暴露在相应的场合才会感染结核分枝杆菌。原发部位的结核病可通过淋巴 - 血液传播到其他部位。

6.2 临床表现

结核病患者的临床症状和体征与患者的年龄和机体的免疫状态有关。

幼儿(小于 5 岁)患者以浸润性结核病常见,易发生肺外感染。CXR 显示肺门增大和纵隔淋巴结肿大;中肺野和下肺野有轻微的炎性改变。

老年患者也易患浸润性结核病,CXR 可有多处炎性改变,有中肺野的炎性改变和肺门淋巴结肿大,有些患者由于潜伏感染或者反复感染可出现典型的肺尖空洞性改变。

在青少年和成人患者中,原发感染灶在临床上并不突出。在潜伏感染期或疾病活动期,CXR 可发现肺尖的异常改变。

结核杆菌的初次感染可被机体的免疫应答所控制,随后进入潜伏期,即无症状期。然而,该病原菌仍然在被感染的组织内缓慢繁殖,最终可导致疾病发作。

活动性结核病的常见症状包括非特异性全身症状和呼吸道或其他系统的特异性症状,非特异性全身症状,如发热、厌食、体重减轻和盗汗,特异性症状如咳嗽、咳痰、咯血或胸膜炎性胸痛。

易患结核病或易被结核病传染的高危人群如下:生活或移民到结核病流行地区的居民;贫困或无家可归者;居住在拥挤环境中的居民;艾滋病患者和静脉注射毒品者。开始有效治疗两周之后,患者通常就不再有传染性。对患者痰标本进行抗酸染色检查,且每次采集痰的时间至少间隔 8 小时,若三次痰抗酸染色均阴性,那么建议对此类患者解除呼吸隔离。

6.3 实验室检查

结核病筛查试验:对于有临床症状和体征或有相关流行病学危险因素的高危患者,应行结核病筛查试验。

结核菌素皮肤试验(Tuberculin skin test,TST):该试验是用结核杆菌蛋白成分的标准溶液进行皮内注射。在 48 小时~72 小时后对注射部位出现的硬结(不是红斑)大小进行评估。硬结的平均直径超过 5mm 时,提示患者为免疫功能不全或近期与活动性结核病患者有过密切接触。硬结平均直径大于 10mm 时,提示患者可能感染了结核杆菌。卡介苗(BCG)接种可导致 TST 出现假阳性结果,但是多年前接种过卡介苗的患者一般不会出现假阳性反应。非结核分枝杆菌(Mycobacterium tuberculosis,NTM)也可导致 TST 假阳性结果。HIV 病毒感染的晚期患者由于免疫抑制可导致 TST 假阴性结果;可在使用有效的抗病毒治疗使得免疫功能恢复后再行 TST 检查。

γ- 干扰素释放试验(interferon-γ release assays,IGRA):将外周血淋巴细胞用纯化的结核杆菌抗原培养后,用该试验来检测这些淋巴细胞所释放的 γ- 干扰素的量。与 TST 相比,该方法有较高的特异度和敏感度。其优点之一是,医务人员无需繁琐地向病人解释检验结果;卡介苗接种不会导致 IGRA 假阳性结果。目前,IGRA 尚不能用于幼儿(小于 5 岁)或免疫功能不全者的检测。

AFB 染色和培养:

(1) 痰标本的采集:痰标本通常是送往实验室进行检测。采集清晨首次痰标本更易得出阳性结果。若要采集两次或两次以上痰标本,则每次采集痰标本时间应至少间隔 8 个小时,且其中至少有一次为清晨首次痰标本。用于 AFB 的痰标本应不少于 5ml;若收集的标本不足,将导致检测的阳性结果降低。因为易导致杂菌的污染,所以不能使用混合痰进行培养。对于这些采用自身咳痰收集标本有困难和高度怀疑为结核病而咳痰标本 AFB 结果为阴性的患者,建议采用高渗盐水吸入诱痰术或支气管肺部灌洗术(bronchoalveolar Lavage,BAL)来收集标本。对于不能收集痰标本的婴幼儿或其他患者,可使用清晨首次肺泡灌洗标本代替。

（2）其他可能存在感染的标本，如血液、尿液或脑脊液（CSF）也应送检。

（3）疑为患者自身内生菌群污染的呼吸道或机体其他部位的标本，在涂片制备和培养接种前可对其行净化和浓缩（离心 3 000×g，15min）处理。

培养：通过培养分离出 Mtb 是诊断结核病的金标准；应对每位患者进行培养。

（1）行 FAB 培养时，可供选择的培养基有 3 种：加入新鲜蛋清的固体培养基（如罗氏培养基），加入琼脂的固体培养基（如 Middlebrook 7H11）和液体培养基（如 Middlebrook 7H12）。在含 5%~10% CO_2 条件下培养 8 周。

（2）培养时应选择液体培养基和至少一种固体培养基。结核分枝杆菌在液体培养基中生长相对较快，而固体培养基更适合结核杆菌的分离，且易于观察细菌的生长数量、菌落形态和是否有杂菌污染。

（3）肉汤培养基已被用于自动化培养技术和对细菌生长情况的监测。与传统的培养法相比，自动化培养技术不仅耗时短，而且大大减少了人力。

直接检查法（AFB 染色）：

（1）抗酸染色用于检查临床标本中的分枝杆菌，应对 AFB 的染色结果进行定量（例如，1+ 至 4+）。

（2）AFB 染色诊断结核病的敏感度变化范围较大（20%~80%），这主要和以下因素有关：疾病的类型、标本的质量、检验人员的操作手法和经验是否丰富。总的来说，至少有60%~80% 的活动性结核病患者和 MTB 培养阳性患者的 AFB 染色结果为阳性。

（3）AFB 染色的敏感性与标本中病原菌的数量直接相关；可通过以下措施来提高 AFB 染色的阳性率：采集多份标本送检，送检的标本量大于 5ml；对标本进行净化和浓缩处理；使用荧光染料进行染色，染色方法进行标准化。

（4）AFB 染色的阳性结果对结核病的预测价值大于 90%。

分子生物学方法：

（1）目前，已有多种核酸扩增方法用于临床标本中 Mtb 的检测，其检验性能取决于检验者是否严格按照厂家的说明书进行操作。

（2）该方法的敏感度介于 AFB 染色法和培养法之间；分子生物学的方法用于证实 AFB 染色阳性患者为 MTB 感染的假设诊断（敏感度：对于染色结果为阴性的患者其敏感度为40%~70%，而对染色结果为阳性的患者其敏感度大于 95%）。

该方法仅适用于临床上高度怀疑为结核病的患者。因为可出现假阳性结果，所以尽管该方法的特异度高（大于 95%），但在临床上很少使用。

（3）用 rRNA 探针可初步鉴定出培养阳性标本中的某些分枝杆菌属，这些分枝杆菌包括结核分枝杆菌复合体、鸟分枝杆菌和胞内分枝杆菌、戈登分枝杆菌和堪萨斯分枝杆菌。

注：结核分枝杆菌复合体包括：MTB、牛分枝杆菌、非洲分枝杆菌、田鼠分枝杆菌和其他多种相关的杆菌。

药敏试验：所有的 Mtb 分离后均应先行药敏试验，若给予 3 个月以上有效的治疗后，培养结果仍然呈阳性，则应重复药敏试验。该菌对利福平耐药时，应做二线治疗药物的药敏试验；其他两种一线治疗药物耐药的患者，应选择二线药物进行治疗。

（1）试验方法：比例法用于对培养基中的细菌进行分离，做药敏试验时常选用该方法。

临床菌株的标准化接种是将菌株接种于 Middlebrook 平板上,这种平板分为多个区,每个区含有不同浓度的受试药物,用不含受试药物的区作为对照。和对照区相比,若受试药物对该菌的抑制率小于 99%,则视为该药物不太可能具有临床疗效。目前,适用于液体培养基的培养技术可自动化操作,也可人工操作。

(2) 一线药物:异烟肼(INH)、利福平(RMP)、乙胺丁醇(EMB)和吡嗪酰胺(PZA)。

(3) 二线药物:高浓度的 INH、高浓度的 IMB、阿米卡星、卷曲霉素、乙硫异烟胺、卡那霉素、左氧氟沙星、氧氟沙星、对氨基水杨酸、利福定、链霉素。

至少对异烟肼和利福平这两种药物耐药的菌株考虑为耐多药结核(multiple drug resistant,MDR);至少对利福平、异烟肼、一种氟喹诺酮类药物和一种氨基糖苷类药物这四种药物耐药的菌株考虑为广泛耐药菌(extensively drug resistant,XDR)。

培养以外的方法:特异性突变导致结核杆菌对抗结核药物耐药。例如,大于 75% 的结核菌株是由 rpoB 基因突变导致的。商业上有多种方法来检测基因的突变(如 LIPA、分子信标)。

活动性肺结核常出现以下实验室检查结果:

全血细胞计数:表现为正细胞正色素性贫血;WBC 通常正常。

血生化检查:可表现为低蛋白血症;低丙种球蛋白血症。当患者有抗利尿激素分泌异常综合征(SIADH)或肾上腺感染时可出现低钠血症。

参考文献

Barnes PF. Rapid diagnostic tests for tuberculosis: progress but no gold standard. *Am J Respir Crit Care Med.* 1997;155:1497–1498.

Forbes BA, Banaiee N, Beavis KG, et al. *Laboratory Detection and Identification of Mycobacteria; Approved Guideline. CLSI Document M48-A.* Wayne, PA: Clinical and Laboratory Standards Institute; 2008.

Mase SR, Ramsay A, Ng V, et al. Yield of serial sputum specimen examinations in the diagnosis of pulmonary tuberculosis: a systemic review. *Int J Tuberc Lung Dis.* 2007;11:485–495.

Pfyffer GE, Palicova F. Chapter 28: mycobacterium: general characteristics, laboratory detection, and staining procedures. In: Versalovic J (ed). *Manual of Clinical Microbiology*, 10th ed. Washington, DC: ASM Press; 2011.

Steingart KR, Henry M, Ng V, et al. Fluorescence versus conventional sputum smear microscopy for tuberculosis: a systemic review. *Lancet Infect Dis.* 2006;6:570–581.

Woods GL, Lin SG, Desmond EP. Chapter 73: susceptibility test methods: mycobacteria, nocardia, and other actinomycetes. In: Versalovic J. *Manual of Clinical Microbiology*, 10th ed. Washington, DC: ASM Press; 2011.

13

呼吸困难相关性非感染性肺病

7. 吸入性肺炎

7.1 定义

吸入性肺炎是指流体性物质误吸入下呼吸道而导致的肺部疾病。这些误吸入的物质可以是内源性分泌物(如胃内容物、上呼吸道分泌物),也可以是外源性物质。该病的发生与机体的防御机制(如咳嗽反射、声门功能、纤毛摆动功能)受损和吸入"毒性"物质(如颗粒物、酸性液体、被细菌严重污染的物质)有关。患者出现以下情况时需要预防误吸:酗酒、癫痫、咳嗽变异性哮喘(cough variant Asthma,CVA)、颅脑损伤、全身麻醉、吞咽困难、牙周病、神经系统病变、长期性呕吐和行可损伤机械屏障的常规检查时(插胃管、气管插管、上消化道内窥镜检查、支气管镜检)。

7.2 临床表现

上呼吸道和胃肠道的内源性菌群是导致细菌性吸入性肺炎的常见原因。以厌氧菌和在牙龈沟中发现的低毒性链球菌造成的多重感染较为常见。

多数患者亚急性发病,症状持续数周。常见的症状包括:呼吸困难、咳嗽和咳脓痰(常恶臭)、发热和体重减轻;寒战症状较少见;有脓肿或积脓等复合感染症状。

7.3 诊断和实验室检查

微生物检查:咳痰标本的检查结果可用于建立假设诊断,但用于确诊时并不可靠。使用隔绝空气的技术来获取的培养标本(经气管或胸壁采集标本),可协助疾病的诊断。

与本病相关的常见厌氧菌包括:具核梭杆菌、拟杆菌、消化道链球菌和普雷沃氏菌属。导致医源性吸入性肺炎的需氧菌包括:金黄色葡萄球菌、革兰氏阴性菌。

中心实验室检查:以贫血常见。作为一名医务人员应知晓,包括动脉血气在内的一些实验室指标的异常与潜在的身体疾病相关。

参考文献

Marik PE. Aspiration pneumonitis and aspiration pneumonia. *N Engl J Med*. 2001;344(9):665–671.

8. 哮喘

8.1 定义

哮喘是一种常见的慢性炎症性疾病,它的发生与气道受到外界刺激而导致的支气管平滑肌过度收缩有关。吸入变应原是哮喘最好的定义,也是这类炎症性疾病最常见的病因。

可根据患者的年龄、相关病原体的特征和疾病的严重程度对患者进行分类。年龄不同,临床表现也不相同。小于2岁患儿的哮喘和支气管炎不容易区分,且RSV是导致这些患儿哮喘发作最常见的原因。目前,导致大龄儿童和青年人哮喘最常见的原因是吸入变应原所导致的过敏反应,尤其是吸入室内变应原。

20岁以上的患者,其临床症状更为复杂,需要与之鉴别的疾病更多。常需与以下疾病进行鉴别:成人单纯的过敏性哮喘;慢性增生性鼻窦炎相关性内源性哮喘;变应性支气管肺曲霉病和慢性阻塞性肺疾病相关性哮喘。

重度哮喘首次发病且年龄大于40岁的患者,约50%为内源性哮喘(变应原皮肤试验阴性,没有相关家族史,嗜酸性粒细胞持续升高)。迟发性哮喘较常见,它与特异性反应无关,而与工作环境相关(患者暴露于被化学物品致敏的工作环境中)。

8.2 临床表现

患者的典型症状包括间歇性呼吸困难、咳嗽和哮鸣音,这些症状并不具有特异性,有时甚至难以和呼吸系统的其他疾病进行区分。当患者出现呼吸暂停、喘息和咳嗽等急性症状时,可能会去诊所或急诊科就诊。部分患者症状间歇性发作,间歇期肺功能正常或接近正常。与各年龄段相比,尽管老年人很少发生初发型哮喘,但哮喘可在任何年龄段发病。确诊的哮喘患者中,年龄小于 7 岁的患者占 75%。

典型哮喘的症状常反复发作,症状可在数小时或数天内自行消失,或者在使用平喘药后消失。哮喘发作的诱因包括:吸入冷空气、进行户外锻炼和接触变应原。导致哮喘发作的常见变应原包括:灰尘、霉菌、动物皮毛、蟑螂和花粉;病毒感染也是哮喘发作的常见诱因。

8.3 诊断

哮喘的诊断依赖患者相关的家族史、体格检查、肺功能检查(pulmonary function tests, PFT)和其他实验室检查。

PFT:最大呼气流速(measurement of peak expiratory flow rate, PEFR)和肺活量是诊断哮喘最常用的两大指标。肺活量是用于检测患者用力吸气后再用力呼气所能呼出气体的量和所需时间。用力肺活量(forced vital capacity, FVC):是指尽力最大吸气后,尽力尽快呼气所能呼出的最大气体量。第一秒用力呼气量(forced expired volume in 1 second, FEV1):用力吸气后,第 1 秒用力呼气所能呼出的最大气体量,这是一项用于评估肺排空速度的指标。FEV1/FVC:FEV1 与 FVC 的比值是一项很有用的临床指标,可用于评估患者气流受限的程度。健康成人 FEV1/FVC 比值为 70%~80%;该比值与年龄、性别、身高和种族相关,且被认为是评价肺功能最好的指标。当 PEFR 变异度大于 20%、FEV1 和 FEV1/FVC 比值降低但可逆,且支气管激发试验显示气道呈高反应性时,可诊断为哮喘。

胸部 X 线检查:哮喘患者的胸部 X 线检查通常无异常,胸片可用于重度哮喘或难治性哮喘的辅助诊断,也可用于辅助诊断哮喘患者的一些伴发疾病(如变应性支气管肺曲霉病、嗜酸性粒细胞肺炎或黏液堵塞导致的肺不张)。

血液学检查:可用全血细胞计数筛查出嗜酸性粒细胞增多症和重度贫血患者。嗜酸性粒细胞百分比显著升高(>15%)时,可能为变应性哮喘,但应与以下疾病进行鉴别:寄生虫感染、药物反应和嗜酸性粒细胞肺炎。对于有持续不可逆气流受限的非抽烟患者,可检测 α1-抗胰蛋白酶的水平以排除 α1- 抗胰蛋白酶缺乏所致肺气肿的诊断。

变应原筛查试验:可通过皮肤试验,也可通过检测血液中的特异性变应原 IgE 来了解机体对特定变应原的敏感性。哮喘最常见的病因是气源性变应原(尘螨、猫狗皮毛、蟑螂、花粉和霉菌孢子抗原)。食物变应原很少引起过敏症状。有时可检测血液中的总 IgE 水平来协助诊断。当血总 IgE 水平很高时(>1 000IU/ml),提示患者可能患有湿疹或变应性支气管肺曲霉病。

13

参考文献

National Asthma Education and Prevention Program: Expert Panel Report III: Guidelines for the Diagnosis and Management of Asthma. Bethesda, MD: National Heart, Lung, and Blood Institute, 2007. (NIH publication no. 08–4051): Full text available online: www.nhlbi.nih.gov/guidelines/asthma/asthgdln.htm.

9. 心力衰竭

见第三章,心血管疾病。

10. 慢性阻塞性肺疾病

10.1 定义

慢性支气管炎和肺气肿——即众所周知的慢性阻塞性肺疾病(chronic Obstructive pulmonary disease,COPD),通常是慢性吸烟者最后的结局。COPD 是指导致气流受限和一系列呼吸相关问题的一组疾病,是临床危险因素和遗传风险因子相互作用的结果。其确切的或者说是可能的危险因素包括:接触和吸入有害物质(例如吸烟)、气道高反应性、过敏反应和抗氧化功能缺陷。COPD 的遗传风险因子包括:各种基因多态性、抗氧化酶相关的功能异常、金属蛋白酶功能失调和机体异常导致过多的弹性蛋白酶。

慢性阻塞性肺疾病全球倡议(The Global Initiative for Chronic Obstructive Lung Disease,GOLD)——是由美国国立心肺和血液研究所(National Heart,Lung,and Blood Institute,NHLBI)和世界卫生组织(World Health Organization,WHO)联合发表的。该倡议把 COPD 定义为"一种可以预防、可以治疗的疾病,肺部病变的特点是不完全可逆性气流受限,这种气流受限通常呈进行性发展,与肺部对香烟等有害气体或有害颗粒的异常反应有关,COPD 可伴有显著的全身(或肺外)不良效应。"

按病情严重程度对 COPD 进行分级。其中 $FEV_1/FVC <70\%$ 提示存在气流受限,提示可能为 COPD。

(1) 0 级——存在一定的发病风险:肺活量正常;存在慢性症状(咳嗽、咳痰);$FEV_1/FVC <70\%$。

(2) I 级——轻度:有或无慢性症状(咳嗽、咳痰);轻度气流受限($FEV_1/FVC_1 > 80\%$ 预计值)。

(3) II 级——中度:有或无慢性症状(咳嗽、咳痰);气流受限程度较 I 级重($FEV_1/FVC < 70\%$;$50\% < FEV_1 < 80\%$ 预计值)。

(4) III 级——重度:有或无慢性症状(咳嗽、咳痰);气流受限程度较 II 级重($FEV_1/FVC < 70\%$;$30\% < FEV_1 < 50\%$ 预计值)。

(5) IV 级——极重度:有或无慢性症状(咳嗽、咳痰);气流受限程度最为严重($FEV/FVC < 70\%$;$FEV_1 < 30\%$ 预计值;或 $FEV_1 < 50\%$ 预计值且伴慢性呼吸衰竭。有时,尽管 $FEV_1 > 30\%$ 预计值,但患者的 COPD 病情却非常严重(IV级),这种情况在临床上是有的。

10.2 临床表现

COPD 的主要症状是咳嗽和活动性呼吸困难,但有些患者也表现为急性呼吸困难和哮鸣音,这种情况与哮喘难以鉴别。常见的 COPD 患者有 3 种。一种患者并没有明显的身体疾病,但有久坐不动的生活习惯;一种患者自诉有呼吸系统的慢性症状(如活动性呼吸困难、咳嗽);最后一种患者有急性发作症状(如喘息、咳嗽和呼吸困难)。患者胸部的体格检查结果与 COPD 的严重性相关。

当患者出现以下情况时应考虑 COPD 的可能且应行 PFT:慢性咳嗽,慢性咳痰,呼吸困难或长期大量吸烟,接触职业粉尘或化学药品。当发现患者存在气流受限($FEV_1/FVC < 70\%$),症状与 COPD 一致且找不到相应病因时,COPD 的诊断成立。

10.3 诊断

肺活量:要对 COPD 进行诊断和分级,肺活量是必做的检查。如肺活量正常,可行支气管舒张试验。若使用支气管扩张剂后气流受限可逆,则支持哮喘的诊断。可用 FEV 与 FVC 的比值来评估患者是否存在气流受限(注意该比值的大小)。动态高充气可导致呼吸能力急剧下降,这是导致呼吸困难最常见的生理因素,但并非常规诊断 COPD 所必须。

一氧化碳(CO)弥散量测定:CO 弥散量测定可发现肺气肿,但不用于 COPD 的常规诊断。

胸部 X 线检查:仅用于辅助诊断肺气肿,但是要排除肺部其他疾病时,该检查是有必要的。

血气分析:轻度($FEV_1>80\%$)和中度($FEV_1\ 65\%\sim79\%$)气流受限时,不需要进行 ABG 检测;重度气流受限时($FEV_1\ 50\%\sim64\%$),可选择除血氧测量外的 ABG 部分项目进行检测(当血氧饱和度 >88% 时,应进行 ABG 检测)。所有的重度($FEV_1\ 30\%\sim49\%$)和极重度($FEV_1<30\%$)气流受限患者均应进行 ABG 分析以监测病情变化。

α1- 抗胰蛋白酶缺乏可导致 COPD(遗传性肺气肿)。

参考文献

Documents and Resources. Global Initiative for Chronic Obstructive Lung Disease (http://www.goldcopd.org).

11. 囊性纤维化

11.1 定义

囊性纤维化(cystic fibrosis,CF)是由于位于第 7 对染色体的跨膜传导调控因子基因(CFTR 基因)突变(大于 1 000 个)导致的一种常染色体隐性遗传病,该调控因子控制着电解质尤其是氯离子出入细胞的通道,因此囊性纤维化伴有离子的转运异常。在北美的非西班牙裔白人中,该病的发病率为 1:2 500,携带者比例为 1:20;而非洲裔美国人该病的发病率为 1:17 000;这些患者有明显的异质性。更多内容请参阅第十章,遗传病和基因病。

11.2 临床表现

呼吸系统的症状包括:疲乏、咳嗽、喘息、反复发作的肺炎或鼻窦炎、多痰,有些患者有呼吸困难表现。

11.3 诊断标准

至少一项 CF 的临床表现(呼吸系统的症状、汗液中氯离子升高、血糖指数 GI 异常、胃溃疡),患者的兄弟姐妹中有 CF 患者或患者新生儿期 CF 筛查阳性,并且满足以下条件:

汗液中氯离子浓度≥60mmol/L(mEq/L)或存在两个 CFTR 基因或鼻部跨膜电位差阳性。

11.4 实验室检查

培养:CF 的诊断需要用到特殊的培养技术。1 岁以内的患儿用呼吸道标本进行培养,其中 25% 的标本有金黄色葡萄球菌生长,20% 的标本有铜绿假单胞菌生长;而在成人中,80% 的标本有铜绿假单胞菌生长,20% 的标本有金黄色葡萄球菌生长。3.4% 的培养标本有流感嗜血杆菌生长。通常在抗葡萄球菌治疗后出现铜绿假单胞菌感染增多的现象,因此需要对铜绿假单胞菌进行特殊鉴定试验和药敏试验。在大龄儿童中,洋葱伯克霍尔德菌的感染越来越重要。当培养结果阴性而血清抗铜绿假单胞菌抗体升高时,提示可能为该菌的感染。

分子生物学检查:基于两个突变位点的 DNA 基因分型方法,诊断 CF 的特异性很高,但敏感性相对较低。因为有多对等位基因,因此未检测到突变位点时,也不能排除 CF。当汗

13

液检查结果处于临界值或无异常时,应做基因分型,该方法也适用于携带者的筛查。基因型与疾病严重程度相关,值得注意的是,基因型并不是 CF 的唯一诊断标准。对来自不同地区的人群进行调查,研究这 25 个常见突变位点的突变频率(表 13-1)。在孕 3 个月行绒毛取样或在孕 6 个月或 9 个月行羊膜腔穿刺取样:大于 1 000 个 CFTR 基因突变中,约 90% 的突变者属于这 25 个常见位点的突变;52% 为 ΔF508 纯合子;36% 为 ΔF508 与其他突变基因组成的杂合子。

表 13-1　调查人群的种族及其患囊性纤维化的风险

	25 个常见突变位点的突变频率(%)	携带者的比例
德系犹太人	97	1/25
南欧人	68~70	1/29
黑色人种	69	1/60
西班牙人	55~57	1/45
亚洲人	30	1/90

中心实验室检查:患者血清白蛋白经常降低(肺心病导致血液稀释)。血清蛋白电泳显示,伴有侵袭性肺部疾病患者的 IgG 和 IgA 水平升高,但 IgM 和 IgD 水平并没有相应升高。除存在相应并发症(如伴 CO_2 排除受阻的慢性肺病;大量出汗导致电解质大量丢失所致的低钠血症)外,血清氯离子、钠离子、钾离子、钙离子和磷浓度一般正常。尿电解质一般在参考区间。下颌下腺中的氯离子和钠离子轻度升高,但钾离子并未升高,这些指标与参考区间相差不大,因此实验室检查并不能诊断 CF。

腺体检查:颌下腺唾液变浑浊,钙离子、总蛋白和淀粉酶升高,腮腺唾液中通常没有这些变化。

其他检查:鼻部跨膜电位差检查异常可能比汗腺检查异常更可靠,但前者操纵起来较为复杂;CF 患者的平均鼻跨膜电位差 = –46mV,而正常人的平均鼻跨膜电位差为 –19mV。

11.5　注意事项

患者出现以下继发性并发症的实验室改变时,也考虑诊断 CF:

(1) 慢性肺部疾病(特别是肺上叶的疾病)患者出现伴有 pO_2 降低、CO_2 潴留、代谢性碱中毒、严重的反复感染、继发性肺源性心脏病、鼻息肉和全鼻窦炎等相关的实验室指标变化时;鼻窦 X 线检查正常是排除 CF 强有力的证据。

(2) 5% 以下的患者可伴有严重的肝脏疾病,包括肝硬化、脂肪肝、胆管狭窄和胆石症。20% 以下的新生儿胆汁淤积症患者其症状可持续数月。

(3) 新生儿期间发生的胎粪性肠梗阻可诱发 20%~30% 的患儿发生新生儿间质性肠梗阻,其中 8% 的患儿出生时就已存在胎粪性肠梗阻。而几乎所有的胎粪性肠梗阻患儿都将出现 CF 的临床症状。

12. 肺栓塞

12.1　定义

肺栓塞(pulmonary embolism,PE)是指体内其他部位形成的血栓、肿瘤、空气或脂肪栓子堵塞肺动脉或其分支而导致的疾病。PE 的典型症状是咯血、呼吸困难和胸痛。PE 有急性和慢性之分,急性 PE 患者肺部血管堵塞后立即出现相应的症状和体征;慢性 PE 患者出现进行性呼吸困难症状并维持一段时间,最终进展为肺动脉高压。黑人肺栓塞的发病率似乎明显高于白人,黑人肺栓塞的死亡率比白人高出 50%,其次是其他种族(亚洲人)和美洲原住民。妊娠期和产褥期妇女易患 PE,PE 的其他风险因素包括静脉血流淤滞、各种血液高凝状态、长期卧床不起、外科手术、创伤、口服避孕药、雌激素替代治疗、慢性心衰(chronic heart failure,CHF)、高龄及恶性肿瘤。

12.2 临床表现

患者出现突发的呼吸困难、呼吸困难进行性加重或出现无其他明显病因的突发性胸膜炎性胸痛时,都应怀疑 PE 的可能。PE 的其他症状包括胸壁压痛、背痛、肩痛、上腹痛、咯血、呼吸性疼痛和突发性喘息。PE 是急诊科经常考虑的疾病。临床上可排除 PE 的标准包括患者年龄小于 50 岁、心率低于 100 次 / 分、血氧饱和度大于 95%、而且在过去 4 周内没有咯血、雌激素的使用、深静脉血栓形成或肺栓塞、单侧下肢肿胀、外科手术或需行住院治疗的创伤。

12.3 诊断

肺血管造影术是诊断 PE 的"金标准"。CT 肺造影术(CT-PA)逐渐用于疑似 PE 患者的确诊,其准确性在每个医院有相当大的差异,这可能是由于个人的临床经验或造影成像质量的差异所致。在决定是否使用 CT-PA 或传统的检查方法之前,临床医生应先考虑本院医疗条件及患者发生 PE 的可能性大小。

胸部 X 线检查:可正常;可出现膈肌上抬、胸腔积液、肺动脉扩张、血管突然断裂和肺不张等表现。70% 的急性 PE 患者有心电图异常,最常见的是非特异性 ST 段和 T 波改变。

虽然多数常规实验室检查可提示其他疾病的存在,但对 PE 的诊断却无特异性。若栓塞性疾病没有明显病因,应进行高凝状态的检查,包括抗凝血酶Ⅲ缺乏的检测、蛋白 C 和蛋白 S 缺乏的检测、狼疮抗凝物的检测、心磷脂抗体和同型半胱氨酸的检测。

ABG 和血氧检测:不能用于该病的诊断。ABG 通常用于发现低氧血症、低碳酸血症和呼吸性碱中毒。临床医生对疾病作出诊断时应注意,当室内空气氧饱和度低于 95% 时,患者易出现医源性并发症。

实验室检查:PE 患者的 BNP 或 NT-proBNP 水平升高,而且似乎与这些患者的并发症及长期住院的风险增加相关。30%~50% 的患者也有肌钙蛋白 I 或肌钙蛋白 T 的升高,其检测结果对疾病的诊断并无意义。检查结果常表现为白细胞增多,ESR 加快,及 LDH 或 AST 的升高且血清胆红素正常。

血浆 D- 二聚体:大量的研究结果显示其可用于 PE 的诊断。D- 二聚体对该病的诊断有着良好的灵敏度(95%)和阴性预测价值,但是其特异性(40%~68%)及阳性预测价值很低。D- 二聚体水平小于 500mg/L 可排除 PE,其预测 PE 诊断的敏感性为低度或中度。

参考文献

Kruip MJ, Leclercq MG, van der Heul C, et al. Diagnostic strategies for excluding pulmonary embolism in clinical outcome studies. A systematic review. *Ann Intern Med.* 2003;138:941.

Roy PM, Colombet I, Durieux P, et al. Systematic review and meta-analysis of strategies for the diagnosis of suspected pulmonary embolism. *BMJ.* 2005;331:259.

Wolf SJ, McCubbin TR, Nordenholz KE, et al. Assessment of the pulmonary embolism rule-out

13

criteria rule for evaluation of suspected pulmonary embolism in the emergency department. *Am J Emerg Med.* 2008;26:181.

13. 药物性肺病

13.1 定义

药物性肺病(drug-induced pulmonary disease,DIPD)是一组临床常见的异质性疾病,其中无肺部疾病史的患者常出现呼吸系统症状、胸部的 X 线的异常改变、肺功能的恶化、组织形态学的改变或与药物治疗相关的多种临床表现。经报道可导致肺部疾病的药物超过 150 种,但对于 DIPD 的发病机制却知之甚少。

不同种类的药物导致不同症状,可表现为支气管哮喘、细支气管炎、过敏性浸润性疾病、间质性纤维化、迁延性肺炎、机化性肺炎、哮喘、非心源性肺水肿、胸腔积液、肺嗜酸性粒细胞增多症、肺出血或静脉闭塞性疾病。药物性肺病可出现多种临床症状及影像学的改变。关于不同药物性肺病的详细内容以及其临床表现和影像学特征可以查阅 www.pneumotox. com。

(1)心血管药物中的胺碘酮是典型的肺毒性药物。3%~20% 的夜间持续性干咳患者是由 ACE 抑制剂导致的,也是 ACE 抑制剂停药的指征。

(2)消炎药物导致的相关问题中,以阿司匹林导致的阿司匹林三联征、鼻息肉和耐药多见。

(3)大量化疗药物和免疫抑制药物的使用与药物性肺病密切相关,这些药物包括博来霉素、丝裂霉素 -C、白消安、环磷酰胺和亚硝基脲类药物。

13.2 临床表现

许多类型的肺损伤可能是药物治疗的结果,通常无法预测哪些患者会因为药物本身或药物治疗的特异性反应而导致肺部损伤。患者的症状因人而异,最常见的症状包括咳嗽、气喘、气促、胸痛、血痰和发热。许多药物可导致肺泡炎症、间质性炎症和间质纤维化,进而导致肺功能障碍。

13.3 诊断

临床上没有能确诊药物性肺病的实验室或影像学检查,该病的诊断通常采用排除方法。普通的胸部 X 线片可能会忽略或低估初发者的肺损害程度。诊断该病是基于停药后观察到肺部损伤程度消失或降低,而再次使用该药后肺脏损害重新出现。超声心动图正常可排除心脏疾病,痰液的检测可排除传染病,而 ANA 或 RF 的检测有助于发现胶原血管疾病。

肺功能检查:肺功能检测可用于评估药物的毒性。

血液学检查:分类 CBC 可检测出嗜酸性粒细胞增多,该结果提示患者可能为伴有嗜酸性粒细胞增多和全身症状的药疹(drug rash with eosinophilia and systemic symptoms,DRESS)综合征。

参考文献

Bhadra K, Suratt BT. Drug induced lung diseases: a state of the art review. *J Respir Dis.* 2009;30:1.
Ozkan M, Dweik RA, Ahmad M. Drug induced lung disease. *Cleve Clin J Med.* 2001;68:782–795.
   www.pneumotox.com.

14. 化学性肺炎

14.1 定义

化学性肺炎（chemical pneumonitis）是指急性或慢性吸入外来物质或化学烟雾后，导致的肺部炎症或呼吸困难性疾病。吸入性肺炎（Mendelson 综合征）是由于全身麻醉时，喉反射消失，引起无菌胃内容物的误吸而导致的一种化学性损伤。

14.2 临床表现

患者出现以下临床表现时，应怀疑化学性肺炎的可能：突发的急性呼吸困难；咳嗽、低热、发绀和肺部听诊有弥漫性湿性啰音；严重的低氧血症；胸部 X 线检查显示肺部出现炎症性改变。

14.3 实验室检查

肺功能检查：表现为肺顺应性降低、通气 - 血流比例异常、肺弥散能力降低。胸部 X 线检查：发病 2 小时以内可出现相应的改变。支气管镜检查发现支气管红斑提示为酸性物质损伤。

血气分析：研究结果显示氧分压常降低至 4.655pKa~6.650pKa（35mmHg~50mmHg），且伴有二氧化碳分压正常或降低的呼吸性碱中毒；乳酸可作为感染性休克的早期指标。

其他检查：可出现白细胞和中性粒细胞增高。

15. 肺癌

15.1 定义

肺癌或支气管肺癌（bronchogenic carcinoma），是指原发于气道或肺实质的恶性肿瘤。在所有癌症中肺癌位居第二，但却是导致癌症患者死亡的首要因素。87% 的肺癌患者与吸烟有关，二手烟以及其他的有害物质，包括石棉、氡、辐射暴露、肺结核、工业废物和污染物也增加患肺癌的风险。家族史 / 基因在肺癌的发生、发展中也起着重要的作用。

大约 95% 的肺癌可分为小细胞肺癌（small cell lung cancer，SCLS）或非小细胞肺癌（non-small cell lung cancer，NSCLS），这种分类方法对肺癌的分期、治疗及预后评估是至关重要的。其他细胞类型的肺癌约占肺部恶性肿瘤的 5%。在小细胞肺癌和非小细胞肺癌中，非小细胞肺癌占 80%，小细胞肺癌占 20%。非小细胞肺癌分为以下几类：

（1）鳞状细胞癌：在支气管管腔内形成，是男性患者最常见的类型。

（2）腺癌：发现于产生黏液的肺腺体中，是女性或不吸烟者中最常见的类型。

（3）支气管肺泡癌：在肺气囊附近形成的腺癌亚型，较为少见。

（4）大细胞未分化癌：在肺表面或肺部边缘附近形成的增长快速的癌。

15.2 临床表现

重度吸烟者有新近发生的咳嗽，患者持续性咳嗽性质的改变以及咯血的出现等临床表现时都应考虑肺癌的可能；而癌症本身也可导致咳嗽。

肺癌患者胸部的典型症状包括持续性咳嗽；与咳嗽无关的胸痛、肩痛或背痛；痰液量或颜色的改变，气促、声嘶、呼吸时发出刺耳的声音；还可出现反复发作的肺部疾病，例如支气管炎、肺炎和咯血。

15.3 诊断

肺癌的诊断主要基于患者的临床表现。肺癌筛查方法并没有得到广泛的应用，是因为

13

没有任何的筛查方法(胸片、痰细胞学或 CT)可以降低肺癌的死亡率。

辅助检查应该包括体格和胸部检查、胸部 X 线检查、CT、正电子发射计算机断层扫描 (positron emission tomography,PET)和螺旋 CT 扫描、MRI、痰细胞学检查、支气管镜检查和活组织检查;自发排痰检查或诱导痰细胞学检查可明确肺癌的诊断;当怀疑患者气道受恶性肿瘤侵犯时,通常需对患者行支气管镜检查。

(1) 非小细胞肺癌的分子试验包括:EGFR 和 KRAS 突变检测,这些检测方法可指导临床对非小细胞肺癌治疗。

(2) 间变性淋巴瘤激酶(Anaplastic lymphoma kinase,ALK)基因重排可鉴别非小细胞型肺癌的亚型及决定患者是否需使用 ALK 抑制剂进行特异性治疗。

参考文献

Bach PB, Silvestri GA, Hanger M, et al. Screening for lung cancer. ACCP Evidence-Based Clinical Practice Guidelines. *Chest.* 2007;132:69S–77S.

Kvale P. Chronic cough due to lung tumors. *Chest.* 2006;129:147S–153S.

Rivera M, Detterbeck F, Mehta AC. Diagnosis of lung cancer, the guidelines. *Chest.* 2003;123:129S–136S.

16. 胸膜腔积液的评估

胸膜腔积液评估的定义

胸膜腔内过多的液体积聚称为胸腔积液(pleural effusion,PE)。临床上将胸膜腔积液分为渗出液(例如感染、恶性肿瘤、药物反应)或漏出液(例如 CHF、肝硬化、肺不张、肾炎综合征),两者的鉴别是胸腔积液诊断的首要条件,对积液的首次分类通常决定于胸腔积液的病因。

(1) 渗出液是缓慢从血管组织中渗出的液体、细胞或其他细胞物质,通常来自炎症组织。

(2) 漏出液是通过膜或挤压组织而进入组织细胞外间隙的液体。漏出液稀薄而水分较多,包含少量的细胞或蛋白质。

将胸膜腔积液分为渗出液和漏出液在临床上是相当重要的,因为这有助于了解机体内潜在的病理生理反应过程(见图 13-1)。漏出液通常不要求进行其他相应的检查,而渗出液则常常需要。

16.1 漏出液

病因:

(1) 充血性心力衰竭 CHF(占 15%);急性利尿剂的使用可导致假性渗出液。

(2) 肝硬化伴腹水(约占胸腔积液病例的 5%),少数患者无腹水。

(3) 肾病综合征。

(4) 早期(急性)肺不张。

(5) PE。

(6) 上腔静脉阻塞。

(7) 低白蛋白血症。

(8) 腹膜透析——发生于开始透析的 48 小时内。

(9) 早期的纵隔恶性肿瘤。

(10) 锁骨下导管错位。

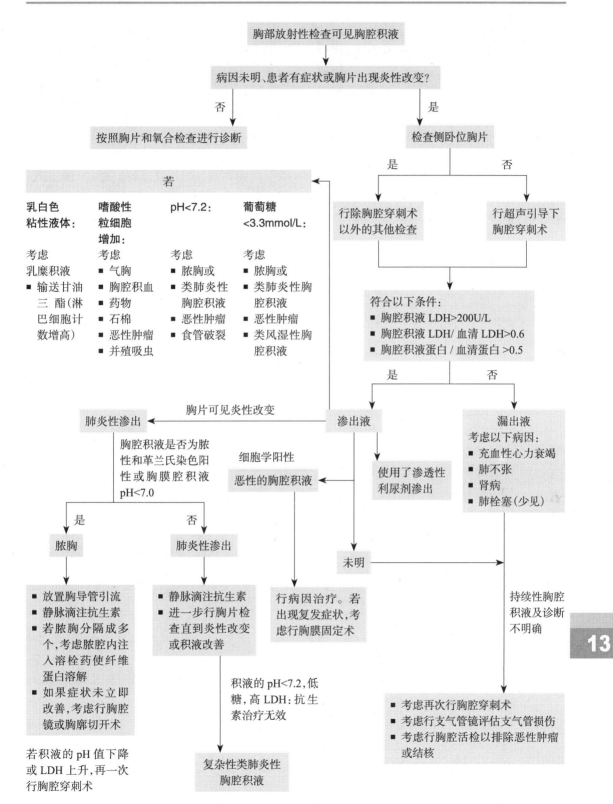

图 13-1 胸腔积液患者的诊断思路
（LDH= 乳酸脱氢酶）

13

(11) 黏液性水肿(少见病因)。

(12) 缩窄性心包炎——双侧胸腔积液。

(13) 尿胸——由同侧的尿道梗阻所致。

16.2 渗出液

肺炎、恶性肿瘤、肺栓塞和胃肠疾病(特别是胰腺炎和腹部外科手术)占所有渗出液病因的 90%。所有渗出液中大约有 10%~15% 病因未明。

病因:

(1) 感染(25% 的病例):细菌性肺炎;类肺炎性胸腔积液(脓胸);肺结核;脓肿(膈下、肝脏、脾);病毒感染,支原体感染,立克次体感染;寄生虫感染(阿米巴,包虫囊肿,丝虫病);真菌感染(球孢子菌属,隐球菌属,组织胞浆菌属,芽生菌属,曲霉属;自身免疫性疾病患者:曲霉属、念珠菌属、毛霉菌属)。

(2) PE 或梗死。

(3) 肿瘤(转移癌,特别是乳腺、卵巢和肺部的转移肿瘤;淋巴瘤,白血病;间皮瘤;胸腔子宫内膜异位症)(占 42% 的病例)。

(4) 创伤(穿透伤或钝伤):胸腔积血;乳糜胸和脓胸;与膈肌破裂有关。

(5) 免疫因素:类风湿性胸膜炎(5% 的病例);系统性红斑狼疮;偶尔导致积液的其他胶原血管病(例如,韦格纳肉芽肿病、干燥综合征、家族性地中海热、变应性肉芽肿综合征、混合性结缔组织病);心肌梗死或心脏手术后;血管炎;肝炎;结节病(少见病因,也可导致漏出液);家族性复发性多发性浆膜炎;药物反应(例如呋喃妥因过敏、服用二甲麦角新碱)。

(6) 化学因素:尿毒症;胰腺癌(约 10% 的病例发生胸腔积液);食管破裂(导致唾液淀粉酶高并且 pH 值小于 7.30,在 48h~72h 内 pH 值达到 6.00);膈下脓肿。

(7) 淋巴管畸形(例如辐射因素、米尔罗伊氏病)。

(8) 损伤(例如石棉沉着病)。

(9) 胸膜机械性改变(例如迟发性或慢性肺不张)。

(10) 内分泌因素(例如甲状腺功能减退症)。

(11) 腹水移动至胸膜腔形成胸水:梅格斯综合征(蛋白质和比重检查往往介于漏出液 - 渗出液之间,但通常又不属于漏出液的范围);尿胸;癌症;胰腺炎;胰腺假性囊肿。

(12) 肝硬化、肺梗死、创伤和结缔组织疾病导致的病例占 9%。

16.3 中间型积液

病因:

(1) PE(大于 20% 的病例)——由肺不张所致。

(2) 甲状腺功能减退症——由黏液水肿性心脏病所致。

(3) 恶性肿瘤——相关并发症所致(例如肺不张、淋巴管梗阻)。

(4) 结节病——Ⅱ期和Ⅲ期。

位置:

(1) 以左侧典型:食管破裂;急性胰腺炎,类风湿性关节炎;心包疾病的积液发生在左侧或双侧,极少发生于右侧。

(2) 以右侧或双侧典型:CHF(如仅发生于左侧,考虑患者右侧胸腔病变或有其他疾病,比如肺梗死)。

(3) 以右侧典型:阿米巴肝脓肿破裂。

外观:

(1) 淡黄色透明的液体是漏出液的典型外观。

(2) 浑浊度(浑浊、不透明的外观)可能是由于积液中脂类或白细胞增加所致。离心后上清液清澈提示原浑浊多为白细胞或碎片所致;上清液呈透明或白色提示为乳糜微粒所致。

(3) 血性积液呈红色,棕色提示陈旧性血性胸腔积液。红细胞计数为 $(5\sim10)\times10^9/L$ 的积液可表现为淡红色。若积液为血性,且 HCT 大于外周血 HCT 的 50% 则提示胸腔积血。

(4) 血性积液提示恶性肿瘤、PE、创伤、心脏切开术后综合征的存在,也可能是尿毒症、石棉沉着病、胸腔子宫内膜异位症所致。胸腔穿刺术所致的创伤性血性积液应在几分钟内凝固,但是血液在胸腔中停留超过数小时其纤维化蛋白将会被消耗而不发生凝固。行负压吸引术时,若出现颜色不均一的积液,且积液中缺乏含铁血黄素的巨噬细胞,则提示为创伤性积液。若积液缺乏血小板,则提示该积液并非由胸腔穿刺术所导致的创伤所致。

(5) 白色积液提示为乳糜胸、胆固醇积液或脓胸。

(6) 乳糜状(乳白色)积液通常是由于创伤(例如车祸、术后)导致的,但也有可能是胸导管梗阻(例如,特别是淋巴瘤、转移癌、肉芽肿)或通过上腔静脉穿刺置管进行胃肠外中心静脉营养时所致。

(7) 离心后,脓胸的上清液是透明的,而由乳糜微粒引起的乳糜胸水的上清液是混浊的,可进行苏丹Ⅲ染色进行鉴别。

(8) 积液中的甘油三酯含量大于 1.25mmol/L(110mg/dl)或积液的甘油三酯浓度与血清的浓度比值大于 2 仅发生于乳糜胸水中(特别是在饭后的数小时内见到)。甘油三酯小于 0.57mmol/L(50mg/dl)可排除乳糜胸。甘油三酯水平 0.11mmol/L~0.57mmol/L(10mg/dl~50mg/dl)处于临界值时,需行脂蛋白电泳以明确乳糜微粒的存在,以上就是乳糜胸的诊断标准。

(9) 慢性炎症性疾病(例如类风湿性胸膜炎、TB、慢性气胸)患者出现假性乳糜性积液(眼观可有光泽感)时,是由胆固醇结晶(菱形)或白细胞中含有脂质所引起的。可通过显微镜检查来与乳糜性积液区分。假性乳糜性积液中的乳糜微粒浓度大于等于 0.57mmol/L(50mg/dl),且胆固醇大于 2.83mmol/L(250mg/dl)。

(10) 黑色积液提示曲霉菌感染。

(11) 绿色积液提示胆管瘘。

(12) 脓性积液提示感染。

(13) 阿米巴病患者的胸腔积液呈果酱样(深红棕色),并伴有陈旧性血液。阿米巴肝脓肿破溃入胸腔后,积液有果酱样斑块,在低于 10% 患者的积液中可发现阿米巴原虫。

(14) 浑浊的黄绿色液体是典型的类风湿性渗出液。

(15) 黏稠(清澈的或血性的)的积液是间皮瘤的特征性积液,脓胸也可出现。

(16) 液体中有碎片提示类风湿性胸膜炎,出现食物颗粒提示食管破裂。

(17) 导管误插入胸膜腔时,积液出现与肠内管饲或经中心静脉输注营养液一致的颜色。

16.4 气味

(1) 厌氧菌感染导致的积液有腐臭味。

(2) 尿胸患者的积液有氨臭味。

13

16.5　总蛋白质、白蛋白、乳酸脱氢酶（lactate dehydrogenase,LD）含量

（1）当渗出液以 LD 而非蛋白质为主时,考虑恶性肿瘤和类肺炎性胸腔积液。

（2）脓胸、类风湿性胸膜炎、肺吸虫病患者积液的 LD 水平都相当高(>1 000IU/L),这些患者可同时伴有恶性肿瘤,极少伴有肺结核。胸腔积液 LD 水平可反映胸膜腔内炎症反应的程度,其值升高暗示需对患者采取积极的治疗措施,对 LD 同工酶检查的价值有限。

16.6　葡萄糖含量

（1）漏出液的葡萄糖含量与血清葡萄糖含量一致。

（2）葡萄糖含量通常是正常的,但是肺结核、恶性胸膜性疾病、系统性红斑狼疮、食管破裂患者漏出液的葡萄糖含量可为 1.67mmol/L~2.76mmol/L(30mg/dl~50mg/dl),或胸腔积液与血清葡萄糖的比值小于 0.5 以及 pH 小于 7.30。脓胸及类风湿关节炎患者的葡萄糖含量最低。因此,只有当葡萄糖含量处于极低水平时(如小于 1.67mmol/L(30mg/dl)才对疾病有诊断意义。葡萄糖含量为 0mmol/L~0.56mmol/L(0mg/dl~10mg/dl)时高度怀疑类风湿关节炎。肺炎患者积液中葡萄糖含量降低时提示预后不良。肿瘤患者积液的葡萄糖含量低提示有明显的肿瘤压迫。系统性红斑狼疮、变应性肉芽肿血管炎、尿胸、胸腔积血或肺吸虫病患者积液中的葡萄糖水平一般并不降低。

16.7　pH

（1）正常人胸膜腔内液体的 pH 是碱性的(7.60~7.66)。漏出液 pH 值为 7.45~7.55,而大多数渗出液的 pH 值为 7.30~7.45。

（2）pH 值低(<7.30)常常提示为渗出液,特别出现在脓胸、恶性胸膜疾病、类风湿性胸膜炎、系统性红斑狼疮、肺结核、食管破裂患者中。pH 值低也可由全身酸中毒、胸腔积血、尿胸、肺吸虫病导致。

（3）pH 小于 6.0 考虑为食管破裂,但却不是食管破裂的诊断指标。

（4）胶原血管病是 pH 小于 7.0 的唯一其他病因。

（5）类肺炎性胸腔积液的 pH 值小于 7.20 时提示患者需行胸腔插管引流术;pH 值大于 7.30 提示可以仅使用药物治疗;pH 值小于 7.0 提示复杂类肺炎性胸腔积液。

（6）pH 值可在葡萄糖含量降低之前就已下降。

（7）由于变形杆菌能分解尿素,因此感染该菌可使积液 pH 值升高。

（8）在恶性积液中,积液 pH 小于 7.30 与生存时间短、预后不良和细胞学检查及胸膜活组织检查阳性率增加有关;pH 小于 7.30 常与积液中葡萄糖含量小于 3.33mmol/L(60mg/dl)有关。

一般来说,低 pH 值与葡萄糖含量低以及 LD 含量高相关,若患者 pH 值低,但是葡萄糖含量正常和 LD 含量低时,则 pH 值低很有可能是实验室误差所致。

16.8　淀粉酶含量

（1）当胸腔积液与血清的淀粉酶浓度比值升高且大于 1.0,有时甚至大于 5.0,或该比值大于参考区间上限时,应考虑只对患者进行左侧胸腔积液的检查。

（2）急性胰腺炎——早期淀粉酶可正常,一段时间后上升。

（3）胰腺假性囊肿——淀粉酶含量常上升,可大于 1 000IU/L。

（4）食管破裂穿孔、消化性溃疡、小肠坏死(例如肠系膜血管闭塞),以及 10% 的转移癌患者积液中的淀粉酶含量也升高。

(5) 同工酶检测

① 胰腺型淀粉酶在急性胰腺炎和胰腺假性囊肿中有表达。

② 积液中唾液腺型淀粉酶可在食管破裂患者中发现；偶尔也可发现于卵巢癌、肺癌或唾液腺肿瘤患者积液中。

(6) 其他生化指标的检测

① 研究显示，漏出液 C- 反应蛋白的范围为 100 000μg/L~200 000μg/L（10mg/dl~20mg/dl），渗出液的则为 300 000μg/L~400 000μg/L（30mg/dl~40mg/dl）。类肺炎性胸腔积液的 C- 反应蛋白含量最高为 890 000μg/L ± 160 000μg/L（89mg/dl ± 16mg/dl）。漏出液与血清 C- 反应蛋白含量的比值为（0.8 ± 0.5），而渗出液与血清 C- 反应蛋白含量的比值为（2.8 ± 0.7）。

② 胆固醇和甘油三酯。

③ 一般不推荐行常规肿瘤标志物的检测（例如 CEA、癌抗原 -125、前列腺癌中的酸性磷酸酶、间皮瘤中的透明质酸）。CEA 大于 10ng/ml 提示但不能确诊恶性胸腔积液。淋巴瘤、肉瘤及间皮瘤患者 CEA 含量通常低于 10ng/ml。

(7) 在胶原血管疾病（SLE、RA）患者的渗出液中常发现有免疫复合物（Gaji 细胞、C1q 成分、放射免疫试验等检测）。LA 试验经常出现假阳性结果，因此不作为常规检测指标，LA 试验可用于细菌性抗原检测。

第四节　鼻炎／咽炎

鼻炎／咽炎相关性鼻咽功能障碍

1. 普通感冒

1.1 定义

病毒感染鼻黏膜上皮细胞后，诱发一系列的炎症反应，从而出现流涕等呼吸道症状的一组疾病。

鼻病毒是导致普通感冒最常见的病原体。导致鼻炎的病毒包括冠状病毒、副流感病毒、腺病毒、肠道病毒、流感病毒及呼吸道合胞病毒。

1.2 临床表现

患者的症状通常是轻微的，包括鼻塞、鼻炎和打喷嚏，若有发热、头痛、咳嗽、咽痛及乏力等不适的症状，通常也是轻微的。

以上症状通常在 7 天 ~10 天内消失。

9 月至来年 3 月的寒冷季节通常是发病高峰。

患者出现脓性鼻咽分泌物、耳炎、高热或其他严重全身性症状时，提示患者有感染并发症或为其他不同病原体的感染，如流行性感冒。

1.3 实验室检查

除严重或复杂的病毒感染患者外，一般患者极少需行特异性辅助检查。严重或复杂性感染患者，建议采用鼻咽拭子或灌洗液来进行诊断性检测。

13

直接抗原检测：可用于检测多种病毒病原体，包括流感病毒和呼吸道合胞病毒的检测。

病毒分离培养：正确收集及运输标本可提高病毒分离培养的灵敏度。

分子生物学检查：可用于大多数呼吸道病毒病原体的检查。

血清学检查：无意义。

2. 咽炎

2.1 定义

急性咽炎是指后咽及扁桃体组织的炎症反应，是一种常见的临床疾病，特别是在儿童患者中。急性咽炎发作时症状通常相对较轻，它是自限性传染性疾病，通常由上呼吸道的病原体导致，其病因根据患者的年龄及季节略有差别。然而，一般来说，病毒感染是儿童和成人急性咽炎最常见的病因。由于链球菌感染后易患急性 RF 和 GN，所以 A 组 β- 溶血性链球菌（化脓性链球菌）的检测是诊断性检测的重点。特异性诊断也可指导临床使用合适的抗生素。急性咽炎必须区别于其他头部或颈部的严重感染性疾病，如会厌炎、扁桃体周围脓肿及颌下脓肿。患者出现严重的症状和脓毒症、吞咽困难和流涎、颈部肿胀及其他体征时提示存在其他部位的原发感染，或细菌性咽炎患者出现局部的化脓性并发症。

病因学：

（1）病毒性感染

急性呼吸道感染在全世界有很高的发病率和死亡率。病毒感染是主要原因，且以儿童多见。多数病毒病原体的流行特征存在明显的季节性，尤其在温带地区的冬季病毒感染的发病率最高。患者的临床表现因药物剂量、患者年龄、基础健康状况及其他因素的不同而各异。

多数鼻咽部病毒感染的患者表现为"普通感冒"，出现鼻炎、鼻塞、打喷嚏、流鼻涕等轻微症状，此类患者易被误诊为轻度咽炎及"刺激性"咳嗽。患者可出现轻度的发热、头痛及乏力等不适症状。多数上呼吸道病毒感染患者的症状在 7 天 ~10 天后完全消失。咽炎的并发症包括中耳炎、鼻窦炎和加重原有的慢性肺部疾病，但并不常见。

病毒性咽炎或上呼吸道感染极少需要行特异性诊断，多数情况下可根据患者的临床表现给予相应的处理。根据病情需行特异性诊断时，可做病毒的分离培养，或使用呼吸道病毒芯片来进行分子生物学的诊断，后者更常用。血清学检测并无多大意义。

导致原发性咽炎的常见病毒包括：腺病毒、肠道病毒、鼻病毒、HSV、EBV、CMV、流行性感冒病毒及副流感病毒。

（2）细菌感染性疾病

A 型 β- 溶血性链球菌（Group A Beta-hemolytic Streptococcus，GAS）：GAS 导致的急性咽炎患者占少数（10%~30%）。大多数患者表现为急性咽喉痛，并伴有扁桃体、咽后黏膜的浸润性红斑，患者常有发热、头痛以及腹痛的临床表现。体格检查常发现颈前淋巴结肿大、触痛，上颚充血以及悬雍垂发炎。患者不常见的症状包括结膜炎、流鼻涕、咳嗽及打喷嚏，并提示为其他病原体的感染。

猩红热可使"链球菌性咽喉炎"复杂化，其特点是在发热的第一天或第二天形成典型的"猩红热样"皮疹。皮疹特征为针眼大小、粗糙（砂纸）、发白，在腋窝或皮肤皱褶处更严重，数天后皮疹消退，紧接着开始脱皮。患者舌面呈肉红色，可出现典型的"草莓"舌。

2.2 临床表现

有多种诊断方法可用于 GAS 感染的诊断及作为使用抗生素治疗的指征。这些方法的阴性预测值通常高于阳性预测值。对儿童患者推荐使用下列诊断标准,当同时满足以下 6 个条件时,GAS 培养的阳性率为 75%;若只满足其中 5 个条件,则 GAS 培养的阳性率下降为 59%:

(1) 年龄:5 岁 ~15 岁

(2) 季节:深秋、冬季或早春

(3) 咽部红肿、水肿和(或)有渗出液

(4) 前淋巴结:触痛、肿大

(5) 体温:38.3℃~39.4℃ (101℉~103℉)

(6) 无典型上呼吸道病毒感染的体征和症状

成人诊断标准如下,满足以下条件越多,诊断 GAS 感染的阳性率越高。据报道,满足以下 3~4 个条件时,其阳性预测价值高达 60%;而满足以下 0 或 1 个条件时,其阴性预测值为 80%。

(1) 扁桃体有渗出物

(2) 颈前淋巴结触痛

(3) 发热或有发热史

(4) 无咳嗽

2.3 诊断

分离培养:分离培养是诊断 GAS 导致的咽炎的"金标准",其敏感度在 90%~95% 之间。该方法对诊断急性咽炎的特异性高,但用于活动性疾病患者如慢性 GAS 携带者或近期治疗成功的患者时,可出现"假阳性"结果。除非患者属于急性风湿热的高危人群,否则不推荐使用培养法来评估患者是否治愈。

直接抗原检测:直接抗原检测法也可用于 GAS 的快速检测,然而该方法并不如分离培养法敏感。其灵敏度因技术以及特定试剂盒的不同而各异,范围在 60%~95%,大多检测方法的特异性超过 95%。因此,当该方法结果为阴性时应进一步行咽拭子分离培养,而该方法结果阳性时无需再行培养法以明确。

分子生物学检测:FDA 认证的分子诊断方法可用于咽部标本中化脓性链球菌的检测,其敏感度为 88%~95%,特异性为 98.0%~99.7%。该方法的敏感性及高特异性都高,临床检测结果可信,因此无需再做其他确诊试验。

3. 急性鼻窦炎

3.1 定义

急性鼻窦炎(acute rhinosinusitis,ARS)是鼻腔以及鼻窦黏膜组织的炎症性疾病,病程不足 4 周,症状通常在 10 天内消失。ARS 最常见的病因是呼吸道病毒(如鼻病毒、副流感病毒及流感病毒)感染。1%~2% 的成人社区获得性 ARS 患者为合并了细菌感染的双重感染(如肺炎链球菌、流感嗜血杆菌及卡他莫拉菌),儿童患者细菌双重感染更为常见(5%~10%)。

3.2 临床表现

无并发症的 ARS 患者的常见临床表现有:鼻塞、脓性分泌物、中耳疼痛或上颌窦饱满、

13

触痛以及咳嗽。

无并发症的双重感染的患者通常无需行抗生素治疗,且症状在 4 周内消失。

患者出现高热(>39℃)、严重头痛、视觉改变、眼眶周围浮肿、精神状态的改变或感染扩散等其他症状时,提示出现严重的并发症。此类患者需立即转诊到有条件的医院行相应的影像学检查,采集具有诊断价值的标本,并考虑进行干预性治疗。

导致 ARS 患者病情加重或感染扩散的因素包括免疫缺陷、鼻窦引流不畅(例如异物、鼻腔纤毛功能异常)和黏膜受刺激(例如变态反应、鼻内的药物滥用)。

3.3 诊断

ARS 感染早期,根据其临床表现并不能准确地鉴别患者是病毒感染还是合并了细菌感染的双重感染。

由于多数病毒性及细菌性 ARS 患者 10 天内可自行愈合,因此不推荐使用特异的诊断性检查。如果该病在社区中流行且患者有病毒感染的指征时,可考虑行流感病毒的特异性诊断试验。

患者症状持续 10 天以上、症状严重(例如高热至少 3 天~4 天)、有颅内高压和症状改善一段时间后又反复的表现时,可经验性地使用抗生素进行治疗。

伴有严重疾病的患者应相应的检查以鉴别特定的病原体。鼻咽癌以及喉癌患者的细菌培养在诊断中没有价值。儿童采集标本的首选方法是鼻窦抽吸术;对于鼻窦感染的成人患者,使用鼻窦内窥镜采集标本可作为一种微创的标本采集方法。除有氧培养法外,如果考虑牙周感染为患者潜在的感染源,则应同时进行厌氧菌的培养。

参考文献

Chow AW, Benninger MS, Brooks I, et al. IDSA clinical practice guideline for acute bacterial rhinosinusitis in children and adults. *Clin Infect Dis*. 2012;54:e72–112.

4. 白喉

4.1 定义

白喉是由白喉棒状杆菌感染所导致的疾病。白喉棒状杆菌是一种多形性革兰氏阳性杆菌,能产生外毒素。多数白喉患者表现为呼吸道或皮肤疾病。

白喉遍布全球,该菌的感染者主要为不发达及贫困地区未接种过疫苗的个体。人类是已知的白喉棒状杆菌唯一宿主,该病主要通过接触呼吸道飞沫或活动期患者的黏膜或皮肤病变的分泌物而进行传播,通常在接触感染物 1 周后发病。未经治疗的患者其传染性可长达 6 周,患者经有效治疗几天后传染性消失。白喉是一种法定传染病,一经发现应立即上报给疾病预防控制中心及当地公共卫生部门。

4.2 临床表现

白喉通常表现为呼吸系统的疾病,常见临床表现为假膜性咽炎,并在扁桃体区形成含坏死组织的灰色膜状物,病变可延伸至邻近的咽后表面。患者主诉有咽痛及吞咽困难,广泛假膜形成时,假膜发生脱落可造成呼吸道阻塞。假膜下层的黏膜脆弱且易发生水肿。患者可能出现局部颌下淋巴结肿大及淋巴结周围组织水肿(亦称为"牛颈")。低热、乏力或其他非特异性症状也较为常见。

13

该菌产生的外毒素对其他器官及系统有一定的毒害作用,可导致严重的并发症,通常表现为心肌炎或神经系统的病变。

心肌炎通常出现在感染的第 2 周,可无症状,也可导致严重的心肌传导功能障碍以及心律失常。

神经系统病变可作为并发症出现在感染的早期或晚期。头部神经麻痹以及局部神经病变是常见的早期并发症,而眼肌麻痹以及肢体或膈肌麻痹是白喉的晚期并发症。

4.3 实验室检查

细菌分离培养:可确诊急性白喉。对于呼吸道性白喉患者,可采集鼻咽和喉部,包括假膜边缘拭子。在送检标本前应通知实验室,以确保提供适宜的培养基。标本应接种于鉴别 - 选择培养基,如改良的亚碲酸血琼脂平板和吕氏血清斜面培养基,另外还有常规培养基。必须经过改良的 Elek 平板免采用疫扩散法检测白喉棒状杆菌菌株是否产生外毒素。在吕氏血清斜面培养基(在血琼脂培养基上生长更慢)(产毒素的菌株)接种的 12 小时内,接种区域内的培养结果都应是阳性的。当怀疑是白喉患者时,应考虑获得其鼻咽部的培养菌。如果之前已行抗生素治疗,细菌的分离培养可能是阴性的或需要数天才生长出菌落。注意:溃疡棒状杆菌可导致白喉。

核酸扩增法:目前开发出了检测 / 鉴定白喉棒状杆菌以及外毒素基因的核酸扩增试验。

中心实验室检查:肌钙蛋白及其他心肌标志物可用来鉴别无症状性心脏病患者或评估严重心肌炎患者的预后;血糖浓度一般降低;尿液中常可见蛋白和管型,而隐血常为阴性。

血液学检测:WBC 可适度升高($<15 \times 10^9/L$);患者常有中度贫血。

血清学检查(ELISA):对于急性感染者的诊断是无意义的,但可用于流行病学的研究。可通过检测接种疫苗前后患者体内白喉抗体的血清学水平来评估其免疫功能。

参考文献

http://wwwnc.cdc.gov/travel/yellowbook/2010/chapter-2/diphtheria.aspx.

Bisno AL. Acute pharyngitis. *N Engl J Med*. 2001;344:205–211.

Coyle MB, Lipsky BA. Coryneform bacteria in infectious diseases: clinical and laboratory aspects. *Clin Microbiol Rev*. 1990;3:227–246.

Kneen R, Dung NM, Hoa NTT, et al. Clinical features and predictors of diphtheritic cardiomyopathy in Vietnamese children. *Clin Infect Dis*. 2004;39:1591–1598.

非感染性呼吸系统疾病

13

5. 过敏性鼻炎

5.1 定义

鼻炎患者可出现每天持续或累计 1 小时以上的鼻腔刺激症状,如打喷嚏、流涕及鼻塞。鼻炎好发于 15 岁 ~25 岁的患者。

过敏性鼻炎(allergic rhinitis,AR)为鼻炎综合征之一,是一种上呼吸道的慢性炎症性疾病,可以是季节性的,也可以是长期性的。过敏性鼻炎通常与接触已知的变应原有关,季节性鼻炎最常见的过敏原是花粉,长期性鼻炎最常见的变应原是室内尘螨或宠物。一般而言,过敏性鼻炎可导致炎症性或非炎症性疾病,多数过敏性鼻炎患者也有类似于非过敏性鼻炎的临床表现(混合性鼻炎)。非过敏性鼻炎的病因包括血管运动性鼻炎、药物性鼻炎、伴鼻腔嗜酸性粒细胞增多症的非过敏性鼻炎以及其他疾病。

5.2 临床表现

患者的典型表现包括鼻腔的刺激症状、打喷嚏、流涕以及鼻塞,可以是季节性的也可以是常年性的。主要症状因人而异,对鼻部症状的耐受性同样也存在广泛的个体差异。与变异性鼻炎相关的眼睛瘙痒以及流泪等结膜的症状也很常见。

根据疾病发作时间及严重程度对 AR 进行新的临床分类,也可根据疾病的发作频率进行分类,将其分为间歇性(每周发作时间少于 4 天或少于 4 个周连续发作)和持续性(每周发作时间大于 4 天或连续 4 周以上发作)。根据是否影响日常活动及症状的严重程度可将 AR 分为轻度、中度以及重度。

5.3 诊断

主诉为上呼吸道不适的鼻炎患者,应根据详细的病史及体格检查和关键的检查结果对其进行诊断。

(1)血液学检查:高浓度抗体提示存在过敏反应;外周血嗜酸性粒细胞以及总 IgE 的测定在诊断过敏性鼻炎中的应用价值有限,因为从某种程度上说,其值的高低取决于器官的大小。

(2)变应原特异性检测:诊断性检测方法可鉴别出导致过敏反应的变应原,并可改善患者的预后。

(3)皮肤试验:训练有素的技术人员在细心操作的情况下进行速发型超敏反应皮肤试验[皮肤点刺试验(Skin Prick Tests,SPT)]是可以识别特异性 IgE 变应原的一种安全方法。对于以下患者,皮肤试验有一定的诊断价值。

①根据病史以及体格检查结果不能确诊的患者。

②症状控制不佳的患者,例如持续性的鼻部症状和(或)使用糖皮质激素治疗效果不佳的患者。

③支气管哮喘和(或)复发性鼻窦炎/合并持续性中耳炎的患者。

④职业性鼻炎患者。

(4)过敏反应的血清学检测:特异性 IgE 抗体的血清免疫学分析更适合用于 SPT 阳性患者的筛查。对于不适合用皮肤试验来进行特异性变异原检测的患者,或对于正在接受皮肤抑制反应治疗(例如口服抗组胺药)而不能进行皮肤试验的患者,这些特异性 IgE 的检测是有意义的。

(5)变异原激发试验:鼻激发试验可用来检测特异性及非特异性变应原,但该方法在临床上是不切实际的而且也极少使用。

(6)其他检查:鼻腔细胞学检查由医务人员进行操作,以帮助区分过敏性鼻炎和感染性鼻炎。过敏性鼻炎患者鼻腔内分泌物的瑞氏染色结果通常显示嗜酸性粒细胞增多,但并不是所有的患者都如此;而中性粒细胞增多提示感染性鼻炎。其他诊断性检测、细胞毒性检测、激发中和试验以及特异性或非特异性 IgG 的测定对过敏性鼻炎来说都是未经证实及不合适的方法。

成分分解诊断(Component-resolved Diagnosis,CRD)试验也被称为分子变异性诊断试验,该方法中单个的变应原分子通常具有该患者体内特异性 IgE 的特征。CRD 提供了选定的变应原反应孔,这些反应孔可用于血清学的(免疫 CAP)检测,而与微阵列的方法结合后可检测出超过 100 多个分子的分析。在欧洲,CRD 可用来诊断过敏性鼻炎,而在美国,该方法只作为一种研究工具而使用。

参考文献

Gentile D, Bartholow A, Valovirta E, et al. Current and future directions in pediatric allergic rhinitis. *J Allergy Clin Immunol: In Practice*. 2013;1:214–226.

Ng ML, Warlow RS, Chrishanthan N, et al. Preliminary criteria for the definition of allergic rhinitis: a systemic evaluation of clinical parameters in a disease cohort (I). *Clin Exp Allergy*. 2000;30:1314.

Ng ML, Warlow RS, Chrishanthan N, et al. Preliminary criteria for the definition of allergic rhinitis: a systemic evaluation of clinical parameters in a disease cohort (II). *Clin Exp Allergy*. 2000;30:1417.

6. 酸碱平衡紊乱

定义

酸碱平衡紊乱通常见于急性病或内科患者及手术患者。在正常生理状态下,血浆氢离子浓度(pH^+)很低(大约 40mmol/L),并且其浓度通过以下两种机制维持在一个很狭小的范围内:

(1)肺呼出 CO_2

(2)肾脏排出 H^+

成人正常活动通过内源性代谢大约每天产生 15 000mmol 的 CO_2,然后由肺呼出体外。同样,成人正常饮食每天可生成 50mmol~100mmol 的 H^+,这些 H^+ 主要来源于含硫氨基酸的代谢。维持体内 H^+ 的相对稳定需要正常的细胞功能,因为 H^+ 浓度的细微波动对细胞酶的活性有着重要的影响。机体细胞外的 H^+ 浓度(16mmol/L~160mmol/L:pH 7.8~6.8)范围相对较小,且与机体的生命活动息息相关。由于体内 H^+ 的变化是非线性的,因此,pH 值的测定往往并不能真实反映患者酸碱平衡紊乱的严重程度。

7. 缓冲系统(碳酸氢盐 - 碳酸)

碳酸氢盐缓冲系统是人体血液中含量最高的缓冲系统,在酸碱平衡调节中有重要的作用。CO_2 是一种挥发性酸性气体,可溶于水,容易从细胞扩散至血液中,在血液中与水结合生成碳酸,碳酸随即解离为碳酸氢根离子和氢离子。

pH、HCO_3^- 以及 pCO_2 之间的关系可用下列方程来表示:

$$pH = pK - \left[HCO_3^- / (0.03 \times pCO_2) \right]$$

其中,pK 定义为 HCO_3^- 和 H_2CO_3(0.03% pCO_2)浓度相等时的 pH 值。

正常血液中 HCO_3^- 和 H_2CO_3 浓度的比值为 20:1,pK 为 6.1。机体通过保留 HCO_3^- 和排除过多的 CO_2 来防止体内酸性物质的过多积累,其中通过肺呼出 CO_2 来发挥其最大的缓冲能力。HCO_3^- 由肾脏的保留作用调节,CO_2 通过肺的呼吸作用调节,而 HCO_3^- 与 H_2CO_3 的比值决定了 pH 值。

13

实验室可直接检测 pH 值及 pCO_2,并用亨德森 - 哈塞尔巴尔赫方程来计算 HCO_3^-。

$$动脉血\ pH=6.1+\log\left[(HCO_3^-)+(0.03\times pCO_2)\right],$$

其中 6.1 为水溶液中 CO_2 的解离常数,0.03 为 37℃时血浆 CO_2 的溶解系数。

8. 呼吸及代谢系统对酸碱平衡的调节作用

8.1 呼吸系统

动脉中的 CO_2 受肺泡通气量的影响,而 pCO_2 被认为是 HCO_3^--CO_2 缓冲系统中的呼吸组成部分。因为 CO_2 是有氧代谢的终极产物,因此需要持续地改变 CO_2 的呼出量来调节机体的 pH。

动脉 pCO_2 代表组织生成 CO_2 与肺呼出 CO_2 之间达到平衡。pCO_2 上升通常提示换气过度,可导致呼吸性酸中毒(通气不足)或呼吸性碱中毒(通气过度)。

呼吸频率的改变可在几分钟内改变动脉的 pH 值。

8.2 代谢(肾脏)系统

当 H^+ 水平超出参考区间时,肾脏以重吸收碳酸氢盐或者分泌氢离子、碳酸氢盐以及其他离子的方式来调节血液的 pH 值。代谢性酸中毒是由于体内 H^+ 的浓度增加或者碳酸氢盐离子的丢失所致,而 H^+ 的丢失或者碳酸氢盐增加可进一步发展为代谢性碱中毒。

与呼吸系统不同,肾脏是通过改变碳酸氢盐的排泄量来调节 pH 值的,该过程需要数小时乃至数天才能逐步完成。

酸碱平衡紊乱的分析

见表 13-2。

分析酸碱平衡紊乱时,应记住以下几点:

表 13-2　血液中代谢和呼吸的酸碱度变化特点

	pH	pCO_2	HCO_3^-
酸中毒			
急性代谢性	D	N	D
代偿代谢性	N	D	D
急性呼吸性	D	I	N
代偿呼吸性	N	I	I
碱中毒			
急性代谢性	I	N	I
慢性代谢性	I	I	I
急性呼吸性	I	D	N
代偿呼吸性	N	D	D

D= 下降;I= 增加;N= 正常

应首先检测患者的动脉血 pH 值及血气。静脉血对于判断氧合作用或者判断患者是否存在灌注不足是无意义的,但却为判断酸碱平衡状态提供依据。静脉血 pH 值较动脉血的约低 $0.03\sim0.04$,而静脉血 CO_2 分压(pCO_2) 通常比动脉血的高约 $0.399pKa\sim0.532pKa$($3mmHg\sim4mmHg$)。

血液标本应立即放置于冰箱中,延迟几分钟将会导致检测结果有偏差,特别是白细胞计数高的时候。

由于患者的酸碱情况可能非常不稳定,获得的血液标本应同时进行电解质、pH 及血气的测定(见表 13-3)。

表 13-3　各种疾病状态下的血清电解质浓度变化

条件	pH	HCO_3^- （mmol/L）	钾 （mmol/L）	钠 （mmol/L）	氯离子 （mmol/L）
正常	7.35~7.45	24~26	3.5~5.0	136~145	100~106
代谢性酸中毒					
糖尿病酸中毒	7.2	10	5.6	122	80
空腹	7.2	16	5.2	142	100
严重腹泻	7.2	12	3.2	128	96
高氯血症酸中毒	7.2	12	5.2	142	116
艾迪生病	7.2	22	6.5	111	72
肾炎	7.2	8	4.0	129	90
肾病	7.2	20	5.5	138	113
代谢性碱中毒					
呕吐	7.6	38	3.2	150	94
幽门梗阻	7.6	58	3.2	132	42
十二指肠梗阻	7.6	42	3.2	138	49
呼吸性酸中毒	7.1	30	5.5	142	80
呼吸性碱中毒	7.6	14	5.5	136	112

由于并发症的存在、治疗方法的影响以及其他因素的作用,通常需要重复检测相应的指标。

临床上患者通常出现的是混合性酸碱平衡紊乱而非单纯性酸碱平衡紊乱。这些混合性酸碱平衡紊乱可与原发病同时发生,也可能提示患者发生并发症,或由治疗而导致的。

酸碱指标在慢性酸碱平衡紊乱中的变化可明显不同于急性酸碱平衡紊乱。

判断患者是否为低氧血症时,还有必要了解患者的 Hb 或 Hct 情况,以及注意采集标本时,患者是呼吸的室内空气还是吸氧。

对患者临床信息不详时,ABG 不能用于判断患者的酸碱平衡紊乱。

呼吸功能紊乱时,肾脏代偿较慢(3~7 天),但此时的肾脏代偿比代谢功能紊乱时呼吸的代偿更为有利,当动脉 CO_2 分压(pCO_2) 大于 $8.645pKa$($65mmHg$)时,除非存在其他导致 HCO_3^- 潴留的因素,否则肾脏就不能完全代偿了。呼吸代偿机制作用迅速,但却只能通过排

13

泄过多的 CO_2 来代偿中等程度以下的代谢性酸中毒(见表 13-4)。

表 13-4　单纯性和混合性酸碱平衡紊乱的相关总结

	pH 下降	pH 正常	pH 升高
CO_2 分压升高	呼吸性酸中毒伴或不伴不完全代偿性代谢性碱中毒或合并代谢性酸中毒	呼吸性酸中毒和代偿性代谢性碱中毒	代谢性碱中毒伴不完全代偿性呼吸性酸中毒或合并呼吸性酸中毒
CO_2 分压正常	代谢性酸中毒	正常	代谢性碱中毒
CO_2 分压降低	代谢性酸中毒伴不完全代偿性呼吸性碱中毒或合并呼吸性碱中毒	呼吸性碱中毒和代偿性代谢性酸中毒	呼吸性碱中毒伴或不伴不完全代偿性代谢性酸中毒或合并代谢性碱中毒

若患者 pCO_2 未知,那么 pH 正常并不能排除酸碱平衡紊乱。

HCO_3^- 异常提示患者存在代谢性疾病而非呼吸性疾病(见表 13-5,图 13-2 和图 13-3)。

表 13-5　速发型和迟发型酸碱平衡紊乱的代偿机制

酸碱平衡紊乱	速发性反应(通过肺进行)	迟发性反应(肾的作用)
呼吸性碱中毒	通过降低肺泡通气量来↑pCO_2	排泄的 HCO_3^-↓ 排泄的酸↓
呼吸性酸中毒	通过增加肺泡通气量来↓pCO_2	潴留的 HCO_3^-↑ 排泄的酸↑
代谢性碱中毒	通过降低肺泡通气量来↑pCO_2	排泄的 HCO_3^-↓ 排泄的酸↓
代谢性酸中毒	通过增加肺泡通气量来↓pCO_2	潴留的 HCO_3^-↑ 排泄的酸↑

↑,增加;↓,减少。

HCO_3^- 降低提示代谢性酸中毒。

HCO_3^- 升高提示代谢性碱中毒。

呼吸性酸中毒与 pCO_2 大于 5.985pKa(45mmHg)相关。

呼吸性碱中毒与 pCO_2 小于 4.655pKa(35mmHg)相关。

因此,代谢性酸中毒合并呼吸性酸中毒患者动脉血气的变化特点是 pH 低,HCO_3^- 浓度低及 pCO_2 高。

代谢性碱中毒合并呼吸性碱中毒患者动脉血气的变化特点是 pH 高,HCO_3^- 浓度高及 pCO_2 低。

严重的代谢性酸中毒患者,因机体无法通过呼吸机制来代偿而致通气过度,使得 pCO_2 小于 1.995pKa(15mmHg)。除此之外,体内 H^+ 浓度的轻微增加就会引起明显的 pH 值变化且严重影响疾病的预后,因此,有肺部疾病的患者(例如 COPD、神经肌肉无力)非常虚弱,因为他们不能通过肺的过度通气来进行相应的代偿。代谢性碱中毒患者是通过呼吸代偿使 CO_2 的排出减少,而 CO_2 潴留极少引起 pCO_2 大于 6.65pKa~7.98pKa(50mmHg~60mmHg)(因为 CO_2 增加和低氧血症对呼吸有着强烈的刺激作用),所以 pH 不能恢复到正常水平(表 13-6)。

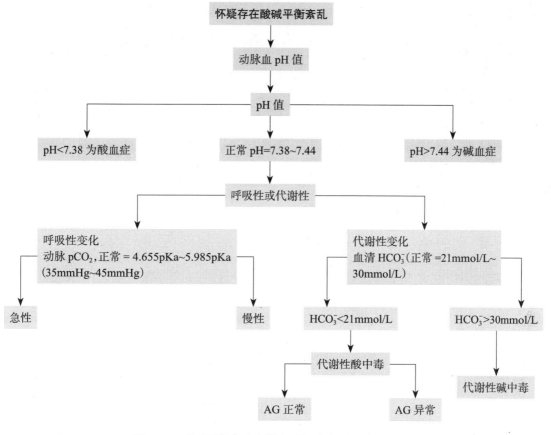

图 13-2 酸碱平衡紊乱和阴离子间隙（AG）的推导过程

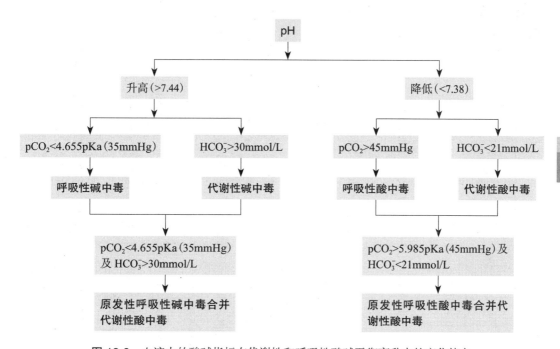

图 13-3 血液中的酸碱指标在代谢性和呼吸性酸碱平衡紊乱中的变化特点

13

表 13-6　酸碱平衡紊乱的原发性改变、继发性改变的代偿机制和氯离子的变化

	原发性改变	代偿机制	继发性改变(肺的调节作用)	Cl⁻
呼吸性碱中毒	$\downarrow pCO_2$	无	pCO_2 每增加 10mmHg,HCO_3^- 减少 3mmol/L~5mmol/L	↑
呼吸性酸中毒	$\uparrow pCO_2$	pCO_2 每增加 10mmHg,HCO_3^- 增加 1mmol/L	pCO_2 每增加 10mmHg,HCO_3^- 增加 3mmol/L~5mmol/L	↓
代谢性碱中毒	$\uparrow HCO_3^-$	HCO_3^- 每增加 10mmol/L,pCO_2 增加 3mmHg~5mmHg	HCO_3^- 排泄减少,酸排泄减少	↓
阴离子间隙升高的代谢性酸中毒	$\downarrow HCO_3^-$	HCO_3^- 每增加 1mmol/L,pCO_2 减少 1.0mmHg~3.0mmHg	HCO_3^- 的排泄减少,酸排泄增加	无变化
阴离子间隙正常的代谢性酸中毒	$\downarrow HCO_3^-$	PH 值小数点后的数每变化一个单位,则 pCO_2 变化 2 个单位(例,若 pH=7.25,pCO_2=25mmHg ± 2mmHg)		↑
呼吸性碱中毒	$\downarrow pCO_2$	急性:无慢性:pCO_2 每增加 10mmHg,HCO_3^- 减少 3mmol/L~5mmol/L		↑
呼吸性酸中毒	$\uparrow pCO_2$	急性:pCO_2 每增加 10mmol/L,HCO_3^- 增加 1mmol/L		↓
代谢性碱中毒	$\uparrow HCO_3^-$	HCO_3^- 每增加 10mmol/L,pCO_2 减少 3mmHg~5mmHg		↓
代谢性酸中毒伴阴离子间隙升高	$\downarrow HCO_3^-$	HCO_3^- 每减少 1mmol/L,pCO_2 减少 1.0mmHg~3.0mmHg		无变化
代谢性酸中毒伴阴离子间隙正常	$\downarrow HCO_3^-$	pH 值小数点后的数每变化一个单位,pCO_2 变化 2 个单位(例,若 pH=7.25,pCO_2=25mmHg ± 2mmHg)	高氯血症代谢性酸中毒	↑

↑,升高;↓,降低

碱剩余（base excess，BE）

BE 是指首先将 pCO_2 调整至 5.32pKa（40mmHg）后，用酸或碱滴定使得血液 pH 值达到 7.40 时所需酸或碱的量即为 BE。参考区间 ＝ -2mmol/L～+2mmol/L。

检测 pH 和 HCO_3^- 的值，可通过下列公式来计算 BE 值：

$$BE（mmol/L）=HCO_3^- + 10（7.40-pH）-24$$

BE 为负值时表示过多的 HCO_3^- 丢失。BE 为负值不能区分是原发性酸碱平衡紊乱还是继续发酸碱平衡紊乱。

9. 呼吸性碱中毒

原发性 pCO_2 降低且小于 5.054pKa（38mmHg）时称为呼吸性碱中毒。

9.1 由通气过度导致

CNS 紊乱（例如感染、肿瘤、创伤、CVA、焦虑性过度通气）。

缺氧（例如海拔高、通气 - 血流比值失调、PE）。

心血管病（例如 CHF、低血压）。

肺部疾病（例如肺炎、PE、哮喘、气胸）。

药物（例如水杨酸类药物中毒、甲基黄嘌呤类生物碱和 β- 肾上腺素受体兴奋剂的使用）。

代谢［例如酸中毒（糖尿病、肾、乳酸）、肝硬化、肝衰竭］。

其他（例如发热、妊娠期、革兰氏阴性菌感染脓毒症、疼痛）。

机械性通气过度、心肺转流术。

9.2 诊断

急性低碳酸血症：由于 CO_2 生成增加及明显的碱中毒，血浆 HCO_3^- 浓度通常只是中等程度的下降。

慢性低碳酸血症：pH 通常呈弱碱性（通常不大于 7.55）。

10. 呼吸性酸中毒

急性和慢性呼吸性酸中毒的实验室检查结果不同。

10.1 急性呼吸性酸中毒

由肺泡通气减少，CO_2 的排泄受损导致：

与心肺疾病（例如肺炎、气胸、肺水肿、异物吸入、喉痉挛、支气管痉挛、机械通气、心脏停搏）有关。

CNS 麻痹（例如全身麻醉、药物、脑损伤、感染）。

神经肌肉疾病（例如吉兰 - 巴雷综合征、低钾血症、肌无力危象）。

严重酸中毒（pH 7.05～7.10），但 HCO_3^- 浓度可升高到 29mmol/L～30mmol/L。

当呼吸和循环衰竭导致明显呼吸性酸中毒及严重的乳酸酸中毒时，心脏骤停就常常出现于这种严重的混合性酸中毒中。

10.2 慢性酸中毒

由慢性梗阻性或限制性疾病导致：

神经系统疾病（例如脊髓灰质炎）。

13

肌肉疾病(例如肌病)。

中枢神经系统功能紊乱(例如脑瘤)。

胸腔活动受限(例如肌肉骨骼疾病、硬皮病、匹克威克综合征)。

肺部疾病(例如长期肺炎、原发性肺泡通气不足)。

酸中毒通常不严重。

注意常发生的混合性酸碱平衡紊乱(例如急性感染导致的慢性呼吸性酸中毒伴急性高碳酸血症、支气管炎或肺炎)。

慢性呼吸性酸中毒伴呼吸性碱中毒(例如由于利尿剂或呕吐的作用)可加重高碳酸血。

11. 代谢性碱中毒

严重的机械功能失调:主要因为机体 H^+ 的丢失或 HCO_3^- 的过多而引起。除非存在某些持续导致碱中毒的因素,否则碱中毒将通过机械性代偿很快被校正。

11.1 病因:

酸性物质的丢失;

呕吐、胃吸引术、胃结肠瘘;

胰纤维性囊肿病导致的腹泻(少见);

结肠绒毛状腺瘤;

低钾导致酸性尿;

各种原因导致的碱过量;

服用可吸收的抗酸药(例如碳酸氢钠,乳碱综合征);

弱酸盐(例如乳酸钠、枸橼酸钠或枸橼酸钾);

一些素食主义者;

大量输血导致枸橼酸盐增加;

钾离子丢失(导致钠离子和 H^+ 进入细胞):

通过胃肠道丢失(例如慢性腹泻);

钾摄入不足(例如神经性厌食、呕吐或术后未给予静脉补钾);

使用利尿剂(例如汞、噻嗪类、渗透性利尿);

细胞外液丢失及氯离子丢失;

脱水导致细胞内液减少,因而刺激醛固酮分泌,导致钾和 H^+ 的排泄增加;

各种疾病导致的盐皮质激素过量(例如原发性醛固酮增多症、库欣综合征、糖原沉积、类固醇的服用、大剂量的甘草)使得钾和 H^+ 的排泄增加;

慢性碱中毒;

排钾性肾病;

低蛋白血症本身可导致呼吸性碱中毒。白蛋白每降低 0.1g/L 可导致标准碳酸氢盐平均增加 3.4mmol/L,剩余碱增加 +3.7mmol/L,AG 约降低 3mmol/L。

11.2 诊断

血清 pH 值升高(严重碱血症时 pH>7.60)。

血浆总 CO_2 含量增加(碳酸氢盐 >30mmol/L)。

pCO_2 正常或轻度升高。

血清实际的 pH 值和碳酸氢盐浓度通常高于用 pCO_2 来预测的 pH 值和碳酸氢盐浓度（通过列线图进行预测）。

低钾血症几乎是代谢性碱中毒不变的特征，也是其最主要的危险因素。

血清氯离子浓度比钠离子浓度更低。

BUN 可能增加。

患者钾离子丢失不严重且不存在钠丢失（例如呕吐）时，其尿液 pH 值为 7.0（≤7.9）。患者存在严重的低钾血症（<2.0mmol/L）和全身性碱中毒时，尿液可能是酸性的。

代谢性碱中毒患者的血容量可能会减少，同时氯离子浓度异常，或者出现机体能够耐受氯离子的增高而使血容量增加的情况发生。

当尿液中氯离子浓度低（<10mmol/L），患者对针对氯离子的治疗有反应且症状快速缓解时，其病因更可能是胃液的丢失、利尿剂的使用或慢性高碳酸血症。当尿液中氯离子浓度持续大于 40mmol/L 时，针对氯离子的治疗是有效的。

当患者尿液中氯离子的浓度高（20mmol/L），且经氯化钠治疗后症状没有好转时，其病因更有可能是肾上腺功能亢进或有大量的钾离子丢失。

酸碱诊断图（见图 13-4）是亨德森 - 哈塞尔巴尔赫方程式（Henderson-Hasselbalch equation）的图解，该图能预测不同的 pCO_2 和 pH 值所对应的 HCO_3^- 值。由于该图的存在条件是动脉血总 CO_2 含量的 95% 是 HCO_3^-，因此该图还可用来验证 ABG 结果与自动分析仪检测的结果是否一致。

酸碱诊断图包含了其用来诊断各种酸碱平衡紊乱的 95% 的可信区间。如果 pH 与 pCO_2 的交点在 95% 可信区间之外，则表示患者存在至少两种酸碱平衡紊乱。

当临床上不能排除患者是否存在其中某种酸碱平衡紊乱时，酸碱诊断图就特别有用。若 pH 与 pCO_2 的交点落在某个可信区间，则不能确定患者存在的是一种单纯的酸碱平衡紊乱。

12. 代谢性酸中毒

12.1 阴离子间隙（anion gap，AG）增加（AG>25mmol/L）

乳酸酸中毒——乳酸酸中毒是代谢性酸中毒伴 AG 增加（AG 通常大于 25mmol/L）最常见的病因（详见下列"乳酸酸中毒"部分）。

肾衰竭（AG<25mmol/L）。

酮症酸中毒：

（1）DM（AG 通常大于 25mmol/L）。

（2）与酗酒有关（AG 通常为 20mmol/L~25mmol/L）。

（3）饥饿（AG 通常为 5mmol/L~10mmol/L）。

药物：

（1）水杨酸类药物中毒（AG 通常为 5mmol/L~10mmol/L，儿童患者更高）。

（2）甲醇中毒（AG 通常 >20mmol/L）。

（3）乙二醇中毒（AG 通常大于 20mmol/L）。

（4）三聚乙醛中毒（AG 通常大于 20mmol/L）。

12.2 阴离子间隙正常：高氯血症代谢性酸中毒

血钾降低的原因：

13

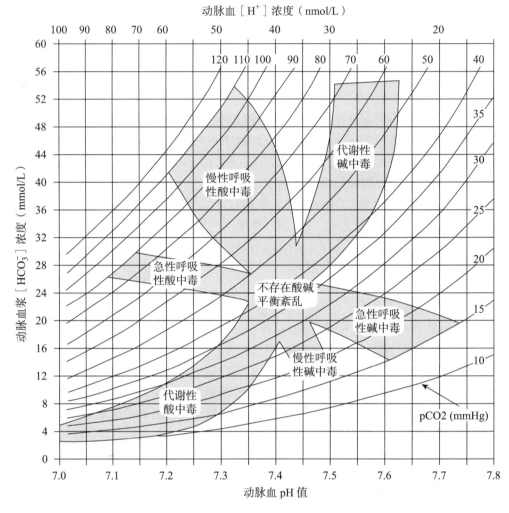

图 13-4 酸碱诊断图

pH 与 pCO_2 的交点落在标明某一酸碱平衡紊乱的 95% 可信区间即对应相应的酸碱平衡紊乱。该交点落在这些区间以外,提示为混合性酸碱平衡紊乱。

（1）肾小管酸中毒（Renal tubular acidosis,RTA）。

（2）继发性的原因（例如药物、高钙血症）。

（3）遗传性的原因（例如胱氨酸贮积症、肝豆状核变性即 Wilson 病）。

（4）使用碳酸酐酶抑制剂（例如乙酰唑胺、磺胺米隆）。

（5）碱性液体丢失过多（例如腹泻、胰液或胆液的丢失）。

（6）输尿管分流术（例如回肠膀胱或输尿管、输尿管乙状结肠吻合术）。

血钾正常或升高原因：

（1）肾盂积水

（2）早期肾衰竭。

（3）HCl 的使用（例如氯化铵）。

（4）肾上腺功能减退（肾脏的弥漫性病变,肾上腺皮质球状带分泌功能异常或低肾素血症）。

（5）肾脏对醛固酮产生耐受。

（6）硫中毒。

12.3　诊断

血清 pH 值下降（<7.3）。

血浆总 CO_2 含量下降至小于 15mmol/L 时，几乎可排除呼吸性碱中毒。

通常血钾是升高的；在 RTA、腹泻或使用碳酸酐酶抑制剂的患者中，血钾降低；血清氯离子浓度通常也是升高的。

肾衰竭患者出现氮质血症时，提示存在代谢性酸中毒。

若肾功能正常，则尿液呈强酸性（pH 4.5~5.2）。

若要评估酸碱平衡紊乱，则要计算 AG 值（前面已论述）。

13. 乳酸酸中毒

提示患者存在急性灌注不足及组织缺氧。

任何的代谢性酸中毒伴 AG 增加（>15mmol/L），都应考虑乳酸酸中毒。

排除导致代谢性酸中毒的其他病因且血清乳酸大于等于 5mmol/L（血浆乳酸参考区间上限为 1.6mmol/L，全血乳酸参考区间上限为 1.4mmol/L）时可确诊该病。文献对乳酸酸中毒患者血清乳酸和 pH 值的界定范围存在很大的差异。

与 DKA 患者相比，乳酸酸中毒患者 AG 增加的程度比 HCO_3^- 的降低的程度更明显，而 DKA 患者 AG 增加的程度等同于 HCO_3^- 降低的程度。

排除其他病因：

血清肌酐及 BUN 值正常［升高的乙酰乙酸（而不是 β- 羟丁酸）可使通过比色法检测的肌酐的值假性升高］。

渗透压间隙小于 25.75kPa（10mOsm/L）。

硝普酸钠反应阴性（硝普酸钠试验用于检测酮症酸中毒患者的乙酰乙酸而不是 β- 羟丁酸；因此在 DKA 患者中，血酮体的检测可能是阴性的）。

尿中的草酸钙结晶阴性。

摄入未知的毒性物质。

由基础性疾病（例如 DM、肾功能不全）导致的相关的实验室改变。

监测治疗效果而进行的相关实验室检查：

每隔 1 小时 ~2 小时测一次动脉血 pH、pCO_2、HCO_3^- 及血清电解质，直到患者病情稳定。

每隔 6 小时测一次尿液电解质。

相关性或代偿性的代谢或呼吸系统疾病（例如通气过度或呼吸性碱中毒）患者的 pH 值可正常。

A 型乳酸酸中毒是由组织缺氧（例如急性出血、严重贫血、休克、窒息）、马拉松长跑、癫痫导致的。

B 型乳酸酸中毒的病因并非是组织缺氧。

导致乳酸酸中毒的常见病因（例如糖尿病、尿毒症、肝病、感染、恶性肿瘤、碱中毒）。

药物和毒素（例如乙醇、甲醇、乙二醇、水杨酸、二甲双胍）。

13

遗传性酶缺陷(例如甲基丙二酸血症、苯丙酮尿症、脂肪酸氧化酶缺陷、丙酮酸脱氢酶缺乏症、丙酮酸羧化酶缺乏症、多种羧化酶缺乏症、Ⅰ型糖原沉积症)。

其他病因(例如饥饿、短肠综合征)。

伴有典型的临床特征(恶心和呕吐后急性发病、意识状态的改变、通气过度、死亡率高)。

血清碳酸氢盐浓度下降。

血清 pH 值降低,通常为 6.98~7.25。

血清钾离子浓度增加,一般 6mmol/L~7mmol/L。

血清氯离子浓度正常或降低且伴 AG 增加。

血清磷浓度增加,血清磷与肌酐的比值大于 3 提示患者只存在乳酸酸中毒,或伴有其他的代谢性酸中毒。

WBC 计数升高(有时候可达到类白血病的水平)。

尿酸常升高(乳酸酸中毒患者其尿酸可高达 1 485μmol/L 即 25mg/dl)。

血清 AST、LD 及磷水平增加。

14. 混合性酸碱平衡紊乱

判断混合性酸碱平衡紊乱时必须结合患者的临床治疗和其他的实验室检查结果。

14.1 呼吸性酸中毒合并代谢性酸中毒

极重度酸血症。

pH 小于 7.0($H^+>100mmol/L$),HCO_3^- 小于 26mmol/L。当 pCO_2 每升高 10mmol/L 而 HCO_3^- 不能相应升高 3mmol/L 以上时,提示患者存在代谢性酸中毒合并呼吸性酸中毒。

例:急性肺水肿、心肺功能停滞(缺氧导致乳酸酸中毒和肺泡通气不足导致 CO_2 潴留)。

轻度代谢性酸中毒合并慢性高碳酸血症导致患者血清 HCO_3^- 浓度部分升高时,可能与单纯高碳酸血症引起的适应性改变无法区分。

14.2 呼吸性酸中毒合并代谢性碱中毒

尿液中缺乏氯离子或其浓度降低,提示呼吸性酸中毒合并代谢性碱中毒患者存在氯反应性代谢性碱中毒。

呼吸性酸中毒患者的血液 pH 值正常和(或)HCO_3^- 高于预计值时,患者可能合并有代谢性碱中毒。

例:由于利尿剂的使用、严重呕吐或突然增加通气量("过度通气"导致的代谢性碱中毒),使得慢性肺疾病伴二氧化碳滞留发展为代谢性碱中毒。

14.3 代谢性酸中毒合并呼吸性碱中毒

pH 可正常或降低。

低碳酸血症持续性的降低 HCO_3^- 浓度,这种情况可维持数小时甚至更长时间。

例:对于严重代谢性酸中毒、水杨酸类药物中毒、革兰氏阴性菌败血症以及早期代谢性酸中毒,进行快速纠酸治疗时,应按照代谢性酸中毒的发展进程进行。AG 增加的原发性代谢性酸中毒合并原发性呼吸性碱中毒是非尿毒症及 DKA 患者水杨酸类药物中毒的典型酸碱平衡紊乱类型。

14.4 代谢性碱中毒合并呼吸性碱中毒

患者出现 pCO_2 降低及 HCO_3^- 升高即可诊断为明显的碱血症。

例:通气过度的肝功能不全患者给予利尿剂治疗或发生严重呕吐时易发生该症状;通气过度(例如脓毒症、肺栓塞、机械通气)的代谢性碱中毒患者易发生呼吸性碱中毒。

14.5 急性和慢性呼吸性酸中毒

当 HCO_3^- 介于急性和慢性呼吸性酸中毒之间时,应怀疑患者存在急性或慢性呼吸性酸中毒(在慢性呼吸性酸中毒合并代谢性酸中毒,或急性呼吸性酸中毒伴代谢性碱中毒患者中存在有类似的检查结果)。

例:伴急性肺功能减退的慢性高碳酸血症可导致 pCO_2 持续升高。

14.6 高 AG 型代谢性酸中毒合并高 Cl⁻ 型代谢性酸中毒

当血浆 HCO_3^- 的下降程度低于阴离子的升高程度(例如 AG=16mmol/L 和 HCO_3^-=5mmol/L)时,可怀疑患者存在高 AG 型代谢性酸中毒合并高 Cl⁻ 型代谢性酸中毒

例:尿毒症及近端 RTA、伴腹泻的乳酸酸中毒、有机酸中毒患者给予过量的 NaCl 治疗后。

14.7 代谢性碱中毒合并代谢性酸中毒

患者的酸碱指标正常,但出现相应的临床表现时应怀疑患者存在代谢性碱中毒合并代谢性酸中毒

例:患者存在呕吐导致的碱中毒,同时存在因腹泻而致碳酸氢盐离子丢失导致的酸中毒。

第五节 注 意 事 项

肺栓塞:除猝死患者外,肺栓塞患者一般存在轻度至中度的呼吸性碱中毒。患者缺氧的严重程度通常与肺栓塞面积的大小及严重程度有关,呼吸室内空气的前提下,pO_2 大于 11.97pKa(90mmHg)时,基本上可排除肺部疾病。

急性肺水肿:患者以低氧血症常见,除非情况严重,否则二氧化碳不会增加。

支气管哮喘:轻度的发作就可诱发机体缺氧,且缺氧的严重程度随发作次数的增加而增加。随后发生通气过度,使 pCO_2 降低(通常小于 4.655kPa 即 35mmHg);pCO_2 正常(>5.32kPa 即 40mmHg)暗示患者即将发生呼吸衰竭;典型的哮喘患者(不是支气管炎或肺气肿)的 pCO_2 升高时,暗示病情严重,考虑对患者行气管插管和辅助通气治疗。

慢性阻塞性疾病(支气管炎或肺气肿)可表现为两种类型——伴有轻度缺氧但 pH 及 pCO_2 正常的"红喘型"和伴有缺氧及 pCO_2 增加的"紫肿型";pH 正常提示为代偿性,而 pH 降低提示为代偿失调。

神经及神经肌肉疾病(例如服药过量、吉兰-巴雷综合征、重症肌无力、创伤、琥珀酰胆碱使用者):急性肺泡通气不足导致 pCO_2 升高、pH 值降低和 HCO_3^- 浓度正常的呼吸性酸中毒代偿失调患者,在出现明显的低氧血症之前就已经存在酸中毒,CO_2 升高提示酸中毒程度加重,需要考虑对患者行机械辅助通气治疗。

脓毒症:不明原因的呼吸性碱中毒可能是脓毒症最早期的信号。呼吸性碱中毒可逐步导致代谢性酸中毒,而这种混合性酸碱平衡紊乱患者的 pH 可正常;HCO_3^- 浓度降低有助于识别这种混合性酸碱平衡紊乱。随着代谢性酸中毒加重及病情的恶化,pH 值可下降。

水杨酸类药物中毒的典型特征是血清水杨酸水平与酸血症的严重程度之间的相关性较

13

差(因为当 pH 值从 7.4 下降至 7.2 时,非离子型水杨酸盐与离子型水杨酸盐的比例加倍,且水杨酸盐以非离子型形式离开血清,隐藏在大脑和其他器官中,在细胞水平上干扰这些器官的功能,并且不改变血糖的浓度,等等)。成人水杨酸类药物中毒通常表现为呼吸性碱中毒,但在儿童患者中,这种呼吸性碱中毒可迅速进展为混合型呼吸性碱中毒 / 代谢性酸中毒,最终进展为代谢性酸中毒(在成人患者中,代谢性酸中毒是罕见的,一旦发生则认为患者处于濒死状态)。

异丙醇(外用)中毒患者因循环血中产生大量的丙酮而使得硝普酸钠试验结果呈阳性(因此,异丙醇中毒可被误诊为 DKA,在血糖已知之前,不应给予胰岛素)。当患者病史不详,血清酮检测阳性且 AG、血清 HCO_3^- 浓度及血糖浓度正常时,提示患者为酒精外用中毒。

氯离子浓度的变化不依赖于钠离子的浓度或与钠离子浓度的变化不成比例时,通常提示患者存在酸碱平衡紊乱。

(黄山　张维贞　向丽　译,刘洁　魏雪梅　校)

第十四章

毒理学与治疗药物监测

毒理学是一门研究化学物质对生物体产生的不良影响的科学,临床毒理学是一门附属学科,强调对中毒患者的处治,其应用侧重于人类,但同样可用于兽医学。临床毒理学原理主要被应用于应急毒理学和治疗药物监测两大领域,新兴领域则包括对成瘾药物和疼痛的管理。

第一节　应急毒理学

1. 目的

对于大多数在医疗机构急诊科就诊的中毒患者来说,其治疗通常基于暴露史、体征以及体检得出的中毒症状。实验室检验可用于确认医师的诊断,或在没有鉴别诊断的情况下鉴定毒素。

中毒综合征的知识可作为对患者评估的重要出发点(表 14-1),它包括一系列特定毒素产生的典型体征及症状。

2. 应用

临床毒理学实验室提供的检验服务包括筛查试验和确证试验。

3. 筛查试验和局限性

筛查试验一般采用尿液标本,很少甚至不需要进行样品制备,方法学上以免疫学检验为主,这些检验方法具有很高的灵敏度,但也可能由于方法特异性不理想而限制了其应用范围。由于选择的靶向标记不同,许多市场上能够提供的检验产品可与多个药物发生交叉反应,还可能对掺杂在药物中的其他成分产生反应。因此临床医师必须对实验室所使用的检验产品有所了解,因为随着时间的推移,交叉反应可在不同生产厂家的产品和同一生产厂家

表 14-1 一般中毒综合征的体征和症状

中毒综合征	病因	体征和症状
阿片类药物中毒	阿片类药物、可乐定、吩噻嗪类	体温过低、呼吸过缓、嗜睡、瞳孔缩小、精神状态改变
拟交感神经类药物中毒	拟交感神经类药物安非他明、可卡因、咖啡因、水杨酸	体温过高、心动过速、兴奋、高血压、震颤、躁动、失眠
镇静催眠	巴比妥类、苯二氮类、乙醇	低温、嗜睡、精神错乱,镇静、共济失调
抗胆碱类药物中毒	抗精神病药、抗组胺药(如阿托品、苯海拉明)	高热、瞳孔散大、心动过速、皮肤干燥、肠鸣音减弱
胆碱能中毒	有机磷、毒扁豆碱	心动过缓/心动过速、流涎、流泪、排尿、腹泻、呕吐

内部产品之间发生变化。

这些检测通常是在自动化学分析仪上进行的。尽管有单独的检测试剂盒与药物相对应的分类技术,许多医院实验室提供这些检测,其数据如果作为参考和统计分析更为恰当。

免疫检验可基于以下技术:

(1) 放射免疫分析技术(RIA)

(2) 酶倍增免疫分析技术(EMIT)

(3) 酶联免疫吸附测定技术(ELISA)

(4) 荧光偏振免疫分析技术(FPIA)

(5) 颗粒动力学相互作用技术(KIMS)

(6) 克隆的酶供体免疫测定技术(CEDIA)

免疫分析通常是定性分析,但一些试剂盒也可能出现半定量的结果。在定性检验中,当仪器在某个浓度标准下进行校准时,我们称之为临界浓度。例如,当使用 EMIT 分析时,所有吸光度值等于或大于临界值的样本都被报告为阳性,临界值由生产商提供,因此除非更换试剂盒(例如稀释以获取替代/自定义的临界值),实验室本身无法选择该浓度。

这些试剂盒的临界浓度历来是参照美国卫生与人类服务部下属物质滥用和精神健康服务管理局(DHHS SAMSHA)——即为所谓的 NIDA5 药物/类别[苯环己哌啶、阿片类药物、大麻素(大麻)、可卡因代谢物、苯丙胺]而制定的临界值,由于几种药物类别的临界值相当高(见表 14-2),因此这些临界浓度通常不适用于临床,这减少了假阳性结果的可能性,能有针对性地对药物滥用而非合理用药进行检测。

检验人员还应对购买的检验产品的相对交叉反应性有所了解,例如,阿片类药物的免疫分析以吗啡为靶向,通常不会对含有合成或半合成阿片类药物(如羟考酮、芬太尼、丙氧芬和曲马多)样品产生阳性结果。

表 14-3 列举了几种药物的尿检验时间。必须注意的变量包括剂量、频率、给药途径、配方以及与病人自身因素(如疾病、其他药物的使用、遗传多态性)。

4. 确证试验和局限性

确证试验通常在阳性筛查结果之后进行,主要是为了确定特定药物,获得定量结果或出

表 14-2 美国 DHHS 临界尿液浓度

药物（类）	免疫分析筛查	确证 mg/L（ng/ml）
6-乙酰吗啡	10	10（6-乙酰吗啡）
安非他明	500	250 苯丙胺 250 甲基苯丙胺
大麻	50	15 △⁹-四氢大麻酸（THC-COOH）
可卡因代谢物	150	100 苯甲酰芽子碱
MDMA	500	250 MDMA（亚甲基二氧甲基苯丙胺）； 250 MDA（亚甲基二氧基苯丙胺）；250 MDEA（甲基二乙醇胺）
阿片类药物	2 000	2 000 吗啡；2 000 可待因；10（6-乙酰吗啡）
苯环己哌啶	25	25 苯环己哌啶

表 14-3 某些滥用药物的大致尿液检测时间

药物	检验时间
海洛因（如吗啡）	1d~2d
可卡因（作为代谢物）	3d
吗啡	1d~2d
3,4-亚甲基二氧基甲基苯丙胺（MDMA）	1d~2d
美沙酮（作为代谢物）	3d~7d
挥发物	<1d
羟考酮	1d~2d
γ-羟基丁酸酯（GHB）	12h~24h
苯环己哌啶（PCP）	1wk ~2wk
四氢大麻酚酸（THCA）	2d~7d
（大麻代谢物）（一次性使用）	
巴比妥类药物	
除苯巴比妥外	2d
苯巴比妥	1wk~2wk
苯二氮䓬类药物	
除氟硝安定外	5d~7d
氟硝安定（作为代谢物）	<3d

于法律上的目的提供测定。例如，阳性阿片测定结果不足以鉴定阿片本身，因此需要更具体的确证试验，他们通常以色谱法为基础。

　　色谱是一种基于移动相和固定相之间样本成分的差异分布的分离过程，是一种分离技术而不是鉴定技术。鉴定是由质谱法提供，因为其能提示单个药物的质量和电荷量。在治

疗药物监测(TDM)中,鉴定不是必需的,但样品预处理,提取和复杂的仪器分析是必需的,常用的确证试验有:

气相色谱(GC)

高效液相色谱(HPLC)

气相色谱 / 质谱(GC/MS,GC/MS/MS)

液相色谱 / 质谱(LC/MS,LC/MS/MS)

5. 尿液药物浓度定量结果的说明

尿中的药物浓度并不能反映药物的给药剂量或给药方案,因为免疫分析提供的半定量结果可能受到一种以上药物的影响,例如,阿片剂的假定阳性免疫测定筛查结果中,可能包含了样本中存在的吗啡、海洛因、6-乙酰吗啡和可待因。确证试验才可为每种药物提供鉴定以及定量结果。在这样的情况下,实验室可能会报告总的或游离的药物水平,也就是说,药物可能是结合或非结合的。

随机尿样中的药物浓度是由药物传递系统、急性或慢性给药途径、样本收集时间、个体水合状态、机体肾功能和肝功能状态、尿 pH 值、可以与被检药物相互作用的其他药物的存在、机体药代动力学和药物遗传学多态性等因素共同作用的结果。可以计算尿液的药物 / 肌酐比率,以消除由于患者液体摄入量的变化对药物浓度产生的影响。随着时间的推移,尿液药物浓度监测可有助于药物成瘾戒药,以及确定替代药物的使用。

6. 样本有效性和药物检验背景

样本有效性是检验中常被忽视但十分重要的一点,有效性是指正确的样本同一性(即尿液样本,实际上是人的尿液),医生和其他采样员有责任确保从病人身上收集到足够的样品。如果样品被替代或掺假,其有效性便会受到质疑。

(1)替代样品是指代替供体样品提供的物质。这可能是无毒尿液(来自另一个人)或其他液体,如水。

(2)掺假样品是添加了物质以破坏样品中的药物,或干扰用于检测药物的分析检验的样品。常见的添加剂包括醋、漂白剂、液体洗手液、柠檬汁和家用清洁剂。这些年来,许多市面上的商品也被发现可用于干扰药物检验,这些产品中被发现含有一些物质,包括戊二醛、氯化钠、铬酸盐、亚硝酸盐、表面活性剂和过氧化物 / 过氧化物酶。

此外,在采集尿液时加入液体可稀释样品,使其浓度低于检验的临界浓度。体内稀释则包括服用利尿剂和其他物质,以消除体内的药物或稀释尿液。还有就是在药物检验前饮用过量的水或饮料。

6.1 在采集点尽可能地减少样品变异,保证样品有效性

在许多行业中,会收集尿液用于非医疗目的的检验,例如就业前的体检筛查,样品采集会在一系列监管措施和一定规定的程序下进行,以防止样品替代或掺假。这些程序包括在相关人员目击下收集样本、卫生间不提供任何水源或者让卫生间马桶里的水为有颜色的。此外,不允许受检者穿宽松的衣服用以隐藏用于替代的样品。在标本用防篡改胶带密封于收集容器之前,采集者可以记录下样本的温度(32.2℃~37.8℃,也就是华氏 90 至 100 度为有效测试的正常温度范围)以及尿液颜色。

6.2 尿液特点

用于物理、化学或 DNA 检验的样品,应充分保证样品的有效性,这是尿液药物检验的基本要求,尤其是对滥用药物如大麻、海洛因和可卡因等。

尿肌酐、尿比重和尿 pH 值是常用来评估样品是否与正常人尿相一致的主要指标。美国 DHHS 制定的强制性指南规定了这些检验的可接受范围(特别是对于联邦政府管理的药物检测样品),临床实验室和其试剂产品供应商倾向于采用这些值,或是稍作修改。

肌酐是骨骼肌中肌酸代谢产物,在个体内产生的量是相对恒定的。该参数在临床中被用于评估肾功能。人尿液中大于或等于 1 768μmol/L(20mg/dl)的肌酐水平被认为是正常的。稀释和加了替代品(比如水)后的样品肌酐浓度小于 1 768μmol/L(20mg/dl)。

液体的比重是在相同温度下,物质(尿液)密度与水密度的比率。因此,其反映的是尿液中溶解的固体物质的浓度,正常人尿的比重在 1.003 到 1.030 之间。疾病(肾脏疾病、糖尿、肝脏疾病、脱水、肾上腺功能不全和蛋白尿)可导致其值偏高,而尿崩症(diabetes insipidus, DI)可能导致尿比重值偏低。稀释和掺假(如有机溶剂甲醇和乙醇)的尿液样品其比重值 <1.000。

正常人尿的 pH 值通常在 5.0 和 8.0 之间,参考范围为 4.5~9.0。该参数可能会受到饮食、药物和疾病的影响。如酸性尿可由酸中毒(呼吸和代谢)、尿毒症、严重腹泻、饥饿和食用大量含酸性水果导致。相反,碱性尿可由碱中毒、尿路感染、大量蔬菜的饮食、碳酸氢钠等导致。饮食或疾病导致的酸性或碱性尿特性将始终保持在这个特定的参数范围内,但随机尿样可能会由于替代和掺假而高于或低于该范围,如在尿液中加入柠檬汁或醋,pH 值会降低。加入漂白剂或肥皂则会造成尿液 pH 过高。

6.3 方法原则

尿液收集后应尽快进行检测,肌酐可通过试纸或自动化学分析仪产生的颜色结果来进行测定。比重可以用测定尿液折射率的折射仪来测量。另外,试纸法是基于离子强度进行测定,自动化学分析仪则根据尿液中氯离子浓度,以及分光光度原理来进行测定。pH 值是用酸度计、手动比色或使用自动化学分析仪测定。

实验室也进行常见掺假品的检验,包括亚硝酸盐和戊二醛的检验,通常使用比色法,也可以进行氧化剂的常规检验,后者通过检测氧化作用产物进行检测,常见的氧化剂包括铬酸盐和过氧化物类。自动化学分析仪检测原理为通过特定波长测定底物和氧化产物的特定颜色。

6.4 样本要求

随机尿样收集后应尽快冷藏并送到实验室。疑似出现细菌污染的尿样其 pH 结果不在参考区间内的,不应将叠氮钠用作防腐剂,因为这可能会导致干扰氧化剂测试。表 14-4 给出了部分尿液特性的参考范围。

14

表 14-4　尿样特性检测参考范围

检测特性	范围
pH	4.5~9.0
肌酐	≥1 768μmol/L(20mg/dl)
尿比重	1.003~1.040
氧化剂	<200g/L(mcg/ml)

第二节　治疗药物监测

1. 目的

治疗药物监测(therapeutic drug monitoring,TDM)是指对血液中药物浓度水平进行检验,其目的是优化药物剂量使用以达到最佳的临床效果。TDM通常在治疗指数低的药物上进行。

TDM适应证:

有中毒迹象;

未到达治疗效果;

疑似不规范用药;

药物的治疗范围狭窄;

提供或确认最佳的给药计划;

确认器官中毒的原因(例如肝功能或肾功能异常检查);

存在影响药物使用的其他情况和疾病;

怀疑药物的相互作用改变了预期的治疗浓度;

药物在个体之间的代谢和利用出现很大差异;

需要对治疗、死亡或受伤原因(例如自杀、他杀、突发事故原因调查)进行医学鉴定,或检测违禁药物(例如运动员的类固醇、麻醉品)的使用情况;

昏迷的鉴别诊断。

2. 应用

临床医师必须对药物的半衰期、达到峰值和稳定状态的时间、蛋白质结合和排泄等药代动力学因素产生的各种影响有所了解。

为了正确解释结果,必须了解最后一次给药的途径和采样时间。对于某些药物(例如奎尼丁),不同的测定方法会产生不同的数值,临床医生必须知道对患者所使用的检验方法的正常参考范围。

一般来说,出现一次药物峰浓度在毒性检测中是有价值的,单独的谷浓度则用于证明治疗浓度达到了满意效果。谷浓度通常与锂剂、茶碱、苯妥英、卡马西平、奎尼丁、三环类抗抑郁药、丙戊酸钠和地高辛等药物一起伴随出现。对于再一次的治疗,药物谷浓度通常可以预测出来(这不适用于地高辛)。峰浓度和谷浓度可用于让药物在避免毒性的情况下保证杀菌效果(比如庆大霉素、妥布霉素、万古霉素等的使用)。

通常应在肌肉注射和静脉输液给药结束后30分钟至1小时内取样以确定峰值浓度(仅作为一般指导,进行试验的实验室应提供其自己的参考值)。

应在实验室指定的时间抽血(例如,在下一次给药前1小时)。理论上其谷浓度应该大于最小有效血清浓度。

如果通过静脉输液给药,则应从对侧静脉抽取血液。

在抽取血样之前,应该以恒定的速度给药至少4~5个半衰期。

预期外的检验结果可能是由于互补和替代药物的干扰(例如,较高的地高辛血药浓度可能是由丹参、蟾酥或人参干扰造成的)。

2.1 标准：

使用的方法必须是具体、可靠的。

血药浓度必须与治疗和毒副作用相关。

治疗窗口期较窄,对治疗剂量有毒副作用。

血药浓度与剂量的相关性差。

药物的临床效果不易确定。

3. 常用于监测的药物

抗癫痫药(如苯巴比妥、苯妥英钠);

茶碱;

抗菌药物[氨基糖苷类(庆大霉素、妥布霉素、阿米卡星),氯霉素、万古霉素、氟胞嘧啶(5-氟胞嘧啶)];

抗精神病药物;

抗焦虑药物;

环状抗抑郁药;

锂制剂;

强心苷类药物、抗心律失常药、抗心绞痛药、抗高血压药;

抗肿瘤药物;

免疫抑制药物;

消炎药(如非甾体消炎药、类固醇);

滥用药物:成瘾治疗,疼痛药物管理;

运动兴奋剂(例如雄激素合成代谢类固醇,促红细胞生成素)。

4. 药代动力学

药代动力学(pharmacokinetics,PK)是研究药物在体内随时间变化的学科,PK 试图将样本中药物的浓度与药物的剂量联系起来,PK 调查涉及因素:

吸收;

分布;

代谢;

排泄和消除。

这些参数的变化会影响药物浓度。

4.1 吸收

药物吸收描述了药物从给药部位进入血液循环的转运过程。静脉内 / 动脉内给药没有吸收过程,其他常见的给药途径包括口服、肌肉注射、皮下注射、吸入、直肠、鞘内给药、口腔黏膜给药、皮肤外敷、鼻内。以下因素影响生物利用度(吸收量与施用量):

表面积;

可溶性;

血液供应;

14

浓度；

pH 值；

分子大小和形状；

电离度。

4.2 分布

药物分布描述了药物从血液到组织，进入到全身的过程，因此其依赖于身体的血液供应。药物可迅速分布至血液充足的组织如脑、心、肝、肾，而较慢分布至肌肉、脂肪、骨等。影响药物吸收的因素也与分布有关，血浆蛋白的结合是另一个需要考虑的因素。

4.3 代谢

药物代谢指药物经过化学修饰以便于从体内清除，这一过程主要在肝脏中通过酶代谢进行，其他酶代谢位于胃肠道、血液、肾和肺。第一阶段代谢是药物分子上官能团的转化；第二阶段被称为结合反应，包括添加内源性物质使化合物更易溶于水。最常见的结合反应包括二磷酸尿苷葡萄糖醛酸与羟基或氨基基团的加成形成葡萄糖苷酸，阿片和苯二氮䓬类药物在排泄前高度葡萄糖醛酸化。

4.4 排泄

药物的清除通过体内排泄尿液（肾脏发挥作用）、粪便（肝脏发挥作用）和呼吸（肺发挥作用）进行。同样药物也可在汗液、乳汁和皮脂中清除。药物在肝脏中的清除能力主要取决于肝脏的血流量，而肝脏的清除功能可能由于食物能量、苯巴比妥的存在而增强；也可能因为过度运动、脱水、疾病（肝硬化，心力衰竭）和麻醉剂的存在会使其功能减弱。药物的清除还取决于肝脏从血液中摄取药物的能力，这涉及扩散和载体系统。肾脏排泄是滤过、分泌和重吸收的功能，必须考虑生物膜跨膜运输过程的影响因素。

5. 结论

一般来说，血清／血浆药物浓度增高可能在以下情况出现：

（1）药物过量。

（2）消耗竞争代谢酶的药物。

（3）肝肾功能衰竭／功能不全。

（4）由于年龄原因，酶活性的丧失，吸收能力减弱，血液流动以及肠道蠕动减少。

（5）遗传多态性／慢代谢者。

（6）药物从组织中移出。

一般来说，血清／血浆药物浓度下降可能在以下情况出现：

（1）口服药物生物利用度降低。

（2）由于诱导代谢酶（如苯巴比妥，苯妥英等）药物的分解而引起新陈代谢增加。

（3）肾清除率增加。

（4）血浆蛋白增加（结合药物增多导致观察到的血清药物浓度降低，因为大多数检验都是测量未结合或游离药物浓度）。

6. 交叉矩阵

药物也可能在一些非传统基质中检测到：

胎粪；

口腔分泌物(唾液)；

汗；

头发。

因为这些样品检验前往往必须进行预处理，大多数医院实验室不提供这些样品的检验。汗液和口腔分泌物有特殊的样品收集装置，头发检验为药物提供了比血清或尿液更长的检测窗口，通常用于反映慢性接触的病例。

7. 单位

药物浓度的报告主要用以下单位：

ng/ml，相当于 mcg/L

请注意，本文中之所以使用"mcg"是因为"ug"或"μg"是禁止的缩写。手写时，"u"可能被误读为"m"。

mcg/ml，相当于 g/L。

请注意，临床中的乙醇浓度一般以 mg/dl 为单位报告。也经常要求转换成 g%(g/dl)，例如 80mg/dl 相当于 0.08g/dl。要将 mg/dl 转换为 g/dl，除以 1 000；相反，若将 g/dl 转换为 mg/dl，则乘以 1 000。

第三节　成　瘾　医　学

1. 目的

提供专业的医学保健服务，为药物滥用提供诊断治疗措施。

2. 应用

在治疗过程中对病人进行药物试验，可以评估和监测其临床状况，该试验应限于医学中必要的测试，在住院和门诊时进行试验比较合适，在治疗开始时更是尤为重要。在特定人群中定期进行的随机药物试验，可以有效限制药物滥用和艾滋病治疗失误的鉴定。此外，这样的试验可有助于识别治疗药物之间潜在相互作用的物质。

3. 筛查方法和局限性

床旁或实验室的免疫检验是最常用的筛查试验。

尿液、血清、口腔分泌物和头发都是可能有用的样本，用于监督戒毒或指导临床医师用药。

口腔分泌物和血清是评估损伤的首选样本。

通常需要专门的实验室来进行口腔分泌物和头发中的药物检验。

在对个人采取必要的处置措施之前，应确保其筛查结果为阳性。

成瘾药物的一个典型检验项目组合包括：

(1) 尿液：

鸦片——吗啡、可待因、6-乙酰吗啡；

14

阿片类——丁丙诺啡、美沙酮、羟考酮、羟吗啡酮、氢可酮、氢吗啡酮;

苯二氮䓬类药物;

大麻;

可卡因(MTB);

安非他明 / 甲基苯丙胺 /MDMA;

苯环己哌啶;

可替宁。

(2)血清:

乙醇。

4. 确认方法和局限性

确认方法是色谱法,通常需要 24 小时 ~48 小时才能报告检验结果。

特定药物的尿定量结果在某些情况下可能是有用的(例如,有助于区分主动吸烟与被动接触),但通常定性鉴定就已足够。

定量的血清乙醇结果可用于评估危害程度。

第四节 疼 痛 管 理

1. 目的

阿片类药物和其他药物(非阿片类镇痛药、苯二氮䓬类药物、抗抑郁药、抗惊厥剂、肌松剂)治疗非肿瘤原因疼痛的使用。

2. 应用

尿液药物浓度监测可确保治疗的安全有效,这包括减轻疼痛的持续有效性;评估药物滥用、成瘾或用于其他途径转移的可能性。

在人群中进行药物测试并不等同于传统的药物滥用监测。

测试的要求取决于:

(1)患者人群;

(2)特殊药物;

(3)样本;

(4)灵敏度;

(5)特异性;

(6)定量结果的要求;

定期尿液药物浓度检测的目的是:

(1)检测药物使用情况:

① 验证处方药物的依从性;

② 识别违禁药物的使用。

(2)防止滥用药物:

① 减少滥用的可能性；

② 降低改变药物用途的可能性。

3. 筛查试验和局限性

床旁(point of care,POC)试验或实验室免疫或者高分辨率质谱技术,结果的可靠性取决于试验方法,也就是取决于方法的敏感性和特异性。

免疫实验对同一类化合物具有一定的交叉反应性,因此有很高可能得到假阴性结果,所以无论筛查结果如何,都应该重视这类药物,例如阿片类药物和苯二氮䓬类药物是否存在交叉反应。

疼痛管理的典型尿液药物检验项目组合包括:

(1) 鸦片类——吗啡、可待因、6-乙酰吗啡。

(2) 阿片类——芬太尼、丁丙诺啡、美沙酮,曲马多、羟考酮、羟吗啡酮、氢可酮、氢吗啡酮、哌替啶、他喷他多。

(3) 苯二氮䓬类药物。

(4) 肌松剂——卡立普多。

(5) 大麻。

(6) 可卡因(MTB)。

(7) 安非他明/甲基苯丙胺/摇头丸。

(8) 巴比妥——苯巴比妥、丁巴比妥

(9) 苯环利定

4. 确证试验和局限性

是否需要确证试验的决策过程应包括以下内容:

(1) 筛查结果是否与临床预期相符合?

(2) 筛查试验是否检测到了预期药物?

(3) 是否需要定量结果?

尿液中的药物水平不能用来估计药物剂量。

类阿片检验过程中杂质的存在可能导致明显不一致的结果。

5. 解释

5.1 没有检测到药物的原因

(1) 未服用/控制服用药物。

(2) 药物服用不当(减少了剂量或服用频率)。

(3) 药物运送途径改变而未被吸收。

(4) 新陈代谢加速,药物消除。

(5) 药物与药物之间的相互作用。

(6) 采集了检验窗口期以外的样本。

(7) 标本稀释、替代、掺假。

(8) 服用了无法检验的药物。

14

（9）临床或实验室发生差错。

5.2 检测到药物，但是可能是下列原因

（1）服用/控制服用药物。

（2）检测到的是药物反应过程中的某一成分。

（3）检测到的药物是处方药的预期代谢产物。

（4）未正确使用的治疗药物。

（5）在其他途径获得了药物。

（6）药物被添加至样本中。

（7）结果是假阳性（对于免疫学检验更是如此）。

（8）临床或实验室错误。

5.3 药物代谢知识普及的重要性

许多药物都可能存在于母体药物和代谢物中。例如，丁丙诺啡和去甲丁丙诺啡预计都会在服用丁丙诺啡的患者身上出现，所以检测到去甲丁丙诺啡的存在是丁丙诺啡代谢的指标。

5.4 了解药物的药代动力学特征很重要

（1）根据制剂和给药途径的不同，药物吸收率也会发生变化。

（2）血清/血浆半衰期和尿中清除半衰期有助于评估药物检验时间，因此在给药后特定时间内收集的样本测试结果为阳性的可能性较大。

5.5 定量尿液水平可有助于识别

（1）轻微的代谢分解途径。

（2）药物制剂中允许的低杂质含量。

（3）可能的样本掺假。

第五节　法医毒理学

1. 目的

临床毒理学是为治疗、监测中毒病人药物应用规范性、为戒药和药物浓度监测提供优化方案的学科，其目的都是为了治疗患者。而法医毒理学则涉及毒理学在法律上的应用，因此法医毒理学分析的结果可用于法庭。而法医案件的证据水平更高，样本的完整更显得至关重要，并有一系列的监督流程。筛查结果也要通过更特异和更灵敏的技术来确认。法医毒理学大致分为三类：

1.1 法医死亡调查

用于帮助法医和法医检验人员确定死亡原因和死亡方式的毒理学分析。在这个测试中可能包括的样本类型有：来自两个部位的血液、尿液、玻璃体、胆汁、脑脊液以及组织标本诸如肝和脑组织。

1.2 药物检测

通常尿液用于检测滥用药物。个人会在工作场所、缓刑/假释（刑事司法系统）、体育运动和学校等场合接受药物检测。

1.3 个人行为评价

评估药物对人类行为的影响程度,包括在乙醇和其他药物影响下驾驶车辆,通常使用全血、血清/血浆和尿液进行该检验。

2. 应用

尽管临床毒理学和法医毒理学检测的是相似的药物,并且使用相似的技术,但由于两者的目的不同,所以其对结果的解释也有所差异。实验室有可能会进行这两种类似的毒理学检测,因此从业者要对两者的差异有所理解。一个重要的区别是,免疫检验筛查的临界浓度可能因临床和法医应用而异。例如,临床检验中阿片类药物的定性筛查法常以300mg/L(ng/ml)为临界浓度。然而这一数值在法医学应用中为 2 000mg/L(ng/ml),如果一个实验室按国家实验室认可程序的要求进行对联邦雇员的检验,则法律授权使用该临界浓度。然而,对阿片类药物而言,2 000mg/L(ng/ml)的临界浓度并不适合于临床应用,因为其存在显著的潜在假阴性结果。表 14-2 总结了美国 DHHS 颁布的实验室筛查试验和确证试验的临界值浓度。

参考文献

Burtis CA, Ashwood ER, Bruns DE, eds. *TIETZ Fundamentals of Clinical Chemistry*. St. Louis, MI: Saunders Elsevier, 2008.

Crumpton SD, Sutheimer CA. Specimen adulteration and substitution in workplace drug testing. *Forensic Sci Rev.* 2007;19(1):1–27.

Jenkins AJ, ed. *Drug Testing in Alternate Biological Specimens*. Totowa, NJ: Humana Press, 2008.

Karch SB, ed. *Drug Abuse Handbook*. Boca Raton, FL: CRC Press, 2007.

Mozayani A, Raymon L, eds. *Handbook of Drug Interactions A clinical and forensic guide*, 2nd ed. New York, NY: Humana Press Springer, 2012.

Paul BD, Dunkley CS. Specimen validity testing. *Forensic Sci Rev.* 2007;19(1):29–47.

Ropero-Miller JD, Goldberger BA, eds. *Handbook of workplace drug testing*, 2nd ed. Washington, DC: AACC Press, 2009.

Shaw LM, ed. *The Clinical Toxicology Laboratory Contemporary Practice of Poisoning Evaluation*. Washington, DC: AACC, Inc., 2001.

Wu A. Urine adulteration before testing for drugs of abuse. In: Shaw LM, ed. *The Clinical Toxicology Laboratory Contemporary Practice of Poisoning Evaluation*. Washington, DC: AACC Press, 2001.

（黄山　黄苋铖　译）

14

第十五章

输 血 医 学

第一节 介 绍

本章主要介绍输血医学（transfusion medicine，TM）的基本信息。为了给患者提供有效治疗，输血医学的培训和实践经验必不可少。更多信息请参阅章节后建议阅读的内容。本章省略了血液采集、捐献者以及治疗性成分单采的内容。

第二节 输血前检测

输血医嘱必须由医师以书面或电子形式传达到血库/输血科。在美国，紧急情况下，医生可以下达口头医嘱要求输血治疗，但是应马上记录并且尽快补齐书面或电子医嘱（国内口头医嘱输血还未普遍推开）。为了给患者提供"相合"的血液，输血前需对血液样本进行检测。样本必须贴上患者的姓名标签以及第二个唯一标识如患者的出生日期（date of birth，DOB）或病案号。大多数医疗机构还需要额外的样本信息，如采血者的身份和抽血日期。由于样本采集过程中患者身份识别错误或检测中的错误都可能造成致命的后果，因此最好在不同的时间抽取和检测两份患者样本。检测的结果也应与该患者既往任何可供参考的血库数据进行比较。

输血前检测是用患者的红细胞、血浆或血清进行检测。通常情况下,血库/输血科拒收溶血和脂血样本,上述样本可能会导致错误的检测结果。接收到合格的样本,立即检测患者的 ABO 和 Rh(D)血型,然后筛查患者血浆中的不规则抗体。测试完成后,为患者选择合适的供血单位,并通过交叉配血试验检测相合性。

1. 凝集反应(DAT、IAT)

血库/输血科所做的大多数检测都包括检查病人、供者或试剂红细胞是否存在凝集现象。检测目的是预测输血时血液制品的相容性。凝集反应是由血浆抗体与红细胞膜上的相应抗原结合所致的红细胞聚集,这通常发生在两个阶段:①抗体与红细胞上的抗原结合,形成致敏的红细胞;②晶格形成导致肉眼可见的凝集。由于红细胞表面上带有负电荷,有静电排斥作用阻止其聚集,通常用离心加速红细胞聚集来辨别凝集。此外,IgG 抗体可导致红细胞致敏但不产生凝集,通常需要添加二抗才能形成肉眼可见的凝集,所需的二抗为抗人类球蛋白的抗体,特别是 IgG 抗体和补体。抗人球蛋白(antihuman globulin,AHG)或 Coomb's 试剂可用于直接抗人球蛋白试验(direct antiglobulin test,DAT)以及间接抗人球蛋白试验(indirect antiglobulin test,IAT)。做 DAT 实验时,将 AHG 添加到疑似致敏的患者红细胞中,这与 IAT 不同,IAT 实验中,AHG 被添加到疑是含有针对试剂(或供者)红细胞抗体的试剂(或供体)红细胞悬液和患者血浆中,两种实验中,如果红细胞被抗体致敏,加入 AHG 都会导致凝集。尽管许多研究机构仍在试管中进行上述输血检测,但一些大型医疗机构已使用新技术(凝胶柱和固相检测)进行某些(或多数)输血前检测。

2. 血型鉴定和抗体筛查

输血之前,必须先鉴定患者的 ABO 和 Rh 血型,应检查患者血浆中抗体和不规则抗体。血型分型通常先鉴定 ABO 血型,正定型使用商业化的抗 A 和抗 B 抗体试剂检测患者红细胞上是否存在 A、B 抗原。反定型通过使用 A 型和 B 型红细胞检查患者血浆中抗 A、抗 B 抗体。除稀有血型外,红细胞上缺乏 A 或 B 抗原的患者体内应存在所缺乏抗原的抗体(见表 15-1)。必须在输血前对 ABO 血型的正、反定型进行鉴定,若遇未定血型的紧急输血,可先给患者输注 O 型红细胞和 AB 型血浆以抢救生命。

表 15-1 ABO 血型抗原抗体分布

ABO 分型	抗原	抗体
A	A	抗 B
B	B	抗 A
AB	AB	无
O	无	抗 A、B

另外,还需用抗 -D 抗体检测患者红细胞是否表达 D 抗原。如果患者红细胞不与抗 D 试剂凝集,部分医疗机构会运用 AHG 来进行弱 D 检测。弱 D 检测可以检测出患者红细胞上的 D 抗原数量或质量的表达差异。D 表型弱的患者红细胞上 D 抗原表达不足很难产生直接凝集,需在加入 AHG 后才能促成凝集。部分 D 表型的患者在 D 抗原表达上有质的差

15

异,也需加入 AHG 促成凝集。虽然部分实验室对患者进行弱 D 的分型,实则是不必要的。无论是弱 D 还是部分 D 患者需要输血治疗时都被视为 Rh 阴性受血者,只能接受 Rh 阴性的血液制品输注。同样,对于怀孕的患者,虽然没有要求必须进行弱 D 的检查,但部分实验室依然进行检测。如果孕妇是弱 D 型表型而被认定为 D 阴性(往往因实验室未对患者进行弱 D 检测所致),她将接受不必要的 Rh 免疫球蛋白治疗(因为认为该孕妇不能对 D 抗原进行免疫),虽然这可能不会对患者造成任何伤害(见本章关于产前检查的章节)。但是,如果献血者是弱 D 表型,则必须标注弱 D,因为来自献血者的弱 D 抗原可以免疫 Rh 阴性患者。应避免对 D 阴性患者输注 D 阳性或部分 D 阳性红细胞。

一旦确定了患者 ABO 和 Rh 血型,必须检查患者的血浆或血清中是否存在非 ABO 血型以外的意外抗体。抗体筛查的目的是检测有临床意义的抗体,防止发生溶血性输血反应(hemolytic transfusion reactions,HTR)和新生儿溶血性疾病(hemolytic disease of the fetus and newborn,HDFN)。相对于 37℃不引起凝集的冷反应性抗体或处在 AHG 检测不到的抗体而言,体内 37℃可结合红细胞的抗体和可被 AHG 检测到的半抗体凝集更有临床意义。临床上主要常见的抗体包含抗 D、C、E、c、e、S、s、K、k、Fy^a、Fy^b、Jk^a、Jk^b 抗体。红细胞试剂必须能够检测到上述抗体,另外还应包含抗 M、N、P1、Le^a、Le^b 抗体。

3. 交叉配血

血型鉴定和抗体筛查完成后,可以选择适当的血液制品输注给患者。理论上,应该 ABO 同型输注,但由于库存有限,往往输血时选择 ABO 相容性血液进行输注(不是 ABO 完全同型)。表 15-2 总结了 ABO 血型系统相容性输注的红细胞和血浆。

表 15-2　与 ABO 血型相容的血制品

ABO 分型	兼容的红细胞	兼容的血浆
A	A,O	A,AB
B	B,O	B,AB
AB	A,B,AB,O	AB
O	O	O,A,B,AB

血浆、血小板和冷沉淀可以不用交叉配血,直接输注;但输注红细胞前,每个单位的红细胞都应与受者的血浆进行交叉配血。交叉配血的方法取决于患者的抗体筛查是阳性还是阴性。

如果患者的抗体筛查是阴性的,可以直接进行交叉配血实验,将供者的红细胞与受者(患者)的血浆进行混合,离心后观察凝集情况。立即交叉配血实验的本质是对供者和受者 ABO 血型的二次复核,检测 ABO 血型的相容性。如果患者的血浆出现凝集,说明患者血浆内含有与红细胞上抗原相对应的抗体。在一些医疗机构中,如果该机构已经证实血库信息 / 计算机系统不会将不兼容的血液产品发给患者,那么抗体筛查阴性的患者可以进行"电子交叉配血"。如果患者抗体筛查阳性,则应选用 AHG 的完整交叉配血。许多非常重要且有临床意义的同种抗体,是非 ABO 血型系统的 IgG 抗体,盐水交叉配血不会产生凝集,需要将 AHG 作为配血介质加入红细胞和血浆悬浮液中。因此,不规则抗体筛查阳性的患者,应将其血浆与供者红细胞加入 AHG 后,置于 37℃ 中孵育观察结果。

对于最近有输血史或妊娠史的患者,交叉配血的血样(包括血型和抗体筛查)必须是近期采集的,因为患者在输注异体红细胞一段时间后,可能会产生针对红细胞抗原的抗体。一般来说,如果患者最近有输血史或妊娠史,取样时间不应超过配血前 3 天。如果患者近期没有接受输血治疗,则配血前 2 周取样亦可。检查输血史也很重要,其目的是为了防止患者体内已存在(过往)输血引起的针对红细胞抗原的抗体,抗体滴度可能已下降到无法检出,但是随后对抗原的二次接触,将导致相同抗体的快速生成而发生迟发性溶血的输血反应。相对于输注红细胞而言,输注其他血液制品则不需要最近的血样,因为它的选择是基于血型,而不需要交叉配血。

第三节 输注的血液制品

输注血液制品具有重大风险,因此,在任何输血前,应该仔细评估输血的获益和风险,在获益重于风险的情况下,方可向患者输注。如今,在美国输注全血非常罕见,通常对患者进行所需成分的输血(例如浓缩红细胞、血浆、血小板、或冷沉淀)。

1. 输注红细胞

输注红细胞的目的是携带氧气至各器官,纠正机体组织缺氧。输注红细胞通常用于治疗贫血,主要是改善贫血症状,纠正或预防贫血引起的不良后果。大多数患者发生急性贫血时能够耐受损失约 50% 的循环血红蛋白。急性失血时,出现贫血症状前,通常先出现低血容量症状。在慢性贫血中(在几个星期或几个月后出现贫血的患者),代偿机制使该类患者比急性失血患者更能耐受低血红蛋白水平。鉴于涉及的可变因素较多,判定是否存在组织缺血以及输注红细胞后是否会改善症状常常是一个挑战。

输红细胞适应人群

不同医疗机构对患者输注 RBC 治疗的判定往往具有差异。多项研究报道:对患者进行不必要的输血会引起更多的输血不良反应。输血医学的权威专家共识表明:血红蛋白低于 60g/L(6g/dl)的患者需要红细胞输血;血红蛋白大于 100g/L(10g/dl)的患者不需要红细胞输血。在这个范围内,输血一般需要因人而异。作者所在的医疗机构中,认为 70g/L(7g/dl)的血红蛋白是大多数住院患者输的临界值,但有明显心功能不全的患者例外(见表 15-3)。

2. 血浆输注

以前使用血浆作为扩容剂的做法基本已经淘汰。如今,患者往往是因为缺乏血浆中一种或多种血浆蛋白而输注血浆。血浆蛋白最常见的是凝血因子,在 TTP 的患者中,常输注血浆以补充血管性血友病因子水解蛋白酶(A Disintegrin and Metalloproteinase with Thrombospondin Motifs-13, ADAMTS 13),而溶血尿毒症综合征(haemolytic uraemic syndrome, HUS)患者中,常输注血浆补充因子。

2.1 适应证

尽管在治疗凝血功能障碍时输注血浆是最常见的治疗,但却没有明确指南来指导该类患者的血浆输注。因此,患者如果不能从血浆输注中受益时,就不该考虑输注。

15

表 15-3　常用输血适应证和特殊情况处理

红细胞(止血后,一个成人平均每单位的红细胞提升血红蛋白 10g/L 即 1g/dl)

　失血量

　Hct≤21% or Hb≤70g/L

　Hct≤24% or Hb≤80g/L 并有活动性出血的患者

　Hct≤25% or Hb≤83g/L 并急性冠脉综合征患者

血小板

　血小板≤10×10^9/L

　血小板≤20×10^9/L 合并败血症,多器官衰竭以及或高风险的门诊出血

　血小板≤50×10^9/L 需要手术或者活动出血

　血小板功能缺陷并出现相关症状或急诊手术 / 侵入性操作

　术中止血缺陷

血浆

　延长凝血酶原时间(如肝病)和有症状或有侵入性操作

　XI 或 XIII 因子缺陷

　血栓性微血管病

　C1 酯酶抑制剂缺乏症(遗传性血管性水肿)和症状

　术中止血缺陷

　口服维生素 K 拮抗剂过量以及伴有出血的症状

冷沉淀(含有纤维蛋白原、VIII 和 XIII 因子、血管假性血友病因子和纤维连接蛋白)

　轻度 VIII 因子缺乏症或有症状或手术、侵入性操作(如果 VIII 因子浓缩不可用)

　血管性血友病和症状或手术 / 侵入性程序(如果血管假性血友病因子浓缩因子不可用)

　低纤维蛋白原血症和症状或与手术或侵入性操作

　术中止血缺陷

　XIII 因子缺乏

特殊血液制品加工(不经常需要)

辐照血液制品

　直系亲属直接捐赠血液制品(以避免移植物抗宿主病)

　骨髓抑制强化化疗

　干细胞移植的供者或受者

　新生儿、早产、宫内输血

洗涤红细胞

　先天性 IgA 缺乏伴抗 IgA 抗体

　经过适当药物治疗后仍有反复严重过敏性输血反应

少白细胞的红细胞

　存在≥2 发热性输血反应

　长期依赖输血

　移植供者或受者

　巨细胞病毒风险高

　孕妇

　新生儿、早产、宫内输血

　患者行脾切除术

　先天性免疫缺陷症患者

15

需要大量输血的出血患者,应该注意补充血浆,此类患者随着凝血功能障碍的发生,可能会出现出血不止而危及生命的情况,但要纠正严重的凝血障碍极其困难。这类患者有多种复杂因素导致凝血障碍,包括凝血级联的酶功能紊乱(由于体温过低而引起酸中毒)和因DIC引起的凝血因子的消耗。

2.2 注意事项

可供输注的血浆产品有多种,包括新鲜冷冻血浆(fresh frozen plasma,FFP)、冰冻血浆24(frozen plasma 24,FP24)和解冻血浆(thawed plasma,TP)。FFP从全血中分离出来放入冰箱,从采血到分离不超过8小时。FP24是从采血到分离不超过24小时放入冰箱的。这两种血浆都可以低温保存1年,但解冻后,必须在24小时内输注。

解冻的FFP或FP血浆已被重新定义为"解冻血浆",要求可在解冻后最多5天内使用。除了Ⅴ和Ⅷ因子,FFP、FP和TP之间大多数凝血因子的浓度含量无差异。Ⅴ和Ⅷ由于体外半衰期最短,因此在FP和TP中含量较低。然而,Ⅴ因子不足很少发生,Ⅷ因子是一种急性期的反应物,在需要输血浆的病人中往往是升高的。多数情况下,维生素K依赖因子(Ⅱ,Ⅶ,Ⅸ和Ⅹ)是为了纠正凝血障碍需要被补充的因子。这些因子在冰箱中保存较稳定,在FP或TP中含量没有明显降低。

2.3 实验室检测

当评估患者凝血功能障碍(通常是一种获得性凝血障碍)时,最常用的实验室检测是凝血酶原时间(prothrombin time,PT)、国际标准比率(international normalized ratio,INR)和活化部分凝血酶原时间(activated partial thromboplastin time,APTT)。PT是非常敏感的一项指标,在出血出现之前就会表现异常。一般来说,PT超过参考区间的1.3倍上限时,才会出现明显出血(通常INR接近2)。由于华法林的使用导致INR升高的非出血患者,可用维生素K纠正凝血障碍(超过6~24h),无需输注血浆。同样重要的是,采用输注血浆来降低患者的INR,对INR显著升高的患者更有效。当患者的INR接近或者小于2时,输注大量血浆所引起的INR的下降比高INR者小的多。输注血浆特别是在侵入性/外科手术前输注血浆时,另一个需要考虑的重要因素是血浆应在医疗干预的几小时内输注。一些需要纠正的凝血因子(如因子Ⅶ)的体内半衰期为几个小时,如果预先输注血浆大于8小时,对凝血障碍的纠正收效甚微。此外,随着美国最近批准了四因子凝血酶原复合物浓缩物(PCC)用于临床,血浆输注用于华法林(所致出血)逆转的使用可能会显著减少。

3. 冷沉淀输注

从一个单位的血浆中可以分离出一个单位的冷沉淀。将冰冻血浆放在冰箱里解冻,会析出血浆蛋白沉淀,这种血浆沉淀物含丰富的Ⅷ因子、纤维蛋白原、纤连蛋白、血管性血友病因子(vwF因子)和ⅩⅢ因子。随后,通过离心将沉淀物与上清分离。将沉淀物冷冻以备输血治疗。

3.1 适应证

过去,A型血友病患者靠输注冷沉淀治疗,在美国,由于出现了更安全的替代品,血友病治疗已经不再使用冷沉淀。如今,冷沉淀主要用于低纤维蛋白原血症或血纤维蛋白原异常患者(例如DIC患者,需要大量输血的患者)。

15

3.2 实验室检测

纤维蛋白原水平在 0.5g/L ~1g/L（50mg/dl~100mg/dl）之间完全能够达到止血目的。但当纤维蛋白原水平低于 1g/L（100mg/dl）时，实验室体外检测会显示异常。一个单位冷沉淀的体积约为 15ml，一般是 10 个单位为一个成人治疗剂量。如果患者的纤维蛋白原水平已知，那么可准确计算出所需的纤维蛋白量。因为含有血管性血友病因子（von Willebrand factor，vWF），冷沉淀偶尔也被用于尿毒症患者，也可作为 vWF 的来源用于血管性血友病患者的治疗。

4. 血小板输注

血小板输注通常是为了纠正血小板的功能低下或血小板数量减少，以防止或治疗出血。血小板输注最常用于血小板减少的预防性治疗。尽管在这方面没有公认的指南，但目前已经取得了一些共识，部分医疗机构也在实践中遵循此类共识。

4.1 实验室检测

在严重血小板减少的患者中，如果没有其他导致出血的危险因素，普遍接受的血小板阈值为 10×10^9/L（10 000/μl）。对于要进行中枢神经系统、眼或肺部侵入性治疗的患者，血小板阈值为 100×10^9/L（100 000/μl）才是安全有效的。即使大多数专家认为 100×10^9/L（100 000/μl）的血小板比达到止血时所需的量要高，但它仍然被认为是合理的阈值，因为它能防止血小板数量急剧下降导致这些器官出血引起严重的疾病甚至死亡。对于其他侵入检查或外科手术，大多数专家认为血小板数量超过 50×10^9/L（50 000/μl）时是安全的。

4.2 注意事项

造成血小板功能缺陷的原因包括先天性疾病（如血小板无力症、巨大血小板综合征）、药物（如阿司匹林、氯吡格雷）和医疗器械相互作用引起的功能障碍（如体外循环）。这些患者的血小板计数可能是正常的，但由于血小板功能异常，适宜输注一个治疗量的单采血小板（或全血等效剂量 - 衍生血小板）。患有急性出血，特别是出血进入中枢神经系统的患者，则需输注两个单位单采血小板（或等效剂量的其他血小板）。血小板采集通常使用单采血小板技术，也可从全血中收集分离。对于成人患者，必须汇集 4~8 个单位的全血源血小板用于一次输血剂量，或单采血小板一个治疗量进行输注。这两种血小板产品都是常用的，每种产品都有其优缺点。机采血小板的显著优点是血小板产物是从单个献血者身上采集的，可以用于输给那些需要血小板 HLA 抗原配型的患者。

4.3 适应证

由于怀孕、器官移植或曾经接触过血液制品导致对 HLA 抗原免疫的患者，血小板输注可能产生不完全输血反应。血小板的表面有 HLA1 类（A 和 B）抗原，如果受者体内有针对供者 HLA 抗原的抗体，可能会导致输注后血小板计数并不增加。最有效的防止被 HLA 抗原致敏的方法，是去除血液制品中的白细胞。然而，如果患者已经对 HLA 抗原免疫，可以使用以下策略输注血小板：血小板交叉配型、HLA 配型、从供者中选择缺乏患者体内抗体所针对的同源 HLA 抗原的血小板制品。因为已经有报道 ABO 不相容或者保存时间较长的血小板会缩短血小板寿命，因此为了达到 HLA 配型相合，输注与 ABO 血型相同的新鲜单采血小板是最合理的。

血小板的交叉配血是将患者血浆和要输注的血小板制品进行混合，检测它们之间是否

15

发生反应。如果二者存在反应,则交叉配血判定为阳性,血小板不能输注到患者体内。如果有必要,可以用其他血小板继续与患者进行交叉配血,直到找到可以输注的血制品。血小板HLA 交叉配型的一个重要好处是可以在不确定患者或供体 HLA 类型的情况下找到相容的血小板产品。然而,这种交叉配型只能在 ABO 血型相容的血小板产品之间进行,已有将血小板 HLA 交叉配型与 HLA 配型相比较的数据表明,血小板交叉配型可能是一种较差的配型策略。HLA 的匹配是由患者和供者血小板 HLA 分型决定的。一旦有了 HLA 分型数据,可以将完全匹配的血小板或 HLA 第 1 类(A 和 B)抗原非常接近的血小板提供给患者输血。受者的 HLA 匹配度的评价可以从 A(所有 4 个抗原匹配)到 D(两个或更多的抗原不匹配)。当供者和受者非常匹配(A 或 B 级匹配),血小板输注后血小板计数的增加效果显著。然而,如果一个患者被广泛地免疫且血小板制品匹配度不好(C 或 D 水平匹配),患者可能对血小板的输注没有反应。另外,由于小型机构没有 HLA 实验室或大量血小板库存,因此要进行血小板 HLA 配型可能比较困难。

第三种策略与 HLA 配型一样成功,而且可能优于交叉配型,那就是避免选择在患者体内已有 HLA 抗体的血小板产品。这种策略,必须对患者进行 HLA 抗体检测。一旦确定了患者 HLA 抗体的特异性,就可以选择缺乏同源 HLA 抗原的供体血小板制品进行输血。即使一个机构的血小板存储量有限,这种策略对于难治的患者也非常有效。然而,如果患者对HLA 抗原具有广泛的免疫,则需要招募 HLA 类型相匹配的供体,或需要从拥有大量血小板库存的大型血液中心引进相匹配的单采血小板制品。该策略的另外一个优点是可以判断患者是否因为 HLA 抗体的存在或其他原因而难以治疗。同样重要的是,每隔几周对患者进行重新评估以检查 HLA 抗体的任何变化。

另一个不太常见的导致血小板输注无效的免疫学原因是患者产生了针对血小板抗原的抗体,而非针对 HLA 抗原。这些血小板特异性抗体的患者需要缺乏这些抗原的罕见供体的血小板制品。血小板特异性抗原最常见的抗体是抗 HPA-1a(抗 -P1A1)。

除了这些免疫原因外,还有许多非免疫原因导致血小板输注无效,包括发热、败血症、DIC、脾肿大、出血以及某些药物治疗。在患者得到充分治疗之前,这些顽固性的影响因素可能会持续存在。

5. 粒细胞输注

在过去的二十年里粒细胞输注急剧下降。之前,输注粒细胞经常用于治疗中性粒细胞减少症患者,以及正在进行化疗或患有先天性嗜中性粒细胞异常(例如慢性肉芽肿病)的患者。

适应证

由于抗生素治疗的进展,粒细胞现在只用于暂时性中性粒细胞减少症和危及生命的细菌或真菌感染且对抗菌治疗无效的患者。根据文献报道,与单独抗微生物治疗相比,粒细胞输注是否能有所裨益尚不明确。已发表的研究得出的结论各不相同,但每次输血时输注更高剂量粒细胞的研究似乎有获益的趋势。如果决定输注粒细胞治疗,通常每天输注一个治疗量,直到患者的嗜中性粒细胞绝对计数超过 $500/\mu l$。

可以用血液成分单采设备采集健康献血者的粒细胞。粒细胞输注存在重大风险,例如CMV 传播、HLA 免疫反应和严重的肺部反应等。此外,粒细胞的输注必须在采集的同一天进行,而且在输注前对献血者完成标准的传染病检测。短期内传染性检测阴性的血小板供体常被作为粒细胞供体,但仍存在传播疾病的风险。与输注其他血液制品一样,在输注粒细胞前必须权衡利弊。

第四节　输血的相关风险与不良后果

输血可以挽救生命,但也可能带来重大风险,如对患者产生不良后果(表 15-4)。已确定的不良后果包括传染病传播、输血相关免疫调节和输血不良反应。

表 15-4　输血不良反应

条件 / 传染病	频率、风险 / 输血单位
免疫性	
急性输血反应	
急性溶血性输血反应,实验室结果:急性血管内溶血、急性肾衰竭、DIC 及心血管衰竭	76 000 例中有 1 例急性溶血反应;在 180 万例中有 1 例输血不兼容的都是致命的
发热性非溶血性输血反应:必须排除其他原因发烧、可能伴有发冷 / 寒战	0.1%~1%(白细胞减少)
输血相关的急性肺损伤(TRALI):发生在输血后 6 小时内,由中性粒细胞激活引起的急性呼吸窘迫,胸部 X 片可见肺血管系统弥漫性双肺浸润,同时可能伴有发热、寒战和低血压	在输血中的频率大概为 1/1 200
过敏性输血反应:急性过敏性休克(休克、低血压、血管水肿、呼吸窘迫);在输血后几秒钟到几分钟内发生	13% 1:20 000~1:50 000
迟发性(延迟)输血反应	
红细胞抗原同种异源免疫	1%
对 HLA 抗原同种免疫(可能导致血小板输注无效)	10%
迟发性溶血性输血反应:记忆细胞产生的抗体反应,通常由于致敏红细胞(非 ABO)对其他次要血型抗体的抵抗,其血管外溶血性输血反应发生于输血 2 天 ~10 天后,其临床表现和实验室检查结果轻微,很少产生严重甚至致命反应,尤其是镰状细胞贫血患者	1/6 000
输血相关移植物抗宿主病 *	罕见
输血后紫癜:输注包含血小板的血液制品后 5 天 ~10 天发生血小板减少症	罕见
非免疫性溶血反应	
急性(直接)	
容量超负荷	<1%
非免疫溶血(热、冷、渗透液输入、机械损伤)	少见
电解质失衡(K^+、Mg^{2+}、Ca^{2+}):小量输血不常见;常见于未采取适当措施的大量输血情况,可能与用柠檬酸盐作抗凝剂有关(如大量输血)	原因不明
凝血病(如大量输血)	

续表

条件 / 传染病	频率、风险 / 输血单位
慢性（迟发性）	
输血引起的含铁血黄素沉着症（如再生障碍性贫血多次输血、MDS、镰状细胞性贫血、成年人的地中海贫血的大量输血）	原因不明
传染病	
病毒性	
甲型肝炎	1：1 000 000†
乙型肝炎	1：50 000~1：170 000†
丙型肝炎	1：1~2 000 000
人类免疫缺陷病毒	<1：2 000 000†
HTLV 类型Ⅰ和Ⅱ	1：19 000~1：80 000†
巨细胞病毒	3/100~12/100；罕见白细胞减少
细小病毒 B19	1：10 000†（通常在血浆中产生）
利巴韦林	罕见
人类疱疹病毒 8	3.2% 感染率
西尼罗河病毒，其他虫媒病毒	2002 年在美国确诊 23 例
登革热	确诊 2 例
感染朊病毒	
经典和变种库贾氏症和疯牛病	在英国有 4 例疑似病例报告
细菌性	
在美国每单位的红细胞包含细菌数	1：500 000
每单位的血小板细菌数	1：5 000
梅毒	罕见
肺炎衣原体	类似，但未确诊
立克氏体	未知
寄生虫	
疟原虫	1：4 000 000
巴贝西虫	已报道大于 20 例
鲁兹锥体（恰加斯病）	未知
利什曼虫	<1：20 000

*输血相关的移植物抗宿主病（TA-GVHD）发生时，当免疫活性 T 淋巴细胞被输注到免疫力低下的患者体内，可在受者体内存活、增殖，并对宿主组织发起免疫攻击。TA-GVHD 在输入任何细胞血液成分后 4~30d 发生。它可能发生在免疫力低下的受体或接受了组织相容性供体淋巴细胞的免疫活性强的受者中，尤其是接受来自于有血缘关系供者的淋巴细胞，它可以识别在受者中不同的 HLA 单倍型。诊断 TA-GVHD 主要依靠分子技术。在全面综合征中死亡率接近90%。血液制品的辐照基本可避免这种并发症的风险。

†英国血液学标准委员会公布的数据。

15

注意事项

输血可能导致细菌、病毒、寄生虫和朊病毒的传播。为了尽量减少这些传染性疾病的风险,献血者可使用病史问卷进行筛选。随后,每个献血者每次献血时都要做传染性疾病的检测。若任何一项传染病检测项目是阳性,血制品将被丢弃并且献血者将被酌情推迟献血。对献血者的筛选和传染病的检测大大降低了过去三十年中输血传播疾病的风险。

输血其他可能的不良后果包括:输血反应(TR),最常见的输血反应包括过敏性输血反应(ATR)和发热性非溶血性输血反应(FNHTR),而溶血性输血反应(HTR)、输血相关急性肺损伤(TRALI)和输血相关的循环负荷过重(TACO)是导致输血相关的发病和死亡的主要原因。

1. 过敏性输血反应

ATR 通常是由输入外源血浆蛋白引起的。大多数过敏反应仅限于皮肤症状,如荨麻疹、红斑、瘙痒。这些反应可以用抗组胺药或糖皮质激素治疗。有过敏性输血反应史的患者,可以预防性使用这些药物。少数患者可能有更严重过敏反应,如涉及患者气道的过敏反应(例如喉头水肿)。在罕见的情况下,患者可能还会发生血流动力学不稳定的过敏反应,对于这类患者,肾上腺素和积极的支持治疗是必须的。

适应证

虽然过敏性输血反应的原因往往未知,理论上过敏反应能够被描述为:在输入血液制品开始后不久,IgA 缺陷的患者拥有抗 IgA 抗体。如果有严重过敏或过敏性输血反应史的患者需要再次输血,应输注洗涤红细胞和洗涤血小板以避免输入血浆蛋白。对于 IgA 缺陷的患者而言,如果是急诊输血来不及洗涤,他应接受自于 IgA 缺陷的献血者的血浆。

2. 发热性非溶血性输血反应

发热性非溶血性输血反应(febrile nonhemolytic transfusion reactions,FNHTR),患者体温通常增加≥1℃,可能伴随寒战。反应通常是自限性的,可以通过解热镇痛药来减轻症状。在诊断为 FNHTR 之前,应排除其他发热原因,因为发热也可能是其他类型输血反应的一个组成部分(如 HTRS)。

3. 溶血性输血反应

输入不相容的血液制品导致溶血性输血反应(hemolytic transfusion reactions,HTR)。HTR 最常见的原因是输入不相合的红细胞,同种抗体导致的 HTR 可以分为 ABO 抗原或其他血型抗原。通常由患者信息标识错误造成(在样本采集或血制品输入时),这种错误一般在鉴定血型、交叉配血以及发出血液制品时发生。

临床表现

急性 HTR 可能危及生命,经典症状表现为发热、侧卧疼痛、红色/暗色尿、输液部位疼痛、恶心/呕吐、腹泻、低血压和心理压迫感。这些情况下,反应的严重程度往往与输注不相容红细胞的剂量有关。因此,当怀疑发生输血反应时,应立即终止输血,并将输血后的标本送到血库进行检查。如果患者怀疑患有严重的 HTR,则需要加护,比如转移到 ICU 病房。为预防急性肾小管坏死,关键措施是采用静脉输液和利尿剂维持肾血流量和排尿;此外静脉注射免疫球蛋白(IVIG)可能也有一定效果。

15

在许多情况下,如果溶血是由非 ABO 血型抗体造成的,患者会出现延迟的 HTR,其特征是血细胞比容下降、胆红素上升和未检测到抗体。这些患者可能完全无症状或可能出现黄疸、茶色尿和(或)贫血症状。需要注意的是,除了任何急诊输血外,患者后续输血时,其血清学检查是至关重要的。如果不相容的血型抗体未被发现,患者可能还会再发生 HTR 反应,溶血性输血反应将比之前更严重。

4. 输血相关的急性肺损伤

输血相关的急性肺损伤(transfusion-related acute lung injury,TRALI)是血液制品输入过程中导致死亡的一个主要原因,它是由于肺血管内的中性粒细胞活化造成的,将导致肺毛细血管通透性和肺泡内血清外渗的增加。受者的中性粒细胞被 HLA 抗体、抗中性粒细胞抗体、血液制品输注过程中的脂剂激活。

临床表现

TRALI 的经典表现是患者在输入含有血浆的血液制品过程中或输血后 6 小时内出现急性呼吸窘迫,患者也可能有发热、寒战、低血压和胸部 X 线弥漫性双侧肺浸润。TRALI 的治疗主要是提供加护:包括提升血氧饱和度和可能的通气支持,虽然皮质类固醇已经被用于TRALI 患者,但是否有益还有待验证。由于 TRALI 是由某一特定献血者的血液引起的,因此,如果有必要,可以向患者输注其他血液制品。而会产生 TRALI 反应的献血者应从捐助者库中删除。

5. 输血相关的循环超负荷

临床表现

在临床实践中,往往很难把 TRALI 从输血相关的循环超负荷(transfusion-associated circulatory overload,TACO)中区分开。TRALI 和 TACO 的区别:①高血压 TACO(与低血压 TRALI 相比);②TACO 中不会发生发热;③B 型钠尿肽在 TACO 中会显著升高;④TACO 中会发生快速利尿反应。有心脏功能不全或过度 / 快速大量输注史也可能是反应发生的原因。

第五节 血液制品的处理

成分输血治疗优于全血治疗,并且更安全,因为患者只需输注所需血液成分。少数患者可能还需要其他的血液制品(除成分分离外)。包括滤除白细胞、辐照血或洗涤红细胞等。

通常在成分血制备过程中滤除白细胞,其优点包括:降低输血发热反应、免疫调节、CMV 传播和 HLA 免疫的风险。以前,去除白细胞的血液制品仅针对特定的患者(如肿瘤患者、其他慢性输血患者)。然而,由于白细胞去除的多种益处和存储前过滤的可行性增加,许多医疗机构现在能够为所有患者提供去除白细胞的血液制品。

进行血液制品辐照是为了降低输血相关性移植物抗宿主病(TA-GVHD)的风险,患此病的患者基本上会致命。TA-GVHD 的发生,是由于输入血液制品中的淋巴细胞引起受体组织的免疫应答,从而对受体的组织产生免疫反应。这种情况类似于常规 GVHD,但有一方面与传统的 GVHD 不同,TA-GVHD 患者骨髓中的造血细胞也有破坏,这会导致不可逆的全血细胞减少,患者通常会因感染或出血而死。

15

注意事项：

血细胞辐照的目的是为了防止产生 TA-GVHD 反应。辐照血的适应症包括(但不限于)：①血液系统恶性肿瘤和一些实体肿瘤；②造血祖细胞移植；③宫内输血；④早产 / 出生低体重儿；⑤新生儿红细胞增多症；⑥先天性免疫功能缺陷；⑦接受嘌呤类似物及相关药物治疗；⑧接受阿仑单抗及相关药物治疗；⑨粒细胞输注；⑩从基因相似的供血者(包括家庭成员、亲戚、HLA 选择性捐赠者、遗传上同质的群体)。血液制品的辐照对 HIV 感染者是不必要的。请参看阅读建议并对 TA-GVHD 和血液制品辐射进行更全面的讨论。

对于严重或反复产生输血后过敏反应的患者，偶尔需要洗涤红细胞和血小板。通常是献血者的血浆蛋白质引起的过敏原反应。悬浮红细胞、全血和单采血小板中存在血浆，使用生理盐水清洗这些产品会去除血液制品中几乎所有的血浆蛋白。由于洗涤血液成分会导致产品中一些红细胞和血小板的丢失，所以仅用于需要去除血浆蛋白的特殊患者。

第六节　围产期输血

1. 胎儿及新生儿溶血病

胎儿及新生儿溶血病(hemolytic disease of the fetus and newborn, HDFN)是由于母体产生针对胎儿红细胞抗原相对应的抗体，是胎儿的发病和死亡的重要原因。如果不治疗，HDFN 可导致胎儿贫血、心力衰竭和水肿。TM 法对 HDFN 的诊断和治疗有重要作用。

1.1 临床表现

目前在美国，HDFN 在拥有非 O 型胎儿的 O 型妇女中最常见。HDFN 在这些患者身上的表现通常是温和的，然而如果一个 Rh(D)阴性的母亲有抗 D 抗体，而胎儿是 D 抗原阳性，此胎儿患有 HDFN 的风险非常高。由于采用 Rh 免疫球蛋白(RhIg)治疗，这是国外市售的 D 抗原的抗体，HDFN 的患病率在发达国家已大幅下降。此外，美国引起 HDFN 发病常见的抗体还包括 K、c、C 和 Fy.

为了预防 HDFN 发生及早发现早治疗，所有怀孕的妇女应该在她们第一次产前检查时做抗体筛查，并仔细询问病史，追溯既往输血或妊娠所产生的免疫抗体。与 HDFN 发病相关的同种抗体通常是 IgG 抗体，通过胎盘导致胎儿溶血和贫血。

如果患者有任何临床意义上的抗体，抗体滴度应进行检测并每月要重复监测。如果 AHG 的滴度上升到 16 或更高(各家医院可能临界值不同)，则存在发生 HDFN 的显著风险，并可通过鉴定胎儿的红细胞是否存在同源抗原来进一步评估对胎儿的风险。胎儿的表型可以通过检查父亲的红细胞表型和(或)羊膜穿刺术 / 皮质穿刺术来确定。如有必要，应将患者转到经验丰富的高危产科密切关注妊娠情况，并利用大脑中动脉血流彩色多普勒超声评估胎儿贫血情况。如果胎儿明显贫血，可考虑胎儿宫内输血。分娩后胎儿有 HDFN 危险，应检测脐带血。如果新生儿 DAT 阳性和显著溶血，并导致贫血和(或)高胆红素血症，则必须考虑新生儿换血治疗。对于新生儿输血(如有必要还可进行宫内输血)，O 型、Rh 阴性组、照射后的红细胞与母亲交叉配型通常为首选。

1.2 注意事项

母体针对红细胞抗原的抗体导致的 HDFN，可能是由先前输血或怀孕中产生的。由于怀孕而发生排斥通常是在分娩时或怀孕后期,因此,如果患者没有输血史,HDFN 不太可能在第一次怀孕期间发生。

2. Rh 预防

在使用 RhIg 之前,由于 D 抗原具有很强的免疫原性,所以抗 -D 是新生儿溶血病最常见的病因。如果使用得当,RhIg 几乎可以防止 RhD 阴性孕妇对 D 抗原的同种免疫。但是,如果患者已经接受了 D 抗原的免疫,并且获得了抗 D 异源抗体,RhIg 则会失效。一般情况下,Rh 阴性孕妇在 28 周时可以预防性给予一瓶 300μg RhIg(含 30ml 的胎儿全血或 15ml 胎儿红细胞)。如果新生儿是 D 阳性,孕妇分娩后短期时间内应注射一定剂量的 RhIg(必须在 72 小时内使用)。分娩后,产妇注射 RhIg 剂量是由产妇血液中存在的胎儿红细胞数量决定的。母胎出血的初筛试验是玫瑰花环试验,就是向孕妇外周血中加入抗 D 抗体,与 D- 阳性红细胞表面的 D 抗原结合,从而导致 D 阳性胎儿红细胞周围就出现了"玫瑰花环"或凝集现象。当新生儿在孕妇血液循环中的血量大于 30ml 时,玫瑰花环试验呈阳性。如果玫瑰花环试验阴性,一瓶 RhIg 可以覆盖可能存在于母体循环中的少量胎儿血液。如果玫瑰花环试验阳性,母体循环中胎儿红细胞的数量可以通过流式细胞术或 Kleihauer-Betke(酸 / 洗脱)试验来计算。Kleihauer-Betke(酸 / 洗脱)试验通过用酸处理母体外周血涂片,然后反染。胎儿血红蛋白对酸是耐受性的,所以孕妇细胞将出现"重影"现象,而胎儿细胞将是粉红色的。通常,计数 2 000 个细胞,计算出胎儿红细胞所占的百分比并乘以母体血量,从而得出母体血液循环中含有的胎儿血容量。母体血容量通过母亲的身高和体重来计算,或用 5 000ml 来估计产后妇女的血容量。另外,流式细胞术也可以检测胎儿 - 产妇出血量。RhIg 剂量是由母体血液循中的胎儿血容量决定的,到达母体内的 RhIg 量必须足以覆盖母体循环中的胎儿血液。用母胎出血量除以 30ml(每瓶含有 300μg RhIg)计算出所需的瓶数。计算结果按"四舍五入"原则,取最接近的整数,然后再添加一个小瓶,以便允许估计 / 计算中的错误。如果 Rh 阴性的孕妇有任何可能导致胎儿血液进入母体血液循环中的行为,如创伤、倒转术、流产或羊膜穿刺术,额外剂量的 RhIg 就会发挥作用(请参阅建议的文案以作进一步讨论)。

第七节 总 结

在过去的一百年里,输血医学取得了重大进展,血清学试验几乎能够鉴定所有血型。如今,大部分医院都有输血科,能够为患者提供治疗所需的血制品。但输血是一把"双刃剑",既有挽救生命的"利",也有伴随风险"弊"。因此,只有在"利大于弊"的情况下才考虑输注血液制品。

参考文献

Roback J, Grossman B, Harris T, et al., eds. *Technical Manual*, 17th ed. Bethesda, MD: AABB Press; 2011.

Simon T, Snyder E, Solheim B, et al., eds. *Rossi's Principles of Transfusion Medicine*, 4th ed. Bethesda, MD: Blackwell Publishing; 2009.

15

(黄海 祝丽丽 译)

第二部分

实验室检查

第十六章

实验室检验

16

16

16

16

本章按照项目字母顺序介绍实验室最常用的实验检测。每个条目都使用美国现有的命名惯例中最常见的标题,并给出了替代名称、定义、参考范围、临床使用、结果解释、局限性和建议等。微生物学检验作为一个单独的章节详见传染性疾病实验室诊断(第十七章)。分子生物学实验基础在遗传及遗传性疾病一章(第十章)中进行了综述。另外,许多试验可以进行床旁检测(point-of-care testing,POCT)。POCT 的主要优势是快速,但是,也需要考虑 POCT 的缺点,如:由于检测灵敏度较低和抗干扰能力差而导致结果的可靠性降低。本章节讨论的其他问题包括人员的熟练程度和实验室质量保证、数据管理和实验成本等。

第一节 1,5- 脱水葡萄糖醇

1. 定义

1,5- 脱水葡萄糖醇(1,5-AG),有时被称为 GlycoMark,是一种单糖,其与葡萄糖的结构具有相似性。人体的主要来源是饮食摄入,尤其是肉类和谷类食物;另外,约有 10% 的1,5-AG 来源于内源合成。1,5-AG 通常不被代谢,在健康人群中,达到稳定的血浆浓度反映了摄取和尿液排泄之间的稳定平衡。

正常范围:男性为 $10.7\mu g/ml \sim 32.0\mu g/ml$;女性为 $6.8\mu g/ml \sim 29.3\mu g/ml$。

2. 应用

(1) 用于监测糖尿病患者短期(1~2 周)血糖控制情况。

(2) 餐后高血糖的有效标志物。

(3) 在妊娠并发 1 型糖尿病患者中监测血糖曲线的效果优于血红蛋白 A_{1C}。

3. 临床意义

(1) 在静脉营养过剩时,1,5-AG 可能会升高。

(2) 对于肾糖阈低于正常值 9.99ml/L 患者(如慢性肾衰竭、妊娠和透析)及接受类固醇治疗者,1,5-AG 可能会低于正常范围。

(3) α- 葡萄糖苷酶抑制剂可通过影响肠道功能而降低 1,5-AG 吸收。

4. 局限性

由于持续的糖尿病导致的血糖控制改变,1,5-AG 对于控制不佳的糖尿病患者的敏感性较低。

1,5-AG 水平可能受到诸多因素的影响,如:乳制品、种族、尿酸、甘油三酯、肝脏疾病、胃切除和囊性纤维化等。

第二节 11- 脱氧皮质醇

1. 定义

11- 脱氧皮质醇,也被称为托多松,皮质酮和化合物 S 是一种类固醇,是皮质醇产生的

16

直接前体。它可以由 17- 羟孕酮合成,其在尿中代谢物包括 17- 酮类固醇(17-KGS)和 17-OHKS。17-KGS 和 17-OHKS 最初用于提示皮质醇的产生,皮质醇的直接测量目前已经取代了 17-KS 和 17-OHKS 测定。

正常范围:男性 <50ng/dl;女性 <33ng/dl。

2. 应用

(1) 用于诊断和监测 11β- 羟化酶缺陷所致的 CAH 反应。
(2) 甲吡酮试验中肾上腺功能的评估;美替拉酮刺激后 >8 000ng/dl。

3. 临床意义

(1) 在 CAH(P450cⅡ缺乏症)患者和美替拉酮刺激后的正常人中升高。
(2) 肾上腺功能不全时降低。

4. 局限性

黏液性水肿患者、部分怀孕妇女和口服避孕药的患者试验效果不佳。

第三节　17α- 羟孕酮

1. 定义

17α- 羟孕酮,也称为羟孕酮,是一种包含 21 个碳原子类固醇激素,可在肾上腺、卵巢、睾丸和胎盘中合成,是合成皮质醇的前体。

正常范围:18-469ng/dL(见表 16-1)。

表 16-1　17α- 羟孕酮参考范围

分组	中位数(ng/dL)	参考范围(ng/dL)	分组	中位数(ng/dL)	参考范围(ng/dL)
男性(20-59 岁)	143	60-342	黄体期	210	22-469
女性			口服避孕药	79	18-251
卵泡期	67	19-182	停经期	46	20-172

2. 应用

用于先天性肾上腺增生、多毛症和不孕症的诊断和治疗。

3. 临床意义

升高见于
(1) 黄体期
(2) 21-α 羟化酶缺陷而 11-β 羟化酶正常
(3) CAH(先天性肾上腺增生)最常见,是由于 21- 羟化酶缺乏导致皮质醇合成减少,从

16

而导致促肾上腺皮质激素分泌增多,继而导致 17α- 羟孕酮水平升高。

4. 局限性

血液中 17α- 羟孕酮的含量与皮质醇的分泌水平相一致,即清晨高于傍晚,因此,应注意采血时间尽量保持一致。

由于其他类固醇代谢产物的影响,早产儿和患病新生儿中 17α- 羟孕酮可出现假性增高。目前认为 17α- 羟基孕烯醇酮硫酸盐(交叉反应率:3.8%)是直接测定中最大的干扰因素。

目前发现患有迟发性 CAH 女性患者中 17α- 羟孕酮水平与多毛、月经量少等症状有一定关系,因此由于 ACTH 增高而引起的 17α- 羟孕酮增多可能与女性患迟发性 CAH 相关。

第四节　尿 17- 酮类固醇

1. 定义

尿液 17- 酮类固醇(17-KS)是雄激素的分解产物,可以反映肾上腺功能。17-KS 包括雄烯二酮、雄酮、雌酮和脱氢表雄酮。血清硫酸脱氢表雄酮是检测肾上腺分泌雄激素功能的另一种更特异的方法。

正常范围:取决于性别和年龄(表 16-2)。

表 16-2　尿液中 17- 酮类固醇的参考范围

年龄	参考范围(mg/dL)	年龄	参考范围(mg/dL)
男性		女性	
0-11 月	0.0-1.0	0-11 月	0.0-1.0
1-5 岁	1.0-2.0	1-5 岁	1.0-2.0
6-10 岁	1.0-4.4	6-10 岁	1.4-3.9
11-12 岁	1.3-8.5	11-12 岁	3.8-9.5
13-16 岁	3.4-9.8	13-16 岁	4.5-17.1
17-50 岁	5.3-17.6	17-50 岁	4.4-14.2
≥51 岁	4.1-12.1	≥51 岁	3.2-10.6

2. 应用

(1) 评估糖皮质激素的产生和神经内分泌功能。

(2) 主要评估正常男性肾上腺和睾丸功能及正常女性肾上腺激素分泌功能。

3. 临床意义

升高见于:

(1) 肾上腺肿瘤

(2) 先天性肾上腺皮质增生(非常罕见)

16

（3）库欣综合征

（4）卵巢癌

（5）睾丸癌

（6）卵巢功能障碍（多囊卵巢疾病）

降低见于：

（1）艾迪生病

（2）阉割

（3）垂体功能减退症

（4）黏液水肿

（5）肾病

4. 局限性

许多物质可以干扰本实验：

卡马西平，头孢噻利，头孢噻吩，氯美罗定，地高辛，葡萄糖，甲吡酮，丙嗪，丙氧芬，利血平等可引起结果降低。

丙酮，乙酰苯，抗坏血酸，氯霉素，氯噻嗪，氯丙嗪，氯唑西林，地塞米松，红霉素，乙酸盐，乙基色胺，甲氧苯青霉素，甲乙哌酮，吗啡，竹桃霉素，苯唑西林，青霉素，非那可舒，非那吡啶，吩噻嗪，哌啶，奎尼丁，司可巴比妥，螺内酯等可引起结果升高。

第五节　5,10-亚甲基四氢叶酸还原酶分子检测

1. 定义

5,10-亚甲基四氢叶酸还原酶（5,10-methylenetetrahydrofolate reductase，MTHFR）基因 C677T 和 A1298C 突变增加血栓形成（OMIM#188050）和其他由于血浆同型半胱氨酸水平升高所致心血管疾病（OMIM#236250）的风险。

正常范围：阴性或无突变。

2. 临床应用

用于怀疑有冠心病、高胱氨酸尿症、神经管缺陷、自然流产或 MTHFR 缺陷的患者。

3. 局限性

基因检测的结果可能受到输血、骨髓移植或罕见序列变异导致的血液 DNA 重排的影响。

第六节　尿 5-羟基吲哚乙酸

1. 定义

5-羟基吲哚乙酸（5-Hydroxyindoleacetic acid，5-HIAA）也被称为血清素代谢物，是 5-羟

16

色胺的主要尿代谢物。

正常范围:0~15.0mg/d(24 小时尿液);0~14.0mg/g 肌酐。

2. 应用

帮助诊断分泌 5- 羟色胺的肿瘤并监测其治疗。

3. 临床意义

升高见于:

(1) Whipple 病

(2) 非热带性口炎性腹泻

(3) 妊娠、排卵和术后压力

(4) 部分食物(如菠萝、猕猴桃、香蕉、茄子、李子、西红柿、鳄梨、大蕉、胡桃、山核桃,山核桃、咖啡等)

(5) 使用某些药物(如乙酰苯胺、对乙酰氨基酚、乙酰苯丙胺、咖啡因、香豆酸、安定、麻黄碱、氟尿嘧啶、甘油愈创木酚酯、肝素、美法仑、甲基苯丙胺,甲基苯丙胺、美索巴莫、萘普生、尼古丁、卢戈溶液、异丙嗪、吩噻嗪、羟基色氨酸等)

降低见于:

(1) 艾迪生病

(2) 使用某些药物(如氯丙嗪、普马嗪、丙米嗪、异烟肼、单胺氧化酶抑制剂、乌洛托品、甲基多巴、吩噻嗪、异丙嗪等)

(3) 肾功能不全(可能)

4. 局限性

必须避免可能影响 5- 羟色胺代谢的药物的影响,如:避免在服用富含 5- 羟色胺的药物、非处方药物、草药及食物的 72 小时内收集尿液。

通常建议收集 24 小时尿液,但随机尿液也可以使用。冷藏对标本的保存非常重要。

尿中 5-HIAA 水平随吸收不良增加,约有 75% 的患者为发生肿瘤远处转移而导致的升高(如较大的肝转移灶可升高至 300mg/d~1 000mg/d),但有时尽管有大规模转移,也不会增加。

该实验的灵敏度为 73%。

该试验仅可以辅助诊断 5%~7% 的肿瘤患者,但可诊断大约 45% 的肝转移患者。

疾病程度和预后一般与尿 5-HIAA 排泄相关,手术成功后水平恢复正常。如果尿 HIAA 是正常的,还应该检查血液中的 5- 羟色胺及前体和 5- 羟色氨酸水平。

第七节 5′- 核苷酸酶(5′- 核糖核苷酸磷酸水解酶,5′-NT)

1. 定义

肝脏的这种膜结合酶在肝脏疾病中,特别是涉及肝胆道时水平增加。血清中出现 5′-NT

16

升高主要是由于胆汁淤积造成,其临床意义与 ALP 和 GGT 相似。然而,5′-NT 不像 GGT 和 ALP 那样受药物诱导,也不会像 ALP 那样与其他来源的酶混淆。

正常范围:2.0U/L~8.0U/L。

2. 应用

(1) 用于确定胆汁淤积性肝脏疾病,特别是当GGT 和 ALP 由于药物诱导而假性升高时。
(2) 与 ALP 相比,能更好地检测肝脏中的继发性肿瘤和淋巴瘤。

3. 临床意义

升高见于以下情况:
(1) 肝胆疾病合并肝内或肝外胆道梗阻
(2) 肝癌
(3) 早期胆汁性肝硬化
(4) 妊娠(第三期)
(5) 炎症性关节炎

4. 局限性

(1) 由于分析干扰,5′-NT 可以在高氨血症中升高。
(2) 在妊娠期和产后阶段 5′-NT 水平正常(与血清亮氨酸氨基肽酶和 ALP 相反)。

第八节 对乙酰氨基酚(N- 乙酰基 - 对 - 氨基酚;APAP)

1. 定义

非阿片类止痛药、退热药。

2. 应用

缓解疼痛,如头痛和牙痛
减少发热

3. 临床意义

(1) 尿液筛查:暴露的指标
(2) 血清筛查:用于评估潜在的毒性
(3) 正常范围:5μg/ml~20μg/ml 血清
(4) 潜在毒性:用药后 4 小时测量 >150μg/ml

4. 局限性

筛查:
血清 / 尿液:基于比色或免疫分析法,在自动化学分析仪上进行检测。

16

（1）高胆红素浓度（>50µg/ml）可能导致基于免疫分析法检测的假阳性。

（2）可以用血浆代替血清进行检测，抗凝剂如 EDTA 或者肝素等通常不会干扰测定。

（3）不可使用全血进行检测。

确认：

（1）血清 / 尿液 - 高效液相色谱法或气相色谱质谱法。

（2）APAP 通过葡糖醛酸化和硫酸化而高度结合。

（3）本检测中包括水解步骤，测定的是总 APAP 水平，因此对于评估毒性是没有意义的。

第九节　阿　司　匹　林

见水杨酸盐（阿司匹林）。

第十节　酸性磷酸酶

1. 定义

酸性磷酸酶是由各种细胞分泌的水解酶，有五种同工酶。精液中（前列腺）含量最高，另外骨骼、肝脏、脾脏、肾脏、红细胞和血小板中也可检测到。酸性磷酸酶试验也被称为前列腺酸性磷酸酶（PAP）、血清酸性磷酸酶试验和酒石酸耐受性酸性磷酸酶（TRAP）试验。

正常范围：0~0.8U/L。

2. 应用

与 PSA 相结合，预测临床局限性前列腺根治性前列腺切除术后的癌症复发和对雄激素消融治疗的反应性。

3. 临床意义

酸性磷酸酶升高见于以下情况：

（1）前列腺癌

（2）戈谢病和尼曼 - 皮克病

（3）前列腺手术或活检后 1 至 2 天

（4）前列腺手术或放置导尿管

（5）良性前列腺增生、前列腺炎、前列腺梗死

（6）强奸受害者的阴道拭子。

4. 局限性

PAP 不再用于前列腺癌筛选或分期，多数情况下，使用血清 PSA 代替。

PAP 检测不能作为恶性肿瘤的绝对标准，由于其他因素包括良性前列腺增生、前列腺梗死和前列腺检查的相关操作可能会导致血清 PAP 浓度升高。

与 PSA 检测所提供的信息相比，PAP 检测提供的其他附加信息很少。

16

参考文献

Moul JW, Connelly RR, Perahia B, et al. The contemporary value of pretreatment prostatic acid phosphatase to predict pathological stage and recurrence in radical prostatectomy cases. *J Urol.* 1998;159:935–940.

第十一节　ACTH（二十四肽促皮质素）刺激实验

1. 定义

二十四肽促皮质素是合成的 ACTH（1-24），具有天然 ACTH 所有的生物活性（1-39），它是皮质醇和醛固酮分泌的快速刺激剂。

正常范围：0~0.8U/L。

2. 应用

用来区分原发性和继发性肾上腺功能不全的初步试验。

对库欣综合征的诊断无帮助。几个试验被用于评估对外源性 ACTH 治疗的响应性（见下文）。

（1）低剂量 ACTH 刺激试验

ACTH 的生理血浆浓度可提供更敏感的肾上腺皮质反应指数。

通过在注射促肾上腺皮质激素（剂量为 $1\mu g/1.73m^2$ 或 $0.5\mu g/1.73m^2$）前和注射后 30 分钟测定血清皮质醇来进行试验。

尚无商品化的"低剂量"促肾上腺皮质激素制剂，目前可用的促肾上腺皮质激素的剂量为 $250\mu g/$ 瓶，使用无菌生理盐水作稀释剂，进行现场配置。

（2）高剂量 ACTH 刺激试验

这个试验包括静脉注射促肾上腺皮质激素（$250\mu g$）前和注射后 30 分钟、60 分钟测定血清皮质醇浓度。监测注射促肾上腺皮质激素（$250\mu g$）后 60 分钟之内，血浆 ACTH 血药浓度的情况。

高剂量试验的优点是可以使用肌肉注射途径进行促肾上腺皮质激素注射，因为 ACTH 血药浓度仍然可以检测。

唾液皮质醇也可以在这个试验中检测。唾液皮质醇在注射后 1 小时增加到（19±0.8）ng/ml（范围：8.7ng/ml~36ng/ml）。

（3）8 小时 ACTH 刺激试验

现在很少进行 8 小时 ACTH 刺激试验，其具体做法是连续 8 小时输注 $250\mu g$ 促肾上腺皮质激素（溶解于 500ml 等渗盐水中），收集 24 小时尿液标本，检测皮质醇或 17- 羟皮质醇和肌酸酐浓度，并在输注结束时测定血清皮质醇。血浆 ACTH 在整个输注期间浓度是超过生理浓度的。

17- 羟基类固醇的 24 小时尿排泄量应该增加到 ACTH 输注基线的 3~5 倍。

（4）2 天 ACTH 输注试验

16

除了相同剂量的 ACTH 连续 2 天替代输注 8 小时之外,2 天 ACTH 输注试验类似于 8 小时刺激试验。

这个试验可能有助于区分二级和三级肾上腺功能不全。为期一天的 8 小时试验太短,而为期更长的试验会提供更多有用的信息。

在 24 小时输注后,17- 羟基类固醇的尿排泄量应在 27mg 以上,输注 48 小时之后应超过 47mg。

3. 临床意义

低剂量刺激试验:ACTH 注射前后相差 18μg/dl 以上,指示肾上腺功能正常。

高剂量刺激试验:在试验过程中的包括注射之前在内的任何时间点,如果血清皮质醇浓度为 20μg/dl 或更高,都表示肾上腺功能正常。

8 小时刺激试验:ACTH 注射开始后 30~60 分钟,血清皮质醇应达到 20μg/dl;在注射 6~8 个小时之后,应超过 25μg/ml。

2 天输注测试:ACTH 注射开始后 30~60 分钟,血清皮质醇应达到 20μg/dl;在注射 6~8 个小时之后,应超过 25μg/ml。此后,血清和尿中类固醇值均逐渐增加,但是正常范围没有明确定义。

4. 局限性

健康人在清晨时皮质醇反应是最大的。但是,肾上腺皮质功能不全的患者,对促肾上腺皮质激素的反应无论在早上还是下午都是相同的。因此,ACTH 刺激测试应该尽量在早上进行,以便减少正常人误诊的风险。

从健康志愿者的反应来看,正常皮质醇反应的最小标准是 18μg/dl~20μg/dl。但是,在一些研究中发现,对于已知对胰岛素敏感性降低的患者,需要采用更高的 ACTH 的试验临界值来诊断肾上腺功能不全。皮质醇测定的变异性在所有中心设定 ACTH 的正常相应性的标准时会产生额外的问题。研究比较用不同测定法得到的皮质醇结果显示,与使用同位素稀释 GC/MS 获得的参考值相比,放射免疫测定法(RIA)和 EIA 法存在 10%~50% 的正偏倚。

女性对 ACTH 的反应性受使用口服避孕药的影响,这是因为增加了皮质醇结合球蛋白水平所致。

对 ACTH 的反应随着潜在的病症而变化。如果患者有 ACTH 分泌不足和继发性肾上腺皮质功能减退,那么如果给予充分的外源性 ACTH 长时间刺激,应该有正常的肾上腺反应。由于长期受低浓度的内源性 ACTH 刺激,肾上腺萎缩和反应迟缓,因此反应性可能比正常人要小。另一方面,如果患者患有原发性肾上腺功能不全,内源性 ACTH 分泌已经升高,因此对于外源性 ACTH 只有极少的甚至没有肾上腺反应。

对低剂量或高剂量 ACTH 刺激的反应明显低于正常水平可诊断原发性或继发性肾上腺皮质功能不全,而如果两种试验结果正常则可以排除这两种疾病。

18.0μg/dl~25.4μg/dl 之间的皮质醇值代表了一系列的不确定性,其中患者可能对 ACTH、胰岛素和(或)甲吡酮有不一致的反应。较高的浓度代表正常的反应。

如果最近有垂体损伤,则低剂量检测无效。30 分钟的血清皮质醇浓度 <18μg/ dl 时支持肾上腺皮质储备受损的结论。另外,低剂量试验不能可靠地显示其母体分娩前 2 周接受地

16

塞米松治疗以促进胎儿肺部发育的早产儿的下丘脑 - 垂体 - 肾上腺轴抑制作用,在这种情况下,应该使用 CRH 试验。

第十二节　活化凝血时间

1. 定义

活化凝血时间(activated clotting time,ACT)是一个适用于床旁检测的标准化凝血时间,由自动化标准的仪器进行检测,如美敦力公司生产的全自动凝血计时器(ACT)。因为手术和麻醉都可缩短 ACT,因此英国政府要求麻醉后开胸并进行体外循环的手术必须床旁监测 ACT。由于 ACT 质控的批号不同,检测值也可能会略有不同。

2. 应用

ACT 是应用最广泛的肝素抗凝评价试验。初始剂量的肝素后,停泵给予肝素时 ACT>275s;用泵给予肝素时 ACT>350s。

3. 临床意义

单独使用 ACT 试验确定肝素和鱼精蛋白的剂量来监测肝素情况存在争议,ACT 试验和抗 Xa 试验监测肝素的结果之间相关性不好。不过,经验表明,ACT 指导下抗凝的监测,可改善止血、限制失血,并减少输血的风险。

4. 局限性

ACT 对肝素的反应因个体而异。

潜在的凝血障碍性疾病(抗凝血酶Ⅲ缺乏、凝血因子缺陷、DIC)必须排除在外。

抑制血小板功能的药物(阿司匹林、NSAIDs)可能会影响 ACT。

分析前错误(样品稀释或肝素污染、血液激活)必须避免。特别注意避免血液样本被肝素污染。

第十三节　活化的蛋白 C 抗性

1. 定义

活化的蛋白 C 抗性(activated protein C resistance,APCR)反映了活化蛋白 C(APC)对活化因子 V 水解的抗性。95% 的 APCR 升高是由于因子 V Leiden 引起,因子 V 的基因突变易导致发生静脉血栓栓塞(杂合子风险增加 5~10 倍,纯合子风险增加 50~100 倍);其余的 5% 发生在怀孕、恶性肿瘤和抗磷脂抗体综合征的患者。在存在 APC 的情况下进行试验时,正常个体由于因子 V 被裂解,产生纤维蛋白延迟而导致凝血时间延长;在无 APC 的情况下进行试验时,V 因子保持完好,因此凝血时间无延长。在 APC 存在的情况下,APCR 患者较对照凝血时间延长减少。

16

正常值:>1.8。

2. 应用

APCR 是推荐用于调查静脉病因导致血栓形成倾向的试验之一。因子 V Leiden 存在于 5% 的欧洲人后裔和高比例无原因静脉血栓栓塞的患者中,几乎没有纯粹的非洲血统的患者。

3. 局限性

蛋白 C 水平 <50%,并用维生素 K 拮抗剂进行初始抗凝可能给出错误的低比率。在这些情况下,推荐进行因子 V Leiden 的基因检测。APCR 试验对于维生素 K 拮抗剂或肝素稳定的患者有意义。

该试验对凝固、脂血、溶血或黄疸样本无效,如果在抽血时错误地吸取了抗凝剂或管道没有适当的填满,该试验也是无效的。

第十四节　脂　联　素

1. 定义

脂联素是由脂肪组织分泌的一种激素,在调节组织炎症和胰岛素敏感性方面具有重要意义。脂联素浓度的波动与肥胖和代谢综合征有关。激素水平与成年人的体脂百分比呈负相关,在婴幼儿和年幼的孩子中的关系暂不清楚。

正常值:见表 16-3。

表 16-3　脂联素的正常范围

身体质量指数(kg/m^2)	男($μg/ml$)	女($μg/ml$)
<25	4~26	5~37
25~30	4~20	5~28
>30	2~20	4~22

2. 应用

脂联素水平较高,则 2 型糖尿病发生风险较低,两者存在一定的相关性。

3. 临床意义

升高见于:
(1) 餐前 2 倍升高,餐后 1 小时降至谷浓度
(2) 血液透析患者超过 2 倍升高
降低见于:
(1) 2 型糖尿病
(2) 肥胖和代谢综合征

16

4. 局限性

脂联素通过大脑发挥减肥作用,与瘦素的作用类似,这两种激素可以发挥互补性作用,并达到累加效应。

由于脂联素在心脏代谢中的重要作用,其作为一种新的疾病生物分子标志物和药物治疗靶点值得被研究。

第十五节　促肾上腺皮质激素

1. 定义

促肾上腺皮质激素(adrenocorticotropic hormone,ACTH)是一个含有 39 个氨基酸的肽链,分子质量约为 4 500Da,是由垂体前叶产生的多肽激素,其生物功能是刺激肾上腺皮质分泌皮质醇。ACTH 分泌又被下丘脑激素 CRF 和皮质醇负反馈调节所控制。

正常值:<46pg/ml。

2. 应用

诊断艾迪生病、先天性肾上腺皮质增生症、库欣综合征、肾上腺癌和异位 ACTH 综合征。

3. 临床意义

升高见于:
(1) 艾迪生病
(2) 先天性肾上腺皮质增生症
(3) 垂体依赖性库欣病
(4) 产生异位 ACTH 的肿瘤
(5) 纳尔逊综合征
降低见于:
(1) 继发性肾上腺皮质功能不全
(2) 肾上腺癌
(3) 腺瘤
(4) 垂体功能减退症

4. 局限性

ACTH 的血浆水平表现出显著的日变化,通常在清晨(上午 6~8 点)最高,晚上最低(下午 6 时至 11 时)。皮质醇水平经常与 ACTH 同时测量。

由于 ACTH 是以暴发形式释放的,因此血液中的水平可能存在精确至分钟级别的差异。ACTH 在血液中不稳定,正确处理标本很重要。

采用放射免疫分析法测量完整的 ACTH、前体和片段往往不敏感和非特异性。免疫放射分析法测量完整的 ACTH 具有高敏感性。

16

放射免疫分析法被推荐用于研究肿瘤生成异位 ACTH 的病例。免疫放射分析法比放射免疫分析法更为敏感,可用于检测下丘脑-垂体-肾上腺系统的疾病。

服用糖皮质激素的患者可能通过明显高水平的皮质醇抑制 ACTH 水平。

妊娠、月经和压力会增加其分泌。

第十六节　过敏原测试,特异性免疫球蛋白 E(IgE)

1. 定义

过敏性疾病表现为靶器官的高反应性——无论是皮肤、鼻子、肺还是胃肠道。实际上,大多数"过敏"试验是过敏性致敏试验或检测过敏原特异性 IgE 的存在。大多数接触过敏原后出现过症状的患者体内都有特异性的识别过敏原的 IgE 存在,对其进行检测可以作为过敏性疾病诊断的基本方法。

过敏体外试验有一定的优势:

(1) 对过敏反应的患者没有风险。

(2) 不受患者可能服用的药物(抗组胺药等)的影响。

(3) 不依赖于皮肤完整性或受皮肤疾病影响。

(4) 对患者更方便,体外测试仅需要检测血液样本,不需要进行皮肤试验。

基于 IgE 的血清过敏原试验灵敏度在 84% 到 95% 之间,特异度在 85% 到 94% 之间。在不同实验室进行的各种过敏原检测组合以及试验各具特色。

正常范围

kU_A/L	等级	过敏原特异性 IgE 抗体的水平
0.35	0	无
0.35~0.69	I	低
0.70~3.49	II	中
3.50~17.49	III	高
17.5~49.99	IV	非常高
50.0~100	V	非常高
>100	VI	非常高

2. 应用

过敏性疾病的诊断和确定出现的症状是否是由过敏原引起的。

识别可能导致过敏性疾病和(或)过敏发作的过敏原,并可在免疫治疗开始之前确认特定过敏原的致敏作用。

研究昆虫毒液、药物或化学过敏原导致的过敏反应的特异性。

3. 临床意义

升高见于:

16

检测血清中的 IgE 抗体(1 级或更高),则表明与其他病因相比,过敏性疾病可能引发了相应的体征和症状。

降低见于:

无。

4. 局限性

致敏不足以诊断过敏,因为被致敏的个体可能完全没有症状。因此,过敏试验结果需结合患者的具体临床病史及症状,过敏性疾病的诊断不能仅仅依靠实验室结果。

如果是强阳性结果(例如Ⅵ级结果),且有对过敏原反应的病史,过敏原有很好的表征,通常不需要进一步的评估来诊断过敏;如果结果为弱阳性,则通常需要进一步评估。

对于病史强烈提示过敏,但免疫分析结果为阴性的情况,应考虑皮肤点刺试验(在没有禁忌症的前提下)。

过敏原特异性 IgE 的假阳性结果在理论上可以发生在总 IgE 水平极高的患者。

主要用于科学研究的实验包括免疫印迹、嗜碱性粒细胞组胺或白三烯释放试验,嗜碱性粒细胞激活和嗜酸性粒细胞介质水平等试验是非标准化的,一般不优于皮肤测试,不推荐用于临床常规使用。

过敏原特异性 IgG 和 IgG4 被认为与对外来物质的正常免疫反应相关,除了毒液过敏之外,对 IgE 介导的过敏的诊断没有意义。无意义的试验方法包括激发 / 中和试验、运动试验、细胞毒素试验和皮肤电活动试验。

在食物过敏中,有时尽管有明确的临床病史,相应的循环 IgE 抗体仍然检测不到,因为这些抗体可能是针对在工业加工、烹饪或消化过程中显示或改变的过敏原的,并不存在于病人接受检测的原始食物中。

不同过敏原的相同表现可能与临床无关,这是由于患者敏感性的差异导致的。

第十七节 人血白蛋白

1. 定义

白蛋白是人体最重要的蛋白质,占血浆总蛋白的 55%~65%。大约 300g~500g 的白蛋白分布在血液中,正常成人肝脏合成白蛋白的速度约 15g/d。白蛋白的半衰期约为 20 天,总白蛋白池每天约有 4% 的白蛋白发生降解。人血白蛋白浓度综合反映了合成速率、降解速率和分布。白蛋白合成受多种因素的影响,包括营养状况、血清胶体渗透压、细胞因子和激素。

正常范围:0~4 个月:20g/L~45g/L;4 个月 ~16 岁:32g/L~52g/L;16 岁以上:35g/L~48g/L。

2. 应用

(1) 评估营养状况

(2) 评估慢性病

(3) 评估肝脏疾病

16

3. 临床意义

（1）升高见于：

脱水

高蛋白饮食

（2）降低见于：

① 肝脏合成减少：

急性和慢性肝病（如酒精中毒、肝硬化、肝炎）

吸收不良和营养不良

禁食、蛋白质 - 卡路里营养不良

淀粉样变性

慢性疾病

糖尿病

生长激素水平降低

甲状腺功能减退

肾上腺功能减退

遗传性低白蛋白血症

② 急性期反应、炎症和慢性病：

细菌感染

单克隆丙种球蛋白血症和其他肿瘤

寄生虫

消化性溃疡

长期卧床

风湿性疾病

严重皮肤病

③ 损失增加：

烧伤

肠道疾病对摄入物质的吸收下降（如麸质敏感、克罗恩病、溃疡性结肠炎）

瘘（胃肠道或淋巴管）

出血

肾脏疾病

快速水化或过水化

反复胸腔穿刺及其他部位穿刺

创伤和挤压伤

④ 分解代谢增加：

发热

库欣病

先兆子痫

甲状腺功能障碍

16

⑤ 血浆容量扩张：

心力衰竭

口服避孕药

妊娠

4. 局限性

在临床实践中,溴甲酚绿(BCG)和溴甲酚紫(BCP)两种染料结合试验用于测量白蛋白水平,两种方法之间的测量差异在可接受范围之内。

BCG 方法易与非特异性蛋白结合而受到影响,相比之下 BCP 更具特异性。但血液透析治疗的儿童和慢性肾衰患者中采用 BCP 法则检测结果偏低。慢性透析装置对这种检测方法的影响很小。

抗白蛋白抗体常见于肝功能不全和肝硬化中,通常是 IgA 型的。

缺血修饰性白蛋白是心肌缺血的生物学标志物,其金属结合能力在发生缺血时降低。

第十八节　醇(挥发物,溶剂)

1. 定义

醇是含有 -OH 基团的有机化合物,包括甲醇(CH_3OH)、乙醇(C_2H_5OH),异丙醇(外用酒精)和甲醇(木醇)。虽然丙酮(CH_3COCH_3)是一种酮,不是醇,但它也被包括在这一类中,因为它经常在相同的测试方法中被检测到。正常范围：

(1) 乙醇：<10mg/dl。

50mg/dl：抑制减少,轻微不协调；

100mg/dl：反应时间变慢；感应能力下降；

150mg/dl：思维过程改变；性格、行为改变；

200mg/dl：步态蹒跚、恶心、呕吐、精神错乱；

300mg/dl：言语不清、视觉障碍；

400mg/dl：体温降低、低血糖、自主运动能力下降、癫痫；

700mg/dl：意识不清、反射减退、呼吸衰竭(也可能在较低的浓度下发生)。

(2) 异丙醇：<10mg/dl(正常)；在 50mg/dl~100mg/dl 时,毒性效应较弱。

(3) 甲醇：<10mg/dl(正常)；通常考虑 >25mg/dl 时,有毒性作用。

(4) 丙酮：<10mg/ dl；与乙醇类似的效果,但麻醉作用更大。

2. 应用

(1) 饮料(乙醇)

(2) 溶剂和试剂

(3) 化学和制药行业的媒介物

(4) 防腐剂(异丙醇)

16

3. 局限性

乙醇的免疫分析测试可能与异丙醇、甲醇、乙二醇和乙醛具有 <1% 的交叉反应性；与正丙醇具有 <15% 的交叉反应性。

丙酮浓度升高见于糖尿病酮症酸中毒患者和禁食酮症酸中毒患者，并且范围可以从 10mg/dl 至 70mg/dl。

在气相色谱分析方法中，丙酮与乙腈均可参与反应，导致假阳性结果。

有研究描述由于患者尿液中存在酵母可导致尿液乙醇阳性。尿液中存在葡萄糖，也会导致这种情况。

第十九节　醛　固　酮

1. 定义

醛固酮是由肾上腺皮质球状带分泌的一种盐皮质激素。醛固酮在代谢中的作用是维持钠和钾平衡，通过调节钠离子浓度进而调节体液的代谢。醛固酮的作用是减少肾脏、汗腺和唾液腺的钠排泄，增加钾排泄。

正常范围：

8:00~10:00 AM（坐位）：83.1nmol/L~941.8nmol/L

8:00~10:00 AM（仰卧位）：55.4nmol/L~526.3nmol/L

4:00~6:00 PM（坐位）：55.4nmol/L~637.1nmol/L

2. 应用

（1）原发性醛固酮增多症的诊断

（2）体液和电解质紊乱的鉴别诊断

（3）肾上腺醛固酮生成评估

3. 临床意义

（1）升高见于：

原发性醛固酮增多症

继发性醛固酮增多症

巴特综合征

妊娠

低钠饮食

肾病时尿中醛固酮也增加

（2）降低见于：

低蛋白血症醛固酮增多症（库欣综合征）

先天性肾上腺增生

先天性醛固酮合成酶缺乏症

16

艾迪生病

高钠饮食

4. 局限性

许多生理因素可影响血浆醛固酮水平,姿势、盐摄入量、使用抗高血压药物、使用类固醇药物、口服避孕药、年龄、压力、运动、月经周期和妊娠都会对醛固酮的结果有很大的影响。

甘草可模仿醛固酮的作用,应尽量避免在试验前 2 周使用。

第二十节 碱性磷酸酶

1. 定义

碱性磷酸酶(alkaline phosphatase, ALP)是指在碱性 pH 下催化磷酸酯水解的酶家族。根据电泳结果,至少有五种同工酶,分别来自肝脏(肝血窦和胆小管表面)、骨、肠(黏膜细胞)、胎盘和肿瘤相关组织。其中胎盘和肿瘤相关的 ALP 是最耐热的,超过 95% 的总 ALP 来自于骨骼和肝脏(大约 1 : 1 的比例),ALP 的半衰期为 7~10 天。

正常范围:

0~1 岁:150IU/L~350IU/L

1~16 岁:30IU/L~300IU/L

>16 岁:30IU/L~115IU/L

2. 应用

可用于肝脏、骨、肠和甲状旁腺疾病的诊断和治疗监测。

3. 临床意义

(1) 升高见于:

① 增加骨骼形成

② 骨相关疾病(骨转移癌、骨髓瘤、Paget 病)

③ 肾脏疾病(肾性佝偻病即继发于甲状旁腺功能亢进症的维生素 D 抵抗性的佝偻病)

④ 肝脏疾病(如传染性单核细胞增多症、无并发症的肝外胆道梗阻、肝脓肿)

⑤ 其他(肝外脓毒症、溃疡性结肠炎、胰腺炎、苯妥英钠和饮酒)

⑥ 骨源性钙沉积

甲状旁腺功能亢进症。

Paget 病(变形性骨炎)(报道的最高值是正常值的 10~20 倍),在没有肝脏疾病的情况下显著提高,在 Paget 病或转移的前列腺癌中最有意义。

前列腺癌发生骨转移时可增加。

成骨细胞性骨肿瘤(成骨肉瘤、转移性癌)。

成骨不全(由于骨折愈合)。

家族性骨关节炎。

16

软骨病、佝偻病

多骨纤维性发育不良。

骨髓炎。

孕晚期,产后 20 天可恢复到正常水平。

10 岁以下的儿童,在青春期前的增长期间再次出现高峰,是成人数值的三到四倍;成人数值在 20 岁之前达到高峰。

麦角固醇的使用。

甲状腺功能亢进症。

婴儿期的瞬时高磷酸血症。

霍奇金病。

广泛骨折愈合(略微升高)。

⑦ 肝脏疾病

任何胆道系统阻塞(例如结石、癌、原发性胆汁性肝硬化),ALP 是肝内或肝外胆道瘀积的敏感指标。每当 ALP 升高,若 5′- 核苷酸酶(5′-N)同时升高,则表明是胆道疾病导致 ALP 升高;如果 5′-N 不增加,引起 ALP 升高的原因则可能在其他地方(例如骨病)。

肝脏浸润(如淀粉样蛋白或白血病)。

肝炎胆管阻塞(如感染、有毒)。

心脏病导致肝淤血。

对治疗药物(如氯磺丙脲)的不良反应(渐进性血清 ALP 的升高提示药物治疗应该停止),可达到正常人的 2~20 倍。

肝内 ALP 合成增加

糖尿病——44% 的糖尿病患者 ALP 增加 40%。

葡萄糖的肠胃外过度补给。

⑧ ALP 升高的肝脏疾病

低于三到四倍的增加缺乏特异性,可能存在于各种形式的肝病中。

增加两倍:急性肝炎(病毒、毒性、酒精)、急性脂肪肝、肝硬化。

增加 2 到 10 倍:肝脏结节(转移性或原发性肿瘤、脓肿、囊肿、寄生虫、结核、肉状瘤),是肝浸润的一个敏感指标。

增加至正常上限的两倍以上更可能是由于原发性乳腺癌或肺癌骨转移引起而不是由肝脏肿瘤的骨转移引起。

增加五倍:传染性单核细胞增多症、坏死性肝硬化。

增加十倍:胰头癌、胆总管结石和药物胆汁淤积性肝炎。

增加 15 到 20 倍:原发性胆汁性肝硬化、原发性肝癌或转移癌;GGT 与 ALP 比值 >2.5 高度提示酒精滥用。

抗惊厥药(例如苯巴比妥、苯妥英钠)的慢性治疗。

⑨ 胎盘起源:正常妊娠 16~20 周出现,逐渐增加到达正常的两倍,分娩后 3~6 天恢复至正常水平。并发症(例如高血压、先兆子痫、子痫、受到威胁流产)可能会导致 ALP 升高,糖尿病妊娠比非糖尿病妊娠 ALP 低。

⑩ 肠源性:约占正常血清 25%。B 型或 O 型血者进食后 2 小时增加。肝硬化、胃肠道

16

的各种溃疡性疾病、严重的吸收不良、慢性血液透析和急性肠梗阻时,ALP升高。

良性家族性高磷酸血症。

肿瘤异源性产生(Regan同工酶)、不涉及肝或骨疾病(例如霍奇金病、肺癌、乳腺癌、结肠或胰腺;在卵巢和宫颈癌中发病率最高)。

血管内皮起源:——一些患者的心肌、肺、肾脏(1/3的病例)或脾梗死,通常在7天后升高。

高磷酸酯酶(肝和骨同工酶)。

甲状腺功能亢进(肝脏和骨骼同工酶),ALP单独升高,特别是血清胆固醇和淋巴细胞减少,应该注意甲状腺药物过量或甲状腺功能亢进。

原发性低磷酸盐血症(通常升高)。

ALP同工酶测定在临床上并不广泛使用,热灭活试验可能更有助于区分骨骼和肝脏来源的ALP升高(90%热不稳定:骨、血管内皮、网状内皮系统;90%热稳定:胎盘,肿瘤;60%~80%中度热稳定:肝、肠),也可以通过化学抑制(例如1-苯丙氨酸)或使用血清GGT、亮氨酸氨肽酶等分类。

儿童——主要源于骨头,很少源于肝脏或肠道。

成人——主要源于肝脏,较少源于骨或肠;50岁以后,骨源性增加。

(2) 降低见于:

甲状腺功能减退症

贫血

低磷血症

维生素 B_{12} 缺乏

锌或镁的营养不足

摄入过量的维生素D

乳-碱(Burnett)综合征

先天性低磷酸酯酶(肝脏、骨骼、肾脏同工酶)

软骨发育不全

甲状腺功能减退症、克汀病

恶性贫血(1/3的患者)

乳糜泻

营养不良

坏血病

绝经后骨质疏松症女性服用雌激素替代疗法治疗剂(例如皮质类固醇、三氟拉嗪、抗血脂剂、静脉输入营养液)

心脏手术中使用体外循环泵

(3) 以下情况ALP可能仍在正常范围:

遗传性代谢疾病(Dubin-Johnson、Rotor、Gilbert和Crigler-Najjar综合征;Ⅰ型Ⅴ糖原、粘多糖症;在威尔逊病和与肝纤维化相关的血色病中升高)。

健康人饮酒(与GGT相反)即使在酒精性肝炎也许也是正常的。

在急性黄疸型病毒性肝炎中,90%的病例增加幅度小于正常值的2倍。但是当ALP升

16

高而血清胆红素正常时,应排除传染性单核细胞增多症导致肝炎的可能。

4. 局限性

肝外胆道阻塞(例如由结石或胰头癌引起)时碱性磷酸酶的升高往往比肝内梗阻更明显(超过 3 倍),完全梗阻时更高。血清酶活性可能达到正常的上限 10~12 倍,手术切除后恢复正常。

日常波动范围是 5%~10%。

最近的食物摄入可以增加 30U/L。

与其他种族 / 民族相比,非裔美国男性和女性的 ALP 分别高出 15% 和 10%。

随体重指数升高 25%;吸烟者升高 10%;使用口服避孕药降低 20%。

常用药物,包括青霉素衍生物、抗癫痫药、抗组胺药、心血管药物等,可以增加血液 ALP 水平。

第二十一节　α1- 抗胰蛋白酶(AAT,Alpha-1 胰蛋白酶抑制剂,α-1 蛋白酶抑制剂)

1. 定义

AAT 是丝氨酸蛋白酶抑制剂家族的成员,主要由肝脏产生。它能保护肺部免受蛋白质分解酶和嗜中性粒细胞弹性蛋白酶的损害。正常的 AAT 等位基因是 M 等位基因,已经发现超过 100 个等位突变体,其中最常见的是 S 和 Z 等位基因变异体,通常是常规血清电泳上的 alpha-1 带的主要组成部分。由于首发症状时间与诊断的延迟导致 AAT 缺乏不为人们所认知。严重的 AAT 缺乏的典型临床表现包括肺部病变(例如,影像学显示以基底病变为主的早发性肺气肿)、肝脏病变(例如肝硬化)以及很少的皮肤病变(例如脂膜炎)。

正常范围:88mg/dl~174mg/dl。

2. 应用

(1) 对疑似病例如家族性慢性阻塞性肺病、肺气肿、哮喘、支气管扩张症进行检查。

(2) AAT 缺陷的诊断。

(3) 青少年和成人肝硬化的诊断。

3. 临床意义

(1) 升高见于:

炎症(急性期反应蛋白)

感染、组织损伤或坏死、风湿性疾病和某些恶性肿瘤

接受雌激素治疗(口服避孕药、妊娠)

(2) 降低见于:

遗传缺陷

肝病(肝炎、胆汁淤积、肝硬化或肝癌)

16

肺气肿、慢性阻塞性肺病

4. 局限性

对疑似遗传缺陷者,建议进行表型研究。

如果有类风湿因子存在,可能会出现假阳性结果。

第二十二节　血清甲胎蛋白肿瘤标记物

1. 定义

血清甲胎蛋白(α-fetoprotein,AFP)是一种糖蛋白,通常由胎肝和卵黄囊产生,其在肝细胞癌(HCC)患者血清中的浓度通常升高,在一些睾丸癌和卵巢癌患者中也可发现升高。

正常范围:0.6ng/ml~6.60ng/ml。

2. 应用

是肝细胞癌和生殖细胞癌(非精原细胞瘤)的肿瘤标志物。

可用于癌症治疗患者的随访监测,特别是用于睾丸和卵巢肿瘤以及肝细胞癌的随访。血清 AFP 与血清人绒毛膜促性腺激素的联合检测可用于监测非精原细胞瘤患者的治疗情况。另外,监测治疗后 AFP 的血清清除率可用于评价治疗效果,而连续测量血清 AFP 浓度可以监测进展期癌症的发展速度。

血清 AFP 试验是非精原细胞睾丸癌质量监测的一个有用的辅助试验。

3. 临床意义

AFP 在以下疾病中升高:

共济失调毛细血管扩张症

遗传性酪氨酸血症

原发性肝细胞癌

畸胎瘤

存在或不存在肝转移的胃肠道肿瘤

良性肝病如急性病毒性肝炎、慢性活动性肝炎和肝硬化

4. 局限性

AFP 检测不推荐用于癌症的筛查。本试剂仅用于辅助诊断并监测产生 AFP 的肿瘤。确诊应该是通过其他试验或程序。

血清 AFP 水平与 HCC 的其他临床特征(如大小、分期或预后)不相关。

1 个病例对照研究评估了血清 AFP 在筛查不同类型慢性肝病患者肝癌中的诊断特征,观察到以下敏感性和特异性:

(1) AFPcutoff 值 16μg/L(灵敏度 62%,特异度 89%)

(2) AFPcutoff 值 20μg/L(灵敏度 60%,特异度 91%)

16

（3）AFPcutoff 值 100μg/L（灵敏度 31%，特异度 99%）

（4）AFPcutoff 值 200μg/L（灵敏度 22%，特异度 99%）

胃肠道肿瘤、肝损伤（例如肝硬化、肝炎、药物或酒精滥用）和妊娠可能会出现假阳性。

若 AFP 值在手术大约 1 个月后没有恢复至正常水平，则提示存在残余肿瘤。

缓解后 AFP 升高提示肿瘤复发，但是也可能出现肿瘤复发而 AFP 不增加的情况。

与 HCC 最密切相关的血清 AFP 的岩藻糖化形式（AFP-L3）是一种普通小扁豆凝集素，AFP-L3 最常用于鉴别诊断总血清 AFP≤200ng/ml 的个体。

参考文献

Trevisani F, D'Intino PE, Morselli-Labate AM, et al. Serum alpha-fetoprotein for diagnosis of hepatocellular carcinoma in patients with chronic liver disease: influence of HBsAg and anti-HCV status. *J Hepatol*. 2001;34(4):570–575.

第二十三节　氨基转移酶（AST、ALT）

1. 定义

天冬氨酸转氨酶（aspartate aminotransferase，AST）和丙氨酸转氨酶（alanine aminotransferase，ALT）是转氨酶家族的成员，广泛分布在全身细胞中。AST 主要存在于心脏、肝脏、骨骼肌和肾脏中，而 ALT 则主要存在于肝脏和肾脏，较少存在心脏和骨骼肌中。AST 和 ALT 在肝脏中的酶活性分别是血清酶活性的 7 000 和 3 000 倍。

正常范围：

（1）AST：

小于或等于 1 岁：30U/L~80U/L

大于 1 岁：10U/L~40U/L

（2）ALT：

小于或等于 1 岁：5U/L~50U/L

大于 1 岁：10U/L~40U/L

2. 应用

急性肝细胞损伤（例如病毒、药物）最敏感的试验；比血清胆红素升高提前约 1 周。

3. 临床意义

（1）升高见于：

肝细胞损伤、肝细胞坏死或任何原因导致的损伤。

酒精性肝炎（AST>ALT）。

病毒性和慢性肝炎（ALT>AST）。

早期急性肝炎：AST 起初通常较高，但是到了 48 小时，ALT 往往更高。

AST 水平达到 500U/L 提示急性肝细胞损伤；在梗阻性黄疸、肝硬化、病毒性肝炎、艾滋

16

病、酒精性肝病时很少超过 500U/L。

急性暴发性病毒性肝炎:可见 AST 急性升高(很少超过 4 000U/L)且降低缓慢;血清学检查阳性和急性化学损伤。

充血性心力衰竭、心律失常、脓毒症和胃肠道出血 AST 的水平最高可达到 1 000U/L~9 000U/L,3 天内下降 50%,一周内降至 <100U/L,提示中心细胞坏死性肝休克。血清胆红素和 ALP 反映潜在的疾病。

骨骼肌或心肌损伤。

急性心力衰竭(AST>ALT)。

剧烈运动、烧伤、中暑。

甲状腺功能减退症。

药物引起的肝脏损伤。

由于结石引起的急性胆管梗阻:典型表现为 AST 和 ALT 迅速升高,达到非常高的水平(如 >600U/L,并常常 >2 000U/L),然后在 12~72 小时内迅速降低。

(2)降低见于:

氮质血症

慢性肾衰竭透析治疗

磷酸吡哆醛缺乏症状态(如营养不良、怀孕、酒精中毒性肝病)

4. 局限性

AST 的半衰期为 18 小时,ALT 的半衰期为 48 小时。

ALT 和 AST 水平 >1 000U/L 时,患者多有临床症状。

AST>10 倍正常水平提示急性肝细胞损伤;少量升高是非特异性的,任何形式的肝脏损伤都有可能导致升高。

升高倍数≤正常上限的 8 倍是非特异的,任何肝脏疾病都有可能。

肝性黄疸、艾滋病、肝硬化和病毒性肝炎时,肝功能异常 >500U/L(通常 <200U/L)。

脂肪肝通常 <50U/L。

酒精性肝硬化时小于 100U/L,ALT 在 50% 病例中是正常的,而 AST 在 25% 的病例中是正常的。

酒精性肝炎低于 150U/L(如果患者有震颤性谵妄,可能会更高)。

大约 50% 的肝硬化、肝脏转移、淋巴瘤和白血病患者中的水平不到 200U/L。

正常值也不能排除肝脏疾病:酒精性肝硬化时,50% 病例中 ALT 是正常的,而 25% 的病例中 AST 是正常的。

升高的程度与预后不良有关。

连续测定反映了肝病的临床活动情况,持续升高可能表明慢性肝炎。

AST 和 ALT 轻度升高(通常 <500U/L),伴随 ALP 较正常水平三倍升高,提示胆汁瘀积性黄疸;但 AST 和 ALT 显著升高(特别是 >1 000U/L),伴随 ALP 升高不到正常水平三倍,提示肝细胞性黄疸。

AST 和 ALT 的迅速下降是疾病恢复的标志,但是在急性暴发性肝炎中可能代表肝细胞坏死和预后不良。

16

升高的程度与肝细胞坏死程度相关,并对预后的评估具有一定的价值。

尽管 AST、ALT 和胆红素是急性肝炎的指标,但是它们并不能准确反映肝脏病变的严重程度。

ALT 日内波动范围为 45%,下午最高,晚上最低。AST 和 ALT 日间变化为 10%~30%。AST 在非裔美国人的水平高出 15%。

第二十四节　氨(血 NH_3、NH_3、NH_4)

1. 定义

氨主要来源于蛋白质降解,大部分的氨来自肠道吸收,结肠细菌使用尿素酶将尿素分解成氨和二氧化碳。85% 的血液自肠道血液循环通过门静脉直接进入肝脏,其中 85% 的氨被转化为尿素由肾脏和结肠排泄。在肝硬化患者中,胃幽门螺杆菌似乎也是氨的重要来源。

正常范围:<50μmol/L。

2. 应用

诊断肝性脑病和末期肝硬化肝昏迷、肝功能衰竭、急性和亚急性肝坏死、Reye 综合征。婴儿出现高氨血症可能是遗传性尿素循环代谢缺陷的指标。

不明原因的嗜睡、呕吐、脑病或新生儿原因不明的神经系统恶化应该监测血氨情况。

对于评估功能障碍的轻重程度(无论是 Reye 综合征,还是肝功能改善引起血氨降低,甚至是患者死于重症)并没有意义。

3. 临床意义

(1) 升高见于:

某些先天性代谢异常(例如尿素循环缺陷、有机酸代谢缺陷)。

病因不明的新生儿一过性高血氨症;血氨症,在起病 48 小时内可危及生命。

任何患有严重肝脏疾病的患者(如急性肝坏死、终末肝硬化、门腔吻合术后),在大多数肝昏迷患者中,血氨水平增加,但与脑病严重程度相关性较差。对于已经确诊的肝脏疾病没有太大的指导意义,但可能对不明原因的脑病诊断有指导意义。

在濒死的儿童中,中等程度增加(≤300μmol/L)不具有诊断意义。

胃肠胀痛、肠梗阻。

输尿管乙状结肠吻合术。

血液疾病,包括急性白血病和骨髓移植。

全胃肠外营养。

吸烟、运动、丙戊酸治疗。

(2) 降低见于:

伴有脉络膜和视网膜的萎缩高鸟氨酸血症(鸟氨酸氨基转氨酶活性缺乏)。

大气中的氨可能导致血氨的结果升高。

抗凝剂中的铵离子可能会导致结果偏高;尿素循环障碍患者的氨水平不总是很高。

16

高蛋白饮食可能会导致氨水平升高。

消化道出血可能导致氨水平升高。

由于细胞代谢导致氨水平增加：1 小时内达到 20%，2 小时达到 100%。

长时间使用止血带可能会导致血氨水平偏高。

第二十五节　羊膜穿刺术

见产前筛查。

第二十六节　苯　丙　胺

1. 定义

具有中枢神经系统兴奋剂活性的拟交感神经胺。

其他名称：苯丙胺（Adderall、Dexedrine、Benzedrine、"bennies"），甲基苯丙胺（冰毒、"冰"、"速度"、"meth"）、摇头丸（3,4-亚甲基二氧基甲基苯丙胺；MDMA）、3,4-亚甲基二氧苯丙胺（MDA）、3,4-亚甲二氧基乙基安非他明（甲基二乙醇胺，MDE，"Eve"）、伪麻黄碱（盐酸伪麻黄碱）、麻黄碱、芬特明（去氧麻黄碱）和哌甲酯（哌甲酯）。

其他神经胺类包括 4-溴-2,5-二甲氧基安非他明、对甲氧基安非他明（PMA）和对甲氧基安非他明（PMMA）。这些在筛选测试中通常不能检测到，并且可能不显示在报告中。

其他可代谢成甲基苯丙胺/苯丙胺的药物：苄非他明、氯苄雷司、丙苯唑酮、芬乙茶碱和芬普雷司。

2. 应用

（1）食欲抑制剂

（2）情绪增强剂（精神药物）

（3）治疗注意力缺陷多动症

（4）鼻腔减充血剂、支气管扩张剂

3. 局限性

（1）尿液筛选实验：适用于自动化学分析仪上的免疫分析法。

安非他明：L-安非他明、MDA、MDMA、麻黄碱、芬特明一般不会出现阳性结果。

摇头丸：大多数免疫分析的目标分析物是摇头丸，D/L-安非他明、D/L-甲基安非他明、苯丁胺、麻黄碱、伪麻黄碱、PMA、PMMA 不会出现阳性结果。

（2）血清筛选实验：ELISA

目标分析物：D-安非他明。L-苯异丙胺、L-甲基苯丙胺、苯丙醇胺、MDMA、MDE 可能出现阳性结果。

使用 MDA 可能会产生阳性结果。

（3）血清/尿液确认实验：

确认实验通常不区分安非他明和甲基苯丙胺的 D 和 L 形式。

第二十七节　淀　粉　酶

1. 定义

淀粉酶是一组降解复合碳水化合物的水解酶,由外分泌胰腺和唾液腺产生,帮助消化淀粉,也可由小肠黏膜、卵巢、胎盘、肝脏和输卵管产生。

正常范围:(5~125)U/L。

2. 应用

(1) 诊断和监测胰腺炎或其他胰腺疾病。

(2) 检查腹腔内炎症情况

3. 临床意义

(1) 升高见于:

① 急性胰腺炎(例如酒精性、自身免疫性)。尿液水平的升高比血清延迟 6h~10h。

② 慢性胰腺炎急性加重。

③ 药物引起的急性胰腺炎(如氨基水杨酸、硫唑嘌呤、皮质类固醇、地塞米松、依他尼酸、乙醇、呋塞米、噻嗪类、硫嘌呤、苯乙双胍、曲安西龙)。

药物引起的方法学干扰[如胰淀粉酶(含有淀粉酶)、氯化物和氟化物盐(增强淀粉酶活性)、脂血症血清(比浊法)]。

④ 胰管阻塞性疾病

结石或癌:药物引起的 Oddi 括约肌痉挛(例如阿片类、可待因、甲基胆碱、胆碱能药、氯噻嗪)可导致淀粉酶升高至正常水平的 2~15 倍;部分梗阻 + 药物刺激;

胆道疾病;

胆总管阻塞;

急性胆囊炎。

⑤ 胰腺炎的并发症(假性囊肿、腹水、脓肿)。

⑥ 胰腺外伤(腹部损伤、内镜逆行胰胆管造影后)。

⑦ 胃肠道通透性改变:

缺血性肠病或胆汁穿孔。

食管破裂。

穿孔或穿透性消化性溃疡。

上腹部手术术后,特别是部分胃切除术(在 1/3 的患者中≤2 倍正常)。

⑧ 酒精摄入过多或酒精中毒。

⑨ 唾液腺疾病(腮腺炎、化脓性炎症、结石致胆道梗阻、辐射)。

⑩ 恶性肿瘤(尤其是胰腺、肺、卵巢、食道、乳腺、结肠);通常达到参考上限的 25 倍,这在胰腺炎时很少见。

16

⑪ 晚期肾功能不全,经常增高,即便没有胰腺炎。

⑫ 淀粉酶血症。

⑬ 其他慢性肝病(如肝硬化,小于等于2倍正常值)、烧伤、妊娠(包括输卵管破裂妊娠)、卵巢囊肿、糖尿病酮症酸中毒、近期胸部手术、肌红蛋白尿、骨髓瘤、一些机制不明的颅内出血、脾脏破裂、夹层动脉瘤。

⑭ 一般认为淀粉酶大于1 000索莫吉氏单位通常是可手术治疗的病症(其中最常见的为胆管结石),胰腺无改变或只表现为水肿;但200U~500U水平的淀粉酶通常与重症胰腺疾病相关(例如出血性胰腺炎,胰腺坏死)。

⑮ 尿淀粉酶降低和血清淀粉酶升高可见于肾功能不全和巨淀粉酶血症。仅当胰腺或唾液腺淀粉酶导致肌酐清除率<50ml/min时,肾脏病变中才可能出现血清淀粉酶≤4倍正常值,但在没有急性胰腺炎的情况下淀粉酶很少会超过正常值的四倍。

(2) 降低见于:

① 胰腺的广泛严重病变(如急性暴发性胰腺炎、晚期慢性胰腺炎、晚期囊性纤维化),仅在暴发性胰腺炎时淀粉酶才会出现非常显著的降低。

② 严重的肝损伤(如肝炎、中毒、妊娠毒血症、严重甲状腺毒症、严重烧伤)。

③ 药物干扰(如柠檬酸盐和草酸盐通过结合钙离子降低酶活性)。

正常:1%~5%。

菌血症:<1%,对于该诊断非常有用。

急性胰腺炎:>5%,目前尚不能直接支持该诊断。

④ 淀粉酶与肌酐的清除率=(尿淀粉酶/血清淀粉酶)×(血清肌酐/尿肌酐)×100。

(3) 正常见于:

① 慢性胰腺炎复发。

② 高甘油三酯血症患者(试验干扰)。

③ 急性酒精性胰腺炎时,往往水平正常。

4. 局限性

胰腺型和唾液型淀粉酶可由各种方法鉴别,若非胰腺病因则往往是唾液腺疾病,这两种类型的淀粉酶在肾功能不全时均可能升高。

总血清α-淀粉酶升高并不特异性提示胰腺疾病,因为唾液腺、小肠黏膜、卵巢、胎盘、肝脏和输卵管内膜均可产生此酶。

在巨淀粉酶血症患者中胰腺淀粉酶可能升高,这种胰淀粉酶的升高不能诊断胰腺炎。利用血清脂肪酶和尿淀粉酶值,可以确定高淀粉酶是否存在。

第二十八节   尿淀粉酶[淀粉酶/肌酸酐清除率(ALCR)]

1. 定义

血清和尿液中淀粉酶和肌酐的比例,也作为淀粉酶排泄的指标。ALCR计算公式如下:(尿淀粉酶/血清淀粉酶)×(血清肌酐/尿肌酐)×100。

16

正常值：

尿液淀粉酶：1U/h~17U/h。

ALCR：1%~4%。

2. 应用

鉴别诊断胰腺炎。

急性胰腺炎发作后胰腺假性囊肿的诊断：血清淀粉酶恢复正常后尿淀粉酶仍可持续升高数周。

3. 临床意义

（1）升高见于：

胰腺炎（>6%）

糖尿病酸中毒

肾功能不全

十二指肠穿孔

大剂量的皮质类固醇使用

胰腺癌

骨髓瘤和轻链病

（2）降低见于：

巨淀粉酶血症

4. 局限性

巨淀粉酶血症的特征是血清淀粉酶升高，但尿液淀粉酶正常。ALCR 对于诊断巨淀粉酶血症有意义，在巨淀粉酶血症时，清除率很低。

第二十九节　血清雄烯二酮

1. 定义

雄烯二酮，又名 4-雄烯二酮，是一种在肾上腺和生殖腺（睾丸以及卵巢）生成的 19 碳类固醇激素，作为雄激素睾酮和雌激素雌酮和雌二醇的合成途径的中间产物，它是血清中主要的肾上腺雄激素。

正常值：0~4.4ng/ml（见表 16-4）。

表 16-4　血清雄烯二酮的正常范围

年龄 /Tanner 分期	女性（ng/ml）	男性（ng/ml）	年龄 /Tanner 分期	女性（ng/ml）	男性（ng/ml）
7y~9y	0.0~0.9	0.0~0.8	14y~15y	0.7~4.3	0.4~2.9
10y~11y	0.0~3.0	0.0~1.3	16y~17y	0.9~4.1	1.1~3.1
12y~13y	0.4~3.4	0.0~1.6	18y~40y	0.5~4.3	0.9~2.9

16

续表

年龄 /Tanner 分期	女性（ng/ml）	男性（ng/ml）	年龄 /Tanner 分期	女性（ng/ml）	男性（ng/ml）
≥41y	0.4~2.7	0.8~2.2	Tanner II 期	2.2	1.4
绝经后妇女	1.0		Tanner III 期	0.6~4.4	2.6
Tanner I 期	1.6	0.9	Tanner IV~V 期	0.9~3.8	1.0~3.0

2. 应用

（1）男性化和多毛症的诊断
（2）类固醇滥用

3. 临床意义

（1）升高见于：

① 由 21- 羟化酶缺陷引起的先天性肾上腺增生；充分的糖皮质激素治疗能够将升高的水平降至正常水平。

降低的程度可以反映治疗效果。

雄烯二酮在监测治疗方面可能优于 17- 羟孕酮，因为它的日变化最小，并且与尿 17-KS 排泄有更好的相关性，血浆水平不会立即受到糖皮质激素的影响。

② 肾上腺肿瘤
③ 库欣综合征
④ 多囊卵巢症

（2）降低见于：

① 艾迪生病
② 任何导致部分或全部肾上腺或性腺衰竭的情况

第三十节 血管紧张素Ⅱ

1. 定义

血管紧张素Ⅱ是肾素 - 血管紧张素系统的生物活性产物，它是含有八个氨基酸的寡肽，具有很强的生理性收缩血管的作用。ACE 的浓度在肺中最高，曾经认为大部分血管紧张素Ⅱ是在肺循环中形成的，但是，现在已知许多组织的血管内皮均可生成 ACE。血管紧张素Ⅱ可以由多种器官包括肾脏、血管内皮、肾上腺和脑合成。

非 ACE 依赖的替代性酶途径可能有助于血管紧张素Ⅱ的生成。血管紧张素Ⅱ与其特异性受体结合并在大脑、肾、肾上腺、血管壁和心脏中发挥其作用。血液循环中的血管紧张素Ⅱ可导致高血压，可能会间接影响心脏功能，而非直接作用于心脏和心肌。

循环血管紧张素Ⅱ可以促进钠和水重吸收，增加血管内容量，这就增加了心脏前负荷和每搏输出量；循环血管紧张素Ⅱ可引起全身小动脉血管收缩，从而增加血管阻力和心脏后负荷；血管紧张素Ⅱ还能影响自主神经系统，刺激交感神经系统兴奋和减少迷走神经活动，基

16

于这些,人体可以通过肾素 - 血管紧张素系统来维持血压。

正常范围:10ng/L~60ng/L。

2. 应用

评价高血压。

3. 临床意义

(1)升高见于:

高血压

肾素分泌型肾小球旁肾肿瘤

容量不足

心力衰竭

(2)降低见于:

无肾患者

原发性醛固酮增多症

库欣综合征

4. 局限性

患者应该正常钠饮食,在标本采集前卧位 30 分钟。

在血浆中很短时间内(半衰期 5min)降解成无活性的肽,因此采集后的血浆应立即分离并冷冻。

第三十一节　血管紧张素转换酶(ACE,激酶Ⅱ)

1. 定义

ACE 主要由肺动脉上皮细胞生成,在血管和肾组织中发现较少量的 ACE,在此血管紧张素Ⅰ可转换为血管紧张素Ⅱ,这种转换有助于调节动脉血压。血管紧张素Ⅱ刺激肾上腺皮质产生醛固酮,醛固酮帮助肾脏通过保钠排钾作用保持水盐平衡。

正常范围:8U/L~53U/L。

2. 应用

(1)疑似结节病患者的评估

(2)评估结节病的严重程度和活动性

(3)评估高血压

(4)评估戈谢病

3. 临床意义

(1)升高见于:

16

活动性肺结节病（50%~75% 患者，但只有 11% 为非活动性疾病）

戈谢病（100%）

糖尿病（>24%）

甲状腺功能亢进（81%）

麻风病（53%）

慢性肾脏疾病

肝硬化（25%）

矽肺（>20%）

铍中毒（75%）

淀粉样变性

结核感染

结缔组织疾病

霉菌病、组织胞浆菌病

（2）降低见于：

晚期肺肿瘤

厌食症与甲状腺功能减退

慢性阻塞性肺疾病、肺气肿、肺癌、肺囊性纤维化

饥饿

4. 局限性

假阳性率为 2%~4%。

在淋巴瘤和肺癌中，水平可能正常。

使用 ACE 抑制剂（例如依那普利和卡托普利）的患者血清 ACE 显著降低。

儿童和青少年的参照区间可能比成人高 50%。

在 20%~30%α1- 抗胰蛋白酶变体（MZ,ZZ 和 MS Pi 类型）中报道了血清 ACE 异常，但约 1% 的个体是正常的 MM Pi 类型。有证据表明百草枯中毒（由于其对肺毛细血管内皮的作用）与血清 ACE 升高有关。

第三十二节　负离子间隙

1. 定义

负离子间隙（anion gap，AG）是常规测量血清阴离子（23）和阳离子（11）之间差异的算术近似值 =12mmol/L。

未测量的离子包括蛋白质（主要是白蛋白）=15mmol/L、有机酸 =5mmol/L、磷酸盐 =2mmol/L、硫酸盐 =1mmol/L、总量 =23mmol/L。

未测量的阳离子包括钙离子 =5mmol/L，钾离子 =4.5mmol/L，镁 =1.5mmol/L，总量 =11mmol/L。

以 Na^+-（Cl^-+HCO_3^-）计算，一般正常值为 8mmol/~16mmol/L；如果包含 K^+，则正常值为

16

10mmol/L~20mmol/L;参考区间差别很大程度取决于仪器和个体之间差异。AG 增加反映了有机酸(如乳酸、酮酸)和固定酸的存在。

AG 最初是作为质量保证措施开始检测的。

2. 应用

(1) 确定代谢性酸中毒的原因。

(2) 补充实验室质量控制及其组件。

3. 临床意义

(1) 升高见于:

① 有机酸(例如乳酸酸中毒、酮症酸中毒)

② 无机物(如施用磷酸盐、硫酸盐)

③ 蛋白质(例如高蛋白血症,一过性的)

④ 外源性(如水杨酸盐、甲酸盐、副醛、硝酸盐、青霉素、羧苄西林)

⑤ 未完全确定(例如高渗性高血糖非酮症昏迷、尿毒症、乙二醇中毒、甲醇)

⑥ 人为因素:

错误地增加了血清钠;

错误地减少血清氯化物或碳酸氢盐。

⑦ 当 AG>12mmol/L~14mmol/L 时,糖尿病酮症酸中毒是最常见的原因,尿毒症酸中毒是第二常见原因,药物摄入(例如水杨酸、甲醇、乙二醇、乙醇)是排在第三位常见的原因。当以上这三个原因被排除时,应该考虑乳酸酸中毒。在低龄儿童中,需排除先天代谢异常。

(2) 降低见于:

① 低蛋白血症(最常见原因)、低钙血症、低镁血症。

② 人为原因(实验室检验错误为最常见的原因)。

③ 溴化物中毒的"高氯血症"(如氯化物测定比色法)。

④ 血清氯化物或 HCO_3^- 的假性增加。

⑤ 血清钠含量假性下降(如高脂血症、高黏度)

不可测量的阳离子增加;

高钾血症、高钙血症、高镁血症。

⑥ 多发性骨髓瘤、蛋白血症、多克隆球蛋白病的蛋白质增加(这些异常蛋白带正电,降低了 AG)。

⑦ 锂和溴过量。

⑧ 离子的同时变化可能会相互抵消,AG 不变化(例如,增加的 Cl^- 和降低的 HCO_3^-)。酸碱紊乱时,AG 的变化应该反映 HCO_3^- 的变化,是综合体现而不是单一的体现。

第三十三节　抗心律失常药物

见心血管药物。

第三十四节　抗　生　素

1. 定义

抗生素是破坏或抑制微生物生长的物质,抗生素由化学基团组成,如 β- 内酰胺、多烯、大环内酯类、四环素类,氨基糖苷类和磺胺类,命名包括阿米卡星、氯霉素、庆大霉素、卡那霉素、链霉素、妥布霉素和万古霉素。

正常的治疗(和毒性)水平:见表 16-5。

表 16-5　抗生素的血清治疗浓度和中毒浓度

	治疗浓度 (mg/ml)	中毒浓度 (mg/ml)		治疗浓度 (mg/ml)	中毒浓度 (mg/ml)
阿米卡星			谷浓度	1~2	2
峰浓度	15~25	>30	链霉素		
谷浓度	>8	>8	峰浓度	5~20	40
氯霉素			谷浓度	<5	40
峰浓度	10~20	25	妥布霉素		
谷浓度	5~10	15	峰浓度	5~10	12
庆大霉素			谷浓度	0.5~2	>2
峰浓度	5~10	12	TMP/SMX		
谷浓度	0.5~2	2	峰浓度	4~8	8
卡那霉素			谷浓度	1~2	>2
峰浓度	20~25		万古霉素		
谷浓度	5~10		峰浓度(不推荐)	30~40	>80
奈替米星			谷浓度	5~10	>20
峰浓度	4~8	8			

2. 应用

预防和治疗由细菌引起的感染

3. 局限性

必须使用血清或血浆进行检测。

峰浓度:输液后 30min~120min 收集标本(依赖药物和途径)。

谷浓度:下一次输液前 5min~90min 收集标本(药物依赖)。

测试方法:免疫分析(如荧光偏振)或高效液相色谱技术。

检测链霉素和两性霉素 B 的标本必须冷冻。

检测甲氧苄啶和两性霉素的标本必须避光。

不可接受的标本：

溶血；

收集管中含有添加剂如血清分离胶、柠檬酸盐、草酸盐或氟化物。

使用气相色谱质谱技术可以检测尿液中的甲氧苄啶。

第三十五节 抗心磷脂抗体

1. 定义

抗心磷脂抗体（anticardiolipin antibodies，ACA）。心磷脂和其他相关磷脂是细胞膜和血小板中的脂质分子，它们在凝血过程中起着重要的作用。当心磷脂抗体（针对 ACA 的 IgG、IgM 和 IgA）形成时，会增加患者动、静脉反复发生血栓的风险。

其他名称包括抗磷脂抗体（antiphospholipid antibodies）。

正常范围：见表 16-6。

表 16-6 ACA 正常水平

	阴性	中等	阳性	强阳性
IgG 抗体	<15GPL	15~19GPL	20~80GPL	>80GPL
IgM 抗体	<15MPL	17~19MPL	20~80MPL	>80MPL
IgA 抗体	<5APL	12~19APL	20~80APL	>80APL

2. 应用

（1）疑似抗磷脂抗体综合征（antiphospholipid antibody syndrome，APS）的评估。

（2）不明原因的血栓。

（3）习惯性流产。

（4）ACA 可出现在 APS、系统性红斑狼疮（SLE）、急性感染、HIV、一些癌症以及药物（例如苯妥英、青霉素、普鲁卡因胺）中。正常人群亦可见，随着年龄的增长，ACA 出现概率增加。

3. 临床意义

若满足以下至少一个临床标准和一个实验室标准，则存在 APS。

（1）临床标准

① 血栓形成。

② 任何组织或器官发生一次或多次动脉、静脉或小血管血栓形成事件。血栓形成需客观有效的标准（如影像学或组织病理学明确发现）予以证实，组织病理学证实，血管壁血栓形成应无明显的炎症迹象。

（2）妊娠发病率

① 一次或多次妊娠 10 周或以上胎儿不明原因死亡，而通过超声或胎儿直接检查显示

16

胎儿形态正常的情况。

②根据孕妇典型临床表现或胎盘功能不全而导致的一次或多次妊娠未满34周形态正常的胎儿早产。

③排除母体解剖或激素异常以及父亲和母亲染色体原因，在妊娠第10周之前发生三次或更多不明原因的连续自然流产。

④针对具有一种以上妊娠发病率患者人群的研究，建议根据以上①、②或③对研究对象进行分层。

实验室标准：[研究者强烈建议将APS患者分为以下几类：Ⅰ：一个以上实验室标准(任意组合)；Ⅱa：LA单独存在，Ⅱb：aCL抗体单独存在，Ⅱc：抗β2糖蛋白-Ⅰ抗体单独存在。]

(1)根据国际血栓和止血协会(LA/磷脂依赖性抗体科学小组委员会)指南，检测血浆中的LA两次或多次，每次至少间隔12周。

(2)通过标准化ELISA检测，血清或血浆中同种型IgG和(或)IgM的ACA滴度中等或高度升高(即>40GPL或MPL，或大于第99百分位)，两次或多次出现，检测至少间隔12周。

(3)根据推荐的程序，通过标准化ELISA检测，血清或血浆中两次或多次出现同种型IgG和(或)IgM的抗-β2糖蛋白-Ⅰ抗体(滴度>第99百分位)，检测间隔至少12周。

4. 局限性

通常在APS患者中，IgA型心磷脂同IgG或IgM型同时检测，然而，根据IgA型心磷脂滴度进行IgA分组的患者之间的一致性似乎低于其他类型的患者。在患有结缔组织疾病的患者中，IgA与血小板减少症、皮肤溃疡和血管炎相关，表明这一类患者具有出现这些特定临床表现的风险，这些临床表现在非洲裔美国SLE患者中非常普遍。因此，此型可以识别患者亚组而非提高临床诊断。

阴性结果仅表示检测的心磷脂抗体(IgG、IgM和/或IgA)此时不存在。因为心磷脂抗体是抗磷脂抗体中最常见的抗体，检测出来很常见，由于感染、服用药物或年龄等可一过性出现。在这些情况下，检测到的低至中等浓度的抗体通常没有意义，必须结合患者的症状和其他临床信息进行检查。

第三十六节　循环抗凝物

1. 定义

循环抗凝物是抑制特定凝血因子功能的抗体，最常见的是抗因子Ⅷ或Ⅸ抗体。可能在血友病患者(同种异体抗体)或自发性(自身抗体)多次输血后获得的，最常见的是抗因子Ⅷ抗体。临床上狼疮抗凝物(LA)有时与循环抗凝物相关。

2. 应用

下列两种情况怀疑循环抗凝物的存在：

(1)A型或B型血友病患者有多次输血史，且补充缺失凝血因子后仍出血不止。

(2)中年人，尤其患有淋巴瘤，或产后患者出现不明原因的出血。

16

3. 临床意义

A 型血友病或少见 B 型血友病患者,输入 A 或 B 因子后,连续测定没有升高。

既往没有出血史的患者,发现 APTT 延长,高度怀疑存在获得性循环抗凝物。如果患者血浆和等量正常血浆混合 37℃孵育 1~2 小时,不能纠正延长的 APTT,证明存在循环抗凝物(除非患者正在接受肝素治疗或样本被肝素污染)。

针对因子Ⅷ或Ⅸ抑制剂进行抑制剂滴定,结果在 Bethesda 抑制单位中报道。

第三十七节 抗凝 DNA 组合检测

1. 定义

抗凝 DNA 组合检测 CYP2C9 和 VKORC1 基因中的遗传变异,这些变异占华法林应答变异的 50% 以上。基于基因型的给药方案已建立,因此基因分型可降低 INR 的监测需求。

抗凝组合检测的变异包括:

(1) *CYP2C9* *1(正常)

(2) *CYP2C9* *2(c.430C>T;Arg144Cys)

(3) *CYP2C9* *3(c.1075A>C;Ile359Leu)

(4) *VKORC1* *1(normal)

(5) *VKORC1* *2 promoter variant(c.-1639G>A)

正常值:

CYP2C9 *1/*1

VKORC1 *1/*1

2. 应用

(1) 华法林(香豆素)治疗初始。

(2) 华法林剂量调整。

3. 局限性

基因检测结果可能受到 DNA 重排、输血、骨髓移植或罕见序列变异的影响。

第三十八节 抗 惊 厥 药

1. 定义

用于预防或治疗癫痫的药物。

经典药物:卡马西平(tegretol),苯巴比妥(luminal),苯妥英(dilantin),乙琥胺(zarontin),丙戊酸(depakene,depakote)。较新药物加巴喷丁(neurontin),拉莫三嗪(lamictal),奥卡西平(trileptal),氨己烯酸(sabril),托吡酯(topamax),唑尼沙胺(zonegran)。

16

2. 应用

(1) 治疗癫痫。

(2) 正常治疗水平:见表 16-7。

表 16-7 抗惊厥药的正常治疗水平

药物	水平（μg/L 血清 / 血浆）	药物	水平（μg/L 血清 / 血浆）
卡马西平	6.0~12	拉莫三嗪	0.4~9.0
卡马西平 10,11- 环氧化物	0.2~2.0	奥卡西平	0.5~1.2
苯巴比妥	15~40	10- 羟基卡马西平	3.7~37
苯妥英钠	10~20	氨己烯酸	18~77
乙琥胺	40~100	托吡酯	1.7~8.0
丙戊酸	50~100	唑尼沙胺	2.9~28
加巴喷丁	2.2~6.1		

* 由 Amanda J. Jenkins 博士提供。

3. 局限性

苯巴比妥检测可通过免疫方法测定尿液和血清中巴比妥类物质。

免疫分析测试可用于血清中托吡酯、丙戊酸、苯妥英、苯巴比妥(可能与其他巴比妥类药物存在明显交叉反应)和唑尼沙胺的半定量分析。

尿液和血清中的拉莫三嗪、托吡酯、卡马西平、10-OH- 咔氮杂和苯妥英等一般药物的筛查,可通过碱性或弱酸性液体或固相萃取,然后进行气相色谱或 GC/MS 分析。

对于大多数抗惊厥药,需要进行特定的测试。

第三十九节 抗 抑 郁 药

1. 定义

抑制神经递质再摄取或阻断其代谢的多环化合物,导致突触中单胺浓度增加。

三环类抗抑郁药(TCAs):阿米替林(Elavil)、去甲替林、多塞平、丙米嗪(Tofranil)、地昔帕明、曲米帕明、普罗替林、氯米帕明(Anafranil)。

选择性血清素重摄取抑制剂(SSRIs):氟西汀(prozac)、舍曲林(zoloft)、氟伏沙明(luvox)、西酞普兰(celexa)、帕罗西汀(paxil)。

其他药物:

(1) 阿莫沙平(moxadil)、马普替林、曲唑酮(desyrel)、安非他酮(wellbutrin)。

(2) 文拉法辛(effexor)、米氮平(remeron)、奈法唑酮(serzone)、度洛西汀(cymbalta)。

正常范围:见表 16-8,尚未建立所有抗抑郁药的正常范围。

2. 应用

情感障碍和抑郁症的治疗

16

表 16-8　抗抑郁药的正常治疗水平

药物 / 药物组合	正常水平（ng/ml）	潜在毒性水平
阿米替林 + 去甲替林	95~250	>500
去甲替林	50~150	>500
丙咪嗪 + 地昔帕明	150~300	>500
地昔帕明	100~300	>500
多塞平 + 诺多塞平	100~300	>400
普罗	70~240	>400
安非他酮	50~100	
曲唑酮	800~1 600	
氟西汀	50~480，20mg/d~60mg/d	
诺氟西汀	50~450，20mg/d~60mg/d	
氯米帕明 + 异环丙胺	220~500	>900†

* 未建立此类所有药物的治疗浓度。

† 适用于作抗抑郁药时，作强迫症治疗剂量未确定。

由 Amanda J. Jenkins 博士提供。

3. 局限性

（1）用于 TCAs 的血清 / 血浆 / 尿的免疫分析筛选，不能检测其他抗抑郁药（例如 SSRIs）。

（2）目标分析物：丙米嗪、去甲替林。

（3）Cutoff 值：

① 10ng/ml~50ng/ml（ELISA）

② 300ng/ml 或 500ng/ml（EIA 定量）

③ 150ng/ml（EIA 半定量）

（4）与其他 TCAs、代谢物的交叉反应性：请查阅制造商的包装说明。

（5）不可以检测 SSRIs 和新的抗抑郁药。

（6）目前没有 SSRIs 特异性免疫分析。

（7）碱性液 - 液萃取或固相萃取后，采用 GC/MS 或气相色谱进行 TCAs、SSRIs、曲唑酮、安非他酮、文拉法辛、米氮平和阿莫沙平药物分析，检测范围一般局限在 20ng/ml~250ng/ml。

第四十节　抗利尿激素

1. 定义

抗利尿激素（ADH），也称为加压素或精氨酸加压素，是由垂体后叶分泌的一种激素。ADH 通过跨细胞水通道（水通道蛋白）调节肾集合管对水的通透性和尿液浓缩能力，促进水分的重吸收。

16

正常范围:<1.5ng/L(血浆渗透压对 ADH 水平的影响参见表 16-9)。

表 16-9　血浆渗透压对 ADH 水平的影响

渗透压(mOsm/kg)	ADH(ng/L)	渗透压(mOsm/kg)	ADH(ng/L)
270~280	<1.5	290~295	2~7
280~285	<2.5	295~300	4~12
285~290	1~5		

2. 应用

(1) 尿崩症(DI)和精神性多饮的诊断和鉴别诊断。

(2) 抗利尿激素分泌失调综合征(SIADH)的诊断。

(3) 低钠血症鉴别诊断。

3. 临床意义

增加见于:

(1) 肾性 DI(部分或完全):高 ADH 和低渗透压

(2) 原发性精神性烦渴症

(3) SIADH 患者 ADH 浓度相对于体液渗透压呈不适当的高水平(如正常 ADH 对应的渗透压)

(4) 异位 ADH 综合征

(5) 使用某些药物(如氯磺丙脲、吩噻嗪、Tegretol)

减少见于:

(1) 中枢 DI(部分或完全):血浆渗透压水平下降

(2) 精神性多饮症

(3) 肾病综合征

4. 局限性

(1) ADH 分泌增加可发生于:夜间、直立体位、疼痛、压力、锻炼以及血浆渗透压增加时。

(2) 分泌降低可发生于:斜卧位、低渗透压、血管扩张和高血压。

(3) 血浆样本不应放置在室温下。

第四十一节　抗高血压药物

见心血管药物。

第四十二节　解热镇痛抗炎药

16

见对乙酰氨基酚、水杨酸盐。

第四十三节 抗肿瘤药

见甲氨蝶呤。

第四十四节 抗线粒体抗体

1. 定义

线粒体抗体存在多种肝病中,并与至少九种不同的线粒体抗原(M1-M9)反应。M2、M1和M7是线粒体内膜上的抗原,而M3、M4、M5、M6、M8和M9抗原存在于外膜上。在PBC患者中发现抗M2、M4、M8和M9的抗体。大约95%的PBC患者抗M2抗体阳性。当M4和M9同时存在时,患者疾病病程进展更快。一些PBC患者(<5%)可能只有抗M9,这些患者通常处于疾病的早期,并且疾病进展有限。

正常范围:

免疫荧光试验(IFA):阴性;如果为阳性,则ELISA检测:滴度<1∶40。

AMA滴度>1∶40有显著意义。

2. 应用

原发性胆汁性肝硬化(primary biliary cirrhosis,PBC)的诊断。

3. 临床意义

(1)升高:95%的PBC病例。

(2)降低:无。

4. 局限性

AMA的定量测量不反映疾病的进展程度。

有5%至10%的PBC病例检测不到AMA。

一些出现移植排异的患者可测到一定水平的抗线粒体抗体。

虽然AMA可作为诊断PBC的较敏感的标记物,但AMA也常在其他疾病患者中发现,如原发性系统性硬化症、干燥综合征、类风湿性关节炎和自身免疫性肝炎。

M2、M4和M8无法通过免疫荧光区分,因此必须使用特定的EIA分析来确定哪些抗体存在于阳性血清中,抗-M9抗体只能通过EIA测定法检测。

第四十五节 抗平滑肌抗体

1. 定义

抗平滑肌抗体(anti-smooth muscle antibodies,ASM)是一种主要针对肌动蛋白、肌球蛋

16

白的抗体,偶见于针对肌细胞中的其他收缩蛋白,各种肝病状态均可出现抗平滑肌抗体。平滑肌抗体常与其他实验室结果和患者临床症状结合用于鉴别肝脏疾病。

正常范围:

IFA:阴性;如果为阳性,则 ELISA 检测:滴度 <1:40。

ASM 滴度升高 >1:40 有意义。

2. 应用

(1) 辅助诊断慢性活动性肝炎。

(2) 鉴别诊断肝病。

(3) 排除 SLE(在 SLE 时,通常为阴性)。

3. 临床意义

升高见于:

(1) 慢性活动性肝炎

(2) 自身免疫性肝炎 I 型

(3) 乙型肝炎

(4) 丙型肝炎

(5) 原发性胆汁性肝硬化

(6) 原发性硬化性胆管炎

(7) 重叠综合征

降低见于:

无

4. 局限性

(1) 阳性结果对任何疾病都不具有诊断性。

(2) 急性病毒性肝炎、PBC、传染性单核细胞增多症、恶性骨髓瘤和卵巢癌时可见低滴度抗平滑肌抗体。

第四十六节　抗壁细胞抗体(APC)

1. 定义

基本上所有(>90%)恶性贫血患者都存在与细胞膜、细胞质抗原或胃内因子反应的胃壁细胞抗体。在 70% 的患者,存在与维生素 B_{12} 结合内因子的位点反应的抗体,50% 的患者还存在其他抗体,其与 44 000-Da 内因子蛋白质分子上的第二抗原位点反应。这些自身抗体诱导“慢性自身免疫性胃炎”的病理性免疫过程,缓慢进行 10~20 年后最终胃萎缩。胃萎缩引起维生素 B_{12} 吸收减少,导致患有抗壁细胞抗体的患者出现巨幼细胞性贫血。恶性贫血与多种自身免疫性疾病有关,如甲状腺毒症、桥本甲状腺炎、胰岛素依赖性糖尿病、肾上腺原发性 Addison 病、原发性卵巢衰竭、原发性甲状旁腺功能减退、白癜风、重症肌无力和

Lambert-Eaton 综合征。

正常范围：

IFA：阴性；如果为阳性，则 ELISA 检测：滴度 <1∶40。

APC 滴度 >1∶40 有意义。

2. 应用

(1) 可辅助评估疑似恶性贫血的患者。

(2) 评估有或无巨幼细胞性贫血的免疫介导的维生素 B_{12} 缺乏症。

3. 临床意义

升高见于：

(1) 恶性贫血

(2) 萎缩性胃炎

(3) 糖尿病

(4) 胃溃疡

(5) 甲状腺疾病

降低见于：

无

4. 局限性

(1) 患有胃内膜炎、胃溃疡和胃癌的人血液中抗体的水平会升高。

(2) APC 抗体升高偶见于无疾病的家庭成员、小部分健康个体以及患有其他自身免疫性疾病（如自身免疫性甲状腺炎）的患者。

第四十七节 特异性抗中性粒细胞胞浆抗体

1. 定义

特异性抗中性粒细胞胞浆抗体（antineutrophil cytoplasmic antibody，ANCA）检测对于血管炎的诊断和分类起着重要作用。它与许多血管炎有关，例如韦格纳肉芽肿（wegener granulomatosis，WG）、Churg-Strauss 综合征（Churg-Strauss syndrome，CSS）、显微镜下多发性支气管炎（microscopic polyan- giitis，MPA）、特发性坏死性肾小球肾炎和新月体性肾小球肾炎。

目前广泛使用两种方法检测 ANCA：IFA 和 ELISA。两种检测技术中，IFA 灵敏度更高，ELISA 特异性更高。因此，ANCA 检测的最佳临床方案是先采用 IFA 筛选，所有阳性结果再采用 ELISA 法检测，用血管炎特异性靶抗原蛋白酶3（PR3）和髓过氧化物酶（MPO）抗体来证实。

用 ANCA 相关性血管炎患者的血清与乙醇固定的人嗜中性粒细胞孵育，可观察到两种主要的 IFA 模式：细胞质嗜中性粒细胞抗体（cANCA）和核周抗中性粒细胞胞质抗体

（pANCA）模式。其他染色模式通常被称为"非典型"。

特异性免疫化学分析表明 cANCA 主要包含针对 PR3 的抗体和针对 MPO 的 pANCA 抗体。

PR3-ANCA 模式主要与活动性 WG 和 CSS 有关，但 MPA 中也有许多会出现。

MPO-ANCA 主要在 MPA、CSS 中，很少出现在 WG 中。

在全身性血管炎以外的免疫介导型疾病（例如，结缔组织病、炎性肠病、感染和自身免疫性肝炎）的 IFA 测试中，可观察到与 MPO（非典型）模式无关的 pANCA 模式变异。

正常值：阴性。

2. 应用

用于评估疑似 WG 或全身性血管炎的患者，特别是肾脏疾病、肺部疾病或可能由血管炎引起的原因不明的多器官疾病。

3. 临床意义

升高见于：

（1）c-ANCA（PR3 阳性）：

① 全身性坏死性血管炎

常见于：WG

CSS

也可见于多发性动脉炎组全身性坏死性血管炎、少免疫型特发性新月体性肾小球肾炎

② 丙硫氧嘧啶药物

（2）pANCA（MPO 阳性）：

① 全身性坏死性血管炎

常见于：显微镜下多动脉炎

CS

少见于 WGS

② 肼苯达嗪、米诺环素、丙硫氧嘧啶

（3）pANCA（针对各种抗原，MPO 阴性）：

① 结缔组织病

抗磷脂抗体综合征

幼年型慢性关节炎

多发性肌炎/皮肌炎

复发性多软骨炎

RA

干燥综合征

SLE

② 炎症性肠病

溃疡性结肠炎（60%~85%）

克罗恩病（10%~40%）

16

细菌性肠炎(罕见)

③ 自身免疫性肝病

原发性硬化性胆管炎

自身免疫性肝炎

④ 感染

着色霉菌病

HIV-1

急性疟疾

(4) 5% 的健康人

4. 局限性

IFA 结果解释有一定的主观性,因为检测是基于对 IF 模式的视觉判断,而这不是直截了当的,取决于检验人员的个体经验。

ANCA 检测的标准不同,实验室的敏感性和特异性会有所不同。对于血管炎,cANCA 模式比 pANCA 模式具有更高的特异性。然而,即使 IFA cANCA 阳性也仅与 50% 的患者血管炎相关。

一些嗜苯胺颗粒蛋白的抗体可引起 pANCA 染色模式,包括乳铁蛋白、弹性蛋白酶、组织蛋白酶 G、杀菌通透性抑制剂、过氧化氢酶、溶菌酶、β- 葡糖醛酸糖苷酶等抗体。IFA 染色阳性 pANCA 模式也可以在多种炎症疾病中检测到,对血管炎具有较低特异性。

ANA 的患者通常出现 IFA 法 ANCA 检测"假阳性"结果。

某些药物可能诱发血管炎相关 ANCA 模式,和 ANCA 相关性血管炎之间联系最密切的是用于治疗甲亢的药物:丙硫氧嘧啶、甲巯咪唑和卡比马唑。肼苯达嗪和米诺环素与 ANCA 相关性血管炎的诱导不太相关。其他药物包括青霉胺、别嘌呤醇、普鲁卡因胺、甲巯咪唑、氯氮平、苯妥英、利福平、头孢噻肟、异烟肼和吲哚美辛。

使用 IFA 和 ELISA 联合测试实质上增加了 ANCA 检测的阳性预测值。

ANCA 滴度的升高并不能及时预测疾病发作。如果患者在疾病活动性期间出现 ANCA 阳性,则持续的 ANCA 阴性状态与疾病缓解是一致的,但不是绝对证据。

ANCA 检测不应用于血管炎发生率低的人群筛查,在临床高度怀疑某些形式的 ANCA 相关性血管炎的情况下,选择这些检测是最有价值的。

ANCA 阴性不能用于排除疾病。

第四十八节　抗 核 抗 体

1. 定义

抗核抗体(antinuclear antibody,ANA)是一组针对核和细胞质抗原的抗体,在许多风湿性和非风湿性疾病患者以及无明确临床症状的患者血清中均可检测到 ANA。ANA 与 SLE 之间具有较强的关联,ANA 是用于诊断 SLE 11 个标准的其中之一。

这些自身抗体可用于辅助诊断系统性风湿性疾病如 SLE、混合性结缔组织病(MCTD)、

16

未分化结缔组织病、干燥综合征(Sjögren syndrome)、硬皮病(系统性硬化症)、多肌炎等。全身性风湿性疾病的诊断主要基于临床体征和症状的存在,自身抗体(包括 ANA 和特异性自身抗体)的检测结果仅用于辅助诊断。

正常范围:阴性。

2. 应用

评估怀疑患有系统性风湿性疾病的患者。

3. 临床意义

升高见于:
(1) SLE
(2) 药物引起的 SLE
(3) 狼疮性肝炎
(4) MCTD
(5) 多发性肌炎
(6) 进行性系统性硬化症
(7) RA
(8) 干燥综合征

4. 局限性

一些患者没有自身免疫性疾病或系统性风湿性疾病的既往史,也可检测到 ANA,这种现象在女性中比在男性中更常见,在 40 岁以上的健康女性中可检测到 ANA 的频率约为 15%~20%。ANA 也可以在病毒性疾病、慢性感染或用许多不同药物治疗的患者中检测到。

用于检测 ANA 的传统方法是 IFA,是一种劳动密集型显微技术,检验主要依赖于操作员。该检测方法是 ANA 检测的金标准,具有较高灵敏度。目前,IFA 检测使用 Hep-2 细胞,它们含有大约 100~150 种可能的抗原,并且其中大多数没有明确定义和(或)特征。虽然该检测的特异性仅为 57%,但结合病史和体格检查时,几乎可识别出所有 SLE 患者(95% 敏感度)。此外,IFA 检测 ANA 对系统性硬化症的敏感度为 85%、多发性肌炎 / 皮肌炎(PM-DM)为 61%、干燥综合征为 48%、幼年特发性关节炎为 57%、药物诱导的狼疮为 100%、MCTD 为 100% 以及自身免疫性肝炎为 60%,在监测和评估雷诺现象个体的预后方面具有重要意义。

最近开发了多重免疫分析(MIA)检测用于临床实验室,它们利用单独鉴定的荧光微球(珠),每个微球与不同的抗原或抗原混合物偶联,在同一管中同时检测多种抗体。这种多重 ANA 检测用于定性筛选特定的 ANA、dsDNA 抗体的定量检测,以及 10 种单独的抗体[染色质、核糖体 -P、SSA、SSB、Sm、SmRNP、RNP(核糖核蛋白)、Scl- 70(拓扑异构酶Ⅰ)、Jo-1 和着丝粒 -B]的半定量检测。MIA 筛选 ANA 可检测血清临床相关的循环自身抗体的存在,这种测定法与 IFA 相比更特异,但不如 IFA 敏感,因为它没有像 Hep-2 细胞中观察 100~150 种可能的抗原,而是特异性地观察 11 种特异性靶向抗体。这种检验方法对 SLE 的敏感性为 66%~94%、Sjögren 为 94%、系统性硬化症为 68%、PM-DM 为 48%。它们用于检测特定的靶向结缔组织病症比 IFA 具有更高特异性。对于无结缔组织病的患者,MIA 的特异性为

77%~91%,而在明显健康的个体中,特异性为 93%。

与 ANA 阳性相关的疾病包括慢性感染性疾病,如单核细胞增多症、丙型肝炎感染、亚急性细菌性心内膜炎、结核病和艾滋病以及一些淋巴增殖性疾病。

ANA 的存在很少与恶性肿瘤相关,皮肌炎除外,两者都可能存在。在服用某些药物的患者中,高达 50% 的人也发现了 ANA,然而,这些患者大部分不会发展为药物诱导的狼疮。

可能引起阳性结果的药物包括卡马西平、氯丙嗪、乙琥胺、肼苯达嗪、异烟肼、美芬妥英、甲基多巴、青霉素、苯妥英钠、扑米酮、普鲁卡因胺和奎尼丁。

双链 DNA 抗体(dsDNA):

(1) 中到高滴度的 dsDNA 抗体对于 SLE 特异性很高(97%),因此 dsDNA 对 SLE 的诊断非常有意义。在 RA、Sjögren 综合征、硬皮病、雷诺现象、MCTD、盘状狼疮、肌炎、葡萄膜炎、幼年型关节炎患者中也发现了低滴度的抗 dsDNA 抗体(<5%),在抗磷脂综合征、Grave 病、阿尔茨海默病和自身免疫性肝炎中通常表现为低滴度和低亲和力。

(2) 抗 dsDNA 抗体的滴度通常随疾病活动而波动,因此对许多患者来说,对 SLE 病程的跟踪是有用的。

(3) 高滴度 IgG 抗 dsDNA 抗体,特别是高亲和力抗体,与活动性 GN 有密切的联系。狼疮肾炎患者中,肾小球免疫复合物沉积物中似乎也有高度富集的抗 dsDNA 抗体。这些结果使许多研究者相信抗 dsDNA 抗体在狼疮性肾炎的发病过程中起着至关重要的作用。

(4) 在接受米诺环素、依那西普、英夫利昔单抗和青霉胺的患者中也报道了抗 dsDNA 抗体的存在。

(5) 在一些正常人,特别是狼疮患者的一级亲属和一些实验室工作人员中,这些抗体的出现频率也在逐渐升高。

染色质抗体:

染色质是指组蛋白和 DNA 的复合物,检测抗染色质(抗核小体)抗体可能比检测单个体抗组蛋白抗体更具临床相关性。69% 的 SLE 患者存在抗染色质抗体,但干燥综合征、硬皮病或抗磷脂综合征患者的抗体存在只有 10% 或更少。在 SLE 患者中抗染色质抗体出现频率是肾脏疾病患者的两倍(58% *vs* 29%)。

抗 Smith 抗体和抗 RNP 抗体:

(1) 抗 Sm(抗 Sm)和抗核糖核蛋白(抗 RNP)系统被认为是共同的,因为它们共存于许多 SLE 患者中,有相关性但是针对不同的抗原。

(2) 非洲裔美国人和亚洲人 SLE 患者出现抗 Sm 抗体的频率高于高加索人 SLE 患者。

(3) 当抗 DNA 抗体的滴度降至正常范围、SLE 的临床活性减弱时,抗 Sm 抗体仍然保持阳性。因此,抗 Sm 滴度检测可用于诊断,特别是 DNA 抗体不可检测时。

(4) 抗 RNP 抗体结合的抗原与 Sm 抗原不同但与之相关,这些抗体与仅含有 U1-RNA 的蛋白质结合。3%~69% 的 SLE 患者中存在抗 RNP 抗体,但它是 MCTD 的特征。该抗体在其他风湿性疾病中的滴度较低,包括原发性雷诺综合征、RA 和硬皮病。

Ro/SSA 和 La/SSB 抗体:

(1) 在干燥综合征患者中检出抗 Ro/SSA 和抗 La/SSB 抗体频率很高,抗 Ro/SSA 和抗 La/SSB 抗体有助于 SLE 患者的诊断,很少见于其他结缔组织疾病,如硬皮病、多肌炎、MCTD 和 RA。

16

（2）抗 Ro/SSA 抗体与光敏性（可引起亚急性皮肤狼疮型皮疹）、皮肤血管炎（可触及的紫癜）、间质性肺病、新生儿狼疮和先天性心脏病结缔组织病有关，少数可发展为明确的疾病。

（3）以下情况可发现抗 La/SSB 抗体：

① 在患有 SLE 或 Sjögren 综合征患者的血清中含有抗 La/SSB 抗体而没有抗 Ro/SSA 抗体是非常罕见的。

② 在一些原发性胆汁性肝硬化和自身免疫性肝炎患者中已经观察到分离的抗 La/SSB 抗体。

③ 70%~95% 的原发性干燥综合征患者和 10%~35% 的 SLE 患者中存在抗 La/SSB 抗体，皮肤 LE、硬皮病和 RA 患者偶尔会出现抗 La/SSB 抗体。

④ 拓扑异构酶Ⅰ抗体（Scl-70）。

（4）抗 Scl-70 抗体是与着丝粒（CEN-A，CEN-B）、U3- 核糖核蛋白（U-3 RNP）和 RNA 聚合酶Ⅰ和Ⅲ相关的蛋白。这些抗体对系统性硬化症具有高度特异性，并且与间质性肺病的高风险相关。高滴度 Scl-70 抗体与更广泛的皮肤受累和疾病活动有关。

抗核糖 -P 抗体：

据报道 SLE 患者中抗核糖体蛋白 P 抗体的发生率是可变的，这些抗体在 SLE 初期患者中阳性率为 10%~20%，而一些文献（特别是那些研究亚洲人群和儿童的）报告的发病率较高（40%~50%）。一些临床数据表明，狼疮患者中存在抗核糖体蛋白 P 抗体与狼疮性脑炎有关，神经性狼疮中核糖体 P 蛋白抗体的敏感性和特异性分别为 26% 和 80%，精神病和情绪障碍中核糖体 P 蛋白抗体相似（灵敏度 27%，特异性 80%）。在狼疮性肝炎和（或）肾炎患者中也存在核糖体 P 蛋白抗体。

抗 Jo-1 抗体：

约 30% 的成人肌炎患者（包括多肌炎、皮肌炎和重叠综合征）中存在抗 Jo-1 抗原（组氨酰 -tRNA 合成酶）的抗体，同时有肌炎和间质性肺病（隐源性纤维化肺泡炎或肺间质纤维化）的患者中特别常见（约 60%）。Jo-1 抗体最常见于抗合成酶抗体综合征患者，抗合成酶抗体综合征特征为急性发作、类固醇反应性肌炎伴间质性肺病、发热、对称性关节炎、雷诺现象和机械手。特发性多发性肌炎患者中存在 Jo-1 抗体通常伴有严重疾病、复发倾向和不良预后。

第四十九节 抗精神病药物

1. 定义

抗精神病药物包括下列精神安定性药物：吩噻嗪类、二苯氧氮平类、二氢吲哚、丁酰苯和二苯基丁基哌啶以及碱金属。典型的抗精神病药：氯丙嗪（Thorazine）、氟奋乃静（Permitil）、硫利达嗪（Mellaril）、噻吨、氟哌啶醇（Haldol）和洛沙平（洛西坦）。非典型抗精神病药：氯氮平（Clozaril）、奥氮平（Zyprexa）、喹硫平（Seroquel）和利培酮（Risperdal）。

其他试剂：锂（Lithobid）。

正常范围：见表 16-10。

16

表 16-10　抗精神病药正常水平

	正常范围	毒性水平
锂	0.4mmol/L~1.0mmol/L（血清谷浓度 - 给药后 12 小时）	>1.5mmol/L
氟哌啶醇	2.0mmol/L~15.0ng/ml	
奥氮平	5ng/ml~75ng/ml	
氯氮平	100ng/ml~700ng/ml	
氟奋乃静	0.2ng/ml~2.0ng/ml	
氯丙嗪	成人治疗：50ng/ml~300ng/ml 儿童治疗：300ng/ml~80ng/ml	成人 >500ng/ml 儿童 >200ng/ml

2. 应用

治疗精神病、精神分裂症、躁狂症、抽动秽语综合征（氟哌啶醇）。

3. 局限性

免疫测定：由于与药物和代谢物的交叉反应性，RIA 为非特异性、半定量。
荧光测定：由于代谢物的干扰，非特异性，半定量。
溶血的标本不可接受，尽快将血清分离。
锂：肝素锂和氟化钠 / 草酸钾抗凝管不能检测。

第五十节　抗精子自身抗体 - 免疫珠结合试验

1. 定义

抗精子抗体免疫珠结合试验是通过免疫球蛋白分类和一般特异性（头、中段和尾）与包被了抗 Ig 类特异性抗体的聚丙烯酰胺珠相结合，来鉴定精子细胞上的抗体。
参考范围：≤20% 的精子细胞与免疫珠结合。

2. 应用

在精液分析中，出现凝集的精子和（或）运动能力降低的精子，证实精子自身免疫性，只有 IgG 和 IgA 类抗体具有临床意义。

3. 临床意义

升高	降低
精子自身免疫（如果超过 50% 的精子有，并且存在其他受精能力受损的证据，则有临床意义）	无

4. 局限性

显微分析的最小标本体积为 0.1 毫升。

16

第五十一节　抗凝血酶

1. 定义

抗凝血酶(antithrombin, AT)也称为抗凝血酶Ⅲ,是凝血酶和凝血级联中很重要的一种其他凝血因子的天然抑制剂。AT 在肝脏合成,在存在肝素的情况下,AT 的活性增强约1 000 倍。

正常范围(功能活性):75%~125%,功能测定可以在凝血检测系统或显色系统中进行。抗原正常范围与功能检测相同,但该检测在临床实践中应用较少。

2. 应用

由于 AT 缺乏可能导致易栓症,因此怀疑患有先天性血栓形成倾向的患者需要检测 AT。它也有助于判断弥散性血管内凝血(DIC)的预后,在严重病例中 AT 水平显著降低。

3. 临床意义

(1) 获得性缺陷可以出现在严重肝脏疾病、某些恶性肿瘤、口服避孕药、肾病综合征和严重感染,特别是 DIC(该检测可用于确定 DIC 的严重程度:AT 的下降程度与疾病严重程度正相关)。

(2) AT 不受维生素 K 缺乏或维生素 K 拮抗剂的影响。

① 它在肝素治疗期间降低。

② 严重缺乏可能导致肝素抗凝作用减弱。

4. 局限性

样本凝集、样本量不足、严重脂血、黄疸和溶血会影响检测结果。

肝素治疗干扰凝血法的测定,但不影响显色法的测定。

AT 结果受凝血酶抑制剂如水蛭素(或其同系物)或阿加曲班以及较新的抗凝血酶药物的影响。

第五十二节　载脂蛋白(Apo)A-1 和 B

1. 定义

载脂蛋白由脂质和蛋白质组成,其主要功能是运输脂质。载脂蛋白在维持脂蛋白的结构完整性和溶解度方面发挥重要作用,并且对脂蛋白受体识别和脂蛋白代谢中某些酶的调节起重要作用。载脂蛋白 A(apo-A,也被称为 Apo A-1)是 HDL 的主要蛋白质(90%),载脂蛋白 B(apo B)是低密度脂蛋白的主要蛋白质组分,并且在调节胆固醇合成和代谢中起重要作用。

正常范围:

16

（1）Apo A-1

男：0.94g/L~1.78g/L

女：1.01g/L~1.99g/L

（2）Apo B

男：0.55g/L~1.40g/L

女：0.55g/L~1.40g/L

（3）Apo B/A-1 比值

一半风险

男：0.4

女：0.3

（4）平均风险

男：1.0

女：0.9

（5）两倍平均风险：

男：1.6

女：1.5

2. 应用

（1）评估 CAD 风险：载脂蛋白 A-1 的水平与心血管疾病和外周血管疾病进展情况呈负相关。载脂蛋白 A 与载脂蛋白 B 的比例比单个脂质或脂蛋白对 CAD 的敏感性和特异性更高。

（2）评估动脉粥样硬化性疾病。

（3）检测丹吉尔病。

3. 临床意义

载脂蛋白 A-1 升高：

家族性高脂蛋白血症（一种罕见的遗传病）

载脂蛋白 A-1 降低：

（1）肾病和慢性肾衰竭

（2）家族性低镁蛋白血症（罕见遗传病）

（3）不受控制的糖尿病

（4）Apo C-Ⅱ缺乏

（5）Apo A-1 黑素病

（6）载脂蛋白 A-1-C-Ⅲ缺乏

（7）肝细胞疾病

（8）帕金森综合征

Apo-B 增加：

（1）肝病

（2）高脂蛋白Ⅱa、Ⅱb 和Ⅴ血症

（3）库欣综合征

16

（4）卟啉症

（5）沃纳综合征

（6）糖尿病

（7）家族性合并高脂血症

（8）甲状腺功能减退症

（9）肾病综合征、肾衰竭

Apo B 降低：

（1）丹吉尔病

（2）甲状腺功能亢进症

（3）低脂蛋白血症

（4）Apo C-Ⅱ缺乏

（5）营养不良

（6）Reye 综合征

（7）严重疾病

（8）手术

（9）无脂蛋白血症

（10）肝硬化

4. 局限性

（1）影响 apo A-1 的药物：

① 增加：卡马西平、雌激素、乙醇、洛伐他汀、烟酸、口服避孕药、苯巴比妥、普伐他汀、辛伐他汀

② 减少：雄激素、β 受体阻滞剂、利尿剂和孕激素

（2）其他影响 apo A-1 的因素：

① 增加：锻炼

② 减少：吸烟、怀孕、多不饱和脂肪含量高、饮食多、体重下降

（3）影响载脂蛋白 B 的药物：

① 增加：雄激素、β 受体阻滞剂、利尿剂、孕激素

② 减少：雌激素、洛伐他汀、辛伐他汀、烟酸和甲状腺素

（4）其他影响载脂蛋白 B 的因素：

① 增加：妊娠

② 减少：多不饱和脂肪和低胆固醇饮食、体重下降

（5）其他：载脂蛋白 A-1 和载脂蛋白 B 是急性期反应物，因此慢性病患者不应测量。

第五十三节　苯二氮䓬类

1. 定义

苯二氮䓬类是一类具有三环化学结构的药物，其由苯环、七元二氮杂环和苯环连接到二

氮杂环的 5 位,这类药物的 CNS 抑制剂活性是通过神经递质 GABA 介导的。

具体药物:阿普唑仑(Xanax)、氯氮䓬(Librium)、地西泮(安定)、替马西泮(Restoril)、奥沙西泮(Serax)、氟硝西泮(Rohypnol)、劳拉西泮(Ativan)、咪达唑仑(Versed)、氯硝西泮(Klonopin)和三唑仑(Halcion)。

正常范围:见表 16-11。

表 16-11　苯二氮䓬类的参考范围

	正常范围(血清 / 血浆;ng/ml)
阿普唑仑	10~100
氯氮䓬	500~2 500
氯硝西泮	5~75
地西泮	100~1 500(对戒酒和精神分裂症患者更高)
氟硝西泮	10~20
劳拉西泮	5~240
咪达唑仑	8~150(手术麻醉患者更高,可能 >1 000)
奥沙西泮	300~1 500
替马西泮	200~1 200
三唑仑	2~10

* 由 Amanda J. Jenkins 博士提供。

2. 应用

(1) 协助治疗恐慌发作、恐慌症和广场恐惧症(阿普唑仑、氯硝西泮)

(2) 治疗焦虑症(地西泮、劳拉西泮)

(3) 治疗癫痫(地西泮、氯硝西泮)

(4) 治疗失眠症(替马西泮、三唑仑)

(5) 术前镇静并协助诱导手术麻醉(咪达唑仑、地西泮、劳拉西泮)

(6) 肌肉松弛剂(地西泮)

(7) 酒精依赖治疗(氯氮、地西泮)

3. 临床意义

在评估血浆 / 血清中的浓度时,必须考虑多个活性部分的影响。当评估尿液中的浓度时,可能会检测到代谢物而非母体药物。活性代谢物是:

(1) 阿普唑仑:α- 羟基阿普唑仑

(2) 氟硝西泮:7- 氨基氟硝西泮

(3) 咪达唑仑:α- 羟基和 4- 羟基咪达唑仑

(4) 三唑仑:α- 羟基和 4- 羟基

(5) 地西泮:nordiazepam、替马西泮、奥沙西泮

(6) 氯氮:地西泮、去甲氧基氮氧化物、去甲西泮、奥沙西泮

(7) 替马西泮:奥沙西泮

4. 局限性

（1）检测：通过免疫法检测对尿液和血清进行筛选

① ELISA（血清）

目标分析物：替马西泮

Cutoff 浓度：10ng/ml

与氯硝西泮、氟硝西泮、劳拉西泮和代谢产物以及奥沙西泮没有交叉反应

② EMIT（血清／尿液）

目标分析物：硝西泮（尿）、地西泮（血清）

Cutoff 浓度：200ng/ml 或 300ng/ml（尿），50ng/ml（血清）

由于交叉反应性低，不会检测到氟硝西泮、氯硝西泮、劳拉西泮（尿），与氯氮和地西泮（血清）交叉反应性低

不同制造商（供应商）的试剂与阿普唑仑的交叉反应性具有一定差异

（2）尿液和血清中确认检测

① 需要进行样品预处理。

② 代谢物检测可能需要衍生化。

③ 尿液样品的水解提高了可检测性。

④ 气相色谱（GC）。

⑤ HPLC。

⑥ 低剂量苯二氮䓬类药物可能无法通过 GC 和 HPLC 测量（三唑仑、氟硝西泮）。

⑦ GC/MS［MS］。

⑧ LC/MS［MS］。

⑨ 目标药物：母体药物和代谢物。

⑩ 定量限制：通常为 5ng/ml~20ng/ml。

第五十四节　血清、尿液、脑脊液 β-2 微球蛋白

1. 定义

β2- 微球蛋白是细胞膜相关的长度为 100 个氨基酸的肽，是淋巴细胞 HLA 复合物的组成部分。由于它存在于所有有核细胞中，并且几乎完全被近端小管重新吸收并分解代谢，所以它可以作为免疫激活和近端小管功能的标志物，几乎可以在所有体液中检测到。

正常范围：

血清：男性：0.60mg/L~2.28mg/L；女性：0.60mg/L~2.45mg/L

尿液：0~300μg/L

CSF：1.5+0.2mg/L

2. 应用

（1）作为一些淋巴增殖性疾病（成人急性淋巴细胞性白血病、艾滋病）的预后标记。

(2) 多发性骨髓瘤的预后评估(作为肿瘤标志物,反映了肿瘤细胞的负荷)。

(3) 评估肾小管疾病,GFR 指数。

(4) CSF β2- 微球蛋白水平可以作为多种疾病的指标,包括多发性硬化症、神经 - 白塞病、结节病、艾滋病 - 痴呆综合征和脑膜转移——特别是脑膜扩散急性白血病和恶性淋巴瘤。

3. 临床意义

增加见于:

(1) 艾滋病

(2) 氨基糖苷类毒性

(3) 淀粉样变性

(4) 自身免疫性疾病

(5) 乳腺癌

(6) 克罗恩病

(7) 费尔蒂综合征

(8) 肝炎

(9) 肝癌

(10) 甲状腺功能亢进症

(11) 所有类型的炎症

(12) 白血病(慢性淋巴细胞白血病)

(13) 肺癌

(14) 淋巴瘤

(15) 多发性骨髓瘤

(16) 重金属(如汞或镉)中毒

(17) 肾透析

(18) 肾脏疾病(肾小球):仅血清;肾脏疾病(管状):仅尿液

(19) 结节病

(20) SLE

(21) 血管炎

(22) 病毒感染(例如 CMV)

减少见于:

(1) 肾脏疾病(肾小球):仅限尿液;肾病(肾小管):仅血清

(2) 对齐多夫定(AZT)的反应

4. 局限性

可能导致血清 β2- 微球蛋白水平升高的药物和蛋白质包括头孢呋辛、环孢素 A、庆大霉素、干扰素 -α、己酮可可碱、肿瘤坏死因子、锂和放射照相造影剂。

可能降低血清 β2- 微球蛋白水平的药物包括齐多夫定。

可能增加尿 β2- 微球蛋白水平的药物包括硫唑嘌呤、顺铂、环孢素 A、呋塞米、庆大霉素、甘露醇、硝苯地平、西索米星和妥布霉素。

16

可能降低尿 β2- 微球蛋白水平的药物包括西洛他唑。

第五十五节 血液中的碳酸氢盐（HCO_3^-）

1. 定义

碳酸氢盐是反映血液 pH 值缓冲能力的指标，在一定量的酸或碱溶液中，低碳酸氢盐将使 pH 值发生较大的变化。

使用 Henderson-Hasselbalch 方程式根据 pH 和 CO_2 计算血液中的碳酸氢根浓度。

正常范围：

动脉：21mmol/L~28mmol/L

静脉：22mmol/L~29mmol/L

2. 应用

（1）电解质紊乱和阴离子不足的重要指标。

（2）联合 pH 值检测，碳酸氢盐测量可用于诊断和治疗许多与呼吸系统和代谢系统酸碱失衡有关的潜在严重疾病，症状包括腹泻、肾小管酸中毒、碳酸酐酶抑制剂、高钾血症、肾衰竭和酮症酸中毒。

3. 临床意义

增加见于：

（1）原发性代谢性碱中毒

（2）原发性呼吸性酸中毒

（3）严重呕吐

（4）肺部疾病（COPD）

（5）库欣综合征

（6）利尿剂

（7）原发性醛固酮增多症

（8）通便药物的滥用

减少见于：

（1）原发性代谢性酸中毒

（2）原发性呼吸性碱中毒

（3）艾迪生病

（4）乙二醇或甲醇中毒

（5）慢性腹泻

（6）水杨酸盐摄入过量

4. 局限性

16

碳酸氢盐可以通过滴定来测定，但很少这样检测。

HCO_3^- 是总二氧化碳组成中最大的部分,因此这两个参数通常改变的方向是一致的。

标准 HCO_3^- 是指在血液 Hb 完全充氧的情况下,在 40mmHg 的 PCO_2 平衡的 38℃全血中的 HCO_3^- 浓度。

表 16-12 胆红素正常范围

总胆红素		
年龄	参考范围	危急值范围
0~1d	0~102.624μmol/L	>256.56μmol/L
1~2d	0~136.832μmol/L	>256.56μmol/L
2~5d	0~205.248μmol/L	>256.56μmol/L
5d~4mo	5.131 2μmol/L~20.524 8μmol/L	>256.56μmol/L
>4mo	5.131 2μmol/L~20.524 8μmol/L	无
直接胆红素	0.0μmol/L~6.841 6μmol/L	无

第五十六节 总胆红素、直接胆红素和间接胆红素

1. 定义

通常用于评估肝功能。间接胆红素(非结合胆红素)主要来自衰老红细胞,其半衰期小于 5 分钟,非结合胆红素在肝脏中经 UDP- 葡萄糖醛酸转移酶快速催化形成结合胆红素,并在胆汁中排泄,基本上正常人的血液中不存在结合胆红素。δ 胆红素(胆素蛋白)是由直接胆红素(结合胆红素)与白蛋白反应产生的,其半衰期为 17~20 天。通常检测总胆红素和直接胆红素,用总胆红素浓度减去直接胆红素浓度获得间接胆红素浓度。直接胆红素主要检测的是大部分 δ 胆红素和结合胆红素以及一小部分非结合胆红素。

正常范围:与年龄有关(见表 16-12)。

2. 应用

(1)评估肝功能。

(2)评估影响胆红素产生、摄取、储存、代谢或排泄的各种疾病。

(3)监测新生儿光疗的疗效。

3. 临床意义

增加见于:

(1)肝细胞损伤

(2)胆道梗阻

(3)溶血性疾病

(4)新生儿生理性黄疸

(5)吉尔伯特病、克里格勒 - 纳贾尔综合征

16

(6) 甲状腺功能减退症

(7) 杜宾 - 约翰逊综合征

(8) 结合（直接）胆红素增加

① 遗传性疾病（例如杜宾 - 约翰逊综合征、Rotor 综合征）。

② 肝细胞损伤（如病毒、毒性、酒精、药物）。多达 1/3 的肝病患者，结合胆红素增加，而总胆红素正常。

③ 胆道梗阻（肝外或肝内）。

④ 浸润、占位性病变（例如转移、脓肿、肉芽肿、淀粉样变性）。

⑤ 直接胆红素：

总胆红素的 20% 至 40%：肝脏或肝后黄疸中更倾向于前者。

总胆红素的 40% 到 60%：发生于肝脏或肝后黄疸。

超过总数的 50%：肝脏或肝后黄疸中更倾向于后者。

⑥ 血清总胆红素 >684.16μmol/L 提示肝细胞阻塞而不是肝外阻塞。

(9) 非结合胆红素增高见于（结合胆红素占胆红素的 20%）

① 胆红素产生增加。

② 溶血疾病（例如血红蛋白病、红细胞酶缺陷、DIC、自身免疫性溶血）。

③ 无效红细胞生成（例如恶性贫血）。

④ 输血。

⑤ 血肿。

⑥ 遗传性疾病（如 Gilbert 病、Crigler-Najjar 综合征）。

⑦ 药物（例如导致溶血的药物）。

减少见于：

药物（如巴比妥类药物）

4. 局限性

(1) 标本应避光，并尽快检测。

(2) 竞争性结合人血白蛋白位点的化合物会导致血清胆红素水平降低（例如青霉素、磺胺异噁唑、阿司匹林）。

(3) 日变化为 15%~30%，禁食达 48 小时后，平均增加 1 倍至 2 倍。

(4) 与其他种族 / 民族相比，非裔美国男性和女性总胆红素分别下降 33% 和 15%。

(5) 光照可使总胆红素每小时降低 50%。

(6) 血清总胆红素不是肝功能障碍敏感的指标，它不能准确反映肝损伤的程度，其检测值必须超过 42.76μmol/L 才能产生临床黄疸；除非肝胆疾病同时存在，否则单纯溶血很少会大于 85.52μmol/L。

(7) 总胆红素一般在肝细胞性黄疸（<171.04μmol/L）中低于肿瘤性梗阻（≤342.08μmol/L）或肝内胆汁淤积。

(8) 在肝外胆道梗阻中，胆红素可能逐步上升至 513.12μmol/L~684.16μmol/L（部分原因是肾脏排泄胆红素转移至其他代谢物之间的平衡）。在肝细胞性黄疸中不会出现这种平台期，胆红素可能超过 684.16μmol/L（部分是由于伴随的肾功能不全和溶血）。

16

（9）由于癌症引起的阻塞通常比结石引起的浓度更高。

（10）在病毒性肝炎中，血清胆红素越高提示肝损伤越严重和临床病程更长。

（11）在急性酒精性肝炎中，>85.52μmol/L 提示预后不良。

（12）血清胆红素升高伴 ALP 正常提示有组织性高胆红素血症或溶血状态。

（13）肾脏排泄胆红素最大值为 171.04μmol/L~598.64μmol/L，如果存在肾脏疾病，则可能达到 1 282.8μmol/L。

（14）婴儿中结合胆红素 >17.104μmol/L 表示存在疾病。

（15）血清胆红素（结合胆红素 / 总胆红素）：

少于 20%：结构性（例如 Gilbert 病、Crigler-Najjar 综合征）。

（16）溶血：

① 20% 到 40% 的结合胆红素：肝细胞病变的可能性大于肝外梗阻，胆红素代谢紊乱（例如，Dubin-Johnson 综合征、Rotor 综合征）。

② 40% 到 60% 的结合胆红素：肝细胞型或肝外型均可见。

③ 大于 50% 的结合胆红素：肝外阻塞可能性大于肝细胞疾病。

第五十七节 出 血 时 间

1. 定义

出血时间（bleeding time，BT）是一种原发性止血（血小板和小血管）的功能测试，目前很少进行（见下文局限性）。

正常范围：4~7min（女性略长）。

2. 应用

（1）Mielke 修改的 Ivy 方法，使用市售模板，是执行 BT 的最佳标准化方法。将上臂的血压袖带充气至 40mmHg，通过模板在前臂掌侧表面上切两个小的皮肤切口，并且每 30 秒计数一次止血。

（2）当不能使用更好的标准化设备时，可以使用 BT：

① 对疑似有血小板缺陷或血管性血友病的患者进行检查，注意血管性血友病患者 BT 的极端变异性。

② 对诊断为血管性血友病、血小板病或尿毒症（肌酐 >1.1mg/L 止血受损）的出血患者进行监测止血治疗。

③ 尿毒症患者进行肾脏活组织检查之前。

3. 临床意义

（1）以下情况，BT 尚未被证明有意义：

① 肝病患者

② 普通手术、冠状动脉搭桥术或冠状动脉支架植入之前的患者

③ 整形外科、耳鼻喉科或神经外科手术之前的患者

16

④ 接受 ASA、NSAIDs 或抗血小板药物（氯吡格雷、普拉格雷）的患者

⑤ 骨髓增殖性肿瘤或骨髓增生异常综合征患者

（2）当血小板计数 $<50 \times 10^9/L$ 时，BT 检查是禁忌的，因为切口部位止血很难，并且测试可能也没有意义。

（3）BT 在血友病等凝血障碍中不会延长。

4. 局限性

存在操作者技术上的差异、有限的精确度、准确性、可重复性以及同一患者在不同时间的变异性。"体外"BT 设备，如血小板功能分析仪（PFA 100），能更好地进行标准化，并具有更好的重现性。

许多医疗机构已经不再使用 BT。

第五十八节　血气，pH 值

1. 定义

pH 是氢离子浓度的负对数，是血液酸、碱度的指标，pH 的改变可以反映非线性掩盖的酸碱紊乱的幅度。氢离子浓度取决于两个量的比值：肾脏调节的 HCO_3^- 浓度和肺控制的 PCO_2。

正常范围：

动脉：7.35~7.45

静脉：7.31~7.41

2. 应用

评估酸碱紊乱。

3. 临床意义

增加见于：

（1）代谢性碱中毒（血浆碳酸氢盐过量）

（2）碱补充过量

（3）钾消耗（GI 流失、缺钾、利尿）

① 肾上腺类固醇过量（库欣病、原发性醛固酮增多症）

② 慢性碱中毒

③ 失钾性肾病

（4）呼吸性碱中毒（溶解 CO_2 减少）

① 癔症

② 通过增加颅内压刺激呼吸中枢

③ 低氧伴随整体肺泡扩散的 CO_2 正常

④ 发烧

⑤ 水杨酸盐中毒（早期）

16

⑥ 人工通气过度

减少见于：

（1）代谢性酸中毒（碳酸氢盐缺乏症）

（2）酸形成增加

① 酮症（DM、饥饿、甲亢、高脂低碳水化合物饮食、创伤后）

② 细胞缺氧包括乳酸酸中毒

（3）H^+ 排泄减少

① 肾衰竭（肾前、肾脏和肾后）

② 肾小管酸中毒

③ Fanconi 综合征

④ 获得性（药物、高钙血症）

⑤ 遗传（胱氨酸病、Wilson 病）

⑥ 艾迪生病

（4）呼吸性酸中毒

① 肺气肿、肺炎和肺水肿

② 支气管收缩、栓塞和药物抑制呼吸中枢

③ 阻塞性或限制性肺部疾病

4. 局限性

新鲜抽取的血液在 37℃条件下 pH 值以 0.04~0.08pH U/h 的速率下降，在 25℃时下降速度约为 0.03U/h，但在 4℃时仅为 0.008U/h。

第五十九节　血尿素氮

1. 定义

蛋白质和核酸分解代谢形成尿素和氨。尿素主要在肝脏合成，90% 以上通过肾脏排泄。正常范围：2.499mmol/L~8.211mmol/L。

2. 应用

（1）作为评估肾功能的筛查试验广泛应用。

（2）与血清肌酐一起，血尿素氮（blood urea nitrogen，BUN）水平有助于肾前性、肾性和肾后性高尿酸血症的鉴别诊断。

（3）肾功能不全的诊断：可在肾小球内自由过滤，重吸收≤50%。

（4）评估肾小球功能：3.57mmol/L~7.14mmol/L BUN 基本代表肾小球功能正常。

（5）在慢性肾脏疾病中，BUN 与尿毒症的症状比血清肌酸酐的相关性更好。

（6）提供上消化道出血的证据。

（7）评估需要营养支持的过量分解代谢的患者，例如烧伤、癌症。

16

3. 临床意义

增加见于：

（1）肾功能受损：17.85mmol/L~53.55mmol/L 时意味着肾功能严重受损，BUN 显著增加（53.55mmol/L~89.25mmol/L）是肾小球功能严重受损的确凿证据。

（2）肾前性氮质血症——任何肾血流减少的原因：

① 慢性心力衰竭（CHF）

② 盐和水耗竭（呕吐、腹泻、利尿、出汗）

③ 休克

（3）肾后性氮质血症——任何尿路梗阻（BUN- 肌酐比率增加）。

（4）蛋白质分解代谢增加（血清肌酐保持正常）：

① 胃肠道出血

② 急性心肌梗死（AMI）

③ 压力

减少见于：

（1）利尿（例如，水负荷过多，通常与低蛋白质分解代谢有关）。

（2）严重的肝损伤（如药物、中毒、肝炎）。BUN 低至 2.142mmol/L~2.856mmol/L 通常与水负荷过多或肝脏疾病相关。

① 蛋白质合成的利用率增加（例如妊娠晚期、婴儿期、肢端肥大症、营养不良、合成代谢激素）

② 饮食［例如低蛋白和高碳水化合物、仅静脉注射喂养、吸收受损（乳糜泻）、营养不良］

③ 肾病综合征（部分患者）

④ 抗利尿激素分泌异常综合征（SIADH）

⑤ 继发性高血氨症（尿素在血液中几乎不存在）

4. 局限性

尿素水平随着年龄和饮食中蛋白质含量的增加而增加。

皮质类固醇、四环素和引起肾毒性的药物经常会增加 BUN。

抗凝剂中存在铵离子可能会导致结果假性升高。

第六十节 骨 髓 分 析

1. 定义

骨髓分析是指为了获得骨髓样本而进行的抽吸或（和）活检的研究。骨髓通常从髂后嵴获得。当发现外周血异常，需要寻找病因、分类和评估预后时，需要进行该试验，操作程序可以在床旁或诊室进行。

正常范围：出生时骨髓中造血干细胞与脂肪的比例为 100%，每 10 年下降约 10%，在儿童中为 9：1，年轻人为 2：1，中年人为 1：1，老人逐渐下降到 1：9。各种造血谱系的差异分布表可在血液学和病理学教科书中找到。

2. 应用

（1）骨髓穿刺用于分析细胞形态学成熟情况、定义异常细胞以及细胞化学、细胞遗传学分析，还用于分子研究、流式细胞术、微生物培养和鉴定、电子显微镜研究和组织培养，也可用于收集大量骨髓进行骨髓移植（现在大多数情况下浓缩外周血干细胞也是为了进行骨髓移植）。

（2）骨髓活检可用于检查完整骨髓组织、总体细胞、组织化学和免疫组织化学染色，以及某些分子诊断测试。采用活检可以更好地评估铁储存、纤维化、肉芽肿、脓肿、转移和血管病。

（3）可以通过骨髓检查来诊断和追踪影响或浸润骨髓的各种疾病。

①　骨髓铁染色是缺铁性贫血诊断的金标准，对于铁超载的情况也需要进行铁染色。

②　起源于或浸润骨髓的肿瘤：白血病、骨髓增殖性肿瘤、骨髓增生异常综合征、浆细胞肿瘤、转移灶、淀粉样变性。

③　霍奇金淋巴瘤和其他淋巴瘤的分期。

④　侵入骨髓并导致外周血象白红增多的肿瘤和感染（如结核病）（骨髓病性贫血）。

⑤　再生障碍性贫血、粒细胞缺乏症、血细胞减少。

⑥　不明原因的贫血、脾大、淋巴结肿大。

⑦　巨幼细胞贫血症（很少需要）。

⑧　药物导致的骨髓受损。

⑨　追踪白血病、淋巴瘤（伴有骨髓浸润的病例）、骨髓增生异常和骨髓增殖性肿瘤的治疗。

⑩　监测干细胞移植和骨髓清除疗法后的恢复情况。

⑪　传染病和未知病因的发热（培养、微生物鉴定。）

3. 局限性

骨髓抽取物可能会被外周血稀释，导致骨髓细胞成分减少。

潜在的病症可能导致骨髓的不规则浸润（如骨髓瘤），所取得骨髓活检组织可能不足以进行准确诊断而出现漏诊。

第六十一节　脑 钠 尿 肽

1. 定义

脑钠尿肽（brain natriuretic peptide，BNP）又可称为 B 型利钠肽、N 末端 B 型利钠肽和 NT-proBNP。BNP 是由心室肌细胞（左心室）分泌的一种激素，是心肌细胞应对压力超负荷 / 肌细胞伸展而作出的反应。BNP 具有强效排尿、排钠和血管平滑肌松弛作用。心脏通常会产生低水平的前体蛋白 pro BNP，其被切割后释放出活性激素 BNP 和无活性片段 NT-proBNP。

正常范围：

BNP：<100pg/ml

NT-proBNP：0~74 岁：≤124pg/ml；75 岁及以上：≤449pg/ml

2. 应用

(1) 筛查和诊断 CHF：血液中的 BNP 和 NT-proBNP 水平有助于评判心力衰竭的预后，两种标志物较高的患者通常预后较差。

(2) >480pg/ml，意味着在未来 6 个月内发生心源性 / 非心源性事件的几率为 51%。

(3) <230pg/ml，未来 6 个月内发生心源性 / 非心源性事件的几率 2.5%。

(4) >130pg/ml，发生猝死的几率为 19%。

(5) <130pg/ml，发生猝死的几率为 1%。

(6) 呼吸困难的鉴别诊断：<100pg/ml 可以排除 CHF 导致呼吸困难；>400pg/ml 表示 95% 的可能性存在 CHF；100pg/ml~400pg/ml 需要进一步检查。

(7) 确定 CHF 的严重程度：数值越高，纽约心脏协会 I~IV 类级别越高，BNP 是 III 和 IV 类 CHF 的预后评估依据。

(8) 左心室功能障碍的诊断：不推荐对无症状的左心室功能不全患者进行常规检查；右心衰竭患者 BNP 的升高少于左室功能不全。

(9) 在适当的临界值时，BNP 和 NT-proBNP 具有相似的 S/S=70%/70% 和 NPV=80%。

(10) 升高越多预示 CHF 患者的结局越差。

(11) 急性心肌梗死后数值升高可预测预后较差。

(12) BNP 随心律不齐而升高不明显

(13) 肾衰竭时 BNP 和 NT-proBNP 升高，尤其是在需要透析的情况下。

(14) 无症状而超声心动图异常的患者：其平均值 =300pg/ml。

3. 临床意义

升高见于：

(1) 心力衰竭

(2) 左心功能不全

(3) 肾功能障碍

(4) 冠状动脉疾病

(5) 瓣膜疾病

(6) 心律失常

(7) 脑损伤

(8) 贫血（BNP）

(9) 败血症和休克（NT-proBNP）

4. 局限性

常规血 BNP 或 NT-proBNP 检测不适用于监测确定慢性或急性心力衰竭患者的特定性治疗。

奈西立肽（人类重组 BNP）可增加 BNP，研究表明对 NT-proBNP 的影响很小。

年龄和运动也会增加 BNP。

肥胖会降低 BNP。

16

每周变化(每周 BNP 和 NT-proBNP 的变化分别约为 50% 和 60%)表明心脏状态改变。

第六十二节　支气管扩张剂

见茶碱(1,3-二甲基黄嘌呤)。

第六十三节　β-痕迹蛋白

1. 定义

β-痕迹蛋白也被称为 BTP 或 lipocalin 型前列腺素 D 合酶,该检测目前在临床实验室中尚未广泛使用,只作为研究使用。BTP 是一种低分子量糖蛋白,可通过肾小球基底膜自由滤过,非肾脏消除很少,是 GFR 的理想标记物。在慢性肾脏病患者、肾移植受者和儿童中,BTP 已被证明是比肌酐更敏感的 GFR 指标。

正常范围:0.40mg/L~0.74mg/L。

2. 应用

(1) 儿童中以及 DM 和各种肾脏疾病中 GFR 的替代标志物。

(2) 早期诊断 CSF 漏(CSF 鼻漏)的准确标志。

3. 局限性

肾功能不全和细菌性脑膜炎患者血清水平升高,CSF 水平降低。

没有明确的、准确的临界值,而其为诊断的关键因素。

第六十四节　尿素氮/肌酐比值

1. 定义与应用

BUN 与肌酐比值可用于区分肾性氮质血症和肾前性氮质血症。由于比值变化较大,只能用作粗略指导。

正常范围(大部分正常饮食者的常见范围:12~16)。

2. 临床意义

肌酐水平正常,比值增加(>10∶1):

(1) 由于 GFR 降低导致肾前性氮质血症(如心力衰竭、盐缺乏、脱水、失血)。

(2) 组织分解增加。

(3) 胃肠道出血;据报道,在没有发生胃内容物误吸的患者,比值≥36 可区分上消化道和下消化道出血。

(4) 摄入高蛋白。

16

（5）肾功能受损加剧。

① 过量的蛋白质摄入或产生或组织分解（例如胃肠道出血、甲状腺毒症、感染、库欣综合征、高蛋白饮食、手术、烧伤、恶病质、高热）。

② 尿重吸收（例如输尿管结扎术）。

③ 肌肉量减少的患者（产生的肌酐低于正常）。

（6）某些药物（如四环素、糖皮质激素）。

（7）选择性增加血浆尿素（利尿剂引起的氮质血症）。

肌酐水平升高，比值增加（>10∶1）。

（1）肾后性氮质血症（BUN 升高幅度显著高于肌酐）（例如梗阻性尿路疾病）。

（2）肾脏疾病叠加肾前性氮质血症。

BUN 降低，比值降低（<10∶1）：

（1）急性肾小管坏死。

（2）低蛋白饮食、饥饿、严重的肝脏疾病和其他引起尿素合成减少的原因。

（3）反复透析（尿素可以从细胞外液中扩散出来，肌酐则不能）。

（4）尿素循环酶遗传缺陷（例如高氨血症——血液中实际上不存在尿素）。

（5）SIADH（由于肾小管分泌尿素）。

（6）妊娠。

肌酐升高，比值降低（<10∶1）：

（1）苯酰胺治疗（加速肌酸转化为肌酐）。

（2）横纹肌溶解症（肌肉中的肌酐释放）。

（3）发生肾衰竭的肌肉疾病患者。

4. 局限性

（1）糖尿病酮症酸中毒（diabetic ketoacidosis，DKA）（乙酰乙酸可使某些方法检测的肌酐发生假性升高，导致脱水时应产生的比值升高变成正常或者下降）。

（2）头孢菌素治疗（干扰肌酐测定）。

第六十五节　降　钙　素

1. 定义

降钙素也称甲状腺抑制素，是由甲状腺滤泡旁 C 细胞分泌的多肽激素，可直接作用于破骨细胞，降低骨吸收活性，引起血清钙下降。

正常范围：

年龄较大的儿童和成人：男性 <12ng/L；女性 <5ng/L。

婴幼儿：小于 6 个月 <40ng/L；儿童 6 个月到 3 岁 <15ng/L（Basuyau）。

2. 应用

（1）血清降钙素可用于诊断原发肿瘤切除后的髓样癌复发或转移，或者是用于确认降钙素基础水平升高的肿瘤是否完全切除。

（2）在美国，血清降钙素的检测并不作为甲状腺结节患者常规评估的一部分。血清降钙素常出现假性升高，而细针穿刺活检的准确性较高，因此这一建议尚未发生改变。此外，患有局部区域转移或局部浸润性甲状腺髓样癌（medullary thyroid carcinoma，MTC）的患者血清降钙素浓度偶尔也正常。

3. 临床意义

升高见于：

（1）肺癌、乳腺癌、胰岛细胞癌或卵巢癌，和类癌导致的异位产生，以及骨髓增生性疾病。

（2）任何病因引起的高钙血症均可刺激降钙素产生。

（3）Zollinger-Ellison 综合征。

（4）C 细胞增生。

（5）恶性贫血。

（6）急性或慢性甲状腺炎。

（7）慢性肾衰竭。

降低见于：

MTC 患者手术治疗后

① 在完全治愈的情况下，血清降钙素水平在数周内降至不可检测的范围。

② 先前术后无法检测或血清降钙素水平非常低的患者出现降钙素升高，提示疾病复发或扩散，并应进一步的诊断评估。

4. 局限性

（1）即使 MTC 患者甲状腺无可触及的肿块，降钙素基础空腹水平也可能会升高。

① 遵循昼夜节律，午餐后出现高峰。

② 约 1/3 的 MTC 患者基础水平正常。

（2）降钙素超过 2 000pg/ml 基本与 MTC 相关，在少数患者可由明显的肾衰竭或降钙素的异位产生引起。

（3）500pg/ml~2 000pg/ml 通常提示髓样癌、肾衰竭或降钙素的异位产生。

（4）100pg/ml~500pg/ml 应谨慎解释，并进行重复检测和激发试验。如果在 1~2 个月内重复测定结果仍然不正常，一些学者推荐进行甲状腺全切除术。

（5）该检测不能用于钙代谢疾病的评估。

（6）患者血清中存在人抗鼠抗体或嗜异性抗体可能出现假性升高。

第六十六节 钙 离 子

1. 定义

离子钙是钙的生理活性形式，钙离子平衡受甲状旁腺、骨、肾和肠的调节，ICU 及术中患者较常检测。

16

正常范围:1.1mmol/L~1.3mmol/L。

危急值范围:<1.0mmol/L 或 >1.5mmol/L。

2. 应用

(1) 患有低钙血症或高钙血症,血清钙处于临界值和血清蛋白水平改变的患者。

(2) 游离钙约占血清总钙的 50%,40%~45% 的钙与白蛋白结合,5%~10% 与其他阴离子结合(如硫酸盐、磷酸盐、乳酸盐和柠檬酸盐),只有游离钙是有生理活性的。血清总钙不能反映离子钙水平的变化,因为即使离子钙发生变化,总钙也可能保持不变(例如,血液 pH 值升高引起结合钙增加而离子钙减少,PTH 过多使结合钙减少而离子钙增加)(离子钙总是受血液 pH 值影响,酸中毒可使离子钙浓度增加,碱中毒时可使之降低)。但是,对于重症患者来说,血清总钙浓度升高通常提示是由离子钙增加引起的高钙血症,浓度正常表明不是由离子钙减少引起的低钙血症。

(3) 首选测量离子钙,而不是总钙,因为离子钙具有生理活性并可以快速检测,这在某些情况下可能是必不可少的(例如,在肝移植和快速或大量输入枸橼酸盐抗凝血时,测定总钙已经没有意义)。

(4) 血清离子钙浓度小于 0.5mmol/L 时,常发生危及生命的并发症。

(5) 多次输血时,离子钙浓度小于 0.7mmlol/L 可能是需要补钙的一个指标。

3. 临床意义

钙离子浓度升高:

(1) 低白蛋白血症伴血清总钙正常,可能表明存在由钙离子浓度升高引起的高钙血症。

(2) 约 25% 的甲状旁腺功能亢进患者的血清总钙正常,但钙离子浓度升高。

(3) 酸中毒。

(4) 转移性骨肿瘤。

(5) Milk-alkali 综合征。

(6) 多发性骨髓瘤。

(7) Paget 病。

(8) 结节病。

(9) 产生 PTH 样物质的肿瘤。

(10) 维生素 D 中毒。

钙离子浓度降低:

(1) 碱中毒(例如过度通气,为了控制颅内压升高)(血清总钙可能正常),给予碳酸氢盐以控制代谢性酸中毒

(2) 血清游离脂肪酸增加(钙与白蛋白结合增加)

① 某些药物(如肝素、Ⅳ脂质、肾上腺素、去甲肾上腺素、异丙肾上腺素、酒精)。

② 严重压力(如急性胰腺炎、DKA、败血症、AMI)。

③ 血液透析。

(3) 甲状旁腺功能减退症(原发、继发)。

(4) 维生素 D 缺乏。

16

（5）毒性休克综合征。

（6）脂肪栓塞。

（7）低钾血症可使患者避免发生低钙性手足搐搦，纠正低钾血症而不矫正低钙血症可能会引发手足搐搦。

（8）吸收不良。

（9）骨软化。

（10）胰腺炎。

（11）肾衰竭。

（12）佝偻病。

4. 局限性

（1）由于样本处理和电极选择性存在差异，致使已报道的钙离子参考范围不尽相同。每毫升血液中每添加一个单位的肝素，可使钙离子下降 0.01mmol/L。

（2）如果样本是无氧条件下采集的，测量时可不必将样本的 pH 调整为 7.4。

（3）通过公式，可根据血清总钙浓度、白蛋白和总蛋白含量，计算出钙离子的浓度。但是，因为这些公式并不是在所有情况下都适用，所以不推荐使用。

（4）钙剂治疗不能改善低镁血症或高镁血症患者的镁离子浓度，所以为防止发生低镁血症或高镁血症，低钙血症患者均需定期监测血清镁。

（5）与钙离子结合的离子增加：

① 磷酸盐（例如，DKA 患者的补磷治疗、导致肿瘤溶解综合征的化疗、横纹肌溶解症）。

② 碳酸氢盐。

③ 柠檬酸盐（例如，输血期间）。

④ 含有钙螯合剂的造影剂。

第六十七节　总　　钙

1. 定义

人体 99% 的钙分布在骨骼中，剩余的 1% 存在于血液中。血液中的钙，约 50% 呈离子状态（游离的），约 10% 与阴离子（例如磷酸盐、碳酸氢盐）结合，约 40% 与血浆蛋白结合。在与血浆蛋白结合的钙离子中，40%~80% 与白蛋白结合。

正常范围：2.2mmol/L~2.7mmol/L。

危急值：<6.6 或 >12.9mg/dl。<1.6mmol/L 或 >3.2mmol/L。

2. 应用

诊断和监测多种疾病，包括蛋白质和维生素 D 代谢紊乱，以及骨骼、肾脏、甲状旁腺或胃肠道疾病。

16

3. 临床意义

血钙浓度升高：

(1) 原发性和继发性甲状旁腺功能亢进。

(2) 急性和慢性肾衰竭。

(3) 肾移植术后。

(4) 伴有吸收不良的骨软化症。

(5) 铝相关性骨软化症。

(6) 恶性肿瘤(尤其是乳腺癌、肺癌、肾癌，以及 2% 的霍奇金淋巴瘤或非霍奇金淋巴瘤患者)。

① 直接骨转移(多达 30% 的患者)(例如乳腺癌、霍奇金和非霍奇金淋巴瘤、白血病、胰腺癌、肺癌)。

② 破骨细胞活化因子(例如，多发性骨髓瘤、伯基特淋巴瘤，可能在人 T 细胞白血病病毒 I 相关淋巴瘤中显著增加)。

③ 恶性肿瘤体液性高钙血症。

④ 1,25- 二羟基维生素 D3 的异位产生(例如霍奇金和非霍奇金淋巴瘤)。

(7) 肉芽肿疾病(例如，在结节病、结核、麻风病中不太常见，在真菌病、铍中毒、硅胶肉芽肿、克罗恩病、嗜酸性肉芽肿、急性发热中更少见)。

(8) 药物的影响

① 维生素 D 和维生素 A 中毒。

② Milk-alkali(Burnett)综合征(少见)。

③ 利尿剂(如噻嗪类)。

④ 其他(雌激素、雄激素、孕激素、三苯氧胺、锂、甲状腺激素、肠外营养)。

(9) 急性或慢性肾衰竭

(10) 其他内分泌情况

① 甲状腺毒症(20%~40% 的患者，通常小于 3.5mmol/L)。

② 更少见：部分甲状腺功能减退症、库欣综合征、肾上腺皮质功能不全、肢端肥大症、嗜铬细胞瘤(少见)、VIPoma 综合征。

③ 多发性内分泌肿瘤。

(11) 急性骨质疏松症(例如，年轻患者的固化或伴发骨骼 Paget 病)。

(12) 其他

① 家族性低尿钙性高钙血症。

② 导致急性肾衰竭的横纹肌溶解症。

③ 卟啉症。

④ 脱水伴高蛋白血症。

⑤ 低磷酸酯酶症。

⑥ 婴儿期的特发性高钙血症。

(13) 高钙血症常伴发低钾血症。另外，由于高钙血症可导致肾性尿崩症，所以患者常出现脱水症状。

血钙浓度下降(表 16-13 和表 16-14):

表 16-13　各种低血钙症中的血清磷酸盐、PTH 和维生素 D 水平的变化

低血钙紊乱	血清 PO_4	PTH	$25(OH)D$	$1,25(OH)_2D$
甲状旁腺功能减退	I	D	N	D
假甲状旁腺功能减退	I	I	N	D
维生素 D 缺乏	D	I	D	低 N
1α- 羟化酶缺乏	D	I	N	D
$1,25(OH)_2D$ 抗性	D	I	N	I

PO_4:磷酸盐;N:正常;I:增高;D:降低。

表 16-14　低钙血症相关的各种血清和尿液分析物的变化

低钙血症与下列因素有关	增高	降低
血清 PTH	假性甲状旁腺功能减退 急慢性肾衰竭 营养不良 维生素 D 缺乏 磷酸盐给药	甲状旁腺功能减退 急性胰腺炎 镁缺乏
血清磷	甲状旁腺功能减退 假性甲状旁腺功能减退 急(少尿期)慢性肾衰竭 磷酸盐给药	维生素 D 缺乏 急性胰腺炎 急性肾衰竭(利尿期) 营养不良
血清碳酸氢盐和 pH	甲状旁腺功能减退	
血清镁	急慢性肾衰竭	镁缺乏 急性胰腺炎 急性肾衰竭(利尿期)
尿钙	甲状旁腺功能减退	其他原因引起的低钙血症
尿磷酸盐	慢性肾衰竭 维生素 D 缺乏 营养不良 磷酸盐给药	甲状旁腺功能减退 假性甲状旁腺功能减退 镁缺乏
尿 cAMP	慢性肾衰竭 维生素 D 缺乏 营养不良	甲状旁腺功能减退 假性甲状旁腺功能减退

cAMP,环一磷酸腺苷。

(1) 甲状旁腺功能减退症

① 手术

② 甲状旁腺的特发性浸润(例如,肉状瘤、淀粉样变、血色病、肿瘤)

③ 遗传性(例如 DiGeorge 综合征)

④ 假性甲状旁腺功能减退症

⑤ 慢性肾脏疾病伴尿毒症和磷酸盐潴留、Fanconi 综合征、肾小管酸中毒

16

⑥ 钙和维生素 D 吸收不良、梗阻性黄疸

⑦ 钙、磷和维生素 D 摄入不足

⑧ 骨疾病(骨软化症,佝偻病)

⑨ 饥饿

⑩ 妊娠后期

(2) 柠檬酸盐与钙离子结合

① 多次输注含柠檬酸盐的血液

② 柠檬酸盐作为抗凝剂进行透析

(3) 高磷酸盐血症(例如,磷酸盐灌肠或输注)

(4) 横纹肌溶解症

(5) 肿瘤溶解综合征

(6) 急性的严重疾病(例如,胰腺炎伴有广泛的脂肪坏死、败血症、烧伤)

(7) 呼吸性碱中毒

(8) 某些药物

① 癌症化疗药物(例如顺铂、普卡霉素、阿糖胞苷)

② 氟化物中毒

③ 抗生素(如庆大霉素、喷他脒、酮康唑)

④ 抗惊厥药的慢性治疗用途(例如苯巴比妥、苯妥英)

⑤ 循环活性利尿剂

⑥ 降钙素

⑦ 基于钆的磁共振(MR)成像造影剂

(9) 成骨细胞瘤转移

(10) 存在妊娠并发症的新生儿

① 高胆红素血症

② 呼吸窘迫、窒息

③ 脑部损伤

④ 糖尿病母亲的婴儿

⑤ 早产

⑥ 母亲甲状旁腺功能减退症

(11) 高镁血症(例如镁剂治疗妊娠毒血症)

(12) 镁缺乏

(13) 毒性休克综合征

40% 以上的患者在甲状腺次全切除术后会出现暂时性低钙血症,而且 20% 以上的患者会表现出症状。

4. 局限性

(1) 因为 10g 血清白蛋白可结合 0.2mmol 钙,所以应同时检测血清总蛋白和白蛋白,以准确反映血清钙浓度。当白蛋白低于 40g/L 时,每 10g/L 的白蛋白,血清钙浓度应增加 0.2mmol/L;当球蛋白高于 60g/L 时,与球蛋白的结合仅影响血清总钙浓度。

16

（2）血清总钙浓度随下列情况升高

① 高白蛋白血症（例如多发性骨髓瘤、Waldenström 巨球蛋白血症）

② 脱水

③ 采集血液时长时间使用止血带导致静脉淤滞

④ 使用软木塞试管

⑤ 低钠血症（<120mmol/L）可增加钙与蛋白质的结合，从而使总钙浓度轻度升高（高钠血症的影响相反）。

（3）血清总钙浓度下降

① 低镁血症（例如接受顺铂化疗）

② 高磷酸盐血症（例如泻药、磷酸盐灌肠剂、白血病或淋巴瘤化疗、横纹肌溶解症）

③ 低白蛋白血症

④ 血液稀释

第六十八节　尿　　钙

1. 定义

尿钙浓度可反映钙的摄入量、肠钙吸收率、骨吸收和肾脏丢失。任何原因引起的高钙血症都会使尿钙排泄增多，其测量对高钙血症的鉴别诊断几乎没有意义。但是，空腹尿钙浓度可用于评估肾小管钙重吸收异常对钙平衡紊乱的影响。

正常范围：

24 小时尿：100mg/d~300mg/d。

随机尿：

男性：(12~244)mg/g 肌酐

女性：(9~328)mg/g 肌酐

2. 应用

（1）骨疾病、钙代谢和肾结石患者的评估。

（2）接受钙剂治疗的骨量减少患者的随访。

（3）尿钙浓度检测是家族性良性低尿钙性高钙血症最佳的检查方法。

3. 临床意义

增加见于：

（1）原发性甲状旁腺功能亢进症

（2）恶性体液性高钙血症

（3）维生素 D 过量

（4）结节病

（5）Fanconi 综合征

（6）骨溶解性骨转移

16

(7) 骨髓瘤

(8) 骨质疏松症

(9) 远端肾小管性酸中毒

(10) 特发性高钙尿症

(11) 甲状腺毒症

(12) Paget 病

(13) 乳房或膀胱恶性肿瘤

减少见于:

(1) 家族性低尿钙(良性)高钙血症

(2) 甲状旁腺功能减退症

(3) 假性甲状旁腺功能减退症

(4) 佝偻症与骨软化症

(5) 甲状腺功能减退症

(6) 乳糜泻

(7) 脂肪泻

4. 局限性

(1) 钙和蛋白质的摄入量,及磷排泄量会改变尿钙排泄。

(2) 孕晚期下降。

(3) 约 1/3 的甲状旁腺功能亢进症患者的尿钙正常。

第六十九节 粪便钙防卫蛋白

1. 定义

钙防卫蛋白是一种重要的钙结合蛋白,主要存在于中性粒细胞中,具有抗微生物和抗增殖活性。当机体发生炎症反应时,中性粒细胞脱颗粒释放钙防卫蛋白。因此,在肠道发生炎症时,可在粪便中检测到钙防卫蛋白。黏膜损伤造成的中性粒细胞脱颗粒可直接引起粪便中的钙防卫蛋白浓度升高。特别是在炎性肠病(inflammatory bowel disease,IBD)患者(溃疡性结肠炎和克罗恩病)和不确定性结肠炎患者中,粪便中的钙防卫蛋白水平高于血浆。粪便钙防卫蛋白试验检测的灵敏性和特异性与粪便乳铁蛋白试验相似。

参考区间:阴性。

2. 应用

(1) 诊断 IBD,包括克罗恩病和溃疡性结肠炎。

(2) 鉴别诊断 IBD 和肠易激综合征(irritable bowel syndrome,IBS)。

(3) 监测 IBD 的活动度并预测复发。

16

3. 临床意义

（1）升高见于：

① 对腹痛和腹泻患者的炎症筛查

② 鉴别活动性 IBD 和非炎症性 IBS 的患者

③ 监测 IBD 的活动性

（2）降低见于：

无

4. 局限性

（1）当发生胃肠道感染和结直肠肿瘤时,粪便钙防卫蛋白的浓度可能会假性升高。

（2）不能用于区分各种炎症性肠道病变。

（3）儿童和青少年比成人更易出现假阴性结果。

（4）使用非甾体抗炎药后粪便钙防卫蛋白水平升高,具体变化与年龄相关。

（5）出血（例如鼻衄或月经）可能会造成粪便钙防卫蛋白水平升高。

第七十节　癌抗原 15-3

1. 定义

癌抗原 15-3（cancer antigen 15-3，CA 15-3）是一种糖蛋白,由 *MUC1* 基因编码的黏液型糖类抗原产物,在多种腺癌均有表达,特别是乳腺癌。它是一种高分子量的(300kDa~450kDa)的多形上皮黏蛋白。

参考区间：<38U/ml。

2. 应用

（1）CA15-3 是乳腺癌的一种标志物,美国食品药品监督管理局（United States Food and Drug Administration，USFDA）仅批准 CA 15-3 用于出现临床症状前的乳腺癌复发检测,以及监测乳腺癌患者对治疗的反应,血液浓度变化 ±25% 具有临床意义。

（2）尽管 CA15-3 可能在疾病出现临床症状之前 9 个月内升高,但其尚未被批准作为筛查指标。

3. 临床意义

升高见于：

（1）约 80% 的转移性乳腺癌患者。

（2）CA15-3 对胰腺癌、肺癌、卵巢癌、结直肠癌和肝癌的检测缺乏特异性。

4. 局限性

（1）CA15-3 不能用于诊断乳腺癌。

16

(2) 临床灵敏度为 60%、特异性为 87%, 阳性预测值 (positive predictive Value, PPV) 为 91%。

(3) 通常认为 CA 15-3 与癌抗原 27.29 黏蛋白标志物的临床意义是相同的。

推荐阅读

参考文献

Duffy MJ, Duggan C, Keane R, et al. High preoperative CA 15-3 concentrations predict adverse outcome in node-negative and node-positive breast cancer: study of 600 patients with histologically confirmed breast cance . *Clin Chem*. 2004;50:559–563.

第七十一节　癌抗原 19-9

1. 定义

癌抗原 19-9 (cancer antigen 19-9, CA 19-9) 是一种经修饰的 Lewis (a) 血型抗原, 常作为肿瘤标志物使用, 在某些胃肠道肿瘤患者的血清中浓度升高。

参考区间: <35U/ml。

2. 应用

(1) 用于胰腺癌的检测、诊断和预后评估。

(2) 监测对治疗的反应 (例如 CA19-9 浓度升高与肿瘤术后复发存在相关性)。

(3) CA19-9 与 CEA 联用可能对癌症的诊断和早期复发检测有一定价值。

(4) 原发性硬化性胆管炎患者的 CA19-9 浓度升高, 可能预示着病情向胆管癌进展。

3. 临床意义

升高见于:

(1) 80% 的胰腺癌患者。

(2) 胰腺炎患者的 CA19-9 浓度通常小于 75U/ml, 但胰腺癌患者与其相比要高得多。

(3) 22%~51% 的肝胆肿瘤患者。

(4) 42% 的胃癌患者。

(5) 20% 的结肠癌患者, 但往往预后极差。

(6) 可能升高的非癌症疾病包括肝硬化、胆管炎、肝炎、胰腺炎和良性的胃肠道疾病等。

(7) 可作为 MTC 去分化和疾病进展的标志物。

4. 局限性

(1) 血型抗原 Le a-b- 型者不能合成 CA19-9 (占人群的 5%~10%)。

(2) 由于 CA19-9 的 PPV 小于 1%, 故对癌症筛查价值不大。然而当其浓度高于 1 000U/ml 时, PPV 可高达 97%。

(3) 使用不同厂商的方法检测同一样本的 CA 19-9 浓度, 结果可能会有所不同。这是由于检测方法和试剂特异性的差异造成的, 因此不同厂家的试剂不能交叉使用。如果在患者

16

的动态监测过程中,检测方法发生了改变,则需要进行序贯检测来确定基线值。

第七十二节　癌抗原 27.29

1. 定义

癌抗原 27.29(cancer antigen 27.29,CA 27.29)是一种糖蛋白(Muc-1)的单克隆抗体,主要存在于正常上皮细胞的表面。其作为肿瘤标志物与 CA 15-3 的临床意义相似。

参考区间:<38.6U/ml。

2. 应用

可作为对接受过Ⅱ期和Ⅲ期治疗的乳腺癌患者的监测指标。

3. 临床意义

升高见于:

(1) 1/3 的Ⅰ期和Ⅱ期早期乳腺癌患者,及 2/3 的Ⅲ期和Ⅳ期的晚期乳腺癌患者。

(2) 相关的恶性肿瘤:结肠癌、胃癌、肝癌、肺癌、胰腺癌、卵巢癌及前列腺癌。

(3) 良性疾病包括:乳腺、肝脏和肾脏疾病,卵巢囊肿、结核病、结节病、子宫内膜异位症、系统性红斑狼疮、哺乳期及妊娠期。

4. 局限性

(1) 对早期乳腺癌的发生缺乏预测价值,因此尚不能用于对恶性肿瘤的筛查与诊断。

(2) 由于不同检测方法和试剂之间的特异性存在差异,所以使用不同的检测方法和试剂检测同一样本的 CA 27.29 浓度,结果可能会有所不同。因此,使用不同检测方法得到的结果不能交叉使用。

(3) 不能将 CA 27.29 的水平高低作为判断恶性疾病是否存在的唯一依据,CA 27.29 应当与其他诊断方法联合使用。

第七十三节　血清癌抗原 -125

1. 定义

癌抗原 -125(cancer antigen-125,CA-125)是一种存在于许多卵巢癌细胞表面的大分子糖蛋白(分子量 200kDa~1 000kDa),在一些正常组织中也有分布,是 *MUC16* 基因的产物。

参考区间:0~35U/ml。

2. 应用

(1) 对伴有遗传性综合征的女性卵巢癌患者推荐 CA-125 和经阴道超声联合使用进行早期检测,早期干预可能会使这部分患者受益。CA-125 也可用于良性与恶性盆腔肿物的辅助鉴别诊断,特别是对绝经后的女性。

(2) 不建议将 CA-125 用于对无症状女性的筛查。

(3) CA-125 也可用于监测化疗疗效。

3. 临床意义

升高见于:

(1) 恶性疾病

① 100% 的输卵管肿瘤;85% 的非粘液性上皮性卵巢癌;83% 子宫颈腺癌;50% 的子宫内膜腺癌;以及不足 15% 的外阴和子宫颈的鳞状细胞癌

② 45% 的滋养细胞肿瘤

③ 40% 的发生胸膜心包膜或腹膜转移的非霍奇金淋巴瘤患者

④ 胰腺癌、肝癌和肺癌

(2) 影响子宫内膜的情况:

① 27% 的妊娠女性

② 月经、子宫内膜异位症

(3) 胸腔积液或炎症(例如癌症、充血性心力衰竭)

(4) 腹水或炎症(例如盆腔炎性疾病),尤其是细菌性腹膜炎患者,腹水中 CA-125 的浓度比血清浓度高的多。

(5) 某些良性疾病:

① 肝硬化、66% 的严重肝坏死患者

② 其他肝脏疾病、胰腺疾病和胃肠道功能紊乱等

③ 肾衰竭

(6) 1% 的健康人

降低见于:

(1) 绝经后妇女

(2) 非裔美籍女性和亚洲女性(这部分人群的正常值偏低)

4. 局限性

(1) 检测 CA-125 采用的是人抗鼠抗体或异嗜性抗体。

(2) 粘液性腺癌 CA-125 的水平不升高。

(3) 不同检测方法得到的结果存在差异,因此不能交叉使用。

(4) 大多数商业性试剂盒引用的参考区间上限是 35IU/ml;一些研究发现通过降低 cutoff 值能够显著提高疾病的检出率。

(5) 即使 CA-125 处于正常水平也不能完全排除肿瘤。

(6) 即使 CA-125 浓度很高,也不能用于鉴别良性与恶性的盆腔肿物。

(7) 尽管在女性浆液性卵巢癌患者出现临床症状前 12 个月内 CA-125 的水平可能会升高,但并不推荐将其作为一项筛查指标,因为有 20% 的患者在确诊时和不足 10% 的 I 期、Ⅱ期患者 CA-125 水平并不升高(灵敏度和特异性低,假阳性率高)。

对晚期癌症的早期诊断意义不大。

16

（8）用于持续性或复发性疾病的术后监测，术后 3~6 周内 CA-125 浓度升高往往提示预后较差。

① 无残留病灶的肿瘤患者或残留病灶 <2cm 者 CA-125 水平较低。

② 有 95% 的 CA-125 浓度 >35U/ml 患者可以检测到残余肿瘤，但阴性检测结果也不能完全排除残余肿瘤。

（9）在化疗期间 CA-125 水平升高与肿瘤进展相关，水平下降至正常表明化疗有效。在稳定的或进展的浆液性卵巢癌中，CA-125 一直保持较高水平。

（10）CA-125 浓度可能在临床复发前几个月持续升高，意味着可能要进行二次手术，但是即使浓度没有升高也并不代表不存在持续性或复发的肿瘤。

（11）CA-125 水平越高，预后生存往往越差；CA-125>35U/ml 高度提示肿瘤复发。

① 90% 已转移至腹膜的女性癌症患者的 CA-125 浓度 >65U/ml。

② 卵巢浆液性囊腺癌患者的 CA-125 水平也较高。

（12）CA-125 水平在良性疾病中变化不显著，而在恶性疾病中则会进行性升高，因此连续检测比单次检测更有意义。

（13）CA-125 可在 80% 的常见上皮肿瘤患者（其中 50% 是在疾病早期）出现升高。值得注意的是，有 0.6% 的 50 岁以上的健康女性 CA-125 水平也有所升高。

（14）如果出现以下情况则提示疾病预后较好：

① 术后 5 天内水平下降 50%。

② 一般在术后 4 周内测得术后与术前浓度比为 0.1。

③ 术后与术前浓度比为 0.1~0.5 者，化疗效果可能较好，但复发率较高。

④ 术后与术前浓度比 >0.8 的患者应考虑替代疗法（例如放疗或同时采用不同的化疗方案）。

参考文献

Fritsche HA, Bast RC. CA 125 in ovarian cancer: advances and controversy. *Clin Chem.* 1998;44:1379–1380.

第七十四节　大　　麻

1. 定义

大麻是一种原产于中亚的一年生芳香植物，大麻共含有 61 种大麻素，包括 Δ^9- 四氢大麻酚（delta-9-tetrahydrocannabinol，Δ^9-THC）和大麻二酚。别名：毒品大麻、印度大麻、线麻、胡麻、火麻、野麻。

2. 应用

（1）尚没有获得政府认可的医疗用途（管制物质法目录 I）。

（2）大麻可以影响人的情绪，可用于自我情绪控制，低剂量可作为兴奋剂或镇静剂，高剂量则会抑制中枢神经系统。

16

3. 局限性

(1) 筛查试验通常以免疫分析为基础。

① 全血、血清、血浆的酶联免疫吸附试验（enzyme-linked immunosorbent assa，ELISA）。

目标分析物：Δ^9-THC。

cutoff 值变化范围：2ng/ml~5ng/ml。

可能会与 11- 羟基 - 四氢大麻酚（11-hydroxy-THC）、羧基 - 四氢大麻（THC-COOH）发生严重的交叉反应。

与大麻二酚、大麻酚、δ-8- 四氢大麻酚（Δ^8-THC）发生交叉反应的几率较低。

② 尿液的酶免疫试验（EIA）

目标分析物：THC-COOH（代谢物）。

cutoff 值：20ng/ml、50ng/ml。

与大麻酚和 11-OH-THC 发生交叉反应的概率大约为 50%。

(2) 无论何种类型的样本，确证试验通常都是基于色谱分析的原理。

① 高效的葡萄糖醛酸水解反应可用于对尿液的分析；

② 尿液确证试验通常只针对 THC-COOH，检测或定量范围为 5ng/ml~15ng/ml。

③ 气相色谱 - 质谱联用法（GC/MS）：选择离子监测模式对血清和血浆中的 THC、11-OH-THC、THC-COOH 进行定量分析，检测或定量范围：1ng/ml~5ng/ml。

④ 液相色谱 - 多级质谱联用（GC/MSn）

多级反应监测模式对 THC、11-OH-THC、THC-COOH 进行定性或定量分析。

检测或定量范围：0.5ng/ml~5ng/ml。

第七十五节 总二氧化碳

1. 定义

总二氧化碳包括物理溶解的或与蛋白结合的 CO_2、碳酸氢根（HCO_3^-）、碳酸根（CO_3^{2-}），以及碳酸（H_2CO_3）。实际上，体内 CO_2 的 80%~90% 都是以 HCO_3^- 的形式存在的，它是反映人体缓冲能力的一个重要指标，通常与电解质共同检测。

参考区间：

(1) 0~2 岁：20mmol/L~25mmol/L

(2) 2~16 岁：22mmol/L~28mmol/L

(3) >16 岁：24mmol/L~32mmol/L

2. 应用

用于评估机体总 CO_3^{2-} 缓冲体系以及酸碱平衡状态。

3. 临床意义

升高见于：

16

(1) CO_2 潴留导致的呼吸性酸中毒

(2) 代谢性碱中毒(例如长期呕吐)

(3) 气道阻塞

(4) 酗酒

(5) 醛固酮增多症

(6) 心脏疾病

(7) 肺气肿

(8) 脂肪栓塞

(9) 肺功能损伤

(10) 肾脏疾病

降低见于:

(1) 呼吸性碱中毒,如过度通气

(2) 代谢性酸中毒(例如糖尿病酮症酸中毒)

(3) 酒精性酮症

(4) 脱水

(5) 腹泻

(6) 颅脑损伤

(7) 高热

(8) 肝脏疾病

(9) 过度通气

(10) 吸收不良综合征

(11) 绝食和尿毒症

4. 局限性

(1) 抗酸药、促肾上腺皮质激素、汞剂和噻嗪类利尿剂,以及碳酸氢钠会使血中总二氧化碳水平升高。

(2) 乙酰唑胺、氯化铵、阿司匹林、氯噻嗪利尿剂、甲氧西林、三聚乙醛和四环素会使血中总二氧化碳水平降低。

(3) 海拔升高,机体总二氧化碳水平会降低。

(4) 体温过高会使血中总二氧化碳水平升高。

第七十六节　碳氧血红蛋白(一氧化碳、COHB、HBCO)

1. 定义

碳氧血红蛋白(COHB)是指一氧化碳(CO)取代正常的氧分子与血红蛋白(Hb)结合形成的。CO 与 Hb 的亲和力比氧气大得多,CO 的来源包括废气排放(例如汽车、卡车、轮船或发电机)、燃烧产生的烟、烟草烟雾。在 CO 中毒时会形成 COHB,因此 COHB 的水平有助于判断 CO 的中毒程度,以及用于评估吸烟对患者的影响。已经证实,CO 水平与动脉粥样硬

16

化、心绞痛和心肌梗死等疾病的症状直接相关。生理上,CO 是原卟啉分解生成胆红素时的副产物,溶血可导致 COHB 水平升高。

参考区间:

(1) 非吸烟者:占饱和血红蛋白的 0.5%~1.5%。

(2) 吸烟者(1~2 包 / 天):占饱和血红蛋白的 4%~5%。

(3) 重度吸烟者(>2 包 / 天):占饱和血红蛋白的 8%-9%。

2. 应用

在怀疑患者发生 CO 中毒时,血液中 COHB 浓度可用于判断病情的严重程度。

3. 临床意义

升高见于:

(1) CO 中毒

(2) 溶血性疾病

(3) 肠道出血

(4) 肠道细菌反应

(5) 减肥

(6) 运动后

(7) 二氯甲烷中毒(见于脱漆工)

4. 局限性

(1) 当患者离开受 CO 污染的环境,COHB 会以每小时 15% 的速率下降。

(2) 最常见的 CO 中毒原因是接触汽车尾气,重度吸烟者体内 COHB 水平也可能会很高。火灾受害者由于吸入燃烧产生的 CO,体内 COHB 水平也会升高。

(3) 贫血患者对 CO 中毒的敏感性升高。

第七十七节　癌 胚 抗 原

1. 定义

癌胚抗原(carcinoembryonic antigen,CEA)是一种糖蛋白,正常情况下只在胚胎早期产生,并在上皮细胞(特别是消化系统)内迅速升高。在长期吸烟者的血液中也可检测到 CEA,接近 25% 的结肠相关疾病的患者 CEA 水平均会升高。CEA 的灵敏度随着肿瘤分期的进展逐渐提高,只有确认是恶性肿瘤之后才应该检测 CEA,手术切除之后 4~6 周内 CEA 通常会恢复到正常水平。CEA 主要用于对接受有效治疗后,患者复发情况的随访。美国临床肿瘤学会(American Society of Clinical Oncology,ASCO)推荐,Ⅱ期和Ⅲ期肿瘤患者应每 2~3 个月监测一次 CEA,并持续至少 2 年。

参考区间:非吸烟者 <2.5μg/L,吸烟者 <5μg/L。

16

2. 应用

（1）监测结直肠癌，以及选择性监测其他肿瘤，例如甲状腺髓样癌、直肠癌、肺癌、胰腺癌、胃癌和卵巢癌。

（2）可用来评估放化疗的治疗效果。

（3）恶性胸腔积液的诊断。

（4）不能用于筛查普通人群中尚未发现的癌症。

3. 临床意义

升高见于：

（1）癌症。CEA 在良恶性疾病的参考区间有较大程度重叠，浓度升高可提示肿瘤发生，但不能确诊。

① 75% 内胚层起源（结肠、胃、胰腺、肺）的癌症患者 CEA>2.5μg/L，其中 2/3 的患者 CEA>5ng/ml。另外，约 1/3 的小细胞肺癌患者和 2/3 的非小细胞肺癌患者血中 CEA 水平是升高的。

② 50% 非内胚层起源（特别是乳腺癌、头颈癌和卵巢癌）的癌症患者 CEA>2.5μg/L，其中 1/2 的患者 CEA>5μg/L。50% 以上的转移性乳腺癌患者和 25% 未发生转移的乳腺癌患者 CEA 浓度是升高的，但 CEA 升高与良性病变无关。

③ 40% 的非癌症恶性疾病患者血中 CEA 浓度升高，一般浓度可达 2.5μg/L~5.0μg/L。

④ 90% 的实体瘤患者 CEA 水平是升高的，尤其是伴有肝脏或肺部转移者，而仅有 50% 的局限性或只有腹腔内转移灶的患者 CEA 水平是升高的。

⑤ 癌症引起的渗出液中 CEA 水平可能会升高。非恶性炎症性疾病，特别是消化系统疾病（例如溃疡性结肠炎、局限性肠炎、憩室炎、消化性溃疡、慢性胰腺炎）发病时 CEA 浓度会升高，疾病恢复期其浓度会下降。

（2）肝脏疾病（酒精性肝病、肝硬化、慢性活动性肝炎、梗阻性黄疸），这是因为 CEA 主要由肝脏代谢。

（3）其他疾病：

肾衰竭；

纤维囊性乳腺病。

4. 局限性

（1）当发现 CEA 水平出现异常时，应重复检测。如果证实结果的确是异常的，那么患者应当通过影像学检查寻找潜在的复发位点。

（2）同样的方法也可应用于患者的个体化监测，血浆 CEA 浓度升高超过 25% 即可认为是有意义的。

（3）在结肠癌完全切除之后，CEA 水平应在 6~12 周内降至正常。术后若 CEA 浓度未降至正常，则表示结肠癌病灶未被完全切除。对切除的肿瘤标本进行免疫组织化学染色，可鉴别出 20% 不表达 CEA 的癌症患者，这部分患者如果用 CEA 进行监测，往往会起到误导作用，故对这些患者可以选择血清 ALP 和诊断性影像学检查来进行监测。

16

(4) 预后的好坏与诊断时血清 CEA 浓度有关(疾病的分期和复发的可能性)。治疗之前如果 CEA 浓度 <5ng/ml,表明是局限性病变,预后较好;浓度 >10ng/ml 则表明有广泛性病变,预后较差。80% 以上 CEA 浓度 >20ng/ml 的结肠癌患者,术后 14 个月内复发。血浆 CEA 浓度 >20ng/ml 时,与乳腺癌和结肠癌的肿瘤体积相关,通常与转移性疾病或几种类型的癌症(如结肠癌或胰腺癌)也有关。然而,转移也可能在 CEA 浓度低于 20ng/ml 的情况下发生。CEA 浓度低于 2.5ng/ml 不能排除原发性、转移性或复发肿瘤。在淋巴结阴性的结肠癌患者中,CEA 水平升高可以发现可从化疗中获益的低风险患者。

(5) 在化疗期间,CEA 水平的变化所代表的不同情况。

① 持续升高提示化疗无效。

② 下降提示治疗有效。

③ CEA 连续几周激增,随后下降提示治疗有效。

④ 迅速、持续的下降,接着又升高提示治疗效果不好。

⑤ 治疗前两个月内,不管最初与基线水平相等还是高于基线水平,变化 25%~35%,都是有意义的。

⑥ 如果 CEA 的浓度低于基线水平,生存期会明显延长。

第七十八节　心血管药物(见地高辛)

1. 定义

心血管药物包括抗心律失常药、抗凝药华法林和降压药,以及 β- 肾上腺素能受体拮抗剂普萘洛尔和地高辛(见本书相关部分)。

正常治疗参考区间:见表 16-15。

表 16-15　心血管药物

药物名称		治疗应用	治疗水平	潜在毒性水平*
通用名	商品名			
抗心律失常药				
胺碘酮	可达龙	室上性和室性心律失常[†]	1.5~2.5μg/ml	≥3.0μg/ml
氟卡尼	氟卡尼	室性心律失常	0.2~1.0μg/ml[血清谷值]	>1.0μg/ml
利多卡因	赛罗卡因	室性心律失常(也能起到预防作用)	1.4~6.0μg/ml	>6.0μg/ml
美西律	美西律	心律失常	0.5~2.0μg/ml[血清谷值]	>1.5μg/ml
普鲁卡因胺(活性代谢物 NAPA)	普鲁卡因胺	室上性和室性心律失常	普鲁卡因胺:4~10μg/ml NAPA:6~20μg/ml	普鲁卡因胺:≥12μg/ml NAPA:>30μg/ml
奎尼丁	奎尼丁	室上性和室性心律失常	1.5~4.5μg/ml	>10.0μg/ml

续表

药物名称		治疗应用	治疗水平	潜在毒性水平 *
通用名	商品名			
维拉帕米(钙通道阻断剂)	卡兰	室上性节律障碍,心绞痛和高血压	50~200ng/ml[血清峰值]	≥400ng/ml[血浆峰值]
抗凝药				
华法林	香豆素	血栓;该药是一种抗凝剂,是合成的维生素K拮抗剂 ‡	7mg/L	10mg/L
降压药				
地尔硫䓬(钙通道阻断剂)	恬尔心	心绞痛和高血压 §	40~200ng/ml	
硝苯地平	心痛定	心绞痛和高血压 ¶	25~100ng/ml	>100ng/ml
β- 肾上腺素能受体拮抗剂				
普萘洛尔	心得安	心律失常和高血压	30~250ng/ml	

* 毒性浓度还未确定。

† 治疗过程中需要监测促甲状腺激素 TSH 和甲状腺素 T_4 的水平。

‡ 凝血酶原时间用于评估华法林治疗达到目标国际标准化比值 INR:2.0~3.0 的效果;对于特发性患者考虑长期,低强度(INR 1.5~2.0)或标准强度(INR 2~3)的华法林治疗。

§ 对血小板的影响可能会增加出血时间。

¶ 可导致葡萄糖耐量降低。

2. 应用

(1)治疗心律失常、高血压、血栓和心绞痛。

(2)这些药物中的大多数都没有进行常规监测,因为临床效果通常与血清或血浆中的药物浓度无关,但是,地高辛和普鲁卡因胺除外。

(3)当需要监测某些药物(例如普鲁卡因胺 /N- 乙酰普鲁卡因胺[NAPA]、奎尼丁、美西律、地尔硫䓬、维拉帕米、胺碘酮及其代谢产物、华法林)的血药浓度时,采用专用的气相色谱和 HPLC 方法来测定。根据药物和检测方法的不同,不同药物的检出限也有所不同。

(4)免疫学分析方法[例如荧光偏振免疫分析(fluorescence polarization immunoassay,FPIA)]可用于测定普鲁卡因胺和奎尼丁。

(5)此外,通过气相 - 质谱联用分析技术(GC/MS),利用简单的碱性液体 - 液体或固相提取物就可以定性检测尿液中的利多卡因、地尔硫䓬、维拉帕米和奎尼丁,检测范围为 50ng/ml~250ng/ml。

3. 临床意义

利福平可能会降低维拉帕米的血清浓度。

4. 局限性

(1)检测普鲁卡因胺浓度时,要尽快将血浆与细胞分离,以防在储存过程中药物损失。

（2）溶血标本不能用于检测血药浓度。

第七十九节　血清儿茶酚胺

1. 定义

儿茶酚胺（包括肾上腺素、去甲肾上腺素和多巴胺）主要存在于肾上腺髓质、神经元和脑，这三种儿茶酚胺均由酪氨酸衍生而来，是中枢神经系统重要的神经递质，在许多稳态功能的自主调节过程中发挥着至关重要的作用。别名包括：肾上腺素（adrenaline）、儿茶酚胺（catecholamine fractionation）、非结合的多巴胺（unconjugated dopamine）、肾上腺素（epinephrine）、去甲肾上腺素（noradrenaline 和 norepinephrine）。

参考区间：见表 16-16。

表 16-16　儿茶酚胺的参考值范围

年龄	参考区间（pg/ml）	年龄	参考区间（pg/ml）
肾上腺素		**去甲肾上腺素**	
2 天 ~10 天	36~400	2 天 ~10 天	170~1 180
11 天 ~3 个月	55~200	11 天 ~3 个月	370~2 080
4 个月 ~11 个月	55~440	4 个月 ~11 个月	270~1 120
12 个月 ~23 个月	36~640	12 个月 ~23 个月	68~1 810
24 个月 ~35 个月	18~440	24 个月 ~35 个月	170~1 470
3 岁 ~17 岁	18~460	3 岁 ~17 岁	85~1 250
≥18 岁	10~200	≥18 岁	80~520
		多巴胺	
		≥2 天	0~20

2. 应用

（1）诊断嗜铬细胞瘤和副神经节瘤，可作为对分离的血浆和尿液 3- 甲氧基肾上腺素检测的辅助试验方法。

（2）用于对神经母细胞瘤和相关肿瘤患者的诊断与随访，可作为尿香草扁桃酸（VMA）与高香草酸（HVA）检测的辅助试验方法。

（3）用于对自主调节功能障碍 / 衰竭或自主神经功能病变的患者的评估。

3. 临床意义

肾上腺素升高见于：

（1）愤怒、运动、恐惧、烧伤

（2）星形胶质母细胞瘤和星形胶质细胞瘤

（3）低血糖症

16

（4）低血压

（5）甲状腺功能减退症

（6）糖尿病酮症酸中毒（DKA）

（7）神经母细胞瘤

（8）副神经节瘤

（9）嗜铬细胞瘤

降低见于：

（1）去甲肾上腺素：神经性厌食症

（2）自主神经系统功能障碍

（3）直立性低血压

（4）多巴胺：帕金森病患者可能会降低

4. 局限性

（1）大多数试验方法只能检测游离的儿茶酚胺，但也有少数方法可同时检测游离型与结合型的儿茶酚胺。游离的胺类物质与肿瘤负荷的关系比结合型更为密切。

（2）生理刺激、药物或不恰当的标本采集会使其水平轻度升高。在标本采集前4小时内，患者不应进食、吸烟或饮用含咖啡因的饮料。检测血浆和尿液分离的3-甲氧基肾上腺素比检测儿茶酚胺的诊断敏感性更好。

（3）如果收集的血液标本未能及时将红细胞与血浆分离，那么血浆儿茶酚胺的水平在5分钟内会迅速下降。

（4）安非他明和安非他明类化合物、食欲抑制剂、溴隐亭、丁螺环酮、咖啡因、卡比多巴-左旋多巴、可乐定、地塞米松、利尿剂（剂量足以耗尽钠）、乙醇、异丙醇、拉贝洛尔、甲基多巴、单胺氧化酶抑制剂、尼古丁、滴鼻剂、普罗帕酮、利舍平、茶碱、三环抗抑郁药和血管舒张药可能会干扰试验，试验结果可能难以预测。

（5）2岁以下的儿童在应激情况下儿茶酚胺水平会反应性升高。

（6）为了使结果更加准确，患者在采集标本之前应该仰卧休息30分钟。

第八十节 细胞计数、体液分析

定义

本节重点讨论体腔积液的显微镜检查：包括脑脊液、胸腔积液、心包积液和腹腔积液（腹水），关节腔滑液将在后面的"其他体液"章节中进行讨论。穿刺吸取体液后进行化学、显微镜、细胞学、微生物学检查，如果提示病理性改变，可进行流式细胞学检测，它可以提供有关感染、出血、炎症或恶性浸润的重要信息，有助于明确病理性积液的病因。细胞计数是采用血细胞计数仪对未稀释的（或因计数很高而稀释的）体液进行计数的方法。液体离心后涂片（或直接用细胞涂片器），并进行瑞氏-吉姆萨染色法染色后，可以进行细胞分类计数。体液的细菌培养与鉴定，以及生化检测，将分别进行讨论。

16

第八十一节　脑　脊　液

1. 定义

脑脊液(cerebrospinal fluid,CSF)是由位于大脑侧面的第三和第四脑室脉络丛产生的,正常成年人的 CSF 总体积约为 90ml~150ml。80% 的 CSF 存在于颅骨和脊髓的蛛网膜下腔,通常采用腰椎穿刺的方法,从蛛网膜下腔抽取少量的 CSF 用于检查。CSF 压力可以用压力计来测量。

参考区间:

(1) 外观:清澈透明、无色。

(2) 正常成人开放性 CSF 压力:成人侧卧位(腿部和颈部处于正中位置)相当于 $(90\sim180)$ mmH$_2$O。

(3) 细胞计数与分类(见表 16-17):

① 成人:白细胞(0~5)/ml,红细胞 0/ml

② 新生儿:白细胞(0~30)/ml,红细胞 0/ml

表 16-17　脑脊液细胞分类计数参考区间(平均值 ± 标准差)

细胞类型	成人	新生儿
淋巴细胞	62%±34%	20%±18%
单核细胞	36%±20%	72%±22%
嗜中性粒细胞	2%±5%	3%±5%
组织细胞	少见	少见
嗜酸性粒细胞	少见	少见

2. 应用

(1) 当有 CNS 炎症、感染、肿瘤或怀疑有神经系统并发症时需要检测 CSF,成人最多可抽取 20ml。

(2) 将 CSF 分装到 3 个无菌试管中:

① 一管用于生化和免疫学检测。

② 一管用于微生物检测。

③ 一管用于细胞计数、分类和细胞学检查(如果有临床提示)。

3. 临床意义

(1) 红细胞增多:见于脑出血或蛛网膜下腔出血。

(2) 嗜中性粒细胞增多:见于 CNS 细菌或早期的病毒感染、早期 CNS 结核(TB)、CNS 梅毒和真菌感染、外伤造成的外周血污染以及 CNS 出血。

(3) 淋巴细胞增多:见于 CNS 病毒感染、CNS 结核、CNS 的急性淋巴细胞白血病或淋巴

16

瘤、新型隐球菌感染、真菌感染、CNS 梅毒、寄生虫感染以及吉兰 - 巴雷综合征(Guillain-Barré syndrome)。

(4) 嗜酸性粒细胞增多:见于 CNS 寄生虫感染、真菌感染、病毒感染、CNS 梅毒以及变态反应。

(5) 嗜碱性粒细胞增多:见于慢性髓系白血病。

(6) 肿瘤细胞:见于 CNS 原发性或转移性肿瘤。

(7) 黄变症(脑脊液颜色变黄):是既往发生过颅内出血的标志。

第八十二节 其他体液:胸腔积液、心包积液和腹腔积液

1. 定义

正常情况下,人体浆膜腔内仅有极少量起到润滑作用的液体(不超过 50ml),异常的液体积聚称为浆膜腔积液。当出现浆膜腔积液时,通常会从体腔内抽取积液,用于减压及诊断分析。大量积液往往表示疾病的发生。

2. 临床意义

(1) 胸腔积液

① 外观

云雾状:可见嗜中性粒细胞,提示有感染。

乳糜状:见于乳糜性积液。

血性:见于创伤、恶性肿瘤、肺炎、外伤、心肌梗死后或肺梗死等情况。

② 细胞计数与分类计数

① 白细胞总数 $>1 \times 10^9/L$,其中淋巴细胞 $>50\%$:见于结核病、癌症、淋巴瘤、慢性淋巴细胞白血病(chronic lymphocytic leukemia,CLL)。

② 白细胞总数 $>1 \times 10^{10}/L$,其中嗜中性粒细胞约占 80%:见于细菌性肺炎。

③ 嗜酸性粒细胞增多:见于气胸、外伤、过敏反应、充血性心衰、真菌或寄生虫感染、系统性红斑狼疮、霍奇金淋巴瘤。

(2) 心包积液

① 外观

血性:见于心包炎、心肌梗死后、结核病、类风湿性关节炎、系统性红斑狼疮、癌症或从心腔内吸入的血液。

② 细胞计数与分类计数

白细胞总数 $>1 \times 10^9/L$ 并伴有淋巴细胞增多:见于心包结核;

白细胞总数 $>1 \times 10^9/L$ 并伴有嗜中性粒细胞增高:见于细菌性或病毒性心包炎。

(3) 腹腔积液

① 外观

云雾状或浑浊:见于阑尾炎、胰腺炎、肠扭转、肠破裂、脓毒症。

胆汁样黄绿色:见于十二指肠溃疡穿孔、肠穿孔、胆囊疾病或穿孔、急性胰腺炎。

16

乳糜状:见于乳糜性积液。

血性:见于创伤,腹内损伤。

② 灌洗液细胞计数与分类计数

红细胞计数 >1×10^{11}/L:见于腹内损伤。

白细胞计数 0.5×10^9/L:提示可能有腹膜炎。

③ 未经稀释的腹水细胞计数与分类计数

白细胞计数 0.3×10^9/L:如果其中嗜中性粒细胞 >50%,见于细菌性腹膜炎,若嗜中性粒细胞 <25%,见于肝硬化。

淋巴细胞增多:见于结核性腹膜炎。

嗜酸性粒细胞增多:见于充血性心衰、嗜酸性粒细胞增多症、嗜酸性粒细胞性胃肠炎、慢性腹膜透析、腹部淋巴瘤、棘球蚴破裂、血管炎等。

3. 局限性

(1) 标本送检后应当立即进行全细胞计数,以防止细胞破坏导致结果不准确;变形或退化的细胞不应被计入其中。

(2) 存在大凝块的标本不能进行检测。

第八十三节　血浆铜蓝蛋白

1. 定义

血浆铜蓝蛋白是血液中主要的含铜蛋白质,是一种 α-2 球蛋白,在铁和铜的代谢过程中都发挥着重要作用。铜蓝蛋白的别名有:CP、亚铁氧化酶、Ⅱ型铁离子:氧气氧化还原酶。

参考区间:220mg/L~580mg/L。

2. 应用

(1) 评价急性时相反应。

(2) 评估发生威尔逊病的可能性。

(3) 评估门克斯卷发综合征和血浆铜蓝蛋白缺乏症。

3. 临床意义

升高见于:

(1) 炎症、感染(急性和慢性)、组织损伤

(2) 心血管疾病

(3) 妊娠(晚期妊娠血浆铜蓝蛋白浓度可达基线值的 2 倍)

(4) 癌症

(5) 肝硬化

(6) 雌激素补充治疗和口服避孕药

(7) 类风湿性关节炎

16

（8）原发性硬化性胆管炎

（9）阿尔茨海默病

（10）服用避孕药

下降见于：

（1）肝豆状核变性（威尔逊病）

（2）涉及铜代谢异常的常染色体隐性遗传病

（3）夸希奥科病，吸收不良

（4）肾病、肾炎综合征

（5）门克斯卷发综合征

（6）血浆铜蓝蛋白缺乏症

4. 局限性

抗惊厥治疗、美沙酮、他莫昔芬、口服避孕药以及吸烟都会使血浆铜蓝蛋白水平升高。

第八十四节　氯　离　子

1. 定义

氯离子是细胞外主要的阴离子，正常情况下浓度变化不大。通常体内氯离子的变化与钠离子是一致的，但当酸碱平衡紊乱时，可导致两者的变化不一致。

参考区间：97mmol/L~110mmol/L。

2. 应用

氯离子与钠离子、钾离子及 CO_2 一起用来评估体内电解质平衡、酸碱平衡和水平衡。氯离子在体内的变化通常与钠离子一致，但在发生伴碳酸氢盐缺失的代谢性酸中毒和伴碳酸氢盐过量的代谢性碱中毒时，氯离子浓度可能升高或降低，钠离子却可保持在正常范围内。

3. 临床意义

升高见于：

（1）长期腹泻导致碳酸氢钠大量丢失引起的代谢性酸中毒。

（2）伴有 H^+ 排泄减少和 HCO_3^- 重吸收减少的肾小管疾病（"高氯血症性代谢性酸中毒"）。

（3）呼吸性碱中毒（例如由过度通气或严重的 CNS 损伤所引起）。

（4）药物

① 某些药物服用过量（例如氯化铵、静脉注射生理盐水、水杨酸盐中毒、乙酰唑胺治疗等）。

② 由于溴化物或其他卤素引起的假性升高（方法学原因）。

③ 水盐潴留（例如应用糖皮质激素、胍乙啶、保泰松引起的）。

（5）某些甲状旁腺功能亢进的患者。

16

（6）糖尿病并发的尿崩症、脱水。

（7）钠离子丢失大于氯离子（例如腹泻、肠瘘）。

（8）输尿管乙状结肠吻合术。

下降见于：

（1）长期呕吐或胃肠减压（造成胃酸丢失）。

（2）有机阴离子蓄积的代谢性酸中毒。

（3）慢性呼吸性酸中毒。

（4）盐丢失所致的肾脏疾病。

（5）肾上腺皮质功能减退症。

（6）原发性醛固酮增多症。

（7）细胞外液增多（例如抗利尿激素分泌综合征、低钠血症、水中毒、充血性心衰）。

（8）烧伤。

（9）药物

① 碱中毒（例如碳酸氢盐、醛固酮、皮质激素增多引起的）。

② 利尿作用（例如依他尼酸、呋塞米、噻嗪类利尿剂）。

③ 其他原因造成的丢失（例如长期滥用泻药）。

4. 局限性

（1）血脂或蛋白含量高的标本用直接离子选择电极法（ion-selective electrode, ISE）测量不会造成体积位移误差，用间接离子选择电极法和火焰法测量也是如此。

（2）餐后氯离子浓度可能会轻度下降，建议空腹进行标本采集。

第八十五节　尿液氯离子

1. 定义

原尿中的氯离子和钠离子可以通过肾单位一起被重吸收回血液。根据氯离子与其他电解质之间的关系，尿液氯化物的结果可用于分析患者的体液容量状况、盐摄入量，以及造成低钾血症的原因，还有助于诊断肾小管性酸中毒（renal tubular acidosis, RTA）。约30% 的低血容量患者尿液中的钠离子和氯离子浓度差超过 15mmol/L，这主要是由于钠离子与其他阴离子（例如碳酸氢盐，HCO_3^-）的排泄或氯离子与其他阳离子（例如铵，NH_4^+）的排泄造成的。人体对酸血症的正常反应主要是以 NH_4^+ 的形式增加尿酸的排泄量。当尿液中 NH_4^+ 水平很高时，尿液阴离子间隙 $[(Na+K)-Cl]$ 将会出现负值，因为氯离子浓度与尿液中 NH_4^+ 大致相等，超过了 Na^+ 和 K^+ 之和。因此，在腹泻引起的低容量血症中，尿液氯离子浓度可能会过高，因为 NH_4^+ 排泄增多时，要维持正常的电荷状态，尿液中的氯离子浓度也会升高。

参考区间：见表 16-18。

16

表 16-18 尿液氯化物正常值参考区间

24 小时尿	mmol/d	24 小时尿	mmol/d
男性		女性	
<10 岁	36~110	<10 岁	18~74
10~14 岁	64~176	10~14 岁	36~173
>14 岁	110~250	>14 岁	110~50
>60 岁	95~195	>60 岁	95~195
随机尿	mmol/g 肌酐	随机尿	mmol/g 肌酐
男性	25~253	女性	39~348

2. 应用

（1）评估体液容量状况，盐摄入量和造成低钾血症的原因。有助于测定不明原因造成的血容量降低，但尿钠浓度升高患者尿液氯离子浓度也会发生变化。

（2）有助于诊断 RTA。

（3）评估尿液的电解质组分和酸碱平衡状态。有助于测定正常阴离子间隙型代谢性酸中毒患者的尿液氯化物水平，在没有肾衰竭的情况下，这可能是由于腹泻造引起或是 RTA 的形式之一。

3. 临床意义

升高见于：

（1）经期后利尿

（2）任何原因造成的大量利尿

（3）失盐性肾炎

（4）钾缺乏

（5）肾上腺皮质功能减退症

（6）肾小管间质性疾病

（7）巴特综合征（Batter syndrome）

下降见于：

（1）经前期水盐潴留

（2）过量肾脏外氯化物的丢失

（3）肾上腺皮质功能亢进

（4）术后氯潴留

4. 局限性

（1）尿液氯化物的排泄量近似于饮食中氯化物的摄入量。

（2）溴化物会造成氯化物浓度假性升高。

16

第八十六节　高密度脂蛋白胆固醇

1. 定义

高密度脂蛋白(high-density lipoprotein, HDL),又称高密度脂蛋白胆固醇(high-density lipoprotein cholesterol, HDL-C),由肝脏合成,主要由胆固醇、蛋白质和磷脂组成。它在血流中携带胆固醇从组织运输到肝脏(逆向运输胆固醇)。HDL 被称为"好胆固醇",因为其水平与冠心病(coronary heart disease, CHD)发生风险成负相关,并且是 CHD 的独立危险因素。

参考区间:见表 16-19。

表 16-19　高密度脂蛋白胆固醇的参考区间

高密度脂蛋白胆固醇水平(mmol/L)	注释
<1.04	心脏疾病的主要风险因素
1.04~1.55	"水平越高,越好"
≥1.55	被认为可以起到预防心脏疾病的作用

2. 应用

(1) 评估心脏病和动脉粥样硬化的发生风险。

(2) HDL 与总胆固醇、低密度脂蛋白和甘油三酯可作为血脂组合联合检测。

3. 临床意义

升高见于:

(1) 高 α- 脂蛋白血症

(2) 有规律的体育活动或身体锻炼

(3) 减肥

(4) 慢性肝病

降低见于:

(1) 失去控制的糖尿病

(2) 肝脏疾病

(3) 慢性肾衰、肾病和尿毒症

(4) 胆汁瘀积症

(5) 无 β- 脂蛋白血症

(6) 家族性高 α- 脂蛋白血症(丹吉尔病)

(7) 载脂蛋白 A-Ⅰ和载脂蛋白 C-Ⅲ缺乏

16

4. 局限性

（1）适度饮酒、雌激素和胰岛素等也可使血液中 HDL 水平升高。

（2）饥饿、压力和新发疾病、吸烟、肥胖和缺乏锻炼、药物（例如类固醇、噻嗪类利尿剂和 β 受体阻滞剂）、高甘油三酯血症（>1 700mg/dl），及血清免疫球蛋白水平升高等都会使血液中 HDL 水平下降。

（3）其他可能导致胆固醇水平升高的因素包括吸烟、年龄、高血压、早发性心脏病家族史、曾患心脏病和糖尿病等。

（4）低水平的 HDL-C（伴或不伴有其他相关脂质异常）在亚洲人群中比在非亚洲人群中更常见，这是一种与 CHD 发生风险增高有关的特殊表型。

参考文献

National Institutes of Health, National Heart Lung and Blood Institute's National Cholesterol Education Program. http://www.nhlbi.nih.gov/about/ncep/. Accessed November 18, 2010.

第八十七节　低密度脂蛋白胆固醇

1. 定义

低密度脂蛋白胆固醇——（low density lipoprotein cholesterol, LDL-C），是由极低密度脂蛋白胆固醇（very low density lipoprotein, VLDL-C）代谢产生的，主要由胆固醇、蛋白质和磷脂构成，LDL 通过血流将胆固醇从肝脏运输到组织。LDL-C 被称为"坏胆固醇"，其水平与动脉粥样硬化和冠心病密切相关。

参考区间：见表 16-20。

表 16-20　低密度脂蛋白胆固醇的参考区间

低密度脂蛋白胆固醇水平（mmol/L）	注释
<2.59	最佳范围
2.59~3.34	接近最佳 / 比最佳范围高
3.37~4.12	临界高水平
4.14~4.90	偏高
>4.90	非常高

2. 应用

LDL-C 可用于明确心脏病和动脉粥样硬化的发生风险，与总胆固醇、HDL-C 和甘油三酯联合检测，可以反映血脂情况。

16

3. 临床意义

升高见于：

（1）家族性高胆固醇血症

（2）肾病综合征

（3）肝脏疾病

（4）肝内阻塞

（5）慢性肾衰

（6）Ⅱ型和Ⅲ型高脂血症

（7）糖尿病

降低见于：

（1）无 β 脂蛋白血症

（2）甲状腺功能亢进症

（3）丹吉尔病

（4）低脂蛋白血症

（5）慢性贫血

（6）卵磷脂胆固醇酰基转移酶缺乏症

（7）载脂蛋白 C-Ⅱ缺乏症

（8）Ⅰ型高脂血症

4. 局限性

（1）饮食中含有大量的饱和脂肪和胆固醇、妊娠或使用类固醇等因素，可能引起 LDL-C 升高。

（2）应采用空腹样本测定 LDL。

（3）LDL-C 水平可能会因为急性应激、近期生病或雌激素治疗等因素而降低。

（4）其他可能会影响 LDL-C 值的因素包括：吸烟、高血压（血压高于 140/90mmHg 或服用降压药）、早发性冠心病家族史（男性一级亲属冠心病发病年龄小于 55 岁，女性一级亲属冠心病发病年龄小于 65 岁）和年龄（男性大于 45 岁，女性大于 55 岁）。其他信息详见表 16-21。

（5）对 LDL 颗粒大小和数量的常规检测，目前尚没有具体的建议。

表 16-21　成人血脂治疗第三次报告中 LDL-C 治疗目标和治疗用药启动值

风险等级	LDL-C 治疗目标	TLC[12] 开始	考虑药物治疗[1]
高危：冠心病[2] 或与冠心病风险相当的疾病[3]（10 年内发病风险大于 20%）	<100mg/dl（备选目标：<70mg/dl）[4]	≥100mg/dl[5]	≥100mg/dl[6]（<100mg/dl：考虑药物治疗）[1]
中度高危：具备 2 种以上风险因素[7]（10 年内发病风险为 10%~20%）[8]	<130mg/dl[9]	≥130mg/dl[5]	≥130mg/dl（100mg/dl~129mg/dl：考虑药物治疗）[10]

续表

风险等级	LDL-C 治疗目标	TLC[12] 开始	考虑药物治疗[1]
中危:具备 2 种以上风险因素[7](10 年内发病风险风险小于 10%)[8]	<130mg/dl	≥130mg/dl	≥160mg/dl
低危:只有 0~1 种危险因素[11]	<160mg/dl	≥160mg/dl	≥190mg/dl(160mg/dl~189mg/dl:选择可降低 LDL-C 的药物)

[1] 当采用能够降低 LDL-C 水平的药物治疗时,建议治疗强度至少达到能够降低原来 LDL-C 水平的 30%~40%。

[2] 冠心病(CHD)包括有心肌梗死史、不稳定型心绞痛、稳定型心绞痛、冠状动脉手术(血管成形术或心脏搭桥手术),或临床上有明显的心肌缺血的证据。

[3] 与 CHD 风险相当的疾病包括非冠状动脉粥样硬化疾病的临床表现(外周动脉疾病、腹主动脉瘤、颈动脉疾病[短暂性脑缺血发作或颈动脉源性中风或颈动脉阻塞面积超过 50%),糖尿病,并且具备 2 种以上风险因素者,10 年发生难治性冠心病风险大于 20%。

[4] 非常高危者倾向于选择 LDL-C 治疗目标 <70mg/dl,同时伴有甘油三酯水平高的患者,非 HDL-C 目标 <100mg/dl。

[5] 任何具有与生活方式相关风险因素的高危或中度高危人群(如肥胖、缺乏运动、高甘油三酯、低 HDL-C 或代谢综合征),无论其 LDL-C 水平如何,都是治疗性生活方式改变的候选者,从而摈弃这些风险因素。

[6] 如果基线 LDL-C 水平 <100mg/dl,那么基于临床试验结果,可以考虑使用能够降低 LDL-C 水平的治疗性药物。如果一个高危的人同时伴有体内高水平的甘油三酯或低水平的 HDL-C,那么应考虑联合应用纤维酸或烟酸与降低 LDL-C 的药物。

[7] 风险因素包括:吸烟、高血压(血压高于 140/90mmHg 或服用降压药)、低 HDL-C 水平(<40mg/dl)、早发冠心病家族史(男性一级亲属 CHD 发病年龄小于 55 岁,女性一级亲属 CHD 发病年龄小于 65 岁)以及年龄(男性≥45 岁,女性≥55 岁)。

[8] 在 www.nhlbi.nih.gov/guidelines/cholesterol 网站可以获得电子计算机计算得到的 10 年的风险值。

[9] 备选 LDL-C 目标值 <100mg/dl。

[10] 对于中度高危人群,当 LDL-C 在 100mg/dl~129mg/dl 水平,在基础状态下或采用生活方式治疗,应用降低 LDL-C 的药物以达到 LDL-C 水平 <100mg/dl 是基于现有的临床试验结果的一种治疗选择。

[11] 几乎所有具备 0 或 1 种风险因素的人,10 年内发生 CHD 的风险 <10%,因此对于这部分人进行 CHD 10 年风险评估是没有必要的。

[12] 治疗性生活方式改变(therapeutic lifestyle changes,TLC)指通过改变生活方式降低心血管疾病的发病风险。

5. 其他

血脂组合中的 LDL 水平并不是通过直接检测得到的,而是用 Friedewald 公式估计得来的:

$$LDL\text{-}C(mg/dl) = 总胆固醇 - HDL\text{-}C - (0.20 \times 甘油三酯)$$

注:①该公式只对空腹标本有效,且甘油三酯水平必须 <400mg/dl。

② 当甘油三酯水平很高时可以直接检测 LDL-C。

参考文献

National Institutes of Health, National Heart Lung and Blood Institute's National Cholesterol Education Program. http://www.nhlbi.nih.gov/about/ncep/. Accessed November 18, 2010.

第八十八节 血清总胆固醇

1. 定义

胆固醇是指血液中的脂蛋白所携带的类固醇,它对维持细胞膜的功能至关重要,是胆汁酸、孕酮、维生素 D、雌激素、糖皮质激素和盐皮质激素的前体物质。

16

参考区间：见表 16-22。

表 16-22 根据总胆固醇和高密度脂蛋白胆固醇水平的初步分类

总胆固醇水平（mmol/L）	分类
<5.18	该胆固醇水平是使人患冠心病风险较低的理想水平。胆固醇水平≥200mg/dl 时患冠心病的风险升高
5.18~6.19	临界高水平
≥6.19	高血胆固醇。该胆固醇水平者患冠心病的风险是胆固醇水平 <200mg/dl 者的 2 倍

2. 应用

（1）可用于评估心脏病和动脉粥样硬化的发生风险。

（2）总胆固醇与 HDL、LDL 和甘油三酯可作为血脂组合联合检测。

3. 临床意义

升高见于：

（1）妊娠

（2）药物：β 受体阻滞剂、合成的类固醇、维生素 D、口服避孕药和肾上腺素等

（3）肥胖

（4）吸烟

（5）饮酒

（6）高胆固醇和高脂饮食

（7）肾功能衰竭

（8）甲状腺功能减退

（9）糖原贮积病（即 von Gierke 和 Werner 病）

（10）家族性高胆固醇血症

（11）糖尿病

（12）胆汁性肝硬化、肝细胞疾病

（13）I 型、IV 型、V 型高脂血症

（14）前列腺和胰腺肿瘤

下降见于：

（1）急性疾病如心脏病发作

（2）营养不良

（3）肝脏疾病

（4）骨髓增殖性疾病

（5）慢性贫血

（6）感染

（7）甲状腺功能亢进症

（8）应激

16

（9）原发性脂蛋白血症

（10）丹吉尔病（家族性无 α 脂蛋白血症）

4. 局限性

（1）个体内变异可能高达 10%；

（2）季节性变异：冬季总胆固醇水平比夏季高 8%；

（3）体位性变异：坐位采血与卧位采血的总胆固醇水平相比于站立采血分别低 5% 和 10%~15%；

（4）其他也可能使胆固醇水平升高的因素包括吸烟、年龄、高血压、早发性心脏病家族史、既往发生过心脏病以及糖尿病等。

参考文献

American Heart Association. Cholesterol. http://www.heart.org/HEARTORG/Conditions/Cholesterol/CholestrolATH_UCM_001089_SubHomePage.jsp. Accessed November 18, 2010.

第八十九节　胆碱酯酶（拟胆碱酯酶）和辛可卡因抑制剂

1. 定义

（1）胆碱酯酶能够催化神经递质乙酰胆碱（Ach）水解生成胆碱和乙酸，该反应对于活化后的胆碱能神经元恢复其静息状态至关重要。

（2）血清胆碱酯酶，通常被称为拟胆碱酯酶或 PChE，由于分布位置和作用底物不同，而与乙酰胆碱酯酶（AChE 或 "真胆碱酯酶"）相区分。

① PChE 主要分布于肝脏。

② AChE，也被称为 RBC 胆碱酯酶、红细胞胆碱酯酶或 Ach 乙酰水解酶，主要存在于血液和神经突触中。

（3）两种胆碱酯酶的区别在于二者的作用底物不同：AChE 催化 ACh 的速度更快，而 PChE 催化丁酰胆碱的速度更快。

（4）基于总的 PChE 活性与辛可卡因造成抑制的百分比来解释表现型。尽管有 25 种以上不同的表现型，但大多数都是极其罕见的。特殊表型的患者不能以正常的方式代谢琥珀酰胆碱或美维库铵；因此，这部分患者在使用这些药物后可能会导致长期瘫痪。

（5）别名：Ⅱ型胆碱酯酶、SChE，Ach 乙酰转移酶、丁酰胆碱酯酶（butyrylcholinesterase，BChE）、辛可卡因抑制剂、血浆胆碱酯酶。

参考区间：

拟胆碱酯酶总含量：2 900U/L~7 100U/L

辛可卡因抑制：70%~90%（先天性缺陷 18%~20%）

2. 应用

（1）监测接触有机磷杀虫剂的剂量。

(2) 监测肝病患者,特别是进行过肝移植的患者。

(3) 识别 PChE 水平较低而不被辛可卡因抑制的非典型基因的纯合子患者。

(4) 识别具有非典型基因的杂合子患者,他们的 PChE 水平低于正常值,且被辛可卡因抑制的水平也不等。

3. 临床意义

升高见于:

(1) Ⅳ型高脂血症

(2) 糖尿病

(3) 甲亢

(4) 接触杀虫剂(有机磷酸酯类)

(5) 肾病综合征

(6) 精神病

(7) 乳腺癌

降低见于:

(1) 遗传性 PChE 变异

(2) 严重的恶性贫血,再生障碍性贫血

(3) 肝硬化

(4) 充血性心衰(由肝病导致的)

(5) 肝癌

(6) 营养不良

(7) 急性感染和烧伤

(8) 急性心肌梗死、肺栓塞

(9) 肌肉萎缩症

(10) 术后

(11) 慢性肾病

4. 局限性

(1) 不能将 PChE 水平与 AChE 水平相混淆。接触有机磷农药后,PChE 出现变化比 AChE 早。

(2) PChE 活性正常的患者,辛可卡因抑制率为 70%~90%,而具有异常基因的纯和子患者,其辛可卡因抑制率很低或几乎不被辛可卡因抑制(0~20%),并且通常 PChE 水平较低。杂合子患者的 PChE 水平与对抑制剂的反应性介于二者之间。

(3) 辛可卡因抑制全部 PChE 对于接触有机磷农药的诊断没有意义。

(4) 合成的类固醇、氨基甲酸酯、环磷酰胺、雌激素、糖皮质激素、锂、神经肌肉松弛剂、口服避孕药、有机磷杀虫剂和放射性药物可降低血液中的胆碱酯酶活性。

(5) 血清分离管、枸橼酸抗凝剂、洗涤剂和重金属也会降低血清胆碱酯酶活性。

16

第九十节　绒毛膜绒毛活检

见产前筛查。

第九十一节　血浆嗜铬粒蛋白 A

1. 定义

嗜铬粒蛋白,又称 CGA 和甲状旁腺分泌蛋白1,是神经内分泌细胞分泌的蛋白中嗜铬粒蛋白/分泌粒蛋白(颗粒蛋白)家族的一员。它是几种功能性多肽物质的前体,包括血管抑制因子、胰抑释素、儿茶酚抑素以及旁腺抑素。这些多肽物质对神经内分泌系统的释放细胞(自分泌)或附近的细胞(旁分泌)起负性调节作用。嗜铬粒蛋白 A 被内源性的激素原转换酶所清除,产生几种多肽碎片。由嗜铬粒蛋白 A 衍生而来的多肽中有一些功能不确定,包括嗜铬粒抑制蛋白,WE-14 和 GE-25。检测方法采用酶联免疫试验(EIA)。

参考区间:0~50ng/ml。

2. 应用

(1) 可作为胰腺癌和前列腺癌的一项诊断指标。

(2) 有助于诊断功能性的神经内分泌肿瘤,预测对治疗的反应性。

(3) 有助于诊断无功能的神经内分泌肿瘤(例如甲状腺癌、小细胞肺癌、垂体前叶腺瘤)。

3. 临床意义

嗜铬粒蛋白 A 水平升高见于下列疾病:

(1) 功能性的神经内分泌肿瘤和增生。

(2) 嗜铬细胞瘤、主动脉瘤和颈动脉体瘤。

(3) 神经肿瘤(例如神经母细胞瘤、神经节瘤、副神经节瘤、髓母细胞瘤)。

(4) 不同部位的类癌。

(5) 胃肠胰腺肿瘤(例如胃泌素瘤、胰岛素瘤、舒血管肠肽瘤)。

(6) 甲状旁腺腺瘤、甲状旁腺癌及甲状旁腺增生。

(7) 甲状腺髓样癌及甲状腺增生。

(8) 各种神经内分泌系统分化的肿瘤(例如乳腺癌、前列腺癌),敏感度较低。

(9) 糖尿病、肾衰竭、肝衰或心衰,与充血性心衰的严重程度有关。

嗜铬粒蛋白 A 水平不升高见于下列疾病:

(1) 可能的神经内分泌系的肿瘤(例如绒毛膜癌、胸腺癌、恶性黑色素瘤、肾细胞癌)。

(2) 肾上腺到尾状核的自体移植术后以及精神分裂症。

嗜铬粒蛋白 A 水平下降见于下列疾病:

帕金森病患者的脑脊液。

4. 局限性

（1）嗜铬粒蛋白 A 可能不能区分神经内分泌系统的增生和肿瘤。

（2）EIA 可能比 RIA 的检测限更低，不同试验方法或试剂盒检测得到的结果不能交换使用。

第九十二节　血 块 收 缩

在没有功能性血小板或纤维蛋白原的情况下，不会产生血块收缩。从历史上来看，这是发现血小板无力症最早的试验，但现在已经不再使用了。

第九十三节　凝 血 因 子

1. 定义

凝血因子的本质是血液中的血浆蛋白，通过酶促级联反应相互作用，最终产生凝块。在体内，大多数凝血因子之间的相互作用都发生在脂质表面，其中脂质含量最丰富的是血小板。相比之下，在体外，级联反应可分为三条途径：内源性、外源性和共同凝血途径。尽管在某种程度上这种区分是人为的，但有助于凝血实验的操作和理解。例如，凝血酶原时间（prothrombin time，PT）反映的是外源性和共同凝血途径，而活化部分凝血活酶时间（activated partial thrombin time，APTT）则反映的是内源性和共同凝血途径。纤维蛋白原是共同凝血途径的最终目标，可通过凝血酶转变成纤维蛋白，也是形成血凝块的倒数第二步。最终，在凝血因子 XIII 的参与下，纤维蛋白交联形成稳定的血凝块，这对通过凝血来达到止血至关重要［通过激活血小板和血管性假血友病因子（von Willebrand factor，vWF）的一期止血过程将单独进行讨论］。

凝血因子的一般特性：

（1）因子 II（凝血酶原）：在肝脏合成，只有经过维生素 K 羧化后才具有活性，转变为凝血酶（活化的凝血因子 II）。因子 II 缺乏就会导致 PT 和 APTT 延长。

（2）凝血酶：是将纤维蛋白原转变成纤维蛋白的主要促凝剂，它具有多种功能，还可以作为一种抗凝剂，通过与血栓调节蛋白在内皮细胞表面结合使蛋白 C 转变成其活性形式。

（3）因子 V：在肝脏合成，20% 由血小板释放。它是 II 因子转变为 IIa 因子过程中的辅因子，其活性不受维生素 K 影响，可以被蛋白 C/S 复合物蛋白水解。

（4）因子 VII：在肝脏合成，与组织因子（tissue factor，TF）结合形成复合物后而被活化。VII 因子需要经过维生素 K 羧化后才具有活性，它是所有凝血因子中半衰期最短的（4h），表现在开始用维生素 K 拮抗剂治疗的患者中最初 PT 迅速延长［国际标准化比值（INR）升高］。重组 VIIa 因子可用于血管疾病的治疗。

（5）因子 VIII（抗血友病因子）：在肝脏和其他组织（主要是脾脏）的内皮细胞表面都可以合成，因此不会因为肝衰或维生素 K 缺乏而受影响。它是内源性凝血途径的主要凝血因子。PT（INR）不会因为 VIII 因子缺乏而受影响。而当 VIII 因子减少到 <40% 时，APTT 会延长。VIII

16

因子可作为蛋白 C/S 复合物蛋白水解作用的基质。纯化或重组的Ⅷ因子可用于相关疾病的治疗。

(6) 因子Ⅸ(也被称为 Christmas 因子):在肝脏合成,Ⅸ因子在凝血过程中的激活需要维生素 K 参与,它是内源性凝血途径的主要凝血因子。PT(INR)不会因为Ⅸ因子缺乏而受影响,而当Ⅸ因子减少到 <40% 时,APTT 会延长。纯化或重组的Ⅸ因子可用于相关疾病的治疗。

(7) 因子 X:在肝脏合成,X因子在凝血过程中的激活也需要维生素 K 参与。是Ⅱ因子转化为Ⅱa因子(凝血酶)的共同凝血途径中的主要凝血因子。在 X 因子明显缺乏时,PT(INR)和 APTT 都会受影响。

(8) 因子Ⅺ:在肝脏和巨核细胞中合成。在内源性凝血途径中激活Ⅻ和Ⅸ因子。如果Ⅺ因子明显缺乏,可能会使 APTT 延长,但不会影响 PT。

(9) 因子Ⅻ(Hageman 因子):在肝脏合成。Ⅻ因子由胶原激活后,可破坏基底膜,激活血小板,并且与 FⅪ结合后可以激活高分子量激肽原(high molecular weight kininogen,HMWK)和前激肽释放酶(prekallikrein,PK)。Ⅻ因子严重缺乏时,APTT 会延长(但 PT 不会)。不会出现与Ⅻ因子先天缺陷相关的出血倾向。

(10) HMWK(Fletcher 因子):该凝血因子参与激活内源性凝血途径的早期阶段和补体系统。当 HMWK 缺乏时,APTT 可能会延长(PT 不会)。HMWK 先天缺陷也不会有出血倾向。

(11) 因子ⅩⅢ(纤维蛋白稳定因子):在肝脏合成,也存在于血小板。在钙离子的存在下可以稳定聚合的纤维蛋白。ⅩⅢ因子缺乏不会影响 PT(INR)或 APTT。没有ⅩⅢ因子的情况下,血凝块可溶于 5mol 的尿素中。

参考区间:

(1) 基于 PT 反应的凝血因子:

① 因子Ⅱ:70%~120%

② 因子Ⅴ:70%~150%

③ 因子Ⅶ:70%~150%

④ 因子 X:70%~150%

(2) 基于 APTT 反应的凝血因子:

① 因子Ⅷ:70%~150%

② 因子Ⅸ:70%~120%

③ 因子Ⅺ:60%~120%

④ 因子Ⅻ:60%~150%

⑤ PK:55%~207%

⑥ HMWK:59%~135%

2. 应用

(1) 可以通过对每种凝血因子进行特定的检测试验(无论是显色试验,还是更常见的自发凝血试验)来实现对凝血因子的定量检测。购买缺乏每种凝血因子的血浆,用于判断能否纠正患者的血浆,如果能被纠正,就可以确定患者缺乏哪种凝血因子,而且可以用稀释的正常血浆获得的参考曲线进行定量检测。

(2) 血浆中缺乏任何一种能够激活外源性和共同凝血途径的凝血因子(Ⅶ、Ⅴ、X 和Ⅱ)

16

都会导致 PT 延长,这四种因子用 PT 试剂作为激活剂可进行定量检测。血浆中如果缺乏能够激活内源性(和共同)凝血途径的凝血因子(高分子量激肽原、前激肽释放酶以及因子Ⅻ、Ⅺ、Ⅸ和Ⅷ)会导致 APTT 延长,并且能够用 APTT 试剂进行检测。

(3) 什么时候需要进行凝血因子试验:

① 当怀疑是某种先天性凝血因子缺乏时(最常见的是因子Ⅷ和Ⅸ)。

② 有时为了区分是口服抗凝剂的作用还是肝病的影响需要进行试验,前者会导致因子Ⅱ、Ⅶ、Ⅸ和Ⅹ减少,但因子Ⅴ或Ⅷ正常,后者则会引起除因子Ⅷ外的其他所有因子的缺乏。

③ 需要检测血液肝素(Ⅹa 因子抑制剂)水平时,其次当Ⅹ因子治疗性抑制剂用于治疗时也可以用凝血因子试验检测血肝素水平。

3. 临床意义

升高见于:

(1) 因子Ⅱ:*G20210A* 基因突变导致因子Ⅱ活性升高易诱发血栓栓塞。

(2) 因子Ⅶ:见于妊娠和口服避孕药。某些研究表明因子Ⅶ活性升高与血栓形成倾向有关。

(3) 因子Ⅷ:见于急性时相反应(急性炎症情况下),妊娠,服避孕药。如果因子Ⅷ活性显著升高则易诱发血栓栓塞。

(4) 因子Ⅸ:见于妊娠和口服避孕药。因子Ⅸ升高幅度很大时,则与血栓栓塞倾向有关。

(5) 因子Ⅹ:见于妊娠和口服避孕药。

降低见于:

(1) 因子Ⅱ

① 先天性缺乏(隐性遗传病):纯合子患者会出现不同严重程度的出血。

② 获得性缺乏:见于肝病、DIC、病理性纤维蛋白溶解、维生素 K 缺乏症或接受华法林治疗的患者。

(2) 因子Ⅴ

① 先天性缺乏:常染色体遗传缺陷,纯合子患者有出血症状。

② 获得性缺乏:见于肝病、DIC 或病理性纤维蛋白溶解的患者。

(3) 因子Ⅶ

① 先天性缺乏:纯合子患者会有不同程度的出血表现。

② 获得性缺乏:见于肝病、维生素 K 缺乏、维生素 K 拮抗剂治疗的患者。

(4) 因子Ⅷ

① 先天性缺乏:男性血友病 A(hemophilia A)患者和某些女性血友病基因携带者(通常情况下因子Ⅷ轻度减少);血管性血友病(von Willebrand disease),特别是中度到重度的患者。

② 获得性缺乏:原来没有但后来获得了针对因子Ⅷ的自身抗体的患者;多次输血而获得抗因子Ⅷ的同种免疫抗体的患者;DIC 和病理性纤维蛋白溶解的患者。

(5) 因子Ⅸ

① 先天性缺乏:血友病 B(hemophilia B)(是一种 X 连锁遗传病)。

② 获得性缺乏:见于肝病、维生素 K 缺乏或应用维生素 K 拮抗剂、肾病综合征、淀粉样变性、原来没有但后来获得了抗因子Ⅸ的自身抗体的患者(特别罕见)、输注因子Ⅸ治疗而获

得了同种免疫抗体的血友病 B 患者。

（6）因子 X

① 先天性缺乏：是一种罕见的常染色体隐性缺陷，纯合子患者可能会有出血倾向。

② 获得性缺乏：见于严重肝病、维生素 K 缺乏症或使用维生素 K 拮抗剂者、DIC、淀粉样变性。

（7）因子XI

先天性缺乏：是一种常染色体隐性遗传病，如果因子XI明显减少会出现轻微的出血倾向。

（8）因子XⅢ

① 先天性缺乏：纯合子患者会出现严重的出血，创伤难以愈合。

② 获得性缺乏：见于肝病、急性早幼粒细胞白血病、获得抗因子XⅢ的自身抗体的患者。

4. 局限性

（1）标本采集管和抗凝剂使用不当，未使用推荐的含 3.2% 枸橼酸钠的蓝帽管。

（2）血浆保存不当。

（3）高脂血症、溶血或黄疸的血液标本可能会对结果产生影响。

（4）如果使用留置的导尿管，收集的血液标本可能会被肝素污染或稀释。

第九十四节　凝血时间（Lee-White 凝血时间）

凝血时间由于其灵敏度低，标准化水平差，目前已经不再使用了。

第九十五节　钴

1. 定义

钴是一种重要的微量元素，也是氰钴胺素（维生素 B_{12}）的重要组成部分。钴在工业上可被用于制造高强度合金（作为切割或钻孔的工具），可用于半导体工业，还可作为一种颜料。钴加工工厂、硬金属工业、钻石抛光和陶瓷工业可导致大剂量的急性钴中毒和长期低剂量接触而引起的体内蓄积。

慢性接触无机钴盐——不管是摄入还是吸入粉尘，都会造成呼吸窘迫、呼吸困难、尘肺病、或者会引起心肌病、高甘油三酯血症和高胆固醇血症。无机钴还可以诱导血红蛋白合成，以及高甘油三酯血症和高胆固醇血症。

钴可通过肾脏被快速清除，尿钴检测是判断最近有无钴接触的一个有效指标。

参考区间：低于 1μg/L。

2. 应用

（1）评估职业和环境钴暴露。

（2）检测钴中毒。

（3）监测金属移植物的磨损度。

3. 临床意义

升高见于：

（1）接受促红细胞生成素制剂治疗的肾病患者。

（2）接受血液透析治疗的终末期肾病（ESRD）患者。

（3）大量饮用添加钴的啤酒。

（4）金属植入物退化的个体。

降低见于：

无。

4. 局限性

（1）饮食、药物、滋补品（营养和矿物质）、维生素 B_{12} 或 B 族维生素都可能干扰试验结果。建议测试前 3 天应避免这些干扰因素。

（2）使用不合格的微量元素收集管采集的标本，测试结果可能会出现假阳性。

（3）高浓度的钆和碘会干扰钴的检测（为了消除二者的影响应等待 96 小时）。

（4）钴浓度分析对诊断维生素 B_{12} 缺乏没有意义。

（5）要评估职业暴露，应该在工作周的最后一天收集标本。

第九十六节　可　卡　因

1. 定义

可卡因，又称古柯碱、苯甲酰甲基芽子碱，是苯甲酸和氨基乙醇形成的一种酯。在临床上可作为局部麻醉剂用于眼科和耳鼻喉科手术，但治疗范围尚未确立。可卡因被认为是一种成瘾药物，在 1970 年颁布的美国《管制物质法案》第二部分列为被管控药物。

2. 应用

（1）由于可卡因可以阻断钠通道的传导性，可用作局部麻醉剂。

（2）中枢神经系统兴奋剂：阻断去甲肾上腺素、5- 羟色胺、多巴胺等神经递质的再摄取。

3. 临床意义

（1）可卡因主要被代谢为苯甲酰芽子碱和芽子碱甲酯，进一步代谢产生芽子碱和其他化合物。可卡因和乙醇同时摄入会形成可卡乙碱。这些化合物的存在可作为是否接触可卡因的指标，但对判断中毒和损伤的程度没有指导意义，必须结合临床症状和体征。

（2）临床医生应清楚实验室所检测的成分，以及实验类型是筛查实验还是确证实验。根据是否存在所检测的成分可为判断可卡因接触时间提供依据。

16

4. 局限性

筛查试验通常是基于免疫分析原理的：

(1) 全血、血清和血浆 ELISA

① 检测成分：可卡因。

② Cut-off 值浓度范围：20ng/ml~50ng/ml。

③ 与可卡乙碱会发生严重的交叉反应。

④ 与芽子碱甲酯、诺可卡因、芽子碱等物质之间的交叉反应较少见。

(2) 尿液 EIA

① 检测成分：苯甲酰芽子碱（代谢产物）。

② Cut-off 值浓度范围：

150ng/ml

300ng/ml

③ 与可卡因和可卡乙碱发生交叉反应的概率约有 50%~60%。

④ 与 EME、芽子碱交叉反应较少见。

无论何种类型的标本，确证试验通常是基于色谱分析原理的。

(1) 气相色谱 - 质谱联用（GC/MS）

① 全扫描模式可定性检测可卡因，可卡乙碱和代谢物。

② 检测范围：20ng/ml~50ng/ml。

③ 选择离子 - 监测模式可定量分析血清和血浆中的可卡因，可卡乙碱和代谢物。

④ 定量检测范围：5ng/ml~20ng/ml。

(2) 液相色谱 - 质谱联用（LC/MSn）（多级质谱）

多级反应 - 监测模式可定性或定量分析可卡因，可卡乙碱和代谢物：定量检测范围——20ng/ml~50ng/ml。

第九十七节　冷 凝 集 素

1. 定义

冷凝集素是指机体内可在低温条件下特异性结合 RBC 的自身抗体，而在体温条件下不发生结合（针对 RBC i 抗原的结合较少见）。冷凝集素大多数为 IgM 类免疫球蛋白，极少部分为 IgG 类。IgM 类自身抗体可在低温下与 RBC 细胞膜互补结合。

正常值参考范围：滴度 <1 : 32（阴性结果）。

2. 应用

(1) 溶血性贫血，尤其是淋巴细胞增殖性疾病。

(2) 临床症状表明可能是冷凝集素相关疾病。

16

3. 结果解释

冷凝集素试验抗体滴度 >1∶32 时,对存在冷凝集素有诊断意义。在感染性疾病患者体内,冷凝集素抗体滴度可能 >1∶1 000。

4. 局限性

(1) 血液采集、凝固后,应在 37℃分离血清,并将样本保存在 37℃。另外,样品也可在室温条件下使用含 EDTA 的采血管收集,但在检测前必须在 37℃温育至少 15 分钟。

(2) 直接 Coombs 试验可检测补体中的 C3d 和 C4d 组分。

(3) 在健康人、外周血管疾病或非淋巴瘤肿瘤患者中,也可能出现低水平的冷凝集素。

(4) 冷反应的自身性抗体主要是 IgM,偶见 IgG,IgA 极为少见。这类自身抗体可能是多克隆的,也可能是由单克隆链与 κ 轻链组成。

(5) 血液标本的冷藏或冷冻均会对试验结果产生严重影响,严重的溶血或脂血标本也会对结果产生影响。

第九十八节　孕早期 - 中期联合筛查(整合 / 顺序筛查)

见产前筛查部分。

第九十九节　补体系统检测

1. 定义

(1) 补体系统是固有免疫和适应性免疫的重要组成部分,补体经激活后可形成攻膜复合物(membrane attack complex,MAC),MAC 可释放一种叫做过敏毒素的肽。补体属于急性时相反应蛋白,90% 在肝脏合成。

(2) 目前已发现有三条补体激活途径:经典途径(抗体致敏细胞)、旁路途径(对微生物的早期防御)和甘露糖结合凝集素(mannose-binding lectin,MBL)途径[在缺乏抗体的情况下,血浆中的凝集素,例如甘露糖结合蛋白(mannose-binding protein,MBP),取代抗体直接识别微生物]。其中,MBL 在肝脏合成,属于胶原凝集素家族。补体系统的许多组分通过级联机制相互作用。经典途径的 9 种组分,它们的命名均用大写字母 C 开头,后加一个数字,表明其在级联反应中出现的顺序(其中唯一的例外是在 C2 之前起作用的 C4)。旁路途径的组分称为因子,用大写字母(例如因子 H、因子 D)表示。MBL 途径,其组分通过蛋白质名称的缩写来指代。

(3) 三条补体激活途径在 C3 的活化和攻膜复合物组装时汇合,其中攻膜复合物由 C5~C9 组成。

2. 应用

(1) 在复发性化脓性细菌感染(但白细胞计数和免疫球蛋白含量均正常)、复发性血管性

16

水肿、冷球蛋白血管炎和家族性复发性奈瑟菌感染患者中,应对其补体成分仔细检查。旁路途径的因子 D、B、P、H 和 I 缺陷的患者或补体活化途径中较晚出现的组分,例如 C3、C5-C9 缺陷的患者,对脑膜炎奈瑟菌的感染极为敏感。

(2) 可用于确认某些组分的先天性或获得性缺陷。

(3) 总补体活性的测定(CH50 或 THC)是对补体系统功能的检测,如果经典途径的任一组分存在缺失,总补体的活性均会下降。AH50 用于检测旁路途径中的异常。CH50 和 AH50 联合使用可识别异常类型的途径。当 CH50 的检测值很低时,应继续检测特定补体成分。

3. 正常值参考范围

(1) 补体水平应由免疫学及功能性试验结果共同决定。

(2) 最常用的检测为 C3、C4、CH50 以及 AH50 检测试验(详见"表:血浆中的补体成分及其对应缺陷")。

4. 临床意义

在某些获得性疾病,血浆补体含量下降(详见"表:血浆中的补体成分及其对应缺陷")。这种补体含量的下降通常只发生于局部,并对补体系统的部分组分产生影响。这种影响主要是由于补体消耗作用。以下则是常见的影响补体水平的疾病。

(1) 关节炎相关疾病

① 当患者患有活动性系统性红斑狼疮(SLE),尤其当 SLE 其累及肾脏时,补体含量会出现异常。大约 50% 的 SLE 患者体内 C3 和 C4 含量低。低水平的补体含量常预示着伴有更严重的疾病——如发生肾脏受累。当补体水平恢复正常时,表明治疗效果较好。

② 乙型肝炎或丙型肝炎。

③ 混合型冷球蛋白血症。

④ 血清疾病。

(2) 血管炎相关疾病

① 类风湿血管炎。

② 混合型冷球蛋白血症。

③ 干燥综合征。

④ 低补体性血管炎。

(3) 肾炎相关疾病

① 急性链球菌感染后肾小球肾炎(C3 一过性下降)。

② IgA 肾病。

③ 膜性肾病。

④ I型和II型膜增生性肾小球肾炎。

⑤ SLE 肾炎。

⑥ 肾小管间质性肾炎。

⑦ 致密沉积病(II型膜增生性肾小球肾炎):C3 和 B 因子含量降低,C4 正常。

⑧ 肺出血 - 肾炎综合征。

16

（4）其他疾病

① 抗磷脂抗体综合征。

② 细菌性心内膜炎。

③ 冷球蛋白血症（C2 和 C4 含量降低）。

④ 在 B 淋巴细胞增生性疾病中,缺乏 C1 抑制物导致的获得性血管性水肿。

⑤ 酒精性肝病：由于合成肝细胞功能障碍,C3、C4 合成减少,导致 C3、C4 的低水平。

⑥ 衰变加速因子（decay accelerating factor,DAF）和 CD59,这两种补体膜型调节蛋白可抑制补体的激活。其在 PNH 患者体内发生获得性缺陷,可导致红细胞破坏增多从而出现溶血。

⑦ 伊文思综合征。

在下述疾病发生时,关节腔滑液中 CH50 含量下降

（1）血清标志物阴性的类风湿关节炎。

（2）SLE。

（3）假痛风和痛风。

（4）瑞特综合征。

（5）淋菌性关节炎。

在某些先天性疾病发生时,血浆补体含量下降（详见"表：血浆中的补体成分及其对应缺陷"）。

这种先天性补体缺乏的特征是缺乏单个补体组分。先天性经典途径障碍的疾病,大多数属于常染色体隐性遗传病,并且在杂合子中可出现相应表型,而部分 C4 缺陷从而易患 SLE 的患者例外。

（1）遗传性血管性水肿,一种常染色体显性遗传病；其患者体内 C4 水平低,C3 正常。

（2）C1q 缺乏：超过 90% 的患者可发展为 SLE。

（3）C1r 或 C1s 的缺乏合并部分 C4 缺乏,易导致 SLE 发生。

（4）C4a 或 C4b 的缺乏与其他疾病（例如硬皮病、IgA 肾病、幼年型糖尿病等）的发生相关。

（5）家族性地中海热（C5a 抑制物）。

（6）荨麻疹性血管炎和复发性感染（C3）。

（7）重症联合免疫缺陷（C1q）。

（8）X 连锁低丙种球蛋白血症（C1q）。

（9）复发性奈瑟菌感染（C5、C6、C7、C8、C9 和旁路途径）。

（10）先天性 C2 或 C4 缺陷,伴有狼疮或其他自身免疫性疾病,包括：

① 关节炎

② 肾炎

③ 皮疹

④ 肺炎链球菌感染

（11）血浆中 H 因子和 I 因子的杂合突变,可导致患者体内 C3 的大量消耗,使这类患者极易感染以及易患肾小球肾炎。

（12）在 40%~80% 的非典型溶血性尿毒症综合征（atypical hemolytic uremic syndrome, aHUS,一种罕见的微血管溶血症）、血小板减少症和肾衰竭的患者中,发现其体内存在补体

16

调节蛋白的遗传缺陷,如 H 因子(aHUS 中最常出现的异常)的缺乏、C3 的突变、膜型调节蛋白以及 I 因子、B 因子和凝血调节蛋白的缺乏。

(13) 备解素(旁路途径)缺乏通过 X 连锁遗传,这些男性患者受到脑膜炎奈瑟菌感染时,表型特殊。

(14) 凝集素缺陷很罕见:MBL、MBL 相关蛋白酶 2 和纤胶凝蛋白 3 的缺陷与化脓性感染相关,尤其与有荚膜的细菌感染相关。

在某些情况下,血浆补体含量上升

在机体内存在炎性反应的情况下,体内的急性时相反应增加,补体含量可能正常,也可能增加。

(1) 幼年型类风湿关节炎

(2) 复发性关节炎

(3) 假痛风和痛风

(4) 瑞特综合征

(5) 淋菌性关节炎

5. 局限性

补体活性十分不稳定且不耐热,当待测样本置于室温后,其含量会减少。待检样本放置在室温条件下不能超过 6 小时,若冷藏不应超过 7 天。

(1) 由于补体的激活,保存于 0℃以下的标本会失去活性。

(2) 样本反复冻融将造成补体组分的破坏。

(3) 严重的溶血、脂血或高胆红素血症将会影响结果检测的准确性。

血浆中的补体成分及其对应缺陷 *

蛋白	血浆浓度(mg/ml)	相关疾病
总补体活性的测定		
CH50:60-144 CEA U		
AH50(检测旁路途径的异常):>59% CEA U		
经典途径		
C4	150、50、50	GN、SLE
	300~600	硬皮病、SLE、IgA 肾病、膜性 GN
C2	20	SLE、幼年型 RA、GN
旁路途径		
B 因子	200	脑膜炎奈瑟菌感染
D 因子	2	复发性化脓性细菌感染
备解素	25	复发性化脓性细菌感染、暴发型脑膜炎球菌败血症
MBL 途径		
MBL	室间标准待定	复发性感染
MASP-1	1.5~13	
MASP-2	未知	

16

续表

蛋白	血浆浓度（mg/ml）	相关疾病
末端通路		
C3	1 200~1 300	复发性化脓性细菌感染、GN
攻膜复合物		
C5	80	复发性播散性奈瑟菌感染、SLE
C6	45	复发性播散性奈瑟菌感染
C7	90	复发性播散性奈瑟菌感染、雷诺病
C8	55	复发性播散性奈瑟菌感染
C9	60	无
可溶性调节蛋白		
C1 抑制物	240	遗传性血管性水肿、自身免疫性疾病
C4b	250	血管性水肿、白塞综合征
I 因子	35	复发性化脓性细菌感染
H 因子	300~450	复发性化脓性细菌感染、GN、老年性黄斑变性
膜型调节蛋白		
CR1		贫血、SLE
CR3		白细胞粘附缺陷症 -1、复发性化脓性细菌感染、白细胞增多
DAF/CD59/HRF		PNH

*Modified from Massey HD, McPherson RA. In: *Henry's Clinical Diagnosis and Management by Laboratory Methods*, Table 47-3, p.920, and Table 47-4, p.921 22nd ed. Saunders, 2011.

参考文献

Botto M, Kirshfink M, Macor P, et al. Complement in human diseases: lessons from complement deficiencies. *Mol Immunol*. 2009;46:2774–2783.

Nester CM, Thomas CP. Atypical hemolytic uremic syndrome: what is it, how is it diagnosed, and how is it treated? *Hematology Am Soc Hematol Educ Program*. 2012;2012:617–625.

第一百节　全血细胞计数

1. 定义

全血细胞计数（complete blood count, CBC）是指对血液中所有细胞成分的数量进行统计，并描述其主要特征。大多数实验室使用的是血细胞分析仪。CBC 报告包括 RBC 计数、WBC 计数、PLT 计数、Hb、Hct（红细胞比容）、血小板平均体积以及其他参数（在个别报告中描述）。CBC 可以作为血液成分和 RBC 指数的简单计数，也可作为 WBC 差异的测试。

2. 应用

（1）当怀疑患者存在 RBC、WBC 或 PLT 异常时，可使用 CBC 进行筛查。

（2）新型血细胞分析仪可将网织红细胞和血小板分为幼稚、成熟两组，从而反映骨髓的增生情况。全自动血细胞分析仪可检测异常的 RBC、WBC 和 PLT，提示进行外周血涂片检测。

3. 局限性

为了保证结果的准确性和可靠性，应正确采集标本。如果样本中存在血凝块，或未混匀，又或存在 RBC 的聚集，则试验结果均可能出现偏差。每个细胞谱系都应该有特定的注意事项。

Coombs 试验（抗球蛋白试验）

第一百零一节 直接 Coombs 试验

1. 定义

直接 Coombs 试验（direct coombs test，DAT）是检测结合于红细胞膜表面的 IgG 抗体或补体组分的试验，具体的试验方法是取患者的洗涤红细胞制成悬液，加入 Coombs 试剂［兔源性抗人球蛋白抗体（AHG）］孵育。Coombs 试剂可以是特异性选择性结合 IgG 或 C3 的抗体，也可以是多特异性的可结合 IgG 和 C3 的抗体。

2. 应用

（1）DAT 可用于诊断自身免疫性溶血（参见本书第九章相关部分）、新生儿溶血症（参见本书第九章相关部分）、药源性溶血反应和溶血性输血反应（参见本书第十五章相关部分）。

（2）当怀疑患者体内存在自身抗体引起的红细胞溶血反应时，可使用 DAT 明确诊断。该试验可明确体内红细胞表面是否结合有免疫球蛋白、补体或两者都有。

3. 临床意义

DAT 结果阳性

（1）当患者体内红细胞表面结合有针对自身红细胞的特异性自身性抗体时，DAT 的结果为阳性。

（2）新生儿溶血症（胎儿幼红细胞增多症）

（3）温抗体型自身免疫性溶血性贫血

① 特发性的

② 伊文综合征（ITP 和溶血性贫血）

（4）冷抗体型自身免疫性溶血性贫血

16

（5）当受者对最近输注的红细胞含有同种抗体时，或是当母体血液循环中含有同种抗体，这种抗体通过胎盘作用于胎儿红细胞时，DAT 反应为阳性。

① 同种（急性或迟发性）免疫性溶血性输血反应

② 新生儿溶血症

③ 如果近期输血后 DAT 试验结果为阳性，可将抗体从 RBC 上洗脱后鉴定。

（6）药源性溶血反应，如：

① α- 甲基多巴

② 左旋多巴

③ 高剂量的青霉素

④ 奎尼丁

（7）当患者近三个月未输血，DAT 试验为阳性时，常提示患者体内含自身免疫性抗体。

DAT 结果阴性

提示溶血性贫血可能由红细胞自身缺陷（例如 G6PD 或血红蛋白病）造成。

4. 局限性

（1）DAT 结果阳性时表明患者体内存在针对红细胞的自身抗体、输血后产生同种抗体或过量包被红细胞的免疫球蛋白。此时则需要额外的抗体特异性试验才能阐明免疫球蛋白的病因学，例如通常检测冷凝集素（参见本书溶血性贫血部分）、阵发性冷血红蛋白尿溶血性抗体、通过血清蛋白电泳或免疫固定电泳检测浆细胞病。并且，还应排除某些特定药物（如 α-甲基多巴、青霉素钾和普鲁卡因胺）的作用和近期的输血反应。

（2）当患者患有浆细胞骨髓瘤和淋巴浆细胞性淋巴瘤时，DAT 可能出现假阳性结果。

（3）正常健康献血者中出现阳性 DAT 的几率为 1∶10 000。

（4）自身免疫性溶血性贫血患者，如果体内仅有少量 IgG 与红细胞膜相结合，DAT 的结果可能为阴性。

（5）当 DAT 的结果为阴性的时候，不能排除溶血。例如在某些药源性贫血、血红蛋白病、遗传性球形红细胞增多症和一些其他的遗传性溶血性贫血中，DAT 的结果可能为阴性。

第一百零二节　间接 Coombs 试验

1. 定义

（1）间接 Coombs 试验（indirect Coombs test，IAT）使用患者血清（或血浆）与正常人 RBC 或其他试剂孵育，随后将该混合物洗涤，去除其中未结合的球蛋白，再加入 Coombs 试剂。如果患者血清中含有针对 RBC 的抗体，则可观察到凝集现象。

（2）约 80% 的自身免疫性溶血性贫血患者，其血清中也存在自身抗体。

（3）由以前的输血或母胎不相容产生的针对 RBC 抗原的同种抗体，也可以通过本实验检测。但这类同种抗体仅出现于血清，因为它们不与患者的 RBC 结合，此时 DAT 试验结果为阴性。

2. 应用

（1）IAT 在血库中的应用主要由于其在检测患者血清中的 IgG 抗体有极高的敏感性。其被用于检测针对非 ABO 血型抗原的同种抗体的存在。

①输血前进行的抗体筛选和交叉配型。

②孕妇产前检查。

（2）在某些自身免疫性溶血性贫血的患者中，IAT 和 DAT 可能都是阳性的，因为体内一些自身抗体附着于红细胞上，而一些（过量的）抗体可能未与红细胞结合、存在于血清。

3. 临床意义

当患者以前有输血以及对非自身红细胞抗原产生免疫反应时，血清中出现同种抗体，此时 IAT 反应结果为阳性。

4. 局限性

（1）IAT 试验不能检测到低滴度的抗体。

（2）当 IAT 试验结果为阳性，需做进一步的确证试验，从而确定抗体种类。

第一百零三节　血　氧　仪

1. 定义

血氧仪是指通过专用多波长分光光度法测量各种形式的血红蛋白的仪器。此仪器可用来检测血液的氧含量。

2. 应用

血氧仪常用来检测血液中的氧合血红蛋白（oxygenated hemoglobin，oxyHb）、去氧血红蛋白（deoxygenated hemoglobin，deoxyHb 或还原 Hb）、COHB 和高铁血红蛋白（methemoglobin，MetHb）占总血红蛋白的比例。

3. 适应证

（1）有毒素暴露史。

（2）无法通过给氧改善的缺氧。

（3）血气分析的结果中 PaO_2 与动脉血氧饱和度（SpO_2）之间存在差异。

（4）怀疑患者有其他高血红蛋白血症，例如高铁血红蛋白血症、碳氧血红蛋白血症等。

4. 血氧仪测定血氧饱和度（SO_2）

（1）计算方式为 $SO_2 = O_2Hb/(O_2Hb + HHB) \times 100\%$

（2）组织对氧的利用不仅取决于 SO_2，还取决于 O_2 与 Hb 的亲和力。临床上，此数值常用于对发绀和红细胞增多症的诊断；此数值还可用于区分血氧含量偏低与气体混合于静脉

16

血中,前者常为肺部疾病,后者常为功能性动静脉短路。

（3）新生儿的血氧饱和度为 40%~90%,随后可升至 94%~98%;随着年龄的增长,SO_2 持续下降。

5. 血氧仪测定氧合血红蛋白

（1）血氧仪测定出的数值代表氧合 Hb 相对于总 Hb（包括非氧结合的 Hb）的百分比。在健康人中,氧合血红蛋白和氧饱和度大致相等。在低氧血红蛋白存在的情况下,氧合血红蛋白百分比可显著低于血氧饱和度。尽管血氧饱和度仍保持于参考范围内,但血液的携氧能力严重下降。

（2）正常值参考范围:94%~100%。

6. 血氧仪测定碳氧血红蛋白

（1）碳氧血红蛋白是指与一氧化碳（CO）替代氧气与血红蛋白结合。CO 对血红蛋白的亲和力强于 O_2 对血红蛋白的亲和力。

（2）CO 中毒可形成碳氧血红蛋白。其中,CO 可能来源于排放的废气（例如来自于卡车、汽车、船舶或发电机）、火灾产生的烟雾或烟草燃烧后产生的烟雾。碳氧血红蛋白的水平可用于判断 CO 中毒的程度以及判断吸烟对患者健康状况的影响。另外,CO 水平还与动脉粥样硬化性疾病、心绞痛和心肌梗死的症状之间存在直接联系。

① 不吸烟者:碳氧血红蛋白占总 Hb 的比例为 0.5%~1.5%。

② 吸烟者:1~2 包 / 天,4%~5%。

③ 重度吸烟者:>2 包 / 天,8%~9%。

7. 血氧仪测定高铁血红蛋白

（1）高铁血红蛋白是由正常血红蛋白上二价铁离子被氧化为三价铁生成的,由于三价铁离子的化学结构与二价铁存在差异,故其形成的血红蛋白无法用于呼吸。

（2）血液中常存在少量的高铁血红蛋白,但如果大量血红蛋白均转化为高铁血红蛋白,会导致明显的发绀。高铁血红蛋白血症,可能发生于任何年龄段,可能由于接触了某些化学试剂（如亚硝酸盐）,也可能是由遗传因素导致的先天性的疾病引起。

（3）正常值参考范围:0.06g/dl~0.24g/dl。

第一百零四节 铜

1. 定义

铜是许多酶（例如细胞色素氧化酶、超氧化物歧化酶、酪氨酸酶）的重要组成成分,在 Hb 合成、骨及软骨发育和维持中枢神经系统功能中发挥重要作用。对血铜水平的测试是十分必要的,且应与铜蓝蛋白的含量进行比较。

正常值参考范围:见表 16-23。

16

表 16-23　正常血清铜含量

年龄	男性（μmol/L）	女性（μmol/L）
≤6 月龄	3~11	3~11
7 月龄 ~18 周岁	14~30	14~30
≥19 周岁	11~22	13~24

2. 应用

（1）辅助诊断肝豆状核变性
（2）评估原发性胆汁性肝硬化
（3）评估原发性硬化性胆管炎

3. 临床意义

血铜水平在以下情况下上升：
（1）肝豆状核变性（总血铜含量低或正常，游离血铜或尿铜高）
（2）贫血
① PA
② 妊娠期幼巨红细胞性贫血
③ 缺铁性贫血
④ 再生障碍性贫血
（3）白血病和淋巴瘤
（4）急、慢性感染
（5）胆汁性肝硬化和硬化性胆管炎
（6）血色素沉着病
（7）结缔组织疾病（包括 SLE、RA、急性 RF 和 GN）
（8）甲状腺功能减退症
（9）甲状腺功能亢进
（10）常与增加的 CRP 相关联
（11）口服避孕药或雌激素
（12）怀孕
血铜水平在以下情况下下降：
（1）肝豆状核变性：患者体内发生基因突变，这一突变干扰了铜离子从肠黏膜细胞的细胞质转运至高尔基体（铜离子在高尔基体与蛋白质结合）。
（2）门克斯卷发综合征
（3）肾病（血浆铜蓝蛋白在尿液中丢失）
（4）急性白血病缓解期
（5）某些儿童期缺铁性贫血（需要铜铁疗法）
（6）夸希奥科病、慢性腹泻
（7）体内 ACTH 和类固醇皮质激素高

16

4. 局限性

（1）血清铜可能因患者存在感染、炎症、压力、患有 RA、癌症、服用某些药物（例如卡马西平和苯巴比妥）而升高。

（2）妊娠末期,血清铜浓度是正常值的 2~3 倍。

（3）当血清中类固醇皮质激素和锌离子含量升高时,血清铜含量可能下降。当患者存在营养不良或吸收不良的情况时,血清铜的含量也可能会下降。

（4）为避免污染,血清标本应收集在无微量元素的采血管中——如深蓝色帽的采血管。

（5）尿铜水平升高有助于肝豆状核变性的诊断,但并非其特有。在自身免疫性肝病和胆汁瘀积的患者中,也存在尿铜水平升高。

第一百零五节　促肾上腺皮质激素释放激素

1. 定义

促肾上腺皮质激素释放激素（corticotropin releasing hormone,CRH）是一种由 41 个氨基酸组成的多肽,是下丘脑激素,它可促进垂体细胞释放 ACTH。CRH 由下丘脑室旁核小细胞区的神经元合成,合成 CRH 的细胞核的轴突投射到正中隆起,CRH 就在此位置分泌到垂体 - 门脉系统内。CRH 刺激 ACTH 的释放,而 ACTH 可刺激皮质醇和其他肾上腺类固醇类激素［例如 DHEA 和醛固酮（一过性）］的分泌。CRH 在人体的血液系统中循环,与高亲和力蛋白相结合,这使得其生物活性降低、清除率升高。除下丘脑可生成 CRH 外,外周组织如 T 淋巴细胞中也可生成 CRH;胎盘组织中也高表达 CRH,在胎盘中,CRH 是表明妊娠时长和产程的标志物。CRH 又称促肾上腺皮质素释放素、促肾上腺皮质素释放因子（CRF）。

正常参考值范围:不超过 10pg/ml。

2. 应用

排除垂体外分泌 CRH 肿瘤的可能性。

3. 临床意义

CRH 增加见于:

（1）库欣综合征

（2）可生成 ACTH 的异位肿瘤

（3）妊娠末期

CRH 降低见于:

（1）阿尔茨海默病

（2）常染色体隐性遗传性下丘脑促肾上腺皮质激素释放激素缺乏症

4. 局限性

（1）患者应禁食 10~12 小时,且尽可能不在采集标本前 48 小时服用含类固醇皮质激素、

ACTH 或雌激素的药物。最好使用上午采集的标本。该试验在临床应用的很少。

（2）开始分娩后，血液循环中的 CRH 水平迅速增加。

（3）血浆 CRH 的浓度与血浆 ACTH 浓度、血清皮质醇浓度，以及下丘脑 - 垂体 - 肾上腺轴功能的改变（例如原发性肾上腺皮质功能不全、库欣综合征、胰岛素诱导产生的低血糖或甲吡酮给药期间）无关。一些研究者发现妊娠期血浆 CRH 与血浆 ACTH 或血清皮质醇之间存在相关性，但未见其他研究者有相似发现。

（4）下丘脑 CRH 对外周血浆 CRH 浓度的贡献很小，大部分血浆中的 CRH 可能不是来自于下丘脑。

（5）然而，在某些情况下，例如胰岛素诱导产生的低血糖或进行大手术时，血浆 CRH 浓度的小幅增加可能来源于下丘脑的释放。

第一百零六节　促肾上腺皮质激素释放激素兴奋试验

1. 定义

CRH 是一种由 41 个氨基酸组成的多肽，由应激引起下丘脑室旁核分泌。CRH 可作用于垂体前叶，引起 ACTH 的释放。CRH 在物种间具有一定的序列同源性；因此，绵羊和人类 CRH 都可以作为此项刺激试验的试剂。

正常参考值范围：CRH 刺激试验

（1）大多数库欣病患者在注射 CRH 后 45 分钟内可出现 ACTH 和皮质醇的增加，但不同实验室给出的解释标准不同。

（2）在正常受试者中，血浆 ACTH 浓度应比最初增加 35%~900%（平均 400%），在注射 CRH 后的 10~30 分钟应达到 10pg/ml~120pg/ml 的峰值；血清皮质醇的浓度应增加 20%~600%（平均 250%）即 13μg/dl~36μg/dl（平均 25μg/dl），其在注射 CRH 后的 30~60 分钟应达到峰值。

小剂量地塞米松抑制试验后的 CRH：当皮质醇达到 1.4μg/L 时，基本可 100% 特异性、100% 准确性的诊断患者为库欣病。

2. 应用

（1）试验目的：

① 判断 ACTH 依赖性的库欣综合征的病因（伴或不伴血管升压素类似物）。

② 区分假性库欣综合征（肥胖症）和库欣综合征。

③ 区分原发性和中枢性肾上腺皮质功能不全。

（2）CRH 刺激试验：患者禁食 4 小时以上后建立静脉通路以静脉推注方式注射合成绵羊 CRH（根据患者体重按每千克注射 1μg 或总注射剂量为 100μg）。检测 ACTH 和皮质醇的血液标本应在注射 CRH 前 15 分钟（或 5 分钟）以及注射 CRH 时采集，在注射后的 5、10、15、30、45、60、90 和 120 分钟也应留取血液样本。在库欣综合征时，若仅检测血浆 ACTH，留取 -5、0、15 和 30 分钟的血液样品则足够；若仅检测血清皮质醇，留取 -15、45 和 60 分钟的血液样本则可。但正常情况下，应两种激素均检测，判断结果阳性时患者应存在血浆 ACTH

和血清皮质醇的增加。

小剂量地塞米松抑制试验后 CRH 的检测：患者在 2 天内每隔 6 小时服用 0.5mg 地塞米松（共 8 剂）；在最后一次服用地塞米松 2 小时后，根据患者体重按每千克注射 1μg 静脉内注射 CRH。CRH 注射 15 分钟后抽取血液进行血浆皮质醇测定。

3. 应用

(1) 结果正常或升高：垂体库欣病
(2) 无反应：异位 ACTH 分泌性肿瘤

4. 局限性

(1) 不同受试者对 CRH 的反应不同，同一个受试者在不同时间对 CRH 的反应也不同。

(2) 清晨与夜间血浆中 ACTH 的增加量是相同的。但当基础血浆 ACTH 浓度较高时，正常受试者清晨峰值较高。相反的是，血清皮质醇峰值在清晨和夜间都是相似的，但是基础值越高，清晨的增加量越小。在库欣综合征患者体内，ACTH 分泌缺乏正常昼夜节律，在一天中的任何时间进行 CRH 检测，其结果均相似。

(3) 肾上腺功能减退的原因决定了机体对 CRH 的反应。

① 原发性垂体性 ACTH 缺乏症（继发性肾上腺皮质功能不全）的患者的血浆 ACTH 和血清皮质醇对 CRH 的反应降低。

② 下丘脑疾病（即 CRH 缺乏症）的患者通常可放大和延长的血浆 ACTH 应答；这类患者的血浆皮质醇反应低于正常水平。

③ 检测早产儿垂体 - 肾上腺抑制时，CRH 刺激试验比 ACTH 刺激试验准确性更高，因为早产儿在分娩前为了促进胎肺发育，接受过短程地塞米松治疗。

第一百零七节　24 小时尿游离皮质醇

1. 定义

24 小时尿游离皮质醇是直接、可靠的检测皮质醇分泌的指标，它是检测血清游离皮质醇水平的整体指标，且不受体重影响。

正常参考值范围：
男性：每天 <60μg，24 小时尿游离皮质醇 <32μg/g 肌酐。
女性：每天 <45μg，24 小时尿游离皮质醇 <45μg/g 肌酐。

2. 应用

(1) 辅助诊断库欣综合征引起的皮质醇增多症。
(2) 肾上腺皮质功能不全（功能受限）
(3) 辅助诊断获得性或遗传性 11β- 羟化类固醇脱氢酶（约等于皮质醇与可的松的比值）异常
(4) 诊断因过量甘草消耗引起的假性醛固酮增多症

16

3. 临床意义

（1）库欣综合征患者 24 小时尿游离皮质醇增加。如果患者 24 小时尿游离皮质醇排泄超过正常上限的 3 倍以上，并且还有一项检测结果异常，则该患者可能患有库欣综合征。

（2）95% 的库欣综合征患者均可出现 24 小时尿游离皮质醇升高，当检测结果 >300μg 时，可明确库欣综合征的诊断，<100μg 时可排除诊断。如果数值介于中间，则需进行进一步的小剂量地塞米松抑制试验。

（3）肾上腺皮质功能不全时，24 小时尿游离皮质醇减少。

4. 局限性

（1）尿液中的皮质醇可通过皮质醇抗体（免疫反应）或根据其结构（HPLC-MS）进行检测。但是，因为皮质醇抗体可能与其他相似的类固醇物质发生交叉反应，所以采用免疫反应的方法来测定尿液皮质醇时，特异性可能不高。

（2）24 小时尿游离皮质醇的增加，是最有效的筛查库欣综合征的试验（评价试验结果时，最好以每克肌酸为参考单位，每天的变化幅度应 <10%；如果变化幅度 >10%，则应再采集两次 24 小时尿液标本）。即使是对库欣综合征的患者，也应检测 3 个连续的 24 小时的尿液样本，从而保证样本的正确收集，避免因日间差异而影响结果。

（3）在抑郁症、慢性酒精中毒、进食障碍和多囊卵巢综合征的患者中，24 小时尿游离皮质醇也可能会增加，但每天不超过 300μg。

（4）某些药物（例如卡马西平、苯妥英、苯巴比妥、扑米酮等）也可使尿游离皮质醇的水平上升。

（5）急、慢性疾病也可使游离皮质醇水平升高。

（6）当患者患有某些排出量减少的肾脏疾病时，会使游离皮质醇的检出量减少（但实际可能并未减少）。

第一百零八节　唾液皮质醇

1. 定义

血清游离皮质醇可自由扩散到唾液中，因此，唾液皮质醇（氢化可的松）的检测可更准确地反映了血清游离皮质醇的含量。唾液皮质醇浓度与唾液流速无关。

正常值参考范围：唾液皮质醇存在昼夜节律，上午 8 点至上午 9 点的浓度约为 5.6ng/ml，晚上 11 点约为 1ng/ml。

2. 应用

（1）筛查库欣综合征。

（2）对有库欣综合征的症状或体征的患者进行诊断。

（3）连续评估门诊患者的皮质醇分泌，此试验对周期性库欣综合征患者很有意义。

16

3. 临床意义

（1）库欣综合征患者的唾液皮质醇在夜间时含量升高。

（2）肾上腺皮质功能不全患者的唾液皮质醇在清晨时含量下降。

4. 局限性

（1）影响唾液皮质醇检测分析及结果准确性的因素包括采集过程、检测设备、样品处理、处理过程、储存，以及分析方法的选择。

（2）皮质醇结合球蛋白和白蛋白的浓度变化可以影响血清和唾液中总皮质醇的水平，但不影响游离皮质醇水平。

第一百零九节　血清皮质醇

1. 定义

皮质醇（氢化可的松）是由肾上腺皮质合成和分泌的最主要的一种糖皮质激素。可影响蛋白质、脂肪和糖类的代谢，维持肌肉和心肌的完整性，并抑制炎症和过敏性反应。

正常值参考范围：

（1）上午皮质醇浓度：8.7μg/dl~22.4μg/dl

（2）下午皮质醇浓度：<10μg/dl

2. 应用

（1）用于原发性和继发性肾上腺皮质功能不全的鉴别诊断。

（2）库欣综合征的鉴别诊断。

3. 临床意义

（1）女性血浆皮质醇水平升高最常见的原因是血液循环中的雌激素浓度升高（例如接受雌激素治疗、妊娠等），导致皮质醇结合球蛋白浓度升高。

（2）患有严重疾病和败血症的患者体内皮质醇结合球蛋白和白蛋白水平下降，故皮质醇水平降低。

4. 局限性

（1）皮质醇在血液中大部分以无活性的结合状态存在，小部分以游离形式存在。皮质醇的生理活性取决于血液中游离皮质醇的水平。

（2）患者有急性压力（包括住院治疗和手术）、酗酒、抑郁症，以及服用某些药物（例如外源性可的松、抗惊厥药等）可以打乱皮质醇正常的昼夜变化，影响机体对皮质醇抑制/刺激试验的反应，并导致血清皮质醇基线水平升高。

（3）服用泼尼松的患者可能被误检为皮质醇水平的升高，因为泼尼松摄入体内后转化为泼尼松龙，泼尼松龙与皮质醇的相似性达到41%，可引起交叉反应。

16

（4）怀孕与增加外源性雌激素都会导致皮质醇水平的增加。

（5）一些抑郁症患者与库欣综合征患者类似，他们的下丘脑 - 垂体 - 肾上腺轴兴奋性过高。

第一百一十节　C　肽

1. 定义

人类的 C 肽是分子量约为 3 020Da 的由 31 个氨基酸组成的短肽。C 肽产生于胰岛 B 细胞，作为胰岛素原酶催化胰岛素生成时的副产物出现，是代谢惰性的。在胰岛素原酶催化的这一过程中，胰岛素和 C 肽从激素原中分裂出来，并以等摩尔浓度分泌到门静脉循环中。在一定范围内，C 肽水平可以作为衡量内生胰岛素水平的指标。因此，胰岛素依赖的糖尿病患者中可观察到，低 C 肽常与机体胰岛素分泌水平低相关联；当机体注射外源性胰岛素时，C 肽水平降低；而在胰岛素瘤中 B 细胞活性增加，C 肽水平也相应增加。

正常值参考范围：0.9ng/ml~7.1ng/ml。

2. 应用

（1）在外源性胰岛素抗体存在的情况下，估计机体胰岛素的分泌水平。

（2）由注射外源性胰岛素引起的人为性低血糖的诊断，此时血清中胰岛素水平高而 C 肽水平低。

（3）评估胰岛素瘤。

（4）监测移植后的胰腺和胰岛细胞功能。

3. 临床意义

C 肽增加见于：

（1）胰岛素瘤

（2）2 型糖尿病

C 肽减少见于：

（1）注射外源性胰岛素（例如人为性低血糖）

（2）1 型糖尿病

4. 局限性

除了胰岛细胞瘤和部分肥胖患者外，血清 C- 肽水平与血液中的胰岛素水平相关。

第一百一十一节　超敏 C 反应蛋白

1. 定义

超敏 C 反应蛋白（High-sensitivity C-reactive protein，hs-CRP），又称心脏 CRP，是由肝细

胞产生、通过释放白细胞介素 1 和 6 诱导形成急性时相反应物,它反映了全身性的炎症反应。CRP 作为机体对感染或损伤的非特异性炎症反应的一部分,在血液中浓度可从正常基线水平快速上升至 50mg/dl。hs-CRP 检测方法比常规 CRP 检测更敏感。

正常值参考范围:<0.3mg/dl(见表 16-24)。

表 16-24　根据 CRP 水平对心血管疾病的风险分级 *

风险分级	CRP(mg/L)	风险分级	CRP(mg/L)
低	<1.0	高	>3.0
中	1.0~3.0		

*Cardiovascular disease risk assessment guidelines for CRP recommended by the CDC and the American Heart Association(CDC/AHA).

Source: Pearson TA, Mensah GA, Alexander RW, et al. Markers of inflammation and cardiovascular disease. Application to clinical and public health practice.

A Statement for Healthcare Professionals From the Centers for Disease Control and Prevention and the American Heart Association. *Circulation*. 2003;107:499-511.

2. 应用

(1) 对心血管疾病进行风险评估:心脏疾病被认为是心血管内皮的细微变化与相应炎性反应之间相互作用的最终结果。

① hs-CRP 是心血管疾病、脑卒中和外周血管疾病的独立危险因素,它增加了总胆固醇和 HDL 胆固醇对未来事件的预测价值。

② hs-CRP 可作为预测稳定性冠状动脉疾病或急性冠脉综合征患者复发的独立指标。支持这理论的新近研究表明,在没有心脏病史的个体中,CRP 的高基线值与其未来心脏疾病的高发生率相关。

(2) 评估低血压风险:已有报道称 hs-CRP 为低血压的危险因素。

3. 临床意义

(1) hs-CRP 在心脏损伤 24~48 小时内出现,72 小时达到峰值,7 天后转为阴性;它与 CK-MB 峰值出现同步,但是在 hs-CRP 峰值出现 1~3 天后才出现 CRP 峰值。

(2) CRP 未能下降至正常范围内,表明心脏或其他部位存在组织损伤;若未出现 CRP 的升高,则表明可能损伤出现于 2~10 天前。在不存在组织坏死和肌钙蛋白 T 浓度正常(<0.1ng/ml)的不稳定型心绞痛患者中,CRP 通常正常。

(3) 在发生 AMI 后出现的 hs-CRP 峰值与 CK-MB 峰值相关,AMI 发生后 3 个月内 CRP 仍可能会升高。

hs-CRP 升高可见于:

① 急、慢性炎症

② 组织损伤或坏死

③ 其他组织的缺血或梗死

④ 感染、炎症、组织损伤或坏死(有一定的可能性)

⑤ 代谢综合征

16

⑥高血压

⑦恶性肿瘤(良性肿瘤不出现),尤其是乳腺癌、肺癌和胃肠道肿瘤

⑧胰腺炎

⑨术后

⑩烧伤、创伤

⑪白血病:可能由于患者存在发热、白血病危象或使用了细胞毒性药物

⑫吸烟

⑬当使用雌激素、黄体酮等进行激素治疗时

hs-CRP 下降可见于:

①运动和消瘦

②适度饮酒

③服用某些药物(如他汀类、贝特类或烟酸)

4. 局限性

种族和性别也可影响 CRP 的水平。有研究表明,黑人患者体内的 hs-CRP 水平高于白人患者;女性患者体内的 hs-CRP 水平高于男性患者。

参考文献

Khera A, McGuire DK, Murphy, et al. Race and gender differences in C-reactive protein levels. *J Am Coll Cardiol.* 2005;46:464–469.

Pearson TA, George A, Mensah R, et al. Markers of inflammation and cardiovascular disease. Application to clinical and public health practice. A Statement for healthcare professionals from the Centers for Disease Control and Prevention and the American Heart Association. *Circulation.* 2003;107:499–511.

第一百一十二节　血清 C 反应蛋白

1. 定义

C 反应蛋白(C-reactive protein,CRP)是一种由细胞因子诱导产生的急性时相反应蛋白,常用于检测和评估感染、组织损伤和炎性疾病。血浆 CRP 浓度在组织损伤后的 4~6 小时内开始升高,可在 24~48 小时内持续升高数百倍。CRP 在急性时相反应期持续增加,当组织的结构功能恢复正常时,CRP 水平也恢复正常。CRP 常呈指数式增长,每 8~9 小时升高一倍,半衰期小于 24 小时。

正常值参考范围:<10mg/L。

2. 应用

(1)用于评估感染、组织损伤和炎症性疾病。

(2)有助于炎症性疾病的诊断、治疗和监测。

(3)动脉粥样硬化、心血管疾病、高血压和 MI 的独立危险因素。

3. 临床意义

CRP 升高见于:

(1) 急性炎症

(2) 类风湿性关节炎、狼疮

(3) 心血管疾病、动脉粥样硬化

(4) 口服避孕药

(5) 炎症性肠病

(6) 巨细胞动脉炎

(7) 骨髓炎

(8) 淋巴结癌

(9) 怀孕

CRP 下降见于:

(1) 用羧基青霉素治疗的患者

(2) 肝功能衰竭

4. 局限性

(1) CRP 的升高属于非特异性反应,如果临床病史不完整的话,则无法对结果进行解释。

(2) 当机体内存在嗜异性抗体时,可引起 CRP 的假性升高。

(3) CRP 水平可能因遗传、年龄、久坐不动的生活方式、压力、长期暴露于环境毒素中,以及长期食用精加工食物的影响而升高。

第一百一十三节　肌　　酸

1. 定义

肌酸在肝脏中合成,被肌肉吸收后形成磷酸肌酸作为储备能源,利用时可分解为肌酸肝,然后进入血液循环,经肾脏排泄。

正常值参考范围:

男性:15.3μmol/L~53.4μmol/L

女性:22.9μmol/L~68.6μmol/L

2. 应用

(1) 肌萎缩侧索硬化、皮肌炎、重症肌无力、饥饿、肌营养不良和创伤患者中,血清肌酸水平升高。甲基睾酮可刺激肌酸合成,当患者患有甲状腺功能亢进、糖尿病性酸中毒和处于产褥期时,肌酸合成也增加。

(2) 此实验很少应用于临床。

16

3. 临床意义

肌酸升高见于：

（1）膳食摄入量高（肉类）

（2）肌肉损伤

（3）甲状腺功能亢进（血清肌酸水平正常可排除该疾病）

（4）活动性 RA

（5）使用睾酮治疗

肌酸下降见于：

（1）没有临床意义

（2）药物（例如 TMP/SMX、西咪替丁、头孢西丁）

4. 局限性

DKA 中可出现肌酸的假性减少。

第一百一十四节　总肌酸激酶

1. 定义

肌酸激酶（creatine kinase，CK）是一种催化 ATP 和磷酸肌酸相互转化的酶，可控制（尤其在肌肉中）细胞内能量的流动，在横纹肌、心脏组织和大脑中的活性最强。CK 活性的测定可应用于骨骼肌疾病（肌肉萎缩症）的研究，也可应用于心肌梗死或脑卒中的诊断。

正常值参考范围：

男性：49IU/L~348IU/L

女性：38IU/L~206IU/L

2. 应用

（1）是极具特异性的心肌损伤或心肌疾病的标志物。

（2）可诊断横纹肌疾病。

3. 临床意义

CK 升高见于：

（1）心肌坏死或心肌炎症：与 CK-MB 相关的疾病（CK 指数，即 CK-MB/ 总 CK，通常 >4%）。

（2）坏死、炎症或横纹肌急性萎缩

① 与 CK-MB 相关的疾病（CK 指数通常 <4%）

② 肌营养不良

③ 肌强直性营养不良

④ 肌萎缩侧索硬化（其中 >40% 的病例都可见 CK 的升高）

⑤ 多发性肌炎(其中 70% 的病例都可见 CK 的升高,平均为 20×ULN)

⑥ 热烧伤和电烧伤(CK 的测量值通常高于 AMI)

⑦ 横纹肌溶解(特别是在创伤和剧烈运动时),显著升高可能是 ULN 的 1 000 倍

⑧ 剧烈或长时间的运动,如在马拉松跑步中(开始运动 3 小时后开始增加;8~16 小时后出现峰值;48 小时后恢复正常);长期训练的运动员中增加幅度较小。

⑨ 癫痫持续状态

⑩ 分娩或怀孕后几周

⑪ 恶性高热

⑫ 低温

⑬ 家族性低钾性周期性麻痹

⑭ 糖原贮积症 V 型

(3) 药物和化学品

① 可卡因

② 酒精

③ 依米丁类中毒(例如贪食症)

④ 化学毒性物质:苯环类化合物(例如二甲苯)使细胞膜外层去极化并释放出低分子量的酶,从而使 CK 水平极度升高(肌肉中毒时同时会导致 LD 的增加)(正常值的 3~5 倍)。

(4) 50% 的大面积脑梗死的患者,3 天内可达到最高水平。前两天 CK 可能不会出现升高;开始升高后,升高幅度低于 AMI 时的升高幅度,并且升高的持续时间更长;一般在 14 天内恢复正常;检测水平 >300IU 时死亡率较高。脑梗死患者血清 CK 水平升高可能会掩盖继发性 AMI 的诊断。

(5) 一些肌肉量较大(≤正常人 2 倍)的人(例如足球运动员)

(6) 轻微增加(偶发)

① 肌肉注射后 CK 可升高至正常水平的 2~6 倍,注射后 48h 血清 CK 水平恢复至正常,很少会影响血清 CK-MB、LD-1(乳酸脱氢酶 -1)、AST 水平。

② 儿童的肌肉痉挛或惊厥

③ 与高加索人 / 西班牙裔人口相比,健康的非裔美国人血清 CK 水平较高

(7) 中度溶血

CK 下降见于:

(1) 身体肌肉量减少(如老年人、营养不良症患者或酗酒者)

(2) RA(约 2/3 的患者)

(3) 未经治疗的甲状腺功能亢进

(4) 库欣病

(5) 与体力活动减少无关的结缔组织疾病

(6) 怀孕时(8~12 周)CK 水平据说为非怀孕时的 75%

(7) 服用某些药物(如吩噻嗪、泼尼松、雌激素、他莫昔芬或乙醇),接触毒素或杀虫剂(如艾氏剂、狄氏剂)

16

(8) 肝脏中的转移性肿瘤

(9) 多器官功能衰竭

（10）严重感染或败血症患者

CK 水平正常见于：

（1）肺梗死

（2）肾梗死

（3）肝脏疾病

（4）胆道梗阻

（5）某些肌肉疾病

① 甲状腺功能亢进性肌病

② 类固醇肌病

③ 神经源性肌肉萎缩症（如小儿麻痹症、多神经炎）

（6）PA

（7）绝大多数恶性肿瘤

（8）硬皮病

（9）肢端硬化病

（10）盘状红斑狼疮

4. 局限性

（1）MI 急性发作 4~8 小时后 CK 水平上升,12~36 小时达高峰,3~4 天后恢复正常。虽然总 CK 与 CK-MB 已被用作 MI 诊断的检测工具,但由于二者均缺乏心肌特异性,现大部分已被肌钙蛋白 I 或肌钙蛋白 T 取代。

（2）运动和肌肉损伤（接触性运动、交通事故、肌内注射、手术、惊厥、黄蜂或蜜蜂叮咬和灼伤）可以提高血清 CK 值。

（3）血清 CK 和 LD 有助于区分血红蛋白尿和肌红蛋白尿。单纯的溶血（血红蛋白尿）,CK 正常,但 LD 和 LD-1 常增加。

第一百一十五节 肌酸激酶同工酶

1. 定义

肌酸激酶主要是由三种同工酶 CK-BB（脑）、CK-MB（心脏）（参见原书第 901 页）和 CK-MM（骨骼肌）组成。CK-BB 很少出现,它被认为是前列腺癌、乳腺癌、卵巢癌、结肠癌和胃肠道腺癌和未分化小细胞肺癌的标志物。据研究,严重休克和 / 或低温、肠梗死、脑损伤和脑卒中都与 CK-BB 相关。CK-BB 也可作为家族性恶性发热的遗传标记,其与 MB 也可作为酒精性肌病的标记。CK-MM 存在于正常血清中。

2. 应用

（1）检测 CK 的总体水平：

① 与醛缩酶联合使用,诊断骨骼肌疾病

② 由于肌钙蛋白和 CK-MB 质量分析的联合应用,CK 同工酶在临床中并未广泛应用,

16

但 CK 升高也可用于鉴别诊断。

(2) 临床上对 CK-BB 同工酶的应用很少

3. 临床意义

结果升高见于: 恶性高热、尿毒症、脑梗死或缺氧、雷伊氏综合征、肠坏死、各种转移性肿瘤(尤其是前列腺)和胆道闭锁。

第一百一十六节　巨型肌酸激酶同工酶

1. 定义

巨型肌酸激酶这一同工酶是由 CK 同工酶和免疫球蛋白组成的高分子复合物,最常见的组合是 CK-BB 与单克隆 IgG 或 κ 轻链。巨型 CK 2 型是一种低聚的线粒体 -CK 复合物,电泳时向阴极迁移或靠近 CK-MM。它主要出现于患有严重疾病——如恶性肿瘤或肝脏疾病的成人和患有心肌病的儿童。巨型 CK 可短暂出现于 1% 的住院患者中,除在儿童体内检出外,其余情况下常表明患者预后不良。

2. 应用

当体内肌酸激酶水平以相对恒定的水平持续升高时,且没有相应临床解释或其他实验室结果的异常时,应怀疑有巨肌酸激酶。

3. 临床意义

(1) 巨型 CK 1 型与临床表现的相关性尚未明确。它与特定类型的疾病无关,并且在各种疾病患者以及明显健康的个体中均可观察到。研究表明,有部分疾病与其有相关性,其中包括甲状腺功能减退症、肿瘤形成、自身免疫性疾病、肌炎和心血管疾病。研究结果表明,巨型 CK 与后两种疾病的相关性最强且可支持自身免疫性疾病的诊断,但这也可能是由于这些患者检测 CK 水平的频率较高。超过 50% 的肌炎(包括自身免疫性肌炎、多肌炎、恶性肿瘤相关皮肌炎和药物性肌炎)患者,体内都含有巨型 CK。

(2) 非典型的巨肌酸激酶主要出现于患有严重疾病——如恶性肿瘤或肝脏疾病的成人和患有心肌病的儿童。巨型 CK 可短暂出现于 1% 的住院患者中,除在儿童体内检出外,其余情况下常表明患者预后不良。

4. 局限性

非典型的巨型肌酸激酶可能导致 CK-MB 检测结果错误性的偏高或偏低(取决于检测 CK-MB 的实验类型),可导致 MI 的错误诊断或对已发生的 MI 识别的延迟。在对 CK 同工酶进行电泳时发现其中有 <2% 的非典型的巨型肌酸激酶。

16

第一百一十七节　肌酸激酶同工酶 MB

1. 定义

肌酸激酶同工酶 MB（creatine kinase MB，CK-MB）与心肌梗死相关，也可出现于其他疾病中。CK-MB 可以用于评估梗死心肌的面积。CK-MB，又称百分 CK-MB（%CK-MB），是分子量 84kDa 的酶，占心肌组织中 CK 的 40%。与总 CK 一样，CK-MB 通常在梗死发作后 4~6 小时开始升高，但直至 12 小时左右所有患者的 CK-MB 水平才上升。发生心肌梗死后 36~48 小时左右 CK-MB 水平恢复至正常，而血清肌钙蛋白可持续升高 10~14 天。这表明 CK-MB 与肌钙蛋白不同，不能用于对急性心梗晚期的诊断，但如果 CK-MB 水平在下降后再次升高，则可用于提示梗死心肌的范围扩大。在骨骼肌中，CK-MB 占总 CK 的百分比低于心肌中的百分比。因此，可根据取得共识的百分比标准（4%）来区分骨骼肌损伤和心肌损伤，但不推荐使用。此方法可以提高特异度，但对同时存在骨骼肌和心肌损伤的患者，会降低敏感度。

正常参考值范围：

分析物	参考范围	
	男性	女性
CK-MB	<4.4ng/ml	<4.4ng/ml
CK-MB 指数	0.0~4.0	0.0~4.0

2. 应用

CK-MB 是一种广泛使用的检测早期心肌损伤的标志物。

3. 临床意义

CK-MB 升高见于：

（1）心肌坏死或炎症（CK 指数约为 2.5%；在其他损伤中，CK 指数常 <2.5%）

① AMI

② 心脏挫伤

③ 开胸心脏手术后，CK-MB 的数值可在 24~48 小时内恢复。在术后 24 小时内 AMI 很难诊断。

④ 由于除颤（>400J）和胸部按压，心脏骤停复苏可能会使 50% 患者的 CK 和 CK-MB 水平上升，24 小时达峰值，但即使是 AMI，CK-MB/ 总 CK 的比例可能不会增加。

⑤ 经皮腔内冠状动脉成形术

⑥ 心肌炎

⑦ 频发的阵发性室上性心动过速

⑧ 心肌疾病（如甲状腺、酒精引起的）

⑨ 累及心肌的胶原疾病

⑩ 冠状动脉造影（瞬态）

16

(2) 坏死、炎症或横纹肌急性萎缩

① 运动性肌病:在进行极限运动后(例如马拉松),14%~100% 的人 CK-MB 水平略有增加;长期训练的运动员增加幅度较小

② 骨骼肌损伤伴横纹肌溶解症、肌红蛋白尿

③ 骨骼肌疾病(如肌炎、肌肉萎缩症、多肌炎、胶原血管疾病[特别是 SLE])

④ 家族性低钾性周期性麻痹

⑤ 电、热烧伤和创伤(约 50% 的患者有 CK-MB 的升高;但当 LD-1>LD-2 时 CK-MB 水平不升高)

⑥ 服用某些药物(例如酒精、可卡因、氟烷[恶性高热]、吐根)

(3) 内分泌的失调患者(例如甲状旁腺功能减退症、肢端肥大症、DKA;甲状腺功能减退症中 60%~80% 的患者总 CK 值是 ULN 的 4~8 倍;6 周替代治疗后恢复至正常水平)。

(4) 某些感染

① 病毒感染(例如 HIV、EBV、流感病毒、小 RNA 病毒、柯萨奇病毒、埃可病毒、腺病毒)

② 细菌感染(例如葡萄球菌、链球菌、梭菌、疏螺旋体)

③ 落基山斑疹热

④ 真菌感染

⑤ 寄生虫感染(例如旋毛虫病、弓形体病、血吸虫病、囊虫病)

(5) 其他疾病

① 恶性高热;低温

② 瑞氏综合征

③ 围产期第一天的前 30 分钟

④ 急性胆囊炎

⑤ 甲状腺功能亢进症和慢性肾衰竭,虽然此时 CK-MB 的比例仍然很低,但可能出现持续性升高。

⑥ 阻塞性肺疾病急性加重期

⑦ 服用某些药物(例如阿司匹林、镇静剂)

⑧ 一氧化碳中毒

(6) 某些肿瘤中

① 如前列腺、乳腺肿瘤

② 90% 的前列腺癌患者接受冷冻治疗后,16 小时达到 ULN 的 5 倍;总 CK 值同样增加。

(7) 组织中 CK 同工酶的活性分布的百分比

	CK-MB		CK-MB
骨骼肌	1	脑	0
心肌	22		

(8) CK-MB>15%~20% 非典型巨型 CK-MB 检出的可能性增加。

CK-MB 不升高见于:

(1) 心绞痛、CAD 的运动试验或心包炎。CK-MB 的升高表明心肌坏死,即使离散型梗死尚未得到明确诊断。

（2）在进行诊断性心导管检查术或安装心脏起搏器之后,CK-MB 的水平应不变,除非在手术过程中损伤了心肌。

（3）肌肉注射（总 CK 可能会略微增加）

（4）癫痫发作（总 CK 可能出现显著增加）

（5）脑梗死或损伤（总 CK 可能增加）

4. 局限性

（1）CK-MB 对心肌并不特异,因为它也可在肌肉萎缩症、多发性肌炎、低温和高热、尿毒症、DKA 和感染性休克的患者体内检测到。肾衰竭、手术中损伤组织和心脏挫伤也可能导致 CK-MB 升高。

（2）心肌肌钙蛋白是诊断心肌梗死的首选标志物。当心肌肌钙蛋白不可用时,也可通过质量分析法检测 CK-MB 蛋白浓度来诊断心肌梗死。

参考文献

Apple FS, Preese LM. Creatine kinase-MB: Detection of myocardial infarction and monitoring reperfusion. *J Clin Immunoassay*. 1994;17:24–29.

Gibler WB, Lewis LM, Erb RE, et al. Early detection of acute myocardial infarction in patients presenting with chest pain and nondiagnostic ECGs: Serial CK-MB sampling in the emergency department. *Ann Emerg Med*. 1990;19(12):1359–1366.

第一百一十八节　内生肌酐清除率

1. 定义

内生肌酐清除率（creatinine clearance,CrCl）试验是将 24 小时尿液样本中的肌酐与血液中的肌酐水平作对比,以判断肾脏每分钟滤过多少血液,它由以下公式计算:

$$(U_{Cr} \times 24h \text{ 尿量})/(P_{Cr} \times 24 \times 60min)$$

U_{Cr} 是指尿液中的肌酐浓度,P_{Cr} 是指血液中的肌酐浓度。

正常值参考范围:

男性:90ml/min~139ml/min

女性:80ml/min~125ml/min

2. 应用

（1）评估肾小球功能。

（2）监测肾脏疾病治疗的有效性。

3. 临床意义

CrCl 增加见于:

（1）肢端肥大症

（2）急性肾小管坏死

16

(3) 肉食性饮食

(4) CHF

(5) 脱水

(6) 糖尿病

(7) 运动

(8) 长期接触肾毒性药物和化学品

(9) 巨人症

(10) GN

(11) 甲状腺功能减退症

(12) 感染

(13) 肿瘤(双侧肾)

(14) 肾硬化

(15) 多囊肾病

(16) 肾盂肾炎

(17) 肾动脉动脉粥样硬化和梗阻

(18) 肾脏疾病

(19) 肾静脉血栓形成

(20) 休克和血容量不足

(21) TB

CrCl 减少见于：

(1) 急、慢性 GN

(2) 贫血

(3) 双侧慢性肾盂肾炎

(4) 甲状腺功能亢进症

(5) 白血病

(6) 肌肉萎缩性疾病

(7) 瘫痪

(8) 多囊肾病

(9) 休克

(10) 尿路梗阻(如因为结石)

(11) 素食饮食

4. 局限性

(1) CrCl 接近但略高于 GFR,这是由于近端小管可分泌肌酐,并被肾小球滤过。

(2) 由于基于血清肌酐估计内生肌酐清除率的公式并非十分精准,或者对于经估计 GFR>60ml/min/1.73m^2 的患者进行临床诊断时需要更准确的检测方法时,应谨慎选择 CrCl 的检测方法。主要常见于以下情况:正在进行肾脏捐献评估的人、使用经肾脏排泄的有极大毒性药物(例如高剂量甲氨蝶呤)进行治疗或选择临床研究参与者时。

(3) 通过血清肌酐估计的内生肌酐清除率在以下情况下不准确:患者年龄或体型十分极

端、严重的营养不良或肥胖症、骨骼肌疾病、截瘫或四肢瘫痪、素食、肾功能快速改变或怀孕。

（4）某些药物如依那普利、口服避孕药、泼尼松和雷米普利可能增加尿液 CrCl。

（5）某些药物如阿司匹林、两性霉素 B、甘珀酸、氯噻酮、西咪替丁、顺铂、环孢素、妥昔丁、布洛芬、吲哚美辛、丝裂霉素、羟苯丁胺酮、巴龙霉素、丙磺舒（与地高辛联用）和噻嗪类可能减少尿液 CrCl。

（6）尿中含酮量过高可能导致 CrCl 测定值假性下降。

（7）未能正确留取 24 小时尿标本，可能导致无效的检测结果。

（8）在收集尿液时未将标本冷藏会使标本中的肌酐分解，也可导致测定值假性下降。

（9）在进行测量前的 24 小时内应避免食用大量的肉类、过度运动和压力。

参考文献

National Kidney Foundation KDOQI Clinical Practice Guidelines for Chronic Kidney Disease: Evaluation, Classification, and Stratification. http://www.kidney.org/professionals/kdoqi/guidelines_ckd/p5_lab_g4.htm. Accessed November 18, 2010.

第一百一十九节 肌酐与肾小球滤过率估算值

1. 定义

肌酐是人体肌肉和摄入的肉类中的肌酸和磷酸肌酸水解后形成的，可在肾小球自由滤过，并且近端小管可有一定程度的肌酐分泌；还有一些可被重吸收。GFR 等于肾脏中功能性肾单位的滤过率的总和。

正常值参考区间：

（1）肌酐：

0~1 月龄：0~1.00mg/dl，0~88.4μmol/L

1 月龄~1 岁：0.10mg/dl-0.80mg/dl，8.8μmol/L~70.7μmol/L

1~16 岁：0.20mg/dl-1.00mg/dl，17.7μmol/L~88.4μmol/L

>16 岁，男性：0.50mg/dl-1.20mg/dl，44.2μmol/L~106.1μmol/L

>16 岁，女性：0.60mg/dl-1.30mg/dl，53.0μmol/L~115.0μmol/L

（2）肾小球滤过率估算值（estimated glomerular filtration rate，eGFR）

>16 岁：>60ml/min/1.73m^2

常用的计算 GFR 的公式有 3 个

① IDMS-MDRD 公式

a. GFR$(ml/min/1.73m^2)=175\times(S_{cr})^{-1.154}\times$（年龄）$^{-0.203}\times$（0.742，当待检者为女性时）×（1.212，当待检者为非裔美国人时）；在公式中使用常规单位；S_{cr} 指血清肌酐。

b. 该公式尚未应用于儿童，只可用于 >16 岁的患者。该公式根据平均成人体表面积 1.73 平方米进行了标准化，不需根据待检者的身高体重进行调整。

② Cockcroft-Gault 公式

a. CrCl ={（140- 年龄）× 体重)/(72SCr}}×0.85，当待检者为女性时。

b. 其中 CrCl 的单位为 ml/min, 年龄的单位为岁, 体重以 kg 为单位, 血清肌酐 (SCr) 的单位为 mg/dl。

③ 美国慢性肾脏病流行病合作工作组 (chronic kidney disease epidemiology collaboration, CKD-EPI) 公式与肾脏病饮食调整工作组 (modification of diet in renal disease, MDRD) 公式使用相同的四个变量, 但其使用的是双斜率样条曲线来模拟估计的 GFR 和血清肌酐之间的关系, 以及在不同年龄、性别和种族下曲线的变化。据研究报道该公式比 MDRD 公式计算更为准确且偏倚更小, 特别是对于 GFR 高的患者。

a. $GFR = 141 \times \min(Scr/\kappa, 1)\alpha \times \max(Scr/\kappa, 1) - 1.209 \times 0.993 \times$ 年龄 $\times 1.018$ (当待检者为女性时) $\times 1.159$ (当待检者为黑人时)

b. 其中 Scr 为血清肌酐 (mg/dl); κ 在女性中为 0.7, 在男性中为 0.9; α 在女性中为 -0.329, 男性为 -0.411; min 表示 Scr $/\kappa$ 或 1 的最小值; max 表示最大值 Scr $/\kappa$ 或 1。

2. 应用

(1) eGFR 可用于诊断肾功能不全, 并且与 BUN 相比, 诊断肾脏疾病的特异性和敏感性更高。在相同条件下, 同时检测 BUN 和肌酐可获得更多信息。

(2) 调整经肾脏排泄的药物的剂量。

(3) 监测肾移植后受者的情况。

(4) 血清肌酐水平可表明骨骼肌减少的量。

(5) eGFR: 血清肌酐测量主要用于评估 CKD 患者和具有 CKD 危险因素 (例如 DM、高血压、心血管疾病和肾脏疾病家族史) 患者的 GFR。

3. 临床意义

结果升高见于:

(1) 饮食: 肌酐摄入增加 (例如烤肉)。

(2) 肌肉疾病: 巨人症、肢端肥大症。

(3) 肾前和肾后性的氮质血症。

(4) 血清肌酐从 88.4 增加到 176.8μmol/L 时, 有 50% 的肾损伤。因此, 该试验对轻至中度的肾损伤不敏感。

(5) 10%~20% 的服用氨基糖苷类药物的患者可出现血清肌酐升高, ≤20% 的服用青霉素 (尤其是甲氧西林) 的患者可出现血清肌酐升高。

结果降低见于:

(1) 怀孕: 怀孕时正常值参考范围是 35.4μmol/L~53.0μmol/L。检测结果 >70.7μmol/L 时为异常, 提醒临床医生应进行进一步的诊断。

(2) 某些药物 (如西咪替丁、甲氧苄啶) 可抑制肌酐的分泌。

(3) 可代表骨骼肌减少的量。

4. 局限性

(1) 假性减少

① 血清胆红素显著增加

② 存在酶促反应(例如当葡萄糖 >100mg/dl)

(2) 假性增加

① 碱性苦味酸盐(例如葡萄糖、抗坏血酸盐、尿酸)含量的减少,酮酸中毒可能通过与碱性苦味酸盐反应,使血清肌酸酐大幅增加。

② 形成有色复合物(例如乙酰乙酸、丙酮酸、其他酮酸、某些头孢菌素)。

③ 存在酶促反应:5-氟胞嘧啶可使血清肌酐增加,但检测值仍≤0.6mg/dl。

④ 存在其他检测反应(如检测抗坏血酸、苯酚磺酞、左旋多巴)对肌酐的检测产生干扰。

⑤ 某些药物可抑制肾小管分泌肌酐,从而降低肌酐清除率、增加血清肌酐,但不改变GFR。这些药物包括:

a. 头孢菌素和氨基糖苷类抗生素

b. 氟胞嘧啶

c. 顺铂

d. 西咪替丁

e. 甲氧苄啶

⑥ Cockcroft-Gault 公式可估算肌酐清除率,但不能根据体表面积进行调整。而 CKD-EPI 和 MDRD 公式则可根据体表面积估算 GFR。因此,运用 CKD-EPI 和 MDRD 公式预估的 GFR 可确定肾功能的水平,而不用计算患者体表面积。而基于 Cockcroft-Gault 公式预测的 GFR 可用于确定药物剂量,而基于 MDRD 公式预估的 GFR 则未根据体表面积进行调整。

⑦ 适用于日本和中国人的基于 CKD-EPI 和 MDRD 公式估算 GFR 的公式已被广泛应用。对于生活在其他国家(包括美国)的日本人或中国人来说,还尚未证实是否能运用该公式来估算 GFR。尚未开展对适用于其他民族 GFR 估算公式的研究。

第一百二十节 尿 肌 酐

1. 定义

肌酸由氨基酸在肾脏、肝脏和胰腺中的合成,而后经血液循环被运送至其他器官,并代谢为肌酐。在机体没有肾病的情况下,尿肌酐排出量相对稳定,代表了肾小球滤过和肾脏的肾小管主动分泌的量。由于肌酐在体内排出量相对稳定,所以健康人尿液的肌酐存在参考值。标本有效性评估是对标本进行检测以确定其是否与正常人尿液相一致(即肌酐值 >1 768μmol/L)。体内肌酐以稳定的速率生成,不受饮食或正常体力活动的影响。

正常值参考区间:参见表 16-25。

表 16-25 尿肌酐的参考值

性别	参考值	性别	参考值
24 小时尿标本	mg/d	>40 岁	22~328
男性	800~1 200	女性	
女性	600~1 800	<40 岁	16~327
任意时间的尿标本	mg/dl	>40 岁	15~278
男性			
<40 岁	24~392		

2. 应用

尿肌酐与血肌酐联用可计算肌酐清除率,即评价肾功能。

3. 临床意义

结果升高见于:
(1) 运动
(2) 肢端肥大症
(3) 巨人症
(4) DM
(5) 感染
(6) 甲状腺功能减退症
(7) 肉食
结果下降见于:
(1) 甲状腺功能亢进症
(2) 贫血
(3) 肌肉萎缩症
(4) 肌肉质量减少
(5) 肾脏疾病的进展期
(6) 白血病
(7) 素食饮食

4. 局限性

(1) 不需单独检测尿肌酐。肌酐清除率(需要检测血清肌酐水平)是极为有效的肾功能评价指标,仅检测血清肌酐不足以评价肾小球滤过率。
(2) 24 小时尿肌酐水平可用来评价 24 小时尿液标本收集的完整性。

第一百二十一节 冷沉淀纤维蛋白原

1. 定义

冷沉淀纤维蛋白原是一种异常的蛋白质复合物,可在冷却时从血浆中沉淀出来。这些冷却时沉淀的蛋白复合物可以由纤维蛋白、纤维蛋白原和纤维蛋白分解产物以及其他血浆蛋白组成。如果血清和血浆在冷藏时都形成沉淀,则沉淀的蛋白质被称为冷球蛋白(参见下文);如果血浆在冷藏后产生沉淀,但血清冷藏后不产生沉淀,则将血浆中沉淀的蛋白质称为冷沉淀纤维蛋白原。

冷纤维蛋白原血症可能是原发性(基本)疾病,也可能与患者的基础疾病如恶性肿瘤、感染、炎症、糖尿病、妊娠、硬皮病或口服避孕药有关,现已有一些家族性冷纤维蛋白血症病例报道。另外,皮肤活检可确诊是否存在白细胞破裂性脉管炎,发病率与冷纤维蛋白原血症相关,是由不溶性蛋白质复合物引起的中小动脉血栓形成性闭塞的结果。但是,大多数患有冷纤维蛋白原血症的患者无任何症状。

正常值参考范围:

阴性结果判定:冷藏 72 小时未出现沉淀;通常不对阳性的冷沉淀纤维蛋白原进行定量和免疫分型。

2. 应用

(1) 可应用于存在不明原因的皮肤溃疡、局部缺血或坏死的患者。

(2) 评估患有血管炎、肾小球肾炎和淋巴细胞增生性疾病的患者。

3. 临床意义

结果增加见于:

(1) 血液和实体肿瘤

(2) 血栓栓塞性疾病

(3) 多发性骨髓瘤

(4) 硬皮病

(5) 与感染相关的短暂的良性状态

(6) 口服避孕药

4. 局限性

(1) 如果使用肝素抗凝的真空采血管采集标本,可能因为肝素会与纤维蛋白原、纤维蛋白和纤连蛋白形成复合物而因此导致出现假阳性结果。并且,治疗时使用肝素也可能导致检验结果的假阳性。因此,血液收集应使用 EDTA、柠檬酸盐或草酸盐抗凝,并在 37℃保存,直至将血浆分离。

(2) 采集标本前患者应空腹,正确收集和运输标本对检测结果的准确性至关重要。

(3) 使用电子细胞计数器可能会导致 WBC 计数错误。

参考文献

Nash JW, Ross P Jr, Neil Crowson A, et al. The histopathologic spectrum of cryofibrinoge-emia in four anatomic sites. Skin, lung, muscle, and kidney. *Am J Clin Pathol*. 2003;119: 114–122.

第一百二十二节　冷 球 蛋 白

1. 定义

冷球蛋白是异常的血清蛋白,在低温下会发生沉淀,在温度升高时又会溶解。血清蛋白电泳不能对其进行鉴定。冷球蛋白由单克隆抗体 IgM 或 IgG 组成,有极少量的 IgA 也可形成冷球蛋白。IgM 冷球蛋白发生冷沉淀时的温度低于 IgG 冷球蛋白冷沉淀时的温度。

16

其他名称:冷沉(淀)比容、血浆冷容积、冷沉(淀)蛋白。

冷球蛋白分类如下:

(1) Ⅰ型(单克隆免疫球蛋白,尤其是 IgMκ 型)

① 与 25% 的病例相关。

② 常与多发性骨髓瘤和瓦氏巨球蛋白血症相关,与其他具有 M 成分的淋巴细胞增生性疾病相关;某些情况下,它是特发性的。

③ 如果其在体内大量存在(血清浓度 >5mg/dl),抽血时可能会出现凝集。

④ 可能造成某些严重症状(如无其他原因导致的雷诺综合征、坏疽等)。

(2) Ⅱ型(单克隆免疫球蛋白与至少一种不同类型的多克隆免疫球蛋白形成的混合物,主要由 IgM 和多克隆 IgG 组成;常伴有 RF)

① 最多与 25% 的病例相关。

② 常与慢性丙型肝炎病毒(HCV)感染相关,也可与乙型肝炎病毒(HBV)、EBV、细菌和寄生虫感染、自身免疫性疾病、舍格伦综合征、特发性混合型冷沉淀球蛋白血症综合征及免疫复合物性肾炎(例如膜增生性 GN、血管炎)相关。

③ C4 水平下降。

(3) Ⅲ型(混合型多克隆免疫球蛋白,最常见的是 IgM-IgG 组合,常伴有 RF)

① 与约 50% 的患者发病相关。

② 常与淋巴细胞增生性疾病、结缔组织病(例如 SLE)和持续性感染(例如 HCV 感染)相关。

正常值参考范围:

(1) 正常人体内可少量(血清浓度 <1mg/dl)存在。

(2) 如果检测结果为阳性,则应对冷沉淀进行免疫分型。

2. 应用

(1) 辅助诊断肿瘤、急慢性感染以及结缔组织病。

(2) 检测表现近似雷诺病、发绀和皮肤溃疡的患者是否患有冷球蛋白血症。

(3) 监测结缔组织疾病的进展。

3. 临床意义

检测到单克隆蛋白的冷球蛋白时继续确认是否存在其他基础疾病。

4. 局限性

(1) 不应将冷球蛋白与冷沉淀纤维蛋白原相混淆(参见上文),冷沉淀纤维蛋白原在冷藏条件下仅从血浆中析出沉淀。

(2) 如果在离心前未将标本保存于 37℃ 条件下,可能会对检测结果产生影响。

(3) 近期存在高脂性饮食,可增加血液浑浊度。

16

参考文献

Coblyn JS, McCluskey RT. Case records of the Massachusetts General Hospital. Weekly clinicopathological exercises. Case 3-2003: a 36-year-old man with renal failure, hypertension and neurologic abnormalities. *N Engl J Med.* 2003;348:333–342.

Kallemuchikkal U, Gorevic PD. Evaluation of cryoglobulins. *Arch Pathol Lab Med.* 1999;123: 119–125.

第一百二十三节　滑膜液结晶鉴定

1. 定义

　　滑膜液通常被称为"关节液",是一种存在于关节腔内的黏稠液体,由关节面、关节囊和腱鞘上的滑膜所分泌,其功能是润滑关节间隙以及将营养物质输送到关节软骨。

　　滑膜液检查可确定关节疾病的原因,尤其是伴随有异常的关节积液时。关节疾病可由结晶、退行性变、炎症或感染引起,因此,革兰氏染色结合培养,可对细胞和结晶进行形态学分析从而有助于病因的鉴别。

　　正常滑膜液不会凝结成块,呈清亮、浅黄色的黏稠液体。任何原因引起滑膜炎症时,其白细胞计数会增加。

　　滑膜液可大致分成以下四类。

　　(1) 非炎性积液(Ⅰ类):由创伤性关节炎或退行性关节病变引起,表现为白细胞计数正常或轻度增加;少见 WBC 计数 >2 000/μl。

　　(2) 非感染性轻度炎性积液(Ⅱ类):见于 SLE 和硬皮病,罕见 WBC 计数 >5 000/μl。

　　(3) 非感染性急性炎性积液(Ⅲ类):见于典型的风湿关节炎、痛风、假性痛风和风湿热,WBC 计数常为 5 000/μl~25 000/μl,也可达到 50 000/μl 或者 100 000/μl。

　　(4) 感染引起的急性炎性积液(Ⅳ类),WBC 计数通常为 25 000 到 >100 000/μl 之间。且随着白细胞计数的升高,中性粒细胞比例也会增加,但透明质酸及糖含量却在下降。

　　相差显微镜(带有偏光过滤器和 1/4 波片相位板的显微镜)可用于滑膜液结晶检查,双折射是描述某些透明晶体光学特性的术语,其含义是指由于光线沿着晶体的主轴线和短轴的传播速度不同,当偏振光穿过透明晶体后,光线的偏振平面将发生旋转。

　　利用这个原理,两个平面偏振滤光器可用于检查双折射晶体。将一个滤光器放在光源和样品之间,而另一个放在样品和观察者眼睛之间,当两个偏振滤光器交叉时,视野背景光线因偏振方向不变会变暗,而双折射物质(包括各种结晶)因偏振光方向发生变化在此背景的映衬下显得比较明亮。

　　滑膜液中存在多种类型的结晶(表 16-26),其中有 2 种最重要:一是痛风性积液的特征性结晶——尿酸钠(MSU)结晶,另一个是假性痛风积液(结晶沉积病)的特征性结晶——双水焦磷酸钙(CPPD)结晶;其他与炎性渗出液相关的结晶还有钙羟磷灰石、草酸钙、胆固醇和皮质类固醇酯等。

　　引起炎症的结晶其长度通常为 0.5μm~20μm,微溶于水,可被细胞吞噬。炎症高峰期时,大多数结晶通常在细胞内。

　　参考区间:无(即无结晶存在)。

16

表 16-26 滑膜液中的双折射物质

物质	形状、大小	双折射性	原因	与多形核白细胞(PMN)、巨噬细胞的位置关系
结晶				
尿酸钠	针状、杆状、平行线状;8~10μm 长	强;-	痛风	细胞内或细胞外
焦磷酸钙	菱形;或棒状、钻石样、方形、针状;<10μm	弱;+	假性痛风	仅位于细胞内
氧化钙	双锥状	强;0	长期血液透析	细胞内或细胞外
羟磷灰石、其他碱性磷酸钙	只是聚集在一起;小(<1μm)、圆形、不规则形	弱;0	关节退变与钙化(如急性或慢性关节炎)	
胆固醇	扁平、盘状、缺角;或许是针样、矩形;经常 >100μm	可变		
软骨、胶原	不规则、类杆状	强;+		
夏科-雷登	梭形;嗜酸性粒细胞膜蛋白的晶体	可变	嗜酸性粒细胞滑膜炎	
类固醇				
倍他米松醋酸酯	杆状;平末端;10μm~20μm	强;-	人为注射入关节腔内	
醋酸可的松	大杆状	强;+		
甲泼尼龙	小,多形性,倾向于凝结成块	强;0		
泼尼松龙醋酸物质丁酯	小,多形性,树枝状,不规则	强;+		
曲安奈德	小,多形性片段;倾向于凝结成块	强;0		
六曲安奈德	大杆状,平末端;15μm~60μm	强;0		
抗凝剂				
EDTA(干)	小,无定形	弱	注射入关节腔内	
肝素锂(非肝素钠)	或许形成假性痛风结晶	弱;+		
其他物质				
碎片	小,不规则,非平行线	可变的边缘		
脂肪(胆固醇酯)	球形泡	强;偏光十字		
淀粉颗粒	圆形;大小变可	强;偏光十字		

+:双折光阳性;-:双折光阴性;0:没有轴向性。
偏光镜检查最易发现新鲜制备湿片标本中的结晶。
羟基磷灰石复合物(诊断羟磷灰石沉积病)和碱性磷酸钙复合物只有电镜才能识别;大多数疑似患者永远不能确诊。
EDTA:乙二胺四乙酸;PMN:多形核中性粒细胞。

16

2. 应用

(1) 根据美国放射学会的推荐,当急性关节炎(如类风湿关节炎、骨性关节炎)发作伴发热患者需排除化脓性关节炎时,应进行滑膜液检查;

(2) 滑膜液的重复检查可用来监测化脓性关节炎的治疗反应;

(3) 对初次检查未检出结晶的痛风患者具有诊断价值。

3. 临床意义

检出结晶即可明确诊断关节疾病。

4. 局限性

(1) 因强效抗凝剂如草酸盐本身就是晶体,使用此类抗凝剂会干扰具有诊断价值的结晶的检出。

(2) 不同医院的实验室之间对正确识别 MSU 和 CPPD 结晶的能力存在差别。针对不同医院的实验室对同一关节液检验结果的研究表明,MSU 结晶比 CPPD 结晶更容易被检出。

(3) MSU 结晶:对痛风诊断的敏感性可达 63%~78%,特异性为 93%~100%(阳性似然比为 14)。

(4) CPPD 结晶:诊断 CPPD 相关关节炎的敏感性为 12%~83%,特异性为 78%~96%(诊断的阳性似然比为 2.9)。

(5) 研究不同温度条件下滑膜液中结晶的稳定性发现,CPPD 结晶较易自溶,而 MSU 结晶数周后还可被检出,仅仅是数量减少、体积变小而已。随着储存时间的延长,还会出现新的呈星状阵列、板状结构和正双折射马耳他偏光十字外观的假性结晶。因此,关节液应在采集后 1 小时内检测。

第一百二十四节　抗环瓜氨酸肽 IgG 抗体

1. 定义

抗瓜氨酸化蛋白抗体是类风湿关节炎(RA)的标志物,可用于该病的早期诊断。在一些患者中,该抗体能在出现首发症状之前的数年被检出。同义名:CCP-IgG、瓜氨酸抗体、抗环瓜氨酸抗体、抗瓜氨酸蛋白抗体(ACPA)。

参考区间:

(1) <20U:阴性

(2) 20U~39U:弱阳性

(3) 40U~59U:中度阳性

(4) ≥60U:强阳性

2. 应用

(1) 用于对疑似类风湿关节炎患者的评估。2010 年美国风湿病学会指南推荐,除了症

16

状持续时间和全面的关节情况评估之外,需进行至少一种血清学检测(RF 或 CCP-IgG)和一种急性期反应蛋白检测(ESR 或 CRP),以诊断或排除 RA。

(2) 用于鉴别 RA 和其他有关节炎表现且 RF 可能阳性的结缔组织病,如 HCV 相关的冷球蛋白血症、未分化多关节炎和 SJögren 综合征等。

(3) 用于鉴别诊断早期多发性关节炎。

3. 临床意义

升高见于 RA(CCP 抗体阳性提示 RA 的可能性较大)。

4. 局限性

(1) 受检测方法和研究人群的影响,CCP-IgG 诊断 RA 的敏感度约为 50%~75%,而特异性相对较高,通常 >90%。

(2) 不是所有 RA 患者都能检出抗 CCP 抗体,且抗 CCP 抗体的升高也可见于无临床疾病的个体。

(3) 抗 CCP 抗体水平是否可用来监测 RA 进展和(或)病情缓解尚未得到证实。

(4) 抗 CCP 抗体对青少年关节炎的诊断价值尚未确定。

参考文献

Aletaha D, Neogi T, Silman A, et al. 2010 Rheumatoid arthritis classification criteria: an American College of Rheumatology/European League Against Rheumatism collaborative initiative. *Ann Rheum Dis.* 2010;69(9):1580–1588.

第一百二十五节　胱抑素 C

1. 定义

胱抑素 C(CysC)是由所有有核细胞产生的非糖基化碱性蛋白,大小为 13kDa,属于半胱氨酸蛋白酶抑制剂。它存在于所有体液中,且不受年龄、性别、肌肉量或炎症的影响。血液循环中的胱抑素 C 通过肾小球滤过清除并且可在肾小管内被完全重吸收和降解,因此,血浆中胱抑素 C 浓度几乎完全取决于 GFR,从而成为反映肾小球滤过率的一个极好的指标。

参考区间:

(1) 0~3 月:0.8mg/L~2.3mg/L

(2) 4~11 月:0.7mg/L~1.5mg/L

(3) 1~3 岁:0.5mg/L~1.3mg/L

(4) 4~8 岁:0.5mg/L~1.3mg/L

(5) 9~17 岁:0.5mg/L~1.3mg/L

(6) ≥18 岁:0.5mg/L~1.0mg/L

16

2. 应用

（1）是评估 GFR 的新指标，不受性别、年龄、肌肉量和肝硬化的干扰，无需用身高或体重校正，优于血清肌酐。

（2）评估移植肾功能的敏感指标（尽管对于接受糖皮质激素治疗的患者，它可能不是评价其肾功能的最佳指标）。

（3）可评估不良心血管事件（CHF、缺血、死亡），因为肾功能不全与此类事件的发生相关。

3. 临床意义

升高见于：

（1）糖皮质激素治疗；

（2）也可能受到甲状腺疾病的影响。

4. 局限性

（1）由于新生儿肾功能发育不成熟，年龄 <3 个月的婴儿其血清胱抑素 C 水平通常较高。

（2）CRP、BMI 的增加和类固醇的使用可使胱抑素 C 升高。

（3）与血清肌酐相比，移植患者胱抑素 C 的肾外清除率更高，且个体差异也更大。

第一百二十六节　囊性纤维化突变检测

1. 定义

囊性纤维化（cystic fibrosis，CF）突变检测用于鉴定囊性纤维化跨膜转导调节子基因（*CFTR*）上的突变。迄今为止，已发现 CF（OMIM #219700）的突变超过 1 700 个。修订于 2004 年的美国医学遗传学学会（ACMG）指南推荐，23 个基因突变的组合检测可作为 CF 的常规筛查，此项筛查也可识别 CFTR 基因内的 5T/7T/9T 变异体。其 DNA 测序适用于已临床确诊的 CF 患者、有 CF 家族史的患者、患有先天性双侧输精管缺如的男性，或标准 23- 突变组合检查阴性而新生儿变异筛查结果为阳性的新生儿。

参考区间：阴性或未检出突变。

2. 应用

（1）明确诊断；

（2）携带者筛查（识别杂合子）；

（3）产前诊断；

（4）可按组划分的常用检查为：

1）靶向突变分析检查

①ACMG 2004 年推荐的 23- 突变组合检查。

②超过 23 个突变的组合检查。

③poly T 变异（5T/7T/9T）的测定，该变异是位于内含子 8 内的 T 碱基串联重复，被推荐

16

应用于有 R117H 突变的个体或被诊断为先天性输精管缺如（CAVD）的成年男性患者。5T 的变异体被认为可降低内含子 8 的剪接效率。

2）序列分析：对整个编码区、启动子外显子 - 内含子交界区和特定的内含子区域进行分析以识别罕见的等位基因突变。

3）缺失分析：利用 MLPA（多重连接依赖性探针扩增）或其他分子技术。

4）新一代测序技术整合了携带者筛查和诊断检查。CF 筛查和 CF 诊断检查的区分是借助软件分析来实现的。其筛选软件允许根据预设的临床相关 CFTR 突变模式查看测序结果，而诊断软件允许从已知的 CFTR 基因中去发现所有的变异体。对于诊断检查而言，其结果解读的复杂性远比携带者筛查结果要高得多。

3. 局限性

基因检测的结果可能会受到 DNA 重排、输血、骨髓移植或罕见的序列变异的影响。

第一百二十七节　尿胱氨酸检测

1. 定义

胱氨酸尿症是一种常染色体隐性遗传缺陷疾病，它能导致近端肾小管和小肠重吸收、运输胱氨酸和二碱性氨基酸（鸟氨酸、精氨酸和赖氨酸）障碍。患者的唯一表现为经常发生尿路胱氨酸结石。

该病分为三个亚型：Rosenberg Ⅰ、Ⅱ和Ⅲ型。Ⅰ型是最常见的类别，其杂合子表现为正常氨基酸尿。Ⅱ型和Ⅲ型杂合子经常表现为无胱氨酸结石的胱氨酸尿症，并且发生其他类型肾结石的风险也会增大。若尿胱氨酸水平正常则视为Ⅰ型杂合子。

与Ⅰ型和Ⅱ型纯合子不同，Ⅲ型纯合子表现为口服胱氨酸后血浆中胱氨酸浓度会增加。

可以通过检测每个先证者父母的尿胱氨酸而将胱氨酸尿症分类为Ⅰ型（隐性、尿胱氨酸水平 <100μmol/g 肌酐）、Ⅱ型（优势型、尿胱氨酸水平 >1 000μmol/g 肌酐）和Ⅲ型（部分优势、尿胱氨酸水平 100μmol/g 肌酐~1 000μmol/g 肌酐）。也可基于首次症状出现的年龄（如婴幼儿、少年、青少年）进行分类。

参考区间：见表 16-27。

表 16-27　基于年龄的胱氨酸、精氨酸、赖氨酸和鸟氨酸的参考区间

	0~5 个月 μmol/g 肌酐	6~11 个月 μmol/g 肌酐	1~3 岁 μmol/g 肌酐	4~12 岁 μmol/g 肌酐	13 岁及以上 μmol/g 肌酐
精氨酸	0~124	0~97	0~80	0~62	0~44
胱氨酸	62~345	53~133	53~186	35~106	27~151
赖氨酸	133~1 761	115~699	89~611	89~602	62~513
鸟氨酸	0~168	0~71	0~71	0~62	0~44

16

2. 应用

(1) 胱氨酸尿症的诊断；

(2) 胱氨酸尿症患者的治疗监测。

3. 临床意义

升高见于：

(1) 胱氨酸贮积症；

(2) 胱氨酸尿症；

(3) 肾结石；

(4) 重金属毒性致肾损害；

(5) 肾小管酸中毒；

(6) 肝豆状核变性；

(7) 早中期妊娠。

降低见于：

严重烧伤患者。

4. 局限性

(1) 尿胱氨酸的排泄因年龄不同而不同。

(2) 双碱基氨基酸尿症患者的胱氨酸排泄为正常。

第一百二十八节　细胞遗传学:荧光原位杂交(FISH)，染色体分析和核型分析

1. 定义

FISH:预先将目的克隆序列用荧光标记,然后与有丝分裂染色体或间期细胞核内的DNA与按照碱基互补配对原则进行杂交。

染色体分析:通过显微镜对显带的有丝分裂染色体进行观察,以对整个基因组进行评估,可检测出 >5Mb~10Mb 的染色体畸变。

染色体核型分析:通过对染色体的有序配对以帮助发现染色体异常。

2. 应用

(1) FISH

用于基因组特定区域的评估以及常规细胞遗传学可视化方法不能检出的微小异常(如微缺失、微重复)。

该项检测可在间期(非分裂)细胞上进行,因而不需要培养细胞,从而缩短出具检验报告的时间。还可对含有很少或不含分裂细胞的标本进行检测。

16

（2）染色体分析

用于识别染色体数量和结构的异常，这些异常可能导致精神发育迟滞、先天畸形、流产、不孕和癌症。

（3）染色体核型分析

染色体分析的工具；

有时指染色体分析（这不正确）；染色体核型不是一个独立的检验。

3. 临床意义

（1）FISH

正常：二倍体细胞中两个完整的序列拷贝；

异常：如基因组区域缺失、扩增和重排。

（2）染色体分析

正常：46，XY（男性）或 46，XX（女性）

异常：

① 数量：染色体数量异常，如唐氏综合征 +21；

② 结构：染色体结构异常，如 Wolf-Hirschhorn 综合征表现为 5 号染色体短臂缺失（5p-）、慢性粒细胞白血病 t（9；22）易位。

4. 局限性

FISH：是一项针对性的检查，与常规染色体分析不同，它不能对全基因组进行评估。

染色体分析：待检标本要求是分裂细胞，因此，所有送检的标本必须含有可在实验室进行培养的活细胞。

第一百二十九节　D- 二聚体

1. 定义

血浆 D- 二聚体是纤溶酶在交联纤维蛋白片段 D 上产生的纤维蛋白衍生物，表明凝血机制被激活且有凝血酶的生成。它不但是活化纤维蛋白溶解的直接标志物，还是一个非常有价值的表明凝血持续的间接标志物。

参考区间：<0.2mg/L（胶乳法）；<1.1mg/L（超敏免疫比浊法）。

2. 应用

有两种检测 D- 二聚体的方法，每种方法用途不同。

胶乳凝集法检测 D- 二聚体的敏感性相对较低，因此，它在单个血栓形成时呈阴性反应，但有多个血栓形成时则表现为升高，因而它是诊断 DIC 时最特异和最敏感的方法。

用 ELISA 或免疫比浊法检测超敏 D- 二聚体时可对其进行精确定量。由于其超高的敏感性，在单个血栓形成时就可升高。

（1）它主要价值在于阴性预测能力强，当 D- 二聚体检测为阴性时，其排除血栓栓塞事件

16

的准确度接近 100%(取决于方法学和使用的设备)。虽然也可用 POC 方法检测,但它们的阴性预测价值略低。

(2) 该值升高则临床意义不大,尽管在发生血栓栓塞事件经 3~6 个月的抗凝治疗后它仍持续升高提示血栓栓塞复发的可能性较大。

3. 临床意义

超敏 D- 二聚体的临界值是 <1.1mg/L(依使用的方法和设备不同而不同)。低于 1.1mg/L 的任何值都视为阴性,且在大多数诊断程序中用于排除发生概率很低的深静脉血栓形成(DVT)或肺栓塞(PE)。

胶乳 D- 二聚体在有多个血栓形成的所有情形中均升高(即 DIC),其效价越高,DIC 可能越严重。

在下列情形中超敏 D- 二聚体升高:

(1) 深静脉血栓形成(DVT)和肺栓塞(PE);

(2) DIC;

(3) 肾衰、肝衰或心衰;

(4) 癌症扩散和单克隆丙种球蛋白病;

(5) 妊娠;

(6) 严重损伤与手术;

(7) 年龄增加;

(8) 炎症状态。

4. 局限性

血脂过多或非常浑浊的血液样本,以及使用鼠源性单克隆抗体治疗的患者中可能会出现假性升高或降低。

当有 RF 存在时,可能导致假阳性结果。

第一百三十节　血清硫酸脱氢表雄酮(DHEA-S)

1. 定义

DHEA-S 是由肾上腺皮质雄激素带产生,DHEA 是最重要的人体 C-19 类固醇,具有非常低的雄激素效力,却作为最主要的直接或间接性类固醇激素的前体在发挥作用,大部分 DHEA 以 3- 磺基偶联物的形式被分泌(DHEA-S)。这两种激素都与白蛋白结合,但以 DHEA-3 结合得更为紧密。在性腺和其他多种组织(尤其是皮肤),类固醇硫酸酯酶可以把 DHEA-S 转换回 DHEA,DHEA 又可被代谢成更强的雄激素和雌激素。妊娠期间,DHEA-3 及其 16- 羟基化代谢物由胎儿肾上腺大量分泌,充当着妊娠期占主导地位的胎盘产生的雌激素和雌三醇的前体物质。

参考区间:见表 16-28。

表 16-28　DHEA-S 的参考区间

性别	中位数（μg/L）	95% 区间（μg/L）
女性	1 700	350~4 300
男性	2 800	800~5 600

2. 应用

监测肾上腺皮质功能的指标，特别是女性男性化的鉴别诊断、女性多毛症和脱发的研究。在评估青春期前肾上腺功能和青春期延迟方面也有价值。

库欣综合征的鉴别诊断。

取代与它相关的尿液 17-KS 排泄物检测；因其无显著昼夜变化，所以可为雄激素异常分泌提供快速检测。

3. 临床意义

升高见于：

（1）先天性肾上腺增生症（CAH）：显著升高，但可被地塞米松抑制。DHEA-S 的峰值出现在由 3β- 羟类固醇脱氢酶缺乏所致的 CAH 中。

（2）肾上腺癌：显著升高，但不能被地塞米松抑制。

（3）双侧肾上腺增生引起的库欣综合征：其水平高于良性皮质腺瘤导致的库欣综合征，而后者该值可能正常或降低。

（4）库欣病（垂体源性）：中度升高见于低促性腺素性功能减退症。相较于特发性青春期延迟患者，其 DHEA-S 水平相对于生理年龄而言通常在参考区间内，但相对于患者的骨龄而言则表现为升高；而特发性青春期延迟患者的 DHEA-S 水平相对于年龄是低的，但相对于骨龄来说则为正常。

（5）刚出生前几天的新生儿，尤其是患病儿或早产儿。

（6）多囊卵巢综合征：该病的典型特征为肾上腺雄激素过高。

降低见于：

（1）Addison 病（肾上腺皮质功能衰竭症）；

（2）肾上腺发育不良。

4. 局限性

（1）在女性，极高的数值（>7 000μg/L 或 8 000μg/L）提示存在分泌激素的肾上腺肿瘤。相反地，DHEA-SO$_4$ 水平在罹患卵巢肿瘤时一般正常。

（2）目前还没有建立 DHEA-S 替代 / 补充治疗或其生化监测的指南。

（3）许多药物和激素能影响 DHEA-S 水平。在大多数病例，药物诱导的变化不会大到影响诊断，但当面对 DHEA-S 水平轻度异常时，应该考虑到药物和激素的相互作用。能降低 DHEA-S 水平的药物与激素作用的例子包括胰岛素、口服避孕药物、糖皮质激素、诱导肝药酶的 CNS 药物（如卡马西平、氯丙米嗪、丙米嗪、苯妥英钠）、许多降脂药（如他汀类药物、考来烯胺）、多巴胺能药物（如左旋多巴、多巴胺、溴隐亭）、鱼油和维生素 E。

16

（4）可能升高 DHEA 水平的药物包括二甲双胍、曲格列酮、泌乳素、达那唑、钙通道阻滞剂（如地尔硫草、氨氯地平）和尼古丁。

第一百三十一节　血清脱氢表雄酮（DHEA，非结合 DHEA）

1. 定义

DHEA 具有很低的雄激素效力，但却是大多数性类固醇激素最主要的直接或间接的前体物质。它由肾上腺分泌，而至少有一部分分泌量是由 ACTH 控制的；大部分 DHEA 作为一种 3- 磺基偶联物 DHEA-S 被分泌。两种激素都能与白蛋白结合，但 DHEA-S 结合得更紧密。因此，血液循环中 DHEA-S 的浓度要比 DHEA 高（>100 倍）。在大多数临床情况下，DHEA 和 DHEA-S 结果可以互换使用。在性腺和其他组织——尤其是皮肤中，类固醇硫酸酯酶可以将 DHEA-S 转换为 DHEA，然后再被代谢成更强的雄激素和雌激素。怀孕期间，胎儿肾上腺可分泌大量 DHEA/DHEA-S 及其 16- 羟代谢物，而它们正是妊娠期由胎盘分泌的雌激素、雌三醇的前体物质。在出生后的几周内，DHEA/DHEA-S 的水平将下降 80% 以上，并且保持低水平直到女孩 7 岁或 8 岁和男孩 8 岁或 9 岁肾上腺功能启动时。

参考区间（成人）：男性，1 800ng/L~12 500ng/L；女性，1 300ng/L~98 00ng/L。

2. 应用

（1）诊断和鉴别诊断雄激素过多症（结合其他性激素检测）。

（2）CAH 诊断的辅助手段；DHEA/DHEA-S 检测在皮质醇 / 可的松、17α- 羟孕酮和雄烯二酮的检测中起次要作用。

（3）肾上腺功能早熟的诊断和鉴别诊断。

3. 临床意义

升高见于：

（1）雄激素过多症；

（2）分泌雄激素性肾上腺肿瘤；

（3）由于 3β- 羟类固醇脱氢酶缺乏导致的 CAH。

降低见于：

年龄增长、高脂血症、精神病、银屑病。

4. 局限性

（1）DHEA 水平直到 20 岁时才会达到最高，即与出生时观察到的水平大致相当。随之接下来的 40~60 年内，水平会下降到峰值的 20% 左右。

（2）目前，血清 DHEA/DHEA-S 水平与疾病危险因素的关系尚未完全建立，也没有关于 DHEA 替代 / 补充治疗或其生化监测的指南。

第一百三十二节　地塞米松抑制垂体 ACTH 分泌试验（DST）

定义

地塞米松是一种不能在血清、尿液和唾液中用测定皮质醇方法检出的强有力的合成糖皮质激素。因它不能完全抑制 ACTH 分泌，因此，也不能抑制肾上腺分泌皮质醇。地塞米松抑制试验通常用于评估 HPA 轴的状态和肾上腺皮质功能亢进的鉴别诊断。

低剂量地塞米松抑制试验是很好的标准筛查试验，可以鉴别任何原因引起的库欣综合征。

原理：假如下丘脑-脑垂体轴的功能是正常的，则任何超生理剂量的地塞米松都足以抑制垂体 ACTH 的分泌，从而出现皮质醇分泌减少、血清和唾液中的浓度降低、24 小时尿中排泄量的减少。两个主要检测方法：1mg 过夜筛查试验和标准的 2 天（2mg）试验。

高剂量抑制试验的原理是，库欣病中的 ACTH 的分泌只能相对抵抗糖皮质激素的负反馈抑制作用，并不能抑制过夜 1mg 或 2 天低剂量试验。如果增加地塞米松用量的 4~8 倍时，则大多数库欣患者的 ACTH 的分泌都能可以被抑制。因此，这个试验通常用来鉴别库欣病（垂体分泌过多 ACTH 引起的库欣综合征）和大多数异位 ACTH 综合征（库欣综合征是由非垂体 ACTH 分泌的肿瘤）。

第一百三十三节　低剂量试验：过夜 1mg 筛查试验

1. 定义

该项检测用于皮质醇分泌不受抑制、亚临床或临床库欣综合征患者的一种快速筛查。需注意的是，它不是排除库欣综合征诊断的唯一标准。

2. 应用

于晚上 11 点到半夜之间口服地塞米松（1mg），次日早上 8 点抽血检测血清皮质醇浓度。

3. 临床意义

2008 年内分泌学会指南建议的诊断标准为：血清皮质醇为 0.005 6nmol/L。

当灵敏度已达最高时，需注意该检测的假阳性率。以血清皮质醇 <0.011 2nmol/L 为诊断标准时，该检测的假阳性率为 12%~15%。然而，如果将血清皮质醇抑制标准提高到 <0.022 5nmol/L 时，则假阳性率降为 7%。这表明不同标准可能有助于解释检测结果。

101 个正常受试者午夜给予 1mg 地塞米松后，上午 8 时的唾液皮质醇浓度为 2.5×10^{-6}nmol/L$\pm 1.25 \times 10^{-6}$nmol/L（范围为 1.87×10^{-6}nmol/L~3.44×10^{-6}nmol/L），灵敏度和特异性均为 100%。

16

第一百三十四节　低剂量试验：标准 2 天（2mg）试验

1. 应用

此项检测用于过夜筛查试验的诊断不明确，或未进行过过夜筛查试验的患者。

每 6 小时口服 0.5mg 地塞米松，通常于早上 8 点、下午 2 点、晚上 8 点和凌晨 2 点进行，连续两天，共 8 次，总剂量为 2mg。

在口服最后一剂地塞米松后的 2 小时或 6 小时抽血检测皮质醇。

2. 临床意义

正常反应如下：

（1）服用地塞米松后的第 2 天，其尿皮质醇排泄应降至 <10μg/24h。

（2）血清皮质醇浓度 <0.015 6nmol/L 时，则血浆 ACTH 浓度 <1.031 8×10^{-4}nmol/L、血清地塞米松浓度应为 2.0ng/ml~6.5ng/ml。

（3）最近有 Meta 分析显示，1mg 检测和 2 天、2mg 检测对库欣综合征诊断的准确率都较高，而以 1mg 检测为最佳。

第一百三十五节　高剂量试验：过夜（8mg）试验

应用

于夜晚 11 点到半夜间口服地塞米松（8mg），次日晨 8 点抽血检测血清皮质醇浓度。大多数库欣病（如垂体瘤）患者的皮质醇浓度 <0.015 6nmol/L，正常人则一般检测不出。

第一百三十六节　高剂量试验：标准 2 天（8mg）试验

1. 应用

患者至少在早上 8 点收集一次 24 小时尿，并测定尿游离皮质醇和肌酐浓度，以此作为参考基线。

每隔 6 小时给予患者口服 2mg 地塞米松，通常在早上 8 点、下午 2 点、晚上 8 点和凌晨 2 点进行，连续两天，共 8 次，并连续收集尿液。

在实际操作中，如果小剂量地塞米松抑制试验呈阳性，则经常在该检测结束后立即进行。

收集的尿用以测定尿游离皮质醇和肌酐浓度。另外，在最后一次口服地塞米松后的 6 小时采集血液样本以测量皮质醇、地塞米松和 ACTH 浓度。

正常受试者的检测结果为：

（1）尿游离皮质醇排泄量 <0.015 6nmol/24h。

（2）通常血清皮质醇和血浆 ACTH 浓度低至无法检出。

（3）血清地塞米松浓度为 8ng/ml~20ng/ml。

2. 所有 DST 试验的局限性

（1）假阳性结果可见于急慢性疾病、酗酒、抑郁症，以及某些药物（如苯妥英钠、苯巴比妥、扑米酮、卡马西平、利福平、螺内酯）。

（2）非典型或假阳性反应可见于怀孕、肥胖、急性疾病、压力、及严重抑郁症患者；酒精、雌激素、避孕药的使用也可引起假阳性反应。

（3）CBG 水平出现异常的患者不适合进行该项检查。

（4）依从性差（因需测量血浆地塞米松浓度）。

（5）由巨大垂体腺瘤所致的 ACTH 分泌患者对大剂量地塞米松抑制试验能产生明显的抵抗作用。在病程较长的患者中，肾上腺结节性增生，使其皮质醇自主分泌从而对地塞米松试验产生抵抗。

（6）80% 异位 ACTH 综合征或结节性肾上腺增生患者不出现抑制效应。

（7）肾上腺腺瘤、肾上腺癌或异位 ACTH 综合征无论给予高剂量或是低剂量地塞米松时，其尿皮质醇和血浆皮质醇浓度均不降低。

（8）精神病患者可能会产生抵抗，故进行 DST 试验时，不会出现抑制效应。

第一百三十七节　地高辛检测

1. 定义

地高辛是一种来自于毛花洋地黄的洋地黄毒苷类似物，由一个甾核、一个内酯和糖基构成的强心苷。

别名：拉诺辛。

正常治疗剂量范围为：0.8ng/ml~2.0ng/ml。

2. 应用

治疗 CHF（慢性心功能不全）和心房颤动或心房扑动。

3. 临床意义

（1）中毒剂量：>2.5ng/ml，但 10% 患者在 <2ng/ml 时便会显示毒性反应。

（2）毒性反应可能发生于低钾血症、高钙血症、低镁血症、缺氧和心脏病患者。

（3）与下列药物合用将增加毒性反应：

1）奎尼丁；

2）维拉帕米；

3）胺碘酮；

4）吲哚美辛；

5）环孢素 A。

16

4. 局限性

(1) 血药浓度于 1~2 周内达到稳定态后,给予最后一次剂量后 6~8 小时(或 8~24 小时)内抽血。

(2) 儿童患者的中毒浓度可能较高,但治疗指数却很低(即治疗性血药浓度和中毒性血药浓度比较接近)。然而,大约 10% 的患儿在地高辛血清浓度达到 2ng/ml~4ng/ml 时仍无中毒迹象。对于患儿而言,当用药剂量达 0.25mg/d 时,其平均血清浓度为 1.2ng/ml±0.4ng/ml;而用药剂量达 0.5mg/d 时,平均血清浓度为 1.5ng/ml±0.4ng/ml。0.1g/d 毛地黄叶与 0.1mg/d 结晶洋地黄毒苷所产生的血清浓度相同。约 1/3~2/3 患儿有中毒的心电图证据,但无中毒症状或体征。

(3) 螺内酯可造成地高辛的假性降低。

(4) 未接受地高辛治疗的患者可因内源性地高辛样物质的生成而引起假阳性结果,见于:

1) 尿毒症。

2) 严重的濒死状态和死亡后——因此,死后浓度高或许死前并不高,并且死后浓度正常提示临死前浓度不是中毒浓度。

(5) 由于大多数方法都同时检测了内源性地高辛样物质和地高辛的非活性代谢物,因此治疗性监测应主要用于评估患者的依从性和确定药物毒性。

(6) 检测方法:生物测定、Na^+/K^+-ATP 酶受体测定、比色法、荧光法、HPLC(高效液相色谱法)、GC(气相色谱法)、酶法、免疫分析法和 LC/MS。

(7) 免疫检测法是应用最广泛的方法:包括 RIA、FPIA、EIA 和化学发光法。

1) 混杂因素见于低浓度分析、类固醇样细胞核、内源性地高辛样免疫反应因子(见于肾衰竭、肝病、心肌梗死、新生儿、妊娠、高血压、剧烈运动和肥胖等患者)、地高辛代谢物和解毒剂(Fab)存在。

2) 免疫分析法显示,地高辛与洋地黄毒苷的交叉反应 <5%,而代谢产物异羟基洋地黄毒苷元与双 - 和单洋地黄糖化物存在有 80%~100% 的交叉反应。

3) 血红蛋白、血脂和胆红素通常不会干扰地高辛的检测。

第一百三十八节　稀释蝰蛇毒试验

1. 定义

稀释蝰蛇毒试验(dilute Russell viper venom assay,dRVVT)用于检测狼疮抗凝物(LA)的存在,该检测有助于诊断抗磷脂抗体综合征和获得性血栓形成倾向。

2. 应用

dRVVT 检测由以下三个阶段组成:

(1) 第一阶段(筛查试验):筛选试剂通过直接激活 X 因子来启动血液凝固,从而绕过了内源性和外源性凝血途径。LA 抗体可延长凝血时间。如果存在稀释毒液,但凝血时间不延长,提示机体内无 LA 存在,则后续检查即勿需进行。

(2) 第二阶段(PTT 检测):假如凝血时间延长(>20% 对照时间),常规进行 PTT 检测,即将正常血浆与患者血浆 1:1 孵育,以鉴别是因抑制物存在或是凝血因子缺乏(凝血时间校正至 <44s)而引起的凝血时间延长。如果凝血时间没有被较正,仍然是延长的,证明存在抑制剂,实验推进至下一步。

(3) 第三阶段(确认试验):在此检验中加入一种含有高浓度磷脂的"确认"试剂。如果凝血时间在第一阶段已经被 LA 抗体延长,那么该试剂中和了 LA 抗体并使凝血时间缩短,与对照组的情形类似。如果第一阶段的凝血时间延长不是由于 LA 的存在所致,而是由抑制剂所引起的,那么在确认试剂存在的情况下,凝血时间依然会被延长,则仍需进行其他检测以排除最初延长凝血时间的其他原因。

结果以比例表示:筛选试验的凝血时间 / 确认试验的凝血时间。

3. 临床意义

(1) 比值 >2.0:LA 强阳性。
(2) 比值为 1.6~2.0:LA 中等阳性。
(3) 比值为 1.2~1.6:LA 弱阳性,但滴度较低。

4. 局限性

因 LA 抗体的差异,可能会引起 dRVVT 检测呈阳性而在其他检测中呈阴性。因此,每个患者都应当进行至少两种类型的检测。

当肝素水平 >1U/ml 时,dRVVT 检测的筛选试验会出现凝血时间延长。

参考文献

Lambert M, Ferrard-Sasson G, Dubucquoi S, et al. Dilute Russell viper-venom time improves identification of antiphospholipid syndrome in a lupus anticoagulant-positive patient population. *Thromb Haemost.* 2009;101:577–581.

第一百三十九节   直接和间接抗球蛋白试验

1. 定义

因能检测出与红细胞结合的抗体或存在于血清中的抗体,过去被称为直接抗人球蛋白试验(direct antiglobulin test,DAT)和间接抗人球蛋白试验(indirect antiglobulin test,IAT),在输血和免疫溶血性贫血的诊断中发挥了重要作用(见本书相关部分)。DAT 阳性出现在过去 3 个月内未输过血的患者中,则提示有自身抗体存在。

IAT 用来证明被致敏的红细胞与相应抗体会发生特异性反应。将患者的血清或血浆与红细胞一起孵育,然后洗涤以清除未结合的游离球蛋白。当添加抗球蛋白试剂时产生了凝集反应,表明患者的血清或血浆中存在相应的抗体(通常是先前输血后产生免疫反应的结果)。

16

抗球蛋白试剂主要采用的是兔抗人 IgG 抗体。其他用于 DAT 检测的抗球蛋白试剂有：补体抗体（抗 -C3dg）、或抗 IgG 和抗 -C3dg 的混合物。如果近期输血患者出现 DAT 阳性，那么这种抗体可以从红细胞上洗脱且能被识别。

2. 应用

当怀疑溶血是由自身抗体引起时，可进行 DAT 检测。该检测可确定红细胞表面是否有免疫球蛋白、补体，或两者都存在。

IAT 能检测出输血前受体血清中存在的各种 IgG 抗体，且具有很高的敏感性。作为抗体筛选试验的一部分，用来检测除 ABO 血型抗原外的同种抗体的是否存在。

严重的自身免疫性溶血性贫血患者，因为过量的抗体从红细胞膜洗脱并涌入血中，致使 DAT 和 IAT 试验都可能呈阳性。

3. 临床意义

（1）DAT 和 IAT 试验结果：阳性或阴性。

（2）当患者的红细胞上结合有自身抗体时，DAT 呈阳性。当受血者的血循环中存在的自身抗体，可与最近输入的红细胞表面上的抗原互相反应，DAT 试验呈阳性；母体循环中的自身抗体通过胎盘与胎儿红细胞结合时，DAT 试验也呈阳性。针对某些药物的抗体也可能与红细胞膜结合并导致阳性结果。

（3）对于有输血史并且对非自身红细胞抗原产生免疫的患者血清中存在同种抗体时，IAT 检测呈阳性。

4. 局限性

DAT 阳性提示存在红细胞自身抗体、输血后同种抗体或红细胞结合着过量的免疫球蛋白。它需要通过其他的抗体特异性试验来阐明出现免疫球蛋白的病因：包括冷凝集素试验（见第九章溶血性贫血）、Donath-Landsteiner 抗体检测（见第九章）以及血清蛋白电泳或浆细胞病时免疫固定电泳（见第九章）；还需排除某些药物（α- 甲基多巴、青霉素Ⅳ或普鲁卡因胺）和近期输血对检测结果的影响。

DAT 阴性也不能排除溶血，但仅需考虑自身免疫性病因。例如在一些药物性溶血性贫血、血红蛋白病、遗传性球形红细胞增多症和其他遗传性溶血性贫血患者，其 DAT 检测为阴性。

IAT 阳性结果需要进一步检测，以更准确地识别起主要作用的抗原。

第一百四十节　胆汁淤积相关酶
（ALP、5′ - 核苷酸酶、GGT、LAP）检测

1. 定义

ALP（碱性磷酸酶）是指在碱性条件下催化大量有机磷酸酯水解的一类酶。血清 ALP 对胆汁瘀积性疾病的识别具有重要价值。然而，ALP 升高比较常见，它并不总是提示肝胆

16

疾病的存在,其升高的程度也不能区分肝内和肝外胆汁瘀积。血清 5'- 核苷酸酶升高见于与 ALP 升高有关的相同类型的肝胆疾病。大多数研究表明,血清 ALP、5'- 核苷酸酶提示胆道梗阻或肝浸润性和占位性病变的价值是相等的。血清 γ- 谷氨酰转肽酶(GGT)升高见于肝脏、胆道和胰腺疾病,反映出与 ALP、5'- 核苷酸酶和亮氨酸氨基肽酶相同的肝胆疾病谱,且与 ALP 的相关性较好,但它是否比 ALP 或亮氨酸氨基肽酶在诊断肝胆疾病方面具有更好的灵敏度还存在着争议。

2. 临床意义

(1) 对于肝脏疾病患者,ALP 增高(由于增生的胆管上皮合成增加)是提示胆道梗阻的最佳指标,但不能区分肝内胆汁瘀积和肝外梗阻。胆汁瘀积时,ALP 升高的程度与其他肝功能检测不成比例。

(2) 黄疸发生前 ALP 即可升高。

(3) 当 ALP 升高大于正常参考上限的五倍时,提示有胆道梗阻的存在,而正常水平则可排除此诊断。

(4) 先天性肝内胆管闭锁患儿可见 ALP 明显升高,但在肝外闭锁患儿则明显降低。

(5) ALP 升高 10 倍(相较于正常参考范围上限):见于胰头癌、胆总管结石、药物性淤胆型肝炎。

(6) ALP 升高 15~20 倍:见于原发性胆汁性肝硬化、原发性或转移性肝癌。

(7) ALP 升高 3~10 倍以及轻度转氨酶升高可见于胆道梗阻与肝脏实质疾病(如肝硬化、肝炎);升高 3 倍以上可见于不到 5% 急性肝炎患者。

(8) 血清 ALP、LD 升高(2~10 倍;通常 1.5~3 倍):见于早期浸润性(如淀粉样)病变和肝占位性病变(如肿瘤、肉芽肿、脓肿)。

(9) ALP 升高小于 3~4 倍:为非特异性,可发生在各类肝脏疾病[例如充血性心力衰竭、浸润性肝病、肝硬化、急性(病毒性、中毒性、酒精性)或慢性肝炎、急性脂肪肝]。

(10) ALP 升高 5 倍:见于传染性单核细胞增多症、坏死后肝硬化。

(11) ALP(肝源性)和 LD 升高、但血清胆红素、AST 和 ALT 正常:提示一支肝胆管梗阻或肝转移或浸润性疾病。

(12) GGT/ALP 比值 >5 倾向酒精性肝病的诊断。

(13) 单独 GGT 升高是一个敏感的筛选和监测酒精中毒的指标。由于酒精或抗惊厥药物引起的 GGT 升高不会伴随 ALP 增加。

(14) 血清 5'- 核苷酸酶(5'-N)和 LAP 平行于梗阻性肝胆疾病的 ALP 升高,但怀孕和骨骼疾病时,5'-N 水平均表现为正常,而 LAP 在妊娠时升高,骨骼疾病时通常正常。GGT 在骨骼疾病和妊娠时均为正常。因此,这些酶对确定血清中增加的 ALP 的来源非常有价值。

(15) 虽然血清 5'-N 在肝病中通常与 ALP 相似,但在个别患者中可能不会相应地增加。

血清酶	胆道梗阻	妊娠	儿童,骨骼疾病
ALP	升高	升高	升高
GGT	升高	正常	正常
5'-N	升高	正常	正常
LAP	升高	升高	正常

（16）尿中出现胆红素（胆汁）、且排除溶血因素后提示血清结合胆红素的增加。它往往早于黄疸体征的出现,可见于无黄疸型肝炎、未出现黄疸体征的早期肝炎、梗阻早期阶段或肿瘤肝转移（木片法检测 $1.71 \times 10^{-4}\,\mu mol/L \sim 3.42 \times 10^{-4}\,\mu mol/L$;试纸条不敏感;正常人阴性）。

（17）尿胆原完全缺失提示完全性胆管梗阻,而不完全性梗阻时为正常;尿胆原降低见于肝性黄疸的某些阶段;其升高可见于溶血性黄疸和肝炎黄疸消退期。它的升高也表明肝脏损害加重,即使没有出现临床黄疸（如肝硬化、转移性肝病、充血性心力衰竭）。对于病毒性肝炎患者,不同疾病阶段其水平可发生变化（正常 <1mg 或 1EU/2h 标本）。

第一百四十一节　红细胞沉降率（ESR）

1. 定义

是指静脉血标本中红细胞 1 小时下降的毫米数（Westergren 原理）。新技术允许这项试验在 30 分钟内完成,以提高周转时间。

参考区间:男性 0~15mm/h,女性 0~20mm/h。

2. 应用

ESR 因其敏感性不高,故不是一项好的筛查试验;而 CRP 更高的敏感性,能更快速地反映患者病情的变化,因而 CRP 比 ESR 更有优势。但 ESR 可以作为一项筛查试验,识别是否存在系统性疾病。虽然 ESR 结果正常可以排除颞动脉炎和风湿性多肌痛的诊断,但却不能排除恶性疾病或其他严重疾病。

在有明确疾病症状的患者中发现血沉增快（~100mm/h）,可指导医生发现并诊断出某些严重的系统疾病,尤其是副蛋白血症、播散性恶性肿瘤、结缔组织病以及严重的感染（如细菌性心内膜炎）。

副蛋白血症患者若 ESR 正常,提示发生了高粘综合征。

如果一开始就有 ESR 显著增快,也可以用它来监测疾病病程或治疗效果。

3. 临床意义

升高见于:

（1）感染;

（2）血管炎（包括颞动脉炎）;

（3）炎性关节炎;

（4）肾病;

（5）贫血;

（6）恶性肿瘤和恶性浆细胞病;

（7）急性过敏;

（8）组织损伤,包括心肌梗死;

（9）妊娠期（不包括妊娠早期）;

（10）服用雌激素;

16

(11) 老年人。

降低见于：

(1) 真性红细胞增多症；

(2) 镰状细胞贫血；

(3) 充血性心力衰竭（CHF）；

(4) 伤寒和波浪热、疟疾发作、旋毛虫病、百日咳、传染性单核细胞增多症、单纯病毒感染；

(5) 消化性溃疡；

(6) 急性过敏。

4. 局限性

(1) ESR 假性升高的原因：

1) 纤维蛋白原增加、γ 球蛋白和 β 球蛋白增加；

2) 药物影响（右旋糖酐、青霉胺、茶碱、维生素 A、甲基多巴、二甲麦角新碱）；

3) 技术因素（如标本溶血、实验室温度过高）；

4) 高胆固醇血症。

(2) ESR 假性降低的原因：

1) 红细胞异形（镰状细胞、球形细胞、棘层细胞）；

2) 小红细胞症；

3) HbC（血红蛋白 C）病；

4) 低纤维蛋白原血症；

5) 技术因素（实验室温度过低、标本凝血）；

6) 极度白细胞增多症；

7) 药物影响（奎宁、水杨酸盐、高类固醇水平、引起血糖升高的药物）。

第一百四十二节 游离雌二醇

1. 定义

为活性最高的内源性雌激素，主要由卵巢分泌，肾上腺和睾丸（男性）也有部分分泌。

别名：17β 雌二醇、E_2。

参考区间：见表 16-29。

表 16-29 游离雌二醇的参考区间

性别和状态	参考区间（pmol/L）（pg/ml）	性别和状态	参考区间（pmol/L）（pg/ml）
男性	<1.48~3.48（20~47）	排卵期	7.04~32.1（95~433）
绝经后女性	<1.48~2.96（20~40）	黄体期	3.63~21.57（49~291）
非孕期女性：			
中卵泡期	2.0~9.04（27~122）		

2. 应用

最主要用于评估女性的月经和生育问题,但需结合促性腺激素的检测水平。

用于评估男性乳房发育或由具有雌激素分泌功能肿瘤导致的女性化现象、月经失调和女性患者性成熟问题,还可用于监测绝经期进行促性腺激素治疗后的疗效。

3. 临床意义

升高见于:

(1) 性早熟;

(2) 能分泌雌激素的肿瘤;

(3) 男性乳房发育;

(4) 肝硬化;

(5) 甲状腺功能亢进症。

降低见于:

(1) 原发和继发性性腺功能减退;

(2) PCOS(多囊卵巢综合征);

(3) 进食障碍、神经性厌食。

4. 局限性

(1) 口服避孕药可抑制生理性升高。

(2) 妊娠妇女的雌二醇会受到高水平的雌三醇的影响——如妊娠中晚期时。

(3) 目前雌二醇的检测对于哺乳期妇女和排卵监测是比较敏感的,相反地,在雌激素水平低于 1.48pmol/L(20pg/ml)的人群(如绝经后妇女、男性、青春期前的儿童),其检测敏感性不足。

(4) HPLC-MS(高效液相色谱-质谱)法相比免疫方法敏感且特异,但该方法缺乏标准化以及检测变异使得解释结果需谨慎。

第一百四十三节　雌激素/孕激素受体检测

1. 定义

雌激素和孕激素受体在激素介导的转录激活中具有一定作用。

别名:雌激素受体试验(ERA)、孕激素受体试验(PGRA)、孕激素受体蛋白(PRP)、雌激素受体蛋白(ERP)。

参考区间(ERP、PRP):

(1) 阴性:<5% 的核染色;

(2) 临界:5%~19% 的核染色;

(3) 阳性:20% 的核染色。

16

2. 应用

识别对激素补充或去势疗法有反应的乳腺癌患者。

3. 临床意义

见表 16-30。

表 16-30　基于雌激素与孕激素受体检测结果，激素治疗有效患者的比例

激素治疗有反应的患者百分比	雌激素受体蛋白（ERP）	孕激素受体蛋白（PRP）
75~80	阳性	阳性
40~50	阳性	阴性
25~30	阴性	阳性
10	阴性	阴性

4. 局限性

（1）标本要求：经石蜡包埋和甲醛固定的组织；

（2）受体状态易受年龄影响；

（3）因组织、抗体处理和抗体特异性的差异，造成实验室之间对阴阳性的界定存在差异。

参考文献

Ogawa Y, Moriya T, Kato Y, et al. Immunohistochemical assessment for estrogen receptor and progesterone receptor status in breast cancer: Analysis for a cut-off point as the predictor for endocrine therapy. *Breast Cancer*. 2004;11(3):267–275.

第一百四十四节　血清总雌激素

1. 定义

雌激素参与女性特征的发育与维持、生殖细胞的成熟以及妊娠过程，也在包括生长发育、神经系统成熟、骨代谢 / 骨重塑和内皮反应性等非性别相关生物学过程发挥重要作用。雌激素有雌酮（E1）、雌二醇（E2）和雌三醇（E3）三种主要的生物活性形式，在非妊娠妇女中以雌酮（E1）和雌二醇（E2）两种形式发挥其生物活性，而雌三醇（E3）是妊娠期主要的存在形式，它在非妊娠妇女和男性中没有太大意义。

参考区间：见表 16-31。

表 16-31　雌激素的参考区间

雌二醇（串联质谱法）		
参考区间：儿童（pmol/L）（pg/ml）		
Tanner 分期	男性	女性
I	<0.59（8）	<4.15（56）
II	<0.74（10）	0.15~9.86（2~133）
III	0.07~2.59（1~35）	0.89~20.5（12~277）
IV和V	0.22~2.59（3~35）	0.15~19.20（2~259）
年龄（岁）	男性	女性
7~9	<0.51（7）	<14.61（36）
10~12	<0.81（11）	0.07~6.45（1~87）
13~15	0.07~2.67（1~36）	0.67~18.45（9~249）
16~17	0.22~2.52（3~34）	0.15~19.71（2~266）
参考区间：成人（pmol/L）（pg/ml）		
≥18 岁	男性	女性
	0.74~3.11（10~42）	绝经前：
		卵泡早期：2.22~7.41（30~100）
		卵泡晚期：7.41~29.65（100~400）
		黄体期：3.71~11.12（50~150）
		绝经后：
		0.15~1.56（2~21）

雌酮（串联质谱法）		
参考区间：儿童（pmol/L）（pg/ml）		
Tanner 分期	男性	女性
I	<0.005（7）	<0.02（27）
II	<0.008（11）	0.000 73~0.028（1~39）
III	0.000 73~0.023（1-31）	0.005 8~0.085 3（8~117）
IV和V	0.001 5~0.022（2~30）	0.002 9~0.080（4~109）
年龄（岁）	男性	女性
7~9	<0.005（7）	<0.015（20）
10~12	<0.008（11）	0.000 73~0.029（1~40）
13~15	0.007 3~0.022（1~30）	0.005 8~0.077（8~105）
16~17	0.007 3~0.023（1~32）	0.002 9~0.097（4~133）
参考区间：成人（pmol/L）（pg/ml）		
≥18 岁	男性	女性
	0.006 6~0.026（9~36）	绝经前：
		卵泡早期：<0.109（150）
		卵泡晚期：0.073~0.473（100~250）

16

续表

		黄体期:<0.156(200)
		绝经后:
		0.002 2~0.023(3~32)

总雌激素(计算值)

参考区间:儿童(pg/ml)

Tanner 分期	男性	女性
Ⅰ	1~11	1~86
Ⅱ	1~19	3~169
Ⅲ	3~61	23~351
Ⅳ和Ⅴ	4~62	8~341
年龄(岁)	男性	女性
7~9	<10	1~48
10~12	1~19	2~116
13~15	3~62	15~333
16~17	4~64	6~354

参考区间:成人(pg/ml)

≥18 岁	男性	女性
	19~69	绝经前:
		卵泡早期:30~250
		卵泡晚期:200~650
		黄体期:50~350
		绝经后:
		5~52

2. 应用

(1)反映男性或女性雌激素的总体水平。

(2)需根据月经周期来解释检测结果。

3. 临床意义

升高见于:

(1)分泌雌激素的肿瘤(如颗粒细胞瘤、卵泡膜细胞瘤、黄体瘤),继发于分泌 hCG 的肿瘤(如畸胎瘤、恶性畸胎瘤);

(2)妊娠;

(3)男性乳房发育症。

降低见于:

(1)卵巢功能衰竭;

(2)原发性卵巢功能减退;

16

1）自身免疫性卵巢炎是最常见的原因,通常与其他自身免疫性内分泌疾病有关(如桥本甲状腺炎、Addison 病、1 型糖尿病),可能会造成过早绝经;

2）卵巢抵抗综合征;

3）毒性反应(如放疗、化疗);

4）感染(如腮腺炎);

5）肿瘤(原发性或继发性);

6）机械损伤(如外伤、扭转、手术切除);

7）遗传(如 Turner 综合征);

8）更年期。

(3）继发性卵巢功能减退:见于下丘脑 - 垂体轴功能紊乱。

第一百四十五节　雌　　酮

1. 定义

雌酮生物学活性高于雌三醇(E3)、但低于雌二醇(E2)。它以硫酸盐的形式存在,并作为储备以便在需要时能转化为更具活性的雌二醇。它是绝经后妇女的主要循环雌激素。而对于绝经期前妇女,它的水平与 E2 平行,于卵泡期逐渐升高,排卵之前达到第一个高峰,黄体期达到第二峰值。绝经后,可能因雄烯二酮向雌酮的转化率提高,其水平不会随 E2 的下降而急剧下降。

参考区间:

儿童:见表 16-32。

成人:见表 16-33。

表 16-32　儿童雌酮的参考区间

	男童(pmol/L)(pg/ml)	女童(pmol/L)(pg/ml)
Tanner 分期		
I	<0.005(7)	<0.02(27)
II	<0.008(11)	0.000 73~0.028(1~39)
III	0.000 73~0.023(1~31)	0.005 8~0.085 3(8~117)
IV和V	0.001 5~0.022(2~30)	0.002 9~0.080(4~109)
年龄(岁)	<0.005(7)	<0.015(20)
7~9	<0.008(11)	0.000 73~0.029(1~40)
10~12	0.007 3~0.022(1~30)	0.005 8~0.077(8~105)
13~15	0.007 3~0.023(1~32)	0.002 9~0.097(4~133)

16

表 16-33　成人*雌酮的参考区间

女性（pmol/L）（pg/ml）	男性（pmol/L）（pg/ml）
绝经前：	0.006 6~0.026（9~36）
卵泡早期：<0.109（150）	
卵泡晚期：0.073~0.47（100~250）	
黄体期：<0.146（200）	
绝经后：0.002 2~0.023（3~32）	

* 成人指年龄 18 岁以上。

2. 应用

（1）用于性早熟及青春期延迟的诊断；

（2）用于疑似性激素代谢紊乱的诊断；

（3）评估绝经后妇女发生骨折的风险。

3. 临床意义

升高见于：

（1）可能见于多囊卵巢综合征、分泌雄激素或分泌雌激素的肿瘤。

（2）可能见于外周血中因雄激素类固醇的转变而引起的绝经后阴道流血。循环雄激素水平升高及其随后在外周血中的转变有可能引起雌酮水平的升高。

降低见于：

（1）遗传性性激素代谢紊乱；

（2）睾丸雌化。

4. 局限性

（1）本身存在显著的昼夜变化差异；

（2）地高辛和雌激素可引起血浆雌酮水平升高。

第一百四十六节　乙　二　醇

1. 定义

一种无色、无气味、有甜味、但无挥发性的液体，存在于防冻剂、冷却剂、除冰剂、制动液、洗涤剂、颜料和墨水中。

别名：1,2-乙二醇。

参考区间：无；职业暴露人群的临界值：100mg/m^3。

2. 应用

（1）抗冻剂；

16

(2) 软化剂和稳定剂;

(3) 溶剂。

3. 临床意义

成人最小口服致死剂量约为 100ml,血清中可能的中毒浓度为 >250mg/L。

4. 局限性

(1) 丙二醇是药物制剂中一种与乙二醇类似的成分,其毒性更小。

(2) 它可导致严重的代谢性酸中毒,并伴随阴离子间隙和渗透摩尔间隙的增加。

(3) 它被代谢分解为羟基乙醛、羟基乙酸、水合乙醛酸、草酸、蚁酸和二氧化碳。这些代谢物可能会对乙二醇的检测产生干扰,导致某些免疫方法检测乳酸盐/乳酸、甘油三酯的结果升高。

(4) 避免使用血清分离胶管(可能会影响检测结果)。

第一百四十七节　因子Ⅴ Leiden 突变检测

1. 定义

因子Ⅴ Leiden 来源于编码Ⅴ因子的 *F5* 基因上的 *R506Q* 突变,与易栓症的风险增高相关(OMIM #188050)。其突变杂合子与活化蛋白 C(APC)的抵抗相关,致使静脉血栓的发生率升高 5~10 倍;而该突变的纯合子也与 APC 的抵抗相关联,可使静脉血栓发生率升高近80 倍。其他因子也会增加血栓症的风险。

参考区间:阴性或未发现突变。

2. 应用

以下几种情况需要进行因子Ⅴ Leiden 检测:

(1) 50 岁以下首次发生静脉血栓栓塞(VTE);

(2) 任何年龄首次发生无明显诱因的 VTE;

(3) 反复发生 VTE;

(4) 静脉血栓发生于不常见部位(如大脑静脉、肠系膜静脉、门静脉或肝静脉);

(5) 妊娠期或产褥期的 VTE;

(6) 与口服避孕药或激素替代治疗相关的 VTE;

(7) 首次发生 VTE,但有 VTE 的家族史(家庭成员 50 岁以下发病);

(8) 妊娠 10 周后不明原因流产。

以下几种情况可以考虑进行因子Ⅴ Leiden 检测:

(1) 女性罹患不明原因的重度子痫前期、胎盘早剥或胎儿宫内生长受限;

(2) 首次发生 VTE,但与服用他莫昔芬或其他选择性雌激素受体拮抗剂相关;

(3) 伴有 MI 或中风的女性吸烟患者,且年龄小于 50 岁;

(4) 50 岁以上首次发生 VTE 患者,但无恶性肿瘤或血管内装置;

（5）无症状成年人，且家族中有已知因子Ⅴ Leiden 突变先证者，尤其是那些有在青少年期就发生 VTE 的家族史者；

（6）无症状的怀孕女性，或正在考虑使用口服避孕药，或备孕女性，且家族中有已知因子Ⅴ Leiden 突变先证者；

（7）反复不明原因的妊娠早期流产、可伴或不伴有孕中、晚期流产；

（8）有动脉血栓形成的儿童。

3. 局限性

基因检测的结果可能会受到 DNA 重排、输血、骨髓移植或罕见的序列变异的影响。

不适用于检测非 *R506Q* 突变外的 F5 基因突变。

第一百四十八节　因子Ⅷ（抗血友病因子）

1. 定义

可由肝脏和其他器官（包括脾）的内皮细胞合成，但后者在Ⅷ因子的合成中起着重要作用。其合成不受肝衰竭和维生素 K 缺乏的影响。

它是内源性凝血途径的主要辅助因子，并可作为蛋白 C/ 蛋白 S 复合物水解的底物。

它的缺乏不影响 PT（INR）的测定。

大部分实验室测定Ⅷ因子：采用特定的混凝法。

（1）也可采用显色试验。

（2）免疫法可确定Ⅷ因子抗原。大多数情况下，该抗原与Ⅷ因子的活性一致，但在Ⅷ因子功能缺陷的患者中偶尔也可能表现为正常。

参考区间：70%~150%。

2. 应用

纯化或重组的Ⅷ因子可用于 A 型血友病患者的治疗。

Ⅷ因子的免疫检测法对诊断血管性血友病有价值，但对于大部分血友病而言，该项检测并不必要。

3. 临床意义

降低见于：

（1）若Ⅷ因子降低到 40% 以下，PTT 则会延长。若存在Ⅷ因子抑制物，那么即使在治疗性输注Ⅷ因子后，PTT 仍保持延长；将患者血浆和正常血浆按 1∶1 比例混合也不能纠正延长的 PTT，也不会使本身处于低水平的Ⅷ因子升高。特殊的方法学可以用 Bethesda 单位报告出抑制剂的滴度。

（2）先天性疾病

①A 型血友病：男性携带者通常会出现严重的Ⅷ因子缺乏，而女性携带者只是轻度减少。

16

② 血管性血友病(见 P454):见于中重度血管性血友病,特别是在 B 型血型患者。

(3) 获得性疾病

① 获得性抗Ⅷ因子自身抗体出现在正常个体中。

② 获得性抗Ⅷ因子异体抗体产生于接受多次Ⅷ因子输注的 A 型血友病患者中。

③ DIC 和病理性纤溶。

升高见于:

(1) 急性时相反应(急性炎症条件下)

(2) 妊娠和口服避孕药

(3) 如果显著升高,提示有血栓栓塞倾向

第一百四十九节 因 子 Ⅺ

1. 定义

由肝脏和巨核细胞合成。可以被因子Ⅻa 和凝血酶(血小板表面的优先活化物)活化。在内源性途径中,Ⅺ因子会顺序活化Ⅻ因子和Ⅸ因子。不受维生素 K 拮抗剂的影响。

参考区间:60%~120%。

2. 应用

用于诊断Ⅺ因子缺乏,但须进行定量检测。

3. 临床意义

(1) 若Ⅺ因子降低到小于 20%~25%,则 PTT 延长、PT 正常。但 PTT 正常也不能排除轻度Ⅺ因子缺乏。

(2) 在Ⅺ因子缺陷的患者中,抗体抑制剂常用作替代疗法。

(3) Ⅺ因子缺陷患者的特征表现就是Ⅺ因子数值降低。获得性Ⅺ因子减低见于严重的肝病和 DIC。

(4) 近期证明高水平的Ⅺ因子是发生静脉血栓栓塞的危险因素。

第一百五十节 因子Ⅻ(Hageman 因子)

1. 定义

在肝脏中合成,以非活性形式存在于血液中。能被胶原蛋白、基底膜的破坏、血小板活化、高分子量激肽原和与Ⅻ因子结合的前激肽释放酶激活。不受维生素 K 拮抗剂的影响。

参考区间:60%~150%。

2. 应用

是诊断Ⅻ因子缺陷时必须检测的因子,也用于鉴别Ⅺ因子或其他内源性凝血途径始动

因子的异常。

3. 临床意义

（1）XII因子严重缺乏时 PTT 延长、PT 正常；
（2）亚洲人群的XII因子水平低于白种人（平均值约44%）；
（3）新生儿XII因子水平较低,生后 2 周将达到成人水平；
（4）妊娠时XII因子水平升高。

4. 局限性

当有 LA 存在时,XII因子水平会出现假性降低。

第一百五十一节　因　子　XIII

1. 定义

由肝脏合成,也以高浓度存在于血小板上。它是血浆谷氨酰胺转氨酶的酶原,当有钙离子存在时能被凝血酶激活。并通过在纤维蛋白单体之间形成分子间共价键来加固血块的稳定性。

参考区间:定性试验中为正常或减少,定量试验需在参考实验室中进行。

2. 应用

XIII因子缺乏时会降低（遗传性或获得性）。

3. 临床意义

降低见于:
（1）遗传缺陷；
（2）急性髓细胞白血病（AML）；
（3）肝脏疾病；
（4）与产科并发症中的高纤维蛋白原血症有关,如 DIC；
（5）血液中有抑制剂的存在。

第一百五十二节　游离脂肪酸

1. 定义

它由脂蛋白和甘油三酯的降解产物所形成。除 2%~5% 以游离形式存在外,剩余的都以酯化形式存在, "非酯化"或"游离"脂肪酸均与蛋白质结合。肾上腺素、去甲肾上腺素、胰高血糖素、TSH 和 ACTH 都可以释放游离脂肪酸,能分泌这些激素的肿瘤也会释放大量游离脂肪酸。别名:非酯化脂肪酸（NEFA）、FFA。

16

参考区间:成人:80mg/L~250mg/L 或 0.28mmol/L~0.89mmol/L
儿童(或肥胖的成人):<310mg/L 或 <1.0mmol/L

2. 应用

用于监测吸收不良、禁食、长期胃肠外营养条件下的营养状况。

疑似 Refsum 病时,该项检测对多发性神经病的鉴别诊断有意义。Refsum 病是因患者体内缺乏降解植烷酸的酶而引起的植烷酸贮积。

协助诊断嗜铬细胞瘤及分泌胰高血糖素、促甲状腺激素和肾上腺皮质激素的肿瘤。

糖尿病管理。

3. 临床意义

升高见于:

(1) 糖尿病控制不佳;

(2) 嗜铬细胞瘤;

(3) 甲状腺功能亢进症;

(4) 亨廷顿舞蹈症;

(5) 肝糖原累积症;

(6) 酒精中毒;

(7) 急性心肌梗死;

(8) 急性脑病综合征;

(9) 植烷酸升高见于:

1) Refsum 病;

2) 肝脑肾综合征;

3) 新生儿肾上腺脑白质营养不良;

4) β 脂蛋白血症。

降低见于:

(1) CF;

(2) 吸收不良(肠病性肢端皮炎);

(3) 锌缺乏(花生四烯酸和亚油酸低)。

4. 局限性

(1) 冰冻血浆中,游离脂肪酸 24 小时内会增加 12%~25%。

(2) 剧烈运动、焦虑、体温过低和长期禁食均会引起游离脂肪酸水平升高。

(3) 长期静脉或肠外营养治疗会引起游离脂肪酸水平降低。

(4) 长期禁食和饥饿会影响游离脂肪酸的水平(常上升至参考区间上限的 3 倍)。

16

第一百五十三节 粪 便 脂 肪

1. 定义

检测脂肪泻或粪便中是否含有过多脂肪。该项检测有助于评估身体未吸收的膳食中脂肪的百分比。

参考区间:<7g 脂肪 /24h。

2. 应用

协助诊断吸收不良。

作为其他粪便和血液检测的辅助检测,以发现造成慢性腹泻、稀便、脂肪便和恶臭便(脂肪便)的原因。

3. 临床意义

若每日摄入 100g 脂肪,则人平均粪便脂肪含量应小于 7g/24h。一旦粪便中脂肪排泄量超过 7g/24h,或 3 天内测得的脂肪摄入量超过 7%,则提示脂肪吸收不良。

升高见于:

胰酶、淀粉酶、脂肪酶、胰蛋白酶以及糜蛋白酶的缺失或显著下降,因这些酶会限制脂肪、蛋白质和碳水化合物的消化进而引起脂肪泻。

脂肪泻见于:

(1) 乳糜泻病;

(2) 慢性胰腺炎;

(3) 克罗恩病;

(4) 囊性纤维化;

(5) 胆结石(胆石症);

(6) 胰腺癌;

(7) 胰腺炎。

降低见于:

无。

4. 局限性

需收集 72 小时粪便,但在粪便收集前的 2~3 天和收集期间,每天会有 50g~150g 的脂肪消耗(属于长链甘油三酯,如玉米或橄榄油,而不是黄油)。

待检标本中矿物油或蓖麻油会导致假阳性结果。

第一百五十四节 铁 蛋 白

1. 定义

它是铁的细胞储存蛋白,若每毫升血液含 1ng 铁蛋白,意味着将产生 10mg 总铁储量。其分子量大(440kDa),由 24 个亚基组成(含有轻链和重链),储铁量可达 4 500 个铁原子。它属于一种急性时相反应蛋白,可与转铁蛋白及其受体共同协调细胞去防御氧化应激和炎症。临床上测定的血浆铁蛋白通常是去铁铁蛋白,一种不含铁的分子。

参考区间:男性:23μg/L~336μg/L(铁储备量正常的患者应 >30μg/L)

女性:11μg/L~306μg/L

2. 应用

(1) 预测和监测铁缺乏;

(2) 判断对铁疗法的反应或治疗依从性;

(3) 鉴别慢性疾病中的贫血是否由缺铁引起;

(4) 监测慢性肾病患者(伴或不伴透析治疗)的铁储备情况;

(5) 检测铁负荷状态,监测储铁率和对耗铁疗法的反应;

(6) 用于对铁水平和对补铁反应的人群研究。

3. 临床意义

升高见于:

(1) 急慢性肝病;

(2) 酒精中毒(戒酒后该指标会下降);

(3) 恶性肿瘤(如白血病、霍奇金淋巴瘤等);

(4) 感染和炎症(例如关节炎);

(5) 甲状腺功能亢进症、戈谢病和急性心肌梗死;

(6) 铁负荷过量(如含铁血黄素沉着症、特发性血色病);

(7) 非缺铁性贫血(如巨幼细胞贫血、溶血、铁粒幼细胞性贫血、轻型和重型地中海贫血、球形红细胞增多症、迟发性皮肤卟啉病);

(8) 肾细胞癌发生肿瘤内出血;

(9) 终末期肾病:大于 1 000μg/L 很常见。若此类患者的铁蛋白小于 200μg/L 可明确诊断铁缺乏。

降低见于:

(1) 铁缺乏;

(2) 血液透析。

4. 局限性

肝病、恶性肿瘤和感染时,其铁蛋白水平可正常;有这些情形时需骨髓铁染色来排除铁

16

缺乏。

对于血色素沉着症患者,转铁蛋白饱和度检测可更敏感地检测出该疾病的早期铁过量,而血清铁蛋白用于该病的确诊试验,并可作为肝活检的标志。在铁过量的地中海贫血患者中,血清铁蛋白(ng/ml)与 ALT(IU/L)的比值大于 10,在病毒性肝炎患者中,其平均值小于 2,铁螯合疗法有效时该比值降低。

该指标随年龄增长而升高,通常男性高于女性,与素食主义者相比,吃红肉的人以及口服避孕药的女性该值也较高。

第一百五十五节　胎　儿　活　检

见产前筛查。

第一百五十六节　胎血取样(经皮脐血取样、脐静脉穿刺术)

见产前筛查。

第一百五十七节　胎儿肺成熟度——羊水板层小体计数

1. 定义

是目前美国最常用的检测。板层小体(lamellar body counts,LBC)是由Ⅱ型肺泡上皮细胞所分泌的磷脂,呈同心层状排列。它是肺泡表面活性物质的储存形式,其在羊水中的含量会随着孕周的增加而增加。LBC 大小类似血小板,在大部分血液学分析仪中都能被计数。

参考区间:成熟胎儿肺:≥50 000/μl

临界值:15 000/μl~50 000/μl

未成熟胎儿肺:<15 000/μl

2. 应用

于妊娠 32~39 周内进行该项目检测,用于预测胎儿肺成熟度(fetal lung maturity,FLM)以及评估发生新生儿呼吸窘迫综合征的风险。

3. 临床意义

(1) 升高见于已发育成熟的胎肺。

(2) 降低见于未发育成熟的胎肺。

4. 局限性

与 TDM/FLEXⅡ FPIA 法(目前已停用)测得的表面活性物质/白蛋白比值的准确度一致。

妊娠 39 周以上不适用该检测。

羊水样本不可被血液或胎粪污染。

第一百五十八节　纤维蛋白原（因子I）

1. 定义

它是由肝脏合成的一种糖蛋白，通过凝血酶的作用后变成肉眼可见的血凝块，即纤维蛋白。它属于急性时相反应蛋白。

参考区间：1.5g/L~4.0g/L（血液中丰度最高的凝血因子）。

2. 应用

（1）可用于检测纤维蛋白原降低或异常的纤维蛋白原。

（2）通过连续检测，可用于判断DIC的严重程度和病情进展。

（3）由于纤维蛋白原的初始浓度高，因而不适用于诊断DIC。

3. 临床意义

纤维蛋白原严重缺乏可导致PT、PTT及TT延长。

升高见于：

（1）急性炎症/感染；

（2）癌症；

（3）妊娠和口服避孕药；

（4）老年人；

（5）DIC早期。

降低见于：

（1）先天性无纤维蛋白原血症或低纤维蛋白原血症；

（2）异常纤维蛋白原血症（先天性或获得性）；

（3）DIC和病理性纤溶。作为一种急性时相反应蛋白，纤维蛋白原可在初始明显增加后又被大量消耗；

（4）极晚期的肝脏疾病。

4. 局限性

检验前

（1）标本凝血或标本含有错误的抗凝剂；

（2）不恰当的检测管充注；

（3）血液样本储存不恰当；

（4）高脂血症、黄疸或溶血；

（5）血细胞比容超过50%。

第一百五十九节 纤维蛋白原降解产物

1. 定义

纤维蛋白原降解产物(fibrinogen degradation products,FDP)代表片段 D 和 E,是纤维蛋白原和纤维蛋白的主要降解产物。FDP 不能区分纤维蛋白溶解与纤维蛋白原溶解(病理性或治疗性的纤维蛋白溶解效应),或者是纤维蛋白溶解加上血栓形成的联合效应(如 DIC)。

参考区间:<10mg/L。

2. 应用

(1) 大多数实验室采用胶乳凝集试验检测 FDP,该方法操作简单、可快速地半定量。

(2) 它与其他检测组合,共同用于诊断纤溶亢进或 DIC。

3. 临床意义

升高见于:

(1) 病理性或治疗性的纤维蛋白溶解;

(2) DIC;

(3) 静脉血栓栓塞和肺栓塞;

(4) 心肌梗死;

(5) 创伤或手术后;

(6) 转移性癌;

(7) 妊娠并发症;

(8) 运动后或严重肝脏疾病可见轻度升高。

4. 局限性

由于该检测不敏感,单个、分散的血凝块出现时 FDP 可能不会升高,如单纯的深静脉血栓和肺栓塞。此时,推荐进行敏感的 D- 二聚体检查。

该检测的样本要求来源于血液凝固较好的上层血清(该检测需专用的、含有促凝剂的检测管)。如果血液收集在含有抗凝剂的试管中,那么该检测是无效的(目前已出现使用血浆来检测的新方法)。

类风湿因子存在时,会出现假性升高。

第一百六十节 胎儿纤连蛋白

1. 定义

胎儿纤连蛋白(fibronectin,fetal,fFN)位于绒毛膜蜕膜的交界面,即胎膜和子宫内膜之间。它就像一种"胶水",把胎儿绑在母亲的身上。fFN 试验通常在妊娠晚期进行,此期胎儿

16

正在为分娩过程做准备,该蛋白可通过宫颈"泄露"入阴道从而被检测。

参考区间:阴性。

2. 应用

(1) 预测有症状患者发生早产的风险,因为以宫缩来判断妇女是否会发生早产不是准确的方法。

(2) 在高危人群(如既往早产史、多胎妊娠史)中发现可能早产的妇女。

3. 临床意义

升高(阳性)见于:

(1) 预示未来的 7 天内,多达 40% 的妇女会出现分娩征象。

(2) 相比于在 22 周~24 周之间进行胎儿纤维连接蛋白检测的正常的女性(于 22~24 周内进行),在 24 周内做该检测阳性(于 24 周内进行)预示随后的 4 周内发生分娩的可能性要高出近 60 倍。该测试可检出近 2/3 的发生于 28 周前的早产。

降低(阴性)见于:

(1) 99.5% 有分娩迹象的妇女于未来 7 天内不会分娩。

(2) 如果在 22~24 周内胎儿纤维连接蛋白检测结果正常,只有不到 1% 有明确危险因素的女性会在 28 周前分娩。

4. 局限性

fFN 的检测结果不应看成分娩与否的绝对证据。即对有症状的妇女来说,开始采集样品后的 14 天内,fFN 阳性者不一定会发生分娩;而对无症状的妇女而言,在妊娠 22+0 周和 30+6 周之间进行过 fFN 评估,其阳性者不一定将在 ≤34+6 周内分娩。

快速 fFN 检测其阳性结果可出现于诸如性交、数字宫颈检查或阴道探头超声等事件所引起宫颈破裂的患者。

快速 fFN 检测的结果应始终结合患者的临床资料、其他诊断过程,如宫颈微生物培养、子宫活动的评估,以及其他危险因素。

该试验的样本需为采自阴道后穹窿或子宫颈阴道部的样品。不应该使用从其他部位得到的样品。

不能排除来自灌洗法、白细胞、红细胞、细菌和胆红素对该检测的干扰。

宫颈操作可能导致假阳性结果。应在数字检查或宫颈操作之前留取样品。

必须注意不要让润滑油、肥皂或消毒剂(如 K-Y Jelly 润滑油、聚维酮碘消毒剂、硝酸咪康唑乳液)污染了棉签或宫颈阴道分泌物。这些物质可能干扰棉签对测试样品的吸收。

疑似或已知的胎盘早剥、前置胎盘患者、中度或严重阴道出血者不应该进行 fFN 检测。

第一百六十一节　孕早期筛查

见产前筛查。

(马丽菊　译,段勇　宋贵波　校)

16

第一百六十二节　流式细胞术在血液病临床评估中的应用

定义及应用

流式细胞术是在短期内对复杂人群进行详细分析的有力工具。它整合了流体、光学、电子、计算机、软件和激光技术。它利用光散射、光激发和荧光染料分子发射的原理,从粒子和细胞中产生特定的多参数数据。流式细胞术测量的参数包括固有属性如前向散射、侧向散射和外在属性。它已成为血液病诊断的常规检查,如白血病、淋巴瘤、浆细胞瘤、骨髓增殖性肿瘤(myeloproliferative neoplasms,MPN)、骨髓增生异常综合征(myelodysplastic syndromes,MDS)以及阵发性睡眠性血红蛋白尿(paroxysmal nocturnal hemolysis,PNH),也可用于免疫学、DNA分析和遗传病的评估。此外,还可用于疾病的预后判断和随访。外周血、骨髓、浆膜腔液、脑脊液、尿液、细针吸液和固体组织等各种临床样本都可用于流式细胞学分析。

了解常用的免疫标记物及其流式细胞仪在各种血液病中的组合设计和应用是很重要的(如急性髓系白血病、急性淋巴细胞白血病、B细胞淋巴瘤、T细胞淋巴瘤、浆细胞瘤、阵发性睡眠性血红蛋白尿及骨髓增生异常综合征)。在流式细胞术中,组合设计是关键步骤,目的是识别细胞谱系、细胞分化水平以及正在研究的肿瘤亚型。下面两张表是常用的流式细胞术免疫标记,可为临床实验室有效使用流式细胞技术提供实用指南。特定疾病的流式细胞结果,请参阅"血液病"一章。

血液系统肿瘤适用的流式细胞术免疫标记

B细胞肿瘤适用标记	T细胞肿瘤适用标记	浆细胞瘤适用标记	髓/单核细胞肿瘤适用标记
CD19	CD1a	CD38	CD13
CD20	CD2	CD138	CD33
CD22	CD3	CD56	CD117
CD79a	CD5	CD117	CD15
CD5	CD7	Kappa 轻链	CD14
CD23	CD4	Lambda 轻链	CD64
CD10	CD8	CD19	CD11b
CD11c	CD25	CD20	CD235a
CD103	CD16		CD41
CD25	CD56		CD61
FMC7	CD57		MPO
Kappa 轻链	TdT		CD45
Lambda 轻链	CD34		CD34
TdT			
CD34			

16

常用的分化群(CD)抗原

群	同义词	所属家族及其功能	正常造血细胞分布
CD1a-e	白细胞功能抗原(LFA)-2	Ig 超家族 HLA I 类分子 非肽及糖脂类抗原的表达	胸腺树突细胞、朗格汉斯细胞、其他抗原提呈细胞、某些 B 细胞
CD2		Ig 超家族 调节 T 细胞激活	胸腺 T 细胞、NK 细胞、胸腺 B 细胞,B 细胞亚群
CD3		Ig 超家族 TCR 信号转导	胸腺细胞、T 细胞
CD4		Ig 超家族 T 细胞共同刺激受体分子,HIV 受体	干细胞、胸腺细胞、T 细胞、单核/巨噬细胞
CD5		清道夫受体超家族 T 细胞共同刺激分子	胸腺细胞、T 细胞、B 细胞亚群
CD7		Ig 超家族 共同刺激分子	干细胞、胸腺细胞、T 细胞、NK 细胞
CD8		Ig 超家族 共同刺激分子	胸腺细胞、T 细胞、NK 细胞
CD10	常见急性淋巴细胞白血病抗原(CALLA)	调节 B 细胞生长 中性肽链内切酶	前 B 细胞、生发中心 B 细胞、粒细胞
CD11b	巨噬细胞 -1 抗原(Mac-1)α 链	CAM 超家族 粘附、趋化、中性粒细胞激活、C3bi 受体	粒细胞、单核细胞、NK 细胞、T 及 B 细胞亚群
CD11c	补体受体(CR)4α 链	CAM 超家族 粘附、共同刺激	单核/巨噬细胞、粒细胞、NK 细胞、T 及 B 细胞亚群、树突细胞
CD13	丙氨酰(膜)氨基肽酶(ANPEP)	锌金属肽酶冠状病毒受体,巨细胞病毒感染	粒细胞和单核细胞系
CD14	脂多糖(LPS)受体	活化单核细胞和粒细胞	单核/巨噬细胞、粒细胞
CD15	Lewis X	滚动粘附细胞	单核细胞、粒细胞
CD16	FcγRⅢ	Ig 超家族 IgG Fc 受体	NK 细胞、粒细胞、单核/巨噬细胞、T 细胞亚群
CD19		Ig 超家族 B 细胞成熟、分化和激活的信号转导	B 细胞系
CD20		四跨膜蛋白科 活化 B 细胞、钙通道和扩散	B 细胞系
CD21	补体受体(CR)2	补体活化调节(RCA)超家族调节补体活化,EB 病毒(Epstein-Barr virus)受体,活化 B 细胞	成熟休眠 B 细胞、边缘区 B 细胞、滤泡树突细胞、胸腺细胞亚群
CD22		Ig 超家族 B 细胞粘附及共同刺激	B 细胞系

续表

群	同义词	所属家族及其功能	正常造血细胞分布
CD23	FcεRⅡ	Sialo 粘附, Ig 超家族 调节 IgE 合成, 低亲和力 IgE Fc 受体	B 细胞、单核细胞、树突细胞
CD25		IL-2 受体 α 链, 活化 T 细胞	活化的 T 细胞、B 细胞、单核 / 巨噬细胞
CD30		TNF 受体超家族 选择胸腺阴性 T 细胞 参与 TCR 介导的细胞死亡	活化的 T、B、NK 细胞、单核细 胞
CD33		Ig 超家族 碳水化合物结合物 / 凝集素	含祖细胞的髓系及单核系
CD34		唾液黏蛋白科 细胞 - 细胞粘附	造血干细胞
CD38		调节细胞活化及扩散	原始及活化的造血细胞、浆细 胞
CD41	糖蛋白Ⅱb (GPⅡb)	整合蛋白超家族 血小板聚集	血小板和巨核细胞
CD45	白细胞共同抗原(LCA)	T 和 B 抗原受体共同刺激分子	造血细胞、T 及 B 细胞亚群的 同种微分化表达
CD56	神经细胞粘附分子 (Neural cell adhesion molecule, NCAM)	Ig 超家族 细胞 - 细胞粘附	NK 细胞、T 细胞亚群
CD57		未知	NK 细胞、T 细胞亚群
CD61	糖蛋白Ⅲa (GPⅢa)	整合蛋白超家族 血小板活化和聚集、细胞 - 基 质粘附	血小板和巨核细胞
CD68		清道夫受体超家族	巨噬细胞
CD71	转铁蛋白受体	铁吸收	红系前体细胞
CD79a		抗原受体信号转导	B 细胞系和浆细胞
CD103		Ⅰ型跨膜蛋白 小肠上皮细胞的 T 细胞粘附	肠上皮内淋巴细胞、活化的 T 细胞, 肥大细胞、单核细胞
CD117	c-kit	Ⅲ型酪氨酸激酶生长因子受体 超家族, Ig 超家族 干细胞因子绑定和信号	CD34+ 干细胞、原粒细胞、早幼 粒细胞、原单核细胞、有核红细 胞、原巨核细胞、肥大细胞
CD123	IL-3Rβ	Ⅰ型细胞因子受体超家族 为 IL-3 绑定亚基, 髓系细胞的 生长及分化	髓系细胞、祖细胞、NK 细胞、B 细胞亚群
CD138	Syndecan-1	Syndecan 蛋白多糖超家族 细胞外基质粘附	前 B 细胞、浆细胞

续表

群	同义词	所属家族及其功能	正常造血细胞分布
CD158e,i,k	免疫球蛋白样杀伤细胞受体（Killer cell immunoglobulin-like receptor，KIR）科	Ig 超家族 抑制通过 MHC I 绑定的 NK 细胞溶解	NK 细胞、T 细胞亚群
CD163		清道夫受体超家族 巨噬细胞分化 / 活化	巨噬细胞
CD235a	血型糖蛋白 A	I 型跨膜蛋白 MN 血型决定因素	红细胞

第一百六十三节　血清和红细胞叶酸

1. 定义

叶酸是指叶酸的所有衍生物，是一种人体必需维生素，存在于深色绿叶蔬菜、柑橘类水果、酵母、豆类、鸡蛋和牛奶等多种食物中。它对正常细胞生长和 DNA 合成至关重要。叶酸缺乏会导致巨幼细胞贫血，最终引起严重的神经系统问题。血清和红细胞中的叶酸水平都可用来评估叶酸状态，其血清水平代表了最近叶酸的摄入量，而其红细胞水平则是长期叶酸储存的最佳指标。低红细胞叶酸值可能表明长期叶酸缺乏。

别名：维生素 B_9。

参考区间：

血清叶酸：>6.5ng/ml

红细胞叶酸：280ng/ml~903ng/ml

2. 应用

评价叶酸缺乏。

3. 临床意义

升高见于：

（1）盲袢综合征；

（2）素食者；

（3）小肠远端疾病；

（4）恶性贫血。

降低见于：

（1）未治疗的叶酸缺乏症，与巨幼细胞贫血有关；

（2）小儿甲状腺功能亢进；

（3）酒精中毒；

（4）营养不良；

16

(5) 坏血病；

(6) 肝脏疾病；

(7) 维生素 B_{12} 缺乏症；

(8) 摄入氨基酸过量；

(9) 长期血液透析；

(10) 乳糜泻；

(11) 谷胱甘肽代谢紊乱；

(12) 铁粒幼细胞贫血；

(13) 妊娠；

(14) Whipple 病；

(15) 淀粉样变。

4. 局限性

血清叶酸的检测是一个相对非特异性的试验。血清叶酸水平降低见于叶酸缺乏患者，而正常水平可见于大红细胞性贫血、痴呆、神经精神障碍及妊娠期失调的患者。

低红细胞叶酸或巨幼细胞贫血患者应评估是否有维生素 B_{12} 缺乏。同型半胱氨酸（homocysteine，HCS）和甲基丙二酸（methylmalonic acid，MMA）测定有助于鉴别诊断维生素 B_{12} 和叶酸缺乏。当维生素 B_{12} 缺乏时，HCS 及 MMA 均升高；反之当叶酸缺乏时，只有 HCS 水平升高。

第一百六十四节 血清卵泡刺激素（FSH）和黄体生成素（LH）

1. 定义

这两种糖蛋白是由垂体前叶产生的，其分泌受下丘脑促性腺激素释放激素（GnRH）调节，性腺类固醇激素对其具有反馈调节作用。FSH 可刺激卵泡生长，并促进曲细精管和睾丸生长。LH 可刺激排卵及雌激素、黄体酮的生成。LH 控制睾丸间质细胞产生睾酮。

参考区间：见表 16-34。

表 16-34 人 FSH 和 LH 的参考区间

男性（mIU/ml）	女性（mIU/ml）			
	卵泡中期	中期高峰	黄体中期	绝经后
FSH				
数目 65	29	26	27	50
平均值 5.88	6.43	12.27	3.45	60.76
范围 1.27~19.26	3.85~8.78	4.54~22.51	1.79~5.12	16.74~113.59

16

	男性（mIU/ml）	女性（mIU/ml）			
		卵泡中期	中期高峰	黄体中期	绝经后
LH					
数目	50	29	26	27	50
平均值	3.75	5.88	52.84	4.84	30.55
范围	1.24~8.62	2.12~10.89	19.18~103.03	1.20~12.86	10.87~58.64

2. 应用

诊断性腺、垂体、下丘脑疾病；

诊断及治疗不孕症。

3. 临床意义

升高见于：

（1）原发性性腺功能减退（无睾症、睾丸衰竭、更年期）；

（2）垂体促性腺激素分泌瘤；

（3）性早熟（继发或特发性中枢神经系统病变）；

（4）完整睾丸女性化综合征；

（5）月经周期的黄体期。

降低见于：

（1）继发性性腺功能减退；

（2）卡尔曼综合征（Kallmann syndrome）（GnRH 的 X 连锁遗传或常染色体分离缺陷，两性均可见）中，大约 5% 的患者患有原发性闭经。导致配子形成功能和性类固醇生产的失败（LH 和 FSH "正常"或检测不到，但是随着 GnRH 的持续刺激而升高）；

（3）垂体 LH 或 FSH 缺乏；

（4）促性腺激素缺乏。

4. 局限性

由于其分泌具有周期性、昼夜性和循环性，可能需要多次检测后才可作出临床评估。

第一百六十五节　血清果糖胺

1. 定义

是指血清蛋白在葡萄糖非酶糖化过程中形成的一种衍生物，其反映的是 2~3 周内平均血糖水平，而糖化血红蛋白（HbA$_{1c}$）反映的是 4~8 周的平均血糖水平。

参考区间（非糖尿病患者）：170μmol/L~285μmol/L。

16

2. 应用

评价糖尿病患者短期血糖控制的效果。

糖化血红蛋白因有干扰物如异常 Hb 存在而无法检测时,视 HbA_{1c} 检测无效。

需与同一患者先前的血清果糖胺水平作比较,而不是使用参考区间。

3. 临床意义

升高见于:

血糖控制不良的糖尿病患者。

4. 局限性

因该试验是非特异性的,所以颜色改变可由除糖化蛋白以外的其他化合物引起。血中存在抗坏血酸(维生素 C)和胆红素时,可引起该检测值升高。第二代检测对糖化蛋白具有高度特异性。

空腹血糖和 HbA_{1c} 是监测血糖控制效果的常用及首选指标。

果糖胺水平的变化与血清蛋白浓度的变化显著相关(如肝脏疾病、急性系统性疾病)。也就是说,即使患者自身血糖正常,也可能因异常蛋白的周转代谢(如甲状腺疾病)而出现异常,此时,可以通过果糖/白蛋白的比值来消除影响。

相比于 HbA_1,血清果糖胺的变化幅度较大,因此,只有其检测值发生了显著的改变才具有临床意义。

第一百六十六节 磷酸半乳糖尿苷酸转移酶(GALT)

1. 定义

GALT 是一种酶,负责将摄取的半乳糖转化为葡萄糖。GALT 检测用于鉴定半乳糖代谢的先天性缺陷,这种缺陷可导致广泛的组织损伤和异常——如白内障、肝脏疾病和肾脏疾病;也会导致发育停滞和精神发育迟滞。如果检测呈阳性,应立即进行筛选试验,并进行饮食治疗。

临床上很重要的见于三种酶缺乏:半乳糖激酶(GALK)、GALT 或 UDP 及半乳糖 -4- 差向异构酶(GALE)。

(1) GALT 缺乏,称为经典半乳糖血症或 GG 基因型,是三种疾病中最常见的。

(2) GALK 缺乏是半乳糖血症的第二大常见原因,会导致半乳糖血症的温和变异。GALK 缺乏是非常罕见的,通常是在无智力发育迟滞(发生于转移酶缺乏)的情况下发生青少年白内障。

(3) GALE 缺乏是半乳糖血症的一种极为罕见的病因。

别名:GPT、半乳糖激酶、半乳糖 -1- 磷酸。

参考区间:14.7~25.4U/gHb。

16

2. 应用

诊断 GALT 缺乏,为半乳糖血症的最常见原因。

确认新生儿筛查结果的异常状态。

3. 临床意义

减少见于半乳糖血症。

4. 局限性

酶的活性无法区分半乳糖血症患者的基因变异体和携带者。为了更准确地评估疑似半乳糖血症患者,应首选基因突变检测。

第一百六十七节　γ谷氨酰转移酶(GGT)

1. 定义

GGT 是一种膜结合酶,主要由肝脏合成。其主要作用为参与谷胱甘肽(抗氧化剂)的细胞外代谢。在阻塞性肝病中,比 ALP 稍敏感。

参考区间:

(1) 0~3 月:4IU/L~120IU/L;

(2) 3 月~1 岁:2IU/L~35IU/L;

(3) 1~16 岁:2IU/L~25IU/L;

(4) ≥16 岁:7IU/L~50IU/L。

2. 应用

(1) 诊断和监测肝胆疾病;是肝脏疾病最敏感的酶指标。

(2) 协助诊断 ALP 升高是由骨骼疾病(GGT 正常)所致,还是由肝胆疾病所致(GGT 升高)。

(3) 作为隐匿性酒精中毒的筛选试验。

(4) 辅助诊断骨病、妊娠期或儿童期发生的肝病,此时表现为血清 ALP 和 LAP 升高,但 GGT 不升高。

3. 临床意义

升高见于:

(1) 糖尿病、甲状腺功能亢进、风湿性关节炎、慢性阻塞性肺病。

(2) 药物(苯妥英钠、卡马西平、西咪替丁、呋塞米、肝素、甲氨蝶呤、口服避孕药、丙戊酸)。

(3) 肝病:一般与血清 ALP、LAP 及 5'-NT 平行改变,但更为敏感。

(4) 急性肝炎:升高程度不如其他肝酶,但 GGT 是最后一个恢复正常的肝酶,因此,有助于疾病恢复的预测。

16

（5）相比于急性肝炎患者，慢性活动性肝炎患者其升高更为明显（平均高于参考区间上限（upper limit of normal，ULN），且比 AST 和 ALT 升高的程度高。处于慢性活动性肝炎静止期时，它可能是唯一升高的酶。

（6）酒精性肝炎：平均升高 >3.5 倍 ULN。

（7）酗酒：GGT/ALP 的比值 >2.5，高度提示酗酒。

（8）肝硬化：对于非活动性患者，其平均值约 4 倍 ULN（比慢性肝炎患者低）。在肝硬化患者中，其升高超过 10~20 倍时，提示原发性肝癌（平均升高 >21 倍 ULN）。

（9）原发性胆汁性肝硬化：显著升高（平均 >13 倍 ULN）。

（10）脂肪肝：与 AST 及 ALT 平行升高，但更为明显。

（11）阻塞性黄疸：比血清 ALP 和 LAP 的升高更快、更明显；平均升高超过 5 倍 ULN。

（12）肝转移：改变与 ALP 平行；优于肝脏扫描，平均升高 >14 倍 ULN。

（13）胆汁淤积症：平均升高超过 6 倍 ULN。在机械性和病毒性胆汁淤积症中，GGT 和 LAP 的升高程度大致相同；但在药物引起的胆汁淤积症时，GGT 比 LAP 升高更为明显。

（14）与新生儿肝炎相比，胆道闭锁患儿可见 GGT 表现为更为明显的升高（分界线为 300IU/L），而 α_1 抗胰蛋白酶缺乏患儿又比胆道闭锁患儿升高得更为明显。

（15）胰腺炎：急性胰腺炎时，可见 GGT 总是升高；而慢性胰腺炎时，当病变累及胆道时，或炎症活跃时，才会出现 GGT 升高。

（16）AMI：约 50% 的患者可见升高；升高出现于病程的第 4~5 天，于 8~12 天达到最大值。对于休克或急性右心衰患者，其高峰可能于 48 小时内出现，继而迅速下降，随后又再次上升。

（17）GGT 升高提示有发生心肌梗死和心脏死亡的危险。

（18）大量饮酒：因为其升高超过了其他常见的肝酶，因而是酒精中毒最敏感的检测指标和良好的筛选试验。

（19）某些前列腺癌。

（20）肿瘤（即使无肝转移）：特别是恶性黑色素瘤、乳腺癌和肺癌；肾上腺样瘤可见 GGT 最高水平程度的升高。

（21）其他：如严重肥胖，可见轻微升高；肾脏疾病、心脏疾病、手术后。

降低见于：

甲状腺功能减退症。

正常见于：

（1）妊娠（与血清 ALP、LAP 相比）及 3 个月以上的儿童：有助于妊娠和儿童期肝胆疾病的鉴别诊断。

（2）骨病或骨生长旺盛期（见于儿童和青少年）：有助于鉴别骨病和肝病。

（3）肾衰竭。

（4）剧烈运动。

4. 局限性

半衰期约为 7~10 天；但在酒精相关的肝损伤中，由于清除障碍，半衰期将增加到 28 天。存在日间变化，约在 10%~15% 范围内波动，大约是非洲裔美国人的两倍。

体重指数高时,检测值将会上升 25%~50%。

妊娠早期,检测值将会降低 25%。

第一百六十八节　胃　泌　素

1. 定义

是一种由胃窦 G 细胞和胰岛朗格汉斯细胞分泌的激素。它的分泌受以下因素调节:碱性条件、胃窦扩张、迷走神经刺激以及胃内有肽类、氨基酸、酒精或钙存在时。胃酸可通过负反馈调节机制抑制其分泌。

血中胃泌素主要有 G-34(大胃泌素)、G-17(小胃泌素)和 G-14(迷你胃泌素)三种,全部以非硫酸盐和硫酸盐两种形式存在于血液中。

钙激发试验(即 15mg 钙/kg 与 500ml 生理盐水混合后静脉滴注,持续 4h 以上)有助于对胃泌素水平显著升高患者的病因作出鉴别诊断。本试验适用于分泌试验阴性、胃酸分泌过多、高度怀疑 Z-E 综合征的患者。

参考区间:

(1) 胃泌素:0~100pg/ml

(2) 胃泌素激发试验(分泌后):无反应或轻微抑制。

(3) 胃泌素激发试验(输钙后):检测值很少或不超过空腹血清胃泌素水平。

2. 应用

诊断 Z-E 综合征:为疑似 Z-E 综合征患者的首选检查。

诊断胃泌素瘤:空腹血清胃泌素水平测定结合促胰液素激发试验是诊断该疾病的最佳选择。

胃酸缺乏症或恶性贫血患者的辅助诊断。

3. 临床意义

升高见于:

(1) 血清胃泌素升高,但不伴胃酸分泌过多,见于以下疾病:

① 萎缩性胃炎(尤其与壁细胞抗体相关)

② 约 75% 的 PA 患者

③ 因萎缩性胃炎导致的胃癌(部分患者可表现为胃泌素升高)

④ 胃酸抑制剂治疗

⑤ 迷走神经切断术后

(2) 血清胃泌素升高,并伴胃酸分泌过多,见于以下疾病:

① Z-E 综合征

② 胃窦胃泌素细胞增生

③ 胃窦保留(胃窦切除及胃空肠吻合术后,若十二指肠残端含有胃窦粘膜,将出现胃酸分泌过多和复发性溃疡)

16

（3）血清胃泌素升高,伴胃酸正常或轻度分泌过多,见于以下疾病:

① 类风湿关节炎

② 糖尿病

③ 嗜铬细胞瘤

④ 白癜风

⑤ 约 50% 慢性肾衰竭伴血清肌酐 >3mg/dl 的患者

（4）幽门阻塞伴胃扩张

（5）因大面积切除或广泛肠炎而导致的短肠综合征

（6）不完全迷走神经切断术

降低见于:

（1）胃窦切除术与迷走神经切断术

（2）甲状腺功能减退

（3）某些药物,包括抗胆碱能类和三环类抗抑郁。

4. 局限性

胃泌素水平具有昼夜节律（即清晨最低,白天最高）。

幽门螺杆菌感染和与胃酸分泌或血清胃泌素水平之间均没有关联。

第一百六十九节　戈谢病基因分析

1. 定义

该检测可识别携带者和患者体内编码 β- 葡萄糖苷酶（acid β-glucosidase,GBA）的基因突变。因患者体内的 GBA 活性较低,所以,该酶的酶学检测不推荐用于携带者的筛查,需选用基因分析。

参考区间:阴性或无突变。

2. 应用

（1）德系犹太人的携带者筛查。

（2）患者家庭成员的携带者筛查。

（3）携带者筛查试验具体包括:

特定突变位点分析:

① 常见突变位点的组合检测有（括号中为致死突变）:p.N409S（Asn370Ser）、p.L483P（Leu444Pro）、c.84dupG（84GG）、c.115+1G>T（IVS2+1G>A）。

② 罕见突变位点的组合检测有:p.V433L（Val394Leu）、p.D448H（Asp409His）、p.R502C（Arg463Cys）、p.R535H（Arg496His）、g.5879del55（1263del55）。

（4）确诊试验有:

GBA 基因序列分析:通过对整个编码区、外显子 - 内含子交界区域的分析从而有助于识别与 GD 相关的罕见突变基因位点。

16

(5) 产前筛查,进行该检测的前提是已知晓双亲的突变位点:

对已知遗传性突变进行特定突变位点检测。

3. 局限性

基因检测的结果可受到 DNA 重排、输血、骨髓移植或罕见序列变异的影响。

第一百七十节 遗传病携带者筛查

1. 定义

通过双亲检测来评估是否携带特定的基因突变。待检样本通常为血液样本,以特定的突变位点为靶序列进行基因分析。除基因检测外,其他检测也可进行携带者筛查,如酶学检测和凝胶电泳。

2. 应用

(1) 常染色体隐性遗传病的携带者筛查(可针对特定的少数民族),如:

① 囊性纤维化:DNA 检测常见的突变位点。

② 脊髓性肌萎缩症:DNA 检测常见的突变位点。

③ 镰状细胞贫血:红细胞镰变;确认试验为血红蛋白电泳。

④ 泰 - 萨二氏病:可进行酶活性测定。

⑤ α 地中海贫血及 β 地中海贫血:血细胞比容降低;确认试验为血红蛋白电泳。

(2) X 连锁遗传携带者筛查,如:

脆性 X 染色体综合征(前突变的 DNA 检测);目前不作为常规筛查。

3. 局限性

常见突变位点的 DNA 检测并不能排除患者携带有罕见突变的可能性。因此,即使 DNA 检测为阴性,仍然存在残余携带风险。残余风险取决于众多因素,包括疾病流行、种族、家族史和筛选试验中所包含的突变位点数量。

第一百七十一节 胃 饥 饿 素

1. 定义和应用

饥饿素为含有 28 个氨基酸的多肽,分子量为 3.5kDa,属于胃动素肽家族成员。它是生长激素促分泌素受体的一种天然配体。当它进入外周血或中枢神经系统时,可刺激生长激素分泌,从而增加食物摄入量、促使体重增加。该激素主要由胃生成,禁食、饥饿或厌食症等负能量平衡条件下刺激其分泌增加。饥饿素水平表现为饭前增加、饭后降低;高血糖和肥胖时也相对较低。越来越多的证据表明,饥饿素在调节食物摄取和能量平衡中起着主要作用。

16

参考区间(空腹血浆水平):约 550pg/ml~650pg/ml。

2. 临床意义

升高见于:
(1) 禁食;
(2) 恶病质和厌食症。
降低见于:
进食后。

3. 局限性

不作为常规检测指标。

第一百七十二节 抗脱酰胺麦胶肽抗体(IgG 和 IgA)

1. 定义

相比于直接检测麦胶蛋白抗体,以 ELISA 为基础的抗脱酰胺麦胶肽抗体(deamidated gliadin,DGP)检测对乳糜泻的诊断更有价值。检测 DGP 的意义虽等同于检测人抗组织转谷氨酰胺酶抗体 IgA(tissue transglutaminase-IgA,TTG-IgA),但并不优于 TTG-IgA;结合该两种检测可以增加试验的敏感性,却不降低其特异性,因而对乳糜泻的筛查有额外的好处。当 TTG 结果不确定时,DGP 检测可有助于诊断。此外,在年幼的儿童当中,DGP 的出现早于 TTG,且当停止麸质饮食后,它也将很快被分解。

别名:DGP,gliadin IgA 及 IgG。
参考区间:
(1) 阴性:≤19U;
(2) 弱阳性:20U~30U
(3) 阳性:≥31U。

2. 应用

(1) 初步评估 IgA 缺乏的乳糜泻患者。
(2) 监测饮食疗法的治疗效果。
(3) TTG-IgA 正常的绒毛萎缩患者。
(4) TTG-IgA 阴性、而发生乳糜泻的风险较高患者:用于指导是否需要内镜和活检检查。

3. 临床意义

升高见于:
(1) 乳糜泻;
(2) 疱疹样皮炎。

16

4. 局限性

TTG 或 DGP 抗体阳性患者,乳糜泻的确诊需通过近端小肠的活检检查。建议活检时选取多个组织标本,以避免病灶的假阴性组织学结果。

在无麸质饮食治疗的患者中,TTG 和 DGP 抗体水平会出现缓慢下降,需多次重复检测以评估治疗效果。典型患者可能需要 1 年的时间才能使升高的 TTG 和 DGP 抗体恢复正常,若两者持续升高表明患者对无麸质饮食的依从性较差。

第一百七十三节　胰高血糖素

1. 定义

是一种由胰腺胰岛 α 细胞分泌的多肽激素,可刺激肝脏生成葡萄糖和脂肪酸氧化。

参考区间(按年龄):

(1) 新生儿(1~3 天):0~1 750pg/ml;

(2) 儿童(4~14 岁):0~148pg/ml;

(3) 成人:20pg/ml~100pg/ml。

2. 临床意义

升高见于:

(1) 胰高血糖素瘤;

(2) 糖尿病;

(3) 慢性肾衰竭;

(4) Ⅲ型和Ⅳ型高脂血症;

(5) 严重的应激、感染、外伤、烧伤、外科手术和急性低血糖。

降低见于:

(1) 囊性纤维化;

(2) 慢性胰腺炎。

第一百七十四节　胰高血糖素激发试验

1. 定义和应用

精氨酸刺激后胰高血糖素未增加,表明胰高血糖素缺乏,见于囊性纤维化和慢性胰腺炎。

该项检测在临床应用中罕见。

具体操作:禁食一夜后,静脉输注精氨酸(每公斤体重 0.5g,总量不超过 30g),持续 30 分钟以上。于试验完成后的 15、30、45 和 60 分钟时抽血检查胰高血糖素浓度。

参考区间:30 分钟时出现胰高血糖素峰值:100pg/ml~1 500pg/ml。

16

2. 局限性

精氨酸也可刺激胰岛素分泌增加。

反应放大见于糖尿病、慢性肾衰竭和肝衰竭。

第一百七十五节 口服葡萄糖耐量试验

1. 定义和应用

口服葡萄糖耐量试验（oral glucose tolerance test，OGTT）主要用于空腹血糖水平处于"边缘型"的患者。诊断空腹血糖受损和糖耐量受损必须依据该项检测。所有孕妇应在妊娠 24~28 周内接受妊娠糖尿病筛查（口服 50g 葡萄糖），如果出现异常，需做 OGTT 进行确认试验。OGTT 是诊断糖尿病的金标准，目前，该项检测主要用于妊娠糖尿病（gestational DM，GDM）的筛查。

参考区间：见表 16-35 和表 16-36。

表 16-35　糖尿病和糖尿病前期的诊断

	血红蛋白 A$_{1c}$（%）	空腹血糖（mg/dl）	OGTT 2 小时（mg/dl）
正常	≤5.6	≤99	≤139
糖尿病前期	5.7~6.4	100~125	140~199
糖尿病	≥6.5	≥126	≥200

2. 临床意义

针对男性和非妊娠期女性患者，其糖尿病的诊断标准需满足以下任何一条：（见表 16-35）：

（1）出现糖尿病症状、且随机血浆 / 血清葡萄糖浓度≥200mg/dl。所谓的随机是指一天中的任意时刻，无需计算用餐时间。

（2）空腹血糖（fasting plasma glucose，FPG）≥126mg/dl。空腹定义为至少 8h 无热量摄入。

（3）糖化血红蛋白≥6.5%。需使用 NGSP 认证的测定糖化血红蛋白方法，其检测结果需与 DCCT 的检测结果为参考来进行标化。

（4）OGTT 试验后的 2h 血糖（postload glucose，PG）≥200mg/dl。该检测需给成人口服 75g 无水葡萄糖。

① 无法明确是否发生了以高血糖为特征的急性代谢性紊乱时，需多次检测随机或空腹血糖，或糖化血红蛋白以协助诊断。2h 血糖检测（OGTT）不推荐作为临床常规检测指标。

② 对于非妊娠期成年人糖尿病的诊断，需满足至少两个 OGTT 检测值的升高（或空腹血清葡萄糖不止一次≥140mg/dl），且必须排除其他原因引起的短暂葡萄糖不耐受所致的血糖升高。

GDM 诊断标准（包括怀孕期间出现或首次确认的任何程度的葡萄糖耐受不良）、GDM 筛选试验有：

16

（1）GDM 的诊断标准为：两次空腹血糖 >126mg/dl 或随机血糖 >200mg/dl（需次日重复检测），且排除了其他原因引起的血糖增高。

（2）对无高血糖表现，但有发生 GDM 风险的妇女的血糖评估可遵循以下任意一种方法：

1）一步法：

① 无需预先的血糖筛查，直接行 OGTT 试验（即口服 75g 葡萄糖）（表 16-36）。

② 可节省成本。

2）两步法：

① 首先，口服 50g 葡萄糖（oral glucose load，GCT）后 1 小时测定血糖浓度以进行初步筛查，对超过 GCT 血糖阈值的女性再进行诊断性 OGTT 试验。

② 50g 葡萄糖负荷后 1 小时的血糖浓度≥140mg/dl 时，提示需要行诊断性 OGTT 试验，即禁食后口服 100g 葡萄糖负荷，测 1h、2h、3h 的血糖浓度（表 16-36）。

表 16-36 GDM 的筛查和诊断方案

一步法（IADPSG* 共识）75g OGTT	
状态	血浆葡萄糖（mg/dl）
空腹	≥92
1 小时	≥180
2 小时	≥153

两步法（NIH 共识）50g GCT（第一步）和 100g OGTT（第二步）			
		血浆葡萄糖（mg/dl）	
		100g OGTT	
状态	50g GCT	Carpenter/Coustan	NDDG†
空腹		95	105
1 小时	≥140‡	180	190
2 小时		155	165
3 小时		140	145

*International Association of Diabetes and Pregnancy Study Groups 国际糖尿病和妊娠研究小组。

†National Diabetes Data Group 国家糖尿病数据组。

‡American College of Obstetricians and Gynecologists recommend 135mg/dl for high-risk ethnic minorities with higher prevalence of GDM 美国妇产科医师学会建议血糖浓度为 135mg/dl 时少数民族发生 GDM 的风险较高。

③ 两次或两次以上血糖浓度达到糖尿病的诊断标准。该检测需晚上空腹 8h~14h 后于次日早上进行，要求至少 3 天无饮食限制（即≥150g 碳水化合物摄入 / 天）和体力活动限制。整个检测过程中，受试者应保持坐姿，且不能吸烟。

④ 无论采用哪种方法，OGTT 是诊断 GDM 的金标准。

16

3. 局限性

在测试前 3 天,每天摄入 >150g 碳水化合物,禁止饮酒,活动不受限。

在禁食 10h~16h 后的早晨进行测试。在测试期间不要使用药物、吸烟或运动(保持坐姿)。

在急性疾病恢复期、情绪压力、外科手术、创伤、妊娠、因慢性疾病导致的不活动等过程中不应进行;因此,对于住院患者价值有限或没有价值。

某些药物应在测试前几周停止(例如口服利尿剂、口服避孕药和苯妥英钠)。5 分钟内消耗的葡萄糖负荷剂量:

OGTT 不能用于:

(1) 持续的空腹血糖过高(>140mg/dl)。

(2) 持续的空腹血糖正常(<110mg/dl)。

(3) 典型临床表现为 DM 的患者和随机血浆葡萄糖 >200mg/dl。

(4) 继发性糖尿病(如某些激素调控下的遗传性高血糖综合征)。

(5) OGTT 不能用于评价反应性低血糖。

(6) OGTT 对儿童糖尿病的诊断价值有限。

参考文献

Standards of Medical Care in Diabetes—2014 position statement. *Diabetes Care*. 2014;37(1): S14–S80.

第一百七十六节　脑脊液(CSF)葡萄糖

1. 定义

对于正常成人,前 2h~4h 内的脑脊液葡萄糖含量约为血清葡萄糖的 2/3,但这一比率将随着血糖水平的升高而降低。无论血糖水平如何,CSF 内的葡萄糖水平一般不会超过 300mg/dl,其临界值 <30mg/dl。新生儿脑脊液葡萄糖含量的变化远远大于成人,而 CSF/ 血清葡萄糖比率通常高于成人。

参考区间:50mg/dl~80mg/dl。

2. 应用

诊断肿瘤、感染、中枢神经系统炎症,以及其他神经和医学疾病。

3. 临床意义

升高见于:

(1) 血糖水平升高

(2) 中枢神经系统梅毒

降低见于:

(1) 中枢神经系统感染(但病毒感染时,葡萄糖水平通常为正常);

16

（2）化学性脑膜炎；

（3）结核性脑膜炎；

（4）隐球菌脑膜炎；

（5）流行性腮腺炎；

（6）原发及转移性脑膜肿瘤；

（7）结节病；

（8）炎症；

（9）蛛网膜下腔出血；

（10）低血糖。

4. 局限性

即使葡萄糖水平正常也不能排除感染，因为高达 50% 的细菌性脑膜炎患者脑脊液葡萄糖含量正常。

第一百七十七节　尿液葡萄糖

1. 定义

半定量尿试纸或尿糖试纸是一种不敏感的 2 型糖尿病筛查方法，其较高的假阳性率提示该检测不适合作为筛选试验。此外，并不是所有的糖尿阳性者都为糖尿病患者。肾小管功能缺陷时可能会引起糖尿症，如 2 型（近端）肾小管性酸中毒和家族性肾性糖尿症（即为遗传性疾病，表现为脱水、多尿症和血容量不足）。

参考区间：见表 16-37。

表 16-37　尿葡萄糖的参考区间

标本类型	检测值	标本类型	检测值
24 小时尿	0.04g/d~0.21g/d	>40 岁	19~339
随机尿	mg/g 肌酐	女性	
男性		<40 岁	5~203
<40 岁	3~181	>40 岁	8~331

2. 应用

（1）协助评估糖尿和肾小管缺陷。

（2）DM 患者的管理。

3. 临床意义

升高见于：

（1）任何原因引起的血糖升高；

（2）内分泌疾病（糖尿病、甲状腺功能亢进、巨人症、肢端肥大症、库欣综合征）；

（3）严重创伤；

（4）脑卒中；

（5）心肌梗死；

（6）口服类固醇；

（7）烧伤、感染；

（8）嗜铬细胞瘤。

降低见于：

抗坏血酸、左旋多巴或汞利尿剂的治疗。

4. 局限性

若尿液样本长期暴露于室温下，会因微生物污染和糖酵解而引起尿糖含量降低。

若尿比重 >1.020、pH 值升高会使检测的敏感性降低，出现假阴性。

第一百七十八节　全血、血清、血浆葡萄糖

1. 定义

检测血中所含的葡萄糖含量称为血糖检测。葡萄糖可来自碳水化合物食品，是机体主要的能量来源。葡萄糖水平受胰岛素和胰高血糖素的调节。

参考区间：见表 16-38。

表 16-38　葡萄糖参考区间

年龄	参考范围	临界范围
0~4 月	50mg/dl~80mg/dl	<35,>325mg/dl
4 月~1 岁	50mg/dl~80mg/dl	<35,>325mg/dl
>1 岁	70mg/dl~99mg/dl	<45,>500mg/dl

2. 应用

（1）糖尿病的诊断。

（2）检测糖尿病患者的血糖控制效果。

（3）低血糖症的诊断。

（4）协助诊断其他碳水化合物代谢障碍，包括妊娠糖尿病、新生儿低血糖症、特发性低血糖和胰岛细胞癌。

（5）美国糖尿病协会专家委员会推荐的糖尿病诊断标准为：

1）糖尿病的诊断有四种方法。上述四种方法中的任何一种都须经次日的重复检测以确认诊断。

① 出现糖尿病症状、且随机血浆／血清葡萄糖浓度≥200mg/dl（11.1mmol/L）。所谓的随

16

机是指一天中的任意时刻,无需计算用餐时间。

② 空腹血糖(Fasting plasma glucose,FPG)≥126mg/dl(7.0mmol/L)。空腹定义为至少8h无热量摄入。

③ OGTT 试验后的 2h 血糖(postload glucose,PG)≥200mg/dl(11.1mmol/L)。该检测需给成人口服 75g 无水葡萄糖。

糖化血红蛋白 >6.5%。

2）无法明确是否发生了以高血糖为特征的急性代谢性紊乱时,需多次检测随机或空腹血糖,或糖化血红蛋白以协助诊断。2h 血糖检测(OGTT)不推荐作为临床常规检测指标。

3）专家委员会认识到一组血糖处于中等水平的受试者,他们的血糖水平虽没有达到糖尿病的诊断标准,但血糖依然很高,不处于完全正常的水平,这组被定义为FPG(即空腹血糖受损),其血糖浓度为 110mg/dl~126mg/dl 之间,OGTT 2h 血糖浓度为 140mg/dl~200mg/dl之间。

3. 临床意义

升高见于:
(1) 糖尿病,包括:
① 血色沉着病
② 库欣综合征(伴胰岛素抵抗的糖尿病)
③ 肢端肥大症和巨人症(早期伴有胰岛素抵抗的糖尿病,后期伴有垂体功能减退)
(2) 外周血循环肾上腺素增加
① 肾上腺素输注
② 嗜铬细胞瘤
③ 应激(如情绪激动、烧伤、休克、麻醉)
(3) 急性胰腺炎
(4) 某些慢性胰腺炎患者
(5) 韦尼克脑病(因维生素 B_1 缺乏所致)
(6) 一些中枢神经系统病变(蛛网膜下腔出血、惊厥)
(7) 药物影响(如糖皮质激素、雌激素、酒精、苯妥英钠、噻嗪类利尿剂、普萘洛尔、慢性维生素 A 过多症)

降低见于:
(1) 胰腺疾病
① 胰岛细胞肿瘤或增生
② 胰腺炎
③ 胰高血糖素缺乏
(2) 胰腺外肿瘤
① 肾上腺癌
② 胃癌
③ 纤维肉瘤
④ 其他

16

（3）肝脏疾病

严重的弥散肝病变（如中毒、肝炎、肝硬化、原发性或转移性肿瘤）

（4）内分泌失调

① 垂体功能减退症

② Addison 病

③ 甲状腺功能减退

④ 肾上腺髓质无反应

⑤ 早期糖尿病

（5）功能障碍

① 胃切除术后

② 胃肠造口吻合术

③ 自主神经系统紊乱

（6）儿童异常

① 早产儿

② 糖尿病母亲的婴儿

③ 酮症性低血糖

④ Zetterstrom 综合征

⑤ 特发性亮氨酸敏感

⑥ 婴儿自发性低血糖

（7）酶疾病

① 糖原累积症

② 半乳糖血症

③ 果糖不耐受

④ 氨基酸和有机酸缺陷

（8）甲基丙二酸血症

（9）Ⅱ型戊二酸血症

（10）枫糖尿病

（11）3- 羟基 -3- 甲基戊二酸血症

脂肪酸代谢缺陷

（12）酰基辅酶 A 脱氢酶缺陷

（13）肉毒碱缺乏

（14）其他

① 外源性胰岛素输入（人为）

② 口服降糖药物（人为）

③ 亮氨酸敏感

④ 营养不良

⑤ 下丘脑病变

⑥ 酗酒

4. 局限性

大多数葡萄糖试纸条和血糖仪都能量化全血葡萄糖,而大多数实验室使用的是血浆或血清,其含量将高出 10%~15%。

全血葡萄糖测定时,若红细胞压积 >55% 时会使血糖浓度下降;反之,若红细胞压积 <35% 时则会升高。

室温下,若血清没有从血细胞中分离,则血糖值将以每小时 3%~5% 的速度下降。

餐后 1 小时的毛细血管葡萄糖浓度≤36mg/dl,将高于静脉血糖浓度,但通常在 4 小时内恢复到可忽略的空腹差异,然而,约 15% 的患者仍存在 >20mg/dl 的血糖浓度差异。

静脉血糖假性升高见于低含氧量环境生存的患者(如 >3 000m 的高海拔)。

生理性葡萄糖升高见于应激状态,如剧烈运动、强烈的情感、休克、烧伤及感染等。

参考文献

American Diabetes Association Clinical Practice Recommendations: Executive Summary. Standards of Medical Care in Diabetes—2010. *Diabetes Care*. 2010;33(Suppl 1):S11–S69.

Sacks D, Bruns DE, Goldstein DE, et al. Guidelines and recommendations for laboratory analysis in the diagnosis and management of diabetes mellitus. *Clin Chem*. 2002;48(3):436–472.

第一百七十九节　葡萄糖 -6- 磷酸脱氢酶(G6PD)

1. 定义

葡萄糖 -6- 磷酸脱氢酶(glucose-6-phosphate dehydrogenase,G6PD)是催化生成己糖单磷酸起始步骤,其关键作用为保护红细胞免受氧化损伤。G6PD 缺乏会导致红细胞刚性增加(即变形能力降低)、易发生裂解,且优先影响较老的细胞。G6PD 缺乏症属 X 连锁不完全显性遗传疾病。

筛查试验结果:正常或有缺陷。

参考区间(定量试验):(7.0~20.5)U/g Hb。

2. 应用

该检测适用于疑似 G6PD 缺乏患者(表现为异常红细胞破裂)。

3. 临床意义

升高见于:

(1) 溶血性贫血

(2) 所有蚕豆病患者(注意:并非所有 G6PD 降低的患者都患有蚕豆病)

4. 局限性

当携带 A 突变的非洲裔美国人有发生溶血时,禁用该检测,因为急性溶血后网织红细胞会升高,致使大量的酶生成,从而出现假阴性结果。该项检测适用于大多数 G6PD 缺乏症患者。

第一百八十节 生 长 激 素

1. 定义

生长激素(growth hormone,GH)由脑垂体前叶合成的一种多肽(含 191 个氨基酸)。可促进机体合成代谢和蛋白质合成,还能促进葡萄糖转运和糖原储存。GH 检测有助于诊断和治疗生长激素分泌紊乱性疾病。

参考区间:

0~7 岁:1ng/ml~13.6ng/ml

7 岁 ~11 岁:1ng/ml~16.4ng/ml

11 岁 ~15 岁:1ng/ml~14.4ng/ml

15 岁 ~19 岁:1ng/ml~13.4ng/ml

成年男性:0~4ng/ml

成年女性:0~18ng/ml

2. 临床意义

升高见于:

(1) 垂体巨人症

(2) 肢端肥大症

(3) 侏儒症(因 GH 受体缺陷所致)

(4) 异位 GH 分泌(胃、肺肿瘤)

(5) 营养不良

(6) 肾衰竭

(7) 肝硬化

(8) 应激、运动、长期禁食

(9) 未控制的糖尿病

(10) 神经性厌食症

降低见于:

(1) 垂体性侏儒症

(2) 垂体功能减退

(3) 肾上腺皮质功能亢进

3. 局限性

随机 GH 浓度测定几乎无诊断价值。

GH 浓度在一天中的变化较大,因而很难定义其参考范围,不能单凭一次 GH 测定来判断个体状态。

16

睡眠期、清醒期、运动、压力、低血糖、雌激素、皮质类固醇、左旋多巴可影响生长激素的分泌率。

由于 GH 与催乳素、胎盘催乳素具有相似性,当采用免疫分析测定怀孕和哺乳期妇女的 GH 浓度时,会出现假性升高。

第一百八十一节　生长激素释放激素

1. 定义及应用

生长激素释放激素(growth hormone-releasing hormone,GHRH)是由下丘脑分泌的含有 44 个氨基酸的多肽,它可刺激脑垂体释放生长激素。生长激素释放激素的测定有助于区分垂体瘤和异位 GHRH 分泌过多。

参考区间:<50pg/ml。

2. 临床意义

升高见于:

1% 肢端肥大症患者是由 GHRH 通过下丘脑或肿瘤的异位分泌所引起(如胰岛、胸腺或支气管类癌、神经内分泌肿瘤)。

正常见于:

绝大多数因垂体瘤引起的肢端肥大症患者。

第一百八十二节　迷　幻　剂

见安非他明、大麻。

1. 定义

该药物能够改变对现实感知,也被称为致幻剂。尽管许多药物(如抗胆碱能类药物、可卡因)会诱发妄想和(或)幻觉,但这类药物能诱导改变感知、感觉和思想状态。

别名:

氯胺酮:2-(2- 氯苯基)-2-(甲胺基)环己酮

苯环己哌啶:PCP、1-(1- 苯基环己基)哌啶、天使粉、和平药丸、谢尔曼、Td- 麦角酸酰二乙胺(d-lysergic acid diethylamide,LSD):9,10-d-N,N- 二乙基 -6- 甲基麦角灵 -8b- 甲酰胺、小粒迷幻药。

参考区间:血浆氯胺酮:500ng/ml~2 000ng/ml［静脉注射］;

PCP/LSD:无。

2. 应用

(1) 氯胺酮:麻醉诱导。

(2) 苯环己哌啶:在美国,目前无医疗用途;作为迷幻剂被滥用。

16

(3) LSD:在美国,目前无医疗用途;作为迷幻剂被滥用。

3. 局限性

光照、温度升高和碱性条件下 LSD 不稳定,可能会不可逆地吸附于容器内。

筛查试验:需单独的药物特异性试验;使用血液 / 血清 / 尿液的自动化学分析仪进行免疫分析。

(1) 氯胺酮检测:

① 目前无免疫分析。

② TLC 法具有较高的检测上限,大约 1 000ng/ml。

③ 确认试验:采用气相色谱法或气相色谱 / 质谱分析方法,对碱性液 - 液或固相萃取进行快速检测。

(2) PCP 检测:

① 有多个厂家的检测试剂盒。

② 检测靶标:PCP。

③ 定量检测下限:25ng/ml［尿液］;2ng/ml~10ng/ml［血液 / 血清］。

④ 与 PCP 代谢物几乎没有交叉反应,但与 PCP 衍生物有多种交叉反应(约为 20-90%)［如 TCP-1-(1- 环己基噻吩)哌啶］

⑤ 可与右美沙芬产生交叉反应

(3) LSD 检测:

① 检测靶标:d-LSD

② 定量检测下限:0.5ng/ml

③ 与代谢物的交叉反应低(<20%),与麦角酸无交叉反应

确认试验:以色谱法为基础的检测方法;经常需要对样品进行预处理 / 萃取程序。

(1) 氯胺酮(血液 / 血清 / 尿液)检测:

① 气相色谱法

② 高效液相色谱法

③ 气相色谱 / 质谱联用法

④ 检测靶标:氯胺酮

⑤ 定量检测下限:25ng/ml~50ng/ml

(2) PCP(血液 / 血清 / 尿液)检测:

① 气相色谱法

② 高效液相色谱法

③ 气相色谱 / 质谱联用法

④ 检测靶标:PCP

⑤ 检测定量下限:10ng/ml~50ng/ml

(3) LSD(血液 / 血清 / 尿液)检测:

① 液相色谱 - 质谱联用法

② 液相色谱 - 串联质谱法

③ 检测靶标:d-LSD、氢氧基 -LSD、2- 氧嗪酸钾 -LSD、2- 氧嗪酸钾 -3- 氢氧基 -LSD、N-

去甲基 -LSD

④ 检测定量下限:0.5ng/ml~2ng/ml

⑤ 因多重鉴定和存在未识别的代谢产物,导致 LSD 对阳性筛选标本的确认率较低。

第一百八十三节　结合珠蛋白

1. 定义

结合珠蛋白是一种主要在肝脏合成的糖蛋白,其主要功能是与游离血红蛋白结合,然后被单巨噬细胞运送至肝脏,随后亚铁血红素被分解为胆红素。血红素结合蛋白,尤其是白蛋白具有与结合珠蛋白相同的功能。结合珠蛋白也是一种急性时相反应蛋白。

参考区间:36mg/dl~195mg/dl。

2. 应用

该检测可判断红细胞的破坏程度,且灵敏度最好;当破坏速率为正常水平的两倍时,结合珠蛋白将会被饱和。

慢性溶血指标(如遗传性球形红细胞增多症、PK 缺陷、镰状细胞病、重型地中海贫血、未经治疗的 PA)。

对比输血前和输血后的血清结合珠蛋白浓度,可诊断输血反应。若发生了输血反应,则血清结合珠蛋白浓度将于 6h~8h 内出现降低;24h 时,血清结合珠蛋白浓度将 <40mg/dl 或< 输血前浓度的 40%。

通过测定结合珠蛋白表型为亲子鉴定提供帮助。

血清结合珠蛋白浓度升高提示已知或可疑的弥漫性炎症或组织破坏性疾病。

3. 临床意义

升高见于:

(1) 与 ESR 和 α-2 球蛋白增加相关的疾病(如感染、炎症、创伤、坏死组织、肝炎、坏血病、淀粉样变、肾病综合征、肿瘤播散如淋巴瘤和白血病、结缔组织病如风湿热、类风湿性关节炎、皮肌炎)。但这些疾病可能会掩盖溶血。

(2) 1/3 的梗阻性胆道疾病患者。

(3) 使用类固醇或雄激素治疗的患者。

(4) 再生障碍性贫血(血清结合珠蛋白浓度可正常,也可到很高的浓度)。

(5) 糖尿病。

(6) 吸烟。

(7) 老年人。

(8) 红细胞膜缺陷或代谢缺陷:如 G6PD 缺乏症、遗传性球形红细胞增多症、阵发性睡眠性血红蛋白尿。

降低见于:

由以下原因引起的血红蛋白血症(与溶血的持续时间和严重程度有关):

① 血管内溶血:如遗传性球形红细胞增多症伴明显溶血、PK 缺陷、自身免疫性溶血性贫血,某些输血反应。

② 血管外溶血:如腹膜后大出血。

③ 髓内溶血:如地中海贫血、巨幼细胞贫血、铁粒幼细胞贫血。

④ 约 1% 的白人和 4%~10% 的美国黑人发生了基因缺失。

⑤ 肝实质疾病(尤其是肝硬化)。

⑥ 蛋白质从肾脏、消化道、皮肤中流失。

⑦ 婴儿期、妊娠期。

⑧ 营养不良。

4. 局限性

出生后的 3~6 个月,血清结合珠蛋白浓度较低,属正常现象。结合珠蛋白是一种急性时相反应蛋白,因此会随着炎症或组织坏死而增高。

结合珠蛋白主要有三种表型:即 Hp 1-1、2-1 和 2-2。Hp 1-1 为单体,而 Hp 2-1 和 2-2 为聚合物。

该检测存在实验室间差异。

第一百八十四节　重　金　属

1. 定义

元素周期表中的元素在电离后由于电子损失而形成阳离子。重金属的相对原子质量高,密度 >5g/cm^3,包括铝、砷、铅(见后文)、汞、镉、铜、硒、铊和锌。

参考区间:

铝:<10ng/ml(血清)

砷:<13ng/ml(血液)

镉:<5ng/ml(血液)

铜:<10ng/ml(血清 / 血浆)

铅:<10μg/dl(血液);6 岁以下儿童 <5μg/dl(血液)

水银:<10ng/ml(血液)

硒:58ng/ml~234ng/ml(血液)

铊:<10ng/ml(血清)

锌:0.6μg/ml~1.2μg/ml(血浆)

2. 应用

无论是土壤、空气、水,甚至人体都含有重金属。

基于重金属的特性,已广泛应用于众多产品如炊具、化妆品、医药产品、包装材料、杀虫剂、木制品、电池、电脑芯片、半导体制造业、军事、气压计、仪表、电线、涂料、杀真菌剂、防腐剂、罐头制造业、玻璃、塑料、陶瓷、冶炼、精炼和建筑业。

16

3. 局限性

该检测通常所用的标本为无凝块的全血(注意参考区间上下的例外情况)。

样本收集过程必须最大限度地减少环境污染。样本容器不能含有微量元素(如 EDTA 管)。

第一百八十五节 血细胞比容 / 红细胞压积

1. 定义和应用

血细胞比容 / 红细胞压积(hematocrit, Hct)是红细胞与全血体积的比值,反映了红细胞的压积。可通过人工离心法进行计算得出,或血液分析仪计算出红细胞平均体积(MCV)和红细胞计数(RBC),然后求得血细胞比容,即 Hct=MCV×RBC。结果以百分数表示。

参考区间(成人):女性 37%~47%;男性 42%~52%。

2. 临床意义

Hct 水平异常与 Hb 平行。

3. 局限性

该检测值在真性红细胞增多症患者以及白细胞计数较高的患者中会出现错误,原因有血沉棕黄层高、红细胞凝集和大血小板的存在。这些错误在手动检测中更为突出。

血液分析仪检测和手动检测出现的错误也可见于血浆渗透压异常的患者。这种错误已被当前这一代检测仪器最小化了。

血液制备中的技术错误也可能导致错误的值(参见下面的"血红蛋白")。在室温下保存 6h 以上的血液中,Hct 和 MCV 会因红细胞的肿胀而出现升高,而细胞计数和指数在 24h 内依然保持稳定。

第一百八十六节 血 红 蛋 白

1. 定义

血红蛋白(hemoglobin, Hb)是红细胞内运输氧的蛋白,由 3.8% 的亚铁血红素和 96.2% 的球蛋白组成。由于球蛋白分子的突变,Hb 存在有 800 多种变异体。

参考区间(成人):女性 120g/L~160g/L;男性 140g/L~180g/L。

2. 应用

对诊断贫血或红细胞增多症具有重要价值。

3. 临床意义

降低见于:

16

所有贫血,而大多数贫血患者因其他潜在疾病或铁、叶酸、维生素 B_{12} 缺乏所引起。

升高见于:

生理性升高:见于高海拔导致的低氧张力,或晚期肺或心脏疾病。

异常升高:见于某些骨髓增殖性肿瘤,尤其是真性红细胞增多症。

第一百八十七节　血红蛋白变异体分析

1. 定义

Hb 变异体分析用于识别 Hb 的正常和异常形式。HbA 是正常成人 Hb 的主要形式。HbF(胎儿)是胎儿的主要 Hb,剩余的为 HbA_2。已经确定了大约 800 种血红蛋白的突变形式。有些患者可无症状,特别见于杂合子患者。有些患者可能会出现严重的病态反应,特别见于纯合子患者。胎儿和成人中存在的血红蛋白均由希腊字母表示:即 α、β、γ 和 δ。球蛋白链中的氨基酸组成变化将会导致血红蛋白病。

参考区间:健康成人:95%~98% 为 HbA(即 α2β2);2%~3% 为 HbA_2(即 α2δ2);0.8%~2.0% 为胎儿 Hb(HbF)(α2γ2)。注意,小于 1 岁的婴儿参考范围见表 16-39。

表 16-39　随年龄增长血红蛋白正常值的变化

年龄	HbF(%)	HbA_2(%)	HbA(%)
0~30 天	61~81	<1.3	19~39
1 月	46~67	<1.3	33~54
2 月	29~61	<1.9	39~71
3 月	15~56	<3.0	44~85
4 月	9.4~29	2.0~2.8	68~89
5 月	2.3~22	2.1~3.1	75~96
6 月	2.7~13	2.1~3.1	84~96
8 月	2.3~12	1.9~3.5	84~96
10 月	1.5~5.0	2.0~3.3	92~97
12 月	1.3~5.0	2.0~3.3	92~97
>1 岁	<2%	1.5~3.5	96~100

2. 应用

当镰状细胞筛选试验呈阳性,该检测可辅助鉴别镰状细胞病的镰状细胞特征。

临床高度怀疑,初步的血液学和遗传信息提示血红蛋白病时,需明确诊断是否存在有异常 Hb。确诊试验将:

(1) 辅助诊断地中海贫血,尤其是有家族史患者。

(2) 评估病因不明的 Coombs 阴性溶血性贫血。

16

HbA$_2$ 和 HbF 测定具有较大的诊断价值,也可检出某些 Hb 的结构变异和其他血红蛋白病。

HbA$_2$ 升高是 β- 地中海贫血最典型的诊断特征,也是防治 β- 地中海贫血的筛查检测。

血红蛋白 A2' 是在非洲血统的一小部分个体中发生的一种 Hb 的 delta 链变异。在高效液相色谱法上,Hb A$_2$ 出现在 Hb S 窗口中,但其停留时间与 Hb S 不同。β- 地中海贫血杂合性的诊断需进行 Hb A$_2$ 定量,必须将 A2 和 A2' 相加才能得到“总 Hb A$_2$”。

筛选 Hb 变异主要有两种方法:

（1）高效液相色谱法作为主要的筛查工具是因为它容易量化 HbA、HbA$_2$ 和 HbF;此外,它可自动识别三种北美最常见的 Hb 变异:HbS、HbC 及 HbD。血红蛋白电泳(hemoglobin electrophoresis,HE)用于识别被标记的其他异常变异体。

（2）碱性和酸性 HE 用来研究 Hb 变异的整个阵列。HE 的一种实用方法是在碱性 pH 溶液中使用醋酸纤维素。碱性溶液中的 Hb 分子带有一个净负电荷并向阳极移动。该方法用于分离 HbA、HbA$_2$、HbS、HbF 和 HbC。柠檬酸琼脂凝胶电泳在酸性 pH 中分离血红蛋白变异体并一起迁移到醋酸纤维素上:HbS 从 HbD 和 HbG,HbC 从 HbE 和 HbO。通过高效液相色谱法可以鉴别出许多难以鉴别的血红蛋白形式。例如,在凝胶电泳中,HbA$_2$ 很难与 HbC 区分开,因为它们具有相同的迁移率。高效液相色谱法检测允许在 HbC 的存在下定量分析 HbA$_2$。这两种方法是相辅相成的。

（3）不能通过上述两种方法诊断的所有 Hb 变异,需要进一步进行质谱分析、毛细管等电点聚焦,或经 PCR 后生成 DNA 片段后进行测序分析。

3. 临床意义

升高见于:

（1）HbA$_2$:巨幼细胞贫血、β- 地中海贫血。

（2）HbF:获得性再生障碍贫血、遗传性持续性胎儿血红蛋白症、甲状腺功能亢进、胎儿血液渗漏到母体外周血、白血病(急性或慢性)、骨髓增殖性肿瘤、镰状细胞病、地中海贫血、β 链替换。

（3）HbC(美国第二种常见的变异形式)。

（4）HbD(血红蛋白病合并有 HbS 或地中海贫血)。

（5）HbE。

（6）HbS(镰状性状或疾病)。

HbA$_2$ 减少见于:

（1）α 地中海贫血。

（2）红白血病。

（3）缺铁性贫血(未治疗)。

（4）铁粒幼细胞贫血。

4. 局限性

HbA$_2$ 和 HbF 水平应结合家族史和实验室检查,包括血清铁、总铁结合力(total iron binding capacity,TIBC)、铁蛋白、红细胞形态、Hb、Hct 和 MCV。

16

输血可暂时掩盖或稀释异常的 Hb。

使用高效液相色谱法时,若 HbA$_2$ 超过 10%,应对 HbE 或其他具有相似分辨率的 Hb 进行检测。

Hb 的定量检测的最佳时间为 1 岁以后。

Hb 的名字起源于一个不等交换和重组之间相邻的 δ 和 β 球蛋白基因。由此产生的 Hb 具有 HbS 在碱性电泳和 HbA 在酸性电泳中的流动性。

HbH 是由正常的 β 链所组成的四聚体,从而导致 α 链的产生显著减少。当 pH 为碱性时,HbH 的迁移速率将明显快于 HbA(HbH 病只有一个 α 链,属于严重的 α- 地中海贫血)。

第一百八十八节　糖化血红蛋白

1. 定义

在红细胞平均为 120 天的寿命中,其 Hb 可与葡萄糖发生持续、且几乎不可逆地结合。因此,GHb 可有效地反映患者过去 6 周 ~12 周的平均血糖水平。检测结果报告为 HbA$_{1c}$,或 A$_{1b}$、A$_{1a}$,或 A$_{1c}$ 的总数。

不同的方法学,甚至不同的实验室即使使用相同的方法学,糖化血红蛋白的检测值也可能无法比较。

参考区间(2010 年 ADA 的建议):

<5.6%

5.7%~6.4% 提示糖尿病风险增加

诊断糖尿病:>6.5%

对许多糖尿病患者来说,检测 HbA$_{1c}$ 临床价值不明确,他们已经习惯了参考血糖水平。美国糖尿病协会(American Diabetes Association,ADA)呼吁实验室用估算的平均血糖(estimated average blood glucose,eAG)来表示 HbA$_{1c}$ 的结果。ADA 认为 eAG 对患者来说更容易理解,并将有助于改善 DM 患者的管理。

推荐的 eAG 计算公式为:

$$eAG(mg/dl)=28.7×HbA_{1c}-46.7$$

2. 应用

(1)监测糖尿病患者的依从性和长期血糖水平控制效果。

(2)糖尿病控制指数(不良控制与并发症发展有直接关系)。

(3)预测糖尿病微血管并发症的发生和病情进展。

(4)可用于 DM 的诊断,但实用性尚待确定。

3. 临床意义

16

达到治疗目标的患者(以及血糖已控制稳定患者),每年至少要进行两次 HbA$_{1c}$ 测试。

治疗发生改变或没有达到治疗目标的患者,应每季度进行一次 HbA$_{1c}$ 测试。

将 HbA$_{1c}$ 降低到 7% 左右或以下,可以减少 1 型和 2 型糖尿病的微血管和神经性并发症的发生。一般来说,对于微血管疾病的预防,非妊娠成人的 HbA$_{1c}$ 治疗目标为 <7%。

无需饮食准备或空腹。

几乎可以肯定的是,如果没有其他因素(见下文),糖化血红蛋白升高提示糖尿病(均值 >3SD 时,S/S=99%/48%),但参考区间并不能排除糖耐量受损。其升高最常见于未治疗的 DM 患者。

若停止治疗后,血糖升高后 1 周内可出现糖化血红蛋白升高;但恢复治疗后,血糖下降后的 2 周~4 周内该检测值仍不会下降。

当空腹血糖 <110mg/dl 时,大于 96% 的患者表现为 HbA$_{1c}$ 正常。

当空腹血糖为 110mg/dl~125mg/dl 时,大于 80% 的患者表现为 HbA$_{1c}$ 正常。

当空腹血糖 >126mg/dl 时,大于 60% 的患者表现为 HbA$_{1c}$ 正常。

GHb 每增加 1%,相当于葡萄糖增加约 30mg/dl。

平均年 HbA$_{1c}$ <1.1 倍 ULN 时,少见发生肾和视网膜并发症;但当 HbA$_{1c}$>1.7 倍 ULN 时,>70% 的患者会发生并发症。

升高见于:

(1) 胎儿 Hb 高于正常参考值范围上限或大于 0.5%(如妊娠期间胎儿母体输血、HbF 杂合子或纯合子的持续性血红蛋白血症)。

(2) 慢性肾衰竭(伴有或无血液透析)。

(3) 缺铁性贫血。

(4) 脾切除术。

(5) 血清甘油三酯升高。

(6) 酒精摄入。

(7) 铅和鸦片中毒。

(8) 水杨酸治疗。

降低见于:

(1) 红细胞寿命缩短(如溶血性贫血、失血)。

(2) 输血后。

(3) 妊娠。

(4) 摄入大量(>1g/d)的维生素 C 或维生素 E。

(5) 血红蛋白病(如球形红细胞增多症)的糖化血红蛋白水平取决于分析方法,可升高,也可降低。

第一百八十九节　肝素抗Xa(低分子量肝素)

1. 定义

a-Xa 测定用于预防或治疗血栓形成的各种肝素的血浆含量。它并非直接测定肝素含量,而是测定肝素在抗凝血酶的作用下对因子Ⅱ的生理作用的影响。

2. 应用

监测普通肝素(unfractionated heparin,UH)及各种衍生物(如低分子肝素)、新的抗 Xa 因子抗凝剂(如利伐沙班)的治疗效果。这些药物的数量效应是决定疗效的有用工具。在大多数实验室中,都使用了显色法。虽然一般的检测方法适用于上述所有药物,但每种药物需要单独特定的校准器,以使检测结果更精确。而利伐沙班的校准器目前正处于研发。

该检测一般不用于 UH 的治疗监测,因为常规的 APTT 检测对这种药物的活性具有较高敏感性,而循证指南已经确定了其用途。若出现 APTT 延长(如狼疮抗凝物、"接触因子"缺乏患者),可进行 a-Xa 检测以替代 APTT。同样的,若患者的Ⅷ因子水平较高,APTT 检测结果可能会低估由 UH 所产生的抗凝效果,而血浆 a-Xa 检测结果将会提供更为精确的抗凝效果指导。

大多数患者采用静脉注射 UH,因此,一旦建立稳定的输液,样本的采集时间就不重要了。

在使用 LMWH 时,大多数情况下不需要检测 a-Xa,因为都是基于体重给药,或是给予预防性或治疗性剂量。由于体重并不能完全代表药物的分布或功效,在肾功能受损、妊娠、肥胖、恶病质、婴儿和烧伤(快速体液转移)的患者中,会出现一些情况,所以,还是有必要进行 a-Xa 监测。

3. 临床意义

a-Xa 水平的参考范围取决于肝素类型、剂量、时间表和适应症。无肝素治疗时,a-Xa 浓度检测不出。

成人治疗范围:

(1)UH 静脉输液:0.30IU/ml~0.70IU/ml。

(2)LMWH:0.40-1.10 a-XaU/ml,每天给药两次;或 1.00~2.00 a-FXaU/ml,每天给药一次。皮下注射大约 4h 后会出现检测"峰值"。肾功能受损患者存在 LMWH 积累时,可进行随机或"直达" a-Xa 检测。

(3)预防性使用 LMWH:0.20~0.50 a-XaU/ml。

4. 局限性

制备血浆时必须消除血小板污染(血小板活化后释放血小板因子 4,一种有效的抗肝素蛋白)。需仔细和充分的离心。

抗凝血酶缺乏症患者可能会出现 a-Xa 异常降低。

第一百九十节　肝素诱导的血小板减少症检测

1. 定义

肝素诱导的血小板减少症(heparin-induced thrombocytopenia,HIT)是指在肝素管理期间或之后发生的血小板减少症。目前有多种试验方法,但没有一个检测方法能获得令人满意的结果。

两组检测方法有:

(1) 免疫测定:ELISA 检测:使用特异性 IgG 抗体;具有很高的阴性和阳性预测值。

(2) 功能试验:5- 羟色胺释放试验,诊断 HIT 的金标准。另一种替代的功能试验是以肝素作为聚集剂的标准化血小板聚集。

参考区间

ELISA 法:<0.4OD 为阴性

5- 羟色胺释放试验(取决于实验室方法学):阴性或阳性

2. 应用

只要临床疑为 HIT,就应该做 HIT 试验。

3. 局限性

为保证性能准确,ELISA 检测需要训练有素、经验丰富的技术人员。

5- 羟色胺释放需要使用放射性物质,仅在几个参考实验室中进行。

第一百九十一节　遗传性血色沉着病突变分析

1. 定义

遗传性血色沉着病(Hereditary hemochromatosis,HH) 主要检测是否存在 *HFE* 基因突变。*HFE* 基因突变为不完全显性遗传,因此,*HFE* 基因型检测不能作为疾病唯一的诊断标准。大部分 HH 患者(约 80%-90%) 为 C282Y 纯合子突变,只有不到 2% 的 HH 患者为 C282Y/H63D 杂合子突变。其他与 HH 临床诊断相关的基因型包括杂合子 C282Y/S65C 和纯合子 H63D。

参考区间:未检测到突变基因型

2. 应用

(1) 实验性诊断检测

(2) 近亲筛查

(3) 载体检测(用于鉴定杂合子)

(4) 产前诊断(应用较少)

(5) 两组测试可使用:

① 靶向突变基因检测板可检测 *p*.C282Y(c.845G>A) 和 *p*.H63D(c.187C>G),当检测三种突变基因时还可检测 *p*.S65C(c.193A>T)。

② HFE 基因序列分析:分析整个编码区—以检测罕见突变位点。

3. 局限性

基因测试的结果可能受 DNA 重排、输血、骨髓移植或稀有序列变异的影响。

16

第一百九十二节 高分子激肽原和前激肽释放酶

1. 定义

（1）这些凝血蛋白激活内源性途径的早期阶段和补体系统。当它们减少时，APTT 可能会延长，但 PT 不延长。它们不依赖于维生素 K 羧化。

（2）正常值范围：

高分子激肽原：59%~135%。

前激肽释放酶：55%~207%。

2. 解释

降低见于：

（1）极其罕见的先天性缺乏。

（2）不伴出血症状的缺乏：表现为 APTT 延长。

第一百九十三节 同型半胱氨酸（Hcy）

1. 定义

（1）总 Hcy（tHcy）是一种含巯基的氨基酸，由蛋氨酸在细胞内脱甲基化生成半胱氨酸。tHcy 升高主要与动脉粥样硬化和血栓形成相关。血浆中同型半胱氨酸升高的原因包括：遗传缺陷；维生素 B6（吡哆醇）、维生素 B12 和叶酸的缺乏；慢性肾功能不全等慢性疾病以及某些药物。最常见的一类遗传性高同型半胱氨酸血症（hyperhomocysteinemia）是由一种不耐热的异常亚甲基四氢叶酸还原酶（methylene tetrahydrofolate reductase，MTHFR）的产生而导致的。这种异常 MTHFR 的纯合子是一般人群中 tHcy 升高的一个比较常见的原因（5%~14%）。tHcy 水平明显升高见于高胱氨酸尿症（高同型半胱氨酸血症）患者，这是一种罕见的参与同型半胱氨酸代谢的酶基因紊乱。这些患者表现为动脉和静脉血栓栓塞、严重的早期动脉硬化、智力低下、骨质疏松和眼部异常。tHcy 水平轻度升高与较轻的遗传缺陷有关。轻度高同型半胱氨酸血症是静脉和动脉血栓栓塞的独立危险因素，但其影响小于其他已确定的危险因素。因此，不建议对人群 tHcy 水平进行筛查。

（2）正常值范围：5.0μmol/L~15μmol/L。

2. 应用

（1）血浆 tHcy 水平升高可用于排除或确认维生素 B_{12} 或叶酸的缺乏。

（2）建议在下列患者中检测 tHcy 水平：使用干预叶酸水平的药物（氨甲蝶呤、抗癫痫药）者；未补充维生素 B_{12} 的素食者；不明原因贫血的患者；周围神经病变或脊髓病患者以及复发性自然流产或不孕症患者。

16

（3）还建议 40 岁的患冠状动脉疾病者检测 tHcy 水平以排除高胱氨酸尿 [①]。

（4）血浆 tHcy 水平升高也被认为是冠状动脉或脑血管疾病的一个独立危险因素。将补充叶酸治疗轻度高同型半胱氨酸血症作为心血管疾病的一级和二级预防的临床研究结论不一，目前常规不推荐。

3. 解释

（1）高同型半胱氨酸血症被分为如下几类：

① 轻度：15μmol/L~30μmol/L；

② 中度：30μmol/L~100μmol/L；

③ 重度：大于 100μmol/L。

（2）升高见于：

① 维生素 B_{12}、维生素 B_6 或叶酸缺乏症；

② 甲状腺功能减退症；

③ 慢性肾衰竭；

④ 冠心病。

（3）降低见于：

① 唐氏综合征；

② 妊娠；

③ 甲状腺功能亢进；

④ 早期糖尿病。

4. 局限性

（1）采血后必须立即分离血浆（或血清），以避免 RBC 持续合成 Hcy。

（2）样品必须立即置于冰上并在血液完全凝固前离心获得血清，以防止由于存在纤维蛋白而测得错误的结果。

（3）某些药物，如抗惊厥药物、氨甲蝶呤或一氧化二氮，可能会干扰测定。

（4）吸烟和饮用咖啡会使 tHcy 水平升高。

（5）个体内变异约为 8%，在高同型半胱氨酸血症患者中变异可达 25%。

（6）一般来说，tHcy 水平的单次测定已足够。

参考文献

Clarke R, Daly L, Robinson K, et al. Hyperhomocysteinemia: An independent risk factor for vascular disease. *N Engl J Med.* 1991;324:1149–1155.

Kluijtmans LA, Young IS, Boreham CA, et al. Genetic and nutritional factors contributing to hyperhomocysteinemia in young adults. *Blood.* 2003;101:2483–2488.

Refsum H, Smith AD, Ueland PM, et al. Facts and recommendations about total homocysteine determinations: An expert opinion. *Clin Chem.* 2004;50:3–32.

Wierzbodi AS. Homocysteine and cardiovascular disease: A review of the evidence. *Diab Vasc Dis.* 2007;4:143–149.

16

[①] 译者注：应该为 40 岁及以上

第一百九十四节　尿液高香草酸

1. 定义

（1）尿液高香草酸（homovanillic，HVA）是儿茶酚胺类神经递质多巴胺的主要代谢终产物。同时测定 HVA 和 VMA 水平对于神经母细胞瘤的诊断十分重要，因为两者可单独或同时升高。

（2）正常值范围：0.0mg/d~15.0mg/d。

2. 应用

（1）协助诊断嗜铬细胞瘤、神经母细胞瘤和神经节母细胞瘤。

（2）监测治疗进程。

（3）与 VMA 一起用于筛查儿童儿茶酚胺分泌型肿瘤。

（4）评估可能存在先天性儿茶酚胺代谢异常的患者。

3. 解释

（1）升高见于：

① 神经母细胞瘤；

② 嗜铬细胞瘤；

③ 副神经节瘤；

④ 赖利 - 戴综合征（Riley-Day syndrome）。

（2）降低见于：

分裂型人格障碍。

4. 局限性

（1）首选 24h 尿标本，因为 HVA 为间歇性排泄。

（2）HVA 轻度上升可能是由多种因素导致，包括原发性高血压、极度焦虑、剧烈运动和多种药物相互作用（包括一些非处方药物和中草药制品）。

（3）可能影响测定结果的药物包括苯丙胺（amphetamines）和苯丙胺类化合物、食欲抑制剂、复方新诺明（bactrim）、溴隐亭（bromocriptine）、丁螺环酮（buspirone）、咖啡因、氯丙嗪（chlorpromazine）、可乐定（clonidine）、双硫仑（disulfiram）、利尿剂（剂量足以使钠降低）、肾上腺素、胰高血糖素、胍乙啶（guanethidine）、组胺、肼（hydrazine）衍生品、丙咪嗪（imipramine）、左旋多巴（L- 多巴，息宁）、锂、单胺氧化酶抑制剂、褪黑素、甲基多巴（Aldomet）、吗啡、硝酸甘油、滴鼻剂、普罗帕酮（Rythmol）、造影剂、萝芙木生物碱（利血平）和血管舒张剂。部分药物对儿茶酚胺代谢产物测定结果的影响尚无法预测。

16

第一百九十五节　人绒毛膜促性腺激素

1. 定义

（1）人绒毛膜促性腺激素（human chorionic gonadotropin，hCG）也称为 β-hCG 或绒毛膜促性腺激素，是一种由胎盘产生的糖蛋白激素，与垂体激素 FSH、TSH 和 LH 的结构相似。hCG 测定被广泛应用于检测妊娠。同时，它也被用作绒毛膜癌和一些生殖细胞肿瘤的肿瘤标志物。

（2）正常值范围：大于等于 5.0mIU/ml（通常表示妊娠；见表 16-40）。

表 16-40　人绒毛膜促性腺激素（hCG）在正常妊娠期的代表性范围

孕周（受孕后周数）	hCG 值范围（mIU/ml）	孕周（受孕后周数）	hCG 值范围（mIU/ml）
0.2~1	5~50	4~5	1 000~50 000
1~2	50~500	5~6	10 000~100 000
2~3	100~5 000	6~8	15 000~200 000
3~4	500~10 000	8~12	10 000~100 000

2. 应用

（1）诊断妊娠。

（2）判断可疑异位妊娠。

（3）监测体外受精患者情况。

3. 解释

（1）升高见于：

① 正常妊娠；

② 最近终止妊娠；

③ 妊娠滋养层疾病；

④ 绒毛膜癌和一些生殖细胞肿瘤；

⑤ 葡萄胎。

（2）降低见于：

① 先兆流产；小产。

② 宫外孕。

4. 局限性

（1）hCG 假性升高（phantom hCG）可能见于体内存在人抗动物抗体或嗜异性抗体的患者。

（2）在环境中或治疗过程及影像检查中接触过动物抗原的患者体内可能存在循环抗动

物抗体。这些抗体可能与检测试剂相互作用从而产生不可靠的测定结果。

第一百九十六节　人类白细胞抗原检测 [①]

1. 介绍

（1）人类白细胞抗原（human leukocyte antigen，HLA）系统定位于 6 号染色体短臂 6p21.3 位置上，是人类主要组织相容性复合体（MHC），包含一组与免疫系统相关的基因。经典 HLA 基因长 3.6Mb，分为 Ⅰ 类基因、Ⅱ 类基因和 Ⅲ 类基因三个区域。每个区域都包含许多基因座，包括表达基因、转录本和假基因。许多 HLA 基因座都是人类基因组中最具有多态性的基因。

（2）HLA Ⅰ 类基因区域包含编码"经典"HLA Ⅰ 类抗原（HLA-A，HLA-B 和 HLA-C）的基因。HLA Ⅰ 类抗原由一条 α 链和一条 β 链（由位于 15 号染色体的基因编码的 β2 微球蛋白）组成，在除 RBC 和滋养细胞外的几乎所有人体细胞上都有表达，但分布密度不同。该区域还包括 HLA-E、HLA-F 和 HLA-G 等其他 HLA Ⅰ 类基因，MHC Ⅰ 类链相关（MIC-A 和 MIC-B）基因及很多其他的基因，但并非所有基因都与免疫相关。

（3）HLA Ⅱ 类基因区域包含编码"经典"HLA Ⅱ 类分子（HLA-DR，HLA-DQ 和 HLA-DP）的基因。HLA Ⅱ 类抗原只表达于 B 细胞、树突状细胞和单核细胞，正常情况下不表达 HLA Ⅱ 类抗原的许多其他细胞类型在炎症情况下也可以被诱导表达。HLA Ⅱ 类分子也由一条 α 链和一条 β 链组成，两条链都由 MHC 内部的基因编码。

（4）HLA Ⅰ 类基因和 Ⅱ 类基因之间为 HLA Ⅲ 类基因区域，该区域不含任何 HLA 基因，却包含许多在免疫反应中十分重要的基因，如补体、肿瘤坏死因子和热休克蛋白基因。

（5）HLA 的临床应用与实体器官移植、干细胞移植、血小板输注、疾病相关性和药物敏感性相关，但不限于此。

2. 测定方法

（1）HLA 分型

① HLA 分型最初为血清学分型。由于精确性的限制，血清学 HLA 分型在很大程度上被基于 PCR 技术的 DNA 分型所取代。序列特异性寡核苷酸探针（sequence-specific oligonucleotide probing，PCR-SSOP），序列特异性引物扩增（sequence-specific primer amplification，PCR-SSP）以及直接测序分型（sequence-based typing，SBT）在临床 HLA 实验室中普遍使用。

② PCR-SSP：设计出能与 DNA 上特定等位基因或等位基因组互补性结合的多对引物用于 PCR 扩增。如果相应的等位基因存在，则可用凝胶电泳检测其特异性扩增。PCR 产物的长度必须已知，并且电泳的迁移时间必须足够长以分离所有的 PCR 片段。

③ PCR-SSOP：使用基因座特异性 PCR 引物对感兴趣的 HLA 位点进行扩增，然后利用序列特异性寡核苷酸探针与扩增片段杂交。通过寡核苷酸阳性反应判断 HLA 基因型。

16

---

① 由 Neng Yu 完成。

Luminex 平台是目前最常用的 PCR-SSOP 方法,该平台将寡核苷酸探针与一组羧化聚苯乙烯微珠共价结合,以检测 HLA 多态性位点的特异性核苷酸序列。

④ SBT:这是唯一的直接检测等位基因核苷酸序列的技术,从而能精确地判断 HLA 基因型。通过序列分析软件将获得的核苷酸序列与所有已知等位基因的数据库相比较来获得最终的基因型。

(2) HLA 抗体分析

在过去的几年间,随着技术的发展,HLA 抗体分析的缺点逐渐显露。更敏感的检测技术能识别过去不可检测的特异性抗体,并取代敏感性较低的基于靶淋巴细胞的补体依赖细胞毒试验(complement-dependent cytotoxicity assays,CDC)。根据临床应用需要,CDC、ELISA、流式细胞术和 Luminex 平台 HLA 抗体分析可单独或联合使用,以判断 HLA 抗体型别。

(3) T 细胞和 B 细胞交叉配型

交叉配型通过对受者血清和潜在供者的 T 细胞和 B 细胞进行试验,以确定受者体内是否存在针对潜在供者的抗体。CDC、抗人球蛋白 CDC(anti-human globulin-enhanced CDC,AHG-CDC)和流式细胞法交叉配型是实验室常用的检测方法。各检测方法的敏感性差异较大,CDC 敏感性最低而流式细胞法敏感性最高。交叉配型阳性强烈提示 HLA 不相容。

(4) 移植监测

通过定量测定移植后患者体内供者和受者来源细胞的比例,为临床医师提供移植物植入状态的准确信息。短串联重复序列(short tandem repeats,STRs)是最常用的标记。STRs 也被称为微卫星 DNA,是分布于整个基因组中的 DNA 短序列。不同个体的不同 STR 标记的串联重复次数存在差异,这个高度多态性的系统可被用于在受者 DNA 中特异性识别供者 DNA。除同卵双生外,恰当地选择一些 STR 标记可以将大多数受者 DNA 和供者 DNA 区别开来。

参考文献

Bontadini A. HLA techniques: Typing and antibody detection in the laboratory of immunogenetics. *Methods*. 2012;56;471–476.

第一百九十七节　HLA 检测与疾病相关性 / 药物超敏反应

1. 定义

由 MHC 中 HLA Ⅰ类基因和Ⅱ类基因编码的蛋白具有高度多态性,且在自己和非己的免疫识别中必不可少。HLA 变异是移植排斥反应和许多传染性及自身免疫性疾病易感性的关键决定因素。此外,MHC 中多个 HLA 和非 HLA 基因存在连锁不平衡(linkage disequilibrium,LD)现象。疾病特异性的易感性(风险)和保护性标记的发现可用于免疫遗传分析、风险评估和治疗决策。已知的 HLA 易感性基因及其与自身免疫、感染性疾病和药物敏感性 / 副作用的关联在被不断细化;随着 HLA 基因图谱的扩展,新的关联也不断被发现。

16

2. 应用

（1）随着不同 HLA 分型方法的发展和使用，人们对 HLA 分型与疾病的关联产生了困惑。例如，许多早期的使用血清学分型方法的研究确定了 DR4 与 RA 相关。但是由于 DR4 有许多不同的等位基因，其中一些与 RA 相关，一些则不相关，因此，这些 DR4 与 RA 的关联通常比后来研究发现的精确的等位基因与 RA 的关联要弱。后来采用基于 DNA 技术的 HLA 分型方法的研究一致表明，在白种人中，等位基因 DRB1*04:01、*04:04、*04:05 和 *04:08 与 RA 高度相关。另一个例子是强直性脊柱炎（Ankylosing spondylitis，AS）与 HLA-B27。据估计，HLA-B27 只占总遗传风险的 16%~50%。在日本人和中国人中，与 AS 关系最为紧密的基因分别为 HLA-B*27:05 和 HLA-B*27:04。等位基因 HLA-B*27:01，*27:02，*27:03，*27:04，*27:07，*27:08 和 *27:10 与 AS 的关系则没那么紧密。

（2）一些氨基酸位点的变异也有助于理解 HLA 与疾病的关系。例如，在 RA 中，研究人员发现 HLA-DRB1 中第 11、71 和 74 位，HLA-B 中第 9 位和 HLA-DPB1 中第 9 位氨基酸的差异可以更好地解释许多 HLA 等位基因与 RA 之间的关系，这些氨基酸都位于肽结合槽。这些氨基酸的差异可以解释许多 MHC 与 RA 风险的关联。这些位点可以调节与自身免疫相关的关键抗原的差异性结合。

（3）在探讨 HLA 分型与疾病的关联时必须考虑种族差异。一个特定等位基因在不同人群中的的频率可能有显著差异。例如，DR4 被证明在以色列犹太人中与 RA 不相关，因为他们最常见的 DR4 等位基因 DRB1*04:02 与 RA 无关。同理，为了使研究结果可靠，在疾病相关性研究中，研究组和相应的对照组必须在种族上匹配。患者种族之间的差异也导致了不同研究之间的一些差异。

（4）相当一部分的 HLA 等位基因存在连锁不平衡现象，即两个或两个以上的等位基因位点的非随机遗传关系。这在解释疾病关联性研究的结果时非常重要。例如，祖单倍体 8.1 贯穿了 MHC 区域，包括 A*01:01-C*07:01-B*08:01-DRB1*03:01- RB3*01:01-DQA1*05:01-DQB1*02:01。因为所有这些等位基因都可能相关且同时出现，因此在这种情况下，很难解释哪个位点与疾病风险最为相关。

（5）人群研究的一个局限性在于研究结果很难应用到一个单独的患者。那些被证明与疾病相关的等位基因是易感等位基因，它们与正常个体体内的基因相同，只是出现频率较低。可以通过计算相对风险（Relative risk，RR）来确定等位基因阳性的个体相较于等位基因阴性的个体的患病概率。RR 是暴露组与非暴露组之间事件发生概率的比值。

（6）HLA 抗原为什么与疾病易感性相关呢？有关 HLA 抗原与疾病易感性关系的数据仍停留在相关性水平，而非疾病机制。尽管如此，那些可重复的且有说服力的 HLA 相关性数据仍然为某些风湿病的研究提供了重要线索。各种各样的模型假设已经被用于从功能上解释这些关联，包括：

① 在发育过程中构建 T 细胞库；

② 构建外周血 T 细胞库；

③ 决定能被结合和递呈并因此被免疫系统识别的抗原肽；

④ 形成自身抗原与 HLA 分子本身或 HLA 识别肽之间的分子拟态；

⑤ 影响 HLA 蛋白将外来或自身抗原肽递呈至自身反应性 T 细胞；

16

⑥ 影响自身免疫性疾病中感染、外源性物质或分子拟态重新激活沉默的 T 细胞；

⑦ 病毒感染、体细胞突变或其他原因导致的 HLA 基因表达的缺失将对免疫抑制和癌症发展产生严重影响；

⑧ 影响抗原处理和递呈。

(7) 对这些疾病相关性的机制的认识可能会促使新的，特异性的治疗方法及预防策略的出现。

(8) 以下列出一些目前已知的基于不同文献报道的疾病相关性：

① 强直性脊柱炎：HLA-B*27（特别是 HLA-B*27：05）；

② 乳糜泻：HLA-DQA1*05-DQB1*02：01，DQA1*03-DQB1*03：02；

③ 葡萄膜炎：

a. 急性前葡萄膜炎：HLA-B*27（尤其是 HLA-B*27：05）；

b. 白塞病：HLA-B*51（RR 仅 6-10）；

c. 鸟枪弹样视网膜脉络膜病变（birdshot chorioretinopathy）：HLA-A*29（尤其是 HLA-A*29：02）。

④ 特发性膜性肾小球肾炎胰岛素依赖型（1 型）糖尿病：HLA-DRB1*03：01-DQA1*05：01-DQB1*02：0

HLA-DRB1*04：01/04：02/04：05-DQA1*03-DQB1*03：02

⑤ 发作性嗜睡病：单倍体 DRB1*15：01-DQA1*01：02-DQB1*06：02 上的 HLA-DQB1*06：02 等位基因。该等位基因的纯合子个体罹患发作性嗜睡病的风险高于杂合子个体。杂合的 HLA-DQB1*03：01，HLA-DQB1*05：01 和 -DQB1*06：01 被认为具有保护作用。

⑥ 类风湿性关节炎：

高加索人：HLA-DRB1*04：01/04：04/04：05/04：08-DRB1*01：01；

日本人：HLA-DRB1*04：05；

印第安人：HLA-DRB1*14：02 。

(9) HLA 和药物敏感性 / 副作用。

(10) 逆转录酶抑制剂阿巴卡伟（abacavir）与 HLA-B*57：01，痛风预防药别嘌呤醇（allopurinol）与 HLA-B*58：01 和抗癫痫药卡马西平与 HLA-B*15：02

参考文献

Bharadwaj M, Illing P, Kostenko L. Personalized medicine for HLA-associated drug-hypersensitivity reactions. *Pers Med.* 2010;7(5):495–516.

de Bakker PIW, McVean G, Sabeti PC, et al. A high-resolution HLA and SNP haplotype map for disease association studies in the extended human MHC. *Nat Genet.* 2006;38(10):1166–1172.

HLA Association of autoimmunity and infectious diseases Poster by Texas BioGene, 2008.

http://www.uptodate.com/contents/human-leukocyte-antigens-hla-a-roadmap

Raychaudhuri S, Sandor C, Stahl EA, et al. Five amino acids in three HLA proteins explain most of the association between MHC and seropositive rheumatoid arthritis. *Nat Genet.* 2012;44:291.

Shiina T, Inoko H, Kulski JK. An update of the HLA genomic region, locus information and disease associations: 2004. *Tissue Antigens.* 2004;64:631.

16

第一百九十八节　HLA 与干细胞移植

1. 定义

（1）同种异体造血干细胞移植（hematopoietic stem cell transplantation，HSCT）是血液恶性肿瘤和其他血液或免疫系统疾病的最佳治疗方法。HSCT 也正成为治疗实体肿瘤最常见的细胞免疫疗法。由于 HLA 可以通过递呈不同的肽或识别外来 HLA 分子的多态性片段而引起免疫反应，移植时应首选 HLA 相同或接近相同的供体。HLA 的差异与移植失败、延迟免疫重建、移植物抗宿主病（graft versus host disease，GVHD）和死亡率有关。

（2）HLA 基因是人类基因组中最具有多态性的系统。因此，许多患者缺乏 HLA 匹配的捐赠者。近年来，HLA 检测与匹配方面的进展，深入研究每个 HLA 位点不匹配对临床结局的影响、以及对影响捐赠者选择的因素的进一步了解都使得寻找和选择一个部分匹配的捐赠者变得更加容易。虽然已经阐明供者特异性 HLA 抗体（donor-specific HLA antibodies，DSA）在实体器官移植中的作用，但它们在 HSCT 中的重要性最近才被发现。HLA 抗体评估应被纳入 HSCT 供体选择过程。

2. 应用

不同移植技术和移植条件对 HLA 检测的要求差异很大。不同移植项目和 HLA 实验室之间就不同项目和患者群体的检测方法达成一致意见非常重要。根据 ASHI、AABB、CAP 和 FACT 的要求，推荐的测试方法如下：

（1）新的移植候选人：

① HLA-A、HLA-B、HLA-C、HLA-DRB1 和 HLA-DQB1 位点的高分辨分型及 HLA-DQA1 和 -DRB345 位点的中分辨分型；

② 高敏感方法的 HLA 抗体筛查和特异性检测，例如 Luminex 单抗原微珠法（single antigen-bead，SAB）；

③ 如果采用 SAB 法评估时发现患者有强 DPB1 抗体，需要对患者和潜在供者进行 DPB1 分型以确认 DPB1 抗体特异性，并避免选择有相应 DPB1 抗原的供者；

④ 应该记录近期的输血情况，致敏事件后至少 2~3 周再收集新的用于 HLA 抗体分析的样本。

（2）相关供者分型

① HLA-A、HLA-B 和 HLA-DRB1 位点的中分辨分型；

② 如果与受者匹配，再行 HLA-A、HLA-B、HLA-C、HLA-DRB1 和 HLA-DQB1 位点的高分辨分型及 HLA-DQA1 和 HLA-DRB345 位点的中分辨分型；

③ 对新样本行 HLA-A、HLA-B 和 HLA-DRB1 位点的中分辨分型以进行身份识别。

（3）无关供者搜索与分型：

① 如果不能匹配到合适的相关供者，将会启动无关供者搜索。移植医生、协调员和 HLA 实验室工作人员将参与供者的搜索和选择工作，通过患者的高分辨分型数据在 NMDP、BMDW 和单个捐赠者注册中心进行搜索。

16

② 对选中的无关供者进行 HLA-A、HLA-B、HLA-C、HLA-DRB1 和 HLA-DQB1 位点的高分辨分型及 HLA-DQA1 和 HLA-DRB345 位点的中分辨分型。额外的 DPB1 匹配可以改善移植效果。

③ 优先选择 10/10 等位基因匹配的无关供者。不匹配的供者将逐个进行评估。如果患者存在 HLA 抗体,特别是 HLA Ⅱ类抗体,则最后可能需要与无关供者行 T 细胞和 B 细胞交叉配型此时推荐使用患者最新采得的血清。

（4）脐带血搜索与分型：

① 如果不能匹配到合适的相关供者,将会启动脐带血搜索。通过患者的高分辨分型数据在 NMDP、BMDW 和单个脐带血注册中心进行搜索。对选中的脐带血供者进行 HLA-A、HLA-B、HLA-C、HLA-DRB1 和 HLA-DQB1 位点的高分辨分型及 HLA-DQA1 和 HLA-DRB345 位点的中分辨分型,如果有冷冻麦管则推荐检测麦管中的样本,脐血袋也可用于回顾性分型。如果经济上或样本材料上资源有限,仅行 HLA-A、B 和 DRB1 位点的高分辨分型。

② 如果未找到合适的家庭供者,是否选择无关供者或脐带血供者将取决于下列可能影响移植结果的因素：HLA 匹配程度、脐带血细胞数量、移植的紧迫性和其他变量（供者年龄、性别、ABO 血型不相容性和 HLA 抗体等）。

（5）供者和受者身份确认：

① 用新样品再次检测受者 HLA 分型,从而在最终选择相关或无关供者之前确认受者的 HLA 分型。

② 用新样品再次检测相关或无关干细胞供者的 HLA 分型,从而在干细胞收集之前确认供者的 HLA 分型。

③ 对于无关供者,脐血库注册数据可以作为第一次检测的结果。可以采用 PCR-SSOP 方法对 HLA-A、HLA-B 和 HLA-DRB1 进行中分辨分型来完成身份确认。

④ 移植项目协调员负责在确定最终供者之前申请用于身份确认的第二个样本。供者的注册数据将被视为第一次检测结果,而补充进行的高分辨分型将被视为第二次检测结果。

⑤ 为确保最大程度的精确性,在两个不同日期收集样本（第二次采集需在最终确定相关供者、无关供者或脐带血供者前）,如果第一个样本是血液则收集血液和颊拭子两种类型的样本（对任何急性诊断的患者推荐使用颊拭子,如伴原始细胞的 AML 和 ALL）,采用两种检测方法（PCR-SSOP/SSP 或 SBT）。

（6）KIR 分型：

① 通过诱导移植物抗白血病（graft versus leukemia,GVL）效应,HSCT 在降低白血病复发风险上可以发挥重要作用。GVL 的机制之一是位于供者自然杀伤（natural killer,NK）细胞上不匹配的自然杀伤细胞免疫球蛋白样抑制受体（inhibitory killer cell immunoglobulin-like receptor,KIR）的作用,该机制正被广泛研究。KIR 基因数量、移植物的 T 细胞和 NK 细胞成分、移植物来源、移植条件和降低移植物抗宿主病（graft versus host disease,GVHD）的机制将共同提高 HSCT 的整体获益。

② 可以在选定的供者和受者中行 KIR 分型来检测抑制性 KIR 基因存在 / 缺乏。配体匹配信息和 B- 单倍体含量对选择最佳的供者 / 脐带血有所帮助。根据患者 HLA 配体和供

16

者抑制性 KIR 可以确定在移植体抗宿主方向上抑制性 KIR 的匹配与否。

(7) 无效等位基因分型：

无效等位基因，即已经被证明没有表达的等位基因被赋予了后缀"N"。根据美国组织相容性和免疫遗传学会（American Society of Histocompatibility and Immunogenetics，ASHI）和国家骨髓捐赠计划（National Marrow Donor Program，NMDP）的规定，建立了无效等位基因分型指南。当存在与特定的无效等位基因相关的等位基因和（或）单倍体时，要求 HLA 实验室对以下无效等位基因进行检测。更多的 CWD 无效等位基因在不断被更新，并被纳入到需要检测的列表中。

无效等位基因	常见的相关表达型	高分辨分型的相关表型
A*24:09N	A*24:02	B*40 或 B*27
B*51:11N	B*51:01	A*02、C*15 和 DRB1*04（A*02:01、C*15 和 DRB1*04:02）
C*04:09N	C*04:01	B*44，更确切地说 B*44:03
DRB4*01:03N	DRB4:01	DRB1*07 和 DQB1*03（DRB1*07:01 和 DQB1*03:03）
DRB5*01:08N	DRB5*01:02	DRB1*15，更确切地说 DRB1*15:02

(8) 移植监测：

① HSC 后应密切监测患者的早期植入、移植排斥反应或原发疾病复发的证据。HSCT 在患者体内建立了一个供者 / 受者嵌合体，可通过分析外周全血、系列特异性细胞亚群、全骨髓或骨髓中 CD34 祖细胞的 STR 来定量测定供受者细胞嵌合比例。

② 移植监测中的移植前样本可以是用于 HLA 分型的样本，不需要额外的受者或供者的移植前样本。最常见的移植后样本包括全血、T 细胞（CD3）、B 细胞（CD19/20）、骨髓细胞（CD15/CD33/CD66b）、NK 细胞（CD56）、全骨髓和骨髓 CD34 细胞群。

③ 通常结果报告为供者细胞在 HSCT 后嵌合体中的百分比。检测灵敏度是一个关键因素，必须在结果解释和报告中考虑检测灵敏度的影响，例如，对于没有检测到患者 DNA 的移植后样本，检测灵敏度为 3%，结果应报告为超过 97% 的供者 DNA，没有检测到患者 DNA，完全移植。

参考文献

Brand A, Doxiadis IN, Roelen DL. On the role of HLA antibodies in hematopoietic stem cell transplantation. *Tissue Antigens*. 2013;81(1):1–11.

Cooley S, Weisdorf DJ, Guethlein LA, et al. Donor selection for natural killer cell receptor genes leads to superior survival after unrelated transplantation for acute myelogenous leukemia. *Blood*. 2010;116:2411–2419.

Fleischhauer K, Shaw BE, Gooley T, et al. Effect of T-cell-epitope matching at HLA-DPB1 in recipients of unrelated-donor haemopoietic-cell transplantation: A retrospective study. *Lancet Oncol*. 2012;13(4):366–374.

Park M, Seo JJ. Role of HLA in hematopoietic stem cell transplantation. *Bone Marrow Res*. 2012;2012:680841.

Pegram HJ, Ritchie DS, Smyth MJ, et al. Alloreactive natural killer cells in hematopoietic stem cell transplantation. *Leuk Res*. 2011;35(1):14–21.

Nowak J. Role of HLA in hematopoietic SCT. *Bone Marrow Transplant*. 2008;42:S71–S76.

16

第一百九十九节　β-羟丁酸

1. 定义

(1) 在 DKA 中有三种酮体产生：β-羟丁酸(hydroxybutyrate beta，BHB)，乙酰乙酸和丙酮。BHB 的浓度最大，约占三种酮体的 75%。在酮症期间，BHB 的升高甚至超过乙酰乙酸和丙酮，并被证明是酮症酸中毒——包括亚临床酮症的一个更好的指标。BHB 检测又名 3-羟基丁酸或酮体检测。酮体检测一般是用硝普钠(Acetest)片剂或试剂棒进行测定。与 1∶1 稀释的血清反应呈 4+ 强烈提示酮症酸中毒。硝普钠与乙酰乙酸和丙酮反应，但不与 BHB 反应。这一点很重要，因为 BHB 是主要的酮体，尤其是在严重的 DKA 中。因此，在严重酮症时可能会出现血清硝普钠反应阴性。

(2) 正常值范围：0.02mmol/L~0.27mmol/L。

2. 应用

(1) 监测 DKA 治疗。

(2) 表现为低血糖、酸中毒、可疑酒精摄入史或者不明原因 AG 升高的急诊患者的鉴别诊断。

(3) 在儿科患者中，酮血症/酮尿症的存在与否对先天性代谢异常的鉴别诊断十分重要。

(4) 24h 禁食中要监测的关键参数。

3. 解释

升高见于：

(1) 酒精性酮症酸中毒。

(2) 乳酸酸中毒(休克、肾衰竭)。

(3) 肝脏疾病。

(4) 感染。

(5) 降糖灵(苯乙双胍)和水杨酸盐中毒。

4. 局限性

(1) 常用检查无法检测酮体。

(2) 硝普钠试验可能出现假阴性结果，因为硝普钠不能检测 BHB。

第二百节　免疫球蛋白 A(IgA)

1. 定义

(1) IgA 是黏膜分泌物(包括鼻腔和肺分泌物；唾液和肠液；泪液和泌尿生殖道分泌物)中主要的免疫球蛋白。IgA 在防止微生物附着或穿透体表及预防呼吸道、胃肠道和泌尿生

16

殖道感染方面起着重要作用。IgA 不能穿过胎盘。婴儿产生 IgA，但是分泌量通常很少。IgA 是多发性骨髓瘤中第二常见的单克隆免疫球蛋白。

（2）正常值范围：见表 16-41。

表 16-41　不同年龄 IgA 的正常值范围

年龄	范围（g/L）	年龄	范围（g/L）
0 天~30 天	0.01~0.07	1 岁	0.14~1.05
1 月	0.01~0.53	2 岁	0.14~1.22
2 月	0.03~0.47	3 岁	0.22~1.57
3 月	0.05~0.46	4 岁	0.25~1.52
4 月	0.04~0.72	5~7 岁	0.33~2.00
5 月	0.08~0.83	8~9 岁	0.45~2.34
6 月	0.08~0.67	10~17 岁	0.68~3.78
7-8 月	0.11~0.89	18 岁	0.82~4.53
9-11 月	0.16~0.83		

2. 使用

（1）检测或监测单克隆丙种球蛋白病和免疫缺陷。

（2）协助诊断多发性骨髓瘤。

（3）监测多发性骨髓瘤的治疗。

（4）输血前评估可能缺乏 IgA 的患者。

（5）评估输血和输注血液制品相关的过敏反应（IgA 水平较低的患者可能出现抗 IgA 抗体，在输注献血时可能发生过敏反应）。

3. 解释

（1）升高见于：

① 多克隆：

a. 肝硬化；

b. 慢性感染；

c. 慢性炎症性疾病；

d. 炎症性肠病；

e. RF 滴度高的 RA；

f. SLE（部分患者）；

g. 混合结缔组织病；

h. 结节病（部分患者）；

i. 威斯科特 - 奥尔德里奇综合征（Wiskott-Aldrich syndrome）。

② 单克隆：

a. IgA 骨髓瘤（M 蛋白）；

16

b. 孤立性浆细胞瘤；

c. 重链病；

d. MGUS；

e. 淋巴瘤；

f. 慢性淋巴细胞白血病。

(2) 降低见于：

① 正常人(1:700)；

② 遗传性毛细血管扩张症(80% 的患者)；

③ Ⅲ型异常球蛋白血症；

④ 吸收不良(部分患者)；

⑤ 系统性红斑狼疮(偶尔)；

⑥ 肝硬化(偶尔)；

⑦ 斯蒂尔病(Still disease)(偶尔)；

⑧ 复发性中耳炎(偶尔)；

⑨ 非 IgA 骨髓瘤；

⑩ 瓦氏巨球蛋白血症(Waldenstrom macroglobulinemia)；

⑪ 获得性免疫缺陷；

⑫ 胃癌。

4. 局限性

免疫化学方法无法区分多克隆和单克隆 IgA。对 M 蛋白进行定量需行血清蛋白电泳和免疫固定电泳。

第二百零一节 免疫球蛋白 D(IgD)

1. 定义

(1) IgD 主要见于 B 细胞表面,可能有助于调节 B 细胞功能。IgD 可能是早期 B 细胞抗原受体,但是循环 IgD 的功能在很大程度上是未知的。IgD 的功能是激活一些淋巴细胞。

(2) 正常值:小于等于 0.153g/L(15.3mg/dl)。

2. 应用

罕见 IgD 骨髓瘤的诊断(大幅升高)

3. 解释

(1) 升高见于

① 单克隆

a. IgD 多发性骨髓瘤

b. MGUS

16

② 多克隆

a. 慢性感染（中度）

b. 自身免疫性疾病

c. 急性病毒性肝炎

d. 慢性阻塞性肺病

e. 同种异体骨髓移植后

（2）降低见于

① 遗传缺陷

② 获得性免疫缺陷

③ 非 IgD 骨髓瘤

④ 婴儿期、儿童早期

4. 局限性

IgD 升高需要用免疫固定电泳判断为单克隆或多克隆。

第二百零二节　免疫球蛋白 E（IgE）

1. 定义

（1）IgE 介导过敏和超敏反应。过敏性和非过敏性个体之间的总 IgE 值有明显的重叠。仅检测总 IgE 对于诊断过敏性疾病的作用不大。

（2）正常值：见表 16-42。

表 16-42　不同年龄 IgE 的正常值

年龄（y）	IgE 值（kU/L）	年龄（y）	IgE 值（kU/L）
0~2	53	7	248
2	93	8	260
3	120	9	304
4	160	10	328
5	192	18	127
6	224		

2. 应用

（1）过敏原筛查；IgE 抗体和皮肤测试本质上是可以互换的。

（2）提示各种寄生虫病。

（3）诊断 IgE 骨髓瘤。

（4）诊断支气管肺曲霉病；血清 IgE 水平正常可排除诊断。

3. 解释

(1) 升高见于：

① 过敏性疾病。

a. 大约 60% 的外源性哮喘患者；

b. 大约 30% 的枯草热患者；

c. 特应性湿疹；

② 受过敏原类型、刺激持续时间、症状和脱敏治疗影响。

③ 寄生虫病（如蛔虫病、内脏幼虫移行综合征、钩虫病、血吸虫病和棘球绦虫感染）。

④ 单克隆 IgE 骨髓瘤。

(2) 降低见于：

① 遗传缺陷；

② 获得性免疫缺陷；

③ 共济失调毛细血管扩张症；

④ 非 IgE 骨髓瘤；

(3) 正常见于：哮喘。

4. 局限性

血清 IgE 水平正常并不能排除过敏性疾病的可能性。

第二百零三节　免疫球蛋白 G（IgG）

1. 定义

(1) IgG 激活补体并对抗感染。IgG 占正常成年人血清免疫球蛋白的 70%~80%。IgG 分为四个亚类（IgG1、IgG2、IgG3 和 IgG4）。IgG1 占总 IgG 的 65%，母体来源的 IgG 为新生儿提供被动免疫，IgG 可穿过胎盘屏障。

(2) 正常值范围：见表 16-43。

表 16-43　不同年龄 IgG 的正常值范围

年龄	范围（g/L）	年龄	范围（g/L）
0 天~30 天	6.11~15.42	9~11 月	2.82~10.26
1 月	2.41~8.70	1 岁	3.31~11.64
2 月	1.98~5.77	2 岁	4.07~10.09
3 月	1.69~5.58	3 岁	4.23~10.90
4 月	1.88~5.36	4 岁	4.44~11.87
5 月	1.65~7.81	5~7 岁	6.08~12.29
6 月	2.06~6.76	8~9 岁	5.84~15.09
7~8 月	2.08~8.68	10 岁	7.68~16.32

16

2. 使用

（1）诊断 IgG 骨髓瘤。

（2）诊断遗传性和获得性 IgG 免疫缺陷。

（3）传染性疾病和免疫力的血清学诊断。

3. 解释

（1）升高见于：

① 单克隆

a. 多发性骨髓瘤；

b. 孤立性浆细胞瘤；

c. MGUS；

d. 淋巴瘤；

e. 慢性淋巴细胞白血病。

② 多克隆

a. 结节病

b. 慢性肝脏疾病（如肝硬化）

c. 自身免疫性疾病

d. 寄生虫病

e. 慢性感染

f. 使用宫内节育器（intrauterine contraceptive diseases）

（2）降低见于

① 蛋白丢失综合症（protein-losing syndrome）

② 妊娠

③ 非 IgG 骨髓瘤

④ 瓦氏巨球蛋白血症

⑤ 原发性免疫缺陷状态

⑥ 合并其他免疫球蛋白降低：

主要为球蛋白血症：包括获得性、原发性、继发性（例如多发性骨髓瘤、白血病、肾病综合症和蛋白丢失性肠病）、先天性、遗传性胸腺发育不全、Ⅰ型异常球蛋白血症（IgG 和 IgA 降低，IgM 升高）、Ⅱ型异常球蛋白血症（缺乏 IgA 和 IgM，IgG 水平正常）等，发病前主要为婴儿期和儿童早期。

第二百零四节 脑脊液 IgG 与白蛋白比值

1. 定义

（1）诊断多发性硬化最常用的两种实验室检查为 CSF 指数和寡克隆条带。CSF 指数是 CSF 中 IgG/ 白蛋白比值与血清中 IgG/ 白蛋白比值相比较。因此，CSF 指数是 CSF 中 IgG

16

相较于血清中 IgG 的相对量的一个指标,而所有的 CSF 指数的升高都提示 CSF 中有 IgG 合成。IgG 合成率是 CSF 指数数据的一种数学处理,也可以作为 CSF 炎症反应的标志物。该指数与脱髓鞘过程的活跃程度无关。

(2) 正常值范围:

① CSF 中 IgG:0g/L~0.06g/L

② CSF 中白蛋白:0g/L~0.35g/L

③ CSF 中 IgG/白蛋白比值:0.09~0.25

2. 应用

诊断多发性硬化。

3. 解释

升高见于:

(1) 多发性硬化。

(2) 正常高值可能提示退行性疾病,如脑或小脑萎缩、肌萎缩侧索硬化或脑肿瘤。

4. 局限性

(1) 在其他炎性脱髓鞘疾病中 CSF 指数也可升高,如神经梅毒、急性炎症性多神经根神经病和亚急性硬化性全脑炎。

(2) 脑脊液寡克隆条带敏感性(85%)略高于脑脊液指数。据报道,CSF 指数联合寡克隆条带的敏感性增加到大于 90%。

(3) 椎管不完全阻塞时比值可能在正常水平。

(4) 仅白蛋白增加可能是由于脉络丛病变或脑脊液流动受阻。

(5) 测定脑脊液中髓鞘碱性蛋白可用于诊断多发性硬化或其他活动性脱髓鞘过程。

第二百零五节　免疫球蛋白 M(IgM)

1. 定义

(1) IgM 是对抗原应答过程中最早出现的抗体,它可以由胎儿合成,不能穿过胎盘屏障。

(2) 正常值范围:见表 16-44。

表 16-44　不同年龄 IgM 的正常值范围

年龄	范围(g/L)	年龄	范围(g/L)
0 天~30 天	0~0.24	5 月	0.31~1.03
1 月	0.19~0.83	6 月	0.33~0.97
2 月	0.16~1.00	7~8 月	0.32~1.20
3 月	0.23~0.85	9~11 月	0.39~1.42
4 月	0.26~0.96	1 岁	0.41~1.64

16

续表

年龄	范围（g/L）	年龄	范围（g/L）
2 岁	0.46~1.60	5~7 岁	0.46~1.97
3 岁	0.45~1.90	8~9 岁	0.49~2.30
4 岁	0.41~1.86	10 岁	0.60~2.63

2. 应用

（1）诊断遗传性和获得 IgM 免疫缺陷。

（2）诊断瓦氏巨球蛋白血症。

（3）诊断传染性疾病最早的血清学免疫球蛋白指标。

3. 解释

（1）升高见于：

① 多克隆

a. 肝脏疾病；

b. 慢性感染；

c. 继发于肾病综合征；

d. 高 IgM 综合征。

② 单克隆

a. 瓦氏巨球蛋白血症；

b. 淋巴瘤；

c. 慢性淋巴细胞白血病；

d. 多发性骨髓瘤（罕见）；

e. Schnitzler 综合征；

f. IgM 抗体冷凝集素综合征；

g. MGUS。

（2）降低见于：

① 蛋白丢失综合征；

② 非 IgM 骨髓瘤；

③ 婴儿期、儿童早期。

4. 局限性

IgM 的选择性缺乏（其他免疫球蛋白类型在正常范围）是一种与感染相关的罕见的**免疫紊乱**。

16

第二百零六节　血清免疫球蛋白游离轻链

1. 定义

（1）浆细胞并不产生完整的免疫球蛋白分子，而是分别产生重链和轻链，然后再将它们组装起来释放到血液中。因为浆细胞通常会产生稍多的轻链，所以通常会有一些未与重链结合的剩余轻链被释放到血液中。这些轻链被称为血清游离轻链（free light chains，FLC）。正常情况下，血液中只有非常少的游离轻链。

（2）Freelite 是一种针对游离和轻链的检测方法，这种新的、高度敏感的检测方法有助于诊断和监测多发性骨髓瘤和相关的浆细胞疾病。Freelite 的样本为血清而不是尿液，其灵敏度高于目前的电泳检测。

（3）最近的研究表明，Freelite 能够：

① 发现多达 82% 的不分泌型骨髓瘤患者；

② AL 型淀粉样变患者的识别和监测，包括那些免疫固定电泳未见单克隆蛋白的患者；

③ 大于 95% 的轻链和完整免疫球蛋白多发性骨髓瘤患者的识别和评估疗效；

④ 发现多达 96% 的完整免疫球蛋白骨髓瘤患者；

⑤ 相较于对所有免疫球蛋白 M 峰值的测定，提供更早期的疗效或耐药指标；

⑥ 评估 MGUS 患者进展为骨髓瘤的风险；

⑦ 与血清蛋白电泳或免疫固定电泳联合是检测所有副蛋白的检出率最高的方法。

（4）正常值范围：

① 游离 κ 链：3.30mg/L~19.40mg/L；

② 游离 λ 链：5.71mg/L~26.30mg/L；

③ κ/λ 比值：0.26~1.65。

2. 应用

（1）不分泌型和寡分泌型（血清中单克隆蛋白小于 10g/L，尿液中单克隆蛋白小于 200mg/d）骨髓瘤患者的诊断和进展监测。

（2）轻链骨髓瘤患者和原发性系统性淀粉样变患者的诊断和进展监测，其他方法可能很难识别和检测其克隆性浆细胞疾病。

（3）预测进展为 MGUS 的风险。

（4）预测进展为孤立性骨浆细胞瘤的风险。

（5）诊断、监测（治疗期间和治疗后）和预测完整免疫球蛋白多发性骨髓瘤患者预后。

3. 解释（表 16-45）

（1）升高见于（见局限性）：

① 多发性骨髓瘤；

② 淋巴细胞肿瘤；

③ 瓦氏巨球蛋白血症；

16

表 16-45 血清中游离轻链检测结果解释

κ	λ	κ/λ 比例	解释
N	N	N	正常血清
L	L	N	无单克隆丙种球蛋白病的骨髓抑制
L	L	H	单克隆丙种球蛋白病
L	L	L	单克隆丙种球蛋白病
L	N	N	正常血清
L	N	L	单克隆丙种球蛋白病
L	H	L	单克隆丙种球蛋白病
N	L	H	正常血清
N	L	N	单克隆丙种球蛋白病
N	N	H	单克隆丙种球蛋白病
N	N	L	多克隆免疫球蛋白增加或肾损害
N	H	N	单克隆丙种球蛋白病
N	H	L	单克隆丙种球蛋白病
H	L	H	单克隆丙种球蛋白病
H	N	H	多克隆免疫球蛋白增加或肾损害
H	N	N	多克隆免疫球蛋白增加或肾损害
H	H	N	单克隆丙种球蛋白病伴肾损伤
H	H	H	单克隆丙种球蛋白病伴肾损伤
H	H	L	单克隆丙种球蛋白病伴肾损伤

④ 淀粉样变；

⑤ 轻链沉积病；

⑥ 结缔组织病，如系统性红斑狼疮；

⑦ 肾功能损害（常见）；

⑧ 炎症条件下产生过多的多克隆 FLC（常见）；

⑨ 不同 FLC 类型的双克隆丙球蛋白病（罕见）。

（2）降低见于：骨髓功能障碍。

4. 局限性

FLC κ 和 λ 升高可能是由于多克隆高丙球蛋白血症或肾脏清除率受损。诊断疾病时必须有特异性 FLC（如 FLCκ/λ 比值）升高。

参考文献

Bradwell AR. *Serum Free Light Chain Analysis*, 2nd ed. Birmingham, UK: The Binding Site Ltd; 2005:13–21.

Katzmann JA, Clark RJ, Abraham RS, et al. Serum reference intervals and diagnostic ranges for free κ and free λ immunoglobulin light chains: Relative sensitivity for detection of monoclonal light chains. *Clin Chem*. 2002;48:1437–1444.

16

第二百零七节　免疫抑制剂 [1]

1. 定义

（1）环孢素 A 是一种包含 11 个氨基酸的环状多肽。它是由一种名为多孔木霉（tolypocladium inflatum）的真菌产生的。

（2）西罗莫司是一种三烯大环类抗生素，由吸水链霉菌（streptomyces hygroscopicus）发酵产生。西罗莫司是在 Rapa Nui——也被称为复活节岛（Easter Island）上收集的土壤样本中发现的。从结构上说，西罗莫司与他克莫司类似，并与同一种被称为 FKBP-12 的细胞内结合蛋白或免疫亲和蛋白结合。

（3）他克莫司是一种由筑波链霉菌（streptomyces tsukubaensis）产生的大环内酯类抗生素。

（4）其他名称：环孢素（sandimmune，neoral）、西罗莫司（雷帕霉素，Rapamune）和他克莫司（FK-506，Prograf）。

（5）正常值范围：见表 16-46。

表 16-46　移植后免疫抑制剂的正常值范围

药名	移植类型	给药后 12h 治疗浓度（ng/ml）
环孢素 A	肾脏	100~200
	心脏	150~250
	肝脏	100~400
	骨髓	100-300
		中毒浓度 >400
		4~20（谷值）
西罗莫司	肾脏	4~12
	肝脏	12~20
他克莫司		5~20（12h 谷值）
	肾脏和肝脏	
	移植后 0~2 月	10.0~15.0
	3 月及以后	5.0~10.0
	心脏	
	移植后 0~2 月	10.0~18.0
	3 月及以后	8.0~15.0
		中毒浓度≥26

---

[1]　由 Amanda J. Jenkins 完成。

2. 应用

(1) 环孢素是一种抑制免疫系统的药物,用于预防器官排斥和骨髓移植。环孢素与其他免疫抑制剂或糖皮质激素联合使用。

(2) 虽然西罗莫司最初是作为一种抗真菌药开发的,后来被发现有免疫抑制和抗增殖特性。

(3) 他克莫司是一种免疫抑制药物,已被证明能有效治疗移植后排斥。他克莫司被用于治疗下列疾病(单药或与氨甲蝶呤联用):成年 RA、成人难治性肌炎、系统性硬化、克罗恩病、自体免疫性慢性肝炎、儿童自身免疫性肠病、葡萄膜炎、类固醇耐药性肾病综合征(严重)、顽固性慢性斑块型银屑病和特应性皮炎(剂型为软膏)。

3. 局限性

(1) 使用全血标本进行检测。

(2) 不能使用凝固的和 / 或冷冻的标本。

(3) 通过免疫测定或 LC/MSn(多个 MS)法进行检测。

(4) 免疫测定(如 MEIA、EMIT、FPIA 和 RIA)法:FPIA 法与环孢素代谢产物的交叉反应多于 EMIT。因此,EMIT 的浓度可能是 FPIA 的 70%。需要注意的是,免疫测定的交叉反应可能随时间而改变,因此请参阅生产商的使用说明书以获取最新信息。

(5) LC/MS 检测浓度通常低于免疫测定法,因为没有与代谢产物的交叉反应。

第二百零八节　血清抑制素 A 和 B

1. 定义

(1) 抑制素是属于转化生长因子家族的多肽激素,由卵巢颗粒细胞和睾丸支持细胞(Sertoli cell)分泌,抑制垂体产生 FSH。妊娠期间胎盘分泌抑制素。抑制物是异二聚体,有两种形式:α-βA(抑制素 A)和 α-βB(抑制素 B)。

(2) 正常值范围:见表 16-47 和表 16-48。

表 16-47　抑制素 A 的正常值范围

年龄 / 阶段	抑制素 A(二聚体)(pg/ml)	年龄 / 阶段	抑制素 A(二聚体)(pg/ml)
正常月经周期的女性		黄体中期(4~11)	3.9~87.7
早卵泡期(–14 至 –10)	1.8~17.3	黄体晚期(12~14)	2.7~47.1
中卵泡期(–9 至 –4)	3.5~31.7	IVF 峰值	354.2~1 690.0
晚卵泡期(–3 至 –1)	9.8~90.3	PCOS 排卵	5.7~16.0
排卵期(0)	16.9~91.8	绝经后	<7.9
黄体早期(1~3)	16.1~97.5	正常男性	<2.1

16

表 16-48　抑制素 B 在不同性别和年龄中的正常值范围

男性	女性
<3 岁:未建立参考范围	<3 岁:未建立参考范围
3 岁~9 岁:<162pg/ml	3 岁~9 岁:<30pg/ml
10 岁~13 岁:42~339pg/ml	10 岁~13 岁:<93pg/ml
14 岁~17 岁:68~300pg/ml	14 岁~17 岁:<140pg/ml
≥18 岁:<305pg/ml	绝经前:<255pg/ml
	绝经后:<30pg/ml

2. 应用

（1）女性:

① 抑制素 A 主要是由黄体产生,青春期之前检测不到;绝经后由于卵泡不分泌故水平非常低。妊娠期间由胎盘分泌,在 8~10 周时达峰值,随后逐渐降低,至 20 周时开始逐渐升高直到分娩。抑制素 A 也是孕期唐氏综合征筛查的有效指标之一。

② 抑制素 B 是由小窦卵泡的颗粒细胞产生,青春早期达到峰值,之后水平恒定,40 岁后逐渐下降。在绝经早期,卵泡期抑制素 B 下降,而抑制素 A 和雌二醇仍在正常范围。抑制素 B 可能提示围绝经期女性的卵巢储备较低和向绝经期过度。抑制素 B 可用于辅助生殖。在月经周期的第 3~5 天检测抑制素 B。

③ 绝经后,抑制素 A 和 B 均降至非常低的水平。抑制素可能有助于子痫前期的筛查。同时检测抑制素 A 和 B 可帮助诊断卵巢颗粒细胞肿瘤。

（2）男性:

抑制素 B 对男性十分重要,通过对 FSH 的负反馈作用促进精子发生。抑制素 A 在男性中并不重要(正常值小于 480pg/ml),含量保持相对恒定。抑制素在男性不育时可能会降低。

3. 解释

（1）升高见于:

① 抑制素 A:正常妊娠时升高。

② 子痫前期、唐氏综合征和某些癌症:

a. 70% 的颗粒细胞肿瘤患者;

b. 20% 的卵巢上皮性肿瘤患者。

（2）降低见于:卵巢衰老。

4. 局限性

抑制素水平在月经周期中波动。

16

第二百零九节 胰 岛 素

1. 定义

(1) 胰岛素是一种肽类激素,是由胰腺 β 细胞分泌颗粒中的胰岛素原经酶水解生成。胰岛素在首次通过肝脏时,有大约 50% 被从血液中清除。胰岛素的半衰期为 4min~9min。胰岛素的分泌主要受血糖水平调节,因此,检测胰岛素时应同时检测血糖。胰岛素抵抗是 1 型糖尿病发病的关键因素。

(2) 正常值范围:43.05pmol/L~193.73pmol/L(6μIU/ml~27μIU/ml)。

2. 应用

(1) 诊断胰岛细胞肿瘤。

(2) 诊断空腹低血糖。

(3) 临床上不用于诊断 DM。

3. 解释

(1) 升高见于:

① 胰岛细胞肿瘤:空腹血胰岛素水平大于 358.75pmol/L(50μU/ml),且血糖水平降低或正常。服用甲苯磺丁脲(tolbutamide)或亮氨酸会使血液中的胰岛素在几分钟内迅速上升到非常高的水平,然后迅速恢复正常;

② 血糖正常时的人为低血糖;

③ 胰岛素自身免疫综合征;

④ 未经治疗的轻度 DM 肥胖患者,空腹血糖水平通常升高;

⑤ 肝硬化(因为不能充分从血液中清除);

⑥ 肢端肥大症(特别是活动性疾病)患者摄入葡萄糖后;

⑦ 反应性低血糖患者摄入葡萄糖后,特别是糖耐量曲线为糖尿病样改变的患者。

(2) 降低见于:

① 1 型 DM;

② 垂体功能减退;

③ 伴酮症和体重减轻的重症糖尿病,这可能导致胰岛素缺乏。在病情较轻时,体内一般有胰岛素,但只是在葡萄糖浓度较低时。

4. 局限性

(1) 非胰腺肿瘤相关的低血糖和儿童期自发性低血糖(除服用亮氨酸外)患者的胰岛素水平是正常的。

(2) 使用非人源胰岛素治疗的患者体内常可发现循环抗胰岛素抗体。如果存在抗胰岛素抗体,这些抗体可能干扰胰岛素检测。

(3) 明显超重的患者的空腹胰岛素水平通常高于正常体重的成年人。

16

（4）患者血清中的嗜异性抗体可以与检测试剂中的免疫球蛋白反应，从而干扰体外免疫测定。经常接触动物或动物血清产品的患者的样本可出现这种情况，并可能导致异常检测结果。

第二百一十节 胰岛素耐量试验

1. 定义

静脉注射胰岛素 0.1U/kg，怀疑垂体功能减退时应该使用小剂量。应准备静脉注射葡萄糖备用以防止严重的机体反应。在胰岛素注射前、注射后 30min 及注射后 45min 时采集血液样本以检测血清葡萄糖和皮质醇水平（需要时可同时检测生长激素）。所有血糖足够低（小于等于 1.94mmol/L 即 35mg/dl）的患者应该表现出一些低血糖的症状，即交感神经兴奋或 CNS 葡萄糖缺乏（如入睡）。

2. 应用

（1）评估严重胰岛素抵抗综合征。
（2）胰岛素敏感性的粗略分类。
（3）评估 GH 缺乏。

3. 解释

正常人血糖在 20min~30min 内下降至空腹水平的 50%，然后 90min~120min 内回到空腹水平。血糖下降小于 25% 并且迅速回到空腹水平提示胰岛素耐量升高。

（1）升高见于：

甲状腺功能减退；

肢端肥大症库欣综合征（皮质醇反应峰值小于 497.52nmol/L 即 18μg/dl~552.80nmol/L 即 20μg/dl，且相较于基线的变化小于 193.48nmol/L 即 7μg/dL，提示糖皮质激素缺乏）；

DM（部分患者，尤其是老年和肥胖的患者）。

（2）降低见于：胰岛素敏感性升高（血糖过度下降）。

① 对低血糖无反应（无糖原分解）；

② 胰岛细胞肿瘤；

③ 肾上腺皮质功能减退；

④ 继发于垂体功能减退的肾上腺皮质功能减退；

⑤ 甲状腺功能减退：糖原贮积症（部分患者）和饥饿（肝糖原消耗）。

4. 局限性

（1）在绝经前女性中，该检测可以在月经周期的任何阶段进行，因为月经周期不影响下丘脑-垂体-肾上腺轴对胰岛素所致低血糖的反应。

（2）几乎所有患者都有不同程度的出汗。如果患者不出汗，不管血糖浓度如何，都必须怀疑所给刺激是否充分。

16

（3）大多数患者还表现出心前区明显且快速的心脏搏动（但不是心动过速或低血压，因为患者为仰卧位）以及饥饿感、嗜睡、不反应或焦虑。焦虑很常见，有时会很严重，很多患者觉得这是一段不愉快的经历。

（4）原发性或继发性肾上腺功能减退或长期 DM 患者对低血糖的代偿反应受损。

（5）许多研究将正常的血清皮质醇反应定义为 497.52nmol/L~608.08nmol/L（18μg/dl~22μg/dl）。理想情况下，各机构应自行确定参考值范围，但事实上很少这样做。如果血清皮质醇达到这个水平，那血糖是否足够低就不重要了。另一方面，如果血清皮质醇只有在血清葡萄糖降至 1.94mmol/L（35mg/dl）及以下时才能达到这一水平，说明皮质醇反应不足。如果没有达到这一水平，说明所给刺激不充分，需要重复试验。重要的是血清皮质醇浓度所达到的峰值，而不是皮质醇浓度的增量。

第二百一十一节　胰岛素样生长因子结合蛋白 3

1. 定义

（1）胰岛素样生长因子结合蛋白 3（insulin-like　growth factor-binding protein-3，IGFBP-3）是在肝脏合成的由 264 个氨基酸组成的多肽（分子量 29kDa）。IGFBPs 负责转运和调控胰岛素样生长因子（IGFs）的生物利用度和半衰期，IGFBP-3 是其中含量最丰富的一种。IGFBP-3 除了具有与 IGF 结合的功能外，还具有内源性生长调节作用。虽然目前对这一作用的认识尚不充分，但是研究人员对 IGFBP-3 可能作为肿瘤预后标志物很感兴趣。其他名称：生长调节素 C 结合蛋白。

（2）正常值范围：见表 16-49。

表 16-49　IGFBP-3 的正常值范围

年龄（未特别指出时单位为年）	参考范围（μg/ml）	年龄（未特别指出时单位为年）	参考范围（μg/ml）
0d~15d	0.5~1.4	13	3.1~9.5
1	0.7~3.6	14	3.3~10
2	0.8~3.9	15	3.5~10
3	0.9~4.3	16	3.4~9.5
4	1.0~4.7	17	3.2~8.7
5	1.1~5.2	18	3.1~7.9
6	1.3~5.6	19	2.9~7.3
7	1.4~6.1	20	2.9~7.2
8	1.6~6.5	21~25	3.4~7.8
9	1.8~7.1	26~30	3.5~7.6
10	2.1~7.7	31~35	3.5~7.0
11	2.4~8.4	36~40	3.4~6.7
12	2.7~8.9	41~45	3.3~6.6

16

续表

年龄（未特别指出时单位为年）	参考范围（µg/ml）	年龄（未特别指出时单位为年）	参考范围（µg/ml）
46~50	3.3~6.7	66~70	3.0~6.2
51~55	3.4~6.8	71~75	2.8~5.7
56~60	3.4~6.9	76~80	2.5~5.1
61~65	3.2~6.6	81~85	2.2~4.5

2. 应用

（1）诊断生长障碍；

（2）诊断成人生长激素缺乏症；

（3）监测重组人生长激素治疗；

（4）可能协助 IGF-I 和生长激素对肢端肥大症和巨人症进行诊断和随访。

3. 解释

（1）升高见于：

① GH 合成过多；

② rhGH 过度治疗；

③ 慢性肾衰竭。

（2）降低见于：

① GH 缺乏；

② GH 抵抗；

③ 禁食 / 慢性营养不良；

④ 肝衰竭；

⑤ DM。

4. 局限性

（1）IGF-I 和 IGFBP-3 的参考范围与年龄高度相关，在解读检测结果时必须结合患者的年龄。

（2）IGFBP-3 和 IGF-I 的检测结果不符有时是由肝脏和肾脏疾病导致的，但是这并不常见。当检测结果不符时，实验室人员和医生应该考虑到结果分析前或分析中可能出现的错误。此时，IGFBP-3 不能作为乳腺癌、结肠癌、前列腺癌和肺癌可靠的预后指标。

（3）不同检测平台和生产商对 IGFBP-3 的测定结果差异明显，不能直接比较不同的测定结果。如果改变检测方法，应该再次确定患者的基线。

第二百一十二节　胰岛素样生长因子 -1

1. 定义

（1）胰岛素样生长因子 -1（insulin-like growth factor-1，IGF-1）由下丘脑分泌，其释放受

多种组织特别是肝细胞[①]中的生长激素（growth hormone, GH）调节。IGF-1 是由 70 个氨基酸残基组成的单链多肽，分子量为 7 649Da。IGF-1 与 IGF-2 和胰岛素在结构上具有同源性。IGF-1 主要与 IGFBP-3 和酸不稳定亚基结合的高分子量三元复合物的形式存在于循环中。血浆 IGF-1 水平在出生时几乎无法检测到，儿童时期逐渐升高，从青春中期到大约 40 岁时达到峰值，然后逐渐下降。妊娠期母体血浆 IGF-1 水平升高。

（2）正常值范围：（见表 16-50）

0 天~7 天：小于 26ng/ml；

8 天~15 天：小于 41ng/ml。

表 16-50　IGF-1 的正常值范围

年龄（年）	95% 参考值范围（ng/ml）	年龄（年）	95% 参考值范围（ng/ml）
16d 至 1 岁	55~327	18	163~584
2	51~303	19	141~483
3	49~289	20	127~424
4	49~283	21~25	116~358
5	50~286	26~30	117~329
6	52~297	31~35	115~307
7	57~316	36~40	109~284
8	64~345	41~45	101~267
9	74~388	46~50	94~252
10	88~452	51~55	87~238
11	111~551	56~60	81~225
12	143~693	61~65	75~212
13	183~850	66~70	69~200
14	220~972	71~75	64~188
15	237~996	76~80	59~177
16	226~903	81~85	55~166
17	193~731		

2. 应用

（1）诊断肢端肥大症和垂体功能不全。IGF-1 要优于 GH，因为 IGF-1 在进食后和白天水平都是恒定的。

（2）帮助确定 GH 的最佳用量。

（3）筛查其他生长障碍。

（4）评估营养状况。

（5）监测营养支持的效果，其敏感性高于前清蛋白、转铁蛋白指数或视黄醇结合蛋白。

16

————————————

① 原文认为 IGF-1 由下丘脑分泌。

3. 解释

(1) 升高见于：

① 肢端肥大症和巨人症；

② 妊娠（非妊娠时的 2 倍至 3 倍）。

(2) 降低见于：

① 垂体功能不全；

② 拉伦侏儒症（Laron dwarfism）；

③ 厌食症或营养不良；

④ 急性疾病；

⑤ 肝衰竭；

⑥ 甲状腺功能减退；

⑦ DM；

⑧ 正常衰老。

第二百一十三节　胰岛素样生长因子 -2

1. 定义

(1) 胰岛素样生长因子 -2（Insulin-like growth factor-2，IGF-2）是一种由 67 个氨基酸组成的，分子量为 7.5kDa 的多肽，被认为可调节 GH 的部分作用。IGF-1 与 IGF-2 和胰岛素原在结构上具有同源性。IGF-2 由肝脏和其他组织分泌，推测其在合成位点或附近有促进有丝分裂和调节代谢的作用。IGF-2 也出现在外周循环中，IGF-2 主要以与 IGFBP-3 和酸不稳定亚基结合的高分子量三元复合物的形式存在于循环中，估计血液循环中游离 IGF-Ⅱ 的比例大于 5%。血浆 IGF-2 水平的维持依赖于足够的 GH 和其他因素，包括充足的营养。IGF-2 的作用是通过与特定的细胞表面受体相结合来实现的。虽然 IGF-2 的具体生理作用尚不明确，但目前推测 IGF-1 和 IGF-2 与不同的细胞表面受体和循环结合蛋白之间的相互作用能调节组织生长。

(2) 正常值范围：

① 青春期前的儿童：334ng/ml~642ng/ml；

② 青春期：245ng/ml~737ng/ml；

③ 成人：288ng/ml~736ng/ml；

④ GH 缺乏：51ng/ml~299ng/ml。

2. 应用

IGF-2 可辅助 IGF-1 用于 GH 相关疾病的临床评估。

3. 解释

(1) 升高见于：

① 与非胰岛细胞肿瘤相关的低血糖；

16

② 肝癌；

③ 肾母细胞瘤。

(2) 降低见于：GH 缺乏。

第二百一十四节　胰岛素 /C 肽比值

1. 定义

(1) 分泌到门静脉中的胰岛素和 C 肽的摩尔数相同，但是其在血清中的比例为 1：5 至 1：15，这是因为大约 50% 的胰岛素在首次通过肝脏时被从血液中清除。C 肽的半衰期约为 30min。

(2) 正常值范围：空腹时胰岛素 /C 肽摩尔数之比为 1.0。

2. 应用

鉴别胰岛细胞肿瘤和胰岛素造成的人为低血糖。

3. 解释

(1) 小于 1.0（摩尔浓度单位）或大于 47.17μg/ng（传统单位）：

(2) 内源性胰岛素分泌增加（如胰岛细胞肿瘤和服用磺酰脲类药物）或者肾衰竭。

(3) 大于 1.0（摩尔浓度单位）或小于 47.17μg/ng（传统单位）：

(4) 注射外源性胰岛素或者肝硬化。

4. 局限性

正常年轻非糖尿病妊娠女性在空腹和葡萄糖刺激条件下的胰岛素 /C 肽比值存在种族差异。与白人和西班牙裔人群相比，非裔美国女性的胰岛素分泌量更低，胰岛素抵抗也更强（C 肽浓度更低，C/I 比值更低，胰岛素和 I/G 比值更高）。

第二百一十五节　内因子抗体

1. 定义

(1) 内因子抗体，或抗内因子、内因子封闭抗体、1 型内因子抗体和 IFAB，是一种由胃壁细胞产生的糖蛋白。内因子抗体与末段回肠中的食物所含的少量维生素 B_{12} 结合，并将其运输和促进其吸收。如果有针对壁细胞、内因子与维生素 B_{12} 或与回肠的结合位点的抗体，则患者吸收膳食中维生素 B_{12} 的能力会降低。随着时间的推移，这些抗体的存在会导致维生素 B_{12} 的储存减少，最终发展为维生素 B_{12} 缺乏症，这将导致不同的后果。循环内因子抗体的存在是 PA 的一个非常明确的指标，约 50% 的病例中发现针对内因子的抗体。其他人群中很少发现内因子抗体。

(2) 正常值范围：阴性。

16

2. 应用

(1) 诊断 PA。

(2) 评估维生素 B_{12} 水平降低的患者。

3. 解释

PA 患者中内因子抗体水平升高。

4. 局限性

(1) 维生素 B_{12} 可能导致假阳性的检测结果。

(2) 氨甲蝶呤和叶酸可能导致假阳性的检测结果。

(3) 阴性或不确定的测试结果不能排除 PA 的诊断。

(4) 一些患其他自身免疫性疾病的患者可能出现阳性检测结果,特别是自身免疫性甲状腺疾病或 1 型糖尿病患者。

第二百一十六节 24 小时尿碘排泄

1. 定义

(1) 碘是 T4 和 T3 的一个重要组成部分,饮食中必须提供碘。碘摄入不足会导致甲状腺激素合成不足,而碘缺乏的所有影响都是源于相应的甲状腺功能减退。但是,碘过量也会引起甲状腺功能障碍。甲状腺肿是缺碘最明显的表现。碘摄入不足会导致 T4 和 T3 合成减少,从而导致促甲状腺激素(TSH)分泌增加,以试图恢复 T4 和 T3 的正常合成。

(2) 正常值范围:

国际组织推荐将下列尿碘浓度作为判断人群中碘营养状况的最佳单一指标:严重缺乏:0μmol/L~0.15μmol/L(0μg/L~19μg/L)。中度缺乏:0.16μmol/L~0.38μmol/L(20μg/L~49μg/L);轻度缺乏:0.40μmol/L~0.78μmol/L(50μg/L~99μg/L);最佳碘浓度:0.79μmol/L~1.56μmol/L(100μg/L~199μg/L);碘摄入过多:1.57μmol/L~2.36μmol/L(200μg/L~299μg/L);碘摄入过量:2.37μmol/L(300μg/L)。

碘浓度所在的范围比具体的数值更重要。

2. 应用

(1) 诊断暂时性甲状腺功能障碍和碘甲亢(iodine-induced hyperthyroidism)。

(2) 评估碘营养状况的生化指标。

(3) 将碘排泄率作为监测日常碘替代疗法效果的指标。

(4) 在评估甲状腺功能时,尿碘浓度与全身碘负荷和碘 131 摄入相关。

3. 解释

(1) 升高见于:

16

① 饮食中摄入过量；

② 最近服用药物或暴露于造影剂。

(2) 降低见于：

饮食中摄入不足。

4. 局限性

(1) 尿碘水平受性别、年龄、社会文化和饮食因素、药物相互作用、地理位置和季节的影响。

(2) 在大多数情况下，对评价个体的长期碘状态作用有限，因为尿碘检测结果只反映膳食中碘摄入量。

(3) 注射含碘造影剂或药物中含碘(如胺碘酮)将使测定结果升高。

(4) 高浓度钆会干扰大多数金属的检测。如果注射了钆造影剂，则不应在48h内采集标本。

(5) 冷冻标本有时会导致测定结果降低。

参考文献

International Council for the Control of Iodine Deficiency Disorders. WHO. UNICEF. *Assessment of Iodine Deficiency Disorders and Monitoring their Elimination. A Guide for Programme Managers*, 2nd ed. Geneva, Switzerland: World Health Organization; 2001.

第二百一十七节　铁

1. 定义

(1) 铁在体内以多种形式存在：血红蛋白(循环RBC和发育中的有核RBC)，含铁蛋白(如肌红蛋白和细胞色素)和与转铁蛋白(transferrin，TRF)结合并以铁蛋白和含铁血黄素形式存储的铁。体内铁的稳态是通过严格调控肠道吸收铁和从巨噬细胞中释放铁来维持。血清铁水平反映的是与TRF结合的Fe^{3+}，而不是血清中的游离Hb。

(2) 正常值范围：

① 女性：280μg/L~1 700μg/L(28μg/dl~170μg/dl)；

② 男性：450μg/L~1 820μg/L(45μg/dl~182μg/dl)。

2. 应用

(1) 诊断失血。

(2) 贫血的鉴别诊断。

(3) 诊断血色素沉着病和含铁血黄素沉着症。

(4) 缺铁程度的评估，必须同时检测总铁结合力(total iron-binding capacity，TIBC)。

(5) 诊断急性铁中毒，尤其是儿童急性铁中毒。

(6) 评估地中海贫血和铁粒幼细胞贫血。

16

（7）监测贫血治疗效果。

3. 解释

（1）升高见于：

① 特发性血色素沉着病；

② 摄取过多铁（如反复输血、铁治疗和含铁维生素）导致的含铁血黄素沉着症（可能大于 3 000μg/L 即 300μg/dl）；

③ RBC 形成减少（如地中海贫血、维生素 B6 缺乏性贫血和 PA 复发）；

④ RBC 破坏增加（如溶血性贫血）；

⑤ 急性肝损伤（升高程度随坏死肝细胞数增加而增加）（可能大于 10 000μg/L）和部分慢性肝病；

⑥ 含孕激素的避孕药（可能大于 2 000μg/L）和妊娠；

月经前升高 10%~30%；

⑦ 急性铁中毒（血清铁 /TIBC 比值不能诊断急性铁中毒）；

⑧ 反复输血；

⑨ 铅中毒；

⑩ 急性肝炎；

⑪ 维生素 B6 缺乏。

（2）降低见于：

① 缺铁性贫血；

② 感染和慢性疾病（如肿瘤和活动性结缔组织病）导致的正色素性贫血（正常细胞性或小细胞性贫血）；

③ 急性和慢性感染；

④ 肿瘤；

⑤ 甲状腺功能减退；

⑥ 术后状态和恶性营养不良（kwashiorkor）；

⑦ 肾病（由于尿液中铁结合蛋白的丢失）；

⑧ PA 出现缓解时；

⑨ 月经期（下降 10%~30%）。

4. 局限性

（1）将血清铁作为判断缺铁或筛查血色素沉着病及其他铁过载疾病的主要指标并不可靠。此时，建议检测血清 TIBC、转铁蛋白饱和度和铁蛋白。

（2）血清铁水平的昼夜变化：上午十点左右为正常值，下午三点左右较低，接近午夜时非常低（大约 100μg/L）。在血清铁大于 450μg/L 时，昼夜变化消失。

（3）服用右旋糖酐铁会使血清铁水平升高数周（可能大于 10 000μg/L）。

（4）服用口服避孕药会使铁和 / 或总铁结合力升高。

（5）不建议用于接受去铁胺（deferoxamine）或其他铁螯合化合物治疗的患者。

（6）摄入铁（包括含铁维生素和补充剂）可能会导致血清铁水平暂时性升高。

16

第二百一十八节　总铁结合力

1. 定义

（1）总铁结合力（total iron-binding capacity，TIBC）评估的是血液中转铁蛋白（TRF）与铁结合的能力。每 1mg TRF 能与 1.25μg 的铁结合，因此，血清 TRF 水平为 3 000mg/L 相当于 TIBC 水平为 3 750μg/L（300×1.25）。检测 TIBC 是一种间接评估 TRF 水平的方法。TIBC 与血清 TRF 相关，但在不同 TRF 值范围内二者并不总是呈线性相关，并且在影响 TRF 结合能力和铁结合蛋白的疾病中这种关系会被破坏。TIBC 不应与不饱和铁结合力（unsaturated iron binding capacity，UIBC）相混淆，UIBC=TIBC− 血清铁（μg/dl）。

（2）正常值范围：2 550μg/L~4 500μg/L（255μg/dl~450μg/dl）。

2. 应用

（1）贫血的鉴别诊断。

（2）诊断缺铁时应该同时检测血清铁和 TIBC 以计算铁饱和度。

（3）筛查铁过载。

（4）急性肝炎。

（5）晚期妊娠。

3. 解释

（1）升高见于：

① 缺铁；

② 急性和慢性失血；

③ 急性肝损伤；

④ 晚期妊娠；

⑤ 含孕激素的避孕药。

（2）降低见于：

① 血色素沉着病；

② 肝硬化；

③ 地中海贫血；

④ 感染和慢性疾病（如尿毒症、RA 和一些肿瘤）导致的贫血；

⑤ 肾病；

⑥ 甲状腺功能亢进。

4. 局限性

（1）雌激素和口服避孕药使 TIBC 水平升高。

（2）天冬酰胺酶、氯霉素、促肾上腺皮质激素、可的松和睾酮使 TIBC 水平降低。

16

第二百一十九节　铁饱和度

1. 定义

（1）铁饱和度（iron saturation）代表被占据的铁结合位点的数量。铁饱和度比单独的血清铁更能反映铁的储存。铁饱和度的计算公式为：铁饱和度 = 血清铁 /TIBC×100%。

（2）正常值范围：20%~50%。

2. 应用

（1）贫血的鉴别诊断。

（2）筛查遗传性血色素沉着病。

3. 解释

（1）升高见于：

① 血色素沉着病；

② 含铁血黄素沉着症；

③ 地中海贫血；

④ 服用避孕药（小于等于 75%）；

⑤ 摄入铁（小于等于 100%）；

⑥ 服用右旋糖酐铁会使铁饱和度升高数周（可能大于 100%）；

⑦ 维生素 B_6 缺乏；

⑧ 再生障碍性贫血。

（2）降低见于：

① 缺铁性贫血（缺铁期通常小于 10%）；

② 感染和慢性疾病（如尿毒症、RA 和一些肿瘤）导致的贫血；

③ 胃和小肠恶性肿瘤。

第二百二十节　胰岛自身抗体（IAA）

1. 定义

（1）糖尿病相关（胰岛）自体抗体检测主要用于帮助鉴别自体免疫性 1 型糖尿病和其他原因所致糖尿病（如肥胖和胰岛素抵抗导致的糖尿病）。结合患者家族史、HLA 分型和其他胰岛细胞自身抗体的检测，胰岛素自身抗体检测有助于预测无症状儿童、青少年和青壮年 1 型糖尿病患者的疾病进展情况。如果 DM 患者体内存在 IAA、谷氨酸脱羧酶自身抗体或胰岛细胞肿瘤相关蛋白 -2 自身抗体，就可以诊断 1 型糖尿病。

（2）正常值范围：阴性。

16

2. 使用

(1) 1 型和 2 型 DM 的鉴别诊断。

(2) 评估糖尿病患者是否存在胰岛素抵抗。

(3) 查找非糖尿病患者低血糖的原因。

(4) 1 型 DM 的标志物(95% 的新发 1 型 DM,小于等于 25% 的患者为阳性)(见表 16-51)。

表 16-51　1 型糖尿病的自身免疫性抗体

胰岛抗体	出现频率
谷氨酸脱羧酶自身抗体 *	70%~80%
胰岛细胞细胞质自身抗体	70~80%
胰岛素自身抗体	成人 <10%,儿童约 50%~60%
胰岛细胞肿瘤相关蛋白 -2 自身抗体	>60%

* 推荐检测的原因是该抗体是自身免疫性糖尿病发病后最持久的胰岛自身抗体。

3. 局限性

(1) IAA 检测必须在胰岛素治疗开始之前进行。

(2) 儿童 1 型 DM 发病时的 IAA 阳性率高于成人。5 岁之下的新发 1 型 DM 患者中,高达 80% 的患者为 IAA 阳性,而成人只有大约 30%。

第二百二十一节　JAK-2 DNA 突变检测 [①]

1. 定义

(1) JAK-2 基因的 V617F 突变与骨髓增殖性疾病(myeloproliferative disorders,MPD)相关。这一突变见于 80% 以上(最多达 97%)的真性 RBC 增多症(polycythemia vera,PV)患者,约 50% 的特发性骨髓纤维化(idiopathic myelofibrosis,IMF)患者,30%~50% 的原发性血小板增多症(essential thrombocythemia,ET)患者以及其他罕见的 MPD。

(2) 正常值:当野生型和突变型等位基因的频率分别为 100% 和 0 时,个体的 JAK-2 基因突变应该为阴性。

2. 应用

怀疑真性 RBC 增多症(OMIM#263300)、特发性骨髓纤维化(OMIM#254450)或原发性血小板增多症时。

3. 局限性

① 基因检测的结果可能受 DNA 重组、输血、骨髓移植或罕见的序列变异的影响;

② 不能检测除 V617F 突变外的其他 MPD 遗传原因。

16

---

① 由 Edward Ginns 和 Marzena M. Galdzicka 完成。

第二百二十二节　Kleihauer-Betke 试验 [①]

1. 定义

（1）Kleihauer-Betke 试验被开发用于定量检测母体血液中的胎儿 RBC 以确定需要输注的 Rh 免疫球蛋白量。

（2）该试验是将母体 RBC 置于涂有酸的薄玻片上，然后对玻片进行复染色。胎儿血红蛋白能耐受酸处理，因此母体细胞会呈"鬼影"状而胎儿细胞则是粉红色。

（3）计数 2 000 个 RBC 后，结果报告为胎儿 RBC 在母体循环中的比例。该结果乘以母体的血容量就可以确定胎儿血液（ml）在母体循环中的体积。

（4）正常值范围（成人 RBC）：小于 1% 的胎儿 RBC。

2. 解释

母体血液中存在胎儿 RBC 提示胎儿母体输血综合征（fetal-maternal hemorrhage）。

3. 局限性

（1）假阳性结果：

① 约 50% 的孕妇体内可能存在含胎儿血红蛋白的 RBC（但其中只有 1% 会分娩患贫血的婴儿）。

② 某些成人血液疾病，如白血病或骨髓增生异常综合征，可能会使胎儿型血红蛋白水平升高。

③ 淋巴细胞可能被不同程度染色。

（2）假阴性结果：

母亲和婴儿的主要血型不合会引起溶血而使胎儿 RBC 被消除。

第二百二十三节　乳酸脱氢酶

1. 定义

（1）乳酸脱氢酶（lactate dehydrogenase，LD）存在于所有细胞的细胞质中，包括五种同工酶。心脏、肝脏、骨骼肌、肾脏和 RBC 中含量最多，肺、平滑肌和大脑中含量较少。LD 催化乳酸和丙酮酸的相互转化。

（2）正常值范围：110IU/L~240IU/L。

2. 应用

（1）监测涉及贫血和肺癌的肿瘤活动度。

---

① 由 Vishesh Chhibber 完成。

(2) 肝脏和肾脏疾病。

(3) 急性心肌梗死后(LD 检测在判断心肌梗死中的作用已经被心脏肌钙蛋白检测所取代)。

(4) 体内(如溶血性贫血)或体外(人为的溶血)溶血的标志。

3. 解释

(1) 升高见于:

① 心脏疾病

a. 急性心肌梗死:10 小时~12 小时内升高,48 小时~72 小时内达到峰值(大约为正常值的三倍)。超过 10 天~14 天的 LD 持续升高,既往被用于急性心肌梗死的后期诊断。LD 大于 2 000IU 提示预后较差。LD-1/LD-2 比值大于 1("反转"LD)也可能见于急性肾梗死、溶血、部分肌肉疾病、妊娠和部分肿瘤。

b. 慢性心力衰竭:LD 同工酶水平正常,也可能由于肝脏淤血导致 LD-5 水平升高。

c. 植入心脏内的人工瓣膜持续引起慢性溶血,总 LD、LD-1 和 LD-2 都升高。心脏瓣膜疾病导致严重血流动力学异常的患者在术前常常出现这种情况。

d. 心血管手术:无心肺分流时,LD 升高至小于等于 2 倍正常值,并在 3 天~4 天内回到正常值;体外循环时,LD 可能会升高至小于等于 4 倍~6 倍正常值。当输注的血液储存更久时,这种升高更为明显。

e. 也有报道急性心肌炎和心脏射频消融术中出现 LD 升高。

② 肝脏疾病:

a. 肝硬化、阻塞性黄疸和急性病毒性肝炎表现为轻度升高。

b. 肝炎中 LD-5 升高最为显著。LD-5 升高发生于前驱期,且在黄疸发生时最高。50% 的病例中,总 LD 也升高。在传染性单核细胞增多症中,各 LD 同工酶一致升高。若 ALT/LD 或 AST/LD 比值在入院 24h 内大于等于 1.5,则更支持急性肝炎,而不是对乙酰氨基酚或缺血性损伤的诊断。

c. 急性和亚急性肝坏死中,即使总 LD 正常,LD-5 也会因为其他原因造成的肝损伤(如氯丙嗪肝炎、四氯化碳中毒、肝硬化的恶化或胆道梗阻)而升高。

d. 肝转移癌也可出现 LD 显著升高。据报道,LD-4/LD-5 比值小于 1.05 更支持肝细胞癌的诊断,大于 1.05 则更支持肝转移癌的诊断(大于 90% 的肝转移癌)。

e. 如果怀疑肝脏疾病,但总 LD 很高且各同工酶一致升高,则可排除肝脏恶性肿瘤。

f. 肝脏疾病本身并不使总 LD 或 LD-5 的产生显著增加。

g. 各种累及肝脏的先天性代谢异常(如血色素沉着病、杜宾-约翰逊综合征(Dubin-Johnson syndrome)、肝豆状核变性、戈谢病和麦卡德尔病(McArdle disease))。

③ 血液系统疾病

a. LD 显著升高有时可见于未经治疗的恶性贫血和叶酸缺乏患者,LD-1 升高最为明显,且大于 LD-2("翻转"),特别是当 Hb 小于 80g/L 时。

b. 在所有溶血性贫血中 LD 均升高,如果贫血患者 LD-1 和 LD-2 不升高则可排除溶血性贫血诊断。即使贫血很严重,再生障碍性贫血和缺铁性贫血患者 LD 也在正常水平。

④ 肺部疾病

a. 肺栓塞和和肺梗死时 LD 轻度升高。在胸痛发生后 24h~48h 内,LD-3 升高而 AST 正常。

16

b. 结节病。

⑤ 恶性肿瘤

a. 约 50% 的各种实体肿瘤患者出现 LD 升高,尤其是晚期患者。

b. 在癌症患者中,LD 水平升高越多通常表示预后越差。当总 LD 升高且各同工酶的升高情况不具有特异性或不能用明显的临床表现(如心肌梗死和溶血性贫血)来解释时,都应行癌症的排除诊断。约 60% 的淋巴瘤和淋巴细胞白血病患者和约 90% 的急性白血病患者 LD 轻度升高,升高程度与白细胞计数无关,淋巴细胞型白血病中 LD 水平相对较低。95% 的慢性粒细胞白血病患者中均可见 LD 升高,特别是 LD-3。

⑥ 肌肉疾病

a. LD-5 显著升高,可能是横纹肌的缺氧损伤所致;

b. 电气和热灼伤以及创伤中可见总 LD(与心肌梗死大致相同)和 LD-5 显著升高。

⑦ 肾脏疾病

a. 肾皮质梗死的 LD 升高情况可能与急性心肌梗死类似。如果在无心肌梗死或贫血时出现 LD-1(大于 LD-2)升高或 LD 的升高情况与 AST 和 ALP 水平不成比例则排除肾缺血。

b. 肾病综合征中 LD 可能略有升高(LD-4 和 LD-5)。肾炎中 LD-1 和 LD-2 可能升高。

⑧ 复杂情况,下列情况可能与溶血,肝脏、横纹肌或心脏受累有关:

a. 各种传染病和寄生虫病;

b. 甲状腺功能减退、亚急性甲状腺炎;

c. 结缔组织血管病;

d. 急性胰腺炎;

e. 肠梗阻;

f. 结节病;

g. 各种中枢神经系统疾病(如细菌性脑膜炎、脑出血或血栓形成);

h. 药物。

(2) 降低见于:

① 辐射;

② 基因亚基缺陷。

4. 局限性

(1) RBC 含有的 LD 多于血清,因此溶血标本不能被用于检测。

(2) LD 升高是体外溶血最敏感的指标之一,造成 LD 升高的原因包括通过气动管道运输、用力混匀或外伤性静脉穿刺。

第二百二十四节　乳酸脱氢酶同工酶

1. 定义

LD 是一种四聚体细胞质酶,最常用的同工酶名称为 LD-1(H[4])、LD-2(H[3]M)、LD-3(H[2]M[2])、LD-4(HM[3])和 LD-5(M[4])。LD 同工酶的组织特异性来源于

16

各亚单位合成比例的组织特异性,最为明显的就是心肌细胞优先合成 H 亚基,而肝细胞则几乎只合成 M 亚基。骨骼肌也主要合成 M 亚基,因此 LD-5 是 LD 在肝脏和骨骼肌的主要存在形式。LD-1 和 LD-5 分别是最常用于判断心脏和肝脏疾病的指标。通过检测结果解读 LD 同工酶的分布模式不能脱离患者的病史(见表 16-52)。

表 16-52　各组织中 LD 同工酶活性的百分比

组织	LD 活性				
	LD-1	LD-2	LD-3	LD-4	LD-5
心脏	60	30	5	3	2
肝脏	0.2	0.8	1	4	94
肾脏	28	34	21	11	6
脑	28	32	19	16	5
骨骼肌	3	4	8	9	76
肺	10	18	28	23	21
脾脏	5	15	31	31	18
RBC	40	30	15	10	5
皮肤	0	0	4	17	79

2. 应用

(1) LD 同工酶检测有助于判断各种累及心脏、肝脏、肌肉、肾脏、肺和血液的疾病,并可帮助鉴别心脏合成的 LD 与肝脏和其他来源的 LD。

(2) 许多临床医生将 LD 同工酶与总 CK 和 CK-MB 联合用于诊断心肌梗死。

(3) 探究不明原因的 LD 升高。

(4) 检测巨乳酸脱氢酶(macro-LD)。

3. 解释

见表 16-53。

(1) 巨酶(macroenzyme)为高分子量复合物,可出现于 LD 以及 CK 和其他酶中。LD 同工酶可能与 IgA 或 IgG 组成复合物,这种 LD 巨酶的特征是位于同工酶条带的位置异常、条带增宽或条带泳动异常,以及其他不明原因的血清总 LD 升高。其中一些患者的 ANA 检测结果异常并出现异常 IgG 复合物。一些患者存在轻链异常,但异常的程度不足以诊断。链激酶治疗会产生一种 LD- 链激酶复合物,该复合物可见于电泳的起始部。

(2) 总 LD 升高而各同工酶的分布正常可能见于心肌梗死、动脉硬化性心脏病、慢性心力衰竭和各种急性和慢性疾病(这可能代表一般性应激反应)。

(3) 大约 50% 的恶性肿瘤患者的 LD 分布模式改变,这种变化通常是非特异性的,没有诊断价值。实体瘤,尤其是生殖细胞来源的肿瘤,可能会使 LD-1 升高。

(4) 在巨幼细胞贫血、溶血、肾皮质梗死和一些癌症患者中,LD 同工酶的改变与心肌梗死类似,但是达到峰值的时间和升高的数值有助于对其进行鉴别。

16

表 16-53　不同疾病条件下的 LD 同工酶分布模式

疾病条件	升高的 LD 同工酶
急性心肌梗死	LD-1 多于 LD-2
急性肾皮质梗死	LD-1 多于 LD-2
恶性贫血	LD-1
镰状细胞危象	LD-1 和 LD-2
电气和热灼伤以及创伤	LD-5
患骨髓成红血细胞增多症的胎儿的母亲	LD-4 和 LD-5
急性心肌梗死伴急性肝淤血	LD-1 和 LD-5
早期肝炎	LD-5（可能回到正常，即使 ALT 还在升高）
恶性淋巴瘤	LD-3 和 LD-4（LD-2 也可能升高）（反映化疗效果）
慢性粒细胞白血病活动期	90% 的患者 LD-3 升高，但是缓解期恢复正常
前列腺癌	LD-5；LD-5/LD-1 比值 >1
皮肌炎	LD-5
系统性红斑狼疮	LD-3 和 LD-4
胶原代谢紊乱	LD-2、LD-3 和 LD-4
肺栓塞和肺梗死	LD-2、LD-3 和 LD-4
肺栓塞伴急性肺心病导致急性肝淤血	LD-3 和 LD-5
充血性心力衰竭	LD-2、LD-3 和 LD-4
病毒感染	LD-2、LD-3 和 LD-4
各种肿瘤	LD-2、LD-3 和 LD-4
剧烈运动	LD-4 和 LD-5
软脑膜癌	LD-5

（5）位于 LD-5 阴极侧的一个同工酶带被称为 LD-6。LD-6 不是免疫球蛋白复合体，它出现在肝病患者中，被认为预示着预后不佳。

4. 局限性

（1）溶血标本不能用于检测，因为 RBC 含有的 LD 多于血清。溶血的原因可能是通过气动管道运输、用力混匀或外伤性静脉穿刺。采血管应不含气泡，以防止轻微的溶血。

（2）LD 活性是体外溶血最敏感的指标之一。

（3）溶血引起 LD-1 异常升高，因此必须严格避免任何体外溶血。

（4）冷冻或长期存储在 4℃（大于 12h）会导致 LD-5 丢失。

（5）中间类型的 LD（LD-2-LD-4）升高很少用于确定某一组织来源，这样的报道基本不可信。

16

（6）虽然心肌梗死后也可以见到血清 LD 升高，但是该检测已被肌钙蛋白检测所取代。

第二百二十五节　血　乳　酸

1. 定义

（1）乳酸，也称为 2- 羟基丙酸或 L- 乳酸，是无氧糖酵解的终产物，替代进入三羧酸循环完成葡萄糖代谢的丙酮酸。乳酸的主要产生场所是骨骼肌、大脑和 RBC。乳酸由肝脏代谢。

（2）正常值范围：0.3mmol/L~2.4mmol/L。

（3）危急值：大于 5mmol/L。

2. 应用

监测代谢性酸中毒和乳酸酸中毒。

3. 解释

升高见于：

（1）低灌注：慢性心力衰竭、休克。

（2）氧含量降低：低氧血症、严重贫血、一氧化碳中毒。

（3）脓毒症。

（4）DKA。

（5）药物和毒素（如乳酸林格液、双胍类药物、抗逆转录病毒治疗、异烟肼、对乙酰氨基酚、乙醇和乙二醇等）。

（6）剧烈运动。

（7）癫痫。

（8）肝衰竭。

（9）肾衰竭。

（10）D- 乳酸酸中毒（由于短肠综合征或其他形式的吸收不良）。

（11）先天性代谢异常（如丙酮酸脱氢酶缺乏症和糖原贮积病）。

4. 局限性

（1）无明确的局限性。

（2）方法学干扰（如抗坏血酸）。

（3）适当的标本采集和处理技术对获得可靠的检测结果十分重要；使用止血带手握拳可以使乳酸升高。

（4）该检测不能测定 D- 乳酸，D- 乳酸是导致乳酸酸中毒的少见且通常未被诊断的原因。

（5）乳酸 / 丙酮酸比值可以用于鉴别乳酸酸中毒的原因。某些先天性疾病中丙酮酸不能转化为乳酸，如丙酮酸脱氢酶缺乏症。在这种情况下，丙酮酸会积累，血液中丙酮酸水平会很高，而乳酸 / 丙酮酸比值则会很低。

第二百二十六节　粪便乳铁蛋白

1. 定义

（1）乳铁蛋白是一种表达于活化的中性粒细胞的糖蛋白，是诊断慢性炎症性肠病（inflammatory bowel disease，IBD）的一种敏感而特异的指标。在排除感染引起的炎症和结直肠癌后，粪便乳铁蛋白检测为鉴别 IBD 与肠易激综合征（irritable bowel syndrome，IBS）提供了一种安全的、非侵入性的、准确的方法，其敏感性为 86%，特异性为 100%，因此是一个重要的诊断工具。IBD 患者病情反复发作，在患者出现临床症状之前 2~3 周粪便乳铁蛋白即开始升高。在病情缓解和治疗有效时，粪乳铁蛋白明显减少。

（2）正常值范围：阴性。

2. 应用

（1）筛查腹痛和腹泻患者是否存在肠道炎症。

（2）鉴别 IBD 活动期和非炎症性 IBS。

（3）监测 IBD 活动度。

3. 解释

（1）升高见于：

① 肠道炎症；

② IBD 活动期显著升高；

③ 粪便乳铁蛋白水平中度升高可能伴随粪便中 RBC 和白细胞的出现，这与肠道致病菌引起的炎症性腹泻有关。

（2）降低见于：

无

4. 局限性

（1）解读检测结果时必须结合母乳喂养情况，母乳的乳铁蛋白含量较高，因此可能会导致母乳喂养的婴儿的粪便标本出现假阳性。

（2）该检测可能不适用于免疫力低下的患者。

（3）检测结果阴性不能排除肠道炎症。

第二百二十七节　铅

1. 定义

（1）铅元素有四种稳定同位素（204、206、207 和 204）。铅存在于天然矿物质、人造产品（如油漆、汽油、香烟烟雾、罐头焊料和陶瓷）以及土壤和水中的污染物中。

16

（2）正常值范围：小于 0.48mmol/L（小于 10μg/dl）。

2. 应用

铅具有韧性和延展性，是电的不良导体，因此被用于建筑、子弹、铅酸电池,锡铅合金和辐射屏蔽层。

3. 解释

参见目前各地关于不同血铅浓度的治疗指南。需要注意的是,成人、儿童和孕妇需要治疗的阈值不同。

见第十四章铅中毒的讨论部分。

4. 局限性

（1）无血凝块的全血标本。

（2）标本采集过程应最大限度地减少环境污染。

（3）标本容器必须是无铅的。

（4）即时检测（point-of-care testing）设备采用电化学方法,对标本进行一步预处理,最低定量浓度为 30μg/L~50μg/L（3μg/dl~5μg/dl）,在 5min 内可以得到结果,结果在 ±20% 电感耦合等离子体质谱（ICP-MS）检测结果范围内。

（5）实验室仪器：

① 原子吸收：目标分析物为非离子型铅原子,最低定量浓度为 10μg/L（1μg/dl）；

② 阳极溶出：目标分析物为氧化铅,最低定量浓度为 1μg/dl~2μg/dl；

③ 需要对样品进行预处理；

④ ICP-MS：目标分析物为天然同位素质荷比的铅离子,最低定量浓度小于 10μg/L（1μg/dl）,是一种较为昂贵的技术。

第二百二十八节 卵磷脂 / 鞘磷脂比值

1. 定义

（1）乳酸脱氢酶（lactate dehydrogenase,LD）比值检测的原理是基于以下观察事实：胎儿肺分泌物会从肺部向外流入羊水,导致羊水中的磷脂成分发生改变,因此检测羊水中的 L∶S 比值可以间接评估胎儿肺成熟度。L 和 S 在羊水中的浓度大致相等,直到妊娠 32 周 ~33 周时 L 的浓度开始显著升高,而 S 的浓度保持不变。由于临床上不能准确测量羊水的体积,也就无法计算 L 的总量,因此将 S 的测量结果作为常数与 L 进行比较以判断 L 的升高情况。该技术是通过有机溶剂提取羊水中的磷脂,再经薄层色谱（TLC）法进行检测。这种检测方法操作难度高,结果分析也很困难。血液或胎粪的存在会干扰检测结果分析。根据经验,当 L∶S 比值大于 2.0 时,胎儿呼吸窘迫综合征（respiratory distress syndrome,RDS）的风险非常低。

（2）正常值范围：见表 16-54。

16

表 16-54　L∶S 比值和肺成熟度

L∶S 比值	部分实验室检测结果	肺成熟度
<1	<2.0	非常不成熟(至多 30 孕周);可能出现重度 RDS;肺成熟还需要数周;2 周内不要再次取样
1.0~1.49		不成熟;可能出现中至重度 RDS;2 周内可能达到肺成熟;1 周内再次取样
1.5~1.9	2.0~3.0	临界值(14 天内);可能出现轻至中度 RDS。1 周内应再次检测
≥2	>3.0	成熟(35 孕周);RDS 的发生率低,即使无磷脂酰甘油。S/S=80%~85%
足量卵磷脂和痕量或无鞘磷脂		过度成熟

L∶S 比值:卵磷脂 / 鞘磷脂比值;RDS:呼吸窘迫综合征

2. 应用

通过传统生化检测评估胎儿肺成熟度

3. 解释

(1) 胎儿肺成熟时,L∶S 比值升高(升高程度见局限性部分表 16-54)。

(2) 胎儿肺不成熟时,L∶S 比值降低

4. 局限性

(1) 仅少数实验室提供该项检测,且耗费大量劳动力。

(2) 与荧光偏振法相比没有任何优势。

(3) 敏感性大于 95%,特异性为 70%。

(4) 血液和胎粪污染会影响检测结果。

(5) 已明确的 L∶S 比值大于 2.0 也不能预测胎儿肺成熟的例外情况包括:糖尿病母亲分娩的婴儿(在发生 RDS 的病例中常可见 L∶S 比值大于 2.0);胎儿成 RBC 增多病(erythroblastosis fetalis)。

(6) 可能的例外情况:宫内生长迟缓;妊娠中毒症;胎儿水肿;胎盘疾病;胎盘早剥;泡沫(震荡)试验。

第二百二十九节　瘦　　素

1. 定义

(1) 健康个体中,血清瘦素水平与食欲和能量消耗相关。瘦素主要产生于脂肪细胞中,胎盘也可以产生少量的瘦素,胃也可能产生瘦素。血清瘦素浓度与体脂含量高度相关。胰岛素、糖皮质激素和肿瘤坏死因子(脂肪细胞的另一种产物)会刺激瘦素的产生,提示瘦素会

16

向大脑传递关于脂肪储存量的信号。

（2）正常值范围：

① 男性：0.5mg/L~12.7mg/L

② 女性：3.9mg/L~30.0mg/L

2. 应用

身体脂肪代谢的生物标志物。

3. 解释

（1）升高见于：

① 肥胖；

② 孕妇。

（2）降低见于：

① 禁食；

② 极低热量饮食。

4. 局限性

（1）越肥胖的患者体内血清瘦素浓度越高。相同肥胖程度的情况下，女性的瘦素浓度高于男性，并且浓度均随年龄的增长而下降。

（2）妊娠女性的血清中瘦素浓度高于非妊娠女性。

（3）血清中瘦素浓度在儿童时期升高，体重越重的儿童瘦素浓度越高。较高的血清瘦素浓度与青春期出现较早有关。

（4）相同体重的正常个体和 2 型 DM 患者的瘦素浓度相似。

（5）血清中瘦素浓度存在昼夜节律，午夜的瘦素浓度比白天高 20%~40%。用餐时间改变时，瘦素峰值出现的时间也会改变。

（6）营养状态会严重影响瘦素的分泌，进食过多会使血清瘦素浓度在 12min 内升高近 40%，大大早于身体脂肪储备发生改变的时间。相反，在正常体重和肥胖者中，禁食会使血清瘦素浓度在 48h 内降低 60%~70%。

第二百三十节 亮氨酸氨肽酶

1. 定义

（1）亮氨酸氨肽酶（leucine aminopeptidase，LAP）是一种广泛分布于细菌、植物和动物中的蛋白水解酶，在十二指肠、肾脏和肝脏中活性最高。

（2）正常值范围：1.0U/ml~3.3U/ml。

2. 应用

（1）作为肝癌和胰腺癌的肿瘤标志物。

16

（2）作为糖尿病早期肾小管损伤的标志,以及系统性红斑狼疮活动度的指标。

（3）除下列情况外与血清 ALP 的变化类似:LAP 在骨骼疾病或吸收不良综合征中通常是正常的;在无黄疸者患胆总管结石和肝转移瘤中,LAP 是比 ALP 更敏感的指标。

（4）血清 LAP 升高时,尿 LAP 几乎同时升高。但是当尿 LAP 升高时,血清 LAP 可能已经恢复正常。

3. 解释

升高见于:

（1）肝脏阻塞性、占位性或浸润性病变。

（2）系统性红斑狼疮,与疾病活动度相关。

（3）各种肿瘤（即使没有肝转移）(如乳腺、子宫内膜和生殖细胞肿瘤)。

（4）子痫前期(妊娠 33 周至 39 周)。

4. 局限性

（1）在诊断肝脏疾病时,血清 LAP 检测通常不如其他肝酶检测敏感或方便;ALT、AST、ALP、LDH 和 GGT 检测更常用。不同于其他肝酶,LAP 可以通过尿液进行检测。

（2）血清 LAP 活性升高通常提示肝脏和胆管疾病,肝实质损害对 LAP 升高的影响不如在胆道系统疾病过程中所起的作用。

第二百三十一节　白细胞碱性磷酸酶

1. 定义

（1）白细胞碱性磷酸酶(leukocyte alkaline phosphatase,LAP),或中性粒细胞碱性磷酸酶,指的是外周血涂片的一种染色反应,它反映了 LAP 在中性粒细胞及其前体细胞中的存在。正常情况下,大约 20% 的成熟中性粒细胞可被染色而表现出 LAP 活性。

（2）正常值范围:11 分~95 分。计分方法是计数 100 个中性粒细胞,然后根据细胞质中染料沉淀的密度和颜色给每个细胞的染色颗粒分别计 0 分到 4 分。

2. 应用

（1）LAP 染色有助于将严重中性粒细胞增多症(类白血病反应)和骨髓增殖性肿瘤(LAP 升高)与慢性粒细胞白血病(LAP 降低或缺乏)鉴别开来。

（2）随着现代诊断技术的出现,LAP 的使用越来越少。

3. 解释

（1）升高见于:

① 类白血病反应;

② 真性 RBC 增多症和原发性血小板增多症(LAP 有时也可正常);

③ 特发性骨髓纤维化;

④ 妊娠；

⑤ 21 三体综合征和克尔费尔特综合征（Klinefelter syndrome）。

（2）降低见于：

① 慢性粒细胞白血病；

② PNH 和恶性贫血；

③ 先天性低磷酸酯酶症。

4. 局限性

（1）血液采集后未及时检测可能造成 LAP 降低。

（2）检测结果可能因观察者的不同而存在差异。

第二百三十二节　脂　肪　酶

1. 定义

（1）脂肪酶是一种糖蛋白酶，可以由肾小球滤过并在近端小管被全部重吸收。所有检测脂肪酶的方法都应在试剂中加入辅脂肪酶。

（2）正常值范围：0~50U/L。

2. 应用

（1）判断是否存在胰腺疾病，通常指胰腺炎。

（2）在胰腺炎的诊断中，脂肪酶比血清淀粉酶更具有特异性；诊断腹膜炎、绞窄性肠梗阻或肠梗死以及胰腺囊肿。

3. 解释

（1）升高见于：

① 急性胰腺炎；

② 消化性溃疡穿孔或穿透性溃疡，尤其是累及胰腺时；

③ 胰管梗阻：结石；药物导致的 Oddi 括约肌痉挛（如可卡因、吗啡、哌替啶、乙酰甲胆碱和胆碱能药物）使脂肪酶水平升高至正常水平的 2 倍 ~15 倍；部分梗阻加药物刺激；

④ 慢性胰腺炎；

⑤ 急性胆囊炎；

⑥ 小肠梗阻；

⑦ 肠梗死；

⑧ 急性和慢性肾衰竭（80% 的患者脂肪酶升高两到三倍，5% 的患者升高五倍）；

⑨ 器官移植（肾脏、肝脏和心脏），尤其是出现并发症（如器官排斥、CMV 感染和环孢素中毒）时；

⑩ 酗酒；

⑪ DKA；

⑫ 行 ERCP 后；

⑬ 一些颅内出血的病例(机制未知)；

⑭ 大细胞淋巴瘤和肝硬化；

⑮ 药物性：药物诱发的急性胰腺炎(见上篇血清淀粉酶部分)；胆汁淤积(如吲哚美辛)；方法学干扰(如促胰酶素[含有脂肪酶]、脱氧胆酸、甘胆酸、牛磺胆酸[防止酶失活]和胆红素[比浊法])；

⑯ 慢性肝脏疾病(如肝硬化)(通常小于等于 2 倍)。

(2) 降低见于：

方法学干扰(如存在血红蛋白、奎宁、重金属和钙离子)。

(3) 正常见于：

① 腮腺炎；

② 巨淀粉酶血症(macroamylasemia)；

③ 新生儿脂肪酶水平较低。

4. 局限性

(1) 某些药物(如胆碱能和阿片类药物)可以使血清脂肪酶升高。

(2) 肾脏疾病可能使血清脂肪酶升高。

第二百三十三节 脂蛋白相关磷脂酶 A_2

1. 定义

脂蛋白相关磷脂酶 A_2(lipoprotein-associated phospholipase，Lp-PLA$_2$)是一种由炎症细胞和激活的内皮细胞产生的分子量为 45kDa 的蛋白酶。Lp-PLA$_2$ 主要以与 LDL 结合的形式在血液中流动。Lp-PLA$_2$ 水解 LDLs 中氧化的磷脂，形成氧化游离脂肪酸和溶血磷脂酰胆碱，溶血磷脂酰胆碱可促进动脉粥样硬化的形成。Lp-PLA$_2$ 又名血小板激活因子乙酰水解酶(platelet-activating factor acetylhydrolase，PAF-AH)。

2. 应用

(1) Lp-PLA$_2$ 被认为是心脏疾病的一个风险标志物而不是危险因素。

(2) Lp-PLA$_2$ 联合 hsCRP 检测可以将人群分为心脏疾病低危、中危和高危组：Lp-PLA2 升高而 LDL-C 降低使患心脏病的风险升高两倍；Lp-PLA$_2$ 升高且 CRP 升高使患心脏病的风险增加三倍。

(3) 共识建议对冠心病中度风险的人群进行 Lp-PLA$_2$ 检测，无论是单独检测还是与 hsCRP 同时检测。

3. 解释

(1) 浓度大于等于 235ng/ml 与心血管事件(包括心肌梗死和缺血性卒中)风险增加相关，并且可预测心肌梗死患者的短期死亡率。

（2）Lp-PLA₂ 升高被发现与缺血性卒中相关，可能有助于风险评估。

4. 局限性

吸烟使 Lp-PLA₂ 升高。

参考文献

Corson MA, Jones PH, Davidson MH. Review of the evidence for the clinical utility of lipoprotein-associated phospholipase A2 as a cardiovascular risk marker. *Am J Cardiol.* 2008;101(12A):41F–50F.

第二百三十四节　狼疮抗凝物质 [①]

1. 定义

狼疮抗凝物质（lupus anticoagulant，LA）是异质性 IgA 或 IgM 自身抗体，可抑制磷脂依赖性凝血途径。由于磷脂在凝血级联反应的多个步骤中都是必需的，所以 LA 可以使多个磷脂依赖性凝血时间延长，如 PTT、PT 和稀释的蝰蛇毒时间（diluted Russell viper venom time，dRVVT）（见 dRVVT 实验相关内容）。

2. 应用

（1）上述检测方法没有一种对 LA 有 100% 的敏感性，因此，需要两个检测方法阴性才能排出 LA。

（2）最常用的检测方法是 PT（1∶100 稀释）和 dRVVT（高岭土或微粒硅凝血时间已不再使用）。阳性结果（稀释 PT 或 dRVVT 延长）需要在检测中加入过量的磷脂进行确认试验。

3. 解释

加入磷脂后凝固时间被纠正证实存在 LA，但需要在 12 周内再次检测，因为 LA 的存在通常只是暂时的（图 16-1）。

4. 局限性

（1）各实验室的检测结果间差异显著，特别是 dRVVT 检测。最近的调查显示，有 24% 的样本存在假阳性结果，18.5% 的检测中心存在假阴性结果。导致假阳性结果的因素之一可能是样本含有肝素。

（2）检测前因素（如血浆制备不当）可能会导致假阴性结果，因为样本含血小板。

（3）建议如有可能，患者口服抗凝剂时不同时进行 LA 检测（见图 16-1）。

16

[①]　由 Liberto Pechet 完成。

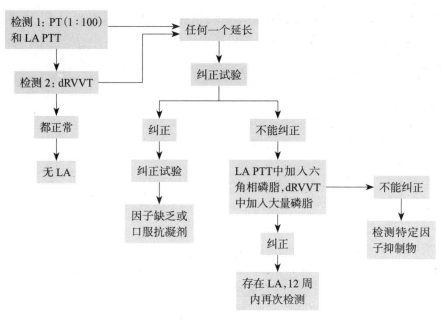

图 16-1 检测狼疮抗凝抗体的流程图
（dRVVT：稀释的蝰蛇毒时间；LA：狼疮抗凝物质）

参考文献

Giannakopoulos B, Passam F, Ioannou Y, et al. How we diagnose the antiphospholipid antibody syndrome. *Blood*. 2009;113:985–994.

Moffat KA, Ledford-Kraemer MR, Plumhoff EA, et al. Are laboratories following published recommendations for lupus anticoagulant testing? *Thromb Haemost*. 2009;101:178–184.

第二百三十五节　黄体生成素

见血清卵泡刺激素（follicular-stimulating hormone，FSH）和黄体生成素（luteinizing hormone，LH）部分。

第二百三十六节　镁

1. 定义

（1）Mg 主要是一种与胃肠道吸收和肾排泄相关的细胞内离子。至少 65%~70% 的 Mg 是离子状态，大约 35% 的血清 Mg 与蛋白结合。

（2）正常值范围：16mg/L~24mg/L（1.6mg/dl~2.4mg/dl）。

（3）危急值：小于 10mg/L 和大于 49mg/L。

2. 应用

（1）低镁血症和高镁血症的诊断和监测，尤其是在肾衰竭或胃肠道疾病患者中。

16

（2）监测接受硫酸镁治疗的子痫前期患者的情况，尽管在大多数情况下，监测临床症状（呼吸频率和深部腱反射）已足够，不需要再监测血镁水平。

3. 解释

（1）升高见于：

① 医源性（常见原因，最常见于肾功能受损患者）；

a. 利尿剂（如呋塞米大于 80mg/d，噻嗪类）；

b. 含 Mg 的抗酸药或灌肠剂；

c. 轻泻药和泻药滥用；

d. 肠外营养；

e. 子痫或早产患者中使用 Mg；

f. 碳酸锂中毒。

② 肾衰竭（肾小球滤过率达到 30ml/min）。在慢性肾衰竭患者中，高镁血症与残存肾功能呈负相关。血镁浓度升高很少见于肾功能正常者；

③ 治疗之前的脱水糖尿病性昏迷者；

④ 甲状腺功能减退；

⑤ 艾迪生病（Addison disease）和肾上腺切除术后；

⑥ 控制良好的老年糖尿病患者；

⑦ 意外吸入大量海水。

（2）降低见于：

① 几乎所有胃肠道或肾功能障碍者，由于 PTH 的合成和效力下降，慢性镁缺乏症会导致继发性低钙血症。

a. 胃肠道疾病：吸收不良（如口炎性腹泻、小肠切除、胆肠瘘、腹部照射、乳糜泻和其他导致脂肪泻的疾病；家族 Mg 吸收不良）；异常胃肠道液体丢失（慢性溃疡性结肠炎、克罗恩病、绒毛状腺瘤、结肠癌、轻泻药滥用、长期胃肠道内容物吸引和呕吐）

b. 肾脏疾病：低镁血症时尿镁水平大于 2mmol/d 提示肾脏丢失过多，见于慢性 GN、慢性肾盂肾炎、肾小管酸中毒、急性肾小管坏死的多尿期、解除梗阻后多尿期和药物损伤。

② 利尿剂（如汞、氯化铵、噻嗪类和呋塞米）；

③ 抗生素（如氨基糖苷类、庆大霉素、妥布霉素、羧苄西林、替卡西林、两性霉素 B）；

④ 洋地黄（20% 服用洋地黄的患者）；

⑤ 抗肿瘤药（如顺铂）；

⑥ 环孢素：镁离子或含镁营养素通过肾小管丢失；

⑦ 高钙血症；

⑧ 葡萄糖、尿素或甘露醇引起的利尿；

⑨ 低磷；

⑩ 细胞外液容量增加；

⑪ 原发性肾性失镁；

⑫ 营养性：

a. 长期不含 Mg 的肠外液体补充（通常大于 3 周）；

b. 急性和慢性酗酒以及酒精性肝硬化；

c. 饥饿伴代谢性酸中毒；

d. 恶性营养不良和蛋白质 - 能量营养不良。

⑬ 内分泌：

a. 甲状腺功能亢进；

b. 醛固酮增多症(原发性和继发性)；

c. 甲状旁腺功能亢进和其他导致高钙血症的疾病；

d. 甲状旁腺功能减退；

e. DM(小于等于 39% 的患者,渗透性利尿所致)。

⑭ 代谢性：

a. 泌乳过多；

b. 妊娠 6 个月至 9 个月；

c. 胰岛素治疗的糖尿病性昏迷。

⑮ 其他：

a. 妊娠中毒症(toxemia of pregnancy)或子痫；

b. 溶解性骨肿瘤；

c. 活动性骨佩吉特病(Paget disease),骨的吸收增加所致；

d. 急性胰腺炎；

e. 输注枸橼酸抗凝血；

f. 严重烧伤；

g. 出汗；

h. 脓毒症；

i. 低体温。

⑯ 镁缺乏常与其他电解质异常并存,这可能导致明显的不明原因的低钙血症和低钾血症,在这种情况下应该测量血镁浓度。约 40% 的患者同时存在低钾血症。

⑰ 临床上有约 90% 的血清 Mg 水平升高或降低的患者没有被认识到,因此,建议在电解质检测时常规加入 Mg。

⑱ 洋地黄敏感性和毒性常与低 Mg 血症相关。

⑲ 在总 Mg 降低的危重患者中,只有大约 70% 的患者离子 Mg 降低。

⑳ 因为 Mg 缺乏症患者的血清 Mg 水平可以正常或在临界值,所以当存在其他伴随性疾病(镁缺乏症常与其他电解质异常并存)时应该行 24h 尿 Mg 检测。

㉑ 24h 尿 Mg 水平小于 25mg 提示 Mg 缺乏症(无促进 Mg 排泄的疾病或药物使用情况)。如因肾脏丢失 Mg,则尿 Mg 应该大于 3.65mg/d~6mg/d。

㉒ 如果 24h 尿 Mg 水平小于 2.4mg/d,则在静脉输注 72mg $MgCl_2$ 时收集 24 小时尿标本。Mg 储存量正常的患者中大约 60%~80% 的 Mg 被排出体外,排泄小于 50% 提示非肾性失 Mg。

4. 局限性

(1) 即使全身 Mg 储备降低 20%,血清 Mg 水平仍然可以保持正常。

16

(2) 植酸[①]、脂肪酸、磷酸盐过多会影响 Mg 的吸收。

(3) 溶血会使检测结果升高,因为 RBC 中 Mg 含量是血清的两至三倍。

参考文献

Lum G. Clinical utility of magnesium measurement. *Lab Med.* 2004;35:106.

第二百三十七节 尿 镁

1. 定义

(1) Mg 是一种很重要但又通常被忽视的电解质。血清 Mg 浓度常不能充分反映 Mg 缺乏症的程度。建议在 Mg 治疗性用药前后进行尿 Mg 检测,以进一步研究明显低血清 Mg 的意义。尿 Mg 水平异常最常见于能造成肾脏对 Mg 的排泄受损或过量以及能引起肠道对 Mg 的吸收障碍的情况或疾病。检测尿 Mg 浓度可能有助于评估肾脏问题和 / 或未控制的糖尿病的严重程度,并可能有助于诊断胃肠道疾病。尿 Mg 增多可见于使用环孢素和泼尼松的肾移植受者。高钙尿症、失盐性疾病和 SIADH 均使肾脏保 Mg 的能力降低。

(2) 正常值范围:

① 24h 尿:72mg/d~120mg/d;

② 随机尿:男性:18g/g 肌酐 ~110mg/g 肌酐;女性:14g/g 肌酐 ~139mg/g 肌酐。

2. 应用

(1) 慢性胰腺炎。

(2) 血 Mg 降低。

3. 解释

(1) 升高见于:

① 摄入酒精;

② 利尿剂;

③ 巴特综合征(Bartter syndrome);

④ 糖皮质激素;

⑤ 顺铂治疗;

⑥ 醛固酮。

(2) 降低见于:

① Mg 摄入不足;

② 肾外损失。

4. 局限性

(1) Mg 会与正常尿液成分形成不溶性复合物,这些物质在尿液排出时就沉淀了,因此

---

① 译者注:原文"phylate"应为"phytate"

16

检测时不需要酸化。

(2) 尿 Mg 浓度与饮食相关。

(3) Mg 的消耗在住院患者中可能很常见(26%)。

(4) 高浓度钆会干扰大多数金属的检测。

第二百三十八节　孕产妇筛查

见产前筛查部分。

第二百三十九节　平均红细胞血红蛋白量(MCH)

1. 定义和应用

MCH 是指每个红细胞内所含血红蛋白的平均量,它对贫血的分类具有一定价值。
参考范围:27pg~34pg 每个红细胞。

2. 临床意义

增高见于巨红细胞性贫血和新生儿、婴儿。
降低见于小红细胞性贫血和正常红细胞贫血。

第二百四十节　平均红细胞血红蛋白浓度(MCHC)

1. 定义和应用

MCHC 是用 Hb 除以 Hct,该指标在血红蛋白过少症中的应用优于 MCH,它对贫血的分类具有一定的价值。
参考范围:31.5g~36g。

2. 临床意义

降低见于小红细胞性贫血和正常红细胞贫血。
增高见于巨红细胞性贫血和遗传性球形红细胞症、新生儿、婴儿。

第二百四十一节　平均红细胞体积(MCV)

1. 定义

MCV 代表红细胞的平均体积,它可以直接由自动化仪器测量所得,也可以由 Hct 除以 RBC 计数所得。
正常范围:82.0fL~101.0fL。

16

2. 应用

MCV 对贫血的分类具有一定价值。

3. 临床意义

增高见于：
(1) 巨红细胞性贫血
(2) 骨髓增生异常综合征
(3) 酗酒
(4) 肝脏疾病
(5) 甲状腺功能减退
(6) 高网织红细胞溶血症
(7) 新生儿、婴儿。
降低见于：
(1) 缺铁性贫血
(2) 地中海贫血
(3) 遗传性铁粒幼细胞性贫血
(4) 铅中毒
(5) 慢性病和其他血红蛋白病所致的贫血 (可能减少或正常)

4. 局限性

白细胞显著增多、血小板大量增多、冷凝集素、甲醇中毒、显著的高血糖症以及显著的网织红细胞增多症均可导致 MCV 升高。

第二百四十二节　平均血小板体积(MPV)

1. 定义

平均血小板体积(mean platelet volume, MPV)反映血小板体积的分布宽度。
正常范围：7.8fL~11.0fL。

2. 应用

MPV 被用于评估与血小板异常疾病相关的血小板大小的变异程度。

3. 临床意义

增高见于：
(1) 甲状腺功能减退
(2) 骨髓增殖性肿瘤
(3) 所有可能刺激骨髓加速制造血小板的疾病(如免疫性血小板减少症、化疗后)

16

（4）巨血小板综合征

降低见于：

（1）与血小板制造减少相关的疾病

（2）一些脓毒症患者

（3）一些遗传性血小板减少症，例如威斯科特 - 奥尔德里奇综合征

4. 局限性

参考值范围随血小板的变化而变化，MPV 值受到标本采集、抗凝剂的使用、温度以及储存时间的影响。

第二百四十三节　尿甲氧肾上腺素

1. 定义

甲氧基肾上腺素和去甲氧肾上腺素是肾上腺素和去甲肾上腺素的代谢产物。肾上腺素和去甲肾上腺素是由嗜铬细胞瘤分泌的一种肾上腺髓质激素。按年龄分级测试的诊断敏感性高于总儿茶酚胺的测定。

参考范围：见表 16-55。

表 16-55　尿甲氧肾上腺素的正常范围

年龄	参考区间（µg/g 肌酐）	年龄	参考区间（µg/g 肌酐）
甲氧肾上腺素		去甲氧肾上腺素	
0~3 个月	0~700	0~3 个月	0~3 400
4~6 个月	0~650	4~6 个月	0~2 200
7~11 个月	0~650	7~11 个月	0~1 100
1 岁	0~530	1 岁	0~1 300
2~5 岁	0~500	2~5 岁	0~610
6~17 岁	0~320	6~17 岁	0~450
≥18 岁	0~300	≥18 岁	0~400

2. 应用

（1）血浆儿茶酚胺水平升高的确认；

（2）嗜铬细胞瘤和副神经节瘤的诊断；

（3）神经母细胞瘤相关肿瘤患者的诊断和追踪；

（4）当怀疑患者嗜铬细胞瘤早期时首先应做的检测（患者患有顽固高血压、高肾上腺素分泌以及发现肾上腺团块但暂未提供影像学证据支持嗜铬细胞瘤时）。

3. 临床意义

增高见于儿茶酚胺分泌增多的神经系统肿瘤例如嗜铬细胞瘤、副神经节瘤和成神经细胞瘤。

16

4. 局限性

（1）标本收集之前和收集期间均应杜绝咖啡因摄入。标本收集开始前至少 1 周应停止使用单胺氧化酶抑制药；

（2）X 射线造影剂甲葡糖胺可导致检测假阴性；

（3）导致假阳性的因素有：压力过大、使用了含苯丙胺或苯丙胺类化合物的药物、使用食欲抑制剂、溴隐亭、丁螺环酮、咖啡因、甲基多巴肼 - 左旋多巴（息宁）、可乐定、地塞米松、利尿剂、甲基多巴（爱道美）、滴鼻液、丙胺苯丙酮（普罗帕酮）、三环类抗抑郁药和血管舒张剂等药物。一些对儿茶酚胺代谢有影响的药物可能具有未知的不可预测的影响。

第二百四十四节   甲 氨 蝶 呤

1. 定义

叶酸拮抗剂。其他名称：富血铁 - 叶酸甲氨蝶呤钠、甲氨蝶呤。

正常范围：实施 TDM（治疗药物监测）用以确保药物注射后 48h 血浆或血清药物浓度 <1μmol/L，在注射后 72h<0.1μmol /L。

2. 应用

（1）甲氨蝶呤是一类抗肿瘤药物，在白血病或其他疾病中既可以单用也可以和其他抗肿瘤药物联合使用；

（2）相对低剂量氨甲蝶呤可用于治疗严重的牛皮癣、结节病和肉芽肿病；

（3）高剂量的氨甲蝶呤（高于大约 20mg/kg 体重）结合亚叶酸钙（CF）在骨肉瘤、白血病、非霍奇金淋巴瘤、肺癌、头颈部癌症和乳腺癌等疾病上有较好的疗效；

（4）氨甲蝶呤在前列腺癌等其他肿瘤的疗效还有待进一步探明。

3. 临床意义

潜在的毒性：已报道的治疗浓度范围和毒性浓度范围依赖于患者在接受治疗的剂量和时间。应询问其治疗流程以评估毒性。

24h：>10μmol/L

48h：>1.0μmol/L

72h：>0.1μmol/L

4. 局限性

（1）使用血清 / 血浆进行免疫分析法检测（包括酶扩大免疫测定技术 EMIT、荧光偏振免疫分析 FPIA）；

（2）必须采用无血清分离凝胶管收集血清；

（3）采血后尽快分离细胞；

（4）肝素化、加 EDTA 抗凝剂和含氟抗凝剂的抽血管均可以使用；

16

（5）该试验检测血清和血浆中氨甲蝶呤的总量（包括蛋白结合体和游离体）；

（6）众所周知，氨基蝶呤和 APA（一种氨甲蝶呤的代谢物）用 EMIT 方法检测会有显著的交叉干扰，而用 FPIA 方法干扰较小；

（7）更换检测方法时应当重新定义患者的检测基线；

（8）低温冷藏和避光保存，标本在 24h 内是稳定的。

第二百四十五节　甲基丙二酸

1. 定义

甲基丙二酸（methylmalonic acid，MMA）是丙酸盐降解旁路的中间产物。如果甲基丙二酰辅酶 A 转化为琥珀酰辅酶 A 过程中的酶缺乏将导致有机酸尿症，即通常所说的甲基丙二酸尿症，同时合并新生儿代谢性酸中毒的一些经典症状、高血氨症，不进行干预治疗则预后不良。通常认为代谢性标记物 MMA 和同型半胱氨酸（Hcy）的浓度较维生素 B_{12} 水平更敏感。维生素 B_{12} 缺乏症中 MMA 和 Hcy 均增加。然而，已证明 Hcy 特异性较低，且易受生活方式如吸烟和酒精摄入等因素的影响，在叶酸缺乏症患者和肾损伤患者中 Hcy 有所增加。

参考范围：0~0.40μmol/L。

2. 应用

（1）可作为儿童甲基丙二酸血症的评估指标；

（2）可作为巨幼细胞性贫血（钴胺素，即维生素 B_{12} 缺乏）的评估指标。作为钴胺素缺乏的标记物，血清 MMA 比直接的钴胺素测定更为稳定。

3. 临床意义

增高见于：

（1）维生素 B_{12} 缺乏

（2）怀孕

（3）钴胺素遗传缺陷

（4）甲基丙二酸血症

4. 局限性

作为钴胺素缺乏的标记物，血清和尿的 MMA 测定比直接钴胺素测定更稳定。

在评估血清 MMA 水平的时候一定要考虑饮食、营养状态和年龄因素。

第二百四十六节　甲吡酮试验

1. 定义

甲吡酮刺激试验的原理基于减少血清皮质醇浓度来刺激 ACTH 的分泌。

2. 应用

随着大量血浆 ACTH 检测方法的出现,甲吡酮试验的运用越来越少。仅在某些国家运用较好,或者在某些能支持尿 17- 羟皮质类固醇试验和血清 11- 脱氧皮质醇试验的有限的实验室得以开展。这些都限制了甲吡酮试验的应用。

甲吡酮通过 11β- 羟化酶(CYP11B1,P-450c11)阻碍皮质醇合成的最后一步,即由 11- 脱氧皮质醇转化为皮质醇。这将导致血清皮质醇迅速减少和 11- 脱氧皮质醇迅速增多。

甲吡酮试验可作为一种过夜单剂量试验或作为一种两日或三日试验方法进行,但不能用于糖皮质激素药物治疗的患者。

(1) 两日试验方法用于皮质醇增多症的不同诊断。

① 两日试验(和标准的三日试验相比较略微不同):分别在对照日和试验日收集被检者的 24h 尿和早上 8 点的血标本。试验日时需要被检者每 4h 口服一次 750mg 甲吡酮,共服用六次。

② 检测尿 17- 羟皮质类固醇和血清 11- 脱氧皮质醇。

(2) 三日试验的方法主要应用于肾上腺皮质功能不全。

① 三日试验首先收集被检者对照日的 24h 尿,完成收集后被检者开始服用甲吡酮(每 4h 口服一次 750mg 甲吡酮,共服用六次)。可用一杯牛奶或一份小食搭配服用,以尽量减轻消化系统症状。

② 在服用甲吡酮的当日和随后的 24h 尿标本均需要收集,用于检测尿 17- 羟皮质类固醇的量以及尿肌酐的量。在最后一次口服甲吡酮后 4h 收集血样用以检测血清 11- 脱氧皮质醇以及血浆 ACTH。

(3) 过夜单剂量试验可用于上述两种适应证。

① 过夜单剂量试验要求被检者于子夜搭配牛奶或小食口服甲吡酮(30mg 每公斤体重或小于 70kg 体重者服用 2g,70kg~90kg 体重者服用 2.5g,大于 90kg 体重者服用 3g)

② 收集次日早上 7:30 和 9:30 的血样对其进行血清 11- 脱氧皮质醇和皮质醇的检测;也可同时进行血浆 ACTH 检测。

3. 临床意义

3.1 标准的三日甲吡酮试验

血清 11- 脱氧皮质醇增高成为过夜单剂量试验反应的标准。检测血清皮质醇和血浆 ACTH 很重要,因为血清皮质醇减少证实甲吡酮抑制其生物合成,而血浆 ACTH 增多证明类固醇水平变化是 ACTH 依赖性的。

24 小时尿 17- 羟皮质类固醇正常反应应该是服用甲吡酮当日或随后(更常用)24h 所收集尿液的 17- 羟皮质类固醇高于基线两到三倍。血清皮质醇浓度应该减少至 $<5\mu g/dl$。血浆 ACTH 浓度应该高于 75pg /ml,最后一次服用甲吡酮后 4 小时平均约为 200pg/ml。早上 8 点即最后一次服用甲吡酮后 4h,血清 11- 脱氧皮质醇应增加到(7~22)μg/dl 或更多。

3.2 两日甲吡酮试验

两日甲吡酮试验的正常反应尚未定义。在 ACTH- 依赖的库欣综合征的分级诊断中,血浆 ACTH 浓度的显著上升表明 ACTH 分泌型肿瘤对血清皮质醇浓度的下降具有反应。比如,一个大型研究中,一阳性的反应结果被定义为尿 17- 羟皮质类固醇 >70% 的增加和(或)血

16

清 11- 脱氧皮质醇浓度增加四倍以上。

3.3 过夜单剂量试验可用于上述两种适应证

正常反应是 8 点血清 11- 脱氧皮质醇浓度达到 (7~22) μg/dl。早上 8 点血清皮质醇浓度 <5μg/dl 证明甲吡酮对皮质醇的抑制作用已足够,并符合甲吡酮正常新陈代谢。血清 11- 脱氧皮质醇浓度 <7μg/dl 并且同时血清皮质醇浓度降低提示肾上腺功能不足。

根据 ACTH 对甲吡酮反应情况可以区分原发和继发的肾上腺功能不足。一般来说,患者继发性肾上腺功能不足时 ACTH 反应从 10pg/ml 到 200pg/ml,原发性肾上腺功能不足时有更高的反应。然而,健康人 ACTH 反应值是 42pg/ml~690pg/ml。由于这种参考值范围重叠,ACTH 反应值不能用来区分健康人和某些肾上腺功能不足患者。

4. 局限性

肾上腺肿瘤伴随皮质醇分泌增多,却不伴随尿 17- 酮类固醇增多或减少。本试验在非肿瘤性肾上腺增生中是 100% 阳性,在肾上腺腺瘤中约 50% 为阳性,在肾上腺癌中约 25% 为阳性。

异位促肾上腺皮质激素综合征:在该病时甲吡酮试验可能不准。

肾上腺功能不足患者服用甲吡酮后可能导致患者低血压、恶心和呕吐等。因此如果怀疑有该病的患者不适合在院外进行两日或三日甲吡酮试验。

急性或慢性摄入合成糖皮质激素由于抑制了促肾上腺皮质激素细胞,可能会削弱本实验相关反应。

最常见假阳性结果的原因之一,甲吡酮从血浆很快地清除,导致对皮质醇的抑制不充分。体现在过夜单剂量试验早上 8 点抽样血清中皮质醇浓度 >7.5μg/dl,最后一次服用甲吡酮后 4h 的血清皮质醇浓度 >5μg/dl 或者在标准两日甲吡酮试验中在服用甲吡酮当日的尿皮质醇 >20μg/24h。

第二百四十七节　尿微量白蛋白

1. 定义

尿液检测试纸对于蛋白尿的检测并不是很敏感,通常在尿排泄蛋白超过 300mg/d~500mg/d 时才会提示阳性。而尿蛋白排泄参考值范围通常情况是 <20mg/d(15μg/min),尿蛋白排泄持续在 30mg/d~300mg/d(20~200μg/min) 时称为微量白蛋白尿。尿蛋白排泄 >300mg/d(200μg/min) 时表现为明显的尿检测试纸呈现阳性的蛋白尿(又叫大量白蛋白尿)。

1 型或 2 型糖尿病时,通常状态下反复多次尿液检测为微量白蛋白尿能提示早期糖尿病肾病。尿微量白蛋白可以作为心血管疾病死亡病例中区别是否合并糖尿病的一项指标。微量白蛋白尿的定义见表 16-56。

表 16-56　美国糖尿病协会关于微量白蛋白尿的定义

种类	24 小时尿	定时尿	随机尿
正常	<30mg/24h	<20μg/min	<30μg/mg 肌酐
微量白蛋白尿	(30~300)mg/24h	(20~200)μg/min	(30~300)μg/mg 肌酐
临床白蛋白尿	>300mg/24h	>200μg/min	>300μg/mg 肌酐

16

检测随机尿尿液中白蛋白和肌酐的比值对微量白蛋白尿而言是一种较好的筛查方法。它具有以下几个优势：不需要清晨或定时收集标本；与24h尿液蛋白排泄定量结果有一定相关性；执行起来既简单又便宜；多次反复检测阳性结果能确认微量白蛋白尿为持续症状。

其他名称：白蛋白/肌酐比值

参考范围：

① 白蛋白/肌酐比值（随机尿）：<30.0μg/mg 肌酐

② 微量白蛋白排泄（24h 尿）：0~29.9mg/d

2. 应用

（1）诊断肾功能障碍；

（2）被美国糖尿病协会推荐用于微量白蛋白尿的筛查；

（3）作用于肾素-血管紧张素系统的药物能延迟肾脏和心血管疾病的发生，筛查微量白蛋白在糖尿病患者的护理中非常重要。

3. 临床意义

蛋白排泄增多（微量白蛋白尿）能预测合并高血压或糖尿病的肾病患者的预后。

4. 局限性

（1）微量白蛋白尿在怀孕期间、运动后和高蛋白质摄入、高血糖、发热和尿道感染的时候可能短暂出现；

（2）剧烈运动引起白蛋白排泄短暂升高。患者应该在试验前24小时内避免剧烈运动；

（3）测量尿液白蛋白/肌酐比值的最佳时间尚无明确定义，清晨第一次尿标本是比较好的样本；

（4）肌酐清除率不正常时，尿液白蛋白/肌酐比值准确度不可靠，这对于处于临界值的患者非常重要。对于一个高肌酐排泄率肌肉量多的男士而言，白蛋白/肌酐比值会偏低，因此会低估白蛋白的排泄；而对于一个肌酐排泄率较低的瘦弱的恶病质患者则会高估其白蛋白的排泄状况。

参考文献

American Diabetes Association. Standards of medical care in diabetes. *Diabetes Care*. 2004;27(Suppl 1):S79.

第二百四十八节 缪勒管抑制物质

1. 定义

缪勒管抑制物质（MIS）主要功能是启动对正常性发育过程中男性缪勒管结构发育的抑制作用。男性胚胎发育过程中由睾丸支持细胞分泌，生育阶段时该物质也表达于卵巢粒状细胞，可以抑制 FSH 诱导的卵泡过度发育。该物质其他名字有：抗缪勒管激素、缪勒管抑制激素。

参考范围:见表 16-57。

表 16-57　缪勒管抑制物质的参考范围

年龄	范围(ng/ml)	年龄	范围(ng/ml)
男性		9 岁至成年	3.0~5.4
0~13 天	15.5~48.7	女性	
14 天~11 月	39.1~91.1	0~8 岁	0.0~7.1
12 月~6 岁	48.0~83.2	9 岁至成年	0.0~6.9
7~8 岁	33.8~60.2		

2. 应用

(1) 隐睾症患者男孩体内是否存在睾丸组织的一项特异且敏感的标记物;

(2) 单独检测 MIS 或 / 和受 hCG 刺激影响的睾酮激素一同检测时,MIS 水平可用于监测此类患者疗效;

(3) 用以评价外阴性别不明婴儿或儿童是否存在功能性睾丸组织;

(4) 及早发现卵巢颗粒细胞肿瘤患者复发;

(5) 评估 PCOS(多囊卵巢综合征)和卵巢功能早衰;

(6) 评估卵巢储备功能。

3. 临床意义

升高见于:PCOS;

降低见于:

(1) 无睾症;

(2) 睾丸异常或缺失;

(3) 假两性畸形;

(4) 睾丸结构正常的米勒管永存综合征。

4. 局限性

(1) 与白人女性相比,黑人女性与西班牙裔女性平均 MIS 值均较低,前者约低 25.2%,后者约低 24.6%;

(2) 更年期女性或卵巢功能早衰女性 MIS 水平极低;

(3) 对恶性肿瘤患者而言,它并非很好的一项标准化检测,也不是特异性很好的检测,需要结合临床症状解释。

第二百四十九节　多基因载体板

1. 定义

由 Counsyl 公司提供的通用载体测试是一种非侵入性的、基于唾液的检测,它能分析个人或夫妻的超过 100 种常见常染色体隐性遗传疾病。InheriGen 和 GenPath 测试 164 种常染色体隐性和 x 连锁遗传疾病——包括德系犹太人疾病。InheriGen Plus 和 GenPath 除了包括这 164 种疾病外还能筛查脆性 X 染色体、脊髓性肌萎缩和囊性纤维化的情况。

2. 应用

载体检测。

3. 局限性

(1) 基因测试结果可能受 DNA 重组、输血、骨髓移植或罕见序列变异的影响;

(2) 载体板检测结果提供疾病和突变的检测。该检测板尚不能检测序列片段重复导致的疾病(如脆性 X 染色体)、零星的缺失 / 重复突变(如进行性假肥大性肌营养不良)。

第二百五十节　血浆髓过氧化物酶(MPO)

1. 定义

(1) 髓过氧化物酶(myeloperoxidase,MPO)是储存在多形核细胞和巨噬细胞颗粒中的一种酶,具有抗感染功能。炎症发生时 MPO 被释放到血浆中,它被认为有可能通过氧化低密度脂蛋白这一机制从而在冠状动脉心脏病(CHD)中发挥潜在作用,并导致动脉粥样硬化斑块不稳定。MPO 在影像学证实的冠状动脉疾病(CAD)、急性冠脉综合征(ACS)中是升高的,并与收缩性心力衰竭的功能分类相关。

(2) 参考范围:健康人 <539pm。

2. 应用

当血浆 MPO 升高的时候,可以作为炎症的标志。MPO 结合心电图和心脏生物标记物可用于评估急性胸痛患者。

3. 临床意义

(1) MPO 开始升高可预测心肌梗死和不良心脏事件风险。即使没有缺血性坏死或其他炎症标志物(如 CRP)升高,也可预测未来 1~6 个月猝死可能性。低水平 MPO 能更好地辅助诊断肌钙蛋白正常的不稳定心绞痛。目前在急性胸痛患者诊断中,MPO 与已建立的心脏标志物之间有冲突,因此 MPO 并不用于 ACS 的常规分类。

(2) 血浆 MPO 浓度升高与心血管风险的进展密切相关,但是,如果不结合其他心血管危险因子,血浆 MPO 水平无法独立预测冠心病患者死亡率。

4. 局限性

(1) 现已证明,患者接受肝素相关产品时可导致 MPO 升高,影响其检测准确性;

(2) 类风湿性关节炎中可升高。

参考文献

Baldus S, Rudolph V, Roiss R, et al. Heparins increase endothelial nitric oxide bioavailability by liberating vessel-immobilized myeloperoxidase. *Circulation* 2006;113:1871–1878.

Peacock WF, Nagurney J, et al. Myeloperoxidase in the diagnosis of acute coronary syndromes: The importance of spectrum. *Am Heart J.* 2011;162:893–899.

Stefanescua A, Braun S, Ndrepepa G, et al. Prognostic value of plasma myeloperoxidase concentration in patients with stable coronary artery disease. *Am Heart J.* 2008;155(2):356–360.

第二百五十一节　肌 红 蛋 白

1. 定义

肌红蛋白是仅存于骨骼和心肌细胞的主要携氧蛋白。组织受损时,这个小型分子迅速被组织释放,并以游离形式很快被尿液排泄。肌红蛋白在血浆中的半衰期是 9 分钟,它与氧气可逆结合,在细胞有氧代谢中发挥重要作用。

参考范围(可能偏宽):6ng/ml~90ng/ml。

男性:28ng/ml~72ng/ml

女性:25ng/ml~58ng/ml

2. 应用

(1) 肌红蛋白是一种心脏生物标志物,也是心肌坏死的最早的标志物之一;

(2) 肌红蛋白在心肌梗死 2~3 小时内开始上升,在 8~12 小时达到最高水平,通常在 1 天之内回落到正常水平;

(3) 肌红蛋白阴性能有效地排除心脏病发作,但阳性结果必须再结合肌钙蛋白或其他生物标志物进行判断;

(4) 在出现症状后 6 小时内灵敏度大于 95%;

(5) 肌红蛋白的释放比 CK-MB 早约 2~5 小时

3. 临床意义

(1) 超过 85% 的急性心肌梗死患者的肌红蛋白在 1~3 小时开始上升,大约 8~12 小时(峰值约持续 1 小时)达到参考值的 10 倍,约 24~36 小时或更少的时间回复到正常水平;再灌注损伤将导致峰值提前 4~6 小时。

(2) 肌红蛋白升高见于:

① 肾衰竭(大量的尿肌红蛋白指示肾损伤的风险增加)

16

②休克

③开放性心脏手术

④进行性肌营养不良患者

⑤大面积创伤

⑥心肌炎

⑦急性感染疾病

a. 咬伤

b. 毒素暴露:可卡因、麻醉药品、海蛇毒液

c. 恶性高血压

4. 局限性

（1）由于肌钙蛋白用于心肌梗死诊断时拥有高灵敏度和 99% 的敏感度,因此它取代了肌红蛋白成为首选的心脏生物标志物。除非 ACS 快速进展时,如果当地实验室无法检测肌钙蛋白时可以选用肌红蛋白协助诊断外,肌红蛋白不应该作为独立的生物标记物被单独用于诊断;

（2）肌红蛋白升高可见于骨骼肌损伤、过度锻炼或重度酒精滥用;

（3）由于肌红蛋白可能来源于心脏或骨骼肌,因此其升高并不能特异代表心脏受损,所以在急性心肌梗死中肌红蛋白显示出较低的特异性;

（4）在经历胸痛后的前几个小时应每间隔 2~3 小时抽取一次血标本(因为肌红蛋白可能在多个时间点暴发性释放),这样检测更为精准;

（5）该标志物在尿毒症和肌肉创伤患者中的诊断价值高于心肌梗死患者;

（6）肌红蛋白不用于心肌梗死的诊断,但可以和其他生物标志物协同用于血运重建的预后。

参考文献

deLemos JA, Morrow DA, Gibson CM, et al. The prognostic value of serum myoglobin in patients with non-ST-segment elevation acute coronary syndromes: Results from the TIMI 11B and TACTICS-TIMI 18 studies. *JACC*. 2002;40:238.

Ordway GA, Garry DJ. Myoglobin: An essential hemoprotein in striated muscle. *J Exp Biol*. 2004;207:3441–3446.

第二百五十二节   特异性神经元烯醇酶

1. 定义

特异性神经元烯醇酶(neuron-specific enolase,NSE)是胺前体脱羧细胞系列神经内分泌肿瘤的特异性血清标记物。包括神经母细胞瘤、视网膜母细胞瘤、甲状腺髓样癌、类癌、胰腺癌、嗜铬细胞瘤、小细胞肺癌(SCLC)。

正常范围:3.7μg/L~8.9μg/L。

16

2. 应用

(1) 任何类型分泌 NSE 的肿瘤患者的监测标记物；
(2) 诊断 SCLC 的辅助指标；
(3) 诊断类癌、胰岛细胞瘤和神经母细胞瘤的辅助指标；
(4) 评估昏迷患者的辅助指标。

3. 临床意义

(1) 在各种神经系统疾病中，血清和脑脊液中的 NSE 是一项敏感且特异的标记物；
(2) NSE 在神经母细胞瘤和小细胞肺癌中会升高；
(3) 可用于克 - 雅脑病和其他痴呆症的鉴别诊断。

4. 局限性

(1) 所有 NSE 的结果分析必须要考虑临床情况和一些人为升高因素，当临床 NSE 检测结果和临床症状或其他检测结果不一致的时候，一定要重新分析 NSE，它不是一个筛查检测；

(2) 因为红细胞内包含 NSE，因此溶血可能导致 NSE 的显著升高；

(3) 质子泵抑制剂治疗、溶血性贫血、肝衰竭、终末期肾衰竭也可能导致 NSE 升高；

(4) 当 NSE 检测用于肿瘤的诊断和监测时，癫痫、脑损伤、脑炎、脑卒中和快速进行性痴呆可能导致假阳性结果；另一方面，当 NSE 检测用于神经系统的辅助诊断时，NSE 分泌型肿瘤可导致假阳性结果；

(5) 由于 NSE 的值在不同的检测方法之间差异很大，所以连续的跟踪监测需要用同一种方法检测，如果方法变化了，患者应重新检测对照基线。

第二百五十三节　中性粒细胞功能障碍检测

1. 定义

遗传性或获得性中性粒细胞（以及其他白细胞）功能紊乱可能导致免疫功能异常以及反复细菌感染的倾向。获得性中性粒细胞功能障碍可能由免疫球蛋白、补体或 T 细胞功能紊乱所致。该情况下，中性粒细胞功能障碍特异性检测能提示这之前潜在的疾病。

2. 应用

中性粒细胞功能检测用于评估反复细菌感染患者的中性粒细胞功能障碍，尤其是具有中性粒细胞功能紊乱综合征的家族史患者。检测主要包括观察中性粒细胞的粘附、运动、吞噬和分泌功能（见表 16-58）；在功能检测的同时进行形态学研究。

因为这些情况比较罕见，所以只涉及到有限的部分（见表 16-58）。

16

表 16-58 可疑先天性中性粒细胞功能障碍综合征的相关检测

试验	异常见于
硝基四唑氮兰玻片试验(阴性检测)	慢性肉芽肿病
趋化性下降(伴大颗粒)	白细胞异常色素减退综合征
Mo-1、趋化性以及细菌杀伤能力显著下降;可以用流式细胞术检测	白细胞粘附缺陷症
髓过氧化物酶(中性粒细胞)和溶菌酶(单核细胞)	原发性髓过氧化物酶缺乏症(MYD)
多形核中性粒细胞的趋化性和抗乳铁蛋白染色性显著降低	特殊颗粒缺陷
趋化性和细菌杀伤力显著降低	遗传性中性粒细胞肌动蛋白功能障碍

第二百五十四节 烟碱／可替宁

1. 定义

烟碱是一种来自于烟草的易潮解生物碱,可替宁是烟碱的主要代谢产物。

参考范围(血清):可替宁

不吸烟者:<6ng/ml

吸烟者:10ng/ml~50ng/ml

2. 应用

(1) 杀虫剂和熏蒸消毒剂

(2) 烟草产品的成分

(3) 戒烟产品的成分

3. 临床意义

(1) 吸烟者血清中可替宁的浓度可能高于烟碱的浓度 10 倍以上。

(2) 吸烟者尿液中烟碱和可替宁浓度通常大于 1 000ng/ml。

4. 局限性

筛查试验通常是基于针对可替宁的免疫分析方法,cut-off 值浓度选取 100ng/ml~500ng/ml(尿液)。测试可能与 3'- 羟基可替宁存在交叉反应。

第二百五十五节 产前非侵入检查

见产前非侵入筛查。

第二百五十六节　大便潜血试验

1. 定义

隐血是指大便潜血试验（FOBT）阳性和（或）患者（医生）均未发现肉眼可见明显出血的缺铁性贫血。隐匿性胃肠道出血在疾病的鉴别诊断中应用非常广泛，一些比较常见的原因包括结肠癌、食管炎、消化性溃疡、胃炎、炎症性肠病、血管扩张、门脉高压、胃病和胃窦血管扩张；少见原因包括：胃-食管癌、胰性血液、胆道出血和感染。咯血和鼻衄等非胃肠道疾病也可导致 FOBT 阳性。FOBT 根据检测分析物可分为两类：基于愈创木脂方法的 FOBT（gFOBT）和基于免疫分析（FIT）方法的 FOBT。gFOBT 是结直肠癌筛查最常见的大便潜血实验，它是通过血红素或血红蛋白的假过氧化物酶活性检测粪便中的血；而免疫化学分析则是跟人类的球蛋白进行反应。

正常范围：阴性。

2. 应用

（1）肿瘤（特别是结肠）和胃肠道息肉的筛查；
（2）确定消化道出血位于上消化道（胃溃疡）；
（3）憩室炎和结肠炎的筛查。

3. 临床意义

增高见于：
（1）胃肠道恶性肿瘤（结肠）
（2）憩室病
（3）消化道息肉
（4）缺血性肠病
（5）炎性病变（溃疡性结肠炎、克罗恩病、痢疾、阿米巴病）
（6）创伤、出血体质
（7）血管炎（多动脉疾病、多动脉疾病、过敏性紫癜）
（8）淀粉样变性
（9）食管裂孔疝
（10）多发性神经纤维瘤
（11）卡波济肉瘤
（12）胆道出血

4. 局限性

如果采用 gFOBT 方法，应该避免服用阿司匹林和其他非甾体类抗炎药、维生素 C、红肉、家禽、鱼和一些生蔬菜，因为这些饮食的相互作用会增加假阳性和假阴性（特别是维生素 C）的风险。

16

gFOBT 的灵敏度和特异度已证明是变异度较大的,可根据测试的品牌多样性、样本采集技术、每次测试收集的样本数量、大便标本是否再水化以及解释的不同、筛选间隔等因素的变化而变化。

gFOBT 取样最好在家中收集三个粪便样本。不推荐使用在诊室行直肠指检后收集到的单次粪便样本。

与 gFOBT 相比,FIT 方法具有若干技术优势。FIT 方法直接检测血红蛋白,因此它比 gFOBT 具有更好的特异性。此外,由于血红蛋白在上消化道中被消化酶降解而影响检测,因此 FIT 方法对下消化道出血具有更好的特异性,对于结直肠癌的诊断特异性较好。目前,虽然尚无研究表明最佳样本次数到底是多少,但送检两个样本可能会优于只送检一个样本。

引起肠道出血的药物(如阿司匹林、糖皮质激素和非甾体类抗炎药)和引起结肠炎的药物(如甲基多巴和多种抗生素)会导致阳性结果。

参考文献

Levin B, Lieberman DA, McFarland B, et al. Screening and Surveillance for the Early Detection of Colorectal Cancer and Adenomatous Polyps, 2008: A Joint Guideline from the American Cancer Society, the US Multi-Society Task Force on Colorectal Cancer, and the American College of Radiology. *CA Cancer J Clin.* 2008;58:130–160.

第二百五十七节 麻 醉 剂

见阿片类药物。

第二百五十八节 阿片类药物

1. 定义

阿片类药物是由鸦片和合成化合物制备的天然和半合成生物碱,其结构与吗啡不同,而药理性质类似。

具体名字:可待因、吗啡、羟考酮、羟吗啡酮、氢可酮、二氢吗啡酮、丁丙诺啡、美沙酮、哌替啶、丙氧芬(来自美国)、纳布啡、芬太尼、左啡诺、布托啡诺、戊佐辛、泰普他多、曲马多。

没有一个单独的实验可以筛查出所列出的所有阿片类药物。

参考范围:取决于药物和用途。

2. 应用

(1) 治疗疼痛,通常中等至严重疼痛;

(2) 术前镇静;

(3) 术后镇痛、手术及急诊——包括心肌梗死、外伤、烧伤、骨科疼痛;

(4) 治疗与癌症有关的慢性疼痛;

(5) 替代止咳药和止泻药;

(6) 阿片类成瘾者戒毒和维持治疗。

16

3. 局限性

（1）筛查

1）通常用尿标本。

2）是在自动化学分析仪上进行的免疫分析技术。

① 酶免疫测定（KIMS、克隆酶供体免疫分析）、EMIT、RIA、FPIA

② 定性实验

③ 检测目标：吗啡、吗啡葡糖苷酸

a. 这些"阿片"检测技术不能检测到半/合成的阿片类药物,其中包括丁丙诺啡、美沙酮、甲哌啶、丙氧芬、纳布芬、芬太尼、左啡诺、布托啡诺、戊唑辛、他喷他多和曲马多;

b. 这些"阿片"检测有不同的交叉反应,包括羟考酮、羟吗啡酮、氢化酮和水吗啡酮;

c. 浓度临界值 - 用户定义

300ng/ml

2 000ng/ml

3）特定的免疫测定法可用于单个合成的化合物。

① 羟考酮：cutoff 浓度值为 100ng/ml;根据制造商的不同,大约 100% 可能会与羟吗啡酮发生交叉反应;

② 美沙酮：cutoff 浓度值为 300ng/ml;根据制造商的不同,大约 40% 可能会与美沙醇发生交叉反应;

③ 丁丙诺啡：cutoff 浓度值为 5ng/ml;通常不会与诺丁丙诺啡发生交叉反应;

④ 丙氧芬：cutoff 浓度值为 300ng/ml;根据制造商的不同,大约 60% 可能会与诺丙氧芬发生交叉反应;

⑤ 与阿片类代谢产物的各种交叉反应。

4）数个供应商均提供半定量检测方法。

5）免疫方法可用于特异性检测海洛因代谢物 6- 乙酰吗啡：cutoff 浓度值为 10ng/ml;与吗啡、可待因和合成的阿片类药物发生交叉反应的可能性 <1%。

（2）全血、血清筛查

① 基于免疫方法的测定技术（FPIA、ELISA、RIA）

② 阿片类药物,除常说的"鸦片"外,主要检测吗啡,它的 cutoff 浓度值为 10ng/ml。

③ 检测物质（cutoff 浓度值）

a）芬太尼 <1ng/ml

b）美沙酮 10ng/ml~50ng/ml;<5% 和甲醇存在交叉反应

c）羟考酮 10ng/ml~50ng/ml;>50% 与羟吗啡酮存在交叉反应

d）D- 丙氧芬 10ng/ml~50ng/ml;>400% 与去甲丙氧芬交叉反应

（3）血液、尿液定性/定量

① 尿样的检测通常包括水解,以裂解葡聚糖粘结。检测所得的浓度为总药物浓度（与游离或未结合的药物相比）;

② 常见的阿片类药物定量检测物包括 6- 乙酰吗啡、吗啡、可待因、羟考酮、羟吗啡酮、氢可酮,但检测范围受限,通常在 5ng/ml~25ng/ml 之间;

16

③ 大多数合成的阿片类药物都需要各自特异的试验来对其进行定性和定量检测；为有效检测出低剂量的合成阿片类药物，如丁丙诺啡和芬太尼，它们的定量限值为≤1ng/ml；

④ 样品制备需要液 - 液或固相萃取；

⑤ 测试方法：气相色谱、高效液相色谱、GC/MS、LC/MSn（多种 Sn）。

第二百五十九节　渗透压间隙

1. 定义

渗透压间隙是一种类似于阴离子间隙（AG）的数学概念，但它用于检测渗透压的浓度变化而不是离子的浓度变化。渗透压间隙的计算方法是用测量的渗透压减去计算出的渗透压。

正常值：<10mOsm/kg

2. 应用

渗透压间隙用于估计血液酒精含量：每 100mg/dL 乙醇会使血清渗透压增加 22mOsm/kg，因此，估算血液酒精浓度（mg/dl）＝渗透压间隙 ×100 ÷ 22

3. 临床意义

升高见于：

（1）血清中水含量降低；

① 高脂血症（血清会出现脂血症）

② 高蛋白血症（总蛋白 >10g/dl）

（2）血清中其他的低分子量物质（渗透压检测值 >300mOsm/kg 水）；

（3）乙醇。当出现一个特别大的渗透压间隙伴随低或仅适度升高的乙醇浓度的时候提示还存在另一个低分子量的有毒物质，包括：

① 甲醇

② 异丙醇

③ 甘露醇（渗透压间隙可用于检测血清中甘露醇累积）

④ 乙二醇、丙酮、酮酸中毒和乙醛即使已经处于致命的水平了，也只会导致相对较小的渗透性间隙

（4）重症患者，特别是休克、酸中毒（乳酸、糖尿病、酒精）、肾衰竭患者。

4. 局限性

实验室分析错误见于：

① 测量的随机误差为小于或等于 ±15mOsm/kg

② 使用不正确的采血管

16

第二百六十节　血清和尿液渗透压摩尔浓度

1. 定义

渗透压摩尔浓度是指液体的渗透压浓度。血清、尿液或其他体液的渗透压摩尔浓度取决于溶液中活性离子或分子的数量,并能反映患者维持正常体液平衡状态的能力。渗透压摩尔浓度的测量主要通过冰点下降法或蒸气压升高法的技术间接检测,或从公式计算得来。

渗透压摩尔浓度反映溶液的渗透压浓度,即每升溶液中的渗透压摩尔数,其大小依赖于每单位体积溶剂溶解的溶质浓度。

血清渗透压摩尔浓度测量血液中溶解的化学物质的数量,影响血清渗透压摩尔浓度的化学物质包括钠、氯化物、碳酸氢盐、蛋白质和葡萄糖。血清渗透压摩尔浓度检测可用于评价水和电解质的平衡。血清渗透压摩尔浓度部分受 ADH 或垂体后叶加压素调控,ADH 是由下丘脑产生的,由垂体释放到血液中。

尿液渗透压摩尔浓度反映了尿液中渗透活性粒子的总数,它不用考虑颗粒的大小或重量。葡萄糖、蛋白质或染料等物质会增加尿液的比重,因此尿液渗透压摩尔浓度比尿液浓度测量更准确,尿液渗透性可与血清渗透性相比较从而更准确地评估患者体液平衡状态。

参考范围:见表 16-59。

表 16-59　渗透压的参考范围

	参考值范围(mOsm/kg)	临床参考值范围(mOsm/kg)
血清或血浆	279~295	<250,>295
尿液	500~800	无

2. 应用

(1) 评估血液中水和可溶性化学物质之间的平衡;

(2) 确定是否存在严重脱水或水分过量;

(3) 帮助确定下丘脑产生 ADH 是否正常;

(4) 帮助确定癫痫或昏迷的原因——体内水分和电解质之间的平衡紊乱严重时会导致癫痫或昏迷;

(5) 筛选某些毒药,如异丙醇、甲醇或乙二醇;

(6) 评估肾脏的浓缩功能;

(7) 评估水和电解质平衡;

(8) 用于肾脏疾病、SIADH 和尿崩症的检查;

(9) 当患者尿液中有不透射线性物质(如硫酸钡)或糖尿、蛋白尿时,可进行尿液渗透压摩尔浓度检查;

16

（10）在新生儿尿液中,当蛋白质或葡萄糖阳性时,渗透压摩尔浓度可协助用于评估脱水、淀粉样变。

3. 临床意义

升高见于:

（1）高血糖

（2）DKA(体液严重不平衡的糖尿病患者应定期检查渗透压摩尔浓度)

（3）非酮性高血糖昏迷

（4）高钠血症(脱水过多情况):

① 腹泻、呕吐、发热、过度通气、水摄入不足

② 中枢性糖尿病性尿崩症

③ 肾源性糖尿病——先天性或后天性(如高钙血症、低钾血症、慢性肾病、镰状细胞病、某些药物的作用)

④ 渗透性利尿——高血糖、尿素或甘露醇的监测

（5）高钠血症(水合作用正常的情况)——由下丘脑疾病引起

① 渗透压感受器不灵敏(高钠血症)——水的负荷不能使血清渗透压恢复正常,氯磺丙脲可以将血清钠降至正常水平

② 渴感缺陷(渴感减退)——强制性水摄入可使血清渗透压恢复正常

（6）高钠血症(水合作用过度的情况)——医源性或偶然性(如婴儿喂食含高钠浓度的食物或因呼吸窘迫或心脏骤停而给予 $NaHCO_3$)

（7）酒精摄入——是高渗状态和昏迷最常见的原因

降低见于:

（1）低血容量低钠血症(尿钠通常 >20mmol/L)

① 肾上腺功能不全(如:CAH 形式的盐损失、先天性肾上腺发育不全、肾上腺出血、肾上腺素分泌不足、皮质激素替代不足、类固醇的减少)

② 肾性失液[如渗透性利尿、近端肾小管性酸中毒(RTA)、盐损失性肾病(常见肾小管间质性疾病,如泌尿生殖道梗阻)、肾盂肾炎、髓样囊性肾病、多囊肾]

③ 胃肠道失液(如呕吐、腹泻)

其他失液(如烧伤、腹膜炎、胰腺炎)

（2）正常或高血容量导致的低钠血症(稀释综合征)

① 心力衰竭、肝硬化、肾病综合征

② 抗利尿激素分泌异常综合征(SIADH)

4. 局限性

尿液渗透压摩尔浓度的变化在血浆渗透压摩尔浓度和钠离子浓度的调节中起着关键作用。这种反应由下丘脑中的渗透压感受器介导,它会影响口渴和 ADH 的分泌。

（朱静　译）

16

血清和尿渗透压实验室检测值与临床意义之间的关系见表 16-60。

表 16-60　血清和尿渗透压和实验室检测值的临床意义

血清渗透压	尿液渗透压	临床意义
正常值：	正常值：	
282mOsm~295mOsm	500mOsm~800mOsm	
正常或者升高	升高	液体量不足
降低	降低	液体量过量
正常	降低	液体摄入增加或利尿剂
增加或者正常	降低（液体摄入量没有增加）	肾脏不能对尿浓缩或缺乏 ADH（尿崩症）
降低	降低	SIADH

$$(1.86× 血清 Na)+(血清葡萄糖 ÷18)+(BUN÷28)+9$$

或者：

$$公制单位 =(1.86× 血清 Na)+血清葡萄糖（mmol/L）+BUN（mmol/L）+9$$

更简单的是：$Na^+ + K^+ + (BUN÷28) + (血清葡萄糖 ÷18)$。由于 K^+ 相对较小，BUN 对水分布无影响，这个公式可以简化为 $2Na^+ + (血清葡萄糖 ÷18)$。

第二百六十一节　粪便渗透压测定

1. 定义

粪便样本渗透压测定可用于评估腹泻患者的状态。正常粪便中大部分小分子量物质被完全吸收（电解质除外），因此粪便大部分渗透压活性来自电解质。粪便渗透压间隙定义为测量渗透压与计算渗透压之差（确定为粪便中 Na 和 K 离子总和的两倍）。

参考范围：0~16 岁：271mOsm/kg~296mOsm/kg

17 岁及以上：280mOsm/kg~303mOsm/kg

2. 应用

从本质上确定慢性腹泻的原因是渗透性或是分泌性。

3. 临床意义

（1）粪便钠 >90mmol/L，同时渗透压 gap<50mOsm/kg：表明是分泌性腹泻或归因于含钠轻泻药的渗透性腹泻；

（2）粪便钠 <60mmol/L，同时渗透压 gap>100mOsm/kg：表明是渗透性腹泻；

（3）粪便钠 >150mmol/L，同时渗透压 gap>400mOsm/kg：表明浓缩尿污染；

（4）粪便钠 <250mmol/L：表明高渗透性尿液或水污染。

升高见于：

16

渗透性腹泻的原因包括：

(1) 胆汁盐缺乏

(2) 胰功能不全

(3) 腹腔 / 热带口炎性腹泻

(4) 惠普尔病

(5) 肠淋巴瘤

(6) 用药

(7) 乳糖耐受

降低见于：

无。

4. 局限性

成形粪便标本不适合此项目。

第二百六十二节　甲状旁腺激素

1. 定义

甲状旁腺激素 (parathyroid hormone, PTH) 是由甲状旁腺主细胞分泌的多肽类激素，通过增加肾分泌的 1,25- 二羟维生素 D_3、动员骨钙 (归因于增强的破骨活性)、促进肾小管对钙的重吸收、减少肾脏对钙的清除、促进肠道对钙的吸收来调节血液和体液中游离钙的水平。PTH 的半衰期少于 5min。血液中的游离钙能够抑制 PTH 的分泌。PTH 的生物活性定位于第 34 氨基酸末端，完整的激素含 84 个氨基酸，但蛋白迅速水解成小的不活跃的片段。完整 PTH 的检测方法在很大程度上被不同片段 PTH 的测定方法所取代，重要的是 PTH 的检测方法与缺乏 6- 氨基端的 7-84PTH 无交叉反应，7-84PTH 对 PTH 的活性显示有弱拮抗作用，并且可能降低血清和血浆中钙的水平。

参考范围：12pg/ml~65pg/ml。

2. 应用

(1) 甲状旁腺功能亢进症和甲状旁腺功能减退症的鉴别诊断；

(2) 对 1,25- 二羟维生素 D3 抑制的 PTH 测定异常敏感，因此用于慢性肾衰竭的疗效监测；

(3) 术中 PTH 检测用于确定异常分泌组织切除范围，可代替常规冰冻切片，可代替传统的四腺体勘探区分单腺体和多腺体疾病；

(4) 术前和手术切除术后 10 分钟 ~20 分钟检测，PTH 含量降低 50%~75%，表明甲状旁腺腺瘤切除术成功。

3. 临床意义

(1) 升高见于：

① 原发性和继发性甲状旁腺功能亢进

② 假性甲状旁腺功能减退症

③ 1 型和 2 型遗传性维生素 D 依赖、维生素 D 缺乏

④ Z-E 综合征

⑤ 1 型、2a 和 2b 型 MEN

(2) 降低见于：

① 自身免疫性甲状旁腺功能减退症

② 结节病

③ 肾衰竭情况下的非甲状旁腺高钙血症

④ 甲状腺功能亢进症

⑤ 低镁血症

⑥ 新生儿一过性低钙血症

⑦ 迪格奥尔格综合征

4. 局限性

(1) 目前不同制造商 PTH 检测方法之间有显著差异，这主要由于不同 PTH 片段之间的交叉反应；

(2) 持续正常高值的血钙伴随着正常高值的 PTH(或者，持续正常低值的血钙伴随着正常低值的 PTH)，这一发现值得进一步研究。尽管 PTH 本身在正常范围内，PTH 可能会异常升高(或者异常降低)，这与循环血钙水平相关；

(3) 由于在小范围实验男性群体中发现 PTH 夜间明显升高，因此建议上午 10 点以后为鉴别正常和轻度原发性甲状旁腺功能亢进症的最佳取样时间；

(4) 镇静催眠药异丙酚(异丙酚)可能引起 PTH 假性降低；

(5) 避免高浓度的溶血、脂血和胆红素；

(6) 术中 PTH 快速下降，10 分钟内从最高基线降低≥50% 表明全切除术成功。

第二百六十三节　甲状旁腺激素相关肽

1. 定义

甲状旁腺激素相关肽(parathyroid hormone-related peptide，PTHrP)是由一些肿瘤细胞分泌的蛋白，它能导致恶性肿瘤的体液性高钙血症(HHM)。PTHrP 与 PTH 的 13N- 终端氨基酸相同，其余结构不同。PTHrP 含 139~173 个氨基酸，比含 84 个氨基酸的 PTH 更大一些。PTHrP 与 PTH 有很多相同的功能，如动员破骨活动增加血钙释放、降低肾脏钙的释放和磷的重吸收。然而，PTHrP 不产生甲状旁腺功能亢进症伴随的正常阴离子间隙酸中毒代谢，见表 16-61-16-63 和图 16-2 和 16-3。

正常范围：<1.3pmol/L。

16

表 16-61　不同条件的血清钙和 PTH

	PTH 升高	PTH 不升高
血清钙降低 *	继发性甲状旁腺功能亢进症(慢性肾病)	甲状旁腺功能减退(手术、自身免疫、激素抵抗、镁缺乏)
血清钙升高 †	继发性甲状旁腺功能亢进症、家族性低尿钙高钙血症、锂诱导的高钙血症、第三期甲状旁腺功能亢进症	HMM、乳碱综合征、噻嗪类利尿药、维生素 D 或 A 中毒、肉芽肿性疾病(结节病,TB)、多发性骨髓瘤、甲状腺功能亢进症、制动
血清钙正常	妊娠期肾结石、继发性甲状旁腺功能亢进症(慢性肾病)	正常

HHM:恶性肿瘤的体液性高钙血症;

PTH:甲状旁腺激素;

*PTH 在由肾衰竭、急性胰腺炎、维生素 D 缺乏导致低钙血症患者中正常或者升高。

†PTH 在由肢端肥大症、维生素 A 中毒、2A 型 MEN、RTA、慢性肾衰竭导致高钙血症患者正常或者升高。

表 16-62　不同疾病钙和磷的实验室结果

疾病	血清钙 *	血清磷	血清 ALP	尿钙 †	尿磷	血清 PTH	血清 1,25 二羟维生素 D
原发性甲状旁腺功能亢进	I	D(50%<3mg/dL)	50% 轻微 I(假如无骨骼疾病 N)	三分之二 I	I	I	I
恶性肿瘤的体液性高钙血症	I,常常显著	50%D 中度 I	通常 I	I	I	D	D
家族性低尿钙高钙血症	中度 I	N 或者轻度 D	N	D 或 N			
甲状旁腺功能减退	D	I	N	D	D	I 或不适的 N	与 PTH 成正比
假性甲状旁腺功能减退	D	I	N,偶尔 D	D	D	D	D
假性甲状旁腺功能减退	N	N	N	N	N	N 或 I	D
继发性甲状旁腺功能亢进(肾性佝偻病)	D 或 N	I	I 或 N	D 或 N	D	N	
维生素 D 过量	I	N	D	I	I	I	D
软骨病和骨软化	D 或 N	D 或 N	I	D	D	D	I
骨质疏松症	N	N	N	N 或 I	N		D
多骨纤维性结构不良	N	N	N 或 I	N	N		
Paget 疾病	N	N 或 I	I	N 或 I			
骨转移癌	N 或 I	V	N 或 I	V			
多发性骨髓瘤	N 或 I	V	N 或 I	N 或 I	N 或 I		
肉状瘤病	N 或 I	N 或 I	N 或 I	I	N		
Panconi 综合征或肾固定基面缺失	D 或 N	D	N 或 I	I	I		

16

续表

疾病	血清钙*	血清磷	血清 ALP	尿钙†	尿磷	血清 PTH	血清 1,25 二羟维生素 D
组织细胞增多症 X（Letterer-Siwe 疾病、Hand-Schüller-Christian 疾病、嗜酸细胞肉芽肿）	N	N	N 或 I	N 或 I	N		
高钙血症和碱摄入过量（Burnett 综合征）	I	I 或 N	N	N	N		
孤立性骨囊肿	N	N	N	N	N		N

D：降低；I：升高；N：正常；V：可变。

血清钙，可能需要重复测定证明异常。血清总蛋白的水平应该是已知的，参见可的松反应。

尿钙，患者应该低钙饮食（如鲍尔 - 奥布）。见 Ellsworth-Howard 方法。

表 16-63　原发性甲状旁腺功能亢进症（HPT）和恶性肿瘤的体液性高钙血症（HHM）

	HHM	HPT
病因学	支气管鳞状上皮癌或大细胞癌、肾脏肾上腺样瘤、卵巢癌、结肠癌等	原发性甲状旁腺增生、腺瘤和肿瘤中度升高：
血清钙	极高：75% 的患者 >225mmol/L（14mg/dl）25%~35% 患者被可的松抑制	25% 的患者 >225mmol/L（14mg/dl），50% 患者被可的松抑制，23% 患者无纤维性骨炎
血清 PTH	降低	升高
血清 PTHRP	升高	不升高
血清氯化物	低：<99mmol/L（99mEq/L）	高：>102mmol/L（102mEq/L）
血清氯化磷比值	<30	>33
血清重碳酸盐	升高或正常	正常或降低
pH	碱毒症	酸毒症
血清 ALP	50% 的患者升高，即使无骨骼疾病	极少升高，除非存在骨骼疾病
血清磷	升高，正常或者降低	正常或者降低
尿磷	常常 >400mg/24h	通常 <400mg/24h
血清 1,25- 二羟维生素 D	降低	升高
尿 cAMP	HHM 升高，不仅仅归因于骨转移	90% 的患者升高
ESR	常常升高	正常
贫血	可能存在	不存在
血清白蛋白	常常降低	常常正常
肾结石	不存在	常见
胰腺炎	罕见	存在
手骨 X 线改变	不存在	可能存在

16

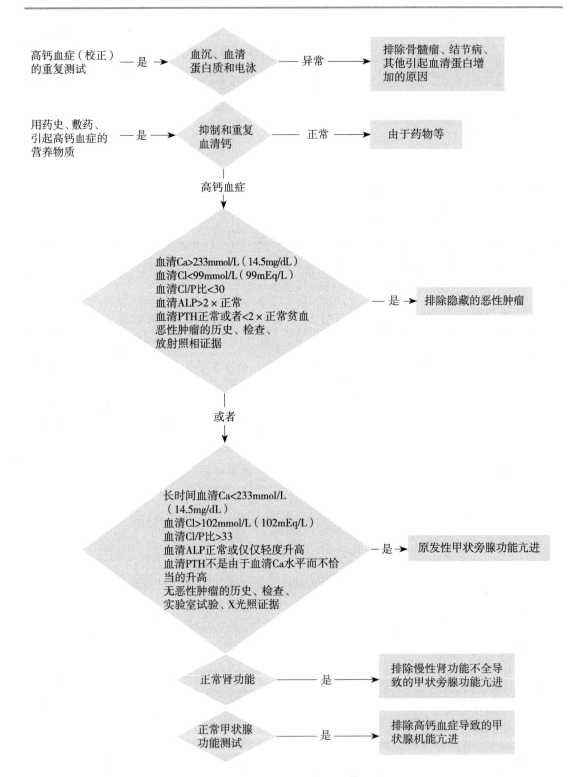

图 16-2 高钙血症诊断的运算法则

（ESR：红细胞沉降率；PTH：甲状旁腺激素。）（数据来自 Wong ET，Freier EF. The differential diagnosis of hypercalcemia：an algorithm for more effective use of laboratory tests. JAMA. 1982；247：75 和 Johnson KR，Howarth AT. Differential laboratory diagnosis of hypercalcemia. CRC Crit Rev Clin La Sci. 1984；21：51）

16

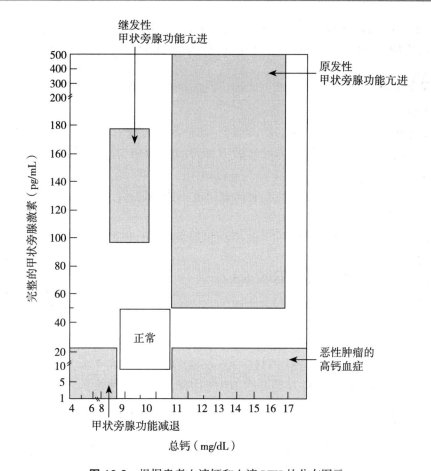

图 16-3　根据患者血清钙和血清 PTH 的分布图示
某些患者的结果可能在准确分界线外,某些情况可能部分重叠。准确的截止值因使用的
方法、患者混合性和当地制定的正常参考区间而不同(来自梅奥实验室试验目录。罗切斯
特,MN:梅奥医学实验室;1995。梅奥医学教育和研究基金会许可。所有权利保留)。

2. 应用

(1) PTHrP 在鉴别原发性甲状腺功能亢进症和 HHM 方面具有重要的临床意义,也可作为肿瘤相关高钙血症患者的管理指标;

(2) HHM 通常表现为总钙和游离钙都升高,其他原因(如过量维生素 D、结节病、TB)导致的高钙血症通常伴有低 PTH。如果不能确定是否存在肿瘤,或者存在很多导致高钙血症的原因,PTHrP 的检测有助于诊断;

(3) HHM 多发生于肿瘤患者(尤其是鳞状上皮、移行细胞、肾、卵巢),与广泛骨转移(骨髓瘤、淋巴瘤、乳腺癌)患者相比,5%~20% 无骨转移的患者存在 HMM;

(4) 约 20%~35% 的乳腺癌、10%~15% 的肺癌和 70% 的多发性骨髓瘤患者可发生HMM;淋巴瘤和白血病患者极少发生 HMM;

(5) 极少良性肿瘤患者(如嗜铬细胞瘤、卵巢皮样囊肿)发生高钙血症("良性体液性高钙血症");

16

（6）极高的血清钙（如 >233mmol/L（14.5mg/dl））表明 HHM 可能性大，而不是原发性 HPT；肾肿瘤增加不明显。少于或等于 5% 的高钙血症患者同时有 HPT 和 HHM。

3. 临床意义

升高见于：

（1）血清 PTHrP 升高（>2.6pmol/L）可对大部分 HMM 做出阳性诊断；不过约 20% 的肿瘤患者有高钙血症，但是只有局部溶骨性改变，而没有 PTHrP 升高；

（2）PTHrP 在下列情况也会升高（>2.6pmol/L）：

① 80% 以上的高钙血症患者患有实体瘤伴或不伴骨转移；

② 一些血液肿瘤患者伴高钙血症；

③ 约 10% 左右肿瘤患者无高钙血症，通过对肿瘤的相关治疗，高钙血症得以纠正，PTHrP 随之正常。

（3）非恶性嗜铬细胞瘤患者可能会升高。

正常见于：

（1）健康人：值 <1.0pmol/L；

（2）高钙血症的其他原因（如结节病、维生素 D 中毒）；

（3）正常低值或者抑制的完整 PTH（<20pmol/L）可排除甲状旁腺功能亢进症；

（4）血清 1,25- 二羟维生素 D 通常在 HHM 中降低或者正常低值，而在 HPT 中升高。

4. 局限性

（1）胎儿胎盘可产生 PTHrP，造成怀孕期间暂时升高——尤其在第三阶段。

（2）原发性甲状旁腺功能亢进发生在小于 10% 的 HMM 患者和接受噻嗪类药物或其他原因引起的高钙血症的患者。

第二百六十四节　血液二氧化碳分压

1. 定义

血液二氧化碳分压（partial pressure of carbon dioxide，pCO_2）测量溶解在血液中二氧化碳的张力，血液 pCO_2 表示细胞产生的 CO_2 与通气呼出 CO_2 之间的平衡。pCO_2 处于稳态表明组织产生的 CO_2 与肺呼出的 CO_2 大致相同。pCO_2 的改变表明这种平衡关系的改变，一般见于通气状态变化。

正常范围：动脉血：35mmHg~45mmHg

静脉血：41mmHg~51mmHg

2. 临床意义

升高见于：

（1）急性呼吸酸中毒

① 呼吸中枢抑制

② 神经肌肉系统抑制

③ 肺部疾病

④ 机械通气不足

(2) 慢性呼吸酸中毒

① 肺泡通气功能降低

② 通气不足

(3) 补偿性代谢性碱中毒

降低见于：

(1) 呼吸性碱中毒

① 呼吸中枢刺激增加

② 新陈代谢亢进状态

③ 机械通气过度

(2) 补偿性代谢性酸中毒

3. 局限性

(1) 呼吸状态主要影响 pCO_2，而代谢紊乱首先影响 HCO_3^-；

(2) 仰卧位 pCO_2 轻微降低；

(3) 动脉血和静脉血之间变化相当不同，取决于皮肤的温度、静止时间的长短和肌肉的活力。

第二百六十五节　血 氧 分 压

1. 定义

氧分压（pO_2）是测量溶解在血液中的氧气所产生的张力。动脉 pO_2 主要与空气从肺泡氧化到肺的能力相关。

参考范围：动脉血：>80mmHg~95mmHg（见表 16-64）

静脉血：35mmHg~40mmHg

表 16-64　动脉 pO_2

年龄（岁）	范围（mmHg）	年龄（岁）	范围（mmHg）
0~14	>95	51~70	>85
15~30	>96	71~110	>80
31~50	>91		

2. 应用

(1) 评估患者肺或酸碱失衡；

16

（2）监测一氧化碳中毒、高铁血红蛋白血症和异常血红蛋白患者的氧饱和度；

（3）管理机械通气的患者；

（4）胸部或普通外科手术之前进行评估。

3. 临床意义

升高见于：

（1）通气降低

①气道阻塞

②药物过量

③新陈代谢紊乱（如粘液性水肿、低钾血症）

④神经紊乱（如格林-巴利综合征、多发性硬化）

⑤肌肉失调（如肌营养不良、多肌炎）

⑥胸壁畸形（如脊柱侧弯）

（2）肺部无效腔扩大（灌注的降低超过通气）

①肺部疾病（如 COPD、哮喘、肺纤维化、囊肿性纤维化）

②胸壁改变影响肺组织（如脊柱侧弯）

（3）产量增加（如脓毒症、发热、癫痫、碳水化合物超负荷）

降低见于：

（1）通气不足（如慢性通气障碍）：肺泡 CO_2 增加，必然导致肺泡 O_2 下降；

（2）肺泡缺氧（如高海拔、气体吸入）；

（3）肺弥散异常（如肺间质性疾病）：补足氧通常改善 pO_2；

（4）右向左分流：补足氧无作用，需要呼气末正压；

①先天性心脏和大血管畸形

②获得性（如 ARDS）

（5）通气-灌注不匹配：补足的 O_2 通常改善 pO_2；

①通气障碍（如 COPD、哮喘）

②间质炎症（如肺炎、结节病）

③血管阻碍（如 PE）

（6）静脉氧化减少（如贫血）

pO_2<40mmHg 可见明显发绀；50mmHg 可能见到发绀，这取决于皮肤色素沉着。

4. 局限性

（1）毛细血管的血液不适合评估高动脉 pO_2 值；

（2）37℃测量值必须纠正到患者实际温度；

（3）药物引起呼吸抑制，如巴比妥类、地西泮、老鹳草、哌替啶和咪达唑仑可引起 pO_2 降低。

16

第二百六十六节 活化部分凝血酶原时间

1. 定义

用活化部分凝血酶原时间（partial thromboplastin time，PTT，aPTT）来评估内源性和共同途径凝血活性，是诊断不包括Ⅶ因子（外源性途径）或血小板功能聚集紊乱的最好筛查实验。常规的前缀"活化"性实验已经淘汰，非活化APTT检测已不再使用。由于试剂表面携带负电荷，可加速反应效率，"活化"反映了该检测方法的技术层次。

参考范围：22.3s~34.0s（试剂、商品试剂类型、设备之间略有不同）。

2. 应用

（1）筛查血友病A、B和其他可能的凝血疾病（除外Ⅶ和ⅩⅢ因子）。单个凝血因子缺乏超过正常值的40%不影响APTT；

（2）凝血抑制因子的检测：一旦发现有不能解释的APTT延长，综合研究是最好的方法。如果APTT延长是单个凝血因子缺陷所致，而非抑制因子所致，患者血浆和正常血浆1∶1混合在37℃温育1~2h可以使延长的APTT恢复正常。这种抑制因子通常是Ⅷ因子的抑制因子；如果使用LA敏感试剂，LA也可以延长APTT；

（3）普通肝素的治疗监测；APTT对于监测低分子肝素或磺达肝素无效，这些抗凝剂可以用抗-Xa因子活性检测；

（4）不推荐用于无个人或直系家族不明原因出血史患者的术前筛查。

3. 临床意义

（1）升高（>36s）见于：

① 单个凝血因子缺乏，最常见的是Ⅷ因子缺乏

② 抑制剂

③ 普通肝素的治疗

④ 华法林的治疗（可变的反应）

⑤ 抗凝血酶的治疗，如水蛭素和它的衍生物、阿加曲班、新抗凝血酶（如达比加群酯）和抗-凝血因子Xa（如利伐沙班）

⑥ 高滴度LA

⑦ 中度至重度的血管性血友病

（2）降低（<22s）见于：

凝血酶生成过量，明确显示与血栓栓塞倾向无临床相关性。

（3）正常见于：

① 血小板减少和无凝血相关缺陷的血小板病

② 大多数轻度血管性血友病

③ 单独的Ⅶ或ⅩⅢ因子缺陷

16

4. 局限性

(1) 分析前易犯的错误

① 与抗凝剂混匀不足导致样本部分凝固;

② 试管中血液过量或抽血不足,因此血液和抗凝剂的 9∶1 比例发生改变;

③ 错误应用抗凝血剂,而不是推荐的 3.2% 柠檬酸钠(目前用于蓝帽管)。

(2) 分析易犯的错误

溶血、严重黄疸、严重脂血可能影响结果(先进的仪器可以使用黄疸或者脂血标本而不受影响)

(3) 其他的限制:药物

① 雌激素治疗或口服避孕药可能见到 APTT 缩短;

② 苯妥英、纳洛酮和 X 线造影剂可能见到 APTT 值延长。

第二百六十七节　外周血涂片

1. 定义

外周血涂片(peripheral blood smears,PBS)研究的主要目的是获得白细胞分类计数,并且研究血细胞形态学。

2. 应用

(1) 手工(或自动化仪器)为 CBC 进行血液采集,在载玻片上涂薄薄的血液层,然后用特殊染液染色,在显微镜下观察。PBS 对贫血、白血病和快速鉴定血小板畸形有重要意义,对微生物感染的研究也有意义。疑诊疟疾时,PBS(薄涂片)对于发现和鉴定寄生虫具有重要意义(厚涂片:浓缩技术是大量血液处于小区域,适用于感染量较少的寄生虫)。

(2) 特殊染色可能提供更多的诊断信息

① 白细胞(中性粒细胞)碱性磷酸酶:显微镜下白细胞颗粒计数的绝对值的参考范围为11~95,主要用于辨别 CML 和其他原因导致的白细胞增多。CML 患者的髓样细胞、部分骨髓增生异常综合征、恶性贫血和 PNH 的髓样细胞碱性磷酸酶减少,类白血病反应和骨髓增生肿瘤的髓样细胞碱性磷酸酶增加;

② 髓过氧化物酶:中性粒细胞原始颗粒和嗜酸性粒细胞等颗粒染色,鉴别髓系(有助于白血病遗传谱系鉴定);

③ 特异性(萘酚 AS-D 氯乙酸)鉴别粒细胞而不是单核细胞或淋巴细胞;

④ 非特异性酯酶(α- 萘丁酸或 α- 酸萘酯)鉴别单核细胞,粒细胞或嗜酸性粒细胞不能染色。这两种染色方法可能用于鉴别白血病谱系;

⑤ 铁染色(常用普鲁士蓝反应)。鉴别有核红细胞铁含铁情况(高铁红细胞或环形铁粒幼红细胞[骨髓增生异常综合征]),也鉴别红细胞中的含铁小体(红细胞内容物,表 16-73);

⑥ 过碘酸希夫(PAS):检测细胞内的糖原和中性粘液物质,其在大多数造血细胞中都存在。由于其在原始红细胞中染色弥散的强度,这有利于红白血病的诊断。

16

3. 局限性

准备不良的涂片很难准确评估。

第二百六十八节　血液磷酸盐

1. 定义

磷酸盐用于磷酸化合物的合成,它伴随葡萄糖进入细胞内。正常成人总体含量大约700g~800g。骨骼内含约80%~85%的磷酸盐,剩余的15%~20%作为有机磷酸盐存在组织中的ICF(磷脂、核酸、NADP、ATP)。仅有0.1%作为无机磷酸盐存在ECF中,仅有这部分磷用于常规临床检测。

正常范围:见表16-65。

表16-65　磷酸盐的参考区间

年龄	参考区间	危急区间
0~28天	40.3mmol/L(4.2mg/dL)~86.4mmol/L(9.0mg/dL)	<11.5mmol/L(1.2mg/dL)
28天~2岁	36.5mmol/L(3.8mg/dL)~59.5mmol/L(6.2mg/dL)	<11.5mmol/L(1.2mg/dL)或者>85.4mmol/L(8.9mg/dL)
2岁~16岁	30.7mmol/L(3.2mg/dL)~56.6mmol/L(5.9mg/dL)	<11.5mmol/L(1.2mg/dL)或者>85.4mmol/L(8.9mg/dL)
大于16岁	24.0mmol/L(2.5mg/dL)~43.2mmol/L(4.5mg/dL)	<11.5mmol/L(1.2mg/dL)或者>85.4mmol/L(8.9mg/dL)

2. 应用

监测肾脏、内分泌和GI紊乱血液中磷酸盐水平。

3. 临床意义

升高见于:

(1) 急性或慢性肾衰竭(常见原因)伴GFR下降;

(2) 低钙血症的常见原因(除外常降低的维生素D缺乏病);

(3) 肾小管对磷酸盐重吸收增加或肾小球对磷酸盐滤过率降低;

① 甲状旁腺功能减退(先天的、外科的、放射的)

② 继发性甲状旁腺功能减退(肾性佝偻病)

③ 1和2型假性甲状旁腺功能减退症

④ 其他的内分泌失调(如艾迪生病、肢端肥大症、甲状腺功能亢进症)

⑤ 镰状细胞贫血

(4) 细胞内磷酸盐释放增加;

① 肿瘤(如髓细胞性白血病、淋巴瘤)

16

② 组织过度破坏(如肿瘤化疗、横纹肌溶解、恶性高热、乳酸性酸中毒、急性黄色肝萎缩、甲状腺毒症)

③ 骨骼疾病[如骨折愈合、多发性骨髓瘤(一些患者)、佩吉特病(某些患者)、溶骨性骨转移性肿瘤(某些患者)]

④ 儿童

(5) 磷酸盐负荷增加:外源性磷酸盐形式(口服或静脉);

(6) 磷酸盐灌肠剂、轻泻药或输注;

(7) 过量维生素 D 摄入;

(8) 低磷酸盐血症或者高钙血静脉治疗;

(9) 乳 - 碱(Burnett)综合征(某些患者);

(10) 大量输血;

(11) 溶血;

(12) 其他:

① 高位肠梗阻

② 结节病(某些患者)。

降低见于:

(1) 原发性低磷酸盐血症;

(2) GI 吸收减少;

① 膳食摄入量减少

② 肠吸收减少,如吸收不良、脂肪泻、分泌型腹泻、呕吐、维生素 D 缺乏、药物(抗酸药、酒精、糖皮质激素类)

(3) 肾小管重吸收降低(低磷酸盐血症,尿 >100mg/d 表明肾丢失过多);

① 原发性(如范科尼综合征、佝偻病[依赖或家族性维生素 D 缺乏]、先天的高钙尿症)

② 继发性或获得性肾小管疾病(如高钙血症、过量 PTH、原发性甲状旁腺功能亢进、低钾血症、低镁血症、多尿、糖尿、代谢性或呼吸性酸中毒、代谢性碱中毒、容积扩张、急性痛风、透析)

(4) 细胞内磷酸盐移位;

① 骨软化症、脂肪泻

② 生长激素缺乏

③ 急性酒精中毒

④ DM

⑤ 酸中毒(尤其 DKA)

⑥ 高营养

⑦ 营养恢复综合征(长期饥饿后快速再喂养)

⑧ 静脉注射葡萄糖(如严重烧伤后康复、高营养)

⑨ 呼吸性碱中毒(如革兰氏阴性菌血症)或代谢

⑩ 水杨酸中毒

⑪ 服用蛋白同化甾类、雄激素、肾上腺素、胰高血糖素、胰岛素

⑫ 库欣综合征(某些患者)

16

（5）补充磷酸盐不足的 TPN；

（6）长期饥饿后再喂养（神经性厌食）；

（7）甲状腺毒性周期性瘫痪；

（8）脓毒症；

（9）PTH 分泌肿瘤；

（10）家族性低钙尿高钙血症；

（11）严重营养不良、吸收不良、严重腹泻；

（12）通常不止一种机制起作用，一般与较早的磷损耗相关。

4. 局限性

诊断为浆细胞病和异常免疫球蛋白合成相关的淋巴系统恶性肿瘤，如多发性骨髓瘤、瓦氏巨球蛋白血症和重链病，这类血清样本可能会对结果发生干扰。

由于昼夜差异，应该选取早晨空腹样本进行检测。磷具有非常强的双相昼夜节律，早晨值最低，午后第一次达到高峰，傍晚再达高峰。第二次高峰值较高，结果可能超出参考区间。

水平受到饮食、膳食和运动的影响。

第二百六十九节　磷脂酰甘油（PG）

1. 定义

（1）AF 中卵磷脂升高几周后，肺表面活性物质中 PG 开始明显升高；

（2）由于 PG 增强磷脂在肺泡的扩散，它的存在表明胎儿肺发育和功能的成熟状态；

（3）PG 测定一般不受血液、胎粪或其他污染物影响；

（4）PG 可以用薄层色谱法测定，因此可以单独测定或者联合卵磷脂鞘磷脂测定；

（5）可以定性报告为阳性或阴性，阳性表示呼吸窘迫综合征（RDS）极低风险，或定量方式，其中一个值 0.3 与最小呼吸窘迫率相关；

（6）免疫凝集法 - 羊膜腔穿刺法是一种检测 AF 中 PG 的免疫定性凝集试验；这种试验方法敏感、特异、快速，结果不受适度血液或胎粪污染的影响。检测需要小于 0.1ml 的样本，可经腹羊膜腔穿刺术或从阴道获得；

（7）正常范围：成熟胎儿肺：阳性或弱阳性。

不成熟胎儿肺：阴性。

2. 应用

（1）评估胎儿肺成熟度；

（2）确定胎儿肺能够产生足够数量肺表面活性物质的能力；

（3）预测胎儿分娩时呼吸窘迫综合征的发生率。

3. 临床意义

（1）成熟胎儿肺增加；

（2）不成熟胎儿肺降低。

4. 局限性

（1）免疫凝集法 - 羊膜腔穿刺法不受其他与肺表面活性物质试验相关产物的影响；
（2）薄层色谱法可因污染的胎粪和阴道液而产生假阳性结果；
（3）PG 缺乏或低水平的 PG 不能预测 RDS 的存在；
（4）糖尿病不管血糖是否控制，都会延误 PG 的生成。

第二百七十节　磷　　脂

1. 定义

磷脂是一类由亲水极性头部基团和疏水性尾部组成的脂类。极性头部基团组包含一个或多个磷酸盐基团；疏水性尾部由两个脂肪酰基链组成。在水相环境中，磷脂分子的亲水性头部倾向水和疏水性尾部结合在一起，形成双层膜，构成细胞膜的主要部分和功能。人血浆中大部分磷脂是磷脂酰胆碱（70%~75%）或鞘磷脂（18%~20%）；其他磷脂包括磷脂酰丝氨酸、磷脂酰乙醇胺（3%~6%）和溶血磷脂酰胆碱（4%~9%）。

正常范围：1.5mg/L（150mg/dl）~3.8mg/L（380mg/dl）。

2. 应用

（1）辅助诊断梗阻性黄疸、丹吉尔病、β- 脂蛋白血症或低 β- 脂蛋白血症和卵磷脂胆固醇酰基转移酶缺乏症；
（2）磷脂分析极少能为血脂异常的患者提供额外有利的信息。

3. 临床意义

（1）磷脂在高脂血症和梗阻性肝脏疾病升高；
（2）丹吉尔病降低。

参考文献

McPherson RA, Pincus MR. Lipids and dyslipoproteinemia (estimation of plasma lipids). In: McPherson RA, Pincus MR (eds.). *Henry's Clinical Diagnosis and Management by Laboratory Methods*, 21st ed. Philadelphia, PA: Saunders Elsevier: 2007:200–218.

第二百七十一节　尿 磷 酸 盐

1. 定义

磷酸盐是一种含矿物质磷的带电粒子，体内过多的的磷酸盐通过肾脏过滤并从尿排出体外。

参考范围:(1) 24h 尿:0.4g/d~1.3g/d
(2) 随机尿:男性:
小于 40 岁:36mg/g 肌酐 ~1 770mg/g 肌酐
超过 40 岁:54mg/g 肌酐 ~860mg/g 肌酐
女性:
小于 40 岁:111mg/g 肌酐 ~927mg/g 肌酐
超过 40 岁:105mg/g 肌酐 ~1 081mg/g 肌酐

2. 应用

(1) 评价钙磷平衡
(2) 评价肾结石

3. 临床意义

(1) 升高见于:
① 原发性甲状旁腺功能亢进症
② 恶性肿瘤的体液性高钙血症
③ 维生素 D 过量
④ 佩吉特病
⑤ 骨转移瘤
⑥ 范可尼综合征(肾小管损伤)
⑦ 非肾性酸中毒(由于肾缓冲磷酸盐排泄增加)
(2) 降低见于:
① 甲状旁腺功能减退症
② 假性甲状旁腺功能减退症
③ 继发性甲状旁腺功能亢进症(肾性佝偻病)
④ 佝偻病和骨软化症
⑤ 甲状旁腺切除术

4. 局限性

(1) 尿磷排泄的解释取决于临床情况,应该结合血清磷的浓度进行解释;
(2) 排泄量有显著的日变化,午后值最高;
(3) 尿液排泄量取决于饮食;
(4) 低磷血症伴正常血钙、高碱性磷酸酶、高钙尿症,低尿磷可发生于过度摄入抗酸剂的骨软化症患者。地中海贫血患儿可以有正常的磷吸收,但是肾脏尿磷酸盐增多,从而导致磷缺乏;
(5) 据报道,饮食中钾的摄入量增加可导致肾脏磷酸盐的排泄减少,从而增加血清磷酸盐的浓度。孕期最后三个月,随着胎儿体重增加三倍,钙和磷的蓄积可达六倍;
(6) 血浆磷的浓度和尿液磷酸盐增加可以帮助评估早产儿对磷酸盐补充剂的反应。

16

第二百七十二节 血浆肾素活性(PRA)

1. 定义

肾素活性测量间接反映患者血浆产生血管紧张素的能力。

参考范围:

① 脐带血:4.0μg/L/h(4.0ng/ml/h)~32.0μg/L/h(32.0ng/ml/h)

② 新生儿(1~7d):2.0μg/L/h(2.0ng/ml/h)~35.0μg/L/h(35.0ng/ml/h)

③ 儿童、正常钠饮食、仰卧位

1~12 月:2.4μg/L/h(2.4ng/ml/h)~37.0μg/L/h(37.0ng/ml/h)

1~3 岁:1.7μg/L/h(1.7ng/ml/h)~11.2μg/L/h(11.2ng/ml/h)

3~5 岁:1.0μg/L/h(1.0ng/ml/h)~6.5μg/L/h(6.5ng/ml/h)

5~10 岁:0.5μg/L/h(0.5ng/ml/h)~5.9μg/L/h(5.9ng/ml/h)

10~15 岁:0.5μg/L/h(0.5ng/ml/h)~3.3μg/L/h(3.3ng/ml/h)

④ 成人、正常钠饮食

仰卧位:0.2μg/L/h(0.2ng/ml/h)~1.6μg/L/h(1.6ng/ml/h)

站立位:0.7μg/L/h(0.7ng/ml/h)~3.3μg/L/h(3.3ng/ml/h)

正常值取决于实验室和患者当时的钠、钾水平及水合状态和姿势,只有受激值对评估高血压患者有实用价值。

2. 应用

(1) 尤其有助于诊断可治愈性高血压(如原发性醛固酮增多症、单侧肾动脉狭窄);

(2) 协助区分容积过量的(如原发性醛甾酮增多症)低 PRA 与常量的高 PRA 患者;如果后者在卡托普利试验中在 PRA 中显示出明显的增加,患者应该是可治愈性肾血管性高血压,而轻微或者没有增长的患者不可能有可治愈性肾血管性高血压;

(3) 肾血管性高血压卡托普利试验的标准:受激的 PRA≥12μg/ml/h,PRA 绝对增加≥10μg/ml/h,PRA 加≥150%(或者,如果 PRA 基线 <3μg/ml/h≥400%);

(4) 失盐型先天性肾上腺增生症患儿由于 21 羟化酶缺乏,疾病的严重程度与 PRA 增加程度相关。PRA 水平可能作为足量盐皮质激素替代治疗的指导标志物。

3. 临床意义

升高见于:

(1) 继发性醛固酮增多症(通常极高水平),尤其是恶性或严重高血压,50%~80% 的患者有肾血管性高血压(见表 16-66);

① 正常或正常高值 PRA 诊断或排除肾血管性高血压。

② 极高值 PRA 具有高预测性,但是灵敏度低。

③ 应用肾素 - 钠列线图有低值 PRA 并且血清肌酐正常的未治疗患者可以排除,患有肾血管性高血压的诊断。

16

表 16-66　原发性和继发性醛固酮增多症血液测试和临床症状的鉴别

	原发性醛固酮增多症		继发性醛固酮增多症	
	腺瘤	增生	高血压	水肿
醛固酮	↑	↑	↑↑	↑
PRA	↓	N/↑	↑↑	↑
血清钠	N/↑	N	↑↑	↑
血清钾	↓	N/↓	↓	N/↓
水肿	0	0	0	出现
高血压	↑	↑	↑↑↑↑	↑

↑:增加;↓:降低;N:正常。

(2) 15% 的患者有原发性高血压(高肾素高血压)

(3) 肾素生成型肾肿瘤

(4) 低钠饮食、利尿剂、出血、艾迪生病导致血浆容积减少

(5) 一些正常血压的水肿状态(如肝硬化、肾病、充血性心力衰竭)

(6) GI 疾病导致钠或钾丢失,10% 的慢性肾衰竭患者

(7) 正常妊娠

(8) 嗜铬细胞瘤

(9) 月经周期后半期(两倍增加)

(10) 站立 4 小时以上(两倍增加)

(11) 与卧床患者相比的可走动患者

(12) 巴特综合征

(13) 不同药物(利尿剂、ACE 抑制剂、血管扩张剂;有时钙拮抗剂和 α 阻滞剂,如二氮嗪、雌激素、呋塞米、胍乙啶、肼屈嗪、米诺地尔、螺旋内酯甾酮、噻嗪类)

降低见于:

(1) 98% 原发性醛固酮增多症患者与继发性醛固酮增多症患者相比,PRA 常常缺乏或水平减低,通过钠消耗或步行活动能够轻微增加或不受影响。原发性醛固酮增多症患者的 PRA 通常不受抑制,重复测试可能对诊断有作用。正常的 PRA 不能排除这种诊断,这不是可靠的筛查试验;

(2) 单侧肾动脉狭窄或单侧肾实质疾病导致的高血压;

(3) 高钠饮食、固盐类固醇药物导致血浆容量增加;

(4) 18%~25% 原发性高血压患者(低肾素原发性高血压)和 6% 正常对照组;

(5) 正常对照和高血压患者年龄增长(从第三十年到八十年降低 35%);

(6) CAH 患者继发于 11- 羟化酶或 17- 羟化酶缺乏伴其他盐皮质激素过多或过低分泌;

(7) 利德尔综合征和甘草过量摄入时极少;

(8) 不同药物应用(普萘洛尔、可乐定、利血平、少量甲基多巴);

(9) 通常不能通过限制盐量、利尿剂和直立姿势减少血浆容量来刺激 PRA,因此,检测时间应该在应用呋塞米、步行之前和之后的 3h~4h。

16

4. 局限性

（1）如果患者接受螺旋内酯甾酮（安体舒通）的治疗,血浆肾素活性无法解释。测试前 4 周~6 周应该停用螺内酯;

（2）ACE 抑制剂具有"虚假提高"PRA 的潜能,因此,接受 ACE 抑制剂治疗的患者检测出 PRA 或者低的 SA/PRA 比值,不能排除原发性醛固酮增多症的诊断。此外,原发性醛固酮增多症强有力的一个预测指标是服用 ACE 抑制剂的患者检测不出 PRA 水平;

（3）不适用测定血浆肾素浓度;

（4）由于潜在的试验干扰,最近接受放射性同位素治疗或诊断的患者不应检测 PRA。同位素的管理、剂量和个别患者的清除率可影响检测,因此在推荐时间之前不能检测。

参考文献

Mann SJ, Pickering TG. Detection of renovascular hypertension: State of the art. *Ann Intern Med.* 1992;117:845.

第二百七十三节　纤 溶 酶 原

1. 定义

纤溶酶原是一种无活性的纤溶酶循环前体,是纤溶系统的最终产物。纤溶酶原激活剂的治疗导致纤溶酶的产生和预期的溶栓治疗。

参考范围:70%~113%。

2. 说明

降低见于:

（1）先天性:罕见报告病例,可能导致血栓形成的倾向。

（2）获得性:严重的 DIC、病理性纤溶、溶栓治疗的结果、肝脏疾病。

第二百七十四节　纤溶酶原激活物抑制物

1. 定义

纤溶酶原激活物抑制物（plasminogen activator inhibitor1,PAI 1）是纤溶酶原活化的抑制剂,由内皮细胞、血小板和肝脏合成。

参考范围:0.0IU/ml~22.0IU/ml。

2. 应用

这个实验可能用于无确定的其他原因导致有血栓症倾向的罕见病例。

3. 临床意义

(1) 值降低:

① 由于正常范围低至 0,因此很难确定

② 纤溶倾向较强的患者(出血、血凝块快速溶解)

(2) 值增加:

① 可能导致动脉或静脉血栓形成的倾向

② 获得性:急性血栓期间、怀孕、脓毒症

③ 先天性:先天性升高罕见

4. 局限性

(1) 这个测试是生物试验,很难重复。

(2) 抑制剂具有日变化,上午水平最高(早上 8 点到晚上 12 点空腹抽血)。

第二百七十五节　血小板聚集

1. 定义

血小板通过在损伤部位聚集参与初级止血。在体内,血小板被称为激动剂的化学物质激活;或在血管性血友病因子和胶原存在的情况下与受损的内皮细胞表面相互作用。这些特性在体外被用于研究加入激动剂(ADP、胶原、肾上腺素、花生四烯酸、凝血酶)后血小板聚集光密度的变化。瑞斯托霉素用来评估与血管性血友病因子结合的能力,反映血小板的聚集能力。聚集仪是需要富含血小板血浆的光学仪器。更先进的设备可以用于全血,能够应用化学发光法评估 ATP 释放,从而更好地确定血小板功能。

正常范围:光密度降低≥65%(由聚集仪生成图波)。这也解释了每个激动剂在血小板生理中的作用。化学发光法对各种激动剂正常反应释放的 ATP 以纳摩尔测量,报告为正常或者异常。

2. 应用

怀疑血小板缺陷或血管性血友病因子病时,血小板聚集研究表明患者有出血体质,尤其是皮肤粘膜出血(不过除外获得性血小板减少)。通过不同量的瑞斯托霉素试剂,血管性血友病 2B 亚型或血小板型可初步诊断。

3. 临床意义

下降的原因:

(1) 先天条件:

① 严重血小板缺陷(血小板病)的原型是血小板无力症,与任何激动剂无聚集,但是与瑞斯托霉素聚集试验阳性;

② 贮存池病巨血小板综合征;

16

③ 血管性血友病可导致瑞斯托霉素异常反应。

（2）获得条件：

① 药物效应：花生四烯酸异常反应，多数情况下，服用阿司匹林或其他非甾体类消炎药；

② 骨髓增殖性肿瘤和高球蛋白浆细胞瘤；

③ 尿毒症。

4. 局限性

（1）由于血小板生存力短，这个试验必须在采血 2h 内开始检测，并在 4h 内完成；

（2）血液必须始终保存在室温；

（3）抽血过程中血小板活化——如外伤导致凝血，使试验无效。气动管不应该用于输送血液；

（4）脂血、溶血可影响体外血小板反应；

（5）试验不适用于严重血小板减少患者；

（6）血小板聚集试验研究阿司匹林、氯吡格雷"抵抗"或超聚集性的方法尚未标准化；

（7）血小板聚集试验研究是劳动密集型研究，并且需要高技能、经验丰富的技术人员。

第二百七十六节　血小板抗体检测

1. 定义

血小板抗体可分为两类：自身免疫性抗体和同种免疫性抗体。自身免疫性抗体是自身免疫性疾病的一部分，如自身免疫性血小板减少性紫癜（ITP）或 SLE，或某些药物导致。同种免疫性抗体是不相容血小板输注的免疫性结果。

血小板抗体的发生可能导致血小板存活时间缩短和难治性血小板输注（血小板数量不足且持续加重）。因此，20%~70% 的血小板减少症患者多次输血成为难治性血小板输注。孕妇血小板抗体可能引起新生儿同种免疫血小板减少症。血小板抗体与血小板表面的几种抗原发生反应：ABO 抗体、HLA 抗体。

最常见的血小板抗原被称为是 HPA-1，也称为 PI^{A1}，占高加索人的 98%。抗 -HPA-1 是最常见具有临床意义的抗体。HPA-1b（PLA2）抗原占高加索人的 27%。这两种抗原都位于血小板膜蛋白 GPⅢa。

2. 应用

对于难治性多次输注血小板的患者而言，最常用的方法是确定患者的 HLA 配型（需要反复输注血小板并且可预见效果，治疗前理论上需要做），并且输注的血小板来自最佳 HLA 配型、ABO 相容的供者。血小板交叉配型也可用于筛选最佳交叉相配相容供者。但是交叉匹配血小板仅仅在 50% 输注患者中有效。

许多血液科专家用血小板抗体试验诊断 ITP，但是由于低特异性，目前尚未推荐这种试验。

3. 局限性

由于血小板通常附着细胞结合的免疫球蛋白,附着血小板的抗体难以被检测。此外,血小板不适合用于红细胞抗体检测的凝集方法(见 884 页,DAT)。不同推荐方法的应用难以标准化,实用性有限。一些实验室使用固相方法检测抗 HLA、ABO 和 HPA 抗原的 IgG 抗体,如 ELISA 免疫测定。

第二百七十七节　血小板计数

1. 定义

血小板呈圆盘形小体,是止血的主要环节。它们由自动计数器计数(极少手工),也可报告平均血小板体积。外周血涂片能够观察血小板的形态,自动计数器提示异常血小板计数或外观。

正常范围:$140(\times 10^{-6}/L) \sim 440(\times 10^{-6}/L)$。外周血涂片可评估血小板计数(血小板计数 /100× 油浸显示视野 ×1 000);为了保证计数的准确性,至少计算 10 个不同的视野血小板。

2. 临床意义

增高原因:

(1) 克隆性骨髓疾病,如骨髓增殖性肿瘤;

(2) 反应性增高:急性出血后、恶性肿瘤(约 50% 的患者有"意外"的血小板增多症时发现恶性肿瘤)、脾切除术后、严重创伤、感染、慢性炎症疾病、药物反应和其他各种情况。

降低原因:

(1) 免疫系统破坏:如特发性血小板减少性紫癜、某些药物反应、新生儿同种免疫血小板减少症、再生障碍性贫血、白血病、淋巴增生疾病、脾功能亢进、DIC、或者 TTP/HUS 和体外循环;

(2) 化疗后、输血后血小板减少;

(3) 许多先天性情况可能与低血小板计数相关。

3. 局限性

血小板测试的干扰性和局限性比红细胞和白细胞更多。抽血时,血液与抗凝剂不能充分混合,导致分析前错误发生;一旦凝血被激活,血小板就会消耗。

4℃条件下储存超过 24h,血小板便不能精确计数。某些情况下,由于未知原因,用于 CBC 的 EDTA 抗凝标本可能发生血小板聚集,从而使其计数降低,这种情况下,血液必须用其他抗凝剂,通常用 3.2% 的柠檬酸钠。类似导致计数降低的原因是血小板卫星现象(血小板粘附中性粒细胞)。

其他的错误原因主要在自动计数器——如自动计数器将巨血小板(可能计数为红细胞)、白细胞碎片、极小红细胞、或红细胞碎片计数为血小板。

16

第二百七十八节 体外血小板功能检测

1. 定义

光学比浊聚集法（light transmittance aggregometry，LTA）是基于血小板与 ADP 和其他激动剂聚集，体外常用来评估血小板的抑制和活性。由于试验的复杂性和机构之间缺乏标准化，LTA 在临床中是监测血小板活性的次优方法，其用途越来越局限于临床试验。

血小板活性现场即时试验可用于 *P2Y12* 方法检测。ADP-P2Y12 受体通过持续激活血小板 GPⅡb/Ⅲa 受体而在血小板介导的活化作用中起核心的作用。这种试验检测枸橼酸盐抗凝全血中 ADP 诱导的血小板活性，以 P2Y12 反应单位（PRU）报告结果。该试验方法的初始版本还报告了血小板对凝血酶受体活化蛋白的活性，测量血小板最大活性，并且报告血小板抑制百分比。越来越多的心血管文献定义血小板活性单独基于 PRU，定义 235~240 为一个 PRU，作为缺血事件增加的阈值。抗血小板药物患者的水平达到或高于这个水平称为"血小板高反应性"，可能表示次优剂量或内在耐药。

其他体外方法包含①通过胶原蛋白/ADP 的试剂盒检测高剪切依赖性血小板功能。只需要 0.8ml 血液，几分钟后就能得到结果。这个方法可以在实验室实施或者作为一个 POCT 测试，但缺乏其他模式的可重复性。②流式细胞分析仪分析血管扩张刺激磷蛋白（VASP），VASP 是一种细胞内残余的 P2Y12 反应活性的标记物，临床试验中与缺血性风险相关。

2. 应用

体外血小板功能测试用来评估适当的抑制作用以降低缺血性事件，在心血管医学中应用日益广泛；相反地，抗血小板药物停用后血小板抑制作用足够小，评价能否实施大量出血风险的有创术（如非心脏术）。

尽管对血小板活性的高治疗阈值无绝对一致性，常接受① Verify Now P2Y12 方法 >235~240PRU。② VASP-P 分析方法 PRI>50%。③最大量的 5μmol/l ADP 诱导的聚集 >46%。④多片分析仪 >468 任意聚集单位/min。

血小板功能检测也适用于：

① 血管性血友病 1 型（轻微的 1 型可能无结果）、2A、2B、2M 和 3 型；

② 严重的血小板功能缺陷；

③ 有出血史患者术前快速评估；

④ 用于检测 DDAVP 治疗效应（醋酸去氨加压素）；

⑤ 检测血小板输注后改善的止血。

3. 局限性

（1）体外方法通常不能检测轻度血小板异常；

（2）体外结果对于低度怀疑或者中度怀疑止血缺陷的患者具有良好的阴性预测价值（排除）。不过如果体外试验结果是阴性，但是临床高度怀疑止血缺陷的时候，推荐使用更确证的方法（血小板聚集试验或 vWF 节）；

16

（3）如果结果是阳性，推荐其他实验以获得明确的诊断（血小板聚集试验或 vWF 节）；

（4）已知许多因素影响体外血小板试验——如血细胞比容和白细胞计数，需要纠正这些因素确保正确判读。

参考文献

Bonello L, Tantry U, Marcucci R, et al. Consensus and future directions on the definition of high on-treatment platelet reactivity to adenosine diphosphate. *J Am Coll Cardiol*. 2010;56:919–933.

Kakouros N, Kickler TS, et al. Hematocrit alters VerifyNow P2Y12 assay results independently of intrinsic platelet reactivity and clopidogrel responsiveness. *J Thromb Haemost*. 2013;1:1–9.

第二百七十九节　胸膜穿刺活检（闭合胸）

1. 定义

胸膜疾病包括壁胸膜和脏层胸膜疾病以及炎症或恶性来源导致的胸腔积液。胸膜穿刺活检可用于评估和排除传染病因学——如结核恶性疾病。多种穿刺技术可用于诊断胸膜疾病。图像引导和胸腔镜活检等更新的技术能够提供更好的诊断准确性。

2. 应用（见第十三章"呼吸、代谢和酸碱障碍"关于胸膜积液更多信息）

（1）评估淋巴细胞为主的胸膜积液；

（2）诊断细胞学检查未确诊的渗出性胸腔积液（45%~75% 的病例诊断）；

（3）未知病因学、胸膜肿块、或胸膜增厚的反覆性胸腔积液。

3. 临床意义

（1）约 6% 恶性间皮瘤试验阳性，约 60% 其他恶性肿瘤病例测试阳性；

（2）2/3 的结节病例首次活检试验阳性，第二次和第三次活检产量增加，因此如果临床可疑需要重复活检。50%~80% 的病例有抗酸染色或肉芽肿，≤75% 的病例活检材料培养 TB 检测阳性，25% 的病例单独液体培养确定 TB 诊断。

第二百八十节　钾

1. 定义

钾是细胞内主要的离子之一，小于 2% 的钾存在于细胞外。Na-K ATP 酶泵逆浓度梯度不停地将钾泵入细胞内，以保持细胞内高浓度。Na-K ATP 酶泵不依赖心肌和骨骼肌脉冲传输和收缩力，它是保持和调整离子梯度的关键因素。酸血症中钾移出细胞外，碱血症钾移入细胞内。低钾血症抑制醛固酮生成，高钾血症刺激醛固酮生成。血浆钠和钾控制钾的再吸收。血清钾每降低 1mmol/L 反映总体亏缺 <200mmol~400mmol，血清钾 <2mmol/L 可能反映总体亏缺 >1 000mmol。

参考范围：见表 16-67。

16

2. 应用

(1) 评估电解质平衡、心律失常、肌无力、肝性脑病和肾衰竭;

(2) 特殊情况下高钾血症和低钾血症的诊断和监测(如糖尿病昏迷、肾衰竭、严重液体和电解质丢失、某些药物作用的治疗);

(3) 家族性高钾型周期性麻痹和低钾型麻痹的诊断。

3. 临床意义

升高见于:

钾潴留:

(1) GFR <3ml/min~5ml/min

① 任何条件导致的少尿(如肾衰竭)

② 脱水、梗阻、创伤或钾过量相关的慢性非少尿型肾衰竭

③ 药物

④ 肾毒性(如两性霉素 B、甲氧西林、四环素)

(2) GFR >20ml/min

① 降低的(醛固酮)盐皮质激素活性

② 艾迪生病

③ 肾素 - 血管紧张素 - 醛固酮系统功能减退症

④ 肾功能不全的低肾素醛固酮减少症(GFR,20ml/min~75ml/min)

⑤ 各种药物(如非甾体类消炎药、ACE 抑制剂、环孢霉素、羟乙基磺酸戊双脒)

⑥ 醛固酮生成减少

⑦ 假性醛固酮减少症

⑧ 醛固酮对抗药物(如螺内酯、甲巯丙脯酸、肝素)

(3) 肾小管钾分泌抑制

① 药物(如螺内酯、氨苯蝶啶、氨氯吡咪)。

② 远端肾小管性酸中毒高钾型(如镰状细胞病、梗阻性尿路病)。

表 16-67　钾参考区间

年龄	参考区间(mmol/L)	危急区间(mmol/L)
0~4 月	4.0~6.2	<2.6　>7.5
4 月 ~1 岁	3.7~5.6	<2.6　>7.5
>1 岁	3.5~5.3	<3.0　>6.2

(4) 盐皮质激素抵抗综合征

① 原发性肾小管疾病

② 遗传性

③ 获得性(如 SLE、淀粉样变性、镰状细胞肾病、梗阻性尿路病、同种异体肾移植、氯化物移位)

16

钾重分配：

（1）家族性高钾性周期性麻痹（加姆斯托普病、遗传性周期性麻痹）

（2）急性酸毒症（尤其是高氯血症代谢性酸中毒、呼吸减少、少量因有机酸导致的代谢性酸中毒）（如糖尿病酮症酸中毒、乳酸性酸中毒、急性肾衰竭、急性呼吸性酸中毒）

① 胰岛素降低

② β- 肾上腺素阻断

③ 药物（如琥珀酰胆碱、洋地黄过量、精氨酸灌注）

④ 高渗溶液的使用（如盐水、甘露醇）

⑤ 血管内溶血（如输血反应、溶血性贫血），横纹肌溶解症

⑥ 细胞快速释放（如挤压伤、白血病或淋巴瘤化疗、烧伤、大手术）

（3）尿流改道术

① 输尿管植入空肠

② 新生儿脱水、溶血（如头颅血肿、颅内出血、挫伤、换血疗法）、急性肾衰竭、先天性肾上腺增生症、肾上腺皮质功能减退症。

降低见于：

肾过量排泄（低钾血症患者尿钾 >25mmol/24h 或 >15mmo/L 表明至少一个肾成分）：

（1）高血糖症渗透性利尿（如未控制的糖尿病）

（2）肾病

① 肾小管酸中毒（近端，尤其是远端）

② 巴特综合征

③ 利德尔综合征

④ 任何原因导致的镁消耗

⑤ 肾血管疾病、恶性高血压、血管炎

⑥ 肾素分泌瘤

（3）内分泌

① 醛固酮增多症（原发性、继发性）

② 库欣综合征，尤其是由异位 ACTH 生成导致

③ 先天性肾上腺皮质增生症

④ 甲状腺功能亢进（尤其是亚洲人）

（4）药物

① 利尿剂（如噻嗪类、依他尼酸、呋塞米），如果尿氯化物 >40mmol/L，应该进行利尿试验

② 盐皮质激素（如氟可的松）

③ 高剂量糖皮质激素

④ 高剂量抗生素（如青霉素、乙氧萘青霉素、氨苄青霉素、羧苄青霉素）

⑤ 盐皮质激素效应物质（如甘草酸［欧亚甘草］、甘珀酸、棉酚）

⑥ 镁消耗相关药物（如氨基糖苷类、顺铂、两性霉素 B、膦甲酸钠）

（5）急性髓性、单粒细胞或者淋巴细胞白血病

非肾原因钾丢失过量：

（1）低钾血症患者尿钾水平应该 <25mmol/24h。如果水平降至 <15mmol/L，表示肾外丢失

16

(2) GI

① 呕吐

② 腹泻(如感染、吸收不良、辐射)

③ 药物[如轻泻药(酚酞)、灌肠剂、肿瘤治疗]

④ 肿瘤(如结肠绒毛腺瘤、胰腺舒血管肠肽瘤分泌 VIP>200pg/ml、佐林格 - 埃利森综合征)

⑤ 过度吐痰(神经症患者持续咳痰、专业摔跤运动员体重下降)

(3) 皮肤

① 出汗过多

② CF

③ 大面积烧伤。

④ 伤口引流

(4) 细胞移位

① 呼吸性碱中毒

② 经典周期性麻痹

③ 胰岛素

④ 药物(如支气管扩张药、减充血剂)

⑤ 意外摄入钡化合物

⑥ 维生素 B_{12} 或叶酸治疗严重巨幼细胞贫血

⑦ 生理性(如高强度训练的运动员)

(5) 饮食

① 严重进食障碍(如神经性厌食、神经性贪食症)

② 饮食不足

(6) 震颤性谵妄

(7) 新生儿窒息、碱中毒、肾小管酸中毒、医源性(葡萄糖和胰岛素)、利尿剂

伴高血压低钾血症的主要原因:

(1) 利尿剂(如噻嗪类)

(2) 原发性醛固酮增多症

(3) 继发性醛固酮增多症(肾血管性疾病、肾素分泌性肿瘤)

(4) 库欣综合征

(5) 恶性高血压

(6) 肾小管酸中毒

4. 局限性

(1) 实验室人为因素:

① 静脉穿刺时溶血,血小板增多或白细胞增多,血清和血块不完全分离,血液采集管的双旋转(代替)

② 采集血液时手臂向上的位置

③ 聚维酮碘的应用

④ 实验室采血制度(血清化学管之前抽淡紫色帽管)

⑤ 四区外抽血

⑥ 猛力混匀抽血管

⑦ 采血技术

⑧ 抽血外伤

⑨ 气动输送管系统:速度太快、无垫接罐、过度搅拌

⑩ 处理延迟

⑪ 过高 G 力离心

⑫ 离心机热暴露增加

⑬ 全血冷却超过 2h

⑭ 抽血时长时间使用止血带和手活动

(2) 轻度溶血可使钾值升高约 15%(Hb≤50mg/dl),中度溶血可使钾值升高约 30%~50%(Hb>100mg/dl)。因此,轻度溶血可评估钾状态,中度溶血则不能。

(3) 过量饮食或快速输钾

(4) 含钾高的药物(如 100 万单位青霉素 G 钾含 1.7mmol 钾)

(5) 输注陈旧血

第二百八十一节 尿 钾

1. 定义

尿钾水平有助于评估原因不明的低钾血症、电解质和酸碱平衡紊乱患者。低钾血症情况下,尿排泄有助于区分肾性和非肾性损失。尿钾排泄 <20mmol/24h 是非肾性损失低钾血症的证据。低钾血症肾损失 >50mmol/24h,并且未用利尿剂的高血压患者可能表明是原发性或者继发性醛固酮增多症。

正常范围:

(1) 24h 尿:

① 男性:

小于 10 岁:17mmol/d~54mmol/d

10~14 岁:22mmol/d~57mmol/d

大于 14 岁:25mmol/d~125mmol/d

② 女性:

6~10 岁:8mmol/d~37mmol/d

10~14 岁:18mmol/d~58mmol/d

大于 14 岁:25mmol/d~125mmol/d

(2) 随机尿:

男性:13mmol/g 肌酐 ~116mmol/g 肌酐

女性:8mmol/g 肌酐 ~129mmol/g 肌酐

16

2. 应用

原因不明低钾血症、电解质和酸碱平衡的评估。

3. 临床意义

(1) 增加见于：

① 脱水

② 原发性和继发性醛固酮增多症

③ 糖尿病酸中毒

④ 水银和噻嗪类利尿剂

⑤ 氯化铵

⑥ 肾小管酸中毒

⑦ 慢性肾衰竭

⑧ 饥饿

⑨ 库欣综合征

(2) 降低见于：

① 急性肾衰竭

② 吸收不良

③ 慢性缺钾状态

④ 艾迪生病

⑤ 严重的肾小球肾炎

⑥ 肾盂肾炎

⑦ 肾硬化

4. 局限性

(1) 饮食（食物和/或药物）增加、醛固酮增多症、肾小管酸中毒、碱中毒和其他疾病可能使尿钾升高。

(2) 尿氯化物通常同计时尿的钠和钾一致。尿阴离子间隙 $[Na^+-(Cl^-+HCO3^-]$ 或 $[(Na^++K^+)-(Cl^-)]$ 有助于高氯代谢性酸中毒的初步评价。

第二百八十二节　前 白 蛋 白

1. 定义

这种 54-kDa 的蛋白四聚物是由肝脏、脉络丛、中枢神经系统、胎盘、肠、胰腺和脑脊膜合成的。它包括甲状腺激素 T_3 和 T_4 两个结合区域，还有血清视黄醇结合蛋白的两个结合区域，这些不同的结合区域没有重叠。作为甲状腺激素运送和结合蛋白，甲状腺素视黄质运载蛋白可结合 10%~15% 的血清 T_3 和 T_4，并在血液中运送。脑脊液中无白蛋白和甲状腺球蛋白存在，甲状腺素视黄质运载蛋白是 T_3 和 T_4 唯一的脑脊液结合蛋白。脑脊液中存在高浓度

16

甲状腺素视黄质运载蛋白,是颅骨外伤发生时,脑脊液向窦腔、眼睛和耳朵漏出的关键检测指标。前白蛋白是一种负急性时相反应物。还可称为:前白蛋白(PA)、甲状腺素结合前白蛋白(TBPA)。

正常范围:0.18mg/L(18mg/dl)~0.4mg/L(40mg/dl)。

2. 应用

(1) 评价营养状况、胃肠道外全面营养
(2) 肝脏状态的临床指标

3. 说明

(1) 增加:
① 慢性肾衰竭
② 霍奇金病
(2) 降低:
① 炎症
② 肝功能不全
③ 蛋白质缺乏状态
④ 肿瘤
⑤ CF
⑥ 慢性疾病

4. 局限性

(1) 蛋白同化甾类、类固醇皮质激素和雄激素增加前白蛋白水平。
(2) 雌激素和口服避孕药降低前白蛋白水平。
(3) 锌缺乏、急性酒精中毒、受损肝细胞蛋白质渗漏可能引起前白蛋白水平升高。

产前检查:标本采集步骤

第二百八十三节　羊膜穿刺术

1. 定义

羊膜穿刺术是一种常用的有创检查方法,目的是抽取含有胎儿脱落细胞的羊水。羊水检查可直接用于一些生化实验检测,但大多数实验需要先进行细胞培养。羊水检查适用于妊娠15周以上的孕妇。最新研究表明羊水穿刺导致流产的风险低至0.06%。进行染色体分析需要培养5d~7d,生化实验或者分子诊断实验则需要更长的培养时间以获取足够的标本。

2. 应用

本方法可以为染色体分析(细胞遗传学)、生化实验(包括代谢紊乱及先天性代谢性疾病)

及用于诊断遗传病的分子或基因检测(比如囊性纤维变性、脆性 X 综合征等)提供胎儿标本。

3. 局限性

羊水穿刺只能在孕中期及以后进行,不能及早终止妊娠。

第二百八十四节 绒毛膜穿刺术

1. 定义

绒毛膜穿刺术是于妊娠 10 周~12 周时获取胎儿绒毛膜组织的有创检查方法,导致流产的风险大约为 1%,高于羊膜穿刺术。

2. 应用

绒毛膜穿刺术可以为染色体分析(细胞遗传学)、生化实验(包括代谢紊乱及先天性代谢性疾病)及用于诊断遗传病的分子或基因检测(比如囊性纤维变性、脆性 X 综合征等)提供胎盘组织标本。

与羊膜穿刺术相比,绒毛膜穿刺术最大的优点是取样时间早,可在孕早期决定终止妊娠,尽早消除孕妇焦虑情绪。

3. 局限性

(1) 大约 2% 的患者可能出现胎盘特异性嵌合体,使得染色体分析结果不明确,而需要进一步羊水穿刺进行确诊。

(2) 为了确保胎儿染色体分析、酶实验以及 DNA 分析的结果准确性,应当避免母体细胞的污染。

(3) 无法筛查神经管缺陷。

第二百八十五节 胎儿活组织检查

1. 定义

获取胎儿皮肤、肌肉、肝脏等组织的有创检查方法。

2. 应用

(1) 诊断基因突变未知的特殊遗传病。

(2) 为诊断特定的遗传性代谢性疾病——如鸟氨酸转氨酶缺乏症、氨甲酰磷酸合成酶缺乏症及 1 型 G6PD 等疾病提供肝组织。

(3) 可用于诊断特异性遗传性皮肤病——如大疱性表皮松解征。

(4) 可用于诊断杜兴肌营养不良。

16

3. 局限性

该方法能检出的疾病有限,操作风险大。

第二百八十六节　胎儿血液检查(经皮脐带血标本、脐穿刺)

1. 定义

获取胎儿血液标本的有创检查方法,通常于妊娠 18 周以后进行,其导致流产的风险约为 1%~2%。

2. 应用

(1) 多用于通过羊膜穿刺术、绒毛膜穿刺术、超声检查等方法无法明确诊断时。

(2) 本方法可以为染色体分析、生化实验及用于诊断遗传病的分子检测提供胎儿标本。

(3) 染色体分析时不需要进行细胞培养,因此所需时间比羊膜穿刺术和绒毛膜穿刺术短,适用于送检时间较晚的情况。

(4) 用于诊断同种免疫病(如 Rh 因子、Kell)、贫血、血小板数量、溶血性疾病、感染(如弓形虫、风疹、巨细胞病毒感染)等。

(5) 也可用于监测胎儿用药。

3. 局限性

(1) 孕晚期操作风险比羊膜穿刺术、绒毛膜活检更高,限制了终止妊娠的决定。

(2) 无法筛查神经管缺陷。

产 前 筛 查

第二百八十七节　产前筛查:孕早期筛查

1. 定义

常于妊娠 11 周 ~13 周进行。孕早期筛查主要联合应用孕妇年龄及两个血清生化指标:妊娠相关血浆蛋白 A(PAPP-A)和 β-hCG。此外,孕早期筛查还包括胎儿颈部透明带(NT)厚度测量。

2. 应用

评估胎儿罹患 21 三体综合征的风险。

3. 临床意义

(1) NT 值增高与 13 三体、18 三体、21 三体、45X,三倍体等染色体异常疾病相关。

16

（2）21 三体综合征的典型表现为 β-hCG 升高、PAPP-A 下降。

（3）18 三体综合征的典型表现为 β-hCG、PAPP-A 均下降。

（4）联合 NT 值与孕妇血清学指标能够检出将近 85% 的 21 三体综合征，筛查阳性率为 5%。

4. 局限性

（1）无法检出神经管缺陷。

（2）检出率低于与孕早期和孕中期联合筛查。

（3）NT 测量需要有经验的超声医生。

第二百八十八节　无创产前筛查（NIPT）

1. 定义

（1）无创产前筛查（NIPT）的目的是通过分析母体血液中的游离胎儿 DNA 及母体 DNA 以获取妊娠的遗传信息（如唐氏综合征）。美国医学遗传学与基因组学学会（ACMG）关于 "NIPT 筛查胎儿非整倍体" 的指南强调："在决定终止妊娠之前，应进行有创性的诊断试验，以确定阳性结果"。NIPT 只能用于筛查实验，不能用于确诊实验。

（2）计算方法：将测序的 DNA 片段按染色体分类并计算每个染色体在总基因组中的比例，比较染色体 DNA 比例与预期比例（如 21 号染色体应当占总基因组的 1.5%），如果比例偏离预期则提示可能有非整倍性异常。该方法是找出问题染色体的多余部分（如 21 号染色体）。21 三体将会增加 21 号染色体 DNA 含量（正常时 21 号染色体占基因组 1.5%~2.25%）。但由于检测样本 DNA 大多为母体 DNA，当胎儿和母体 DNA 混合在一起分析时，胎儿 DNA 异常引起的变化非常小。

（3）全基因组检测方法：鉴别胎儿与母体的染色体。DNA 主要提取来源有 1）白细胞中提取母体 DNA；2）血浆游离 DNA，其中包含胎儿和母体游离 DNA（cf-DNA）。全基因组检测利用特异性位点（SNPs）可对母体染色体和含有胎儿与母体 DNA 的细胞游离 DNA 进行鉴别。通过了解哪些染色体来自母亲，从游离细胞 DNA（cf-DNA）基因型信息中减去母体（和父亲的）染色体基因型，余下的便是胎儿染色体基因型。该方法也能分析染色体互换、频率数据以及胎儿染色体拷贝数进而计算胎儿样本的倍数性。

2. 应用

（1）用于产前筛查：如为阳性结果，应当用有创诊断实验进行确诊后才能做出终止妊娠的决定。

（2）检查前应由受过培训的专业人员或遗传咨询员提供讲解，并保证患者知情同意权。

3. 局限性

（1）仅限于评估胎儿罹患非整倍性染色体疾病（如 13、18、21 三体）风险。有些检测平台也可用于性染色体异常检测。该项目仅针对 21、18、13 三体进行筛查，其他细胞遗传异常（如单基因突变）无法被检测出来。

16

（2）NIPS 无法检测染色体不平衡易位、缺失、重复等缺陷。

（3）NIPS 不能用于区别非整倍体、超数染色体、罗伯逊易位或低水平镶嵌现象等。

（4）如胎儿游离 DNA 不足，则无法提供有效信息，导致延迟诊断或者用于风险评估的信息缺失。

（5）若是决定生育的重要时刻，工作人员在为患者提供 NIPS 前应当仔细考虑到患者的接受时间。

（6）NIPS 无法取代孕早期超声检查。

（7）目前 NIPS 在双胎和高龄妊娠的应用数据较少。

（8）NIPS 不能用于预测孕晚期综合征。

（9）更多信息可参阅：*GREGG et al. ACMG statement on noninvasive prenatal screening for fetal aneuploidy.*

第二百八十九节　产前筛查：孕中期筛查
（母体血清筛查、四维筛查）

1. 定义

常于妊娠 15 周~22 周进行，主要是将四维 B 超与孕妇年龄及 4 个血生化指标（hCG、抑制素 A、AFP、游离雌三醇）联合用于 21 三体和 18 三体的风险评估。

2. 应用

用于 21 三体（唐氏综合征）、18 三体综合征及开放性神经管缺陷风险评估。

3. 临床意义

（1）21 三体综合征的典型表现是 hCG 和抑制素 A 升高，AFP 和游离雌三醇降低。

（2）18 三体综合征的典型表现是 hCG、AFP 和游离雌三醇均降低，抑制素 A 对 18 三体无影响。

（3）为平衡检出率与有创检查的使用，不同检测中心使用不同的检测阈值。1∶270 阈值（约 5% 阳性率）可检出大约 80% 的 21 三体和 18 三体综合征。

4. 局限性

（1）检出率较孕早期和孕中期联合筛查低。

（2）无法在孕早期决定终止异常妊娠。

第二百九十节　孕早期及孕中期联合筛查（综合 / 序列筛查）

1. 定义

（1）综合孕早期和孕中期筛查结果得出结论。

（2）序列筛查指如孕早期筛查后风险高于阈值时则给出高风险结论；如孕早期筛查风险不高于阈值则联合孕中期筛查结果进行评估。可分为逐步筛查和经验性筛查。

① 逐步筛查：孕妇孕早期筛查结果风险高于特定阈值时，建议直接进行有创诊断实验，低于特定阈值时则进行孕中期筛查。

② 经验性筛查：高危孕妇直接进行确诊实验，中危孕妇进行孕中期筛查，低危孕妇则无需进行下一步筛查。

③ 有些检测中心将患者分为 2 类：一类为高危产妇，直接进行有创确诊实验，另一类则是直接进行孕中期筛查。

2. 应用

（1）用于 21 三体综合征、18 三体综合征及开放性神经管缺陷筛查。

（2）孕早期超声筛查有助于发现其他染色体异常。

3. 临床意义

能检测出 95% 的 21 三体综合征，筛查阳性率为 5%。

4. 局限性

依从性差的产妇不会再回来进行孕中期筛查。

参考文献

American College of Obstetrics and Gynecology. Practice Bulletin, Clinical Management Guidelines for Obstetrician-Gynecologists #77, Screening for Fetal Chromosomal Abnormalities. 2007;109:217–227.

Driscoll DA, Gross S. Prenatal screening for aneuploidy. *N Engl J Med.* 2009;360:2556–2562.

第二百九十一节 产前诊断筛查

1. 定义

是一种无创检查方法，主要目的是减少有创检查给妊娠带来的风险。

2. 应用

（1）21 三体综合征是最常见的常染色体异常，因此对于唐氏综合征 /21 三体综合征的筛查已经有了成熟的筛查模式。同时产前筛查也为 18 三体综合征和神经管缺陷提供了具体的风险评估。

（2）此外，孕早期超声检查如检测到胎儿颈部透明带厚度增加可能表明其他染色体异常，包括特纳综合征（45,X）、13 三体综合征和三倍体等。

（3）孕中期 AFP 检测用于胎儿神经管缺陷风险评估。

（4）任何年龄的孕妇都应进行产前筛查，产前筛查比仅用年龄可提供更准确的风险评估。

16

3. 局限性

无法评估罹患 13 三体综合征风险,不过孕中期超声检查异常多与 13 三体综合征妊娠相关。根据定义,筛查并不是确诊实验,大多筛查阳性孕妇染色体检查结果正常,同时也有一些异常染色体妊娠被漏诊。

第二百九十二节　细胞遗传学:荧光原位杂交(FISH)和染色体分析

1. 定义和应用

(1) FISH

① 分析胎儿组织,检测待定染色体数量异常或者结构异常。

② 对未培养细胞分裂间期进行 FISH 检测可对靶染色体进行快速计数(1 天),主要用于 13、18、21、X 和 Y 染色体计数。对培养细胞分裂中期进行 FISH 检测用于常规染色体分析无法检测到的染色体异常。

③ 一般用于有特定风险情况下,如超声异常、有家族史等。

(2) 染色体分析

分析胎儿组织、检测染色体数量异常或者结构异常。染色体异常多为数量异常,如 13 三体、18 三体、21 三体(唐氏综合征);45,X(特纳综合征);47,XXY(克兰费尔特综合征)。

主要适应证:

① 母体筛查高危风险;

② 超声检查异常;

③ 染色体异常家庭史,如继往异常妊娠,父母携带有平衡重排等;④既往胎儿 X- 连锁疾病史。

2. 局限性

(1) FISH

① 该方法只检测染色体特定区域,不能保证整条染色体都是正常的,同时也无法检测每条染色体。

② 染色体镶嵌现象也可能会影响结果准确性。

(2) 染色体分析

① 该方法不能检测小于 5MB~10MB 异常,且需要进行细胞培养进而获得分裂中期细胞。

② 两种细胞造成的镶嵌现象的结果比较难以解释,因为染色体异常也可能是在标本体外培养时出现。

第二百九十三节　基因芯片分析：微阵列比对基因组杂交（aCGH）

1. 定义

该方法可检测整个基因组，能检测到比常规染色体分析小 10 倍的染色体异常。

2. 应用

（1）染色体异常检测（如拷贝数量变化；如染色体缺失、重复等），能检测到比常规染色体分析小 10 倍的染色体异常。

（2）可检测导致发育迟缓、自闭症和先天性畸形的染色体异常，一些实验室为产前诊断提供 aCGH 检测。

（3）肿瘤相关芯片也用于临床。

3. 临床意义

正常：在 2 倍体细胞中测试序列为两个拷贝。

异常：拷贝数＜或＞2。

4. 局限性

aCGH 无法检测出在习惯性流产和肿瘤中起重要作用的平衡重排。

有些检测结果不易解读，因为有时检测到的异常失衡可能并没有临床意义。异常数据库还在持续开发和补充。

第二百九十四节　分子遗传学分析（产前 DNA 分析）

1. 定义

胎儿 DNA 的分子检测可直接检测特定的突变或者检测与未知突变紧密相关的分子标志物。

2. 应用

（1）检测特定遗传病的突变状态。

（2）一般仅用于父母是某种遗传性疾病的罹患者或患病基因携带者。

3. 局限性

（1）仅针对特定突变进行检测。

（2）当特定突变不明确时对邻近遗传标志物进行连锁分析，该分析受限于测试指标和突变之间的重组关系。

16

（3）突变的线粒体与正常线粒体共存会对线粒体 DNA 突变检测造成一定干扰。

第二百九十五节　输血前兼容性检测

1. 定义和应用

红细胞抗原抗体反应是输血前兼容性检测的基础,也是免疫血液学的关键。大多数实验以凝集为终止反应,包括血型检测、抗体筛查、交叉配血等。DNA 测序是确定红细胞抗原类型的新方法,但是并不适用于临床常规血库。本章所述实验均基于经典凝集法。

红细胞安全输血必须满足三个基本要求:

① 输注的红细胞必须与 ABO 血型相容;

② Rh(D)阳性红细胞不能输给 Rh(D)阴性患者;

③ 输注红细胞应当不含有患者已经存在明显抗体的血型抗原。

为了满足这些要求,输血前兼容性检测首先应当进行血型和抗体检测,确定受者 ABO 血型和 Rh(D)血型。ABO 抗原的抗体是先天产生的,利用这些抗体可确定 ABO 血型。接下来需筛查患者血清是否含有针对其他血型抗原的重要抗体(非 ABO)。如有抗体存在,必须进行抗体鉴定以确定抗体类型。

通过正确的 ABO 血型和对受血者与供血者 Rh 分型,可以确保大多数受者安全输血。

2. ABO 血型鉴定

（1）输血前必须进行正向和反向 ABO 血型分析。

（2）用商用的抗 A 和抗 B 抗体检查受血者(或供血者)红细胞表面 A、B 抗原称为 ABO 正向定型。

（3）用商用红细胞检查受血者(或供血者)血清中抗 A 和抗 B 抗体称为 ABO 反向定型。

（4）检测时可对凝集强度进行分级。

（5）A 型血人血清中有抗 B 抗体无抗 A 抗体;B 型血人血清中有抗 A 抗体无抗 B 抗体;AB 血型人血清中无抗 A 抗体和抗 B 抗体;O 型血人血清中同时有抗 A 和抗 B 抗体。

3. Rh 血型

（1）患者输血前应确定 Rh(D)血型,怀孕患者也应确定 Rh(D)血型,检测是否对 D 抗原免疫反应产生抗 D 抗体。抗 D 抗体是临床上的重要抗体,它能导致溶血性输血反应,发生新生儿溶血病(HDFN)。

（2）Rh 血型主要是利用抗 D 抗体试剂通过检测红细胞膜上 D 抗原,形成凝集反应来确定。

（3）有些患者在离心后可能不表现出明显凝集,但是仍有 D 抗原,这种称为弱 D 型,需要加入 AHG 对 D 抗原进行进一步确认。这种含弱 D 抗体患者也被认为是 Rh 阳性。

（4）弱 D 检测只针对供血者进行,受血者不需要进行检测。

（5）在临床实践中,Rh 阳性和 Rh 阴性分别指有 D 抗原的存在和缺失,常规输血前检测只包含 D 抗原的检测。但是,除了 D 抗原外,Rh 血型系统还有许多其他抗原。当同种抗体

16

存在时,有必要为受血者或供血者检测其他 Rh 抗原,最常见的有 C、E、c、e。

(6) Rh 抗原的抗体大多数情况是免疫刺激产生,主要发生在怀孕或者输血后。

4. 抗体筛查

抗体筛查主要是用于检测受者血清中针对非 ABO 血型抗原其他同种抗体(如 Kell、Duffy 和 Kidd 等)。通常使用商用筛查红细胞进行。简单来说,通常,IAT 是使用患者的血清和两组或三组已知但不同血型抗原的红细胞进行。

如果抗体筛查时可见凝集,需对抗体进行鉴定,应当选择无抗原红细胞进行输血。

5. 交叉配血

(1) 交叉配血主要检测受血者血清与供血者红细胞是否有不相匹配成分存在。除非是急需用血,否则必须进行交叉配血。所使用的方法必须能够证明 ABO 血型和临床上其他重要的红细胞抗体不相容。

(2) 如果受者 / 患者的抗体筛检呈阴性,可以进行快速交叉配血(直接离心)。然而,如果患者的抗体筛查呈阳性或有同种异体免疫史,则必须选择抗原阴性供体单位,并进行直接 Coombs 交叉配型(将患者血浆和供体红细胞在体温下孵育,然后加入 AHG)。

(3) 直接离心交叉配血是确保患者获得 ABO 相容红细胞的另一种方法,因为 ABO 抗体在不进行体温培养和添加 AHG 的情况下就会引起凝集。

(4) 为了检测许多临床上重要的非 ABO 抗体,Coombs 交叉配血是非常有必要的,因为不在 37℃孵育并加入 AHG 后无法看到凝集现象。

6. 局限性

(1) 获得性抗原出现,如 A 型血人会出现"获得性 B"抗原。

(2) 正反向定型不符,出现正反定不符时必须马上查明原因。最常见的原因是患者是 A2 亚型,体内有抗 A1 抗体(80% A 型血人都是 A1 型)。

(3) 温、冷自身抗体可干扰输血前检测。

(4) 近期进行过输血和骨髓移植的患者,输血前检测比较复杂。

第二百九十六节　降钙素原

1. 定义

降钙素原(procalcitonin,PCT)是一种可以作为激素和细胞因子发挥作用的蛋白质,多种细胞和器官在炎症刺激下,尤其是细菌感染的刺激下,可产生 PCT。在细菌感染导致的脓毒症时,PCT 水平会在 6h~12h 内升高。

PCT 检测主要用于:

(1) 重症监护室(ICU)有明确或疑似呼吸道感染的患者,或者怀疑细菌感染导致的脓毒血症患者。

(2) 怀疑有新发 / 复发性呼吸道感染或脓毒症的 ICU 患者。

16

（3）呼吸道感染，或感染源不明确的脓毒症患者，在给于抗菌治疗 3d~5d 时，PCT 检测可以用于评估疗效，并且决定是否继续进行抗菌治疗。

参考范围：

阴性：<0.10ng/ml。

2. 应用

（1）用于成人和儿童（包括新生儿）细菌感染和脓毒血症的诊断。

（2）脓毒性休克的诊断，风险分层及预后监测。

（3）细菌与病毒性脑膜炎的鉴别诊断。

（4）社区获得性细菌性肺炎与病毒性肺炎的鉴别诊断。

（5）抗菌药物治疗疗效监测。

3. 临床意义

进入 ICU 第一天时，PCT 水平高于 2.00ng/ml 提示发展为严重脓毒血症和 / 或感染性休克的风险较高。

PCT 用于抗菌治疗应用的指导：

（1）PCT<0.50ng/ml 时，不推荐进行抗菌治疗。如果认为患者的临床表现是由非感染性原因导致的，需要停用抗生素，应在 6h 内重新检测 PCT，如果 PCT 水平增高表明抗菌治疗是必要的。

（2）PCT 在 0.50ng/ml~1ng/ml 时，建议进行抗菌治疗。

（3）PCT 水平高于 1ng/ml 时，强烈建议进行抗菌治疗。

4. 局限性

（1）多种炎性疾病的血清 PCT 水平均会升高，包括细菌感染、疟疾、烧伤、胰腺炎和外伤。

（2）PCT 水平在发病后 2h~4h 内升高，通常在第 2 天达到峰值，病情好转后迅速下降。

（3）真菌和病毒感染时 PCT 水平升高比细菌感染时低。

第二百九十七节　孕　　酮

1. 定义

孕酮是一种天然类固醇激素，能诱导子宫内膜进入分泌期，促进乳腺发育，松弛子宫平滑肌，阻断卵泡成熟，并且维持妊娠。孕酮由卵巢合成，卵泡期合成量较少，黄体期会升高至10mg/d~40mg/d，妊娠时≤300mg/d。

正常范围：见表 16-68。

2. 应用

（1）评估黄体功能，监测排卵。

16

表 16-68 孕酮参考范围

参考人群	n	平均值（ng/ml）	参考范围（ng/ml）
男性	50	0.36	0.14~2.06
女性			
卵泡中期	14	0.69	0.31~1.52
黄体中期	13	11.42	5.16~18.56
绝经后期	49	0.25	<0.08~0.78
妊娠			
孕早期	34	22.17	4.73~50.74
孕中期	29	29.73	19.41~45.30

（2）监测由 hCG、人绝经期促性腺激素、FSH/LH 释放激素或者舒经酚等诱导的排卵。

（3）评估患者早期流产的风险。

3. 临床意义

增高见于：

（1）月经周期黄体期。

（2）卵巢黄体囊肿、卵巢肿瘤（如卵巢睾丸母细胞瘤）。

（3）肾上腺肿瘤。

（4）由 21 羟化酶、17 羟化酶和 11-β 羟化酶引起的先天性肾上腺皮质增生症（CAH）。

（5）葡萄胎。

降低见于：

（1）闭经。

（2）先兆流产（部分患者）。

（3）死胎。

（4）妊娠期毒血症。

（5）性腺发育不全。

第二百九十八节　胰　岛　素　原

1. 定义

由胰腺中胰岛 β 细胞分泌，经酶催化形成胰岛素。正常情况下，胰岛素原水平占总胰岛素水平的 20% 以下。胰岛素原的生物活性较低（约为胰岛素的 10%），是胰岛素的主要存储形式。总胰岛素测定是检测胰岛素原和胰岛素的总和，单独检测需要特殊的技术。

参考范围：2.0pmol/L~2.6pmol/L。

2. 应用

胰岛素原与胰岛素比值用于间接判断胰岛 β 细胞功能。

3. 临床意义

（1）高胰岛素原水平见于胰腺良性或恶性 β 细胞瘤和 MEN-1 相关的胰腺内分泌肿瘤。

（2）胰岛素原水平升高是导致非胰岛素依赖型糖尿病的危险因素

（3）慢性肾衰竭、肝硬化和甲亢患者胰岛素原水平升高。

（4）整夜禁食后，胰岛素原占血清总胰岛素的 30% 以上提示胰岛素瘤。

（5）磺酰脲导致的人为低血糖可造成胰岛素原水平升高。

（6）家族性高胰岛素原血症患者胰岛素原水平升高，原因是由于基因变异影响胰岛素原的水解导致胰岛素原过高。

（7）2 型糖尿病。

4. 局限性

（1）肾脏疾病时胰岛素原也会升高。

（2）胰岛素原与胰岛素比值升高与 2 型糖尿病患者对葡萄糖的急性病反应呈负相关。

第二百九十九节　催　乳　素

1. 定义

催乳素是由 198 个氨基酸组成的单链多肽，由垂体前体细胞分泌。下丘脑通过释放催乳素抑制因子（多巴胺）和催乳素释放因子（5-羟色胺）来调节催乳素的分泌。TRH 刺激催乳素分泌，是评价垂体催乳素存储量及垂体催乳素异常分泌的一种刺激试验。催乳素的主要生理功能是刺激和维持女性的泌乳功能。

参考范围：

男性：2.64ng/ml~13.13ng/ml。

女性 <50 岁（绝经前）：3.34ng/ml~26.72ng/ml。

女性 >50 岁（绝经后）：2.74ng/ml~19.64ng/ml。

2. 应用

（1）用于垂体肿瘤、闭经、溢乳、不育、性功能下降等的辅助诊断。

（2）催乳素瘤的治疗监测。

3. 临床意义

升高见于：

（1）闭经/乳溢。

① 10%~25% 月经正常的溢乳女性患者。

② 10%~15% 闭经不伴溢乳的女性患者。

③ 75% 闭经或月经过少伴溢乳的女性患者。

④ 年轻女性患者闭经中有 15%~30% 是由催乳素升高引起。

16

（2）垂体病变时催乳素浓度常 >200ng/ml,如催乳素瘤、垂体柄阻断综合征、空蝶鞍综合征、20%~40% 肢端肥大症患者、≤80% 的垂体嫌色腺瘤患者。

（3）下丘脑病变时催乳素浓度常 >200ng/ml,如结节病、嗜酸性肉芽肿、组织细胞增多症X、结核、胶质瘤、颅咽管瘤等。

（4）其他内分泌疾病:

① 大约 20% 的甲状腺功能减退患者催乳素升高,这是引起高催乳素血症的第二大常见原因。因此,应常规检测血清 TSH 和 T4。

② 艾迪生病。

③ 多囊卵巢综合征。

④ 糖皮质激素过量时,催乳素正常或者中度升高。

（5）催乳素异位增多,如支气管肺癌、肾细胞癌、卵巢畸胎瘤、急性粒细胞白血病。

（6）性早熟儿童,催乳素会升高至青春期水平。

（7）神经源性升高,如护理和乳房刺激、脊髓损伤、胸壁病变如带状疱疹。

（8）压力性升高:如手术、低血糖、剧烈运动、癫痫等。

（9）妊娠性升高:分娩时升高到正常的 8 倍 ~20 倍,如果不哺乳,在分娩后 2 周 ~4 周恢复至正常水平。

（10）哺乳期。

（11）20%~40% 慢性肾衰竭患者催乳素升高,肾移植成功后可恢复正常,而透析后不能恢复正常水平。

（12）肝功能衰竭时,由于催乳素清除减少,其水平升高。

（13）特发性原因(有些可能是早期小腺瘤,CT 扫描无法发现)。

药物性升高是最常见的原因,通常在停药后几周恢复正常。药物性升高时催乳素浓度通常在 20ng/ml~100ng/ml,

① 精神安定剂,如吩噻嗪、硫杂蒽类、丁酰苯类等。

② 抗精神病药物,如康帕嗪、氯丙嗪、三氟拉嗪、硫醚嗪、氟哌丁苯等。

③ 多巴胺拮抗剂,如甲氧氯普胺、舒必利等。

④ 阿片类药物,如吗啡、美沙酮等。

⑤ 利血平。

⑥ α- 甲基多巴(爱道美)。

⑦ 雌激素和口服避孕药。

⑧ 促甲状腺激素释放激素。

⑨ 苯丙胺。

⑩ 异烟肼。

降低见于:

（1）垂体功能减退症:产后垂体坏死(希恩综合征)、特发性促性腺激素功能低下型性腺功能减退症。

（2）药物性降低:

1）多巴胺激动剂。

2）麦角衍生物,如甲磺酸亭、5- 羟色胺抑制剂等。

3）左旋多巴、吗啡、可乐定。

4. 局限性

（1）正常情况下，催乳素分泌有昼夜节律，夜间比白天高 2 倍~3 倍。

（2）催乳素的生物半衰期约为 20min~50min，血清催乳素水平在月经周期内是波动的，通常在月经中期有轻微的上升。

（3）正常人的催乳素水平会因某些生理刺激而升高，如睡眠、运动、乳头刺激、性生活、低血糖、妊娠和手术应激等。

（4）巨催乳素（催乳素与免疫球蛋白结合）会导致催乳素检测结果升高。如果没有高催乳素血症的体征和症状，或者垂体影像学检查无异常发现，应当检测巨催乳素。

第三百节　前列腺特异性抗原和（总抗原和游离抗原）

1. 定义

前列腺特异性抗原（prostate-specific antigen，PSA）是一种由正常前列腺和前列腺肿瘤组织表达的糖蛋白，它是前列腺组织特异的，而不是前列腺癌特异的。PSA 在几乎所有前列腺癌中都有表达，尽管它在每个细胞上的基础表达量低于正常的前列腺上皮细胞。血清 PSA 绝对值用于判断前列腺癌的程度和评估前列腺癌治疗的疗效，也常用于筛查前列腺癌，但后者尚有争议。

PSA 在血清中主要有 3 种存在形式。一种形式是 PSA 被蛋白酶抑制剂 α-2 巨球蛋白包裹，这种形式是缺乏免疫反应性的；第二种是与另一种蛋白酶抑制剂 α-1 抗胸腺胰蛋白酶（ACT）结合；第三种形式的 PSA 不与蛋白酶抑制剂结合，称之为"游离 PSA"。后两种形式的 PSA 能用商用免疫学方法试剂盒检测到，二者统称为"总 PSA"。

游离 PSA 值本身对于患者治疗没有指导作用。检测同一血清标本的总 PSA 和游离 PSA 浓度，计算游离 PSA 百分比。游离 PSA 百分比是可以用于患者治疗管理。

游离 PSA（ng/ml）/ 总 PSA（ng/ml）*100%= 游离 PSA 百分比

正常范围：见表 16-69。

表 16-69　正常范围

总 PSA：<4ng/ml		游离 PSA：>25% 总 PSA	
肿瘤可能性	总 PSA 水平	肿瘤可能性	游离 PSA 百分比
1%	0~2ng/ml	56%	0~10%
15%	2ng/ml~4ng/ml	28%	10%~15%
25%	4ng/ml~10ng/ml	20%	15%~20%
>50%	>10ng/ml	16%	20%~25%
		8%	>25%

2. 应用

（1）用于监测前列腺癌患者复发和治疗疗效的早期指标。

（2）用于前列腺癌筛查。

3. 临床意义

增高见于 *

（1）前列腺疾病

① 肿瘤。

② 前列腺炎，为正常水平的 5 倍~7 倍。

③ 良性前列腺增生。

④ 列腺缺血。

⑤ 急性尿潴留，升高至正常水平的 5 倍~7 倍。

（2）治疗性升高

① 前列腺按摩，上升≤2 倍。

② 膀胱镜检查，可升高至 4 倍。

③ 穿刺活检，上升 >50 倍，持续 1 个月。

④ 经尿道前列腺切除术，上升 >50 倍。

⑤ 如果 PSA 初始值 >20ng/ml，直肠指检后 PSA 会明显增高，因此，这一情况不会导致误诊。

⑥ 放疗。

⑦ 留置导尿管。

⑧ 剧烈自行车运动，升高≤2 倍 ~3 倍，持续数天。

（3）跑步机负荷实验时无变化。

（4）药物，如睾酮。

（5）生理波动≤30%。

（6）PSA 水平无昼夜变化规律，但是同一天采集的标本可能有 6%~7% 的波动。

（7）运动后 PSA 水平比静止时要高，静止时会降低，一般≤50%（平均 18%）。

（8）射精后会引起暂时性升高 <1.0ng/ml，持续 48h。

（9）分析影响因素

① 不同实验方法结果不同。

② 抗体交叉反应。

③ 高滴度异嗜性抗体。

（10）其他疾病或器官

① 在其他肿瘤中 PSA 也会升高，如汗腺唾液腺瘤、乳腺瘤、直肠癌、肺癌、卵巢癌、女性尿道的斯基恩腺体和足月胎盘等。

② 急性肾衰竭。

③ 急性心肌炎。

16

---

* 短暂升高，2w-6w 恢复正常

降低见于：

（1）24h~48h 内射精。

（2）阉割。

（3）抗雄激素类药物，如非那司提。

（4）放疗。

（5）前列腺切除术。

（6）在医院躺卧 3 天后 PSA 会下降 17%。

（7）人为因素引起（如标本收集不当；异常高浓度的 PSA）。

（8）未患肿瘤的男性服用 5-α 还原酶抑制剂非那司提，6 个月后 PSA 水平能降低 50%。

4. 局限性

（1）美国癌症协会推荐将 PSA 和直肠指检联合检测用于 50 岁以上预期寿命至少为 10 年的男性进行前列腺癌的早期筛查。对于高危风险男性，如非洲籍男性或者有前列腺癌家族史者，应当在更早期进行检测。

（2）随着时间的延长，多次测量得到的 PSA 结果可能会发生变化，这既是由于分析的不精确性，也是由于生物变异（同一个体多次测量得到的 PSA 结果是不同的），这可能会导致 PSA 水平明显上升，而实际上并没有上升。

（3）强烈建议采用相同的检测方法对 PSA 水平进行纵向监测。

（4）对于 PSA 初始值低于 2.0ng/ml 的患者，PSA 升高 >30% 有临床意义，不是随机差异。

（5）放疗后的理想 PSA 水平尚不确定，可能达不到最低检测限。如果 PSA 最低值 <0.5ng/ml，治疗 5 年后复发的可能性很小。ASTRO 将生化复发定义为 PSA 水平连续 3 次大于历史最低值。

（6）5-α- 还原酶抑制剂可能会影响部分患者的 PSA 水平，其他用于治疗前列腺良性增生的药物也会影响 PSA 水平。能降低 PSA 水平的药物主要包括有乙基酰胺、非那司提、氟他米特等。如患者服用这类药物时解释结果时需留意。

（7）虽然用 PSA 筛查前列腺癌能够降低前列腺癌的死亡率，但绝对风险降低很少。美国癌症协会建议在筛查和治疗时，应当提供充分的风险和利益信息，便于做出知情的共同决定。对于决定用 PSA（可联合直肠指检）进行前列腺癌筛查的男性，起始年龄为 50 岁。不应当向生存期小于 10 年的男性提供筛查。PSA 水平 >2.5ng/ml 男性应当每年都进行一次检测。

（8）AUA 指南建议对年龄小于 40 岁的男性进行筛查，而对于 40 岁 ~54 岁、大于 70 岁或者预期寿命小于 10 年 ~15 年的男性不建议常规筛查。

（9）USPSTF 建议男性不进行前列腺癌筛查，要求筛查的男性应在充分了解相关信息后再作出决定。

第三百零一节　血清总蛋白

1. 定义

血清总蛋白是血液循环中蛋白质浓度的总和。血清总蛋白是检测血液中所有蛋白的量，包括清蛋白和球蛋白，同时计算清蛋白和球蛋白含量的比值（清蛋白 / 球蛋白比值，A/G）。

16

正常情况下,血清清蛋白含量比球蛋白含量略高,A/G 会 >1,如果 A/G <1 或者远大于 1,提示机体异常情况。

参考范围:

0~7 天:46g/L~70g/L。

7 天 ~1 岁:44g/L~75g/L。

1~3 岁:55g/L~75g/L。

3 岁 ~ 成人:60g/L~80g/L。

2. 应用

用于疾病诊断和治疗监测,主要包括肝肾疾病、骨髓以及其他代谢性疾病和营养紊乱的疾病。

筛查营养不良和丙种球蛋白病

3. 临床意义

增高见于:

(1) 高丙种球蛋白血症(单克隆或者多克隆,详见后续章节)。

(2) 低血容量状态。

降低见于:

(1) 营养不良,如吸收不良、夸希奥科病、消瘦等。

(2) 蛋白合成减少或无效合成,如重症肝病、丙种球蛋白缺乏症等。

(3) 丢失增多

① 肾性丢失,如肾病综合征。

② 胃肠道疾病,如蛋白丢失性肠病、切除手术等。

③ 严重皮肤疾病,如烧伤、寻常型天疱疮、湿疹等。

④ 失血、血浆置换。

(4) 代谢增加,如发热、炎症、甲亢、恶性肿瘤、慢性疾病等。

(5) 稀释:如静脉输液、SIADH、水中毒等。

(6) 妊娠后期。

4. 局限性

(1) 假性高蛋白血症:脱水或者标本干燥引起血液浓缩,会出现蛋白水平假性升高。

(2) 保持直立体位数小时后,总蛋白含量和其他指标会升高。

第三百零二节   尿液总蛋白

1. 定义

正常尿液中蛋白含量为 150mg/d(1mg/dl~14mg/dl)。尿蛋白是血液流经肾脏时部分血浆蛋白通过肾小球滤过屏障进入尿液形成的。尿液中蛋白含量增加称为蛋白尿,它是肾脏

16

疾病的第一个征兆。蛋白尿可以分为三大类：

（1）肾前性：溢出性蛋白尿，血浆中小分子量蛋白（正常蛋白质，急性时相反应蛋白，轻链免疫球蛋白）增多溢出到尿液中引起。

（2）肾性：

① 肾小球性蛋白尿：肾小球滤过屏障缺陷所致，分为选择性蛋白尿和非选择性蛋白尿。

② 肾小管性蛋白尿：肾小管重吸收能力降低所致，小分子量蛋白增多为主。

（3）肾后性：泌尿道产生的蛋白增多，见于炎症、恶性肿瘤或损伤。

参考范围：

24h 尿：<150mg/d。

随机尿：<200mg/g 肌酐。

2. 应用

（1）尿液常规检测发现蛋白尿后用于蛋白尿的评估，见表 16-70。

表 16-70　国家肾脏协会蛋白尿检测指南

成人和儿童指南
大多数情况下，成人和儿童均可以使用随机尿进行蛋白尿检验和监测蛋白尿。
不论是成人还是儿童，通常情况下没有必要收集 24h 尿进行蛋白尿监测。
首选清晨首次尿，随机尿也可以用于检测。
大多数情况下，可以用尿干化学试纸法检测蛋白尿
标准尿干化学试纸法检测尿液总蛋白是可以接受的。
白蛋白特异性试纸可以用于检测白蛋白尿。
尿干化学法尿蛋白阳性时(1+ 或以上)，需要在 3 个月内用定量实验方法(蛋白肌酐比，白蛋白肌酐比)进行确定。
间隔 1 周 ~2 周以上，患者的尿蛋白定量实验出现 2 次及以上阳性结果时，认为有蛋白尿持续存在，需要进一步检查是否罹患慢性肾脏疾病。
慢性肾脏病患者监测蛋白尿应使用定量检测方法。
成人指南
在评估成人罹患慢性肾病风险时，应使用以下两种方法测定随机尿液样本中的白蛋白： 白蛋白特异性试纸 白蛋白肌酐比
成人慢性肾病患者监测蛋白尿时，应采用以下方法测定随机尿液标本中的蛋白 / 肌酐比值： 白蛋白肌酐比 如果白蛋白肌酐比很高(>500mg/g~1 000mg/g)则总蛋白肌酐比也可以接受。
无糖尿病儿童的具体指南
对儿童慢性肾病进行筛查时，应当使用标准尿干化学试纸测定随机尿中的总蛋白或者检测总蛋白肌酐比。
如果最初是在随机尿中检测到蛋白尿，需要反复取晨尿检测后排除直立性蛋白尿。
儿童慢性肾病患者监测蛋白尿，应当检测随机尿的总蛋白肌酐比。
糖尿病儿童指南
对诊断糖尿病 5 年或以上青春期后儿童应当遵循成人指南执行。
其他糖尿病儿童遵循无糖尿病儿童指南执行。

数据来源：http://www.kidney.org/professionals/kdoqi/guidelines_ckd/p5_lab_g5.htm

* 由 LibertoPechet，MD. 提供。

16

（2）肾脏疾病的评估,包括糖尿病并发蛋白尿和肾病综合征。

（3）用于其他肾脏疾病的检查,包括恶性高血压、肾小球肾炎、血栓性血小板减少性紫癜、结缔组织疾病、妊娠期毒血症、药物肾毒性、超敏反应、过敏反应和肾小管病变等。

（4）骨髓瘤的治疗管理及低蛋白血症评估。

3. 临床意义

增高见于:

（1）肾病综合征。

（2）糖尿病肾病。

（3）单克隆丙种球蛋白病,如多发性骨髓瘤和其他骨髓或淋巴增生性疾病。

（4）肾小管重吸收异常。

① 范科尼综合征。

② 重金属中毒。

③ 镰状细胞病。

（5）泌尿道恶性肿瘤。

（6）下尿路的炎症、退行性变和激惹状态等。

（7）运动后。

4. 局限性

（1）强碱性尿液会出现假阴性结果。

（2）尿免疫球蛋白轻链定量检测结果不可靠。

第三百零三节 蛋 白 C

1. 定义

蛋白 C 是依赖于维生素 K 的凝血抑制蛋白,主要在肝脏合成,其活化形式—活化蛋白 C（APC）可以通过蛋白水解下调 V 因子和 VIII 因子的作用。先天性缺乏会引起静脉血栓形成率升高。蛋白 C 半衰期短,以小时计算,使用维生素 K 拮抗剂治疗后会迅速降低正常人蛋白 C 的水平。在杂合体中,这种治疗会导致蛋白 C 水平活性极低,接近 0,显著升高静脉血栓和香豆素坏死的风险。

参考范围:70%~140%。

2. 应用

（1）怀疑先天性血栓症时可进行蛋白 C 功能检测,例如不明原因的静脉血栓栓塞,尤其是患者在不常见部位出现静脉血栓。

（2）蛋白 C 抗原测定可用于鉴别 1 型蛋白 C 缺乏（功能性和免疫学检测同时下降）和 2 型蛋白 C 缺乏（抗原水平正常）。但是这种差异没有临床意义。

（3）服用维生素 K 拮抗剂患者不建议进行蛋白 C 检测。

16

3. 临床意义

增高见于：
(1) 糖尿病。
(2) 肾病综合征。
(3) 缺血性心脏病。
(4) 妊娠。
(5) 口服避孕药。
(6) 肝素治疗。
(7) 年龄。
降低见于：
(1) 蛋白 C 先天性杂合性缺失是一种常染色体遗传疾病，外显率可变，欧洲后裔患病率为 1/500。纯合子缺失可导致新生儿致命的大血栓形成（暴发性紫癜）。
(2) 后天获得性疾病：肝病、维生素 K 缺乏、服用维生素 K 拮抗剂、L-天门冬酰胺酶治疗、DIC、急性时相反应（血栓、炎症、外科手术）。

4. 局限性

(1) 高浓度Ⅷ因子可造成蛋白 C 出现假性降低。
(2) 狼疮抗凝剂可造成蛋白 C 水平出现假性升高。

第三百零四节　蛋　白　S

1. 定义

蛋白 S 主要是在肝脏合成的维生素 K 依赖血浆蛋白，具有抗凝功能，可作为活化蛋白 C 的辅因子，共同抑制活化的Ⅴ因子和Ⅷ因子。血循环中以游离状态存在的称为游离蛋白 S，约占 40%，是主要的功能分子。另一种存在形式是与补体 C4b 结合，称为结合蛋白 S，也可能在自然抗凝机制中发挥作用，目前尚无定论。

参考范围：游离或总蛋白。
(1) 游离蛋白 S（功能学检测）：男性为 60%~140%，女性稍低，但随着年龄增长而增高。
(2) 总蛋白 S（通过酶免疫分析法测定抗原）：男性为 60%~140%，女性稍低，但随着年龄增长而增高。
1 岁以内总蛋白 S 含量较低（游离蛋白 S 与成人含量相当），1 岁后总蛋白 S 含量达到成人水平。

2. 应用

(1) 对不明原因出现静脉血栓并怀疑先天性静脉血栓症患者，应当检测游离蛋白 S 和总蛋白 S 的含量。
(2) 正在进行维生素 K 拮抗剂治疗的患者不建议检测蛋白 S，应当在停药后 2 周进行

16

检测。

（3）建议蛋白 S 和蛋白 C 同时检测，因为二者都受维生素 K 拮抗剂治疗的影响，但半衰期不同，对两个指标进行比较易于对结果进行判断解释。

（4）如果功能学实验表明游离蛋白 S 下降，建议采用免疫实验对结果进行确认。

3. 临床意义

降低见于：

（1）先天性疾病：白种人先天缺乏 S 蛋白的患病率为 500 分之一，易导致静脉血栓栓塞。纯合子型罕见，可能导致严重的新生儿暴发性紫癜。

（2）后天性疾病：口服抗凝药或维生素 K 缺乏、妊娠、激素替代治疗、口服避孕药、低龄、肝病、急性时相反应（游离蛋白 S 减少，但是总蛋白 S 升高）、蛋白尿、DIC、L- 天门冬酰胺酶治疗等。

4. 局限性

（1）高浓度Ⅷ因子（>250%）可引起蛋白 S 活性降低。

（2）高滴度类风湿因子可能会导致蛋白 S 假性升高。

（3）肝素（高达 1IU/ml）、高胆红素、溶血等不会干扰实验，但是在大剂量肝素治疗时可观察到蛋白 S 含量升高的情况。

第三百零五节　脑脊液蛋白

1. 定义

脑脊液蛋白浓度变化是神经系统病变最敏感的指标之一。
参考范围：15mg/dl~45mg/dl。

2. 应用

（1）监测血脑屏障对血浆蛋白的通透性增加。

（2）监测鞘内免疫球蛋白合成增多。

3. 临床意义

增高见于：

（1）细菌性脑膜炎。

（2）脑肿瘤。

（3）脑脓肿。

（4）无菌性脑膜炎。

（5）多发性硬化症。

（6）脑出血。

（7）癫痫。

16

（8）急性酒精中毒。

（9）神经梅毒。

降低见于：

（1）反复腰穿或者慢性脑脊液漏时，脑脊液丢失增多。

（2）部分 6 个月 ~2 岁儿童。

（3）急性水中毒。

（4）少数特发性颅内高压症患者。

4. 局限性

（1）低蛋白血症时脑脊液蛋白含量不降低。

（2）不同检测方法的参考范围不同，不同实验室之间结果可能存在差异。

（3）脑脊液蛋白含量过高见于 Froin 综合征、凝固标本、黄变症或者样本中混有血液。

（4）早产儿脑脊液蛋白可能会 >130mg/dl。

第三百零六节　凝血酶原 G20210A 分子突变检测

1. 定义

F2 基因中的凝血酶原基因突变 *c.20210G>A* 与血浆凝血酶升高相关，增加了静脉血栓的发生风险（OMIM# 32790）。凝血酶原突变 *c. 20210G>A* 的杂合突变者静脉血栓形成风险增加三倍；纯合突变类型比较少见，但是静脉血栓形成风险要大于杂合突变。其他因素可以进一步增加血栓形成的风险。

参考范围：阴性或未见突变。

2. 应用

（1）以下情形时需要进行凝血酶原基因 *c. 20210G>A* 突变检测：

① 50 岁以下首次发现静脉血栓栓塞（venous thrombotic embolism，VTE）。

② 首次发现不明原因 VTE。

③ 复发性 VTE。

④ 少见部位的静脉血栓，如脑、肠系膜、门静脉或肝静脉。

⑤ 娠期或产褥期出现 VTE。

⑥ 口服避孕药和激素替代治疗相关性 VTE。

⑦ 如有一级家庭成员在 50 岁之前出现 VTE，首次发现 VTE 时。

⑧ 妊娠 10 周后不明原因流产的妇女。

（2）出现以下情形时可以考虑凝血酶原基因 *c. 20210G>A* 突变检测：

① 有不明原因的早发型严重先兆子痫、胎盘早剥或明显宫内发育迟缓的妇女。

② 首次他莫西芬或选择性雌激素受体调节剂（SERM）相关性 VTE。

③ 50 岁以下的女性吸烟者，发生心肌梗死。

④ 恶性肿瘤、无血管内支架情况下，50 岁以上患者首次出现诱发性 VTE。

16

⑤ 目前无症状,但有 1 至 2 个家庭成员检测到 F2 基因 c.20210G>A 突变,尤其是有青壮年 VTE 发病的家族史。

⑥ 已知有凝血酶原血栓症家族史的无症状女性,目前已怀孕,计划怀孕或口服避孕药。

⑦ 不明原因反复孕早期流产的女性,伴或不伴有孕中期或孕晚期流产。

⑧ 静脉血栓患儿。

3. 局限性

(1) DNA 重排、输血、骨髓移植或者罕见序列变异可能会干扰基因检测结果。

(2) 除了凝血酶原 c.20210G>A 突变之外的遗传因素,目前还无法检测。

第三百零七节　凝血酶原时间和国际标准化比值(INR)

1. 定义

凝血酶原时间(prothrombin time,PT)用于评估外源性凝血途径和共同凝血途径的凝血活性。

加入外源性钙离子后,组织凝血活酶(组织因子)是凝血系统的强力激活剂。目前,大多数商用试剂盒使用重组组织因子,组织因子的活性决定了实验时凝集的时间(以秒为单位)。

参考范围

PT:9.6s~12.4s,不同实验室之间有少许差异。

INR:1.0,所有实验室相同,与所使用设备和试剂无关。

2. 应用

(1) 评估凝血障碍,包括外源性途径(Ⅶ因子)和共同途径(Ⅱ因子、Ⅴ因子、Ⅹ因子和纤维蛋白原)。检测 PT 时应当同时检测 APTT。如果凝血因子中等程度降低时(>30%),PT 不够敏感。此外,PT 对于内源性凝血因子不敏感(因子Ⅻ、Ⅺ、Ⅸ和Ⅷ)或对蛋白 C 或 S 缺陷也不敏感。

(2) 评估肝功能,肝功受损可能影响的因子包括Ⅶ因子、Ⅱ因子、Ⅹ因子、Ⅴ因子,但不包括Ⅷ因子。

(3) 用于监测香豆素和吲哚二酮衍生物的长期口服抗凝治疗。服用这类药物 PT 时间通常会比 APTT 长,且比较恒定。Ⅴ因子不受口服抗凝药物影响,但有肝脏疾病时其含量会下降。

INR 是监测维生素 K 拮抗剂治疗患者的首选指标,其余情形下都建议使用 PT。口服抗凝剂时推荐 INR 范围为 2~3,人工心脏瓣膜患者推荐为 2.5~3.5。

3. 临床意义

(1) 肝病时 PT 时间明显延长表明疾病已经进入晚期。

(2) 使用维生素 K 拮抗剂治疗患者 INR 明显升高提示患者抗凝治疗过度,需要立即进行止血治疗,而 INR 小于 2.0 则表明抗凝不足。

(3) 以下 2 种情形会出现 PT 和 APTT 同时异常:

① 医源性:口服抗凝药、DIC、肝病、维生素 K 缺乏、大量输血等。

② 凝血因子异常:纤维蛋白原异常,V因子、X因子和Ⅱ因子缺乏。

4. 局限性

(1) 分析前误差:

① 由于与抗凝剂混合不良造成部分标本凝固(3.2% 枸橼酸钠抗凝,蓝盖真空采血管)。

② 抽血量过多或过少,改变血液与抗凝剂正常比例(9∶1)。

(2) 分析误差:溶血、脂血或黄疸都会干扰光学法检测结果(必须使用机械法重新检测)。

第三百零八节　红细胞丙酮酸激酶(PK)

1. 定义

PK 是参与糖酵解的一种酶,它的基因缺陷所致疾病称为 PK 缺乏病。这种缺陷是红细胞最常见的酶缺陷之一。临床上多表现为溶血性贫血,临床表现不如血液学检测指标显示的严重。临床上这种疾病严重程度不一,从轻度代偿性贫血到儿童严重贫血不等。大多数患者不需要进行治疗,个别严重者可能由于贫血出现宫内死胎,或者可能需要输血或脾切除术,但是大多数症状仅限于幼年时期,或生理应激和感染后。

参考范围:9.0U/g Hb~22.0U/g Hb。

2. 应用

(1) 用于非球形红细胞溶血性贫血检测。

(2) 检测 PK 缺乏家族史的遗传特征,用于遗传咨询。

3. 临床意义

(1) 增加见于血液中幼稚红细胞增多的患者。

(2) 降低先天性非球形溶血性贫血患者。

4. 局限性

(1) 近期接受过输血的患者由于体内含有供血者正常红细胞,可能会掩盖 PK 缺陷红细胞。

(2) 大多数 PK 缺乏患者有 5%~25% 的 PK 正常活性。

(3) 白细胞也含有 PK,其含量不会由于红细胞 PK 缺乏而降低,因此检测时应去除白细胞以确保结果的准确性。

第三百零九节　定量匹罗卡品离子电渗试验

1. 定义

汗液测试包括含钠或不含钠的汗液氯化物的定量分析。这一过程,通常被称为定量匹

16

罗卡品的离子导入试验,包括使用纱布、滤纸和微导管线圈加入匹罗卡品后对汗液进行收集和定量,并对汗液氯化物定量检测。汗液测试需要三个连续过程:汗液刺激,汗液收集和汗液分析。

正常范围(汗液氯化物):

(1) 大于 3 个月:小于 40mmol/L。

(2) 小于 3 个月:大于 30mmol/L。

基线结果:汗液氯化物含量为 40mmol/L~60mmol/L。

从双臂中取得的汗液测得氯化物 >60mmol/L 称为阳性试验,每个手臂至少收集 15μl 汗液。

2. 应用

诊断囊性纤维化(Cystic Fibrosis,CF)的标准试验。

3. 临床意义

增高见于:

(1) CF(见表 16-71)。

表 16-71　囊性纤维化时汗液含量(mEq/L)

	氯化物		钠		钾	
	平均值	参考范围	平均值	参考范围	平均值	参考范围
囊性纤维化	115	79~148	111	75~145	23	14~30
正常人	28	8~43	28	16~46	10	6~17

(2) 内分泌紊乱(如未经治疗的肾上腺功能不全、甲状腺功能减退、抗利尿激素抵抗性尿崩症、家族性甲状旁腺功能减退症、假性醛固酮减少症等)。

(3) 代谢紊乱[如营养不良、糖原贮积症 I 型、MPS I H(赫尔利综合征)、MPS I S(沙伊综合征)、岩藻糖苷贮积症]。

(4) GU 紊乱(如克兰费尔特综合征、肾病)。

(5) 过敏/免疫失调(如低丙球蛋白血症、长时间注射前列腺素 E1、过敏性皮炎)。

(6) 神经心理紊乱(如神经性厌食)。

(7) 其他(如外胚层发育不良、G6PD 缺乏症)。

降低见于:

(1) 如果患者水肿或者汗液收集不够,检测结果会出现假阴性。

(2) 方法学和操作误差。

4. 局限性

(1) 在健康人群中,当出汗率增高时,氯化物含量可以增加到 CF 水平,如运动、高温等,但是匹罗卡品测试不增加出汗率。

(2) 在正常受试者和 10%~20%CF 患者中,使用盐皮质激素能降低汗液中钠浓度约

16

50%,但是其最终钠浓度还是异常升高的。

（3）CF 确诊需要不同日期的 2 次阳性结果。当出现结果处于临界值时应当建议临床上重复检测。

（4）患者首选检测年龄为出生 48h 之后。出生 24h 以内,汗液电解质暂时性升高,但是会在第二天迅速下降,所以汗液测试不应该在出生后 48h 内进行。

参考文献

Boat TF, Acton JD. Cystic fibrosis. In: Kliegman RM, Behrman RE, Jenson HB, et al. (eds.). *Nelson Textbook of Pediatrics*, 18th ed. Philadelphia, PA: Saunders Elsevier; 2007:1803–1817.

Farrell PM, Rosenstein BJ, White TB, et al. Guidelines for diagnosis of cystic fibrosis in newborns through older adults: cystic fibrosis consensus report. *J Pediatr*. 2008;153(2):S4–S14.

（曹顺旺　译,蔡贞　校）

第三百一十节　红细胞:计数与形态

1. 定义及应用

红细胞计数是由自动血球计数仪检测的,是全血细胞计数中的一项结果,其临床应用价值略逊于血红蛋白及血细胞比容。

参考范围:女性(4.2~5.4)个/μl;男性(4.4~6.0)个/μl(结果来自于自动血球计数仪,成年人随机采样)。

新生儿、婴儿和儿童具有不同的参考区间。

自动计数仪会调整不同年龄组的正常范围。

2. 临床意义

红细胞计数应与红细胞指数、血红蛋白、红细胞比容结果结合应用。

（1）增多:

① 见于某些骨髓增殖性肿瘤(例如真性红细胞增多症)

② 严重脱水。红细胞计数在某些生理状态下可相应降低或增加。

（2）减少:

见于各种贫血

3. 异常红细胞形态

如血细胞分析仪上出现红细胞形态异常报警,应进行外周血涂片、染色和显微镜镜检(如上所述)。

红细胞形态异常(见表 16-72 和表 16-73)可以是特异性的(例如,溶血性贫血的球形红细胞、镰状细胞贫血的镰刀形红细胞),也可以非特异性的。红细胞大小不均是指红细胞大小的变化;异形红细胞是指红细胞形状的变化;多色性是指红细胞蓝变,提示网织红细胞增多。

16

表 16-72 红细胞的异常形态

形状	描述	疾病
棘形红细胞	红细胞表面有长度不一的针状突起	遗传性:无 β 脂蛋白血症中的棘形红细胞增多症 后天获得:脾切除术、暴发性肝病、吸收不良
咬痕细胞(沉淀的血红蛋白[海因茨体])	红细胞外围光滑的半圆片段丢失	由于某些药物引起的溶血,伴或不伴 G6PD 缺乏症; 不稳定的血红蛋白
刺细胞	锯齿形红细胞,仍保留中央苍白区的	尿毒症、肝病、Rh 阴性细胞、磷酸激酶缺乏症,神经性厌食症、低磷血症,低镁血症、脾功能减退
棘形细胞	红细胞上有钝的、均匀针状突出	与刺细胞类似;可能是伪影
椭圆形红细胞/卵形红细胞	椭圆红细胞	遗传性椭圆细胞增多症、铁缺乏症、镰状细胞性状、地中海贫血、血红蛋白 C 病;巨幼红细胞贫血
血红蛋白 C 结晶	红细胞中含有菱形结晶包含物	血红蛋白 C 特性或疾病
薄红细胞	扁平,水状,薄的低色度红细胞	阻塞性肝病、地中海贫血
大红细胞	体积大于正常红细胞,血红蛋白含量高	巨幼细胞贫血中的卵圆形巨细胞、肝脏疾病中的大圆细胞
小红细胞	MCV 降低(体积小于正常)	缺铁性贫血
球形红细胞		伪影;严重冻伤
红细胞聚集	IgM 抗体导致红细胞聚集	冷凝集,通常出现在肺炎支原体感染;传染性单核细胞增多症
缗钱状形成	像硬币成堆出现	高蛋白血症,尤其存在于多发性骨髓瘤及 IgM 型浆细胞淋巴瘤患者血液中,多为伪影
裂细胞(循环中机械性损坏的红细胞)	头盔样或碎片状的扭曲红细胞	微血管或大血管性(小动脉或大动脉)溶血性贫血、假体心脏瓣膜、严重的瓣膜病或大动脉炎、DIC、TTP,严重缺铁、巨幼细胞性贫血,严重烧伤、肾移植排斥反应、化疗后、蛇咬伤、遗传性红细胞膜血影蛋白异常
球形红细胞(红细胞膜缺陷)	MCHC 增加,MCV 降低,具有致密外观且没有中心苍白区的球形细胞	遗传性球形红细胞增多症、自身免疫性溶血性贫血、近期红细胞输血
口形红细胞	口状畸形,中央苍白,呈狭缝状	遗传性口形红细胞增多症、Rh 因子缺乏病、免疫性溶血性贫血、急性酒精中毒、某些药物(吩噻嗪类);多为伪影。
靶型红细胞(红细胞表面积与体积比增大)	靶型,多为低色素的;渗透脆性降低	地中海贫血、HbC 病、HbD 和 E、缺铁性贫血、肝脏疾病、脾切除术、伪影
泪滴细胞	扭曲的、泪滴状的红细胞	原发性骨髓纤维化、骨髓增生性贫血、其他骨髓增殖性肿瘤或骨髓增生异常综合征、重型 β 地中海贫血、铁缺乏症、海因茨小体

16

表 16-73　红细胞内容物

红细胞内容物类型	描述	相关疾病状态
嗜碱性点彩	由核糖体(RNA)凝集而成的点状嗜碱性包裹体	多种贫血及地中海贫血、铅中毒
卡波环	蓝色的含有圆点的丝状环	偶见于严重的巨幼细胞和溶血性贫血、严重感染、脾切除
海因茨小体	附着于红细胞膜的变性血红蛋白沉淀;需体外染色(如结晶紫)进行镜检	G6PD 缺乏症、高铁血红蛋白还原酶、药物诱导的溶血性贫血、不稳定血红蛋白(例如苏黎世血红蛋白)、脾切除、人为因素
豪焦小体	DNA 的残余物;位于红细胞周边的深紫色、无折射的球体,通常为一个,很少为两个	脾切除、巨幼细胞贫血、地中海贫血、骨髓增生异常、铅中毒
涂片中红细胞外的生物体	不同生物具有其特定的形态	班氏旋毛虫;马来布鲁线虫;罗阿罗阿丝虫;布氏冈比亚锥虫;克氏锥虫(T. cruzi)和东非锥虫(T. rhodesiense);包柔氏螺旋体
红细胞内的生物体	特定形态	疟原虫滋养体、巴贝西虫或其他生物体
帕彭海默氏小体	红细胞外围表面沉着的非血红素铁颗粒,普鲁士蓝染色效果最佳	铁粒幼细胞贫血、铁负荷、地中海贫血、铅中毒、脾切除

4. 局限性

(1) 结果易受患者身体状况影响(例如呕吐或腹泻)

(2) 其他分析前因素的影响

① 当白细胞计数明显增多时会轻微增加红细胞计数

② 血液采集不当是导致分析前出现误差的主要原因。例如,试管内抗凝剂填充过量会稀释血液从而降低红细胞参数。

③ 低温会导致红细胞的裂解,抗凝血在 4℃保存不应超过 24h,否则会影响检测结果。

第三百一十一节　红细胞分布宽度(RDW)

1. 定义

RDW 是红细胞体积大小的变异系数。

参考范围:12.1fL~14fL。

2. 应用

RDW 的升高反映了红细胞大小不均,是多种贫血症的检测指标。

3. 临床意义

RDW 有助于区分 β- 地中海贫血(正常 RDW、低 MCV)及缺铁性贫血(高 RDW、正常或低 MCV)。

RDW 增加提示红细胞碎裂,聚集或二相细胞群。

4. 局限性

白细胞数量过多、大血小板数量过多及自身凝集反应存在时会导致 RDW 假性增高。

第三百一十二节　释放时间

1. 定义

释放时间(reptilase time,RT)检测的是血浆中加入试剂后纤维蛋白原转变为纤维蛋白的时间。该试剂是由矛头蝮毒液提炼出的一种凝血酶样酶,它不受肝素或水蛭素的影响。

参考范围:<20s。

2. 应用

RT 异常表明血浆中纤维蛋白原水平异常;凝血酶原时间(TT)异常而 RT 正常时表明肝素或水蛭素是导致 TT 异常的原因。

当怀疑标本受肝素或水蛭素影响时,则应用 RT 对 APTT 延长进行评估。

RT 也用于排除血浆纤维蛋白原异常。

3. 临床意义

RT 增高原因:

(1) 低纤维蛋白原血症或血浆纤维蛋白原异常。

(2) 在严重 DIC 或病理性纤维蛋白溶解症中,纤维蛋白降解产物增多,RT 略微延长。

4. 局限性

(1) 分析前因素:标本有凝块或溶血,标本采集或储存不当或使用了错误的抗凝管。

(2) 脂血或黄疸标本。

第三百一十三节　网织红细胞

1. 定义

网织红细胞是指未成熟的红细胞,不具有细胞核。网织红细胞数值可反映骨髓红细胞的生成功能。计数网织红细胞需对网织 RNA 进行特殊染色后在显微镜下对网织红细胞进行手工计数,并以红细胞中网织红细胞所占百分比表示结果,也可通过自动计数仪进行报告。

正常范围:自动计数仪检测正常值为(0.3~2.3)/100 个红细胞。手工方法与仪器检测有所不同。网织红细胞绝对值或网织红细胞生成指数比网织红细胞百分比应用价值更大,可以通过血液学检测数据计算得到。

2. 临床意义

（1）网织红细胞数量升高:网织红细胞增多症:溶血性贫血或骨髓再生过程中,红细胞数量也明显增多。

（2）网织红细胞数量减少:见于贫血但骨髓造血功能不足,或无效造血的疾病。

3. 局限性

手工计数主要取决于操作者水平,误差较大;自动计数仪技术则精密度更高。红细胞中的其他内容物,镰状细胞性贫血和镰状/C血红蛋白病可能导致网织红细胞假性增高。

第三百一十四节　反三碘甲状腺原氨酸（rT3）

1. 定义

T3 的激素失活异构体

参考范围:

（1）出生至 6d:600pg/ml~2 500pg/ml

（2）7d 及以上:90pg/ml~50pg/ml

2. 应用

用于鉴别诊断低 T3 水平的甲状腺功能异常（通常是升高的）与真正的甲状腺功能减退

3. 临床意义

（1）升高见于:

① 严重的非甲状腺疾病,除了一些肝脏疾病、艾滋病、肾衰竭

② 甲状腺功能亢进和血清甲状腺结合球蛋白（TBG）水平升高

（2）降低见于:

甲状腺功能减退症,通常会正常或降低

4. 局限性

在鉴别诊断非甲状腺疾病和中枢性甲状腺功能减退方面,住院患者测量 rT3 水平具有一定的作用。由于 T4 产生减少,中枢性甲状腺功能减退患者其 rT3 水平较低。轻度甲状腺功能减退患者其 rT3 水平正常或轻度升高,导致其应用具有一定的局限性。

第三百一十五节　类风湿因子（RF）

1. 定义

RF 是存在于 50%~95% 的类风湿关节炎患者血清中的一种免疫球蛋白,从类风湿关节

炎发病开始直至治疗多年后都存在于患者的血清及关节滑液中。RF 的自身抗体为 IgM 型，约 15% 的类风湿关节炎患者其自身抗体为 IgG 型。大多检测通常仅针对 IgM 型抗体。

正常范围：<20IU/ml。

2. 应用

辅助诊断类风湿关节炎，特别适用于临床诊断较为困难的时候。

3. 临床意义

升高见于：
(1) 慢性肝炎
(2) 慢性病毒感染
(3) 肝硬化
(4) 皮肌炎
(5) 传染性单核细胞增多症
(6) 利什曼病
(7) 麻风病
(8) 疟疾
(9) 类风湿关节炎
(10) 结节病
(11) 硬皮病
(12) 干燥综合征
(13) 系统性红斑狼疮
(14) 梅毒
(15) 结核病
(16) 瓦尔登斯特伦巨球蛋白血症

4. 局限性

RF 不是类风湿关节炎特有的免疫球蛋白，在多种结缔组织和炎症性疾病中，包括传染性单核细胞增多症、系统性红斑狼疮、硬皮病和肝炎等患者也可检测到；

老年患者 RF 水平升高；

近期输血、多次接种或输血以及异常激活的补体均会影响检测结果；

当血清中含有冷球蛋白或血脂水平较高时可能导致结果假阳性。

第三百一十六节　玫瑰花结试验

1. 定义

玫瑰花环试验主要用于检测怀有 D+ 胎儿或近期分娩 D+ 婴儿的 D- 型母亲血液中的 D+ 红细胞。

向母亲血液标本中加入抗 D 试剂后,标本中来源于胎儿的 D+ 红细胞在孵育时与抗 D 结合,当加入抗球蛋白试剂(参见第 884 页)后出现凝集反应。由于此类凝集反应不易观测,因此可将 D+ 红细胞加入到混合物中,这些红细胞可与包裹有抗 D 抗体的 D+ 红细胞聚集成玫瑰花结后再计数。

参考值:对于怀有 Rh 阳性胎儿的 Rh 阴性母亲,若未检出玫瑰花结,说明没有出现胎侧出血。

2. 应用

该实验通过检测 D- 母亲血循环中是否含有 D+ 胎儿红细胞,由此判断胎儿 - 母体出血是否存在。当母体循环中存在超过 30ml 的胎儿全血或超过 15ml 的胎儿红细胞时,该实验灵敏度大于 99%。

3. 临床意义

结果为阳性表明存在胎儿血液与母亲血液混合的情况,胎儿血液已经进入到母体循环中,可能需要宫内输血或产科干预。

4. 局限性

花环试验是一个定性试验,若结果为阳性,则应使用流式细胞术或 Kleihauer-Betke(酸性洗脱测定)法(见原书第 1 021 页)量化母体循环中的胎儿血液量。

参考文献

Anstee DJ. Red cell genotyping and the future of pretransfusion testing. *Blood.* 2009;114:248–256.
Petrides M, Stack G. *Practical Guide to Transfusion Medicine*, 2nd ed. Bethesda, MD: AABB Press; 2007.
Roback J, Grossman B, Harris T, et al. (eds.). *Technical Manual*, 17th ed. Bethesda, MD: AABB Press; 2011.

第三百一十七节 水杨酸盐(阿司匹林)

1. 定义

是一种能够迅速代谢为活性代谢物的酸性药物,也被称之为乙酰水杨酸(ASA),包括阿司匹林、水杨酸钠、冬青油、水杨酸甲酯。

血清中治疗药物浓度
(1)用于止痛退热:<60μg/ml
(2)用于抗炎:150μg/ml~300μg/ml

2. 应用

ASA 具有止痛、解热和抗炎作用,可应用于类风湿关节炎的治疗。
ASA 还可以抑制血小板聚集,从而延长出血时间。

16

3. 临床意义

参见第十四章关于水杨酸盐中毒的讨论部分。

4. 局限性

常规检查不包含此项目检测,需进行特定的实验进行检测。

(1) 显色试验:

① 检测限:40μg/ml~50μg/ml

② 用于全血、血清、血浆、尿液标本

③ 由于受代谢物和血浆成分的干扰,不建议用该试验进行定量。

(2) 免疫实验:

① 血清 / 血浆。

② 定量检出限:50μg/ml。

③ 不适用于全血标本。

④ 抗凝剂(肝素、柠檬酸盐、草酸盐、EDTA)不会干扰此检测。

⑤ 样本收集管中不可使用叠氮化钠。

⑥ 溶血导致结果假阴性。

⑦ 血红蛋白浓度超过 100mg/dl 可能会干扰试验结果。

(3) 确认试验

① 需要对样品进行预处理

② 气相色谱:需要进行衍生化

③ 高效液相色谱(HPLC):是区分代谢物的首选技术

④ 量检出限:50μg/ml

第三百一十八节 胎儿染色体异常和神经管缺陷筛查实验

1. 定义

是一种非侵入性实验,可以避免侵入性实验对妊娠的影响。

2. 应用

21 三体是最常见的常染色体异常,目前已有唐氏综合征 /21 三体筛查模式,也可进行 18 三体和神经管缺陷风险评估的筛查。

另外,早期超声检查可检测胎儿颈部透明带(NT),如 NT 增加表明胎儿可能存在其他染色体异常,包括 Turner 综合征(45,X)、13 三体和三倍体。

孕中期测定 AFP 可评估胎儿神经管缺陷的风险。

适用于所有怀孕女性,无年龄限制,比单纯依赖年龄判断可提供更准确的风险信息。

3. 局限性

不能评估 13 三体的风险,不过 13 三体妊娠在妊娠中期超声检查会出现明显异常。就定义而言,筛查不是诊断,大多数筛查阳性者染色体却是正常的,也有一些异常妊娠会漏检。

第三百一十九节　孕中期筛查(产妇血清筛查、四联筛查)

1. 定义

在妊娠 15 至 22 周之间进行四联筛查,将母亲年龄与四种血清生化指标 hCG、抑制素 A、AFP 和未结合的雌三醇进行联合分析,可评估 21 三体和 18 三体的风险。

2. 应用

用于 21 三体(唐氏综合征)、18 三体和开放神经管缺陷的风险评估。

3. 临床意义

21 三体妊娠者 hCG 和抑制素 A 浓度较高,AFP 和游离雌三醇浓度较低。

18 三体妊娠者血清 hCG、AFP 和雌三醇水平较低(抑制素 A 与 18 三体风险评估相关性不大)。

为平衡检测率与有创检查的次数,不同实验室使用了不同的临界值。1∶270(大约 5% 阳性筛查率)的临界值能够筛查出约 80% 的 21 三体和 18 三体妊娠。

4. 局限性

仅通过孕中期筛查发现异常妊娠的敏感性低于孕早期、孕中期联合筛查。

禁止根据孕早期筛查结果做出终止妊娠的决定。

第三百二十节　镇静催眠药

参见酒精(挥发物,溶剂),苯二氮䓬类

1. 定义

本组药物包括那些减少紧张和焦虑、诱导镇定(镇静)或诱导睡眠(催眠)的药物,均具有中枢神经系统抑制作用。虽然其他药物可能会产生相似的效果,但这些药物可以在不改变情绪或降低对疼痛的敏感性的情况下达到其效果。

这类药物包括乙醇、水合氯醛、苯乙哌啶酮、乙氯维诺(Placidyl)、巴比妥类药物、苯二氮平类药物、甲丙氨脂(眠尔通)、安眠酮、丁螺环酮、唑吡坦(安必恩)以及唑吡酮(忆梦返)。

治疗剂量范围(血清)

(1) 水合氯醛(代谢物三氯乙醇):血清 2μg/ml~12μg/ml

(2) 乙氯维诺:2μg/ml~8μg/ml

16

（3）苯乙哌啶酮：1μg/ml~5μg/ml

（4）安眠酮：1 000ng/ml~4 000ng/ml

（5）甲丙氨脂：5μg/ml~25μg/ml

（6）丁螺环酮：1ng/ml~10ng/ml

（7）唑吡坦：25ng/ml~300ng/ml

（8）唑吡酮：50ng/ml~150ng/ml

巴比妥类

（1）超短效药（硫喷妥钠、美索比妥）：约 40μg/ml（硫喷妥钠）；3μg/ml~10μg/ml（美索比尔用于外科麻醉）

（2）短效药（苯巴比妥米那、司可巴比妥）：0.5μg/ml~2.0μg/ml

（3）中效药（异戊巴比妥、布他比妥、仲丁巴比妥）：1.0μg/ml~5.0μg/ml

（4）长效药（苯巴比妥米那）：5μg/ml~15μg/ml（镇静催眠作用）；15μg/ml~40μg/ml（抗痉挛作用）

2. 应用

（1）睡眠障碍治疗

（2）减少焦虑

3. 局限性

具体药物：

（1）水合氯醛、乙草胺、苯乙哌啶酮、甲喹酮（目前在美国很少使用；需进行特定的检测）

1）水合氯醛：需采用气相色谱分析法、气相色谱质谱连用（GC/MS）、液相色谱质谱连用（LC/MS）来检测代谢物三氯乙醇（TCE）。

2）乙草胺：显色实验，气相色谱，GC/MS；测量原型药物。

3）苯乙哌啶酮：气相色谱、GC/MS、液相色谱、LC/MS；或测量原型药物和活性代谢物羟基丁二酰亚胺

4）甲喹酮：可进行免疫测试筛选试验

① 目标分析物 - 安眠酮

② cutoff 浓度（尿液）-300ng/ml

③ 可采用 GC/MS、液相色谱、LC/MS 进行确证试验；定量检出限：50ng/ml~200ng/ml

（2）眠尔通

1）经典的中枢神经系统抑制剂

2）肌肉松弛剂卡立普多的代谢物

3）无可用的基于免疫分析的筛选试验

4）易于在酸性中性液 - 液或固相萃取中萃取：GC、GC/MS、液相色谱、LC/MS；定量检出限：500ng/ml~1 000ng/ml

（3）丁螺环酮

1）新型抗焦虑药物

2）无可用的基于免疫分析的筛选试验

16

3) 以碱性液 - 液或固相萃取方案提取

4) 由于浓度很低，GC/MS（SIM）方法在全扫描模式下难以检测到；LC/MS

5) 可测量活性代谢物 1-（2- 嘧啶基）哌嗪（1-PP）

6) 定量检出限：1ng/ml

（4）唑吡坦

1) 结构上与苯二氮䓬类似

2) 目前没有特定的可应用于临床的基于免疫分析的筛选测试（多应用于法医）

① 以碱性液 - 液或固相萃取方式易于萃取

② 气相色谱、液相色谱、GC/MS、LC/MS

③ 定量检出限：10ng/ml~50ng/ml

（5）佐匹克隆

1) 新型催眠药物

2) 目前没有可用于临床的免疫分析筛查试验

3) 以中性液 - 液或 SPE 法易于萃取

① 在酸性和碱性环境中不稳定

② 气相色谱、GC/MS、液相色谱、LC/MS 法检测；可能会因气相色谱、GC/MS 操作参数而发生热降解

③ 定量检出限：10ng/ml~50ng/ml

第三百二十一节　巴比妥类药物

定义及应用

（1）比较古老的一类中枢神经系统抑制剂。大部分药物已被苯二氮䓬类药物和新型的催眠药如唑吡坦所取代。目前主要用作抗惊厥、偏头痛治疗以及减轻颅脑损伤引起的脑水肿和颅内压。

筛选：

1) 自动化学分析仪的免疫分析

2) 尿液

① 目标分析物 - 司可巴比妥

② cutoff 浓度 - 200ng/ml 或 300ng/ml

③ 交叉反应性 - 几乎 100% 与安眠药，60%~90% 与丁巴比妥、异丁巴比妥、戊巴比妥和苯巴比妥存在交叉反应。

3) 血清 / 血浆 / 全血

① EMIT、ELISA、FPIA

② 目标分析物——司可巴比妥

③ cutoff 浓度——10ng/ml~50ng/ml ELISA；1 000ng/ml EMIT

④ 交叉反应性 - 不同品牌试剂有差异：

a. 与氨比卡比、苯巴比妥、丁巴比妥和丁巴比妥具有低交叉反应性；与硫喷妥钠和戊巴

比妥具有高交叉反应性

b. 与其他巴比妥类药物相比,FPIA 通常表现出比 EMIT 更强的交叉反应性

确认实验:色谱或紫外可见分光光度法

1）需要进行样品预处理

2）气相色谱

3）HPLC

4）GC/MS

① LC/MS

② 定量检出限:取决于分析物——0.5μg/ml~5.0μg/ml

第三百二十二节 精 液 分 析

1. 定义

完整的精液分析包括精液标本的外观和显微镜检查,所有这些指标都可为男性不育提供线索。

参考范围（WHO）:

（1）pH:7.2~7.8

（2）体积:1.5ml（95%CI 1.4~1.7）

（3）浓度:≥15 百万 /ml（95%CI 12~16）

（4）总精子数量（计数）:每次射精 3 900 万（95%CI 33~46）

（5）前进运动:32%（95%CI 31~34）

（6）总动力（前进 + 非前进）:40%（95%CI 38~42）

（7）活力:58% 存活（95%CI 55~63）

（8）形态学:精子正常形态率≥30%（WHO 标准）,或≥4%（"严格"Tygerberg 标准）

2. 应用

（1）男性不育原因的初步检测

（2）确认输精管结扎术的有效性（仅限于精子浓度）

3. 临床意义

（1）增加见于:

无限定上限

（2）降低见于:

① 睾丸疾病（原发性缺陷）

② 睾丸缺陷（精子运输障碍）

③ 下丘脑 - 垂体疾病（继发性性腺功能减退症）

16

4. 局限性

（1）显微镜分析的最小标本体积为 0.1ml。

（2）高度粘稠的样品可能会影响浓度结果的准确性。

（3）建议至少进行两次分析，两次间隔 1 个月，以避免精子浓度的周期性变化的影响。

（4）样本收集应在禁欲 48h 至 72h 以上进行，以确保活细胞的平均浓度最大化。

参考文献

Cooper TG, Noonan E, von Eckardstein S, et al. World Health Organization reference values for human semen characteristics. *Hum Reprod Update*. 2010;16:231–245.

World Health Organization Department of Reproductive Health and Research. *World Health Organization Laboratory Manual for the Examination and Processing of Human Semen*, 5th ed. Geneva, Switzerland: World Health Organization, 2010.

第三百二十三节　精液果糖测定

1. 定义

精液果糖测试是对精浆中果糖的检测是反映精囊功能的标志。

参考范围：每次射精≥13μmol。

2. 应用

用于无精症的检查，特别是对射精量小于 1ml，精液标本无法凝固的患者。

3. 临床意义

（1）增加见于：

没有限定的上限

（2）减少见于：

① 精囊梗阻（精液量不足）

② 精囊远端闭锁（伴精液量低）

4. 局限性

标本分析的最小体积为 0.1ml。

参考文献

Dieudonné O, Godin PA, Van-Langendonckt A, et al. Biochemical analysis of the sperm and infertility. *Clin Chem Lab Med*. 2001;39:455–457.

16

第三百二十四节 血液血清素检测

1. 定义

血清素是由肠粘膜细胞合成的吲哚胺,也被称之为 5- 羟色胺,主要由血小板储存和转运,在多种机体组织中包括中枢神经系统也可发现。5- 羟色胺可作为血管收缩剂和神经递质,平滑肌收缩刺激剂,参与催乳素释放和 GH 释放,在血液凝固过程中也发挥着一定的作用。

参考范围:50ng/ml~200ng/ml。

2. 应用

(1) 确认类癌肿瘤的诊断。

(2) 与 5-HIAA 和嗜铬素 -A 检测联用作为类癌患者随访检测试验。

3. 临床意义

(1) 增高见于:

① 腹部类癌肿瘤转移

② 倾倒综合征

③ 急性肠梗阻

④ 囊性纤维化

⑤ AMI 和非热带性口炎性腹泻

⑥ 肺燕麦细胞癌

⑦ 胰岛肿瘤

⑧ 甲状腺髓样癌

(2) 降低

① 唐氏综合征

② 严重抑郁症

③ 帕金森病

④ 苯丙酮尿症(治疗和未治疗)

⑤ 肾功能不全

⑥ 畸胎瘤

4. 局限性

(1) 血液中血清素非常不稳定。

(2) 影响血清素浓度的药物包括锂、单胺氧化酶抑制剂、甲基多巴、吗啡和利血平。

(3) 一般来说,含有血清素的食物不会显著干扰血清素的检测。

(4) 急性肠梗阻、急性心肌梗死、囊性纤维化、倾泻综合征和非热性口炎性腹泻可见轻微增加。

16

第三百二十五节 血清蛋白电泳／免疫固定术

1. 定义

血清蛋白电泳（serum protein electrophoresis，SPE）是一种根据蛋白质分子携带的电荷量进行物理分离的方法。SPE 可以分析蛋白质的质量和特性的变化，帮助临床医生检测和监测各种病理生理状态。SPE 及后续试验蛋白质定量和免疫固定（IF）是人健康状态的最佳筛选工具。单克隆丙种球蛋白病是一组以产生副蛋白或单克隆蛋白（M 蛋白）为特征的单克隆浆细胞增殖的病症。通过琼脂糖凝胶电泳或毛细管区带电泳法进行 SPE 是目前检测 M 蛋白的参考方法。如果发现 M 蛋白阳性，可通过凝胶密度计测量进行蛋白定量。电泳方法（琼脂糖或毛细管区）中，蛋白质按电泳完成后的最终位置分为 5 类：白蛋白、α-1、α-2、β 和 γ。各种免疫球蛋白类型（IgG、IgA、IgM、IgD 和 IgE）多位于 γ 带，构成大部分的 γ 区域，但也可出现于 β-γ 和 β 区域中，或偶尔延伸到 α-2 球蛋白区域。

其他名字：SPE 也被写为 SPEP

参考范围：

（1）SPE：

① 白蛋白：3.5g/dl~5.0g/dl

② α-1 球蛋白：0.1g/dl~0.3g/dl

③ α-2 球蛋白：0.5g/dl~1.0g/dl

④ β 球蛋白：0.5g/dl~0.9g/dl

⑤ γ- 球蛋白：0.6g/dl~1.4g/dl

（2）免疫固定：无单克隆蛋白

2. 应用

（1）监测单克隆丙种球蛋白病患者

（2）与免疫固定联合诊断单克隆丙种球蛋白血症

（3）协助诊断肝病、低丙种球蛋白血症和高丙种球蛋白血症、炎症状态、肿瘤、肾脏疾病和胃肠道疾病

（4）任何血清总蛋白升高或出现原因不明的体征和症状提示可能存在浆细胞紊乱的患者都应考虑进行 SPE，包括以下一种或多种情况：

① ESR 升高或血清粘度升高

② 不明原因的贫血、背痛、虚弱或疲劳

③ 骨质减少、溶骨性病变或自发性骨折

④ 肾功能不全伴轻度尿沉淀物

⑤ 40 岁以上的重度蛋白尿患者

⑥ 高钙血症

⑦ 高丙种球蛋白血症

⑧ 免疫球蛋白缺乏

16

⑨ BJ 蛋白尿

⑩ 不明原因的周围神经病变

⑪ 反复感染

3. 临床意义

增加见于：

(1) 白蛋白

1) 常见于住院患者、血液浓缩，输注白蛋白

2) 正常个体：无临床意义

3) 双白蛋白血症（双带），永久性

4) 双白蛋白血症，后天性，暂时性

① 高剂量的 β- 内酰胺类抗生素（复合物形成）

② 高胆红素血症（黄疸，与胆红素复合）

③ 氮质血症（尿素和血液中的其他氮类化合物）

④ 胰腺炎、胰瘘或腹水（胰蛋白酶溶解白蛋白）

(2) α-1 球蛋白

1) 急性炎症性疾病

2) 严重酗酒

3) 某些肝脏疾病

4) 双带（AAT 表型）

(3) α-2 球蛋白

1) 炎症综合征

2) 肾病综合征

3) 雌激素刺激增加

4) 双条带见于

① 触珠蛋白（Hp）表型（无临床意义）

② 溶血（Hb-Hp 复合物）

③ 异常迁移的 β- 脂蛋白（老年样本）

(4) β 球蛋白

1) 白血病

2) 缺铁性贫血

3) 雌激素，妊娠或合成代谢类固醇

4) 转铁蛋白、Hb（与 Hb-Hp 复合物结合的过剩的转运蛋白）增加

5) 急性炎症（后期）

6) 单克隆免疫球蛋白（多见于 IgA）

7) 双条带见于

① 转铁蛋白表型（不同程度的唾液酸化）

② 酗酒者

(5) γ 球蛋白

16

1）多克隆丙种球蛋白病：慢性、亚急性感染（艾滋病、肝脏感染、与 β-γ 桥联相关的慢性肝、自身免疫性疾病）

2）窄带：单克隆成分，意义不明的单克隆丙种球蛋白病、纤维蛋白原、C 反应蛋白

3）两个窄带：

① 双克隆或双克隆病

② 超过两个条带：寡克隆高球蛋白血症（存在于低浓度、短暂的多克隆过程）；自身免疫性疾病、病毒性、细菌性、寄生虫感染；免疫球蛋白合成免疫抑制剂应用后的恢复过程，正常值为 15%（无临床意义）

降低见于：

（1）白蛋白

1）先天性无白蛋白血症

2）营养不足

3）合成减少

4）肝细胞功能不全，肝脏受损（肝硬化、肝炎）

5）器官、组织受损

6）妊娠期尿（肾病综合征）、皮肤（过度烧伤）排泄

7）分解代谢过度

8）内分泌失调（甲状腺毒症、库欣综合征）

（2）α-1 球蛋白

1）肝细胞功能不全

2）营养不良、蛋白质丢失

3）AAT 先天性缺陷

4）丹吉尔病

（3）α-2 球蛋白

1）Hp 表型的遗传性缺陷

2）营养不足、肝细胞功能不全、蛋白质丢失、血管内溶血（Hp 降低）

3）胰腺炎

（4）β 球蛋白

1）慢性肝脏或肾脏疾病

2）低脂蛋白血症

3）热损伤

4）急性炎症

5）IgA 缺乏

6）C3 降解并最终在样品中消失

（5）γ 球蛋白

1）生理性（新生儿）

2）免疫缺陷、诱导（类固醇、免疫抑制剂、化疗、放疗）

3）由单克隆丙种球蛋白病（多发性骨髓瘤、轻链疾病、淀粉样变性）引起的合成抑制

4）淋巴瘤、白血病

16

4. 局限性

循环单克隆蛋白可能出现沉淀,或结合其他物质而干扰液体自动分析仪上的一项或多项检测结果。

即使免疫球蛋白数量、SPEP 上的 β 和 γ 成分以及总血清蛋白浓度均在正常范围内,仍可能存在小的 M 蛋白。

血浆中的纤维蛋白原可在 β 和 γ 带之间形成一条带,与 M 蛋白无法区分。如果存在纤维蛋白原,向样本添加凝血酶则会产生凝块;如果添加凝血酶后重复电泳不再检测到该条带,可确定该样本中存在纤维蛋白原。

继发于溶血的 Hb-Hp 复合物可在 α-2 球蛋白区域出现大的条带。

缺铁性贫血患者血中有高浓度的转铁蛋白,可在 β 区出现局部带。

肾病综合征患者 α-2 和 β 带常增宽,有可能会被误认为 M 蛋白,但这种情况下血清白蛋白和 γ- 球蛋白浓度通常会降低。

急性时相反应蛋白非特异性增加或某些高脂蛋白血症可能会导致 α-1 条带增加。

血清 IF 比 SPE 更敏感,并且可以确定单克隆蛋白的重链和轻链类型。然而 IF 不能估计 M 蛋白的大小(即血清浓度),因此可将 IF 与电泳联合分析。

第三百二十六节 性激素结合球蛋白

1. 定义

性激素结合球蛋白(sex hormone binding globulin,SHBG)是肝脏合成的糖蛋白,可以以高亲和力结合睾酮和 5- 二氢睾酮,以稍低亲和力结合雌二醇。由于女性体内雌激素水平高于雄激素,SHBG 在女性中的浓度通常高于男性。服用雄激素往往造成 SHBG 水平降低。由于载体蛋白水平的变化可能影响循环中睾酮的浓度,因此通常测量 SHBG 水平可作为对总睾酮测定的补充。计算总睾酮与 SHBG 的比例得到的"游离雄激素指数"(FAI)已被证实是评价多毛症状等异常雄激素状态的有价值的指标。

参考范围:参见表 16-74。

表 16-74 性激素结合球蛋白的参考范围

分组	95% 置信区间(nmol/L)	中位数(nmol/L)
男性	13~71	32
女性(非妊娠)	18~114	51

2. 应用

对有雄激素过剩症状或体征的女性的诊断和随访(如多囊卵巢综合征和特发性多毛症)

可作为监测性类固醇和抗雄激素疗法的辅助手段

可作为青春期疾病诊断的辅助指标

可作为神经性厌食症诊断和随访的辅助指标

16

3. 临床意义

增加见于：
(1) 甲状腺机能亢进
(2) 肝硬化
(3) 怀孕
(4) 药物:雌激素(如某些口服避孕药、苯妥英钠[肝酶诱导])
(5) 使用地塞米松治疗高雄激素性多毛症的女性
降低见于：
(1) 多毛症
(2) 寻常痤疮
(3) 多囊卵巢综合征
(4) 甲状腺功能减退症
(5) 肢端肥大症
(6) 库欣病
(7) 高泌乳素血症

4. 局限性

年龄增长、雌激素高水平、体重明显减轻、长期运动、HIV 感染和肝硬化等,SHBG 会升高。

肥胖以及肾病蛋白质丢失可能导致 SHBG 水平下降。

第三百二十七节　镰状溶解度试验

1. 定义

镰状溶解度试验(sickle solubility test,SST)(也称之为"镰状细胞筛选")主要用于快速筛查 HbS。将红细胞裂解后,以亚硫酸氢钠还原其释放的血红蛋白。

2. 应用

镰状细胞特征的患者无临床症状,外周血涂片中也见不到镰状细胞,确诊需进行血红蛋白变异研究。还原 HbS 不溶于水,在 SST 中形成浑浊悬浮液。

HbA 和大多数其他血红蛋白是可溶的,镰状细胞性贫血(纯合子)和镰状细胞特征(杂合子)都可以通过该方法检测出来。

3. 局限性

(1) 近期输血可能导致假阳性和假阴性结果。
(2) 以下情况可能会出现假阴性结果：
① 患者 Hb<7g/dl

16

② 吩噻嗪类药物

③ 一岁以内新生儿 HbF 高而 HbS 低,因此该检测不适用于新生儿筛查

(3) 以下情况可能会出现假阳性结果

① 浊度增加(如脂血标本)

② β- 球蛋白异常

③ 真性红细胞增多症

④ 海因茨小体数量增加(如脾切除术)

⑤ 有核红细胞数量增加

⑥ 在一些罕见的 Hb 变体,如 HbC Harlem 或 C Georgetown

第三百二十八节 钠 离 子

1. 定义

钠是主要的细胞外阳离子,对血浆渗透压有重要影响,在维持水分的正常分布和渗透压方面起着核心的作用。血清钠的变化通常反映水平衡的变化,而非钠平衡。血清钠水平通过抗利尿激素(ADH)分泌和渴觉感受器来调节,以维持血浆渗透压和体积。醛固酮可促进肾小管重吸收钠;心房利钠肽激素可减少钠的重吸收。

2. 应用

脱水和水分过多的诊断和治疗。若患者没有补充大量的钠,高钠血症表明需要补水,低钠血症则表明水分过多。

电解液,酸碱平衡、水平衡、水中毒。

参考范围:135mmol/L~145mmol/L。

危急值:<121mmol/L 或 >158mmol/L。

增高见于:

(1) 反映通过皮肤、肺、胃肠道和肾脏的失水超过失盐的情况

(2) 脱水——水摄入不足,少于通过皮肤、呼吸道或胃肠道排除的水分

(3) 胃肠道疾病:呕吐或腹泻

(4) 皮肤原因:烧伤或过度出汗

(5) 药物:输注高渗钠盐、高渗盐水、碳酸氢钠;高渗透析

(6) 醛固酮增多症、库欣综合征——罕见原因

(7) 尿崩症(diabetes insipidus,DI)

(8) 创伤后:由肿瘤、囊肿、组织细胞增多症、结核、结节病引起

(9) 特发性:由动脉瘤、脑膜炎、脑炎、格林 - 巴利综合征引起

(10) 肾衰竭和其他肾脏病因:袢利尿剂、渗透性利尿(葡萄糖、尿素、甘露醇)、阻塞性利尿、多尿、急性肾小管坏死期、肾脏疾病。

降低见于

低钠血症(血清钠 <135mmol/L,并排除假性低钠血症)根据细胞外液(extracellular

16

fluid,ECF)状态分为三种类型。

(1) 低血容量性低钠血症(ECF 减少)

① 钠和水经肾损失:由利尿剂、盐丢失性肾病、脑耗盐综合征、肾上腺功能不全和肾小管酸中毒引起

② 肾外钠和水的流失:由烧伤、胃肠损伤、胰腺炎、肠梗阻和失血引起

(2) 高血容量性低钠血症(ECF 和 ICF 升高但有效动脉血容量降低):由充血性心率衰竭、肝硬化、肾病综合征引起

(3) 低血容量性低钠血症(ECF 和 ICF 升高不伴水肿:因使用噻嗪类利尿剂、甲状腺功能减退症、肾上腺功能不全、SIADH 分泌引起)

3. 局限性

血钠水平很大程度上取决于水的摄入和排泄,肾脏对钠的调节程度较弱。

血钠和钾水平的测定不能用于诊断或评估净离子损失情况,但可用于监测治疗过程中钠和钾的变化。

高血糖——血糖含量每增加 100mg/dl,血清钠则降低 1.7mmol/L。

高脂血症和高蛋白血症会影响火焰光度测定的结果,不会影响离子电极法的检测结果。

间接 ISE(离子选择性电极)测量法检测发现,样品稀释、血制品输注以及输注Ⅳ免疫球蛋白会导致的"排水效应",从而引起的假性低钠血症。

第三百二十九节　尿　　钠

1. 定义

尿钠测定通常用于检测或确认影响体液(如脱水、呕吐和腹泻)或导致肾脏损伤以及肾上腺疾病的情况。

参考范围:

(1) 24h 尿液:

1) 男性:

① <10 岁:41mmol/d~115mmol/d

② 10~14 岁:63mmol/d~177mmol/d

③ >14 岁:40mmol/d~120mmol/d

2) 女性:

① <10 岁:20mmol/d~69mmol/d

② 10~14 岁:48mmol/d~168mmol/d

③ >14 岁:27mmol/d~287mmol/d

(2) 随机尿

1) 男性:23mmol/g~229mmol/g 肌酐

2) 女性:26mmol/g~297mmol/g 肌酐

2. 应用

血容量减少:确定钠损失的途径。低尿钠表明肾外损失,高值表明肾盐流失或肾上腺功能不全。

急性肾衰竭的鉴别诊断:急性肾小管坏死时尿钠增高。

在低钠血症中,低尿钠水平表明肾脏钠盐保留率高,这可能是由于肝硬化、肾病综合征和充血性心力衰竭而导致严重的血容量减少或钠储留状态。当低钠血症与尿钠排泄量相等或超过膳食钠摄入量时,很可能存在 SIADH。

3. 临床意义

增高见于:

(1) 脱水

(2) 水杨酸中毒

(3) 肾上腺皮质功能不足

(4) 糖尿病酸中毒

(5) 使用汞利尿药和噻嗪类利尿剂

(6) 氯化铵处理

(7) 肾小管性酸中毒(肾前性酸中毒时 <15mmol/L)

(8) 慢性肾衰竭

(9) 不同病因的 SIADH

(10) 任何形式的碱中毒和碱性尿液

降低见于:

(1) 急性肾衰竭

(2) 肺气肿

(3) 充血性心力衰竭

(4) 过度出汗

(5) 腹泻

(6) 幽门梗阻

(7) 吸收不良

(8) 原发性醛固酮增多症

(9) 月经期前钠水潴留

(10) 急性少尿和肾前性氮质血症

4. 局限性

尿钠水平存在较大的昼夜波动,夜间排泄率是白天的高峰速度的五分之一。

尿钠水平受饮食摄入和机体含水量影响较大。

16

第三百三十节　泰 - 萨克斯病 DNA 分子检测

1. 定义

泰 - 萨克斯病(Tay-Sachs disease,TSD)(TSD;OMIM#272800)DNA 分子检测用于检测氨基己糖苷酶 A 基因的突变,但应与己糖胺酶 A(HEX A)酶活性分析联合使用以诊断 TSD。HEX A 酶活性是诊断 TSD 疾病或基因携带的主要方法。HEX A 活性由 HEX A 与总氨基己糖苷酶的比例决定,测定标本可以是未怀孕且未使用口服避孕药的女性血清、男性患者血清,或者患者白细胞。

参考范围:阴性或未检测到突变

2. 应用

疾病确诊。

检测德系犹太人是否携带突变基因。

针对已有患者的高风险家族成员是否携带突变基因进行检测。

证实降低的 HEX A 酶活性是由引起疾病的等位基因而不是假基因型等位基因 R247W 或 R249W 引起的。约 35% 的非犹太人和 2%~4% 的犹太人通过 HEX A 酶检测被确认为杂合子,他们是伪缺失等位基因的携带者。

产前诊断:当双亲均有突变时应进行。

为遗传咨询过程中携带特定疾病等位基因的患病个体和携带者提供确诊实验。

试验可进行如下分组:

(1)靶突变分析

1)6 个突变组合检测

① c.1274_1277dupTATC(+TATC1278),c.1421+1G>C(IVS12+1G>C),p.G269S(Gly269Ser),c.1073+1G>A(IVS9+1G>A)

② p.R247W(Arg247Trp) and p.R249W(Arg249Trp):这两个等位基因不引起 TSD,而是降低 HEX A 的酶活性。

2)更多的突变位点包括种族特异性突变,如 c.805 + 1G>A(IVS7 + 1G>A),del 7.6kb,p.R170Q(Arg170Gln),p.R170W(Arg170Trp),deltaF304/305(c.915_917delCTT),c.571-2A>G(IVS5-2A>G)

(2)HEX 基因序列分析:分析整个编码区和外显子 - 内含子边界,用于识别 TSD 相关的罕见突变等位基因。

3. 局限性

基因检测结果可能受到 DNA 重排、输血、骨髓移植或罕见序列变异的影响。

16

第三百三十一节 睾酮,总睾酮, 游离睾酮,生物可利用睾酮

1. 定义

睾酮以多种形式存在于男性和女性的血液循环中。在健康成年人体内,约 44% 的循环睾酮特异性结合于性激素结合球蛋白(SHBG),50% 的睾酮非特异性结合于白蛋白,3%~5% 结合于皮质醇结合球蛋白,只有 2%~3% 是游离的。目前用于评估雄激素状态的方法包括通过直接免疫测定法、平衡透析法、HPLC-MS、SHBG 法等方法测量总睾酮和游离睾酮,计算游离睾酮(非结合 SHBG 和非结合白蛋白)和生物可利用睾酮(非 SHBG- 结合)。在绝大多数临床条件下,测量总睾酮的含量即用于对患者进行评估。人们普遍认为,大多数组织不易利用 SHBG 结合的睾酮,而白蛋白结合的和游离的睾酮则更容易被利用。由于 SHBG 的浓度受多种因素的影响(如肥胖、睾酮治疗和多囊卵巢综合征女性雄激素缺乏导致 SHBG 水平下降、老化、妊娠和雌激素治疗导致 SHBG 水平增加),这些情况下测量总睾酮水平不能反映患者的生物可利用睾酮的浓度,应补充生物可利用睾酮和游离睾酮检测以帮助临床进行决策。

参考范围:参见表 16-75。

表 16-75 睾酮参考范围

年龄	范围
总睾酮含量男性	
胎儿期(26~28 周)	59ng/dl~125ng/dl
胎儿期(31~35 周)	37ng/dl~198ng/dl
新生儿~7 个月	75ng/dl~400ng/dl
	出生一周后快速下降至 20ng/dl~50ng/dl,20~60 天之间上升到 60ng/dl~400ng/dl,而后逐渐下降到青春期水平 3ng/dl~10ng/dl
7~9 岁	<9ng/dl
10~11 岁	2ng/dl~57ng/dl
12~13 岁	7ng/dl~747ng/dl
14~15 岁	33ng/dl~/585ng/dl
16~17 岁	185ng/dl~886ng/dl
18~39 岁	400ng/dl~1 080ng/dl
40~59 岁	350ng/dl~890ng/dl
>60 岁	350ng/dl~720ng/dl
Tanner I 期	<20ng/dl
Tanner II 期	2ng/dl~149ng/dl
Tanner III 期	7ng/dl~762ng/dl
Tanner IV 期	164ng/dl~854ng/dl
Tanner V 期	194ng/dl~783ng/dl

续表

年龄	范围
游离睾酮,男性	
1~6 岁	<0.6pg/ml
7~9 岁	0.1pg/ml~0.9pg/ml
10~11 岁	0.1pg/ml~6.3pg/ml
12~13 岁	0.5pg/ml~98.0pg/ml
14~15 岁	3.0pg/ml~138.0pg/ml
16~17 岁	38.0pg/ml~173.0pg/ml
≥18 岁	47.0pg/ml~244.0pg/ml
Tanner I 期	≤3.7pg/ml
Tanner II 期	0.3pg/ml~21pg/ml
Tanner III 期	1.0pg/ml~98.0pg/ml
Tanner IV 期	35.0pg/ml~169.0pg/ml
Tanner V 期	41.0pg/ml~239.0pg/ml
总睾酮,女性	
胎儿期(26~28 周)	5ng/dl~16ng/dl
胎儿期(31~35 周)	5ng/dl~22ng/dl
新生儿~7 个月	20ng/dl~64ng/dl,出生一个月降至 10ng/dl 以下,并维持至青春期
7~9 岁	<15ng/dl
10~11 岁	2ng/dl~42ng/dl
12~13 岁	6ng/dl~64ng/dl
14~15 岁	9ng/dl~49ng/dl
16~17 岁	8ng/dl~63ng/dl
18~30 岁	11ng/dl~59ng/dl
31~40 岁	11ng/dl~56ng/dl
41~51 岁	9ng/dl~55ng/dl
绝经后	6ng/dl~25ng/dl
Tanner I 期	<17ng/dl
Tanner II 期	4ng/dl~39ng/dl
Tanner III 期	10ng/dl~60ng/dl
Tanner IV 期	8ng/dl~63ng/dl
Tanner V 期	10ng/dl~60ng/dl
游离睾酮,女性	
1~6 岁	<0.6pg/ml

16

续表

年龄	范围
7~9 岁	0.6pg/ml~1.8pg/ml
10~11 岁	0.1pg/ml~3.5pg/ml
12~13 岁	0.9pg/ml~6.8pg/ml
14~15 岁	1.2pg/ml~7.5pg/ml
16~17 岁	1.2pg/ml~9.9pg/ml
18~30 岁	0.8pg/ml~7.4pg/ml
31~40 岁	1.3pg/ml~9.2pg/ml
41-51 岁	1.1pg/ml~5.8pg/ml
绝经后	0.6pg/ml~3.8pg/ml
Tanner I 期	<2.2pg/ml
Tanner II 期	0.4pg/ml~4.5pg/ml
Tanner III 期	1.3pg/ml~7.5pg/ml
Tanner IV 期	1.1pg/ml~15.5pg/ml
Tanner V 期	0.8pg/ml~9.2pg/ml
睾酮,男性,生物可利用性	
1~6 岁	<1.3ng/dl
7~9 岁	0.3ng/dl~2.8ng/dl
10~11 岁	0.1ng/dl~17.9ng/dl
12~13 岁	1.4ng/dl~288.0ng/dl
14~15 岁	9.5ng/dl~337.0ng/dl
16~17 岁	35.0ng/dl~509.0ng/dl
≥18 岁	130.0ng/dl~680.0ng/dl
Tanner I 期	0.3ng/dl~13.0ng/dl
Tanner II 期	0.3ng/dl~59.0ng/dl
Tanner III 期	1.9ng/dl~296.0ng/dl
Tanner IV 期	40.0ng/dl~485.0ng/dl
Tanner V 期	124.0ng/dl~596.0ng/dl
睾酮,女性,生物可利用性	
1~6 岁	<1.3ng/dl
7~9 岁	0.3ng/dl~5.0ng/dl
10~11 岁	0.4ng/dl~9.6ng/dl
12~13 岁	1.7ng/dl~18.8ng/dl
14~15 岁	3.0ng/dl~22.6ng/dl

年龄	范围
16~17 岁	3.3ng/dl~28.6ng/dl
18~30 岁	2.2ng/dl~20.6ng/dl
31~40 岁	4.1ng/dl~25.5ng/dl
41~51 岁	2.8ng/dl~16.5ng/dl
绝经后	1.5ng/dl~9.4ng/dl
Tanner I 期	0.3ng/dl~5.5ng/dl
Tanner II 期	1.2ng/dl~15.0ng/dl
Tanner III 期	3.8ng/dl~28.0ng/dl
Tanner IV 期	2.8ng/dl~39.0ng/dl
Tanner V 期	2.5ng/dl~23.0ng/dl

2. 应用

性腺激素功能评估

3. 临床意义

增加见于：

(1) 导致男性化的肾上腺肿瘤，表现为男孩青春期提前或女性男性化

(2) CAH(肾上腺皮质增生)

(3) 特发性多毛症(不确定)

(4) 多囊卵巢综合征：不确定，当出现男性化时睾酮增加

(5) 卵巢滤泡膜细胞增殖症

(6) 使用某些改变甲状腺素结合球蛋白的药物也可能影响睾酮结合球蛋白；而游离睾酮水平不受影响

降低见于：

(1) 原发性性腺功能减退症(例如睾丸切除术)

(2) 继发性性腺功能低下症(如垂体功能减退症)

(3) 睾丸女性化

(4) 克兰费尔特综合征(先天性曲细精管发育不全综合征)患者：睾酮水平低于正常男性，但高于正常女性和睾丸切除男性

(5) 雌激素治疗

(6) SHBG 降低(例如肝硬化、慢性肾病)引起总睾酮水平降低，游离睾酮水平正常。

4. 局限性

(1) 睾酮测定方法较多，加之文献中各方法描述混淆，因此常规临床诊断过程中对睾酮测量方法尚未达成共识。最早用于测定游离睾酮的方法是平衡透析法和超滤法，但这些方

法使用起来相当麻烦,不建议用作常规使用。

（2）使用同位素标记的睾酮来间接测量游离睾酮是早期提出并广泛应用的方法之一。内分泌学会近期报道称,应避免使用基于类似物的游离睾酮免疫分析方法,因为该方法存在准确性和敏感性方面的问题。基于质量作用定律的算法计算游离睾酮含量(需测定总睾酮、SHBG 和白蛋白浓度),与物理分离测量具有良好的相关性。

（3）睾酮在年轻男性中表现出明显的昼夜节律差异,建议清晨采样测定。

第三百三十二节　茶　　碱

1. 定义

茶碱是一种天然(茶)黄嘌呤衍生物,具有利尿、刺激心脏和松弛平滑肌作用。其他名称还包括:Theo-Dur(茶碱缓释片)、Uniphyl、Slo-bid 和 Theolair。

参考范围

0~5 个月:6μg/ml~12μg/ml

大于 6 个月:10μg/ml~20μg/ml

2. 应用

作为预防和治疗哮喘的支气管扩张剂

3. 临床意义

潜在毒性:20μg/ml~25μg/ml

4. 局限性

血清:定量免疫分析的局限性

（1）FPIA、化学发光、EMIT、颗粒增强比浊抑制免疫法

（2）不要使用会有分离胶的血清分离管;尽快将血清从细胞中分离出来。

（3）含有大肠杆菌 β- 半乳糖苷酶抗体的患者发病率极低;但是含有这些抗体的一些血清样品可能会出现假性增高,与临床特征不符。

（4）茶碱与 1,3- 二甲基尿酸(代谢物)具有交叉反应性,因此该方法不能用于尿毒症患者。

（5）如果使用小鼠抗体,当样本中存在人抗小鼠抗体(HAMA)的干扰时,可能会导致结果假性升高。

第三百三十三节　凝血酶原时间(TT)

1. 定义

TT 指凝血酶(用作试剂)加入测定样本后,纤维蛋白原转化成纤维蛋白的时间。

参考范围:14s~21s(根据所使用的试剂和设备而有所不同)。

2. 应用

检测降低或异常纤维蛋白原。

检测未注明的肝素使用。

检测其他凝血酶抑制药物,如水蛭素、阿加曲班、阿哌沙班和达比加群等抗凝血酶药物。现有一种测定新抗凝血酶物质的新方法——稀释凝血酶时间检测商品化试剂盒已面世。

3. 临床意义

TT 延长的原因:

(1) 纤维蛋白原含量极低(<80mg/dl)

(2) 纤维蛋白原异常血症

(3) 存在影响纤维蛋白原聚合的干扰因素

① 纤维蛋白降解产物,如 DIC 以及病理性或治疗性纤维蛋白溶解。因 TT 特异性和敏感性很低,因此不建议将其用于诊断纤维蛋白溶解或 DIC

② 高浓度的单克隆免疫球蛋白

③ 尿毒症

(4) 肝素治疗

4. 局限性

(1) 分析前因素可能会影响该检测。

① 采血管充盈不当或使用错误的管(包含非推荐的抗凝剂或不使用抗凝剂)

② 标本中有血块

③ 溶血

④ 肝素污染——例如从进行肝素冲洗的静脉留置管取血[当怀疑肝素污染时,可改用蛇毒凝血酶时间(见上文)]

(2) 光学法(大多数仪器)测定时脂血标本症可造成凝血酶时间延长,在这种情况下,可使用机械法仪器测定。

(3) 高纤维蛋白原(>500mg/dl)患者的检测结果不可靠。

(4) 曾使用过牛凝血酶止血的患者体内可能会存在凝血酶抗体。

(5) 各种放射线造影剂的使用可能会影响测试结果。

第三百三十四节　凝血弹性扫描图

1. 定义

凝血弹性扫描图(thromboelastogram,TEG)是使用 TEG 分析仪来记录血液凝固过程,包括纤维蛋白溶解和血小板功能。它通过力学方法检测体外凝块形成和溶解,能够监测到极低的剪切弹性变化。不同参数表示患者止血过程的不同方面。

16

2. 应用

TEG 主要应用于心脏搭桥手术,可在手术过程对抗凝过程(肝素),使用鱼精蛋白硫酸盐恢复凝血功能的效果,是否有过量的纤维蛋白溶解以及血小板功能快速评估。

TEG 可以减少心内直视手术期间或术后短期内红细胞或血小板的输注数量,因此该试验的应用价值很大。

第三百三十五节　甲状腺球蛋白

1. 定义

甲状腺球蛋白(thyroglobulin,Tg)为非均质性碘糖蛋白,仅由参与碘化和合成甲状腺激素的甲状腺滤泡细胞分泌,其浓度与甲状腺大小成正比。

正常值:<55ng/ml。

2. 应用

(1) 用于评估治疗后甲状腺癌是否有残留、复发,或者是否有转移灶存在的可能性。甲状腺癌患者在进行甲状腺全切除术或放射性碘治疗并接受甲状腺激素治疗后,如果功能性肿瘤已消失则检测不到 Tg,如果仍然存在功能性肿瘤,敏感的免疫测定可检测到 Tg。Tg 与肿瘤大小相关,骨转移和肺部转移患者的 Tg 水平最高。

(2) 诊断假性甲状腺功能亢进症:假性甲状腺功能亢进患者,其 Tg 水平极低或检测不到;其他类型的甲状腺功能亢进(例如甲状腺炎、格雷夫斯病)患者中 Tg 水平均较高。

(3) 预测甲亢治疗的效果:Tg 水平较低的患者缓解率更高;使用药物缓解后 Tg 未能恢复正常水平则表明停药后易复发。

(4) 诊断新生儿甲状腺发育不全。

3. 临床意义

参见表 16-76。

表 16-76　不同情况下的甲状腺功能检测

情况	TSH	TT4	FT4	T3	Tg	RAIU	说明
甲状腺功能减退							
初期	I	D	D	<u>D</u>	N/I	D	促甲状腺素释放激素治疗有效
亚临床	I	N	N	<u>N</u>	N	NA	促甲状腺素释放激素治疗无效
二级	<u>N/D</u>	<u>D</u>	<u>D</u>	<u>D</u>			
三级	<u>N/D</u>	<u>D</u>	<u>D</u>	D			
非甲状腺疾病*	<u>V</u>	N/D	N/D	<u>D</u>	D		
甲状腺功能亢进							
初期							
临床期	<u>D</u>	I	I	I	N	I	
亚临床	<u>D</u>	N	N	N	N	NA	

续表

情况	TSH	TT4	FT4	T3	Tg	RAIU	说明
T3 甲状腺毒症	<u>D</u>	N	N	I	N	NA	
TSH 分泌瘤	I	I	I	I	N	NA	
TRH 分泌瘤	I	I	I	I	N	NA	
人为因素的							促甲状腺素释放激素治疗后摄
T4 摄取	<u>D</u>	<u>I</u>	<u>I</u>	I	D/N	<u>D</u>	碘率增高
T3 摄取	<u>D</u>	N	N	I	D/N		
妊娠	N	I	N	I	I	X	
伴甲亢	N	I	I	I	I	X	
伴甲减	I	I	D	I	I	X	升高 T4 和 T3 至正常值范围
遗传性 TBG 升高					I		
遗传性 TBG 降低	N	D	N		<u>D</u>		
桥本甲状腺炎	V	V	V	V		V	甲状腺抗体;活检
甲状腺肿	N	N	N	N	<u>N</u>	A	活检
甲状腺癌	N	N	N	N	<u>I</u>	N	髓质癌:血清降钙素升高;分化癌:Tg 升高
肾病	N	D	D		<u>D</u>	VI	
药物作用							
甲状腺素	D	I					
无机碘	I						
不透射线的造影剂		I	I				
雌激素;避孕药		I	N		<u>I</u>		
睾酮	N	D	N	D	<u>D</u>		D TBH
ACTH 和皮质醇	N	D	N	D	<u>D</u>		D TBH
苯妥英钠	V/I	D	N	N	D		针对 T4 有组织耐受
仅垂体	I	I	I				服用 T4 不会引起 TSH 降低
一般组织	V/I	V/I	V/I				

注:A:异常;D:降低;I:升高;N:正常;NA:无用。

TT4:总甲状腺素;V:变量;VD:变量降低;VI:变量升高;X:禁用。

下划线表明该指标的变化对疾病的诊断最有价值。

*非甲状腺疾病形式(甲状腺功能正常的病态综合征)。

增加见于:

(1)多数分化型甲状腺癌患者,但不包括甲状腺未分化或甲状腺髓质癌患者

(2)甲状腺功能亢进——手术治疗后迅速下降;放射性碘治疗后逐步下降

(3)隐匿性(无痛)甲状腺炎

(4)地方性甲状腺肿(部分患者)

(5)肝功能明显不全患者

降低见于:

（1）新生儿甲状腺发育不全

（2）甲状腺全切除术或放射治疗

4. 局限性

（1）不建议将 Tg 检测作为甲状腺癌初步诊断实验；胸水中检测到 Tg 表明已存在转移性分化的甲状腺癌。

（2）对已有甲状腺疾病的患者不应进行 Tg 检测。

（3）Tg 自身抗体：首先必须筛查患者的血清中是否存在这类抗体（<10% 的人存在），若存在这类自身抗体，则可以使用 RT-PCR 来测量 Tg mRNA 水平。

（4）由于 Tg 自身抗体可能会干扰竞争性免疫和 Tg 的免疫测定，因此所有患者均应通过敏感的免疫测定法来筛查是否存在 Tg 自身抗体；回收实验无法排除这些自身抗体的干扰。

（5）大多数桥本甲状腺炎患者体内存在 Tg 抗体，健康人群中约有 3% 存在 Tg 抗体。

（6）甲状腺切除术或碘 -125 治疗至少 6 周后才能进行 Tg 检测。相关报道指出，治疗有效后，Tg 水平可能会持续数周。在这种情况下，确定治疗后基线对于后续连续监测具有一定的价值。

（7）Tg 测量存在许多技术缺陷，包括方法间的变异性、适当的参考范围、次优的功能灵敏度、钩状效应、HAMA 干扰。放射免疫分析方法不受 TGAB 和 HAMA 的干扰。

（8）许多商业实验室提供了一种新的 HPLC-MS 方法，可排除 TGAB 干扰。

第三百三十六节　甲状腺自身抗体的检测

1. 定义

抗甲状腺过氧化物酶（antithyroid peroxidase，TPO）抗体是靶向作用于过氧化物酶的自身抗体，这种酶在甲状腺球蛋白（thyroglobulin，Tg）合成 T_3 和 T_4 的过程中催化了酪氨酸碘化。TPO 抗体曾经因与甲状腺细胞的微粒体部位结合而被称为抗微粒体抗体（antimicrosomal antibodies，AMAs）。最新研究发现甲状腺过氧化物酶是微粒体的主要抗原组成部分，抗 -TPO 抗体的检测已经基本取代抗微粒体抗体的检测。在几乎所有的桥本甲状腺炎和大多数的 Graves 病患者中抗 -TPO 抗体是升高的。在甲状腺功能减退的情况下，检测到高水平的抗 -TPO 抗体能够确诊为桥本甲状腺炎。因为 Tg 自身抗体会对 Tg 的竞争性免疫检测方法带来干扰，所以 Tg 自身抗体的检测比直接检测样本的 Tg 更有价值。

参考范围

（1）Tg 抗体：<40IU/ml

（2）TPO 抗体：<35IU/ml

2. 应用

（1）评估甲状腺疾病患者的甲状腺自身抗体水平。

（2）鉴别亚急性甲状腺炎和桥本氏甲状腺炎，抗体升高多见于后者。

16

(3) 可用于体征不明的 Graves 病和毒性结节性甲状腺肿的鉴别。

(4) 甲状腺受体抗体主要用于 Graves 病,尤其适用于甲状腺功能亢进缓解的预测。

3. 临床意义

甲状腺自身抗体阳性主要见于 95% 的桥本甲状腺炎和 85%Graves 病患者。高滴度阳性者提示桥本甲状腺炎,但阴性者不排除桥本甲状腺炎的可能。低于 1:1 000 只出现于 Graves 病或桥本甲状腺炎。

3.1 升高见于:

(1) 高滴度微粒体抗体提示桥本甲状腺炎或产后甲状腺炎。

(2) 单侧眼球凸出而甲状腺功能正常的患者检测到高滴度抗体,诊断为甲状腺功能正常 Graves 病。对于 Graves 病抗体滴度升高的患者应实行甲状腺部分切除,以避免甲状腺切除后的甲状腺功能减退。

(3) 在乳头 - 滤泡状甲状腺癌、亚急性甲状腺炎(暂时性)、淋巴细胞性(无痛性)甲状腺炎(约 60% 患者)患者中偶尔阳性。

(4) 高滴度抗体多见于原发性甲状腺淋巴瘤。甲状腺实质增大伴高滴度抗体的老年患者应建议组织活检。

(5) 随着年龄的增长,约大于 10% 的正常人会出现低滴度抗体。

(6) 还可见于其他自身免疫性疾病(如 PA、RA、SLE、重症肌无力)。

3.2 降低见于:

抗体阴性的桥本甲状腺炎很少会引起甲状腺功能减退症。

4. 局限性

在检测血清 Tg 时,Tg 抗体可能会干扰结果。

第三百三十七节　甲状腺激素结合比值

1. 定义

根据美国甲状腺协会命名委员会提供的公式,可计算得出甲状腺激素结合比值(thyroid hormone-binding ratio,THBR)的值。

$$THBR(FTI) = \frac{T_4 值(\mu g/dL) \times 甲状腺摄取率(\%)}{中位数参考区间(\%)^*}$$

参见表 16-77。

参考范围:5.93μg/dl~13.13μg/dl。

2. 应用

经过计算后的结果可以修正由于甲状腺结合蛋白浓度的改变带来 T_3 和 T_4 测定结果的误差(例如妊娠、雌激素、避孕药)。

表 16-77 不同条件下的游离甲状腺素指数

条件	T_3	T_4	游离甲状腺素指数 (T_7)（摄取 $T_3 \times T_4$）
参考范围	24~36	4~11	96~396
均值	31	7	217
甲状腺功能减退	22	3	66
甲状腺功能亢进	38	12	456
妊娠、雌激素的应用（避孕药的使用）	20	12	240*

* 虽然 T_3 和 T_4 的值不在正常参考范围内，但游离甲状腺素指数仍为正常。

3. 临床意义

3.1 升高见于：

（1）甲状腺功能亢进。

（2）合并甲状腺结合球蛋白（thyroxine binding globulin，TBG）降低（例如雄激素治疗、慢性肝脏疾病）、蛋白丢失、遗传性低 TBG。

3.2 降低见于：

（1）甲状腺功能减退。

（2）合并 TBG 升高（例如雌激素治疗、妊娠、急性肝炎、遗传性高 TBG）。

4. 局限性

（1）T_4 水平和 THBR 检测一致提示甲状腺功能的改变。

（2）变化不一致提示在甲状腺功能正常的状态下 TBG 的变化（如妊娠）。

第三百三十八节 甲状腺放射性摄碘率

1. 定义

甲状腺放射性摄碘率（thyroid radioactive iodine uptake，RAIU）是口服放射性碘（^{131}I 或 ^{123}I）作为示踪物，并在特定的时间间隔内测量甲状腺部位放射性。

参考范围：24h 内局部碘摄取率 10%~35%。

2. 应用

（1）甲亢伴低 RAIU 的评估（如：人为造成甲状腺功能亢进、亚急性甲状腺炎、卵巢甲状腺肿）。

（2）鉴别 Graves 病和毒性结节性甲状腺肿。

（3）评估结节类型（热结节或冷结节）。

（4）确定甲状腺组织的位置和大小。

（5）检测分化型甲状腺癌转移。

16

（6）评估放射碘治疗疗效。

（7）确定在甲状腺激素合成中存在有机化缺陷。

（8）联合 T_3 抑制试验：非 Graves 病或毒性结节性甲状腺肿的正常人，通过调节三碘甲腺原氨酸能降低 RAIU，抑制率大于 50%；提示 TSH 自主分泌。此试验应用较少。

3. 临床意义

3.1 升高见于：

（1）Graves 病（弥漫性毒性甲状腺肿）

（2）Plummer 病（多结节性毒性甲状腺肿）

（3）毒性腺瘤（单结节性甲状腺肿）

（4）甲状腺炎（桥本甲状腺炎早期；亚急性甲状腺炎恢复期）

（5）TSH 过量

① 服用 TSH

② 垂体瘤（TSH>4μU/ml）或其他肿瘤生成 TSH

③ 甲状腺激素合成障碍

④ 人绒毛膜促性腺素介导的甲状腺功能亢进（如绒毛膜癌、葡萄胎、睾丸胚胎癌、妊娠剧吐）

3.2 减低见于：

（1）甲状腺功能减退［三发性（下丘脑病变引起的甲减）、继发性、原发性晚期］。

（2）甲状腺炎（桥本甲状腺炎晚期、亚急性甲状腺炎活动期、TSH 调节失代偿的 RAIU）。

（3）服用甲状腺激素（T_3 或 T_4）

① 治疗因素

② 人为因素（给予 TSH 后 RAIU 增加）

（4）服用抗甲状腺药物

（5）碘致甲状腺功能亢进症（Jodbasedow 病）

（6）X-线造影剂、含碘药物、碘盐

（7）Graves 病合并碘过量

（8）异位甲状腺激素分泌

（9）功能性甲状腺癌转移

（10）卵巢甲状腺肿

（11）药物（如降钙素、甲状腺球蛋白、类固醇、多巴胺）

4. 局限性

（1）禁忌：妊娠、哺乳期、儿童。

（2）服用抗甲状腺药物、碘剂后 2 周~4 周内无效；有机碘（如 X-线造影剂）可能存留的周期更长。

（3）由于美国饮食中碘的广泛应用，RAIU 不应作为评估甲状腺功能正常的指标。

（4）停药反弹（甲状腺激素、丙硫氧嘧啶）、碘排泄率增高（如利尿剂、肾病综合征、慢性腹泻）、碘摄入减低（限制盐的摄入、碘缺乏）。

16

第三百三十九节　促甲状腺激素

1. 定义

促甲状腺激素(thyroid-stimulating hormone,TSH)是由 α 和 β 两个亚基组成的 28kDa~30kDa 糖蛋白激素。由垂体前叶分泌。TSH 调控甲状腺激素 T_3 和 T_4 的合成及释放。

参考范围:0.5μIU/ml~6.3μIU/ml,受年龄和性别影响(表 16-78)

表 16-78　不同年龄和性别人群 TSH 参考范围

年龄	TSH(μIU/ml)	
	男	女
0~1 月	0.5~6.5	0.5~6.5(与男性相同)
1~11 月	0.8~6.3	0.8~6.3(与男性相同)
1 岁	0.7~6.0	0.7~5.9
6 岁	0.7~5.4	0.6~5.1
11 岁	0.6~4.9	0.5~4.4
16 岁	0.5~4.4	0.5~3.9
18 岁	0.28~3.89	0.28~3.89(与男性相同)

2. 应用

(1) 是检测甲状腺功能的敏感指标,怀疑甲状腺疾病的首选检查。

(2) 评估真实的代谢情况。

(3) 甲状腺功能正常的筛查

① 病情稳定的门诊患者,如果没有服用干扰药物,TSH 水平正常可以除外患者存在甲状腺素过多或缺乏的情况。

② TSH 较 T_4 更适于首次检测。

③ 筛选检查不推荐用于未怀疑甲状腺疾病的无症状人群、急性药物性或精神性疾病的住院患者。

(4) 初筛和确诊甲状腺功能亢进症(除罕见的垂体 TSH 腺瘤外,检测值可下降到无法检测的水平)及甲状腺功能减退症。

(5) 在甲状腺功能减退的早期和亚临床期尤为重要,此时患者尚没有相关临床表现、甲状腺肿、或其他甲状腺检查异常。

① 区分原发性(水平升高)和中枢性(垂体或下丘脑)甲状腺功能减退症(水平下降)。

② 监测原发性甲状腺功能减退时甲状腺激素替代治疗的效果,服药后 T_4 会轻度升高,6 周~8 周后 TSH 水平恢复正常,血清 TSH 抑制到正常水平是甲状腺激素替代疗法的最终目标。

③ 监测甲状腺癌(应抑制在小于 0.1μIU/ml)、甲状腺肿、甲状腺结节(应抑制在正常水平

以下)的甲状腺素替代治疗疗效,要使用甲状腺激素的第三代或第四代检验方法。

(6)可替代甲状腺功能亢进患者 TRH 兴奋实验,因为大多数甲状腺功能正常的患者具有正常的 TSH 应答,而无法检测 TSH 水平的患者对 TRH 刺激几乎无应答。

3. 临床意义

3.1 升高见于:

(1)未经治疗的原发性甲状腺功能减退,升高程度与功能减退成正比,从轻症到严重粘液性水肿其变化可达 3 倍到 100 倍不等。通常单独测定即可确立诊断。

(2)甲减患者在接受甲状腺激素替代疗法过程中剂量不足。

(3)桥本甲状腺炎患者,包括已有甲减症状的患者和三分之一的临床表现正常的患者。

(4)应用多种药物:安非他明(滥用)、含碘药物【如三碘氨苯乙基丙酸、3-{[(二甲氨基)亚甲基]氨基}-2,4,6-三碘苯丙酸、胺碘酮】及多巴胺拮抗剂(如甲氧氯普胺、多潘立酮、氯丙嗪、氟哌啶醇)。

(5)其他情况(检测无临床意义)

① 缺碘性甲状腺肿、碘诱导的甲状腺肿、锂治疗

② 颈部外照射

③ 甲状腺大部分切除术后

④ 新生儿期,由于产后 TSH 激增导致新生儿最初的 2 天~3 天水平升高

⑤ 垂体促甲状腺激素腺瘤或甲状腺激素垂体抵抗引起的甲状腺毒症

⑥ 甲状腺功能正常的病态综合征恢复期

⑦ TSH 抗体

3.2 降低见于:

(1)多结节性毒性甲状腺肿

(2)甲状腺自主高功能性腺瘤

(3)甲状腺功能正常的 Graves 病眼病;经治疗的 Graves 病

(4)甲状腺炎

(5)甲状腺外的甲状腺激素来源

(6)假性降低

(7)替代疗法治疗甲减过程中甲状腺激素过量

(8)继发于垂体或下丘脑的甲减(如肿瘤、浸润)

(9)甲状腺功能正常的患者(部分患者)

(10)急性精神疾病

(11)严重脱水

(12)药物作用,尤其是大剂量(用 FT_4 评估)

① 糖皮质激素、多巴胺、多巴胺激动剂(溴隐亭)左旋多巴、T_4 替代疗法、脱水吗啡、吡哆醇、T_4 正常或低水平

② 针对甲亢治疗的抗甲状腺药,尤其是早期治疗,T_4 水平正常或减低

(13)检测干扰(如抗鼠 IgG 抗体、自身免疫性疾病)

(14)妊娠前三个月

(15) 单纯性缺乏(非常少见)

4. 局限性

(1) TSH 在以下情况可正常

① 中枢性甲状腺功能减退:在没有下丘脑或垂体疾病的情况下,TSH 水平正常可以排除原发性甲减

② 近期迅速纠正的甲亢或甲减

③ 妊娠

④ 苯妥英治疗

(2) TSH 对住院患者甲状腺状态评估的局限性

① 甲亢或甲减治疗 3 个月左右的患者选择 FT_4 检查。

② 在甲状腺激素替代疗法开始 6 周 ~8 周后 TSH 才能恢复正常。

(3) 使用多巴胺或大剂量糖皮质激素可能引起原发性甲减患者 TSH 水平的假性正常,并抑制非甲状腺疾病 TSH 水平。

(4) 风湿疾病、人抗鼠抗体、血清嗜异性抗体及甲状腺激素抗体可引起假性结果,多见于自身免疫性疾病患者(≤10%)。

(5) 胺碘酮可能会干扰 TSH。

(6) TSH 不受甲状腺结合蛋白变化的影响。

(7) TSH 具有日节律,其昼夜变化在凌晨 2:00~4:00 达到峰值,低值出现在下午 5:00~6:00,并伴有次昼夜节律。连续检测 TSH 水平,一天内的变化可达 50%,同一时间点的日间波动可达 40%。

(8) 在妊娠初三个月时由于 HCG 刺激甲状腺,血清 TSH 水平通常低于 0.1mIU/l,在孕中期恢复到正常。

第三百四十节　促甲状腺激素释放兴奋试验

1. 定义

促甲状腺激素释放(thyrotropin-releasing hormone,TRH)是由下丘脑产生分泌的激素,它可促进脑垂体释放 TSH,TSH 再促进甲状腺释放和分泌 T_3 和 T_4。因此,TRH 兴奋试验可评估甲状腺功能水平。TRH 也促进生长激素(GH)和催乳素的释放。TRH 兴奋试验检测三份血清标本的 TSH 水平:注射 TRH 后立即采血,以及注射后 15min 和 30min 后分别再采血检测。TRH 给药为静脉注射Ⅳ(200μg~500μg)。TRH 剂量请咨询药师(见图 16-4)。

2. 应用

(1) 很少应用于甲状腺疾病临床诊断。检测血清中 TSH、T_3 和 T_4 水平对临床评价甲状腺功能更有意义。然而,当诊断不明确时,TRH 兴奋试验有帮助。

(2) 特别适用于 T_3 中毒,患者其他检测均正常或临床怀疑甲亢而血清 T_3 水平在参考区间附近的患者。TRH 兴奋试验优于 RAIU 抑制 T_3 实验。TRH 注射后 TSH 应答异常不能

16

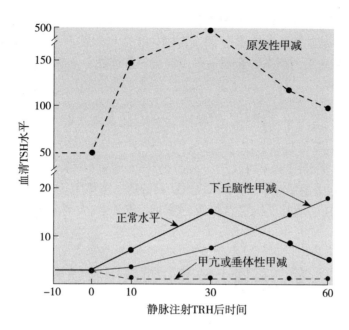

图 16-4　不同情况下注射促甲状腺激素释放激素（TRH）后血清促甲状腺素（TSH）的变化曲线

确诊为甲亢（因为甲状腺激素正常或轻微的升高能引起垂体抑制）。在已治愈的 Graves 病患者中检测 TRH 仍可能异常。

（3）区分促甲状腺素诱发的两种甲亢（与肿瘤无关）。

（4）区分下丘脑性和垂体性甲减。

3. 临床意义

（1）通常，TRH 注射后血清 TSH 从基础水平 $2\mu U/ml\sim3\mu U/ml$ 开始显著升高，在 120min 后回落至正常水平。女性的应答反应一般大于男性。甲亢患者及其他情况（如尿毒症、库欣综合征、饥饿、糖皮质激素水平的升高、抑郁、部分老年患者）时 TSH 应答反应迟缓。大部分被敏感的 TSH 检测所替代。

① 甲亢：TRH 注射后有 $>2\mu U/ml\sim3\mu U/ml$ 的正常升高可排除甲亢

② 原发性甲减：在已升高的 TSH 水平基础上持续增加

③ 继发（垂体）性甲减：在已降低的 TSH 水平基础上无上升

④ 下丘脑性甲减：低水平血清 T_3、T_4 和 TSH，伴随 TRH 反应增强、正常、（最典型）峰值延迟 45min~60min

（2）除 TSH 分泌型肿瘤和甲状腺激素抵抗（在此情况下甲状腺素和 TSH 均升高）的情况外，高灵敏度 TSH 检测（浓度可达 0.1mU/L 以下）可以取代 TRH 兴奋试验。

（3）排除垂体部位病变后方可解释检测结果。

（4）接受甲状腺激素治疗以缩小甲状腺结节、甲状腺肿的患者，以及长期甲状腺癌治疗的患者，应答缺失提示治疗充分。

（5）在只有突眼（单侧或双侧）但是甲功正常的 Graves 病的患者中，TRH 兴奋试验有时

16

可能会正常。此类患者可进行 T_3 抑制实验。

（6）伴或不伴甲减症状的老年患者，其血清 T_4 和 T_3 可能在正常参考范围上限。

（7）甲状腺功能正常的病态综合征——应答反应多样性。一些患者应答反应正常，但多数人的应答反应异常。

4. 局限性

（1）妊娠期禁用。

（2）在实验前 3 周禁用 T_4 和 T_3。

（3）TRH 可引起平滑肌痉挛；哮喘和缺血性心脏病患者慎用。

（4）TSH 对 TRH 的应答受抗甲状腺药、类固醇、雌激素、大剂量水杨酸盐和左旋多巴的调节。

第三百四十一节 游离甲状腺素

1. 定义

游离甲状腺素（thyroxing, free, FT_4）。血中既有游离也有结合形式的 T_4 和 T_3。血液循环中超过 99% 的 T_4 和 T_3 与载体蛋白结合，余下不到 1% 则为游离状态。在大多数个体中正是这些未结合或游离状态的激素与甲状腺的功能相关。通常 FT_4 占总 T_4 的 0.02%~0.04%（如表 16-76）。

正常参考范围（成人）：7.48~21.16nmol/l。

妊娠女性：

妊娠早期：9.42nmol/l~14.58nmol/l

妊娠中期：6.972nmol/l~15.22nmol/l

妊娠晚期：7.22nmol/l~14.06nmol/l

2. 应用

（1）对于血清蛋白或结合位点改变导致总 T_4（TT_4）改变的患者，FT_4 结果比较准确［如妊娠、药物（雄激素、雌激素、避孕药、苯妥英）、血清蛋白水平改变（如肾病）］。

（2）因为 TSH 的应答调节需要 6 周 ~8 周，所以 FT_4 恢复到正常参考范围是评价左旋甲状腺素最适替代剂量的实验室唯一标准。

（3）在怀疑垂体 / 下丘脑疾病时通常会有帮助。

3. 临床意义

3.1 升高见于

（1）甲亢

（2）甲减患者应用甲状腺素治疗

（3）甲状腺功能正常的病态综合征

（4）偶见于高水平人绒毛膜促性腺素（human chorionic gonadotropin, hCG）的葡萄胎或

16

绒毛膜癌患者出现 FT_4 升高,从而抑制 TSH,以及 TSH 对 TRH 反馈减弱;有效治疗滋养细胞疾病后恢复正常;重度脱水(可能大于 77.40nmol/l)

3.2 减低见于

(1) 甲减

(2) 应用三碘甲状腺原氨酸治疗甲减

(3) 甲状腺功能正常的病态综合征

4. 局限性

(1) FT_4 分析的参考方法是平衡透析法。

(2) 对妊娠女性的 FT_4 分析易出现误差。研究发现检测妊娠女性的 FT_4 指数测定比免疫分析游离 T_4 更可靠。

(3) 抗惊厥药治疗(尤其是苯妥英)可能由于肝脏代谢增加及激素结合位点的替代而引起 FT_4 水平降低。

第三百四十二节　总甲状腺素(T_4)

1. 定义

T_4 主要由甲状腺分泌,在血液中与甲状腺结合球蛋白(TBG)、甲状腺素结合前白蛋白或白蛋白结合。在组织中,T_4 脱碘转变成 T_3 后发挥激素作用。参见表 16-76 和表 16-79 以及图 16-5。

参考范围:78.56nmol/l~157.77nmol/l。

表 16-79　不同条件下游离甲状腺素(FT_4)及促甲状腺素(TSH)水平

		TSH 灵敏度	
	正常	减低	升高
正常	甲状腺功能正常	亚临床/早期甲亢*	亚临床/早期甲减[+]
		NTI	NTI
		药物影响(如 L-多巴,糖皮质激素)	药物影响(如碘、锂、抗甲状腺药、胺碘酮、α干扰素)
		甲减患者替代疗法或过量的 T_4 治疗	甲减患者 T_4 治疗剂量不足
		非甲状腺毒症	甲减患者治疗的前4周~6周
T_4 减低	继发性甲减	继发性甲减	
		NTI	原发性甲减
	药物影响(如 T_3,苯妥英,雄激素,水杨酸盐,卡马西平,利福平)	药物影响(如多巴胺,T_3,糖皮质激素)	药物影响(如碘、锂、抗甲状腺药、胺碘酮)

16

续表

	TSH 灵敏度		
	正常	减低	升高
升高	NTI（如精神类疾病和急诊患者） 结合异常（TBG 过量，家族性白蛋白异常性高甲状腺素血症，一些单克隆蛋白） 甲状腺激素抵抗 药物影响如雌激素，碘剂或造影剂，甲状腺素（人工合成）]	T₃ 型甲亢（如 Graves 病，毒性甲状腺肿，甲状腺炎，人为 / 医源性甲亢，卵巢甲状腺肿，甲状腺癌） NTI（如精神类疾病和急诊患者） 原发性甲亢⁺	甲减患者 T₄ 治疗剂量不足 TSH 分泌瘤 甲状腺激素抵抗

T₃，三碘甲状腺原氨酸；T₄，甲状腺素；NTI，非甲状腺疾病。

* 低 TSH，T₄ 正常。

⁺ 高 TSH，T₄ 正常。

⁑ 在 95% 甲状腺毒症病例中。另 5% 的甲状腺毒症病例需要血清 T₃ 诊断 T₃ 甲状腺中毒。

2. 应用

反映甲状腺的分泌功能；用于诊断甲亢和甲减——尤其是垂体或下丘脑病变导致的疾病。

3. 临床意义

3.1 以下情况不受影响

（1）汞利尿剂

（2）非甲状腺碘

3.2 升高见于

（1）甲亢

（2）妊娠

（3）药物［如雌激素、避孕药、D- 甲状腺素、甲状腺剂、TSH、胺碘酮、海洛因、美沙酮、苯丙胺、X- 线研究中的造影剂（碘泊酸盐、碘番酸）]

（4）甲状腺功能正常的病态综合征

（5）TBG 升高或甲状腺素结合前白蛋白异常

（6）家族性异常白蛋白高甲状腺素血症——与 T₃ 相比，白蛋白与 T₄ 结合比正常情况更活跃，从而造成与甲状腺毒症相似的改变（总 T₄ 接近 258nmol/l，甲状腺素结合率正常，游离 T₄ 升高），但患者无临床甲状腺毒症表现

（7）血清 T₄ 大于 258nmol/l 通常提示真性甲状腺功能亢进症，TBG 增加则无此意义

（8）血清 TBG 升高可能出现在甲状腺功能正常的患者

（9）出生的前 2 个月水平比正常成人高很多

16

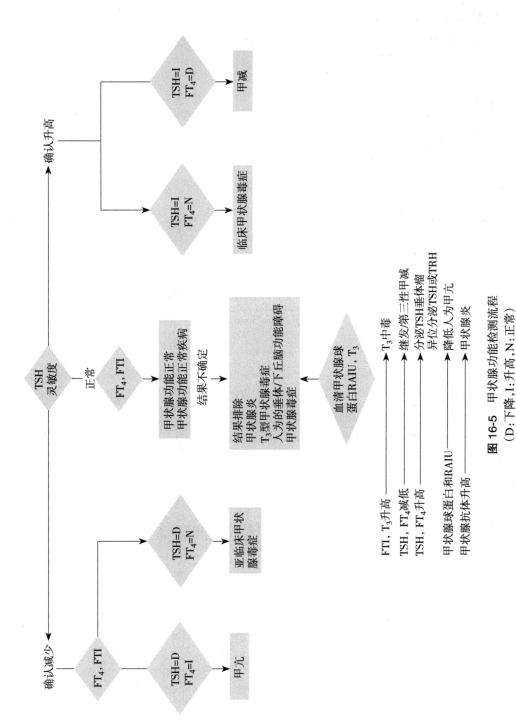

图 16-5 甲状腺功能检测流程
（D：下降，I：升高，N：正常）

3.3 降低见于

（1）甲减

（2）低蛋白血症（如肾病、肝硬化）

（3）药物影响（苯妥英、三碘甲状腺原氨酸、睾酮、ACTH、类固醇）

（4）甲状腺功能正常病态综合征

（5）TBG 减少

3.4 正常见于

甲亢患者合并

（1）T_3 甲状腺毒症

（2）由于 T_3（三碘甲状腺氨酸）造成的人为甲亢

（3）低蛋白血症或一些药物导致结合能力降低（如苯妥英，水杨酸盐）

4. 局限性

多种药物可影响检测结果。

第三百四十三节　甲状腺素结合球蛋白

1. 定义

甲状腺素结合球蛋白（thyroxine-binding globulin，TBG）主要携带 T_3 和 T_4，它随着年龄的增长，与总 T_3、T_4 和游离 T_3、T_4 平行下降，后者的变化伴随 rT_3 和 rT_3 指数增加，表明 T_3 和 T_4 在外周转换减少而不是甲状腺自身分泌功能的改变。因检测游离甲状腺素方法更好更实用，所以 TBG 检测很少用于评估甲状腺结合激素的水平。

参考范围

（1）男性：12~25mg/L

（2）女性：14~30mg/L

2. 应用

（1）诊断遗传性或先天性 TBG 过量

（2）可用于检测甲状腺分化癌的复发及转移，尤其是滤泡型，这类患者由于癌变出现 TBG 水平增高

（3）用于区分 TBG 引起的总 T_3 或总 T_4 升高 / 降低的程度；同样目的可用于 T3 摄取试验和游离甲状腺素指数

3. 临床意义

3.1 升高见于：

（1）妊娠

（2）一些药物影响（如雌激素、避孕药、奋乃静、安妥明、海洛因、美沙酮）

（3）产生雌激素的肿瘤

16

（4）系统性疾病早期可增加

（5）急性间歇性卟啉病

（6）急性或慢性活动性肝炎

（7）亚急性淋巴细胞性甲状腺炎

（8）新生儿

（9）遗传性

（10）特发性

（11）TBG 升高与血清 T_4 升高和 T_3 树脂化吸收降低相关；TBG 下降与之呈负相关

3.2 降低见于：

（1）肾病和其他导致低蛋白血症的疾病，如肝病、重症疾病（晚期）、应激［甲状腺结合前白蛋白（TBPA）也会减少］

（2）遗传或先天性 TBG 缺乏

（3）肢端肥大症（TBPA 也会减少）

（4）严重的酸中毒

（5）药物影响［如雄激素、合成类固醇、糖皮质激素（TBPA 增高）］

（6）产生睾酮的肿瘤

（7）重症疾病、手术应激、蛋白质营养不良、多种原因导致的吸收不良

4. 局限性

药物影响使 T_3 和 T_4 结合减少（水杨酸盐、苯妥英、甲糖宁、氯磺丙脲、青霉素、肝素、巴比妥）。

第三百四十四节　组织谷氨酰氨基转移酶 IgA 抗体（tTG-IgA）

1. 定义

乳糜泻（celiac disease，CD）是一种免疫介导的肠道疾病，是由于遗传易感人群对麦谷蛋白具有永久敏感性而导致的。诊断应从血清学检测入手，其中 tTG-IgA 和肌内膜 IgA 抗体（endomysial IgA antibody，EMA-IgA）最具敏感性和特异性，具有同等的诊断正确率。抗 -tTG 抗体对诊断 CD 具有高灵敏度和特异性，tTG 酶通过抗肌内膜抗体识别靶抗原。基于现有基础及实际应用，考虑到检测的准确性、可靠性和成本，推荐 tTG-IgA 测定作为 CD 的初筛检测。尽管 EMA-IgA 与 tTG 的准确度一致，但 EMA-IgA 的检测依赖于观察者，因此更容易出现解释错误并增加成本。由于抗麦谷蛋白抗体（antigliadin antibody，AGA）的准确度较低，AGA IgA 及 AGA IgG 的检测不再推荐于诊断 CD。

参考范围：<20U（阴性）。

2. 应用

（1）用于诊断一些麦谷蛋白敏感的肠道疾病，如 CD 和疱疹样皮炎

（2）对 CD 和疱疹样皮炎患者无麦谷蛋白饮食的监测

（3）对发育不良的儿童评估

3. 临床意义

升高见于：

（1）见于 CD（20U~30U：弱阳性；>30U：中度到强阳性）

（2）自身免疫皮肤病和疱疹样皮炎

4. 局限性

（1）所有患者应在进食含麦胶蛋白饮食的时候进行检测。

（2）在 CD（2%~5%）患者中，IgA 缺乏比一般人群（小于 0.5%）更常见。在未经治疗 IgA 缺乏的 CD 患者中，血清学 EMA-IgA 和 tTG-IgA 检测可能会出现假阴性的结果。除 EMA-IgA 和 tTG-IgA 外可检测血清总 IgA，尤其当 IgA 标记为阴性时临床怀疑 CD 的患者。如果总 IgA 水平反常性降低，检测 IgG 可用于 CD 的检测。

（3）抗麦谷蛋白 IgG 是常用但并不理想的检测指标，因为经常会产生假阳性结果。因此血清 IgG-tTG 或麦谷蛋白肽脱氨基 IgG（deamidated gliadin peptide，DPG）的检测更适合。检测 HLA DQ2 或 DQ8 的结果阴性也可以帮助排除诊断。

（4）如果血清学阴性和 / 或伴有临床怀疑，需要进行内镜及活检。因为很多综合征与 CD 类似，这种检查对于有吸收不良症状的患者尤为重要。吸收不良的患者，无论血清学检测结果如何都应该行肠组织活检。

（5）假阳性结果很少见，但在其他自身免疫性疾病的患者中有报道。因为 tTG 抗原来源于肝脏细胞，因此自身免疫性肝病患者可能会出现假阳性的结果。

第三百四十五节 转 铁 蛋 白

1. 定义

转铁蛋白（transferrin，TRF）转运 Fe^{3+} 离子，通常只有三分之一的 TRF 呈铁饱和状态（其余的称之为不饱和铁结合力）。TRF 的半衰期大约是 8 天 ~10 天，其血浆浓度水平主要受可用铁、缺铁性贫血的调节。通过铁剂治疗血浆水平可以上升至正常水平。

参考范围：25.38μmol/l~42.21μmol/l。

2. 应用

贫血的鉴别诊断。

3. 临床意义

3.1 升高见于：

（1）缺铁性贫血；与储存铁成反比

（2）妊娠、雌激素治疗、性激素过多症

16

3.2 减低见于：

（1）慢性疾病导致的小细胞低色素性贫血

（2）急性炎症

（3）蛋白质缺乏或损失［如烧伤、慢性炎症、慢性疾病（如各种肝脏和肾脏疾病，肿瘤）、肾病、营养不良］

4. 局限性

（1）CSF 中 TRF 是它的去唾液酸盐形式——Tau 蛋白（β2- 转铁蛋白），这种蛋白可以用电泳法检测。临床检测 Tau 蛋白应用于鼻漏或耳漏的诊断，Tau 蛋白的存在证实了通过骨折、手术或创伤部位的 CSF 漏源。

（2）部分去唾液酸盐转铁蛋白是摄入大量酒精的标志。

第三百四十六节　甘 油 三 酯

1. 定义

甘油三酯是脂肪的一种形式，也是身体主要能量来源。大多数甘油三酯以甘油、甘油单酯和脂肪酸的形式储存在脂肪组织中，由肝脏将其转化为甘油三酯。饮食后血中的甘油三酯水平升高。在血液中大多数甘油三酯由脂蛋白转运。甘油三酯对膳食脂肪的能量代谢和转运过程有重要作用，其中约有 80% 由 VLDL 转运，15% 由 LDL 转运。

参考范围：如表 16-80。

表 16-80　国家甘油三酯胆固醇教育计划指南 *

甘油三酯水平（mmol/L）	分类	甘油三酯水平（mmol/L）	分类
<1.70	正常	2.26~5.64	升高
1.70~2.25	高于参考范围上限	≥5.65	极高

* 这些检测值基于空腹甘油三酯的水平。

2. 应用

血中甘油三酯水平升高与心血管疾病和动脉粥样硬化的高风险相关。

3. 临床意义

3.1 与浓度水平相关的疾病

（1）小于 1.7mmol/L 与疾病不相关。

（2）2.83mmol/L~5.65mmol/L 与周围血管疾病相关；可以作为需要特殊治疗的高脂血症基因型患者的标志。

（3）超过 5.65mmol/L 与高风险胰腺炎相关。

（4）超过 11.30mmol/L 与高脂血症相关，尤其是 I 型或 V 型；高风险胰腺炎。

（5）超过 56.50mmol/L 与丘疹性黄瘤、脂肪肝、角膜弓、肝脏和脾脏肿大相关。

16

3.2 升高见于:

(1) Ⅰ、Ⅱb、Ⅲ、Ⅳ和Ⅴ型高脂血症

(2) 糖原贮积症(von Gierke 病)

(3) 糖尿病

(4) 甲减

(5) 肾病、慢性肾病

(6) 胰腺炎

(7) 肝病、酒精肝

(8) 沃纳综合征

(9) 唐氏综合征

(10) 心肌梗死

(11) 痛风

3.3 减低见于:

(1) 无 β 脂蛋白血症

(2) 营养不良

(3) 甲亢

(4) 甲状旁腺功能亢进

(5) 吸收不良综合征

4. 局限性

(1) 食物和酒精的摄入引起甘油三酯水平上升[空腹 12h(24h 禁酒)];糖皮质激素、HIV 蛋白酶抑制剂、β 阻滞剂和雌激素;妊娠;急症;吸烟;肥胖。

(2) 运动和减肥能降低甘油三酯水平。

(3) 甘油三酯的日变化在早晨最低,中午最高。

5. 其他注意事项

检测血清甘油三酯及计算 LDL-C 需要空腹 12h。

参考文献

National Institutes of Health, National Heart Lung and Blood Institute's National Cholesterol Education Program. http://www.nhlbi.nih.gov/about/ncep/. Accessed November 18, 2010.

第三百四十七节　三碘甲状腺原氨酸

1. 定义

T_4(甲状腺素)在周围组织转化为三碘甲状腺原氨酸(triiodothyronine,T_3);近 20% 由滤泡细胞合成。多数 T_3 结合到蛋白上转运;只有 0.3% 是非结合的游离状态(参见表 16-76 和图 16-5)。

16

参考范围

(1) 总 T_3：1.34nmol/L~2.74nmol/L

(2) 游离 T_3：3.85pmol/L~6.01pmol/L

2. 应用

(1) 诊断 T_3 型甲亢（TSH 被抑制而 T_4 正常）或出现甲亢症状而 FT_4 正常的情况。

(2) 评估 FT_4 临界水平。

(3) 评估不能诊断为甲亢而被忽略的情况（如无诱因的房颤）。

(4) 监测甲亢进程。

(5) 监测 T_4 替代治疗——优于 T_4 或 FT_4，但更建议同时检测 TSH。

(6) 评估 Graves 病患者抗甲状腺药物治疗的预后。

(7) 评估胺碘酮诱发的甲状腺毒症。

(8) 是甲亢中严重的甲状腺毒症的良好生化指标。

(9) 游离 T_3 能纠正由血清蛋白或结合位点的改变导致总 T_3 的变化（如妊娠）、药物 [如雄激素、雌激素、避孕药、苯妥英（dilantin）]、血清蛋白水平的改变（如肾病）。

3. 临床意义

3.1 升高见于：

T_3 浓度升高见于 Graves 病和多数其他经典原因引起的甲亢。

3.2 减低见于：

(1) 浓度降低见于原发性甲减如桥本甲状腺炎和新生儿甲减或由于下丘脑垂体的缺陷而引起的继发性甲减。

(2) 健康的老年人群可出现浓度≤25% 的减低，但 FT_4 保持正常。

4. 局限性

(1) 血清 T_3 联合 FT_4；是甲亢的早期指标，但 TSH 更好。

(2) 不推荐用于甲减的诊断；降低有极小的临床意义。

(3) 超过99% 的总 T_3 和 T_4 与血清中蛋白结合，不具有生物活性，只有游离状态（小于1%）可以从靶器官或组织中与受体结合并产生应答。

(4) 测得的预期值低于参考范围下限可能的原因：非甲状腺疾病、急性和慢性应激及甲减。

第三百四十八节　三碘甲状腺原氨酸（T_3）树脂摄取比值

1. 定义

检测 TBG 未占用的结合位点，是一种通过其他检测方法诊断 T_3 型甲状腺毒症而不检测 T_3 浓度的手段，现已被 FT_4 取代（如图 16-77）。

参考范围：取 95% 非参数区间的 32.0%~48.4%，中位数为 40.0%（0.40）。

16

2. 应用

(1) 仅用于同步检测血清 T_4 来计算 T_7，以排除 TBG 水平增加而引起的 TT4 升高的可能。

(2) 三碘甲状腺原氨酸（T_3）树脂摄取比值（triiodothyronine resin uptake，RUR）与不饱和激素结合位点成反比。

(3) $TT_4 \times RUR$ 与 FT_4 成正比，与 TSH 呈反比。

3. 临床意义

(1) 当结合蛋白增加时 RUR 降低（妊娠）

(2) 当结合蛋白减少时 RUR 升高（甲亢）

4. 局限性

(1) 正常见于妊娠合并甲亢、单纯性甲状腺肿和药物的应用（如汞剂、碘剂）。

(2) 在一些严重的非甲状腺疾病中，RUR 不能完全的补偿或将 T_4 调整到正常范围内。

第三百四十九节　肌钙蛋白，心肌特异性肌钙蛋白 I 和肌钙蛋白 T

1. 定义

肌钙蛋白 I 和肌钙蛋白 T，也称为 TnI、TnT 或 cTnI、cTnT 或 cTn，是特异性针对心肌的心脏调节蛋白，其功能是调控钙介导的肌动蛋白和肌球蛋白的相互作用。TnI 的增高比 CKMB 持续时间更长，特异性更强；cTnI 较敏感但特异性欠佳。

参考范围

(1) 肌钙蛋白 T：0~0.1ng/ml

(2) 肌钙蛋白 I：0~0.04ng/ml

2. 应用

2.1 肌钙蛋白是诊断急性冠脉综合征（acute coronary syndrome，ACS）的首选项目。当心电图发生变化而 CKMB 未达到诊断标准时（这种情况发生在≤50% 的急性冠脉综合征患者中），肌钙蛋白能对不可逆的心肌坏死（例如缺氧、损伤、炎症）进行确定诊断。值得注意的是几种明显的病理变化都可以引起肌钙蛋白的升高，它们当中并不是所有的都与心肌细胞坏死有关。

2.2 心肌梗死的诊断依赖于肌钙蛋白的升高和降低以及其他的一些临床指标（见第三章），肌钙蛋白的持续正常可以排除心肌梗死。

(1) 在有 ACS 临床症状的患者中，肌钙蛋白峰浓度超过引入对照组的参考值上限预示着死亡率上升、心肌梗死和复发性缺血。

(2) ACS 患者 cTnI、cTnT 结果高于参考值上限，被认为是有心肌损伤和高风险心梗发生的情况。

16

（3）由其他致病原因而非心肌坏死导致的肌钙蛋白升高超过参考值上限的住院患者，依然有较高的发病风险。

（4）医院报告的肌钙蛋白检测结果是根据临床症状连续定时采样所得到的。cTnI 连续升高不会超过 9d，cTnT 不超过 14d。

（5）与 CKMB 相比，肌钙蛋白长时间的持续升高为临床诊断提供了更长的时间，但也使识别心肌再梗死变得困难。初次诊断后 3h~6h 内，如果肌钙蛋白升高超过 20% 就可以诊断为复发性再梗死。

（6）在急性心肌梗死（acute myocardial infarction，AMI）发生的 48h 内，肌钙蛋白与 CKMB 敏感性相同（超过 85% 的肌钙蛋白与 CKMB 保持一致），0~2h 敏感性 33%，2h~4h 敏感性 50%，4h~8h 敏感性 75%，胸痛发作后 8h 敏感性接近 100%。所有的患者 12h 之内肌钙蛋白都会升高。6d 之内敏感性都会保持较高水平，特异性接近 100%。

2.3 连续的肌钙蛋白监测结果也可以作为心脏异体移植成功与否的指标。在选择心脏供体时，供体的 cTnT>1.6ng/ml 预示着早期移植失败几率是 73%~94%；cTnT>0.1ng/ml 预示着早期移植失败几率是 64%~98%。

2.4 在骨骼肌损伤的鉴别诊断中，肌钙蛋白的检测也是有意义的。患者（例如高强度的体育锻炼）骨骼肌产生的肌酸激酶（creatine kinase，CK）增高，肌钙蛋白正常可以排除心肌梗死。

2.5 当患者由于骨骼肌损伤导致 CKMB 升高时，肌钙蛋白对于围手术期 AMI 的诊断是有价值的。

2.6 在不到 50% 的急性心包炎患者中，肌钙蛋白可能会升高。测量值 <0.5ng/ml 说明没有心肌损伤；测量值 >2.0ng/ml 说明部分心肌坏死。

3. 临床意义

升高见于：

（1）心肌梗死

（2）心脏创伤，包括射频消融、步测、心脏电复律、心脏手术

（3）急性或慢性充血性心衰（congestive heart failure，CHF）

（4）主动脉夹层、主动脉瓣膜病、肥厚型心肌病

（5）心动过速或心动过缓、心脏传导阻滞

（6）心肌炎

（7）心脏损伤伴发的横纹肌溶解症

（8）低血压

（9）心尖球形综合征

（10）肾衰竭

（11）急性神经系统疾病（脑卒中或蛛网膜下腔出血）

（12）浸润性疾病（淀粉样变、肉瘤）

（13）药物中毒（阿霉素、5-氟尿嘧啶、曲妥珠单抗、蛇毒）

（14）危重患者（特别是急性呼吸窘迫综合征和脓毒症）

（15）烧伤（特别是烧伤表面积 >30%）

16

（16）实验室误差

（17）高浓度的碱性磷酸酶（干扰部分 cTnI 的测定）

4. 局限性

（1）在一些骨骼肌损伤和强直性肌营养不良的患者中，cTnT 可能会升高，但这种情况不会见于第三代试验中。骨骼肌损伤时，cTnI 不会升高，这使得 cTnI 对心肌损伤的诊断更加特异。

（2）嗜异性抗体由于对免疫测定的干扰，是导致假阳性结果最常见的原因之一。除了溶血标本和凝血标本，人类抗小鼠抗体、自身抗体、类风湿因子都可以引起假阳性的结果。

（3）然而，大多数床旁快速检验没有中心实验室检测方法敏感，如果单独的一个值与其他值不成比例就需要复查这个床旁样本，然后重新分析。

（4）由于肌钙蛋白可以识别较早期的疾病，并且如果升高可以推断出预后很差，如果对肌钙蛋白实验室分析的影响因素有疑问时，强烈建议使用一些除了直接的心脏成像（或移植受体的活组织检查）以外的其他心脏标志物。

参考文献

Apple FS, Jesse RL, Newby LK, et al. National Academy of Clinical Biochemistry. National Academy of Clinical Biochemistry and IFCC Committee for Standardization of Markers of Cardiac Damage Laboratory Medicine Practice Guidelines: Analytical issues for biochemical markers of acute coronary syndromes. *Clin Chem.* 2007;53(4):547–551.

Jaffe AS. The clinical impact of the universal diagnosis of myocardial infarction. *Clin Chem Lab Med.* 2008;46(11):1485–1488.

Morrow DA, Cannon CP, Jesse RL, et al. National Academy of Clinical Biochemistry. National Academy of Clinical Biochemistry Laboratory Medicine Practice Guidelines: Clinical characteristics and utilization of biochemical markers in acute coronary syndromes. *Circulation.* 2007;115(13):e356–e375.

Roongsritong C, Warraich I, Bradley C. Common causes of troponin elevations in the absence of acute myocardial infarction incidence and clinical significance. *Chest.* 2004;125(5):1877–1884.

Starrow AB, Apple FS, Wu AH, et al. National Academy of Clinical Biochemistry Laboratory Medicine Practice Guidelines: point of care testing, oversight, and administration of cardiac biomarkers for acute coronary syndromes. *Point Care.* 2007;6(4):215–222.

Thygesen K, Alpert JS, White HD, Joint ESC/ACCF/AHA/WHF Task Redefinition myocardial infarction. *Eur Heart J.* 2007;28:2525–2538; *Circulation.* 2007;116:2634–2653; *J Am Coll Cardiol.* 2007;50:2173–2195.

Vafaie M, Biener M, Mueller M, et al. Analytically false or true positive elevations of high sensitivity cardiac troponin: a systematic approach. *Heart.* Online April 25. Doi: 10.1136/heart jnl-2012-303202

第三百五十节　尿中尿素氮

1. 定义

尿素是一种可以从肾小球自由滤过的低分子量物质，即使一定量的尿素在肾单位被重吸收，大部分还是分泌到尿液中。尿液中的尿素氮是体内蛋白质分解的一个测量指标。尿

16

素是由双肾分泌的,因此尿素的分泌量可以反映肾脏的功能。正常情况下,接近50%的尿溶质和90%~95%的总氮的分泌是由尿素构成的。

参考范围

(1) 24h尿:2g/d~20g/d

(2) 随机尿:① 男性:2.86g/g肌酐~9.8g/g肌酐

② 女性:3.16g/g肌酐~11.6g/g肌酐

2. 应用

用于评估正常人的蛋白平衡和危重患者需摄入的蛋白量

3. 临床意义

3.1 升高见于:

(1) 体内蛋白摄入过多和(或)蛋白分解增加

(2) 甲状腺功能亢进

3.2 降低见于:

(1) 营养不良

(2) 肾损害和各种原因引起的摄入不足

(3) 生长期的儿童和婴幼儿

(4) 妊娠期

(5) 低蛋白和高碳水化合物饮食

(6) 肝脏疾病

4. 局限性

4.1 测量水平随着年龄和饮食中蛋白质的增加而增多

4.2 生长激素、睾酮、胰岛素能降低尿素水平

第三百五十一节 尿酸(2,6,8-三氧嘌呤尿酸盐)

1. 定义

尿酸是嘌呤分解代谢的终产物,像DNA和RNA一样由死亡的细胞分解代谢而释放。大部分的尿酸是在肝脏和肠粘膜中合成。三分之二经尿排泄,三分之一经肠道排出。

参考范围

(1) 男性:0.025g/L~0.08g/L(2.5mg/dl~8.0mg/dl)

(2) 女性:0.019g/L~0.075g/L(1.9mg/dl~7.5mg/dl)

2. 应用

(1) 痛风治疗监测。

(2) 肿瘤化疗的监测,避免肾衰竭引起的尿酸盐沉积(肿瘤溶解综合征)。

16

3. 临床意义

3.1 升高见于:

(1) 肾衰竭(与肾损伤的严重性无关;应用尿素氮和肌酐判定)

(2) 痛风

(3) 痛风患者的亲属中有 25% 也患有此病

(4) 无症状性高尿酸血症(例如,没有痛风症状偶然发现的,临床原因不明但患者感到很痛苦的应定期做痛风的复检);血尿酸水平越高,急性痛风性关节炎发作的可能性越大

(5) 核蛋白质破坏增多

① 白血病、多发性骨髓瘤

② 真性红细胞增多症

③ 淋巴瘤,特别是放疗后;其他浸润性肿瘤

④ 癌症化疗药(例如,氮芥、长春新碱、6- 巯基嘌呤、泼尼松)

⑤ 溶血性贫血

⑥ 镰状细胞性贫血

⑦ 肺炎溶解消散期

⑧ 妊娠毒血症(监测治疗反应和评估预后)

⑨ 银屑病(1/3 的患者)

(6) 药物

① 精神药品(例如,巴比妥类药物、甲醇、氨、一氧化碳)一部分酒精中毒的患者

② 降低肾脏清除率或肾小管分泌的药物(例如各种利尿剂,噻嗪类、呋塞米、依他尼酸和除了螺内酯和替尼酸的其他所有利尿剂)

③ 肾毒性因素(例如丝裂霉素 C)

④ 低剂量的水杨酸盐类(<4g/d)

⑤ 其他影响(例如左旋多巴、苯妥英钠)

(7) 代谢性酸中毒

(8) 饮食:①减肥时高蛋白饮食;②过量的核蛋白质摄入(例如胰腺、肝脏)可引起尿酸升高≤0.01g/L(1mg/dl);③饮酒。

(9) 其他

① 糖原累积症

② 慢性铅中毒

③ 莱施 - 奈恩综合征

④ 枫糖尿症

⑤ 唐氏综合征

⑥ 多囊肾

⑦ 普遍性和局限性钙质沉着症

⑧ 甲状旁腺功能减退症

⑨ 原发性甲状旁腺功能亢进

⑩ 甲状腺功能减退

⑪ 结节病

⑫ 慢性铍中毒

⑬ 动脉粥样硬化和高血压患者(血甘油三酯升高的患者中 80% 血尿酸升高)

⑭ 特定人群(例如黑脚和皮马印第安人、菲律宾人、新西兰的毛利人)

(10) 住院患者尿酸升高的常见原因:氮质血症、代谢性酸中毒、利尿剂、痛风、骨髓淋巴组织增生紊乱、药物、其他不明原因

(11) 在无症状的高尿酸血症患者中预防痛风性关节炎、尿酸结石、尿酸性肾病或心血管疾病是很困难的

3.2 降低见于:

(1) 药物

① 促肾上腺皮质激素(adrenocorticotropic hormone,ACTH)

② 促尿酸排泄药(例如高剂量的水杨酸盐类、丙磺舒、可的松、别嘌呤醇、香豆素)

③ 其他药物(放射线造影剂、愈创木酚甘油醚、雌激素、吩噻嗪类、消炎痛)

(2) 肝豆状核变性

(3) 范可尼综合征

(4) 肢端肥大症(某些患者)

(5) 乳糜泻(轻度)

(6) 恶性贫血

(7) 黄嘌呤尿

(8) 肿瘤(偶见)(例如一些癌症、霍奇金病)

(9) 仅有尿酸管状运输缺陷的健康人(达尔马提亚犬突变)

(10) 将近 5% 的住院患者,最常见的原因是手术后(胃肠手术、冠状动脉分流术)、糖尿病、各种药物、低钠血症相关的抗利尿激素分泌异常综合征

3.3 无变化:

应用秋水仙碱。

4. 局限性

(1) 方法学干扰(例如维生素 C、左旋多巴、甲基多巴)

(2) 高嘌呤饮食(肝脏、肾脏、胰腺)和剧烈运动增加尿酸值

(3) 在室温条件下,尿酸大量降解多见于用拉布立酶治疗的肿瘤溶解综合征血浆中。血样应该收集在含有肝素的冷冻管中,立即浸入冰水浴,用预冷的离心机进行离心,分离的血浆放置在冰水中,并在收集的 4 小时内进行分析。

第三百五十二节　尿 中 尿 酸

1. 定义

尿酸在肝脏中通过分解饮食和内生的嘌呤化合物而生成。正常成年男性体内尿酸盐池总量接近 1 200mg,是成年女性的两倍。这种性别差异在绝经前女性中可以解释为由于雌激

素样物质导致的肾尿酸排泄增强。在正常稳态条件下,尿酸池每日更新的60%是通过尿酸的生成和消耗平衡来实现的。人类正常组织没有代谢尿酸的能力,因此,为了维持稳态必须通过胃肠道和肾脏来消除尿酸。尿酸进入肠道是随尿酸盐浓度变化的一个被动的过程。肠道菌群可以降解尿酸,这种分解过程负责接近1/3总尿酸的转化,几乎所有的尿酸盐都是通过肾外途径处理的。在正常情况下,尿酸几乎全部都由结肠细菌分解,在粪便中找不到。尿中尿酸的排泄占剩余尿酸每日更新的2/3。

参考范围:

(1) 24h 尿:250mg/d~750mg/d

(2) 随机尿:

① 男性:104mg/g~593mg/g 肌酐

② 女性:95mg/g~741mg/g 肌酐

2. 应用

(1) 诊断肾脏结石

(2) 痛风患者的监测,因为这些患者中很多会发展成肾尿酸结石

3. 临床意义

3.1 升高见于:

(1) 痛风

(2) 肾衰竭

(3) 白血病

(4) 多发性骨髓瘤

(5) 淋巴瘤

(6) 妊娠毒血症

(7) 莱施 - 奈恩综合征

(8) 唐氏综合征

(9) 多囊肾病

(10) 慢性肾病

3.2 降低见于:

(1) 肝豆状核变性

(2) 范可尼综合征

(3) 某些恶性肿瘤

(4) 低嘌呤饮食

(5) 叶酸缺乏

4. 局限性

(1) 肾结石患者容易出现高尿酸尿;即使轻度肾衰也会降低尿酸排泄;高血压患者尿酸排泄减少。

(2) 尿中尿酸水平升高见于尿酸生成过多的情况,例如白血病、多发性骨髓瘤、摄入富含

16

核蛋白的食物后。

（3）高水平的胆红素和抗坏血酸可能会干扰检测。

（4）血标本放置在室温条件下，拉布立酶（Elitek）可酶解尿酸，导致尿酸水平异常降低。为确保服用拉布立酶患者的准确测量，血液必须收集到含有肝素抗凝剂的冷冻管中，立即浸入并保持在冰浴中；血液样本必须在采集后 4h 内检测。

第三百五十三节　尿液全项分析

1. 定义

1.1　尿液化学检测普遍使用试纸条法，通常应用试纸条法完成检测的项目有比重、pH、蛋白质、葡萄糖、酮体、隐血、白细胞酯酶、亚硝酸盐、胆红素和尿胆原。

（1）比重：比重是尿中可溶性物质的一种测量方法，它是尿液的一种物理性质，是浓度的体现。

（2）颜色：标本的颜色是通过与 4 种已知波长的光（红色、紫色、蓝色和绿色）比较来测量的，用来确定样品的颜色和色调。

（3）透明度：尿液标本的透明度或浑浊度是通过将光束通过样本，测量散射光来得到的。标本越浑浊，散射的光越多。透明度报告为清亮、浑浊或极度浑浊。

（4）pH：和肺脏一样，肾脏也是酸碱平衡主要的调节器官。pH 的检测为评估、管理疾病以及标本是否适合化学检测提供了有价值的信息。新鲜尿液 pH 值为 5.0~6.0。尿液 PH 值受饮食和药物的影响。

（5）葡萄糖：糖尿通常意味着糖尿病引起的高血糖症，但也可以见于其他原因引起的高尿糖症，例如肾小管功能障碍的患者，妊娠期肾小球滤过率增加。特别在 2 岁以下的儿童中，还原糖的筛选试验具有重要意义。

（6）尿蛋白：尿中出现蛋白主要提示肾脏疾病，但它的出现不总是提示肾脏疾病。试纸条主要对白蛋白敏感。

（7）胆红素：尿胆红素的出现提示肝脏疾病或肝内外胆管阻塞。

（8）尿胆原：正常尿液中有少量尿胆原，增高见于溶血性贫血和肝功能异常

（9）隐血：对尿中的红细胞，血红蛋白或肌红蛋白同样特异。血尿见于创伤或刺激引起的出血，血红蛋白尿见于泌尿道中红细胞分解、血管内溶血或输血反应。稀释的或强碱性的尿液也可以分解红细胞。肌红蛋白尿见于低体温、抽搐、剧烈运动引起的肌肉损伤。

（10）酮体：当脂肪代谢增加取代碳水化合物的新陈代谢时产生酮体，酮尿生成条件包括糖尿病，呕吐，由于饥饿、减肥或怀孕引起的碳水化合物摄入不足。

（11）亚硝酸盐：检测细菌尤其是革兰氏阴性菌，此种分析提供了一种快速、经济的检测硝酸盐经细菌还原引起的菌尿的方法。受多种因素的影响，包括微生物的特性、饮食因素、尿潴留时间和标本的保存。

（12）白细胞：白细胞的出现是炎症的表现，裂解的和完整的白细胞都可以被检测到。

1.2　参考范围见表 16-81。

16

表 16-81 尿液分析参考范围

检测项目参考范围		检测项目参考范围	
颜色	黄色	隐血	阴性
外观	清亮	亚硝酸盐	阴性
比重	1.005~1.030	尿胆原	正常
pH	4.6~8.0	白细胞酯酶	阴性
尿蛋白	阴性	白细胞	0~2/HPF
葡萄糖	阴性	红细胞	0~2/HPF
酮体	阴性	透明管型	0~2/LPF
胆红素	阴性	细菌	无

2. 应用

经常用作代谢病、肾功能障碍和尿道感染（urinary tract infections，UTI）的筛查试验。

3. 临床意义

对于特殊原因引起的各项值的升高或降低，详见各项检测。

4. 局限性

见表 16-82。

表 16-82 引起假阳性或假阴性的相关物质

分析物	假阳性结果原因	假阴性结果原因
比重	高蛋白质浓度在 1g/L~1.5g/L 或有酮酸的存在	葡萄糖和尿素浓度 >10g/L
pH	没有明确干扰物	
隐血	月经污染、微生物过氧化物酶、强氧清洁剂（肥皂和洗涤剂）、脱水、运动	维生素 C、高比重、卡托普利
白细胞酯酶	高着色物质掩盖结果、甜菜、药物（苯佐吡啶）、阴道分泌物污染尿	比重高、葡萄糖、蛋白质、强氧化剂、药物如庆大霉素、头孢菌素、存在淋巴细胞
亚硝酸盐	高着色物质掩盖结果、甜菜、药物（苯佐吡啶）、不适当贮存导致细菌繁殖、暴露在空气中	抗坏血酸、抑制亚硝酸盐形成的各种因素
尿蛋白	碱性尿、碱性药、标本保存不当、季铵化合物的污染、高着色物质掩盖结果、甜菜摄入、药物（苯佐吡啶）	除白蛋白以外的蛋白质
葡萄糖	强氧化剂，如漂白剂、过氧化物酶污染物	抗坏血酸、标本不正确储存（糖酵解）
酮体	含有游离巯基的化合物，如卡托普利、n-乙酰半胱氨酸，高色素尿，非典型颜色苯甲酮和酞丁酸，大量的左旋多巴代谢物，酸性尿液，比重升高	不适当的储存导致挥发，细菌分解

16

分析物	假阳性结果原因	假阴性结果原因
胆红素	药物诱导的颜色变化如苯佐吡啶、籼-吲哚硫酸酯、大量氯丙嗪代谢物	抗坏血酸,亚硝酸盐浓度高,贮存不当使非活性的胆绿素氧化或水解,游离胆红素,光照射,氯丙嗪,硒
尿胆原	不典型的颜色由磺胺类、对氨基苯甲酸、p-氨基水杨酸引起,产生颜色掩盖结果的物质,甜菜摄入,亚硝酸盐水平升高	甲醛,不适当的储存导致氧化成尿胆素

参考文献

Brunzel NA. *Fundamentals of Urine and Body Fluid Analyses*, 2nd ed. Philadelphia, PA: Saunders; 2004.

第三百五十四节 尿蛋白电泳／免疫固定电泳

1. 定义

1.1 尿蛋白电泳(urine protein electrophoresis,UPEP)和血清蛋白电泳检测是相似的,通过电泳的方法检测尿中的单克隆蛋白(M 蛋白)。测量尿中每天排泄的蛋白总量必须收集24h 尿,通过测量密度计追踪 M 脉冲的大小(或百分比),将其乘以 24h 的尿蛋白排泄量就可以得到 M 蛋白排泄量。蛋白的量可以表达成 mg/dl 或 mg/L。但是用 g/24h 报告 M 蛋白更实用,因为每一天的尿量变化很大。在尿蛋白电泳中,尿 M 蛋白被认为是在琼脂糖上的密集的局部条带,或在密度计追踪上的高尖峰。一般来说,只要肾功能相对正常,尿单克隆蛋白的数量与浆细胞载量的大小直接相关。其他名称:本-周蛋白检测。

1.2 参考范围
阴性或未发现游离单克隆轻链。

2. 应用

(1)测量尿蛋白电泳值与 24h 尿量比值(免疫固定电泳值)。本试验对于发现潜在的肾毒性的尿轻链浓度是非常重要的。

(2)在监测疾病进展和在基线水平的尿液单克隆蛋白患者的治疗反应时,UPEP 检测是必需的。

(3)在那些临床怀疑单克隆浆细胞增殖紊乱,例如骨髓瘤或原发性淀粉样变的患者中,UPEP(和免疫固定电泳)也被用来作为标准筛选试验。血清游离轻链分析法可作为一种替代方法。

(4)M 蛋白定量检测在监测化疗反应和疾病进展中是很有用的。

3. 临床意义

升高见于
(1)各种蛋白尿状态;

16

(2) 单克隆浆细胞增殖紊乱,例如骨髓瘤或原发性淀粉样变。

4. 局限性

(1) 24 小时尿标本不需要防腐剂,采集后可以保存在室温下。

(2) 即使有一些患者尿常规分析尿蛋白是阴性的,24 小时尿蛋白浓度在参考范围内,浓缩尿液标本的电泳显示无球蛋白高峰,也需要检测尿蛋白电泳。

(3) 如果患者有肾病综合征,单克隆轻链一旦出现都强烈提示原发性淀粉样变性或轻链沉积病。

第三百五十五节   UroVysion™ 荧光原位杂交用于膀胱癌的诊断

1. 定义

1.1 UroVysion™荧光原位杂交(fluorescence in situ hybridization,FISH)检测用于诊断膀胱癌,目的是应用荧光原位杂交技术检测新鲜尿液中间期细胞核 3、7、17 号染色体的非整倍性改变及 9p21 位点缺失。这些染色体异常通常与尿路上皮癌有关。

1.2 参考范围

(1) 阴性:缺少与尿路上皮细胞癌相关的一定数量的染色体畸变。

(2) 阳性:存在与尿路上皮细胞癌相关的一定数量的染色体畸变。

2. 应用

UroVysion™ FISH 检测意在与标准的诊断流程相结合,用于有血尿症的膀胱癌患者的初步诊断和随后的肿瘤再发监测。

3. 临床意义

阴性	阳性
在尿液标本收集的细胞中,缺乏一定数量的与尿路上皮细胞癌相关的异常染色体出现的证据	在尿液标本中收集的细胞中,出现一个或多个与尿路上皮细胞癌相关的染色体异常

4. 局限性

(1) 突变或基因缺陷而不是染色体 3、7 或 17 的扩增;或除了删除 9p21 位点外,将不会被检测到。

(2) 最低标本量≥35ml。

(3) 标本只有用 Saccomanno 或 PreservCyt 固定剂固定才能保存到 72h。

16

第三百五十六节　尿香草基扁桃酸

1. 定义

香草基扁桃酸（vanillylmandelic acid，VMA）是儿茶酚胺的主要代谢产物，过去一直被用来筛查嗜铬细胞瘤。目前推荐检测的香草基扁桃酸是从血浆游离甲氧基肾上腺素分离得到的。

其他名称：3-甲氧基-4-羟基苯乙醇酸和4-羟基-3-甲氧基扁桃酸

参考范围：0~7mg/d。

2. 应用

（1）在儿童中，联合高香草酸筛选分泌儿茶酚胺的肿瘤。

（2）支持神经母细胞瘤的诊断。

（3）监测神经母细胞瘤的治疗。

3. 临床意义

升高见于：

（1）嗜铬细胞瘤

（2）神经节细胞瘤

（3）神经母细胞瘤

4. 局限性

（1）患者采样前72h应禁止摄入水杨酸盐类、咖啡因、吩噻嗪和抗高血压药物，还有咖啡、茶、巧克力和水果（特别是香蕉和任何含香草的物质）。

（2）一些神经母细胞瘤的患者尿高香草酸异常增高，但并不伴随VMA分泌增加。20%~32%的神经母细胞瘤患者不表现VMA的升高。许多患者有其他的实验室检查异常，例如甲氧基肾上腺素，高香草酸或多巴胺的升高。

第三百五十七节　血管活性肠肽

1. 定义

血管活性肠肽（vasoactive intestinal polypeptide，VIP）是胰高血糖素家族的一员，在内脏和神经系统含量最高，其作用类似于神经调质和神经递质的一种神经肽。它是一种强有力的血管舒张药，由上皮细胞分泌，通过血液在胃肠道内流动，调节平滑肌细胞的活动。它还具有神经激素和旁分泌调节作用，由神经末梢释放作用于局部受体细胞。

参考范围：0~60pg/ml。

2. 应用

(1) 检测分泌 VIP 的肿瘤。

(2) 检测隐匿的转移性肿瘤。

(3) 评估手术或药物治疗的效果。

3. 临床意义

升高见于：

(1) 血管活性肠肽肿瘤

(2) 儿童神经嵴肿瘤（节细胞神经母细胞瘤、星形胶质细胞瘤和神经母细胞瘤）

(3) 胰岛细胞增生

(4) 肝脏疾病

(5) 多发性内分泌腺瘤（multiple endocrine neoplasia，MEN）Ⅰ型、嗜铬细胞瘤

(6) 甲状腺髓样癌（Medullary Thyroid Carcinoma，MTC）

(7) 鳃裂癌

(8) 腹膜后组织细胞瘤

(9) 充血性心力衰竭（congestive heart failure，CHF）

4. 局限性

最近在诊断或治疗方面接受过放射性同位素的患者，由于潜在的检测干扰——不应该进行此项检查。

第三百五十八节 血 液 黏 度

1. 定义

血液黏度是由于各种压力而产生的血流阻力的量度。一个或多个血浆蛋白组分浓度的变化将导致黏度的变化。因此，血液或血清黏稠度即可以作为诊断工具，用于诊断已知的改变蛋白质的疾病，又可以作为衡量病情程度的指标。

参考范围：1.10mPa.s~1.80mPa.s（与水相比）。

2. 应用

评估与单克隆丙种球蛋白病（骨髓瘤、瓦尔登斯特伦病、巨球蛋白血症、异常蛋白血症）相关的高黏度综合征的状态，包括类风湿关节炎（rheumatoid arthritis，RA）、系统性红斑狼疮（systemic lupus erythematosus，SLE）和高纤维蛋白原血症。

3. 临床意义

3.1 升高见于：

(1) 白细胞增加

16

(2) 血小板增多

(3) 高脂蛋白血症

(4) 巨球蛋白血症

(5) 干燥综合征

(6) 系统性红斑狼疮

(7) 淋巴增殖性病变

(8) 肝硬化相关的高球蛋白血症

(9) 慢性活动性肝炎

(10) 急性热烧伤

3.2 降低没有临床意义

4. 局限性

(1) 由于在仪器中和体内环境中切变率的不同,整体血液测量应用时是有局限性的。

(2) 临床症状与测试结果不符。

第三百五十九节 维生素A(视黄醇,胡萝卜素)

1. 定义

维生素A是脂溶性化合物家族的一个子类,被称为维甲酸。维生素A有三种形式:视黄醇、胡萝卜素、类胡萝卜素。视黄醇,又称预成维生素A,是最活跃的形式,主要在动物来源的食物中被发现。β-胡萝卜素,又称维生素A原,是一种植物来源的视黄醇,哺乳动物合成维生素A的三分之二由此摄取。类胡萝卜素,三种中最多的一种,包含大量的共轭双键,以游离醇或脂肪酰基酯形式存在。维生素A可以提高视力,防止夜盲症;有助于骨骼、牙齿和软组织的生长;促进甲状腺素形成;修复上皮细胞膜、皮肤和黏膜;并起到抗感染的作用。

参考范围:见表 16-83。

表 16-83 维生素 A 按年龄分布的参考范围

年龄参考区间(mg/L)		年龄参考区间(mg/L)	
0~1 个月	0.18~0.50	13 周岁 ~17 周岁	0.26~0.70
2 个月 ~12 周岁	0.20~0.50	≥18 周岁	0.30~1.20

2. 应用

(1) 协助诊断夜盲症

(2) 评估皮肤疾病

(3) 维生素 A 缺乏的诊断

3. 临床意义

3.1 升高见于：

（1）慢性肾脏疾病

（2）婴儿特发性高钙血症

（3）维生素 A 中毒

3.2 降低见于：

（1）无 β 脂蛋白血症

（2）类癌综合征

（3）慢性感染

（4）囊性纤维变性

（5）播散性结核

（6）甲状腺功能减退症

（7）失明初期

（8）肝脏、胃肠或胰腺疾病

（9）夜盲症

（10）蛋白质营养不良

（11）不育和致畸

（12）锌缺乏

4. 局限性

（1）酒精（适度摄入）、口服避孕药和普罗布考导致维生素 A 水平偏高。

（2）酒精（长期摄入，酗酒）、别嘌呤醇、考来烯胺、降脂树脂 II 号、矿物油和新霉素降低维生素 A 水平。

（3）血清视黄醇通常维持在正常水平，直到肝储备耗尽。大于 0.30mg/L 表示肝储备充足，而小于 0.10mg/L 则表示缺乏。

（4）接触塑料试管或暴露于强光下的样本可能出现较低的结果。

第三百六十节　维生素 A 相对剂量反应试验

1. 定义

测量血液中的视黄醇（维生素 A）有几个缺点，只有严重的维生素 A 缺乏症，肝储备几乎耗尽时测量值才会降低。此外，感染会降低血液中的维生素 A 水平，导致个体的错误分类。由于大部分维生素 A 都储存在肝脏中，相对剂量反应试验（relative dose-response，RDR）测试/计量是为了可靠地测量维生素 A 的储存而发展起来的。1 000μg 维生素 A 水溶性混溶液，在 30 分钟内静脉推注，或 450μg 维生素 A 用玉米油稀释后口服。测量空腹血浆维生素 A 水平记为 A0 和服药 5 小时后血浆维生素 A 水平记为 A5。RDR 计算方式为 A5-A0/A5 乘以 100。

16

参考范围:<10%。

2. 应用

(1) 确定肝脏维生素 A 储备接近耗尽的个体。
(2) 作为一种评估体内总体维生素 A 储备的手段。

3. 临床意义

升高见于:
RDR 值 >20% 提示肝脏维生素 A 储备耗尽。

4. 局限性

维生素 A RDR 口服剂量测试和其他的吸收测试有相似的局限性。在吸收障碍、肝硬化、胆汁淤积、肝细胞疾病、蛋白 - 热量营养失调和锌缺乏时会降低。

第三百六十一节 维生素 B₁(硫胺素)

1. 定义

在 1926 年,硫胺素第一次被命名为"抗脚气因子",由于在中国的医学文献中较早期的对脚气病进行了描述——可以追溯到公元前 2697 年,使得其具有一定的历史意义。硫胺素在酵母、豆类、猪肉、大米和谷类等食品中含量较高,奶制品、水果和蔬菜的硫胺素含量很低。硫胺素分子在高 pH 值和高温下变性,因此,烹饪、烘焙和罐装食品以及巴氏灭菌都可以破坏硫胺素。硫胺素是碳水化合物代谢、脑功能和周围神经髓鞘形成所必需的维生素。硫胺素缺乏与三种疾病有关:脚气病(婴儿和成人)、韦尼克 - 科尔萨科夫综合征、亚急性坏死性脑脊髓病。
参考范围:70nmol/L~180nmol/L。

2. 应用

(1) 评估硫胺素缺乏:硫胺素测量适用于行为异常、眼征、步态紊乱、谵妄和脑病的患者;或是营养状态有问题的患者,特别是那些高风险或给予胰岛素治疗高血糖症患者。
(2) 怀疑脚气病的检查。
(3) 监测慢性酒精中毒的影响。

3. 临床意义

3.1 升高见于:
(1) 白血病
(2) 真性红细胞增多症
(3) 霍奇金病
3.2 降低见于:
(1) 伴或不伴肝脏损伤的酒精中毒

16

(2) 营养不良

(3) 慢性发热性感染

(4) 长期腹泻

(5) 糖尿病

(6) 类癌综合征

(7) 哈特纳普病

(8) 糙皮病

4. 局限性

(1) 全血是硫胺素测定的首选标本,全血中的硫胺素接近 80% 是在 RBC 中发现的。

(2) 可能降低维生素 B1 水平的药物包括格列本脲、异烟肼和丙戊酸

(3) 淡水鱼和茶是两种硫胺拮抗剂,大量摄入可以导致维生素 B_1 水平下降

(4) 硫胺素缺乏可以通过测量血液硫胺素浓度、红细胞硫胺素转酮醇酶(erythrocyte thiamine transketolase,ETKA)或尿硫胺素转酮醇酶排泄量(含或不含 5 毫克硫胺素负荷量)来评估。与 ETKA 方法相比,现在大多数实验室都直接测量血硫胺素浓度。ETKA 方法是一种功能测试,结果受到血红蛋白浓度的影响。

第三百六十二节　维生素 B_{12}(氰钴胺素,钴胺素)

1. 定义

维生素 B_{12} 在 DNA 合成、血细胞生成和中枢神经系统的完整性方面是必不可少的。它的吸收依赖于内因子的存在,缺乏可能是由于胃粘膜分泌的内因子减少(例如胃切除术、胃粘膜萎缩)或者肠道吸收不良(例如回肠切除、小肠疾病)所致。维生素 B_{12} 缺乏症常造成巨幼细胞性贫血、舌炎、周围神经病变、乏力、反射亢进、共济失调、本体感觉丧失、协调性差和情感行为变化。这些临床表现可能以任何组合形式发生,许多患者的神经系统有缺陷但无巨幼细胞性贫血。恶性贫血是由于胃粘膜分泌的内因子不足导致维生素 B_{12} 的缺乏而引起的一种巨幼细胞性贫血。维生素 B_{12} 缺乏时,血清甲基丙二酸(methylmalonic acid,MMA)和同型半胱氨酸水平升高。红细胞平均体积显著增加可能是维生素 B_{12} 缺乏症的一个重要指标。

参考范围:180pg/ml~914pg/ml

临界范围:145pg/ml~180ng/ml

缺乏范围:<145ng/ml

2. 应用

(1) 巨幼细胞性贫血的筛查

(2) 巨幼细胞性贫血缺陷的检查

(3) 协助诊断中枢神经系统疾病

(4) 评估酒精中毒情况

(5) 评估吸收不良综合征

3. 临床意义

3.1 升高见于：

(1) 慢性粒细胞性白血病

(2) 慢性阻塞性肺疾病(chronic obstructive pulmonary disease,COPD)

(3) 慢性肾衰竭

(4) 糖尿病

(5) 白细胞增多

(6) 肝细胞损伤(肝炎,肝硬化)

(7) 肥胖症

(8) 真性红细胞增多症

(9) 蛋白质营养不良

(10) 严重的充血性心力衰竭(congestive heart failure,CHF)

(11) 某些癌症

3.2 降低见于：

(1) 钴胺转运或代谢异常

(2) 细菌过度生长

(3) 克罗恩病

(4) 营养不良(例如素食主义者)

(5) 裂头绦虫(鱼绦虫)感染

(6) 胃或小肠手术

(7) 胃酸过少

(8) 炎症性肠病

(9) 肠道吸收不良

(10) 内源性缺乏

(11) 晚期妊娠

(12) 恶性贫血

4. 局限性

(1) 血清样本应该避光保存在室温(15℃~30℃)不超过 1h,如果样本不能在 2h 内检测完成,应冷冻、避光保存。

(2) 水合氯醛之类的药物会使维生素 B_{12} 水平升高,另外,酒精、对氨基水杨酸、抗惊厥药、抗坏血酸、考来烯胺、西咪替丁、秋水仙碱、二甲双胍、新霉素、口服避孕药、雷尼替丁和氨苯蝶啶会降低维生素 B_{12} 水平。

(3) 许多其他的已知因素会引起血清维生素 B_{12} 水平升高(维生素 C、维生素 A、雌激素、肝细胞损伤、骨髓增殖性疾病、尿毒症)或降低(妊娠、吸烟、血液透析、多发性骨髓瘤)。

(4) 理想情况下应同时检测维生素 B_{12} 和叶酸水平,以评估巨幼细胞性贫血。

(5) 输血后采集标本会导致维生素 B_{12} 水平异常升高。

16

（6）补充维生素 B_{12} 的患者,检测结果可能会产生误导。

（7）血清维生素 B_{12} 浓度正常并不能排除组织维生素 B_{12} 缺乏。细胞水平维生素 B_{12} 缺乏最敏感的检查是 MMA 的测定。若临床症状提示维生素 B_{12} 缺乏,即使血清维生素 B_{12} 浓度正常,也应考虑 MMA 和同型半胱氨酸的测定。

第三百六十三节 维生素 B_2（核黄素）

1. 定义

维生素 B_2 或核黄素,是一种水溶性维生素。它在植物或微生物中合成,自然界存在三种形式:生理学上不活跃的核黄素、生理学上活跃的黄素单核苷酸(flavin mononucleotide,FMN)辅酶、黄素腺嘌呤二核苷酸(flavin adenine dinucleotide,FAD),后者约占血液中核黄素总含量的 90%。由于 FAD 和 FMN 具有传递电子的功能,他们在呼吸链传递质子、脂肪酸的脱水、氨基酸的氧化脱氨基作用和其他氧化还原过程中都是必不可少的。

参考范围:$3\mu g/L\sim15\mu g/L$

临界低值:$2\mu g/L$

低值:$<2\mu g/L$

2. 应用

（1）评估有核黄素缺乏症表现的患者状况。

（2）检测核黄素缺乏症。

3. 临床意义

降低见于:

（1）神经性厌食患者。

（2）不食用奶制品的人（例如乳糖不耐受的人）,因为乳制品是核黄素的很好的来源。

（3）吸收不良综合征的患者,例如口炎性腹泻、恶性肿瘤和短肠综合征。

（4）罕见的先天性代谢缺陷,核黄素合成缺陷。

（5）长期应用苯巴比妥和其他巴比妥类药物可能会导致核黄素氧化,损害其功能。

4. 局限性

（1）未禁食标本的检测或食用维生素 B_2 补充剂可导致血浆维生素 B_2 浓度升高。

（2）样品立即冷冻会降低血清 B_2 的稳定性。

参考文献

Russell RM, Suter PM. Vitamin and trace mineral deficiency and excess. In: Fauci AS, Kasper DL, Braunwald E, et al. (eds.). *Harrison's Principles of Internal Medicine*, 17th ed. New York, NY: McGraw-Hill; 2008:441–449.

16

第三百六十四节　维生素 B$_6$（吡哆醇）

1. 定义

　　维生素 B$_6$ 是几种维生素的复合体：吡哆醛、吡哆醇、吡哆胺（吡哆醇）和 5′磷酸酯类。由于其在许多酶促反应中的作用，吡哆醛（pyridoxal phosphate，PLP）已被确定为维生素 B$_6$ 的生物活性形式。维生素 B$_6$ 在血红素合成中很重要，是氨基酸代谢和糖原分解的辅酶。维生素 B$_6$ 缺乏与易怒、虚弱、抑郁、头晕、周围神经过敏、癫痫等症状有关。在儿童中，缺乏维生素 B$_6$ 的特征是腹泻、贫血和癫痫。

　　参考范围：5μg/L~50μg/L。

2. 应用

　　(1) 确定维生素 B$_6$ 营养状态
　　(2) 怀疑吸收不良或营养不良的检查
　　(3) 确定维生素 B$_6$ 补充计划的总体成功
　　(4) 低磷酸酯酶症的诊断和评估

3. 临床意义

3.1 升高见于：
低磷酸酯酶症。

3.2 降低见于：
　　(1) 酒精中毒
　　(2) 哮喘
　　(3) 腕管综合征
　　(4) 妊娠期糖尿病
　　(5) 哺乳期
　　(6) 吸收不良
　　(7) 营养不良
　　(8) 新生儿癫痫
　　(9) 正常妊娠
　　(10) 职业性接触肼类化合物
　　(11) 糙皮病
　　(12) 子痫前期水肿
　　(13) 肾透析
　　(14) 尿毒症

4. 局限性

　　(1) 以下几种方法可以用来评估除了 PLP 外的维生素 B6 缺乏：

16

① 添加和不添加 PLP 的红细胞转氨酶活性用作吡哆醇的功能测试

② 尿 4- 吡哆酸排泄 >3.0mmol/d 可以作为短期维生素 B_6 充足的指标

③ 2 克色氨酸负荷后,黄素酸的尿排泄通常 <65mmol/d

(2) 可能会降低维生素 B_6 水平的药物有胺碘酮、抗惊厥药、环丝氨酸、双硫仑、乙醇、肼苯达嗪、异烟肼、左旋多巴、口服避孕药、青霉胺、吡嗪酸和茶碱。

(3) 维生素 B_6 减低可见于妊娠、哺乳期、酒精中毒、糖尿病、特殊的维生素 B_6 需要状态、维生素 B_6 反应性新生儿惊厥。有证据表明,摄取大量的维生素 B_6(剂量 >2g/d),会出现严重的神经毒性症状:刺痛、麻木、行为笨拙、步态障碍和假(性)手足徐动症。

第三百六十五节　维生素 C(抗坏血酸)

1. 定义

抗坏血酸对神经肽的酶解作用,肾上腺皮质类固醇激素的产生,促进原胶原蛋白转化为胶原蛋白,以及酪氨酸和叶酸的代谢至关重要,它也在脂质和维生素代谢中起作用,是一种强大的还原剂或抗氧化剂。特殊的功能包括肝脏解毒酶的激活、抗氧化作用、拦截和破坏氧自由基、储存和恢复维生素 E 潜在的抗氧化能力、阻碍致癌性物质亚硝胺的形成。维生素 C 促进胶原合成,维持毛细血管强度,促进铁从铁蛋白中释放,形成血红蛋白,并在应激反应中发挥作用。此外,维生素 C 在其他多种代谢过程中发挥作用,其作用尚不清楚。

参考范围:0.004g/L~0.02g/L(0.4mg/dl~2.0mg/dl)

2. 应用

(1) 检查可疑的代谢或吸收障碍。

(2) 疑似坏血病的检查。

3. 临床意义

降低见于:

(1) 酒精中毒

(2) 贫血

(3) 癌症

(4) 血液透析

(5) 甲状腺功能亢进

(6) 吸收不良

(7) 妊娠

(8) 类风湿疾病

(9) 坏血病

4. 局限性

(1) 一些药物和物质可能会降低维生素 C 水平,包括阿司匹林、氨基比林、巴比妥类、雌

16

激素、重金属、口服避孕药、亚硝胺和副醛。

（2）长期吸烟会降低维生素 C 水平。

（3）检测非禁食或使用维生素补充剂的标本会使血浆中维生素浓度升高。参考值是依据禁食的患者建立的。

（4）在摄入维生素 C 后，血浆水平在 1h~2h 内迅速升高，摄入后 3h~6h 内达到高峰浓度。

第三百六十六节　1,25-二羟维生素 D

1. 定义

它是维生素 D 的活化形式，主要是在肾脏中由 25-羟维生素 D 的羟基化产生的。其他名称：骨化三醇、1,25-二羟胆钙化醇。

参考范围：15pg/ml~75pg/ml

2. 应用

（1）作为一项二级测试来评估维生素 D 水平，特别是在肾病患者中

（2）部分伴有维生素 D 缺乏临床症状的患者的检查（例如维生素 D 依赖性佝偻病是由于肾 1-羟化酶的遗传缺陷或靶器官对 1,25-二羟维生素 D 的耐药性）

（3）高钙血症的鉴别诊断

3. 临床意义

3.1 升高见于：

（1）结节病（在肉芽肿内由巨噬细胞合成）

（2）非霍奇金淋巴瘤（大约 15% 的病例），疾病治疗后恢复正常

3.2 降低见于：

（1）肾衰竭

（2）高磷血症

（3）1 型和 2 型维生素 D 依赖性佝偻病

3.3 正常见于：

（1）甲状旁腺功能亢进（hyperparathyroidism，HPT）

（2）恶性体液性高钙血症

4. 局限性

（1）继发性甲状旁腺功能亢进时，尽管维生素 D 显著消耗，但血清 1,25-羟维生素 D 仍维持在正常水平，因为继发性甲状旁腺功能亢进会在这种情况下刺激 25-羟维生素 D 转化为 1,25-羟维生素 D。

（2）虽然 1,25-羟维生素 D 是维生素 D 的生物活化形式，它在人体中的水平并不能提供关于患者维生素 D 状态的有用信息。肾脏严格控制血清 1,25-羟维生素 D 水平，使之在维生素 D 缺乏时保持正常甚至升高。因此，一个正常或高水平的 1,25-羟维生素 D 的患者，

16

尽管有高血清激素水平,但仍缺乏维生素 D。因此,血清 1,25- 羟维生素 D 只代表维生素 D 的内分泌功能,而不是身体储备的指标或维生素 D 发挥其多效自分泌功能的能力。

第三百六十七节 25- 羟基维生素 D

其他名称:25- 羟基 D2,25- 羟基 D3,25- 羟基维生素 D,25- 羟胆钙化醇,25- 羟麦角钙化甾醇,25-OH 维生素 D,骨化二醇。

1. 定义

一种类固醇激素,长期以来一直以其调节体内钙和磷水平以及骨矿化方面的重要作用而闻名。"维生素 D"一词特别指两种生物惰性的前体,维生素 D_3(胆甾醇)或 D_2(钙化醇)。维生素 D_3 和维生素 D_2 都没有显著的生物活性;相反,它们必须在体内代谢来形成激素活化形式。当光能被一种前体分子 7- 脱氢胆固醇(7-dehydrocholesterol,7-DHC;维生素 D_3 前体)吸收(紫外线 B 光谱中 290nm~320nm 的紫外线辐射)时,皮肤产生维生素 D_3;然而,在单次延长紫外线 B 照射后,皮肤维生素 D_3 的产量被限制在原表皮 7-DHC 浓度的约 10%~20%,这是在紫外光的作用下达到的极限值。维生素 D2 是植物源性的,由麦角甾醇的照射外源产生,并通过饮食进入循环。来自皮肤的维生素 D_3 和来源于饮食中的维生素 D_3 和 D_2 进入血液循环并代谢成 25- 羟基类似物。一旦形成,25- 羟维生素 D(25-OHD)就会在肾脏中代谢为 1,25- 二羟维生素 D(1,25-OHD)。

参考范围:见表 16-84。

表 16-84 25- 羟维生素 D 参考范围

维生素 D 水平	25- 羟维生素 D(ng/ml)	维生素 D 水平	25- 羟维生素 D(ng/ml)
缺乏	<10	充足	30~100
不足	10~30	中毒量	>100

2. 应用

(1)维生素 D 缺乏的诊断
(2)佝偻病和骨软化症的病因鉴别诊断
(3)维生素 D 替代治疗的监测
(4)维生素 D 过多症的诊断

3. 临床意义

3.1 升高见于:
(1)维生素 D 中毒
(2)过度暴露于阳光下
3.2 降低见于:
(1)吸收不良
(2)脂肪泻

16

（3）饮食性软骨病,抗惊厥治疗所致的软骨病

（4）胆汁和门脉性肝硬化

（5）甲状腺毒症

（6）胰腺功能不全

（7）乳糜泻

（8）炎症性肠病

（9）佝偻病

（10）阿尔茨海默病

4. 局限性

（1）维生素 D 的受体存在于各种各样的细胞中,这种激素的生物效应远不止对矿物代谢的调控。

（2）维生素 D 缺乏是不确定的,用来预防佝偻病和骨软化症（15ng/ml）的维生素 D 水平低于对甲状旁腺激素有显著抑制作用的维生素 D 水平（20ng/ml~30ng/ml）。反过来,这种水平低于优化肠道钙吸收所需的水平（34ng/ml）。维生素 D 浓度接近 38ng/ml 时,神经肌肉出现峰值效应。最近的一项研究表明随着维生素 D 浓度从 29ng/ml 到 38ng/ml 的平均基线水平升高,患结肠癌的风险降低 50%,基线水平在 52ng/ml,乳腺癌发病率降低 50%。

（3）多种方法可以测量循环中 25- 羟维生素 D 的浓度。目前的测量方法包括放射免疫测定、化学发光免疫分析法、高效液相层析、LCMS/MS 串联质谱分析。免疫法测定总 25- 羟维生素 D 既包括 25- 羟维生素 D_2 又包括 25- 羟维生素 D_3。抗体与维生素 D_2 和维生素 D_3 完全交叉反应得到总的 25- 羟维生素 D。一些商业实验室用串联质谱分析的方法分别报告维生素 D_2 和维生素 D_3 值,两项相加得到总的 25- 羟维生素 D。研究报告指出了方法之间具有合理的相关性,但又有显著的差异,原因尚不清楚,这种差异有很多原因,包括试剂生产中的偏移,所以迫切需要生产的统一和标准化。

（4）前面讨论的参考范围与总 25- 羟维生素 D 有关;只要合并总数为 30ng/ml 或以上,患者的维生素 D 就是充足的。医学研究所和内分泌学会宣称,维生素 D 水平 <20ng/ml（50nmol/L）认定不足,低于之前的指南中所规定的水平。由于缺乏标准化的测量和对临床阈值的共识,维生素 D 水平必须结合每个患者的临床表现来解读,而不是单纯依据所谓的正常值的阈值。

第三百六十八节　维生素 E（α- 生育酚）

1. 定义

生育酚是一种具有抗氧化性的脂溶性维生素,它保护细胞膜免受氧化和破坏。维生素 E 存在于多种食物中,包括油、肉、蛋和多叶蔬菜。血清维生素 E 水平受血脂浓度的影响较大,不能准确反映组织的维生素水平。准确的维生素 E 水平应该是用每克总脂质中的血清阿尔法 - 生育酚的比率来计算。肺组织中储备的维生素 E 为防止空气污染和保护红细胞膜完整性免受氧化攻击提供了屏障。红细胞中脂肪酸的氧化会导致不可逆的膜损伤和溶

血。部分正在进行中的研究想要证实脂肪酸的氧化也会导致白内障和视网膜黄斑变性的形成这一猜想。由于维生素 E 存在于各种各样的食物中,继发于饮食摄入量不足的缺乏是很少见的。

参考范围:见表 16-85。

表 16-85　维生素 E 的参考范围

	范围(mg/L)		范围(mg/L)
年龄:0~17 岁	3.8~18.4	明显缺乏	<3.0
年龄:≥18 岁	5.5~17.0	严重过量	>40

2. 应用

(1) 评估早产儿和成人的神经肌肉疾病。
(2) 评价有吸收障碍的患者。
(3) 对早产儿和成人的疑似溶血性贫血进行评估。
(4) 长期肠外营养患者的监测。
(5) 对运动和感觉神经病变患者的评价。
(6) 监测需氧早产儿的维生素 E 情况。

3. 临床意义

3.1 升高见于:

(1) 梗阻性肝病
(2) 高脂血症
(3) 维生素 E 中毒

3.2 降低见于:

(1) 无 β 脂蛋白血症
(2) 溶血性贫血
(3) 吸收障碍疾病,例如胆道闭锁、肝硬化、心衰、慢性胰腺炎、胰腺癌和慢性胆汁瘀积

4. 局限性

(1) 如前所述,血清维生素 E 水平受血脂浓度的影响较大,不能准确反映组织的维生素 E 水平。因此,准确的维生素 E 水平应该按如下比例计算:
① 准确的血清维生素 E 水平 =α- 生育酚 /(胆固醇 + 甘油三酯)
② 正常比率是 α- 生育酚 / 总脂 >0.8mg/g
③ 对于血清脂质水平正常的患者,血清 α- 生育酚的水平能够充分反映维生素 E 的状况。α- 生育酚水平 <0.005g/L(0.5mg/dl)时,认定为维生素 E 缺乏
(2) 在女性中,抗惊厥药物可能增加维生素 E 水平。
(3) 在男性中,抗惊厥药物可能降低维生素 E 水平。
(4) 标本暴露在光照下会降低维生素 E 水平,得到错误的低值。
(5) 由于血小板生育酚对维生素 E 的摄入量更为敏感,且不依赖于循环中的脂质水平,

16

因此,相比于血浆生育酚,血小板生育酚被认定为是一种维生素 E 更好的检测方法。

第三百六十九节　血管性血友病检测

1. 定义

血管性血友病(von Willebrand disease,VWD)是一种出血性疾病,表现为皮肤、黏膜出血。

2. 应用

(1) 没有任何单一的实验室检查可以检测到所有形式的 VWD,因此建议采用以下 4 种试验模式:用瑞斯托霉素或免疫方法测定血管性假性血友病因子(von Willebrand factor,vWF)的活性、血管性假性血友病因子抗原、与 VWF 平行降低的因子Ⅷ活性及瑞斯托霉素诱导的血小板聚集试验。一旦依据这些组合形式建立了 VWD 的诊断,就建议利用 VWF 多聚体分析区分不同亚型。

(2) 血型的测定也有助于解释低值,因为 O 型的患者比随机的正常人群低 20%~30%

(3) 红细胞脆性试验(RCoF)。一种定量检测 vWF 的试验,用于既往皮肤、黏膜出血考虑血管性血友病时。在瑞斯托霉素存在的情况下,VWF 会导致血小板凝集,通过光密度的变化来测量其聚集程度,此项试验不受抗凝剂的影响。

1) 参考范围:48%~172%

2) 临床意义

2.1 降低见于:

(1) 各种类型的血管性血友病

(2) 血小板型血管性血友病

(3) 甲状腺功能减退

(4) VWF 获得性抑制剂

2.2 升高见于:

(1) 急性炎症状态(VWF 是一种急性期反应物)

(2) 在一些发生血栓栓塞事件的患者中有较高的水平。有证据表明,VWF 水平非常高的患者可能易患血栓栓塞。

3. 局限性

(1) 结果有很大的变异性(正常值的范围很宽泛)。

(2) 治疗采用包含 VWF 的Ⅷ因子浓缩液或精氨酸加压素提高 RCoF 水平。

(3) 干扰物质:脂血、凝血或溶血、血液采集到错误的抗凝剂中或不适当的充满检测试管。

(4) VWF 抗原:正常值:60~150。抗原值可能会比定量检测的特定亚型中 VWF 活性高,导致活性 / 抗原比率 <0.7。

(5) Ⅷ因子促凝剂:参考范围:70%~150%。

16

(6) 瑞斯托霉素诱导血小板凝集(ristocetin-induced platelet agglutination, RIPA):是对 VWF 的半定量分析,应用于强烈怀疑血管性血友病。在 VWF 存在的情况下,以瑞斯托霉素作为血小板凝集剂,吸光度的变化(OD)被记录在一个血小板凝集计中。对瑞斯托霉素异常反应见于血管性血友病或与血管假性血友病因子结合的血小板受体异常。

4. RIPA 应用

(1) 测定 VWF 活性,划定或排除 2B 型 VWD(见下文)。

(2) 临床意义

两种浓度的瑞斯托霉素用于 RIPA 的检测中:VWF 正常存在情况下,高浓度会导致吸光度改变达 65% 或更多。低浓度的瑞斯托菌素的应用:低浓度的瑞斯托菌素在正常或较低水平的 VWF 存在的情况下不会使血小板聚集,但在 2B 型 VWD 中就会引起聚集,表明因子的功能增强。在血小板形成血小板型 VWD(伪 VWD)时,患者也会发现类似的模式。

(3) 局限性

① 此项试验需要大量的工作和训练有素的技术人员。

② 用这种方法定量分析 VWF 并不精确。

③ 血液凝集或用不恰当的抗凝剂管采血得到的结果是无效的。

第三百七十节　禁 水 试 验

1. 定义

缺水时,正常的生理反应是血浆渗透压升高,进而导致抗利尿激素(antidiuretic hormone, ADH)释放增加和尿渗透压升高。一旦血浆渗透压达到 759.63kPa~772.5kPa 正常:708.13kPa~746.75kPa,内源性 ADH 对肾脏的影响达到最大。此时,使用 ADH 并不能进一步提高尿液的渗透压,除非内源性 ADH 释放受损。(例如,患者有中枢性尿崩症)这个试验也被称为水限制试验。

正常反应:禁水导致肾脏将尿液的渗透压增加到 2 575kPa~3 090kPa。由于内源性 ADH 已经达到最大值,ADH 释放不会导致尿渗透压进一步增加。

2. 应用

(1) 鉴别中枢性尿崩症的主要类型:神经性、肾源性、原发性多饮症。

(2) 步骤

1) 患者在来病房或诊室前应禁饮 2h~3h;夜间不禁止液体摄入,因为在显著多尿症患者中禁止液体摄入,容易诱发潜在的严重的容量损耗和高钠血症。

2) 收集 7ml~10ml 肝素抗凝血,立即测量血清钠浓度和渗透压。并嘱患者排空膀胱,记录尿量,送检尿标本立即测量渗透压。

3) 每隔 1h 重复步骤 2 直到(a)血浆钠浓度或渗透压升高超过参考范围上限或(b)尿渗透压高于 772.5kPa。

(3) 如果(a)发生在(b)之前,则可以排除原发性多饮症、部分神经源性多尿和部分肾源

16

性中枢性尿崩症。应当按下列方法进行 1- 脱氧 -8- 精氨酸加压素（dDAVP）（合成的 ADH 类似物）激发试验：

1）皮下注射 2ug dDAVP。

2）嘱患者注射后 1h~2h 排空膀胱，测量尿液渗透压。同时测量患者血浆 ADH 水平。

3）如果两种尿液标本的渗透压都比注射前的值升高 50%，说明患者可能是完全性神经源性尿崩症。

4）如果两种尿液标本的渗透压比注射前的值升高不到 50%，说明患者可能是完全性肾源性尿崩症。

（4）如果（b）发生在（a）之前，则可以排除完全性神经源性和肾性尿崩症。进一步区分部分肾源性尿崩症、部分神经源性尿崩症和原发性多饮症，需要训练有素的人员和专业的测量。

3. 临床意义

（1）完全性尿崩症：禁水试验增加血浆渗透压，但尿渗透压保持在 <746.75kPa，并且 dDAVP 激发后也不增高。

（2）部分性尿崩症：禁水试验导致尿渗透压增高到 1 030kPa~1 287.5kPa（小于正常值）。

（3）完全性或部分性肾源性尿崩症或精神性多饮：增加的抗利尿激素水平，在完全性肾源性尿崩症中，给予抗利尿激素不会引起尿渗透压升高。

（4）完全性或部分性神经源性尿崩症：相对于血浆渗透性来说，抗利尿激素水平偏低。给予抗利尿激素增加尿渗透压接近 515kPa，但在部分性肾源性尿崩症不会出现此种情况。

4. 局限性

（1）某些刺激，例如吸烟、低血压和恶心可以引起 ADH 释放增加。如果出现一过性的低血压和恶心发作，整个测试是无效的，需要隔天重复进行。

（2）每次收集过程中彻底排空膀胱是很必要的，因为不完全排空可能会稀释下一次收集的尿液。

（3）测量血浆标本的渗透压应使用肝素抗凝血，并且避免使用 EDTA 抗凝血，因为它人为地将渗透压提高了 3%~10%。

（4）为了尽量减少血小板的污染，用于测量 ADH 的血浆在收集时尽量不要破坏白膜层。

（5）此测试只有在患者的基本血浆钠浓度处于参考范围内才能进行，否则可能对患者造成潜在的伤害。

（6）此测试不能在肾功能不全、未控制的糖尿病或各种原因导致的血容量不足或未纠正的肾上腺或甲状腺激素缺乏患者中进行。

（7）整个试验过程中，应该严密观察患者状态。

（8）对于妊娠期的患者，测量 ADH 的血液样本应该用一种含有 6mg 1,10- 菲罗啉的管子，防止胎盘血管舒缩酶对 ADH 的降解。结果应在血浆渗透压 / 钠浓度与血浆 ADH 浓度变化关系的背景下进行评价。

16

第三百七十一节 白细胞：内容物和形态学异常

1. 定义

白细胞（white blood cell，WBC）形态上可能存在特殊的内容物（表 16-86）或其他颗粒或形态异常（表 16-87）。有些与先天的综合征有关，有些是后天获得性的。这些形态学异常可能与功能异常有关，也可能无关。

2. 外周血白细胞内容物

表 16-86 外周血白细胞内容物

内容物	形态和条件
染色质小体（Howell-Jolly bodies）	胞质内残余的染色体；见于脾切除患者的粒细胞系
棒状小体（Auer rods）	棒状的嗜苯胺蓝颗粒；见于急性白血病中不成熟的粒细胞或单核细胞
杜勒小体（Döhle bodies）	中性粒细胞胞质中的小椭圆形包涵体，是残余的核糖体或内质网；见于感染、烧伤、再生障碍性贫血以及中毒
中毒颗粒	中性粒细胞胞质中的初级颗粒深染；见于感染、中毒、粒细胞刺激集落因子治疗后，尤其是类白血病反应
Chediak-Higashi 综合征	在粒细胞胞质中的粗大、深染、过氧化物酶阳性融合的大颗粒；见于 Chediak-Higashi 综合征（又称先天性白细胞颗粒异常综合征）患者
May-Hegglin 异常	嗜碱性、嗜派若宁小体，存在于中性粒细胞、嗜酸粒细胞、嗜碱粒细胞和单核细胞中；伴有血小板减少症，以及含有颗粒很少的巨大血小板；见于罕见的、常染色体显性遗传病，大多数患者无临床症状
Alder-Reilly 异常小体（奥尔德异常小体）	外周血涂片白细胞中（不稳定）和骨髓涂片（经常出现在白细胞和巨噬细胞中）粗大、致密的嗜苯胺蓝颗粒；见于遗传性黏多糖代谢障碍。
Jordan 异常（家族性白细胞空泡形成）	粒细胞、单核细胞胞质中存在空泡，偶尔也见于淋巴细胞和浆细胞；空泡内含有脂类物质；家族性疾病
Batten 颗粒（巴 - 斯 - 沃三氏综合征）	在 Batten 病患者极其家族成员的白细胞内出现嗜天青颗粒聚集（常染色体隐性遗传的幼年型黑蒙性痴呆）
微生物（尤其是肺炎球菌败血症）、脑膜炎奈瑟菌、金黄色葡萄球菌、埃立克体、荚膜组织胞浆菌、念珠菌、巨细胞病毒	通常意味着严重的败血症；脾切除或免疫缺陷的患者中常见

3. 白细胞形态异常

表 16-87 白细胞形态异常

畸形	形态和条件
Pelger-Huet(佩 - 休二氏)异常	>80% 粒细胞核形态显示低分化(2 分叶鼻夹、眼镜片结构);遗传于常染色体 1q42.1 显性突变,无临床表现;获得性(伪 Pelger Huet 异常),见于骨髓增生异常综合征、急性和慢性骨髓增殖性肿瘤、黏液性水肿、短暂的感染或用药
遗传性中性粒细胞和嗜酸粒细胞分叶过多	大多数中性粒细胞(或嗜酸性粒细胞)有 4 个或 4 个以上分叶;罕见的,无害的常染色体显性遗传;>10% 的杂合子和 >30% 的纯合子≥5 分叶
获得性中性粒细胞多分叶	通常只有 10%~20% 的中性粒细胞有 4 分叶,不超过 5% 有 5 分叶;巨幼红细胞贫血者和尿素氮 0.3g/L 以上超过三个月的慢性肾脏病患者 5 分叶比例会增加
巨幼红细胞和晚幼红细胞	巨幼细胞性贫血患者
遗传性巨大中性粒细胞	1%~2% 中性粒细胞是≤2 倍正常体积的,并且核有 6~10 分叶;无害的显性疾病

第三百七十二节 白细胞计数和分类计数

1. 定义

WBC 计数指的是对白细胞总数的数值报告,以及对白细胞组成成分(中性粒细胞,包括中性杆状核粒细胞、淋巴细胞、单核细胞、嗜酸性粒细胞和嗜碱性粒细胞)的描述和分类,见表 16-88。

参考范围(成人):$(4.3\sim10.3)\times10^9$/L,儿童和婴幼儿则完全不同。自动计数器报告的结果是百分比或每种白细胞组分的绝对值计数。绝对值计数在评估白细胞异常方面更有意义。

表 16-88 白细胞计数正常值

白细胞	白细胞百分比	绝对值计数($\times10^9$/L)
中性粒细胞	43~72	1.6~7.5
淋巴细胞	18~43	0.9~3.4
反应性淋巴细胞(仅见于手工分类)	0~6	
单核细胞	4~12	0.0~1.2
嗜酸性粒细胞	0~8	0.0~0.6
嗜碱性粒细胞	0~2	0.0~0.3

2. 应用

(1) 大多数自动化 WBC 计数器将白细胞分为五类。未成熟的白细胞被标记为异常,需

16

要直接检查外周血涂片。最新的仪器可以做到六分类,第六个参数是"未成熟部分"。

（2）每种分类计数异常分别讨论（见于白细胞增多、白细胞减少、类白血病反应）。

3. 局限性

（1）染色准备不足（大多数见于手工分类）会影响计数人员报告准确分类结果的能力。

（2）因为在大多数实验室中,技术人员只随机选择检查 100 个细胞,报告中存在固有的误差,虽然罕见但重要的是,可能会遗漏异常的白细胞,尤其是在白细胞减少的情况下。由于最近几年引入了自动化设备来报告分类计数,这种误差已经被最小化了。

第三百七十三节　木糖吸收试验

1. 定义

D- 木糖是一种单糖,吸收前不需要通过胰蛋白酶或胆汁酸消化。在本试验中,口服 25g 的 D- 木糖,1h 和 3h 后测量血木糖水平,5h 后测量尿木糖的排泄量。异常的 D- 木糖试验表明黏膜问题是引起吸收不良的原因。

参考范围:

（1）血清:≥0.25g/L（25mg/dl）（成人,1h,25g 剂量,正常肾功能）

（2）尿液:≥4g/5 小时［>12 岁成人收集 5h 尿（25g 剂量）］

2. 应用

诊断由胃黏膜缺陷引起的吸收不良的患者。

3. 临床意义

3.1 升高见于:

无。

3.2 降低见于:

（1）吸收不良综合征,如乳糜泻或克罗恩病。

（2）小肠细菌过度生长

（3）惠普尔病（Whipple disease）

4. 局限性

（1）胰腺功能不全引起的吸收不良综合征,D- 木糖可以是正常的。

（2）肾功能不全、脱水 / 低血容量、闭环综合征手术、胃排空减少、呕吐都会引起结果的假阳性。

（3）患者在检查前 24h 不应食用戊糖含量高的食物,包括水果、果酱、果冻、糕点等。

（4）肠内壁发炎,短肠综合征,感染寄生虫,如贾第虫或钩虫会引起检验结果出现低值。

（5）对于 12 岁以下的儿童,血 D- 木糖水平通常被认为比尿水平更可靠。

16

第三百七十四节　锌

1. 定义

锌是一种重要的微量元素,是超过 70 种重要酶系(包括碳酸酐酶、碱性磷酸酶、脱氢酶和羧肽酶)的固定金属成分或活性辅因子。它参与了核蛋白的调节和各种炎症细胞的活动,在生长发育、组织修复和创面愈合、碳水化合物的耐受性以及睾丸激素的合成等方面发挥作用。锌的摄入与蛋白质的摄入密切相关,因此,它是世界范围内营养相关疾病发病率的重要组成部分。严重缺锌引起的症状包括生长发育障碍、原发性性腺功能低下、皮肤病、味觉和嗅觉受损、免疫能力和抗感染力受损。临床症状不明显的锌缺乏可能会显著增加腹泻和上呼吸道感染的发病率和死亡率。与铁、碘、维生素 A 一样,锌缺乏是全球范围内最重要的微量营养物缺乏种类之一。目前,有几项研究已经证实,对高危人群的补充可以带来巨大的健康益处。

参考范围:见表 16-89。

表 16-89　依据年龄划分的锌的参考范围

年龄	常规量(g/L)	年龄	常规量(g/L)
新生儿~6 个月	0.26~1.41	6~9 岁	0.48~1.29
6~11 个月	0.29~1.31	10~13 岁	0.25~1.48
1~4 岁	0.31~1.15	14~17 岁	0.46~1.30
4~5 岁	0.48~1.19	成人	0.70~1.20

2. 应用

(1) 锌缺乏的检查
(2) 协助诊断肠病性肢端皮炎
(3) 评估营养不良
(4) 评估可能的毒性
(5) 确证缺乏患者的治疗监测
(6) 肝豆状核变性患者的治疗监测

3. 临床意义

3.1 升高见于:

(1) 贫血
(2) 动脉粥样硬化
(3) 冠心病
(4) 原发性骨肉瘤

3.2 降低见于:

(1) 肠病性肢端皮炎

16

（2）艾滋病

（3）急性感染

（4）急性应激

（5）烧伤

（6）肝硬化

（7）白蛋白降低的情况

（8）糖尿病

（9）长期的全肠外营养

（10）吸收不良

（11）心肌梗死

（12）肾病综合征

（13）营养不良

（14）妊娠

（15）肺结核

（16）溃疡性结肠炎、克罗恩病

（17）局限性肠炎、口炎性腹泻、肠旁路术、肿瘤性疾病

（18）合成类固醇引起的分解代谢增加

4. 局限性

（1）血浆中的锌水平并不一定与组织中锌水平相关,也不能鉴定锌缺乏的个体。虽然在健康个体中血浆锌水平是营养状态的一个良好指标,但在炎症性疾病状态下血浆锌水平会降低。

（2）在急性或慢性炎症中,红细胞锌的浓度可以作为反映锌状态较实用的测量方法。几种功能性的指标也可用于间接评价锌的状态,血清超氧化物歧化酶和红细胞碱性磷酸酶活性被认为是反映锌水平的间接指标,但是这些检查不是每个实验室都能做的。

（3）厌食和饥饿状态也可以导致锌水平降低。

（4）溶血标本导致血清锌水平虚高

（5）标本应收集在不含金属的标本容器中。

（6）金诺芬、氯噻酮、促肾上腺皮质激素、口服避孕药、青霉胺会增加锌的水平。

（7）抗惊厥药、顺铂、柠檬酸盐、类固醇皮质激素、雌激素、干扰素和口服避孕药会降低锌水平。

16

第十七章

感染性疾病检测

本章给出了最常用的已知的感染性疾病相关的检测试验,试验名称按字母顺序排列。对病原学检测试验按病原体的名称分组。本章测试方法包括普通细菌培养、选择性培养、直接抗原抗体检测、目测和镜检以及分子检测方法。

认识到每一种方法的局限性是非常重要的。一般来说,培养被认为是病原体检测的金标准;然而,细菌培养通常需要 24 小时~48 小时完成,而且对苛养菌来说更长,如对生长环境挑剔的厌氧菌和生长缓慢的分枝杆菌。当某些病原菌不能使用常规培养方法有效检测时,可使用选择性培养。不过,需要考虑的是:①选择性培养条件可能抑制某些病原体的个别菌株;②一般培养基与选择性培养基应同时进行培养;③选择性培养可能会漏检其他对感染患者具有重要意义的病原体。因而,除了有针对的选择性培养,一般的常规细菌培养也是需要的。

直接抗原检测能够快速提供结果而被临床广泛使用。然而,它们往往具有较低的灵敏度。分子生物学方法由于灵敏度高、时间短而成为检测病原体的常用方法,但这些方法比较昂贵。关于病原体特异性疾病和微生物检测方法的基础知识见第十一章。

第一节　抗酸染色涂片

1. 定义和应用

对患者标本进行涂片染色并检查是否存在分枝杆菌。它可以提供早期结核或其他分枝杆菌感染的证据。一些染料与厚的酸性细胞壁结合。细胞壁的脂质使细胞抵抗酸性酒精脱色。大多数情况下应对分枝杆菌培养的标本进行抗酸染色(acid-fast bacillus,AFB)。

方法:

(1) 有两种类型的 AFB 染料:显色[石炭酸品红染色(包括 Ziehl-Neelsen 热染法和 Kinyoun 冷染法)]和荧光(碱性金胺 O+ 罗丹明)。染色后,用酸性酒精脱色尤其是盐酸乙醇溶液脱色,分枝杆菌保留染色。

使用普通光学显微镜于 100× 油镜下观察。非分枝杆菌细胞被亚甲基蓝复染成蓝色。分枝杆菌呈现红色,而其他细菌和背景显蓝色。

(2) 在荧光显色法中:使用金胺 O 荧光染色,荧光显微镜 25× 或 40× 目镜观测。在黑暗的背景下,分枝杆菌是黄橙色的。改进的金胺荧光染料信噪比,允许以较低的功率对目标进行扫描,在给定的时间内得以对玻片的更大区域进行检查,从而提高了灵敏度。任何生物都应该使用 100× 物镜进行形态学检查。一些实验室使用石炭酸品红染料进行荧光染色。

标本应根据分枝杆菌的培养要求进行收集和运送。

周转时间:<24h。

2. 结果解释

预期结果:阴性。每毫升或 1 克标本中有 10 000 个或更多分枝杆菌才可能得到阳性的检测结果。通过增加样本中细菌的浓度——如离心或通过对多个标本进行检验,可以提高灵敏度。快速生长分枝杆菌,如偶发分枝杆菌,具有相对较薄的细胞壁菌酸,可以被酸性酒精脱色。这些病原菌可以使用弱酸溶解于水溶液的弱抗酸方法进行染色。

阳性结果:阳性标本极有可能(>90%)培养出分枝杆菌。少数有空洞或广泛的结核病患者,在培养已转为阴性后痰液 AFB 染色阳性可能持续数周。未存活的病原菌同样可能被 AFB 染色发现。诺卡菌及相关菌种都呈弱抗酸性,如果没有严格遵循染色程序,可能会产生假阳性结果。

3. 局限性

应严格遵循标准化流程如美国胸科学会出版的标准化手册进行操作,以确保检测的敏感性并对涂片结果做出精准的解释。

常见误区:必须注意避免使用含有抗酸生物污染的玻片。常见导致玻片污染的原因是使用自来水进行溶液配制,由于镜油和共用染色槽在不同玻片之间交叉污染。

第二节 改良抗酸染色

1. 定义和应用

改良抗酸染色可用于检测具有诺卡菌病临床症状的患者标本,或形态学可疑为诺卡菌的培养分离菌落。革兰氏染色对患者标本中诺卡菌的检测非常敏感。

改良抗酸染色法是用于确认诺卡菌的常用染色检测法。改良后的抗酸染色法可用于鉴别诺卡菌(阳性)和链霉菌(阴性),特别是在培养分离株中。改良后的抗酸染色类似于以石炭酸品红为基础的抗酸染色(Ziehl-Neelsen 或 Kinyoun 染色),不同的是它使用活性较低的脱色剂(为 1% H_2SO_4 或 3% HCl 的水溶液)。标本的收集和运输应适合常规细菌培养。

周转时间:24h~72h。

2. 结果解释

预期结果:阴性。阴性结果不能排除诺卡病。快速生长的分枝杆菌,如偶发分枝杆菌,经常规抗酸染色可能呈阴性,但经改良抗酸染色可呈阳性。

阳性提示诺卡菌属。细的分枝菌丝,能保留住石炭酸品红的染色。

3. 局限性

诺卡菌属可能在患者的直接染色标本中染色不佳。其他种类的需氧放线菌,如马红球菌以及棒杆菌亦可能被改良抗酸染色呈阳性。

参考文献

Al-Moamary M, Black W, Bessuille E, et al. The significance of the persistent presence of acid-fast bacilli in sputum smears in pulmonary tuberculosis. *Chest* 1999;116:726–731.

Winn WC Jr, Allen SD, Janda WM, et al. *Koneman's Color Atlas and Textbook of Diagnostic Microbiology*, 6th ed. Baltimore, MD: Lippincott Williams & Wilkins; 2006.

17

第三节　需 氧 培 养

1. 定义和应用

需氧培养是指对取自细菌感染部位(例如肿胀、发红、热、脓或渗出物)的标本进行一般需氧病原体的鉴定。如果可以的话,建议使用特定位点的细菌培养物(如痰培养、生殖道分泌物培养)。标本可在几种类型的需氧平板和肉汤培养基中接种,包括选择性和营养培养基。典型的需氧培养基包括:

(1) 支持培养基用于分离非苛养的病原体,如羊血琼脂(SBA)。

(2) 营养培养基用于分离具有特殊营养需求的病原体,如巧克力琼脂。

(3) 选择培养基用于抑制特定类型细菌的生长。选择培养基可以根据被选择的病原体特殊营养要求而被制定出来,以便在培养基上生长出不同类型有不同的外观的菌落。麦康凯培养基(MacConkey)就是一个例子,选择性:非苛养的革兰氏阴性杆菌能够生长。鉴别:乳糖发酵者与乳糖不发酵者有区别。

(4) 固体与肉汤培养基

① 培养基可以制作成固体或肉汤。

② 量少的标本可接种在固体培养基(培养平板)上,不同病原体的菌落形态上有差异,以此区分出混合培养的病原菌。可以估计出每种病原体的数量(以及混合培养中的相对比例)(如稀少、少、中等量或大量)。

③ 化脓性感染通常呈现中等量或大量单种或优势的病原体。

④ 肉汤培养基接种的标本量比琼脂平皿要多,这可以提高病原体浓度不高的感染标本,但无法估计标本中细菌的数量。

⑤ 肉汤培养基可能允许一些相对耐氧的厌氧病原体的生长。肉汤培养的污染率也越来越高。

预期结果:没有分离到病原体。

周转时间:48h~72h。

在培养阳性时,需要进一步分离、鉴定和药敏试验。

2. 特殊采集和运输说明

采用标准预防措施,确保收集到感染部位的标本。

消毒皮肤或黏膜时应避免触碰到感染部位。

使用适当的无菌器材收集标本。将标本放在无菌、防漏的容器中进行运输。确保盖子拧紧,但勿过度。使用特殊病原体要求的运输介质和(或)程序,如可疑病原体(下文所述),运输到实验室的时间不超过 2 小时。给标本贴上注有患者和标本类型等信息的标签,如下所述。尽可能快地将标本送到实验室,避免极端温度。注意,某些类型标本的收集需要专门培训和(或)认证的卫生保健专业人员进行收集,例如骨髓和脑脊液标本。

3. 局限性

厌氧培养适用于感染部位可能被厌氧病原体感染的情况,例如盆腔感染、腹内感染、脓肿、创伤和手术创伤。某些需氧病原体如军团菌,需要特殊的处理或培养技术来检测。

常见误区:

标本的收集可能不是来自于原发病灶(尽管收集部位可能有炎症的迹象)。

由于内源菌群的污染,不适当的标本收集位点可能导致培养的假阳性。受污染的标本也可能掩盖了在培养中生长缓慢的或对条件挑剔的病原体的识别。

第四节　厌 氧 培 养

1. 定义和应用

厌氧培养是对取自有细菌感染症状和体征(如肿胀、发红、热、脓或渗出物)的部位的患者标本进行鉴定的方法。与厌氧病原体相关的感染包括外科手术和创伤性损伤、鼻窦炎和下呼吸道感染、盆腔和腹腔感染、骨髓炎、肌炎、坏疽或坏死的伤口、脓肿、放线菌病和瘘管形成的感染。

厌氧培养用于患者标本的普通厌氧细菌的检测。尽可能同时使用特定位点的需氧细菌培养(如组织培养、脓肿培养、创面培养)。标本在几种厌氧培养基上接种(参见"需氧培养"对培养基的一般性讨论)。培养基应该是新鲜的和预先配制好的。厌氧培养的常规培养基包括:

(1) 支持琼脂培养基,如 Schaedler 琼脂或疾病预防控制中心厌氧血琼脂。

(2) 选择性 / 鉴别琼脂培养基:

① 苯乙醇或 CNA 琼脂,适用于厌氧革兰氏阳性病原体培养。

② Kanamycin-vancomycin-laked 血琼脂,适用于厌氧革兰氏阴性杆菌。

③ Bacteroide bile-esculin 琼脂,适用于脆弱拟杆菌。

④ 蛋黄琼脂,分离具有梭状芽孢杆菌特征的病原体。

⑤ Cycloserine-cefoxitin-egg yolk-fructose 琼脂(CCFA),用于分离或鉴别艰难梭菌。

(3) 肉汤,如富含 thioglycolate 介质或切碎的肉羹。

周转时间:培养期为 5d~7d。

对于阳性的培养结果需要做耐氧试验以确认其厌氧性,并进一步行分离、鉴定和药敏试验。厌氧感染通常是多种微生物,最终的结果可能需要几周的时间进行充分的实验室评估。

2. 特殊采集和运输说明

查看《标本收集和运输指南》的一般讨论中的"需氧培养"部分。

由于存在厌氧内源菌群污染,来自以下部位的标本不应进行厌氧培养:痰或经支气管镜收集的下呼吸道标本;用棉签收集的皮肤或黏膜表面的标本;来自胃肠道(包括瘘管和造口表面等)的标本;表面溃疡或焦痂的标本;包括褥疮性溃疡;阴道或宫颈拭子或尿液(耻骨弓上的采集尿液除外)标本。

当提交标本时,确保标本量足够达到所有诊断检测要求(例如有氧、真菌和 / 或分枝杆菌培养和涂片)。在厌氧标本的运输过程中尽量减少标本暴露于大气的氧气中。不要使用冷冻或冷藏标本进行厌氧培养。请注意以下几点:在厌氧条件下收集和运输的标本也可用于需氧细菌、真菌或分枝杆菌的培养,只要提供足够的标本。

3. 结果解释

预期结果:厌氧菌培养阴性。

4. 局限性

厌氧感染经常是多种微生物感染。最初的分离和耐氧试验可能需要多次的再次培养。许多厌氧病原体生长缓慢,生化反应迟钝,鉴定、药敏试验以及进一步的分型比大多数需氧细菌病原体慢得多。因此,在获得测试结果之前,常常需要对患者提前做出必要的治疗处置,这限制了混合厌氧培养的临床应用。

常见的误区:

厌氧培养可能由于运输条件不严格厌氧或在运输过程中由于制冷而受影响。由于采样点的不恰当可能导致错误的培养结果,菌群污染可能掩盖了在培养中对生长挑剔或缓慢的厌氧病原体的识别。

第五节　细菌抗原检测

1. 定义和应用

试验的目的是快速早期检测肺炎链球菌、B 型流感嗜血杆菌、B 组 β 溶血链球菌(GBS)或脑脊液中的脑膜炎奈瑟菌。但该试验的作用有限,文献报道对普通病原体引起的脑膜炎患者的检测灵敏度有限;对患者的管理或治疗方案很少根据检测结果而发生改变。在 CSF 收集之前,患者可能已使用一些抗生素治疗。有证据表明,新生儿 GBS 脑膜炎的初步检测的性能是可以接受的。

检测原理为乳胶颗粒上包被待检抗原相应的抗体。如果在 CSF 中存在游离抗原或完整的细菌细胞,就会发生凝集反应。按照 CSF 培养指南采集和运输标本。

周转时间:<4 小时。

2. 结果解释

预期结果:阴性。没有凝集说明由特定病原体引起的 CSF 感染不太可能发生。阳性凝集:特异性病原体引起的 CSF 感染有可能发生。

3. 局限性

敏感性和特异性太低不推荐常规使用。结果不太可能改变患者的治疗或管理。

参考文献

Perkins MD, Mirrett S, Reller LB. Rapid bacterial antigen detection is not clinically useful. *J Clin Microbiol.* 1995;30(06):1486–1491.

Ringelmann R, Heym B, Kniehl E. Role of immunologic tests in diagnosis of bacterial meningitis. *Antibiot Chemother.* 1992;45:68–78.

17

第六节　真菌血培养

1. 定义和应用

真菌血培养用于检测由真菌引起的血流感染,特别是怀疑存在双相真菌或不常见病原体感染时。真菌的鉴别、敏感性测试需要进一步分离培养。这种培养主要用于癌症患者及使用广谱抗生素治疗、创伤、艾滋病和其他免疫缺陷症状如发热、畏寒、不适、低血压、低灌注、毒性、心动过速和过度通气等患者。双相离心分离法可以更好的分离双相真菌和丝状真菌。

周转时间:4 周。

2. 特殊采集和运输说明

根据制造商的建议接种血培养系统;如怀疑为马拉色菌感染,需通知实验室,因该种亲脂酵母菌需要特殊的培养处理;在室温下运输到实验室。

3. 结果解释

预期结果:没有生长。

在阳性培养中分离到的最常见病原体:

(1) 酵母菌:白色念珠菌、非白色念珠菌、新型隐球菌(念珠菌和其他常见的酵母菌可以使用常规血培养来有效检测)。

(2) 双相型真菌:荚膜组织胞浆菌。

(3) 霉菌:镰刀菌和丝孢菌属。

4. 局限性

很难通过血培养分离出曲霉菌,即使在急性系统性感染中也是如此。

参考文献

CLSI. *Principles and Procedures for Blood Cultures; Approved Guideline*. CLSI document M47-A. Wayne, PA: Clinical and Laboratory Standards Institute; 2007.

第七节　血液培养分枝杆菌

1. 定义和应用

分枝杆菌血培养用于检测血液中由分枝杆菌属引起的感染。分枝杆菌在艾滋病的患者中最为常见,也可能发生在其他先天性和获得性免疫缺陷的患者,包括长期利用糖皮质激素治疗的患者和恶性肿瘤患者。该菌生长需要使用专门的富集培养基进行长时间的培养。血细胞裂解释放吞噬体,改善了检测效果,因而被用于大多数方法(例如,裂解 - 离心方法)。

周转时间:4 周 ~8 周。

2. 特殊采集和运输说明

收集 5ml~10ml 的血液于磺酸钠(SPS)或肝素瓶中,或直接接种于特定的分枝杆菌血培养基。根据制造商的指南接种于血液培养基或采集系统。在室温下运输到实验室。

3. 结果解释

预期结果:没有生长。

阳性结果:鸟分枝杆菌复合群(MAC)是最常被分离到的分枝杆菌病原体。在严重的原发或复发疾病的血源性传播时结核分枝杆菌可能被分离到。快速生长分枝杆菌如偶发分枝杆菌,与长期留置血管导管和其他假体材料有关。

4. 局限性

一些分枝杆菌感染很少引起菌血症。EDTA 或柠檬酸葡萄糖(ACD)-抗凝血不适用于分枝杆菌血培养。

参考文献

CLSI. *Principles and Procedures for Blood Cultures; Approved Guideline.* CLSI document M47-A. Wayne, PA: Clinical and Laboratory Standards Institute; 2007.

第八节　常规血培养

1. 定义和应用

常规血培养用于检测由于常见的需氧和厌氧细菌和酵母菌病原体引起的血流感染(bloodstream infections, BSI),鉴别潜在的致病菌株并适当地进行药敏试验。检测分枝杆菌、寄生虫、病毒和某些真菌病原体需要进行特殊的试验。

适应证:

(1) 脓毒血症。临床症状表现为发热、畏寒、不适、低血压、低灌注、中毒、心动过速、过度通气。

(2) 评估严重局部感染,如肺炎、尿路感染、脑膜炎。婴儿,老年人和接受治疗或手术的患者可能不会出现典型的症状和综合征。

方法:

大多数商用血培养系统推荐接种两种肉汤培养基:一种是有氧型,一种是厌氧型。细胞溶解-离心分离法可用于常规的细菌或酵母菌感染的血流感染(BSI)检测,但常用于检测分枝杆菌或真菌引起的菌血症。

周转时间:一般培养 5~7d。大多数真阳性标本接种后 24h~48h 内血培养呈阳性。

2. 特殊采集和运输说明

采血位点的消毒是预防出现假阳性结果的最重要因素。根据制造商的指南接种培养基。通常,每个血培养瓶接种 8ml~10ml 的血。对于儿童,可依据体重或年龄选择接种血量。对疑似 BSI 患者进行初步评估时,建议提交两个或三种独立采血(不同的静脉穿刺点)标本的血培养。在室温下将血液标本输送到实验室。

3. 结果解释

预期结果:没有生长。

阳性结果:菌血症或真菌血症的存在。对阳性血培养必须仔细评估,以排除由于样本在收集时受到污染而导致的假阳性。比如草绿色链球菌是最常见的污染菌,通常见于免疫功能降低的患者。应结合阳性培养结果的总数和患者的临床指征以及其他实验室指标来综合判定阳性血培养结果。在血流感染的患者(真阳性)中,病原体通常从大多数培养皿或瓶中分离到;在污染的血液培养(假阳性)中,常常是单个培养基或瓶阳性,而其他呈阴性。

阴性结果:在采取标本时无菌血症和真菌血症。在采样前已使用抗菌药物治疗可能导致假阴性结果。假阴性结果也可能是由于接种标本量小于推荐量所致。因为临床上严重的菌血症可能是间歇性的,因此推荐做两瓶或三瓶血培养排除菌血症。

4. 局限性

阳性血培养的意义应考虑以下几个因素:患者体征和症状;血培养分离株的内在致病性;阳性培养的数量;培养基上菌落的数量(混合培养通常代表污染),以及在其他受感染的地方培养出来的阳性。

常规血培养是检测血流感染病原体最常用方法。临床血流感染同致病病原相关,不同的病原体(例如分枝杆菌、双相型真菌、苛养菌)需要进行不同的血培养。

常见的误区:灵敏度下降可能是接种标本量少等因素所致;特异性低可能是由于采样污染而导致的。

参考文献

CLSI. *Principles and Procedures for Blood Cultures; Approved Guideline*. CLSI document M47-A. Wayne, PA: Clinical and Laboratory Standards Institute; 2007.

Katidis AG, et al. *Pediatric Infect Dis J*. 1996;15:615–620.

Yakoe DS, Anderson J, Chambers R, et al. Simplified surveillance for nosocomial bloodstream infections. *Inf Control Hosp Epidemiol*. 1998;19:657–660.

第九节　血液寄生虫检查

1. 定义和应用

该试验用来检测外周血循环中的寄生虫。当怀疑感染是由疟原虫(疟疾)、巴贝西虫(巴贝虫病)、锥虫属(昏睡病、查加斯病),或某些微丝虫属或全身感染利什曼原虫引起时,应当申请做这个试验。由自由流动的毛细血管或 EDTA 抗凝血分别制作薄片和厚片。吉姆萨、瑞氏或瑞氏 - 吉姆萨染色后镜检。对于阳性标本,要评估寄生虫的浓度水平。

周转时间:如果怀疑患有疟疾,则应进行"急诊"初步检查(周转时间 <4 小时)。阳性涂片的最终报告:<24 小时。

2. 特殊采集和运输说明

在床边准备涂片,尽可能采用毛细血管采血,将得到最好的形态涂片。另外,也可以收集 EDTA 抗凝血。对于微丝蚴来说,采取标本时应考虑物种的生活周期(罗阿丝虫:10AM~2PM;吴策线虫或布鲁格丝虫属物种:8PM~4AM)。运输的标本到实验室,尽快准备涂片。一般来说,连续 3 天,每隔 6h~8h 收集标本(直到阳性),以进行疑似病例的最佳检测。血液应分别在 24、48 和 72 小时后被检测以评估疗效。

3. 结果解释

预期结果:阴性。为提高寄生虫检测的敏感性,推荐用以上推荐的几种类型标本的检查。阳性结果:由鉴定的寄生虫引起的感染疾病。

4. 局限性

低水平的寄生虫血症可能需要对多个标本进行检测。来自于白细胞膜层的涂片可以提高对一些寄生虫的检测灵敏度,比如微丝蚴和锥体虫。有效检测微丝蚴需要在寄生虫的生活循环周期的特殊时间收集标本。

常见的误区:包括收集太少标本进行检查。

5. 其他注意事项

在有效治疗的患者中,血液中寄生虫水平应该下降非常快;在耐药寄生虫患者中,水平可能保持稳定,甚至增加。

参考文献

Garcia LS. *Diagnostic Parasitology*, 5th ed. Washington, DC: ASM Press; 2007.
NCCLS document M15-A. *Laboratory Diagnosis of Blood-borne Parasitic Diseases*; Approved Guideline. 2000. Clinical and Laboratory Standards Institute.

第十节 体 液 培 养

1. 定义

在人体的许多解剖位点充满无菌液体可能会遭受感染,无菌体液包括腹膜、胸膜、心包、滑膜关节液。与 CSF 相关的感染威胁生命且与不同细菌病原体有关,所以这些培养基的处理方式不同于其他无菌液体。由于与外部环境接触,依据尿道感染部位和病原体不同,尿液也需不同的培养技术进行处理。大量细菌病原体可引起无菌感染,对于体液中低浓度的病原体,细菌培养的方法是最好的病原体增殖的方法。

2. 应用

从具有炎症体征和症状的相关部位收集无菌液体培养物,例如红、肿、痛、发热、液体积聚和脓液的形成。

方法:支持培养基和营养固体琼脂(SBA 和巧克力琼脂),肉汤培养基(血液培养基)用于一般接种;选择性 / 鉴定琼脂培养基,如麦康凯琼脂(革兰氏阴性杆菌),CNA,或苯基乙醇琼脂(革兰氏阳性菌)用于多重感染的接种(如腹膜炎)或内源菌群污染的标本(如:囊 cul-de-sac aspirates)。如果怀疑为少见的苛养的病原体感染,应通知实验室以便接种特殊的培养基。

周转时间:接种培养长达 7 天。另外还需要进行分离、鉴定、药敏测试。根据需要可能要求进一步的分型。

3. 特殊收集和运输说明

应当像标记手术部位一样标记穿刺位点。由于内生菌群污染的发生率很高,来自引流装置的标本被禁止使用,建议直接收集无菌体液。

建议最大程度地从受感染的部位收集标本。有自发性细菌性腹膜炎的患者,推荐接种血培养,如有需要应保留少量的液体标本进行革兰氏染色和特殊培养。

不应将拭子用于液体收集。

将液体标本放入无菌运送管;量少的标本,或从大体积标本留取的几毫升标本,应该放在厌氧运送管中。注意:在厌氧条件下运输的标本可以用于培养需氧菌、分枝杆菌和真菌的培养。

在抗生素治疗前采样培养能显著提高培养检测的灵敏度。

因为可能抑制一些病原体,因此不应该使用抗凝剂;如果需要抗凝治疗,建议使用肝素或 SPS。

标本运输在室温下进行,不要冷冻或冷藏。

4. 结果解释

预期结果:没有生长。培养阴性应排除感染,尤其是在启动抗生素治疗之后。罕见的、苛养的病原体在没有接种到特殊培养基的情况下,不可能被分离。

阳性培养表明无菌位点的感染,但培养可能受到内源菌群的污染,故解释结果必须谨慎,应考虑到细菌生长的数量、培养的纯度、革兰氏染色和临床症状及体征。受感染的腹膜液可能产生大量的需氧和厌氧病原体,广泛的鉴别和药敏测试常常没有什么临床意义——最终结果往往直到治疗之前才获得,经验治疗通常是有效的。

参考文献

Atkins BL, Athanasou N, Deeks JJ, et al.; the Osiris Collaborative Study Group. Prospective evaluation of criteria for microbiologic diagnosis of prosthetic-joint infection at revision arthroplasty. *J Clin Microbiol*. 1998;36:2932–2939.

Baselski V, Beavis KG, Bell M, et al. *Clinical Microbiology Procedures Handbook*, 3rd ed. Editor in Chief: Lynne S. Garcia, Washington, DC: ASM Press; 2010.

Bernard L, Pron B, Vaugnat A, et al.; the Groupe d'Etude sur l'Osteite. The value of suction drainage fluid culture during aseptic and septic orthopedic surgery: a prospective study of 901 patients. *Clin Infect Dis*. 2002;34:46–49.

17

第十一节 百日咳鲍特菌培养（选择性培养）

1. 定义和应用

本试验用于检测由生长缓慢的百日咳鲍特菌所引起的急性感染,该菌感染是引起百日咳的病因。应采取鼻咽部标本进行百日咳鲍特菌培养,首选后鼻腔吸入物;前鼻孔或咽喉标本是不能接受的。推荐使用运输介质(例如 Regan-Lowe)。标本通常接种到营养丰富的选择性琼脂 - 如 Regan-Lowe。

周转时间:大多数阳性培养需要 7 天~10 天,尽管一些培养时间长达 14 天。对于进一步鉴定和分型还需要额外时间。

2. 结果解释

预期结果:阴性。阴性结果并不排除百日咳诊断,尤其在早期的急性感染期之后采集的标本。

阳性结果:确认诊断百日咳。

3. 局限性

症状出现的第一个 7 天~14 天后采样会导致百日咳培养的敏感性明显下降。标本收集不良、非鼻咽部标本和疾病的慢性期采样均会导致敏感性下降。

4. 其他注意事项

PCR 也是百日咳的诊断方法。交叉反应的存在(例如 Bordetella holmesii)限制了分子诊断方法的应用。在急性感染期,PCR 的灵敏度最高,急性期缓解后的几周也可能会检测到百日咳的 DNA。许多血清学检测试剂盒已在临床应用,包括对 IgM 和 IgA 的分析。但是其敏感性和特异性限制了这些试剂盒的临床效用。

第十二节 百日咳鲍特菌血清学 IgG

1. 定义

百日咳是一种由革兰氏阴性球杆状菌——百日咳鲍特菌造成的呼吸道感染疾病。临床表现为长时间的严重咳嗽。阵发性咳嗽可能是突发性的,通常发生在婴幼儿,紧随其后的是深长的吸气性吼声。临床症状是百日咳诊断和治疗的基础。CDC 提供以下临床症状定义百日咳。咳嗽至少持续 2 周且有以下症状之一:阵发性咳嗽;吸气性吼声;或者咳嗽后呕吐;没有其他明显的原因。该试验用于检测生长缓慢、苛养的百日咳鲍特氏菌。因为具有传染性,因此需要特定的实验室来检测临床上怀疑为百日咳的患者。由于实验室检测方法不多,依赖实验室诊断百日咳有一定难度。对于诊断和确认试验的选择依赖患者的年龄和疾病的进程。

17

预期结果:阴性。

2. 应用

用于百日咳感染的辅助诊断。血清学试验包括使用标准化程序检测抗百日咳抗体。百日咳毒素(PT)和丝状血凝素(FHA)是最广泛使用的抗原,其次是百日咳杆菌粘附素(PRN)和菌毛抗原。只有 PT 对百日咳有特异性;FHA 和 PRN 与其他鲍特氏菌和其他细菌产生的抗体有交叉反应。以 ELISA 法测定血清抗体、补体固定、凝集和中和毒性试验,ELISA 是一种简便易于操作的方法。

尽管百日咳血清学试验主要用于流行病学调查或者疫苗试验检测,但它在一些患者中,特别是在青少年、成人和以前接种过疫苗的人中有一定的诊断效用。血清学检查也可能对咳嗽大于 2 周 ~3 周的患者有用。在百日咳症状发作后 1 周 ~2 周抗体可以被检测到。作为对感染的反应,血清中产生 IgG 和 IgA 等血清型。接种疫苗后,IgG 是主要的血清反应类型。然而,单个抗原或同类型的抗原不可以用来鉴别感染和接种疫苗的反应。因为存在疑问,所以血清型 IgM 通常不用于诊断百日咳。

在诊断百日咳时,最可靠的血清学方法是对急性期和康复期的血清配对做测试。抗 PT 或 FHA 的 IgG 或 IgA 抗体滴度在康复期比急性期显著增加(四倍或更多),提示近期百日咳杆菌感染。然而,配对血清在大多数临床环境中是不能实现的。单份血清学测试抗百日咳毒素 IgG 必须在症状出现后至少 2 周收集。疫苗接种后 2 年的高抗体效价支持诊断百日咳。

3. 结果解释

阳性:IgG 抗体阳性提示当前或既往感染百日咳杆菌。

4. 局限性

疾控中心目前不接受血清学试验确证百日咳杆菌感染;那些符合临床特点的血清学阳性的病例,培养或 PCR 可能是阴性的。在马萨诸塞州和欧洲联盟的一些国家,单一的血清学试验用于国家实验室对百日咳的诊断。

由于儿童期疫苗接种持续产生抗体的干扰,11 岁以下儿童血清 IgG 阳性并不能支持百日咳感染。接受 Tdap 疫苗注射的老年患者前 3 年的血清结果也不支持百日咳感染。

第十三节 伯氏疏螺旋体(莱姆病)抗体筛查

1. 定义

用于检测伯氏疏螺旋体的 IgG 和(或)IgM 抗体的敏感的血清学筛查试验。

2. 应用

在高风险患者中如果怀疑莱姆病,则使用该试验;如果患者出现蜱咬和红斑迁徙,则无需进行检测。

3. 结果解释

<1.00= 阴性
1.00~1.19= 可疑
>1.19= 阳性

注意：当前的 CDC 建议指出，在报告筛查结果之前，应使用 Western blot 证实可疑和阳性结果。如果检测结果为阴性，则考虑其他蜱传疾病（即巴贝虫、埃立克体）。

4. 局限性

不应该用来筛选一般人群。如果在疾病早期检测，可能会出现假阴性结果，需要在 2 周~4 周内重复测试。通常感染后 4 周 ~6 周才可能检测到 IgG 抗体反应；在感染的前 2 周内不能检测到 IgM 抗体应答，感染后 3 周 ~6 周 IgM 抗体达到峰值。其他螺旋体病、自身免疫性疾病或其他感染（EBV、HIV、梅毒、传染性单核细胞增多症等）可能会出现假阳性结果。IgG 抗体可在 2 周内检测到，IgM 和 IgG 抗体可保持多年可测。诊断取决于临床特征并结合可用的实验室检测。

参考文献

FDA Public Health Advisory: Assays for Antibodies to Borrelia burgdorferi; Limitations, Use, and Interpretation for Supporting a Clinical Diagnosis of Lyme Disease. July 7, 1997. http://www.fda.gov/MedicalDevices/Safety/AlertsandNotices/PublicHealthNotifications/UCM062429

第十四节　伯氏疏螺旋体（莱姆病）Western Blot

1. 定义

对莱姆病的病原体伯氏疏螺旋体抗体的 western blot 分析是一种定性方法，依据血清或血浆中产生针对伯氏疏螺旋体的特异性免疫反应类蛋白质，根据分子量大小将其在硝酸纤维素膜带上进行分离。

参考区间：阴性。

2. 应用

伯氏疏螺旋体的 western blot 分析被用作第二级测试，通过个体免疫对伯氏疏螺旋体的特异性反应来识别伯氏疏螺旋体蛋白质的存在、相对水平和反应模式。在对伯氏疏螺旋体的一般反应性进行更敏感但较不特异的筛选试验（例如 EIA）后，该试验常用于提供支持性血清学感染证据。分析针对细菌蛋白质的 IgM 和 IgG 反应性以提供关于免疫反应相对于感染阶段（即早期局部化、早期传播，或晚期传播）的进展的信息。需要注意的是，对于症状持续时间大于 1~2 个月的患者，不推荐使用 IgM 检测，对于这类患者应单独进行 IgG 检测。

17

3. 结果解释

反应性评分:比照阈值或最小阳性反应强度,对有蛋白条带反应的样本根据相对反应强度进行评分。

测试结果解释(IgM 分类反应):

阳性:在疾病早期(感染后 2 周~3 周),三种有临床意义的蛋白质(41、39、23kDa)中至少两种的反应性分数为"+"或更高。

阴性:测试条上没有任何条带反应或三种有临床意义的蛋白质中仅一种具有反应性

测试结果解释(IgG 类别反应):

阳性:在疾病晚期(感染后数周至数月),10 种有临床意义的蛋白质(93、66、58、45、41、39、30、28、23、18kDa)中至少 5 种的反应性分数为"+"或更高。

阴性:对 10 种有临床意义的蛋白质中少于 5 种在测试条上没有任何条带反应性或反应性。

4. 局限性

最小标本体积为 40μl(IgM 和 IgG 各需要 20μl)。

像任何第二级测试一样,Western 印迹试验的阳性预测值是由临床和流行病学的标准数据建立的先验可能性函数,而阴性预测值由于受感染个体的免疫应答的变异性而不太明确。交叉反应性疾病最常见于对 41-kDa 鞭毛蛋白的反应,而对 66-kDa 热休克蛋白的频率要低得多。来自诊断患有埃利希体或巴贝虫感染的患者的标本可以显示其他疏螺旋体特异性条带。

参考文献

Branda JA, Aguero-Rosenfeld ME, Ferraro MJ, et al. 2-tiered antibody testing for early and late Lyme disease using only an immunoglobulin G blot with the addition of a VisE band as the second-tier test. Clin Infect Dis. 2010;50:20–26.

第十五节　支气管(灌洗或毛刷)标本定量培养

1. 定义

支气管镜检查(灌洗或保护性毛刷)采集的定量细菌培养物通常用于评估呼吸机相关性肺炎(VAP)。VAP 的诊断具有挑战性,需要结合临床、影像学和实验室检查。与由实验室和临床医师合作建立的阈值进行比较来评估培养。

2. 特殊采集和运输说明

(1)受过训练的医生使用标准程序收集保护性毛刷和灌洗标本。

(2)毛刷

① 通过支气管镜的活检通道将毛刷插入导管,在打开塞子后,毛刷从远端气道收集细胞和分泌物。

②应使用无菌技术将毛刷末端取出,并放入少量(1ml)的不抑菌盐水中运输。

（3）灌洗

①灌洗标本由训练有素的医生使用标准程序收集。尖端的手术和放置可以在直接观察下进行,或者通过气管导管(迷你灌洗)"盲目"进行。

②支气管镜应楔入末端气道以确保取样肺泡内容物;从手术返回应该是10ml~100ml,取样约1ml的肺泡分泌物。

③应使用细菌培养的标准方案尽快将样本运送到实验室。

3. 应用

方法:

（1）已知体积的样本(或样本稀释液)接种到固体琼脂培养基上,包括SBA、巧克力和麦康凯琼脂(以及其他非常见病原体如军团菌所需的培养基);根据分离的菌落数量报告定量结果。

（2）保护性毛刷:毛刷在盐水运送液体中剧烈搅动以释放被困微生物,然后使用盐水来制备用于培养基接种的稀释液。

（3）灌洗:将经测量等分的灌洗液用来制备用于培养基接种的稀释液。

（4）温育后,使用固体培养基上的菌落数,接种到固体培养基上的体积和原始标本的稀释度来计算每种类型生物体的浓度。根据菌落的鉴定和数量以及其他菌群的存在,特别是低致病性的内源菌群,对培养物进行结果解释。

周转时间:孵化48小时。需要额外的时间进行病原体分离、鉴定、药敏试验和进一步鉴定。

4. 结果解释

预期结果:经常见到少量的内源性上呼吸道菌群。

阳性结果:对于肺炎患者,支气管毛刷标本预计呼吸道病原体的生长浓度 $>10^3$ CFU/ml。对于可视化引导的灌洗标本,预计呼吸道病原体的生长浓度 $>10^4$ CFU/ml 或 $>10^5$~10^6（无可视化引导操作迷你灌洗标本）。

阴性结果:假阴性培养物可能是以前的抗菌药物治疗引起的。检测由某些苛养病原体引起的肺炎可能需要接种特殊培养基。内源性菌群对标本的严重污染可能会掩盖病原体的生长。

5. 局限性

保护性毛刷标本的定量培养只有中等到良好的表现,PPV和NPV分别为74%和85%;灌洗的定量培养只有中等到良好的表现,PPV为83%~91%,NPV为87%~89%;超过5%细胞内源物的存在与更高的特异性相关;活检的组织病理学和定量培养被认为是诊断的"黄金标准"。

6. 常见误区

在手术前使用任何抗生素治疗的患者的培养物的预测值显著降低。

17

念珠菌属物种是常见的污染物,不应该被常规认为是病原生物。

参考文献

Carroll KC. Laboratory diagnosis of lower respiratory tract infections: controversy and conundrums. *J Clin Microbiol.* 2002;40:3115–3120.

Koenig SM, Truwit JD. Ventilator-associated pneumonia: diagnosis, treatment, and prevention. *Clin Microbiol Rev.* 2006;19:637–657.

第十六节 布鲁菌培养(选择性培养)

1. 定义

人类感染可能由几种布鲁菌引起。该菌是苛养、缓慢生长的革兰氏阴性杆菌,能够产生严重的局部和全身感染。感染一般是通过人畜共患传播获得的,主要与畜牧业和乳业有关。如果使用这种生物体进行与生物恐怖有关的攻击,是十分令人担忧的。该病原菌很容易传播,所以怀疑布鲁菌病时,通知实验室至关重要。

2. 应用

从临床标本中通过培养分离布鲁菌。由于实验室获得性感染的风险,并且由于布鲁氏菌种的分离可能代表生物恐怖袭击中的前哨事件,所以大多数临床微生物实验室对可疑标本的处理限制为选择性培养可疑的菌落的简单试验,将未能"选择性抑制掉"的菌株提交给当地公共卫生实验室进行进一步鉴定。因此,与常见细菌分离株相比,最终检测结果可能会延迟。

方法:将标本接种到血琼脂(如布鲁氏菌血琼脂)、巧克力琼脂和TM琼脂(如果怀疑有内源菌群污染);布鲁氏菌标本也接种到麦康凯琼脂上。

周转时间:常规培养的分离和初步鉴定通常在3天~7天内可完成;需要额外时间转移到当地公共卫生实验室鉴定和进一步测试。

3. 特殊采集和运输说明

病原体主要感染网状内皮系统,因此骨髓和血液是评估患者的首选标本;还应提交来自其他感染组织或部位的标本进行培养;对怀疑布鲁氏菌病患者的诊断推荐进行血清学检测。

4. 结果解释

预期结果:阴性。

阳性:培养中分离布鲁菌可诊断布鲁菌病。

5. 局限性

布鲁菌难以通过革兰氏染色在原始标本中检测到。

常见的误区:由于布鲁菌病可能会在长时间的潜伏期后出现,或者出现非特异性症状和无痛发作,直到进入疾病的慢性阶段才能考虑诊断。临床医生可能不会要求特定的布鲁菌培养,或警告实验室临床怀疑布鲁菌病。

6. 其他注意事项

布鲁菌病是一种需要报告的疾病,诊断为布鲁菌病的患者必须向当地卫生部门报告。

第十七节　脑脊液培养

1. 定义和应用

脑脊液(cerebrospinal fluid,CSF)培养用于细菌性脑膜炎的特异性诊断。患者通常出现严重头痛、发热、颈部僵硬和脑膜体征、精神状态改变以及全身毒性症状。

2. 方法

将 CSF 接种到绵羊血琼脂和巧克力琼脂上,需氧温育;还可接种于肉汤培养基。特殊的培养基或培养条件可能用于非社区获得性脑膜炎,例如与创伤和假体植入物相关的感染。

3. 周转时间

将培养物孵育 96 小时。需要额外的时间进行隔离鉴定、敏感性测试和进一步分型。

4. 特殊采集和运输说明

按手术部位准备的要求来准备穿刺部位,通过针吸收集 CSF。
液体在无菌容器或带有紧密盖子的试管中运输。
CSF 应在室温下运输,请勿冷藏或冻结运输。
如果提供足够量的液体,提交细菌培养的标本也适用于真菌或分枝杆菌染色和培养、抗原检测和 VDRL。

5. 结果解释

预期成果:没有生长。假阴性培养可能是由 CSF 中病原体浓度低造成的,特别是在提供低容量样本或培养前使用过抗生素治疗时。
阳性结果:阳性 CSF 培养支持脑膜炎的特定诊断。假阳性培养物可能由内源性皮肤菌群污染所致。对于大多数细菌性病原体,急性细菌性脑膜炎患者的 CSF 标本通常显示 WBC 增加(以 PMN 为主)、蛋白质增加和葡萄糖减少。

6. 局限性

对于出现脑膜炎体征和症状的患者,可考虑广泛的病因学,这可能需要多种不同的诊断测试,但提交的 CSF 标本量通常不足以获得所要求测试范围的最佳灵敏度。

第十八节 沙眼衣原体核酸扩增检测

参见:性传播感染,分子诊断(沙眼衣原体、淋病奈瑟菌、阴道毛滴虫)。

第十九节 沙眼衣原体培养

1. 应用

沙眼衣原体是一种专性细胞内病原体,并且该培养物可用于诊断沙眼衣原体感染。尽管基于核酸扩增的测试已经成为诊断衣原体生殖器感染的最敏感的方法,但对于分子诊断测试尚未得到验证的标本,衣原体培养仍然是需要的。沙眼衣原体培养也应该在可能有法律影响的案件中进行,如强奸和虐待儿童。

方法:将来自患者标本的感染细胞接种到培养的真核细胞上,最常见的是 McCoy 细胞。

将培养物孵育 48 小时~72 小时。

阳性培养物通常通过特异性抗沙眼衣原体抗体染色固定单层来检测;阳性培养物显示细胞内包涵体的染色;培养物对沙眼衣原体检测的敏感性通过初始培养后原代培养物的盲传代培养而得到改善。

周转时间:将培养物孵育 72 小时。如果在最终检查之前对原代培养物进行传代培养,则需要额外的 48 小时~72 小时。

2. 特殊采集和运输说明

使用经过毒性试验的拭子或其他设备从感染部位收集感染上皮细胞至关重要。在采集标本之前,拭子可以用无菌生理盐水预先润湿。对于某些标本类型,可能会提交碎片或活检标本(见下面的标本)。

将标本放入衣原体运输培养基如 2-SP 中,并在 4℃条件下尽快送达实验室。

通常提交衣原体培养物的标本来自以下部位:

子宫颈:去除外泌体中过多的粘液,将一根新的拭子插入宫颈管约 1cm,轻轻旋转 10s~15s。

尿道:用拭子清洁远端尿道和尿道口,在尿道中插入一个新的 2cm~4cm 的棉签,并轻轻旋转 10s~15s。

结膜:用拭子去除多余的脓性分泌物,用新棉签轻轻旋转擦拭受影响的结膜表面。

肛门:将预先润湿的棉签插入肛门直肠并轻轻旋转,棉签不应该被粪便沾染。

输卵管或附睾:将吸出物放入等体积的衣原体运输介质中。

呼吸道(新生儿):将吸出物或洗液放入等体积的衣原体运输介质中。

可以采取活检(淋巴结、子宫内膜、输卵管、肺),将活检标本放入带有衣原体运输培养基的无菌容器中。

3. 结果解释

预期结果:没有生长。

阳性结果:衣原体培养对沙眼衣原体造成的感染非常特异。

阴性结果:衣原体感染可能出现阴性结果。阴性结果应重复测试,如果该部位适合使用核酸扩增试验,推荐高度怀疑衣原体感染的患者使用。

4. 局限性

衣原体培养本质上不如分子诊断技术敏感。沙眼衣原体(Chlamydophila species)、鹦鹉热衣原体(C.psittaci)和肺炎衣原体(C.pneumoniae)未能被培养分离。以下标本不推荐用于衣原体培养:

(1) 腹膜液

(2) 尿道分泌物

(3) 尿液

(4) 直肠子宫陷窝积液

(5) 阴道组织或阴道液

(6) 咽拭子

5. 常见的误区

收集不当(标本选择或收集技术)或运输过程中标本丧失生存能力;拭子可能对沙眼衣原体有毒。在临床使用前特定类型和不同批次的拭子应进行毒性测试;患者排尿后 1 小时内不应收集尿道标本。

第二十节　艰难梭菌检测

1. 定义和应用

艰难梭菌是抗生素相关性腹泻和假膜性结肠炎的主要原因,是医院感染最重要和严重的病原体。在停用抗生素后,艰难梭菌感染(CDI)可能是轻度和自限性的,但相当数量的患者有持续性和(或)严重的腹泻疾病,可能发展成伪膜性结肠炎或有毒巨结肠。艰难梭菌是厌氧的可形成芽孢的革兰氏阳性杆菌,该菌产生几种毒素(毒素 A 和 B),这些毒素被用作检测的基础。对抗生素治疗后或住院期间发生腹泻疾病的患者推荐进行艰难梭菌检测,特别是当结肠炎(粪便白细胞增加)是一个突出特征时。

方法:

(1) 细胞毒性:在该方法中,将通过膜过滤器去除细菌的粪便悬浮液接种在培养的真核细胞(例如 WI-38)上,观察单层细胞 48 小时以获得典型的"放射性"细胞毒性(破坏单层中正常细胞形态)的证据。为了排除粪便滤液可能出现的非特异性细胞毒性,必须使用抗艰难梭菌抗血清中和细胞毒性作用来验证。

(2) 致毒性培养物:可以使用孢子选择技术(通过热休克或在培养基接种之前的粪便悬

浮液进行酒精预处理)和选择性培养基从粪便中分离艰难梭菌。由于并非所有艰难梭菌分离株都产生与疾病相关的毒素,因此必须对培养上清液进行毒素测试以诊断艰难梭菌相关疾病。

(3) 使用免疫诊断程序进行毒素检测:已经开发了许多市售的乳胶凝集或 EIA 试剂盒来检测粪便样本中的艰难梭菌毒素 A 和(或)毒素 B。这些试验提供了更快的周转时间,但与培养或细胞毒性测定相比灵敏度和特异性更低。

(4) 艰难梭菌谷氨酸脱氢酶抗原检测:艰难梭菌谷氨酸脱氢酶抗原的检测可用于筛查粪便中艰难梭菌的存在。由于谷氨酸脱氢酶对于产毒艰难梭菌不是特异的,所以必须对阳性标本进行毒素测试以确认艰难梭菌相关疾病的诊断。

(5) 分子诊断方法:用于检测艰难梭菌的分子诊断方法是商业性的,并且为 CDI 提供最灵敏的测定。当用于具有典型临床症状和艰难梭菌感染的患者时,该测试非常特异。

周转时间:

(1) 分子诊断,免疫诊断试验和谷氨酸脱氢酶试验:24h。

(2) 细胞毒性测定:24h~72h。

(3) 培养:96h。

液体粪便标本收集在带有紧密盖子的干净容器中,应在 2 小时内在室温下运输到实验室。如果运输时间延长,应将标本保存在冷藏温度下,不要冻存。

2. 结果解释

预期结果:阴性。

3. 局限性

现有的测定法在诊断艰难梭菌疾病的敏感性和特异性方面略有不同。诊断方法的选择必须考虑成本、检测性能,周转时间和其他因素。由于可能在没有腹泻疾病或结肠炎迹象的健康婴儿的粪便中检测到毒素,因此婴幼儿阳性艰难梭菌检测结果必须谨慎解读。

第二十一节　白喉棒状杆菌培养(选择性培养)

1. 定义和应用

该培养物用于检测临床标本中的白喉棒状杆菌(*Corynebacterium diphtheriae*)。在出现与白喉相关的症状和体征的患者中应考虑到这一点,这些症状是由局部感染(最常见的是呼吸或皮肤感染),或由白喉毒素作用引起的全身性疾病,主要是心脏、中枢或外周神经系统、肝脏和肾脏引起的。在实施针对这种病原体的广泛疫苗接种计划的国家,白喉现在并不普遍。

方法:

(1) 必须将标本接种到特殊培养基上,包括选择性、富集培养和鉴别培养基,以分离白喉杆菌。

(2) 将呼吸道或表皮标本接种到 SBA 或 CNA 琼脂上(以检测其他病原体),以及含胱氨酸和亚碲酸盐的琼脂富集培养基,如胱氨酸 - 亚碲酸盐血琼脂或改良 Tinsdale 琼脂以检测白喉棒状杆菌。

（3）在胱氨酸 - 亚碲酸盐琼脂上，白喉棒状杆菌、溃疡棒状杆菌和假二白痢棒状杆菌产生由黑晕环绕的黑色菌落。

（4）必须确认可疑菌落。可以从临床标本中分离白喉杆菌产毒素和非毒素产生菌株。应该用白喉分离株进行毒素生产测试。

周转时间：初始隔离 48h~72h。确认菌种、毒素测试和进一步鉴定可疑分离物需要额外的时间。

2. 特殊采集和运输说明

应在标本提交前通知实验室，以确保适当的培养基可用于培养接种。

从咽喉或其他呼吸道黏膜表面的多个炎症部位采集拭子标本，建议从任一白喉膜附近或下方收集标本。

按照皮肤损伤的一般采集建议收集抽吸物、拭子或组织样本以检测皮肤白喉。

常规运输介质可用标本运送。

3. 结果解释

预期结果：没有生长。

阳性结果：从上呼吸道或皮肤病变中分离白喉杆菌毒素株是白喉的诊断标准。

阴性结果：白喉棒状杆菌分离可能需要提交多个标本。

第二十二节　隐球菌抗原测试

1. 应用

该试验用于早期诊断由新型隐球菌引起的感染。通常适用于有脑膜炎临床症状的免疫缺陷患者。测试 CSF 用于隐球菌性脑膜炎时最为敏感。检测血清对其他部位感染时敏感性较低。对于阳性脑脊液标本，建议测定抗原滴度（测试标本的两倍连续稀释）以监测对治疗的反应。

方法：

（1）市售的隐球菌抗原检测试剂有多种，最常见的是胶乳凝集测定法。在这些测定中，胶乳颗粒用抗隐球菌抗原的多克隆或单克隆抗体包被。

（2）1∶8 或更高稀释度的凝集反应提示活动性疾病。通过 CSF 的隐球菌抗原测试，约 95% 的隐球菌脑膜炎患者可检测到。

（3）CSF 的灵敏度为 93%~100%，血清的灵敏度为 83%~97%。两种标本的特异性通常大于 95%。

周转时间：<24h。

2. 结果解释

预期结果：阴性。

阳性结果:提示隐球菌感染,阳性结果应该通过培养来证实。

阴性结果:隐球菌感染可能性小,使用真菌培养来最终排除隐球菌感染。

3. 局限性

假阴性反应可能发生,特别是由于血清样本中的前带效应(血清样本的链霉蛋白酶治疗降低了前带现象的发生率)。来自严重免疫受损患者的一些分离物可能产生极少量的夹膜多糖类物质,导致假阴性测试。

假阳性反应有几种来源,通过用链霉蛋白酶、EDTA 或还原剂对标本进行预处理可以减少由类风湿因子(RF)引起的阳性反应。来自琼脂培养基的脱水收集液会导致假阳性结果;在培养基接种前应去除一部分用于隐球菌抗原测试的标本。最后,包括毛色丝孢酵母(*Trichosporon beigelii*)和二氧化碳嗜纤维菌(*Capnocytophaga canimorsus*)在内的几种不常见的病原体可引起假阳性隐球菌凝集反应。

常见的误区:

阳性的隐球菌抗原滴度应通过培养来证实,以证明活动性感染并排除假阳性反应。一些感染患者可能具有非常低的抗原滴度。所有提交用于隐球菌抗原检测的标本均应伴有脊髓液、血液或其他潜在感染材料的培养物以进行真菌分离。

4. 其他注意事项

艾滋病患者合并隐球菌感染的隐球菌抗原滴度通常高于无艾滋病毒感染单纯隐球菌感染的患者。在艾滋病患者中,基线 CSF 抗原滴度小于 1:2 048 者与良好的预后相关。随着有效的抗真菌治疗抗原滴度应该会降低。即使培养阴性,稳定或升高的隐球菌抗原滴度均提示治疗可能失败或感染复发。

第二十三节　隐孢子虫抗原检测

1. 应用

该测试用于评估患有腹泻疾病的患者感染隐孢子虫的风险,特别是粪便标本中隐孢子虫的鉴定。

方法:

(1)使用酶免疫测定。与一系列的大便虫卵和寄生虫检查比较,EIA 具有极高的敏感性(接近 100%)和特异性(接近 100%)。有关显微镜检查隐孢子虫的内容,请参阅粪便虫卵和寄生虫检查。

(2)不同粪便寄生虫检测 EIA 试剂盒有不同的样本需求(新鲜 vs. 保存)和运输条件。实验室应为此提供操作说明。

周转时间:24h~48h。

2. 结果解释

预期结果:阴性。

3. 局限性

对几种标本进行检查,可提高轻度感染患者的检测效果;对反复测定阴性的但疑似寄生虫感染的患者推荐一系列的虫卵和寄生虫检查。

参考文献

CLSI. *Procedures for the Recovery and Identification of Parasites from the Intestinal Tract; Approved Guideline*, 2nd ed. CLSI document M47-A. Wayne, PA: Clinical and Laboratory Standards Institute; 2005.

Garcia LS. *Diagnostic Parasitology*, 5th ed. Washington, DC: ASM Press; 2007.

第二十四节　巨细胞病毒培养(选择性培养)

1. 定义和应用

巨细胞病毒(cytomegalovirus,CMV)是无处不在的病毒病原体。大多数免疫功能正常患者的感染呈无症状或症状轻度,包括自限性的单核细胞增多症。在免疫缺陷患者中,包括新生儿、艾滋病患者和移植患者,严重局部(如视网膜炎、结肠炎、多发性神经根病、脑病)或全身感染的患者可能会出现。

方法:

(1) 用于巨细胞病毒培养的标本通常需要接种到单层的人类成纤维细胞(如包皮、胎肺)。试管接种培养是常用的 CMV 培养,还可以接种壳样瓶培养。与试管培养相比,壳样瓶的培养提供了一个更快速的周转时间,但对检测的敏感度较低。

(2) CMV 感染可通过典型的细胞病变效应推断,但阳性培养应通过免疫方法证实,如 CMV 特异性试剂 DFA 染色。

周转时间:高病毒载量的标本——如尿液,几天内会给出阳性结果,但阴性培养可能需要孵化长达 4 周之后才能判断。在接种后 48 小时 ~72 小时内,壳瓶培养物才开始生长。

2. 特殊采集和运送说明

应根据病毒培养的一般要求采集标本。

应在急性感染的早期采集标本。

尿液是最常推荐的用于评估新生儿疑似巨细胞病毒感染的标本。对于疑似病毒血症患者的评估,采用肝素化全血或分离的血浆细胞层细胞接种培养。

巨细胞病毒是一种难培养的病毒,应该尽快送到实验室。大多数标本应放置在病毒运输介质中,在 4℃条件下送检,不能冷冻。

3. 结果解释

预期结果:阴性。

阴性结果:阴性培养不排除 CMV 感染,可能是由于标本中病毒活性丧失或低病毒载量。

阳性结果:阳性培养通常表明活性巨细胞病毒感染;有时阳性培养可能是无症状的病毒排泄,与疾病无关。

4. 局限性

阳性培养可能是由于无症状的潜伏性感染病毒排泄,与组织病理学相关,可能需要其他临床体征和症状以确保特定的诊断。

5. 其他注意事项

病毒培养可用于抗病毒药物敏感性测试或进一步的鉴定。对于确定早期临床 CMV 感染的移植和其他免疫缺陷患者,CMV 抗原血症研究或 CMV 病毒载量测定比病毒培养更有效。

第二十五节 巨细胞病毒定量分子测定

1. 定义

巨细胞病毒定量分析是使用实时定量 PCR 检测巨细胞病毒感染患者血浆中的 CMV DNA。试验分析的检测范围取决于实验室条件和实验方法,例如 50~4 200 000 个拷贝 /ml。第一个世卫组织人类巨细胞病毒国际标准(HCMV)——NIBSC 代码 09/162,将有助于对感染人类的 CMV 的核酸扩增技术(NAT)进行标准化。FDA 批准的 COBAS®AmpliPrep/COBAS®TaqMan® 巨细胞病毒检测范围 1.37E+02IU/ml~9.10E+06IU/ml。

参考区间:阴性,结果低于试验检测的最低限。

2. 应用

监测 CMV 感染且接受抗病毒治疗的患者。

存在严重巨细胞病毒感染风险的个人。

确认有巨细胞病毒感染。

3. 局限性

谨慎解释不同实验室或实验方法的结果。使用 IU/ml 单位是为了比较不同试验间的结果。患者标本中的 PCR 抑制剂可能导致对病毒载量的低估或罕见的假阴性结果。

第二十六节 巨细胞病毒血清学 IgG 和 IgM

1. 定义

人巨细胞病毒是一种疱疹病毒。它是无所不在、物种特有的病毒,通过密切的人类接触传播。感染可通过不同的传播途径和不同的生活周期(如先天性、围产期和产后感染)。CMV 感染的血清学诊断依赖于 IgG 和 IgM 抗体的检测。CMV IgM 在 2 周 ~4 周内出现,并持续数周。此外,CMV IGM 可能在继发性 CMV 感染期间再次出现。CMV IgG 可在 4 周后检测,并持续数年。比较 CMV IgG 在急性和恢复期血清滴度的变化,可以明确诊断 CMV 原发性感染。

2. 应用

在具有正常免疫活性患者中,对单核细胞增多症类疾病的辅助诊断。

鉴别近期感染(IgM)和既往感染(IgG);基于免疫缺陷患者可疑 CMV 感染;具有 CMV 感染症状的先天性综合征。

3. 结果解释

参考区间:阴性。

根据制造商提供临床试验的 cutoff 值,血清学报告为定性结果(阴性、可疑或阳性)。然而,阴性结果并不总是排除急性 hCMV 感染,因为在感染的早期阶段或患者免疫功能受损时,可能无法检测到 IgM。如果临床怀疑 hCMV 感染,即便是检测结果呈阴性,也应再次收集样本,并在 1 或 2 周内进行检测。

4. 局限性

不适于一般人群筛查;阳性预测值取决于病毒出现的可能性;只有在有临床症状或怀疑有接触者的情况下才能进行测试;像 EB 病毒综合征、弓形虫病和肝炎等疾病可能会引起类似 CMV 感染的症状,在确诊前必须排除。

第二十七节　EB 病毒分子检测

1. 定义

EB 病毒(Epstein-Barr virus,EBV)定量 PCR 是检测临床标本中 EBV DNA 的量,最常见的标本类型是血浆或血清。尽管既往感染 EBV 的正常成年人在其淋巴细胞中会有低水平的 EBV DNA,但在正常成年人的血浆/血清中通常检测不到 EBV DNA。

2. 应用

监测病毒再活化的水平和(或)疾病活动状态,特别是移植后和化疗的患者。

在诊断、预后、预测和预防单核细胞增多症、淋巴瘤、肉瘤、癌症等疾病中的应用。

全血中 EBV 病毒载量反映传染性单核细胞增多症、同种异体移植、鼻咽癌患者的临床状态。

健康携带者 EBV DNA 水平很低,仅局限于血液的细胞内。高水平的 EBV DNA 是 EBV 相关疾病的特征。

感染活动期或 EBV 相关癌症患者血浆或血清中往往有高水平的 EBV DNA。

3. 局限性

目前尚无国际标准标定该试验,因此对不同实验室或不同试验方法所获得的结果进行解释时应谨慎;患者标本中的PCR抑制剂可能导致对病毒载量的低估或罕见的假阴性结果;标本的适当保存和及时分离血清或血浆是获得可靠结果所必需的;从细胞内分离出的EBV DNA可能导致血浆或血清中的假阳性EBV;由于核酸酶活性,也可能获得假阴性结果。

http://www.fda.gov/MedicalDevices/ProductsandMedicalProcedures/InVitroDiagnostics/ucm330711.htm.

第二十八节 EB病毒血清学筛查抗体谱

1. 定义

EBV是传染性单核细胞增多症(IM)的病因,是一种广泛传播的疱疹病毒,通过易感人群和EBV传播者之间的密切接触传播。EBV主要通过唾液传播,但不是一种传染性强的病毒。在临床痊愈后的18个月内,该病毒可以在患者的肠内持续存在。EBV也可在宫颈上皮细胞和男性精液中分离出来,表明EBV可通过性传播。本试验包括四种血清学标记物:EBV-NA(核抗原)IgG、EBV-VCA(病毒衣壳抗原)IgG和IgM、传染性单核细胞增多症抗体和EBV-EA IgG(早期抗原IgG)。

参考区间:阴性。

EBV的测试:

(1)IgG-VCA:提示既往感染和免疫。可能在发病早期出现,通常在临床症状出现之前。在100个病例的发病早期检测,只有20%的患者在看完医生后,抗体滴度会有四倍的增长。在发病后多年或恢复期抗体滴度降低或仍可检测,因此对诊断IM没有帮助。

(2)IgM-VCA:100%的病例发病时可检测到,在发病后1周~6周血清中出现高滴度,至第3周开始下降,通常在1~6个月内消失。血清检测常常太迟。IgM-VCA几乎总是存在于活跃的EBV感染中,因此,是最敏感的和特异性的确认急性IM标志物。在其他疱疹病毒感染(特别是CMV)中可能是阳性的,因此推荐使用IgG和EBV-NA检测来进行确认。

(3)早期抗原:针对早期抗原的IgG抗体在发病早期就存在。EA IgG有两个子集:抗-D和抗-R。抗-D抗体的出现与最近的感染是一致的,因为痊愈后滴度会消失,然而它们的缺失并不排除急性感染,因为抗体在相当数量的患者中没有表达;抗-R抗体只是偶尔出现在IM中。

(4)抗-D抗体滴度在IM比AB-VCA升高滞后(起病后3周~4周后;短暂的),恢复期消失;联合IgG-VCA,提示近期EBV感染;只有70%的IM患者是由于EBV感染。在EBV感染的鼻咽癌患者中发现高滴度。在非典型或迁延病例中,早期的抗-R抗体在原发性EBV感染中很少出现,发病2周至数月甚至持续一年都未见。在慢性活动性EBV感染或伯基特淋巴瘤中发现高滴度抗体没有临床意义。

(5)EB核抗原:最后出现的抗体,急性期罕见;在发病后4周~6周出现,恢复期升高(3~12个月)并持续数年。当IgM-VCA和抗-D同时出现时,意味着近期感染。疾病早期出现排除原发性EBV感染。先前试验结果阴性的患者出现抗体阳性提示近期EBV感染。

2. 应用

诊断IM。对可疑的IM和异嗜性测试阴性的患者。

3. 结果解释

见表 17-1。

表 17-1 EBV 血清学状态的解释

血清学状态	EBV VCA IgM	EBV VCA IgG	EBV-NA IgG	EBV-EA IgG
原发性急性	阳性	阳性	阴性	阳性
	阳性	阴性	阴性	阳性
	阳性	阴性	阴性	阴性
急性原发性或晚期	阳性	阳性	阴性	阴性
晚期急性	阳性	阳性	阳性	阳性
	阳性	阳性	阳性	阴性
	阴性	阳性	阳性	阳性
原发性急性或恢复期	阴性	阳性	阴性	阳性
既往感染	阴性	阳性	阴性	阴性
	阴性	阳性	阳性	阴性
易感	阴性	阴性	阴性	阴性

4. 局限性

EBV 血清学测试不应作为普通人群的筛查试验。阳性或阴性结果的预测值取决于特定患者人群中分析物的流行情况。只有当临床证据显示 EBV 相关的传染性单核细胞增多症的诊断时,才应该进行检测。

EBV 抗体已经被证实在全世界所有人群中都存在;大约 90%~95% 的成年人最终会有血清阳性反应;儿童期获得的 EBV 通常是亚临床的;低于 10% 的儿童在高接触率的情况下发生临床感染。

临床症状开始阶段,假阴性率最高(第一周 25%;第二周 5%~10%;第三周 5%)。

大约 10% 的单核细胞增多症样病例不是由 EBV 引起的,其他产生类似临床症状的病原包括 CMV、HIV、弓形虫病、HHV-6、乙肝,可能还有 HHV-7。

针对病毒衣壳抗原的 IgM 和 IgG 抗体具有较高的诊断 IM 的敏感性和特异性(分别为 97% 和 94%)。

第二十九节 大肠埃希氏菌(肠出血性大肠埃希氏菌、产志贺氏毒素大肠埃希氏菌、大肠埃希氏菌 O157∶H7)培养(选择性培养)

1. 定义

该试验用于检测由肠出血性感染相关的大肠埃希氏菌引起的胃肠道感染的特殊的粪便

培养物。这些菌株产生志贺毒素,最常见但不仅仅与大肠埃希菌 O157:H7 菌株相关。肠出血性大肠埃希氏菌 O157:H7 肠胃炎通常表现为伴有呕吐和腹泻的腹痛;大便可能变为带有结肠炎迹象的血便;可能存在低烧。大多数患者症状一周内消失。罕见患者,通常是老年或年幼的患者,发生腹泻症状后 7 天或更长时间内发生溶血尿毒症综合征(hemolytic uremic syndrome,HUS)。

2. 应用

该培养物用于诊断由产志贺氏毒素大肠埃希氏菌引起的胃肠道感染(可直接检测粪便证明志贺毒素的存在作为培养物分离的替代方法)。特殊培养基(山梨糖醇 - 麦康凯琼脂)用于筛查粪便。可疑的分离物通过血清分型和(或)志贺毒素的产生来确认。大肠埃希氏菌 O157:H7 菌株山梨糖醇几乎呈阴性。

周转时间:24 小时 ~48 小时。培养阳性需要额外的时间来确认最终的鉴定。

3. 特殊采集和运输说明

标本采集和运输参照推荐的常规粪便培养方法。

4. 结果解释

预期结果:阴性。

阴性结果:感染可能性小,但单一阴性培养并不排除肠出血性大肠埃希氏菌感染。

阳性结果:阳性检测结果表明在有临床表现的患者中存在大肠埃希氏菌 O157:H7 感染。

5. 局限性

只有在急性早期感染时,培养通常才是阳性的。使用粪便培养物来评估 HUS 患者是有限的。山梨糖醇 - 麦康凯琼脂对检测非 O157 产志贺毒素大肠埃希菌菌株不敏感;在产毒素的非 O157 菌株流行地区或由非 O157 菌株引起的疾病暴发期间,应使用替代检测方法。通常不推荐使用抗生素治疗大肠埃希菌 O157:H7 感染;治疗可能诱发志贺毒素的产生并加重疾病的严重程度。

第三十节 肠道病毒培养(选择性培养)

1. 定义

脊髓灰质炎病毒、柯萨奇病毒(A 和 B)和埃可病毒是肠道病毒(EV)。顾名思义,肠道病毒最常在胃肠道复制,并且通过粪 - 口途径进行传播。EV 感染的大多数临床表现在胃肠道外。儿童夏季出现无菌性脑膜炎的体征和症状最常考虑 EV 感染。EV 还会导致新生儿(<2 周龄)出现严重脓毒血症、心肌炎和心肌病以及呼吸道和口腔黏膜疾病的严重脓毒症综合征。除新生儿脓毒症综合征和地方性流感或疫苗相关性脊髓灰质炎外,EV 感染通常可以完全康复。

2. 应用

该测试用于检测由 EV 引起的病毒感染。许多不同的细胞系易受 EV 感染。不同的肠道病毒显示出对特定细胞系的不同感染性，因此通常接种许多不同的培养基以进行 EV 分离。猴肾细胞可用于脊髓灰质炎病毒、柯萨奇 B 病毒和埃可病毒的培养。WI-38 和人类胚胎肺成纤维细胞可用于柯萨奇 A 病毒的培养。

周转时间：
（1）在报阴性结果前，试管培养物可以孵育到 4 周。
（2）脑脊液培养通常在 7 天内（阳性时）为阳性。
（3）粪便培养物或其他具有较高浓度病毒的标本类型在数天内通常呈阳性。

3. 特殊采集和运输说明

标本应在症状出现后的第一周内采集。

应根据不同来源的病毒标本的培养建议收集标本。对于无菌性脑膜炎患者，CSF 应在湿冰（4℃）下运送到实验室。送检大便标本进行病毒培养可能会帮助 EV 中枢神经系统感染的检测。

4. 结果解释

预期结果：阴性。

5. 局限性

急性感染发病 7 天以上送检标本与敏感性降低有关；在 25% 或更多的典型 EV 感染患者中，细胞培养阴性；肠道病毒可能在培养中缓慢增长；柯萨奇 A 分离株在培养中生长不良，检测灵敏度相当低；商业上可用的 RT-PCR 方法已经成为检测 EV 无菌性脑膜炎的敏感性最高和特异性最好的测试。

第三十一节 粪便白细胞检查

1. 定义

粪便白细胞的存在表明结肠炎症反应，包括由侵入性肠道病原体引起的结肠炎。许多胃肠道感染通常与粪便白细胞的存在相关：由志贺菌属、沙门菌属、弯曲杆菌属、耶尔森菌属、肠侵袭性大肠埃希菌和艰难梭菌以及阿米巴痢疾引起的感染。

2. 应用

该试验用于检测粪便中的白细胞。粪便白细胞检查可适用于临床腹泻综合征和结肠炎征象的患者。将固定的涂片或湿润的腹泻粪便用亚甲蓝染色并使用高倍物镜检查多形核粒细胞的存在。

周转时间：<24 小时。

17

根据粪便培养建议采集粪便,并在 2 小时内将粪便运送到实验室。

3. 结果解释

预期结果:阴性。

粪便白细胞检查阴性不排除有明显的细菌性肠道感染。

阳性结果支持侵袭性胃肠道感染的诊断;肠内浸润性胃肠道感染通常与 3+ 至 4+ 粪便白细胞(1~4 多形核粒细胞 /HPF 或 >5 多形核粒细胞 /HPF)相关;对于结果为 3+ 的标本,敏感性 >50% 或更高;随着多形核粒细胞 /HPF 数量的增加,阳性预测值增加。

4. 局限性

包括弧菌属、肠出血性大肠埃希菌和病毒在内的许多肠道病原体引起的明显感染并不表现出粪便白细胞的增加;粪便白细胞的增加对感染不是特异性的,可能由其他疾病造成,如炎症性肠病。

第三十二节 土拉弗朗西斯菌培养(选择性培养)

1. 定义

土拉弗朗西斯菌是一种生长缓慢的苛养型革兰氏阴性杆菌,它能够引起严重感染,包括局部和全身性疾病。感染一般通过人畜共患传播或直接接触获得。常见的传染源包括兔子、啮齿动物、鹿、松鼠和其他野生哺乳动物;家养动物可以作为传染源。这种细菌很容易传播,所以怀疑兔热病时通知实验室是至关重要的。典型的疾病综合征包括腺体、眼肌和溃疡淋巴结型土拉菌病;口咽型土拉菌病;伤寒型土拉菌病;肺炎土拉菌病。使用这种细菌进行与生物恐怖有关的攻击非常令人担心。

2. 应用

用于从临床标本中分离土拉弗朗西斯菌。

方法:

(1)土拉弗朗西斯菌分离的标本应该接种到富含半胱氨酸的琼脂培养基上。建议使用血液半胱氨酸 - 葡萄糖琼脂;大多数临床分离物将在巧克力、Thayer-Martin 和非选择性缓冲活性炭 - 酵母提取物(BCYE)琼脂上生长。还应接种营养丰富的肉汤培养基,如巯基醋酸盐肉汤。通常将临床标本接种于血琼脂和麦康凯琼脂以分离其他可能的病原体。

(2)由于实验室获得性感染的风险以及由于隔离土拉弗朗西斯菌可能代表生物恐怖袭击中的警讯事件,大多数临床微生物实验室只是将可疑标本进行简单检测以排除可疑菌落,排除后到当地公共卫生实验室进一步鉴定。因此与常见细菌分离株相比,最终检测结果可能会延迟。

(3)周转时间:分离和初步鉴定通常为 3 天 ~6 天。需要额外时间转移到当地公共卫生实验进行确认和进一步测试。

3. 特殊采集和运输说明

通常检测淋巴结抽吸物、溃疡性病变、痰、毛刷或其他局部标本,结合临床表现以供诊断。来自不同感染组织的多个标本的培养可以提高检出率。

建议对怀疑土拉菌病的患者进行血培养。

建议对怀疑土拉菌病患者进行血清学检查。

4. 结果解释

预期结果:阴性。感染急性期后,培养物可能变为阴性。阴性结果不能排除有土拉弗朗西斯菌。

阳性:分离出土拉弗朗西斯菌是土拉菌病的诊断标准。土拉菌病是一种需上报的疾病,必须向当地卫生部门报告培养阳性。

5. 局限性

由于土拉弗朗西斯菌微小且染色微弱,临床标本的革兰氏染色直接检测并不常见。感染后期的培养可能是阴性的,培养阴性的患者进行血清学试验有助于土拉菌病的诊断。

常见误区:

(1) 土拉菌病可能在疾病的最急性阶段之后才被诊断,这时培养物很少为阳性。

(2) 临床医师可能延误提醒实验室进行特殊培养或可疑为土拉弗朗西斯菌。

第三十三节　真菌抗原 β-D- 葡聚糖

1. 定义

(1-3)-β-D- 葡聚糖(BG)是除接合菌和隐球菌以外的大多数真菌的细胞壁成分。BG 已被用作侵袭性真菌感染(IFI)的生物标志物,包括念珠菌血症和肺囊虫肺炎;FDA 已批准定量 BG 检测的测试方法。在患有 IFI 或肺囊虫肺炎的患者中,血清中显著水平的 BG 可能在有临床体征和症状之前出现,或早于实验室或影像学对感染的检测;降低其在血中水平与治疗成功有关。

2. 特殊采集和运输说明

根据标准方案采集和运输血液标本,使样本凝固并分离血清用于测试(最少 0.5ml)。

3. 应用

通过 BG 检测对存在 IFI 或肺囊虫肺炎风险的患者进行早期评估,或者监测治疗的有效性。

4. 结果解释

预期结果:阴性。

阳性结果:

（1）对于中性粒细胞减少的 IFI 患者,BG 水平≥80pg/ml 与新发或活跃感染相关(敏感性约 65%;特异性约 95%)。

（2）对于肺囊虫肺炎,推荐使用更高的临界值(≥100pg/ml),灵敏度约为 95%,特异性约为 99%。

不确定的结果:可检测的 BG 水平低于临界值不能检测,建议重复测试。

阴性结果:基本可排除真菌感染或肺囊虫肺炎,但不排除感染隐球菌或接合菌。

5. 局限性

BG 测定法对于任何特定的真菌病原体都没有特异性,需要额外的测试来鉴定感染菌种;侵袭性真菌感染或肺囊虫肺炎感染的风险评估不能仅仅依赖 BG 测试;真菌培养、湿涂片、成像研究、组织病理学和其他相关的诊断评估应按照相关性进行。

第三十四节　真菌抗原半乳甘露聚糖

1. 定义

半乳甘露聚糖是一种曲霉抗原,可在侵袭性曲霉病(IA)患者血清中检测到。最敏感的半乳甘露聚糖检测是使用单克隆特异性抗体的 EIA。已经表明,曲霉半乳甘露聚糖的检测为侵袭性曲霉病提供了良好的灵敏度和特异性。半乳甘露聚糖检测可能会改善侵袭性曲霉病风险患者的管理。因为培养和组织病理学方法对特异性检测的敏感性有限,曲霉培养分离株可能代表污染或患者定植。

2. 特殊采集和运输说明

最常用于检测的是血清;采用标准的实验室采集和运输程序;其他标本也可接受,并根据分析制造商的说明采集和运输。

3. 应用

可从存在侵袭性曲霉感染风险的患者采集标本;连续检测可以提高新发侵袭性曲霉病患者的检出率;不建议对接受抗真菌药物治疗的患者进行检测,因其显著降低了检测的灵敏度。

4. 结果解释

预期结果:阴性。

阳性结果:阳性结果支持侵袭性曲霉病的诊断,但对于阳性患者评估需要连续两次阳性结果,在开始抗真菌治疗前,应留取第二个标本,以确认最初的阳性半乳甘露聚糖结果;假阳性结果可能是由非曲霉菌种的交叉反应性抗原引起的;阳性反应,即使持续的阳性反应,应该在综合临床表现和其他体征和症状的背景下加以结果解释。

阴性结果:侵袭性曲霉菌的可能性降低,但不排除 IA;高风险患者重复检测可能有助于

IA 的早期检测；抗真菌治疗后采集标本、血清中真菌载量低（例如局部感染）、高半乳甘露聚糖抗体滴度或其他因素都可能会引起假阴性反应。

5. 局限性

分析的敏感性可能在活动性感染的早期受到限制；18% 的非 IA 患者可能出现假阳性结果；应尝试通过培养或组织病理学确认阳性结果，以尽量减少假阳性诊断的可能性；评估患有侵袭性曲霉病风险的患者不应以半乳甘露聚糖作为唯一的诊断标准进行评估。真菌培养，湿涂片，影像学研究，组织病理学和其他相关的诊断评估应按需要进行。

第三十五节　真菌培养（霉菌、酵母菌、双相性真菌和皮肤癣菌）

1. 定义和应用

当怀疑有临床意义的真菌感染时应进行真菌培养。真菌感染症状通常有如下表征：

（1）皮肤表层（皮肤 / 指甲 / 头发）感染

（2）皮下感染（着色真菌病、足菌肿、囊肿、孢子丝菌病）

（3）系统性真菌病（例如球孢子菌病）

（4）机会性真菌病（例如曲霉病）

真菌培养是被用作检测真菌感染的最敏感的常规实验室方法。

方法：

（1）接种的培养基有所不同，取决于提交的标本和疑似病原体的类型。

（2）对于大多数标本类型，应该直接进行检查，例如湿法固定或荧光增白染色——见真菌湿涂片。用于常规真菌培养的标本接种到非选择性培养基上，如 BHI 培养基或沙氏葡萄糖琼脂培养基。对于可能被污染的标本，接种选择性培养基，如抑制霉菌琼脂。接种富集培养基如 BHI 血琼脂以改善双相性真菌病原体的复苏。

（3）对于某些类型的标本或疑似病原体，可以接种特殊培养基，如用于新型隐球菌的鸟籽琼脂培养基；用于分离念珠菌分离物的显色琼脂或用于皮肤真菌的皮肤真菌测试培养基。如果怀疑糠秕马拉色菌（*Malassezia furfur*），需接种补充长链脂肪酸（如橄榄油）来源的培养基。

（4）接种的培养基通常在 25℃ ~30℃ 室内孵育长达 4 周；用于分离系统双相性真菌的培养物可以在 35℃ ~37℃ 孵育，但与 30℃ 孵育相比，增量较小；苛养病原体的培养长达 8 周。

（5）接种需氧细菌培养的培养基将支持常见酵母病原体念珠菌属物种的生长，因此通常不需要用酵母的特定培养物。

（6）有关检测真菌血症的内容，请参阅真菌血培养。

周转时间：

酵母菌培养 7 天；常规真菌培养孵育长达 4 周；系统双相性真菌的培养孵育长达 8 周；分离和鉴定需要额外的时间。

2. 特殊采集和运输说明

标本采用无菌技术采集,并在 2 小时内在无菌容器中运输。如果运输延迟,将标本保存在 4℃环境中。

按照标准标本采集说明收集大多数真菌培养标本:

(1) 除了粘膜标本用于诊断念珠菌病外,不建议使用拭子采集标本。

(2) 血液和骨髓标本推荐使用 SPS 抗凝剂。

(3) 从相关区域摘下多根头发(10 根或更多)并刮擦头皮。

(4) 用 70% 酒精擦拭病变的指甲,将指甲碎片置于干净的容器中。

(5) 用 70% 的酒精擦拭感染的皮肤损伤,刮去前缘,去除表层细胞和角质化物质,置于一个干净的容器。

3. 结果解释

预期结果:无生长。

阳性结果:培养阳性必须认真分析,以确保排除内源性真菌菌群和污染物。

4. 局限性

当急性感染需要决定治疗时,真菌培养结果可能不能马上获得,可能需要经验治疗。

常见问题:内源性假丝酵母菌种或环境霉菌污染物的分离可能导致不必要的治疗。

5. 其他注意事项

临床信息——如旅行史、免疫状态和动物暴露等,应包括在真菌培养申请中。

组织病理学检查和免疫学检测是诊断侵袭性真菌感染的重要方法;特定的分子诊断显示出在短周转时间内进行敏感和特异性诊断的前景。

阴道和口腔念珠菌病(鹅口疮)的诊断可以通过直接显微镜检查(革兰氏染色或湿涂片)黏膜表面刮擦来的标本,而不需要真菌培养。

真菌抗原或成分的检测,如隐球菌抗原、组织浆菌抗原、β-D- 葡聚糖或半乳甘露聚糖,可能对诊断有帮助。

印度墨汁染色对由新生隐球菌引起的脑膜炎的检测不如隐球菌抗原检测敏感。

第三十六节 真菌湿涂片(氢氧化钾,荧光增白剂)

1. 定义

真菌成分的直接检查可以进行真菌感染的快速检测,并推荐用于大多数提交真菌培养的标本。

2. 应用

该测试用于直接检测患者标本中的真菌形态。将患者标本处理成液体悬浮液。

（1）固体标本，如组织，应切碎以便悬浮。

（2）可以将样本悬浮在盐水或 10%KOH 溶液中。KOH 可以促进样本的液化并溶解宿主细胞和角蛋白，而真菌细胞耐 KOH 消化。

（3）盖上盖玻片，用普通或相差显微镜进行检查。

（4）荧光增白剂是一种荧光染料，可与真菌细胞壁中的特定多糖结合，加入 KOH 溶液以增强真菌的显微可视性。

周转时间：24 小时。

应根据不同标本的真菌培养指南收集和运输。

3. 结果解释

预期结果：阴性。

阳性：提供真菌感染的证据。真菌成分可以基于形态学（例如出芽酵母、无菌菌丝、与曲霉菌种一致的分生孢子形成结构）来表征。

阴性：真菌感染不是通过镜检阴性排除的。

4. 局限性

必须仔细检查标本的形态，以排除荧光增白剂染料对非真菌物体（如毛细血管）的伪染色或非特异性吸收。

（陈保德　陈瑜　译）

第三十七节　生殖道标本培养

1. 定义

生殖道培养物应从患有局限性生殖道感染或性传播疾病的体征和症状 - 包括分泌物、排尿困难或下腹部疼痛的患者采集。

2. 应用

这种培养方法常用于检测生殖器官中常见的细菌病原体。目标病原体通常包括淋病奈瑟菌、酵母菌、A 和 B 组 β- 溶血性链球菌、金黄色葡萄球菌和单核细胞增生李斯特菌。如果阴道加德纳菌中度到重度生长占主导地位并能分离到，则应该报告。为了分离这些病原菌以及其他广泛的细菌病原体，应通过侵入性手段收集标本进行培养。

方法

（1）需要生殖道标本培养的标本应该从革兰染色准备开始。在男性患者中，细胞内发现革兰氏阴性双球菌符合（支持）淋病的诊断。在女性患者中，阴道革兰染色可用于识别"线索细胞"；正如细菌性阴道病一样，乳酸杆菌的缺乏可能是正常阴道菌群破坏的标志。

（2）标本接种在支持难培养病原体生长的选择性和非选择性培养基上。例如：

① 血琼脂和巧克力琼脂

② CNA 和麦康凯琼脂，或用于分离革兰阳性菌和革兰阴性菌的可比选择性琼脂

③ 培养淋病奈瑟菌的选择性琼脂,如 Thayer-Martin、Martin-Lewis、NYC、或类似的介质

周转时间:常规生殖道标本培养需孵育可到 72 小时。阳性培养需要额外的时间进行分离,最终鉴定和进一步的检测。

3. 特殊采集和运输说明

男:应采集尿道拭子;可收集阴茎尿道分泌物;收集前列腺按摩后的尿道分泌物可提高前列腺炎症状患者的病原检出率。

女:

(1) 建议使用尿道拭子或宫颈拭子;使用仅用水润滑的窥器来使宫颈可视化;收集宫颈标本之前,应使用清洁棉签清除宫颈粘液。

(2) 阴道标本不建议用于常规生殖道标本培养;阴道标本可能有助于诊断阴道念珠菌病、阴道毛滴虫感染或金黄色葡萄球菌感染。

(3) 其他标本通常需要更多的侵入性取样技术,如子宫内膜刮除术、前列腺穿刺术和后穹窿穿刺术。

4. 结果解释

(1) 预期结果:培养物只出现提交标本的内源性菌群。

(2) 阳性:阳性培养物的解释可能取决于分离的微生物及其数量。淋病奈瑟菌非人体正常菌群,阳性结果表明淋病。

(3) 阴性:单次阴性培养结果并不能排除淋球菌或其他生殖道病原体感染。通过多部位采样,如子宫颈和尿道,以及连续采样可以改善检测结果。

5. 局限性

与生殖器感染相关的症状可能与泌尿道感染的症状部分重叠,因此建议大多数患者同时进行尿液培养。常规的生殖道标本培养最常用于诊断由淋球菌引起的性病。一些性传播疾病病原不能通过常规的细菌培养检测到,如沙眼衣原体、梅毒螺旋体、杜克雷嗜血杆菌、解脲支原体、阴道毛滴虫、HSV 和 HPV,这些病原体的感染需要特殊的培养或方法来检测。参见 B 组链球菌直肠阴道培养物筛选用于检测怀孕期间 B 组溶血性链球菌感染。

附加信息:

① 需要特殊培养物来检测非生殖器部位(如直肠或喉咙)的淋病奈瑟菌感染。

② 分子诊断技术提高了淋病奈瑟菌和沙眼衣原体引起生殖器感染的诊断敏感性。

③ 从儿童身上分离的性传播病原体必须作为可能虐待的标志进行调查。

第三十八节　贾第虫抗原检测

1. 定义和应用

贾第虫抗原检测试验通常用于鉴定粪便标本中的蓝氏贾第鞭毛虫。用来评估有潜在感

染贾第虫的腹泻病患者。与一系列的大便虫卵和寄生虫（O&P）检查相比,贾第鞭毛虫 EIA 法具有非常高的敏感性（接近 100%）和特异性（接近 100%）。

周转时间:24 小时~48 小时。

结果解释:

预期结果:阴性。

2. 局限性

（1）轻度感染患者可能需要多个标本;重复测试可以提高检测的灵敏度;对免疫分析重复阴性而又怀疑寄生虫感染的患者,建议进行一系列大便虫卵和寄生虫（O&P）检查。

（2）一个常见的错误是提交了不正确的标本类型进行检测,为了准确地进行免疫分析,必须严格遵循试剂盒说明书中指定的正确标本类型（预先保存或新鲜）和操作程序。

参考文献

CLSI. *Procedures for the Recovery and Identification of Parasites from the Intestinal Tract; Approved Guideline*, 2nd ed. CLSI document M28-A2. Wayne, PA: Clinical and Laboratory Standards Institute; 2005.

Garcia LS. *Diagnostic Parasitology*, 5th ed. Washington, DC: ASM Press; 2007.

第三十九节　革兰氏染色

1. 定义和应用

适应证:

① 对于送检给实验室进行细菌培养的某些类型标本（如下呼吸道分泌物、伤口分泌物、组织、脓肿和引流液、无菌液体、脑脊液、生殖道分泌物）,这项测试应该常规进行。

② 由于革兰氏染色对细菌检测的敏感性低于细菌培养,因此,革兰氏染色与培养应同时进行,少数可能例外。不培养而通过革兰氏染色可准确检测阴道和口咽念珠菌病。

革兰氏染色用于患者标本中细菌和酵母菌的直接检测和初步筛检。标本应按照特定标本类型的说明收集和运输。患者标本在玻璃显微镜载玻片上涂片。固定后,载玻片依次用结晶紫和碘溶液染色。革兰氏阳性菌由于形成的细胞内结晶紫 - 碘复合物太大,不能通过酒精脱色而穿过其厚肽聚糖细胞壁,使其呈深蓝色。但是,在革兰氏阴性菌的较薄、有窗孔的细胞壁中,可以漂洗出结晶紫碘化合物,使它们变成无色,冲洗步骤后,革兰氏阴性菌用番红精复染,导致轻至重度的粉红色染色。

革兰氏染色是一种鉴别染色技术,能报告主要病原体的染色特征（例如粉色或蓝色）、形态学（例如球菌或杆菌）和其他一些特征。这些信息可能有助于对最初的经验治疗作出明智的决定。

革兰氏染色可显示宿主中性粒细胞和其他炎症迹象。源自黏膜或皮肤表面的上皮细胞,可预测患者内源性菌群对标本的污染。

周转时间:<4 小时。

2. 结果解释

（1）预期结果：

① 来自无菌部位的标本应该是微生物阴性的；来自非无菌部位（例如黏膜表面）的涂片通常表现出典型的该部位（例如呼吸道、阴道、胃肠道）内源性菌群的各种形态。

② 中性粒细胞和其他炎症反应的迹象在正常组织标本中并不典型，出现则提示采集部位感染（或其他炎症状态）。

（2）阳性结果：

① 典型的化脓性感染是出现中等量或大量的微生物（通常是单一形态类型）与中性粒细胞和其他炎症标志物。

② 标本中存在的病原体浓度超过每毫升 $10^3 \sim 10^4$ 个微生物时，可通过革兰氏染色检测到，而且通常会在培养时呈现中度或重度的增长。使用诸如离心等技术浓缩脑脊液和其他无菌体液标本，可提高革兰染色对微生物的检出率。

③ 革兰氏染色所见的任何类型的生物体都应该经过适当的处理后培养分离出来。因此，监测革兰氏染色和细菌培养结果的相关性，可作为重要的质量保证（QA）工具。革兰染色法检测到一种生物体而培养物中没有一致的分离物，表明可能存在需要额外培养的生物体，如厌氧或分枝杆菌。

（3）阴性结果：

① 感染可能与低浓度的病原体有关（$<10^3$ 菌体／毫升）。例如，在绝大多数成年人菌血症和败血症患者中，血流中菌体的浓度通常约 $1 \sim 10$ 个／ml，远低于革兰染色显微术的检测水平。

② 中性粒细胞和其他炎症迹象可能会增加对微生物涂片阴性感染的怀疑。

3. 局限性

一些致病性微生物不能被革兰染色技术明显地染色，利用特殊的修饰或染色可以提高检出率，如使用品红作为革兰染色的复染剂，或者用吖啶橙作为革兰染色的氟-基因替代品；标本采集不良，如未对感染部位进行采样，可能会导致假阴性或误导性结果。

参考文献

Winn WC Jr, Allen SD, Janda WM, et al. *Koneman's Color Atlas and Textbook of Diagnostic Microbiology*, 6th ed. Baltimore, MD: Lippincott Williams & Wilkins; 2006.

第四十节　B 组链球菌阴道直肠培养筛查

1. 定义

B 组链球菌（GBS）感染是早期新生儿败血症的主要原因。菌血症、多器官疾病和脑膜炎均可能是新生儿 GBS 感染的临床表现。产妇阴道或胃肠道携带 GBS 是导致新生儿感染的主要危险因素。疾病预防控制中心和相关专业组织已经建议进行孕妇阴道或胃肠道携带的 GBS 筛查,并以培养结果作为分娩时使用抗生素预防新生儿感染的主要指征。

2. 特殊收集和运输说明

应该在怀孕 35 周 ~37 周时收集拭子标本。

擦拭下阴道 / 阴道口,然后直肠(如通过肛门括约肌)。可以使用两个棉签或一个棉签,如果使用两个棉签,则应将其视为同一标本一起送检到实验室。

在 24 小时内通过一个无营养的传输介质运输到实验室;在实验室处理之前,标本的运输和储存应在 4℃ 环境下进行。注意患者是否有青霉素过敏风险,这是 GBS 阳性标本的敏感性检测指标。

3. 应用

富集培养:将拭子接种到选择性肉汤培养基中,如 Todd-Hewitt 肉汤含庆大霉素($8\mu g$/ml)和萘啶酸($15\mu g$/ml)[TransVag 肉汤],或粘菌素($10\mu g$/ml)和萘啶酸($15\mu g$/ml)[Lim 肉汤]。市售的富含生色素的肉汤可用于富集培养。在 35℃ ~37℃ 的室温或 5%CO_2 的条件下培养 18 小时 ~24 小时。

对于 TransVag 和 Lim 肉汤,继代培养至适当的琼脂培养基(例如 SBA、CNA、GBS 显色琼脂)。检查传代培养板上疑似 GBS 的菌落并进行确认测试。

根据制造商的说明处理显色肉汤。

肉汤富集培养是最常见的方法,肉汤富集培养物的替代测试包括特异性乳胶凝集或核酸探针或 PCR。

从青霉素明显过敏患者标本中分离的 GBS 株应进行敏感性试验;对克林霉素敏感但对赤霉素耐药的分离株应进行诱导型克林霉素耐药性的 D 测试。

在紧急情况下可以使用拭子标本直接接种平板,比如当一名未经筛查的女性在紧急情况下分娩时,也应该进行富集培养,以确保最佳的检出敏感性。

无论筛查结果如何,早孕期新生儿 GBS 感染史和当前怀孕期间任何时候的 GBS 菌尿或尿路感染均为分娩预防的指征,不建议对这些患者进行筛查。

4. 结果解释

预期结果:10%~30% 的孕妇是阴道或直肠的 GBS 携带者。携带此菌可能是短暂的、间歇的或持续的。

阳性结果:在没有分娩预防的情况下,GBS 携带者母亲所生的婴儿 1%~2% 发生早期新生儿感染。

阴性结果:在母体阴道 - 直肠筛查阴性的患者中,早期新生儿 GBS 感染的风险显著降低但不能排除。

5. 局限性

携带 GBS 可能是间歇性的,可能低于筛选培养时的检测水平。最佳检测取决于标本采集的质量,应同时提交直肠和阴道下段标本。不可接受培养的标本:宫颈、肛周、直肠和会阴标本;不应用窥镜收集标本。如果不能通过额外的特异性试验排除具有一致形态的菌落,则

17

可能会遗漏非溶血的 GBS。

参考文献

Prevention of Perinatal Group B Streptococcal Disease. Revised Guidelines from CDC, 2010. *MMWR* November 19, 2010;59(RR-10).

第四十一节　幽门螺杆菌血清学筛查 [幽门螺杆菌抗体筛选(IgG、IgA 和 IgM)]

1. 定义

全球约 2/3 人群胃内存在幽门螺旋杆菌,但大多数人永远不会发病。幽门螺旋杆菌感染是消化性溃疡疾病的主要危险因素。这些细菌是导致大多数胃溃疡和十二指肠球部溃疡的原因。研究表明幽门螺旋旋杆菌感染会增加胃癌、胃黏膜相关淋巴组织(MALT)淋巴瘤甚至胰腺癌的风险。

参考区间:阴性。

2. 应用

幽门螺杆菌感染筛选实验。

检测幽门螺杆菌 IgG 抗体的血清学实验是便宜和无创的,这是临床使用的主要血清学检查,而且非常适合基层医疗操作。然而,对其准确性的担忧限制了它的使用。大量的研究发现其具有很高的灵敏度(90%~100%),但特异性多变(76%~96%);准确度从 83% 到 98% 不等。

一些研究发现 IgG 检测阴性的病例中可能检测到 IgA 抗体。然而,许多研究已经证明 IgA 测试总体上不如 IgG 测试敏感且特异性较低。一些实验室也提供 IgM 检测,如果升高则表明有急性感染。IgM 分析在临床实践中对于诊断或管理很少或没有作用,因为在考虑幽门螺杆菌感染的时候,几乎一直是一个长期存在的状态。

3. 结果解释

阳性结果:表示样本中检测到幽门螺杆菌 IgG 抗体;幽门螺杆菌 IgG 抗体的存在表明了对该菌的前期暴露迹象。

阴性结果:表示样本中未检测到幽门螺杆菌 IgG 抗体;通过这个测试得到阴性结果并不能排除最近的原发性感染。

4. 局限性

ACG 指南建议,只有当临床医师计划对阳性结果给予治疗时,才进行幽门螺旋杆菌检测。

对活动性消化性溃疡病患者、过去有消化性溃疡病史记录的患者或胃 MALT 淋巴瘤患者进行检测。

幽门螺旋杆菌的检测和治疗策略(如阳性患者检测和治疗)对于年龄小于55岁且没有"警报特征"(出血、贫血、早期的饱腹感、不明原因的体重减轻、进行性吞咽困难、吞咽痛、反复呕吐、胃癌家族史、既往食管恶性肿瘤)未经检查的消化不良患者是一个行之有效的管理策略。

在什么情况下使用什么测试项目,这主要看患者是否需要上消化道内镜检查,以及应熟知每项测试的优势、弱点和成本。

不推荐对无症状患者普遍筛查。

有胃肠癌家族史的患者如果有症状(内窥镜活检),应该进行筛查。

没有"警报"症状但对抗反流治疗无反应的消化不良患者可能是幽门螺旋杆菌检测的候选人。

第四十二节　幽门螺杆菌粪便抗原检测

1. 定义

幽门螺旋杆菌是一种在世界上约2/3人群胃中发现的细菌,虽然大多数感染者不会发病。幽门螺杆菌感染是消化性溃疡疾病的主要危险因素。这些细菌是造成大多数胃溃疡和十二指肠球部溃疡的原因。研究表明,幽门螺旋杆菌感染会增加胃癌、胃粘膜相关淋巴组织肿瘤(MALT)淋巴瘤和潜在性胰腺癌的风险。幽门螺旋杆菌感染可通过侵入性(例如组织病理学)或非侵入性(例如血清学、呼吸尿素测试、粪便抗原)测试来诊断。大多数测试使用EIA方法。使用针对幽门螺旋杆菌的单克隆抗体试验具有最好的准确性。

2. 应用

对消化不良或其他上消化道症状提示幽门螺杆菌感染的患者要求进行此项测试。按照标准的实验方法收集和运输粪便标本。此测试可以用来监测幽门螺杆菌感染的治疗效果,有效的治疗可使粪便抗原转为阴性。

3. 结果解释

预期结果:阴性。

阳性结果:活动性幽门螺杆菌感染;约5%的测试可能出现假阳性结果。

阴性结果:患者不太可能有活动性幽门螺杆菌感染;5%~7%的患者可能出现假阴性结果;高度怀疑幽门螺杆菌感染的患者应考虑重复测试或使用其他方法进行测试。

参考文献

Choi J, Kim CH, Kim D, et al. Prospective evaluation of a new stool antigen test for the detection of *Helicobacter pylori*, in comparison with histology, rapid urease test, ^{13}C-urea breath test, and serology. *J Gastroenterol Hepatol*. 2011;26:1053–1059.

第四十三节 甲型肝炎病毒抗体(IgM 和总抗体)

1. 定义

甲型肝炎病毒(hepatitis A virus,HAV)特异性抗体的检测,包括 IgG 和 IgM。IgM 出现在急性感染早期,而 IgG 持续多年。诊断 HAV 感染要求 IgM 阳性。HAV 不会引起慢性感染,但偶尔会出现急性复发。

参考区间:阴性。

2. 应用

作为急性或既往 HAV 感染者的临床实验室诊断的辅助,并结合其他血清学和临床信息,将有助于在 HAV 疫苗接种之前鉴定 HAV 易感个体。

3. 局限性

总抗体分析检测抗 HAV 抗体总量的存在(IgG 和 IgM 总和)。阳性结果表明患者最近或既往患有甲型肝炎。症状出现后即可检测到抗 HAV 的 IgM 抗体,其应答的持续性非常不确定,在一些情况小于 1 个月;而在另一些情况下则大于 1 年。大多数情况下 IgM 抗体持续 3~6 个月,然后降至无法检测。

第四十四节 乙型肝炎核心抗体(HBcAb;总抗体和 IgM)

1. 定义

乙型肝炎核心抗体出现在乙型肝炎感染症状出现后不久,在 HBsAg 出现后不久出现并持续终身。最初,抗 -HBcAb 几乎全部由 IgM 类组成,随后出现抗 -HBc IgG(没有商业诊断试剂)。-HBc IgM 和 IgG 的总抗体及抗 -HBc IgM 抗体检测,可能是"窗口期"可检测到最近 HBV 感染的唯一标志物。窗口期开始于 HBsAg 的清除,并以抗 -HBs 抗体的出现结束。

参考区间:阴性。

2. 应用

肝炎的鉴别诊断;诊断最近或既往的乙型肝炎感染;诊断 HBsAg、抗 -HBs 抗体、抗 -HBc IgM 抗体、HBeAg 和抗 -HBe 抗体阴性的健康 HBV 携带者的隐匿性乙型肝炎感染。

3. 结果解释

升高见于:

(1) HBcAb 总抗体检测:急性、慢性或既往的乙型肝炎感染。

(2) HBcAb IgM 检测:最近感染乙型肝炎病毒(≤6 个月)。

下降见于:

正常结果。

4. 局限性

乙肝疫苗接种后不产生。

阳性的抗 -HBc 总抗体检测结果应与其他 HBV 血清学标志物的存在相关联——如肝酶升高、临床症状和体征,以及既往的危险因素。

慢性乙型肝炎中有时会出现低水平的 IgM 核心抗体,特别是在活动期间以及从抗原阳性转变为抗体阳性时。

新生儿(<1 个月)通过该方法检测到抗 HBc 总抗体阳性时应检测抗 -HBc IgM 抗体,以排除可能是母体抗 -HBc 总抗体引起的假阳性结果。也建议对这些新生儿在 1 个月内重复检测抗 HBc 总抗体。

第四十五节　乙型肝炎表面抗体(HBsAB)

1. 定义

血清中 HBsAb 的存在通常表明乙型肝炎感染的恢复和对其具有免疫力。自然发生的乙肝感染,抗 -HBs 通常在 HBsAg 消失数周后出现在血清中,也被称为 HBsAb、抗 -HBs、澳大利亚 Bs 抗体和 HBV 抗体。

参考区间:

(1) <5.00mIU/ml:阴性

(2) ≥5.00mIU/ml 和 <12.0mIU/ml:不确定

(3) ≥12.0mIU/ml:阳性

2. 应用

鉴别当前和既往的 HBV 暴露;确定乙肝疫苗接种后获得足够的免疫力。

3. 结果解释

升高见于:

(1) 急性或慢性 HBV 感染恢复,或接种乙肝疫苗获得免疫力。

(2) 阳性结果(定量抗 -HBs 水平 ≥12mIU/ml)表明从既往的乙肝病毒感染或乙肝疫苗接种中获得了对乙型肝炎足够的免疫力。

(3) 筛查高风险暴露人群,如血液透析患者、多性伴侣者、有其他性病史者、静脉注射吸毒者、感染母亲所生婴儿、长期居住在惩教所的个体、血液或血浆衍生产品接受者、专职医疗保健工作者以及接触血液和血液制品的公共服务员工。

下降见于:

对 HBV 疫苗接种的免疫反应不足。

4. 局限性

被动获得的抗 -HBs（即输入全血或血浆、最近接受免疫球蛋白治疗）可以产生阳性结果而不显示对 HBV 感染的永久免疫力。

既往通过 HBV 感染或乙肝疫苗接种获得的抗 -HBs 水平可能随着时间的推移降至可检测水平以下。

不适用于急性 HBV 感染的诊断。如果没有进一步的检测，如检测乙型肝炎核心总抗体，则乙型肝炎病毒感染后获得免疫与疫苗诱导获得的免疫之间没有区别。

24% 的患者中出现 HBsAg/HBsAb 共存现象。在大多数情况下，抗体不能中和循环病毒粒子，这些人群被认为是携带者。

第四十六节　乙型肝炎表面抗原（HBsAg）

1. 定义

HBV 感染的血清学标志，也是首先出现的血清学标记（急性暴露 1 周 ~10 周）。随着患者的康复，4~6 个月后检测不到。持续存在大于 6 个月者为慢性感染。

参考区间：阴性。

2. 应用

诊断急性、近期或慢性乙型肝炎感染；确定慢性乙型肝炎携带者。

3. 局限性

乙型肝炎疫苗接种可以在患者体内出现瞬时（≤14 天）可检测水平的 HBsAg。最常见于血液透析患者、新生儿和儿童。

一些罕见的突变可导致假阴性结果，在这些疑似病例中，可以通过检测 HBcAb、表面抗原抗体和 HBV DNA 来推断病毒的是否存在。

具有初步反应测试结果但 HBsAg 确认测试为阴性（未确认）的样本，可能含有来自其他传染性或免疫性疾病的交叉反应性抗体。有临床指征时推荐稍后重复测试。

第四十七节　乙型肝炎病毒 e 抗原和抗体
（HBeAg 和 HBeAb）

1. 定义

血清中 HBeAg 的存在表明病毒复制活跃，且通常与 HBV DNA 相关联。HBeAg 向 HBeAb 血清转换发生在急性感染患者的早期，且发生在 HBsAg 向 HBsAb 血清转换前。然而在慢性感染中，HBeAg 血清学转换可能会延迟数年至数十年。HBeAg 向 HBeAb 血清学转换通常与血清中 HBV DNA 消失有关。血清中 HBeAb 的存在通常表明病毒不再复制，但临床上使用有限。

参考区间:阴性。

2. 应用

HBV 感染性的诊断和监测;HBeAg 向 HBeAb 血清转换是对乙型肝炎感染有效治疗的认可。

3. 结果解释

存在表明乙型肝炎高传染阶段。

4. 局限性

(1) HBeAg 的持续存在与慢性肝病有关。

(2) HBeAg 的存在意味着血清中存在感染性 HBV,但它在转化为 HbeAb 后并不排除传染性,特别是在感染了除 A 以外的其他基因型的人中。

(3) HBeAg 阳性期间,通常为 3 周 ~6 周,乙型肝炎患者将病毒传播给与他们接触者的风险增加,包括在此期间出生的婴儿。与单独 HBsAg 阳性相比,暴露于血清或体液中 HBeAg 和 HBsAg 同时阳性的感染风险高 3~5 倍。

(4) HBV 发生"前 C 区突变",HBeAg 可能是阴性但具高度传染性。HBeAg 阴性突变株常见于抗病毒治疗后。

(5) 现推荐检测 HBV DNA,特别是对于 ALT 升高但 HBeAg 阴性的患者。

第四十八节　丙型肝炎病毒抗体

1. 定义

目前已知丙型肝炎病毒(hepatitis C virus,HCV)是大多数(不是全部)血液传播的非甲非乙型肝炎的病原体。抗 -HCV 的存在表明个体可能已经感染了 HCV 并且可能能够传播 HCV 感染。非甲非乙型肝炎病毒抗体也称为 HCV 抗体。

参考区间:阴性。

2. 应用

筛查既往感染(已解决)或慢性丙型肝炎。

3. 结果解释

升高见于:

丙型肝炎病毒感染:当前和既往暴露。

4. 局限性

(1) 血清中存在 HCV 抗体并不意味着具有免疫保护性;在确定的临床情况下,抗 -HCV 假阳性结果是罕见的,因为大多数受试者具有肝脏疾病的证据,并且筛选试验的灵敏度和特异性均高;然而在 HCV 感染率低的人群中,确实会出现假阳性结果,对没有临床信息的无症状患者进行检测时、首次对患者进行 HCV 感染检测时以及暴露后需要进行随访检测时,更需关注。

(2)所有 HCV 抗体阳性的标本都应遵循 CDC 推荐的检测要求(MMWR,2013 年 5 月 7 日)进行 HCV RNA 的核酸检测。

(3)如果检测到 HCV RNA,则表示当前有 HCV 感染;如果没有检测到 HCV RNA,表明 HCV 既往感染、HCV 感染已解决或 HCV 抗体假阳性。

(4)HCV 血清学检测对于早期 / 急性 HCV 感染的检测是无用的,对于区分既往和慢性丙型肝炎也是无用的。在大多数感染的人群中,抗体在 6 周到 3 月内出现在血液中。

(5)由于母体 HCV IgG 抗体经胎盘传代,可能导致 HCV 感染母亲所生的婴儿出现 HCV 抗体测试假反应性结果。在这些婴儿中,至少 18 个月以上才推荐进行 HCV 抗体测试。

(6)免疫抑制和肾衰竭患者中可能仍然是阴性,尽管这极少见。

第四十九节 丙型肝炎病毒抗原

1. 定义

此项试验是基于检测 21-kDa 蛋白,该蛋白由丙型肝炎病毒基因组的保守区进行调控合成,并可对感染丙型肝炎病毒辅助诊断的研究中发挥作用。HCV 抗原是病毒衣壳的主要组分,目前还不清楚它是自由循环,还是只在病毒粒子中循环。检测 HCV 抗原的商业免疫化分析仅供研究使用,HCV 抗原水平与 HCV RNA 密切相关。

参考区间:阴性。

2. 应用

在治疗早期(4 周)预测持续病毒学反应,第 3 个月时达到最佳效能。血清丙型肝炎病毒总核心抗原水平的测定准确可替代 HCV RNA,用于 PEG- 干扰素 / 利巴韦林联合治疗患者的监测和预后预测。

3. 结果解释

丙型肝炎暴露增加

4. 局限性

缺乏早期检测的敏感性;HCV 抗原对 HCV 所有基因型的感染都有相似的敏感性。

第五十节 丙型肝炎病毒基因分型分析

1. 定义

丙型肝炎病毒(HCV)基因分型法检测人血清或 EDTA 血浆中 HCV1~6 基因型。基因亚型信息的可用性取决于测试的方法。这些方法可能对低病毒载量或混合感染的基因型标本的检测能力不同。

参考区间:阴性。

2. 应用

(1) 方法:

① Invader(第三代)

② True Gene(拜耳公司)

③线探针杂交分析(LiPA)(Innogenetics 公司)

④ Taqman 探针(Abbot 诊断)

⑤ "Home brew" 测序

(2) HCV 基因分型应该用于接受抗病毒治疗的丙型肝炎病毒感染者的治疗策略制定。

3. 局限性

低病毒载量的样本可能无法分型;测序法在混合基因型标本中的分型效果不如杂交法。

第五十一节　丙型肝炎病毒 RNA 病毒载量定量:分子检测

1. 定义

HCV 病毒载量测定法量化 HCV 感染个体血浆中的 HCV RNA。HCV 检测是根据世界卫生组织首个用于核酸扩增技术检测的 HCV RNA 国际标准(NIBSC 编号 96/790)进行标准化的。

参考区间:当检测结果低于检测水平时即为未检测到。

2. 应用

(1) 方法:

① 分支 DNA 检测(bDNA,西门子):一种信号放大技术,通过测量由分支、标记的 DNA 探针产生的信号来检测特定核酸的存在;是一种可靠的方法,能在较高的测试范围内提供一致的结果。

② 实时 PCR:逆转录,对目标 DNA 分子扩增和定量;相较于 bDNA 法,此法通常提供更宽的量化范围和更低的检测限。

(2) 用于 HCV 感染者进行抗病毒治疗的管理。

3. 局限性

标本中的 PCR 抑制剂可能导致低估病毒载量或在极少数情况下的假阴性结果。然而,目前的技术包括内标在内,如果在 PCR 过程中没有扩增,将不会给出结果而不是假阴性结果。

第五十二节　丁型肝炎病毒抗体

1. 定义

丁型肝炎病毒(hepatitis D virus,HDV)是一种亚病毒体,其生命周期依赖于乙型肝炎病毒,因此,在没有 HBV 感染的情况下不会发生 HDV 感染。

参考区间:阴性。

2. 应用

暴发性急性 HBV 感染(急性合并感染)、慢性 HBV 感染(慢性合并感染)或已知慢性 HBV 感染(HDV 重叠感染)的急性加重患者并发 HDV 感染的诊断。

3. 结果解释

既往或者现行 HDV 感染者升高。

4. 局限性

(1) HDV 抗体检测的作用是有争议的,因为在美国,随着乙肝疫苗的使用,HDV 感染的发病率已经显著下降。

(2) 干扰素治疗可降低抗体水平。

(3) 只有当患者发生急性或慢性乙型肝炎感染时,才应该进行此项检测。

第五十三节　戊型肝炎病毒抗体(IgM 和 IgG)

1. 定义

戊型肝炎病毒(hepatitis E virus,HEV)是一种小的无包膜病毒,可引起急性、通常是自限性的感染,HEV 通过粪便 - 口腔途径传播。HEV 在东南亚和中亚地区流行,曾在中东、非洲北部和西部以及墨西哥发生了几次暴发。在发达国家,HEV 感染主要发生在前往疾病流行地区旅行的人群中。

HEV 也可能发生胃肠外传播,直接人与人之间的传播很少,发生在妊娠晚期感染的患者有着异常高死亡率(约 20%),没有与 HEV 相关的传播载体。

病毒血症和病毒脱落发生在潜伏期,持续 10 天进入临床期。在 15 天~60 天的潜伏期之后,HEV 感染的患者出现肝炎症状,血清中出现抗 HEV IgM 抗体,几天后出现可检测的抗 HEV IgG 抗体。抗 HEV IgM 在症状出现后长达 6 个月仍然保持阳性,而抗 HEV IgG 通常在感染后持续数年。抗 HEV IgG 是诊断既往 HEV 感染的首选血清学标志物。

参考区间:阴性。

2. 应用

（1）HEV IgM 抗体：诊断急性或近期（<6 个月）戊型肝炎感染。
（2）HEV IgG 抗体：既往戊型肝炎的诊断。

3. 结果解释

既往或现行感染戊型肝炎升高。

第五十四节　单纯疱疹病毒培养（选择性培养）

1. 定义和应用

单纯疱疹病毒（herpes simplex virus，HSV）感染通常表现为口咽或生殖器部位的水疱疹。HSV 能引起严重的播散性疾病，包括多器官系统感染。垂直传播可能导致新生儿感染，包括局部疾病（皮肤、眼睛和口腔）、全身感染或脑炎。其他正常或免疫功能低下患者的感染部位包括皮肤、结膜和中枢神经系统。HSV 可引起免疫功能低下患者的严重播散性疾病，导致多器官功能障碍和衰竭。

当需要对患者进行特定的诊断时，可以使用该测试来分离 HSV。

将患者标本接种到培养的真核细胞上，如人包皮成纤维细胞或 Vero 细胞。试管或壳瓶培养可用于 HSV 的分离。高病毒载量的标本致细胞病变效应在 24 小时~48 小时内出现，如水疱样病变。

根据需要，特定的 HSV-1 和 HSV-2 抗体试剂可用于进一步鉴定 HSV 培养分离株。

周转时间：大多数阳性培养可在 2 天内检测到。通常将阴性管培养温育至多 7 天。壳瓶培养通常在 48 小时~72 小时内完成。

2. 标本采集和运送规则

病毒培养的一般规范均适用。

标本应在急性感染早期采集。

应按照病毒培养的一般推荐标准收集标本。最常见的是来自皮肤或黏膜的标本进行病毒培养以排除 HSV。样本应该取自新鲜、潮湿的病变部位，最好是完整的水疱去囊之后收集到的标本。

大多数标本应放置在病毒运输介质中，并在 4℃ 条件下运送。

3. 结果解释

期望结果：

阳性：HSV 阳性的细胞培养物表明可能有活动性感染；有时，阳性培养代表无症状的病毒脱落，这可能没有临床意义。

阴性：阴性的细胞培养结果并不排除 HSV 感染，特别是脑脊液和其他非水疱性病变。

4. 局限性

对某些标本类型,如脑脊液,可能有较低的敏感性。分子诊断试验可以改善这些标本的检测。

常见问题:从干燥、结痂的病变部位收集标本。

HSV 特异性 DFA 是在囊泡或湿性溃疡基底细胞上进行的,为 HSV 感染提供了快速和特异的鉴定。

PCR 是最敏感的 HSV 检测方法,在中枢神经系统感染的诊断中最为有用。

培养分离物可能是要分型的,目的主要用于流行病学调查,但临床处理一般是不需要分型结果。

(张冬青 校)

第五十五节 利用直接荧光抗体检测疱疹病毒

1. 定义和应用

快速准确的诊断疱疹病毒(HSV 或 VZV)感染对于治疗或处理非常重要。直接荧光抗体(direct fluorescent antibody,DFA)检测是利用荧光标记的病毒特异性抗体对标本中的抗原进行染色来诊断是否有 HSV 或 VZV 感染。一般用于出现水疱疹的患者。

使用拭子或手术刀从湿溃疡或囊泡的底部收集细胞(在去顶后)。轻轻地滚动拭子或通过手术刀将收集的细胞铺展到载玻片表面来制备涂片。

固定后,将涂片用荧光标记的 HSV 或 VZV 特异性抗体试剂染色。洗去多余的试剂后,通过荧光显微镜观察是否存在特异性染色的细胞。

周转时间:<24h。

2. 结果解释

预期结果:阴性,没有荧光染色的细胞

阳性结果:出现 2+ 或更高滴度的特异性荧光染色的细胞。

3. 局限性

必须对玻片进行评估,以确保涂片中有细胞。如果没有细胞,则涂片结果不可信。

随着皮肤病灶从囊泡到结痂 / 愈合性溃疡的演变,染色细胞数量减少。

微弱的染色可能是由染色技术或试剂等问题造成的。

第五十六节 疱疹病毒血清学检查,1 型和 2 型
特异性 IgG 和 IgM 抗体

1. 定义

疱疹病毒(herpes simplex virus,HSV)引起的性传播疾病(STD)在全球范围较普遍。尽

管Ⅱ型单纯疱疹病毒感染（HSV-2）仍然是该病感染的主要病原体，但越来越多的生殖器疱疹病例与Ⅰ型单纯疱疹病毒感染（HSV-1）密切相关。

HSV-1 通常感染人的眼睛、口腔和面部 - 皮肤连接处的粘膜，也是成人中严重散发性脑炎的最常见原因之一。

HSV-2 通常与生殖器粘膜皮肤病变相关。但近期研究发现由 HSV-1 引起的生殖器疱疹感染越来越多。HSV-1 造成的初次发作与 HSV-2 无法区分，但复发较少。

在接近分娩时出现生殖器疱疹的孕妇传染给新生儿的风险很高，如果不及时治疗，新生儿感染 HSV 会导致高发病率和死亡率。

由于 HSV-1 和 HSV-2 具有共同的抗原决定簇，检测一种类型的病毒抗体可能与另一种类型发生交叉反应。真正的特异性抗体检测是针对糖蛋白G1（来自 HSV-1）和糖蛋白G2（来自 HSV-2），这是由于以上两种蛋白的共同的抗原决定簇很少而不易发生交叉反应。疾病控制中心（CDC）建议在进行血清学检查时使用特定类型糖蛋白 G 的检测方法。

其他名称：单纯疱疹病毒血清学检测、单纯疱疹病毒抗体效价。

参考区间：阴性

2. 应用

主要用于诊断有生殖器病变史但还未诊断的患者；诊断有非典型临床症状的患者既往或现症的 HSV 感染；确定生殖器 HSV 感染患者性伴侣的易感性；预测无症状 HSV 感染孕妇在分娩时可能传播给婴儿的风险。有助于预测复发的风险。

3. 结果解释

HSV IgM 组合阳性结果（即：IgM 类 HSV1 和 / 或 2 抗体的存在）表明近期感染。HSV1 和 / 或 2 抗体的存在可能表明原发感染或感染复发，但不能区分它们。

IgG 抗体测定可区分 1 型和 2 型 HSV 抗体。特异性 HSV-IgG 抗体（1 型或 2 型）阳性表示既往接触了相应的血清型病毒。

4. 局限性

生殖器疱疹的临床诊断应经实验室检查确认；诊断可通过病毒培养、PCR、DFA、Tzanck 制备和特异性血清学试验进行；试验的类型可根据临床的需要而选择。

疾病预防控制中心（CDC）和国际防止性传播感染联合会（IUSTI）都建议使用分子方法对所有首次发病的生殖器疱疹患者进行分型。

HSV 抗体的检出率可能因年龄、性别、地理位置、社会经济地位、种族、性行为、检测方法、标本采集与处理方法、患者的临床及流行病学史等因素而异。

阴性结果不一定排除原发感染或再感染，可能在疾病过程中因为过早采集标本，抗体还没有达到检测限；或标本收集太晚，IgM 水平已下降到无法检测水平。

在 EBV 感染者、原发或再激活水痘病毒感染以及类风湿因子抗体存在的患者中，可能会出现假阳性检测结果。

第五十七节 人类免疫缺陷病毒 1/2 抗体筛选

1. 定义

人类免疫缺陷病毒(HIV)是一种高度变异的病毒,容易发生突变。HIV 许多病毒株可按类型、群组和亚型分类。主要的类型有两种:HIV-1 和 HIV-2。这两种类型病毒均可通过性接触、血液、母婴传播,在临床上由它们导致的艾滋病几乎无法区分。但是 HIV-2 似乎不易传播,而且其最初感染与发病之间的潜伏期时间较长。

HIV 感染的诊断主要有以下方法:检测病毒抗体;检测病毒 p24 抗原;检测病毒核酸(NAT);或 HIV 的培养。最广泛使用的检测方法是检测血清中抗 HIV-1 和 HIV-2 抗原的 IgG 抗体。HIV-1 抗原包括 p24(一种核衣壳蛋白)和 gp120 和 gp41(包膜蛋白)。gp41 和 p24 抗原的抗体是 HIV 感染后第一个可检测到的血清标志物。大多数患者在感染后 6 周~12 周血清中出现 IgG 抗体,在感染后 6 个月内 95% 的患者 IgG 抗体阳性,HIV-IgG 抗体通常会伴随终生。抗体阳性结果应通过抗体的重复检测、区分 HIV-1 和 HIV-2 的实验以及确认实验(例如,特定类型的 HIV RNA,western blot 检测)来确认阳性检测结果。由于 IgM 抗体相对不敏感,所以不使用它。

第四代 HIV 检测试剂可以同时检测抗体和 p24 抗原。它的主要优点是可以在"窗口期"(抗体未能被检测到的阶段)检测出 HIV 感染。

HIV 有以下几个群组:M、N、O 和 P。M 组("主要的")被认为是普遍流行毒株,包含大部分 HIV 病毒株;O 组("外来的")则代表了少数来自喀麦隆、加蓬和赤道几内亚的 HIV 病毒株;N 组("非 M/ 非 O")和 P 组非常少,只在喀麦隆有记录。M 组的病毒又被分成 10 个不同的亚型(A-J)。HIV 检测最初是为了检测 B 亚型 HIV 而开发的,这是美国和欧洲最常见的亚型。在美国,非 B 亚型 HIV 数量大约为 2%。疾控中心不建议在血液中心以外的机构对 HIV-2 进行常规检测。

参考区间:阴性。

2. 应用

主要用于 HIV-1 和 HIV-2 感染、器官移植捐赠者的筛查;明确暴露于其他 HIV 感染者的人群检测;高危人群的抗体检测(如有多个性伴侣、有其他性传播疾病史的患者、静脉吸毒者、受感染母亲所生的婴儿、相关卫生保健工作者以及接触血液和血液制品的公共部门工作人员)(图 17-1)。

3. 结果解释

检测结果阳性:此结果仅为初筛试验阳性,需要通过确认试验来确认——比如 HIV-1 RNA 或 Western blot 检测。对检测结果阳性的患者,应告知其结果,并建议其避免传播 HIV。

检测结果阴性:可以认为是真阴性,不需要确证实验,可以报告患者 HIV 阴性。

17

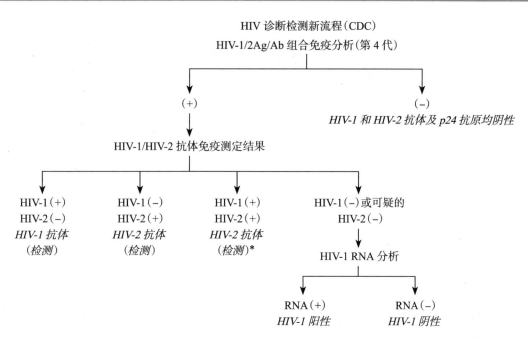

图 17-1 HIV 诊断检测流程
（Morbidity & Mortality Weekly Report. June 21, 2013, 62: 490-494.）

4. 局限性

导致假阴性结果的常见原因可能是急性感染和未能检测到某些 HIV 亚型。

假阴性结果的罕见原因包括由于体液应答缺陷或无丙种球蛋白血症引起的免疫功能障碍；由于恶性肿瘤或药物导致的免疫抑制；早期抗逆转录病毒治疗后的血清转化延迟以及暴发性 HIV 感染。

假阳性结果可能是由于受试者参与艾滋病毒疫苗试验。

急性 HIV 感染期间部分血清转化，HIV 感染晚期 p24 抗体滴度降低，或 HIV-2 感染可能导致不确定的结果。

对于未感染 HIV 的患者出现不确定结果的原因包括：

① 妊娠交叉反应同种抗体

② 自身抗体（胶原 - 血管疾病、自身免疫性疾病和恶性肿瘤）

③ 注射实验性 HIV-1 疫苗

④ 接种了流感疫苗

参考文献

CLSI. *Criteria for Laboratory Testing and Diagnosis of Human Immunodeficiency Virus Infection; Approved Guideline*. CLSI document M53-A. Wayne, PA: Clinical and Laboratory Standards Institute; 2011.

第五十八节　人类免疫缺陷病毒验证性 WB 检测

1. 定义

WB（Western Blot）试验是利用人类免疫缺陷病毒（human immunodeficiency virus, HIV-1）裂解液或重组 HIV 蛋白液中单个蛋白来检测患者血清中特异性 HIV 抗体的方法，被认为是 HIV 血清学的确认实验。

Western blot 可特异性检测出不同的 HIV 种类和亚型。

HIV-1 抗体存在于与 HIV-1 抗原（p15、p17、p24、p31、gp41、p51、p66、p55、gp120、gp160）结合的标本中。

关于确证实验的替代策略也有相关的论述，一般使用第二种、不同方法学的实验包括 EIA、IFA、免疫印迹法，或核酸扩增试验。

2. 应用

当 HIV 抗体筛查实验或快速 HIV 抗体检测实验多次阳性时，需要用 Western blot 以确认。

HIV-2 在非洲西部最常见。对于具有 HIV-2 感染流行病学风险的患者、或者当患者的 HIV-1 WB 的结果不确定或阴性时，可考虑采用针对 HIV-2 型或 HIV-1 型亚型（除了 M 型）的 Western blots。

3. 结果解释

阳性结果：根据疾病控制中心的规定，HIV-1 的解释标准是由下列任何两个条带的存在来定义的：p24、gp41 和 gp120/160。

不确定结果：既不确定也不排除 HIV 感染，需要做补充实验。

由与 HIV 感染相关的因素引起的不确定的结果包括：抗 HIV-1 抗体的弱效价（如早期血清转化）、晚期的艾滋病患者、或 HIV-2 或 HIV-1 亚型的感染。非特异性原因包括自身抗体、血液透析、高血球症或最近的疫苗接种。

对不确定结果的补充实验包括 HIV-1 RNA 检测、HIV-2 或 HIV-1 亚型的 WB，或 4-6 周重复 HIV 血清学检测和 WB。

阴性结果：阴性结果不能排除 HIV 感染的诊断，需要进一步的测试。

对阴性结果的补充实验包括 HIV-1 RNA 检测、HIV-2 或 HIV-1 亚型的 WB，或在 4~6 周内重复 HIV 血清学检测和 WB。

抗体筛选试验持续有反应性而 WB 确认实验为阴性提示实验为非特异性反应性和患者无 HIV 感染。

4. 影响因素

WB 仅用于确认 HIV 筛查实验或快速 HIV 抗体检测重复有反应性的血清。

HIV-2 感染的不同个体可能导致 HIV-1 的免疫印迹结果的不确定性。对于 HIV-2 WB

检测,目前没有一个标准可以应用于所有的方法。疾病控制中心建议,每一种方法应由试剂制造商建议的标准来解释。

血清学筛查中 HIV-2 与 HIV-1 存在交叉反应。HIV-1 抗体和 HIV-2 抗体筛查实验阳性而 HIV-1 WB 重复阴性或结果不确定提示可能为 HIV-2 感染,需要进行 HIV-2 特异性确证实验。

第五十九节　人类免疫缺陷病毒 1 型基因型(分子试验)

1. 定义

HIV-1 基因分型用于检测 HIV 基因组突变,这些突变对特定类型的抗逆转录病毒药物产生耐药性。目前基于测序的检测方法是检测蛋白酶(PR)和逆转录酶(RT)基因部分的耐药突变。以下两种基因分型方法经食品和药物管理局(FDA)批准可以在市面上购买:ViroSeq HIV-1 基因分型系统 2.0 版(西莱拉诊断公司)和 Trugene HIV-1 耐药基因分型系统(西门子医疗诊断公司)。

2. 应用

作为监测和治疗 HIV-1 感染者的辅助手段:
① 在临床早期药物治疗之前
② 药物治疗失败时

3. 局限性

TrueGene 法病毒载量不小于 1 000 拷贝 /ml,ViroSeq 法病毒载量不小于 2 000 拷贝 /ml。
FDA 批准的方法只针对 HIV-1 的 B 亚型进行分析。而全球范围内流行的将近 90%HIV-1 变异体是非 B 型 HIV-1 病毒株,只能通过实验室自己开发的方法对其进行分析。

第六十节　人类免疫缺陷病毒 1 型 RNA,
病毒载量定量(分子试验)

1. 定义

通过检测 HIV-1 感染者血浆中的 HIV-1 RNA 来进行 HIV-1 病毒载量定量。HIV-1 RNA 检测的结果以拷贝 /ml 和 / 或国际单位 /ml(IU/ml)报告。
以 IU/ml 方式报告的结果可以在独立实验室之间进行结果比对。
参考区间:浓度低于检测限。

2. 应用

(1) 方法
① 分支 DNA 分析(bDNA,西门子):一种信号放大技术,通过测量由标记的分支 DNA

探针所产生的信号来检测特定核酸的存在;是一种可靠的方法,能在较高的测试范围内提供稳定的结果。

② 实时 PCR(Cobas prep/Cobas TaqMan,Roche):先逆转录,再进行 PCR 扩增并对靶向 DNA 分子进行定量;与 bDNA 方法相比,该方法检测范围更大,检测限更低。

(2) 用于指导 HIV-1 感染者进行抗病毒治疗。

3. 局限性

标本中的 PCR 抑制剂可能导致病毒载量值偏低或假阴性结果。

为了保证患者结果的一致性,应该在患者管理中使用相同的方法。

第六十一节 人乳头瘤病毒分子检测

1. 定义

人乳头瘤病毒(human papillomavirus,HPV)检测为临床医生提供了患者发生宫颈癌风险的信息。目前有五种 FDA 批准的检测方法,用于检测生殖系高危型(HR)HPV,这些高危型 HPV 与宫颈癌相关的:Hybrid Capture 2 高风险 HPV DNA 方法(Digene,Qiagen)检测 13 种 HR-HPV 类型;Cervista ™ HPV HR(第三代技术,Hologic)检测 14 种 HR-HPV 类型;Cervista HPV 16/18 鉴定 16 和 18 类型 DNA;Cobas HPV 检测(罗氏)专门识别 HPV 16 和 HPV 18 类型,同时检测其余的高风险类型。这四个方法是在制备巴氏涂片(液基细胞涂片技术)的同时,采集宫颈细胞用于检测 HPV-DNA。TIGRIS DTS 系统(Gen-Probe)的 APTIMA HPV 试验是第一个 FDA 批准的,可以用于检测两种 HPV 致癌基因 E6 和 E7 的信使 RNA。尽管 HPV 感染是非常常见的,而且通常是可以自愈的,但是如果 HPV RNA 持续存在,那么与没有检测到 HPV 相比,患者发展为宫颈癌的风险更高。

2. 应用

宫颈癌筛查指南包括美国阴道镜和宫颈病理学协会(ASCCP)、疾病预防控制中心和美国妇产科医师协会关于 HPV DNA 检测相关的建议:

① HPV 分子检测不用于 21 岁以下妇女的评估——这个年龄段的大多数 HPV 感染是短暂的,并且会被免疫系统清除。

② 对于 21 岁以上,巴氏涂片检测结果为"意义不明确的非典型细胞(ASC-US)"的患者,HPV 分子检测可作为补充 * 试验。

③ 30 岁及以上的妇女,HPV 分子检测应与巴氏检测同时进行。

3. 局限性

试验结果可能会受到标本采集、储存或标本处理不当的影响。

Cervista ™ HPV HR HPV 检测、Cobas HPV 检测和 TIGRIS DTS 检测高危型 HPV 16、

---

* 原文为 reflex test,译者认为此处翻译为补充实验更便于理解

18、31、33、35、39、45、51、52、56、58、59、66（Hybrid Capture 2 HR HPV 除外）和 68 型但不包括低危型 HPV。

替代标本类型（直肠和口咽）的测试还没有得到 FDA 的批准；然而，一些实验室已经通过验证研究来提供测试。

第六十二节　军团菌抗原筛查

1. 定义

军团病是由军团菌和庞蒂亚克热两种军团菌属细菌引起的临床综合征。军团菌病被认为是一种非典型肺炎。嗜肺军团菌约占感染的 90%。大多数病例都是由血清型 I 型的嗜肺军团菌（以下简称 I 型军团菌）引起的。虽然有一些突出的临床表现是军团菌感染的证据，但它们都不具有诊断意义或高度特异性。因此，对于所有因社区获得性肺炎住院的患者，应考虑使用特异性的军团菌实验室筛查。

军团菌的培养是最重要的实验室检测。尿抗原检测快速、灵敏、特异，但仅用于诊断 I 型军团菌感染。合格的呼吸道标本的培养和尿抗原检测联合可作为最佳的诊断方法。血清学检查通常对患者的诊断意义不大。虽然存在 PCR 的相关检测，但到目前为止，它们的敏感性并没有超过军团菌培养。

参考区间：阴性。

2. 应用

军团菌抗原筛查实验结合军团菌培养可以推判患者的军团菌病（I 型军团菌引起的）是既往的还是现症感染。也可以对疑似医疗保健相关性肺炎的患者、门诊抗生素治疗失败的患者，以及在发病前两周内有旅行史的患者做初步诊断。

3. 结果解释

阳性：尿中 I 型军团菌抗原测定阳性，提示当前或过去感染。

阴性：假如尿液中 I 型军团菌抗原阴性，提示没有最近或现症 I 型军团菌感染，但不能排除军团菌感染的可能性，因为可能是其他血清型和种引起疾病。在早期感染中，检测阴性可能不是由于尿液中没有抗原，而是尿中的抗原水平低于检测下限。

4. 局限性

军团病没有单独的确证实验室检查。培养结果、血清学和抗原检测方法都可以与临床症状结合，一起用于辅助诊断。

军团菌抗原检测不能检测到其他血清型嗜肺军团菌和其他军团菌引起的感染。在未检测到抗原的情况下，对疑似肺炎患者建议做军团菌培养以确认感染是否是由非 I 型军团菌引起的，或发现漏检的 I 型军团菌。

尿液中军团菌抗原的排出因人而异。抗原排出最早可在症状出现后 3 天开始，并可持续一年之久。

由于现症或既往的感染,可能都会出现军团菌尿抗原检测阳性结果,因此,如果没有证据支持,就不能确定是否现症感染。

第六十三节　军团菌培养

1. 定义

本试验通过取患者下呼吸道标本培养来诊断军团菌病。建议对治疗失败、严重肺炎、免疫功能受损,或具有军团菌病的流行病学风险的肺炎患者进行检测。通常在临床微生物实验室之外进行的特殊测试,必须评估分离军团菌种的培养环境。

2. 标本采集运输要求

标本应在急性感染期尽早采集运送。

痰(咯出或诱导)、支气管肺泡灌洗液(BAL)、支气管刷、肺活检,或气管抽吸标本通常用于培养以排除军团菌。

建议送检多个标本以提高检测的敏感性,因为对于这种细胞内病原体来说,脱落可能是间歇性的。

当怀疑有肺外军团病时,偶尔会送检血液、心脏瓣膜或其他标本(如果怀疑为军团菌性心内膜炎,请提醒实验室,因为需要特殊的处理和培养技术)。

3. 应用

(1) 培养方法:

所有标本均应接种于额外添加 BCYE 的琼脂平板上,包括非选择性和选择性。

标本可以在胰蛋白酶大豆肉汤中以 1:10 稀释以制备培养物来接种。对于可能受到内源性菌群严重污染的标本,建议在 0.2M KCl 酸洗液(pH=2.2)中 1:10 稀释标本以提高军团菌的分离率。将样本在室温下孵育 4 分钟,然后同未洗涤的标本一样,将洗涤后的标本等分接种到选择性和非选择性 BCYE 培养基上。

培养物在 35℃~37℃在潮湿的培养箱中孵育,可以添加 CO_2(2%~5%)。

(2) 培养时间:

接种 5 天后检查培养物。分离后需要额外的时间进行确证和进一步鉴定。

4. 结果解释

预期结果:阴性。

阳性结果:阳性培养结果可证实军团菌病的诊断。军团菌培养的分离物必须通过进一步的测试和鉴定才能确认为军团菌。

阴性结果:由于军团菌可能是间歇性的脱落,因此阴性培养并不排除军团菌病。

5. 局限性

(1) 患者标本中的军团菌浓度较低,因此从感染的肺外标本中分离出军团菌可能会时有时无,结果不稳定。

（2）军团菌病的诊断需要多种检测方法,包括培养、血清学、PCR 和抗原检测方法,并结合临床表现。

（3）常见问题:

① 进行常规细菌培养的痰标本不适用于进行军团菌培养。

② 军团菌可能以极低的浓度存在于呼吸道分泌物中。因此,BAL 和支气管刷标本不需稀释,应该直接接种到 BCYE 培养基上,然后进行定量细菌培养。

第六十四节　肉眼检查节肢动物

1. 应用

本试验是通过视觉检查来识别节肢动物,适用于鉴定蜱、螨虫、跳蚤、蜘蛛、虱子、蛆和其他可能与人类感染、疾病传播相关的昆虫。

（1）方法

① 标本用密闭、干净的容器运送。用于疥疮检测的标本可通过皮肤刮擦收集。

② 从头发中可获取虱和虱子卵标本。蛆可以通过自发、手术、真空抽吸或其他方法排出。

③ 送检的节肢动物和昆虫可基于其形态特征通过肉眼检查或低倍显微镜检查进行鉴别。

（2）周转时间:24h~48h。

2. 结果解释

预期结果:阴性

第六十五节　寄生虫的肉眼检查

1. 定义和应用

大的寄生病原体或碎片可以从患者身上分离出来,例如绦虫的单个节片或链段、蛲虫、蛔虫。

本试验通过肉眼观察来鉴定寄生虫。

寄生虫标本是通过肉眼、低倍显微镜检查的。通过其特定的形态结构进行鉴别。借助相关技术绦虫节片可用于评估侧向子宫分支,如通过生殖孔注射印度墨水。

绦虫的卵可以感染人类,因此在实验室检查绦虫节段时必须非常小心。

周转时间:24h~48h。

2. 结果解释

阳性结果:确定寄生性病原体感染。

阴性结果:无寄生性病原体感染。

3. 局限性

可供检查的材料有限。在收集或运输过程中，标本可能已经破碎或损坏，因此无法进行明确鉴定。

常见问题：非人类病原体，如蚯蚓，可能会同样本一起送检。

第六十六节　麻疹血清学筛查[麻疹(IgG 和 IgM)]

1. 定义

麻疹是由麻疹病毒(rubeola)引起的一种高度传染性、急性、出疹性疾病，虽然也有发生一些并发症如支气管肺炎、中耳炎，最严重的并发症是脑脊髓炎(约万分之一)。但麻疹通常是自限性的，没有严重的后遗症。自然感染麻疹病毒可获得永久免疫。麻疹感染对免疫抑制或免疫功能低下的患者会构成严重威胁。尽管由于引入疫苗而使发病率降低，但由于以上这些原因，麻疹的实验室诊断已经变得越来越重要。

急性麻疹的实验室诊断的常用手段是血清学，麻疹病毒 IgG 抗体滴度在双份血清中(急性和恢复期血清)有 4 倍以上升高，或在单份的早期血清标本中检测出麻疹病毒 IgM 抗体均可诊断为麻疹病毒急性感染。

参考区间：阴性。

2. 应用

辅助诊断麻疹病毒(麻疹)急性期感染，并辅助鉴定无免疫性的个体。

3. 结果解释

(1) IgM 抗体阳性的结果，无论 IgG 抗体是否阳性，都表明最近感染了麻疹病毒。

(2) IgG 抗体阳性而 IgM 抗体阴性表明曾接触过麻疹病毒，并对这种病毒感染有免疫力。

(3) IgG 和 IgM 抗体均阴性的结果表明，以前没有接触过麻疹病毒且对其不具免疫力。

(4) 可疑的结果应该在 10 天~14 天内重新抽血复检。

(5) 由于与类风湿因子、细小病毒、风疹和玫瑰疹的抗体存在交叉反应性，可能会出现麻疹病毒 IgM 抗体假阳性结果。

4. 局限性

由于脐血中麻疹 IgG 抗体可能是母体抗体被动转移至胎儿所致，因此如果使用脐带血作为标本来源，则应谨慎解读阳性结果，当然阴性结果可能有助于排除胎儿感染。

第六十七节 耐甲氧西林金黄色 葡萄球菌培养（选择性培养）

1. 定义和应用

该测试通常是为了控制感染而在无症状患者中检测耐甲氧西林金黄色葡萄球菌（MRSA）携带情况。它被用于筛查有 MRSA 自身感染风险的患者或有将 MRSA 传播给其它密切接触者风险的患者，例如其他住院患者。该检测还用于证明 MRSA 是否被清除。

将患者标本接种在含有 4μg/ml~6μg/ml 苯唑西林的选择性琼脂上。通常使用对革兰阳性菌（如 PEA）或葡萄球菌（甘露醇盐琼脂）有选择性的基础琼脂来提高 MRSA 检测的敏感性。目前可以在市面购买用于筛查携带 MRSA 的选择性显色琼脂培养基，这些培养基可以缩短培养时间并提高检测的灵敏度。

标本采集和运输说明：鼻腔、喉部、腋窝、会阴和 / 或脐带（新生儿）的拭子标本通常用于MRSA 培养筛查。

周转时间：48h~72h。

2. 结果解释

预期结果：阴性。

任何金黄色葡萄球菌的生长都可能提示 MRSA，建议通过标准化的药敏试验证实菌落鉴定和苯唑西林耐药试验的结果。

3. 局限性

常见问题：不推荐将 MRSA 筛查实验用于潜在感染物的评估。因为如果只使用选择性培养基，仅对 MRSA 筛选培养，其他潜在的病原体将被遗漏。另外 MRSA 分离株可以在用于普通标本检测的常规细菌培养基中生长良好。

用于检测 MRSA 的分子诊断方法已商业化。这些检测方法对 MRSA 携带的检测更敏感，但对于检测极低水平 MRSA 的临床意义尚未明确。

第六十八节 微孢子虫检查

1. 定义和应用

本试验旨在评估有肠道寄生虫感染风险的腹泻患者粪便标本。用于细胞内微孢子寄生虫病原体的直接检测。

用改良的三铬染色（铬酸盐 2R）或类似的染色剂染色。

收集新鲜和保存完好的标本，并按照粪便检查的常规建议运送到实验室。

周转时间：24h~72h。

2. 结果解释

预期结果：阴性。

阳性结果：需结合患者的临床症状和体征以确诊微孢子虫病。

阴性结果：阴性结果不排除微孢子虫病，需要多份标本来诊断感染的患者。

参考文献

CLSI. *Procedures for the Recovery and Identification of Parasites From the Intestinal Tract; Approved Guideline*, 2nd ed. Wayne, PA: Clinical and Laboratory Standards Institute; 2005.

Garcia LS. *Diagnostic Parasitology*, 5th ed. Washington, DC: ASM Press; 2007.

第六十九节　腮腺炎血清学筛查
（流行性腮腺炎 IgG 和 IgM）

1. 定义

腮腺炎是一种以发热、唾液腺炎症和肿胀为特征的全身性疾病，尤其是腮腺部位。儿童腮腺炎通常不严重，但成人腮腺炎可能影响卵巢或睾丸功能（睾丸炎）。

腮腺感染时（腮腺炎）出现的炎症和肿胀通常足以诊断而无需血清学证实。然而，由于多达 1/3 的流行性腮腺炎临床症状不明显，因此可能需要病毒分离和 / 或其他血清学检查来辅助诊断。

参考区间：阴性。

2. 应用

病毒分离是一种繁琐而耗时的方法，临床实验室不常用。通过中和试验、血凝抑制试验（HI）、间接免疫荧光试验和补体结合（CF）试验完成流行性腮腺炎的血清学诊断。但这些方法缺乏特异性，限制了它们在确定免疫状态中的应用。此外，HI 试验还需要预处理待测试血清以去除非特异性血凝素抑制剂。

酶免疫分析（EIA、ELISA）敏感、特异，其灵敏度与中和试验相当，大于 CF 或 HI，因此是确定免疫状态的可靠测试。血清 IgM 抗体通常可在最初症状出现 3 天后检测到，并在 4 周内保持阳性，但将近 50%~60% 接种疫苗急性期的患者血清中 IgM 抗体为阴性。因此接种疫苗的患者 IgM 抗体阴性并不排除腮腺炎的可能。用 ELISA 检测 IgG 抗体可用于评价患者是否对腮腺炎有免疫力。

该试验用于辅助诊断流行性腮腺炎病毒急性期感染，并有助于识别非免疫个体。

3. 结果解释

只要 IgM 呈阳性，无论 IgG 是否阳性，都表明最近感染了腮腺炎病毒。

IgG 阳性而 IgM 阴性，表明曾接触过腮腺炎病毒，并对此病毒再感染有免疫力。

IgG 和 IgM 均阴性，表明以前没有接触过腮腺炎和不具有免疫力。

可疑的结果应该在 10 天 ~14 天内重新抽血复检。

4. 局限性

脐带血中存在 IgG 抗体可能是由于母体抗体被动转运给胎儿的结果,因此对于用脐带血作为标本来源,则应谨慎解释阳性结果,而阴性结果可有助于排除感染。检测唾液中的腮腺炎 IgM 抗体在英国比较普遍,其反应模式和精确度与血清 IgM 非常相似。

第七十节 分枝杆菌(AFB,TB)培养

1. 定义

分枝杆菌可引起急、慢性感染。感染可能是局部的或全身性的,感染症状和体征与真菌和其他细菌感染非常相似。分枝杆菌的分离培养需要特殊的培养技术。

分枝杆菌通常通过呼吸道传播,下呼吸道是最严重的分枝杆菌感染的部位。结核分枝杆菌是与这些感染相关的最常见的病原体。其他分枝杆菌,包括结核分枝杆菌复合体和鸟分枝杆菌复合群(MAC)中的其他种类,可能会引起慢性肺部感染。

病原体可能从原发感染部位传播,导致局部或全身感染。几乎所有器官系统都可能涉及,中枢神经系统、骨骼和尿道是肺外感染的常见部位。分枝杆菌可从粪便中分离,最常见于 HIV 感染患者,但是分枝杆菌是否导致胃肠道(GI)感染仍存在争议。

浅表性分枝杆菌感染,如由 M. marinum 引起的"游泳池肉芽肿"和快速增长分枝杆菌引起的伤口感染,可能是由环境中的非结核分枝杆菌引起的。

2. 应用

分枝杆菌培养用于检测分枝杆菌病原体,并提供分离菌以进行药敏试验和进一步鉴定。

3. 标本收集和运输说明

(1) 收集标本时注意要尽量减少患者内生菌群的污染。

(2) 在怀疑分枝杆菌感染时,由于常规的细菌、真菌和其他类型的感染都需要鉴别,因此需要收集足够量的感染标本以确保可以进行所有检测。

(3) 对于结核病的诊断,应至少提交三份痰标本进行培养。患者必须按照痰液标本采集指导手册正确采集标本。

(4) 晨痰标本是首选,因为它是由晚上的分泌物汇集而生产。每个标本至少应提交 5ml~10ml 痰液。

(5) 吸入雾化高渗盐水或 BAL 标本诱发的痰液,可提高肺结核的检出率。

(6) 不需提交 24 小时的痰标本。

(7) 对于不能咳痰的患者,比如小孩子和虚弱的老人,可以收集早晨第一次的胃吸出物。

(8) 对于怀疑患有肾结核的患者,应该提交最多 5 份晨尿标本。

(9) 裂解离心法、双相和自动化分枝杆菌培养技术对于提交用于检测全身性分枝杆菌病

的血液和骨髓标本是最佳的。

(10) 标本应用密封盖子的无菌容器尽快运送到实验室。

(11) 如果需要当天的 AFB 染色结果,样本应尽可能早的送到实验室,以便有足够的时间进行样本处理(去污和浓缩)和涂片检查。

(12) 不应使用拭子收集用于分枝杆菌培养的标本。

4. 应用

(1) 从医疗保健层面考虑,结核病患者以及他们的标本,存在导致获得性感染的巨大风险。必须遵循结核病诊断各个方面的安全预防措施。

(2) 应对分枝杆菌培养的所有标本进行 AFB 涂片,见抗酸分枝杆菌(AFB)涂片。

(3) 大容量液体标本应浓缩,通常采用离心分离。对于可能受内源菌群污染的标本应在接种培养基之前进行去污染和浓缩。

(4) 标本接种到液体(例如,米德尔布鲁克 7H9)介质和至少一种固体介质。特殊的病原体可能需要特殊的培养基,如嗜血杆菌,或特殊的孵化温度,如引起浅表感染的马林氏菌病原体。

(5) 大多数培养物在 37℃、3%~10%CO_2 中孵育;来自皮肤或浅表病变的培养物应该在 30℃~32℃下孵育,以便更好的分离在这些部位常见病原体如马林氏菌和嗜热菌分枝杆菌。肉汤培养应用于自动化平台,可以缩短检测时间,并利用分子基因测试进行病原体鉴定。透明的、以琼脂为基础的固体培养基,如米德尔布鲁克培养基,能够敏感地分离结核分枝杆菌,并通过早期发现的微小菌落形态初步鉴定。含有各种抗生素的选择性培养基,可用于接种可能被严重污染的标本。由于致病性分枝杆菌可能受到选择性培养基的抑制,因此必须同时接种非选择性培养基。如果怀疑感染嗜热杆菌,培养基中还应该添加血液、血红素(X 因子),或柠檬酸铁铵。另外培养物需要平行接种,一个培养物在生长初期暴露于光下,一个培养物仅在黑暗中孵育,这样可用于确定色素形成的特征。

(6) 对 AFB 培养阳性的培养物进行革兰染色和 AFB 染色,并进行进一步的鉴定和药敏试验(视情况而定)。

① 生长速率、色素形成,以及光反应活性,可用于初步鉴别非结核分枝杆菌菌种(NMTB),并帮助确定完整鉴定所需的测试组合。快速生长分枝杆菌在传代后 10 天内产生成熟的菌落。

② 在许多实验室中,用于鉴定分离菌的新技术已经取代了生化和表型检测。NAP(对硝基 - 乙酰氨基 - 羟基苯丙酮)试验可用于快速鉴定结核分枝杆菌。核酸探针可用于鉴定结核分枝杆菌复合群,鸟分枝杆菌复合群(MAC),甘氏分枝杆菌(*Mycobacum kansasii*)和高多纳氏分枝杆菌(*M.goordonae*)。核酸测序技术正在成为参考实验室鉴定分枝杆菌的重要工具。

(7) 周转时间

① 培养物孵育 6~8 周。AFB 涂片阳性或直接分子检测结果阳性的标本,应在显示阴性时再额外孵育 4 周。

② 在阳性培养中,根据情况可能需要额外几周时间来进行分离、鉴定、药敏试验和进一步鉴定。

17

③ 如果结核分枝杆菌和培养的分离物在开始治疗 3 个月后仍呈阳性,则应对初始分离物进行药敏试验。对大多数 NMTB 分离株也应进行药敏试验。

④ TB 分离株的主要药敏组合包括异烟肼、利福平、乙胺丁醇和吡嗪酰胺。对利福平或来自主要组合中的其他两种药物耐药的分离株,需进行次要药敏试验,包括阿米卡星、卷曲霉素、环丝氨酸、乙叉酰胺、卡那霉素、PAS 和链霉素的低浓度和高浓度试验。

⑤ 重要的 NMTB 分离物需进行多个种属特异性药物组合试验。

⑥ 使用最佳培养、鉴定和药敏测试系统,对于大多数结核分枝杆菌分离株,在标本提交到实验室后的 4 周内应完成完整的鉴定和药敏试验。

5. 结果解释

(1) 预期结果:无生长。

(2) 阳性:培养中结核分枝杆菌的生长通常对分枝杆菌感染诊断非常特异。由于 NMTB 在环境中分布广泛,因此必须谨慎解读阳性结果,需结合物种、阳性培养物数量和患者临床表现等因素综合考虑。M. gordonae(自来水杆菌)虽然是从患者标本中分离出来的,但很少与疾病相关;它的生长很可能是由患者标本污染或来自外界水源的生物体短暂污染引起的。

(3) 阴性:如果培养物呈阴性,则分枝杆菌感染的概率显著降低,尽管最初培养呈阴性,但对于怀疑分枝杆菌病的患者,需要从患者不同的部位收集更多的培养物和标本。

6. 局限性

可能需要三份或更多的标本,以及来自不同部位的标本,以便提高检测的敏感性;也可能需要有创收集技术。测试的最终结果可能在收集后的两个月内无法得到;在得到培养结果之前,可能需要相关经验治疗和处理决定。

7. 其他注意事项

以下分枝杆菌物种通常与人类疾病有关:

(1) 结核分枝杆菌复合群:结核分枝杆菌、非洲分枝杆菌(罕见)、牛分枝杆菌(包括卡介苗)和微肠杆菌(罕见)——肺部和其他局部感染和全身性疾病。

(2) 鸟分枝杆菌复合群(MAC)—全身感染免疫功能低下患者,如艾滋病或慢性肺部疾病患者。

(3) 堪萨斯分枝杆菌—肺部疾病。

(4) 快速生长分枝杆菌:偶发性支原体、螯合分枝杆菌——脓肿、伤口感染、局部和全身感染。

(5) 鳞毛蕨分枝杆菌—宫颈淋巴结炎。

(6) 马尔金分枝杆菌、溃疡病分枝杆菌、嗜血分枝杆菌—皮肤和浅表部位感染。

(7) 异种分枝杆菌—肺部疾病。

(8) 根氏分枝杆菌(M.genavense)—免疫低下患者的弥散性胃肠道疾病。

(9) 马莫氏菌—肺部疾病。

第七十一节　结核分枝杆菌筛选干扰素 -γ 释放试验

1. 定义和应用

结核分枝杆菌感染可能会出现一系列的症状,包括急性感染、活动性感染、潜伏感染和再激活感染。根据临床表现、流行病学风险评估、影像学分析以及宿主反应(通过筛查试验检测)对患者进行评估;通过培养或分子诊断方法检测结核分枝杆菌确定诊断。

过去,使用结核菌素皮肤试验(tuberculin skin test,TST)来检测宿主反应,但 FDA 批准的、近期发展起来的干扰素 -γ 释放试验(interferon-gamma release assays,IGRA)为检测宿主对结核分枝杆菌抗原的免疫应答提供了另一种方法。IGRA 可用于评估潜伏或活动(急性或复发)结核病患者。

2. 方法

目前有三种 FDA 批准的 IGRA。

IGRA 检测患者的白细胞受到合成抗原刺激时的免疫反应性——这种合成抗原存在于所有种类的结核分枝杆菌菌株中,而卡介苗中不存在。在合成抗原暴露于活化的白细胞后,通过测量干扰素 -γ 浓度,或产生干扰素 -γ 的细胞数量来测量其免疫反应性。

IGRA 的优势包括:

(1) IGRA 只需要患者一次就诊即可进行测试。

(2) 在 24 小时内可得到结果,这有助于患者评估和接触者调查。

(3) IGRA 试验不会增强后续试验的免疫反应。

(4) 以往的卡介苗接种不会引起 IGRA 假阳性反应。

IGRA 检测的准确性取决于研究对象、对照方法等因素。一般来说,IGRA 的灵敏度很高,与 TST 相当,研究发现其特异性略高于 TST。在疾病预防控制中心建议 TST 辅助诊断结核病的所有情况下,可以使用 IGRA 并将其视为可接受的医疗和公共卫生实践。IGRA 试验(和 TST)仅推荐用于有明显肺结核先兆的患者;不推荐用于常规患者检查。如果有迹象表明结核,可以使用 TST 或 IGRA。

在特殊情况下,可在 TST 测试之后推荐 IGRA 测试:

(1) 如果 TST 的首次测试为阴性,并且:

① 患者是年幼的儿童或艾滋病毒感染者,其预后不良(严重或进行性疾病)的风险很高;

② 根据其他临床诊断标准,高度怀疑结核病;

③ 第二次 TST 试验阳性,结果被解释为检测的敏感性提高。

(2) 如果 TST 的首次测试呈阳性,并且:

① 补充实验的结果可以促进患者接受诊断和治疗;

② 对于其它临床指征提示结核病可能性较低的患者,IGRA 试验阴性结果可以证明 TST 结果为假阳性;

③ 初始 TST 检查结果为不确定,但不能排除结核病的患者。

17

3. 标本采集和运输说明

（1）标本必须收集到制造商指定的试管。

（2）样本必须严格按照制造商的标准采集。

（3）标本必须按照制造商的说明书进行倒置或摇晃。

（4）室温运输。在运输过程中，标本不应被冷藏或冷冻。

4. 结果解释

预期结果：阴性。

阳性结果：阳性结果提示可能感染结核分枝杆菌，但不能确定感染阶段，但支持急性、活动性或潜伏性感染或复发结核病的诊断。

阴性结果：感染结核杆菌的可能性不大。

不确定或临界结果：尚未确定是否感染结核分枝杆菌。替代或后续测试可能会解决诊断问题。

5. 局限性

（1）IGRA的结果不能充分评估某些患者，如孕妇、儿童、恶性肿瘤和其他慢性感染患者；用药物治疗影响免疫反应的患者以及用抗结核药物延长治疗的患者。

（2）阴性检测结果不能排除结核病的诊断。

（3）检测结果，尤其是阴性反应，必须在患者免疫状态的背景下来解释。

（4）TST是评估儿童结核病的首选，尤其是5岁以下的儿童。

（5）对于潜伏性结核病患者，IGRA不能用来预测患者是否会复发。

（6）作为一线筛查工具，IGRA与TST的使用必须基于以下几个因素来选择，包括费用、患者人数、患者是否配合回访、有无事先接种卡介苗和能否及时进入实验室检查。

（7）最近的活病毒疫苗接种对IGRA的影响尚未得到充分研究。IGRA可以在活病毒接种之前或同一天进行，否则应延迟至疫苗接种后4周~6周进行。

（8）淋巴细胞减少对IGRA的影响尚不清楚。

IGRA中使用的抗原（ESAT-6和CFP-10）存在于堪萨斯分枝杆菌、M.szulgai、海分枝杆菌和其他几种非结核杆菌中，应当考虑并排除其他结核分枝杆菌的感染，以得到准确的IGRA阳性检测结果。

（9）常见的缺陷：

IGRA（和TST）用于提示患者结核分枝杆菌感染风险的作用非常低。

运输过程中运输时间延长或标本处理不正确可能会降低淋巴细胞的活力，并导致假阴性结果。

参考文献

Centers for Disease Control and Prevention. Updated guidelines for using interferon gamma release assays to detect mycobacterium tuberculosis infection—United States, 2010. *MMWR Morbid Mortal Wkly Rep*. 2010;59(RR-5).

第七十二节 粪便虫卵和寄生虫检查

1. 定义

本试验旨在诊断粪便标本中常见的肠道寄生虫。

寄生虫感染出现各种各样的症状和体征。流行性寄生虫感染的检测指征相当明确,当患者在寄生虫流行地区旅行后出现症状时,临床医生必须高度怀疑寄生虫感染。

2. 应用

标本应肉眼检查,以鉴定肉眼可见的寄生虫,如蛲虫或绦虫。大便检查虫卵和寄生虫(O&P)检查包括三部分:直接湿片检查(仅限于新鲜的液体粪便)、粪便浓缩物湿片(甲醛固定标本)和制备永久染色涂片(聚乙烯醇[PVA]-固定标本)。

① 直接湿片检查可以提供快速诊断和显示严重感染患者滋养体动力。

② 通过沉淀法或浮选法,由甲醛固定粪便标本制备的浓集粪便,用于检测原虫包囊、球虫卵囊、孢子、蠕虫卵和幼虫。

③ 由PVA固定保存的粪便标本制成的永久性涂片,为鉴定寄生虫和形态识别提供了最佳形态,同时也提供了永久性的载玻片,如有需要,可参考作鉴定之用。应使用永久性染色方法来确认湿片检测观察到的任何寄生虫的识别。

周转时间:48h~72h。

3. 标本采集和运送说明

粪便标本应采集在干净、密闭的容器内。没有必要使用无菌容器。不能通过拭子、马桶或厕纸收集粪便标本。肠道对比剂(硫酸钡)、矿物油、铋类药物、止泻药和具有抗寄生虫作用的药物可抑制寄生虫的检测。使用这些药剂后,标本采集延迟1~2周。

在疾病的腹泻阶段提交大便。滋养体只能在腹泻大便中检测到,孢囊在成型的大便中更常见。

应在10天内提交至少三份不同日期收集的粪便标本。泻药如硫酸镁可提高肠道寄生虫的检出率。在两周内不同的日期采集六份标本,可检测到超过90%的阿米巴感染。

尽可能快地将粪便标本运送到实验室。如果需要直接湿片来检测运动形式,必须在1小时内检测粪便(液体或半流质大便30分钟)。如果运送到实验室的时间会延迟,则应将粪便防腐保存。粪便收集包通常含有一小瓶10%的甲醛和一小瓶PVA溶液。接种PVA瓶,固定剂与粪便的比例应为3:1,甲醛的比例应该是3:1或更高。必须将粪便与防腐剂充分混合,以确保寄生虫不会因储存而降解。甲醛悬浮液用于从浓缩标本中直接制备湿片,PVA固定材料用于制备永久涂片染色。

治疗后应进行三次O&P检查:原虫感染治疗后3或4周,带绦虫感染治疗后5或6周。

收集十二指肠标本需要特殊技术,通过内窥镜或其他侵入性技术获取标本。

4. 结果解释

预期结果:阴性。

阳性结果:O&P 检查阳性与寄生虫感染或定植的可能性高度相关。检测到非致病性寄生虫表明暴露在不卫生的环境中,有症状的患者应考虑重复检测。

阴性:单次阴性试验不能有效排除肠道寄生虫感染。需要提高检测寄生虫感染的敏感性可以选择补充实验,如十二指肠穿刺。

5. 局限性

对于某些肠道寄生虫感染,可能需要除了粪便以外的标本,如十二指肠内容物,这样有助于诊断。特殊的技术,如孵化技术,可能是某些寄生虫敏感的检测方法。

常见缺陷:

(1) 由于采集的标本太少,限制了粪便 O&P 检查的性能。

(2) 需要特殊的染色技术来有效检测某些肠道寄生虫病原体,如使用改良的抗酸染色来检测隐孢子虫或微孢子虫。

第七十三节　蛲　虫　检　查

1. 定义

该测试应该考虑在患有瘙痒症的患者中进行,通常是儿童,其睡眠障碍很常见。

2. 应用

本试验用于肠道感染寄生病原体蠕形住肠线虫(蛲虫)的诊断。从患者肛周皮肤采集的标本中可以检出虫卵或成年雌虫。用透明纸胶带或商用蛲虫收集装置收集标本。将胶带或收集装置的粘边压到肛周皮肤上。因为雌虫在夜间从肛门排出虫卵,所以应在患者早晨排便之前,甚至在有便意之前采集标本。

周转时间:24h~48h。

3. 结果解释

预期结果:阴性。

阳性结果:通常可见典型的蛲虫卵,偶尔会看到具有特征结构的成年雌性蛲虫。

4. 局限性

单次检查的灵敏度很低,通常需要检查多个标本进行诊断;相较于根据特定诊断进行治疗,对蛲虫病的经验性治疗可能是经济有效的替代疗法。

常见缺陷:仅检查一个或两个标本往往会导致假阴性诊断。

第七十四节　耶氏肺孢子虫
（以前称卡氏肺孢子虫）显微镜检测

1. 定义

耶氏肺孢子虫是真菌病原体,在自然界中是普遍存在,且致病性低。然而,对严重免疫力低下的患者,尤其是艾滋病患者来说,它是造成致命性呼吸系统疾病的原因。

2. 应用

本试验用于检测下呼吸道标本中真菌病原体耶氏肺孢子虫的感染。此试验可用于评估免疫功能低下患者的重症非典型肺炎。

方法:

(1) 可以使用多种染色方法直接检测呼吸道标本的耶氏肺孢子虫病原体。检测是基于对具有典型形态学生物体的识别;不同的试剂可染色为"孢囊"型、"滋养体"型,或两者兼有。

(2) 姬姆萨染色方便,但由于背景被染色,可能很难识别,灵敏度约为 50%。使用标记的单克隆抗体试剂进行染色可提供最高的灵敏度,约为 91%;硫氟白染色的灵敏度约 74%;六胺银染色(GMS)的灵敏度约为 79%。由有经验的微生物学家操作时染色技术有很好的特异性。

3. 标本采集和运送说明

合格的标本包括通过 BAL 获得的材料或使用雾化高渗盐水诱导的痰液。

(1) 经支气管或手术活检标本是可接受的肺孢子虫检测标本。

(2) 通过气管导管抽吸或经冲击呼吸疗法后获得的痰液和呼吸道分泌物不能用于肺孢子虫检查。

4. 局限性

耶氏肺孢子虫的直接检测性能取决于很多因素,包括先前感染的概率、送检标本类型、标本处理和使用的染色方法。

吐出痰、气管吸出物或除通过 BAL,或活检标本诱导痰以外的标本,耶氏肺孢子虫的检测率较低。

参考文献

Cruciani M, Marcati P, Malena M, et al. Meta-analysis of diagnostic procedures for *Pneumocystis carinii* pneumonia in HIV-1-infected patients. *Eur Respir J*. 2002;20:982–989.

Procop GW, Haddad S, Quinn J, et al. Detection of *Pneumocystis jiroveci* in respiratory specimens by four staining methods. *J Clin Microbiol*. 2004;42(7):3333–3335.

Thomas CF Jr, Limper AH. *Pneumocystis* pneumonia. *N Engl J Med*. 2004;350:2487–2498.

（李雪芬　陈瑜　译）

17

第七十五节　呼吸道腺病毒培养(选择性培养)

1. 定义

腺病毒呼吸道感染最常发生在幼儿,通常存在病毒性发热呼吸道感染的非特异性表现。免疫功能低下患者,特别是骨髓移植的患者可能会出现严重的疾病。呼吸道腺病毒感染不像其他常见的呼吸道病毒病原体那样有强烈的季节性变化(冬季)。

2. 用途

该试验用于检测由腺病毒引起的呼吸道病毒感染。将用于腺病毒检测的呼吸道标本接种到人类细胞系上,A549、HeLa、HEp-2 和 MRC-5 是常用的细胞系。实验中可能用到试管培养或载玻片培养技术。初步诊断可以在典型的细胞病变效应的基础上进行,然后通过免疫学技术证实。腺病毒检测可在用于呼吸道病毒检测的病毒培养板或分子检测板中进行。呼吸道腺病毒感染的儿童常表现为白细胞增多($>15\ 000/mm^3$),ESR 和 CRP 升高,而其他常见病毒的呼吸道感染则没有这些表现。

周转时间:大多数培养在 2 周内是阳性的。试管培养物在病毒转阴前可培养长达 4 周。载玻片培养物在培养的 3 天内可染色。

3. 特殊采集和运输说明

标本应在症状出现的第一周内采集。

建议采集鼻咽拭子或抽吸物;其他呼吸道标本也可培养。

建议将标本接种到病毒运输培养基中,并在 4℃条件下运送到实验室。

4. 解释

预期结果:阴性。

5. 局限性

敏感性降低与急性感染发病后 7 天以上采集标本有关。

参考文献

Carr MJ, Kajon AE, Lu X, et al. Deaths associated with human adenovirus-14p1 infections, Europe, 2009–2010. *Emerg Infect Dis.* [serial on the Internet]. 2011 Aug [date cited]. http://dx.doi.org/10.3201/1708.101760

第七十六节　呼吸道标本培养,排除细菌性病原体

1. 定义

靠近呼吸道的组织器官——如鼻窦,通常是无菌或只是暂时性污染,它们也可能被感

染,通常为并发上呼吸道病毒感染的二重感染。对于伴有鼻窦炎、中耳炎或其他呼吸道感染,或症状持续超过 7 天的有严重异常体征和症状的患者,可考虑培养。

常见的细菌病原体最常源于内源性菌群,包括黏膜炎莫拉氏菌、肺炎链球菌、流感嗜血杆菌和金黄色葡萄球菌。厌氧菌也包括在内,但通常与慢性感染或创伤相关的急性感染相关。对于免疫功能低下者,特别是糖尿病患者,条件致病性霉菌(如毛霉菌)可能会导致严重的侵入性上呼吸道感染。

2. 特殊采集和运输说明

除了耳鼻喉科医师直接观察采集的拭子外,拭子标本不可用于病毒培养。对于慢性感染或急性脓肿中厌氧菌的分离,拭子标本并不是最理想的。

通过手术吸引或引流或通过窦道抽吸采集的脓液应在无氧运输条件下尽可能快地运送到实验室。

3. 用途

标本通常接种到 SBA、巧克力和麦康凯琼脂培养基上。如果需要,可在厌氧培养基上接种。

周转时间:病毒培养至少需要 48 小时。分离及鉴定、药敏试验和分离物的进一步鉴定需要数天时间。

4. 解释

预期结果:无生长,但常见内源性呼吸道菌群少量生长。

阳性:由于呼吸道感染的常见原因通常来源于上呼吸道内源性菌群,因此阳性培养结果的解释必须包含细菌数量或细菌生长情况、培养纯度、革兰氏染色结果以及临床体征和症状。

5. 局限性

常见误区:非侵入性方式收集的标本更可能代表内源性而非致病性菌群,常用于患者评估。

第七十七节   呼吸道标本培养,排除病毒性病原体

1. 定义

大多数呼吸道病毒感染症状是相对较轻和自限性的。偶尔也会出现严重疾病,需要具体诊断以优化治疗和管理决策。病毒培养可为抗病毒药敏试验或流行病学病因的进一步鉴定提供毒株。严重季节性呼吸道病毒疾病的具体诊断可要求进行该检测。典型的培养出的病原有甲型流感病毒、乙型流感病毒、呼吸道合胞病毒和副流感病毒 1、2、3 型,也可能包括腺病毒。

2. 特殊采集和运输说明

应根据不同标本类型病毒培养的一般建议进行采集。

标本应在急性感染早期采集。

鼻咽标本往往是用于诊断的最佳标本。

RSV 对环境要求高,应尽快送到实验室。如果运输时间延长,该病毒无法在冰冻环境下存活。大多数标本应放置在病毒运输介质中,并在湿冰(4℃)中运输。

用于分子诊断的标本,直接荧光抗体检测(DFA)、酶联免疫试验(EIA)或其他呼吸道病毒诊断性检测的标本应根据实验室要求递交。

3. 用途

方法:

(1) 鼻咽冲洗或拭子标本通常与培养的最佳敏感性有关。

(2) 通常将标本接种到几种不同类型的细胞系上以帮助确保所有目标病原体的生长。除了试管培养外,载玻片培养物也能被接种。阳性培养物通过细胞病变效应或病毒特异性标记的单克隆抗体染色来确定。

周转时间:

(1) 载玻片培养物可在 48h~72h 内呈阳性。

(2) 大多数呼吸道病毒病原体可于接种 7 天后用免疫学试剂盲法染色,在试管培养物中检测到。

4. 解释

预期结果:阴性。

阳性结果:特定病毒的阳性培养结果表明该病毒活动性感染。

阴性结果:病毒培养结果阴性表明感染的可能性较低,但不排除呼吸道病毒感染。

5. 局限性

阴性培养结果可能由多种因素造成,包括标本采集技术不好;在急性期后采集标本,病毒浓度低于检测水平;或所培养的呼吸道病毒组合不包括引起的感染的病毒病原体。

两种或更多呼吸道病毒病原体共感染相对常见。特定病毒病原体(如人偏肺病毒)共感染的影响尚待进一步研究。

(顾春瑜 校)

第七十八节 运用酶联免疫试验和直接荧光抗体检测方法直接检测呼吸道病毒

1. 定义

呼吸道病毒病原体(如流感病毒、呼吸道合胞病毒和人偏肺病毒)的直接检测试验可能比呼吸道病毒培养或分子诊断试验更快报告结果,在早期患者管理和感染控制中起关键作用。酶联免疫试验(EIA)敏感性中等,但特异性高,可用于检测流感病毒感染,常用于病毒的筛查。与呼吸道病毒培养相比,直接荧光抗体检测(DFA)具有较高的灵敏度和特异性,可能是一种经济有效的确定方法。

2. 用途

运用酶联免疫试验和直接荧光抗体检测常用于早期流感病毒感染的筛选。检测试验在灵敏度方面有所不同,EIA 检测结果为阴性的标本应该进行敏感性更高的检测,如分子检测,用于有复杂呼吸道病毒感染风险的患者。

方法:

(1)酶联免疫试验(EIA):酶联免疫试验有很多试剂类型。针对特定病毒抗原的抗体被固定在检测设备的膜表面。将标本加至反应物表面,使标本中的病毒抗原与结合的抗体反应。洗涤后,加入第二种标记的病毒特异性抗体试剂。洗去过量的检测抗体后,加入标记特异性检测试剂,检测结果为阳性或阴性。

(2)直接荧光抗体检测(DFA):通过鼻咽拭子或冲洗收集的细胞固定在显微镜载玻片上。将载玻片干燥、固定,并用含有针对特定病毒抗原的标记抗体的试剂染色。标签通常是带有荧光的。使用适合于特定荧光标记的激发和屏障过滤器,通过荧光显微镜检测染色的载玻片。

特殊采集和运输说明:标本按照病毒培养的建议采集。鼻咽标本,特别是鼻咽冲洗标本,对于感染患者的检测敏感性是最高的。

周转时间:24h~48h。一些 EIA 试剂盒的检测时间可小于 4 小时。

3. 解释

预期结果:阴性。

阳性结果:

(1)EIA:EIA 试验特异性强;诊断是建立在患者具有的流感相关体征和症状的基础上的;通常不需要额外的诊断试验。

(2)DFA:标本中具有 2+ 或更高荧光的细胞数量较多,考虑为阳性,从而对具有相关体征和症状的患者做出流感的诊断。必须检查载玻片以确保标本含有足够的呼吸道上皮细胞用于检测。实验室应建立细胞检测下限,低于该检测限的检测是不可解释的。只有少量和轻微染色的标本,结果认为是可疑的,应进行重复试验以明确是阳性结果或者阴性结果。

阴性结果:

(1)EIA:阴性结果并不能排除呼吸道病毒感染。

(2)DFA:未被标记试剂染色的细胞标本报告为阴性。特定病毒病原体的感染不太可能。

4. 局限性

不同的商品化 EIA 试验的灵敏度是不同的,通常范围在 50%~80%。临床上,试验性能取决于标本类型和标本采集的质量。只有适用于试剂盒的标本类型和按照试剂盒说明采集的标本才是可以接受的。

17

抗原检测试验的阳性预测值取决于该地区病毒病原体的流行情况。如果在该地区流行的病原体检出率较低的时段进行检测,则应谨慎解读检测结果。

常见误区:当标本类型未经验证是否可用于检测的平台/试剂时,检测结果可能不理想。例如,用鼻前拭子来代替鼻咽拭子,可导致假阴性结果的增加。

第七十九节　呼吸道病毒多重检测试剂盒分子检测

1. 定义

呼吸道病毒多重检测试剂盒(respiratory virus panel,RVP)试验是用于检测多种病毒株和亚型的多重检测试剂盒。各种分子检测方法所检测的呼吸道病毒项目有所不同,但大多数包括 A 型流感病毒(和亚型)、B 型流感病毒、副流感病毒、腺病毒、偏肺病毒(HMPV)、RSV和鼻病毒。

参考区间:未检出。

2. 用途

主要呼吸道病毒的 RVP 分子检测用于监测和患者管理。此外,RVP 分子检测常用于其他方法得出的阴性结果的确认,如快速抗原检测、直接免疫荧光或 EIA。

3. 局限性

检测下限取决于检测的方法和病毒。

第八十节　轮状病毒抗原检测

1. 定义和用途

该试验用于诊断轮状病毒引起的肠道感染。

该检测可用于突然发作的水样便腹泻的患者(通常是年幼的儿童),并且通常先发生呕吐。

新鲜粪便可用于检测。

通过使用轮状病毒特异性抗体的免疫学技术,可检测粪便中的轮状病毒抗原,通常使用LA 和 EIA 方法。商业化 EIA 检测的灵敏度和特异性报告高达 90%。

周转时间:<24h。

2. 解释

预期结果:阴性。

3. 局限性

报告称 LA 检测的敏感性低于 EIA 检测,对于新生儿的检测可能不可靠。

17

第八十一节　风疹血清学筛查（风疹 IgG 和 IgM）

1. 定义

风疹病毒可引起风疹，这是一种轻微的亚临床感染，具有影响儿童和成人的特征性疹子。风疹可通过直接接触或感染患者的鼻腔分泌物传播，如果发生在胎儿早期，可导致严重的出生缺陷。风疹的潜伏期为14天~21天。在皮疹暴发之前，患者病毒感染时间可长达2周；因此，在感染临床明显之前，患者通常具有一段时间传染性。皮疹出现后，病毒显著下降，该时期与中和抗体的形成相一致。强化疫苗使风疹在美国不再流行。美国每5~7年发生一次小流行，每10~30年发生一次大流行。

参考区间：阴性。

2. 用途

风疹免疫状态的确定有助于风疹感染的诊断或确定患者对风疹的易感性，特别是孕妇。

3. 解释

阳性（≥10IU/ml）：提示既往感染或接种疫苗。

灰区（5IU/ml~10IU/ml）：考虑"不确定"。

阴性（≤5IU/ml）：不排除近期的原发性感染。

4. 局限性

一般来说，90% 的美国人接种过或接触过风疹，风疹 IgG 值≥10IU/ml。

一个标本中存在 IgG 抗体不足以区分活动性感染和既往感染，检测结果必须结合患者的临床病史、症状和其他实验室检查结果。

怀疑有原发性、活动性感染的患者应检测是否存在风疹病毒 IgM 抗体。

第八十二节　性传播疾病（沙眼衣原体、淋病奈瑟菌、阴道毛滴虫）分子诊断

1. 定义

核酸扩增技术（nucleic amplified acid techniques，NAAT）是检测尿液和泌尿生殖道标本中常见性传播疾病（sexually transmitted infections，STI）（沙眼衣原体、淋球菌和阴道毛滴虫）最敏感的方法。这些病原体检测的培养技术需要特殊培养、长周转时间以及在临床实践中通常不能实现的运输条件。

2. 特殊采集和运输说明

商业化 NAAT 用于尿液和泌尿生殖道标本（包括 Pap 薄层溶液）已经验证，但用于其他

类型的标本未进行验证。

在强奸或儿童虐待的评估中,NAAT 不应该用作唯一的检测技术。

标本必须按照说明书要求采集,包括标本类型和材料。使用厂家提供的用于拭子和尿液标本的采集试剂;可以提供用于薄层标本的转移瓶,确保液体标本瓶内装满适当的体积。

必须注意防止标本交叉污染,例如在将尿液转移到转移瓶中的区域。

冷藏或室温条件下运输到实验室。

3. 用途

症状与性传播疾病(sexually transmitted disease,STD)一致的性活跃成年患者需进行标本检测来评估病情。用于检测沙眼衣原体、淋球菌和阴道毛滴虫的商品化 NAAT 具有非常高的灵敏度和特异性(>95%)。

周转时间:24h~72h。

4. 解释

预期结果:阴性。

阳性结果:对于相应的症状和 STD 的风险的患者,阳性结果能确立诊断;对于 STD 低风险的患者,阳性结果的解释必须谨慎;如果怀疑为假阳性结果,建议重复检测,理想情况下使用不同的检测平台或目标序列对重复标本进行测试。

阴性结果:无感染可能性。采集技术不佳、病毒水平低或其他因素可能会导致假阴性结果。

5. 局限性

常见误区:检测结果的解释必须有临床初诊和感染先验概率的内容。如果怀疑为假阳性或假阴性,应重复检测。

这些感染和其他泌尿生殖道感染(如细菌性阴道炎或非感染性病症)的体征和症状有明显的重叠。这些性传播疾病的实验室检测并不能取代适合患者表现的体检和其他检查。

准确度取决于正确的标本采集:使用不正确的拭子进行标本采集、尿液转运管填充不当以及不合适的标本类型可能会导致假阴性结果。

核酸扩增检测不应该用于疗效的评估(在治疗的 4 周内),因为即使已经消除了活体生物体,DNA 也可以被检测到。

6. 其他注意事项

作为常规质量保证的一部分,进行核酸扩增检测的实验室应定期对实施 NAAT 的实验室进行台面"擦拭实验",并根据检测制造商的说明书进行进一步评估和维护。实验室还应监测沙眼衣原体、淋球菌和阴道毛滴虫感染的报告率;增加的阳性率不能解释为患者人群的变化,这可能是实验室污染的一个指标;应仔细评估实验室程序。

17

第八十三节   痰培养（常规）

1. 定义

下呼吸道（lower respiratory tract，LRT）感染可能涉及任何低于喉部的解剖部位。感染包括气管支气管炎（大气道疾病）、毛细支气管炎（小气道疾病）和肺炎（肺泡疾病）。常见的病因取决于感染的部位、患者的年龄和基础健康状况、季节以及其他因素。

LRT 感染的患者通常会出现一系列严重程度不等的症状，包括发热、咳嗽、咳痰、呼吸困难和呼吸急促。与呼吸道病毒和支原体相比，常见细菌病原体较少与鼻炎和鼻漏相关。症状和临床检查可能有助于区分气管支气管炎、细支气管炎和肺炎。

2. 特殊采集和运输说明

对于咳出的痰标本，指导患者对于高质量标本的采集至关重要。

标本必须采集在带有密闭盖的无菌运输容器中。

晨起的第一份痰标本通常是最敏感的，因为睡眠时的分泌物会聚集在一起。

标本采集前刷牙和用水或生理盐水漱口的患者，标本的污染会减少。

患者必须明白需要深度咳痰，唾液不应吐入采样杯。

可以通过胸壁敲击方法来辅助咳取痰标本。

更多侵入性方法（例如痰诱导、支气管肺泡灌洗、气管吸出物和肺穿刺）获得的标本，需要由经过特殊采集方法培训的医师或呼吸治疗师采集。

标本必须在室温下尽快运送到实验室。

3. 用途

这些培养物用于鉴定痰培养引起轻微感染的细菌病原体。多种人类病原体可能引起下呼吸道感染，他们在临床症状和体征上有很大的重叠。

方法：

应进行痰标本革兰氏染色以确保劣质标本不进行常规痰培养。目前已经提出了一些筛选方案，根据中性粒细胞和鳞状上皮细胞的存在和数量对痰标本进行评分。

通常将可接受的标本接种到 SBA、巧克力和麦康凯琼脂上。

如果怀疑有厌氧菌感染，就需要专门的技术（如针吸）以排除患者内源性菌群的污染。

周转时间：

培养物培养时间为 48h~72h。

如果需要分离、鉴定、敏感性和其他检测，则需要更长的时间。

4. 解释

预期结果：正常内源性呼吸道菌群轻度或少见生长（或不生长）。

阳性结果：阳性培养必须在综合革兰氏染色结果和其他实验室检查结果、影像学和临床表现的情况下仔细解释。

阴性结果:阴性培养不排除下呼吸道感染。不良标本质量、运输条件差或污染严重的标本,可能会阻止分离苛养菌。常规的痰培养不能可靠地检测到罕见的苛养的下呼吸道感染病原体如百日咳博德特菌。

5. 局限性

标本采集的无创和微创技术可能导致患者内源性上呼吸道菌群污染标本。由于下呼吸道感染通常由患者的菌群引起,这种污染可能会影响痰培养的解释。

对诊断下呼吸道感染,常规痰培养的敏感性和特异性相对较低。通过血培养、尿抗原检测(如肺炎链球菌)、血清学和分子诊断技术以及其他类型的下呼吸道病原体如支原体的检测,可以加强诊断。

6. 常见误区

标本采集和运输不良是导致痰培养信息受损的主要原因。标本拒收标准可能未被合理采用。

第八十四节 金黄色葡萄球菌和 耐甲氧西林金黄色葡萄球菌

1. 定义

MRSA/SA 分子检测是快速检测金黄色葡萄球菌(staphylococcus aureus,SA)和耐甲氧西林金黄色葡萄球菌(methicillin-resistant staphylococcus aureus,MRSA)的定性诊断试验。当分离株携带由 *mecA* 基因编码的青霉素结合蛋白 PBP2a 时,会发生葡萄球菌对苯唑西林 / 甲氧西林的抗药性。大多数 MRSA 感染发生在曾在医院或其他医疗机构接受治疗的人群中。这些感染被称为医疗卫生相关的 MRSA(health care-associated MRSA,HA-MRSA)。HA-MRSA 分离株通常对常用的抗菌药物(包括所有 β- 内酰胺药物、红霉素、克林霉素和四环素)表现多重耐药性。社区相关的 MRSA(community-associated MRSA,CA-MRSA)感染增加。CA-MRSA 分离株通常仅对 β- 内酰胺药物和红霉素有抗药性。如果临床提示 MRSA 感染,需进行敏感性试验。

2. 用途

诊断性检测——许多有葡萄球菌皮肤感染的人常将皮肤和软组织、外科手术伤口感染误认为蜘蛛咬伤;较少见的 MRSA 可引起尿路感染、肺炎或血流感染。

术前检查——患者 MRSA 筛查与术后手术部位 MRSA 感染的减少显著相关。

目标筛查——计划入院、ICU 监护、新生儿病房、创伤和烧伤病房;之前 MRSA 培养阳性的患者;住宅区护理机构的转移,以及特殊高危病房的患者(如心胸外科、神经外科、骨科、肾病科)。

普通筛查——入院时;阻止鉴定出 MRSA 定植的个体的传播并降低患者人群 MRSA 的流行。

核酸扩增试验,如聚合酶链式反应(PCR),可用于检测介导葡萄球菌中苯唑西林抗性的mecA 基因。

3. 局限性

不应将 MRSA 或金黄色葡萄球菌阴性结果作为诊断、治疗或管理决策的唯一依据。不正确的标本采集、处理或储存、抑制剂的存在,或因为标本中的细菌数量低于检测的分析灵敏度,可能会导致阴性检测结果。

4. 注意事项

在运输过程中标本应保持在 2℃~25℃之间,并防止冰冻或过热。

检测前,标本可在 15℃~25℃储存 48h,或在 2℃~8℃储存 5d。

PCR 检测可能受遗传重组或稀有细菌 DNA 变异的影响。

引物或探针结合区域的突变或多态性可能影响新的或未知的 MRSA/SA 变异的检测,导致 PCR 测定的假阴性结果。

第八十五节　粪便培养(常规)

1. 定义

出现多次稀便的急性腹泻患者应该考虑常规粪便培养。患者可能出现恶心、腹痛和呕吐。发烧也可能存在,但不是单纯肠道感染的显著特征。特别是在婴幼儿中,体液丢失可能很严重,并且与一些并发症相关,包括电解质紊乱和心血管不稳定。

2. 特殊采集和运输说明

可接受标本:稀便(粪便),直肠拭子。

无菌收集容器不是必需的。标本可以收集在干净的容器中。容器不应该含清洁剂或防腐剂。

标本应该及时运送到实验室。如果运输将延迟 2 小时以上,建议使用运输介质,如卡-布运送培养液。

推荐连续三天采集的三份标本进行肠道病原体的敏感性检测,特别是对于有并发症风险或肠道病原体传播风险增加的患者——例如食品加工者。

收集在卫生纸或尿布上的标本是不可接受的。受尿液污染的标本也是不能接受的。

3. 用途

常规粪便培养用于检测由肠道细菌病原体引起的胃肠感染。常规粪便培养检测的病原体在各实验室中可能有所不同,但都应能检测沙门氏菌、志贺氏菌和弯曲杆菌种。其他病原体取决于当地的流行情况,如志贺毒素大肠杆菌。其他肠道病原体的检测可能需要特殊试验。

方法:通常将粪便标本接种到几种琼脂培养基,包括非选择性培养基(如 SBA)、弱选择性鉴别培养基(如麦康凯琼脂)和中度选择性鉴别培养基(如 HE 肠溶琼脂)。一些实验室在平板接种前已经使用了选择性肉汤富集(例如亚硒酸盐肉汤),但是这些策略的成本效益已经受到质疑。使用选择性琼脂培养基并在较高温度(42℃)和微需氧条件下培养来分离肠弯曲杆菌种。

周转时间:在24和48小时检查培养物的生长情况。可疑菌群需要分离并进行确认试验。

4. 解释

预期结果:阴性。
阳性结果:任何沙门菌、志贺菌、弯曲杆菌或其他肠道病原体的生长。
阴性结果:感染的可能性降低但不排除,应考虑其他粪便培养或其他肠道病原体检测。

5. 局限性

由肠出血性大肠埃希菌(例如大肠埃希菌 O157:H7)、小肠结肠炎耶尔森菌、弧菌、气单胞菌、艰难梭菌或其他细菌病原体引起的肠道感染的有效检测,需要特殊培养物才能灵敏地检测到。

由寄生虫或病毒病原体引起的腹泻病需要特殊的检测方法。

艰难梭菌检测应视为住院患者常规肠道病原体检测的替代方法。

在侵袭性肠道感染(如伤寒)中,粪便培养可能为阴性。对于原发性胃肠道感染并发展成与全身感染症状相关的严重发热,建议采用血培养。

采用肉汤增菌技术志贺菌可能不能存活。

6. 常见误区

直肠拭子只能收集到少量的粪便;他们的使用应该限制在婴儿身上。

志贺菌生长要求高,在迁移后 pH 值发生变化的粪便中可能难以存活。快速转移和(或)运输介质的使用对于菌株的培养分离是至关重要的。

7. 其他注意事项

粪便中弯曲杆菌抗原的直接检测是诊断肠弯曲菌病的细菌培养的替代方法。抗原检测的灵敏度为 80%~96%,特异性约为 98%。

正常粪便菌群的缺失或者酵母、金黄色葡萄球菌或铜绿假单胞菌为主要生长可以通过检测 SBA 平板来识别,为临床提供鉴别诊断的相关信息。

氧化酶试验可以在重度生长的 SBA 上进行,以筛选由弧菌、气单胞菌或邻单胞菌属引起的意外肠道感染。

第八十六节 链球菌,A 型,直接检测(抗原,核酸)

1. 定义

A 型链球菌直接检测结果可指导早期治疗。在抗原测试中,从咽拭子中提取 A 型细胞壁多糖。

2. 用途

A 型 β 溶血性链球菌(化脓性链球菌)的直接检测试验用于直接诊断链球菌性咽炎。患者出现咽喉痛、发热、头痛、腹痛等症状。

3. 方法

提取的抗原使用标准免疫学技术(如 LA 或 EIA)通过特异性抗体检测出来。抗原检测的灵敏度因技术和特定试剂盒而异,从 60% 到 95% 不等;大多数试验的特异性超过 95%。因此,咽部培养已推荐用于确认阴性抗原检测,但不需要确认阳性检测。

A 型链球菌直接检测(Gen-Probe,圣地亚哥,加州)是 FDA 批准的用于检测咽部标本中化脓性链球菌的分子诊断试验。使用针对特定化脓性链球菌 rRNA 序列的特异性 DNA 探针来检测 A 型链球菌。试验的灵敏度为 88%~95%,特异性为 98%~99.7%。该检测的高灵敏度和特异性使得结果不需要进行阳性或阴性检测确认。

特殊采集和运输说明:推荐采集咽拭子标本用于咽部培养。

周转时间:抗原检测 <4h;分子检测 <24h。

4. 解释

预期结果:阴性。

阳性结果:在有一致临床表现的患者中,阳性结果用于诊断 A 型链球菌性咽炎。

阴性结果:阴性抗原检测可降低 A 型链球菌性咽炎的可能性,但必须通过更灵敏的技术(如咽部培养或分子检测)来确认。

5. 局限性

只有制造商指定的拭子可用于 Gen-Probe 试验。

第八十七节　肺炎链球菌的尿液抗原测试

1. 定义

肺炎链球菌是全球细菌性肺炎的主要原因,是所有年龄组中最常见的导致患者住院的细菌。肺炎链球菌为革兰氏阳性菌,通常是柳叶形的双球菌,是社区获得性肺炎(CAP)最常见的细菌。由于与肺炎球菌性肺炎、败血症和脑膜炎相关的高发病率和死亡率,可快速诊断的诊断检测方法是非常重要的。

2. 用途

肺炎球菌性肺炎的快速诊断。这是一种快速免疫层析膜试验,可检测常见的所有肺炎链球菌菌株常见的可溶性 C 多糖细胞壁肺炎球菌抗原。它的目的是结合培养结果和临床表现,帮助诊断肺炎球菌性肺炎。

3. 解释

阴性结果:不排除肺炎链球菌感染。

阳性结果:提示肺炎球菌性肺炎。肺炎链球菌感染的诊断必须考虑到所有的检查结果、培养结果和患者的临床表现。

4. 局限性

肺炎链球菌疫苗可能会导致假阳性结果,特别是在接受疫苗 5 天内进行检测的患者。该检测灵敏度 74% 和特异性 94%。不幸的是,对于儿童检测肺炎球菌鼻咽定植,该试验的特异性较差。肺炎球菌性肺炎最好通过痰培养来诊断。

第八十八节 抗菌素、抗菌素抗体、链球菌溶血素 O 抗体、抗 DNA 酶 B

1. 定义

有几种致病性链球菌菌株(A、B、C、D 和 G 型),可以通过它们的习性、化学性质和外观被鉴定出来。每个型都会导致特定类型的感染和症状。A 型链球菌是可致人类感染最强的菌种,会引起"链球菌"咽喉炎、扁桃体炎、伤口和皮肤感染、血液感染、猩红热、肺炎、风湿热(RF)、小舞蹈病(以前称为 St. Vitus 舞蹈病)和肾小球肾炎(GN)。虽然症状可能提示链球菌感染,但诊断必须进行确认试验。用于急性感染的最好方法是从感染部位取样进行培养,但是在最初感染 2 周 ~3 周,培养是无用的。所以使用链球菌溶血素 O 抗体(antistreptolysin O,ASO)、链霉素和抗 DNA 酶 B(anti-DNAse-B,ADB)筛查试验来确定是否存在链球菌感染。

这些抗体的高滴度与 PANDAS(链球菌感染相关的儿童自身免疫性神经精神病)和自闭症、图雷特综合征、抽动障碍、帕金森病和强迫症(OCD)相关。

链球菌感染可能是发作性嗜睡病的重要环境触发因素。

链球菌酶:

(1)链球菌酶试验经常用作链球菌抗原 NADase、DNA 酶、链激酶、链球菌溶血素 O 和透明质酸酶抗体的筛选试验。该检测在评估化脓性链球菌感染后的可疑链球菌病(如风湿热)中最为有用。相比 ASO 和 ADB,链球菌酶有一定的优势,可以在一次检测中检出多种抗体,在技术上快捷简单,并且不受 ASO 检测中产生假阳性因素的影响。

(2)缺点是虽然它能检测到不同的抗体,但是不能确定哪一种抗体被检测到,并且对儿童不像成人那样敏感。实际上,临界值抗体升高可能无法检测,但这对儿童很重要。

ASO 滴度:

(1)ASO 滴度用于反应机体对由 A 型 β 溶血性链球菌引起的感染的反应。A 型链球菌产生链球菌溶血素 O 酶,可破坏(溶解)红细胞。

(2)ASO 在链球菌感染发病后 1 周至 1 个月出现在血清中。高效价并不特定于任何类型的链球菌疾病,但它确实表明链球菌感染是否存在。常进行连续性 ASO 检测以确定急性或恢复期血液样本之间的差异。当 ASO 滴度连续上升了几个星期然后缓慢下降,可以确认既往链球菌感染的诊断。ASO 滴度在链球菌病急性症状出现后第三周达到高峰;在发病 6 个月后,约 30% 的患者表现出异常滴度。在 80%~85% 急性 RF 患者和 95% 急性 GN 患者中观察到滴度升高。

抗 DNA 酶 B 或 ADB:

(1) 该试验还检测由 A 型链球菌产生的抗原,并在大多数 RF 和链球菌 GN 患者中升高。

(2) 该试验通常与 ASO 滴度同时进行检测。当同时检测 ASO 和 ADB 时,可以检出 95% 既往链球菌感染。

参考区间可能随季节、年龄和地理位置而变化。文献报道的正常成人的预期值通常 <100IU/ml。儿科 ASO 滴度参考区间上限(ULN)为 <100IU/ml;在学龄儿童或年轻人中,介于 166 和 250IU/ml 之间。采用连续性分析,ASO 值在初始结果后的 1 周~2 周内增加了两倍,这一结果支持既往链球菌感染。在没有并发症或再感染的情况下,ASO 水平通常在 6~12 个月内降至感染前水平。

参考区间:ULN,116IU/ml。

2. 用途

猩红热、丹毒、链球菌咽炎和扁桃体炎的直接诊断;RF、GN 的非直接诊断;亚临床链球菌感染的检测;RF 和 RA 关节疼痛的鉴别诊断。

3. 解释

在脓皮病、GAS 引起的脓疱性肾炎、RF 和咽炎中增加。

4. 局限性

在评估急性 RF 患者时,美国心脏协会推荐 ASO 滴度而不是 ADB。尽管 ADB 比 ASO 更敏感,但其结果变异性太大。还应该注意的是,虽然推荐 ASO 试验,但 ASO 和 ADB 一起检测时,联合检测要好于单独的 ASO 或 ADB 检测。

在 ASO 试验中,肝病患者产生的血清 β 脂蛋白水平升高以及血清受蜡状芽孢杆菌或假单胞菌属的污染,会观察到假阳性结果。另外,这些滴度不是由于链球菌脓皮病形成的。从技术上讲,由于试剂的氧化也会出现假阳性结果。

由于正常人群中 ASO 值的变异性,单次 ASO 分析可能并没有意义。临床和实验室检查结果都应该在诊断时加以考虑。

已经用抗生素治疗的链球菌感染可能不会产生升高的结果。

第八十九节　梅毒血清学试验

1. 定义

梅毒是由细菌梅毒螺旋体引起的性传播疾病。感染症状通常轻微且容易与其他性传播疾病(如生殖器疱疹感染)相混淆。在性接触中,梅毒在人与人之间通过直接接触感染患者皮肤和黏膜上显性或隐匿的、早期损伤引起的感染性渗出物而传播。暴露几乎总是发生在口交、肛交或阴道性交过程中。患有梅毒的孕妇可以传给她的新生儿。

梅毒的诊断通常通过血清学试验进行，常在两种情况下进行：高风险患者的筛选和可疑患者的评估。

有两种类型的梅毒血清学试验：非梅毒螺旋体试验，如快速血浆反应素试验（RPR）和性病研究实验室（VDRL）试验等，以及特异性梅毒螺旋体试验，如梅毒螺旋体颗粒凝集试验（TP-PA）、荧光密螺旋体抗体吸收（FTA-ABS）试验以及用于梅毒螺旋体抗体的微血凝试验（MHA-TP）。

参考区间：阴性。

2. 用途

活动性或既往梅毒螺旋体感染的辅助诊断。非梅毒螺旋体试验基于梅毒患者血清对心磷脂 - 胆固醇 - 卵磷脂抗原的反应性。这些试验检测 IgG 和 IgM 抗体，并在大多数情况下用作梅毒的筛查试验。阳性检测通常以抗体效价的形式报告，在许多患者中可用于随访治疗反应。梅毒螺旋体试验更为复杂，通常在非梅毒螺旋体试验有反应时用作确认试验。这些试验全部使用梅毒螺旋体抗原，并且基于针对梅毒螺旋体细胞组分的抗体进行检测。这些试验是定性的，报告为有反应或无反应。

3. 解释和局限性

无反应结果并不完全排除近期（在过去 2 周 ~3 周内）梅毒螺旋体感染。因此，结果需要谨慎解读。

梅毒螺旋体抗体的检测可能提示近期、既往或成功治愈的梅毒感染，因此不能用于区分活动性和治愈病例。

非梅毒螺旋体和梅毒螺旋体试验均可发生梅毒假阳性结果。假阳性检测结果可以通过有反应的非梅毒螺旋体试验伴随无反应的梅毒螺旋体试验来确定。据估计，美国 1%~2% 的人群有非梅毒螺旋体试验假阳性结果。在怀孕期间，假阳性检测特别常见。

梅毒血清学试验中，雅司病（梅毒螺旋体亚种雅司螺旋体）或品他病（密螺旋体）患者的血清可能有反应。非螺旋体试验生物假阳性反应在多种疾病中都有报道，如传染性单核细胞增多症、麻风病、疟疾、SLE、牛痘、麻醉剂成瘾、自身免疫性疾病和病毒性肺炎等。

活性梅毒血清学检测对严重免疫受损的患者可能呈阴性。

CDC 建议标准（传统）试验算法，用非梅毒螺旋体试验（如 RPR）进行初筛；一个有反应的标本会用梅毒螺旋体试验（如 TP-PA 试验）确认为真阳性。当结果对梅毒螺旋体和 RPR 试验都有反应时，除非排除治疗史，否则应考虑患者有未经治疗的梅毒。过去曾接受治疗的患者如果在 RPR（或另一个非等位基因检测）的定量检测显示滴度增加了四倍或更多，则认为有新的梅毒感染。

非传统试验算法：当使用反向序列筛选（图 17-2）时，应使用所有适当的反射标准（reflexing criteria）。不应该使用 FTA-ABS 试验来确认不一致的梅毒螺旋体筛选结果。

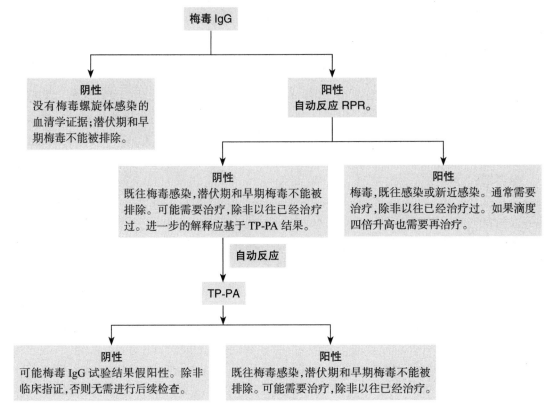

图 17-2　梅毒检测试验非传统判断方法
（RPR：快速血清学试验；TP-PA：梅毒螺旋体明胶颗粒凝集试验）

参考文献

Discordant results of reverse sequence syphilis screening-Five laboratories; United States 2006–2010. *MMWR Morb Mortal Wkly Rep.* 2011;60:133.

第九十节　咽分泌物培养（常规）

1. 定义和用途

　　该培养主要用于从咽拭子中检测 A 型 β- 溶血性链球菌（GABHS，化脓性链球菌）。该检测通常用于患有链球菌性咽炎症状的儿童。患者通常伴有中度至重度咽炎伴全身症状，包括发热、不适、头痛和腹痛。流鼻涕、咳嗽、腹泻等症状更多提示其他原因，通常是病毒性的。

　　建议使用 GABHS 咽分泌物培养来确认儿童化脓性链球菌抗原筛查试验阴性的结果。如果使用的特异性抗原检测的灵敏度大于 80%，那么对于抗原检测结果为阴性的成年人不需要确认培养。

　　诊断 GABHS 咽炎的重要性在于预防非化脓性后遗症。在 GABHS 感染急性期给予抗生素治疗有效预防 RF、肾小球肾炎和其他并发症。GABHS 咽炎也可能由扁桃体周围脓肿或其他化脓性呼吸道感染而并发。

GABHS 咽分泌物培养不建议用于明确链球菌性咽喉炎治疗后的检测；成功治愈后，培养可能会出现临床上微不足道的低水平携带。

2. 特殊采集和运输说明

用拭子剧烈摩擦受影响的扁桃体和咽后黏膜，小心避免舌、颊或其他黏膜表面的污染。

根据细菌标本的常规推荐，将拭子放在运输培养基中运送到实验室。

将咽拭子接种到 SBA 平板上；一些实验室采用选择性琼脂接种以抑制正常内源性菌群的生长并促进 GABHS 的分离。培养物孵育 24h~48h。

化脓性链球菌分离株仍然对青霉素敏感，这是治疗的选择。除非青霉素过敏患者，否则不进行抗生素药敏试验。

周转时间：培养 24h~48h。从严重污染的标本中分离和鉴定疑似分离株可能需要额外一天的时间。

3. 解释

预期结果：A 型 β 溶血性链球菌无生长。

阳性结果：在临床诊断中，阳性培养可诊断 GABHS 咽炎。在没有症状的情况下，阳性培养可能表明携带而不是感染。

阴性结果：咽分泌物培养对排除链球菌性咽炎较为敏感，但如果标本采集不佳，则可能为阴性。

4. 局限性

在出现与 GABHS 感染的非化脓性并发症一致的症状的患者中，培养通常为阴性。血清学检测，如 ASO，可能为诊断提供支持。

常见误区：咽分泌物培养不适用于化脓性链球菌之外的生物的检测（一些实验室的咽分泌物培养中鉴定出 C 和 G 型 β- 链球菌和 / 或 A 型溶血菌）。

其他生物携带或感染的检测不建议进行咽分泌物培养。为了确定鼻窦炎或其他呼吸道感染的原因，需要特殊采集和培养程序（如呼吸道细菌培养）。

5. 其他注意事项

咽炎的其他原因包括病毒（最常见）、支原体、C 和 G 型溶血性链球菌以及溶血性神经节杆菌；有风险的患者可考虑淋病奈瑟氏球菌；白喉杆菌在美国并不常见，但在高危患者中应考虑；通常需要进行特殊试验来检测咽分泌物培养中化脓性链球菌以外的病原体。

GABHS 可能会导致其他部位的感染，特别是蜂窝组织炎，这些部位应进行常规细菌培养。

第九十一节 囊性纤维化患者咽喉培养

1. 用途

该培养用于筛选常引起 CF 患者下呼吸道感染的细菌性病原体。咽部标本对明确携带 / 慢性感染最有用,而下呼吸道标本建议用于评估临床明显的急性感染。

肺炎是 CF 患者发病和死亡的重要原因,这些感染的病因不同于其他患者。铜绿假单胞菌(包括黏液变异菌株)、洋葱伯克霍尔德菌复合群、嗜麦芽窄食单胞菌、流感嗜血杆菌、其他葡萄糖发酵和非发酵革兰氏阴性杆菌、以及分枝杆菌、金黄色葡萄球菌和肺炎链球菌通常从 CF 患者的下呼吸道和上呼吸道标本中分离。

CF 患者的痰液不应该通过革兰氏染色进行筛选,正如非 CF 患者的常规痰培养所推荐的那样。

特殊采集和运输说明:

(1) 可采集后咽壁拭子。

(2) 推荐使用咳出的痰液或有创获得的下呼吸道标本来评估慢性携带 / 感染和肺部感染急性恶化。

(3) 标本像常规痰标本一样运输。

方法:

(1) 采用多种支持性、选择性鉴别琼脂培养基。常用的接种培养基包括:SBA 作为支持性培养基能够支持许多病原体(包括肺炎链球菌)的生长;CNA 琼脂用于革兰氏阳性病原体;甘露醇盐琼脂用于金黄色葡萄球菌的分离;麦康凯琼脂用于生长要求不高的革兰氏阴性杆菌,包括铜绿假单胞菌和嗜麦芽窄食单胞菌;洋葱伯克霍尔德菌选择性琼脂;巧克力琼脂用于流感嗜血杆菌的分离。

(2) 除细菌培养外,还推荐用于分枝杆菌、真菌、病毒或其他呼吸道病原体的培养。

周转时间:培养96h,每天观察。疑似分离株的分离、敏感性试验和鉴定需要数天时间。

2. 解释

CF 患者常常表现出呼吸道定植,随着时间的推移几乎没有变化,即使是对抗菌治疗的反应。培养的解释,如"异常菌群",可能会有些困难;除了培养结果之外,临床和治疗决策必须基于各种临床和其他因素。

CF 呼吸培养的处理和解释通常基于几个因素,包括提交的标本类型、分离的生物以及与其他菌群相比特定病原体的优势。

3. 局限性

虽然迅速增长的分枝杆菌和霉菌可能从 CF 呼吸培养中分离出来,但也需要特殊培养来敏感检测非结核分枝杆菌、曲霉菌种和其他霉菌以及可能导致这些患者急性呼吸道感染的病毒。根据实验室标准很难区分代表慢性定植与急性加重的分离株。

4. 常见误区

临床医生必须进行特殊咽喉或下呼吸道培养用以评估 CF 患者;常规培养不用于从这些标本分离的常见菌群的评估。实验室不应该采用痰拒收标准,该标准基于推荐用于其他患者的常规痰培养的革兰氏染色筛查。

第九十二节 弓形虫血清学筛查(刚地弓形虫 IgG 和 IgM)

1. 定义

弓形虫是一种专性细胞内寄生虫,能够感染大多数哺乳动物,包括人类。弓形虫病通常无症状,但怀孕期间原发感染可导致婴儿先天性疾病。家猫是弓形虫的唯一确定宿主,并且是通过粪便传播的感染性卵囊库。人类感染可以通过食用未煮过或未煮熟的受感染动物肉中的囊孢或通过与感染的猫的粪便中的卵囊接触而获得。

急性弓形虫感染可能对免疫功能低下的个体和宫内感染新生儿构成严重威胁。免疫抑制患者可能发展为脑炎、心肌炎或肺炎。先天性感染通常源于无症状急性母系感染,这种感染会导致早产、自然流产或死胎。

弓形体病的管理需要对感染者进行血清学监测,因为生物体不容易培养。

参考区间:阴性。

2. 用途

辅助诊断弓形虫病。

在流行地区鉴定孕妇弓形虫感染的一线试验。

检测弓形虫 IgG 的存在可用于明确既往感染并提示感染的重新激活。

检测弓形体 IgM 的存在可用于明确急性感染。

3. 解释

弓形虫感染呈阳性。

弓形虫感染的患者在症状出现之前或之后可立即检出 IgM 抗体。IgM 滴度通常在 4~6 个月内下降,但可维持低水平达一年。活动性弓形虫脉络膜视网膜炎患者通常检测不到 IgM。

4. 局限性

IgG 对 6 个月以下婴儿的感染诊断无效,因为他们通常是从母亲被动获得的。

感染后低水平的 IgM 抗体偶尔可持续存在大于 12 个月。为了确定从非反应性到反应性的血清转化,应在感染的急性期和恢复期阶段将两个血清样本间隔 3 周 ~4 周进行检测。急性期标本应与恢复期标本同步存放和检测。

CDC 建议不确定或阳性结果应该使用另一家专门从事弓形虫病检测(IgG 染料检测、IgM ELISA、反射亲合力和(或)其他检测)的参考实验室的不同检测方法进行重新检测。

在怀孕的患者中,如果 IgG/IgM 均为阳性,则应进行 IgG 亲和力检测。怀孕 12 周 ~16 周的高亲和力结果基本上排除了怀孕期间感染的情况。

低 IgG 亲合力结果不应解释为近期感染,因为一些个体在感染后数月内持续存在低 IgG 抗体亲合力。

疑似先天性弓形虫病的新生儿应进行 IgM 和 IgA 捕获 EIA(CDC 推荐)检测。在先天感染的婴儿中,弓形虫特异性 IgA 抗体比 IgM 检测更敏感。

第九十三节　阴道毛滴虫分子检测

见:性传播疾病分子诊断(沙眼衣原体、淋病奈瑟菌、阴道毛滴虫)

第九十四节　尿培养(常规)

1. 定义

尿培养用于检测由普通尿路致病菌和酵母引起的尿路感染(UTI)。UTI 综合征范围广泛,包括无症状性菌尿、伴有全身症状的肾盂肾炎。无并发症的 UTI 患者常常伴有排尿困难和尿频;而肾盂肾炎可能与败血症症状相关,包括发热、腹痛和恶心。对于装有泌尿道假体材料如支架、泌尿生殖(GU)道畸形、GU 手术史的患者,以及诸如妊娠、神经系统疾病和 DM 等医疗状况的患者,UTI 风险(包括并发 UTI)增加。

2. 特殊采集和运输说明

可接收标本:常采用清洁中段尿、直接导尿("进和出")、新近放置的留置导尿管和耻骨上穿刺尿,并与低污染率相关。

(1) 从留置导尿管或儿科收集袋收集的尿液常常受到污染。阴性培养有助于排除 UTI,阳性培养需谨慎解释。绝不能从连接在留置导管上的收集袋中取出尿液用于培养。

(2) 由回肠导管或通过侵入性手术(如经皮肾造口术或膀胱镜检查)收集尿液需由专门受过技术培训的人员进行。

(3) 标本应在采集后 2 小时内运送到实验室。如果运输延迟,标本应冷藏。

(4) 或者,可以将尿液接种到防腐采集容器中,允许运输长达 48 小时。必须根据制造商的说明进行防腐容器接种,防腐标本在室温下运输。

(5) 有几种商业化容器允许培养基在采集点直接接种。这些容器可以在运输到实验室之前进行培养。

3. 用途

尿液定量培养。对于大多数患者,将 $1\mu l$ 尿液接种到 SBA 和用于分离革兰氏阴性杆菌的选择性鉴定琼脂上。每毫升少于 10^3 个生物体的尿液标本在培养基上没有生长。

(1) 对于尿道病原菌浓度较低而具有临床明显 UTI 风险的患者,可接种 $10\mu l$ 尿液,可在较低检测限每毫升 10^2 个生物体检出;在有症状患者中,尿道病原菌浓度每毫升 102 至 103

个生物体具有临床意义;重复培养表明这些患者可能会迅速进展到具有更高浓度的细菌。

(2) 标本检测和敏感性试验的程度取决于标本类型、分离菌株的浓度和种类以及患者风险因素。对代表内源性菌群污染标本的混合培养的检查应该是有限的。

视情况进行潜在致病性分离株鉴定和药敏试验。

周转时间:来自复杂 UTI 低风险患者的尿培养应培养至少 16 小时。来自复杂 UTI 风险患者的培养物应至少培养 48 小时,然后才能报告为阴性。对于阳性培养的最终鉴定和药敏试验可能需要额外几天的时间。

4. 解释

预期结果:<10^3 个菌落 /ml 进行尿常规培养;<10^2 个菌落 /ml 的高风险复杂 UTI 患者进行特殊培养;常可见低浓度的生殖器菌群。

阳性结果:浓度 >10^4 个菌落 /ml(高风险患者 >10^3 个菌落 /ml)的常见尿道病原体分离株并且是唯一或者主要分离株时,认为是阳性。

阴性结果:尿培养对排除 UTI 敏感,但先前的抗菌治疗可抑制尿路病原体生长,导致假阴性培养。

5. 局限性

常见误区:由于尿液标本采集或运输不当导致的污染降低了提交给实验室的标本的重要价值。临床上重要的多种微生物 UTI 并不常见(<5%)。谨慎解释混合培养——他们很可能提示标本污染。尿液常在采集杯中运输,盖子没有被牢固地拧紧,导致标本泄漏和污染的可能。

尿道炎和阴道炎可能与脓尿有关,临床上与膀胱炎相似。

参考文献

McCarter YS, Burd EM, Hall GS, et al. *Cumitech 2C, Laboratory Diagnosis of Urinary Tract Infections*. Washington, DC: ASM Press, 2009.

第九十五节　阴道炎组合,分子探针

1. 定义

在临床中经常见到阴道炎和阴道病的症状。最常见的原因是细菌性阴道病(bacterial vaginosis,BV)、毛滴虫病和外阴阴道念珠菌病。由于症状在临床上显著重叠,因此可能需要进行特定的诊断试验以指导适当的抗生素治疗和患者管理。

该试验基于通过核酸探针杂交进行的病原体检测。试验包括检测阴道加德纳菌(BV 中正常阴道菌群破坏的标记)、念珠菌属(念珠菌病)和阴道毛滴虫(滴虫病)的探针。

试验准确性的评估取决于所研究的人群、比较方法和其他因素。

(1) 在有症状女性念珠菌病中,检测的敏感性和特异性分别为 82% 和 95%。

(2) 在有症状女性 BV 中,检测的敏感性和特异性分别为 98% 和 100%。

（3）与湿片法检测相比,检测毛滴虫病的敏感性和特异性分别为 93% 和 99%。

周转时间:24h。

2. 特殊采集和运输说明

阴道分泌液标本应仅从症状符合阴道病或阴道炎的患者采集。

仅使用 Affirm VPⅢ 运输系统、样本采集装置或检测试剂盒中提供的用品进行标本采集。

使用未润滑的(无水或果冻状)窥阴器从阴道后穹窿中采集标本,确保拭子的整个周长已经接种了阴道分泌物。

将拭子放入样本采集管并按照试剂盒说明将其卡入盖子。

根据试剂盒说明运输标本。标本可以在室温下或冷藏运输。

3. 解释

预期结果:三种病原体均为阴性。特定病原体的阴性结果表明该病原体感染的可能性不大。

阳性结果:存在一致的症状和体征时,如果有一种或多种病原体检出则表明有感染。多种病原体感染并不罕见。

4. 局限性

标本必须采用试剂盒包装说明书中所述的方案进行采集、运输、检测和解释。

检测的性能取决于最佳标本采集。

阴性结果不排除任何特定病原体感染的可能性。

替代测试,如 pH、"胺测试"和阴道分泌液的显微镜检查,可考虑用于患者评估。

Affirm VPⅢ 试验不能检测淋病奈瑟菌或沙眼衣原体感染。在出现白带或其他相关症状的女性,应考虑这些病原体和其他可能原因并酌情排除。

该试验不能用作疗效检测,因为来自非活体病原体的 DNA 在感染治疗后仍可以被检测到。

第九十六节   耐万古霉素肠球菌筛选培养

1. 定义和用途

该检测通常是为了感染控制的目的,在无症状患者中检测 VRE 携带,用于筛查有自我感染或传播耐万古霉素肠球菌(vancomycin-resistant enterococcus, VRE)风险的患者以阻断接触。该检测也可以证明 VRE 携带的清除。将患者标本铺在选择性琼脂上,通常含有 6μg/ml 万古霉素。任何肠球菌的生长都可能代表 VRE,但万古霉素的耐药性和鉴定应通过随后对分离菌的检测来确认。对于 VRE 筛选培养,推荐使用直肠或肛周皮肤的拭子标本。

周转时间:48h。

17

2. 解释

预期结果:阴性。

3. 局限性

VRE 携带的检测需要从潜在的几个定植点采集的数个标本。

常见误区:VRE 筛查培养通常不用于潜在感染物质的评估。由于只有选择性培养基才能用于筛选,如果仅进行 VRE 筛选培养,其他潜在病原体将被忽略。VRE 在伤口和其他用于感染标本评估的培养基中生长良好。

第九十七节　水痘 - 带状疱疹病毒培养(选择性培养)

1. 定义

水痘 - 带状疱疹病毒(varicella-zoster virus, VZV)导致水痘和带状疱疹。对于这些感染,临床诊断通常很简单。偶尔,对于异常的严重感染,包括播散性疾病、怀孕、免疫功能低下和其他高风险患者的感染,可能需要进行特殊诊断。

2. 特殊采集和运输说明

病毒培养应用的一般建议。应在急性感染早期采集标本。来自皮肤或粘膜的标本最常见。样本应该取自新鲜潮湿的病变,理想的情况下取自未受损的完整囊泡。大多数标本应置于病毒运输培养基并在湿冰(4℃)中运输。

3. 用途

当需要特定的诊断时,该试验可用于分离 VZV。通常将患者标本接种到人肺成纤维细胞培养基(如 WI-38)上。监测细胞形态;对于出现 VZV 典型细胞病变效应的培养,应该使用特定的免疫学技术(如用标记的单克隆抗 VZV 抗体染色)来证实。

周转时间:长达 4 周。大多数阳性培养可在 7 天内检测到。

4. 解释

预期结果:阴性。

阳性结果:VZV 细胞培养阳性表明有活动性感染。

阴性结果:阴性细胞培养降低了 VZV 感染的可能性,但不能完全排除 VZV 感染,尤其是对于 CSF 和粘膜表面的样本。

5. 局限性

某些标本类型的敏感性可能较差。

VZV 培养的周转时间可能会延长,限制了他们对重症患者急性处理的效用。

常见误区:采集干燥、过度病变的标本。

第九十八节　水痘 - 带状疱疹病毒直接检测

参见疱疹病毒（HSV 或 VZV）直接检测（DFA）。

第九十九节　水痘-带状疱疹病毒血清学筛查（IgG 和 IgM）

1. 定义

VZV 感染引起两种临床上不同形式的疾病。VZV 原发感染导致水痘，其特征为在面部、躯干和四肢出现的不同发展阶段的水泡状病变。带状疱疹由潜伏在感觉神经节的内源 VZV 的再激活引起，其临床特点是伴疼痛的单侧水疱疹，通常分布在局限的皮肤范围内。这两种疾病通常根据临床特征进行诊断。然而，在特定情况下使用诊断试验也很重要。

其他名称包括水痘血清学试验。

2. 用途

辅助诊断急性期水痘病毒感染。

辅助识别非免疫个体。

3. 解释

参考区间：阴性。

阳性 IgG 结果加上阳性 IgM 结果表明近期感染了 VZV。

阳性 IgG 结果加上阴性 IgM 结果表明先前暴露于 VZV 并具有免疫力。

阴性 IgG 结果加上阴性 IgM 结果表明先前没有暴露于 VZV 并且没有免疫力。但是，阴性结果并不排除 VZV 感染。疑似早期 VZV 感染的阴性结果应在 2 周 ~3 周内检测新的血清标本。

不确定的结果应该在 10 天 ~14 天内检测新的血清标本。

4. 局限性

当出现临床症状或疑似感染时，可使用 VZV IgG 抗体检测；一般人群的筛查不会导致明显的诊断优势；免疫抑制患者的结果解读应谨慎。

许多不同的抗体检测具有广泛的性能标准。膜抗体荧光抗体（FAMA）是最广泛验证的检测方法，并且与水痘的易感性和保护性最为相关。然而，由于该检测较费劳力且需要专业解读，这个检测并没有广泛开展。

许多商业化可用的 ELISA 尽管特异性与 FAMA 相当，但敏感性较低。

商业化 ELISA 试验适用于医护人员 VZV 易感性的筛查。其基本原理是，成人接种疫苗出现假阴性检测结果的风险远低于自然感染个体错误判定为血清阳性的风险。

1980 年以前在美国出生的人，且不是卫生保健工作者，由于该人群血清阳性率极高，因此不推荐对他们进行水痘常规筛查。

第一百节　粪便弧菌培养（选择性培养）

1. 定义

弧菌属在我国细菌性肠道感染中并不常见，但许多国家都有流行性感染。流行性疾病暴发已充分描述，通常与未经充分处理的污水或受污染的水有关。弧菌属具有嗜盐性，咸水和贝类作为生物体的重要宿主。虽然感染可能相对轻微且呈自限性，但一些患者发展为霍乱——伴呕吐和大量水样腹泻（米汤水）的严重疾病。严重的腹泻可能会迅速导致危及生命的脱水和电解质紊乱。对于前往流行区域旅行、食用受污染的海洋食物或暴露于微咸水后发生腹泻，特别是严重水样腹泻的患者，应考虑粪便培养排除弧菌属。

2. 用途

该培养用于检测由霍乱弧菌或相关弧菌引起的肠道感染。将标本接种在用于分离弧菌的鉴定和选择性培养基——硫代硫酸盐柠檬酸盐胆汁蔗糖（TCBS）培养基上。使用碱性蛋白胨水培养基增菌可用于加强菌株分离。常规粪便培养的菌落可以筛选细胞色素氧化酶阳性分离株，应进一步检测以排除弧菌。

周转时间：培养孵育48小时。菌株分离和鉴定需要额外的时间。

3. 解释

预期结果：无生长。

4. 局限性

如果没有要求特殊培养，弧菌感染可能会遗漏。

第一百零一节　西尼罗病毒血清学检测

1. 定义

西尼罗病毒（west nile virus，WNV）是黄病毒科通过蚊子传播的黄病毒。它主要在鸟类和库蚊属的蚊子之间传播。除了马和人类之外，其他几种哺乳动物也是WNV的宿主。大约80%感染WNV的人群没有或仅有非常轻微的症状。约20%的患者出现更严重的症状，如发热、肌痛和淋巴结肿大。此外一小部分感染发展为以脑膜炎、脑炎和（或）弛缓性麻痹为特征的危及生命的侵袭性神经病变。老年人或免疫功能低下的患者进展为致死性疾病的风险增加。WNV在温带地区广泛传播：欧洲、中东、非洲、亚洲、美洲和澳大利亚部分地区少见。CSF和（或）血清中的IgM酶免疫测定（EIA）是目前对人类WNV最敏感的筛选试验。

2. 用途

作为西尼罗病毒性脑炎诊断的辅助手段。

17

3. 解释

感染 WNV 后可产生 IgM 抗体,暴露后 4 天~7 天内检测到并且可以持续约 1 年,而感染后第 8 天才能可靠的检测到 IgG 抗体。

4. 局限性

常规用于 WNV 诊断的血清学检测有几种类型:酶联免疫吸附试验(ELISA)、免疫荧光试验(IFA)、中和试验(NT)和血凝抑制试验。

由于 WNV-IgM 在疾病发作后 8 天内可能不会阳性,所以在发病后 8 天内采集的标本可能 IgM 阴性,应重复检测。

在西尼罗 IgM 阳性缺失的情况下,阳性的西尼罗 IgG 与过去的黄病毒感染一致,并且本身并不表明急性 WNV 感染。

如果怀疑有急性 WNV 感染,最好采集急性期和恢复期血清。应在急性期标本采集 2~3 周后采集恢复期标本。

WNV 诊断中的一个主要问题是与针对异源黄病毒(例如登革病毒(DENV)、日本脑炎病毒(JEV)、蜱传脑炎病毒(TBEV)或黄热病病毒的抗体交叉反应性,这对于 IgG 抗体尤其明显。

第一百零二节 伤 口 培 养

1. 定义

伤口培养用于鉴定引起伤口感染的致病细菌。感染可能使组织的创伤性损伤复杂化。感染可能由外部环境引入的生物引起,如咬伤、手术和创伤性伤口,或由源自患者内源性菌群的生物引起——如与阑尾破裂相关的腹膜炎。当伤口出现典型的感染征兆和症状时(如肿胀、发红、渗出物或脓液形成、窦道形成、疼痛或其他)应考虑伤口培养。

2. 特殊采集和运输说明

应从活动性感染部位采集标本。相邻区域可能表现出类似炎症迹象,但可能不会产生相关的病原体。

清洗和消毒采集地点,通常使用肥皂和 70% 的酒精。

建议采集大于 1 克感染组织或抽吸物,不建议使用拭子进行采集。

建议在厌氧条件下采集和运输,特别是来自闭合性伤口的标本。应在 2 小时内将标本运送到实验室。如果运输延误,标本可在短时间内保存在 4℃条件下。

3. 用途

大多数用于细菌伤口培养的标本应通过革兰氏染色进行检查。来自浅表伤口的标本显示大量的上皮细胞,可能被与感染无关的内源性菌群污染。

将标本接种到支持性、富集和选择性 / 鉴定培养基上。

将标本接种到支持性和富集的非选择性培养基上（如 SBA 和巧克力琼脂培养基）以及选择性培养基（如麦康凯、PEA 和 CNA 琼脂）。一些实验室还包括肉汤培养基（如巯基醋酸盐肉汤）用于常规培养。用厌氧培养基接种并在厌氧条件下提交所采集的合适标本。

周转时间：培养孵育 48h~72h。分离、鉴定、敏感性试验和进一步表征检测需要额外的时间。

4. 解释

预期结果：无生长。

阳性结果：感染伤口的培养常常表现出几种类型生物的生长。培养必须仔细解读：混合培养可能是由于内源性菌群的定植或由于不良标本采集技术造成的污染所致。然而，混合培养可能代表多种微生物协同感染，特别是分离到厌氧菌时。

阴性结果：阴性培养表明被细菌感染的可能性较低。

5. 局限性

先前的抗菌治疗、由生长要求较高的病原体引起的感染或从活动性感染以外的部位采集标本都可能导致阴性培养。

重要的病原体可能无法在混合培养中被识别。

可能需要多个培养或多个感染部位的培养进行检测，尤其是慢性感染。脓肿的结构和环境可能会阻止有效的抗生素治疗，它们无血管空间，并且它们的外膜可以防止抗生素的进入。此外，抗生素可能会因酸性环境和降解酶的存在而失活。尤其是对于大量脓液，可能需要辅助手术治疗。

常见误区：从感染活动部位以外的部位采集标本——例如窦道，通常会产生与感染无关的内源性菌群的增长。

6. 其他注意事项

化脓性感染通常与病原体的大量生长（10^5 CFU/ml）有关。

常常通过手术和（或）经验性抗生素疗法成功治疗多种微生物感染。临床上并不常用多个菌株鉴定和敏感性的扩大培养分析。

某些病原体与特定类型的伤口感染相关，例如通过运动鞋穿透脚部伤口相关的铜绿假单胞菌和猫咬伤相关的多杀巴斯德氏菌。这些感染可能需要特殊的实验室技术进行最佳检测；怀疑时提示实验室进行检测。

第一百零三节　小肠结肠炎耶尔森菌（选择性培养）

1. 定义

小肠结肠炎耶尔森氏菌是细菌性腹泻感染的常见原因，儿童中常见。感染与摄入未煮熟的猪肉、奶制品以及污水有关。感染也可以通过粪 - 口途径传播。症状无特异味性，发热、腹痛和腹泻（可能是血样的）。成人的腹痛可能会和阑尾炎相似。该试验是专门用于检测由小肠结肠炎耶尔森菌引起的 GI 感染的粪便培养。

2. 用途

将粪便悬浮于 4℃的缓冲盐水中冷富集,然后在肠道培养基培养上,可能会对重度污染标本有所改善。可以使用选择性培养基分离小肠结肠炎耶尔森菌,如麦康凯琼脂。许多实验室使用更具选择性的培养基,如 CIN 琼脂(头孢磺啶 - 氯苯酚 - 新生霉素),以提高分离率。在 25℃下培养可以有利小肠结肠炎耶尔森菌的分离。

周转时间:培养检查需 48 小时。分离和鉴定疑似分离株需要数天时间。

3. 解释

预期结果:无生长。

4. 局限性

耶尔森菌病的症状并不特异,除非特定的危险因素或流行病学证据提示这种感染,否则可能不会怀疑这种肠道病原体。分离株物是蔗糖试验阳性的,所以使用 EMB 琼脂进行肠内培养的实验室可能会漏检分离株(EMB 培养基含有蔗糖,因此分离株看起来与正常肠道菌群相似)。

(余斐　陈瑜　译,王丽凤　校)

17

附录

缩写和首字母缩略词

A/G	albumin-to-globulin ratio 白蛋白与球蛋白的比值	ALA	aminolevulinic acid 氨基酮戊酸
AA	amyloid A, atomic absorption 淀粉样蛋白 A, 原子吸收	ALL	acute lymphoblastic leukemia 急性淋巴细胞白血病
ABG	arterial blood gas 动脉血气	ALP	alkaline phosphatase 碱性磷酸酶
ACE	angiotensin-converting enzyme 血管紧张素转换酶	ALT	alanine aminotransferase (see SGPT) 丙氨酸氨基转移酶 (见 SGPT)
ACh	acetylcholine 乙酰胆碱	AMI	acute myocardial infarction 急性心肌梗死
AChR	acetylcholine receptor 乙酰胆碱受体	AML	acute myeloblastic leukemia/ acute myelocytic leukemia/ acute
ACTH	adrenocorticotropic hormone 促肾上腺皮质激素		myelogenous leukemia 急性髓系白血病
ADH	antidiuretic hormone 抗利尿激素	ANA	antinuclear antibody 抗核抗体
AF	amniotic fluid 羊水	ANCA	anti-neutrophil cytoplasmic antibody 抗中性粒细胞胞质抗体
AFB	acid-fast bacillus 抗酸杆菌	ARC	AIDS-related complex (see AIDS) 艾滋病相关综合征 (见艾滋病)
AFP	α-fetoprotein 甲胎蛋白	ARDS	acute respiratory distress syndrome 急性呼吸窘迫综合征
AG	anion gap 阴离子间隙	ASOT	antistreptolysin-O titer 抗链球菌溶血素 -O 滴度
AHF	antihemophilic factor 抗血友病因子	AST	aspartate aminotransferase (see SGOT) 天冬氨酸转氨酶 (见 SGOT)
AIDS	acquired immunodeficiency syndrome 获得性免疫缺陷综合征	ATP	adenosine triphosphate 三磷酸腺苷

BAL	bronchoalveolar lavage 支气管肺泡灌洗	CIE	counter（-current） immunoelectrophoresis 对流免疫电泳
BCG	bacillus Calmette-Guérin 卡介苗	CK	creatine kinase 肌酸激酶
BJ protein	Bence-Jones protein 本 - 周蛋白	CK-MB	creatine kinase MB band 肌酸激酶 MB 亚型
BPH	benign prostatic hyperplasia 良性前列腺增生	CK-MM	creatine kinase MM band 肌酸激酶 MM 亚型
BT	bleeding time 出血时间	CLL	chronic lymphocytic leukemia 慢性淋巴细胞白血病
BUN	blood urea nitrogen 血尿素氮	CMV	cytomegalovirus 巨细胞病毒
CA-125	cancer antigen 125 癌抗原 125	CNS	central nervous system 中枢神经系统
CAD	coronary artery disease 冠状动脉疾病	COPD	chronic obstructive pulmonary disease 慢性阻塞性肺疾病
CAH	congenital adrenal hyperplasia 先天性肾上腺皮质增生症	CRH	corticotropin-releasing hormone 促肾上腺皮质激素释放激素
cAMP	cyclic adenosine monophosphate 环磷酸腺苷	CRP	C-reactive protein C- 反应蛋白
CBC	complete blood count 全血细胞计数	CSF	cerebrospinal fluid 脑脊液
CDC	Centers for Disease Control and Prevention 疾病预防控制中心	CT	computed tomography 计算机断层扫描
CEA	carcinoembryonic antigen 癌胚抗原	CVA	cerebrovascular accident 脑血管意外
CF	complement fixation, cystic fibrosis 补体结合, 囊性纤维化	d	day 天
CFU	colony forming unit 集落形成单位	Da	dalton 道尔顿
CHD	congenital heart disease, coronary heart disease 先天性心脏病, 冠心病	DFA	direct fluorescent antibody 直接荧光抗体
ChE	cholinesterase 胆碱酯酶	DHEA	dehydroepiandrosterone 脱氢表雄酮
CHF	congestive heart failure 充血性心力衰竭	DHEA-S	dehydroepiandrosterone sulfate 脱氢表雄酮硫酸盐
		DI	diabetes insipidus

	尿崩症			红细胞沉降率
DIC	disseminated intravascular coagulation 弥散性血管内凝血		Fab	antigen-binding fragment of immunoglobulin 免疫球蛋白抗原结合片段
DKA	diabetic ketoacidosis 糖尿病酮症酸中毒		FAB	French-American-British, classification for acute leukemias 急性白血病的法美英分型
dl	deciliter 分升		FBS	fasting blood sugar 空腹血糖
DM	diabetes mellitus 糖尿病		Fc	crystallizable fragment of immunoglobulin 免疫球蛋白可结晶片段
DNA	deoxyribonucleic acid（also see the Glossary） 脱氧核糖核酸（也可见词汇表）		FDA	Food and Drug Administration 食品与药品监督管理局
DOC	deoxycorticosterone 脱氧皮质酮		FISH	fluorescence in situ hybridization（also see the Glossary） 荧光原位杂交（也可见词汇表）
EBV	Epstein-Barr virus EB 病毒		fl	femtoliter 飞升
ECG	electrocardiogram 心电图		FNA	fine needle aspiration 细针抽吸
EDTA	edetic acid（ethylenediaminetetraacetic acid） 乙二胺四乙酸		FPIA	fluorescence polarization immunoassay 荧光偏振免疫分析
EIA	enzyme immunoassay 酶免疫测定		FSH	follicle-stimulating hormone 促卵泡激素
ELISA	enzyme-linked immunosorbent assay 酶联免疫吸附测定		FT_4	free thyroxine 游离甲状腺素
EM	electron microscopy 电子显微镜		FTA	fluorescent treponemal antibody 荧光密螺旋体抗体
EMIT	enzyme-multiplied immunoassay technique 酶放大免疫测定技术		FTA-ABS	fluorescent treponemal antibody absorption test 荧光密螺旋体抗体吸收试验
ENA	extractable nuclear antigen 可溶性核抗原		FTI	free thyroxine index 游离甲状腺素指数
EPA	environmental Protection Agency 环境保护署		g	gram 克
ERCP	endoscopic retrograde cholangiopancreatography 内镜逆行胰胆管造影术		GC / MS	gas chromatography/mass spectrometry
ESR	erythrocyte sedimentation rate			

	气相色谱 / 质谱法
GFR	glomerular filtration rate
	肾小球滤过率
GGT	γ-glutamyl transferase
	γ- 谷氨酰转移酶
GI	gastrointestinal
	胃肠
GN	glomerulonephritis
	肾小球肾炎
G6PD	glucose-6-phosphate dehydrogenase
	葡萄糖 -6- 磷酸脱氢酶
GTT	glucose tolerance test
	葡萄糖耐量试验
GU	genitourinary
	泌尿生殖系统
HA	hemagglutination
	血凝反应
HAA	hepatitis-associated antigen
	肝炎相关抗原
HAI	hemagglutination inhibition
	血凝抑制
HAV	hepatitis A virus
	甲型肝炎病毒
Hb	hemoglobin（may be followed by types：HbC，HbD，HbE，HbF，HbH，HbS）
	血红蛋白（不同类型：HbC，HbD，HbE，HbF，HbH，HbS）
HbA_{1c}	glycosylated hemoglobin, hemoglobin A1c
	糖化血红蛋白，血红蛋白 A1c
HBcAb	hepatitis B core antibody
	乙肝核心抗体
HBcAg	hepatitis B core antigen
	乙肝核心抗原
HBeAb	hepatitis B e antibody
	乙肝 e 抗体
HBeAg	hepatitis B e antigen
	乙肝 e 抗原

HBIG	hepatitis B immune globulin
	乙肝免疫球蛋白
HBsAb	hepatitis B surface antibody
	乙肝表面抗体
HBsAg	hepatitis B surface antigen
	乙肝表面抗原
HBV	hepatitis B virus
	乙型肝炎病毒
hCG	human chorionic gonadotropin
	人绒毛膜促性腺激素
Hct	hematocrit
	红细胞压积
HCV	hepatitis C virus
	丙型肝炎病毒
H & E	hematoxylin and eosin（stain）
	苏木精 - 伊红（染色）
HDL	high-density lipoprotein
	高密度脂蛋白
HDN	hemolytic disease of the newborn
	新生儿溶血病
HDV	hepatitis delta virus
	丁型肝炎病毒
HELPP	hemolysis，elevated liver enzymes，low platelets［syndrome］
	溶血，肝脏合成酶增高，血小板降低［综合征］
HEV	hepatitis E virus
	戊型肝炎病毒
hGH	human growth hormone
	人生长激素
HI	hemagglutination inhibition
	血凝抑制
HIAA	hydroxyindole acetic acid
	羟基吲哚乙酸
HIV	human immunodeficiency virus
	人免疫缺陷病毒
HLA	human leukocyte antigen
	人白细胞抗原
HPF	high-power field

	高倍视野	IRMA	immunoradiometric assay
HPLC	high performance liquid chromatography		免疫放射测定
	高效液相色谱法	ITP	idiopathic thrombocytopenic purpura
HPV	human papillomavirus		特发性血小板减少性紫癜
	人乳头瘤病毒	IU	international unit
HSV	herpes simplex virus		国际单位
	单纯疱疹病毒	IV	intravenous
HTLV	human T-cell leukemia virus/ human T-cell lymphotropic virus		静脉内
	人 T 细胞白血病病毒；嗜人 T 细胞淋巴细胞病毒	17-KGS	17-ketogenic steroids
			17- 生酮类固醇
HUS	hemolytic uremic syndrome	KOH	potassium hydroxide
	溶血性尿毒症综合征		氢氧化钾
HVA	homovanillic acid	17-KS	17-ketosteroids
	高香草酸		17- 酮类固醇
ICDH	isocitric dehydrogenase	L	liter
	异柠檬酸脱氢酶		升
ICU	intensive care unit	LA	latex agglutination，lupus anticoagulant
	重症监护病房		乳胶凝集，狼疮样抗凝物
IEP	immunoelectrophoresis	LAP	leucineaminopeptidase/ Leukocyte Alkaline Phosphatase
	免疫电泳		
IF	immunofluorescence		亮氨酸氨肽酶 / 白细胞碱性磷酸酶
	免疫荧光		
IFA	indirect immunofluorescent assay	LC / MS	liquid chromatography/mass spectrometry
	间接免疫荧光测定		
Ig	immunoglobulin（can be found as IgA，IgD，IgE，IgG，IgM）		液相色谱法 / 质谱法
		LD，LDH	lactate dehydrogenase
	免疫球蛋白（可分为 IgA，IgD，IgE，IgG，IgM）		乳酸脱氢酶
		LDL	low-density lipoprotein
IHA	indirect hemagglutination		低密度脂蛋白
	间接血凝	LE	lupus erythematosus
IM	infectious mononucleosis，intramuscular		红斑狼疮
		LH	luteinizing hormone
	传染性单核细胞增多症；肌内		黄体生成素
INH	isoniazid	LUTS	lower urinary tract symptoms
	异烟肼		下尿路症状
INR	international normalized ratio	MAO	monoamine oxidase
	国际标准化比值		单胺氧化酶

MCH	mean corpuscular hemoglobin 平均红细胞血红蛋白			国家糖尿病、消化及肾病研究所
MCHC	mean corpuscular hemoglobin concentration 平均红细胞血红蛋白浓度		NPV	negative predictive value 阴性预测值
			NSAID	nonsteroidal antiinflammatory drug 非甾体抗炎药
MCV	mean corpuscular volume 平均红细胞容积		5′-NT	5′-nucleotidase 5′- 核苷酸酶
MEN	multiple endocrine neoplasia （syndrome） 多发性内分泌肿瘤（综合征）		OGTT	oral glucose tolerance test 口服葡萄糖耐量试验
mEq	milliequivalent 毫克当量		17-OHKS	17-hydroxyketosteroids 17- 羟基类固醇
mg	milligram 毫克		O & P	ova and parasites 虫卵和寄生虫
MHA-TP	microhemagglutination test（for *Treponema pallidum*） 微量血凝试验（用于梅毒螺旋体）		PA	pernicious anemia 恶性贫血
			Pap	Papanicolaou smear 巴氏涂片；宫颈脱落细胞涂片
mm Hg	millimeters of mercury 毫米汞柱		PAP	prostatic acid phosphatase 前列腺酸性磷酸酶
mmol	millimole 毫摩尔		PBS	peripheral blood smear 外周血涂片
mol	mole 摩尔		pCO₂	partial pressure of carbon dioxide 二氧化碳分压
MoM	multiples of the median（also see the Glossary） 中位数倍数（也可见词汇表）		PCR	polymerase chain reaction（also see Glossary） 聚合酶链式反应（也可见词汇表）
MRI	magnetic resonance imaging 磁共振成像		PCV	packed cell volume 血细胞压积
mRNA	messenger RNA（also see the Glossary） 信使 RNA（也可见词汇表）		PDW	platelet distribution width 血小板分布宽度
N	normal 正常		Pg	picogram 皮克
NANB	non-A, non-B hepatitis（hepatitis C） 非甲型，非乙型肝炎（丙型肝炎）		Ph	Philadelphia chromosome 费城染色体
NBT	nitroblue tetrazolium 硝基蓝四唑氮		PK	pyruvate kinase 丙酮酸激酶
NIDDK	National Institute of Diabetes and Digestive and Kidney Diseases		PKU	phenylketonuria 苯丙酮尿症

PMN	polymorphonuclear neutrophil		红细胞分布宽度
	多形核中性粒细胞	RE	reticuloendothelial
PNH	paroxysmal nocturnal hemoglobinuria		网状内皮
	阵发性睡眠性血红蛋白尿	RF	rheumatic fever, rheumatoid factor
PO	by mouth (Latin, *per os*)		风湿热
	口服（拉丁语，*per os*）	Rh	Rhesus factor
pO$_2$	partial pressure of oxygen		恒河因子
	氧分压	RIA	radioimmunoassay
POC	point of care		放射免疫测定
	医疗点	RNA	ribonucleic acid
POCT	point-of-care testing		核糖核酸
	即时检验	ROC	receiver-operating characteristic
ppm	parts per million		(curve, or ROC curve)
	百万分率		接受者操作特征曲线（曲线，或
PPV	positive predictive value		ROC 曲线）
	阳性预测值	RSV	respiratory syncytial virus
PRA	plasma renin activity		呼吸道合胞病毒
	血浆肾素活性	rT3	reverse triiodothyronine (T3)
PSA	prostate-specific antigen		反式三碘甲状腺原氨酸 T3
	前列腺特异性抗原	SBE	subacute bacterial endocarditis
PSP	phenolsulfonphthalein		亚急性细菌性心内膜炎
	酚红	SD	standard deviation
PT	prothrombin time		标准偏差
	凝血酶原时间	SGOT	serum glutamic oxaloacetic
PTH	parathyroid hormone		transaminase (see aspartate
	甲状旁腺激素		aminotransferase, AST)
PTT	partial thromboplastin time		血清谷氨酸草酰乙酸转氨酶（参见
	部分凝血活酶时间		天冬氨酸氨基转移酶，AST）
RA	refractory anemia	SGPT	serum glutamic pyruvic
	难治性贫血		transaminase (see alanine
	rheumatoid arthritis		aminotransferase, ALT)
	类风湿性关节炎		血清谷丙转氨酶（参见丙氨酸氨基
RAIU	thyroid uptake of radioactive iodine		转移酶，ALT）
	甲状腺摄取放射性碘	SI	Systeme Internationale d'Unites
RAST	radioallergosorbent test		国际单位制
	放射性吸碘试验	SIA	strip immunoblot assay
RBC	red blood cell		条带免疫印迹试验
	红细胞	SIADH	syndrome of inappropriate
RDW	red cell distribution width		antidiuretic hormone secretion

	抗利尿激素分泌失调综合征	TSH	促甲状腺激素释放激素 thyroid-stimulating hormone 促甲状腺激素
SLE	systemic lupus erythematosus 系统性红斑狼疮	TSI	thyroid-stimulating immunoglobulin
S / S	sensitivity/specificity 敏感性 / 特异性		促甲状腺激素免疫球蛋白
STD	sexually transmitted disease 性传播疾病	TT	thrombin time 凝血酶时间
T_3	triiodothyronine 三碘甲状腺原氨酸	TTP	thrombotic thrombocytopenic purpura 血栓性血小板减少症紫癜
T_4	thyroxine 甲状腺素	TTP / HUS	thrombotic thrombocytopenic purpura hemolytic uremic syndrome
TB	tuberculosis 结核病		血栓性血小板减少性紫癜溶血性尿毒综合征
TBG	thyroxine-binding globulin 甲状腺素结合球蛋白	U	unit 单位
TDM	therapeutic drug monitoring 治疗药物监测	UIBC	unsaturated iron-binding capacity 不饱和铁结合力
TGT	thromboplastic generation time 凝血活酶生成时间	ULN	upper limit of normal 正常值上限
THC	marijuana(delta-9-tetrahydrocannabinol) 大麻(δ-9 四氢大麻酚)	URI	upper respiratory infection 上呼吸道感染
TIBC	total iron-binding capacity 总铁结合力	UTI	urinary tract infection 尿路感染
TLC	thin-layer chromatography 薄层色谱法	UV	ultraviolet 紫外线
TMP / SMX	trimethoprim and sulfamethoxazole 甲氧苄啶和磺胺甲噁唑	V	variable 变量
TORCH	toxoplasma,others,rubella, cytomegalovirus,herpes simplex 弓形虫,其他,风疹,巨细胞病毒,单纯疱疹	VCA	viral capsid antigen 病毒衣壳抗原
		VDRL	Venereal Disease Research Laboratory(test for syphilis) 性病研究实验室(梅毒测试)
TP	total protein 总蛋白	VIP	vasoactive intestinal polypeptide 血管活性肠多肽
TPN	total parenteral nutrition 全肠外营养	VLDL	very-low-density lipoprotein 极低密度脂蛋白
TRH	thyrotropin-releasing hormone		

VMA	vanillylmandelic acid 香草扁桃酸	WBC	white blood cell 白细胞
vWF	von Willebrand factor 血管性血友病因子	WHO	World Health Organization 世界卫生组织
VZV	varicella-zoster virus 水痘 - 带状疱疹病毒	Z-E	Zollinger-Ellison（syndrome） 佐林格 - 埃里森综合征

词汇表

染色体：细胞或病毒的含有部分或全部基因的 DNA 单位，人类有 23 对染色体。

DNA：脱氧核糖核酸：由核苷酸（A，C，G 和 T）组成的双螺旋链，一条链上的 A 与 C 分别与互补链的 T 和 G 配对，核苷酸的顺序决定了遗传信息。

FISH：荧光原位杂交：分子荧光染色技术（如用于基因图谱和鉴定染色体异常）。

基因：编码细胞和病毒基因组中 RNA 和蛋白质的功能单位。

基因型：由他或她的 DNA 序列表明个体的遗传组成。

单倍型：共同遗传相邻等位基因组合。

杂合子：特定常染色体基因座（或女性的 X 染色体）的两个不同的等位基因。

纯合子：特定常染色体基因座（或女性中的 X 染色体）上的两个相同的等位基因。

MoM：中位数倍数：用于表达母体血清标志物浓度的单位，允许妊娠期及不同实验室间存在差异（参见 α- 胎蛋白）。

mRNA：信使 RNA：用于蛋白质合成的模板。mRNA 链的序列是基于 DNA 互补链的序列。

突变：DNA 结构的永久性变化。

核酸：形成 DNA 和 RNA 的核苷酸链。

癌基因：具有将非癌细胞转化为癌细胞能力的基因。原癌基因是由于核苷酸序列或组织突变能够促进癌症形成的基因，例如：逆转录病毒癌基因来源于原癌基因。

PCR：聚合酶链式反应：可使任何一条 DNA 链无限复制的快速方法。

表型：特定基因和（或）环境因素的临床表达，例如头发颜色、疾病的存在。

逆转录病毒：通过逆转录酶将 RNA 基因组复制为 DNA 形式的病毒种类（包括 HIV 和 RNA 肿瘤病毒）。

逆转录酶：将 RNA 复制成由逆转录病毒携带的 DNA 的酶。

转录酶 RNA：核糖核酸：将 DNA 信息传递给制造蛋白质的细胞的细胞质。类似于单链 DNA，但尿嘧啶（U）在遗传密码中被替换为（T）。核苷酸的顺序通常由 DNA 中的相应序列确定。

Southern blot：以 Southern 博士命名。用于鉴定和定位与另一片 DNA（称为探针）互补 DNA 序列的程序。

酪氨酸激酶:催化蛋白质中的酪氨酸磷酸化的酶(许多原癌基因编码)。一些(例如,ABL 和 EGF 受体酪氨酸激酶)被抗癌药物(例如格列卫)抑制。

WB(蛋白质印迹法):应用与目的蛋白质结合的特异性抗体鉴定和定位目的蛋白质的方法。

符号:

>	大于
≥	等于或大于
<	小于
≤	等于或小于;
×	(例如,4× 增加 = 四倍增加)
±	正负
~	大约
↑~↑↑↑↑	增加到显著增加
↓到↓↓↓↓	减少到显著减少

(译者:康慧媛)